# 理学療法学事典
## Encyclopedia of Physical Therapy

**監修**
**奈良　勲**　広島大学名誉教授

**編集**
**内山　靖**　名古屋大学医学部保健学科教授

**フィールドエディタ**

**伊橋光二**　福島県立医科大学新医療系学部設置準備室教授
**臼田　滋**　群馬大学医学部保健学科教授
**大峯三郎**　九州栄養福祉大学リハビリテーション学部理学療法学科教授
**岡西哲夫**　前・名古屋学院大学リハビリテーション学部教授
**嶋田智明**　元・神戸大学名誉教授
**田原弘幸**　前・国際医療福祉大学福岡リハビリテーション学部理学療法学科教授
**永冨史子**　川崎医科大学総合医療センターリハビリテーションセンター
**丸山仁司**　国際医療福祉大学保健医療学部理学療法学科教授
**吉元洋一**　鹿児島大学名誉教授

**医学書院**

| 理学療法学事典 | | |
|---|---|---|
| 発　行 | 2006年4月1日　第1版第1刷Ⓒ | |
| | 2018年11月15日　第1版第7刷 | |
| 監修者 | 奈良　勲（なら　いさお） | |
| 編集者 | 内山　靖（うちやま　やすし） | |
| 発行者 | 株式会社　医学書院 | |
| | 代表取締役　金原　俊 | |
| | 〒113-8719　東京都文京区本郷1-28-23 | |
| | 電話　03-3817-5600（社内案内） | |
| 印刷・製本 | アイワード | |

本書の複製権・翻訳権・上映権・譲渡権・貸与権・公衆送信権（送信可能化権を含む）は株式会社医学書院が保有します．

ISBN978-4-260-00035-2

本書を無断で複製する行為（複写，スキャン，デジタルデータ化など）は，「私的使用のための複製」など著作権法上の限られた例外を除き禁じられています．大学，病院，診療所，企業などにおいて，業務上使用する目的（診療，研究活動を含む）で上記の行為を行うことは，その使用範囲が内部的であっても，私的使用には該当せず，違法です．また私的使用に該当する場合であっても，代行業者等の第三者に依頼して上記の行為を行うことは違法となります．

JCOPY　〈出版者著作権管理機構　委託出版物〉
本書の無断複製は著作権法上での例外を除き禁じられています．複製される場合は，そのつど事前に，出版者著作権管理機構（電話 03-3513-6969，FAX 03-3513-6979，info@jcopy.or.jp）の許諾を得てください．

# 監修者の序

　通常，長い歴史のあるほとんどの専門領域においては各領域に関連した専門用語の意味や概念などを解説し，集大成した辞典・事典が発刊されている．この必要性は各領域が発展する過程において，専門用語が増大し，それらの意味・概念が多種多様になって混乱を招く現象も散見されることから，専門職種間の共通認識を高める意図で専門用語を集大成していく作業は重要である．

　わが国の理学療法領域の歴史は，1965年に「理学療法士及び作業療法士法」が制定されてから40年が経過し，その間，わが国の理学療法(学)は飛躍的な発展を遂げてきた．それにもかかわらず，未だ「理学療法学事典」として集大成されたものはなく，理学療法(学)関連のジャーナルや単行本などに用語集という形態で専門用語が解説されてきたに過ぎない．

　そのような背景から，医学書院では，すでに標準教科書シリーズとして「標準理学療法学・作業療法学」(専門基礎分野)と「標準理学療法学」・「標準作業療法学」(専門分野)を発刊し，それとの関連でこのたび，「理学療法学事典」を発刊する運びとなったことはまことに意義深いことである．

　本事典の企画は2001年に開始したが，総数約8,000用語と，それらを4段階に分類し，9人のフィールドエディタと延べ298人の執筆者のご協力を得て，6年余をかけて完成したものである．この場を借りて関係各位に深謝申し上げる．なかでも，編集者としての役目を内山　靖氏にお願いし，並々ならぬご苦労をおかけしたことに対して感謝申し上げる．

　そもそも，「ことば」「語彙」「言語」などは現実世界に存在するさまざまな事象，概念，観念を思考のツールや意思疎通に活用するものである．特定の専門領域を修学する過程は，特定の専門用語を理解・認識する過程そのものであると解釈できる．したがって，理学療法(学)を修学する学生や，すでにそれぞれの現場で活躍されている理学療法士および他の関連職種の方々が本事典を活用され，各人の水準向上に役立てていただけることを切望したい．

2006年3月

奈良　勲

# 編集者の序

　"ことば"は思考の乗り物ともいわれ，それぞれの用語の定義や範疇は論理的な思考や議論を促すとともに，想像や情動の惹起にも深く関係している。例えば，私たちは蝶と蛾を生物学的に区別できなくても，「蝶々が飛んできた」といわれれば笑顔で振り向き，「蛾が飛んできた」といわれればとっさに振り払おうとするかもしれない。しかし，*papillon* として双方を区別しないフランス言語圏ではこのような反応は生じないことになる。

　ことばを厳密に扱うことは専門職に不可欠な要件の一つである。専門用語は診療記録やカンファレンスなどでの共通言語として有用であり，さらに，一つの事象を厳密に意味づける過程は簡潔に本質を理解できることに通じる。思考過程が成熟していることは，様々な事象を対象者のニーズに合わせて正確かつ平易に説明し支援していく礎にほかならない。聖職者や弁護士を含めた専門職は，対象者の話を聴き（正しくきくことは聴すことにつながる），観察し（察ることはさっすることにつながる），対象者の内面に隠された不安や不満を理解した上で支援を進めていく。

　理学療法（学）に関する専門用語の整理が必要であることは以前から感じていたが，1999 年に第 13 回の世界理学療法連盟学会が"Bridging Cultures"をテーマにわが国で開催された折に，理学療法（学）としての標準化と独自性の具現化を強く感じた。監修者の序にもあるように，この時期に進められていた標準理学療法学シリーズの編集・発刊に目途がついた 2001 年 6 月に具体的な企画に着手した。

　まず，理学療法（学）に関する用語集，辞典，事典としての基本方針に関する議論を重ね，専門用語の定義や意味とともに理学療法（学）を支える事象を解説する"事典"の性格を選択した。次に，編集の進め方を検討し，一人の編集者が全体を見渡す統一性を重視しながら，各専門領域についてはフィールドエディタ（Field Editor：FE）による編集体制を決定した。続いて具体的な作業に入り，医学，生物学，情報科学，工学，教育学，社会・福祉学などを含んだ 32 万語を集めて重複などを機械的に整理し，3 万語を第 1 次見出し語候補とした。ここからは編集者によって一語ずつ手作業で取捨選択を進め，第 2 次候補として 12,000 語に絞り込んだ。さらに，事典の特徴を生かすために解説の視点と分量から用語を 4 段階に分類しながら吟味を進め，5,758 語を第 3 次候補とした。ここまでの準備作業を 2002 年 2 月に終了した。

　2002 年 4 月に監修者，編集者，FE，編集室による編集会議を開き，編集方針と作業工程についての議論と確認を行った。あわせて各 FE に振り分けた用語の吟味と追加を行い，2002 年 10 月に約 300 人に執筆依頼を行った。2003 年 3 月から執筆原稿の査読を FE によって開始した。2005 年 3 月までの 2 年間は編集室の都合で作業はゆっくりとしたものであったが，2005 年 4 月に今後の進行を見直し，2006 年 3 月の

発刊を決定した．その後，再び急速に作業を進め，執筆者とFEとのやりとりが終了したものから編集者の査読を開始した．個々の内容と引用の適正さについてはFEと編集室が確認しているので，編集者は関連語を含めた解説の整合性，FEの領域をまたいだ全体の調整を中心に進めた．そして2005年8月からは監修者と編集者による最終校閲を開始し，必要な修正と用語の追加を行い12月に責了とした．

このように，構想から発刊まで6年余，着手から責了まで4年余で，わが国最初の『理学療法学事典』を発刊することができた．一方，この間，介護保険法の制定や国際生活機能分類の採択など理学療法(学)に関連する大きな出来事があり，用語の追加や修正にも可能な限り対応した．細心の注意を払ったつもりでいるが，お気づきの点や改善を要する箇所も少なくないと思われる．ことばは生き物であるので，専門用語として論理的に厳密な定義づけが確立しているものに加えて，領域によって幾分異なる意味で用いられる用語や慣用的に使われている表現が存在する．逆にいえば，これらの用語をどのような意味で使用するのかは理学療法(学)の基盤となる立場を表明することにもつながる．監修者と編集者の基本姿勢を「編集にあたって」として改めて記述した．また，事典は適切な時期に改訂を重ねていくことが不可欠であり，利用者のモニタリング制を取り入れてよりよい事典を目指していく．

最後に，再三にわたる修正依頼に真摯に取り組んでいただいた298人の執筆者をはじめ，卓越した9人のFEとともに編集室の協力に厚く御礼申し上げる．医学書院の野崎英恵氏には構想から発刊にわたり膨大な作業を堅実に遂行いただいた．須藤喜市氏には辞典作りのエキスパートとして技術的な諸問題をすべて解決していただいた．また，竹谷敏担当課長，阪本稔常務取締役・書籍編集部長，中村秀穂顧問をはじめとする諸氏のご協力がなければ，この事典の発刊は実現しなかったと思える．

『理学療法学事典』が一人でも多くの読者の眼に触れることで理学療法(学)の啓発と発展に貢献し，少しでも国民の健康に寄与することができれば望外の喜びである．

2005年12月10日

内山　靖

# 編集にあたって

　現在，理学療法領域では統一されていない用語や慣用的表現が散在する。(理学療法学事典) を発刊する上で，これらの用語を共通した解釈のもとに整理することは重要な作業である。編集者の序でも触れているように，領域によって幾分異なる意味で用いられる用語や慣用的表現をどのように扱うのかは，理学療法(学)の基盤となる立場を表明することにもなる。そのため，これらの用語についての議論を重ね，論理的かつ現実的な使用方法を吟味し，理学療法哲学にも配慮した。
　以下，代表的な用語の用いかたを示す。

1. 「訓練」：「訓練」という概念は上位のものが下位のものに訓示しながら特定の活動や行動などを習得させるという意味合いが強く，対象者と同等の目線で対応するという理学療法士の立場にはなじまない。そのため，本事典では行政用語や文言の引用部分を除き，「訓練」を用いないことを原則とした。
2. 「患者」：医療現場では，対象者を一括して「患者」と呼ぶが，理学療法は傷害・障害の予防に資する広い範囲をカバーしているため，地域在住者，相談・来訪者，施設利用者，在宅療養者など多くの方々を対象としている。また，理学療法・リハビリテーションの視点からも，対象者を一方的に患者，障害者と決めつけた呼称を用いることもなじまない。そのため，本事典では対象範囲が広い場合には「対象者」とし，医療の現場に限定した状況や慣習的な表現では「患者」を使用するように努めた。
3. 「異常」：健常者にみられる機能や能力を「正常」，それから外れたものを「異常」と安易に表現することは適切ではない。すでに，検査値については「正常値」ではなく「基準値」を指標として用いることが一般化しており，本事典においても異常という表現は限定的かつ慎重に使用するように努めた。
4. 「被験者」：明らかな研究対象である実験的な場合を除き，臨床的な検査の対象者は「被検者」に統一した。
5. 「意思」：何かを達成しようとする心の働きとして用いられる「意志」を除き，一般的な考えや思いは「意思」に統一した。
6. 「指向」と「志向」：「指向」は心の働きを伴わない事象の方向性を指し，「志向」は意思を伴う方針や態度・適応に関わる方向性の選択・決定を指すものと解釈し，可能な限り使い分けた。とくに，task-oriented approach はその意味から課題志向型アプローチ，goal-oriented approach は目標指向型アプローチと訳すことがより適切であると考えた。
7. 「姿勢」：頻繁に用いられる用語であるが統一された定義はない。重力との関係を「体位」，相対的な位置関係を「構え」と分類する場合もあるが，スポーツ領域や慣

習的な表現ではこれに従わない場合もある．また，「肢位」については言葉自体が適切ではないとする解釈もあるが，良肢位，機能的肢位，開始肢位などは臨床で広く用いられている用語である．そのため本事典では，「肢位」の表現を乱用することは避けながらも，学問的な立場の解釈にこだわらず現状に鑑みて用語を選択・解説した．

8. 「筋トーヌス」：muscle tonus の和訳は「筋緊張」であるが，理学療法領域では「姿勢筋緊張」という独自の用語が用いられることがある．姿勢筋緊張は，生理学的な筋トーヌスに加えて持続的な筋収縮を含んだ概念で，本来の筋緊張とは区別して用いられるものである．しかし，筋トーヌスとしての「筋緊張」と「姿勢筋緊張」とを混同した用い方がなされることもしばしばある．一方，「筋緊張性ジストロフィー」など，tonic に該当するものを「筋緊張」と呼ぶ．そのため，本事典では muscle tonus をあえて「筋トーヌス」と表記し，「筋緊張」を可能な限り正確に使い分け，混乱の整理に努めた．ただし，慣用表現として浸透し定着しているものや文中の前後関係などで誤解が生じないと思われるものについては現在の用語を尊重した．

9. 「痙性」：「痙性が出現する」などという表現がしばしば用いられるが，「痙縮」あるいは「痙性麻痺」が正しい．「痙性」は形容詞であり，症状を表す名詞ではない．

10. 「〜相」：「〜期」と混同して用いられることがある．phase を表すものは「相」，stage を表すものは「期」と使い分けた．

11. 使役表現：医療者が対象者に「〜させる」という表現は対象者中心の保健・医療・福祉に携わる理学療法士としての姿勢にはなじまないと考え，使役表現を避けて能動表現を使うように心がけた．

監修者，編集者

# 凡例

1. **編集方針**
   1）収載見出し語の選定：理学療法に関わる領域から広く収集し選定した。最も重要な用語については大項目としてとりあげ，語義のみでなく図表を用いて詳述した。
   2）項目の表記法は，関連学会制定の用語集を尊重し，準拠するよう心がけた。学会によって表記が異なる場合は，理学療法においての慣用を重視した。

2. **見出し語**
   1）配列：五十音配列とし，清音，濁音，半濁音の順に配列した。拗音，促音は固有音として配列した。音引きは前語の母音に読みかえて配列した。
   2）読み：すべてにひらがなで付した。同義語にも読みがなを付した。
   3）接辞語，数字は読みに含めた。
   4）ローマ字とギリシャ文字は読みで配列した。ただし，AIDS などのように略語が用語として慣用されているものは，慣用されている読みで配列した。
   5）＝で続く用語をもった，解説のない見出し語(空見出し語)は，後者の同義語を意味する。解説は後者の用語に掲出されている。
   6）⇨で続く用語をもった空見出し語は，後者の解説中に触れられている。

3. **外国語**
   1）原則として英語，必要に応じてラテン語，ドイツ語などを掲載した。
   2）人名のアポストロフィ・エス('s)は省略した。
   3）外国語が2つ以上ある場合の列記は，セミコロン(；)を用いた。
      例：cancer；carcinoma

4. **同義語**
   1）厳密に対等にある用語を同義語とし，見出し語の横に＝で示した。
   2）同義語にも外国語を併記したが，見出し語の外国語と同じ場合は繰り返し記していない。また，行政用語などで外国語のないものについては記していない。

5. **関連語**
   見出し語の理解をさらに深める関連語を，解説文の末尾に➡で列挙した。2つ以上の意味をもつ用語については，関連語の前に**1****2**と対応する番号を記し，それぞれの関連語を挙げた。

## 6. 人名，冠名用語

外国人の人名は，関連学会用語集に収載されているものについてはそれに従った。また，日本での表記が定着し慣用されている場合は，慣用に従った。それ以外は，出生国での発音に近いカタカナ表記にした。

## 7. 記号の意味

1) ［　］　文字・語を省略して用いることがあることを意味する。
　　　　　例：後方突進［現象］〈後方突進現象，後方突進の両方で用いられる〉
2) （　）　直前の語または用語に言い換えて用いることがあることを意味する。
　　　　　例：広汎（播種）性血管内凝固〈広汎性血管内凝固，播種性血管内凝固の両方で用いられる〉
3) 【　】　同義語
4) ➡　　　関連語
5) ：　　　外国語フルスペリングのあとのコロンはその略語を示す。
6) 解説中，書名は（　）で，論文名は「　」で括った。

## 8. 読み方

1) ローマ字は次のように読んだ。
　　A：えー，B：びー，C：しー，D：でぃー，E：いー，F：えふ，G：じー，H：えっち，I：あい，J：じぇー，K：けー，L：える，M：えむ，N：えぬ，O：おー，P：ぴー，Q：きゅー，R：あーる，S：えす，T：てぃー，U：ゆー，V：ヴい，W：だぶりゅー，X：えっくす，Y：わい，Z：ぜっと
2) ギリシャ文字は次のように読んだ。
　　$\alpha$：アルファ，$\beta$：ベータ，$\gamma$：ガンマ

## 9. 主要参考文献

●各領域学会用語集
・日本解剖学会・編：解剖学用語．第12版，丸善，1998
・日本胸部疾患学会・編：胸部疾患用語集．改訂第3版，1996
・日本外科学会医学用語委員会・編：外科学用語集．金原出版，2003
・日本循環器学会用語委員会・編：循環器学用語集．改訂版．第2版，1997
・日本消化器病学会・編：消化器病学用語集．金原出版，1996
・日本小児科学会・編：小児科用語集．金原出版，1994
・日本小児神経学会用語委員会・編：小児神経学用語集．改訂第2版，診断と治療社，2004
・日本神経学会用語委員会・編：神経学用語集，第2版，文光堂，1993
・日本整形外科学会・編：整形外科用語集．第5版増補，南江堂，2001

・日本生理学会・編：生理学用語集．改訂第5版，南江堂，1998
・日本内科学会・編：内科学用語集．第5版，医学書院，1998
・理学療法科学学会・監：理学療法用語集．アイペック，2004

●辞書・辞典類
・伊藤正男・他総編：医学書院 医学大辞典．医学書院，2003
・今堀和友・他監：生化学辞典．第3版，東京化学同人，1998
・岩崎祐三・他著：臨床神経学用語集．医学書院，2002
・大塚高信・他編：固有名詞英語発音辞典．三省堂，1969
・大鹿哲郎・著：英和・和英 眼科辞典．医学書院，1998
・大野秀樹・他著：運動生理・生化学辞典．大修館書店，2001
・看護・医学事典．第6版：医学書院，2002
・最新医学大辞典．第2版：医歯薬出版，1996
・高久史麿・総監：ステッドマン医学大辞典．改訂第5版，メジカルビュー社，2002
・デル・オルト・他編：障害とリハビリテーション大事典．湘南出版社，2000
・ドーランド図説医学大辞典．第28版，廣川書店，1998
・中島義明・他編：心理学辞典．有斐閣，1999
・長倉三郎・他編：岩波 理化学辞典．第5版，岩波書店，1998
・南山堂 医学大辞典．第18版，南山堂，1998
・永田和宏・他編：分子生物学・免疫学キーワード辞典．第2版，医学書院，2003
・バイヤー，エリッヒ・編：スポーツ科学辞典．大修館書店，1993
・八杉龍一・他編：岩波 生物学辞典．第4版，岩波書店，1996
・和田 攻・他総編：看護大事典．医学書院，2002

# 監修・編集・フィールドエディタ・執筆者一覧

## 監修
奈良　勲　　広島大学名誉教授

## 編集
内山　靖　　名古屋大学医学部保健学科教授

## フィールドエディタ（五十音順）
伊橋　光二　　福島県立医科大学新医療系学部設置準備室教授
臼田　滋　　群馬大学医学部保健学科教授
大峯　三郎　　九州栄養福祉大学リハビリテーション学部理学療法学科教授
岡西　哲夫　　前・名古屋学院大学リハビリテーション学部教授
嶋田　智明　　元・神戸大学名誉教授
田原　弘幸　　前・国際医療福祉大学福岡リハビリテーション学部理学療法学科教授
永冨　史子　　川崎医科大学総合医療センターリハビリテーションセンター
丸山　仁司　　国際医療福祉大学保健医療学部理学療法学科教授
吉元　洋一　　鹿児島大学名誉教授

## 執筆者（五十音順）

青木　一治[1]
赤坂　清和[2]
秋山　純和[3]
秋山　稔[4]
淺井　仁[5]
浅井　友詞[6]
浅香　満[7]
朝山　信司[8]
網本　和[9]
荒木　茂[10]
有薗　信一[11]
有薗　秀昭[12]
有馬　慶美[13]
安藤　正志[14]

生駒　成亨[15]
井﨑　義己[16]
石川　朗[17]
石川　潤[18]
石黒　友康[19]
石田　和人[20]
板場　英行[21]
市橋　則明[22]
伊藤　浩充[23]
乾　公美[24]
伊橋　光二[25]
居村　茂幸[26]
岩月　宏泰[27]
岩見　真知子[28]

臼田　滋[29]
内山　覚[30]
内山田　悟朗[31]
浦上　遊子[32]
浦辺　幸夫[33]
江口　勝彦[34]
江口　敬太之[35]
江口　雅美[36]
榎畑　純二[37]
遠藤　敏[38]
大城　昌三[39]
大倉　洋[40]
大迫　美由[41]
大　匡[42]

大　朗[43]
竹嶽　昇弘[44]
大平　雅美[45]
大渕　恵理[46]
大丸　幸[47]
大峯　三郎[48]
大渡　昭彦[49]
大西　哲夫[50]
大岡　徹巳[51]
小川　克一[52]
小川田　一彦[53]
小沖　一亜[54]
奥木　耶久[55]
落合　幸[56]

## 監修・編集・フィールドエディタ・執筆者一覧

- 小香川 武也 [57]
- 小野 幸次郎 [58]
- 加地 啓介 [59]
- 片田 圭一 [60]
- 片平 美文 [61]
- 加藤 文之 [62]
- 金子 誠喜 [63]
- 金子 文成 [64]
- 神谷 正弘 [65]
- 仮屋園 昭彦 [66]
- 川井 伸夫 [67]
- 河上 敬介 [68]
- 川﨑 真理子 [69]
- 川崎 由美子 [70]
- 川島 敏生 [71]
- 川村 博 [72]
- 河村 光俊 [73]
- 神先 秀人 [74]
- 神沢 信行 [75]
- 岸川 典明 [76]
- 木村 朗 [77]
- 木村 美子 [78]
- 木山 良二 [79]
- 久家 直巳 [80]
- 日下 隆一 [81]
- 國井 佳代子 [82]
- 国中 優治 [83]
- 国安 勝司 [84]
- 久保 晃 [85]
- 窪川 徹 [86]
- 窪田 正大 [87]
- 黒木 裕士 [88]
- 黒澤 和生 [89]
- 栗原 慶太 [90]
- 解良 武士 [91]
- 郷 貴大 [92]
- 幸田 利敬 [93]
- 神津 玲 [94]
- 神戸 晃男 [95]
- 興 二平 [96]
- 梧島 龍樹 [97]
- 小塚 直樹 [98]
- 小林 武 [99]
- 小峰 美仁 [100]
- 小柳 磨毅 [101]
- 小山 信之 [102]
- 齋藤 圭介 [103]
- 齊場 三十四 [104]
- 酒井 桂太 [105]
- 榊間 春利 [106]
- 坂口 光晴 [107]
- 坂上 昇 [108]
- 坂本 亜理砂 [109]
- 坂本 雅昭 [110]
- 坂元 容子 [111]
- 佐々木 順一 [112]
- 佐藤 成登志 [113]
- 佐藤 秀紀 [114]
- 佐藤 房郎 [115]
- 佐野 裕子 [116]
- 舌間 秀雄 [117]
- 篠原 英記 [118]
- 嶋田 さやか [119]
- 嶋田 智明 [120]
- 島田 裕之 [121]
- 下川 より子 [122]
- 白川 卓 [123]
- 白浜 幸高 [124]
- 新小田 幸一 [125]
- 神内 擴行 [126]
- 菅原 憲一 [128]
- 菅原 仁 [129]
- 杉原 敏道 [130]
- 杉元 雅晴 [131]
- 杉山 洋子 [132]
- 鈴木 重行 [133]
- 鈴木 俊明 [134]
- 瀬戸口 佳史 [135]
- 妹尾 勝 [136]
- 妹尾 秀明 [137]
- 千住 田睦 [138]
- 園田 新 [139]
- 大工谷 篤 [140]
- 大黒 保幸 [141]
- 高倉 精一郎 [142]
- 高橋 哲也 [143]
- 高橋 仁美 [144]
- 高橋 洋 [145]
- 高濱 照 [146]
- 高見澤 一樹 [147]
- 田口 光 [148]
- 田間 豊 [149]
- 宅 正武 [150]
- 内匠 仁 [151]
- 竹井 貴好 [152]
- 武田 信一郎 [153]
- 竹田 孝幸 [154]
- 竹田 秀和 [155]
- 武田 正則 [156]
- 武田 誠一 [157]
- 武村 啓住 [158]
- 立花 孝 [159]
- 田中 悟郎 [160]
- 田中 聡 [161]
- 田中 正二 [162]
- 田中 正栄 [163]
- 谷 浩明 [164]
- 田原 弘幸 [165]
- 樽石 麻紀 [166]
- 千知岩 伸匡 [167]
- 千鳥 司浩 [168]
- 千野根 勝行 [169]
- 千代丸 信一 [170]
- 柘植 英均 [171]
- 對馬 均 [172]
- 堤 惠理子 [173]
- 堤 文生 [174]
- 椿 淳裕 [175]
- 鶴崎 俊哉 [176]
- 鶴埜 益巳 [177]
- 鶴見 隆正 [178]
- 鶴見 麻里子 [179]
- 出口 清喜 [180]
- 寺師 順一 [181]
- 天満 和人 [182]
- 東條 夏也 [183]
- 笘野 稔 [184]
- 長井 亜希子 [185]
- 中川 仁 [186]
- 中島 喜代彦 [187]
- 中島 雅美 [188]
- 中元 洋子 [189]
- 永田 克也 [190]
- 永冨 史子 [191]
- 中村 一平 [192]
- 中村 啓文 [193]
- 中村 麻矢 [194]
- 中屋 久長 [195]
- 中山 彰一 [196]
- 中山 彰博 [197]
- 中山 孝 [198]
- 成光 瑞恵 [199]
- 西野 学 [200]
- 西村 敦 [201]
- 野尻 晋一 [202]
- 野本 彰 [203]
- 野橋 立博 [204]
- 橋元 泰隆 [205]
- 畠中 泰彦 [206]
- 濱田 紘一郎 [207]
- 濱田 隆紀 [208]
- 濱林 輝一孝 [209]
- 原 義和 [210]
- 原 一彦 [211]
- 半田 登 [212]
- 柊 幸伸 [213]

監修・編集・フィールドエディタ・執筆者一覧

- 東　淳一 [214]
- 飛田　ひかる [215]
- 日髙　正巳 [216]
- 日比野　一至 [217]
- 平岡　浩二 [218]
- 平名　章孝 [219]
- 平野　孝行 [220]
- 平本　一郎 [221]
- 平本　美紀 [222]
- 廣瀬　秀行 [223]
- 深野　佳和 [224]
- 福井　勉 [225]
- 福田　勇 [226]
- 福田　哲也 [227]
- 福元　賢吾 [228]
- 福山　章顕 [229]
- 藤井　幸 [230]
- 藤澤　宏暁 [231]
- 藤田　博 [232]
- 藤縄　理 [233]
- 藤本　英明 [234]
- 東海林　麻里子 [235]
- 星　剛彦 [236]
- 星　文博 [237]
- 細前　正哲男 [238]
- 前田　里夏 [239]
- 前山　一史 [240]
- 升井　幸教 [241]
- 間瀬　清美 [242]
- 松尾　應郎 [243]
- 松坂　誠太 [244]
- 松崎　美穂 [245]
- 松田　由加里子 [246]
- 松田　貴 [247]
- 松原　正人 [248]
- 松本　直一 [249]
- 松本　泰 [250]
- 松本　秋実 [251]
- 松三　島村 [252]
- 三光　久哉 [253]
- 峰　京子 [254]
- 宮崎　哲三 [255]
- 宮本　謙 [256]
- 宮　省三 [257]
- 村村　洋信 [258]
- 上瀬　政山 [259]
- 忠　政芳 [260]
- 洋信　博公 [261]
- 村百森盛森両八保　信孝 [262]
- 盛田　明治 [263]
- 森田　正実 [264]
- 両角　昌彦 [265]
- 八木　範譲 [266]
- 保村　一 [267]
- 柳澤　健誠 [268]
- 簗瀬　司 [269]
- 薮越　公子 [270]
- 山岡　郁 [271]
- 山崎　俊明彦 [272]
- 山路　雄 [273]
- 山下　美穂 [274]
- 山田　拓実 [275]
- 山田　弘幸 [276]
- 山田　美加子 [277]
- 山本　双一 [278]
- 山本　千登勢 [279]
- 雄類　泰之 [280]
- 本削場正美 [281]
- 本削場裕之 [282]
- 正雅春 [283]
- 尾久保弘明 [284]
- 山弓弓横吉由吉吉吉米若若渡渡渡邊渡邊渡 [285]
- 山弓　横吉由吉 [286]
- 吉田　野裕 [287]
- 吉村　俊一朗 [288]
- 吉元　洋稔 [289]
- 吉田　松山直佐 [290]
- 米若　若渡 [291]
- 渡邊　敏 [292]
- 渡邊　進 [293]
- 渡邊　直美 [294]
- 渡邊　裕之樹 [295]
- 渡邊　真晶 [296]
- 渡邊　規 [297]
- 渡　千登勢 [298]

# あ

**アーガイル・ロバートソン徴候（瞳孔）** Argyll Robertson sign（pupil）　縮瞳，対光反射の消失がみられるが，輻輳（ふくそう）による調節反応は正常な瞳孔異常。神経梅毒のほか，糖尿病，多発性硬化症，中枢神経系変性疾患などでみられる。中脳視蓋前域から動眼神経自律神経核の末梢までが病巣とされる。反射性瞳孔強直といわれることもある。[135]

**アース** earth　電気を使用する機器などを使用する場合に，漏れ電流が人体に流れないように大地（地球）に接続すること。また医用機器の漏れ電流の帰路である保護接地は，操作者や対象者を保護する点で重要である。[2] ➡抵抗

**アーチ** arch　弓状構造。人体では骨，靱帯，筋，腱によって構成され，足底では支持基底面，手掌では把握対象物の形状，材質に適応させるため構築学的，機能的に優れた構造である。内側，外側あるいは近位，遠位部に縦，横，斜めのアーチがある。[206] ➡足のアーチと体重支持機構，足底弓，土踏まず，手のアーチ

**アーチサポート** arch support　足部のアーチの低下を防止する装具で足底挿板として使用される。素材はシリコーン，高密度スポンジ，革，コットン，フェルトなどが用いられる。理学療法の適応では扁平足が最も多い。足底筋群の筋力低下による内側縦アーチの低下には内側アーチサポートが適応となる。凹脚や変形性膝関節症による下腿の内転が原因の場合，足関節はすでに外反位となっており，外側楔状板によってさらに外反矯正は困難となっている。この場合内側アーチサポートで内側縦アーチを保持した後，外側楔状板の矯正角度を軽度に設定する。遠位の横アーチが低下するとMP部で外転位となり，1～3趾のMP部に有痛性の胼胝（べんち）を形成する。さらに症状が進行すると外反母趾も併発する。この場合MP部近位の足底中央に小型のアーチサポートを取り付け，横アーチを保持する。[206] ➡アーチ，足底弓，土踏まず，扁平足，足底挿板

**アーチファクト** artifact；artefact【人工産物】　脳波の記録や種々の実験などの際に生じる本来生じるはずのない産物（目的外の産物も含む）や現象のこと。人工的な操作で生じることから人工産物ともいう。脳波では基線の動揺（ドリフト），基線の揺れ，スパイク様波形などがアーチファクトにあたる。[30] ➡ノイズ，白色雑音

**アーノルド−キアリ奇形（症候群）**
＝キアリ奇形

**アームクランキング** arm cranking　腕エルゴメータを用いて行う上肢の回転運動。肩関節を中心とした運動で，単純な回転動作のため技術を必要としない。腕エルゴメータは自転車エルゴメータと同様にパワー（仕事率）を規定できるので運動量の管理が容易である。[117] ➡エルゴメータ，パワー

**アームスリング** arm sling　肩関節亜脱臼防止および整復のための装具。肘関節屈曲タイプと肘関節伸展タイプがあり，デザインは多様で，屈曲タイプの中に三角巾が含まれる。屈曲タイプは製作・装着が容易であるが，肩関節を内転・内旋位に保持して，機能的に使用できないという特徴があり，伸展タイプは製作・装着が難しいが，肩関節の動きを制約せず，機能的に使用できるという特徴がある。三角巾は簡易であるが，上腕骨頭の整復力は不確実であり，装着中は点検と締め直しが必要である。理学療法では，脳卒中片麻痺・三角筋麻痺などの麻痺性上肢の肩関節亜脱臼が適応対象となる。脳卒中片麻痺の場合，上肢の回復段階（例えば，ブルンストロームステー

ジ），亜脱臼の有無などにより装着適応の判断が必要となる。また，歩行可能な場合は，その歩行状況により使用の判断を要する。いずれにしても，拘縮や循環障害などへの留意が必要であり，必要以上の長期使用は不適切である。[199]

**アームレスト** arm rest【肘あて】　車いすの肘を支える部分。座面から肘までの高さに2.5 cmをプラスした高さに設定する。クッションを敷く場合はその厚さ分高くする。形状には標準型やデスク型などがあり，移乗動作の妨げとなるときは，取り外し式にすることがある。[78] ➡車いす

**アーリーエクスポージャー** early exposure【早期体験学習，初期体験学習】　入学してから専門教育を受ける前の早い時期に臨床の現場に接することで専門職に対する理解ならびに学習の動機づけを行うための教育手法。これは，学習意欲を高めるとともに情意領域における有効な教育手法とされる。[130] ➡教育，カリキュラム，臨床実習

**RM** ➪ 1 RM

**アールスコグ-スコット症候群**
= 顔・指・生殖器症候群

**R波** R wave　心筋の興奮を周期的な波形として記録する心電図で，心房の電位（P波）に次いで現れる心室の電位（QRS群）において，下向きのQ波に続いて上向きにはね上がる振れをいう。R波からR波までの時間をR-R間隔といい，心拍数の指標とする。[140]

**IADL** = 手段的日常生活活動

**アイカメラ** eye-camera【オフサルモグラフ ophthalmograph】　眼球運動を記録する装置。動作中の視線の動きなどの分析ができる。眼球運動測定には，可視光や赤外線を角膜へ投光し反射光の動きを撮影する角膜反射法などがある。[230] ➡眼球，滑動性追従運動，眼球運動

**IQ** = 知能指数

**アイコンタクト** eye contact【視線の交錯】　互いの視線が合って，何らかの意思疎通ができた状態。生後2か月頃から成立するが，自閉症などでは視線が合いにくい。視線が合うことの厳密な判定は難しいことから，互いの顔を見る相互視という用語もある。[276]

**ICF** = 国際生活機能分類

**ICU** = 集中治療室

**アイシング** icing　理学療法におけるアイシングには複数の意味がある。❶運動中に肉離れ，捻挫，骨折，打撲などの外傷などに対して行うRICE（rest：安静，icing：アイシング，compression：圧迫，elevation：高挙）処理の一部として，受傷後48時間以内に受傷部位およびその周囲を氷水バケツやアイスバッグを用いて冷却することにより，受傷部位における内出血量を少なくするとともに，過剰な炎症症状を緩和し，外傷からの回復を短縮させること。❷ファシリテーションテクニックのひとつであるルード法（Rood exercise method）において，外受容器性刺激の方法として，氷ブロックや氷を入れたクリッカーを用いて皮膚や筋などを刺激し，反射・自律神経系および運動系に促通させること。❸物理療法における寒冷療法として疼痛緩和および痙性麻痺に対する治療を目的に，疼痛部位あるいは痙縮筋周囲に極低温ガスやアイスバッグなどを用いること。[2] ➡寒冷療法

**合図** = キューイング

**アイゼンク** Eysenck, Hans Jurgen　英国の心理学者（1916～1997）。外向性－内向性というパーソナリティ特性が行動に与える影響を重要視したモーズレイ人格目録（MPI）を作り，さらにこれに衝動のコントロールを加えた，アイゼンク人格目録（EPI）を作成した。[257] ➡モーズレイ性格検査

**アイソエンザイム** = アイソザイム

**アイソザイム** isozyme【イソチーム，イソエンザイム，イソ酵素，同位酵素；アイソエンザイム isoenzyme】 分子量，物理化学あるいは免疫化学的性質が異なるにもかかわらず，同じ基質に働く酵素群をいう。その発現を電気泳動などの分離法でみると，細胞・臓器別，病的状態で分画比が異なる。この特性が診断，研究に利用される。[281]

**I 帯**（あいたい）＝ 明帯（めいたい）

**アイデア** idea ある問題の解決に寄与しそうな考え，思いつき，着想，概念であり，原理と方法が含まれる。アイデアの発想には，物事の関連性を見い出し，それらを目的に応じて組み替える能力が関与する。[263] ➡課題，研究デザイン

**アイテム** item 多変量解析におけるデータは，大きく分けると量的変量と質的変量に区分される。このうち質的変量では種類や区別を表す変量を示し，それぞれを分類する項目をアイテムという。一般に使用される品目とは意味が異なる。[265] ➡目的変量，説明変量，因子分析，多変量解析，カテゴリーデータ，研究デザイン，教育

**アイデンティティ** identity【自我同一性 ego identity, 自己同一性 ego identity】 一般的には，自我同一性，自己定義，〜としての自分，という意味で使用される。自分らしさを生かしながら，社会のなかでの自分の役割を見い出し，社会の一員として社会活動に参加していくという発達課題を示す。エリクソンが心理社会的発達理論のなかで青年期の発達課題として提出した概念。アイデンティティが確立された状態と比較して確立されていない状態をアイデンティティ拡散状態と呼ぶ。拡散状態とは，何をやっていいかわからない，今の自分は本当の自分ではないみたいだ，といった感覚を伴う。また，マーシア（Marcia, J.E.）はアイデンティティ確立の状態を，同一性達成，モラトリアム，早期完了，同一性拡散，の4つに分類した。同一性達成は，自分の価値観や考えに基づき，方向性の選択に伴う苦悩を経て，自らの道を選択した状態である。モラトリアムとは，複数の方向性のなかで迷い，試行錯誤を重ねている状態である。早期完了とは，自らの方向性が早期に決定されている状態である。このタイプは，方向性選択に伴う苦悩は体験しておらず，家業や親の方針を受容している状態である。同一性拡散とは，自分の方向性がみつかっていない状態をさす。また，近年，個性，自分らしさ，といったことばが頻繁に使われるようになった。一方で，社会の職業形態，価値観は多様化している。こうした状況のもと，自分らしさを生かした職業選択という課題に困難さを感じる若者が増加している。自分らしさ，個性は，最初から自分にあるものとしてとらえるのではなく，実際に活動した結果として生じたり，気づいたりする面があることを踏まえておく必要がある。また，アイデンティティは，生涯発達の視点から見直されるようになった。すなわち，アイデンティティは，青年期だけではなく，中年期，老年期にも直面する課題であることが明らかになった。こうした視点から中年期の危機ということばが生まれた。中年期では身体機能の減退，病気の経験，親子と配偶者関係の変化，職場での役割の変化，時間的な限界感，など人生における多くの危機と直面せざるを得ない。こうした体験のなかで新たな自己の問い直しが必要とされる。また，平均寿命が延び，現役引退後も長い時間が残されるようになったことから，老年期も今までの自分とは異なった自分のありようを新たに構築する必要がある。こうした生涯発達の視点からアイデンティティのラセン式発達モデルが提唱されるようになった。従来のアイデンティティ理論では，青年期に確立されたアイデンティティはその後の人生のなかで維持され続けると考えられていた。しかし，ラセン式モデルでは，青年期に一度確立されたアイデンティティが中年期に壊れ，再構築され，それがまた老年期になって壊れ，また構築されていく，といった構築，拡散，再構築というサイクルが生涯を通してくり返される，と考える。[66] ➡エリクソン，モラトリアム

**IP 関節**（あいぴーかんせつ）＝ 指節間関節（しせつかんかんせつ）

### アイントホーヘンの三角形　Einthoven triangle【アイントーベンの三角形】
標準12誘導心電図のうち標準双極肢誘導をアイントホーヘン誘導といい，左手，右手，左足を頂点としてつくる三角形をいう。この三角形からの誘導の合成により平均電気軸を求めることができる。正常電気軸は60度程度であるが高血圧症などで左軸偏位，呼吸器障害で右軸偏位を生じる。[3] ➡心電図，ベクトル

### アウエルバッハ神経叢　Auerbach plexus【筋層間神経叢　myenteric plexus】
消化管壁内に存在する腸管神経(壁内神経)叢のひとつ。壁外神経である自律神経系とは別に，壁内神経叢の縦走筋と輪走筋の間に位置して消化管運動やホルモン分泌を支配している自律神経叢。[95]

### アヴェロンの野生児　enfant sauvage de l'Aveyron
1799年にフランスのアヴェロンの森で発見された推定12歳くらいの子ども。発見時には，人間らしい言語や感情，生活習慣をもっていなかった。人間発達における環境要因の大きさを示す証拠のひとつとなっている。[66] ➡言語発達，人間発達学，環境因子

### あえ(喘)ぎ呼吸　gasping respiration【あえぎ】
無意識的に発声を伴う異常な呼吸パターンのひとつ。吸息・呼息とも非常に短く速い呼吸で，呼息性停止時間が著しく長い呼吸パターン。吸息期に筋肉が強く働き魚があえぐような口を開けた深く不自然な努力性呼吸。胸郭運動にも異常がみられる。肺気腫，気管支喘息などの原因による呼吸不全を有する者だけでなく激しい運動後の健常者にもみられる。[7,116] ➡呼吸困難，起座呼吸

### 青い鳥症候群　bluebird syndrome
人格形成の歪みによって生じた病態ないし精神病理現象で，青年期後半の輝かしい経歴にもかかわらず，切実な理由や目的もなく，離職・転職を企てる一群の青年たちの志向様式，行動パターンをいう。[112] ➡アパシー症候群

### アカシジア　acathisia；akathisia【静座不能；着座不能】
静かに落ち着いて座っていることができず，絶えず体を動かしたり，立って歩き回ったりする状態。向精神薬の副作用などによって現れる。[283] ➡不穏

### 赤ちゃんがえり　regression
発達上の退行現象。夜尿や指しゃぶりの再発，幼稚な話し方への逆戻りなど，発達初期の未熟な段階へ逆戻りすること。正常発達の経過においてもみられるものと，病的あるいは異常とみなされるものとがある。[276] ➡退行

### アカラシア　achalasia【食道アカラシア　esophageal achalasia，食道無弛緩症　esophageal achalasia】
食道下部の括約筋が弛緩せず，緊張した状態。嚥下障害をきたし，食物の逆流や胸痛が起こることもある。組織では固有筋層の神経節細胞の脱落や減少がみられる。治療は，症状により内科的治療から手術まで行われる。[283]

### 上がり下がり現象　＝すり減り現象

### 亜急性硬化性全脳炎　subacute sclerosing panencephalitis：SSPE
小児にみられる麻疹ウイルスの持続性感染であり，亜急性に進行する脳炎。知能障害などの精神症状で発病し，ミオクローヌス，痙性麻痺，昏睡を呈し死亡に至る。脳波上に周期性同期性放電を認めるのが特徴。予後不良。[138] ➡麻疹

### 亜急性甲状腺炎　subacute thyroiditis【ドゥ・ケルヴァン甲状腺炎】
数週から数か月にわたる甲状腺炎。耳への放散痛，頸部痛，嚥下痛を伴い，全身倦怠感や中等度の発熱を生じ，まれに持続性の甲状腺機能低下症を認める。中年の女性に多く，自然治癒するが，再燃しやすく治癒までに長期間要することがある。[138] ➡甲状腺炎，甲状腺

### 亜急性脊髄視神経ニューロパチー　＝スモン

### 亜急性連合性脊髄変性症　subacute combined degeneration of spinal cord
ビタミン$B_{12}$の欠乏による脊髄障害。悪性貧血を伴うことが多い。ほとんど白質の病変で，脊髄後索と

側索，末梢神経，大脳白質に変性を生じる。特に下肢の運動障害と深部感覚障害が強く，ロンベルク徴候が陽性となる。[138] ➡深部［感］覚，ロンベルク徴候

### アキレス腱　Achilles tendon　【踵骨腱 heel cord】
ギリシャ神話のアキレスの末期がこの部の矢刺傷に由来し，命名された腱。下腿三頭筋を踵骨に結びつける腱。人体で最も太い強靱な腱であることから，遠位端でも全断面が腱と思われがちだが，中心ほど筋肉組織が多い。[209] ➡アキレス腱断裂，アキレス腱延長術，アキレス腱縫合術

### アキレス腱延長術　Achilles tendon lengthening
主に痙性麻痺足に対し，背屈を容易にする目的で延長を行う手術法。底屈位変形（尖足）の高度なものに適応される。Z状に切り目を入れ，下上の突（凸）部分を引き離すことで延長することが多い。通常は1.0 cm前後の範囲。[209] ➡関節変形，尖足

### アキレス腱断裂　Achilles tendon rupture
ジャンプ・着地，ダッシュ，ターンで瞬間的にアキレス腱へ力が加わり，ほとんどが完全断裂する。腱停止近位2〜4 cmでの断裂が多い。爪先立ちができなくなり，断裂部位の陥凹や把持テストで診断される。加齢による腱の柔軟性不足やスポーツ前のストレッチング不足が引き金となる。治療は，底屈位でのギプス固定による保存的療法が一般的であるが，確実な修復と筋萎縮低減・早期歩行が可能であることから，外科的治療をとる例もある。[209] ➡トンプソン-シモンズ把持テスト，アキレス腱縫合術

### アキレス腱縫合術　Achilles tendon suture
完全断裂の新鮮例ではほとんど，断裂した腱の両端を重ね合わせ縫合する。バンネル（Bunnell）法，ケスラー（Kessler）法などがある。陳旧例では，大腿筋膜張筋，半腱様筋などを用いた自家遊離腱・筋膜や腱移行で新鮮例と同様の効果が期待できる。[209] ➡アキレス腱断裂，アキレス腱延長術，アキレス腱

### アクアプラスト　Aquaplast
低温域熱可塑性プラスチック材。商品名。軟化温度が60℃と低く，軟化すると透明になり創部が肉眼で観察できる特徴がある。各種装具などに使用される。[12] ➡熱硬化性プラスチック，オルソプラスト

### 悪性関節リウマチ　malignant rheumatoid arthritis：MRA
関節リウマチのうち，関節以外の全身症状を呈する一病態をいう。皮膚潰瘍，指趾の壊死，多発性神経炎，心筋炎症状などの多臓器障害を示し，病理組織像で各臓器に血管炎を認め予後は悪い。[84] ➡難病，関節リウマチ，関節変形，関節破壊

### 悪性腫瘍 ＝ 癌

### 悪性症候群　malignant syndrome
抗精神病薬投与中や抗パーキンソン薬中断時に生じる重篤な副作用。高度の熱発，頻脈や血圧変動などの自律神経症状，錐体外路症状，血中CK（クレアチンキナーゼ）の著増，けいれん発作，意識障害が生じる。[298] ➡抗精神病薬，錐体外路系

### 悪性新生物 ＝ 癌

### 悪性リンパ腫　malignant lymphoma
白血球中のリンパ球が癌化した腫瘍。致死的経過をたどりうることから悪性と呼ばれている。リンパ節より発生し，腫瘤ができることが多いが，皮膚，脳，縦隔，消化管，骨，生殖器など全身の臓器にも発生する。[283] ➡腫瘍，非ホジキンリンパ腫，ホジキン病

### アクセシブルデザイン　accessible design
製品・サービスなどにおいて，高齢者や障害者に配慮することで利用可能な人の範囲を拡大することをめざしたデザイン。[55] ➡ユニバーサルデザイン

### アクソノトメーシス ＝ 軸索断裂

### アクチュエーター　actuator　【作動器，作動装置】
電気および流体などがもつエネルギーを，目的とする機械力，圧力，モーターなどに変換する装置一般。その性能は，応答

速度，出力と重力の大きさ，微細制御の程度などで評価される．作動器，作動装置と訳される場合もある．[2] ➡活動電位，刺激，興奮

**アクチン** actin 分子量42kDaの球状蛋白質．ミオシンと共に収縮性蛋白質と呼ばれ，筋収縮に関係する．アクチン分子は，重合し二重らせん構造の線維（アクチンフィラメント）を形成する．横紋筋細胞では特に細いフィラメント（thin filament）と呼ばれ，側面には棒状蛋白質トロポミオシンが結合し，安定化に役立っている．ミオシン分子はアクチンの線維より太いフィラメント（thick filament）を形成し，その頭部にはATPase（アデノシントリホスファターゼ）活性があり，ATP（アデノシン三リン酸）の存在下で頭部を振りながらアクチンとの結合と解離をくり返す．その結果，細いフィラメントと太いフィラメントが相対的に滑り合い，筋収縮が生じる．細いフィラメントはデスミン分子が局在するZ帯，太いフィラメントはM線という構造によって，それぞれフィラメントの中央部で束ねられ，これらが交互に並び，筋原線維を形成している．[272] ➡ミオシン，アクトミオシン，滑走説

**アクティビティ** activity【活動】 精神的または身体的に，自ら能動的に動く，あるいは働きかける行為の総称．人が毎日の生活を送っていくうえで必要な一連の日常生活活動，社会・経済的に必要な仕事・生産活動，生活の潤滑油としての楽しみ・遊び・余暇活動が含まれる．活動内容は，個人レベルで異なり，年齢や生活習慣，文化・社会的な要素，心身機能と身体構造の状態などにより，時系列においても流動的なものである．日常生活活動におけるアクティビティには，食事・整容・更衣・入浴・排泄動作などのセルフケアや付随する関連動作が含まれる．作業療法における作業，つまり作業活動であるアクティビティの範囲には，日常生活活動，仕事・生産活動，遊び・余暇活動が包含される．仕事・生産活動には，家事・養育・介護・学習・仕事・ボランティアなどの社会参加，および付随する活動・交際などが，遊び・余暇活動には，会話や交際，スポーツやゲーム，行楽や散策などの屋外活動，屋内での趣味・娯楽・教養活動，休養などが含まれる．これらの行為を行うためには，感覚・運動的要素，認知的要素，心理・社会的要素における能力が必要となる．これらの動作遂行能力に障害がある場合には，何らかの方法で補足，あるいは代償を行うこととなり，その内容は個人により異なる．国際生活機能分類（ICF）においては，活動（activity）を，課題や行為の個人による遂行のことであると定義し，参加（participation）を，生活・人生場面への関わりのことであると定義している．ただし，活動と参加の領域は明確には区別されていない．この活動と参加を実行するうえで，心身機能と身体構造の状態，健康状態により，遂行の難易度が異なるが，その遂行の実現には，背景因子としての環境因子および個人因子が大きく影響する．つまり，何らかの機能障害をもっていても，そのまま活動制限，あるいは参加制約となるとは限らず，年齢・性格・心理的資質などの個人因子，および物的・社会的環境・人々の社会的な態度などの環境因子によりその実行状況は異なり，活動内容によっては活動制限，あるいは参加制約を生じない場合もある．[199] ➡日常生活活動，国際生活機能分類，作業療法

**アクティブタッチ** active touch 触覚において意図をもって能動的に獲得する複合的な感覚．ギブソン（Gibson）が1962年に発表した．意図的な触覚のみに反応する脳神経の存在がある．[112]

**アクトミオシン** actomyosin 筋細胞の収縮を担う収縮性蛋白質であるアクチンとミオシンの複合体．[272] ➡アクチン，ミオシン

**あくび（欠伸）** yawn 疲労や睡眠不足，退屈時に，口が自然に大きく開いてする一種の深呼吸．急激な吸息とともに下顎が開き，上半身の伸展などを伴う．脳虚血，低酸素，二酸化炭素の蓄積などで起こる．肺虚脱（肺萎縮，無気肺）を防ぎ，肺胞換気を改善する効果がある．[217]

**悪夢障害** nightmare disorder【夢不安障害】

細部まで思い出せる強烈な不安と恐怖を伴う夢。常にレム睡眠から覚醒し、自律神経系の興奮などが認められ、心拍数は速くなるが、パニックを伴うことはない。目覚めると意識は清明ですぐに周囲に適応できる。[180]

**握力（あくりょく）** grip strength；grasping power　母指と4指の屈曲筋群による等尺性の把持共同最大筋力で、前腕の粗大筋力といえる。上肢全体の筋力とも高い相関があるので、その指標としてもよく測定される。立位で体側に下垂して測定するのが標準とされる。[294] ➡ ピンチ力, 筋力

**アゴニスト** agonist 【①動筋】　①筋収縮によって関節運動を起こす筋。等尺性収縮や遠心性収縮では、ある方向への関節トルクを発生させる筋である。1つの筋でいくつもの運動の動筋であることもある。例：上腕二頭筋は肘屈曲と前腕回外の動筋である。②薬物においては、神経伝達物質やホルモンなどと同様の作用を示す薬物（作動薬）。[64] ➡ アンタゴニスト, ①固定筋, 共同筋

**あざ** = 母斑（ぼはん）

**アザチオプリン** azathioprine：AZP　免疫抑制薬。プリン拮抗薬のひとつ。臓器移植や自己免疫疾患のほか、白血病などの抗癌薬としても使用される。DNAやRNAの生合成を阻害することにより、細胞分裂や蛋白質合成を抑制する。[99]

**朝のこわばり（あさのこわばり）** morning stiffness　関節リウマチ（RA）によくみられる特徴的症状のひとつ。朝起きた際に四肢、特に手指の関節がこわばって動きにくい状態のこと。その持続時間はRAの活動性の1指標となり、手指のこわばりで判断することが多い。[266] ➡ こわばり, 関節リウマチ, ランスバリーの活動指数

**アザラシ肢症（あざらししししょう）** = フォコメリー

**亜酸化窒素（あさんかちっそ）** = 笑気（しょうき）

**足（あし）** foot　一般的には下肢全体を表すことが多いが、理学療法分野では踝部より遠位をさす場合が多い。つまり、足関節と足部の総称としてとらえられる。骨学的には26個の骨と2個の種子骨（母趾屈側部）より構成されており、臨床的に足部は、前足部、中足部、後足部に分けられる。前足部は5本の中足骨とそれより遠位の14個の趾骨からなり、中足部は舟状骨、立方骨、3個の楔状骨から構成され、後足部は距骨と踵骨から構成されている。後足部と中足部の7個の骨は足根骨と呼ぶ。これらの骨は強靭な靭帯により連結し関節を形成している。関節には脛骨・腓骨下端と距骨で構成される距腿関節、距骨と踵骨間の距骨下関節（または距踵関節）、後足部と中足部間の横足根関節（またはショパール関節）、中足部と前足部間の足根中足関節（またはリスフラン関節）がある。理学療法の対象となる切断部位としてこれらの関節は臨床上重要である。[161] ➡ 足関節

**足関節（あしかんせつ）** = そくかんせつ

**足クローヌス（あしくろーぬす）** = 足間代（そくかんたい）

**アジソン病（あじそんびょう）** Addison disease 【原発性慢性副腎皮質機能低下症 primary chronic adrenocortical insufficiency】　副腎皮質各層の破壊や萎縮によって副腎皮質ホルモンの分泌が欠乏して起こる慢性副腎皮質機能低下症。皮膚色素沈着、全身倦怠感、易疲労性、胃腸症状、低血圧などが現れる。性別に関係なく、中年に多い。特発性アジソン病は、現在では自己免疫性副腎炎によることが知られている。[145]

**足継手付プラスチック製短下肢装具（あしつぎてつきぷらすちっくせいたんかしそうぐ）** plastic ankle foot orthosis with ankle joint　熱可塑性プラスチックにより成形された短下肢装具で、足関節に継手を用いたものの総称。短下肢装具の足部と下腿部が分離しており、足継手で連結されている。足継手の材質には金属および合成樹脂が使用されている。[75] ➡ プラスチック製下肢装具

**アシドーシス** acidosis　動脈血pHが正常域（7.35～7.45）よりも低下した状態。$CO_2$

（二酸化炭素）の排出障害による呼吸性アシドーシス，不揮発性酸の増加，塩基の喪失による代謝性アシドーシスなどがある。[275] ➡ アルカローシス

### 足のアーチと体重支持機構　arch of foot and mechanism of weightbearing
足には3種類のアーチがあり，それぞれ足固有の骨格と強靱な靱帯，足部の外来筋と固有筋によって形成されている。足のアーチは長軸方向に内側アーチと外側アーチがあり，さらに横アーチも加わり力学的に体重支持機構として機能し，さらに歩行時などの衝撃を吸収するショックアブソーバーとして機能している。内側アーチは，第1(2・3)中足骨，第1(2・3)楔状骨，舟状骨，距骨，踵骨で作られる。第1中足骨頭は，種子骨を介し地面に接するが，舟状骨は内側アーチのかなめ石(key stone)で地面より約15～18 mm 浮いている。この内側アーチを保つ靱帯として，底側踵舟靱帯，距踵靱帯，足根中足靱帯が関与し，筋では長母指屈筋や長指屈筋の働きが重要で，載距突起で踵骨の前部を持ち上げる。反対に後脛骨筋は舟状骨を，長腓骨筋は第1中足骨を引き下げアーチを平坦にさせる作用をもつ。外側アーチは第5(4)中足骨，立方骨，踵骨で作られる。外側アーチのかなめ石は踵骨の前方突起(踵立方関節部)であり，第5中足骨頭は地面に接するが立方骨は3～5 mm 浮いている程度で軟部組織が全長にわたり床面に接する。外側アーチを保つ靱帯は長足底靱帯が重要で踵立方靱帯と足根中足靱帯も関与している。長腓骨筋は踵骨前部を持ち上げ，短腓骨筋は第5中足骨頭を引き下げる。下腿三頭筋，第三腓骨筋，長指伸筋はアーチを平坦化させる。横アーチは，足の部分で形が異なるため，一般に前方アーチと後方アーチに分けて分類する。前方アーチは第1中足骨頭から第5中足骨頭を結ぶ線で，かなめ石は第2中足骨頭で母指内転筋横頭が重要な筋である。後方アーチは，第1・2・3楔状骨，立方骨を結ぶ線で第2楔状骨がかなめ石となり，長腓骨筋が関与している。これらのアーチはスプリングの役割を担い，歩行時の衝撃緩衝作用と立脚期をスムーズに行う機能をもち合わせている。この機能を支えているのが足底筋膜であり，この筋膜は踵骨内側結節から第1層足底固有筋をおおいつつ末梢に走り，強靱な腱膜として各趾の基節骨基部基底面に付着する。歩行時に中足指節間関節が背屈すると，この足底筋膜は巻き上げられ機械的に縦アーチが挙上される。この仕組みをウィンドラスの巻き上げ現象（機構）と呼んでいる。この現象により歩行時けり出しがスムーズに行われる。理学療法ではこのアーチの低下に対し足底板や筋力増強運動など様々なアプローチが行われる。[161] ➡ アーチ，手のアーチ，足底弓

### 足のケア　＝フットケア

### アジャスタブルカップリング　adjustable coupling
仮義足などのアライメントを調節するために義足に組み込まれた調節装置。ソケット位置の前後，左右，傾斜角などの調節で最適なアライメントを決定する。他に調節膝，カップリングアライメントなどが用いられる。[48] ➡ アライメント

### アシュネル反射　Aschner reflex【眼球心臓反射　oculocardiac reflex】
眼球を圧迫すると徐脈をきたす反射。圧迫刺激は三叉神経を介して迷走神経が興奮し心臓の血管中枢に伝達される。この反射は自律神経機能検査として用いられ，徐脈は副交感神経亢進によって起こる。[95] ➡ 自律神経反射，徐脈，三叉神経

### アシュワース尺度　Ashworth scale
痙縮を検査する尺度。当初はアシュワース(Ashworth)により0～4までの5段階，さらにボハナン(Bohannan)とスミス(Smith)による grade 1 を2つに分けた6段階の変法により筋トーヌスの程度を評価する。脳卒中の病態評価などで用いられる。0：筋トーヌスに増加なし。1：軽度の筋トーヌスの増加あり。患部屈曲または伸展運動をすると，引っかかりとその消失，あるいは可動域の終わりに若干の抵抗がある。1＋：軽度の筋トーヌスの増加があり。引っかかりが明らかで，可動域の1/2以下の範囲で若干の抵抗がある。2：さらにはっきりとした筋トーヌスの増加がほぼ全可動域を通じて認められるが，患部は容易に動かすことができる。3：かなりの筋トー

ヌスの増加があり，他動運動は困難である。
4：患部は固まっていて，屈曲あるいは伸展できない。[183]

**アショフ結節** Aschoff nodule　リウマチ熱を生じる疾患，なかでもリウマチ性心筋炎では特徴的に心筋間質に現れる肉芽腫。巨細胞，リンパ球，マクロファージ，フィブリン，コラーゲンから形成され，アショフ細胞を有する。疾患がおさまった後も長期間存在する。[226]

**アスパラギン酸アミノトランスフェラーゼ** aspartate aminotransferase：AST　慣用名は血清GOT（グルタミン酸オキサロ酢酸トランスアミナーゼ：SGOT）。アミノ酸と$\alpha$-ケト酸との間でアミノ基の転移反応を触媒する酵素。GOTはほとんどの臓器に含まれ，なかでも心臓や肝臓に多く含まれる。[1] ➡ アミノ酸,蛋白質

**アスピリン** aspirin　【アセチルサリチル酸 acetyl salicylic acid】　アセチルサリチル酸の別名。サリチル酸の酢酸エステルで，無色針状あるいは鱗片状の結晶性粉末。解熱・鎮痛薬。解熱作用は主に温熱発散増加によるが，鎮痛作用の機構は不詳。抗リウマチ薬としても利用される。[1]

**アスベスト** ＝ 石綿

**アスベスト肺** ＝ 石綿肺

**アスペルギルス感染症** aspergillus infection　アスペルギルス属の真菌による感染症で，肺や鼻空洞などで起こる。抗生物質の投与，術後の免疫抑制薬，ステロイドの使用の影響により感染する。また，免疫機能が低い高齢者,乳幼児などでもみられる。状態によって，抗真菌薬の投与と摘出術が適応される。[29] ➡ 日和見感染,肺炎

**汗** sweat　全身の皮膚に散在するエクリン汗腺と，腋窩，外陰部，肛門周辺などに局在するアポクリン汗腺から排出される分泌物。Cl, Na, K, Caなどの成分からなる。アセチルコリンの作用により分泌され，体表での気化により体温の上昇を防ぐ。[275] ➡ 皮膚,汗腺

**アセスメント** assessment　情報を収集・分析し，事前評価・査定をすること。一般的には,環境アセスメントとして知られている。この場合，公共事業や民間業者の行う大規模な開発行為が既存する自然環境に与える影響を事前に調査して評価することを意味する。理学療法におけるアセスメントは，対象者の抱える課題を明らかにしていくことを意味する。狭義には，理学療法士の検査・測定によって得られた機能や能力に関する結果を解釈することである。この場合，一定の判断基準に基づいて対象者の動作や反応を数量化する過程で，それらの意味づけや価値判定は加わらない。広義には評価と考えるのが適切であり，診断名や予後，問診などから得られた情報，他部門からの情報，理学療法士が行った検査・測定の結果などをもとに，対象者の抱える問題点の因果関係を構造的に解明し，目標ならびに問題の解決に向けた治療法を立案していく一連の過程を意味する。また，いずれの場合においても対象者との信頼関係を確立しておく必要がある。特に後者の場合，前者における検査・測定に関する知識や技術はもちろんのこと，対象疾患の知識，家族も含めたニーズの把握，検査・測定によって得られた結果の構造的理解など多岐にわたる知識や技術が必要とされる。理学療法におけるアプローチは，このような対象者に対するアセスメントをもとに展開される。そのため，この過程が不適切であった場合，対象者の抱える問題を解決するには至らない。したがって，理学療法において最も重要なプロセスのひとつである。[130] ➡ 統合と解釈,記録,査定,評価

**アセチルコリン** acetylcholine：ACh　運動神経の軸索内で合成されるコリン作動性神経の刺激伝達物質。運動神経では，インパルスが軸索終末部に達すると脱分極により放出されシナプス間隙を拡散する。筋の終板膜表面の受容器と結合し興奮収縮連関により筋収縮が起こる。[272] ➡ アセチルコリンエステラーゼ,コリン作動性神経

**アセチルコリンエステラーゼ** acetylcholine esterase：AChE　神経筋接合部などにおける神経伝達物質であるアセチルコリンをコリンと酢酸に加水分解するための酵素。[95] ➡ アセチルコリン, コリンエステラーゼ

**アセチルコリン作動性薬物** acetylcholinergic agent　アセチルコリンを伝達物質としているシナプス(交感神経節前線維, 副交感神経節前・節後線維, 神経筋終板, 分泌腺を支配する運動神経終末など)に作用し, シナプス伝達に影響を与える。[24]

**アセチルコリン受容体** acetylcholine receptor　アセチルコリンによって作動する受容体で, ニコチンに感受性を示すニコチン性受容体とムスカリンに感受性を示すムスカリン性受容体がある。ニコチン性受容体は骨格筋の神経終板や自律神経節に分布し, ムスカリン性受容体は自律神経節や中枢に分布する。[24] ➡ 骨格筋, アセチルコリン

**アセチルサリチル酸** ＝アスピリン

**遊び** play　自発的に自由な時間に行う活動。子どもの場合は「遊び」が発達を促し, おとなの仕事に置き換えることができる。遊びは年齢によって呼び方が変化し, おとなの場合はレクリエーションと呼ばれる。[295]

**亜脱臼** subluxation　関節頭と関節窩との間に部分的な連続性が残存している状態。亜脱臼に対し脱臼は, 関節頭と関節窩との間で接触が完全に失われた状態である。外力を原因とする場合, 亜脱臼は脱臼に比較すると小さい力で生じるが, 関節包や関節唇などの損傷が著しいと不安定性を生じる。外傷性による場合, 受傷後は脱臼と同様に2〜3週間の安静固定が必要である。その後, 徐々に可動域改善のため関節可動域(ROM)運動を行い, 再脱臼予防目的の関節周囲の筋力強化も必要となる。亜脱臼が最も多くみられる関節は肩関節で, 重症例では反復性肩関節亜脱臼へ移行しやすく, 初期の安静固定は重要である。また麻痺性によるものでは, 脳卒中後片麻痺の麻痺側肩に多くみられる。亜脱臼の著しい場合はアームスリングや三角巾で固定することがあるが, 麻痺側上肢の固定は肩手症候群や廃用性の関節拘縮を招く恐れがあるので注意が必要である。[296] ➡ 肩手症候群, 脱臼

**頭打ち** head hitting　頭を左右に振り, 時に頭を床に打ちつける行為。寝る直前などにみられる小児の頭打ちは, 刺激不足による欲求不満が原因のことが多い。それ以外にみられる場合は, 発達障害や社会的不適応, 自閉症などが背景にあることがあるので適切な対処が必要とされる。[186] ➡ 神経症, 心身症, 育児

**頭のコントロール** head control【頭定】　粗大運動発達において, 従重力姿勢や抗重力姿勢での頭部の位置を随意的に調整する能力。遅くとも生後5か月頃までに確立される。頭のコントロールの確立には, 視覚性・迷路性などの立ち直り反応が重要な役割を果たしている。[108]

**アダムズ-ストークス症候群** Adams-Stokes syndrome　完全房室ブロックや調律不全による不整脈によって心室からの血液の拍出が停止して起こる, 徐脈, めまい, 意識消失を伴う全身性痙攣発作。意識消失は数秒から数分間, 心室の収縮が回復するまでの停止時に生じる。[275] ➡ 意識障害

**軋音** ＝クリック音

**悪化** ingravescence　症状が悪くなっていく状態, あるいは過程。重篤さが増すこと。臨床では身体機能の低下をさすが, その原因は人為的なもの, 廃用的なもの, 自然経過的なものがある。人為的なものには薬剤の効き過ぎや副作用によって症状が悪化させることもあるが, 運動によっても方法を誤ったり(誤用症候群), 運動のやりすぎ(過用症候群)によって悪化させることがある。廃用的なものは身体を使わないことで拘縮, 筋萎縮, 骨萎縮, 褥瘡, 起立性低血圧など身体機能が低下するものをいう。廃用症候群を起こしてしまうと, 特に高齢者では回復に時間がかかるため予防が重要であり, 避けることは可能である。一方, 自然経過的に身体機能が低下する

ものには老化や進行性疾患や病気の再発がある。老化は個人差が大きいが，年齢相応な老化は生理的老化と呼ばれ年齢不相応な老化は病的老化と呼ばれる。進行性疾患には進行性筋ジストロフィー，脊髄小脳変性症，筋萎縮性側索硬化症などの難病があげられる。病気の再発は，再発を重ねるごとに一般に症状は悪化していく。[158]

### 圧挫症候群　crush syndrome【挫滅症候群】
落石，家屋の倒壊など重量物による長時間の圧迫で生じる筋肉の挫滅・壊死，神経麻痺，循環障害，圧迫除去後に急速に起こるショック様症状，損傷骨格筋の横紋筋融解など一連の病態をいう。急性腎不全など重篤な障害を招来することもある。[62]

### 圧支持換気　pressure support ventilation：PSV
人工呼吸器のモード名。対象者の吸気努力に合わせ吸気が開始され，設定した圧まで吸気圧を維持する換気モード。呼吸数，1回換気量，吸気時間は対象者自身が決定する。対象者と人工呼吸器の同調性がよいことが特徴。[116] ➡呼吸，呼吸理学療法，レスピレーター

### 圧受容器　baroceptor；baroreceptor
心房壁，大静脈，大動脈弓，内頸動脈基部にある頸動脈洞にある感覚神経終末。内部圧の増加による血管壁の伸展を感じとり，この圧力を下げようとする血圧調節機構を圧受容器反射という。[240]

### 圧中心点　center of pressure：COP
身体が支持面に及ぼしている圧分布の平均位置。床反力計による測定では，床反力作用点を意味し，立位の場合には，足圧中心点という。複数の垂直荷重センサーを用いて，各センサーで計測される荷重量からこの原理を応用して計算される。重心の支持面への投影点とは厳密には異なる。静止している状態では，両者はほぼ一致しているが，重心が加速度をもって移動している場合には，一致しない。通常，重心動揺計と呼ばれる装置で計測しているのは，重心の投影点ではなく，圧中心点であることが多い。[57] ➡バランス障害，座位バランス，身体重心，重心動揺計

### 圧[痛]点　tender point
圧痛とは圧迫による痛み(tenderness)で，手指で表皮を圧迫すると強い痛みを感じる部分を圧痛点といい，神経の分岐点にあたる。その部の病変の局在を示すことが多いが，内臓疾患では遠隔部に圧痛点をもつこともあり，評価上重要である。[294] ➡叩打痛，放散痛

### 圧電効果　＝ピエゾ効果

### 圧入骨折　＝嵌入骨折

### 圧迫骨折　compression fracture
骨が重力方向，上下方向などから圧迫を受けて骨折したもの。脊椎椎体，踵骨などで起こり，長管骨には陥入骨折として起こる。骨粗鬆症を基盤とした脊柱の屈曲や上下方向の衝撃による脊椎圧迫骨折は高齢者に多い。[273]

### 圧迫手技　compression；squeezing
**1** 四肢への圧迫：静脈，リンパの灌流を促す。適応は浮腫や起立性低血圧など。**2** 胸腹部圧迫：機械的原理に基づいた呼吸理学療法手技のひとつ。呼気助長，胸郭運動促進などを目的に徐々に胸郭を圧迫する。叩打と共に排痰にも適用される。[34] ➡起立性低血圧，浮腫，呼吸理学療法，呼吸介助法，排痰法

### 圧迫性神経障害　＝絞扼性ニューロパチー

### 圧迫性脊髄障害　compression myelopathy
脊柱の変形，奇形および脊柱への外傷などが原因で，脊髄を圧迫して起こる脊髄障害。直接的な外傷を除けば，椎間板ヘルニア，脊柱側彎症，脊椎カリエスなどが原疾患となりうる。症状としては，深部腱反射の亢進，病的反射の出現，感覚障害，運動障害，膀胱直腸障害などがみられる。頸髄の病変では四肢麻痺，胸腰髄の病変では対麻痺を呈し，運動麻痺は病変部位が上位脊髄になるほど痙性麻痺を呈し，下位脊髄では弛緩性麻痺を呈する場合が多い。神経根症状が比較的神経根に一致した臨床症状を呈するのに比べ，髄節に一致した運動障害，感覚障害はみられないこと

が多い。感覚障害のみでは手術治療は行われない場合が多いが，日常生活活動などに支障をきたすような運動麻痺を呈する場合には脊柱管の拡大目的の椎弓切除術や，脊柱の不安定性を取り除く目的で前方固定，後方固定術などの外科的治療が施される。[241] ➡椎間板ヘルニア

**アップアンドダウン現象** ＝すり減り現象

**圧力** pressure　面に対して垂直に力が加わるときの単位面積あたりの力の大きさをさす。単位はパスカル Pa($N/m^2$) である。体積は温度と圧力により決まる。[218] ➡応力

**アテトーゼ** athetosis　不随意運動の1型であり，比較的ゆっくりとした，持続的な運動で，回旋を伴うことが多い。四肢の末梢に認められることが多いが，近位部や頸部，顔面にも現れることがあり，随意運動や精神的なストレスで増強する。[29] ➡脳性麻痺，不随意運動

**アデノイド** adenoid　【咽頭扁桃肥大症 hypertrophy of pharyngeal tonsil】　咽頭リンパ組織である咽頭扁桃が肥大し鼻閉などの病的症状を呈する病態。咽頭扁桃は幼小児期に生理的に肥大するが，5歳前後をピークに加齢とともに退縮する。症状が著しい場合は切除術の適応となる。[29]

**アデノシン環状リン酸** ＝サイクリック AMP

**アデノシン三リン酸**　adenosine triphosphate：ATP　アデニン(塩基)とリボース(糖)からなるアデノシンに3個のリン酸が結合したヌクレオチド。リン酸相互の結合は高エネルギーリン酸結合である。ATPから1分子のリン酸基がはずれるとアデノシン二リン酸(ADP)になり，ADPからさらに1分子のリン酸基がはずれるとアデノシン一リン酸(アデニル酸：AMP)になる。生体の働きに必要なエネルギー(筋収縮，呼吸，排泄，物質合成など)の多くは，ATPが加水分解によって結合が解かれ，ADPになるときに放出されるエネルギーによって供給される。ATPは生体のエネルギーの伝達体として重要な役割を演じる。広く生体内に分布するが，骨格筋などに多く含まれる。すべてのATPがAMPに分解されてしまうと，運動を続けることができなくなる。分解されたADPやAMPは，安静時に再びリン酸基を受け取って結合し，ATPに再合成される。[1] ➡エネルギー，運動

**アテローム[動脈]硬化症** ＝粥状[動脈]硬化症

**あとおい研究** ＝追跡調査

**アドソンテスト** Adson test　胸郭出口症候群の検出検査のひとつ。橈骨動脈を触知しながら，疼痛側へ頸椎を伸展させて頭部を回旋，深呼吸後に，橈骨動脈拍動の減弱または消失を認めれば陽性である。陽性率は30％で，ライトテストに比較して低い。[296] ➡胸郭出口症候群，アレンテスト

**アドヒアランス** adherence　対象者が，治療法を了承し監視なしに継続する度合い。理学療法の場面では，例えば糖尿病のような生活習慣病において，運動療法が処方されるが，理学療法士の監督なしにどれくらい対象者自らが継続できるかという度合いをさす。[157] ➡運動療法，習慣，生活習慣病

**アトピー** atopy　アレルギー反応の分類ではⅠ型を示す遺伝的な素因。外因性の抗原と接触するとすぐにアレルギー反応を起こし，IgE抗体を産生しやすい。アトピー性疾患には，アレルギー性鼻炎，アトピー性気管支喘息，アトピー性皮膚炎，花粉症などがある。理学療法分野の関連としては，アトピー性皮膚炎に対し，紫外線療法による治療が有効であるという報告がある。この作用機序は解明されてはいないが，皮膚の免疫系の抑制などによる効果が推測されている。紫外線療法は単独で用いられることもあるが，通常は薬物治療と組み合わせて行われる。[283] ➡アレルギー

**アドボカシー** advocacy【権利擁護(保護)】　人の権利を代弁するだけでなく，自らの権

利を主張し実現することのできない社会的弱者に対し，自己決定を援助し，それに基づき本人に代わってその人の権利を擁護する仕組みや活動をいう。特に障害者の権利の問題に関して使われる場合には，権利擁護(保護)として使われることが多い。アドボカシーは，行政や機関サービスに関し，その人にとって最適なサービスが受けられるように，弱者側に立って権利擁護するパーソナルアドボカシーと，社会的弱者が他の市民と同様に社会生活ができるようにしていくために活動するシステムアドボカシーとに分類される。理学療法では，その両者が関連してくると考えられる。すなわち，対象者に対し最適な理学療法を提供し，身体機能面を改善し活動性を向上させ，社会参加を促進すること，対象者のよりよい社会生活の実現に向けた，生活環境を含む社会環境支援などが関連する。[157] ➡患者の権利, 障害者基本法, 障害特性, 国際生活機能分類, オンブズマン制度

**アドラー** Adler, Alfred　オーストリアの神経科医・心理学者(1870〜1937)。フロイトの影響を受けつつ個人心理学を築いた。人間の精神生活を劣等感に対する補償作用ととらえ，適切な補償に成功しなければ不適応が生じるとした。[256] ➡精神医学, 精神障害, 行動療法, 精神分析, フロイト

**アトラクター** attractor　振動する系において軌道を誘引する点のこと。単振り子にみられる減衰振動では時間を無限大にすると軌道が原点に引きつけられ，この場合は原点がアトラクターとなる。[231] ➡親和性, カオス

**アドレナリン** adrenaline【エピネフリン】
　副腎髄質から分泌されるカテコールアミンの一種。L-チロシンからL-ドパ(L-DOPA)，ドパミン，ノルアドレナリンを経て合成される。アドレナリンは主にホルモンとしての作用を示し，アドレナリン受容体に結合して交感神経系作用をもち，心血管系への直接作用のほか，基礎代謝亢進，インスリン分泌抑制，糖新生・脂肪分解の促進作用をもつ。作用によってα作用とβ作用の2種類に分類される。α作用には血管平滑筋収縮による血圧上昇，瞳孔散大，消化管の運動と分泌の抑制，β作用には心拍数・心収縮力増加と気管支拡張，骨格筋・心臓に分布する血管の拡張がある。アドレナリンもノルアドレナリンも通常少量の分泌であるが，ストレスがかかることにより分泌が増加する。また交感神経節後線維からも分泌され，神経伝達物質として中枢神経系(特に視床下部)にも存在し，不安や恐怖などの情動反応の発現に関与するとされる。[275] ➡ノルアドレナリン, 交感神経, 神経伝達物質, カテコールアミン

**アトロピン** atropine　ベラドンナなどのナス科植物から得られるアルカロイド。副交感神経抑制薬(抗コリン作動薬)。主な作用として瞳孔括約筋を弛緩させ，瞳孔を開く。臨床的には点眼薬，座薬として用いられるほか，一般に分泌過多，平滑筋痙攣の治療薬として用いられる。[1] ➡アルカローシス

**アナフィラキシー** anaphylaxis　原因となる抗原分子によって感作された生体が，再び微量の同じ抗原に暴露されたときに生じる即時型アレルギー反応。クームズ(Coombs, R. R. A.)らのアレルギー分類ではⅠ型に相当する。低血圧性全身性ショック状態を伴う激烈な反応を意味することが多い。1902年，リシェ(Richet, C.)らによって提唱された概念。免疫とは反対の反対(ana)防御状態(phylaxis)という意味から命名された。症候学的には局所性と全身性，病因的には免疫学的機序によるものとそうでないものに分類される。病因は，抗原と特異的IgE抗体との相互作用，すなわち肥満細胞や好塩基球の表面に結合しているIgE抗体が抗原と反応すると，肥満細胞から即時的に脱顆粒が起こり，炎症作用因子(化学伝達物質，ヒスタミンなど)が放出されることによる。皮膚，呼吸器系，循環器系，消化器系などに様々な症状が起こる。ハチアレルギー，気管支喘息，アレルギー性鼻炎，蕁麻疹などがある。[34] ➡抗原抗体反応, アレルギー, アトピー, 気管支喘息

**アナムネーゼ** ＝病歴(びょうれき)

**アナログ信号**(あなろぐしんごう) analog signal　光，音のよう

な時間に対して連続的に変化する物理現象を，電気信号に変化させたもの。デジタル信号に比べると雑音に弱く，伝達，保存時に劣化しやすいという欠点があるが，パターン情報処理などにおいては優れている。[164] ➡デジタル信号

**アニサキス症** anisakiasis　蠕虫（多細胞寄生虫）の第3期幼虫感染症。サバ，イカなど海水魚の生食で感染し，胃・腸壁に穿入し激しい腹痛，寄生虫性イレウスといわれる虫体による腸管腔占居閉塞などを起こす。劇症型と緩和型がある。[34] ➡感染，寄生虫病

**ANOVA** ＝分散分析

**アパシー症候群** apathy syndrome　感情鈍麻（感動や興味を起こすような刺激があっても感情が起こらない状態），無感動，環境への関心の欠如，無関心，無欲を主徴する病態。大脳疾患の最も初期の徴候のひとつであることが多い。[247] ➡感情障害

**アヒル歩行** duck gait；waddling gait【動揺歩行】　両側中殿筋の筋力低下や麻痺により，立脚時の患側へ頭や体幹上部を傾けてアヒルのように左右に腰を振りながら歩く歩行。腰椎前彎増強が加わり，殿部を後方に突き出した姿勢をみてこう呼ぶ場合もある。股関節脱臼，進行性筋ジストロフィー，多発性筋炎，小脳性失調などでみられる。[225] ➡大殿筋歩行

**アフォーダンス** affordance　米国の知覚心理学者ギブソン（Gibson, J.J.）が提唱した生態心理学の理論の中心的概念。アフォーダンスという用語は，英語の「afford」（～できる，～する余裕がある，与える，供給する）という動詞からつくったギブソンの造語で，環境が生物に供給する行動・行為の可能性を表す。生態学的理論では生物の行為・行動・動作は，環境と生物と課題の相互作用から決定されるとされ，この中で，環境が提供し，生物が知覚するアフォーダンスが重要な役割を担う。三嶋による定義では，「特定の有機体（群）が特定の環境内に生息しているとき，その環境の中の特定の対象（群）・事象（群）が，その特定の対象（群）・事象（群）との関係で特定の有機体（群）に対して提供する『行為の可能性』」（三嶋博之，1997）とされている。理学療法場面での動作を例にとると，ベッドから車いすへの移乗動作，あるいは書字動作では，ベッドや車いすの形態や空間的配置，あるいは筆記用紙や筆記具の形態や物性といった環境に応じて運動企画を選択していると考えられ，言い換えればそのような環境的因子が運動企画を規定しているといえる。このように環境から提供されるアフォーダンスの知覚または認識は，自らの行動という課題と環境と自分自身との相互関連において全体的になされるものであり，分析的なものではないと考えられる。例えば，布地の肌理（きめ）をみるのに指先の運動を他動運動でもって布地に触れても触感覚情報は入力されるであろうが，それを分析かつその後の総合を経て判断するのは困難である。肌理をみるという課題での触診の仕方（アクティブな指先の運動）により肌理を判断できる（このような触診をアクティブタッチ active touch またはダイナミックタッチ dynamic touch という）。すなわち，自分（ある特定の指先を有している自分）がその課題をなす場合の動作・運動の可能性（アフォーダンス）を布地という環境が提供していると考えられる。この例のように，環境の供給するアフォーダンスは何らかの課題を遂行しようとする行為者の能動的な行動・動作の中で知覚されるものであり，行為者とその行為と「共に在る」ものである。しかし，環境の供給するアフォーダンスは行為者と行為が存在しない場合でも，環境そのものに実在しているものと考えられている。[290] ➡運動制御，運動企画

**アプガースコア** Apgar score【アプガー指数 Apgar index】　アプガー（Apgar, V.）が考案した新生児の状態評価法。皮膚の色（appearance），心拍数（pulse），刺激反応（grimace），筋トーヌス（activity），呼吸状態（respiration）の5項目の状態を各0，1，2点とし，合計10点満点で採点する。採点基準は，①皮膚色：全身蒼白または暗紫色を0点，体幹ピンク・四肢チアノーゼを1点，全身ピンクを2点，②心拍数：なし0点，100未満1点，100以上

2点, ③刺激反応：なし0点, 顔をしかめる1点, 泣く, 咳嗽, 嘔吐反射2点, ④筋トーヌス：だらりとしている0点, いくらか四肢を曲げる1点, 四肢を活発に動かす2点, ⑤呼吸状態：なし0点, 弱々しく泣く1点, 強く泣く2点. 生後1分および5分に判定し, 8点以上は正常, 4〜7点は仮死（第1度仮死）, 3点以下を重症仮死（第2度仮死）とする. 特に5分後のスコアは, 最終的な神経学的予後と密接に相関するとされている.[176]

**アフタ** aphtha 【アフタ性口内炎 aphthous stomatitis】 粘膜面に生ずる小潰瘍. 原因不明で, 口腔粘膜に好発. 数mmから2cmの有痛性の白色または灰色の斑点で, 周囲に発赤を呈する炎症. 難治性のものでは再発することが多い. ベーチェット病の初期症状のこともある.[138] ➡ベーチェット病

**あぶみ** stirrup 下肢装具の金属支柱と, 靴または足底板を連結するための金属製の部品. 通常は下腿の金属支柱と足継手を構成し, 前方にシャンクをもつ. 馬具のあぶみに形状が似ていることからつけられた名称.[75] ➡キャリパー

**アブミ骨** stapes 中耳の鼓室にある3つの耳小骨のひとつで, ツチ骨, キヌタ骨に続いて最も内側にある. 鼓膜の振動を内耳に伝える役割をもつ.[29] ➡耳小骨

**アプリオリ** a priori 先天的, 先験的で, 経験によらない性質をさす. アポステリオリ（a posteriori）は, 後天的で経験から得られた性質をさす. アプリオリという用語はカント（Kant）哲学の鍵概念のひとつ. まず経験とは人によって異なる固有のものである. それにもかかわらず人は, 特定の認識を共有できる. これは, 経験によらない, 万人に共通する, 普遍的で必然的な認識, すなわちアプリオリな認識があるためである. こうした認識を純粋理性とした. 純粋理性は感性に基づく. 感性は時間と空間という形式で現象をとらえる. この時間と空間という認識形式をアプリオリなものとした. また, 判断は分析判断と総合判断との2種類に分けられ, 主語と述語とで表現される. このとき, 前者は主語の特徴の中に述語の内容が含まれ, 述語は主語概念から析出されうるので, 経験は不要になり, アプリオリな判断形式となる. 一方, 総合判断は主語に述語の特徴を加える判断であり, アポステリオリとなる.[66] ➡判断

**アプレーテスト** Apley test 【アプレーの圧迫牽引テスト】 半月板損傷の検出を目的とした疼痛誘発テスト. 被検者は腹臥位になり, 膝関節90度屈曲位とし, 検者の膝で被検者の大腿部を固定し, 下腿部を牽引したり, 踵部を下方に圧迫しながら下腿に内旋, 外旋を加え疼痛の有無をみる.[287] ➡マックマレーテスト, ロッキング, 不幸な三徴

**アプローチ** approach アプローチには「近づく」,「接近する」という意味があり, 理学療法においては介入方法をはじめとした様々な場面において使用されている. 理学療法の基本的目的を示す接近法として「目標志向的アプローチ」があげられる. また, 理学療法をすすめていくうえでの基本的なアプローチとして, 障害の軽減, 改善を図り身体の正常化をめざす「治療的アプローチ」, 反復練習により技術の向上, 適応化をめざす「練習的アプローチ」, 環境への働きかけを行い環境条件との調整を図る「調整的アプローチ」, また疾病の進行を予防, 遅延させる「予防・支持的アプローチ」などがあり, いずれも理学療法を行ううえで重要なアプローチとして考えられている. この他にも臨床上忘れてはならない重要なアプローチとして, 運動障害に伴う不安や焦燥感, 回復に対する意欲といった心理状態の安定化をめざす「心理的アプローチ」がある. 機能障害に対応している治療的アプローチに含まれる代表的なものとして, 身体運動を通して身体各器官の機能を維持・改善することを目的とした, 理学療法の中でも中軸的存在となっている運動療法があげられる. この運動療法に関してはいくつかのアプローチの変遷がみられる. 1950年代までに開発された技術は生理学・解剖学の中で主として筋に関しての研究成果を基礎としたものでこの頃のアプローチには欠陥や不備な点が多かった. これらを補足する意味

で以後，種々のアプローチが出現している。1960年代に一応の完成をみせたものが，発達学的理論と神経生理学的諸法則を神経筋再教育に応用した「神経生理学的アプローチ」である。1970年代後半になり，神経，筋に対する治療のみでは不十分で，関節に対しての治療の必要性があることがわかり，関節包内運動を改善する技術として「関節運動学的アプローチ」が考案された。1980年代に多くの臨床経験を経た後，関節運動学的アプローチは運動療法の中へ組み込まれた。これにより筋力増強，神経筋再教育など従来の運動療法技術を効果的なものにすることができた。現在では年齢，筋線維のタイプによって筋刺激に対する反応に相違があることがわかり，筋に関する生理学に加え，病理学，生化学，筋線維の再生能力など総合的，生態学的，いわゆる「エコロジカルアプローチ」という考え方も出現してきている。[147] ➡ダイナミックシステムアプローチ,神経生理学的アプローチ

### アヘン類 opium【オピオイド opioid】
アヘンの主成分であるモルヒネと同様の作用をもつ物質の総称。法律で禁止されている麻薬に属し，反復使用すると耐薬性や自律神経嵐（睡眠中に突然起こる血圧や心拍数の変動，無呼吸などの症状）などの退薬症状（禁断症状）が出現し，身体的・精神的依存を示す薬物中毒になりやすい。[16] ➡麻薬,薬物依存症,アルコール依存症,アンフェタミン中毒

### アポクリン汗腺 apocrine sweat gland【大汗腺】
腋窩部，外陰部，外耳道，眼瞼，乳輪，肛門周辺などの外皮の特定部位に存在する腺組織で，離出分泌によって分泌物が腺腔に放出される。分泌物には固形物が多く含まれており，特殊な臭気を発する。[162] ➡汗腺

### アポトーシス apoptosis【プログラム細胞死 programmed cell death, 細胞自滅 naturally occurring cell death】
あらゆる多細胞生物に普遍的に存在する細胞死のひとつの様式。細胞がある種の刺激を受けたときに，内在するプログラムによって自発的に死滅する現象をさす。発生，分化の過程において必要な正常な細胞の機能，発生，免疫，ホルモン作用などにおいて時間的・空間的に無作為に発現する。壊死とは形態的に異なる。カー（Kerr），ワイリー（Wyllie），シリー（Cirrie）によって外的原因による細胞の崩壊過程としての細胞死として1972年に定義された。アポトーシスは遺伝子DNAに発生の始めからプログラムされているため，プログラム細胞死とも呼ばれる。多細胞生物は，生涯，細胞の生産と死滅をくり返すが，その間には老化細胞・余剰細胞・異常細胞などの不要な細胞をアポトーシスという内蔵された自壊装置の発動によって死滅することにより個体としての統制を保っている。アポトーシスが始まると，核のDNAを断片化するエンドヌクレアーゼが活性化し，その結果としてDNAの断片化，核の破壊，細胞の形態変化が起こる。細胞質内のミトコンドリアは正常に保たれる。最終的には細胞はアポトーシス小体を形成し，ほとんど痕跡を残さずにマクロファージなどに貪食される。アポトーシスの発現と抑制には細胞の生死を決定する遺伝子が関与して調整を行っている。アポトーシスの誘因としては，①細胞の増殖に必要な因子の除去，②カルシウムの細胞内への侵入，③キラー細胞とその関係因子，④放射線の照射，⑤細胞を傷害する化学物質の取り込みなどがある。免疫系においては，T細胞成熟過程のポジティブ選択・ネガティブ選択時に排除される細胞の死滅はアポトーシスの機序による。また，神経系のネットワーク形成においては，シナプス形成に成功しなかったニューロンの死滅にアポトーシスが関与する。疾病にアポトーシスが関与する例としては，HIVウイルス感染によるリンパ球死滅の機序がある。さらには，自己免疫疾患におけるリンパ系細胞の減少にアポトーシスの異常が関係することが知られている。また，神経変性疾患のアルツハイマー病の神経細胞死や癌の発症にもアポトーシスの異常が関与すると考えられている。[218] ➡壊死

### 甘え amae；psychological dependence
必要以上に養育者に依存する状態。愛着との関連もあるが，おとなになっても程度が強い場合や，養育者以外の広範囲の他者にも甘える場合は問題視して対処する。土居健郎が

日本人理解の鍵概念として発表して以来，定着した用語とされる。[276] ➡ 依存

**アミノ酸**（あみのさん） amino acid　一般にアミノ基(-NH$_2$)とカルボキシル基(-COOH)の両方をもつ有機化合物(有機化合物＝炭素を含む化合物の総称)で，アミノカルボン酸。一般式 R・CHNH$_2$・COOH)。アミノ基の代わりにイミノ基をもつもの(プロリンなど)，メチル化したグアニド基をもつものもアミノ酸に分類されている。またカルボキシル基の代わりにスルホン酸基をもつものも広義のアミノ酸として数えられることがある。カルボキシル基に直結するCをαの位置といい，アミノ基の結合する位置によって α-，β-，γ-アミノ酸という。生物学的には，蛋白質の分解によって得られる α-アミノ酸が最も重要で，蛋白質を構成するアミノ酸はすべて α-アミノ酸である。また，カルボキシル基に対するアミノ基の位置によって L型と D型に分けられ，天然に存するアミノ酸の大部分は L-系の立体構造をもつが，微生物の産生するポリペプチドや細胞壁成分に D-系のものも存在する。アミノ酸は，アミノ基とカルボルシル基の数によって，中性アミノ酸(モノアミノモノカルボン酸)，酸性アミノ酸(モノアミノジカルボン酸)，塩基性アミノ酸(ジアミノモノカルボン酸)に分類される。アミノ酸の種類は，R部分に結合するものによって異なり，結合するものは側鎖と呼ばれ，20種類ある。アミノ酸には非必須アミノ酸と必須(あるいは不可欠)アミノ酸があり，体内の生合成経路によって需要を満たしうる非必須アミノ酸には，グリシン，アラニン，セリン，システイン，チロシン，プロリン，アスパラギン酸，グルタミン酸，アスパラギン，グルタミンがある。外部からの供給を必要とする必須アミノ酸は，動物の栄養，成長に欠くことができず，しかも体内で合成し得ず，食物蛋白質として供給しなくてはならない。これには，ヒトではバリン，ロイシン，イソロイシン，トレオニン，メチオニン，フェニルアラニン，トリプトファン，リシンの8種があり，ヒト以外ではさらにヒスチジン，アルギニン，グリシンを含め11種がある。[1] ➡ 蛋白質

**アミノ酸代謝障害**（あみのさんたいしゃしょうがい） amino acid metabolic disorder　アミノ酸代謝異常であるフェニルケトン尿症では，シナプスを形成維持する機能を果たしている脳内生体アミン濃度の低下がみられ，脳内シナプス密度の低下により精神遅滞や発達障害が発症すると考えられている。[275]

**アミラーゼ** amylase　デンプン分解酵素の総称。デンプン，グリコーゲンなどの多糖類を加水分解して麦芽糖とデキストリンにする。分布によりプチアリン(唾液)，アミロプシン(腸液)，ジアスターゼ(麦芽)，タカジアスターゼ(コウジカビ)と呼ばれる。[1] ➡ 消化酵素

**アミロイド** amyloid【類デンプン質】　種々の臓器・組織に病的沈着物として現れ，電子顕微鏡的には幅10nmの直線性の細線維から構成される物質。ヨウ素で暗褐色に染まり，組織学的にはコンゴーレッド染色で橙赤色に染まる。また，偏光顕微鏡では緑色の偏光を示す。高度のアミロイド沈着によってニューロパチーを呈することがある。[138] ➡ アミロイドーシス

**アミロイドアンジオパチー** amyloid angiopathy【脳アミロイド血管症 cerebral amyloid angiopathy】　無細胞性の硝子状物質の沈着による血管の疾患。老人の脳軟膜や大脳皮質の小動脈や細小動脈に起こり，脳内出血を起こす。非外傷性頭蓋内血腫の中で，特発性脳内血腫の原因のひとつ。[138] ➡ 脳卒中，脳血管障害

**アミロイドーシス** amyloidosis　微細な線維構造をもつアミロイド線維が臓器組織に沈着して起こる代謝疾患。全身性の原発性アミロイドーシスでは末梢神経障害，ネフローゼ症候群，アミロイド脾，巨舌などがみられる。[275] ➡ アミロイド，全身性アミロイドーシス

**アミロイドニューロパチー** amyloid neuropathy　全身性のアミロイドーシスで，主に末梢神経と自律神経における高度のアミロ

イド沈着によって起こる末梢神経障害と自律神経障害。家族性と非家族性があり，多発ニューロパチーを呈する。[138] ➡アミロイドーシス，家族性アミロイド多発ニューロパチー，アミロイド

## アミロイドβ蛋白質 amyloid beta-protein

アミロイド蛋白質の構成成分のひとつ。28個のアミロイド酸からなり，β蛋白質前駆体から作り出される。アルツハイマー型認知症や老人脳における老人斑に沈着している。[138] ➡アルツハイマー病

## アミロプシン ＝膵アミラーゼ

## アメーバ赤痢 amebic dysentery

赤痢アメーバ感染による大腸炎のうち，粘血便，腹痛，しぶり腹(テネスムス)を伴う赤痢様症状を現すもの。赤痢アメーバには栄養型とシスト(嚢子)型があり，感染は成熟シストの経口感染。大腸粘膜下層に潰瘍を起こし，粘血便はイチゴゼリー状で血液・壊死物質を含む。四類感染症全数把握疾患。[215] ➡赤痢アメーバ

## アメニティ amenity【快適環境】

一般的には，生活場所や気候などの快適さや心地よさのこと。また，人格や人柄などの好ましさや感じのよさをさすこともある。英語では複数形(amenities)にすると，快適な設備・施設や文化的な設備の意味となる。医療では住環境の快適性の意味に用いられる。理学療法では，対象者の住環境が身体機能や生活方法に適合しているか，バリアフリーになっているかなど快適な居住性に関する対応が求められる。したがって，住宅の改善内容を検討し，建築士や工務店に伝達して住環境を整えることが大切である。社会環境に関しては，対象者が生活する地域環境は様々であるため，その地域の道路や歩道，公共建築物，公共交通機関の現状を調べて，対象者の身体機能での移動方法を伝達すること，社会環境のユニバーサル化のための改善方法を行政機関などへ伝達することなども理学療法士の社会的責任のひとつである。[243] ➡家屋改造，環境，安全性，居住環境

## アメンチア amentia

軽い意識障害と理解されるが，高度の錯乱思考と困惑を示す状態。見当識は一応保持されている。外因反応型の病型のひとつで，重篤な意識障害やせん妄からの回復の経過中にみられることが多い。英語圏では精神遅滞の意味もある。[138] ➡意識障害，意識変容

## アライメント alignment

基本構成要素における各部位の相対的位置関係を総称する用語。矢状面，前額面，横断面での各部位の位置関係をある基準線からの偏位としてとらえることで，構造学的な特徴や安定性などの判断を行う。理学療法分野では，特に義肢装具や姿勢の評価などで用いられる場合が多い。義足の場合には，義足単体でのベンチアライメント，装着立位時の静的アライメント，歩行時の動的アライメントがあり，いずれも義足装着時の適合や歩容に大きな影響を与えるため重要な意味をもっており，ソケット，継手，足部などの相互の位置関係から膝の安定性や歩行時の異常性などを判断する。例えば，大腿義足では，矢状面で大転子(T)，膝(K)，足(A)継手を結ぶTKA線と呼ばれる基準線よりも膝継手が後方にある場合には，膝は安定し，逆に前方にある場合は不安定となる。前額面では，断端長に応じて坐骨支持部からの垂線を足部の中央，内側，外側に偏位させたアライメントにより側方の安定性を獲得している。また，姿勢などの身体的アライメントでは，各関節や基準となる部位(大後頭結節，脊椎棘突起，肩峰，大転子，外果など)との位置関係から姿勢の異常性を評価する。安静起立時における姿勢では体型(細身，中等度，頑丈型とそれぞれの中間型)，前後バランス(矢状面でのバランスの安定性)，側方バランス(前額面でのバランスの安定性)から頭部(前後および左右の偏位)，胸郭(漏斗胸や鳩胸などの胸郭異常)，肩の高さ，翼状肩甲などの肩甲骨の異常性，股関節の高さ(仮性延長，仮性短縮による下肢長差など)，腹部(腹筋の緊張や筋力)，脊柱(前彎，側彎，円背，亀背などの形態異常)，下腿(外反膝，内反膝，反張膝など)，足関節および足部(尖足，内反足，外反足，扁平足，踵足，踵凹足などの変形)に至るまでの姿勢の異常性，筋トーヌス

異常や関節変形など身体的アライメントを通して評価する。[48] ➡ベンチアライメント,静的アライメント,動的アライメント,姿勢

**アラキドン酸** あらきどんさん arachidonic acid　二重結合が2または3の必須脂肪酸のひとつ。卵黄,レバー,肉類,魚介類などの動物性脂肪に多く含まれる。生体膜の成分,コレステロールの代謝に関与し,またプロスタグランジン生合成の前駆体となる。[245] ➡プロスタグランジン,リノール酸

**荒木の分類** あらきのぶんるい　Araki clinical classification of head injury　臨床症状のみによる頭部外傷の簡便な分類で,第1～4型がある。第1型(単純型):意識障害がない。第2型(脳振盪型):意識障害が一過性。第3型(脳挫傷型):器質的損傷を思わせる症状がある。第4型(頭蓋内出血型):清明期後,意識障害が増悪する。[234]

**アラニンアミノトランスフェラーゼ** alanine aminotransferase:ALT　特に肝臓に多く含まれている酵素。肝臓組織が傷害され細胞が変性・壊死するとALTが血中に出るため血清濃度が上がる。そのため肝障害の有無と程度を知る指標となる。[251] ➡グルタミン酸ピルビン酸トランスアミナーゼ

**アラビア医学** あらびあいがく　Arabian Medicine　古代ギリシャ医学やローマ医学と中国やインドの医学が混合した医学。7世紀から13世紀頃までイスラム圏内で行われていた。現代の西洋医学を体系づくる基礎となった。[92] ➡医学,古代ギリシャ医学,アレキサンドリア医学,ガレノス

**有賀母指感覚法** ありがほしかんかくほう　有賀槐三により提唱された超音波装置の出力を自覚的に判断する方法。油やゲルを塗った超音波導子を母指掌面に当て,その疼痛性熱感により大体の出力を知る方法である。ピリピリ感があれば約1 W/cm$^2$,苦痛を感じると約2 W/cm$^2$とされる。[44] ➡感覚,触覚

**アリス徴候** ありすちょうこう　Allis sign　【アリス脚長差検査 Allis test for leg length discrepancy】　先天性股関節脱臼の乳幼児期における下肢の短縮徴候。この徴候の検査方法は,仰臥位で両膝を屈曲し,両下腿をそろえることで膝の高さの左右差を診て行う。脱臼側で膝の位置が低くなる場合,陽性とする。[128] ➡先天性股関節脱臼,ローザー-ネラトン線,脚長差

**アルカリホスファターゼ** alkaline phosphatase:ALP　アルカリ性に至適pH(pH 10前後)をもつ酵素の一群。肝臓を経て胆汁の中に排泄される酵素で,骨に最も多く,骨,肝臓,胆管などの疾患で血中のアルカリホスファターゼ濃度が増加する。[251]

**アルカローシス** alkalosis　動脈血pHが正常域(7.35～7.45)よりも上昇した状態。過呼吸(肺換気量の増加)で起こる呼吸性アルカローシス,不揮発性酸の異常喪失,塩基の増加による代謝性アルカローシスなどがある。[275] ➡アシドーシス,呼吸性アルカローシス,代謝性アルカローシス,代償性アルカローシス

**アルキメデスの原理** あるきめですのげんり　Archimedes principle　液体中の物体の浮力は沈んでいる部分と同じ体積(物体がおしのけた量)の液体の重さと等しい,としたアルキメデスが発見した物理学の法則。[2] ➡浮力

**アルコール依存症** あるこーるいぞんしょう　alcoholism;alcohol dependence;alcohol intoxication　アルコールに対して精神的依存(強迫的飲酒)と身体的依存(耐性の上昇や幻覚・幻聴などの離脱症状の出現)がみられる状態。かつては慢性アルコール中毒症と呼ばれていた。ニューロパチー,ミオパチー,脳症,小脳変性症などを生じることがある。[29] ➡幻覚[症],幻聴,断酒薬

**アルゴリズム** algorithm　問題を解くための演算の手順。表記方法は,プログラミング言語による表記,流れ図による表記,構造チャートによる表記,文章による表記などがある。プログラム言語で特定の目的に対するアルゴリズムを記述したものがコンピュータ

プログラムである。9世紀アラビアの数学者アル・フワリズミーの名前に由来する。[2] ➡言語

**アルゴンレーザー** argon laser　アルゴンを用いたレーザー光。レーザー療法に用いられる。紫外線に近い可視光帯域で発振し，皮膚への深達性は低い。紫外線と同様の作用をもち，あざ，血管腫などの治療に用いられる。[44] ➡レーザー療法，光線療法

**アルツハイマー病** Alzheimer disease
　初老期(45～65歳)に発病する大脳の萎縮性疾患。原因不明。認知症に伴う失語，失行，失認などがみられる。ドイツの病理学者アルツハイマー(Alzheimer, A.)が，1906年に進行性の記憶障害を伴う認知症を有する症例を報告し，アルツハイマー病と名づけられた。大脳のびまん性の萎縮と老人斑と呼ばれるアミロイドβ蛋白質(βアミロイド)の脳への蓄積，糸くずのような神経原線維の出現，血液中アセチルコリン量の低下が認められる。知的機能や生理的機能が著しく低下し6～10年後に死亡する。臨床的には第1～3期に分けられる。第1期(健忘期)：軽度の人格変化，不安，抑うつ，睡眠障害，不穏，物忘れ，失見当識，語健忘などが現れる。第2期(混乱期)：高度の知的障害，徘徊，失認，失語，失行，妄想，幻覚などが現れる。第3期(臥床期)：寝たきり，拒食，過食，失禁などでことばも失われる。理学療法分野では，各期における身体的障害への対応を行う。[214] ➡認知症，初老期認知症

**アルドステロン** aldosterone　副腎皮質から分泌される電解質(ミネラルコルチコイド)ホルモン。主な作用は腎遠位尿細管に作用してナトリウム再吸収，カリウム・水素の排泄を促す。過剰分泌の場合，高血圧，低カリウム血症，アルカローシスを示す。[275] ➡副腎皮質，尿細管

**アルバートの線分抹消試験** Albert line cancellation test　アルバート(Albert, M.L.)が発表した半側無視(半側視空間失認)の検査法。方法は縦20 cm×横26 cmの紙に，2.5 cmの斜めの線が40本描かれている用紙を用いる。紙面の中央に4本の線が並び，その左右に縦に6本の線が3列ずつ配置されている。左右はきちんと対称的に配置されているのではなく，列がある程度そろってはいるものの，ランダムに描かれている。この検査紙上で，被検者は鉛筆で見えている線に印をして消していく。印のついていない線が1本以上であれば，左側が残る場合は右半球に，右側が残る場合は左半球に損傷があると考えられる。理学療法においては，半側視空間失認を裏付ける検査として，直線の二等分試験，図形模写試験，時計描写試験などと並んでよく使用される検査である。[214] ➡半側無視，視空間失認

**α運動ニューロン**　α motor neuron；α motoneuron　骨格筋線維を支配する運動神経細胞。ヒトにおいて伸張反射や屈曲反射などの基礎的な身体反応に関わり，脊髄灰白質の前角に存在する。大きさは直径30～70μmの細胞で，各筋に数百個のα運動ニューロンが関わり，これらのニューロンは複数の髄節にわたって細胞柱を形成する。α運動ニューロンは，末梢からの求心性インパルスと上位中枢からのインパルスを受け，すべての運動性インパルスの最終共通路ともいわれる。1個のα運動ニューロンは，数本から数十本の筋線維を支配して運動単位を形成する。伸張反射における求心性神経線維のIa群線維やⅡ群線維で生じるインパルスは，α運動ニューロンを興奮させ，Ib群線維のインパルスは抑制している。上位中枢からのインパルスの一部は，γ運動ニューロン－筋紡錘－求心性神経の回路を介してα運動ニューロンに作用(γ環)し，筋短縮で筋紡錘が弛緩しないように，上位中枢からの運動指令がα運動ニューロンとγ運動ニューロンとを同時に興奮させる(α-γ連関)。α運動ニューロンの軸索のインパルスは，運動ニューロンを抑制する(レンショウ抑制または反回抑制)働きをもつ。運動の発現には，主動筋の収縮と拮抗筋の弛緩が同時に生じ，効率的な動作を可能にするため，α運動ニューロンを含む複数の神経経路が存在する。そのためこの経路がどこかで何らかの理

由で障害されたとき，様々な病態が臨床上現れることになる。中枢性疾患の理学療法を行ううえで大きな問題となるものに痙縮があり，この病態生理としては，①γ運動ニューロン活動の亢進，②α運動ニューロン活動の亢進，③レンショウ細胞の活動異常による反回抑制異常，④Ia線維終末に対するシナプス前抑制の減少などが原因として考えられている。[56] ➡前角細胞, γ運動ニューロン

### α遮断薬　α-blocker 【αブロッカー；α受容体遮断薬　α-adrenoceptor blocking agent】

アドレナリン作動性神経に存在するアドレナリンやノルアドレナリンを受容するα受容体と結合し，その神経伝達を遮断する薬剤。$α_1$遮断薬は平滑筋細胞膜に存在する$α_1$受容体に選択的に働き，血管平滑筋の収縮を阻害して末梢血管抵抗を減少させ，血圧を下げる。交感神経終末に$α_2$受容体が存在するが，臨床ではそれらに選択的に働く$α_2$遮断薬は用いない。副作用は起立性低血圧が代表的で，高齢者や糖尿病で神経に障害がある場合は注意を要する。[270] ➡カテコールアミン

### α波　α-wave

安静覚醒時に出現する，周波数8〜12Hz，電位20〜50μVの脳波の基本波。心身(意識水準)がリラックスしている状態で多く出現するとされている。脳波計によるバイオフィードバック治療で利用されることがある。[257] ➡脳波, β波

### アルブミン　albumin；Alb；ALB

単純蛋白質の一種。血漿アルブミンは肝臓で作られ，体蛋白質の補給および浸透圧維持に重要な役割を果たす。血漿蛋白質分画の基準範囲は62〜71%であり，肝機能障害，ネフローゼ，栄養失調などで減少する。[4] ➡A/G比, 血清蛋白質分画

### アルブミン/グロブリン比 = A/G比

### アルミニウム　aluminum；aluminium

記号Al。原子番号13，原子量は26.98の金属元素。その化合物は制酸作用，粘膜保護作用を示すため，制酸薬，粘膜修復薬，抗ペプシン薬として使用される。[200]

### アルメイダ　de Almeida, Luis

リスボン生まれのイエズス会医療宣教師(1525頃〜1583)。わが国に最初に外科医療をもたらした。大友宗麟の援助で布教し，自らも基金を提供してわが国最初の病院や育児院を建てた。[187] ➡医学, アラビア医学, 古代ギリシャ医学

### 亜鈴　dumbbell 【ダンベル】

20cm程の鉄棒の両端に鉄製の重りの付いたトレーニング用具。特に上肢や上部体幹の筋を鍛えるのに用いる。通常の取り付けられたトレーニング器具と違いコンパクトで目的に応じた様々な姿勢での運動が可能である。[83] ➡筋力, 筋力検査, 筋力増強運動

### アレキサンドリア医学　Alexandrian Medicine

ギリシャ・ローマ時代にアレキサンドリア(現エジプト)の地で発展した医学。アリストテレス(Aristoteles)などの哲学の影響もあり，人体解剖が許されていた。医学の父とされるヒポクラテスやガレノスなどの医学者が輩出した。[187] ➡古代ギリシャ医学, ヒポクラテス, 床屋外科医

### アレルギー　allergy

本来生体にとって有害なもの，または異物を排除する免疫反応が過剰に起こり，生体に傷害性の反応を示したり，また生体にとって無害なもの(例えば花粉)や有益なもの(例えば食物)に過剰に反応して生体に傷害をもたらすような反応。アレルギーは，Ⅰ〜Ⅴ型に分類される。Ⅰ型アレルギー：気管支喘息，アレルギー性鼻炎などの一般的アレルギー疾患で，大部分がこのⅠ型の反応である。Ⅰ型アレルギーはIgE抗体に抗原(アレルゲン)が結合し，肥満細胞からヒスタミンなどの化学伝達物質が放出されることにより起こる。Ⅱ型アレルギー：IgG，IgM抗体による反応で，血液型の異なる血液を輸血された場合に溶血反応を引き起こす。Ⅲ型アレルギー：破傷風やコレラなどの血清治療後に，腎炎などを引き起こす。Ⅳ型アレルギー：抗体ではなく，細胞性免疫による作用で，BCGを接種して結核菌に対する免疫を獲得した後の，ツベルクリン反応がこれに該当し遅延型アレルギー反応とも呼ばれる。Ⅴ

型アレルギー：IgG 抗体により，受容体（レセプター）が傷害を受ける反応で，神経筋接合部の受容体の傷害では重症筋無力症を発症し，甲状腺刺激ホルモン受容体の傷害では甲状腺機能亢進によるバセドウ病（グレーブス病）や甲状腺機能低下による粘液水腫を引き起こす。理学療法を遂行するうえでの注意点は，対象者がショック症状を起こしたときの緊急の対応が重要である。また食物依存性運動誘発アナフィラキシーでは，アレルゲン食物の摂取だけでは無症状であるが，食後すぐに運動を行うとアレルギー反応が出現する。この場合，食後しばらくは運動療法は避けるべきで，特に小児など食後の安静が保ちにくい場合は注意が必要である。[86] ➡抗原抗体反応, 免疫, アレルゲン

### アレルギー性鼻炎 = 鼻アレルギー

### アレルゲン allergen
アレルギーを誘発する原因物質。スギ花粉，ハウスダスト，卵白，小麦などがアレルゲンとなる。[86]

### アレンテスト Allen test
胸郭出口症候群の検出検査法のひとつ。頭部を一側へ回旋し，向いた側と反対側の肩関節外転，外旋，肘関節屈曲位で橈骨動脈を触知する。陽性の場合，脈が減弱する。陽性率は橈骨動脈の拍動をみるライトテストと同様に高値を示す。[296] ➡胸郭出口症候群, アドソンテスト

### アロマテラピー aromatherapy 【アロマセラピー, 芳香療法】
花，草，木などから採れる芳香物質を入浴やボディケア，マッサージなどに用いる療法。蒸留により得られた精油はその香りにより情緒を鎮めたり，免疫系にも働く。[44]

### 鞍関節 = くらかんせつ

### アンクルストラテジー ankle strategy
外乱刺激に対して立位バランスを保持するための姿勢制御方法のひとつ。外乱刺激に対して主に足関節を中心とした身体運動を介して身体重心を安定な位置に回復する姿勢制御戦略である。[237] ➡股関節ストラテジー, ステッピングストラテジー

### 暗示 suggestion
感情，感覚，運動などが本人の意思に関係なく，受け入れられる現象。暗示を利用した治療法として催眠療法や自己暗示により心身の状態を自ら調整する自律訓練法という心理療法がある。[66] ➡催眠療法, 自律訓練法

### アンジオテンシンⅡ angiotensin：ATⅡ
8個のアミノ酸からなるペプチドホルモンで，副腎皮質に作用しアルドステロンの分泌を促進させたり，血管平滑筋や交感神経を刺激をすることにより血管収縮を起こし，血圧を上昇させる働きをもつ生理活性物質。血圧が低下し，腎血流が低下すると腎臓からレニンが放出され，レニンは血中のアンジオテンシノーゲンに作用し，これをアンジオテンシンⅠに変換する。さらにアンジオテンシンⅠはアンジオテンシン変換酵素によりアンジオテンシンⅡに変換される。アンジオテンシンⅡの働きにより血圧が上昇すると，レニンの分泌は抑制される。この一連の働きはレニン−アンジオテンシン−アルドステロン系と呼ばれる。理学療法遂行上の注意点は，アンジオテンシンⅡへの変換を阻害するアンジオテンシン変換酵素阻害薬を服用しているか否かをチェックすることである。[86] ➡血圧, アルドステロン, レニン−アンジオテンシン−アルドステロン系

### アンジオテンシン変換酵素阻害薬 angiotensin converting enzyme inhibitor：ACEI
高血圧またはうっ血性心不全の治療に使用される降圧薬。この薬物は，アンジオテンシンⅠからアンジオテンシンⅡへの変換を阻害して，末梢動脈抵抗の減少を引き起こし，血圧を低下させる働きがある。アンジオテンシンⅡは，本来，血圧を上昇させる物質で，アンジオテンシン変換酵素によりアンジオテンシンⅠから作られる物質である。理学療法を遂行するにあたり，アンジオテンシン変換酵素阻害薬を服用しているか，飲み薬のチェックをする必要がある。また運動前，運動中，運動後のバイタルサインのチェックをしっかり行うことが重要である。特にティルトテー

ブルなどでは，起立中は血圧変動を起こしやすいので，注意が必要である。[86] ➡血圧，レニン-アンジオテンシン-アルドステロン系，アルドステロン

### あんじゅうせい
**安住性** living comfortability　生活や住宅，人間関係などに関して，安心して落ち着いて住むことのできる度合いを表現する用語。地域の社会環境，住環境，家族や隣人との関係，生活品の入手手段，病院や学校，役場への移動手段などの総合で評価される。[243] ➡アメニティ，環境，家屋改造，居住環境

### あんじゅんのう
**暗順応** dark adaptation　網膜が暗がりで光に対する感受性を増す反応。杆体が主として働いている。明るいところから急に暗いところに移動すると，最初は見えないがしばらくすると少なくとも物体の輪郭が区別できるようになる。[5] ➡明暗順応，明順応

### あんじょうかんかくしょうしつ
**鞍状感覚消失** ＝ サドル状感覚消失

### あんせい
**安静** rest　精神的および身体的に落ち着いていること。絶対安静は，外部からの刺激を避けて，寝たまま平穏な状態を保つことをいう。[117] ➡安静臥床による弊害，離床，長期臥床

### あんせいがしょうによるへいがい
**安静臥床による弊害** disuse syndrome by bedrest　安静臥床とは，病気などの治療のために体を動かさずに静かに寝ていることで，病気の治癒のためには大切な役割を果たすものであるが，一方で不動や低運動，さらには外界からの低刺激が身体機能および精神機能に様々な廃用を生じる。これらの廃用の徴候や症状で病態が形成されている状態を廃用症候群といい，①筋系では筋萎縮，筋力低下，筋持久力低下など，②骨関節系では関節拘縮，骨粗鬆症など，③心循環系では心臓予備力低下，1回拍出量低下，心拍数増加，起立性低血圧，静脈血栓症，最大酸素摂取量低下など，④呼吸器系では肺活量低下，最大換気量低下，換気血流比低下，咳嗽力低下による肺炎や無気肺など，⑤消化器系では食欲不振，便秘，消化腺分泌機能低下など，⑥代謝・内分泌系では基礎代謝低下，耐糖能低下，上皮小体ホルモン（副甲状腺ホルモン）増加など，⑦泌尿器系では尿量増加，機能的失禁，尿路結石，尿路感染症など，⑧皮膚では褥瘡，皮膚萎縮など，⑨中枢神経系では異常感覚と疼痛閾値低下，見当識低下，バランス・協調性低下など，⑩精神機能では意欲低下，情緒不安定，知的能力低下，心理的荒廃など，がそれぞれあげられる。長期安静臥床による弊害は，局所から全身性に及ぶ。例えば，変形性関節症の一側下肢の術後の安静は，術部にとっては治癒のために良い効果をもたらすが，健常部の関節拘縮，筋力低下や骨萎縮など骨関節系の機能低下をもたらし，ひいては歩行障害や活動性の低下を助長することになる。特に高齢者においては，活動性低下による呼吸・循環器系への廃用や精神機能障害などが出現しやすく，このような全身機能の低下はさらに活動性を低下させることになり，いわゆる悪循環を形成してしてしまう。理学療法においては，早期から関わることによって廃用症候群を予防，または生じてしまった廃用症候群の悪循環を断ち切ることが重要となる。理学療法士は，医師，看護師とのチームワークにより，ベッドサイドにおいて早期からリスク管理を十分に行いながら，褥瘡，関節拘縮，筋力低下，起立性低血圧を予防することを基本としたアプローチを実施する。また，過度な安静を防ぐため，バイタルサインをチェックしながら早期離床をめざして，ベッド上での起き上がり，端座位保持，移乗，起立，立位保持，さらには歩行へと全身状態をみながら練習を進めていく。[117] ➡安静，離床，長期臥床

### あんせいきょうしんしょう
**安静狭心症** resting angina　安静時に胸痛発作が起こる狭心症。冠状動脈が痙攣し，心筋血流が不足する病態。発作がほぼ一定時間に起こり，心電図上発作時のST上昇を伴うものを異型狭心症（variant angina）という。胸痛持続時間が長く程度も強いことが特徴である。[116] ➡冠[状]動脈，狭心症

### あんせいじきんでんず
**安静時筋電図** electromyogram at rest
　健常者の筋において，まったく力を入れていない安静時では活動電位が観察されず，筋電図は記録されない。姿勢反射などによる影

響で，筋活動がみられる。神経原性疾患，筋原性疾患などでは安静時でも線維性収縮が観察される。[89] ➡動作, 活動電位

### 安静時呼吸困難 resting dyspnea
安静時に認められる呼吸困難。呼吸困難は安静時呼吸困難と，労作時に出現し安静により軽快する労作時呼吸困難とに分類できる。通常，労作時呼吸困難の進行，増悪により，呼吸機能障害も重症化し，安静時呼吸困難が現れてくる。[144] ➡呼吸困難

### 安静時振戦 passive tremor；resting tremor
安静（静止）時に起こる振戦。手に生じやすく，疲労や精神緊張で増強する。随意運動時に減少または消失し，睡眠時に完全消失する。パーキンソニズムなどでみられる。[207] ➡振戦

### 安全性 safety
人間の生命や健康状態に対する悪影響や症状の増悪，事故などによる身体的傷害を与える状況と危険性がないこと。治療場面や生活一般の会話，対応の如何によって症状が増悪する危険性があり，広い意味で対象者の心理的・精神的側面での安全性に含まれる。安全性には物的条件によるものと人的条件によるものとがある。前者は生活空間に転倒，滑落，不安定な家具，落下物などの危険性をもつ環境がないこと，車いすなどの福祉機器やリフターの介助機器の使用・操作による人身に関わる事故や機器の誤動作を起こす危険性がないこと。後者はバランスを崩したときに直ちに立ち直れること，バランスの崩れに対し介助者が介助できる適切な位置で待機するなど，転倒・滑落などの事故を未然に防ぐ体勢ができていること。したがって単に住居内だけでなく，公共施設・交通機関，道路など全生活空間における安全性が含まれる。物的および人的条件による安全性を保証できない環境条件の排除あるいは改善に努める。理学療法領域では運動・練習中の安全性確保のために，対象者のもつリスク因子の管理を行う。例えば，まだ病態の安定していない脳卒中の急性期や高血圧症，狭心症や心筋梗塞などの心循環器系の疾患では，表情，疲労感，痛み，絞扼感などの訴えを把握し，必要に応じて血圧，心拍数などをモニターしながら運動の種類，強さ，時間，頻度などを考慮する。加齢により神経系，筋骨格系，認知系などの機能低下により歩行や移乗，その他の動作能力の低下した高齢者や，姿勢反応障害・バランス障害による転倒の危険性のある応用動作，応用歩行などの練習中は，事故防止のため監視頻度を増し監視・介助の位置に配慮する。外乱による評価のように，転倒の危険性を伴う評価では他の検者が対象者の近くに待機するか，ハーネスなどにより身体を確保できるようにするなど，安全を最優先とした万全の対策が重要である。安全性確保のため，安全ベルトなどを用いて車いすやベッドに対象者の身体を拘束することは非人道的であり，必ずしも事故の減少につながるとはいえず，生命または身体保護のために緊急でやむを得ない場合を除き原則禁止とされる。理学療法機器の保守と管理，定期検査を欠かさず安全性に問題がないか確認する。義肢装具や介護福祉機器は適応のみでなく，一定期間の試用により安全性を確認する。理学療法士は常に対象者の生命の安全と健康に関する責任意識をもち，安全性確保の徹底を図る。対象者に対しては危険性の排除・回避の方法，安全性の確保法を理解させることが重要である。[125] ➡転倒, 安全ベルト, 応用歩行, リスク管理

### 安全性試験 safety test
ME機器の安全基準は，JIST 1001「医用電気機器の安全性試験」により規定されている。製造メーカーは，JIST 1002「医用電気機器の安全試験方法通則」に準じて行う試験に合格した機器のみを出荷している。受け入れる病院の設備の安全基準は，JIST 1022「病院電気設備の安全基準」に規定されている。[2]

### 安全膝 ＝荷重ブレーキ膝

### 安全ベルト safety belt
理学療法や介護時に対象者が転倒や転落，バランスの崩れ，徘徊の危険性をもつ場合，安全性の確保のために体幹や上下肢に巻くベルト。使用目的により2つに大別される。理学療法領域では，1つは，起立動作・立位保持や歩行，階段昇降などの応用歩行，移乗動作などの練習や介助

でバランスを崩しやすい対象者の腰部に巻いて使われることが多い。身体機能や能力の低下した例や，安定性の悪い例ではバランスの崩れやつまずきによる転倒防止のため，理学療法士は安全ベルトに手を通すか把持して咄嗟の場合に備える。もう1つは，徘徊の防止や座位姿勢の不安定性による転倒や転落・滑落を防止するために，体幹や上下肢をベッドや椅子，車いすなどに縛る(身体拘束)ために使われる。しかし，介護保険の実施により，保険適応を受ける施設では利用者などの生命または身体保護のために緊急でやむを得ない場合を除き原則禁止とされる。[125] ➡安全性，応用歩行，転倒，介護，介護保険制度

### あんだーそんのきじゅん
**アンダーソンの基準** Anderson criteria
　高齢者や心疾患を合併する対象者の運動療法を実施する際のリスク管理基準。その概要は，①安静時脈拍数が100を超える，②運動中の息切れ，めまい，胸部痛，チアノーゼの出現，③運動時，脈拍数が135～140を超える，または不整脈の出現，④運動後，2分間の休息で脈拍数が運動前のプラス10拍以下に戻らない場合，が運動療法を中止する項目としてあげられている。[275] ➡血圧，リスク管理

### あんたい
**暗帯** anisotropic band【A帯 A band】
　横紋筋を光学顕微鏡で観察したときに暗く見える部分。ミオシンの多い太いフィラメントからなる。偏光では明るく見え，A帯ともいう。アクチンの多い明るく見える部分は明帯と呼ばれる。筋収縮の際，暗帯の長さは不変。[25] ➡明帯

### アンタゴニスト antagonist【①拮抗筋】
　①主動筋と逆の働きをする筋。ある関節運動を引き起こす主動筋と拮抗筋は身体運動のなかで相反的に活動する場合と，同時収縮して関節を固定する機能を果たす場合がある。外転筋と内転筋，伸筋と屈筋などの関係では，片方が主動筋の場合はもう片方は拮抗筋となる。②薬物においては，神経伝達物質やホルモンの同受容体への結合を妨げる薬物(拮抗薬)であり，競合的拮抗薬と非競合的拮抗薬がある。[64] ➡アゴニスト，①スタビライザー，共同筋

### あんちれくすしけん
**アンチレクス試験** = テンシロン試験

### あんていせい
**安定性** stability　物理的・化学的に外的に変化を加えられたときに物体が元の状態を保ったり元に戻ろうとする性質。理学療法では外乱が加わっても状態が一定して変化が少ない現象を示す。また，狭義には姿勢や症状に大きな変化がないこと，あっても一定範囲内に落ち着いていること。外乱に対し元の状態に戻ろうとする(バランスの取り戻し)，あるいは抵抗を示す能力をもつこと。姿勢制御や動作時の安定性を高める要因は，支持基底面(姿勢による変化があり，人では背臥位が最も安定性がよい)が広いこと，重心線と支持基底面の外縁との距離が短いこと，重心線が支持基底面の中心に近い位置を通過すること，質量(重量)が大きいこと，床と足底面との摩擦が大きいことである。例えば，背臥位から立位になる動作中の支持基底面は，始めは頭部・体幹・両上下肢後面と殿部による広いものから，最後は両足底面を結ぶ面の狭いものへ変化し，重心線が支持基底面から離れ，動的アライメントに大きな変化が起こると，高齢者や障害者では安定性を失って転倒することも少なくない。安定性が低い対象者は，まず安定性を得やすい条件で練習を始め，次第に難易度を上げる。[125] ➡外乱，支持基底面，転倒，動的アライメント

### アンドロゲン androgen【男性ホルモン male sex hormone】
　男性では精巣の間質細胞(ライディッヒ)細胞と副腎皮質から，女性では卵巣と副腎皮質から分泌されるホルモンで，主として男性の第二次性徴を促すステロイドホルモン(テストステロン，アンドロステロンなど)の総称として用いられる。体毛増加作用，内性器の発育，音声の低下，性欲の出現，筋の蛋白同化作用，筋発育作用などがある。理学療法では，アンドロゲンの筋に対する作用を利用して筋力の増強を図る。例えば，抵抗運動によってアンドロゲンの分泌量を増加し，骨格筋の肥大を促進している。しかし，マラソンのような持久的トレーニングでは分泌量の増加がみられないとされている。[60] ➡副腎皮質

**アントン症候群** Anton syndrome【視覚性病態失認 visual anosognosia】 皮質盲(両側後頭葉の皮質の鳥距野または視放線の破壊により生じる盲)の際に，全盲であるのに目が見えると主張する症状。一次視覚野が損傷されることで失認が起こるもの。[10] ➡病態失認

**アンハッピートリアド** ＝不幸な三徴

**アンビバレンス** ＝両価性

**アンフェタミン中毒** amphetamine intoxication　交感神経様作用をもつアンフェタミン(覚醒剤)に依存している状態。中毒症状として幻覚や妄想など，躁うつ病様状態や統合失調症様状態が現れる。重症では播種性血管内凝固症候群(DIC)や横紋筋融解を生じることがある。[65]

**アンペア** ampere 記号：A。電流の単位で，導体(導線)の中を流れる電気の量を表す。電流は電荷の移動で，正電荷の移動方向に流れる。1アンペア(A)は1秒(s)間に1クローン(C：電荷量)の電荷の移動である。[2] ➡抵抗

**罨法** fomentation 全身や身体の一部を布でおおって寒冷あるいは温熱刺激を与えて病態の改善を図る方法。罨法のうち冷水，温水あるいは液状薬剤を布片などに含ませ冷刺激，温刺激を与える冷湿布と温湿布，薬剤により局所的に抗炎症作用，鎮痛作用を与える方法を湿布と呼び，冷湿布と温湿布がある。カイロや湯タンポは一種の乾熱療法である。罨法は適温があり熱傷や凍傷を起こさない注意が必要である。[29] ➡冷湿布，温湿布

**あん摩** massage 「按(あん)」は「おす」，「摩」は「なでる」ことを意味する。中国をルーツとする日本古来の手技療法のことを「あん摩」という。揉むことによって筋肉を調整し，血液循環を改善する。厳密には，マッサージの手技とは異なる。[89] ➡マッサージ

**アンマスキング** unmasking 抑制性ニューロンの働きが抑制されることによって，それまで抑制された機能が賦活される現象で大脳皮質体性感覚野での可塑性に関与している。[112] ➡可塑性

**安楽** comfort 日常生活上，痛みや苦しさ，不安感などがない状態で，対象者の援助にあたって考慮すべき第一義的目標。疼痛や呼吸困難の除去などの身体的援助のみならず，疾病や治療への不安や不眠など原因の除去など対象者の個別的な悩みの解消などの精神的側面からの援助が大切である。[223] ➡座位保持装置

**安楽死** euthanasia 死期の迫った対象者を肉体的，精神的苦痛から解放する目的で，意図的・人為的に達成された死，またその目的を達成するために意図的に死なせる行為。意図的に死なせる措置をとる積極的安楽死と，死を避ける措置を意図的にとらない消極的安楽死とに分けられる。医学的，法律的，宗教的，経済的など様々な問題が内在している。東海大学安楽死事件(1991年，医師が入院中の癌患者の家族から強い要請を受けて患者に塩化カリウムなどを注射して死亡させ，殺人罪で起訴された事件)の判例によると，積極的安楽死が認容される要件は，①耐え難い肉体的苦痛がある，②死が避けられず，その死期が迫っている，③肉体的苦痛を除去・緩和するために方法を尽くし，他に代替手段がない，④生命の短縮を承諾する対象者の明示の意思表示がある，の4点である。また，医師が行うこと，死をもたらす手段が，本人に苦痛を与えるようなものであったり，残酷なものであってはならないこととなっている。生命を通じた個人の尊厳のために行われる自発的消極的安楽死を尊厳死，非自発的積極的安楽死を慈悲殺と呼ぶ。[284] ➡クオリティオブライフ，尊厳死

# い

**胃** stomach；gaster　食道と十二指腸との間にあり，袋状に最も膨大した消化管。解剖学的には噴門，胃体，胃底，幽門前庭，幽門に分かれており，噴門は食道，幽門は十二指腸と連結している。胃液と蠕動により化学的・機械的な消化が行われている。[251] ➡消化管,消化

**E-C 連関** ＝ 興奮収縮連関

**イートンテスト** Eaton test　頸部神経を伸展して神経根の圧迫症状を誘発する検査。神経伸張テストのひとつ。検者は被検者の患側後方から，一手で被検者の側頭部を押さえ，他手で被検者の手を握り上肢を伸展・外旋させながら，手指を背屈させて反応を診る。伸展側上肢への放散痛があれば陽性とする。[37] ➡神経伸張テスト

**イートン-ランバート症候群** Eaton-Lambert syndrome：LES【ランバート-イートン症候群 Lambert-Eaton syndrome,筋無力症様症候群】　神経筋移行部での伝達障害によって生ずる疾患。下肢近位筋の筋力低下と易疲労性を主とし，シナプス前運動神経末端にあるカルシウムチャネルの阻害で，アセチルコリンの遊離が障害される。一般に悪性腫瘍，特に肺癌を伴う。[138]

**EBM** evidence-based medicine【科学的根拠に基づく医療】　入手可能な範囲で最も信頼できる根拠を把握したうえで，個々の患者に特有の臨床的状況と患者の価値観を考慮した医療を行うための一連の行動指針のこと。つまり，直感やあやふやな経験に頼らず科学的根拠に基づいて最適な診断・治療を実践する方法論のこと。この考えはカナダのマクスター大学のガイアット(Guyatt, D.)教授が1991年初めて提唱した。わが国でも1999年，厚生科学審議会が「21世紀に向けた今後の厚生科学研究の在り方」でEBMの基礎となる臨床疫学研究および医療技術の有効性，有用性の評価に関する研究の重要性を強調し，医師や医療技術者が治療において意思決定を行う際の有効な方法であるとしている。EBMは入手可能な最良な根拠を，個々の患者に適応するための臨床的な問題解決手法で，①患者の問題の定式化，②問題についての情報収集，③情報の批判的吟味，④情報の患者への適用，⑤以上のプロセスの評価，の5段階からなる。[120,29] ➡EBP,無作為化比較対照試験,効果判定,治療効果,メタアナリシス

**EBP** → 次頁参照

**硫黄泉** sulfureous spring【S 泉】　硫黄泉は硫化水素型硫黄泉と単純硫黄泉に大別される。①硫化水素型硫黄泉：泉水 1 kg 中，硫黄を 2 mg 以上含み硫化水素を含むもの。特有の刺激臭があり，無色透明であるが，空気に触れると黄色となる。硫化水素は皮膚から吸収され，毛細血管や細動脈を拡張させるので，末梢循環障害・心疾患・高血圧症などに効能がある。②単純硫黄泉：泉水 1 kg 中，硫黄を 2 mg 以上を含み，硫化水素を含まないもの。空気に触れると白濁する。漂白作用や解毒作用などのほか，糖尿病・痛風などに効能がある。[89]

**イオン** ion　1個以上の電子を得るかあるいは失うことにより正または負に電荷をもつ原子または原子団。陽極に向かって移動する負の電荷をもつものは陰イオン(アニオン)，陰極に向かう正の電荷をもつものは陽イオン(カチオン)と呼ばれる。[281]

**いーびーぴー** evidence-based practice：EBP【科学的根拠に基づく実践】

Evidence-based practice（EBP）の略語。直訳すれば「科学的根拠に基づく実践」であり，対象者に最適・最良の介入を実施するうえで必要となる情報収集とその活用に関する自己研鑽のプロセスをいう。このことばはEBM（evidence-based medicine 科学的根拠に基づく医療）からの派生語であり，医療領域をはじめ保健・福祉の各領域全般にわたる様々な活動にEBMをとりいれた実践そのものをさしており，領域を特別に限定しないで用いられている。EBMとは，1991年にカナダのガイアット（Guyatt, D.）により提唱され，「入手可能で最良の科学的根拠を把握したうえで，個々の患者に特有の臨床状況と価値観を配慮した医療を行うための一連の行動指針」と定義されている。すなわち，治療対象となる患者の疾患などに関する医学研究の成果を十分に把握したうえで，患者特有の症状および意向などや医療現場の現状（医師をはじめとした医療スタッフの経験および施設の特性）に配慮した医療を行うための一連の行動指針であり，科学的根拠のない治療法を排除し，根拠のある医療を押し進める意義をもっている。

EBP（EBMの実践）は以下の手順で行う。
① 治療上の疑問の定式化：対象者の治療を実施していくうえで生じる疑問を第3者に対して回答可能な質問に変えていく。この場合，どのような対象者（疾患，年齢，性別，職業など）で，どのような介入（検査や治療法，予防法）が，何（偽薬，その他の検査や治療法）と比較して，どのような帰結（生存率，コストなど）について知りたいのか，を明確にする。特に対象者にとって何が重要なのか（QOL，コストなど）を重視しなければならない。
②質の高い情報の効率的収集：①の質問に答えるために最も効率的な方法で，関連する論文の検索をはじめ，理学所見や臨床検査，その他の情報源のいずれかより最良・最適な根拠（evidence）を探求することである。この場合，最新の根拠を収集するためには，インターネットでEBMの文献データベースにアクセスするのが最も効率的である。文献データベースの代表的なものにCochrane Libraryがある。また，臨床上頻度の高いテーマを扱った原著論文のうち信頼できるものを要約した雑誌（Evidence-based MedicineやACP Journal Clubなど）を活用すればよい。理学療法に関してはPEDroといわれる文献データベースがあるが，原著全文へのゲート的位置づけであるため，PubMedなどを併用して収集する必要がある。
③情報の批判的検証評価：妥当性，信頼性，および有用性（臨床的応用性）という点でその根拠を批判的に評価することである。この場合，②で得られた文献の結論が信頼に値するかどうかを評価するためには，偶然性，バイアスおよび交絡因子といった基本概念を理解しておく必要がある。偶然性の検討には統計的手法，バイアスおよび交絡因子の有無には研究デザインが大きく関わり，特に研究デザインの種類に基づいて，根拠の信頼性に順位をつける考え方がある（表）。
④情報の対象者への適用：③の評価結果と臨床的専門技量とを統合し，対象者へ応用することである。この場合，文献の中の症例と担当対象者との相違を医学的観点（病態生理，薬物代謝など）からだけでなく，健康観や人生観，家族との関係，社会生活の状況，社会的支援システムなどのヒューマンファクターも考慮する必要があり，繊細な価値判断が要求される。
⑤研究課題の抽出：自分たちの実行したことを事後評価する。この場合，①～④のプロセスを事後評価することで，より良い治療法の選択とその波及効果が期待できる。[187]
EBM, 効果, 治療効果, 効果判定, プラセボ効果

表：エビデンスのレベル

| | |
|---|---|
| Ⅰ | 複数の無作為化比較対照試験のシステマティック・レビュー／メタ分析による |
| Ⅱ | 1つ以上の無作為化比較対照試験による |
| Ⅲ | 非無作為化対照試験による |
| Ⅳ | 分析疫学的研究による |
| Ⅴ | 記述研究による |
| Ⅵ | 患者データに基づかない，専門委員会や専門家個人の意見による |

**イオン交換** ionic exchange　ある物質を溶液に入れたとき，その物質のイオンが溶液中に出て，溶液中のイオンを取り入れる現象。この現象でイオン交換する物質をイオン交換体という。生理学的には，一般の細胞膜でのイオンの能動輸送にみられる $Na^+$-$K^+$ の交換（イオン交換ポンプ）がある。[1] ➡ イオンポンプ，イオン

**イオン選択的透過性** ion selective permeability　細胞膜のイオンチャネルと呼ばれる蛋白質分子がイオンの膜透過を制御すること。通常，細胞膜の内外にはイオンの濃度差が存在し，$Na^+$，$Ca^{2+}$，$Cl^-$ などは細胞外のほうが濃度が高く，$K^+$ は細胞内で濃度が高い。[158] ➡ イオン組成

**イオン組成** ion composition　物質を構成するイオンの要素，成分。体液のイオン組成は，細胞外液（血漿）と細胞内液では異なり，細胞外液では陽イオンは $Na^+$，陰イオンは $Cl^-$ が，細胞内液では陽イオンは $K^+$，陰イオンは $HPO_4^{2-}$ と蛋白質イオンが多い。[180] ➡ カリウム，カルシウム，イオン

**イオンポンプ** ion pump　生体膜内外のイオン濃度勾配に逆らってイオン輸送を行う輸送体。細胞の恒常性を維持するとともに，糖，アミノ酸などの各種輸送系の駆動力を形成する。ナトリウムポンプ，カルシウムポンプなどがある。[158] ➡ ナトリウムポンプ

**胃潰瘍** gastric ulcer　胃粘膜に生じた潰瘍。攻撃因子（胃酸やペプシンなど）と防御因子（粘液など）のバランスが，ヘリコバクター・ピロリ菌感染や刺激性の強い食事，ストレスなどによって崩れ，攻撃因子により自己粘膜を消化するためとされている。[95] ➡ ストレス，ヘリコバクター・ピロリ

**医学** → 次頁参照

**医学及び歯学の教育のための献体に関する法律** law about body donation for medicine and dentistry education　1983(昭和58)年に制定された献体の取り扱いについて定めた法律。「死体の解剖をしようとする者は，一部の場合を除いては，基本的に遺族の承諾を受けなければならない」としている。一部の場合とは，次のすべての要件を満たす場合である：①死亡した者が献体の意思を書面により表示していること。②死体の正常解剖（医学または歯学の教育として行われる身体の正常な構造を明らかにするための解剖）を行う場合であること。③正常解剖を行おうとする者が属する医学または歯学に関する大学の長が，死亡した者が献体の意思を書面により表示している旨を遺族に告知し，遺族がその解剖を拒まない場合，あるいは死亡した者に遺族がいない場合。以上3つの要件が満たされれば，遺族の承諾を要しない。[13] ➡ カリキュラム，献体，医の倫理

**医学正典** Cannon Medicinae【医学典範】　医学者・哲学者であるイブン・スィーナー(Ibn Sina：980〜1037)によって編纂されたアラビア医学の書。ヒポクラテス医学を土台とした医学の基礎が記載されており，17世紀まで医学のバイブルとされた。現在でもしばしば医療訴訟で引用される。[13] ➡ 医学，医療行為，医の倫理

**医学中央雑誌** Japana Centra Revuo Medicina【医中誌】　1903年に尼子四郎によって創刊された国内医学文献の抄録雑誌。収録文献は国内発行の医学，薬学，歯学など約2,400の資料から採択され，年間収録文献数は30万件を超える。冊子・CD-ROM・インターネット上など各媒体による検索が可能なデータベースとして活用されている。[271] ➡ 研究デザイン，先行研究，文献，課題，ブラウジング

## 医学 medicine

医学は一般に基礎医学・臨床医学・予防医学に大別される（図）。基礎医学は自然科学的にヒトの構造や生命現象の解明，病因となる微生物の研究を行うもので，解剖学・生理学・病理学・生化学・薬理学・分子生物学・細菌学などがある。西洋医学の祖といわれるギリシャのヒポクラテス（Hippokrates：B.C. 460～375頃）は人間とその環境をよく観察し病気を科学的にとらえ，それまでの祈祷や呪術などの魔法的医療から脱却した。しかし，その後中世の暗黒時代まで人体解剖が禁止されており，本格的な基礎医学の発展はなかった。ヴェサリウス（Vesalius, A.：1514～64）は，1543年に初めて人体解剖書「ファブリカ（Fabrica）」を著し，ハーベイ（Harvey, W.：1578～1657）は1628年人体の血液循環を明らかにし，近代医学の幕開けとなった。17世紀初頭には顕微鏡が発明され，組織の微細構造，細胞，微生物などの発見が相次ぎ，基礎医学は急速に発展した。18世紀にはフランスのラボアジエ（Lavoisier, A.：1743～94）が金属灰の重量が燃焼後に増加することを示し，酸素を発見した。さらに呼吸の意味を明らかにし生理学に貢献した。近年は分子生物学の進歩が目覚ましく，細胞の生命現象や遺伝現象が分子レベルで解明されつつあり，臨床医学との連携による新しい治療法の開発が期待されている。

臨床医学は細分化され，内科学・小児科学・外科学・整形外科学・形成外科学・産科婦人科学・皮膚科学・泌尿器科学・眼科学・耳鼻咽喉科学などがある。内科はさらに呼吸器科・循環器科・消化器科などに細分化されており，ますます専門分化する傾向にある。一方で各専門科間のつながりが希薄になり，臨床医学の分断化が懸念されている。歴史的には，19世紀中頃にエーテルおよびクロロホルムによる麻酔法が発見され，併せてイギリスのリスター（Lister, J.：1827～1912）が術前の石炭酸制腐法による消毒法を考案したことで外科学の発達がみられた。また19～20世紀にかけて化学療法薬の開発やペニシリンなどの抗生物質の発見とともに内科学が発達した。さらに電子工学の応用によるCTスキャン，MRIなどの診断・治療機器の進歩も臨床医学の発達に大きく貢献している。

予防医学は1796年にジェンナー（Jenner, E.：1749～1823）が天然痘（痘瘡）の予防のために種痘を行ったことが始まりである。現在，定期的な予防接種，ワクチン接種が行われており，乳幼児死亡率が著しく低下した。また予防医学には公衆衛生も大きな役割を担っている。衛生政策では労働衛生，食品衛生について政府の法令が定められており，地域保健法では公衆衛生の実施機関として各地区に保健所が設けられている。

以上のように基礎医学・臨床医学・予防医学が疾病を対象とし，特定病因論により疾病の治療と予防を目的としてきたのに対し，リハビリテーション医学は疾病治癒後の後遺症，進行性疾患や高齢者の慢性疾患による心身の障害を対象としている。障害についてはWHOが2001年に国際生活機能分類（International Classification of Functioning, Disability and Health：ICF）を制定した。ICFの障害分類では機能障害・活動制限・参加制約となっており，リハビリテーション医学の目的は障害をもつ人の機能面・生活面・社会面に広く係わり，その人のクオリティオブライフを高めるための援助を行うことである。

医学の発展は，医学以外の自然科学の進歩に負うところも大きく，医学全体を包括して，科学・技術・医療行為に分類することもできる。医療行為は学問ではないが，医学（科学・技術）が人に対して実践される最終部分であり，医学の目的が達成されるための重要な部分である。従来の医療行為は，医師が治療方針を立て，患者は受け身でそれに従っていた。しかし，最近ではインフォームドコンセント（説明と同意）が重要視されるようになってきた。患者に治療法の自己決定権を与え患者も治療の責任の一端を担うという考え方である。[146] ➡医業, 医の倫理, 医薬分業, 医療行為

```
          ┌─ 基礎医学
          │     人体の構造, 機能, 病理, 病因の究明
   医学 ──┼─ 臨床医学
          │     診断, 治療の究明。治療の実践と評価
          └─ 予防医学
                疫学, 公衆衛生, 保健
```

図：医学の分類

## 医学的リハビリテーション (いがくてきりはびりてーしょん)　medical rehabilitation

運動療法や物理療法などの方法を用いて対象者の心身的機能の回復を主要な目的としたもので，その時期は疾病の急性期から対象者の状態や障害の程度に応じて実施される。通常は身体機能の回復度合いに応じて，時間的経過とともに社会的リハビリテーションに重点を置いたリハビリテーションへ移行する流れとなっている。リハビリテーションとは医学的な治療を終えた段階，または医学的な治療と協力・並行して疾病や外傷の結果生じた種々の障害をもつ人に対して，身体的，心理的側面からの指導や機能回復のための手技を施し，日常生活の自立を目標にして社会復帰をはかることである。しかし，リハビリテーションの対象者がかかえる問題点は一元的なものではなく，いくつもの問題が重複し階層的に存在することが多い。それら種々の問題に対応するためには，いくつかの違った側面から対応する必要がある。そのため，医学的リハビリテーション，職業的リハビリテーション，教育的リハビリテーション，社会的リハビリテーションの領域に大別される。理学療法の実施には，対象者がかかえる身体機能の問題から社会的な問題まで多岐にわたるものを包括的にとらえ，必要なサービスをタイミングよく提供することが大切になる。そのためには，医療に携わる様々な職種が密接に連携してチームをつくり，対応することが要求される。それぞれの専門の立場から治療方針が提示され，それをチームのリーダーが統括し合理的にそれぞれの専門職者が対象者へ提供する。このようなリハビリテーション全体の一部に医学的リハビリテーションは位置づけられる。152 ➡社会的リハビリテーション，職業的リハビリテーション，教育的リハビリテーション，国際生活機能分類，チーム医療

## 医学典範 (いがくてんぱん)　＝医学正典 (いがくせいてん)

## 異化[作用] (いかさよう)　dissimilation；catabolism

生物体内で行われている分解(異化)や合成(同化)などの化学変化の総称を物質交代といい，合成と分解のうちの分解作用のことを異化という。物質交代は，同時にエネルギー交代でもあり，エネルギー代謝・新陳代謝ともいわれ，これらの反応にはそれぞれ特有の酵素が働いている。生物体内の糖や蛋白質，脂質などの高分子有機化合物が，特有の酵素により酸化分解され，二酸化炭素やアンモニアなどの無機化合物に分解されるのも異化である。　異化はエネルギー産生反応であり，同化はエネルギー消費反応である。呼吸時の細胞呼吸は異化で，そのときブドウ糖と酸素が二酸化炭素と水に分解される過程で保有していたエネルギーがアデノシン三リン酸(ATP)として捕捉(＝エネルギー産生)される。これらは身体の筋活動のエネルギーとして使われる。異化と同化は同時に行われるが，ATPを維持し活動を持続するためには糖や遊離脂肪酸が使われ，有酸素下では解糖過程で生じるピルビン酸がトリカルボン酸回路(クレブス回路)に入り，水と二酸化炭素に分解される過程でATPが再生維持される。物質交代に関する研究は，例えば，栄養補給方法と筋力増強方法を関連づけ，筋力増強過程での筋活動によるエネルギー消費と筋線維増大の関係を研究するなど，理学療法においても生化学的，栄養学的研究が必要である。292 ➡同化[作用]，エネルギー代謝，呼吸，酵素

## 胃カメラ (いかめら)　gastrocamera【胃内視鏡 (いないしきょう)】

管の先端に広角レンズとタングステンランプの超小型カメラが取り付けられた内視鏡で，胃内腔に挿入し粘膜の写真を撮る。特に検診で胃癌の早期発見で効果をあげている。現在は電子スコープが使用される。107 ➡健康診断，鑑別診断，腺癌，扁平上皮癌，内視鏡検査

## 胃癌 (いがん)　gastric carcinoma；carcinoma of stomach；stomach cancer

胃の粘膜に発生する悪性腫瘍。発生部位は胃の下部，中部，上部の順に多い。早期癌と進行癌に区別され，進行癌にはボールマンの分類を用いる。リンパや血液によって転移することがあり，特にウィルヒョウの転移(リンパ節転移)，シュニッツラーの転移(腹膜播種性転移)，クルーケンベルクの腫瘍(卵巣の転移性腫瘍)と呼ばれるものがある。症状は進行および部位によって違うが，無症状，胃の痛み，貧血，体重減少，嚥下障害，嘔吐，腹部のしこりなど

がある。原因は不明であるが，近年ヘリコバクター・ピロリ菌が胃癌発生に関係あることがわかってきた。発生因子として，食生活では添加物の多い食品や塩分の高い食事，偏った食事が大きい。嗜好品では特に喫煙が関係深いといわれる。治療は早期発見の胃切除で5年生存率はほぼ100%。予防として牛乳，緑黄色野菜の摂取などがよいとされる。[107] ➡ 胃カメラ, 健康診断, 癌, 扁平上皮癌, 腺癌, 転移

**易感染性**　susceptibility to infection　病原微生物，感染経路，感染宿主の3要素が存在して初めて感染は成立するが，この3要素のうち感染宿主の防御機構(皮膚や体内免疫機構など)が何らかの破綻をきたし，感染しやすくなった状態。[188] ➡ 院内感染, メチシリン耐性黄色ブドウ球菌, 感染経路, 感染症対策

**生きがい**　useful life　生きる張合いや，生きていてよかったと自ら思えるようなことをさす。生きがいは自己実現の過程をどれだけ体験しているかに影響される。しかし，高齢になるとその生きがいは主体的努力によってのみ生み出されるのではなく，周囲の人々の関わりが大きな意味をもつ。生きがいが生まれてくる条件として①身体が健康であること，②本能や情動が過度に抑制されないこと，③環境に適応できること，④創造的行動や自己実現に向けた活動ができること，⑤仕事や役割をもつこと，などがあげられる。健康は生きがいを高め，生きがいは健康を増進するといわれる。人間が自然や社会，職場，家庭という環境との調和をより良くしようと自己変革や環境改善の努力をすることも生きがいに通じる。その努力が創造的行動になり，自己実現にもつながる。働くということは周りの人々を楽にするということでもある。必ずしも収入が伴わなくても自己実現の喜びや社会的連帯の喜びが生まれ，一見自己犠牲であるかのように思えても自身の喜びは大きくなる。病気や障害からくる社会的劣格意識は自己の生きがいを大きく喪失させる。しかし，自覚的に生きる人間の姿勢によっては逆に病気が生きがいを生む源泉になることもある。つまり，生きがいは主観的QOLと密接に関係している。すべての人々が生活を生き生きと楽しみ，生きがいをもって生きられるようにすることを「生きがい保障」と呼ぶ。これからの社会保障は，従来の「生活保障」政策から「生きがい保障」の課題に取り組むことが求められており，各地に生きがい支援システムが組織化されている。[284] ➡ クオリティオブライフ, 主観的QOL, 客観的QOL

**閾下刺激**　subthreshold stimulus　【閾値下刺激】　興奮性細胞に通電したときに細胞が興奮せず，脱分極電位が閾値以下である刺激強度。閾下刺激でも脱分極は生じ，電気療法の神経筋微小電流刺激で用いられる。[64] ➡ 刺激, 感度, 閾値

**息切れ**　＝呼吸困難

**息こらえ**　breath holding　意識的に呼吸を止めてこらえること。息こらえ時間は，動脈血中の二酸化炭素($CO_2$)分圧の上昇と酸素($O_2$)分圧の低下の割合で決まるが，精神的要因で短縮することもある。[144] ➡ バルサルバ試験, 胸腔内圧

**閾値**　threshold　生体が外界のある作用(刺激)に対して反応することである興奮が発生するか発生しないかの限界(閾)の有効最小値。閾値の逆数は細胞の興奮性を表す。単一の神経線維は刺激強度が閾値に達し，脱分極が一定のレベルを超えると自己再生的(爆発反応的)に活動電位を生じる。それ以上，刺激強度を強くしても活動電位の振幅は変わらない(全か無の法則)。このように膜電位が自己再生的に興奮するレベルの絶対値を閾膜電位という。また閾膜電位と静止電位の差を臨界脱分極という。神経線維束や細胞集団を刺激する場合にはそこに含まれている線維もしくは細胞それぞれは全か無の法則に従っているが，それぞれの閾値が異なるために集団としての応答は刺激強度に依存する。ここで記録される活動電位は最も閾値の高い細胞が興奮する強度での刺激を受けたときに最大となり，この時の刺激強度を最大刺激という。最大刺激よりも高い刺激強度は最大上刺激，低い刺激は最大下刺激と呼ばれる。閾値下の刺

激強度では細胞の興奮は生じないが閾値が変化する。このことを電気緊張という。陽極付近で過分極が起こり閾値が高くなり，陰極付近では脱分極によって閾値が低くなる。臨床的には感覚障害の有無や末梢神経障害の程度を検査するために感覚閾値を計測する。感覚機能の検査として光覚閾，聴覚閾，嗅覚弁別閾などが計測される。また皮膚感覚機能の検査として閾値を計測するものに刺激閾や2点識別覚を指標とする触感覚の測定がある。刺激閾の計測にはナイロン製のフォン・フライ(von Frey)のフィラメントが使用される。2点識別覚は接近する2点への触覚刺激を2点として認知できる最低の距離を計測する。皮膚感覚の閾値の計測は末梢神経および中枢神経系疾患の診断，および障害程度の把握に有効である。最近では皮膚感覚受容器を数種類の周波数で電気刺激し，二重マスク法により皮膚感覚閾値を計測する検査方法も用いられており，主に末梢神経障害の診断に利用されている。誘発筋電図においてはH反射，M波，各種運動誘発電位などの筋電図波形を誘発しうる刺激強度の閾値が計測され，医学的および電気運動生理学的研究に用いられる。電気療法で用いる電気刺激の刺激強度は閾値を超えている必要があるが膜の閾値は筋と神経で異なる。[64] ➡ 興奮, 刺激, 全か無の法則

**閾値下刺激** = 閾下刺激

**いきみ** = 努責

**いきみ呼吸** = 努責

**医業** medical profession　医療行為を業として行うことで，医師法第17条において，「医師でなければ医業をなしてはならない」と定められており，医師のみが行いうる独占的な業務とされている。医業は，医師の専門的な知識・技能をもってしなければ危険な行為を，反復継続の意思をもって行うことから，これを担う医師の資格を法律で定め，この資格をもつ者以外の者が医療行為を行うことを禁止している。具体的には，診断，投薬，注射，生理学的検査などが含まれる。一方，医療とは単に疾病の診断，治療だけでなく，保健指導など疾病の予防からリハビリテーションまでを含む幅広い概念である(医療法第1条)。実際には，医学の進歩発展に伴い，医療が高度化し，専門分化してくると，医師のみですべての医療行為を行うことは困難になってきており，医師の担う医療行為を協力して担う専門技術者の必要性が大きくなってきている。例えば，看護を担当する看護師，診断や効果判定のための種々検査を担当する臨床検査技師，診療放射線技師，リハビリテーションを担当する理学療法士や作業療法士などの医療関係職種である。このような診療の補助・協力行為は，医療行為そのものであるため，一定の危険性を伴うものであり，また一定の知識技能をもった者がこれを担う必要があることから，医療関係職種には資格が法律で定められている。さらに，これらの医療関係職種は，診断や治療の基本方針を定める医師の判断との整合性や連携を図りながら，原則として医師の指示のもと業務を遂行することが定められている。[248] ➡ 医療行為, 医師, コメディカル

**医業類似行為** medical service similarity acts
　医業とは，医行為(医療行為)を業とすること，すなわち公衆または特定多数者(病める人たち)に対して，反復継続の意思をもって一定の医行為を行うことである。医行為とは，医師の医学的判断・技術に基づいて疾病の診断・治療およびその予防のために行う行為であって，医師が行わなければ人体に保健衛生上危害を及ぼし，または危害を及ぼすおそれのある行為である。現代の医療制度下においては，医業の中核をなすものは，医師および歯科医師であって，その資格において最大限の要求を課しているが，その反面，診療行為については，その者の良識を信頼するという建て前をとり，規制は最小限にとどめている。これを絶対的医行為としている。一方，その他の医療関係者(理学療法士など)は，その補助的あるいは補充的性格を有している。したがって，その業務についても相当に規制されている。これらを相対的医行為としている。このような補助的あるいは補充的医行為は，あん摩，マッサージ，指圧，鍼，灸などの業務に携わっている者に認められてい

たが，1947（昭和22）年法改正とともに相当度規制されるようになり，医師の指示がない診療行為を医業類似行為としている。その医業類似行為の内容は，電気・光線・刺激・温熱の使用またはその手技によるものをさす。理学療法の場合，その具体的方法として行う物理療法やマッサージ手技は医師の指示のもとに行う業として，相対的医行為として，おおむね認められているが，現在のあん摩マッサージ指圧師，はり師，きゅう師，柔道整復師が行っている行為を，医師の指示もなく，また届け出もなく行っている行為を医業類似行為として，その業務を制限している。[267] ➡ 医療関係法規, 医療行為, 業務独占, 医療類似行為

**育児** child care; child-care; child rearing
　子どもを育てること。保育者が与えられた環境の中で，乳幼児の成長発達に必要な生物的・心理的・社会的欲求を満たして，成長・発達を助け促進し，心身ともに健やかな社会人を育成すること。単に世話をするだけでなく，愛情と科学性をもって育むことが必要である。そのため，育児は教育の一環であり，乳幼児の身体的・心理的発達の特徴を知り，生育環境を整えるための科学性が必要である。例えば，乳児期には生命維持や成長に必要な生理的な条件を満たすことはいうまでもなく，身体接触や各種感覚器に対する刺激などが重要である。2歳半から3歳までは感情の芽生えの時期で，人間的な感情の基礎を適切に育てるための接触が重要となる。幼児期は基本的生活習慣を獲得する時期で，言葉や社会性が発達する。このように，身体的あるいは心理的・社会的発達には，それぞれの法則があり，その時期にどのような刺激を与え，どのような態度で子どもを取り扱っていくべきか科学的に検討する必要がある。また以前は，育児とは1人の乳幼児を対象とした育児上の技術や躾である家庭育児をさしていたが，核家族化や女性の社会進出などの小児を取り巻く社会の複雑化により，現在は広く小児のための環境作り，衛生思想の向上，疾患予防や事故防止対策，集団保育の問題などの公的育児が問題とされている。一方，わが国においては家庭内における育児態度の問題も深刻化している。保育者の育児態度は，乳幼児の個性の決定に重要な意味をもつとされ，極端な過保護，過干渉，放任，厳格などは歪んだ性格傾向をつくる可能性がある。欧米における育児が消極的な養護とともに積極的な生活上のトレーニングを内容としているのに対し，わが国における育児では少子化の影響とも相まって愛情過多となる傾向が強く，青少年犯罪の増加などの社会的問題との関連も指摘されている。このため，保育者の中には育児に対する不安を抱える者も多く，保育所，産科，小児科などで育児相談が行われている。また，第一子，妊娠中母体に異常があった新生児，異常分娩で出生した新生児，出生時に仮死などの異常があった新生児については，新生児訪問指導が行われている。これは，医師，保健師，助産師または他の職員が当該新生児の保護者を訪問し，必要な指導を行うことであり，母子保健法第1条により都道府県知事が行うように定められている。実際の訪問指導には，保健所と契約した開業助産師または保健所の保健師があたっている場合が多い。[176]

**育成医療** upbringing medical treatment
　身体に障害のある児童に対し，生活の能力を得るために必要な医療のこと。児童福祉法に基づき，指定育成医療機関の担当医師が「手術などを行うことで，障害を除去または軽減できる」と判定されたときに，指定育成医療機関において医療給付が行われる。[176]

**異型狭心症** ⇨ 安静狭心症

**異形成** heteroplasia; dysplasia 【形成異常［症］】　細胞が分化し組織を形成する過程で障害を受け，組織の大きさや形・配列に異常をきたす組織奇形の状態を異形成あるいは別形成・変形成という。子宮頸部などにみられる前癌病変はその一部。[16] ➡ 骨化性筋炎

**医原神経症** iatrogenic neurosis　医師の診察・検査・治療やその他の医療職におけるちょっとした言動や態度により患者の内面に生じた不安状態で，一種の神経症。患者は心的鋭敏状態にあるので医療に携わる者は十分

言動に注意して医療現場に臨む必要がある。[182] ➡医原病, 医療行為, 医業, 医師

**医原病（いげんびょう）** iatrogenic disease　もともと医師そのものが原因（言葉や態度）として誘引される，患者の心理的な反応による病気や症状をさしていた。現在では医師により行われた治療が原因で，新たな疾患にかかることもさすようになってきた。原因となる医療行為には治療に係わる医薬品の投与や検査などが含まれ，医療行為自体が患者に不利益を与えるものである。しかしその原因の多くは不可抗力によるものである。具体的には，患者が医師のさり気ない一言や態度による誤解から生じるノイローゼがある。治療を本当に必要とする患者だけではなく健康不安による患者もあり，医師の関与も考えられる。また医療過誤や薬害によるサリドマイド児やエイズ，根拠のない不必要な医療行為による被害も増大している。抗生物質などの乱用は多剤耐性菌の温床ともなっている。また治療は成功したにもかかわらず，その治療行為から二次疾病が起こることもあり，医療の高度化に伴って今後増加することが予想される。[107] ➡メチシリン耐性黄色ブドウ球菌, 院内感染, リスク管理, 予防, 医原神経症

**いざり動作（いざりどうさ）** sliding on the floor　立たずに，ひざ頭や尻を床につけたまま床上を移動すること。歩行が困難あるいは確実でない場合における床上移動の手段のひとつ。脳卒中片麻痺の場合，非麻痺側上下肢を使って尻をずりながら床上移動することが多い。差別的ニュアンスを含むとの見方があり，この用語の使用を控える傾向にある。[117] ➡日常生活活動, 和式生活動作, 移動障害

**医師（いし）** physician　大学における医学教育を経て，実際に診断や治療を実践できるように実務を重ね，医師国家試験に合格し，厚生労働大臣の免許を取得した者。医師法により，以下のような義務規定が定められている。①「医師は，医療及び保健指導を掌ることによって公衆衛生の向上及び増進に寄与し，もって国民の健康な生活を確保するものとする」（医師法第1条），②「医師でなければ医業をなしてはならない」（医師法第17条）とする業務独占，③「医師又はこれに紛らわしい名称を用いてはならない」（医師法第18条）とする名称独占，④「診療に従事する医師は，診察・治療の求めがあった場合には，正当な事由がなければ，これを拒んではならない」（医師法第19条）とする診療（応召）の義務のほか，診断書，処方箋などの交付義務，保健指導を行う義務，診療録の記録および保存の義務，診療の説明義務，守秘義務など。[248] ➡医業, 医療行為, 医の倫理, チーム医療

**意思（いし）** will　将来の方向や計画，対象，現象に関する自らの考えを意思と呼び，自らの考えを反映した態度表明を意思表示という。意思に関して，心理学では意思決定というテーマで研究が行われている。ここでは複数の選択肢から1つを選ぶという場面での決定過程が扱われる。意思決定で問題になるのは以下の諸点である。まずリスクの有無である。競馬，競艇などのギャンブルがこれに相当する。決定にリスクが伴う場合は，各結果の生起に関する主観的確率と，それぞれの結果が生じたときの決定者の満足度とが効用として考慮される。この問題に関する理論を主観期待効用理論という。次に問題になるのは属性の数である。車や住宅の購入の場合は比較する属性数が多くなる。属性の問題は多属性効用理論で扱われる。この理論では，各属性は望ましさの程度をもつとし，これを効用と呼ぶ。そして各選択肢がもつ各属性の効用の重みづけした合計値をその選択肢の価値ととらえる。[66]

**意識（いしき）** consciousness　**1** 外界へ十分に注意を向け，現在の状況を正しく認識し，適切な反応ができる状態。意識障害に対比しての意識で，この場合に覚醒の概念と近い意味をもつ。上行性網様体賦活系と視床下部賦活系からのインパルスが視床を経由して大脳皮質の活動を維持，調整しているとされる。この上行性網様体賦活系の障害，脳幹や視床を含む脳出血や脳梗塞，もしくは大脳皮質がびまん性に障害されると意識障害が起こる。意識障害は意識混濁，意識狭窄，意識変容の3つに分類される。意識混濁の評価には，日本昏睡

尺度(JCS)やグラスゴー昏睡尺度(GCS)が用いられる。**2**精神分析における無意識と対比しての意識。フロイトは人間の心理構造の地誌的な原型として，普通に認識できる表層を意識，意識を集中すれば意識できる思考や感情として前意識，そして強い抵抗を克服しなければ意識できない思考と感情として無意識をそれぞれ概念化した。[79] ➡意識障害,意識変容

**維持期** maintenance phase　リハビリテーション医療においては，急性発症する疾患をその時期に応じて急性期，回復期，維持期に分ける。維持期は急性期，回復期によって回復し得られた最大限の心身機能，活動性を低下させないように在宅や地域において維持，さらには向上を図る時期である。病気の結果，機能障害や活動制限が残存した場合，家庭生活や社会生活が営みにくいという生活障害が生じる。したがって維持期の理学療法は，このような生活障害をもった高齢者や障害者が，その得られた心身機能，活動性を維持しながら家庭や社会生活においてうまく適応し，生きがいのある質の高い生活が送れるように支援する役割をもつ。また，医療・保健・福祉分野の様々な機関や施設，職種との有機的連携を図りながら，対象者の廃用予防と心身機能，活動性の維持および向上をめざした質の高いサービスを提供することが使命である。[117] ➡急性期,回復期

**意識障害** consciousness disturbance　知識(知能)，感情(情動)，意思(意欲)などの精神活動の障害。通常，①意識混濁(清明度の障害)，②意識変容(方向性の変化)に大別されるが，③意識狭窄(広がりの障害)を含め3つに大別されることもある。意識混濁の程度には，意識不鮮明，昏睡，傾眠，過眠，嗜眠，昏迷，半昏睡などが，意識変容にはせん妄，急性錯乱状態，もうろう状態，夢幻状態などがある。意識障害の程度の分類には，日本昏睡尺度(3-3-9度方式)，グラスゴー昏睡尺度(GCS)が多く用いられている。原因としては中枢神経障害(頭蓋内疾患)，全身障害(代謝性，内分泌性，中毒性，循環不全，感染症)などである。[41] ➡意識,日本昏睡尺度,グラスゴー昏睡尺度

**意識変容** alteration of consciousness　意識障害のひとつで精神疾患に似た様態を示す。中枢神経障害や全身障害(代謝・内分泌異常，薬物・アルコール依存，循環不全，感染症)などを原因とし，せん妄，もうろう状態，夢幻状態，酩酊などを示す。意識障害は軽度に見えることが多いが，見当識・知覚などの障害度は高い。[291] ➡意識

**易刺激性** irritability　外的刺激に対して通常より過剰な反応が起こる状態。末梢神経障害時に通常では触覚程度の刺激でも痛みを感じたり，パニック障害，外傷後ストレス，精神的異常などで環境の変化や物事に異常に過敏になること。[146] ➡不安,パニック障害,外傷後ストレス障害

**意思決定** decision making　実行可能ないくつかの選択肢から問題解決行動を選択する際の認知過程。問題が発生した場合に，問題の特定，問題解決のためのプランニングといった行動の際不可欠な行為。[13] ➡意思,患者の権利,インフォームドコンセント,問題解決能力

**医事訴訟** medical lawsuit【医療訴訟】
医事法規上の裁判訴訟のことをいう。多くは医療事故および医療過誤の問題で，医師および医療関係者と患者関係の破綻の最終像が医事訴訟あるいは医療訴訟といわれる。医療訴訟には刑事訴訟と民事訴訟とがあるが，一般に，患者側が医療行為の過程で生じた医療上の過誤，過失，事故などに対して，病院側に損害賠償を求める民事訴訟をさす。医療事故は，医療サービスを提供する過程の医療行為に由来する健康を侵害する事故である。医療事故は，過誤によって生じる予防可能なものと，過誤がなくても生じる予防不可能なものに分けられる。医療過誤は，検査・治療などの不適切な計画により生じる計画過誤と，医師からの支持が正しく行われないことにより生じる執行過誤に分けられる。さらに医療に潜んでいる危険を評価し，その予防・対応策を検討し，総合的に危機管理を行うことを

医療危機管理という。医療事故の多くは個人のミスよりも医療システムの不備に起因することから，安全なシステムの構築が求められている。[267] ➡医療行為, 医の倫理, 医療類似行為, 医療事故

**意思伝達装置** communication aid【コミュニケーションエイド】　ことばや手話などのコミュニケーションの手段をなくした両上肢機能および言語機能を喪失した者が，任意に動く身体部位を活用して，まばたきや筋電センサーなどの入力装置を使うことで，合成音声や画面表示で意思伝達する装置のこと。この装置には，あらかじめ会話の素となる単語や絵文字が登録(追加・削除・編集可能なものもある)されており，それらを選択・組み合わせて意思を伝えるタイプのものと，1文字ずつ文字や絵を選択し文章を作成してから意思を伝えるタイプがある。前者は操作が簡単であるが，使用者の意思を完全に伝えることが困難な場面もある。後者は使用者の意思を十分に伝えることができるが，文書作成に時間がかかる。パーソナルコンピュータをベースにしたものと専用機がある。理学療法では，入力装置の種類と使い方の情報収集と対象者への伝達が重要である。これは日常生活用具の給付制度(身体障害者福祉法18条)の活用指導をするうえで不可欠である。[243] ➡トーキングエイド, 福祉機器, 音声認識, 環境制御装置

**いじめ** bullying　自分より弱い者に対して一方的に，身体的，心理的な攻撃を継続的に加える行為。近年の特徴として，集団での攻撃，周囲に気づかれない隠匿性，傍観者の存在，加害者のなかの被害者意識，といった点があげられる。[66]

**胃十二指腸チューブ** ＝ マーゲンチューブ

**萎縮** atrophy　臓器や細胞の大きさが，その特有の機能を担う実質を失うことによって減少すること。臓器の場合，個々の実質細胞の容積が縮小することによって臓器が縮小する場合を単純萎縮，実質細胞の数の減少によって臓器，組織が縮小する場合を数的萎縮と呼ぶ。一方，実質細胞が萎縮しても，間質が増生することでこれを補い，むしろ臓器が大きくなったように見える場合があり，これを偽性肥大と呼ぶ。全身に萎縮が起こる場合を全身萎縮(general atrophy)，特定の部位，臓器に起こる場合を局所萎縮(local atrophy)と呼ぶ。全身萎縮には，飢餓萎縮(starvation atrophy)，老年性萎縮(senile atrophy)，悪液質性萎縮(cachectic atrophy)がある。局所萎縮には，圧迫萎縮(pressure atrophy)，廃用萎縮(disuse atrophy)，貧血性萎縮(anemic atrophy)，神経性萎縮(neural atrophy)，内分泌性萎縮(endocrine atrophy)があげられる。老年性萎縮は，高年齢に達することにより，みられる萎縮であり，生理的萎縮あるいは退縮である。出現の過程，程度には個人差が著しい。老年性萎縮の一因には，動脈硬化症による血液供給の低下がある。悪性腫瘍や慢性伝染病などで起こる消耗性萎縮が不可逆的な場合を悪液質(cachexy)といい，その萎縮を悪液質性萎縮と呼ぶ。圧迫萎縮は，局所的に長く圧迫が持続する部位に起こるもので，水腎症による腎の萎縮，褥瘡による皮膚の萎縮が代表例となる。廃用萎縮は，骨折などで長期臥床した場合，筋肉，骨格が急激に萎縮することをさす。また，長期臥床に伴う，運動器を中心とした系統的な萎縮を廃用症候群(disuse syndrome)と呼ぶ。貧血性萎縮は，局所の循環障害が持続することで起こる。飢餓萎縮，圧迫萎縮，廃用萎縮には，貧血性萎縮が関与している。神経性萎縮は，神経が傷害されたり切断されると，その支配下の筋肉の脱神経により，筋肉の急激な萎縮が起こることをいう。内分泌性萎縮は，ホルモン支配の強い臓器で，ホルモンの減少などによって起こる，多くの場合は生理的萎縮である。飢餓萎縮は，飢餓や消化管疾患により栄養の吸収が妨げられたときにみられる。[238] ➡筋萎縮, 骨萎縮, 肥大, 廃用, 飢餓萎縮

**異種植皮術** ⇨ 植皮[術]

**移乗・移動動作** transfer and locomotion
　ある場所から他の場所へ身体の位置を変化させること。一般に移乗動作，移動動作と分けて使われる。移乗動作は，車いすからベッ

ド，ベッドからポータブルトイレ，シャワーキャリーから浴槽エプロン部など日常生活活動のなかで乗り移る動作をいう．移動動作は歩行に限らず車いす移動，両手両足を床についての移動や床に殿部を着いたままの移動も含まれる．実用的移動手段が歩行である場合，通常移乗動作は起こらない．移乗動作の方法は疾患や障害の程度により異なる．いったん立ち上がっての移乗動作では肘掛け，手すり，ベッド柵，移動介助バーなどを有効に利用し，立ち上がりと回転動作，着座動作の順で行う．座位での移乗は，プッシュアップ動作での移乗，スライディングボードやスライディングシートなどの簡易な福祉用具を利用しての座位移乗のほか，障害が重度な場合，床走行リフトや固定式リフトを利用する方法がある．この際，適切な吊り具の選択およびリフトの使用方法の指導が重要となる．ベッドとストレッチャーあるいはフルリクライニング機構の付いた車いすへは，いざり動作や移乗シート利用による臥位での移乗方法もある．移動動作では独立歩行や一本杖，多脚杖，松葉杖やロフストランドクラッチなどの杖歩行，固定式歩行器，交互型歩行器，前輪付き歩行器，四輪歩行器などの歩行器歩行，買い物型歩行車，三輪歩行車などの歩行車歩行と広範囲である．車いすによる移動も手動式いす，電動車いす，電動三輪車，四輪車などがあり障害によってハンドリムやブレーキ，操作レバーなどのアタッチメントの工夫が施されている．また床走行リフトや天井走行リフトによる移動もある．理学療法においては，移乗移動動作は基本動作の練習やADL指導の中で最も係わる頻度の高い動作である．動作にかかる時間，実施される頻度，安定性，動作環境，介助量などの観点から評価を行う．適切な移乗・移動方法を選択したうえで，移乗動作においては，車いすのつけ方，立ち座り時の重心移動，方向転換時の足の位置，手すりや肘掛を握る位置などの指導を行う．移動動作では，歩行練習に加え，杖，歩行器の調節や義肢装具の適合調整，車いす駆動の練習，車いすシーティング，転倒練習など移動手段に合わせて動作指導，福祉用具，移動環境の整備を実施する．移乗・移動動作に介助が必要な場合はその方法を介護者に指導する．進行性疾患の場合予後を配慮した移乗移動手段の選択，指導が必要となる．[202] ➡日常生活活動，起居，いざり動作，移動障害，スライディングボード，移動レベル，車いす，杖，歩行器，ホイスト

**異常感覚** ⇨ 感覚障害

**異常体験** abnormal experience 　幻覚や妄想などの異常な心因反応で，その体験が原因で日常の生活に支障をきたしていることがある．注意深い観察や問診で，その存在を引き出し，その適切なケアが必要とされる．[49]

**異常値** outlier 　統計学的には，結論を正当化するにあたり，大きな誤差が生じたか，または異なった集団から得られたもので，一集団での大部分が示す値から極端に異なった観測値．医学的には，身体機能の測定値が正常から逸脱した値．[59] ➡基準値，平均値，カットオフ値，外れ値

**異常歩行** abnormal gait 　様々な要因によって生ずる代償性歩行動作をさす．個々の歩行様式の特徴を示している場合もあるが，正常歩行との境界，客観的指標は明確ではない．多くは身体一部の動き方が通常みられる歩行とは異なり，歩行を目的動作とする際の運動機能上補う動作をさしている場合が多い．歩行の円滑性が損なわれた状態で，運動機能障害のみではなく知覚機能障害でも生ずる．脚長差による硬性墜落性歩行や伸び上がり歩行，下肢運動器では股関節拘縮で生ずる腰椎を過回旋した歩行，内転位を取れないため生ずる分回し歩行，膝関節屈曲拘縮で生ずる踵を接地しない歩行，反対に膝屈曲筋の筋力低下により膝安定性を筋以外の軟部組織に頼ったため生じた反張膝歩行などがある．股関節外転筋の筋収縮痛があると中殿筋歩行やアヒル歩行を示すことが多いなど疼痛回避の歩行を逃避歩行という．大殿筋筋力低下による大殿筋歩行，中殿筋筋力低下による中殿筋歩行，膝を屈曲しない伸展位で立脚期を移行する伸展位歩行，前脛骨筋筋力低下による鶏状歩行，腓骨筋筋力低下による踵歩行などは筋機能低下が原因と考えられる．脳卒中後遺

症としては，分回し歩行，痙性歩行，弛緩性歩行，内反尖足歩行などが代表例である。パーキンソニズムでは，すくみ足歩行，小きざみ歩行，すり足歩行前屈姿勢を示すパーキンソン歩行が代表的である。小児では形態的原因で生ずるうちわ歩行，そとわ歩行，脳性麻痺で生ずるはさみ状歩行，内反尖足歩行などがある。協調性障害で生ずる失調性歩行は様々な特徴を示す。また長い間歩行できない間欠性跛行には脊髄障害による神経性間欠性跛行や動脈性間欠跛行などがある。これら代償動作以外にも歩行が逆に原因と考えられて下肢に変形を生じさせる場合もある。脛骨大腿関節内側型変形性膝関節症では外側動揺(lateral thrust)がみられることが多いが，この動き自体がさらに内反膝を強めることが多い。また外反母趾などでの歩行も前内側部での蹴りだし運動が，さらに外反母趾を強める原因ともなっている。スポーツ障害で生ずる腸脛靱帯炎や鵞足炎でも特徴的な歩行を示す。歩行の時間的，空間的因子は測定機器によって計測可能であり，正常と異常の境界を定めることや，各々の因子についての処方が今後講じられなくてはならない。異常歩行に名称がついていてもいなくても，その原因を追及することが歩行の正常化に重要である。[225] ➡ 大殿筋歩行，外転歩行，分回し歩行，鶏状歩行，アヒル歩行

**移乗用ボード** ＝ スライディングボード

**移乗用リフト** ＝ 天井走行式リフター

**移植** transplantation；graft　生体の細胞，組織，臓器などを他の部位もしくは他の生体へ縫合，埋め込み，注入などで移し植えること。移植の対象によって，骨髄や血球などの細胞移植，皮膚や角膜などの組織移植，腎臓や肝臓などの臓器移植に分類できる。また移植の相互関係によって，同一生体内で行われる自家移植，一卵性双生児間で行われる同系移植，同種生物間で行われる同種移植，異種生物間で行われる異種移植に分類できる。最も一般的に行われているのは自家移植と同種移植であるが，同種移植では，宿主の免疫系が非自己抗原を認識して，移植片(物)を排除しようとする拒絶反応の問題がある。近年の免疫抑制薬の開発によって，拒絶反応は低く抑えられるようになってきた。理学療法では，熱傷や皮膚欠損の対する皮膚移植，神経の欠損に対する神経移植，骨・関節手術における骨移植などへのかかわりが深い。[81] ➡ 臓器移植

**移植コーディネーター** transplantation coordinator：TC　臓器提供への啓蒙活動と提供された臓器移植が公正・円滑に行われるように，移植にかかわる医療関係者間の調整，ドナー(臓器提供者)とその関係者，レシピエント(移植患者)とその関係者の対応を専門とする者をいう。[81] ➡ 臓器移植

**胃食道逆流現象** gastroesophageal reflux：GER　胃食道接合部括約筋層の機能不全により胃内容物が食道内，時に口腔・鼻腔内に逆流する現象。中枢神経障害が原因のひとつ。逆流性食道炎・潰瘍による吐血，反復性嚥下性肺炎などを伴う。体位の工夫，制酸薬投与を行う。[249] ➡ 重症心身障害[児]

**移植片対宿主病** graft versus host disease：GVHD　輸血や臓器移植の際に起こる免疫反応による疾患の総称。通常，輸血された血液細胞(移植された移植片)は，宿主の免疫能により排除される。これを拒絶反応といい，主にリンパ球の働きによって起こる。しかし，宿主の免疫能が抑制されていたり低下していると，輸血された血液細胞(移植片)は宿主の細胞を非自己とみなして攻撃・損害を与える。つまり，ドナーのリンパ球が宿主のリンパ球を破壊する逆拒絶反応が起こる。これを移植片対宿主病(GVHD)という。免疫不全者への輸血，ドナーと宿主の組織適合性抗原の類似した輸血の組み合わせで発症しやすいといわれている。症状は輸血後1〜2週間後に発熱，皮膚紅斑(紅皮症)が出現し，引き続き下痢，肝機能障害，下血などの消化器症状が出現する。その後，骨髄無形成，白血球減少症などの多臓器不全を引き起こす。一度発症すると，治癒は非常に難しくほぼ全例(95%以上)が致死的経過をたどる。これらの症状は輸血後(術後)，混入リンパ球が体内で十分

に増殖してから発症するため，初めは輸血によるものと気づかれないことが多い。成人では輸血後1～2週で発症し，約3週でほぼ全例が死亡する。新生児は，成人と比し発症までに長い潜伏期があり，さらに発症してから3週以上経過した後，ほぼ全例が死亡する。危険因子は，①血縁者からの輸血，②新鮮な血液，③外科手術(特に胸部外科手術)，④高齢者，⑤男性，⑥強力な化学療法，⑦初回輸血者などである。GVHDに対して有効とされる治療法はいまだ確立されていないため，現在のところ発症予防が唯一の対策方法である。予防策は①新鮮血(採取4日以内)を避ける，②近親者間の輸血を避ける(特に親子間の輸血では，GVHDの発生頻度が50分の1と高率になる)，③予定された手術では自己血輸血を実施する，④輸血前にリンパ球を放射線照射して不活化させることなどがあげられる。放射線照射線量としては最低15 Gy (グレイ)を必要とし，50 Gyを超えない範囲とされている。この線量の範囲内では赤血球，血小板，白血球(顆粒球)の寿命や機能に影響はないと考えられている。放射線を照射すると，赤血球を含む製剤では，上清カリウム濃度とカリウム濃度が上昇するので，高カリウム血症の合併症を併発しやすい患者，小児，腎障害患者，大量輸血患者では速やかに使用することが重要である。[116]

**異所性骨化**（いしょせいこっか） ectopic ossification；heterotopic ossification　骨組織のない部位にみられる異常骨形成をいう。体内に取り込まれたカルシウムは，本来骨の活性化などに使われるが，何らかの原因で関節の周囲に軟骨ができるために関節可動域が低下する。脊髄損傷の合併症として著名であるが，脳卒中や股関節の手術後にもしばしばみられる。原因として確定できる所見はなく，好発部位は股関節，膝関節，肘関節，肩関節などの大関節に多い。受傷後3か月頃から発生し，半月から1年で進行が止まる。X線写真に写らなくとも，腫脹，浮腫などがみられ進行している時期があり注意が必要である。進行は6～14か月で，手術療法は骨化の進行が停止するまで待つ必要がある。また，誤った治療方法や過度の可動域練習によっても生じ，誤用(misuse)」あるいは過用症候群ともいわれる。理学療法としては，関節可動域運動を実施する際に対象者の痛みの訴えに注意を払う必要がある。[232]
➡骨化性筋炎, 股関節, 脊髄損傷, 関節可動域

**異所性調律**（いしょせいちょうりつ） ectopic rhythm　心臓は刺激伝導系(洞結節→心房→房室結節→ヒス束→左脚・右脚→プルキンエ線維→心室筋)に支配されている。洞結節機能低下または心筋組織の興奮性が高まったときに洞結節以外の部分から歩調とり(調律)がなされるもので，期外収縮，頻拍症，粗動，細動などの不整脈を誘発する。[232] ➡心電図, 不整脈, 期外収縮

**石綿**（いしわた） asbestos【アスベスト，石綿（せきめん）】　天然に産する繊維状鉱物をほぐし，綿状にしたものの総称。耐火性と絶縁性に優れるため断熱材として，防火服や建築材料として広く用いられてきた。この粉塵の吸入によって塵肺の一種である石綿肺などを引き起こす。[7]

**石綿肺**（いしわたはい） asbestosis【アスベスト肺，石綿肺（せきめんはい）】　石綿(アスベスト：綿状にほぐした鉱物)の粉塵を吸入することによって起こる肺疾患。塵肺症の一種。びまん性の肺線維症をきたす。石綿を職業的に扱う人が慢性的に吸い込んで起こることが多い。[94]

**胃性テタニー**（いせいてたにー） gastric tetany　頻回の嘔吐によって胃液中の塩酸(HCl)が体外に喪失した結果生じる四肢遠位筋や顔面筋の痙攣(けいれん)(テタニー)。重症の場合，喉頭筋，呼吸筋に及ぶ。低クロール性のアルカローシスが原因。[80] ➡痙攣, テタニー[発作]

**胃穿孔**（いせんこう） gastric perforation；perforation of stomach　胃壁に穴が開くことをいい，原因により外傷性と非外傷性に分けられる。原因としては潰瘍によるものが最も多く，急性腹膜炎から敗血症，多臓器不全と重篤な全身状態にもなる。初期治療により救命率が変わる。[201]

**位相**（いそう） phase；topology　**1**位相(phase)：ある周期をもってくり返し生じる現象(波動，振動など)の，その周期内での位置あるいは

状況。位相に着眼することにより自己相関関数や相互相関関数が定義される。❷位相(topology)：「近さ」,「類似性」または「つながり」といった日常的な概念を数学的抽象化に集合論を用いて厳密に定義した概念。これにより図形の性質を研究する学問分野を位相幾何学という。❸トポロジー心理学(topology)：レヴィン(Lewin, K.)の場の理論に基づき，位相とベクトルの概念を用いて環境内での人間行動の法則を説明する学問。290 ➡❸心理学, ゲシュタルト心理学, 行動, 環境

**イソエンザイム** ＝ アイソザイム

**依存** dependence　他者の介助によって自らの欲求を満たす行動をさす。心理学では，1950年代にシアーズ(Sears, R.)が依存の発生機序として生理的欲求満足から発生する二次的動因であるとした。この説に対し，50年代後半のハーロウ(Harlow, H.)による代理母親の実験からは，生理的欲求よりもむしろ接触欲求によるものであるとされた。また60年代後半にはボウルビィ(Bowlby, J.)が依存の代わりに愛着ということばを用いて，人全般から特定人物への愛着，さらに他者表象に基づいた愛着へと移行する愛着の発達モデルを提出した。70年代には，エインスワース(Ainsworth, M.D.S.)がストレンジ・シチュエーション法で愛着の個人差を調べた。臨床心理学では，他者からの支えを過度に求め，分離に不安を示す症状を依存性人格障害と呼んでいる。近年では，嗜癖的依存関係である共依存も注目され始めた。共依存は他者から必要とされることの必要であり，自分の空虚感や不全感を他者の世話，支配によって埋め合わせていく作業である。66

**イタイイタイ病** Itai-Itai disease　富山県神通川の特定地域に限局して多発した全身性の痛みを伴う慢性疾患。鉱山廃水中のカドミウムに汚染された米やダイズなどの農産物の持続的摂取が原因とされ，わが国で認定された最初の公害病。腎尿細管のCa再吸収障害に起因する病的骨折，骨軟化症，骨粗鬆症などが特徴。138 ➡カドミウム中毒

**1 RM** 1 repetition maximum　最大筋力の測定に用いる指標で，1回しか保持できない最大重量のこと。RMとは反復可能な最大重量をいう。筋を収縮した状態で保持し，少しずつ抵抗重量を増加させ，保持できなくなる直前の最大重量を求める。筋力強化運動時の目安となる。80 ➡筋力増強運動

**位置エネルギー** potential energy　【ポテンシャルエネルギー】　仕事をなす潜在的な能力を意味するエネルギーのうち，物体の位置によって生ずるエネルギーのこと。重力による位置エネルギーは，質量m，重力加速度g, 高さをhとすると，これらの積mghで表されるので，より高いところにある物体，より重い物体が大きな位置エネルギーをもつことがわかる。一般にこの位置エネルギーと，物体の運動によって生ずる運動エネルギーをあわせて，力学的エネルギーと呼び，熱エネルギーや化学エネルギーと区別している。理学療法では，重錘や滑車を用いた筋力増強においてどの高さまで持ち上げるのかを考えるときなどに必要となる概念である。また，傾斜台を使った足関節の可動域改善などは位置エネルギーを調節しながら治療に用いている例といえる。164 ➡運動エネルギー, エネルギー, エネルギー保存

**1型糖尿病** type 1 diabetes mellitus　糖質の代謝を担うインスリンが欠乏し，血液中に糖質(ブドウ糖)が異常に増える病態。以前，インスリン依存型糖尿病と呼ばれていたものの大部分が属する。遺伝とウイルス感染とみられる成因により主に幼・青年期に突然発症し，インスリンを分泌する膵島(ランゲルハンス島)$\beta$細胞が破壊されて膵臓障害を示す。77 ➡ランゲルハンス島, 2型糖尿病

**一元配置分散分析**　one-way analysis of variance　3群以上の観測値の平均値に差があるかどうか検定する分散分析の一手法で，各群内で観測値の分散が等しいことを前提にしている。なお，水準間に有意差が認められたならば，どの平均値に有意差があるのかを検討する必要がある。これは多重比較と呼ばれている。114 ➡分散分析

**苺[状]舌** strawberry tongue　舌表面の糸状乳頭が失われ、全体に発赤した舌上に発赤・腫大した茸状乳頭が盛り上がりイチゴの表面に似た状態になったもの。猩紅熱や川崎病で典型的にみられる。[249] ➡ 猩紅熱, 川崎病

**一次運動ニューロン** = 上位運動ニューロン

**一次運動野** primary motor area 【ローランド野 rolandic area, 中心前回 precentral gyrus】
　大脳皮質の中心前回にある領野。中心溝（ローランド溝）の前方に位置するため、ローランド野とも呼ばれ、大脳半球内側面で、中心傍葉の前の部分まで広がっている。ブロードマン（Brodmann, Korbinian）の分類では4野。ここには随意運動を支配する神経細胞が存在しており、身体各部に対応した配列が再現されている。一次運動野の神経細胞は、錐体路を経て運動性の脳神経核や脊髄に神経線維を送る。一次性運動皮質は無顆粒性不均一型タイプのもので、4〜5mmの厚さがあり第Ⅰ〜Ⅵ層に分類される。第Ⅴ層には典型的なベッツ型錐体細胞がみられ、ここから髄鞘に厚くおおわれた錐体線維が出ている。錐体路線維の大部分は脳幹の下部で交叉するので、右の大脳半球から出た線維は左半身を、逆に左大脳半球から出た線維は右半身を支配する。[106]

**一次感覚ニューロン** primary sensory neuron　感覚伝導路の中で、最初の脊髄神経節に位置する神経細胞体。体性感覚は脊髄神経節、脊髄、脳幹、視床を通って大脳皮質体性感覚野まで到達する。[106] ➡ 伝導路

**一次記憶** primary memory 【瞬時記憶 immediate memory, 直接記憶 direct memory】
　記憶分類のひとつ。記憶の完成は知覚と意味把握の処理の過程に分けられるが、前者を一次記憶、後者を二次記憶と呼ぶ（クレイク Craik, F.I.M. による分類）。一次記憶は刺激直後に再生可能なもので、瞬時記憶とも呼ばれ、把握時間が秒単位で数の順唱などがこれにあたる。[79] ➡ 短期記憶

**1軸性関節** uniaxial joint　関節の運動軸の数によりつけられた名称。関節運動において運動軸が1本で、特定の1軸を中心とした1つの面のみで運動が可能な関節。運動の自由度1度で、腕尺関節や指節間関節の蝶番関節、近位橈尺関節や環軸関節の車軸関節がその例。[21] ➡ 関節, 運動の自由度, 蝶番関節, 車軸関節, ラセン関節

**一次視覚野** primary visual area　大脳皮質の中で最初に視覚入力を受ける領野。下位の視覚中継核である外側膝状体から直接投射を受ける。ブロードマン（Brodmann, Korbinian）の分類の17野に相当。[106]

**一次[性]ショック** primary shock　おもに外傷患者が受傷直後に起こすショックで、激痛や驚きなど精神的ストレスによって起こす神経原性ショック。通常は自然回復する。その後、臓器損傷や出血、心機能障害により再びショックに陥った場合を二次ショックという。[3] ➡ 意識障害, 救急救命

**一次精母細胞** primary spermatocyte　精子発生過程で生じる細胞のひとつ。原始生殖細胞から分化した精祖細胞が細胞分裂をくり返して生じる細胞が一次精母細胞である。その後、減数分裂により二次精母細胞、精子細胞となり、さらに精子形成へと進む。[249]

**一次体性感覚野** primary somatosensory area　大脳皮質の中で最初に体性感覚入力を受ける領野。ヒトの場合、中心後回と一部は中心前回の部分にあり、ブロードマン（Brodmann, Korbinian）の分類による3野, 1野, 2野に相当する。ここは皮膚感覚（表在感覚）や深部感覚が投射され、3野には痛みのインパルスを伝えるニューロンが入り、1野には体表の感覚を伝導し、2野には深部感覚を伝えるニューロンが入っている。視床レベルでは、おおざっぱな感じとして知覚された刺激、特に痛み刺激は体性感覚野に達して初めて、その局在、刺激の強さ、種類などが区別される。振動覚や位置覚の認識、刺激の識別などは、皮質が関与して初めて可能となる。一次体性感覚野に病変が生じると、この部分に対応する反対側の身体部位における痛覚、温度

覚，圧覚，触覚，識別覚，位置覚などが障害される。麻酔下で対象者の一次体性感覚野を刺激すると，蟻走感またはしびれたような感じを訴えるが，痛みは訴えない。理学療法場面において，一次体性感覚野に障害をうけた対象者は，関節の位置覚，運動覚などの認識が障害される。例えば，物に触れたり，持ったりしてもその物体の識別が困難であったり，皮膚に書かれたものを当てること（文字識別検査）や，2点識別，2点同時刺激，重さの異なったものを識別することもできなくなる。また，一次体性感覚野は，反対側半身の感覚に関与するが，四肢の先端や舌，口唇のように精細な感覚をもつ部位は体性感覚野の中でも広い範囲に投射される。そのため，一次体性感覚野の他にその外側下方に接して二次体性感覚野が存在する。106 ➡ 感覚，表在[感]覚，深部[感]覚

**一次治癒** primary healing【一次癒合】
創傷治癒において，治癒を阻害する感染や血腫などがなく，組織の欠損もあまりない切創や刺創の場合に，少量の肉芽組織の新生だけで表皮が速やかに被覆され，わずかな線状の瘢痕を残して治癒すること。117 ➡ 機能障害，創傷治癒，二次治癒

**一次聴覚野** primary auditory area　大脳皮質の中で最初に聴覚入力を受ける領野。ヒトの一次聴覚野は外側溝の直下の側頭葉にあり，ブロードマン（Brodmann, K.）の分類では41野に相当。投射されているため，一側聴覚野の損傷による完全な聴力消失はない。106 ➡ 感覚

**一次的障害** primary disablement　原疾患によって直接引き起こされる予防が困難な機能形態障害をいう。例えば，脳卒中による片麻痺や脊髄損傷による対麻痺など。一次障害を基盤として起こる障害が二次的障害である。117 ➡ 機能障害，二次的障害

**一次判定**　介護保険の要介護認定の一次判定は，市町村認定の訪問調査員が認定調査票により心身状況などを調査し，その認定調査結果を全国一律のコンピュータシステムに入力して判定され，二次判定を行う介護認定審査会での基礎資料となる。205 ➡ 介護保険制度，介護

**1日許容摂取量** acceptable daily intake：ADI
化学物質を一生取り続けても健康に悪影響が出ないとする1日あたりの摂取量。動物実験において安全性が確認された最大無作用量に安全係数（1/100～1/500）を乗じ，さらにヒトの体重を考慮して算出する。180

**1秒率**　forced expiratory volume in one second percent：$FEV_{1.0}\%$　1秒量が努力性肺活量の何％に相当するかを示したもの。70％以上を正常としている。閉塞性肺疾患では，肺容量が正常でも呼気が時間的に延長するため，呼出曲線における2秒率，3秒率が有用となる。3 ➡ 呼吸機能検査，肺活量，努力性肺活量，閉塞性肺疾患

**1秒量**　forced expiratory volume in one second：$FEV_{1.0}$　努力性肺活量測定に時間の要素を加味したものが時間肺活量で，1秒量とは最大呼気曲線における1秒間の呼気量をいう。閉塞性換気障害では，肺容量が正常でも1秒率が70％以下となる。2秒量，3秒量も利用する。3 ➡ 呼吸機能検査，肺活量，1秒率，閉塞性肺疾患

**一方向伝達** one-way transmission　シナプスにおいて化学的情報伝達が一方向であること。興奮は，シナプス前部から化学物質の放出と次の細胞のシナプス後部の受容体での受容という形で伝達され，逆方向へは伝達されない。291

**医中誌** ＝医学中央雑誌

**1回換気量** tidal volume：TV；VT；tidal air
安静時の1回の呼吸（吸気と呼気）で出入りする空気量で，ガス交換が行われる肺胞換気量とガス交換が行われない死腔量をあわせたもの。正常では成人で約500 ml である。拘束性肺疾患では肺容量が減少し，1回換気量も減少する。3

**1回[心]拍出量** stroke volume：SV　左右の心室の1回の拍動によって送り出す血液の量。臨床的には左心室の1拍出量をさし，拡張終期の容積と収縮終期の容積（血液を送り出した後，心室内に残る残血量）の差に等しい値となる。成人の平均値は約70 ml。立位より臥位のほうが多い。運動の強度が増すにつれ，1回拍出量は増し，中等度以上の運動強度では安静時の1.5〜2倍になるが，それ以上では一定あるいは減少する傾向にある。これは心臓の拡張期が著しく短縮することによるもので，さらに左心室に血流が充満するのに必要な十分な時間が確保できないことが主な要因である。また，持久性トレーニングを積むと，左心室容量の増加や心筋収縮力の向上で，1回拍出量は増大する。1回拍出量に最も大きく関与するのは，①心臓への血液流入量（静脈還流量），②血液駆出に影響する大動脈圧および，③心臓の拡張期間に影響を及ぼす心拍数の3要因である。[85] ➡心拍出量

**1回肺胞換気量** tidal alveolar ventilation volume　1回換気量から死腔量を引いたもの，すなわち肺胞に入る空気量をいう。死腔量が増えることは1回肺胞換気量が減少することになる。[3] ➡死腔,肺胞

**一過性全健忘** global transient amnesia　中高年に突発的に発症する短期記憶の一過性障害。記銘力低下と逆向性健忘を呈するが，長期記憶は障害されない。原因は海馬領域の虚血に関連すると推定される。[15]

**一過性脳虚血発作** transient ischemic attack：TIA　脳の虚血により一過性に片麻痺などの脳局所徴候が出現し，24時間以内に回復する発作。病因として頭蓋外部分の粥状硬化（アテローム硬化）による微小塞栓，頭蓋外動脈の血行障害などがある。脳梗塞の前兆となりうる。[138] ➡脳梗塞,粥状[動脈]硬化症

**溢血点** ＝点状出血

**一酸化炭素中毒** carbon monoxide poisoning　ヘモグロビンときわめて親和性の高い一酸化炭素（CO）吸入により，血液酸素運搬が阻害される急性，慢性の中毒。中枢神経系障害をきたし死に至る場合もある。後遺症としてパーキンソニズム，偽性球麻痺，失外套症候群などがある。[34] ➡パーキンソニズム,偽性球麻痺,失外套症候群

**一酸化窒素** nitric oxide, nitrogen monoxide：NO（記号）　神経興奮抑制，消化管の運動抑制，血管の拡張と血流の増加，気道拡張，免疫機能などの作用をもたらす物質。血管内皮，マクロファージ，神経系において産生される。肺高血圧症や呼吸不全に対する一酸化窒素吸入療法として利用される。[29] ➡吸入療法

**1色型色覚** monochromatism【全色盲 total color blindness；achromatopsia】　正常色覚の3要素のうち2要素を欠く色覚異常。明度の区別はつくが，色の区別がつかないもの。杆体系の機能しかもたない杆体1色型色覚（全色盲）は，視力は不良である。錐体系の機能をもつ錐体1色型色覚（全色盲）は，視力は正常か正常に近い。[43] ➡錐体,杆体

**溢水** overhydration【水分過剰】　体内に過剰の水分が貯留している状態。腎不全など尿の排泄障害で体液が低浸透圧になり，血液循環量が減少するため，バソプレシン分泌が促され，その作用で体液が貯留する。利尿薬，塩分制限の効果が認められない場合には透析療法による除水治療が必要となる場合がある。[255] ➡抗利尿ホルモン

**一側優位** laterality　上肢，手，下肢，目，耳など左右対称の対になった身体器官において，一方の側に偏って使用すること。大脳皮質の萎縮および基底核変性などの脳病変で神経症状における一側優位が起こる。[158]

**逸脱** deviance；deviancy　社会や集団の規範，規則，道徳的規準などに反すること。同調（conformity）の対概念。逸脱は社会規範と相対的関係にあり，社会生活には普遍的，不可避的な現象である。社会的に有益な機能を果たす場合もある。[160]

**一致度** consistency 複数の評価者による測定あるいは複数回による測定の結果が一致している割合。測定値には測定誤差が必ず含まれ，真の値に測定誤差を含めたものが測定値として示される。一致度は，測定値の再現性を示す指標である。[216] ➡ 内的整合性, 妥当性, 信頼性, 再現性, 精度

**一般化** = 般化

**一般就労身体能力テスト** general physical appraisal test for working 職業前評価のひとつ。障害が重く現職への復帰が困難と考えられる場合，新たな職種への適応可能性を身体能力の側面からみるテスト。荒面歩行，傾斜面昇降，重量持ち上げ，運搬，しゃがみ動作などを評価する。[167] ➡ 職業的リハビリテーション, 作業療法

**一般情報** general information 理学療法の初期評価を行う際，まず初めに確認すべき対象者に関する基礎的情報。一般的事項としては，姓名，年齢(生年月日)，性別，配偶者の有無，現住所，キーパーソンの連絡先，病名，障害名，入院年月日，主治医，病棟，病室，保険の種類，身体障害者等級があれば等級，介護保険の認定を受けていれば要介護度などがあげられる。病歴および障害歴としては，病名，障害名，またその発生時期と年齢，原因(先天性か後天性か, 疾病か外傷かなど)，経過などがある。家族および社会環境としては，家族歴(両親, 祖父母, 同胞, 配偶者, 子ども, 孫など家族内の健康状態, 死因, 死亡時年齢, 罹病名など)，社会歴(出生地, 最終学歴, 現職業, 過去の職業, 嗜好, 趣味, 1日の過ごし方など)，住宅状況(持ち家か賃貸か, 一軒家か集合住宅か, 平屋か2階建てか, トイレは洋式か和式かなど)，経済状態などの情報を収集する。一般情報の収集には通常，面接が行われ，対象者だけではなく家族にも行われることがある。これらは医療チームのいずれかの専門職(主には医師と看護師)が代表して調べ，他の専門職はその情報を利用することになる。しかし，これらのすべてを他の専門職に任せきりにするのではなく，障害歴や住宅状況など理学療法士の立場から，さらに詳細な情報を収集することも必要となる。[167] ➡ 評価, 情報収集, 統合と解釈

**一般職業適性検査** General Aptitude Test：GAT 障害者の職業評価で実施されるアプローチのひとつ。職業適性検査では，知能，言語，算数，空間判断，書記的知覚，形態知覚，眼と手の運動共応，手の運動速度，指先の器用さ，手腕の器用さという人間の9つの基本的能力を検査する。[246] ➡ 職業, 障害者職業能力開発校, 職業的リハビリテーション, 前職業的評価

**一般病院** general hospital 病院のうち，精神病院，結核療養所以外の病院。さらに一般病院は，特定機能病院(高度の専門的医療を提供する)，地域医療支援病院，いわゆる一般病院(急性期病院)，療養病床(医療保険適用)，介護療養型医療施設(介護保険適用)などに区分される。[192] ➡ 医療機関, 診療所, 特殊病院, 特定機能病院, 病院, 病院管理学

**イデオロギー** ideology 社会や人間，文化をとらえる際に，特定の集団や階級によって共有される理論上，観念上の枠組みをさす。マルクス主義による定義が一般的。心理学では，個人がイデオロギーを取り込み，形成する過程を問題とする。[66]

**遺伝** heredity 親と同じ形質が子に受け継がれていくこと。1865年にメンデル(Mendel, G.J.)のエンドウを使った実験により，形質が子孫につたえられる場合の3つの法則(①優劣の法則, ②分離の法則, ③独立の法則)が見い出された。メンデルは遺伝子(因子)の存在を仮定したが，モルガン(Morgan, T.H.)により細胞核内の染色体に存在する遺伝子の線状配列が明らかにされ，現在では遺伝子の実体はDNA(デオキシリボ核酸)であることがわかっている。1953年ワトソン(Watson, J.D.)とクリック(Crick, F.H.C.)がDNAの二重らせんモデルを発表後，その塩基配列の構成が遺伝情報であることが明らかにされ，分子レベルでの遺伝現象の解明が進んでいる。ヒトの設計図である約4万の遺伝子，そしてそれを形づくる32億対のDNA配列の

すべてを解読し、DNAの配列およびその一つひとつの役割を明らかにしようというプロジェクトがヒトゲノム(解析)計画であり、ヒトの遺伝情報はほぼ解明されその配列(ヒト遺伝子のマッピング)も明らかにされている。このような分子レベルでの遺伝学の発展は、医学の分野ではポリメラーゼ連鎖反応(PCR)法を用いてDNA断片を増幅させ、これを遺伝子診断や遺伝子治療にも利用する試みがなされ実用化されつつある。例えば、癌は遺伝子に異常がある病気であることから、その原因となった分子レベルの異常を治すような遺伝子治療法が考えられている。今後は染色体異常や遺伝子欠落などの異常だけでなく、癌や生活習慣病などの様々な疾病に関する発病の素因が遺伝子診断で明らかにされ、遺伝子治療などが実用化されることになれば、受精卵の時点での出生前診断で遺伝子異常が見つかった場合に、遺伝子治療を行い、遺伝病を発症前に治療できる可能性もあり、病気の発現の遅延や予防などへの応用も十分期待できる。理学療法では遺伝子レベルの治療に直接的関係はないが、遺伝学の発展を理解し、理学療法実施が遺伝子レベルでの変化(変異や修復)に影響を及ぼす可能性や遺伝子治療後の身体活動への効果判定などの適用や応用を理解しておく必要がある。292 ➡ 遺伝、遺伝子組換え、遺伝子診断、常染色体優性遺伝、常染色体劣性遺伝、染色体、ゲノム、デオキシリボ核酸、ヒトゲノム

### 遺伝因子 = 遺伝子

### 遺伝子 gene【遺伝因子 genetic factor】

遺伝情報を担う構造単位。遺伝情報はDNA上の塩基配列として蓄えられ、この一部分が転写されてmRNAとなり、リボソームを場として特有の蛋白質が合成される。このRNAに転写されるDNA領域に遺伝情報がある。281

### 遺伝子型 genotype

形質を決定する遺伝子構造で、表現型の対語。ヒトは46本の染色体をもち、両親から23本ずつ伝達される。性染色体以外の常染色体22対はそれぞれ相同で、相同染色体と呼ぶ。相同染色体の相対する部位には同じ遺伝子(対立遺伝子)が存在し、どちらも発現する(遺伝子産物を作る)。この対立遺伝子またはDNA部分の一方をアレル(allele)と呼び、1細胞もしくは1個体でのアレルの組み合わせが遺伝子型である。遺伝子が発現して何らかの形態的・機能的性質が現れたものが形質または表現型(phenotype)である。例えばABO血液型では血液型物質を作る遺伝子をa、b、oとすると、遺伝子型はaa、ao、bb、bo、ab、ooがありうる。aはoに対して、bはoに対して優性だが、aとbは優、劣はない(共優性)ので、前記の遺伝子型からの表現型(血液型)はA、A、B、B、AB、O型となる。249 ➡ 遺伝子

### 遺伝子組換え genetic recombination

生物の細胞内から利用したい遺伝子を取り出し、別の生物の細胞に組み入れ、その遺伝子特有の性質や働きを可能にする技術。遺伝子組み換え技術は遺伝子を直接操作して行う。292 ➡ 遺伝、遺伝子、遺伝子診断、デオキシリボ核酸

### 遺伝子診断 genetic diagnosis

ヒトの血液や体液、組織の細胞から採取したDNAを解析し、その欠落や変異から疾病を診断すること。常染色体優性遺伝、常染色体劣性遺伝などの先天性疾患の診断だけでなく、癌などの生活習慣病の発現の予測も可能である。292 ➡ 遺伝、遺伝子、常染色体優性遺伝、常染色体劣性遺伝、デオキシリボ核酸、ヒトゲノム

### 遺伝性痙性対麻痺 = 家族性痙性対麻痺

### イド id【エス 独 Es】

快楽原則に基づいて本能的衝動を生む部分をさす。自我、超自我、イドによって人格が構成されるという考えを構造論と呼ぶ。イドの欲求充足方法は2種類あり、想像レベルを一次過程、現実レベルを二次過程と呼ぶ。66 ➡ 自我、超自我、精神分析、無意識

### 移動軸 movable arm【運動[可動]軸】

角度計を用いて関節の可動域を測定する場合の軸のひとつ。基本軸に対することば。可動する末梢骨の長軸、または2つの骨標示点

を設定し，四肢，体幹の動きに応じて角度計のアームを移動する。[21] ➡関節可動域，基本軸

**移動障害**(いどうしょうがい) transfer disturbance　移動に支障をきたすことで，下肢や体幹の運動機能の障害によるものと視覚障害によるものがある。障害物には，段差や突起物，スペースや案内の不備などがあるが，杖や歩行器，手すり，車いす，点字ブロックなどで対処が可能である。[243] ➡移乗・移動動作

**移動平均**(いどうへいきん) moving average　時系列データの前後の値を加算し，そのデータ個数で割ることによってその時点の代表値を求める平均値の算出法。時系列的変化の中から偶然誤差の影響を除去し，円滑化するために用いる。[216] ➡統計学，偶発誤差，外れ値

**移動レベル**(いどうれべる) locomotion level　移動様式を総称する用語。移動レベルは歩行レベル，車いすレベル，床上レベルの3つに分類され，自立度，移動環境からさらに細分化し，能力障害の程度あるいは運動機能が推察できる段階項目として用いられているが，まだ完全には統一されていない。歩行レベルは自立の度合いから自立歩行，監視歩行，介助歩行の各レベルに分けられ，自立歩行とは本来，杖，装具などの使用，不使用を問わず実用的な歩行が可能な歩行様式をさし，臨床現場では杖，装具などを使用した状態であればその名称を付記することが多い。移動環境からの分類では屋外歩行，屋内歩行，平行棒内歩行，伝い歩き，四つ這い，ずり這い，移動不可の各レベルとなる。これらの各移動レベルに自立，介助，監視などを付記(平行棒内介助歩行，近位監視歩行など)し具体化することが多い。車いすレベルでは標準の車いす，電動車いすでの自立か介助レベルかを付記する。[178] ➡日常生活活動，移乗・移動動作，歩行，監視歩行

**胃内視鏡**(いないしきょう) ＝胃カメラ(いかめら)

**犬の首輪徴候**(いぬのくびわちょうこう) dog's collar sign　脊椎分離症の45°斜位Ｘ線像にみられる徴候。上・下関節突起の中間部分の骨性連絡が絶たれた状態。多くはL₅椎弓に発生し，45°斜位Ｘ線像では椎弓は犬のように，分離部はイヌの首輪のように見える。[62] ➡脊椎分離症

**イヌリン** inulin　分子量3000〜5000の多糖類で体内には存在しない。生体内では特異的な膜透過性があり，そのクリアランス値は，クレアチニンクリアランスよりも正確に糸球体濾過値(GFR)を反映するとされている。[283] ➡糸球体濾過値

**医の倫理**(いのりんり) medical ethics　倫理とは人として社会で生活するうえで守るべき規則やモラルである。加えて医の倫理とは，医師や医療に関係する職種が対象者の治療や人々の病気の予防を行使する場合，守るべき医療の本質となる誠意や努力，尊厳などをいう。医療は人の命や健康に関わる業であるため，重大な責任を負っている。そのため，医療人として備えるべき倫理は多岐にわたり，医療人としての認識と自覚が重要となる。具体的には以下の事項があげられる。①生涯学習の精神：知識と技術の習得に努め，医学の進歩や発展に貢献すること。医療従事者は専門家として高度な医学的知識と技術を常に要求される。急速かつ高度に発展する現代の医療において単なる経験や勘に頼る医療行為は危険である。②医療を受ける人々の人格を尊重をすること：医療従事者は対象者との関係を対等にし，行使する医療行為の十分な説明を行い，かつ自らの意見を強要してはいけない。それはことば使いにおいても同様である。③医療を受ける人々の人権や自己決定権の尊重をすること：自己決定能力がない対象者においても人格の尊重を配慮する必要がある。④情報の開示と守秘義務を怠らないこと：対象者や親族への診療情報の開示は，知る権利の対応や対象者との信頼関係を築くために必要であり，十分な説明と対応がなされるべきである。⑤対象者に心優しく接すること：心優しく接することは，信頼関係や対象者の安心感を生み出し納得のいく医療を提供することができる。それはことば使いや，態度，懸命な行動などで具体化される。⑥医療従事者は互いに協力しなくてはならないこと：現代医療の高度発展は医師だけでなく，他の医療従事者においても同様であり，知識や技術，機器操作

などの専門化が進んでいる。現代医療はチーム医療として対象者に関わることが必須となるが，完全な役割分担をするものではなく互いに専門性を理解し，交差した認識が自らの専門性をも最大限に発揮させ，対象者へのよりよい医療を提供することが可能となる。日本医師会は医師法改正によりインフォームドコンセントを医師の努力義務として明記するなどの対応を行っている。また最近では脳死問題や臓器移植をはじめ体外受精や代理母などにおける遺伝子操作やクローン技術の行使など，本人の了解があっても医の倫理の立場から問題が提起されている。[83] ➡医業, 職業倫理, 哲学, 倫理

**いびき** snore　睡眠時に軟口蓋や咽頭の側壁粘膜が振動して発する異常な呼吸音。口蓋扁桃やアデノイドの異常増殖した幼児や肥満傾向のある成人あるいは筋弛緩傾向のある高齢者などにみられる。睡眠時無呼吸障害の原因となる。[217]

**いびき(様)音** = ロンカス

**易疲労性** easy fatigability　短時間の運動や作業で容易に疲労感や倦怠感が起こること。運動開始時に力が入りにくく，反復しているうちに回復することもあるが，一般に疲れやすく，長時間続けられない。重症筋無力症，進行性筋ジストロフィー，筋萎縮性側索硬化症，脊髄性進行性筋萎縮症，周期性四肢麻痺，小脳性運動失調症などでみられる。[42] ➡重症筋無力症, 小脳性運動失調症

**衣服着脱動作** = 更衣動作

**異物反応** foreign body reaction　生体外部から生体の体腔内や組織に侵入し，すぐには吸収されないものを異物という(例：ほこり，移植皮膚など)。その異物を体外に排除しようとする生体反応を異物反応という(例：痰，移植後拒絶反応など)。[188] ➡抗原抗体反応

**意味** meaning　単語や文などの言語記号が表す内容。広義には，身振りなど非言語記号が表す内容も含む。言語学者ソシュール(Saussure, F. de)は，記号を記号表現(能記)と記号内容・概念(所記)との結合ととらえた。[276] ➡記号, 言語, 語彙

**意味記憶** semantic memory　記憶の中の陳述記憶の中に分類される，世間一般の知識である記憶。くり返し学習することにより覚えられていく計算や記号，概念など。[222] ➡陳述記憶, 宣言記憶

**イミプラミン** imipramine　三環系抗うつ薬(第一世代と呼称)の代表的薬物で，クーン(Kuhn, R.)が初めて報告した。脳内のノルアドレナリン・セロトニン活性に作用し，気分を高揚させる作用があり，初回通過効果を受けやすい特徴がある。[182] ➡抗うつ薬, 抗精神病薬, 抗不安薬, 四環系抗うつ薬, 精神病

**イメージ** image　語源はラテン語のimagoで，心像，像などと訳出される。思考心理学では，外界からの刺激を伴わずに心に思い出す像(心像)のことをいう。人間の社会行動は思考や様々な映像の複合体によって解発される。社会心理学では，この解発要因をイメージという。イメージははっきりとしない概念で，明確に定義することは困難であるが，思想，概念，理解，印象，態度，感情，期待，願望など，多くの内容をもつ概念といえる。一般には概念，態度，考えなどの抽象的な意味で使われる。例えば「理学療法士のイメージ」というときは，理学療法士に対する印象，期待，願望などを意味している。この漠然としたイメージをとらえる技法にセマンティック・ディファレンシャル(Semantic Differential)法がある。これは，例えば，特定の集団(学生など)が，理学療法の対象である高齢者に対してどのようなイメージをもっているかを知るために，その情緒的意味を測定するものである。[165]

**医薬分業** separation of medical practice and drug dispensation　医師と薬剤師の職能を分離分業する制度。医師が診断に基づき処方箋を交付し，これを基に薬剤師が調剤し，施薬を行うこと。医師と薬剤師により，別の立場から処方内容のチェックがなされる，服薬

指導が受けられるなど，有利な点が多い。[267]
➡医業，医療行為，薬剤師

**医用画像管理システム** ＝ PACS

**医用工学** medical engineering：ME　　生体について医学の立場からは客観的な考察を行い，工学の立場からは理論的に現象を解明したり工学技術の応用を考えたりして，その成果を医療に役立てるために追究する医学と工学の境界領域の学問。[231] ➡生体工学，人間工学，工学

**医用材料** biomedical material　　医療用に使われる材料。生体用材料や医療材料などがあり，人工臓器や歯科材料，コンタクトレンズなども含まれる。理学療法の分野では，主に人工関節材料として人工関節置換術で使用される人工骨や人工関節がある。[31] ➡人工関節，人工関節置換術，セラミックス，カーボン繊維

**医用生体工学**　　medical bioengineering；biomedical engineering　　医用生体工学は，人体の構造や機能を応用し，工学に生かした生体工学と工学技術を医療に生かした医用工学をまとめたことばとして用いられることが多い。20世紀中頃に誕生し，医学・工学・運動学・生物学・生理学・情報科学など多岐にわたる学問を応用している。生体機能の計測は医療の診断では欠かせないものである。医療で実用化されているものとしてX線，CT，MRI，超音波診断装置，パルスオキシメータ，生体が発生する電気を記録する心電図，筋電図，脳波などがある。動脈血の酸素飽和度を非侵襲的に測定するパルスオキシメータの原理は日本で開発された。リハビリテーション分野などで使用されている電気角度計や重心動揺計は計測量を電気量に変換することができ，データ処理が容易であり，障害の評価として利用されている。また，これまで困難とされてきた生体計測がファンクショナルMRIやPETなど最先端の科学技術により解決可能となってきている。現代の医療には欠かせない治療手段として人工臓器がある。人工腎臓，人工肺，人工心臓，人工肝臓，人工膵臓，人工関節，人工水晶体など多岐にわたっている。しかし現在の人工臓器は開発途上であるため，体内に埋め込んで半永久的に生命や機能を維持することは難しい。治療器では物理療法として超短波，極超短波，超音波，赤外線，低周波などが利用される。低周波の応用では小型で体内埋め込みとして心臓ペースメーカが実用化されている。脊髄損傷や脳卒中で中枢神経系の障害による運動麻痺に対して，経皮的に電極を挿入し，末梢神経に電気的な刺激を与え，運動機能の補助を行う機能的電気刺激療法があるが実用化に至っていない。医用生体工学の分野には医療や医学での課題を情報的な見知から問題解決を行う分野がある。この分野はコンピュータの普及やネットワークシステムの進展により，双方向性通信技術を生かし，遠隔地医療や在宅介護システムとして発展しつつある。またリハビリテーションの分野では双方向性のメリットを利用し運動療法や日常生活動作の指導に利用され始めている。高齢化・少子化社会における医療，福祉の問題に対して解決すべき課題は多く，介護福祉機器の開発は生活の質を高めることにつながる。これらの分野では医用生体工学の貢献が期待されている。[129] ➡医用工学，工学，生体工学，運動学

**意欲** volition　　積極的にやりたいという意志。意欲はリハビリテーションにおいて重要な因子であるが，定義はあいまいで，自発性，発動性などと区別せずに使われることが多い。意欲・自発性に関する脳内のメカニズムは明確でないが，脳血管障害や外傷により前頭葉内側部，帯状回前部，視床前核や内側核が損傷されると意欲障害が起こる。意欲障害とはリハビリテーション領域では障害により自信を喪失し回復への希望をなくしている心理状態，孤独から生じる精神的退行とされ，認知症の部分症状とされる。具体的には何かをやろうという意志が低下し，日中はぼんやりしたり，寝たりする時間が多くなり，整容や入浴などの身の回り動作も，促されなければ自発的には行わないような状態である。脳血管障害による意欲の低下は単一の原因ではなくいくつかの要因により起こると考えられる。1つは器質性病変や循環障害，第2は意識水準の低下，第3は合併するうつ状態によ

るもの，第4は周囲からの働きかけの不足のような環境によるといわれる。意欲低下の対応としてはまず自発性の低下の状況を評価することが重要である。そのためには認知症の評価尺度であるGBSスケール（Gottfries-Brane-Steen dementia rating scale）の一部や，涌井らによる自発性評価表（S-Score: spontaneity score）が用いられる。理学療法の視点からは，現状に応じた動作の誘導を選択する。まったく動きがない場合は手を添えて一緒に動作を行うことから始める。それから口頭による示指や動作模倣をしやすい環境を整え動作を促す。それが可能になったら次第に動作模倣ができる状況や口頭での示指を減らし，自発行動を促す。また個別よりもグループが有効とする報告もある。しかし，視床－前頭葉系の器質的病変を有する場合は，治療効果が得にくいとされる。薬物療法としては塩酸アマンタジン，レボドパ（L-ドパ），抗うつ薬で効果がみられることがある。[79] ➡モチベーション，自発性

### 医療関係法規　medicare regulations；law relating to medical care
医療に関係する法規は数多く，①医事法規，②薬事法規，③保健衛生法規，④予防衛生法規，⑤環境衛生法規，⑥公害関係法規，⑦福祉関係法規，⑧その他の関係法規の括りがなされている。また①〜⑤は衛生法規，③〜⑤は公衆衛生法規と区分されることがある。衛生法規は国民の健康を回復し，保持し，また増進することをめざす法規であり，公衆衛生法規は生活環境の維持・改善をめざす法規である。①〜⑧の法規には以下の法律が含まれている。①医事法規：医療法，医師法，歯科医師法，保健師助産師看護師法，理学療法及び作業療法士法，義肢装具士法，衛生士法，歯科技工士法，診療放射線技師法，臨床検査技師，衛生検査技師等に関する法律，視能訓練士法，臨床工学技士法，救急救命士法，言語聴覚士法，あん摩マッサージ指圧師，はり師，きゅう師等に関する法律，柔道整復師法，看護師等の人材確保の促進に関する法律，臓器に移植に関する法律，死体解剖保存法など。②薬事法規：薬事法，薬剤師法，毒物及び劇物取締法，麻薬及び向精神薬取締法，あへん法，大麻取締法，覚せい剤取締法など。③保健衛生法規：地域保健法，母子保健法，老人保健法，学校保健法，健康増進法，栄養士法，調理師法，原子爆弾被爆者に対する援護に関する法律など。④予防衛生法規：感染症の予防及び感染症の患者に対する医療に関する法律，予防接種法，結核予防法，検疫法。⑤環境衛生法規：食品衛生法，水道法，下水道法，廃棄物の処理及び清掃に関する法律，狂犬病予防法など。⑥公害関連法規：環境基本法，大気汚染防止法，水質汚濁防止法，騒音規制法，振動規制法，悪臭防止法，土壌汚染対策法，公害健康被害の補償等に関する法律など。⑦福祉関連法規：社会福祉法，健康保険法，国民健康保険法，労働者災害補償保険法，介護保険法，生活保護法，児童福祉法，老人福祉法，障害者基本法，身体障害者福祉法，知的障害者福祉法，母子及び寡婦福祉法，社会福祉士及び介護福祉士法など。⑧労働基準法，労働安全法など。[205] ➡医療機関，病院

### 医療管理学 ＝ 病院管理学

### 医療機関　medical institution；medical organization
医療機関は公的医療機関と医療法人によるものがあり，医療施設と医療関連施設に分けられる。医療施設としては病院，診療所，助産所（入院定員が10名未満の助産施設）がこれにあたる。医療関連施設としては介護老人保健施設，訪問看護ステーション，薬局がある。また，病院は地域医療支援病院（他の病院または診療所から紹介された患者に対し医療を提供，病院の建物を当該病院に勤務しない医師らの診療に利用，救急医療を提供する），特定機能病院，療養型病床群に区分される。なお，一般病院に比して介護職員を多く配置し，ケアに重点をおいた医療を行う介護力強化型病院は2003（平成15）年に療養型病床群に転換された。[205] ➡特定機能病院，総合病院，一般病院，療養型病床群

### 医療経済学　health economics；health care economics
「保健，医療」にかかる経済的側面を分析する研究分野。研究対象として，マクロ的側面とミクロ的側面がある。マクロ的側面としては，医療費の財源のあり方，医

療保険制度，診療報酬体系のあり方などの分析のほか，老人医療費の負担と給付バランスや介護の分析も医療経済学の対象となってきた。ミクロ的側面としては，特定の疾患を治療するための各種治療の費用面での優劣比較，あるいは早期リハビリテーションのもたらす経済的効果といったものなどがある。その効果の測定には，効果を「寿命の伸び」で測定する「費用・効果分析」といわれるものと，保健活動や治療行為は，必ずしも命に関わるとは限らず，人々の「生活の質」の向上に寄与するものも多く，これを命の延びに換算し，「費用・効用分析」と呼ばれるものがある。医療に費やす資源に限りがあることから，こうした研究が重要な役割を果たすことになる。[205] ➡健康寿命，診療報酬請求，医療費，病院管理学，病床利用率，包括払い，出来高払い，メディケア，マネジドケア

**医療圏**（いりょうけん） medical service area　医療計画の単位となる区域で，都道府県毎に適切な医療の確保ための医療計画が作成される。一次医療圏は市町村の範囲，二次医療圏は都道府県を数地区に分けた範囲，三次医療圏は都道府県の範囲。[273]

**医療行為**（いりょうこうい） practice of medicine　医療行為とは，「医師の医学的判断・技術に基づいて疾病の診断・治療およびその予防のために行う行為であって，医師が行わなければ人体に保健衛生上危害を及ぼし，または危害を及ぼすおそれのある行為」である。具体的には，医師による診察，診断，治療，生理学的検査などがこれに該当する。医療の中核をなす医療行為については，専門的知識・技術をもって行わなければ危険を伴うことから，これを担う医師の資格を医師法で「医師でなければ医業（医療行為を業として行うこと）をなしてはならない」（第17条）と規定し，医師以外のものが医業を行うことを禁じている。医療の高度化・専門家に伴い，医師のみでの診療を行うことは困難で，診療の一部を担う専門技術者が必要となってきており，現在医療関係の専門職種として，薬剤師，看護師，診療放射線技師，臨床検査技師，理学療法士など多くの資格制度が設けられている。これらの医療関係職種の業務は，医師の担う診療（医療行為）の一部を担うもので，「診療の補助行為」と呼ばれる。この診療の補助行為も一定の危険性を伴い，専門的知識技能が要求されることから，それぞれの資格法が定められている。また，これらの有資格者，診療の補助行為を行う場合についても，あくまで医師の判断のもとに連携して行われるべきであり，原則として「医師の指示」が必要である。医療行為の過程で医療過誤が疑われる場合には，刑事責任（刑法第211条業務上過失致死傷罪など），民事責任（損害賠償，不法行為責任，債務不履行責任，使用者責任など），行政責任（免許取り消し，業務停止など）の法的責任の有無が問題となる。[109] ➡医業，医の倫理，医療保険制度，診療報酬請求

**医療材料**（いりょうざいりょう） materials for medical care；biomaterials【治療材料】　医療上必要とされる材料。これらは多品種かつ少量製品であるためデータベース化されている。これらの中には，医科点数表（老人医科を含む）の適用にならないものもある。[81]

**医療事故**（いりょうじこ） medical accidents；medical incidents　患者や医療従事者が被害者である場合も含み，医療に関わるすべての人身事故をいう。そのうち特に問題にされるのが医療従事者が加害者である場合である。これには，医療従事者に過失が認められるものと，不可抗力によるものがある。医療従事者に結果予見や結果回避の義務違反などの過失があって生じる医療事故のみを医療過誤と限定して，両者を区別している。ハインリッヒ（Heinrich）の法則によれば，1つの重大事故の裏には軽傷の事故が30倍，さらには無傷の災害が300倍隠されているといわれている。つまり，医療の現場において，重大事故につながっていたかも知れない「ヒヤリ」「ハッと」すなわちインシデントの事例は決して少なくないということである。病院をはじめ医療施設においては，医療事故が刑事事件として裁判で争われたりと社会問題化する中で，「誰でもが医療事故を起こす可能性がある」という前提のもとリスクマネージメント（危機管理）の導入が急がれている。具体的には，イ

ンシデント会議やリスクマネージメント委員会などを設置し，職員個々から提出されたインシデント報告書やレポートを基にそのインシデントやリスクを把握・分析し，それに対応するマニュアルやガイドラインを作成する。これらにより，組織として個々の情報を共有し，医療事故防止の教育システムを確立し，実際に教育することで周知徹底し，組織は損失を最小限にするとともに医療そのものの質を補償することが可能となる。理学療法の場面においても例外ではなく，理学療法士側および患者側，さらには施設やその環境・設備に問題がある場合など様々な医療事故の可能性が考えられる。オーバーストレッチや無謀な手技による関節や筋の損傷，オーバーワークや全身状態の把握不足による疲労や痛み，注意や監視の不備および環境の不整備による転倒などには日頃から注意を怠ってはならない。理学療法士は，リハビリテーションチームや病院・施設という組織の一員として，リスクマネージメントに対して積極的かつ協力的に参加する必要がある。また，個人レベルにおいても，技術職として，医療専門職として日々進歩している医療の中で最大限の治療効果を提供するために，疾患や障害および患者の把握はもとより，器械・器具の操作や管理，その適応と禁忌の把握，さらには設備・環境の管理および整備，適切な場面設定などに努めなければならない。[16] ➡医事訴訟，医の倫理，医療関係法規，針刺し事故，情報公開，危機介入，リスク管理

### いりょうすぽーつ
**医療スポーツ** sport activity for medical effects　スポーツの効果を医療に反映させようとするもの。例えばウォーキングやランニングによって全身持久力を向上させ，日常生活やスポーツ外傷(障害)後の復帰を早めることである。また，セラピストが種々の大きさ・重さのボールを用いてキャッチボールを行うとすれば，空間内での身体の時間的移動を円滑化することができ，運動学習面で大きな効果をもつことも理解できる。このように医療スポーツではスポーツを行うことが目的ではないが，スポーツ動作を応用することで通常の運動療法とは異なった運動強度，運動負荷量，運動時間，運動速度，敏捷性，固定性(安定性)，協調性などが与えられることで，広く体力面の改善が期待される。さらに，運動療法が長期間にわたればどうしてもマンネリ化し，効果も促進されない。こういう場合に医療スポーツを取り入れることの心理的効果が大きいこともいわれている。[33]

### いりょうそーしゃるわーかー
**医療ソーシャルワーカー** medical social worker：MSW　リハビリテーション医療におけるチームの一員で，患者や障害者とその家族が抱える心理的，社会的および経済的諸問題を調査分析し，問題解決を図り，社会復帰のための自立援助を行う。具体的には社会保障や社会福祉サービスなどの社会資源の紹介，情報提供や助言を行う。また，他の病院や施設の専門職と連携して，チームアプローチを推進し連絡と調整を担当する。MSWには様々な社会福祉制度とその運用について熟知しているだけでなく，医療の経済的側面にも専門的知識をもち，患者や障害者の医学的諸問題が本人および家族を含めた社会生活にどのような影響を及ぼすかという社会的視点からの問題解決能力が要求される。ソーシャルワーカーということばは，社会福祉従事者の総称として用いられることが多いが，現在のところ，限定された職種ではなく，身分制度も未確立である。[53] ➡リハビリテーション，社会的リハビリテーション，チーム医療，医療面接

### いりょうそしょう　　いじそしょう
**医療訴訟** ＝ **医事訴訟**

### いりょうちーむ
**医療チーム** medical team　医療の対象となる者の問題は疾病や障害という心身状況のみならず，社会的あるいは経済的な様々な問題を含んでおり，しかも重複して存在している。それを解決するには多方面からのアプローチが必要となる。各側面からその対応がバラバラに行われていたのでは，効率の低下を招き，対象者の利益にもならない。医療のみならずそれを取り巻く関連職種すべてがそれぞれ協力し合い，1つの目標に向かって，うまく絡み合っていくことが重要となる。患者や障害者に日常接して，サービスを直接提供するリハビリテーション医療チームは，医師，看護師，理学療法士，作業療法士，言語聴覚

士，義肢装具士，臨床心理士，医療ソーシャルワーカーらによって構成される。医療チームにおいて従来は，患者(障害者)と医師を中核として，その周りに専門職が取り巻く構図からパラメディカルスタッフ(医療補助者)として表現されていたが，医療機能の分化や各専門分野の役割分担などから今日においては，患者(障害者)を中核として，医師も含めた各専門職が衛星状に配列し，役割を遂行することから医師以外の医療職をコメディカルスタッフ(医療協働者)として，位置づけられるようになった。チームの関係が良好であるためには，共通言語をもとに理念や目標，手段などを共有し，地域においては，保健・福祉職種など共通言語をもたない様々な職種と連携し，チームを組むことになり，それぞれが役割を踏まえ，遂行していかなければならない。そして自らの責任を果たすことがチームアプローチの中で大きな課題といえる。このようなことをスムーズに行うためには，日頃からのお互いのコミュニケーションが大切であり，ケースカンファレンスなどを通じての目標・プログラムの明確化，提供技術の一定化と継続性の確立が必要となる。チームの構成図を参照。[205] ➡地域リハビリテーション

**医療費** health care cost　わが国は大部分が社会保険診療であり，医療費の基準は，厚生労働大臣が中央保健医療協議会に諮問し，点数単価方式による診療報酬が設定され，ほぼ2年ごとに見直しが行われる。診療行為は，基本診療料(初診，再診，入院など)，特掲診療料(療養上の指導，在宅療養，検査，画像診断，投薬，注射，リハビリテーション，精神病特殊療法，処置，手術，麻酔，放射線治療)に分けられている。薬価も国が決めている。老人の医療費は老人保健制度の中で，老人診療報酬の基準が別に定められている。健康保険法では医療施設のいろいろな施設基準があり，その基準を満たした場合に特別な診療費用が請求できる。[205] ➡診療報酬請求，社会保障制度

**医療費支払方法** medical fee payment system
　わが国は，医療皆保険制度を導入，すべての国民が，診療報酬請求制度に基づいて運用，組合・政府管掌健康保険や国民健康保険，共済保険などを使用し，診療請求総額の2〜3割を被保険者の自己負担により，治療が受けられる。治療内容によって，その請求費用が積算される出来高払い制度とその治療場面や内容によって一定(丸目方式と呼ばれる)の請求上限が設定される定額支払い制度の2つが基本になっている。医療保険制度には関係なく，美容整形や歯科診療には自由診療支払い方式がとられる自由診療の形態もある。介護保険の施行も関係し，より整備された社会保険診療報酬支払い基金は，①健康保険など職場に勤める人を対象とした医療費を，保険者から委託を受けて審査・支払いを行う，②都道府県や市町村の委託を受けて老人保健制度の公費負担医療費の審査・支払いを行う，③訪問看護療養費，老人訪問看護療養費の審査支払いを行う，④老人保健制度，退職者医療制度の拠出金を保険者から徴収し，市町村に交付する，⑤2000(平成12)年4月から施行された介護保険では，介護保険第2号被保険者(40歳以上65歳未満の医療保険加入者)の介護納付金を各保険者から徴収して全国的にプール，市町村に介護給付費交付金として定率交付する，など5つの機能をもち，医療保険制度の保険金の運用を行っている。[104]

**医療法人** medical juridical person；medical corporation　医療行為(病院・診療所，または介護老人保健施設)を営むために設立された社団(財団)をいう。1950年の医療法改正によって設けられた。営利性は否定されており，余剰金の配当も禁止されている。[205]
➡医療機関，病院

**医療保険制度** health care system　わが国で最初の医療保険制度は1927(昭和2)年に施行された健康保険法であり，以後，医療保険各法が施行整備され，1961(昭和36)年の国民健康保険法の全面実施で日本国民であれば誰でもが必ずいずれかの医療保険に加入する，いわゆる「国民皆保険制度」が実施され，現在に至っている。国民が病気やけが，障害，死亡，分娩などの場合に，それぞれの加入する保険によって医療費の保障を受けることができる。この国民皆保険制度は他国に類をみな

い制度であり，戦後急速な寿命の延伸が図られた根幹をなす制度といえる．しかし，急性期から維持期，高度型医療から療養型医療まで幅広い範囲での保険診療制度は，年々医療費が高騰化しているため各保険財政はいずれも危機状態にあり，今後安定した運営を行うため医療費の抑制ための抜本的改革が大きな課題となっている．近年，医療の質を維持するとともに効率の改善をはかるために，クリニカルパスや DRG/PPS (diagnosis related group/prospective payment system：診断群別包括支払い方式）の導入が進められている．クリニカルパスは各職種が連帯して効率的かつ高品質を維持するための工程管理の手法であるが，これを医療において用いたもので，患者の疾患や病状ごとに，治療の手順や検査，投薬，リハビリテーション計画など，医師，看護師，理学療法士，作業療法士などが連携したもとでの「質の高い標準治療計画書」である．DRG とは，1 万以上ある疾病を治療内容や使用する医薬品，医療材料，入院日数などをもとに 575 のグループに分類すること．また，PPS とは，包括支払方法といわれ，このクリニカルパスの確立とあわせ DRG と PPS を一体化させた「診断群別包括支払い方式」を導入することで，入院日数の短縮，従来著しく異なっていた治療法の標準化などにより，大幅な医療費の削減ができるといわれている．医療保険制度を大きく揺るがすものである．[205] ➡ 医療費, 医療経済学, 診療報酬請求, 出来高払い, 包括払い, メディケア, マネジドケア

**医療面接** medical interview　医療行為は，一般的にまず問診より始められる．問診とは文字通り対象者へ質問し，状態を診るということであり,医療従事者主体という感がある．最近では，この問診という医療行為は，医療面接ということばに置き換わっている．問診の語源はメディカルインタビューであり，医療面接のほうがよりふさわしい和訳である．また，インタビューとは話す意思と聞く意思が交わることを意味しており，対象者と医療従事者が共同して対象者が抱える問題の分析を行おうとするものである．つまり，医療面接では医療従事者が一方的に情報収集を行うのではなく，対象者からも情報収集を行うことにより，対象者・医療者間の信頼関係や開かれた医療が構築される．医療面接には 2 つの目的があり，1 つは信頼関係を構築するためのコミュニケーションで，もう 1 つは対象者が抱える問題を解決するための情報収集である．医療面接を行う場合，時間をかけて信頼関係を築いていくためにも初回はいきなり機械的な質問から始めることは避け，自己紹介や理学療法の簡単な説明，これから何を行うかを説明する．これにより対象者は心の準備をし，次第に心を開いていく．理学療法において医療面接で収集すべき項目は，医学的な事項としては主訴・現病歴・既往歴・現在のADL状況など，社会的事項としては職業・家族構成・家屋構造あるいは経済状態などであるが，これらの質問内容はプライバシーに関わるため，対象者の表情や感情を考慮しながら質問することが重要である．面接の際の質問は，開かれた質問 (open question) と閉じた質問 (closed question) の2つに大別される．開かれた質問とは対象者から自由に自分の話したい内容を引き出す質問法で，「今，何にお困りですか」といった質問がこれにあたる．これ対して閉じた質問とは，より具体的な内容を引き出す質問法で「どこが痛いですか」といった質問がこれにあたる．一般的に面接の初期段階では開かれた質問が，情報収集の標的が定まってきた面接の後半には閉じた質問が適しているとされている．[53] ➡ 医療ソーシャルワーカー, 評価, 面接, 問診

**医療類似行為** practising alternative medicine
　あん摩・マッサージ・指圧・鍼灸・柔道整復(接骨，整骨，骨接ぎ)などの治療または保健を目的とした行為．これらは「医療の類似行為」として法で定められた資格をもつものにのみ許可され，無免許で行うと法律違反となる．これらの職種を医療類似職種という．[81] ➡ 医業類似行為

**イレウス** intestinal obstruction【腸閉塞】
　腸管の閉塞による通過障害．嘔吐，腹痛，ガス排泄停止，蠕動不安，血行障害などをきたす．器質的閉塞が原因の機械的イレウスと，腸管の運動障害による機能的イレウスと

に区別される。手術を要することも多い。[193]

**胃瘻形成術**（いろうけいせいじゅつ） ＝ 胃瘻造設術

**胃瘻造設術**（いろうぞうせつじゅつ） gastrostomy；gastrostomosis【胃瘻形成術】　栄養補給の目的で胃を人為的に腹壁に固定し，胃底部前面にチューブを挿入し腹壁に開口する手術。咽頭・食道・噴門などの疾患による経口栄養摂取不能者に対して行う。開口部から流動食を胃内に注入する。[145] ➡経皮内視鏡的胃瘻造設術，経口摂取，経鼻的経管栄養[法]

**色感覚**（いろかんかく） ⇨ 色覚（しきかく）

**陰圧呼吸**（いんあつこきゅう） negative pressure respiration
　人体で通常行われている呼吸。吸気時に横隔膜や外肋間筋の収縮によって胸壁が広がり，胸腔内圧が陰圧となる呼吸。それに伴い肺が拡張し外気が肺胞内に流入し，ガス交換が行われる。機械的人工呼吸は陽圧換気である。[116] ➡呼吸理学療法，胸郭

**因果関係**（いんがかんけい） causal relationship　ある要因と現象に何らかの関連性があり，さらに原因と結果といった関係にある場合，両者には因果関係があるという。したがって，その要因に消失もしくは減少するなどの変化が起これば，起こりうる現象にも変化がみられることになる。ただし，要因と現象に統計学的に相関があったとしても，起こりうる現象に関連する要因は1つとは限らないため，確実に因果関係があるとは言い切れない。例えば，変形性膝関節症の発症には関節軟骨への機械的ストレスが必要条件となるが，老化などの生理的条件や運動不足による肥満や筋力低下などの身体環境条件も原因となり判断が難しくなる。これら因果関係に統計学的に相関があると判断する基準には①関連の一致性，②関連の強固性，③関連の特異性，④関連の時間性，⑤関連の整合性などが条件としてあげられるが，満たされない条件があったとしても完全に因果関係を否定することはできない。[265] ➡記述統計，変数，相関

**インキュベータ** ＝ 保育器（ほいくき）

**陰極**（いんきょく） negative electrode；cathode【カソード】
　電極反応で電位の低い側，すなわち電流の流れる方向の電極を陰極，高い側を陽極という。電気分解や真空管ではカソードともいう。[1]

**インシデント** incident　実際の事故には至らなかったが，医療事故の可能性が高かった出来事。理学療法施行中の転倒や転落が危惧された状況，全身状態の変化などが含まれる。インシデントが発生した場合には，インシデントリポートを提出し，医療事故の予防に努めることが重要である。[204] ➡医療事故

**因子負荷量**（いんしふかりょう） factor loading　抽出された因子と観測された変数との相関係数で，関係の強さを表すもの。観測変数の抽出因子に対する負荷(重み)を示す数値で，−1から+1で，0は負荷なし，−なら負の，+なら正の負荷を示す。[129] ➡主成分分析，因果関係，因子分析，変数，固有値

**因子分析**（いんしぶんせき） factor analysis　多変量解析の手法のひとつで，多変数からなる複雑な情報を単純な要因で説明する方法。単純な要因を共通因子としてその存在を仮定し分析を行う。数学的手法を用いその因子に対する影響度として因子負荷量を求める。この因子負荷量をもとに存在を仮定した因子が何であるかを解釈することで，より単純な要因で複雑な情報を説明することが可能となる。[258] ➡多変量解析，目的変量，主成分分析，因子負荷量

**インシュリン** ＝ インスリン

**飲水調節**（いんすいちょうせつ） control of water-drinking　細胞内水分が欠乏して血液中の浸透圧が亢進すると，外側視床下部にある浸透圧受容器によって渇感が感知され，飲水中枢が刺激されて飲水行動が起こる。飲水は水分の喪失や塩分の過剰摂取などにより飲水中枢で調節される。[34] ➡ホルモン，視床下部，内分泌

**インストゥルメンテーション手術**（いんすとぅるめんてーしょんしゅじゅつ）
＝ 脊椎インストゥルメンテーション（せきついいんすとぅるめんてーしょん）

**インスリン** insulin【インシュリン】　ランゲルハンス島の膵B($\beta$)細胞より分泌されるポリペプチドホルモン。分子量約5,800。糖質，脂質，蛋白質，核酸の合成と貯蔵を促す。グリコーゲン合成，グルコースの酸化と細胞内取り込みを促進し，血液中のグルコースである血糖を低下させる唯一のホルモン。[281] ➡糖尿病

**インスリン依存型糖尿病**　⇨ 1型糖尿病

**インスリン非依存型糖尿病**　⇨ 2型糖尿病

**インスリン様増殖因子 I**　= ソマトメジン

**陰性徴候** negative symptom　通常あるべき機能が減弱もしくは喪失した状態。上位運動ニューロンの障害による立ち直り反応や平衡反応の減弱，巧緻動作の障害，運動麻痺，感覚障害，寡動などが含まれる。[55] ➡陽性徴候

**陰性T波** negative T wave　心電図におけるT波は心室細胞の再分極を意味し，基準電位よりマイナス方向を陰性T波といい，心筋の虚血で出現する。心筋梗塞のときの異常波形として，冠性T波と呼ばれる特徴的な陰性T波がみられる。[3] ➡虚血，心電図

**陰性転移** negative transference　過去，特に幼少期に両親などの重要な人物に対して経験した陰性的な感情・思考・行動・態度(不信，反発，拒否，非難，敵意，憎しみ，恐怖など)を，現在の対人関係のなかのある人物に(例えば，対象者が治療者に)向けてくること。[160] ➡陽性転移

**陰性モデル** negative model　石膏を含ませたギプス包帯を肢体に巻いて硬化させた肢体の中空の型。この陰性モデルの中にギプス泥を流し込み硬化させたものが陽性モデルで，義肢装具製作の原型となる。[12] ➡陽性モデル

**インターバルトレーニング** interval training　間に休憩をはさむ連続した運動で運動能力を向上させるトレーニング法。最大酸素摂取量を基準にした運動負荷によってトレーニングの強度と効果を図ることが一般的で，低負荷高頻度・長時間に行われるエアロビック(aerobic：有酸素)トレーニングと，その反対に高負荷低頻度・短時間に行われるアネロビック(anaerobic：無酸素)トレーニングの中間的な位置にあると分かりやすい。30秒あるいは60秒で規定した運動の最大反復回数を測定し，回数・時間を配慮しながら種目数，セット数などを決めていく。種目としてはシットアップ，プッシュアップ，ハードルジャンプ，背筋運動，バービージャンプ，その場かけあし，などが一般的である。1つの運動を20秒から30秒程度で全力で行うのでミドルパワーの向上に効果的である。インターバルトレーニングの考え方はウェイトトレーニングで応用されたり，さらにレペティショントレーニング(repetition training)と対比されることもある。[33] ➡トレーニング，持久力

**インターフェース** interface　inter-とは「間，相互」を表し，faceは「表面」という意味で，両者をあわせて境界面を意味する。コンピュータのキーボードやマウスなどの機械と人間との接点を意味することが多い。また理学療法分野では義肢と人間との接触面であるソケットがインターフェースととらえられる。[79]

**インターフェロン** interferon：IFN　ウイルス感染時に細胞外に放出されるウイルス増殖抑制因子として発見された糖蛋白質。現在では抗ウイルス作用だけでなく，免疫系に作用し，腫瘍細胞の増殖抑制や感染防御に働くことが知られている。腫瘍や肝炎では，体内で作られる量では足らず治療薬として投与する。[77] ➡抗癌薬，サイトカイン，抗ウイルス作用

**インターベンション**　= 介入

**インターロイキン2** interleukin 2：IL-2　主として活性化ヘルパーT細胞から産生される生物学的応答調節物質。リンホカインの一種。T細胞の増殖や腫瘍壊死因子などの産生を促す。遺伝子組換え技術で作られ製剤

は進行腎細胞癌，悪性黒色腫などの治療に使われる。[77] ➡サイトカイン，T 細胞，免疫

**インタビュー** ＝ 面接（めんせつ）

**インテグレーション** ＝ 統合教育（とうごうきょういく）

**インテリジェント膝継手**（いんてりじぇんとひざつぎて） intelligent prosthesis knee joint　義足歩行時の遊脚相における下腿部の振り出しを継手内のマイクロコンピュータで制御し，切断者の歩調にあった歩行を可能にする歩速応答性の膝継手。遊脚相制御の作動原理は，最初に切断者の歩行速度を検出し，直ちにマイクロコンピュータで歩行速度に応じた空気圧シリンダー内の弁開度を調節して制御力を変化させる。これによって下腿の振り出し速度が変化し，ゆっくり歩行から早歩きまで歩調に合わせた振り出しができる。また，立脚相制御には荷重ブレーキにより安定性が得られる。歩行速度の設定は 10 段階まであり，本膝継手の適応となる年齢も若年者から高齢者まで幅広い。大腿義足の膝継手のみならず股義足の膝継手としても使用されている。[48] ➡遊脚相制御，立脚相制御，荷重ブレーキ膝

**咽頭**（いんとう） pharynx　鼻腔および口腔と喉頭の後方にあり，筋で構成された長さ 12～16 cm の漏斗状の管で，鼻部，口部，喉頭部からなり，それぞれ上咽頭，中咽頭，下咽頭に区分される。咽頭は呼吸路と食物通路を兼ね，空気は鼻腔から咽頭鼻部→咽頭口部→咽頭喉頭部→喉頭へ，食物は口腔から咽頭口部→咽頭喉頭部→食道に至る。[197] ➡喉頭，嚥下

**咽頭期**（いんとうき） ⇨ 嚥下（えんげ）

**咽頭弓**（いんとうきゅう） ＝ 鰓弓（さいきゅう）

**咽頭扁桃肥大症**（いんとうへんとうひだいしょう） ＝ アデノイド

**咽頭麻痺**（いんとうまひ） ＝ 声帯麻痺（せいたいまひ）

**インドール系薬**（いんどーるけいやく） indole corollary drug　非ステロイド性の抗炎症薬で，代表的なものにインドメタシンがある。プロスタグランジン生成に関わっているシクロオキシゲナーゼに対し阻害効果をもつ。鎮痛解熱，抗炎症作用があり，腎機能低下，血圧降下，胃腸出血などの副作用がある。[182] ➡薬効曲線，サリチル酸製剤

**イントリンシックプラス[変形]** intrinsic plus deformity 【手内在筋プラス変形，手内在筋優位の手，エクストリンシックマイナス[変形] extrinsic minus deformity】　手指において，上腕骨や橈骨，尺骨に起始部をもつ外在筋に対して，手根骨より遠位に起始部をもつ内在筋のうち虫様筋，背側骨間筋，掌側骨間筋の筋張力または短縮が強い状態，またはその肢位。具体的には，中手指節関節は屈曲位となり，近位指節間関節と遠位指節間関節は伸展位となる。スワンネック変形や母指の内転を伴うこともある。中手指節関節を屈曲位にして指節間関節に拘縮がないことを確認した後に，中手指節間関節を伸展させると指節間関節の屈曲が制限される。これをバネル（Bunnell）テストという。臨床上は，手内在筋に特有の阻血性拘縮のほか，伸筋腱損傷，骨間筋の痙性麻痺時にみられる。手内在筋の機能不全は手指の巧緻性を低下させるため，拘縮の予防あるいは改善を第一に考え，代償運動に留意しながら筋機能の改善を図る必要がある。[90] ➡イントリンシックマイナス[変形]，スワンネック変形

**イントリンシックマイナス[変形]** intrinsic minus deformity 【手内在筋マイナス変形，手内在筋劣位の手，エクストリンシックプラス[変形] extrinsic plus hand】　手指において，上腕骨や橈骨，尺骨に起始部をもつ外在筋に対して，手根骨より遠位に起始部をもつ内在筋のうち虫様筋，背側骨間筋，掌側骨間筋の筋張力が弱い状態，またはその肢位。具体的には，中手指節関節は伸展位となり，近位指節間関節と遠位指節間関節は屈曲位となる。つまり総指伸筋と浅指屈筋，深指屈筋の作用が強く表出する。内在筋を主につかさどっている尺骨神経麻痺や挫傷，変性疾患のほか，視床障害特有の感覚障害が原因でみられることがある。この肢位では中手指節関節および指節間関節の側副靱帯は弛緩するが，

そのまま放置しておくと短縮をきたし関節拘縮に陥りやすい。また，重症例では中手指節間関節の関節包断裂をきたし，より強い変形が助長される。靱帯の弛緩状態や関節の腫脹，および筋，腱の状態を確認しながら拘縮や筋機能の改善を図る必要がある。[90] ➡ 鷲手, イントリンシックプラス[変形], 手内在筋, 手外在筋, 視床手

### 院内感染 hospital acquired infection
医療施設や医療関連施設において，細菌やウイルスなどの病原微生物が体内に侵入して生じる病院施設内集団感染。代表的なものにMRSA（メチシリン耐性黄色ブドウ球菌）感染がある。室内や医療器具の汚染，保菌者との接触，保菌による媒介，患者の抵抗力や体力などが原因。院内感染対策としては手洗いが基本であり，流水と石けんによる手洗いを原則とし，最低でも10秒以上はかけて洗う。消毒用アルコールによる手指消毒でもよい。院内感染の対策には米国CDC（疾病管理予防センター）のガイドラインが有用である。これは標準予防と感染経路別予防からなる。(1)標準予防：すべての患者の血液，体液，分泌物，排泄物は感染の危険性があるとみなし，これらに触れたら手を洗う。触れる可能性のあるときは，手袋，マスク，エプロンなどを着用する。(2)感染経路別予防：院内感染の経路は，空気，飛沫，接触，食事，薬剤，昆虫などがあるが，なかでも空気，飛沫，接触が重要な感染経路であり，これらの感染経路の遮断を行う。①空気感染予防策：空調設備のある個室に隔離すること，医療者はN95マスクを使用する。②飛沫感染予防策：サージカルマスクを着用する。個室への隔離が望ましいが，不可能であれば患者同士を1m以上離す。③接触感染予防策：手袋とプラスチックエプロンを着用する。なお，健康保険法では院内感染対策委員会を設置し，院内感染について適切な対策を講じることが求められており，対策が講じられていない場合は，院内感染防止対策未実施減算として入院患者1人につき入院基本料から1日当たり5点減額される。[248] ➡ メチシリン耐性黄色ブドウ球菌, 感染経路, 感染症対策, リスク管理, 危機介入

### インパクトファクター impact factor
ガーフィールド（Garfield, E.）による「引用回数が多い論文ほど科学の発展に貢献し，インパクトのある研究である」という論文に関する評価指標。「当該雑誌の過去2年間に発表された論文がその年1年間に発行された全雑誌に引用された総件数」を「当該雑誌の過去2年間に発表された論文の総件数」で割ることで求められる。値が大きいほどよく読まれ影響があり，良質な論文を掲載した雑誌であるとみなされる。この指標を参考にし，研究者は投稿雑誌や購入雑誌を決めたり，研究業績を指標化して他と比較することもできるが，値について以下の点に注意し活用することが必要である。①総説は高い値を示しやすい。②頻繁に引用される論文はさらに頻繁に引用されるという集中傾向がある。③過去2年間に引用されたという観点から，創刊・廃刊など期間の影響がある。④正規分布に従わない平均値の集団であり得る。⑤編集に関わる人の意図が入る場合もあり得る。[271] ➡ 文献, 先行研究, 原著, オリジナリティ

### インパルス impulse
**1** 何らかの刺激により局所電流が生じた神経細胞や軸索などの隣接部位では，脱分極が起き，新しい活動電位を生じ，この興奮は次々と伝達される。このように神経線維を伝導する活動電位のことを示す。**2** 力積に同じ。[56] ➡ **1** インパルスの発射頻度の調節, 全か無の法則, 活動電位

### インパルスの発射頻度の調節 adjustment of discharge frequency of impulse
効率的な動作を可能にするため，複数の神経細胞と経路が関与し多くの筋が協調的に働いている。α運動ニューロンの発射活動は，α・γ両経路によって支えられている（α-γ連関）。いま一定の負荷に抗して筋収縮を行うとき，急に負荷が除かれると，筋の短縮により筋紡錘の発射が低下し，脱興奮のためα運動ニューロンの活動は押さえられる。逆に負荷が増えると，筋紡錘の発射は増強し，伸張反射によるα運動ニューロンの促通が起こる。また刺激を与え感覚受容器から得られたインパルスは，求心性線維を通って上行性経路で大脳皮質に送られる。この刺激を強くすると起動電

位の振幅が増し求心性インパルスの頻度の増加を生じ，中枢に達するインパルスの数が増すと感覚の強さが増す。このように感覚受容器からの電位の振幅やこれによって生じる求心性インパルスの頻度は，刺激強度の対数に比例して増す（ウェーバー-フェヒナーの法則）か，ベキ関数の法則に当てはまる。運動ニューロンが筋の収縮速度を修飾する要因は，その発射頻度によるものと考えられている。運動では筋は連続的に力を変えることができる。伸張反射により筋の運動ニューロンが発火する閾値は，ニューロンによって異なり，さらに動員漸増順位に従っている。逆に伸張を緩めると閾値の高い順から発火活動を停止し，動員の閾値が低く先に発火する運動ニューロンほど伝導速度が遅くなる（運動ニューロンループ内におけるサイズの原理）[56] ➡ インパルス，ウェーバー-フェヒナーの法則，ベキ関数の法則

**インピーダンス** impedance　電気の分野では，交流電流の流れにくさを意味する用語で，抵抗（R）と，コンデンサーの電気容量成分である容量リアクタンス（$X_C$），コイルの電気誘導成分である誘導リアクタンス（$X_L$）によって決まる。これは，インピーダンスをZとすると，$Z=\sqrt{R^2+(X_L-1/X_C)^2}$ で表される。理学療法分野では，生体の電気現象を検出したり，電気刺激を与えたりする際に問題とされる生体側のインピーダンスは，組織の状態などによって異なるため，それに応じた配慮が要求される。また，音響の分野でのインピーダンスである固有音響インピーダンスは，音波の伝わる物体の伝播速度 c と物体の比重 ρ の積で表される。これは，理学療法分野で用いられる超音波治療と関わりが深い。例えば，他の組織と固有音響インピーダンスが大きく異なる骨の表面ではかなりの量の超音波が反射を起こすことが知られている。[164] ➡ 抵抗

**インビトロ** *in vitro*　生体内での現象を試験管内，生体（条件）外，または実験室環境で起こし，観察したという意味。[272] ➡ インビボ

**インビボ** *in vivo*　生体内での現象を実験室環境や試験管内ではなく，生体（条件）内で観察したという意味。[272] ➡ インビトロ

**インピンジメント症候群** impingement syndrome　インピンジメントとは，何かが衝突したりはさみ込まれたりする現象。ニア (Neer, C.S.)(1972) が肩峰に棘上筋腱が衝突することが腱板断裂の原因であると報告したのが最初である。第二肩関節の通過障害が生じていると考えられる様々な状態，例えば肩峰下滑液包炎，腱板炎，腱板断裂などは，肩峰との衝突が原因で起こっているとして，これらを impingement lesions というカテゴリーに一括した。衝突が起こる原因はほとんどの場合，烏口肩峰アーチの解剖学的形状で，まれな原因として大結節骨折，腱板や滑液包の病変，慢性期の石灰沈着などをあげている。肩関節では肩挙上時に烏口肩峰アーチと上腕骨大結節周辺の異物が衝突する現象に相当する。異物とは腱板断裂縫合術後の膨隆，大結節骨折後の転位骨片，石灰沈着，骨折固定用の金具などである。[159] ➡ 烏口肩峰靱帯，肩関節周囲炎，肩関節腱板損傷，棘上筋

**インフォームドコンセント** informed consent：IC 【説明と同意】　「説明と同意」「十分な説明と同意」などと訳され，医師が対象者に対して，治療の内容やその効果，危険性，予後などについて，十分に説明し，同意を得ることである。1970年代よりアメリカにおいて急速にこの概念が発展してきた。医師と対象者とのよりよい関係を基本に広まったが，その背景には訴訟に対する医師の自己防衛が働いている。1978年に世界保健機関（WHO）は，対象者は自分の医療の計画と実施に参加する権利があるとする「アルマ・アタ宣言」を採択し，1981年に世界医師会は「患者の権利に関するリスボン宣言」を採択した。これらを踏まえて，諸外国ではインフォームドコンセントを含む対象者の権利が立法化に向かっている。わが国では1980年代後半頃からインフォームドコンセントの概念が用いられるようになり，日本医師会の「生命倫理懇談会」が，1990年に「説明と同意」についての報告を公表し，その立場を明確に示した。インフォームドコンセントの概念を医師が日

常診療の場で，①病名・病状，②これから行う治療法，③危険度，④他に考えられる治療法と利害得失，⑤病気についての将来予測，を患者に説明し,同意を得ることと発表した。1997年，医療法の改正が行われ，インフォームドコンセントが医療者の努力義務として盛り込まれた。この概念では正確な情報に基づいて，対象者が病状を理解し，そのうえで治療の判断・決定ができるようにすることである。そのため医師のみならず，医療チーム(医師，理学療法士，作業療法士，看護師，薬剤師など)として，わかりやすく説明する必要がある。対象者が十分に理解・選択し，同意を得て初めてインフォームドコンセントが成り立つことになる。そのため対象者の治療は最終的には自分で決めるという「自己決定の原理」が導入されている。セカンドオピニオンや診療記録の開示などは，対象者の自己決定を支える手段のひとつであり，セカンドオピニオンでは，自分の治療や検査について，別の医師の意見を求め，診療記録の開示では積極的に診療情報を提供し，自己決定できる情報提供が必要である。対象者の自己決定に基づき同意を得て，自発的意思を尊重した治療を行うための双方の契約となる。また同意の後でも，検査・治療の変更や辞退することができるなど，対象者と家族の人権を尊重し，かつ保護した医療の考え方である。[107] ➡セカンドオピニオン, EBM, 医療行為

**インプラント** implant【体内埋植,バイオマテリアル biomaterial】　病気や老化，外傷などによって身体の一部が傷害されたり，異常をきたしたり，損失したり，その機能が大きく損なわれた場合に，その組織や臓器の機能を補填するために人工的な医用材料を埋め込むこと，またはその埋没物。人工臓器の一部で，生体と接触する人工材料を生体用材料と呼ぶ。生体用材料開発の試みは古く，人工歯根や義歯などは二千年も前から製作されていたとされるが，1900年代に入り骨折部に埋め込むための金属製やプラスチック製のプレートやネジが治療に用いられるようになった。現在，生体用材料は人工関節や人工骨，人工血管，ペースメーカーや眼内レンズ(人工水晶体)，人工皮膚など，全身の様々な組織や器官の治療に用いられており，その中でも，人工関節は理学療法にも関係が深く，優れたものが多く開発され，改良が重ねられている。人工股関節や人工膝関節の高齢者への置換では問題が少なくなってきているが，若年者や激しい運動をする者にとっては，時間とともにゆるみやずれが生じやすいため，再手術によって人工関節を再置換しなければならず，いまだ問題が残る。人工骨は骨が失われたところを補うことができるが，生体の骨より弱いため使用できる部位が限られている。人工骨や人工関節のような生体用材料は，生体の組織と強く接合することで組織とのずれやゆるみを改善する必要があるため，材料の表面をヒドロキシアパタイトでおおうなどして，人工材料の表面をできるだけ生体に近い状態にし，生体となじみやすい材料開発が進められている。人工血管は大動脈のような太い動脈用には数十年前からポリエステル製のものが使用されているが，細い人工血管では血栓(けっせん)が生じて血流を阻害するため，いまだ直径3mm以下の細い動脈用の生体用材料は開発されていない。太い人工血管では，血液が流れると，いったん材料表面に血栓ができるが，その後，偽内膜と呼ばれる生体組織に置き換わり，詰まることはない。他人からの臓器移植のような生物的異物に比べ，生体材料のような人工的な異物に対する拒絶反応は激しくないため，人工材料は治療に広く用いられている。しかし，生体用材料の埋め込みでまったく拒絶反応が起こらないわけではなく，人工異物はマクロファージによって処理されたり，線維芽細胞が生成する膠原線維によって包埋されてしまったり，活性化された補体によって生体防御反応が起こることもある。[248]
➡人工関節, 人工関節置換術, 医用材料

**インプリンティング** ＝刷(すり)込(こ)み

**インフルエンザ** ⇨感冒(かんぼう)

**陰陽五行説**(いんようごぎょうせつ)　Yin, Yang and five elements combination theory ( moon, sun and five elements theory)　古代中国の世界観で天文現象と人事との相関関係を説く原理。陰陽の2つの気の変化により万物は生成されるとす

る陰陽説と，木・火・土・金・水の5要素の盛衰が万物を支配するとする五行説の二概念が統合されたもの。東洋医学の基本理論になっている。[119] ➡古代ギリシャ医学，東洋医学，アレキサンドリア医学

# う

**ヴァロリオ橋** ＝橋

**WeeFIM** ＝子どものための機能的自立度評価法

**WISC-R 知能検査** Wechsler intelligence scale for children-revised：WISC-R 【ウェクスラー児童用知能検査改訂版】 ウェクスラー（Wechsler, D.）によって作成された児童用の知能検査。言語性検査，動作性検査に各6項目，計12項目で構成されている。単に知能水準をはかるだけでなく，知的機能の特徴を知ることができるので障害児の問題を理解するのに有用。[165] ➡ WPPSI 知能診断検査

**ウィスコンシンカード分類検査** Wisconsin card sorting test カードを分類させ抽象能力，概念形成や思考能力および中等度に複雑な課題を利用して記憶を評価するための神経心理学的検査。前頭葉の機能検査として知られている。[247]

**ウィップ** ＝ホイップ

**WPPSI 知能診断検査** Wechsler preschool and primary scale of intelligence：WPPSI 【ウェクスラー未就学児童知能検査】 ウェクスラー（Wechsler, D.）によって作成された知能検査で3歳10か月〜7歳1か月までの幼児に適用される。測定項目は言語性検査と動作性検査から構成され，知能水準と同時に知的機能を分析し，その特質を知ることができる。[165] ➡ WISC-R 知能検査

**ウィリアムス型装具** Williams type orthosis 腰仙椎装具の一種。骨盤帯，胸椎バンド，2本の側方支柱，2本の斜め外側支柱からなり，側方支柱に継手が付いている。腰仙椎の屈曲は可能，伸展は腹部パッドにより制限され，過度の腰椎前彎を減少させる。[262] ➡ 体幹装具, 補装具, 胸腰仙椎装具

**ウィリアムズ体操** Williams exercise 腰痛の予防・治療を目的とした体操。①腹筋筋力増強，②大殿筋筋力増強，③腰部筋群の伸張，④ハムストリングの伸張，⑤股屈筋群の伸張，⑥腰背筋の伸張と膝伸筋筋力増強，以上の6項目からなる。[128] ➡ 腰痛, 腰痛体操

**ウィリス動脈輪** ＝大脳動脈輪

**ウィリス動脈輪閉塞症** ＝もやもや病

**ウィルコクソンの符号つき順位検定** Wilcoxon signed rank test ノンパラメトリック検定のひとつ。データに対応がある2群のサンプルを，平均値を使用せず比較したいときに使用する。n組のペアにつき差を求め，符号に関係なく順位をつけ，もとの差の符号をつけて少ない方の順位の和を検定統計量とする。[129] ➡ ノンパラメトリック検定, t 検定

**ウイルス** virus 病気の原因には種々の微生物が関与するが，なかでもウイルスは最も小さな微生物であり，ナノメートル（nm）の単位で表現される。周囲をカプシドという蛋白質におおわれ，DNA か RNA（リボ核酸）のどちらか一方の遺伝物質（ゲノム）をもつ。ウイルス粒子には蛋白質合成系がないので，必ず他の生物に寄生・感染して生存している。そのため，ヒトでは細菌感染より，より多くの病気を引き起こす原因となっている。その代表的なものは，かぜ，日本脳炎，ポリオ，B 型・C 型肝炎，後天性免疫不全症候群（エイズ）などである。理学療法の場面では，術後や脳卒中後の長期臥床により免疫力が低下しているため，かぜウイルスや他のウイルスに感染しやすく，肺炎を合併して生命の危険にさらされることがある。早期離床は，廃用症候群を予防するとともに抵抗力を高めること

につながる。また，ウイルスの種類によっては，ワクチンの使用により免疫力を高め，感染を予防できるものもある。[95] ➡インターフェロン

**ウィルソンの単極胸部誘導** ＝胸部誘導

**ウィルソン病** Wilson disease【肝レンズ核変性症 hepatolenticular disease, シュトリュンペル-ウェストファル病 Strümpell-Westphal disease】　肝細胞胆管側における銅の転送障害により脳，肝，腎などに銅が沈着する常染色体劣性遺伝疾患。肝・腎障害（時に溶血）が主となる肝型，思春期に発症し錐体外路症状を呈する神経型がある。生化学的検査ではセルロプラスミンの欠乏が特徴的である。治療はキレート剤の投与を行う。[249]

**ヴェーゲナー肉芽腫症** Wegener granulomatosis　上気道，肺，腎などの壊死性肉芽腫性血管炎を特徴とする疾患。発熱，倦怠感などの全身症状とともに鼻炎，肺炎，糸球体腎炎などの症状を呈する。特定疾患（厚生労働省特定疾患）であり原因は不明。発症早期の免疫抑制療法で寛解が可能となってきた。[273]

**ウェーバー-フェヒナーの法則** Weber-Fechner law【フェヒナーの精神物理学的法則 Fechner psychophysical law】　感覚の一般性質のひとつである弁別閾（感覚刺激の最小弁別差異）に関する法則。ある刺激の強さ $S$ に対してその弁別閾値 $\Delta S$ は，等比級数的に一定である（$\Delta S/S=K$）というウェーバーの法則（Weber, 1831）をフェヒナーが理論的に拡張し，感覚の強さ（$E$）にも単位を与えて $E = K \log S + C$（フェヒナーの式。$K$：比例常数，$C$：定数）という式を精神物理学的法則として表した。感覚強度 $E$ は刺激強度 $S$ の対数に比例する（$E \propto \log S$）という説。精神物理学の基礎的法則としてみなされ，すべての感覚に適用されるとされてきた。しかし現在では，中程度の刺激強度のみに適用され，非常に強い，あるいは非常に弱い刺激ではズレが大きく適用できないとされ，ベキ関数の法則のほうがより正確にこの関係を表すとされている。[34] ➡対数，フェヒナー，弁別性感覚，ベキ関数の法則

**ウェーブレット解析** wavelet analysis　時間周波数解析に使用されるもので，筋電図などで得られたデータ（信号）の一部分を切り出し，それらの信号の大きさと局所的な周波数を解析する方法。ウェーブレットとは，信号の部分を切り出す単位である。[265] ➡周波数解析，筋電図，表面筋電図，動作筋電図

**ウェクスラー記憶検査** ＝ウェクスラー記銘スケール改訂版

**ウェクスラー記銘スケール改訂版** Wechsler Memory Scale - Revised：WMS-R【ウェクスラー記憶検査】　総合的な記憶検査。1974年に作成した旧版 WMS を 1987 年に改訂して視覚記憶障害の検出力を強化したもの。「一般記憶」と「注意・集中力」の 2 つの主要な指標および「一般的記憶」を細分化した「言語性記憶」と「視覚性記憶」の 5 つの指標が得られる。16～74 歳までの認知症など記憶障害をもたらす様々な疾患に適用できる。検査は言語を使った問題と図形を使った問題で構成され，情報と見当識，心的操作，図形記憶，論理記憶（即時再生），視覚対連合学習（即時再認），言語性対連合学習（即時再生），視覚再生（即時），数唱，視覚記憶スパン（ブロック叩き検査），論理記憶（遅延再生），視覚対連合学習（遅延再認），言語対連合学習（遅延再生），視覚再生（遅延）の合計 13 の下位検査で構成される。下位検査の粗点は年齢群別に評価点に換算する。[218]

**ウェクスラー児童用知能検査改訂版** ＝WISC-R 知能検査

**ウェクスラー未就学児童知能検査** ＝WPPSI 知能診断検査

**ヴェザリウス** Vesalius, Andreas　ベルギーの解剖学者（1514～1564）初の解剖図譜『人間の身体の構造（De Humani Corporis Fabrica）』（1543 年）を著した。近代解剖学の創始者とも近代医学の祖ともいわれている。[29]

**ウエスト症候群** West syndrome 【点頭てんかん infantile spasm】　乳児期に発症する小児の代表的てんかん症候群。発作型は左右対称性で頸部・四肢を主とする屈筋優位の短時間の筋攣縮であり，このため頭部・上半身の瞬間的前屈と上下肢の屈曲(痙屈 spasm)が現れる。筋攣縮は数秒間の間隔で反復してシリーズを形成し，1日に数シリーズがみられる。原因は大部分が症候性(周生期脳障害，胎内感染，脳形成障害など)と考えられ，脳性麻痺などの神経学的異常を合併するものも多く，精神運動発達遅滞を伴うものも多い。発作間欠期の脳波で特徴的なヒプスアリスミア(hypsarrhythmia)がみられる。治療はビタミン $B_6$，バルプロ酸，ベンゾジアゼピン系薬剤，ACTH などが用いられるが反応不良のことも多く，20～50%は難治性のレンノックス-ガストー症候群(Lennox-Gastaut syndrome)などに移行する。[249]

**上田法** Ueda method　痙性麻痺などの筋緊張亢進に伴う異常姿勢，異常肢位を他動的に一定肢位(基本手技)に固定することにより，筋緊張を抑制する運動療法。中枢神経障害だけでなく，筋の過緊張が存在する疾患がその適応となるが，治療対象は脳性麻痺を含む先天性中枢神経障害が多い。筋緊張の抑制効果により，関節可動域の拡大，自発運動の出現，異常姿勢の寛解，疼痛の緩和などにより運動機能が向上する。異常な姿勢反射活動が低下し，姿勢制御反応が出現しやすく，バランス活動も改善するなど，特別な介入をすることなく運動発達の改善が期待できる。基本手技には，頸部法，肩-骨盤法，肩甲帯法，上肢法，下肢法がある。[98]

**ウェッジ** wedge　足に体重を負荷したときに足部を内反または外反させるために用いる楔状の補正。靴や足底装具，靴型装具の底側に取り付ける。外側が高いものを外側ウェッジ，内側が高いものを内側ウェッジという。[75]　➡靴型装具，トーマスヒール

**ウェルチの検定** Welch test　異なる2群間の母平均値の比較を行う場合に用いる検定法のひとつで，各群の分散が等分散であることが仮定できない場合に用いられる。平均値の比較を行う前にF検定を行い，等分散が仮定できる場合には通常の対応のない $t$ 検定を用い，仮定できない場合にはウェルチの検定を用いる。理学療法分野では，自立度の差を時間などの評価尺度を用いて比較検討することが多いが，自立している群では正規分布に近い分散を示したとしても，自立していない群では外れ値や離散値を含んでいたり，一側へ裾を伸ばしたような分布を呈したりすることも多い。このような場合，通常の $t$ 検定を用いることができず，ウェルチの検定を使用することになる。また障害者群と健常者群との比較対照研究も行われるが，障害者群ではその障害の程度による影響を受けるため不偏分散となりやすいので，平均値の差の検定に先駆けて等分散の検定を行い，検定方法を使い分けることが重要である。[216]　➡統計学，平均値，不偏分散

**ウェルドニッヒ-ホフマン病** Werdnig-Hoffmann disease：WHD【幼児型脊髄性進行性筋萎縮症 infantile spinal progressive muscular atrophy, WH 病】　遺伝性脊髄性筋萎縮症の一種。常染色体劣性遺伝により乳・幼児期に発症する。脊髄前角細胞，脳神経の運動神経が進行性に変性・消失する。体幹・四肢近位筋の進行性の神経原性筋萎縮を呈し，低緊張を伴うが，精神発達遅滞は伴わない。最も重度なⅠ型では，胎生期から生後3か月までに発症し，全身の筋力低下が強く，近位筋は収縮せず，四肢末梢に軽度の自発運動のみがみられる。乳児期に呼吸筋麻痺で死亡する。Ⅱ型はⅠ型より遅く生後6か月以降に発症，下肢筋から症状が進み，幼児期から学童期に死亡する。ほとんどの例で定頸・座位が可能だが，脊柱の変形が著しい。Ⅲ型は1～2歳の間に発症して比較的慢性の経過をたどり，歩行が可能となる時期もあるが，やがて車いす生活になる。リハビリテーションとしては肺理学療法による呼吸管理，関節拘縮の予防を行う。遠位筋が機能する場合，パソコンや手芸など手指を使う作業を行わせる。[218]　➡脊髄性進行性筋萎縮症

**ウェルニッケ-コルサコフ脳症**

⇨ ウェルニッケ脳症

**ウェルニッケ失語** Wernicke aphasia 【感覚性失語】 主として左脳のウェルニッケ中枢の病変で起こる失語。人が話すことばを理解することができず、復唱も不良で読字や書字も障害される。自発言語は可能であるが錯語やジャーゴンなど異常が多い。[251] ➡ジャーゴン

**ウェルニッケ脳症** Wernicke encephalopathy ビタミン$B_1$欠乏が原因で眼球運動障害、運動失調、意識障害、健忘症状などの症状と、第3・4脳室周辺灰白質周囲の微少出血、小血管の増生をみることを特徴とする疾患。ビタミン$B_1$の早期投与によって改善を示すが、コルサコフ症候群は残存しやすく、そのような病態をウェルニッケ-コルサコフ脳症という。[255] ➡コルサコフ症候群

**ウェルニッケ-マン姿勢** Wernicke-Mann posture 脳血管障害などの内包および基底核、視床などの障害により障害半球の反対側に生じる特徴的な姿勢。麻痺側の肩甲帯後退、肩関節内転、肘関節、手関節、手指は屈曲位をとり、下肢は伸展、内転し、内反尖足となる。[29] ➡痙性麻痺、脳血管障害

**ウェルニッケ-リヒトハイム図式** Wernicke-Lichtheim diagram 【失語図式 aphasia diagram】 失語症の古典的病型分類。失語を概念中枢、運動言語中枢(ブローカ中枢)、聴覚言語中枢(ウェルニッケ中枢)からとらえたもの。その根拠はきわめて希薄ではあるが、複雑な失語症状を理解するには便利なことが多い。[255]

**ヴェルルホーフ紫斑病** ＝特発性血小板減少性紫斑病

**ヴォイタ法** ＝ボイタ法

**ウォーターベッド** water bed 特殊マットレスに水を満たしたベッド。臨床においては褥瘡の予防や治療に用いられることが多い。浮力の作用により体の凸部の圧分散効果が得られたり、水温をコントロールすることでマットレスを定温に維持することができる。[117]

**ウォーミングアップ** warming up 主運動の前に安静時から呼吸・循環機能、筋収縮の状態、筋温などを徐々に高める目的で行う準備運動。静的なスタティックストレッチングから関節運動を含めた反動をつけたバリスティックストレッチング、さらに大筋群から小筋群の筋収縮を行っていく。[33] ➡クーリングダウン、準備運動

**ウォーラー(ワーラー)変性** Wallerian degeneration【ワーラー変性】 神経細胞体や軸索に損傷を与えた場合、障害部位より末梢側に向かって起こる変性。神経伝導障害には①一過性神経伝導障害、神経遮断(neurapraxia)、②軸索断裂(axonotmesis)、③神経断裂(neurotmesis)がある。神経遮断は軸索の機能障害のみで器質的な変化を伴わないもの。完全な運動麻痺はあるが、伝達機能は数分から数週間で回復する。回復には再生神経の伸長を必要としないため、麻痺筋は損傷部からの距離に無関係に同時に回復する。軸索断裂は軸索は切断されているがシュワン細胞の基底膜は保存されているため、受傷後数日目から末梢の興奮性が低下し、末梢での活動電位は消失する。損傷部位から末梢の方向に向かって順次に回復し、その速度は1日1mmといわれている。これに伴ってティネル徴候も末梢へと移動する。神経断裂は神経が完全に切断されたものであり、筋萎縮が進行性で、伝達機能は完全には回復しない。軸索の変性が損傷部位から末梢方向へと進展する(ウォーラー変性)。[158] ➡神経の変性、軸索断裂、ニューロトメーシス

**ヴォールファルト-クーゲルベルク-ヴェーランダー病** Wohlfart-Kugelberg-Welander disease 【クーゲルベルク-ヴェランダー病 Kugelberg-Welander disease】 筋萎縮症の一種で、広義での運動ニューロン疾患。常染色体劣性遺伝で、2～17歳で発症する。進行性筋ジストロフィーによく似た四肢近位筋群の萎縮および脱力、線維束性収縮が現れるが、

進行性筋ジストロフィーは筋原性であるのに対し，本症は神経原性である点が根本的な相違といえる．筋トーヌスは低下し，腱反射は減弱あるいは消失，軽度の嚥下障害や顔面・頸部の筋萎縮が現れる症例もある．病的反射や関節の拘縮はないが，筋疲労には注意が必要とされる．経過は緩慢に進行するが，生命予後はよい．翼状肩甲，ガワーズ徴候，動揺歩行を生じて起立・歩行困難に陥るため，状態に応じて補装具の検討，日常生活動作の対応が必要である．[18] ➡筋緊張性[筋]ジストロフィー

### ウォルフ管 wolffian duct
男性内性器原基で，妊娠8週までに精巣に分化した性腺より分泌されるテストステロンの作用で妊娠12週までに精嚢，輸精管，精巣上体，射精管などへと分化する．女性ではほとんどが変性消失する．[249]

### ウォルフ-パーキンソン-ホワイト症候群
Wolff-Parkinson-White syndrome：WPWS
心房と心室間に副伝導路(Kent束)が存在し，心房からの興奮刺激を短絡し，早期心室脱分極を起こす症候群(早期心室興奮症候群)．心電図上，PR短縮，QRSにスラー(デルタ波)，QRS延長を認め，発作性頻拍を生じやすい．[34] ➡ヒス束,上室性頻拍[症]

### ウォレンバーグ線 = ヒルゲンライナー線

### 右脚ブロック right bundle branch block：RBBB
心臓の刺激伝導系の右脚に伝導障害が生じた状態．心電図ではV₁誘導でrsR'型($r < R'$)，V₅，V₆誘導に深いS波を認める．QRS幅により不完全型($<0.12$秒)と完全型($>0.12$秒)に分けられる．不完全右脚ブロックは右室負荷を伴う高血圧症や虚血性心疾患に合併してみられるが，若年者でもしばしば認められる．成因は不明．完全右脚ブロックでは，右室が左室のあとから興奮するために心臓全体の興奮に通常より時間を要し，心電図は QRS幅の延長が起こる．[30] ➡脚ブロック,心電図

### 烏口肩峰靱帯 coracoacromial ligament
烏口突起と肩峰を連結する厚く強力な靱帯．烏口突起，肩峰とともに骨と靱帯によるアーチ状の構造をなし，上腕骨頭の上方偏位を抑える．このアーチは上腕骨頭と機能的関節を構成しその上部を担う．[273] ➡インピンジメント症候群

### 烏口鎖骨靱帯 coracoclavicular ligament
烏口突起と鎖骨外側1/3の下面を連結する強力な靱帯であり，後内側の円錐靱帯と前外側の菱形靱帯から構成される．鎖骨で肩甲骨をつり下げるとともに肩甲骨の下内方への移動を制限し肩鎖関節の安定性に寄与する．[273]

### 烏口上腕靱帯 coracohumeral ligament
烏口突起と大結節および小結節を結び，関節包と癒合し上部を補強する強力な靱帯．大結節付着の後部線維と小結節付着の前部線維がある．肩関節の内転と外旋を制限し，肩関節の過度の屈曲と伸展を制限する．[273] ➡肩関節

### 烏口突起 coracoid process
肩甲骨上縁外側部から上前外方向へ突出している鉤状の小突起．小胸筋の停止部，上腕二頭筋短頭と烏口腕筋の起始部であり，また肩峰，鎖骨，上腕骨との間にはそれぞれ烏口肩峰靱帯，烏口鎖骨靱帯，烏口上腕靱帯が張っている．[99] ➡肩甲骨,烏口上腕靱帯

### 烏口腕筋 coracobrachialis muscle
烏口突起の尖端から起こり，上腕骨内側前面中央部に付着する．神経支配は筋皮神経．作用は肩関節内転，屈曲，水平屈曲．上腕二頭筋，上腕三頭筋，三角筋などとともに肩関節の下方脱臼を防いでいる．[273]

### ウシ海綿状脳症 = BSE

### 羽状筋 pennate muscle
骨格筋の筋束の配列からみた内部構造による分類のひとつ．起始と停止とを結ぶ筋の長軸方向と筋束の走行が一致しない．筋の長軸方向と筋束の走行が一致した筋として平行筋がある．外観形状による分類としては，紡錘状筋，二腹筋などがある．[97]

**齲蝕** dental caries　強い歯面付着能と酸産生能をもつ細菌が食物中成分とともに歯面に歯垢を形成し，細菌の産生する酸によって，歯牙硬組織が破壊された病態。ミュータンス連鎖球菌群が主要な原因菌とされている。[162]

**後ろ向き研究** retrospective study；retrospective survey【後方視的調査法】
　調査・観察研究の一方法。ある時点から一定の期間過去にさかのぼってすでに調査・記録されている資料を基に，研究対象（集団）の状態を調べる研究法。縦断研究のひとつ。利点は研究の導入が比較的容易で，費用も比較的少なくできることで，短所は過去にさかのぼる調査であることから，調査方法の統御が困難で，データの精度も低くなることである。[290] ➡前向き研究, 縦断研究, 調査研究

**右心室** right ventricle：RV　心臓には左右の心房と左右の心室があり，心室と心房は弁膜により，左右の心房，心室はそれぞれ心房中隔，心室中隔により仕切られている。弁膜は逆流を防いでいる。右心室は右心房から右房室弁（三尖弁）を経て流入してきた血液を，肺動脈弁（半月弁）を経て肺動脈に送り出し，肺に送っている。[3] ➡心臓, 静脈血, 肺動脈

**右[心]室肥大** right ventricular hypertrophy：RVH　肺性心や肺高血圧症，肺動脈狭窄症などにより，右室に負荷がかかることによって右室に肥大が生じた状態。心電図では，右軸偏位，$V_1$誘導で高いR波（R/S＞1かつR≧0.5mV），$V_5$, $V_6$誘導の深いS波が特徴である。[30] ➡左[心]室肥大, 肺疾患

**右心負荷** right heart overload　肺高血圧，心房中隔欠損，呼吸器障害など右心室にうっ血が起こった状態。肺動脈圧の上昇により心拍出量の低下と静脈系の血液うっ滞が生じ，頸静脈怒張，肝腫大，全身の浮腫などを招く。[3] ➡肺疾患, 浮腫

**右心不全** right-sided heart failure：RHF
　右心負荷などの原因で起こる右心室の機能不全で，右心室の心拍出量が低下するため右心房圧が上昇する。うっ血した状態になると静脈怒張，全血液量増加，肝脾腫，胸水と腹水，陰嚢水腫，浮腫，食欲不振，悪心，嘔吐，右季肋部の痛み，全身倦怠感，乏尿が症状として出現する。呼吸器障害者では肺性心から右心不全になることが多い。全身静脈圧の亢進は，右心室から肺への送血量が減少し，右心房に血液が貯留するので全身の静脈圧が上昇するのが原因である。理学療法士は，呼吸器障害者に対する呼吸練習，排痰法を施行する場合に，対象者が肺性心から右心室不全になる危険性を念頭におく必要がある。このため絶えず右心室不全の症状に留意する。重症心不全では排痰法が禁忌となり，心不全がある場合は静脈還流が増加するので，頭低位は禁忌となる。[3] ➡浮腫

**右心房** right atrium [of heart]：RA　心臓の右上部背側に位置し前内方に向かって右心耳がある。上大静脈，下大静脈，冠状静脈洞から血液が流入し，右房室弁（三尖弁）を介し右心室に連絡している。心房中隔には卵円窩があり，胎生期の卵円孔の跡である。[275] ➡上大静脈, 下大静脈, 静脈血

**うずくまり姿勢** squatting posture　腰と膝を屈曲し，殿部を踵の上まで下げ，膝と胸を近づけてしゃがみこんだ姿勢。ファロー四徴症などのチアノーゼ性の心臓障害をもつ小児が歩行中などに呼吸が苦しくなったときに，この姿勢がみられる。[275] ➡呼吸困難

**内がえし** inversion　通常，距骨下関節の動きをさすが，母趾が浮き上がり，足底部が内側に向く動きをいう。内がえしは，回外，内転，底屈の複合した運動で，反対方向の運動が外がえしである。[225]

**内田-クレペリン精神検査** Uchida-Kraepelin psychodiagnostic test　作業法による性格診断の検査法。職業適性などに用いられる。多数の行にわたって書かれた1桁の数字の連続加算作業を1行1分間で，前半・後半15分間ずつ行い，1分間ごとの作業の成績を線で結んだ作業曲線のプロフィールから性格を診断する。[39] ➡クレペリン

**打ち身** ＝打撲[傷]

**うっ血** congestion　静脈や毛細血管の灌流が妨げられ血液がたまり、うっ滞を生じる状態。心臓に起因した全身性のものと、静脈の血栓や炎症による狭窄・閉塞による局所性のものがある。うっ血部は毛細血管の拡張と静脈血うっ滞のため青藍色を呈し温度低下をきたす。長引くと毛細血管圧上昇や血管透過性亢進が生じ水腫をきたす。77 ➡虚血

**うっ血性心不全** congestive heart failure　体液量、循環血液量の増加に伴い心臓のポンプ機能が低下し、末梢組織に十分な血液が供給できない状態。その結果、血液循環が滞り、静脈にうっ血を生じ、呼吸困難、肝腫大、浮腫などが現れる。虚血性心疾患、高血圧などが原因となる。77 ➡虚血性心疾患、心拍出量

**うっ血乳頭** choked disk; papilledema　眼球の視神経が集まって出ていく場所である視神経乳頭が、頭蓋内圧亢進によってうっ血・腫脹すること。眼底所見においては充血・膨隆、周辺部の放射状の出血がみられる。166

**うつ状態** depressive state　憂うつとなり意欲や思考も低下した状態。抑うつ気分と精神活動（思考や行動意欲）の抑制、自責感、不決断および身体症状（食欲減退、不眠・過眠、体重減少、心悸亢進など）が生ずるが、自殺企図はない。ストレスが発症のきっかけとなることが多い。228 ➡うつ病

**うっ滞** retention　様々な原因により血液や組織液、リンパ液などが循環せずにたまっている状態。特にリンパ液のうっ滞は、周囲の組織へリンパ液が漏出してリンパ浮腫が生じやすい。283 ➡浮腫、うっ血

**うつ熱** heat retention　体熱の放散が不十分なために体内に熱がうっ積して起こる高体温の状態。体温調節機構が未熟な小児にしばしばみられる。150

**うつ病** depression　大脳辺縁系、脳の感情中枢の障害。国際疾病分類（ICD-10）における気分障害のひとつ。大脳辺縁系が失調をきたすと感情がうまく働かず、ストレスがきっかけで発症することが多い。「生活に障害が出かねないほど憂うつ」という状態。自殺企図、仕事の極端な能率・意欲低下、不眠、食欲減退、自責傾向など気分の低下に日内変動がみられる。事実の悲観的解釈や観念の歪み、他人の言うことに耳を貸さない頑固さなどはうつ状態とは違う。現実把握困難という点では妄想に近い。「憂うつな考え方をするから憂うつになる。憂うつだから憂うつな考え方をする」という悪循環をくり返す。「現在の出来事の中で、一番本質的なことは何か」などの物事の軽重を判断することができない。ストレス脆弱性＋気質（執着・循環）、いわゆる生真面目で、頭が固く、判で押したような生活を続けているタイプが多い。最も重要なのは休養であるが、本人自身は休むことを拒否する傾向がある。回復期の励ましは逆効果となるので禁忌。228 ➡精神病、うつ状態、躁うつ病、メランコリー

**うつ病（抑うつ状態）自己評価尺度**
＝CES-D スケール

**腕偏倚試験** arm deviation test　小脳機能検査のひとつ。検者と被検者が両腕を水平前方へ出し、互いの示指先端を接触させて被検者は閉眼する。検者は指を静かに離し、被検者にその姿勢を維持させる。陽性であれば被検者の上肢は外下または外上へ傾く。148 ➡協調運動障害

**腕落下徴候** drop arm sign　肩関節腱板損傷や腱板断裂時にみられる徴候。他動的に外転させることは可能であるが、自動運動として外転ができず、支持を外すと上肢を外転位に保持できずに落下する。296 ➡肩関節腱板損傷、有痛弧徴候

**うなずき嚥下** nod[ding] swallowing【頸部後傾・前傾嚥下法】　咽頭残留食塊の除去法のひとつで、嚥下反射時、喉頭蓋谷（舌根底部と喉頭蓋基部間の陥凹部）に残留する食塊の除去に有効。先ず、頭部を後屈して頸部を伸展させ喉頭蓋谷上の食塊を梨状陥凹に送

り，次いでうなずきをくり返し食道に嚥下させる方法。[34] ➡ 誤嚥, 舌咽神経, 空嚥下, 横向き嚥下, 梨状陥凹

**産声（うぶごえ）** ＝ 第一啼泣（だいいちていきゅう）

**ウロキナーゼ** urokinase 　線維素であるプラスミノーゲンをプラスミンに分解する酵素。血栓溶解薬として脳卒中，心筋梗塞，静脈血栓症などの治療に用いられる。副作用として出血性ショックを起こすことがあり，胃潰瘍や出血性素因のある者では禁忌。[77] ➡ 血栓, 酵素

**ウロビリノーゲン** urobilinogen 　胆汁色素であるビリルビンが腸内で還元されて生ずる無色の物質で，ウロビリンの前駆体。大部分は酸化されてウロビリンとなり，便中に排泄される。一部は腸管より吸収されて肝臓に戻る。肝実質障害や溶血性黄疸（ビリルビン産生過剰）では尿中ウロビリノーゲンが増加する。[1] ➡ ビリルビン

**運動（うんどう）** → 次頁参照

**運動維持困難（うんどういじこんなん）** motor impersistence：MI 【運動持続困難】　「目を閉じる」，「舌を出す」，「口を開ける」などの一定の動作を維持することができない高次の運動障害。また，個々の動作は短時間保持できるが，2つ以上の動作を組み合わせると運動維持が増悪する。[87] ➡ 運動開始困難

**運動エネルギー（うんどうえねるぎー）** energy of movement
　物体が運動によって仕事をする能力（エネルギー）。位置エネルギーとあわせて力学的エネルギーと呼ぶ。質量 m，速さ v で動いている物体がもつ運動エネルギー（K）は $K = (1/2)mv^2$ [J] で表される。ある物体の運動エネルギーは，他の物体に変化を与えた仕事量に等しい。[232] ➡ 酸素摂取量, カロリー, 熱量, 体力

**運動開始困難（うんどうかいしこんなん）** motor initiation difficulty
　自動的には行える運動が意図的には開始できない状態。パーキンソニズムでは大脳基底核の機能低下により自発的運動開始が困難となり歩行の開始困難が現れる。外的刺激により運動開始が可能となり，何もない床よりは階段のほうが容易に歩くことができる。[150] ➡ 運動維持困難, 運動

**運動覚（うんどうかく）** ⇨ 運動感覚（うんどうかんかく）

## 運動 movement

理学療法学や運動学でいう運動とは，身体各部の空間的位置変化のことで，姿勢(体位と肢位)が時間的に連続して変化したものである。関連する用語に動作(motion)，行為(action, conduct)がある。動作は運動によって具体的に行われる仕事(work)や課題(task)との関係で行動を分析するときの単位となる。行為は，社会文化的意味や意図との関連でとらえるときに使用される。例えば，「肩関節が90度屈曲する」は運動，「腕が上がる」は動作，「肩の高さにある物をとる」は行為である。

### 1. 筋収縮様態からみた運動

運動は，筋の収縮と弛緩とにより可能となる。筋収縮は，筋の短縮・不動・延長から求心性収縮・静止性収縮・遠心性収縮に分類される。日常生活で最も多くみられるのは求心性収縮で，筋の長さが短縮しながら収縮する。静止性収縮は筋長が変化せずに収縮する。最も困難な収縮様態である遠心性収縮は，筋長が長くなりながら収縮する。例えば，椅子から立位になる動作では，肘関節伸筋である大腿四頭筋が求心性収縮をする。その間で膝関節を静止するときは同筋の静止性収縮である。立位から座位への動作での同筋は，遠心性収縮をする。これらの動作では拮抗筋であるハムストリングも同時収縮する。屈筋とか伸筋という名称は，求心性収縮による運動に由来している。また，他の筋収縮様態の分類として，等張性収縮と等尺性収縮があるがこれらは生理学実験室のなかで生まれたことばで，理学療法にはなじまない。筋の張力が変化せずに収縮することを等張性収縮というが，生体では関節が関与するため，正確には「等張性」ではない。等尺性収縮は，静止性収縮とほぼ同義として使用される。

### 2. 運動と動筋・拮抗筋・固定筋との関係

筋の求心性収縮によって関節運動が起こるとき，その筋を動筋という。求心性収縮だけでなく，遠心性収縮や静止性収縮における関節運動を含めることもある。動筋は主動筋と補助動筋に分けられる。主動筋は関節運動に最も貢献する筋をいい，補助動筋は主動筋を補助する。しかし，これらの複数筋のうち，どれが主動筋であるかは，意見が一致していない。拮抗筋は動筋と逆の働きをする。通常の関節運動であれば,拮抗筋は弛緩するが(相反神経支配)，強力な運動では拮抗筋も収縮(遠心性収縮)する。動筋と拮抗筋が同時に収縮することを同時収縮ともいう。固定筋は関節運動の周囲の関節を固定するときに作用する。例えば，背臥位で頸部を屈曲する運動では，頸部の屈筋が動筋，伸筋が拮抗筋，腹筋が自動的に固定筋として働く。また，通常の運動では関節の近位端が固定され，遠位端が動く。逆に関節の遠位端が固定され，近位端が動くことを逆作用(リバースアクション)という。例えば，股関節屈筋である腸腰筋が求心性収縮すると，通常では骨盤が固定され股関節が屈曲する(通常の運動)。逆に大腿部が固定され腸腰筋が求心性収縮すると骨盤が前傾する。これがリバースアクションである。

### 3. 運動の難易性

理学療法では「やさしい運動から難しい運動へ」が原則である。随意運動は，他動運動・自動介助運動・自動運動・抵抗運動の順に困難になり，筋収縮様態は，求心性収縮・遠心性収縮の順で困難になる。四肢の運動では，両側性対称性運動(例：左右の肩関節同時屈曲)・一側性運動(右肩屈曲)・両側性対称性交互運動(右肩屈曲終了後，左肩屈曲)・両側性対称性相反性運動(右肩屈曲の間，左肩伸展)の順で，両側性非対称性運動(右肩屈曲と同時に左股関節屈曲など)がさらに難易性を高める。このような運動の難易性を配慮しながら運動療法を施行する。

### 4. 関節運動とてこ

人体の関節運動を考えるとき，3種類のてこの作用が重要になる。第1のてこは，支点(関節軸)が力点(筋の付着部)と荷重点(前腕などの重さの中心)の間にあるものをいい，その特徴は安定性である。第2のてこは，荷重点が支点と力点の間にあり，力の有利性がその特徴である。第3のてこは，力点が支点と荷重点の間にあり，運動のスピードに対して有利に働く。人体では第2のてこは比較的少なく，第3のてこが多くみられる。理学療法では,てこの原理を十分に理解したうえで，抵抗を加える部位により筋収縮力が異なることなどに留意する必要がある。[268] ➡動作，代償運動,筋力,運動学習,行為,てこ

**運動学** kinesiology　運動学(kinesiology)とは身体運動を研究する学問である。語源は，ギリシャ語で「kine」は動作を，「sis」は行為・状態・過程を，「logy」は学問を表すことに由来する。主な理論的背景は解剖学，生理学，力学に由来し，運動学習の面からは心理学や人文・社会科学も重要な関連領域である。人体の筋・関節・神経系の解剖学的，生理学的特徴を理解したうえで運動を空間的，時間的変化の中で，あるいは力学の視点からとらえることが基本となる。力学の1分野であるkimematicsも運動学を意味するが，これは質量やそこに生じる力の概念を除外し，物体の運動を時間的・空間的変位や速度，加速度などで表し，動きだけを幾何学的に分析する分野である。力学のもう1つの分野であるkineticsは運動力学と訳され，運動を質量や力，加速度などの相互関係から分析する分野である。なお，力が釣り合って平衡状態にあるものが対象となる静力学(statics)，力が平衡でなく運動状態にあるものを対象とする動力学(dynamics)に分けられる。また，関連分野として臨床(病態)運動学があるが，これは機能障害と神経系，骨・関節系，呼吸器系，循環器系，代謝系などの疾病(病態)との因果関係から身体運動を取り扱う分野である。理学療法では，姿勢や動作を運動学的に分析することが，多彩な障害像をより速くかつ的確に抽出する一助となる場合が多く，観察や機器を用いた運動・動作分析は臨床評価において重要である。具体的には，支持基底面と重心との位置関係や関節の運動，筋の収縮形態などの変化を時間的・空間的にとらえる。定量的な情報を詳細に得るためには，3次元解析装置や床反力計などを用いて変位，速度，加速度を指標とする運動力学的分析が用いられる。また，筋電図学的分析やエネルギー消費量，エネルギー効率から運動をとらえることも必要である。その他，臨床では，簡便な方法として単関節の主動筋の等尺性収縮筋力や動作の所要時間の測定が用いられることが多い。運動学的な考え方を取り入れることによって，現象を科学的に把握することが容易となる。[90] ➡運動力学，キネティクス

**運動学習** motor learning　巧みな運動課題遂行の能力を比較的永続する変化に導くような実践あるいは経験に関係する一連の過程。運動学習の過程は知覚できないが，結果は感覚運動系の協調性が向上した運動行動の変化として知覚できる。主要な運動学習理論には，フィッツ(Fitts)の3相説，閉ループ説，スキーマ説がある。①3相説：記憶は事象の記憶系である宣言的記憶系と技能の記憶系である非宣言的あるいは手続き的記憶系の2系統に区分され，運動学習は大部分手続き的記憶系に記憶される。フィッツは，運動技能学習の過程を3相に区分し，初期相を言語−認知段階，中間相を運動段階，最終相を自動化段階とした。実際には，3段階のあいだに明らかな境界があるわけではなく，技能は次第に向上していく。運動技能の獲得過程の初期相は，運動課題の目標や手順の理解が必要で，宣言的記憶が関連する。中間相は運動がより滑らかになり運動中の感覚フィードバックと結果の知識から学習すべき運動の修正が自ら調整可能となる。宣言記憶から手続き記憶へと変換される。最終相では，運動は時間・空間的に統合され課題に対する注意が減少し自動化される。②閉ループ説：アダムズ(Adams)は，運動制御の基礎を過去の運動記憶(知覚痕跡)と現在進行中の運動からのフィードバックとの連続比較においた。運動記憶は練習に伴う感覚情報フィードバックにより成長し正確さを増し，運動はより高度なものとなっていく。運動学習の閉ループ説では，運動の開始にあたり，運動記憶に基づいて運動が再生され，次に運動が正確になされたかフィードバック情報と運動記憶を比較し再認する。この過程をくり返し誤差が修正され運動技能が獲得される。③スキーマ説：シュミット(Schmidt)は，学習された動作は，個々の具体的な運動プログラムによって記憶されているのではなく，抽象化したスキーマ(図式)によって記憶されていると仮定した。そのため，ペンを手に持っても口にくわえても同じ文字を書くことができる。スキーマは，過去の経験や応答，遂行結果より構成された運動プログラムの選択を行う「再生スキーマ」と，動作遂行中あるいは遂行結果の修正や調整の参照としての機能をもつ「再認スキーマ」からなっている。動作の発現は，

再生スキーマにより具体的運動プログラムが選択されて実行されるが，その結果は，固有受容器や外受容器などの感覚を通して再認スキーマと照合され再生スキーマの修正が行われる。これをくり返し，新たなスキーマが編成され長期記憶へ貯蔵され運動学習が進む。[237] ➡ 運動療法, 筋再教育, 運動パフォーマンス, 技能

**運動学モデル** kinetic model　生体運動を制御工学の観点から計算論的に導き出す解釈方法。関節角度などの空間的関係を問題にしたものが運動学モデル(キネマティクス)である。力学的関係を問題にした場合は動力学モデル(ダイナミクス)と呼ぶ。[256] ➡ 運動力学, 力学

**運動[可動]軸** ＝ 移動軸

**運動感覚** kinesthesia；sensation of motion；sense of movement；motion perception【キネステーゼ】　運動に付随して生じる感覚。自分の身体と外界との相対的位置，身体内部の筋・腱・骨・関節などの相対的位置，緊張感の統合として知覚される。[291] ➡ 運動障害

**運動緩慢** bradykinesia；bradycinesia【動作緩慢】　一般的に動作が遅いことをさすことばであるが，神経学的に用いるときは錐体外路障害で認められる「動作の遅いこと」をさすことが多い。振戦，筋強剛と並んでパーキンソニズムの3主徴のひとつ。運動緩慢は進行すると無動となる。[291] ➡ 運動, 運動制御, 運動障害

**運動器** locomotorium；locomotive organ【運動器官 motor organ】　身体活動を担っている四肢，体幹の骨格，関節，靱帯，筋，神経の総称。他の臓器や器官である循環器，呼吸器，泌尿器などは独自の役割を有し，生命維持である生存には必須であるが，自分の意思で自在にコントロールはできない。運動器のみが自分の意思で働かすことのできる唯一の器官である。運動器は，「筋肉，腱，靱帯，骨，関節，軟骨，脊髄，脊髄神経などが互いに連動して作用することで身体を動かす」という役割を担っている。身体の感覚を脳に伝え，反射的あるいは意思に基づく身体の運動を行う器官であり，運動器に営まれる運動は，脳や神経系を賦活し，循環系や代謝系の機能を保つ。したがって，運動は，脳を働かせ，生命を支え，健康を保つものである。しかし，ヒトの運動器はわずかな疲労や負担で容易に破綻して痛みを生じ，機能不全から多彩な運動器疾患が発症する。[196]

**運動記憶** motion memory　身体の様々な器官を反復使用して体得したものでプログラム化された記憶。任意の運動を行う際に，意図した動作を無意識下に行える記憶された運動プログラムを起動させ実行することにより合目的的な運動が行える。[150] ➡ 運動, 運動制御, 運動技能

**運動企画** motor scheme；motor planning；motor intention　身体を使ってある目標を達成しようとするにあたり，どのように身体の各部位を用いるか計画し実行に移すこと。運動企画能力は言語能力と並んで人間の重要な高次脳機能であり，両者の障害は密接なつながりをもつことがわかっている。[56] ➡ 随意運動, 姿勢調節

**運動器官** ＝ 運動器

**運動技能** motor skill　目的とする運動を効率よく円滑に行う運動の技能。目標とする運動動作(課題)の反復により習得する。[150] ➡ 運動, 運動制御, 運動感覚

**運動強度** exercise intensity　運動の強度を表し，トレーニングにおける持続時間，頻度とともに運動処方の重要な要素のひとつ。運動量がコントロールできるトレッドミル，エルゴメータでは運動強度を表す指標として速度と傾斜角，仕事量(Wats)がそれぞれ使用される。運動時の個人の心拍数，酸素摂取量，代謝当量(METs)はトレッドミルやエルゴメータの運動量と比例関係があることから，これらの指標は運動強度を規定するのに，一般的によく使用されている。また，ボルグスケール(Borg Scale)などの自覚的運動強度は

運動中の主観的感覚であるが，測定された心拍数，酸素摂取量との相関が高いことから，この指標も運動強度としてよく使用されている．米国スポーツ医学会では呼吸循環系持久力トレーニングには$VO_{2max}$あるいは心拍数予備の50〜85％の運動強度が勧められているが，運動強度は個々の体力，疾患，トレーニングの目的により決定される．[275] ➡代謝当量,エネルギー代謝率,酸素摂取量

### 運動減少 ＝ 無動[症]

### 運動持続困難 ＝ 運動維持困難

### 運動失調[症] ataxia
随意運動における空間的，時間的な秩序がや配列が失われた状態．運動そのものは行うことが可能であるが，運動の協調性や正確性が障害され，上肢では巧緻性が，下肢や体幹では平衡障害がみられる．小脳性，脊髄性失調症，前庭迷路性の運動失調症がある．一般的に脳血管障害による小脳性運動失調症は小脳の代償が大きく，よく回復すると考えられているが，進行性疾患である脊髄小脳変性症は徐々に進行する．脊髄性運動失調症は深部感覚障害により運動失調が出現するが，視覚代償が大きく，フレンケル体操が有効である．運動失調に対する理学療法には固有受容性神経筋促通法（PNF），バランス改善を考慮した運動療法，重錘負荷，弾性包帯などがある．[239] ➡運動,運動障害,運動麻痺

### 運動終板 motor end-plate 【神経筋接合部 neuromuscular junction；myoneural junction】
運動神経線維の終末と骨格筋線維が接合する部位（シナプス）を運動終板（または神経筋接合部）と呼ぶ．無鞘となった神経が筋形質膜の終板部表面に貫入して終わる．運動神経の軸索はその終末部で多数に分枝し，骨格筋線維に接合している．神経筋接合部で神経伝達物質のアセチルコリンが放出され，筋収縮を誘導する．[268] ➡アセチルコリン

### 運動終末感 end feel 【最終域感,エンドフィール】
関節可動域の最終感覚を表す語．関節角度がそれ以上動かない抵抗感をい

い，その要因には筋肉の衝突，関節包や靱帯などの軟部組織による制限，骨や軟骨の衝突などがあげられる．[287] ➡拘縮,関節の遊び,関節可動域

### 運動準備電位 motor preparation potential
運動開始の1秒前から先行して起こる電位．コンピュータを用いて加算処理すると陰性波形電位の出現がわかる．これは運動前野に集中して起こり，運動の準備状態をつくり四肢への随意運動に関与する．[95]

### 運動障害 movement disorder
四肢の個別の運動が障害された状態．運動が正常に行われるには筋力，関節，神経の3要素が正常である必要がある．筋力は骨を動かす力源であり，筋力が低下すると運動障害が出現するが，この場合は量的な障害であり，理学療法としては筋力の回復を目的とする運動が適応となる．関節可動域が制限されると制限内の運動しか行えなくなり関節可動域を拡大する運動が適応となる．骨折や捻挫などの治療のため関節の動きを固定する場合があるが，その場合でも固定期間を可能な範囲で短期間にすることが望まれる．また，神経疾患のため自分で関節を動かすことが不可能な場合があり，二次的合併症としての関節可動域制限を防ぐために他動的または自分自身で関節を動かすことが重要である．関節可動域制限に関しては治療よりも予防が重要視される．神経の障害は中枢神経障害と末梢神経障害に分類され，損傷部位により特有の障害が出現する．末梢神経障害では筋力は量的に低下するだけであるが，中枢神経障害では筋力は量的に低下するだけではなく質的にも変化する．病的共同運動が出現する場合は筋力が低下するだけでなく，上肢や下肢の単関節の運動を行おうとしても，上肢または下肢全体が動いてしまう．連合反応の出現では非麻痺側を動かすと麻痺側も同時に動く．それ以外にも緊張性頸反射，緊張性腰反射など陽性徴候が出現し，立ち直り反応や平衡反応などの陰性徴候が消失する．小脳や深部感覚などの障害による運動失調症では運動そのものは行えるが運動がスムースに行えなかったり，歩行などの動作時にバランスが取れなかったりする．パーキ

ンソン病やパーキンソニズムでは動作が緩慢となり，前方突進や小きざみ歩行などが出現する．この他に疼痛や，呼吸・循環障害などでも運動障害が出現する．[239] ➡運動，運動失調［症］，運動麻痺

### 運動処方 exercise prescription
健康の維持や増進を目的とした運動（療法）を行うために，安全かつ効果的な内容の運動プログラムを作成すること．運動処方には，運動の質と量を提示する必要があり，運動の種類，強度，時間，頻度，期間などによって規定される．運動処方を実施する際には，①対象者の病態や受けている治療内容の把握，②必要なメディカルチェックの実施，③適切な運動負荷試験の実施，④科学的根拠に基づいた運動の種類，強度，時間，頻度，期間の設定，⑤生活習慣への運動の取り込み，⑥運動の好き嫌いなど，について考慮すべきである．[20] ➡運動負荷試験

### 運動神経伝導速度 motor[nerve]conduction velocity：MCV
運動神経線維を興奮が伝導する速さ．神経線維の半径の平方根に比例し，軸索の比抵抗の平方根に逆比例するともいわれる．一般には，神経の伝導速度は神経線維の直径に比例し，太い線維ほど伝導速度が速い．新生児では伝導速度は平均して成人の50％値であり，4歳を超えると成人と同じ値になる．末梢神経障害の程度を評価する指標として有用．通常，皮膚表面から神経を刺激できる部位で，正中神経，尺骨神経，総腓骨神経などの伝導速度が測定される．末梢神経障害では伝導速度は遅延する．運動神経伝導速度は経皮的電気刺激により測定が可能であり，理学療法士も測定できるため，末梢神経障害の回復の程度を客観的に評価する指標としても有用である．[49] ➡感覚神経伝導速度，末梢神経伝導速度

### 運動制御 motor control
運動を行うには，単に筋収縮の調節だけではなく感覚系からのフィードバックが必要となる．感覚系の情報を中枢で正しく処理されることにより合目的な運動が可能となる．この過程には意欲や学習などの心理的な要因も関与する．[289] ➡運動，運動障害

### 運動性血尿 hematuria of athletes
激しい運動を行った後にでる血尿．腎炎などによる血尿(腎性血尿)は運動によって増強する傾向がある．一過性のものは，水分を補給し休息をとれば，数日内には治まる．[77] ➡腎臓，運動強度

### 運動性失語 motor aphasia 【ブローカ失語 Broca aphasia】
発話に努力を要する非流暢タイプの失語の一型．狭義ではブローカ失語をさす．音韻に障害があり，いかなる場合でも構音が困難な場合と，簡単な語句や慣用的な表現での構音には問題がない場合がある．この音韻変化は発語失行，構音失行と呼ばれ，伝導失語やウェルニッケ失語の音韻性錯語と区別される．言語理解は発話に比べて良好であるが，複雑な構文や助詞の聞き分けに困難を示す．読解や音読にも障害がみられる．右片麻痺が認められることが多く，下肢よりも上肢に麻痺が強い傾向にある．広義には純粋語唖と超皮質性運動失語が加わる．皮質下性運動性失語（純粋語唖）は聴覚的理解，読解，書字に障害はなく発話面のみが障害される．構音の誤りに一貫性がなく，運動障害性構音障害と区別される．超皮質性運動失語は発話面における発動性の低下ととらえられ，言語理解は良好で，復唱は可能．[255] ➡ウェルニッケ-リヒトハイム図式，ウェルニッケ失語，ブローカ

### 運動性無月経 exercise amenorrhea
運動負荷による内分泌作用でプロラクチン，$\beta$エンドルフィンなどが増加して卵巣機能の抑制が生じたり，体脂肪率が下がりエストロゲンの合成が抑制された結果，無排卵になる状態．長引くと骨代謝に影響し，疲労骨折や骨粗鬆症の引き金となる．[77] ➡運動強度，子宮

### 運動生理学 exercise physiology
運動に働く器官や組織の機能やその仕組み，運動によって生じる身体変化や状態を系統的に研究分析し，その法則性を明らかにする学問の体系．人は運動によって筋の構造や機能をみずから作り変えることができるとされ，筋だけでなく，内臓，神経などあらゆる器官におい

て，このような「適応現象」が観察される。定期的な運動による適応現象のしくみを解明するために器官を構成する分子レベルでの検討から適応過程の数理モデルの創造に至る研究が行われている。　一方，運動時の筋への酸素の輸送を含め，輸送という現象を，肺・心臓・血管など異なった器官同士の関係を明らかにする。この時，神経系が大きな役割を果たす「調節」の問題も扱うが，これらは神経生理学の分野にも入る。　また，運動時に生じるエネルギー代謝の仕組みを明らかにすることも目的としている。[77]　➡健康,体力

### 運動前野　premotor area　【前運動野】

ブロードマン(Brodmann, K.)の6野で，運動野(4野)の前方に位置する。錐体路との線維結合のほか，大脳基底核，脳幹など錐体外路系とも線維連絡している。運動機能調節や自律神経系調節と密接な関係にある。[255]　➡運動野,運動野への情報入力

### 運動耐容能　exercise tolerance

運動に耐えうる能力のことで，体力を構成する1つの要因。全身持久力の程度と等しく，運動負荷試験によって一定の運動負荷に対する酸素摂取量や心拍出量，心拍数などの需要量などから決められる。身体を動かすときに過剰な努力を必要とせずに動ける運動量の範囲を決める際などに参考とされる。理学療法では，心筋梗塞や呼吸障害，糖尿病を有する対象者において全身持久力を向上させる運動プログラムの作成にあたって必要とされる。[77]　➡体力,持久力

### 運動単位　motor unit　【神経筋単位　neuromuscular unit：NMU】

1本の運動神経線維とそれに支配される骨格筋線維をあわせていう。　運動神経線維は神経筋接合部で骨格筋に接合する。接合部では伝達物質(アセチルコリン)が終板を活性化する。活性化された終板では膜透過性が変化して終板電位が発生し，それによって骨格筋の細胞膜活動電位が生じて興奮収縮連関による筋収縮が起こる。個々のα運動ニューロン(運動神経線維)は神経筋接合部で複数の骨格筋線維に接合する。1本の運動ニューロンによって支配される骨格筋線維はそれぞれが独立に収縮するのではなく，筋線維群として同時に収縮する。この1本の運動神経線維によって支配される筋線維の数を神経支配比という。支配比の小さい手指筋や顔面筋，舌筋などでは微細な運動が可能である。例えば眼筋で1～10であるが，下肢筋のヒラメ筋では150～170である。骨格筋に針電極を刺入して筋電図を記録すると単一運動単位の活動電位を記録することができる。筋収縮をさせて皮膚上から表面筋電図を記録すると多数の運動単位の活動電位が重なった干渉波形が認められるが，皮膚抵抗を十分に落とす前処置を行って，わずかな持続的収縮をさせると単一運動単位の活動電位を記録することが可能である。この時，電位は時間的に等間隔のスパイクであり，振幅の等しい等電位である。理学療法では表面筋電図を用いてバイオフィードバック療法を行うことがある。例えば分娩麻痺によって肘関節屈曲ができない者に対して神経付きの肋間筋移植を行って機能回復をはかる場合，移植後に神経再教育を目的としてこの療法を実施し，運動単位の活動電位を確認しながら関節運動を学習する。このほか末梢神経損傷後の神経再支配に対してもバイオフィードバック療法が行われる。再生運動神経が筋に達すると終板部で生理的連絡を回復するが，同じ運動神経でも元の支配筋に達するとは限らない。そのため筋運動が元通りに行われるためには再教育が必要となる。運動神経切断実験によると，神経線維は分枝(sprout)を生じながら支配を失った骨格筋線維と再接合する。この再生神経線維は多数の骨格筋線維を支配することになるため神経支配比は増大する。筋電図を記録すると再神経支配電位は異常高電位になることがある。[88]　➡骨格筋,神経支配比

### 運動ニューロン疾患　motor neuron disease：MND

運動ニューロンが選択的に障害される原因不明の進行性疾患。運動ニューロンには大脳皮質運動神経細胞から脳幹や脊髄の運動神経細胞に至る上位運動ニューロン(upper motor neuron：UMN)と，脳幹や脊髄の運動神経細胞から筋に至る下位運動ニューロン(lower motor neuron：LMN)とがある。UMN

のみが侵されるのが原発性側索硬化症で，UMNとLMNの両方が侵されるのが筋萎縮性側索硬化症(amyotrophic lateral sclerosis：ALS)，LMNのみが侵されるのが脊髄性進行性筋萎縮症(spinal progressive muscular atrophy：SPMA)である．しかし原発性側索硬化症とSPMAは広義のALSに含まれることがある．[258] ➡ 運動麻痺, 運動障害

### うんどうねんれいてすと
**運動年齢テスト** motor age test：MAT

ゲゼル(Gesell, A.)らにより標準化された正常な運動発達尺度の中で，小児の運動発達段階がどの時点に対応しているかを決定する検査．運動発達年齢を知ることにより粗大運動や巧緻運動の発達経過を客観的に把握することができる．このテストを行う目的および意義は，①小児の運動発達段階を知ることができ，発達指標上の正常，境界域，異常を判断する根拠にできる．様々な原因により運動発達の遅れをもつ小児に対しては，その原因を早期に発見するとともに早期治療を開始することが可能となる．その中で，運動治療プログラムの作成が容易となる．現在の運動発達段階から次の段階までが把握でき，系統立った運動発達指導が可能となる．②境界域や異常を示す小児に対しては，追跡管理や経過観察を行い，発達を促進する援助をするとともに，疾病の軽度～中等度のものを早期発見し，早期治療への軌道に乗せることができる．さらに，それら小児の到達可能な運動発達の目標を設定することができ，将来の大まかな運動行動の状態，日常生活活動の状態を予測できる．③運動発達経過の変化状況から，実施している指導内容の効果を判定できる，などである．粗大運動発達中の頸定(3～4か月)，座位(7か月)，立位(12か月)，歩行(13～14か月)などの発達指標は，多くの運動年齢テストに用いられている．広く用いられている運動年齢テストはゲゼルの発達検査を基本とし，多くの検査法がそれぞれの理論に基づき開発されてきた．一定の形式化された運動年齢テストはなく，一部のテストについてはその評価基準や項目に明確さを欠いているものもあり，各種検査法の信頼性については今後も検討が必要である．運動発達テストを実施する場合は，可能な限り同一の検査法を行うべきであり，その項目は無駄がなく，簡潔なものが選ばれるべきである．また生後18か月までの段階に相当する発達指標が含まれているべきである．脳性麻痺のような発達障害児を評価する運動年齢テストでは，自然経過中の運動年齢による変化か，特定の治療介入による変化かの区別が問題となる．これらの変化を含む経過を定量化し，習熟した検査者により実施された場合，経時的な粗大運動能力の変化量を確実に反映し，信頼性が高い粗大運動能力尺度(gross motor function measure；GMFM)という検査法がラッセル(Russell, D.)らによって開発された(1998)．[98] ➡ 運動発達, 粗大運動機能テスト, ゲゼルの発達検査

### うんどうのじゆうど
**運動の自由度** degrees of freedom　各関節に許容される独立した運動の軸数をいう．人体関節の動きは，基本的な3つの面(矢状面，前額面，水平面)と3つの軸(前額水平軸，矢状水平軸，垂直軸)で起こる．関節は3次元の空間内において最大3度の自由度がある．1つの面と軸のみの動きしかできない関節を自由度1，2つの面と関連する2つの軸で可能な場合を自由度2，すべての面と軸で運動が遂行できるものを自由度3という．蝶番関節や車軸関節のような1軸性の動きのみを行える関節は自由度1，楕円関節や顆状関節のような2軸性の動きを行える関節を自由度2，肩関節や股関節のような球状関節で多軸性の動きを行える場合を自由度3という．人間工学や関節機能学では，運動の自由度は関節構成骨間の角度変化とともに関節包内の並進・回旋運動をあわせてとらえる．滑膜性関節では，自動運動時の筋活動や他動運動時に関節構造上のゆるみにより少しの並進・回旋運動がみられる．[21] ➡ 関節

### うんどうのぶんかい
**運動の分解** decomposition of movements

運動はいくつかの動きの複合からなり，全体で一定の調和が保たれている．しかし運動失調では，その調和が乱れ，直線運動が前後軸・左右軸・垂直軸などに分解された動きとなる．この状態を運動の分解という．[129] ➡ 運動失調[症], シナジー, 運動制御, 協調運動障害

**運動発達** motor development 　加齢とともに一定の規則をもって運動行動が変化していく過程。遺伝的要因や環境的要因が関与している。寝返る，這う，座る，立つ，歩くなどの粗大運動（全身運動）と主に手指の発達をとらえた巧緻運動が含まれる。運動発達には一定の規則があり，加齢とともに運動行動が変化するので，その変化が研究されることによって各月齢・年齢別の標準的な指標（マイルストーン）が示され，運動発達テストとして理学療法領域においても用いられている。近年では，運動発達において外受容器，固有受容器，前庭迷路などからの感覚情報の重要性が強調され，単に運動発達といわず「感覚-運動発達」と表現されることもある。[108]

**運動発達の方向性**　direction of motor development　ヒトの運動機能の発達は中枢神経系の成熟との関わりが大きく，一定の規則に従う傾向がある。その方向性に次の2つ規則がある。①頭→尾発達（発達の頭尾律 cephalo-caudal direction）：頸椎から胸腰椎・骨盤帯へと脊柱の支持安定性が下方へ波及することで，首が座り，座位，立位が可能となる。②近位→遠位発達（中枢より末梢へ proximo-distal direction）：粗大運動の腹臥位では，肩甲帯が安定し，肘支持，手支持が可能となり腹這い，四つ這い，立位へと進む。また巧緻動作では，肩甲帯が安定し腕が使えるようになり，次いで手が随意的に使えるようになり，手の巧緻的な使用が可能となる。この他の発達の規則として，「全身性→分節性，局在性発達」，「原始反射→高次の反射，反応発達」，「従重力姿勢→抗重力姿勢発達」などがあげられる。[108]

**運動パフォーマンス** motor performance 　運動課題遂行時の周囲から観察可能な運動行動。運動パフォーマンスを測定することで，運動能力や技能，運動学習の度合いを知ることができる。理学療法においては，身体能力（技能・体力）評価の指標や治療効果の判定に用いられる。遂行能力は，ある試行における所要時間，距離，点数，パターン，頻度などで表される。例えば，10m最短歩行時間や歩数の測定，背臥位からの立ち上がり動作の遂行時間測定や運動パターンの観察，運動年齢テスト，バーク（Berg）バランススケール，機能的リーチテスト，片脚立ち保持時間測定，ADLテスト，運動負荷テストなどがあげられる。最高の遂行能力は，最大の正確さと最小エネルギー消費，あるいは最短の時間と最小エネルギー消費によってもたらされる。技能はフォーム，正確さ，速さ，適応能から構成されるが，パフォーマンスの測定に考慮すべき要素である。またパフォーマンスは，疲労や意欲，その他の身体の状態や環境により変化する。[237] ➡運動学習，技能

**運動負荷試験** exercise tolerance test 　運動中や運動後の心・循環器系や呼吸器系の状態の変化，運動能（持久力）などを評価する検査。心電図，血圧，酸素摂取量などの測定が指標とされる。試験にはベルトコンベア上を歩くトレッドミル試験，自転車エルゴメータ試験，段の昇り降りをくり返すマスター2階段試験などがある。その他，平地で6分または12分間で歩ける距離を測定する試験もある。トレッドミル試験はおもに虚血性心疾患の診断，重症度や予後の推定，虚血性心疾患における治療効果の判定，潜在心疾患のスクリーニング，心筋梗塞などのリハビリテーションに用いられる。その他，糖尿病，高血圧症など生活習慣病の運動処方における運動強度の基準を個別に設定する際に用いられる。平地において6分間または12分間で歩ける距離を測定する試験は呼吸障害の治療効果の判定，呼吸リハビリテーションに用いられる。[77] ➡心電図，血圧，エルゴメータ，トレッドミル

**運動分析** motion analysis 　身体運動を観察，記録，解析することの総称。身体運動を幾何学的に分析する方法（運動学的分析）と力学的に分析する方法（力学的分析）とに大別できる。[257]

**運動方程式** Newton equation of motion 　物体に作用する外力によって生じる運動の変化（加速度）を表す運動力学上の方程式。加速度は力に比例するというもの。この式は物体の円運動やばねの弾性力による単振動にも

応用できる。[23] ➡運動力学, ニュートンの運動の法則, 慣性の法則, 作用・反作用の法則, 質量

**運動麻痺**　motor paralysis　上位運動ニューロン(大脳から脳幹, 脊髄へ運動指令を伝える神経)および下位運動ニューロン(脳幹, 脊髄から筋へ運動指令を伝える神経)の異常によって筋の収縮が困難または不能になり随意運動が障害された状態。麻痺の程度から不全麻痺または完全麻痺に, 麻痺の部位から単麻痺, 片麻痺, 対麻痺, 四肢麻痺などに区分される。[204] ➡運動, 運動障害

**運動麻痺性構音障害**　motor paralytic dysarthria　種々の原因による構音筋の障害により, 発声発語器官に筋トーヌスの異常, 筋力低下, 協調運動の障害, 運動速度の低下などの障害が生じる。そのために呼吸・発声・共鳴・構音・プロソディが障害され, 音が歪んだり省略され, 話しことばが全体的に不明瞭になったり, 異常なものになったりする障害を総じて構音障害と定義している。その構音障害の中でも舌下神経麻痺, 顔面神経麻痺, 舌咽・迷走神経の舌, 口唇, 軟口蓋など発語に関わる運動神経の麻痺によって起こる構音障害を運動麻痺性構音障害という。原因としてこれらの神経核の障害(核性麻痺, 球麻痺)と大脳の障害(核上性麻痺, 偽性球麻痺)による場合がある。大脳の障害では構音筋の大部分は, 両側性に支配されているため一側性麻痺では症候は軽いといわれている。しかし, 両側性麻痺(偽性球麻痺)では鼻咽腔閉鎖機能不全による鼻腔での共鳴, 開鼻声, 母音や子音の歪み, 嗄声, 省略, 置換などの声の障害が認められ, 不正確な構音や音声障害, 発話速度の低下などとともに嚥下障害や強制失笑などを伴う。構音筋の協調性障害による構音障害は失調性構音障害と呼ばれ, 小脳梗塞や脊髄小脳変性症などの小脳症状として断綴性発語がみられる。[251] ➡断綴性発語, 構音障害, 球麻痺, 偽性球麻痺

**運動麻痺性膀胱**　motor paralytic bladder　神経因性膀胱のひとつ。仙髄と膀胱を結ぶ反射弓のうち, 膀胱運動を支配している運動神経だけが障害されて起こる膀胱機能障害である。膀胱の感覚は障害されていないため尿意はあるが, 排尿の開始が障害される。[251] ➡神経因性膀胱, 自律膀胱, 自動膀胱

**運動野**　motor area　大脳皮質の前頭葉に属し, 中心溝の前の部分(中心前回)をいい, 運動領野, 一次運動野, あるいはブロードマンの脳地図では4野ともいわれる。運動野には, ベッツの巨大錐体細胞が多く分布し, これが随意運動の発火源といわれ, この細胞からのニューロンが内包後脚を経て脊髄前角の運動ニューロンに連絡する。これを錐体路と呼び, この錐体細胞を錐体路細胞ともいう。この細胞は, 身体各部に対して一定の対応配列があり, この領域に電極を刺入して電気刺激を与えると, 電極の位置に対応する身体部分の骨格筋に収縮が起こる。中心前回の背内側(半球内側上部)から腹外側(外側下方)にかけて, 反対側の下肢, 体幹, 上肢, 顔面の順に並び, これを体部位局在という。ただし, 身体各部の大きさには比例せず, 手や口, 舌など複雑な運動機能や言語機能に関連する部分は広い面積を占める。運動野は, ここに述べた運動野(一次運動野)のほかに, 6野に相当する運動前野および補足運動野を加えることがある。そのニューロンは大型の細胞で, 軸索は皮質脊髄路には含まれず, 主として延髄網様体に達している。学習によって習得した運動, 熟達した運動, プログラムに沿って順序よく合目的的になされる運動, 身体の両側にまたがる運動などの高度の運動に関与する。運動前野のニューロンの活動は運動の動作に先立って発現することから, 運動前野は運動の遂行そのものよりも運動の準備段階の計画に関与していると考えられる。一次運動野が障害されると, 反対側の弛緩性麻痺が出現し, 錐体路徴候といわれる病的反射の出現や腱反射の亢進がみられる。これに対して運動前野が障害されても骨格筋に現れる症状は明確ではなく, 1つの関節を動かすような単純な運動は可能であるが, 組み合わされた複雑な運動はできないという失行症や保続などの症状がみられる。運動野のニューロンは他の運動野との間で相互に連絡しあっているばかりでなく, 感覚野からも多様な情報を受け,

さらには，視床，大脳基底核，小脳からも入力を受けて，脊髄運動ニューロン群にインパルスを発射している。[292] ➡随意運動, 錐体路徴候, ブロードマンの脳地図, 錐体細胞, ベッツの巨大錐体細胞, 体部位局在

### 運動野のホムンクルス motor homunculus
大脳皮質の中心前回にある体部位局在をホムンクルス（架空の小人名）の逆立ちした姿に見立てた表現。運動の最終的な出力をつくる錐体路細胞が背内側から腹外側にかけて，反対側の下肢，体幹，上肢，顔面の順に身体各部に対して一定の対応配列を示す。感覚野（中心後回）のホムンクルスもある。[169] ➡体部位局在

### 運動野への情報入力 information input to motor area
視床の後吻腹側核，ブロードマンの6野，8野にある運動野前域，体性感覚性領域から情報が入力される。6野，8野にある運動野前域は，運動連合野とも呼ばれ，過去経験した運動性の活動が蓄えられているといわれる。[214] ➡運動, 運動感覚, 運動制御

### 運動誘発性喘息 exercise-induced asthma：EIA
運動後，一時的に呼吸機能が低下し，喘鳴を伴う喘息発作が誘発される現象。運動後5〜15分でピークフロー値または1秒量が運動前の10％以上低下する。通常，30分〜1時間で正常になる。喘息ではしばしばみられる。若年者に多い。[34] ➡自律神経, 呼吸困難, ウォーミングアップ, ピークフロー, 1秒量

### 運動誘発性低血糖 exercise-induced hypoglycemia
強度の運動により血糖値が約60 mg/dl以下になった状態。異常な空腹感，脱力感，手指のふるえ，冷汗，動悸，だるさ，生あくび，眼の焦点が合わない，頭重感などの症状がみられる。糖尿病で経口血糖降下薬やインスリン使用者が運動すると低血糖を起こす。[77] ➡血糖, 運動強度, 低血糖発作

### 運動様式 exercise mode
筋力や体力トレーニングとして行われる各種の運動方法やその組み合わせをいう。筋収縮の様式からみた等張性運動（動的運動），等尺性運動（静的運動）といった方法や，負荷量の変化からみた漸増運動，一定運動，漸減運動などの組み合わせがある。[232]

### 運動用プール exercise pool；pool for exercise
数人が同時に治療できる全身浴形式の温水プール。浴中では浮力により弱い力で四肢を動かせたり，下肢への免荷による歩行練習が可能となる。また，流体抵抗を利用しての筋力増強効果や水圧による下肢浮腫の軽減効果も期待できる。[117]

### 運動用マット gym mat
運動時の緩衝用として床に敷く，緩衝材を中に入れた厚手の敷物。理学療法では床上動作を練習するために使用されることが多く，十分な快適性，安全性および空間性を得るためには，複数枚並べて使用される。[117]

### 運動力学 kinematics【キネマティクス】
物体の運動を速度，加速度，変位を指標として研究・分析する学問。力学は運動学と運動力学の2つの分野に分けられ，運動学は力との関係を除外して運動を時空間で記述することを目的とし，運動力学は運動を力の原理によって解明することが基本となる。運動力学は力の平衡を研究する静力学（statics）と，運動と力の関係を研究する動力学（dynamics）がある。静力学では，力の方向と大きさ・力の作用点・力のモーメントなどを研究対象とし，動力学は運動の法則・等速運動・加速度・重力・摩擦などを研究対象とし，力学的エネルギーや運動量を解明することを目的とする。[51] ➡力学, バイオメカニクス, 生体工学

### 運動療法 → 次頁参照

### 運搬角 = 肘外偏角

## 運動療法 therapeutic exercise

日常生活活動，物理療法とともに理学療法の核であり，学術的，臨床的にも大きな比重を占める。理学療法白書による定義は，「理学療法士の徒手や用具を用いることにより，または対象者自身が身体各部の規則的な運動を行って，全身あるいは局所の回復を図る治療であり，身体のバランスと安定性の改善を図り，各運動相互の協調性を増すことを目的とする」としている。換言すると，運動により身体組織および精神活動も含めた人間に生ずる様々な反応や効果を利用して，身体機能の維持改善，あるいは各種疾患，障害の予防や治療を行うことである。したがって，運動療法は様々な学問を基礎とする応用科学である。臨床現場では機能障害(impairment)を中心に治療的観点で行うことが多いが，運動学習としての練習的観点も重要である。日常生活活動，社会行動ともにQOLを高め，生活行動の変容を促し，リハビリテーションの理念を達成するための理学療法の一領域である。

### 1. 目的と構成

第一義的には機能障害，活動制限(activity of limitation)の改善であり，そのための最適な関節可動域運動，筋力増強運動，伸張運動，神経生理学的アプローチ，協調運動，呼吸練習，腰痛などの各種治療体操を実施し，同時に運動機能が基礎となる立位，座位の基本動作の練習，さらに生活環境，就学，就労などハンディキャップを考慮した運動療法まで，広範囲である。対象者は未熟児から在宅高齢障害者と幅広く，脳血管障害，パーキンソン病，脊髄小脳変性症などの中枢性疾患，骨折，脊髄症，変形性関節症，脊髄損傷，関節リウマチなどの整形外科疾患，筋ジストロフィー，多発性筋炎などの神経筋疾患，糖尿病，慢性呼吸不全，心筋梗塞などの内部疾患，さらに周産期の産科，中高年者を対象にした健康増進と障害予防まで多岐にわたる。

### 2. 運動療法に用いる運動と器具

他動，自動，抵抗，自動介助の各運動を病態や障害に合わせて用い，器具としては重錘バンド，自転車運動器，プーリー，足関節矯正板，トレッドミル，治療ボールなど多種多様なものがあり，実施場所は病棟，運動療法室，水治室，居宅，保健センターなどである。

### 3. 歴史的変遷

ヒポクラテスは太陽熱，温泉などの活用とともに安静と適度な運動の必要性を記し，古代中国の医書『黄帝内経』にはあん摩や温浴方法が，平安時代の外科書『医心方』には腫脹，関節痛に対するあん摩が記されている。近代医学の運動療法は19世紀からで，スウェーデンのリング(Ling)はスウェーデン式体操に代表される治療目的の運動を研究し，フレンケル(Frenkel)は脊髄性運動失調に対するフレンケル体操を考案し，ヒルシュベルク(Hirschberg)は3期に分けた片麻痺の運動法を紹介し，クラップ(Klapp)は側彎症の匍匐運動を発表している。ポリオの運動療法を模索するなか1912年，ロベット(Lovett)とライト(Wright)によって考案された徒手筋力検査(MMT)は機能解剖と神経支配の理解，筋力に応じた筋力増強のあり方など運動療法の基礎を形成した。1940～50年にかけて筋力増強法としてデローム(DeLorme)は漸増抵抗運動法を，ヘッティンガー(Hettinger)は等尺性運動を発表し，また中枢神経系の運動療法としてフェイ(Fay)やボバース(Bobath)夫妻によるファシリテーションテクニックの理論と実際，ブルンストローム(Brunnstrom)による脳血管障害の回復段階と運動アプローチ方法，カバット(Kabat)による固有受容性神経筋促通法(PNF)が考案された。今後は，骨関節系，中枢神経系疾患のアプローチ方法を軸に運動学習理論と応用，解剖生理学理論を活用した運動療法，呼吸循環器系，糖尿病などの代謝系，臓器移植や難病系の運動療法が拡大し，地域理学療法や生活習慣病の予防を含めた健康増進活動の中でさらに発展していくと考えられる。

### 4. 運動療法の課題

医療制度，社会情勢の変化は著しく医療に対する価値観も多様化しているなか，より効果的な運動療法が求められている。基礎・臨床研究を積み重ねEBM(科学的根拠に基づく医療)を踏まえた運動療法の提供に努めなければならない。また，科学性のみでなく，常に対象者の心理・社会的ニーズに応えうるものでもなければならない。[178] ➡ 筋力増強運動, 徒手療法, 認知リハビリテーション

# え

**エアーズテスト** = 南カリフォルニア感覚統合能力検査

**エアウェイ** = 気道

**エアゾル療法** aerosol treatment 【薬物噴霧療法】 気道の乾燥防止，気道分泌物の産生抑制と喀出促進，気道系への薬剤の局所投与などを目的に，薬物粒子そのものを噴霧化(エアゾル化)して，あるいは水溶性薬物の水滴粒子をエアゾル化して吸入させる治療法。[34] ➡吸入療法, 喀痰, 抗コリン薬, ステロイド, 抗生物質

**エアプレインポスチャー** = ピボット運動

**エアロビックエクササイズ** = 有酸素運動

**永久義肢** = 本義肢

**エイシア(ASIA)の機能障害尺度** ASIA (American Spinal Injury Association) impairment scale【エイシア(ASIA)の分類】 フランケル尺度を元に米国脊髄損傷学会(ASIA)が ASIA 神経学的評価方法に基づき改編したもの。A〜Eの5段階がある。A：完全麻痺($S_4$〜$S_5$で感覚，運動機能とも麻痺)，B：不完全麻痺($S_4$〜$S_5$で感覚機能のみ残存)，C：不完全麻痺(有用筋の筋力3未満)，D：不完全麻痺(有用筋の筋力3以上)，E：正常(感覚，運動機能とも正常)。[156] ➡脊髄損傷, 機能残存レベル, ザンコリーの分類

**エイジング** aging；ageing【加齢】 広義には誕生してから発育・成熟し，やがて衰退して死に至るまでの全過程，すなわち加齢の意味で使われる。狭義には成熟期以後，衰退して死に至るまでの過程，一般には個体の老化をいう。[288] ➡老化

**エイズ** = 後天性免疫不全症候群

**AIDS ウイルス** = ヒト免疫不全ウイルス

**衛生学** hygienics 人と自然・生活・社会環境の関係や病気の予防法を研究し，疾病や障害から身を守り，健康の保持・増進を図る学問。疫学や統計(衛生統計)などを用いて明確に規定された人間集団の中で出現する健康関連の事象の頻度，分布およびそれらに影響を与える要因を明らかにし，健康問題対策の樹立を図る。[77] ➡公衆衛生, 健康

**衛生検査技師** medical technologist：MT 厚生労働大臣の免許を受けて，医師の指導監督の下に，微生物学的検査，血清学的検査，血液学的検査，病理学的検査，寄生虫学的検査，生化学的検査を行うことを業とする者。臨床検査技師との違いは，生理学的検査を行うことができないことである。[267] ➡臨床検査技師

**衛星細胞** satellite cell 【サテライト細胞, 外套細胞】 骨格筋や神経細胞に存在し，その細胞の周囲を取り囲む細胞。筋の場合，筋線維の基底膜と形質膜の間に介在する単核細胞。筋芽細胞の残存と考えられており，筋線維に何らかの病的過程が進行すると，活性化され，再生の準備に入る。[272] ➡筋芽細胞

**衛生統計** health statistics 国民の健康に関する情報を調査・収集して統計的処理を加えて資料を提供するもので，国民生活の基礎調査，人口動態統計(出生，死亡，死産，婚姻，離婚など)，医療施設調査，医師・歯科医・薬剤師調査などをもとに作成されている。国民の健康意識の向上，保健衛生活動や公衆衛生活動に有効利用されている。[267] ➡統計学, 記述統計, 人口動態統計

**鋭痛** = 速い痛み

**鋭波**（脳波の） sharp wave　脳波記録上の他からはっきり区別できる一過性の尖鋭な波形。棘波とともに突発性異常脳波のひとつ。棘波に似るが，これより持続性がある。[251] ➡ 脳波，棘波

**栄養障害** nutritional disorder　特定の，あるいは数種の栄養素の摂取不足，または過剰摂取，あるいは栄養素相互のバランスが崩れ身体に変調をきたした状態。[77] ➡ 肥満

**栄養動脈** nutrient artery　臓器に栄養を送る血管。骨では栄養孔を通って直接管状骨の骨髄に血液を送る系統と，近傍の大きな動脈からの分枝がフォルクマン管からハヴァース管を通って骨全体を栄養する系統もある。また，腫瘍や動静脈奇形などの血管異常へ流入する動脈。[242]

**エヴァンス症候群** Evans syndrome　赤血球に対する自己抗体の産生により生ずる自己免疫性溶血性貧血の常温型と特発性血小板減少性紫斑病の両方がみられる症状。皮膚・粘膜の紫斑に加え，結膜や皮膚に黄疸を認める。病因は自己免疫疾患と考えられる。[270] ➡ 貧血

**エヴァンスの分類** Evans classification　エヴァンス(Evans, M.P.)による大腿骨頸部外側骨折の分類法。骨折線が小転子付近から外側近位に向かう type 1，外側遠位に向かう type 2 に分かれる。さらに，転位や破砕の程度によりグループ分けされる。[297] ➡ 大腿骨頸部骨折

**AST** ⇨ グルタミン酸オキサロ酢酸トランスアミナーゼ

**af** = 心房細動

**ALT** ⇨ グルタミン酸ピルビン酸トランスアミナーゼ

**Acom** = 前交通動脈

**A-C バイパス術** = 冠[状]動脈バイパス術

**A/G 比** A/G ratio 【アルブミン/グロブリン比 albumin/globulin ratio】　血清中蛋白質の主なものは，アルブミンとグロブリンであるが，肝臓疾患ではアルブミンが減少するため，A/G 比は低下する。多発性骨髄腫，膠原病などではグロブリンが増加するため，A/G 比は同様に低下する。[140]

**A 帯** = 暗帯

**ATA 法** = 技術関連援助法

**ATNR** = 非対称性緊張性頸反射

**AD 変換** analog to digital conversion　アナログ信号（連続量）を振幅，時間ともにデジタル信号（離散量）へ変換すること。離散量に変換することを量子化と呼び，時間を離散量に変換することを特に標本化（サンプリング）という。[231]

**エーラース-ダンロス症候群** Ehlers-Danlos syndrome　コラーゲンの代謝異常により皮膚の過伸展性，皮膚・血管の脆弱性，関節過剰可動性を主徴とする遺伝性の症候群。時に心血管症状，眼症状を伴う。皮膚の断裂や易出血性に注意を要する。関節変形，習慣性脱臼などは装具療法が適応される。生命予後は良好。[249]

**エオシン** eosin　ヘマトキシリン・エオシン(H.E.)染色において，ヘマトキシリンの対比染色剤として使用される色素。負に帯電しているため，正に帯電しているものを赤く染める。正しくは Eosin Y あるいは Tetrabromofluorescein。エオシンの名は，ギリシャ神話の曙の女神エーオース(Eos)に由来する。[238] ➡ ヘマトキシリン・エオシン染色

**腋窩** axillary fossa　わき，わきのした。肩関節の下方にある円錐形の空間。前方は大胸筋，後方は広背筋，大円筋，外側方は上腕骨，上腕二頭筋，内側方は前鋸筋で構成されており，腋窩神経，腋窩動・静脈，リンパ節が存

在する。[250]

**液化壊死**（えきかえし） ＝ 融解壊死（ゆうかいえし）

**疫学**（えきがく） epidemiology 【流行病学】　疫学とは，ある特定の集団における疾病，障害，社会的不適応など心身の健康に関する諸問題を病因，宿主，環境などの側面から包括的に考察し，統計学的分析により，疾病の予防と健康の増進を図る学問である．疫学は元来伝染病の流行に関して発生要因をとらえることで発達してきた．伝染病の減少によって，疫学の対象は生活習慣病などの非感染性慢性疾患や環境要因に基づく健康障害，社会環境の変化への精神的不適応など範囲が広がってきた．さらに，最近の高齢社会に伴い，体力の向上，健康増進，QOLの向上などの高いレベルでの健康要因に関する追究も行われている．疫学は医学，公衆衛生学に応用されている．特に公衆衛生活動においては疫学が基礎となり，集団の健康上の問題点を把握することで，有効な疾病予防と健康増進施策が樹立される．疾病発生要因の解明は疫学の最も重要な目的であるが，疾病発生には様々な要因が関与しており，慎重に研究計画を立てなければならない．ある要因と疾病の発生に因果関係があるかどうかを推定することは難しい．ある要因と疾病発生に相関関係があるからといって，ただちに因果関係があると判定することはできない．バイアス，交絡因子，見かけ上の関連，などを否定する必要がある．急性感染症は病原体と疾病が1要因対1疾病の関係にあるが，成人慢性疾患は多要因対多疾病の関係にある場合が多く，因果関係の立証は容易なことではない．最終的には多くの研究成績を総合的に評価して，一定の指針に基づき因果関係の程度を推定しなければならない．疫学研究は観察的疫学研究と介入研究に大別される．観察的疫学研究は，研究者が集団に介入せず，健康に関する事象の頻度を測定し，分布を観察して，それらに影響を与える要因を明らかにする研究である．記述疫学や分析疫学があり，分析疫学には生態学的研究，横断研究，症例対照研究，コホート研究などがある．介入研究は，研究者自身が集団に意図的に介入し，要因の変容を図るものである．この場合には倫理的配慮やインフォームドコンセントが重要課題となる．介入研究は，治療成績や罹患状況を前向きに観察するという点で，観察的疫学研究の前向きコホート研究と類似する．これら疫学的手法は臨床医学に応用されており，臨床疫学と呼ばれている．臨床疫学では，症例報告，患者調査，横断研究，症例対照研究，追跡研究（コホート研究），臨床試験などが行われている．[146] ➡公衆衛生，横断研究，コホート研究，外部環境，環境因子，居住環境

**腋窩支持[松葉]杖**（えきかししまつばづえ） axillary crutch　松葉杖の一種で，標準型と高さが調節できる調節型がある．素材はアルミ製と木製とある．調節型は標準型に比べ若干重い．下肢の筋力が弱く，体重支持が困難なときの補助，骨折後など体重支持に制限があるときの免荷などに用いる歩行補助具である．基本的な歩行動作として，4点歩行・2点歩行・3点歩行などがある．[189] ➡松葉杖

**腋窩神経**（えきかしんけい） axillary nerve　腕神経叢の後神経束から橈骨神経とともに分枝し，主として第5，第6頸髄からの神経線維よりなる．腋窩下外側から上腕骨外科頸を回って小円筋と三角筋を支配する．肩関節脱臼，上腕骨外科頸骨折，松葉杖歩行などにより損傷し，麻痺を認めることがある．[250] ➡腕神経叢

**液晶**（えきしょう） liquid crystal：LC　液体の流動性と結晶の規則性の性質をあわせもつ光学的異方性物質．電圧，圧力，温度などにより反応するので，液晶の明暗をうまく区分して，表示装置に応用される．[131]

**エキスパートシステム** expert system
各分野のエキスパート（専門家）のもつ経験的知識や判断方法をプログラム化したコンピュータソフトを作成し，コンピュータに専門職としての判断を行わせるシステムのこと．AI（人工知能）を応用したもの．[188] ➡専門職，システム，人工知能，情報理論，遠隔医療情報システム

**疫痢**（えきり） ekiri　主に幼児から小児にみられる

細菌性赤痢の重症型で，嘔吐，下痢などの消化器症状のほかに末梢循環器障害，意識障害・痙攣などの神経症状を伴う．原因にはいまだに不明な部分が多い．赤痢の減少に伴い，現在ではほとんどみられない．[245]

**エクストリームディッパー群** extreme dipper group　血圧の日内変動パターンで，夜間睡眠時の血圧が日中の血圧よりも低い場合をディッパー群，夜間睡眠時の血圧が日中の血圧よりも著しく低い場合をエクストリームディッパー群，逆に差のないものをノンディッパー群と呼ぶ．[86]

**エクストリンシックプラス[変形]**
＝イントリンシックマイナス[変形]

**エクストリンシックマイナス[変形]**
＝イントリンシックプラス[変形]

**エクリン汗腺** ⇨ 汗腺

**エゴ** ＝ 自我

**エコー波** echo wave　音波を物質に照射し，異なる物性（組織）に達したときに生じる反射音波．この原理を用い，診断および治療装置に利用されている．[131] ➡ 超音波，心臓

**エゴグラム** egogram　交流分析で用いる人格検査．米国の心理学者デュセイ（Dusay, D.M.）が開発．自我を5つに分類して，個人の心的エネルギーの配布程度を棒グラフ化することで，心的エネルギーの動きがわかり自我状態を把握する．[214] ➡ 交流分析，心理学，自我

**エコノモ脳炎** Economo encephalitis；von Economo disease 【嗜眠性脳炎 encephalitis lethargica】　流行性の脳炎のひとつ．ウイルス性脳炎と考えられているが，病原体は特定されていない．眼球運動障害を主症状とし，回復期に高度の嗜眠が現れることが多いが症状は多彩．後遺症としてパーキンソニズムを残しやすい．[255]

**エコロジカルアプローチ** ecological approach 【生態心理学】　心理学の中で，生態学的視点に立ったアプローチの方法をさす．ギブソン（Gibson, J.J.）が提唱した理論的枠組みである．従来の心理学では，人の心の動きや知性を環境から分離，独立させて考えてきた．例えば認知心理学では，人間の情報処理過程はあくまで頭という器の中で生じる出来事であり，環境からの刺激がどのように処理されて外部に反応として出力されるか，という面に焦点を当ててきた．また行動主義心理学では，人間行動は環境操作による統制，予測が可能であるという考え方をとってきた．こうした考え方に対し，エコロジカルアプローチでは，心を環境から孤立した主体として扱うことはしない．生体と環境とを分離させず，両方の相互作用を1つのシステムと考える．生体と環境との相互作用を表現するための，エコロジカルアプローチの中での基本概念は，ギブソンが考案したアフォーダンスである．アフォード（afford）は「〜ができる，提供する，与える」という意味の動詞であり，この動詞の名詞形がアフォーダンスである．アフォーダンスとは，環境内の事物が提供するその事物の扱い方に関する情報，生体にとって事物がもっている価値に関する情報である．したがって，アフォーダンスは特定の行為を誘発するような事物の特徴である．ここで注意すべきは，こうした情報の価値や特徴は，主体が主観的に事物に付与するのではなく，あくまで事物のなかに内在していることである．例えばドアがもつアフォーダンスを考えてみよう．ノブがついているドアであれば，ノブによって，ノブをつかみ，回す，という行為が誘発される．取っ手がついているドアであれば，その取っ手を押す，という行為が誘発される．これらはドアがもつアフォーダンスによって，ある行為が生み出されることを意味する．こうした現象を，事物の特徴がある行為をアフォードする，と表現する．また，同じ事物をみても，そこに知覚されるアフォーダンスは人によって，あるいは種によって異なる．例えば，椅子をみて，そのうえに腰をおろすことをアフォードする事物とみるか，そのうえに乗ることをアフォードする事物とみるかは知覚者の目的に

よって異なる。このような観点からみると、人間の行為や知的営みは、頭という器の中で生み出されているのではなく、生体と環境とがそれぞれ役目を担い、その関係の中から現れてくる、ということができる。[66] ➡生態学的理論、アフォーダンス

**壊死** necrosis 様々な傷害性因子による病的な細胞または組織の死を壊死と呼ぶ。壊死は通常、凝固壊死または融解壊死のいずれかの形をとる。凝固壊死は、壊死部が凝固して多少硬くなるもので、腎、脾、心臓の貧血性梗塞で典型的にみられる。融解壊死は、壊死組織が速やかに軟化融解するもので、直接融解壊死に至るのはほぼ中枢神経組織に限られる。これに対し、主に好中球の作用による二次的な融解壊死は、ほとんどの組織に出現する。特殊な壊死として乾酪壊死がある。乾酪壊死は結核、梅毒などに出現し、壊死巣の割面が一見チーズに似るため、この名がある（乾酪はチーズの日本語訳）。また、脂肪組織の壊死（脂肪壊死）では、脂肪が加水分解されて石けんが形成され（鹸化）、また脂肪に対する異物反応が起こる。壊死に対して、生理的にコントロールされた細胞死をアポトーシスと呼び区別する。[238] ➡壊疽、アポトーシス

**エス** ＝ イド

**SI 単位系** ＝ 国際単位系

**S 泉** ＝ 硫黄泉

**SF-36** Medical Outcome Study (MOS)-Short Form 36 包括的健康関連 QOL 測定法のひとつ。①身体機能、②心の健康、③役割制限（身体）、④役割制限（精神）、⑤体の痛み、⑥社会的健康観、⑦活力、⑧社会的生活機能、の 8 領域について 36 の質問項目がある。日本語版も開発されている。[165] ➡WHO/QOL-26

**SLR テスト** ＝ 下肢伸展挙上テスト

**SD 曲線** ＝ 強さ・時間曲線

**S 波** S wave 心電図で、心室収縮の電気的活動（QRS 群）で、上向きの R 波の後に起こる下向きの波。電極が置かれた位置と反対側の心室筋に興奮が現れる。[11]

**壊疽** gangrene 比較的大きな組織（主に臓器、手足など）が壊死に陥った状態。二次的に強い変化が加わって乾燥（乾性壊疽）、腐敗（湿性壊疽）、壊疽部脱落（脱疽）などに至る。ガス産生菌が感染するとガス壊疽となる。[238] ➡壊死、ガス壊疽

**エックス線（X 線）** X-ray【レントゲン線】 紫外線より波長が短い電磁波で、波長が 0.01〜10 nm 程度である。波長が短いほどエネルギーが強く、物体をよく透過する。医療分野では骨などの撮影に利用され、撮影室の防護壁には鉛が使用される。[131] ➡放射線医学

**エッセンシャルレジョン** essential lesion 脱臼など外力により肩関節関節唇が剥離した状態。不安定性肩関節症となりやすく、肩関節周囲の筋力強化を行っても不安定性が回復しなければ観血的処置が必要となる。[296] ➡反復性肩関節脱臼、脱臼、不安定性肩関節症

**H 鎖** ＝ 重鎖

**HDL コレステロール** high density lipoprotein-cholesterol：HDL-C【善玉コレステロール、高密度リポ蛋白質コレステロール】 善玉コレステロールと呼ばれるリポ蛋白質で、悪玉コレステロールとされる低密度リポ蛋白質が末梢に運んだ、動脈硬化の原因となるコレステロールを肝臓に戻す役割を担う。HDL コレステロール値は男性より女性のほうが高値である。[45] ➡コレステロール、低密度リポ蛋白質、リポ蛋白質

**H 波** H wave【H 応答　H response】 末梢混合神経を電気刺激したときにその混合神経支配筋に反射応答として生じた複合筋活動電位。H 波の消長は、脊髄前角細胞の興奮性をよく反映する。[26] ➡H 反射、M 波

**H 反射** H reflex 刺激点からインパルスが

えでぃぷす

感覚性のGIa線維を上行して脊髄に至り，単シナプス反射などを介してα細胞を興奮させ，そこから遠心性線維を経て筋を収縮させる応答をいう。H反射のHは発見者のHoffmannに由来。[5] ➡脊髄反射

**エディプスコンプレックス** Oedipus complex
異性の親への愛着と同性の親への敵意を意味する。一般に父性の出現に伴う葛藤を示す。すなわち，母子の2者関係の中で満たされていた欲求が，現実原則を担う父性の出現で挫折し，そこに葛藤が生じた状態である。[66] ➡フロイト，自我，イド，精神分析

**エディンガー－ウェストファル核** Edinger-Westphal nucleus 【動眼神経副核 accessory nuclei of oculomotor nerve】 中脳の上丘の高さで，動眼神経核の背内側にある副交感性神経核。この核からの線維は，動眼神経とともに毛様体神経節に至り，その節後線維は，瞳孔括約筋と毛様体筋を支配し，対光反射と輻輳反射に関与する。[29] ➡動眼神経，遠近調節

**NSNA** ⇨ 坐骨収納型ソケット

**NK細胞** = ナチュラルキラー細胞

**NSAIDs** = 非ステロイド性抗炎症薬

**エネルギー** energy 外部に対する仕事量(力が作用して物体を動かす能力)を表す物理量。エネルギーには力学的エネルギー，熱エネルギー，質量エネルギー，電磁エネルギーなどがあり，力学的エネルギーは位置エネルギーと運動エネルギーに分けられる。栄養学ではある物体に加えられた力とその物体が動いた距離との積で表される。生体において摂取された食物は，様々な過程の中で吸収，貯蔵され，吸収時や貯蔵後に化学反応を起こし，化学エネルギーが生産される。このエネルギーは，ある化合物を作るのに利用され，この化合物がさらに分解されるとき化学エネルギーが放出される。食物の中に含まれ，体内でエネルギー源を産生する栄養素は糖質・脂質・蛋白質の3種類がある。これらは生体内で燃焼して，身体活動のエネルギー源である化学エネルギーATP(アデノシン三リン酸)を産生する。運動は筋肉の収縮により始まるが，そのエネルギー源であるATP産生過程は，酸素の使われない無酸素的(嫌気性)過程と，酸素の使われる有酸素的(好気性)過程に大別される。そして無酸素的過程はATP-クレアチンリン酸(ATP-CP)系と乳酸系によって構成されている。ATP-CP系：筋にはATPのほかにCPが高エネルギーリン酸をもっており，ATPが消費されるとたちまちCPが分解することによりATPを補給する。乳酸系：筋肉に蓄えられているATP，CPはわずかで，すぐ枯渇してしまうため，運動開始と同時に乳酸系が始動する。この系では，筋肉内グリコーゲンが嫌気的に分解されて乳酸に至る過程でATPが生じる。このATPはCPの再合成に使われる。運動時間が長くなれば嫌気性代謝によるエネルギー補給の割合は減少し，好気性代謝が主体となる。しかし運動負荷が増大して，酸素の供給が不十分となると，また嫌気性代謝によるATPの供給が必要となる。この時点を嫌気性代謝閾値(AT)または乳酸閾値(LT)という。有酸素系：グリコーゲンが有酸素的に利用される場合は，ピルビン酸を経てコエンザイムA(CoA)と結合し，アセチルCoAとなってミトコンドリア内に入り，トリカルボン酸回路(クレブス回路，TCAサイクル)，電子伝達系を経て二酸化炭素と水に分解される。脂肪も酸化され同じくミトコンドリア内でトリカルボン酸回路に入りATPを産生し，運動時の効率の良いエネルギー源となる。[1] ➡位置エネルギー，運動，運動エネルギー，熱エネルギー

**エネルギー供給源** resource of energy
身体のエネルギー源は，主として糖質，脂質である。これらの栄養素は，消化，吸収により解糖系に入るとアデノシン三リン酸(ATP)が産生され，アデノシン二リン酸(ADP)，アデノシン一リン酸(AMP)へと転じ，筋収縮などのエネルギーとして消費される。ATPは筋肉中に存在するがすぐに枯渇するので，筋収縮を続けるためにはADPから，高濃度で筋中に存在するクレアチンリン酸(ホスホクレアチン；PC)を利用してATP

を再合成する．有気的解糖で作られた還元型ニコチンアミドアデニンヌクレオチド（NADH$_2$）は，酸素があるとき電子伝達系に送られてニコチンアミドアデニンジヌクレオチド（NAD）になる．嫌気性解糖では，逆にピルビン酸に水素イオンを渡して乳酸になりNADが再生される．[3] ➡アデノシン三リン酸，クレアチンリン酸

**エネルギーコスト** energy cost　経済性あるいは効率という意味で使用される．運動に関する効率は，ある実際の作業とこれを遂行するのに必要とされるエネルギー量の比である．運動の経済性にみられる個人差は，同一作業時の酸素消費量で比較される．[1] ➡仕事効率

**エネルギー商** energy quotient　ドイツの小児科医ホイブナー（Heubner）が提唱した体重1kgあたりの1日のエネルギー必要量で，生後〜3か月まで100 kcal, 4〜6か月 90 kcal, 7〜9か月 80 kcal, 10〜12か月 70 kcal, 成人40〜50 kcalを目安とし，必要食事量の目安に利用される．[1] ➡熱量

**エネルギー代謝** energy metabolism　生物が外界から摂取した食物を消化吸収し，貯蔵された化学エネルギーを引き出し，自分の成長や増殖，あるいは運動その他の行動に利用する中間代謝のこと．エネルギーの出納としてとらえた代謝は，M＝W＋L＋S（M：代謝量，W：仕事量，L：熱放散量，S：貯蔵量）である．[158] ➡異化[作用]，同化[作用]，エネルギー商

**エネルギー代謝率** metabolic rate　作業時のエネルギー代謝量を基礎代謝量に対する比で表したもので，作業の強度を表す値．「（労作時のエネルギー代謝量−安静時のエネルギー代謝量）/基礎代謝量」の式から算出する．[80] ➡酸素摂取量，代謝当量

**エネルギー蓄積型足部** energy storing prosthetic foot　義足装着者がスポーツをするために開発された足部装具．踵接地から立脚中期までの荷重エネルギーを蓄積し，踏み切り時点で放出することで走行やジャンプが可能となっている．[232]

**エネルギー保存** conservation of energy　エネルギーには力学的エネルギー（運動および位置エネルギー），熱エネルギー，質量エネルギーなどの形態があるように，物質や粒子の運動・変化に伴っていろいろ変化するが，エネルギーの総量は変わらないという法則．[1] ➡運動エネルギー，位置エネルギー

**エピソード記憶** episode memory　出来事や体験に関する記憶．覚えた内容をことばやイメージとして表現できる陳述記憶のひとつで，知識や社会的な常識に関する意味記憶とは区別される．記憶は海馬で保存され，その後大脳皮質で長期間保存される．[10]

**エピネフリン** ＝アドレナリン

**1/fノイズ** ＝ピンクノイズ

**1/f ゆらぎ** 1/f fluctuation　「ゆらぎ」とはある物理量が平均値を中心として変動する現象で，空間的・時間的な不規則性をもつが，いくつかの種類の周波数（f）の波形に分けることができる．その波形の中に f 分の1ゆらぎ（1/f ゆらぎ）がある．このゆらぎの発生メカニズムはよくわかっていないが，「もの」の集団の動き方の根本法則を担っていると考えられている．このゆらぎは自然界に普遍的にみられる現象で，生体における心拍，脳波，ニューロン発射などの多くの生体のリズムについても1/f ゆらぎをしていることが判明している．この1/f ゆらぎは生体に心地よさなど快適な感覚を与えていることがわかっている．例えば，1/f ゆらぎをもつ音楽を聴いたり，自然の木肌に接することによって，人や動物はやすらぎを与えられ，また正常な細胞が活性化される．[118] ➡ストレス，サーカディアンリズム，脳波

**エフルラージュ** ＝軽擦

**MEFV曲線** ＝フローボリューム曲線

**M応答** ＝M波

**エムデン-マイヤーホフ経路** ＝解糖系

**M波** M wave【M応答 M response】
　筋，神経に単一の電気刺激を与えることによって運動神経が直接興奮し，非反射性に筋から誘発される複合活動電位のこと。通常二相性の波形で，低頻度の反復刺激では再現性の高い安定した波形を得ることができる。[26] ➡H波，誘発筋電図

**エラー説** error theory　老化機序のひとつで，分子傷害説。染色体異常，RNAや蛋白質合成障害，生体に生じた遊離基による過酸化体の発生，架橋形成（クロスリンキング），自己免疫現象などのエラーが生じ，老化が起こるとする説。[288]

**エラスチン** elastin　大血管，軟骨，靱帯・腱などの結合組織に豊富に含まれる構造蛋白質。エラスチンは黄色の硬蛋白質で弾性に富み，特に黄色項靱帯などの黄色結合組織に多い。水に不溶性で消化酵素や蛋白質変性剤に抵抗性をもつ。[233]

**エリクソン** Erikson, Erik Homburger
　ドイツの精神分析者（1902～1994）。アイデンティティ（自我同一性）という概念を考案した。また，自らの発達漸成理論（epigenetic theory）の中で，ライフサイクル全体を考察対象とし，乳児期から老年期に至るまでの発達課題を明らかにした。[66] ➡精神分析，アイデンティティ，モラトリアム，自我

**エリスロポエチン** erythropoietin：EPO
　赤血球産生を促進するホルモン。分子量約3万5000の糖蛋白質で，腎皮質の傍糸球体装置で産生される。腎臓の機能が低下するとエリスロポエチンの産生量が低下し，貧血になる。これを腎性貧血という。[11] ➡赤血球

**襟巻徴候** ＝スカーフ徴候

**エルゴード** ergode　ギリシャ語由来で仕事・エネルギーを表すエルゴンと，道・軌道を表すオドスとの複合語で，時間的経過に伴って変化する動作を調べることを目的とする統計力学的理論。[130] ➡統計学，フィッシャー直接確率法，生データ

**エルゴメータ** ergometer　一般的に固定された自転車を自転車エルゴメータと呼んでいる。運動療法として下肢筋力強化，運動耐容能の改善に用いられる。回転数と車輪に加わる抵抗の大きさから負荷量を定量的に求めることができるので運動負荷試験としても用いられる。負荷の制動には，摩擦式と電気式の2つ方法がある。制動方法により機械的制動型エルゴメータ，電気制動型エルゴメータがある。対象者の姿勢により，通常のサドルの上下肢で漕ぐ方法のほかに，椅子座位で上肢で漕ぐ，背臥位で下肢で漕ぐなどの方法がある。仕事率は仕事/時間で求められるが1 J（ジュール）/sec（秒）と1 W（ワット），9.81 Wが1 kpm/min（分）として計算される。臨床場面では，呼吸器障害，循環器障害，代謝性障害の対象者に用いられることが多い。運動負荷および運動負荷試験では比較的安定した心電図，酸素摂取量，血圧測定が可能という利点がある。[3] ➡運動負荷試験，酸素摂取量

**L鎖** ⇒重鎖

**L-ドパ** ＝レボドパ

**エルプ−シャルコー症候群** Erb-Charcot syndrome【エルプ[梅毒性]強直性対麻痺 Erb spastic paraplegia, 梅毒性髄膜脊髄炎 syphilitic meningomyelitis】　脊髄髄膜血管神経梅毒（脊髄梅毒）の1型の梅毒性髄膜脊髄炎と同類の疾患であり，脊髄癆と合併することもある。痙性失調性の歩行障害などの痙性麻痺症状のほか，瞳孔異常，感覚障害，膀胱障害，髄液変化を伴う。[4] ➡脊髄癆

**エルプ麻痺** ＝上位型腕神経叢麻痺

**エレクトロニクス** ＝電子工学

**遠位** distal　体の中枢からみて遠い位置

(末梢に近い部)をさす。例えば，「肘関節は肩関節よりも遠位にある」のように用いる。相対的位置関係の概念であるので，肘関節は肩関節よりも体の中枢から遠く，遠位にあり，肩関節は肘関節よりも近位にある。[88] ➡近位

**遠位型筋ジストロフィー** distal muscular dystrophy 　四肢の遠位筋から侵される筋ジストロフィー。常染色体劣性遺伝で，三好型と空胞型があり，三好型では，10歳代後半に発病し，下肢遠位部特に腓腹筋の筋力低下と筋萎縮がみられる。空胞型は，顕微鏡下にて障害された筋肉に空胞がみられることが特徴。[138] ➡先天性筋ジストロフィー

**遠位型ミオパチー** distal myopathy 　四肢の遠位筋が主に侵される筋障害。常染色体優性遺伝。40歳以後での発症が多く，小手筋の筋力低下と筋萎縮を伴う。[138] ➡筋原性疾患

**遠位指節間関節** distal interphalangeal joint 【DIP関節 DIP joint】　手指(または足趾)の中節骨と末節骨間の関節。1軸性の蝶番関節で可動域が大きく，屈曲と伸展のみが可能。屈曲には深指屈筋腱，伸展には伸筋腱の終止腱が関与する。母指(母趾)では単に指節間関節と呼ぶ。[88] ➡近位指節間関節

**演繹的問題解決法** ＝トップダウン思考

**演繹法** deduction 　一般的な法則や論理の規則を用いて仮説を先に設定し，実験や観察によって得られた特定のデータを用いてその仮説を検証する方法。[114] ➡帰納法，トップダウン思考

**円回内筋症候群** pronator syndrome 【回内筋症候群】　円回内筋周辺部(主に円回内管)で起こる正中神経の絞扼障害の総称。症状は感覚障害が主であるが，絞扼部とその程度で運動麻痺も起こる。過度な回内外運動で誘発され，絞扼部の圧痛が特徴。[209] ➡正中神経，前骨間神経症候群，絞扼性ニューロパチー，手根管症候群

**遠隔医療情報システム** telemedicine system 　医療の地域格差解消や効率化などを目的に，遠隔地からの診断・指示などの医療行為および医療に関連した行為を，コンピュータやインターネット技術，情報通信技術などの情報技術を活用して行うこと。具体的には，医師間のコンサルテーションとしてCT画像や病理画像などの伝送，医療機関と家庭間の遠隔医療，医療機関と医師のいない医療機関との間の遠隔医療などがある。今後は，在宅患者に向けての理学療法士による，リハビリテーション技術，介護技術の指導なども具体化すると考えられる。[167] ➡僻地医療，エキスパートシステム，EBM，EBP，大学医療情報ネットワーク

**鉛管現象** lead pipe phenomenon 【鉛管様強剛 lead pipe rigidity】　筋を他動的に伸張したときに関節可動域全体にまるで鉛管を曲げるような一様の抵抗を感じる現象。パーキンソニズムなどの筋強剛にみられる。[207] ➡パーキンソニズム，運動障害

**遠近調節** accommodation 　遠くの物や近くの物を見るとき，眼の焦点を合わせるために調節すること。この遠近調節は毛様体筋の収縮により水晶体の厚さを変えることによって行われる。目の遠近調節は動眼神経がつかさどっている。[251] ➡動眼神経，輻輳

**エングラム** engram 【記憶痕跡】　経験が記憶される際に神経の興奮をくり返すことで脳内に生じる変化の痕跡。反響興奮による動的エングラムからシナプスの形態的変化を伴う形態的エングラムへと固定化される。[256] ➡生理学，脳波，記憶，大脳機能局在論，高次脳機能障害

**嚥下** deglutition；swallowing 　口腔内の飲食物を咽頭，食道を通って胃に送る過程。嚥下は，狭義には口腔期(または相)・咽頭期・食道期の3期に，広義(一般的には)には先行期(飲食物の取り込み)，口腔準備期(咀嚼，食塊形成)を含めた5期に分類される。(1)先行期：飲食物を認知し，口腔内に取り込むまでの時期。(2)準備期：飲食物を口腔内にとり込んでから咀嚼が完了するまでの時期。(3)

えんげきの

口腔期：咀嚼された食塊を咽頭に移送するまでの時期。まず，舌尖が前歯の舌側に接し，順次接触は後方へ広がり(搾送運動)，口腔内の食塊を後方へ送る。このときほぼ同時に軟口蓋が挙上し，奥舌が下がり，舌根がやや前方に移動すると食塊は咽頭へ移動する。食塊のほとんどが口腔を通過する頃，前方からの搾送運動は舌根部に及び，前下方部へ移動した舌根は咽頭後壁とともに蠕動様運動を行うために再び上方へ膨らんでくる。(4)咽頭期：咽頭に移送された食塊を咽頭の運動で食道に送るまでの時期。咽頭の運動はほとんどが不随運動で，どこに食塊があるかは，まず三叉神経で感知し，次に舌根部付近で舌咽神経が，中咽頭下半部からは迷走神経が感知している。それぞれの神経が求心路として嚥下運動の中枢である延髄に情報を送ると，延髄網様体でどの運動神経を順番に動かすかを決めて，それぞれが順序よく動くことで嚥下運動が遂行される。(5)食道期：食道の蠕動運動により食塊を下方に送る時期。蠕動運動は食塊の直上を絞り，直下を開くという運動を連続的に行うことで食塊を下方へ送っている。食道の蠕動運動は局所の食道壁にある神経組織(粘膜下神経叢と筋間神経叢)のほか，迷走神経のコントロールも受けている。上記分類以外に，①食物の認識(認知期＝先行期)，②口への取り込み(捕食)，③咀嚼と食塊形成(準備相＝口腔準備期＝準備期)，④奥舌への移送，咽頭への送り込み(口腔相＝口腔嚥下期＝随意期＝第Ⅰ期)，⑤咽頭通過，食道への送り込み，(咽頭相＝咽頭期＝反射期＝第Ⅱ期)，⑥食道通過(食道相＝食道期＝蠕動期＝第Ⅲ期)に分類されることもある。この分類では①〜③が摂食動作，④〜⑥が嚥下動作にあたる。②，③は口腔準備相，④は口腔嚥下相とも表現できる。用語については文献によって様々な用語が使用されているので注意を要する。[42] ➡嚥下障害，嚥下機能評価，嚥下造影

**嚥下機能評価** test of swallowing　ビデオ嚥下造影法や超音波エコー検査などで食物の移動と送り込み，咀嚼運動，嚥下を評価する。誤嚥や咽頭残留むせや咳き込みは必ずしも相関しないので，嚥下機能評価が重要である。[42] ➡嚥下，嚥下障害，嚥下造影

**嚥下障害** dysphagia　舌切除・喉頭摘出などによる器質的障害(解剖学的異常)と，舌・喉頭の感覚・運動機能低下などによる機能的障害(生理学的異常)がある。嚥下機能分類の第1期(口腔期)では口内炎，舌炎などによる舌・口腔の疼痛や麻痺など，第2期(咽頭期)では扁桃炎，咽頭腫瘍，球麻痺，偽性球麻痺による咽頭反射障害，第3期では食道の腫瘍，炎症などにより嚥下が障害される。[42] ➡嚥下，嚥下機能評価，嚥下造影

**嚥下造影** videofluorography：VF　口腔・咽頭の検査を主目的としたビデオX線透視法。誤嚥の有無を検討する場合に適する。通常のバリウム透視(上部消化管：食道・胃・十二指腸)とは異なった方法で行われる。ビデオに録画することにより，音声と画像が同時に記録され再生されるため，コマ送り・時間計測・静止画像処理などが行える。嚥下造影の目的は2つあり，1つは誤嚥の有無を判定し，誤嚥がある場合はその原因を探ることである。もう1つはリハビリテーション経過中の評価として行われる。舌背と口蓋の閉鎖状態や，鼻咽腔閉鎖機能，食道入口部の開大する時間やタイミング，後頭蓋後傾や喉頭挙上，声門閉鎖などの運動を評価することによりリハビリテーションの方針を検討する。[42] ➡嚥下，嚥下機能評価，嚥下障害

**嚥下反射** swallowing reflex　口腔，咽頭，食道の協調運動により食物を胃に送る反射運動。乳児の場合，吸啜－嚥下反射と呼ばれ吸啜と嚥下が同時に行われる。嚥下反射は①口腔咽頭相，②咽頭食道相，③食道相の3つの相からなる。[73] ➡嚥下，原始反射，哺乳

**エンケファリン** enkephalin　脳内に広く分布し，消化管や副腎髄質にも存在するペプチド。モルヒネ受容体と結合し，モルヒネ様の麻酔・鎮痛作用を示す。メチオニンエンケファリンとロイシンエンケファリンがよく知られている。[11] ➡神経伝達物質

**塩酸クロミプラミン**　clomipramine hydrochloride　イミプラミンのクロル誘導体で三環系抗うつ薬の主成分。脳内神経終末への5-HT取り込みを選択的に阻害し薬効が高いが，抗コリン作用によるめまい，吐き気，食欲不振，尿が出にくいなどの副作用が出やすい。[201]

**演算子<ruby>えんざんし</ruby>** operator【作用素】　計算（演算）や比較を行うために用いる計算記号のこと。例えば，微分で計算規則に従う対応付けを行う演算子 d/dx を微分演算子という。このとき，例えば，算術演算子として乗算では×の代わりに＊を，除算では÷の代わりに/を使う。また，論理演算子の例では，論理積 and，論理和 or，論理否定 not などを使う。最近はコンピュータのプログラム用語としても用いられる。[278]

**塩酸リドカイン<ruby>えんさんりどかいん</ruby>** lidocaine hydrochloride【リドカイン】　合成局所麻酔薬。空気中，酸，アルカリにも安定で，作用発現が迅速・確実，作用時間が長いという特長があり，あらゆる局所麻酔に用いられている。抗不整脈作用もある。[60] ➡麻酔

**遠視<ruby>えんし</ruby>** hyperopia；hypermetropia；far-sightedness　正視眼では眼に入ってきた光が角膜と水晶体を通して屈折し，網膜上に像を結ぶが，網膜の後方で像を結ぶ屈折異常。眼球の前後軸が短すぎるか，角膜・水晶体の屈折力が弱いことが原因で，凸レンズの眼鏡で矯正する。[251] ➡近視，遠近調節

**炎症<ruby>えんしょう</ruby>** inflammation　傷害性刺激に対する生体の防衛的，修復的，局所的反応の総体。すなわち，組織に何らかの傷害が発生した場合，その原因となる因子（炎症刺激）を排除し，傷害された組織を修復する一連の過程である。炎症刺激としては，物理的外力，温熱，寒冷，電磁波などの物理的因子，種々の化学物質，毒素といった化学的因子，細菌などの病原微生物，およびアレルギーなどがあげられる。炎症は通常，炎症刺激により組織傷害が発生することから始まる。組織傷害は以下のような一連の炎症反応を引き起こす。すなわち，傷害直後の局所の血管収縮に引き続き，細動脈の拡張が引き起こされて充血が起こり，血管透過性亢進により水腫が引き起こされ，血漿蛋白質も滲出して滲出液となる。続いて炎症細胞が血管外に出て，局所に炎症細胞浸潤が起こる（急性炎症）。やがて炎症刺激が排除されるとともに炎症性肉芽組織が形成され（慢性炎症），これが瘢痕化することで組織が修復される。炎症刺激が排除できない場合，炎症性肉芽の状態が持続する。炎症に関与する主な細胞として白血球がある。白血球は，顆粒球（好中球，好酸球，好塩基球），リンパ球（B細胞，形質細胞，T細胞，NK細胞など），単球（マクロファージ，クッパー細胞，ランゲルハンス細胞，樹状細胞など）に分類され，それぞれ異なった機能を担う。好酸球は，Ⅰ型アレルギー（喘息やアトピー性皮膚炎）や寄生虫感染において多く出現する。好塩基球もⅠ型アレルギーと関連する。好中球は，ほとんどの急性炎症において大量に動員される。リンパ球は通常，急性炎症の末期から登場し，慢性炎症の主役となる。単球は貪食能をもち，かつ免疫反応における抗原提示細胞として機能する。炎症とは，これら炎症細胞によって引き起こされる能動的な反応として理解され，この炎症反応の有無により単純な変性と区別される。一方，古代から記述のある炎症の主徴候として，発赤（redness；rubor），腫脹（swelling；tumor），灼熱<ruby>しゃくねつ</ruby>（heat；calor），疼痛（pain；dolor）の4つが知られる。これらは肉眼所見による炎症の表現と考えられ，発赤は局所の充血，腫脹は水腫，滲出，灼熱は動脈血増加による局所温上昇，疼痛は炎症に伴う疼痛物質（セロトニンなど）に相当すると考えられる。また，4主徴に機能障害を加えて，炎症の5主徴ともいう。[238] ➡変性，壊死，白血球，マクロファージ，リンパ球，形質細胞

**縁上回<ruby>えんじょうかい</ruby>** supramarginal gyrus　頭頂葉で外側溝の後端を囲む脳回。角回とともに，言語性統合を行う。縁上回は身体像の認知や左右認知にかかわる。この障害により，手指失認や左右識別障害が出現する。[139] ➡頭頂葉，左右失認，手指失認

**遠城寺式乳幼児分析的発達検査法<ruby>えんじょうじしきにゅうようじぶんせきてきはったつけんさほう</ruby>** Enjouji scale of infant analytic development　脳性

麻痺児や精神発達遅滞児など精神発達障害児のスクリーニングとして臨床場面でよく用いられる乳幼児の発達検査法。多くは母親への問診で行われるが、実際に子どもに行わせて観察することが望ましい。適用年齢は0か月～4歳8か月で、脳性麻痺などの主に身体的・精神的な発達障害やそのリスクをもつ乳幼児を対象とする。検査は①移動運動、②手の運動、③基本的習慣、④対人関係、⑤発語、⑥言語理解の6領域から構成される。各領域の発達プロフィールを描くことで、領域別に発達状況を分析的に診断する。また、各領域の発達の不均衡を評価し、発達の特徴を把握する。脳性麻痺では運動面での発達の遅れが目立ち、精神発達遅滞では手の運動や発語、言語理解の遅れがみられる。また、発達年(月)齢、発達指数を算出して相対的な発達状況を知ることもできる。同一の検査用紙に結果を何回も記入できるため、前の記録と比較することで発達の様相を継続的に診断することもできる。[39]

### 援助つき雇用 supported employment
「障害者の雇用の促進等に関する法律」に基づき、知的障害者、精神障害者など他者との円滑なコミュニケーションが困難である障害者に対する職場適応援助者(ジョブコーチ)による人的支援および環境整備などをもとにした雇用である。[205] ➡重症心身障害[児]、職業、職業的リハビリテーション

### 遠心性コピー efference copy
視覚情報処理過程において、位置の恒常性を説明するために考えだされた網膜外信号。われわれは見たものをそのまま知覚しているのではなく、視覚情報は神経回路網による高度の並列情報処理が行われ知覚すると考えられる。その情報処理過程で網膜信号に対応して関与するのが、脳に残された情報に由来する信号と考えられる遠心性コピーである。例えば、目の前にプリズムを置いて視野をずらすと、視覚目標に手を伸ばす到達運動に誤差が生じるが、誤差は試行とともに減少する。このプリズム順応の過程では、視覚由来の成分以外に、体性感覚と遠心性コピーに由来すると考えられる成分もあることが明らかになっている。つまり、遠心性コピーは運動学習にも関与すると考えられる。運動学習は動作能力の向上に大きく関わっており、運動療法とも密接な関係にある。[49] ➡運動学習、運動記憶、運動制御、運動野への情報入力

### 遠心性収縮 eccentric contraction【伸張性収縮】
筋にかかる負荷が、その筋が発生する張力を超えた場合に、筋の長さを増しながら収縮する様態。例えば、持ち上げたダンベルを再び下げるのに、肘をゆっくり伸ばすときの関節運動。このときの関節運動の減速、関節の固定、衝撃の緩衝などの機能を発揮する筋が遠心性に収縮していることが多い。遠心性収縮では、発生する張力は求心性の場合よりも大きいにも関わらず、筋活動量は求心性収縮より小さいことから、遠心性収縮では直列弾性要素による張力の発生が大きいと考えられている。このため、同量の負荷であれば、遠心性収縮のほうが必要とするエネルギーが小さく、自覚的な疲労感も小さい。遠心性収縮の24～48時間後に遅発性疼痛と呼ばれる痛みが生じることがある。これは筋線維の微細な損傷などによって生じるものである。理学療法に遠心性収縮を活用する場合には、遅延性疼痛の予防に気をつける必要がある。[46] ➡等尺性収縮、等張性収縮、求心性収縮

### 延髄 medulla
脳幹の最下部にあたり、橋の下方に位置する。多数の脳神経核を有し、生命維持のための中枢としても極めて重要な役割をもつ。脊髄に続く延髄下端では錐体路線維の大部分が反対側へ交差している(錐体交叉)。[255] ➡オリーブ核

### 延髄外側症候群 lateral medullary syndrome【ワレンベルク症候群 Wallenberg syndrome、後下小脳動脈症候群 posterior inferior cerebellar syndrome】
一側の延髄背外側の病変。椎骨動脈または後下小脳動脈の血管障害による。めまい、嚥下障害、構音障害と同側顔面の解離性感覚障害として温・痛覚障害、脳神経である舌咽神経、迷走神経、三叉神経の障害、眼振、ホルネル徴候、小脳症状として上下肢の協調運動障害がみられる。さらに

反対側の上下肢・体幹の温・痛覚障害の解離性感覚障害を伴う。立位で重心位置の偏位を伴うことがあり、側方突進や平衡障害がみられる。球麻痺による嚥下障害に対する対処が必要となる。[138] ➡ 解離性感覚障害, 嚥下障害, ホルネル症候群

**円錐靱帯** conoid ligament　肩鎖関節部には肩鎖靱帯, 烏口鎖骨靱帯があり, 肩鎖関節を保持している。烏口鎖骨靱帯は外側の菱形靱帯と後内側の円錐靱帯からなる。円錐靱帯は, 肩甲骨の外転・上方回旋時に緊張し, 肩甲骨が後方へ動くのを制限する。[129] ➡ 菱形靱帯

**延髄錐体** pyramid of medulla oblongata　延髄腹側面の前正中裂の両側に沿ってある隆起。運動伝導路をつくる神経線維の束である錐体路によってできた膨らみで, 大部分は延髄と脊髄の境界で錐体交叉して対側に向かう。錐体の外側にオリーブ核がある。[65] ➡ オリーブ核

**厭世観** pessimism　この世が不幸に満ち, 人生は苦であるという考え(厭世主義)。ショーペンハウアー(Schopenhauer)の哲学に代表される。反意語は楽天観。こうした考えにとらわれている人達に対し, 認知療法では, その無根拠性, 非合理性に気づかせる。[66]

**遠赤外線** far infrared rays　波長 760 nm〜1 mm の電磁波である赤外線のうち, 0.25〜1 mm の長い波長のもの。温熱作用をもつが, 近赤外線に比べて深達性が低いため, 表皮に近い部分での効果が主となる。[164] ➡ 赤外線, 温熱療法

**エンゼルプラン** angel plan　政府の少子化対策として策定された児童育成計画で, 1994 年策定の「今後の子育て支援のための施策の基本方向について」をエンゼルプラン, 1999 年の「重点的に推進すべき少子化対策の具体的実施計画について」を新エンゼルプランと呼ぶ。[176]

**塩素イオン** chlorine ion　液化塩素, 次亜塩素酸カルシウム, さらし粉など, 塩化物を水中に溶解したときの塩素分を塩素イオン($Cl^-$)という。細菌を死滅させることから, 水の消毒剤として用いられる。体液内では, 細胞外液に多く含まれる。[278] ➡ 消毒, 水治療法

**エンダー釘** Ender nail　髄内釘の一種。大腿骨や脛骨などの骨幹部骨折, 大腿骨転子部骨折などで用いられ, 数本のエンダー釘を骨折部位より離れた位置から挿入し固定する治療法。骨折部を開創することなく, 侵襲が少ないのが特徴。[297] ➡ 内固定, 大腿骨頚部骨折, 髄内釘, キュンチャー髄内釘法, 骨折

**円柱上皮細胞** columnar epithelial cell　組織の上皮をおおう円柱状の細胞で, 細胞の配列が単層のもの(単層円柱上皮)と, 複数層のもの(重層円柱上皮)があり, 単相のものは胃腸粘膜, 気管支, 射精管, 卵管上皮などに, 複層のものは, 結膜, 尿道など腺の導管にみられる。[201]

**エンテラミン** ＝セロトニン

**エンテロウイルス感染** enterovirus infection　腸管で増殖するウイルスの総称。ポリオウイルス, コクサッキーウイルス, エコーウイルスなどで構成される。経口感染し, 多くは無症状, 夏かぜ症候群で終わる。手足口病, ヘルパンギーナ, 無菌性髄膜炎もこれに属する。ポリオウイルスによる急性灰白髄炎などの症状を示すこともある。[298] ➡ 急性灰白髄炎

**エンテロトキシン** enterotoxin　【腸[管]毒素, 下痢原性毒素】嘔吐, 下痢を引き起こす細菌性の毒素。ブドウ球菌, コレラ菌, 毒素原性大腸菌など。ボツリヌス菌では神経麻痺を起こすことがある。水分の透過を促して下痢を生じさせる耐熱性エンテロトキシン・易熱性エンテロトキシンと腸管壁細胞を死滅させて下痢を起こすものがある。[281]

**エンテロバクター[属]** Enterobacter　腸内細菌科の一属。グラム陰性, 通性嫌気性桿菌。鞭毛を有し運動性がある。下水, 土

壊，排泄物などに存在する。肺炎や尿路感染症などの日和見感染症を引き起こすこともあるが，一般的に病原的意義はないと考えられている。[217]

**エンドクリン** endocrine　ホルモンの3つの作用様式のひとつ。古典的な意味での内分泌系で，ホルモンが細胞間隙から血管に入り，血流によりホルモン産生細胞から離れた組織に作用を及ぼす様式。他にホルモン産生細胞の隣りの組織に作用するパラクリン(paracrine)とホルモン産生細胞自体に作用するオートクリン(autocrine)がある。[180] ➡ホルモン, 内分泌

**エンドフィール** = 運動終末感

**エンドルフィン** endorphin　哺乳動物の脳内，特に下垂体に存在するモルヒネ様物質で，モルヒネの6.5倍の鎮痛作用がある。脳を活性化し，精神的ストレスの解消に効果があり，免疫細胞の防御反応を強化する作用もある。[11] ➡視床下部, 下垂体

**エントロピー** entropy　乱雑さあるいは無秩序さ，不確かさの程度を表す物理量。乱雑な状態から自然の方向に向かうことをエントロピーの増大という。熱力学的エントロピー，統計的エントロピー，情報理論エントロピーなどがある。[278] ➡情報理論, 熱量

**円背[姿勢]** roundback [posture]【脊柱後彎[姿勢], 亀背, 突背】　脊柱の彎曲異常のうち，矢状面における胸椎部での背側の凸型が強いものの総称。脊柱彎曲の原因には，先天性，老年性，外傷性，結核性などがあり，形状としてほかに平背, 凹背などがみられる。[63]

**エンパワーメント** empowerment　社会において，自らを統制する力を奪われた人が，その力を取り戻す過程やその成果。障害を有する当事者が，生活上の問題に対して自らが知識や技術を身につけ，当事者自身で問題を解決する能力を獲得することが強調される。制度の利用や福祉機器の使用，住宅改修などの際に，十分な情報を提供し，対象者による自己選択と自己決定を促すことが重要である。[29] ➡問題解決能力

**縁辺対比** = マッハ効果

**延命医療** medical treatment for life prolongation　人工呼吸器，栄養補給，輸血などの生命維持装置などによって延命策を講じる医療。医学と科学技術の進歩により本来生存できない者が，生きることが可能となった。しかし，植物状態にある対象者の尊厳死や脳死, 医療経済の問題が論議されてきている。[107]

# お

**横隔神経** phrenic nerve　呼吸の中心的役割である横隔膜呼吸の主動筋。横隔膜を支配する神経。第3〜5頸神経から出て，前斜角筋の前面を横切り，鎖骨下動脈と静脈との間を通って横隔膜上面に達し，多く枝分かれし運動性に支配する。[137]

**横隔膜** diaphragm　腰椎，肋骨，胸骨からおこり，腱中心に集まり，ドーム状(上に凸)をした，胸部と腹部の境となる膜性の筋。下後方から順に，大動脈裂孔，食道裂孔，大静脈孔があり，それぞれに大動脈，食道，大静脈が貫いている。横隔膜の神経支配は，頸神経の枝の横隔神経で，収縮すると胸郭底が下がり，胸郭を陰圧にすることにより吸気が起こる。横隔膜のみでの吸気量は予想肺活量の約7割であるといわれている。吸気時，横隔膜を収縮させることにより腹部を膨らませ，呼気時にはゆっくりと腹部をへこませながら息を吐き出す呼吸法(腹式呼吸法)により，深くゆっくりした呼吸パターンを獲得し，1回換気量，酸素分圧が上昇，呼吸数，分時換気量が減少するなど，呼吸の仕事効率を改善させる効果があるとされている。[20]　➡呼吸

**横隔膜呼吸** ＝ 腹式呼吸

**嘔気** ＝ 悪心

**応急処置** emergency treatment　【救急処置】　突発的な疾病や外傷に対して症状の悪化防止を目的にとり急ぎ行う処置。救急蘇生のABC(気道確保，人工呼吸，心マッサージ)や外傷処置のRICE(安静・固定，冷却，圧迫，挙上)などがある。[163]　➡外傷

**横径成長** growth in diameter　主に長管骨の成長。リモデリング(再構築)過程で，間葉細胞が骨芽細胞となって骨基質を形成し，径が太く，硬くなる様式。膜内骨化(結合組織内骨化)。軟骨内骨化である長径成長(長軸方向への成長)と対比して使用される。[153]

**横行小管** transverse tubule　【T管　T tubule】　細胞膜が細胞内に入って変化した管状構造。筋線維内で，A帯とI帯の境界に位置し(筋走行と直行)，分岐しつつすべての筋原線維を取り巻く。刺激によって筋表面に生じる活動電位を細胞内に伝導し，筋小胞体のCaイオン放出を生じさせる。[153]　➡筋小胞体，興奮収縮連関，筋原線維

**横指** finger breadth　手指の幅を指標とした大きさ，距離，間隔の表現で，心濁音界，肝臓や脾臓の大きさ，O脚の程度，肩関節亜脱臼の程度，鍼灸における取穴法などに使われる。個人により指の幅が異なる。[145]

**黄色靱帯骨化症** ossification of yellow ligament：OYL；ossification of ligamentum flavum：OLF　【黄色靱帯肥厚症 thickening of ligamentum flavum】　黄色靱帯の変性・肥厚による圧迫性脊髄障害で，上・下位胸椎が好発部位。他の脊椎骨周囲の靱帯の骨化を合併することが多く，脊椎管内靱帯骨化症としてとらえられる。治療は，後方除圧として椎弓切除術の適応となる。[115]　➡後縦靱帯骨化症，ミエログラフィー，脊柱管狭窄症

**黄色靱帯肥厚症** ＝ 黄色靱帯骨化症

**往診** house call　医師・歯科医師が，診療上必要がある場合に，患者の求めに応じて家庭に赴き診療を行うこと。定期的・計画的に訪問して診療を行う在宅患者訪問診療や，介護保険における居宅療養管理指導とは趣旨が異なり，区別される。[192]　➡病院，医療機関

**王水** aqua regia　濃塩酸と濃硝酸の体積比3：1の混合液。金属の王である金を溶かすこ

とから名づけられた。金属の溶解剤で，酸化力が強いため硝酸や塩酸で溶けない金や白金も溶かすが，銀は溶けない。取り扱いに注意を要する。[278]

**凹足** hollow foot；<sup>ラ</sup>pes cavus【凹み足】
　足底の縦アーチが極端に高い状態をいい，足趾に伸展拘縮（鷲指変形）を伴いやすい。腓腹筋やヒラメ筋の筋力低下による筋肉群の均衡障害，足の酷使（運動体操選手など），ハイヒールの常用などが原因。神経領域では脊髄小脳変性症にみられる。先天的なものもある。後天的にも職業や生活習慣によって変形を起こすことがある。[161]

**横足弓** transverse arch【横アーチ】　足底の横弓状（アーチ）構造で前方と後方アーチに分類される。前方アーチは第1中足骨頭から第5中足骨頭を結ぶ線で，かなめ石は第2中足骨頭である。後方アーチは，第1・2・3楔状骨，立方骨を結ぶ線で第2楔状骨がかなめ石となる。[161] ➡縦足弓，足底弓

**横側頭回** ＝ヘシュル回

**横足根関節** ＝ショパール関節

**黄疸** jaundice　ビリルビンの産生・代謝・排泄の異常によって血中のビリルビン濃度が異常に上昇した状態で，眼球結膜・皮膚・粘膜などの組織が黄染する顕性黄疸と，肉眼的に認められない潜在性黄疸がある。原因により溶血性黄疸，肝性黄疸，閉塞性黄疸などがある。[218] ➡血中ビリルビン，核黄疸，新生児黄疸，高ビリルビン血症

**横断研究** cross-sectional study　観察研究のひとつ。いくつかの対象者に対して，同一時点で同一方法を用いてデータ収集する断面的な研究法。利点は研究時間および労力が節約でき，多数の対象者のデータを同時に収集できること，欠点は経時的変化を観察できないこと，因果関係が分析できないことである。例えば，変形性膝関節症を有する者に対する足底板の効果を調査したとき，ある時点での患者に足底板を装着し，足底板の有無で膝の痛みに差があるかを対象者ごとに調査するのは横断研究であるが，このような研究では，足底板挿入後の効果を痛みの経時的変化からは調査できない。[259] ➡観察研究，調査研究，縦断研究，前向き研究，後ろ向き研究

**嘔吐** vomiting；emesis　胃，ときに腸の内容物を吐出すること。胆汁が混じる場合もある。自分の意思で抑制できない場合と努力性に嘔吐する場合とがある。悪心に引き続いて起こることが多いが，嘔吐のみが突発的に起こることもある。[43] ➡悪心

**横突起** transverse process　椎弓から両側に出ている突起で背筋が付く。頸椎横突起には横突孔があり，胸椎では基本形の横突起がみられ肋骨と関節を形成する。腰椎，仙椎ではやや退化して乳頭突起や副突起，骨稜となり，尾椎ではほぼ退化している。[250] ➡椎体

**凹凸の法則** ＝関節の凹凸の法則

**横紋筋** striated muscle　筋組織は，平滑筋，心筋，骨格筋に分けられる。心筋と骨格筋の筋原線維には太細2種類の筋フィラメントがあり，この配列状態などから横紋が認められるため，これを横紋筋という。[25] ➡平滑筋

**横紋筋融解** rhabdomyolysis　薬剤の副作用や，外傷，感染，全身痙攣，低カリウム血症などにより骨格筋細胞が融解，壊死をきたした状態。その結果，骨格筋細胞の内容が血液中に流入し，ミオグロビンを原因とした急性腎不全を併発することがある（横紋筋融解症）。[238] ➡筋細胞

**応用動作** applied motion　必ずしも明確な定義はない。家事動作や交通機関の利用などのように基本的な日常生活活動（ADL）に含まれない日常生活関連動作を総称して呼ぶことが多い。また，理学療法で行われる寝返り，起き上がり，座位，立位，立ち上がり，歩行などの基本動作に対して，階段昇降，坂道や砂利道などの歩行，溝またぎ，床からの立ち上がり，しゃがみこみなどの動作を応用動作

と呼ぶこともある．その中で，特に歩行に関わるものを応用歩行と呼ぶ．[284] ➡ 日常生活活動,日常生活関連動作,拡大日常生活活動,応用歩行

**応用歩行** applied gait　平地における基本歩行に対して，階段やスロープの昇降，溝またぎ，砂利道，雪道などの悪路歩行などの屋外歩行を総称して応用歩行と呼ばれるが，明確な定義はない．また平地歩行であっても荷物を持っての歩行，傘を差しての歩行のように，何か条件が加えられた状況での歩行も応用歩行と表現される場合がある．理学療法では平地歩行にとどまらず，実生活に向けた応用歩行練習を積極的に実施する．特に屋外環境は舗装道路であっても傾斜があり，歩行する側により下肢の振り出しやすさも異なる．横断歩道のように心理的緊張が高まる場面では，獲得した歩行能力が十分発揮できない場面もある．環境が変化しても獲得した能力が発揮できるようトレーニングしておくことが重要である．また実生活で使用される歩行支援用具は杖や松葉杖のほか，様々な種類の歩行器・歩行車があり，使用される環境面とあわせて，理学療法実施上その特徴や適合方法について十分理解しておく必要がある．[202] ➡ 日常生活活動,階段昇降

**応力** stress　物体内部の任意の面に対して働く力のこと．重りを下げたひもの内部の面に上下方向に生じる張力や物体を圧縮するときに生じる圧力など面に垂直に働く法線応力と，物体を挟み切るなど面に平行で反対方向には働く接線応力がある．[231] ➡ 圧力,張力,ずれ応力

**O脚** = 内反膝

**オージオメータ** audiometer 【聴力計,純音聴力計 pure-tone audiometer】　純音聴力検査で用いる機器．検査は，気導と骨導の2つの聴覚伝導路について，各周波数で可聴閾値を調べる．気導と骨導で聴力差があれば伝音性，なければ感音難聴である．高齢者は高音域の感音難聴といわれる．[286] ➡ 聴力,聴覚,蝸牛神経,音声言語医学的検査

**オージオメトリー** audiometry　オージオメータを用いた聴覚，聴力検査．通常は音叉などの純音を用いるが，測定する目的，機能，方法，対象によって様々な検査方法がある．聴力検査には自覚的検査と他覚的検査があり，前者には純音聴力検査や語音弁別機能検査，後者には聴性脳幹反応(ABR)検査などがある．[169] ➡ 純音聴力,聴性脳幹反応,音叉

**大島の分類** Oshima classification　大島一良が作成した重症心身障害児の障害程度の分類．知能指数を縦軸に運動機能を横軸に，それぞれ5段階に分けて25通りの組み合わせにより障害程度を分類する．重症心身障害児は重度の知的および運動機能障害を併せもつ区分1〜4に相当する．[165] ➡ 重症心身障害[児]

**オートクレーブ** autoclave 【高圧蒸気滅菌器】　耐熱耐圧の蒸気滅菌器．容器内を10〜20分間，高温，高圧にして加熱滅菌を行う．易感染症患者などに対して用いる器材のうち，ガラス器具，包帯，金属製のはさみ，メスなど，高温高圧に耐えうるものを対象とする．[107] ➡ 院内感染,感染症対策

**オーバーストレッチング** = 過伸張

**オーバーヘッドフレーム** over head frame　支助自動運動，抵抗自動運動，筋の伸張や関節の矯正，牽引などを行うために，吊り帯，懸垂紐，滑車や重りなどと組み合わせて使用する頭上に組んだ枠組み．[117] ➡ 懸垂装置,吊り具,道具

**オーバーユース** = 過用

**オーバーロードの原則** = 過負荷の原則

**オーバーワーク** = 過用

**大振り歩行** swing through gait　松葉杖歩行の中でも歩行速度が速い．両松葉杖を同時に出し，次に松葉杖を支点とし両下肢を同時に大きく振り出し，松葉杖を越えるパターンの歩行．舗装道路や交通量の少ないところで

活用する。脊髄損傷者の歩行として適応がある。[189] ➡ 小振り歩行, 2点歩行, 3点歩行, 4点歩行

**オープンキネティックチェイン** = 開放性運動連鎖

**オームの法則** Ohm law　電気回路上を単位時間あたりに流れる電気の量である電流（定常電流）が, 電位の差を示す電圧に比例し, 電気抵抗に反比例するという法則。電圧をE, 電流をI, 電気抵抗をRとすると, $E = IR$という式で表される。[164] ➡ 抵抗, 電位

**オールアウト** all out　疲労困憊のことで, 心肺運動負荷試験において最大負荷に到達した状態。健常者では通常, 心拍出量が制限因子となる。運動強度に比例して酸素摂取量も増すが, ついには負荷が増しても酸素摂取量が増加しなくなり, 運動能力のすべてを使い果たした状態となる。[85] ➡ 持久力

**置き換え** displacement　防衛機制のひとつで, ある対象への欲求が阻止された場合, 要求水準を下げ, 欲求充足が容易な対象に欲求を向けること。例えば, ある人物へ直接感情を向けられないとき, 代理の人物や物に感情を向ける場合である。[66] ➡ 防衛機制

**オキシトシン** oxytocin　視床下部下垂体系ホルモンのひとつ。視床下部内にある視索上核と室傍核ニューロンで産生され, 後葉内の毛細血管に放出される。分娩時に子宮の平滑筋を収縮させる作用と授乳時に乳腺の筋上皮細胞を収縮させる作用をもつ。[162] ➡ 下垂体, 室傍核

**オキシドレダクターゼ** = 酸化還元酵素

**オキシヘモグロビン** oxyhemoglobin：$HbO_2$【酸化ヘモグロビン, 酸素化ヘモグロビン】　赤血球中のヘモグロビン（血色素）のうち, ヘム蛋白の鉄原子に酸素が結合したヘモグロビン。動脈血中ではほとんどがオキシヘモグロビンであり, 鮮紅色を呈する。[25] ➡ ヘモグロビン, デオキシヘモグロビン

**押し上げ運動** = プッシュアップ運動
**押し上げ動作** = プッシュアップ動作

**オシロスコープ** oscilloscope　生体情報のモニターに用いられる, 変化する電流・電圧の電気現象をブラウン管に波形として表示・記録する測定機器。筋活動電位変化の記録, 臓器機能検査などで使用される。[2]

**悪心** nausea【嘔気, 吐き気 vomiturition, 心窩部不快感 epigastric discomfort】　心窩部や胃から咽頭にかけて感じられる嘔吐に結びつくような不快な自覚症状。唾液分泌過剰, 冷感, 脱力感などを伴うことが多い。[166] ➡ 嘔吐

**オスキー** objective structured clinical examination：OSCE【客観的臨床能力試験】　ハーデン（Harden, R. M.）らにより開発された臨床技能試験。模擬対象者などを相手に医療面接や診察・検査・測定などを課すことによって, 単なる知識だけでなく, 技能や態度などを合わせた総合的な臨床能力を評価する試験。[23] ➡ 教育, 臨床実習, 専門職, 医の倫理, インフォームドコンセント

**オスグッド−シュラッター病** Osgood-Schlatter disease【脛骨粗面骨端炎 tibial tuberosity osteochondrosis】　骨端症のひとつで, 膝蓋靱帯の付着部である脛骨粗面付近での炎症をいい, 脛骨結節部に膨隆, 圧痛および運動時痛がみられる。スポーツ活動を活発に行う10〜15歳の男子に多いスポーツ障害。[287] ➡ 過用症候群

**オステオポローシス** = 骨粗鬆症

**汚染** contamination　菌など有害物との接触や混入で汚染されたり質が低下することで, 医療の場では病原体の侵入により清潔状態や無菌状態が失われていることをいう。[251]

**遅い痛み** slow pain【後発痛 afterpain, 第2痛 second pain】　痛み刺激にはAδ線維とC線維の2系統から中枢神経系に伝えられ

る。Aδ線維(有髄線維)によって伝えられる刺激に一致した鋭い痛み(速い痛み)に対し，C線維(無髄線維)により中枢へ伝えられる，鈍い疼くような持続的な痛みを遅い痛みと呼ぶ。[255] ➡痛覚，速い痛み

**おたふくかぜ** ＝ 流行性耳下腺炎

**オックスフォード靴** ＝ 短靴

**オッズ比** odds ratio　罹病を例にあげると，ある条件下にある人がその条件下にない人に比べ何倍その病気になりやすいかを示す確率のこと。治療介入効果に関する一尺度で，疫学調査などに用いられる。ケースコントロール研究には不可欠である。[59] ➡メタアナリシス，尤度

**オッペンハイマー型装具** Oppenheimer splint　ピアノ線で連結された掌側と背側2つの前腕カフとMPバーが3点固定支持点となり，手関節部はピアノ線をループにすることにより構成されている弾性型の動的スプリントのひとつ。橈骨神経麻痺による下垂手などに適用される。[199] ➡動的スプリント

**音** sound　空気などの媒質の振動により生じる弾性波。また弾性波が伝わることによりヒトの聴覚に強さ・高さ・音色の感覚を生じさせるもの。一般に人間の耳に聞こえる周波数(可聴周波数)(20～20,000 Hz)の空気振動をさす。[119] ➡反射性交感神経性ジストロフィー，可聴周波数，難聴，超音波

**オトガイ孔** mental foramen　下顎体の外側面で中央の高さ，オトガイ隆起から外方へ2～3 cmのところにある孔で下顎管が開く。成人では第1, 2小臼歯間，または，第2小臼歯の下方にあたる。下顎管にはオトガイ動静脈・オトガイ神経が通る。[179] ➡下顎骨

**オピオイド** ＝ アヘン類

**オピオイド受容体** opioid receptor　【モルヒネ受容体 morphine receptor】　モルヒネ系の薬物や同様の作用をもつ内因性オピオイドペプチドと選択的に結合する受容体。オピオイド(類麻薬物質)や内因性オピオイドは受容体と結合してモルヒネ作用を発現する。神経細胞膜表面にあると考えられ，$\mu$, $\delta$, $\kappa$などの型がある。[270] ➡神経ペプチド，神経内分泌

**オフサルモグラフ** ＝ アイカメラ

**オペラント条件づけ** operant conditioning 【道具的条件づけ instrumental conditioning】　スキナー(Skinner, B. F.)によって定式化された学習様式。生体の自発反応によって望ましい結果が得られた場合，以後に自発反応の生起頻度が高まり，行動変容が生じる。行動療法を行うときの基礎的理論となる。[257]

**おむつ** diaper　排泄物をうけるための股間の当てもの。当て方が適切でなかったり，長く濡れたままに放置するとかぶれを起こしやすい。出生直後では装着法により股関節脱臼の原因になったり，逆に脱臼が整復されることもある。近年，紙製おむつの利用が増えている。[176] ➡股関節脱臼，先天性股関節脱臼

**重みつき回帰分析** weighed regression analysis　測定誤差の大きさがX軸の値によって左右される場合に，誤差変動の大きい区間のデータによって，求められる回帰直線の傾きに影響が出ないように，分散に逆比例した重みを乗じてから回帰直線を求める手法。[216] ➡統計学，メタアナリシス，無作為化比較対照試験

**親子関係** parent-child relationship　親と子の関係には，父子関係と母子関係があるが，親子関係は，子どもが最初に体験する人間関係であり，子どもの人格形成に大きな影響を与えるため，極めて重要である。とりわけ乳幼児時期の母子関係が重要視される。子どもは親の愛情と躾を受けながら，様々な学習を積み重ね成長していく。したがって親の養育のしかたが適切でないと，乳幼児に情緒的な問題行動などの異変が現れる。躾が厳しすぎたり，子どもの自主性を尊重するがために子どものいいなりになったりするのは，よい親

子関係とはいえない。このように複雑な親と子の関係の展開は単に親子間で成立しているのではなく，社会的，環境的要因の影響を受けている。[176] ➡ 育児, 刷り込み

### おやばなれ
**親離れ** independence from parental influence
思春期において，個人としてのアイデンティティ（自我同一性）の確立，第二次性徴による身体的変化や性的衝動の突出を背景に，それまで幼児期に形成された愛着・依存により父母に向けられていた強い親密感や一体感が急速に失われること。[176]

### おりーぶかく
**オリーブ核** olivary nucleus 延髄にあり，脊髄オリーブ路・中脳赤核からの中心被蓋路・皮質オリーブ路などからの線維を受け，オリーブ小脳路として小脳に投射する中継核。錐体外路系に属し，随意運動を円滑かつ精巧に行うのに重要な働きをする。[4] ➡ 延髄, 下オリーブ核

### おりーぶきょうしょうのういしゅくしょう
**オリーブ橋小脳萎縮症** olivopontocerebellar atrophy：OPCA 【デジュリーヌ-トーマ病 Dejerine-Thomas disease】 中年以降に発症する脊髄小脳変性症で，孤発性の一型。小脳，橋，下オリーブ核の変性が主で初期には運動失調など小脳症状が現れ，加えて錐体外路症状や自律神経症状が出現する。緩徐進行性の経過をとる。[138] ➡ 運動失調[症], 脊髄小脳変性症, 孤発性脊髄小脳変性症

**オリエンテーション** orientation 一般的に「案内」，「方向付け」という意味。医学の場面においては評価，治療に際して対象者の不安を取り除き，協力と理解を得るために，その目的，内容を説明することをさす。人が不安や恐怖を抱くのは，未知のことに対してであり，対象者へあらかじめ予備知識を提供し，心構えをもってもらうことの意味は大切である。「オリエンテーション」を行う段階は，対象者と接する最初の段階であり，信頼関係を構築する第一歩であるため，しっかりとしたことば使いで説明を行う必要がある。また，治療者にとっては日常的作業であっても対象者にとっては使われる用語など馴染みのないことばかりであるため，専門用語はできるだけ使用せずに分かりやすいことばで説明するなどの配慮が大切である。また「オリエンテーション」には現在，自己が置かれている状況を認識する能力である「見当識」という意味もある。[147] ➡ 評価, 医療面接, インフォームドコンセント, 失見当識, 地誌見当識障害, 認知症

### おりごとうるい
**オリゴ糖類** oligosaccharides 【少糖類】
2〜10個と比較的少数の単糖が結合したものの総称。単一の単糖からなるものと，複数の種類の単糖で構成されるものとがある。天然には少なく，その多くは植物中に含まれる。動物では乳汁に含まれるラクトースなど少数。[25] ➡ 糖質

**オリジナリティ** originality 【独創性】
独自の考えに基づき新しいもの（ノイエス）を作り出す能力。特に研究や論文において，専門領域に貢献しうる今までになかった理論，体系，事実などを明らかにする能力。研究や論文ではその価値づけを決める重要な要素である。[120] ➡ 原著, 研究デザイン, 課題, 先行研究, インパクトファクター

**オリジナルペーパー** = 原著

### おりたたみないふげんしょう
**折りたたみナイフ現象** ⇨ 筋トーヌス亢進

**オルソプラスト** Orthoplast 低温域熱可塑性プラスチック材。商品名。約70℃で軟化し，軟化しても不透明で他材と接着しにくく，伸びにくい特徴がある。仮義足ソケットや各種装具などに使用される。[12] ➡ アクアプラスト, 熱可塑性プラスチック, サーモスプリント, サブ・オルソレン, ポリキャスト

**オルソレン** Ortholen 超高密度ポリエチレンでできた熱可塑性プラスチック。商品名。固定性と可撓性に優れて破損しにくい特性をもつ。義肢・装具にも広く使用される材質であるが，真空成形には適さない。[75] ➡ プラスチック製下肢装具, 靴べら式短下肢装具

**オルトラーニ・クリックテスト** Ortolani click test 【オルトラーニ・クリック徴候 Ortolani click sign】 新生児期での先天性股関節脱臼の診断法。背臥位で股関節屈曲90°,膝関節屈曲位にして,母指を大腿内側に,他の指を大腿外側におき膝をつかみ,中指で大転子を押しながら開排すると骨頭が整復されクリック音(脱臼音)を触知する。244

**音韻** phoneme　ある言語体系で用いられる音声を抽象的に表した単位。日本語では,音韻の最小単位である音素(単音;個々の母音,子音)が,音節(シラブル;「子音+母音」,「母音」など)を構成し,さらに音節が単語を構成する。276 ➡音声,母音

**オンオフ現象** on-off phenomenon
パーキンソン病治療薬であるL-ドパを長期服薬することにより生じる副作用。服薬時間と血中濃度に関係なく,スイッチが切れたように症状が悪化したり,その後再びスイッチが入ったように改善する現象である。87

**温覚** warm sensation　温かさを感受する皮膚感覚。顔面の刺激は三叉神経に,それ以外は外側脊髄視床路により中枢へ伝えられる。皮膚温が上昇するときの皮膚温変化と,36℃以上で感じる一定皮膚温に対するものがある。一般に感覚検査では前者で障害の有無をみる。111 ➡感覚

**音楽療法** music therapy　音楽による人間への心理・生理的効果を利用した療法。鎮静・興奮・疼痛抑制の作用などストレスや心身症の予防・治療面で特に効果がみられ,神経科,精神科,手術・分娩・リハビリ場面でも用いられる。119 ➡精神科作業療法,精神病,精神障害,認知症

**オンコジーン** ＝癌遺伝子

**音叉** tuning fork　U字型の金属に柄を付けたもので,叩くと一定の周波数の音を発する器具で,音の調律,医療検査などに使用されている。理学療法では振動覚(深部感覚のひとつ)の検査に用いられ,一般的には128 Hz のC音叉が使用される。147 ➡感覚,振動覚,評価,固有感覚,運動失調[症]

**温湿布** warm compress(pack)　温水あるいは液状薬剤を布片などに含ませ温刺激,あるいは薬剤により局所的に抗炎症,鎮痛作用を与える方法。温湿布には湿熱と乾熱の2種類があり,いずれも患部を温め血管を拡張させ,循環改善により亜急性あるいは慢性病変による疼痛の軽減を図る。筋緊張弛緩効果も期待される。湿熱ではタオルや布を湯で温める簡便な方法や,保温性の良いホットパックを用いる方法がある。カイロや湯タンポは一種の乾熱療法である。適温を守り熱傷,とくに低温熱傷を起こさない注意が必要である。14 ➡冷湿布,外傷

**音声** vocal【声 voice】　声門部で発生する声,つまり共鳴腔で音響的に変化する前の音声波そのものをさす。音声障害は,呼吸および喉頭調節の異常で発生するために喉頭疾患の症候と考えられる。音声の評価は,高さ,強さ,音質,持続の4要素で行う。286 ➡言語

**音声言語医学的検査** examination of voice and speech　発声時の音圧,高低,明瞭度(嗄声など),最大持続時間,反復拮抗運動不能症,プロソディなどの検査,発声発語器官検査,構音検査などの総称。広義には咽・喉頭内視鏡,筋電図,肺機能検査なども含む。34 ➡言語検査,失語症検査

**音声認識** voice recognition　目的の操作やスイッチを音声でコントロールすること。命令語があらかじめ登録されている方式と使用者が登録する方式がある。パソコンの文字入力,電話のダイヤル,自動車運転の補助操作などに用いられている。243 ➡福祉機器,意思伝達装置,トーキングエイド

**温泉療法** crenotherapy ; balneotherapy
自然に湧出する温泉や鉱泉,ことに療養泉を用いて浴用,飲用あるいは吸入によって行う治療法。主として浴療法が行われ,疾病の治療のみならず,健康者の保養による健康増進にも活用されている。1 ➡物理療法,温熱療法

**温度** temperature　温冷の度合いを表す

おんどがん

値。科学的には物体間の熱平衡に基づく熱力学第零法則により，物体の構成分子の運動（熱運動）によって生じるエネルギーの平均値と定義される。熱運動が停止したときの温度を絶対零度（-273.2℃；0 K），絶対零度からケルヴィン目盛りで測定される温度を絶対温度という。[1] ➡カロリー

**温度眼振** caloric nystagmus　外耳道に温水，冷水を注入し，その温度刺激によって起こる反応。三半規管は回転刺激で起こる角速度以外に温度刺激にも影響を受け，眼振の速度や持続時間で三半規管の機能状態がわかる。回転刺激と異なり障害側を決定することができる。[95] ➡前庭

**温熱作用** thermoaction　全身作用として呼吸数・心拍数の増加と組織の循環血液量の調節機構への促進作用がある。局所作用として筋痙性の軽減などのリラクセーション作用，基礎代謝の促進，血管の拡張，筋・腱組織などの弾性の増大がある。[131] ➡血管拡張

**温熱療法** thermotherapy　生体組織の温度を上昇させることにより，全身および局所に生理的効果をもたらす物理療法。温熱は，熱の伝達様式により輻射熱，伝導熱（湿性・乾性），変換熱に分類され，組織への深達度により表在熱と深部熱に分類される。赤外線療法は輻射熱様式で，表在熱である。ホットパック療法にはシリカゲル入りの布製パックを加温装置で温めてタオルでおおい，適温に温めたホットパック療法（湿性）とコイル発熱体に電流を通電し加温する電気ホットパック療法・磁気振動温熱療法（乾性）があり，共に表在熱である。パラフィン療法は適度に混合された固形パラフィンと流動パラフィンを加温装置で溶かして使用し，乾性伝導熱であるが，患部の発汗により湿性伝導熱様式に変わる表在熱である。水治療法には局所浴の渦流浴療法と全身浴のハバード浴療法などがある。共に湿性伝導熱様式で，表在熱である。サウナ浴療法や砂浴療法は乾性伝導熱様式で表在熱である。極超短波療法は高周波（2,450 MHz）による分子の高速度回転による変換熱様式である。超短波療法は変換熱様式で，誘電体損失によるコンデンサー法と渦電流によるコイル法がある。超音波療法は超音波（1 MHz，3 MHz など）の振動エネルギーによる変換熱様式である。変換熱様式の温熱療法は深達度が大きく，極超短波療法，超短波療法，超音波療法の順に深部で熱発生がみられる。変換熱様式の温熱療法は金属などが挿入されている部位でのホットスポットによる組織での異常過熱で禁忌となる。しかし，超音波療法は挿入金属による影響がなく唯一適応になるが，骨セメントでは急激な加熱がみられ禁忌となる。特に変換熱様式の温熱療法は熱発生メカニズムを熟知することにより，深達部位や効果的な加熱組織を確認することが重要である。それゆえ，温熱作用と適応部位（組織）や範囲（全身・局所）を十分に考慮して，最も効果的な温熱手段を選択する。[131] ➡水治療法，寒冷療法，物理療法

**オンブズマン制度** ombudsman system
　1810 年スウェーデンに始まった，公益的事務や制度に対して市民的立場で監視し苦情を受け付けて独自に調査をする権限をもつ機関。日本では，1990 年東京の自治体で設置された社会福祉オンブズマンが最初の例。[55]

# か

**窩** fossa　身体のくぼんだ部分(陥凹部)。腋窩，膝窩，眼窩，側頭下窩などがある。[173]

**顆** condyle【関節丘】　骨端(骨の末端)の一部が丸いこぶ状になった突起部。隣接する骨との間で関節を形成することも多い。この関節を顆状関節と呼ぶ。[200] ➡ 楕円関節

**カーテン徴候** curtain sign　舌咽神経，迷走神経が障害され一側の上咽頭筋に麻痺があるときに，開口して発声をさせると，健側の口蓋帆のみ収縮がみられ，口蓋垂が健側に引っ張られて動くこと。両側性の咽頭筋麻痺ではみられない。[291]

**ガーデンの分類** Garden classification　大腿骨頸部内側骨折の分類法で，Stage Ⅰ(不完全な骨頭下骨折)，Stage Ⅱ(転位のない完全骨折)，Stage Ⅲ(頸部周囲の軟部組織連絡を残し骨頭が回旋転位した完全骨折)，Stage Ⅳ(軟部組織連絡のない完全骨折)の4段階に分類される。[184] ➡ 大腿骨頸部骨折，エヴァンスの分類，パウエルスの分類，髄内釘，人工骨頭置換術

**ガードルストーン手術** Girdlestone operation【大腿骨頭切除術 resection of femoral head and neck】　難治性の感染性関節炎，変形性股関節症，関節リウマチなどにより高度に破壊された関節に対して骨頭を切除する手術。病巣除去，無痛性獲得，関節可動域改善を目的とするが，人工関節置換術より劣るといわれる。[294] ➡ 大腿骨頭壊死，人工関節置換術

**カーペンター効果** Carpenter effect　英国の心理学者カーペンター(Carpenter, W.B.)が発見したもので，他人が運動を行っていることに強い関心と注意を向けているときに，無意識に同様の運動を行ってしまう現象。[222]

**カーボン繊維** carbon fiber【炭素繊維】　有機系の繊維を不活性ガス中で炭化したもの。金属より軽く，強度，弾性および耐熱性に優れ，化学的安定性があるため，航空部品から義肢装具，医療用マット・酸素ボンベの容器，日用品に至るまで様々な用途がある。[118] ➡ 医療材料，セラミックス，義肢

**カールス** = 仮骨

**快** pleasure　心的個体である人間が本質的に求めているもの。人間はほめられ，心地よい「快」な行動を求め，叱られ，苦しい「苦」や「不快」な行動を避けようとする。これは「快苦痛原則」，「快-不快原則」と呼ばれ，人間の行動を引き起こす要因になっている。[176]

**臥位** lying；lying position；decubitus　横になった姿勢または体位。背臥位(または仰臥位：背部を下にして水平に臥した体位)，側臥位(身体側面を下にして臥した体位)，腹臥位(顔面や腹部を下にして腹這いにて臥した体位)などの総称。[204] ➡ 背臥位，腹臥位

**外因** extrinsic cause　疾病に罹患する原因のうちで，個体に内在しない外部の有害因子のこと。物理的因子，化学的因子，生物学的因子，栄養性因子に分けられ，環境や生活習慣なども含まれる。[139] ➡ 内因

**下位運動ニューロン**　lower motoneuron：LMN；lower motor neuron：LMN【二次運動ニューロン secondary motor neuron】　脊髄前角細胞もしくは脳幹運動神経核にある骨格筋を支配するニューロン。大脳運動皮質由来で，下位運動ニューロンに結合する上位運動ニューロンと区別される。[255] ➡ 上位運動ニューロン

**下位型腕神経叢麻痺** lower brachial plexus paralysis 【クルンプケ型腕神経叢麻痺 Klumpke type brachial plexus paralysis (palsy)】 上肢が挙上位のまま牽引されることで生じる第8頸・第1胸神経麻痺で，前腕屈筋群と手指の麻痺が強く，感覚障害は上肢内側にみられる。第1胸神経節と融合した星状神経節が障害されると，ホルネル徴候をきたす。[151]➡上位型腕神経叢麻痺, 腕神経叢, 腕神経叢損傷

**絵画統覚検査** thematic apperception test：TAT 【主題統覚検査 thematic apperception test：TAT】 人間の様々な状況が含まれた絵を提示し，被検者に現在・過去・未来を織り込んだ物語を自由に作らせる心理検査。物語の分析により人格の特徴，深層心理，精神症状などを把握する。[119]➡深層心理, 精神分析, 人格, 人格障害, 精神障害

**開眼失行** apraxia of lid opening 観念運動失行，顔面失行のひとつ。動作の理解もあり，麻痺もないのに，努力しても開眼できない状態。眼を開けようとすると前頭筋が縮まり，眉毛がつりあがって上眼瞼が伸びる。無意識では開眼可能な場合がある。[185]➡高次脳機能障害, 運動制御

**回帰** regression 一回りして元に帰ること。くり返すこと。医学領域では，回帰熱や回帰性リウマチというように症状の増悪と寛解をくり返す場合に用いられる。統計学領域では，回帰係数，回帰分析などの意味で用いられる。[167]➡統計学, 重回帰分析, 多変量解析

**回帰係数** regression coefficient 回帰分析において得られる回帰式 Y = ax+b における独立変数 x の係数 a をさす。単回帰分析の場合，この係数は回帰直線の傾きを反映する。[218]

**回帰直線** regression line 回帰分析の結果，2つの変数からなる標本に予測される相互関係を示す回帰式を表した直線。目的変数（または従属変数）を説明変数（または独立変数）によって予測，説明する。[204]

**回帰熱** relapsing fever 【再帰熱】 シラミやダニを媒介とするボレリア属による感染症。世界的に分布するが，日本には常在しない。1週間前後の潜伏期間を経て，頭痛や高熱を伴って発病し，一時的に軽快した後も発熱と解熱を数回から十数回くり返す。[283]➡スピロヘータ感染症

**回帰分析** regression analysis 相互依存の2変量があるとき，ある変数の変動が，他の変数の測定値の変動によってどの程度説明されるかを分析する手法。予測・説明の手段となる変数を独立変数(説明変数)，予測・説明の対象となる変数を従属変数という。[218]

**開胸術** thoracotomy 壁側胸膜から胸腔内に達する切開をして胸腔内の処置をする手術法。食道，心臓・大血管，肺，胸膜・横隔膜などの手術操作に際して行われる。術後は感染予防や呼吸・循環などバイタルサインの管理が重要である。[20]

**壊血病** scurvy；scorbutus 【ビタミンC欠乏症 vitamin C deficiency】 ビタミンCの欠乏によって起こる，出血傾向を主症状とする疾患。主な症状としては皮下や歯肉の易出血，頬骨組織の基質産生障害による骨形成不全，コラーゲン産生異常による創傷治癒遅延などである。治療はビタミンC投与。[253]

**介護** care 【ケア】 介護ということばは，「介助」と「看護」が組み合わされた造語。1963年に老人福祉法が制定され，老人ホームの体系が変更され，特別養護老人ホームの新設で看護師不足から，障害のある高齢者の世話を，寮母がその肩代わりをすることになったが，資格をもたない寮母が行う世話を「看護」と呼ぶのは適切でないということから，「介護」ということばが使用されるようになったとされている。その後の高齢化に伴って障害高齢者の介護ニーズが高まり，介護業務の専門性と質の高い介護サービスの確保が求められ，1987年には介護福祉士が資格化され，介護の内容も「身体上または精神上の障害があり，日常生活に支障がある者につき入浴，排泄，食事その他の介護，およびその介護者に対し

て介護に関する指導を行うこと」と明確化された。看護とは，「医師の指示のもとに行う診療の補助，および療養上の世話(いわゆる身の回りの世話)」であり，後者の身の回りの世話において，介護と共通するが，医療ニーズの高い医療現場では，看護師が身の回りの世話を行い，維持期においては障害のニーズに応じて介護福祉士やホームヘルパーなど介護職によって行われる。介護は，食事，排泄，入浴その他日常生活の基本をなす行為への援助であるため，利用者にとってきわめて切実性の高いものである。介護の質によって，疾病の回復を早めたり，自立を妨げる結果にもなりうるので十分な配慮が大切である。[205] ➡ 一次判定,介護保険制度,介護負担,要介護認定,介護サービス計画,介護支援サービス,在宅医療

**外向型** (がいこうがた) extroversion　ユングによる人間タイプ分類(内向型・外向型)のひとつ。リビドーが外に向かい，外界の刺激に影響を受けやすく，他者や物など客体に向けられる場合を外向型(外向的性格)とした。[66] ➡ 性格,内向型

**外後頭隆起** (がいこうとうりゅうき) external occipital protuberance
後頭骨の外面のほぼ中央に位置する凸面をなす隆起のこと。解剖学的体位ではほぼ外耳孔を通る水平面上に位置する。項靱帯が付着し，僧帽筋や頭半棘筋の内側頭方端の指標となる。[68]

**開口分泌** (かいこうぶんぴ) exocytosis 【開口放出】　腺細胞による分泌物の放出様式のひとつ。細胞内の分泌顆粒の顆粒膜と細胞膜が接着・融合し，融合部位が開口して顆粒内容物が細胞外へ放出される。反対に細胞内に取り込まれることをエンドサイトーシス(飲食作用)という。共にATPを消費して行われることから能動輸送の一種といえる。開口分泌は神経系シナプス伝達やホルモン分泌などでみられる。[298]

**開口放出** (かいこうほうしゅつ) ＝ 開口分泌 (かいこうぶんぴ)

**外呼吸** (がいこきゅう) external respiration　【肺呼吸 pulmonary respiration】　肺胞と肺内の血液間で行われるガス交換(酸素の供給と二酸化炭素の排出)を外呼吸または肺呼吸という。肺への気体の吸入および呼出を換気といい，広義には外呼吸に含むこともある。他に，血液と組織細胞間のガス交換は内呼吸，細胞と細胞間液とのガス交換は細胞呼吸という。正常(ヒト)では，安静状態で毎分約250～300 mlの酸素を消費し，200～250 mlの二酸化炭素が産生される。酸素吸収量と二酸化炭素排泄量との比を，呼吸商(RQ)といい，エネルギー代謝の1つの指標として用いられる。正常気圧下での酸素分圧は，吸入気(約150 torr)＞肺胞気(約100 torr)＞動脈血ガス(約95 torr)＞毛細血管内(約60 torr)＞混合静脈血ガス(約40 torr)の順に低くなり，二酸化炭素分圧は，混合静脈血ガス(約46 torr)≧毛細血管内(約46 torr)＞動脈血ガス(約40 torr)≧肺胞気(約40 torr)＞呼出気(27 torr)と酸素分圧の勾配とは逆になる。この分圧差の勾配により拡散によってガス交換が行われる。また，外呼吸におけるガス交換にはガス分圧のほかに，①換気機能(胸郭の可動性，横隔膜，肋間筋など呼吸筋の筋力など)，②気道の確保(痰など分泌物や異物による狭窄，閉塞の有無)，③気体相と液体相との間の拡散能力(肺胞壁と間質による壁の厚さと面積，壁が薄く面積が大きいほど拡散能力は高い)，④換気量(V)と肺循環血液量(Q)との比率(V/Q，正常では平均約0.8程度。血液は重力の影響を受けるため肺の部位によって異なり，V/Qの低い場所ではガス交換に関わる血液量が少ないため酸素分圧が低下する原因となる)，⑤肺動脈の肺内における短絡(シャント)の形成(短絡内の血液はガス交換に関わらないため，酸素分圧が低下する原因となる)の5つが大きく影響する。理学療法では，①換気機能(姿勢矯正，胸郭可動性の拡大，呼吸筋力増強など)，②気道の確保(分泌物の除去，虚脱の防止)を中心に運動耐容能の向上，自己管理に関する教育的アプローチなども行う。[34] ➡ 呼吸,拡散,呼吸商,換気血流比,肺胞気動脈血酸素分圧較差

**介護サービス計画** (かいごさーびすけいかく) care service plan 【ケアプラン】　通常ケアプランといわれる。介護保険制度のもとで受けるサービス内容や利用

者の負担額などを定めたもので利用者自らも作成することができるが，一般には介護支援専門員が利用者本人や家族と相談して作成する。訪問系サービスでは訪問介護，訪問看護など，通所系サービスでは通所介護，通所リハビリテーションなどのサービスが要介護状態区分ごとに定められた利用限度額に基づき1か月単位で作成される。介護老人福祉施設に入所する場合は，計画の作成は必須要件である。[205] ➡介護者,介護保険制度,介護支援サービス,介護支援専門員,介護負担

**介護支援サービス** care service　介護保険制度の中で要介護者に保健，福祉，医療にわたるサービスが連携して効果的に提供されるようにマネジメントする機能を位置づけられ，①課題分析(アセスメント)，②介護サービス計画(ケアプラン)の作成，③サービスの仲介や実施，④継続的な管理などが介護支援サービスの中核となっている。[205] ➡介護保険制度,介護福祉士,介護サービス計画,介護支援専門員

**介護支援専門員** care manager【ケアマネージャー，ケアコーディネーター care coordinator】　要介護者らが自立した日常生活を営むのに必要な援助に関する専門的知識および技術をもち，都道府県の介護支援専門員名簿に登録された者(厚生労働省令による)。要介護者らからの相談に応じ，彼らが適切な居宅サービスまたは施設サービスを利用できるよう市町村や居宅サービス事業者，介護保険施設などとの連絡調整，ケアプランの作成などの介護支援サービスの中核的役割を担う。[192] ➡退院計画,ケアマネジメント,介護支援サービス,介護保険制度,地域リハビリテーション

**介護者** caregiver；care taker　日常的に介護を必要とする者(要介護者・要支援者他)に対して，身の回りの世話などの介護を行う者。大別して家族介護者(嫁・配偶者・子どもなど)と，介護福祉士・ホームヘルパーなどの介護を職業とする者がいる。[192] ➡地域リハビリテーション,介護保険制度,介護負担

**外骨格義肢** ＝殻構造義肢

**外骨膜反応** periosteal reaction　骨腫瘍が骨皮質を破壊し骨膜を刺激することによって起こる骨形成反応。腫瘍の悪性度によって異なる。①浸潤力が弱い腫瘍でみられる層の厚い骨膜反応，②腫瘍が骨膜を持ち上げ増大し，骨膜を破り骨膜下に反応骨を形成するコッドマン三角，③腫瘍が骨膜を破って放射状に反応骨が形成されるスピクラ，骨膜が腫瘍の浸潤により段階的に押し上げられて形成されるタマネギの皮様骨膜反応，がある。[84] ➡骨腫瘍

**外固定** external fixation　体外からギプス，副子などを用いて骨や関節を非観血的に固定する方法。内固定に対して用いられる。[22] ➡創外固定,内固定

**回顧的記憶** retrospective memory　情報として保存された記憶の中で，自分の過去の経験を顧みて思い出す内容。[234]

**介護認定審査会**　要介護認定に必要な二次判定を審査する機関。審査委員は保健医療福祉の専門家で構成される．要介護認定申請後の認定調査による一次判定と主治医の意見書を基に申請者の介護保険給付の可否と要介護度を決定する。[204]

**介護福祉士** certified care worker　厚生労働省の介護福祉士登録簿登録者で「介護福祉士の名称を用いて，介護に関する専門的知識および技術をもって，身体上または精神上の障害があることにより日常生活を営むのに支障がある者につき，入浴や排泄，食事その他の介護を行い，並びにその者およびその介護者に対して介護に関する指導を行うことを業とする者」と定義されている。1987(昭和62)に国家資格化されている。[205] ➡ケアワーカー,介護保険制度

**介護負担** careburden　ザリット(Zarit, SH)によると介護負担の概念は「親族を介護した結果，介護者が情緒的，身体的健康，社会生活および経済状況に関して被った被害の

程度」と定義されている。具体的な介護負担の内容は，将来に対する不安や自分の時間がもてない，就労機会の限定化，関節や筋肉の痛みなど多岐にわたる精神的・身体的負担がある。介護負担からくる虐待も社会問題となっている。介護負担の評価には，Zarit 介護負担尺度，各種ケアプランアセスメントツールの介護者に関する評価項目が使用されている。介護負担に対する対応としては，対象者の年齢や心身の状況によって介護保険制度（主に高齢者対象），支援費制度（障害者・障害児が対象），精神保健福祉制度（精神障害者が対象）による通所サービスや訪問サービス，ショートステイなどがある。経済的負担に対しても，様々な医療費負担の軽減や年金，手当ての制度がある。理学療法士は介護負担軽減のため，適切な介護方法の指導や福祉用具の利用，住宅改修の提案，家族会の紹介などを，在宅への訪問，病院や施設での家族面会時の個別指導や介護教室を通して実施する。[202] ➡介護者，地域リハビリテーション，家族指導，通所リハビリテーション，ショートステイ，在宅介護支援センター

**介護保険** long-term care insurance　加齢に伴って生じた疾病などにより要介護状態になった者に対して，自立した生活を営むことを目的に，保健医療・福祉サービスを提供する社会保険。利用できるサービスは，在宅サービスと介護老人福祉施設等で提供する施設サービスに分けられ，居宅介護支援事業所で作成した介護サービス計画に基づいて利用できる。要介護度別に保険給付額の上限が定められている。障害者に対する利用者本位の選択・契約によるサービス提供を目的とした支援費制度との統合が検討されている。[29]

**介護保険制度** long-term care insurance system　高齢社会到来に際して，ドイツの介護保険制度をモデルに，従来の老人医療制度と老人福祉制度を再編成し，老人福祉法と異なる制度を構築したもの。利用者の自己決定や選択権および自己責任制を軸に，介護支援サービス（在宅ケア・施設ケア）の利用を可能とした公的に管理される社会保険制度である（2000 年に施行）。原則として，65 歳以上で，要介護認定を受け，要支援となれば，介護支援サービス（利用料の原則 1 割負担）を，介護支援事業者から受けられる。保険の運営は，基本的には市町村単位で行われ，申請時の，認定調査（聞き取り調査）や利用者が必要とする介護サービス計画（ケアプラン）の策定についてはケアマネージャーが担当（利用者自身が策定してもよい）する。認定審査は，一次判定と有識専門職の手による二次判定が行われ，平等性や介護支援度の適正化を図っている。この 65 歳以上の被保険者を第一号被保険者，40 歳以上の医療保険加入者は第二号被保険者と呼ぶ。第二号被保険者のうち，特定疾病と呼ばれる傷病・障害をもつ場合は，介護保険における介護支援サービスを受けることができる。2003（平成 15）年度には，「在宅介護」と「自立支援」が重視され，介護サービスを提供する事業者に支払われる介護報酬の改訂が行われた。これによって在宅サービスが拡充される方向となった。その後も利用者の選択の幅を広げる努力が続いている。在宅介護のうち，ホームヘルパーが自宅を訪問して介護する訪問介護は，「身体介護」と「生活援助」（折衷型の廃止）の 2 種類に再編し，報酬を平均で 2.3％引き上げ，生活援助は充実し 26.2％の大幅な引き上げを実施している。一方，施設介護は，特別養護老人ホームと老人保健施設が 4.2％，介護療養型医療施設が 3.2％分を引き下げている（施設介護「ユニットケア」は，引き下げ率を低減）。低過ぎると批判のあったケアマネジメント料は，要介護度にかかわらず一律月 8,500 円とし，平均で 17.1％の大幅な引き上げとなった。しかし，ホームヘルプ制度が軸におかれたが，住宅改造，福祉用具活用面が未整備で，在宅の自立支援の仕組みについては改善強化されていないとの批判もある。在宅支援をメインとするうえでは，今後，この面の充実が求められる。なお，介護保険では見直しがさらに進み，要支援など介護度の軽い対象者には，予防介護重視の方向性が出された。パワーリハビリテーションの導入，福祉用具の給付，施設利用の一部変革，地域包括支援センターの整備など介護保険運用体制の変革が進められている。[104] ➡一次判定，介護サービス計画，介護支援サービス，介護支援専門員

**介護力強化[型]病院** long-term care hospital for elderly (the aged)；hospitals mainly providing long-term care 　老人病院は，老人の長期入院に対応して1983(昭和58)年に設けられたが，その中で老人病棟入院医療管理料を算定する特例許可老人病棟をもつ病院を介護力強化[型]病院といい，介護体制の充実によるケアを重点としている。介護保険法の施行により2003年3月末で廃止され，療養病床に転換。[192] ➡医療機関,特定機能病院,介護保険制度,療養型病床群

**介護老人保健施設** facility of health care services for the elderly【老健,老人保健施設】
　要介護認定を受けた要介護者に対し施設サービス計画に基づき，看護，医学的管理下における介護・機能訓練その他必要な医療並びに日常生活上の世話を行う施設。自立支援，家庭復帰，家庭的雰囲気，地域・家庭との結びつきを4原則として運営されている。なお，介護老人保健施設は，2000(平成12)年の介護保険法で老人保健施設から名称変更された。[192] ➡医療保険制度,地域リハビリテーション,介護サービス計画

**介在細胞** intercalated cell 　細胞間に存在する独立細胞。その機能は存在する部位や器官により異なる。出力系と入力系の細胞を接続するニューロン，消化管におけるカハール細胞，肝臓星細胞などがある。[257]

**介在板** intercalated disk 【光輝線】 　心筋線維を結合している細胞間結合組織。光輝線と呼ばれることがある。細胞間での同期的な収縮に関与している。同じ横紋筋である骨格筋にはみられない。[158] ➡心筋

**外耳** external ear 　聴覚器の外部で鼓膜より外の部分で，耳介と外耳道からなる。耳介で集められた音は外耳道を通って鼓膜に伝わる。鳥類，哺乳類にみられる。[217] ➡内耳

**$\chi^2$ 検定** ＝ かいにじょうけんてい

**概日リズム** ＝ サーカディアンリズム

**介助** assistance 　介助とは，生活の基本的場面において対象者がある行為を実際に行うときに，その対象者の必要に応じて行われる他者による補完・代替的な行為をいう。具体的には食事介助，排泄介助，入浴介助，あるいは歩行介助など，日常生活場面における個別的な機能的側面に限定する行為である。なお介護は，「介助」と「看護」からの造語といわれており，対人援護活動の諸側面を包括する広範かつ深遠な概念とされている。介助の手段としては，他者が対象者に直接的に行為の補完を行う人的介助と機器や道具を利用し，行為を代替的に行う物的介助がある。また，介助の程度を表すものとして，全介助，部分介助，一部介助，あるいは指先介助などと呼ばれるものがある。この介助の程度を日常生活活動(ADL)の能力基準に取り入れている評価表としてバーセルインデックス(BI)や機能的自立度評価法(Functional Independence Measure：FIM)がある。BIは10動作の項目ごとに自立と部分介助で点数が配置されており，その点数は介助なしでの可能度(対象者の遂行能力)を表している。FIMは基本的ADL13項目，コミュニケーション2項目，社会的認知3項目の計18項目より構成され，自立(完全自立：時間，安全性を含めて，修正自立：補助具使用)と部分介助(監視，最小介助：対象者自身が75％以上実施，中等度介助：50％以上実施)，完全介助(最大介助：25％以上，全介助：25％未満)の7段階評価(満点126点で完全自立，全介助の場合は18点となる)でADL能力の変化が鋭敏に反映されるようになっている。介助にあたっては，対象者の主体性を尊重するとともに，身体状況をよく把握したうえで，必要な部分のみを介助することが望ましい。そのためには対象者と一緒によりよい方法を見い出していくような働きかけが重要である。また，職種間によって介助の手段や方法が異ならないよう心がけなければならない。現場においては人的な介助技術に頼りがちで，腰痛や肩・手などを痛めることも少なくない。人的な介助には限界があることを認識し，機器の導入を考える必要がある。さらに居宅においては，様々な実際の場面での効果的な無理のない介助方法を家族に指導することが重要となる。最近では，

主に肢体不自由者を助け，床のものを拾う，新聞を運ぶなど，機能の代行をするようにトレーニングされた介助犬も普及しつつある。205 ➡日常生活活動，在宅医療，ホームプログラム

**外傷** trauma 病理学上の基礎的な病因のひとつ。損傷（組織の生理的連続性が破綻した状態）の原因が外力による場合をいう。創傷，骨折，熱傷，化学物質などによる傷害や精神的障害が含まれる。266 ➡創[傷]

**外傷後ストレス障害** post traumatic stress disease；PTSD 【心的外傷後ストレス障害】
強い精神的なストレスを受けた後に生じる精神症状をさす。自然災害や事故，戦争，性暴力被害，児童期の被害体験などによって生じた極度の恐怖感・無力感・絶望感などが原因となる。過去にはナチス・ドイツによるユダヤ人迫害，ベトナム戦争，わが国でも阪神・淡路大震災後に多発した。外傷後潜伏期間（数週～数か月）を経て発症し，体験した状況が眼前に再現されたり，悪夢，不安，憂うつ，無欲，無関心，無力感，罪悪感，易怒，絶望感，不眠，錯乱，記憶障害などの症状がみられる。動悸や発汗などの自律神経症状がみられることもある。脳内においては扁桃体，海馬などの構造的な変化が報告されている。薬物療法，脱感作療法やカウンセリングも併用される。218

**介助型車いす** assistive wheelchair 自操式と違い，移動操作を介助者が行う車いす。手押し型と電動がある。姿勢変換機能がついているタイプや折りたたみが可能な簡易型車いす（バギー）もある。姿勢を安定させるための構造としては，リクライニングやティルティング（背もたれと座面角度が一定のまま倒れる）などがある。223 ➡手押型車いす，前輪駆動車いす，電動車いす，バギー，リクライニング式バックレスト

**介助犬** care dog；service dog；assistant dog
身体障害者補助犬法に基づき特別にトレーニングされた犬。「介助犬とは，肢体不自由により日常生活に著しい支障がある身体障害者のために，物の拾い上げ及び運搬，着脱衣の補助，体位の変更，起立及び歩行の際の支持，扉の開閉，スイッチの操作，緊急の場合における救助の要請その他の肢体不自由を補う補助を行う犬」（第1章2条3）と規定されている。174

**疥癬** scabies 疥癬虫による皮膚疾患。指間，下腹部，外陰部，関節屈窩部など皮膚の柔らかい部に寄生し小丘疹をつくる。表皮下にトンネルをつくり，これが夜間に激しい痒みを起こす。性行為などによる直接伝播と，布団や衣類からの間接伝播とに分けられる。193

**外旋筋** external rotator muscle 骨の長軸を中軸として，開始肢位での前面が外側へ向く回旋運動に作用する筋。肩関節外旋の主動筋は棘下筋と小円筋，股関節外旋の主動筋は深層外旋筋と大殿筋。膝関節は屈曲位で外旋し，主動筋は大腿二頭筋。151 ➡内旋筋

**回旋筋腱板** ＝ローテーターカフ

**回旋枝** circumflexus branch 左冠状動脈の3分枝のひとつ。心臓の左後面を走り，左心室側壁から後壁にかけて筋層を栄養している。心筋は左心室側で筋層が厚く酸素需要が右より高いため，左回旋枝の血行動態変化によって急性の側壁梗塞を起こす。172

**回旋性眼振** rotatory nystagmus 目の前後方向の軸に対して捻転性の要素をもつ，眼球の不随意的往復運動。この眼振は脳幹病変や末梢前庭障害で起こるが，先天性のこともある。240 ➡眼振

**開扇徴候** fanning sign 足底を刺激すると，母趾以外の4趾が扇のように開く現象。錐体路障害に認められ，なかでもバビンスキー反射に伴うことが多い。そのメカニズムや責任病巣との関連は明確ではないが，6野の障害との説もある。113 ➡病的反射，錐体路徴候

**外挿** extrapolation【補外】 ある一定領域

内で得られた観測値や実験データを基に，そのデータの領域外の数値を予測概算すること，またはその手法。動物で得られた結果をヒト（または他動物）に適用したり，経験をもとに未来を予測することもいう。[88]

**咳嗽**（がいそう） ＝ 咳（せき）

**階層性**（かいそうせい） hierarchy 段階的に層をなす性質。脳の階層性，障害の階層性など。[167] ➡中枢神経[系]，運動制御，陰性徴候，解放現象，陽性徴候

**解像度**（かいぞうど） resolution 表現する画像のきめ細かさを表す尺度。ディスプレイやデジタルカメラの表示能力，プリンタの印刷やスキャナの分解の能力のこと。前者の単位ではドットまたは画素，後者では一定の幅（通常1インチ）に並ぶドット数 dpi（dot per inch）が使われている。[231] ➡精度

**咳嗽反射**（がいそうはんしゃ） cough reflex 【咳反射】 異物が気道に侵入すると咳を起こす反射。刺激物を排出し，気道の異物を除くのに役立つ。気管および肺外気管支の気道上皮細胞の間に存在する受容器から有髄の迷走神経を介して延髄の中枢によって制御される。声門が閉じ，呼吸筋が強く収縮し胸腔内圧が高まると，声門が開かれ，呼気が爆発的に起こる。このときの胸腔内圧は 100 mmHg 以上に増大し，爆発的呼気流速は毎時 965 km に及ぶといわれる。胸骨切痕部を円を描きながら圧迫することで誘発される。理学療法分野では，痰の除去に関係するほか，嚥下障害でも重要になる。中枢気管に運ばれた痰などの分泌物は，咳嗽反射または随意的な咳により排出される。また，この反射が低下するような病態（脳幹部や基底核の梗塞，慢性炎症による局所受容器の破壊，麻酔薬などの投薬）では，不顕性誤嚥（silent aspiration）を呈しやすい。反射評価はクエン酸吸入濃度の閾値評価などが試みられている。[34] ➡咳，喀痰，不顕性誤嚥

**階層モデル**（かいそうもでる） stratification model 【階層理論 stratification theory】 中枢神経系の制御概念。垂直階層性として，外科的切断により残された部分の中枢神経系でのレベルが高位であるほど残された反射や運動は複雑となる。水平階層性により互いに結合しあう神経網によって制御される。[150]

**外側**（がいそく） lateral 相対的位置関係の概念で，基準となる点，線，面などを仮定し，これを境とする片側を外側という。残りの片側は内側である。一般に四肢の各肢節中心線を仮定し，その線よりも身体の正中線から遠い側が外側となる。[88] ➡内側

**外側楔状束核**（がいそくけつじょうそくかく） external cuneate nucleus 【副楔状束核 accessory cuneate nucleus, モナコフ核 Monakow nucleus】 延髄背側の楔状束核の外側にある神経核。楔状束核からの頸および上部胸神経からの筋紡錘，ゴルジ腱器官，および皮膚からの情報を中継し，後外弓状線維を経て，下小脳脚に至る非交叉性の楔状束核小脳路を出す。[29] ➡延髄，深部[感]覚

**外側溝**（がいそくこう） ＝ シルヴィウス溝

**外側膝状体**（がいそくしつじょうたい） lateral geniculate body：LGB 視床後部に位置する視覚系の中継核。視索からの線維を受け，視放線として後頭葉の視覚皮質へ投射する。視索から外側膝状体の病巣では，同名半盲を生じる。[29] ➡視床，視覚

**外側脊髄視床路**（がいそくせきずいししょうろ） lateral spinothalamic tract 脊髄の側索に位置する上行性伝導路。線維は脊髄後角の索細胞から起こり，白交連で交差して対側の側索を上行し，視床後外側腹側核に至る。温覚および痛覚を伝導する。[29] ➡運動感覚

**外側側副靱帯**（がいそくそくふくじんたい）（膝関節の） lateral collateral ligament：LCL 膝関節の関節包の外側面に縦走し，大腿骨外側上顆より起こり，下端は腓骨頭に付着する丈夫な帯状の結合組織（靱帯）。肘関節，手関節，足関節にも同名の靱帯がある。[254] ➡内側側副靱帯

**外側半規管**（がいそくはんきかん） lateral semicircular canal 【水平半規管 vertical semicircular canal】 骨迷路にある骨半規管の膜性の管。C字形をした

3つの管のうちの1つで水平ループを形成している。前庭に向け2つの開口部をもち，前部に外側半規管隆起，後部に単脚を形成する。後ろを振り向くなど垂直軸運動時の回転加速度を検出する。[121] ➡ 前庭

**外側皮質脊髄路（がいそくひしつせきずいろ）** lateral corticospinal tract 【錐体側索路 crossed pyramidal tract】
　脊髄の側索に位置する下行性伝導路。大脳皮質運動野の錐体細胞から，錐体交叉で交差し，外側皮質脊髄路を形成し，介在ニューロンを介して脊髄前角細胞に終わる。この部位の病変では上位運動ニューロン障害を示す。[29] ➡ 運動麻痺

**外側腹側核（がいそくふくそくかく）** = 視床外側腹側核（ししょうがいそくふくそくかく）

**外側ホイップ（がいそくほいっぷ）** lateral whip　歩行において立脚側の踵が離床時に外側へ動く現象。大腿義足歩行においては，膝継手軸の過度の内旋や外反がある場合，トウブレークが進行方向に対して直角でない場合，不良な歩行習慣がある場合などに生じることがある。[210] ➡ 大腿義足, 内側ホイップ

**解体新書（かいたいしんしょ）** ラ Tabulae Anatomicae　杉田玄白，前野良沢らによる日本最初の西洋解剖学の翻訳書（1774年）。原本は『ターヘル・アナトミア』で，ドイツ人クルムスが著した『解剖学図譜』のオランダ語訳書。翻訳の苦心が『蘭学事始』の中で述べられている。[120] ➡ 医学, アレキサンドリア医学, 蘭学事始

**介達外力（かいたつがいりょく）** indirect force　受傷部位から離れた部位に働く外力。例えば，手をついて倒れたときの上腕骨顆上骨折や，筋肉の瞬間的な収縮で生じる靱帯損傷がその代表的なものである。[44] ➡ 直達牽引

**介達間欠牽引療法（かいたつかんけつけんいんりょうほう）** intermittent traction therapy　牽引方法のうち，間接的に牽引するもので（介達牽引），牽引力が間欠的に変化するものを間欠牽引という。頸椎牽引と腰椎牽引がある。軟部組織などに対するマッサージ効果がある。[89]

**介達牽引（かいたつけんいん）** indirect traction　身体に介在物を用いて間接的に加える外力（牽引）。グリソン係蹄を用いて頸椎と腰椎に対し介達外力を加えて牽引を行う介達牽引療法がある。ほかに，スピードトラック牽引，骨盤牽引がある。[50] ➡ 介達外力, 介達間欠牽引療法, スピードトラック牽引, 骨盤牽引

**階段現象（かいだんげんしょう）** staircase phenomenon　1秒間に1回程度の頻度で筋をくり返し刺激すると，次第に筋収縮力が増大する現象。この現象は，筋刺激の一定の時間内に筋細胞内の$Ca^{2+}$が増加して興奮収縮連関が促進することによると考えられる。筋の疲労による収縮高の現象に先だってこのような現象がみられる。[237]

**階段昇降（かいだんしょうこう）** up and down stairs　階段を昇ったり降りたりすること。運動療法において日常生活活動の練習や筋力増強のために実施されることが多く，階段の各段に一側の足を置いて昇降を行う1足1段と，各段に両足をそろえながら昇降を行う2足1段の方法がある。[117] ➡ 福祉機器, 音声認識, テクノエイド

**ガイダンス** guidance　米国で発展した教育活動における重要な機能のひとつで，討議や野外活動などの集団的方法，教育相談やカウンセリングなどの個別的方法によって，学生の自立性を高めることを目的とし，最終的に個々の適切な選択と適応を援助するものである。医療的観点からは健康指導などがある。[276] ➡ カウンセリング

**回虫症（かいちゅうしょう）** ascariasis　野菜などの食物とともに虫卵を経口摂取して感染する感染症。回虫の成虫は小腸上部に寄生し，雌は体長20〜35 cm，体幅は4〜6 mm，雄は体長14〜28 cm，体幅3〜4 mmに達する。寄生数により無症状から重大な障害を起こす場合がある。[247]

**回腸（かいちょう）** ileum　小腸の下部（結腸側）3/5を構成している部分。空腸との明瞭な境界はない。空腸より移行して盲腸に開く。輪状ヒダと絨毛は少ないが，リンパ小節がよく発達している。[162] ➡ 小腸, 空腸

**改訂日本版デンバー式発達スクリーニング検査** ⇨ デンバー式発達スクリーニング検査

**改訂長谷川式簡易知能評価スケール** revised version of Hasegawa's Dementia Scale：HDS-R　主に認知症の程度・内容を評価し理解するために用いられる簡易知能スケール。長谷川らが1974年に作成した長谷川式簡易痴呆スケールを改訂し，鑑別力を高めたものである。検査内容は問診式で，①年齢，②日時の見当識，③場所の見当識，④3つのことばの記銘，⑤計算，⑥数字の逆唱，⑦3つのことばの遅延再生，⑧5つの物品記銘，⑨ことばの流暢性(野菜の名前)の9項目の言語性検査項目からなり，満点が30点で20点以下を認知症の疑いありと判断する。手技が簡便であり所要時間が10分程度と短いことが特徴である。信頼度も高いといわれており，ミニメンタルステート検査とともに認知症評価用の検査として利用頻度が高い。わが国で知能評価スケールとして利用頻度が高い田中-ビネー式知能検査と，書字や図形模写などの動作性の検査項目がないことは共通している。[119,87] ⇨知能，認知症，ミニメンタルステート検査

**快適環境** ＝ アメニティ

**外的基準** external standard　多変量解析における従属変数(目的変数)。xの変動でyの変動が説明できる場合，xを独立変数(説明変数)，yを従属変数と呼び，この従属変数を外的基準ともいう。この場合，xとyは多くの変数であってもよい。各種の検査データを$x_1$，$x_2$…$X_n$とし，疾病の有無をyとすると，yが外的基準である。また，ある時期の検査データ($x_1$，$x_2$…$X_n$)から将来の状態yを予測する場合では，yが外的基準であり，予測変数ともいう。主な多変量解析は，量的(間隔・比率尺度)外的基準がある重回帰分析，数量化Ⅰ類，質的(名義・順序尺度)外的基準がある多重ロジスティックモデル，判別分析，数量化Ⅱ類，外的基準がない主成分分析，因子分析，数量化Ⅲ・Ⅳ類に分類される。[188] ⇨統計学，多変量解析，重回帰分析，判別分析

**外的妥当性** external validity　研究知見の一般性に関する概念で，実験結果が当該の実験状況に限定されることなく，違った母集団，状況，条件へ一般化できる度合いまたはその目安のこと。[188] ⇨研究デザイン，内的整合性，母集団

**外転** abduction　前額面において身体の正中線から遠ざかる運動。矢状水平軸を中心とする前額面上の運動である。逆は内転。肩関節では外転を側方挙上または外方挙上(lateral elevation)と呼ぶことがある。[88] ⇨内転

**外転位免荷装具** ischial weight-bearing abduction brace　ペルテス病に用いられる装具で，股関節を外転位に保持し体重を免荷して大腿骨頭の安定を図る。免荷には，坐骨結節より支柱を立てた坐骨支持長下肢装具を用いる。股関節の状態により回旋角度を設定する。[75] ⇨坐骨支持長下肢装具

**回転運動** ＝ 角運動

**回転後眼振** postrotatory nystagmus　前庭の回転刺激によって生じる一方向性共同眼振。回転いすなどで体の回転を突然やめた後にみられる一過性の眼振で，内リンパの動きが回転停止後にも継続するために起こる。[240]

**外転神経** abducens nerve　第Ⅵ脳神経。動眼神経(第Ⅲ脳神経)，滑車神経(第Ⅳ脳神経)とともに眼球運動にかかわる。橋被蓋の背側部から起こり，橋と延髄後縁の間で脳から出て，脳底を前進し上眼窩裂から眼窩に入り，外側直筋を支配し，眼球の外転運動に関与する。[166] ⇨脳神経

**回転性めまい** rotatory vertigo　外界が回転するような感じ，あるいは自分自身が回転するような感じと表現されるめまい。内耳疾患，前庭器官，脳幹・小脳病変または上位中枢経路の急激な障害により引き起こされる。耳鳴，難聴を伴うことがある。[229] ⇨めまい，耳性めまい

**回転皮弁術** rotation flap【回転皮膚弁術】

欠損部に隣接する皮膚をずらし閉じる有茎植皮術の一種。欠損部を二等辺三角形に切開し，血行や皮膚緊張を考慮して一辺を弧を描くよう延長切開し，皮膚弁を回転させ閉じる。褥瘡・難治性潰瘍・骨や腱の露出面などに行う。[191] ➡褥瘡,有茎移植

**外転歩行**（がいてんほこう） abduction gait 　外転位での歩行をさす。立脚中期では股関節は本来内転位になるが，何らかの原因でこれができない場合に生ずる。大腿義足が長すぎる場合や股関節外転拘縮を起こしている場合などに生ずる。[225] ➡異常歩行

**外套**（がいとう） pallium；brain mantle；mantle　大脳半球の外側を取り囲む層。外套表層は神経細胞が密集した灰白質の層（大脳皮質），深部は線維が走る白質（大脳髄質）からなる。[179]

**解糖系**（かいとうけい） glycolytic pathway 【エムデン-マイヤーホフ経路 Embden-Meyerhof pathway】
　解糖系とは細胞内で糖質（グルコース）を分解してエネルギーを生む過程のことである。微生物から続く多くの経路がある。主として酸素が十分得られない場合の嫌気性解糖系と十分得られる場合の好気性解糖系の2種類がある。このエネルギー源はATPである。運動の初期では，グリコーゲン（グルコース）の嫌気的分解経路である系が働き，最終産物は乳酸に至る。グリコーゲンがピルビン酸になり，乳酸に至る過程でニコチンアミドアデニンジヌクレオチドが再酸化されるため，この経路は反応し続けることができるため乳酸が蓄積する。代謝基質からみると，グルコースはリン酸化されることでグルコース-6-リン酸（G 6 P）になり最後は乳酸かピルビン酸に至る。ATPは2分子（グリコーゲンからは3分子）産生される。細胞のエネルギー源は血液中からの糖の供給だけでは枯渇するため，グリコーゲンを貯えつつ（合成），エネルギー需要が高まると必要に応じてグリコーゲンを分解して使う。乳酸が多くなると，組織や血液は酸性に傾くため，細胞の活動低下を生じるため嫌気的な解糖で運動を続けられるのは約2分程度で，それ以上の運動を続ける場合は，有酸素的なエネルギー産生が必要である。

運動を持続する際は，有酸素系が働く。有酸素系回路はミトコンドリア内で行われるTCA回路とそれに続く電子伝達系がある。また，電子伝達系と共同して働く酸化的リン酸化過程がある。この解糖系では主にグリコーゲンと脂肪の分解産物が基質として利用される。ピルビン酸はアセチル CoA からクエン酸になる過程が不可逆的なため，脂肪酸からグルコースにはならない。同時に，アセチル CoA は TCA 回路に入るが，この回路はオキサロ酢酸に至って，クエン酸に変わる。脂肪酸はオキサロ酢酸が豊富にあるときだけ反応が働く。オキサロ酢酸の生産にはピルビン酸が必要である。好気的解糖系は血液中の糖分やグリコーゲンを利用し，ピルビン酸を産生する。1分子のグリコーゲンおよびグルコースから2分子のピルビン酸を生じる。好気的解糖は，G 6 P がピルビン酸に至る過程において，嫌気的解糖よりも6分子多いATPを合成する。ATPはグルコースからピルビン酸に至る過程で38分子。グリコーゲンから産生するときは39分子を得る。産生されたピルビン酸はクエン酸回路に直接送られ，乳酸は生じない。そしてクエン酸回路が働き，ATPが産生されることになる。[77] ➡糖質,乳酸

**外套細胞**（がいとうさいぼう） = 衛星細胞（えいせいさいぼう）

**開頭術**（かいとうじゅつ） craniotomy　腫瘍の摘出，動脈瘤のクリッピング，頭蓋内圧亢進症の減圧などの目的で外科的に頭蓋骨を部分的に切開または切除する手術。切開では骨弁をつくり反転させて頭蓋内の治療を行う。減圧開頭術では骨弁を切除する。[177]

**回内筋症候群**（かいないきんしょうこうぐん） = 円回内筋症候群（えんかいないきんしょうこうぐん）

**$\chi^2$(カイ二乗)検定**（かいに(じ)じょうけんてい） chi-square analysis
　データを項目ごとに分類し，それが予測どおりの割合かどうかを判定する方法。仮説を設定し，統計量と確率を求める。その後 $\chi^2$ 分布表から有意水準 $\alpha$ の $\chi^2$ 値を求め，期待度数からの偏りを判定する。[51] ➡統計学,度数分布,名義尺度,フィッシャー直接確率法,順序尺度,適合度の検定

## 介入 intervention【インターベンション】
対象者やその家族などに対して，意図的に関わる過程。運動療法などの治療プログラムの実施だけではなく，情報の伝達や他部門との調整，生活指導，心身機能の維持・増進についての教育などが含まれる。[29] ➡危機介入

## 介入研究 intervention study
治療，指導などを介入と呼び，介入による効果を前向きに比較するための研究方法。問題の原因や問題を解決するための介入結果の効果を判断することを目的としている。実際には，介入の前後を比較する群内比較，介入とコントロール群を設け比較する群間比較などの方法をとることが可能である。これらの方法は介入結果の効果の判断について証拠を得るためには最も確実な方法であり，どちらの介入結果が本当に良いかはっきりしていない場合などに利用可能である。[252] ➡研究デザイン，観察研究，無作為化比較対照試験

## 外尿道括約筋 external urethral sphincter muscle
尿道の狭窄作用をもつ筋。横紋筋で構成され，尿道を取り囲む。生殖隔膜の一部をなしており，骨盤底筋群とともに蓄尿に関連して働く。[277] ➡尿失禁

## 概念 concept
外部の事物や事象の物理的特性や機能的特性に類似点や共通点を認め，それらを1つのカテゴリーとしてまとめて認知したものを概念と呼ぶ。こうしたカテゴリー化は人間の基本的認知機能である。以下に心理学のなかでの概念理論をその発展過程に沿って素描してみよう。最初の概念理論は定義的特性理論で古典的概念観とも呼ばれる60年代の理論である。この理論では，ある概念カテゴリーに属するメンバー(事例)は，そのカテゴリーを定義する特徴を有する，という考え方をとる。例えば四角形というカテゴリーは「四辺がある」，「四辺が閉じている」，という特徴によって定義づけられるメンバーから形成されるのである。この理論では，1つのカテゴリーのなかですべてのメンバーがもつ価値はまったく等しいという等価性をもつ。70年代に入って現れたのはプロトタイプ理論である。この理論はカテゴリーのメンバーがもつ等価性に対する疑問から生まれた。例えば，魚カテゴリーを考えてみると，タイやマグロは典型的な魚として認知されるが，ウツボやエイなどは魚としての典型性が低いのである。このことから，カテゴリーのメンバーはすべて等しく認知されるわけではない，という考え方が生じた。そこであるカテゴリーは最も典型的なメンバーを中心にまとまっていると考えられるようになった。この典型的な事例をプロトタイプと呼ぶ。そして，メンバーの典型性は，そのメンバーが共有する特徴の多少によって決定されるという考えが生まれた。ここでメンバーが共有する特徴を家族的類似性(family resemblance)と呼ぶ。その後，これらの概念観では，メンバーの典型性や特徴はあくまで外部事象の反映になっているにすぎないという批判が生まれた。そして人間の能動的なカテゴリー形成過程を問題にすべきだという考えから，80年代に入って理論ベースの概念観が現れた。すなわち，人間は，特定の目的に応じて柔軟にカテゴリーを形成する能力があることが示されたのである。これをアドホック(ad hoc)カテゴリーと呼ぶ。例えば，下着，カメラ，地図，バックなどは一見何の共通性もなさそうだが，旅行のときに持っていくもの，という目的のもとに1つのカテゴリーのなかに組み入れることができる。現在では，人間の概念カテゴリー形成能力は，このように非常に柔軟なものであるという見方がとられている。[66] ➡範疇

## 海馬 hippocampus
大脳半球内側面で，扁桃体の尾側にある構造物。脳回，脳弓，扁桃体，中隔などとともに大脳辺縁系に含まれる。構築学的に海馬台，固有海馬(アンモン角)，歯状回に識別され，さらに固有海馬はCA1，CA2，CA3，CA4に亜区分される。主な支配血管は後大脳動脈であり，前方部は前脈絡叢動脈により灌流されている。海馬から脳弓－乳頭体－乳頭視床束－視床前核－内包後脚－帯状回－海馬へ戻る閉鎖回路(Papez回路)を構成する。機能としては記憶に関与するとされ，同部位の病変によって健忘(記憶障害)を示す。陳述記憶(エピソード記憶，意味記憶，宣言記憶)に関与し，両側の海馬病

変によって新しい事柄を記憶することが障害されるが、古い記憶を再生する能力は保たれる。また、手続き記憶が関連する運動学習への影響は少ないが、空間記憶を必要とする運動課題に対しては、後頭頂野とともに関与している。29 ➡健忘

**開排** abduction in flexion　背臥位で股、膝関節屈曲位から、股関節を外転、外旋させる運動。特に異常がなければ、約90度前後の開排が可能である。乳幼児において先天性股関節脱臼がある場合は開排に制限が生ずる。172

**開排制限** abduction limitation in flexion　開排位とは股関節、膝関節を90度屈曲し、股関節を外転した下肢の複合肢位のことで、この肢位を取れない状態を開排制限という。先天性股関節脱臼があると患肢は通常、開排制限を呈するとされる。203

**外胚葉** ectoderm；ectoblast　胎芽期の初期胚を形成する3層の胚葉のうちの最外層。受精した多細胞卵は胞胚になり、さらに原腸胚となるが原腸胚の外側の細胞層をいう。外胚葉からは中枢神経系、外部感覚器(眼、耳、鼻)、表皮、爪、毛髪、汗腺、脂腺などが形成される。279 ➡中枢神経[系]

**灰白質** gray matter　中枢神経系において、有髄神経が少なく、肉眼的に灰色に見える部分。大脳と小脳では、実質の表層にあり、皮質という。脊髄では中心部に柱状をなす。いずれも神経細胞の細胞体が局在している。29 ➡白質、大脳、脊髄灰白質

**解発刺激** releasing stimulus　特定の刺激により、その種に固有な反応や行動が誘発されること。トゲウオの場合、腹部の赤い色が攻撃反応を生じさせる。アヒルなどの家禽類は、猛禽類がもつ短い首の形をした鳥影を認知すると危急行動が生じる。66 ➡本能、刺激

**貝原益軒** Kaibara Ekiken　江戸時代の儒者で医師(1630～1714)。晩年には健康を維持・増進するための生活上の秘訣をまとめた『養生訓』を著した。13 ➡医学、東洋医学、蘭学事始、習慣、ライフスタイル、健康寿命

**外反** ❶eversion ❷valgus　❶足底の外がえし運動。逆に足底の内がえし運動を内反(inversion)という。❷関節の近位(中枢肢)と遠位(末梢肢)のなす角度が外方に向かって正常より減少する異常を外反、逆を内反(varus)という。外反膝、外反母趾などがある。大腿骨頸部と骨幹のなす大腿頸体角の異常を外反股(内反股)と呼ぶ。88

**蓋板** tectorial disk　中脳の背側部にある薄い4個の隆起をもった板状構造。左右にそれぞれ下丘、上丘があり、下丘は聴覚系の反射中継核であり、上丘は視覚の反射中枢である。60 ➡四丘体、上丘

**外反股** ラcoxa valga　大腿骨の頸体角が、正常基準値の約130°より大きいもの。先天性股関節脱臼やくる病、脳性麻痺などでみられる。X線撮影で診断可能であり、高度な例には大腿骨内反減捻骨切り術などで矯正する。297 ➡内反股、変形性股関節症、骨切り術、頸体角

**外反膝** knock-knee；ラgenu valgum　大腿脛骨角が正常よりも小さく、膝が内側凸の形態を示すもの。両側性の場合はX脚となる。小児では通常生理的に外反膝であり、徐々に外反は減少し、14歳頃には成人と同じ状態となる。変形性関節症、脳性麻痺、骨軟化症、くる病などでみられる。297 ➡内反膝、変形性膝関節症、大腿脛骨角

**外反肘** ラcubitus valgus　肘外偏角が増加した状態をさす。小児期の上腕骨外顆骨折後の成長軟骨板の障害や偽関節で発生することが多い。外反が高度な場合、遅発性尺骨神経麻痺を生じることがある。逆に0度以下の場合、内反肘となる。280 ➡肘外偏角、内反肘

**外反扁平足** ラpes planovalgus　足部変形のひとつで、足アーチが低下し、距踵関節で外反が加わったもの。前足部は回内・外転することが多い。84 ➡凹足

**外反母趾**（がいはんぼし） hallux valgus　母趾（足の親指）のMP関節が外反する変形。関節の内側が突出して痛みを伴う。女性に多く，後天的に発症する。関節リウマチの変形としても出現し，その場合は槌趾（ついし），鉤爪趾（かぎつめあしゆび）を伴うことが多い。[84] ➡関節リウマチ，槌趾

**外皮**（がいひ） common integument　身体の外面を包む表皮，真皮，皮下組織，角質器（毛と爪），皮膚腺（汗腺，脂腺，乳腺）のすべてを含む総称。[68]

**回避学習**（かいひがくしゅう） avoidance learning　嫌悪刺激にさらされないための事前行動（回避）を経験により形成すること。通常，嫌悪刺激の前に警告刺激が提示されるという手続きを経験すると，警告信号が出た段階で嫌悪刺激を避けようとする行動が学習される。[66]

**開鼻声**（かいびせい） hyperrhinolalia　発声時の呼気が鼻腔に流れ，異常な鼻腔共鳴を伴った音声。術後の口蓋欠損や軟口蓋麻痺などによる鼻咽腔閉鎖不全が主な原因。母音や通常は鼻腔共鳴しない子音が鼻音化したり，破裂音や摩擦音なども認められる。[113]

**回避反射**（かいひはんしゃ） ＝防御反射（ぼうぎょはんしゃ）

**外部環境**（がいぶかんきょう） external environment　対象を取り巻いている外部や外界，周囲のこと。人間を主体とすると，水や空気，土壌，動植物，建築物，構造物などの物理的環境と制度や慣習，技術，生活様式などの社会文化的環境をさす。生体の内部環境に対して用いられる。[243] ➡環境，ホームエバリュエーション

**回復**（かいふく） recovery　病気の状態から元の健康な状態を取り戻すこと。[226] ➡回復期，回復曲線

**回復期**（かいふくき） convalescence　一般には，疾病終期から元の健康な状態に戻るまでの期間をいう。急性期，回復期，維持期といった一連の回復過程の1つの期間をさすことも多い。[113] ➡回復，回復曲線

**回復曲線**（かいふくきょくせん） recovery curve　症状，現象や疾病の発症あるいは受傷時から元の健康な状態に戻るまでの回復の傾向を図で表したもの。各障害の回復曲線は原疾患の重症度，症状の程度，治療開始時期，治療内容などにより異なる。[113] ➡回復，回復期

**外腹斜筋**（がいふくしゃきん） abdominal external oblique muscle　3層ある側腹筋のうち最も外側にあるもの。起始は第5〜12肋骨外側，停止は白線，鼠径靱帯（そけいじんたい），恥骨結合前面。作用は，両側では体幹屈曲，片側では体幹同側側屈，対側回旋である。腹圧を高め，努力呼気に関与する。[139] ➡内腹斜筋

**開腹［術］**（かいふく［じゅつ］） laparotomy；ventrotomy；celiotomy　腹壁から腹腔内に達する切開をして腹腔内の処置をする手術法。腹腔内腫瘍，胃・十二指腸潰瘍，腸閉塞，虫垂炎などの手術や検査手術（試験的開腹）に適用される。[20]

**回復性虚血性神経脱落症候群**（かいふくせいきょけつせいしんけいだつらくしょうこうぐん） reversible ischemic neurological deficit：RIND 【可逆性虚血性神経脱落症候群（旧語），完全回復脳卒中 stroke with full recovery】　発作による局所神経徴候が24時間以上持続し，3週間以内に完全に消失，回復するものをさす。病理学的には，多くの場合に小梗塞が認められるが，小出血を認める場合もある。内頸動脈系に起こる場合が多く，障害されやすい部位は，半卵円中心，レンズ核，内包前脚・膝，大脳皮質・皮質下などである。最近では，画像診断によって脳虚血状態の軽いものにすぎず，障害部位が急速に改善したものと考えられることから，従来用いられてきた「可逆性虚血性神経脱落症候群」の用語は使用されなくなってきた。[29]

**外部評価**（がいぶひょうか） external evaluation　第三者が客観的に価値を論じ決めること。事業や学業の進捗状況（しんちょくじょうきょう）や結果を調べ評価すること。介護保険法では，すべての事業者に対して，サービスの質について自主評価をしたうえで外部評価を受けることが義務づけられている。[243]

**外分泌** exocrine secretion　物質が導管を通って体表や中空器官の内腔面に向け流出する現象。分泌物質には体内の老廃物の排泄や体温調整を目的とした汗や眼球を保護する涙，唾液などがある。導管を介さない内分泌と対をなす。65 ➡内分泌

**解剖学的肢位** anatomical position【解剖学的基本肢位】基本肢位のひとつ。解剖学において人体を記述する際に，位置や方向の基本となる姿勢で，「気をつけ」の直立姿勢において手のひらを前に向けた姿勢をいう。両足底は通常の立位姿勢で，上肢は体側につけ，手掌を前方へ向け小指が体側にある姿勢。201 ➡基本肢位

**解剖学的死腔** anatomical dead space　鼻腔，口腔，咽頭，気管，気管支から呼吸細気管支までの直接ガス交換にたずさわらない気道。一般的には死腔と呼ばれ，成人で約150 ml である。呼吸効率の算出などに用いられている。137 ➡生理学的死腔

**解剖頸** anatomical neck　上腕骨の骨頭と大結節および小結節の間のやや細い部分。肩関節の関節包が付く。74 ➡外科頸

**解放現象** release phenomenon　高位神経部位の障害により，抑制機構が機能している場合には現れない徴候が現れる現象。障害部位により種々の所見を認める。パーキンソン病での筋硬直，錐体路障害での四肢痙性麻痺などある。150 ➡運動障害，運動制御，陽性徴候

**開放骨折** open fracture【複雑骨折 compound fracture】骨折部の被覆軟骨組織が損傷し，骨折端が体外に露出した状態の骨折。損傷が小さくても骨髄からの出血のため止血しにくく，細菌感染の危険性も高い。以前は複雑骨折とも呼ばれていた。62 ➡骨折，閉鎖骨折

**開放性運動連鎖** open kinetic chain：OKC【オープンキネティックチェイン】運動する関節のうち遠位部の関節が自由に動くことができる場合の運動(Steindler が定義)。非荷重位での運動様式を開放性運動連鎖(OKC)とする場合が多く，具体的な例として非荷重位である椅子座位で膝関節を伸展するような運動様式が OKC とされている。OKC という表現が数多くの文献で使われるようになったのは，1990 年代に入り，スポーツ傷害のリハビリテーション，特に前十字靱帯(ACL)損傷再建術後の再建靱帯にかかる負荷が研究されるようになってからである。浅い屈曲角度での OKC における膝伸展運動は ACL に大きなストレスをかけるとされている。22 ➡閉鎖性運動連鎖

**開放創** open wound　物理的外力による損傷で，皮膚に開口や亀裂ができ，体組織の連続性が失われた創傷。受傷機序により切創，鋸創，挫創，剥離創，咬創，刺創，切断，熱傷などに分類される。136 ➡創[傷]，ゴールデンピリオド，デブリドマン

**開放病棟** open ward　精神科の病態の軽い患者を治療する病棟で，閉鎖病棟に対してつけられた名称。急性期の混乱は限定する治療環境(閉鎖病棟)で必要な休息後に回復期に入ると，治療環境の制限を可能な限り解除して，社会復帰活動を地域生活に近い型で具体的に実践できるような治療環境である開放病棟に移行する。47 ➡精神科作業療法

**蓋膜**(頸椎の) tectorial membrane　後縦靱帯の一部で，後縦靱帯の最上部のやや広がった部分。環椎十字靱帯を後ろからおおったのち，大孔前縁の約 1 cm 程度の表面上部と第2・第3頸椎の椎体部に付着し，環軸関節の天蓋をなす。298

**界面活性剤** surfactant【表面活性剤】分子中に親水基と疎水基の両方をもち，表面張力を低下させる物質の総称。乳化や起泡・洗浄，浸透力に優れ，石けんや洗剤などのほか，医療領域では手指などの皮膚粘膜や器具の消毒・殺菌薬などに幅広く用いられている。16 ➡接触性皮膚炎，湿疹，刺激

**海綿骨** spongy bone；cancellous bone　緻密骨とともに骨の内側を構成する要素

で，網目構造の骨梁を形成し，その間隙は骨髄組織で満たされる。大腿骨近位では荷重による力学的ストレスに適合した合理的な骨梁形成がみられる。[163] ➡骨梁, 緻密骨

**回盲部** ileocecum　回腸の終端部が結腸の末端部と盲腸の境界の内壁に入り込んだ部分。その開口部を回盲口といい，その周りの粘膜が大腸の内腔へ隆起した部分を回盲弁という。回盲弁は内容物の小腸への逆流を防止している。[217] ➡回腸

**潰瘍** ulcer　感染，血流障害，外傷などを原因として，表層上皮組織あるいはさらに深部組織が欠損した状態をさす。皮膚や粘膜面に発生し，機能障害や痛みを伴う。しばしば狭義に，消化性潰瘍のみをさす場合がある。[238]

**外来筋** ＝手外在筋

**外乱** perturbation　一般的には通信系などで用いられることばで，外部から加わる不要な作用。また，予定した行動をそのまま行った場合に，不適切な結果が生じてしまうような環境の変化のこと。外乱には物理的な力が身体へ直接加わる機械的な外乱と，身体への機械的な接触のない外界の状況が変化する情報の外乱に区別される。外乱に対する素早い修正反応は，反応経路や反応時間から，M1反応，M2反応，引き金反応，随意反応の4種類に分類されている。人間は外乱に対して足関節および股関節周囲のストラテジー（方略）で対応しており，一般的には外力が小さい場合には足関節周囲，外力が速く大きい場合には股関節周囲のストラテジーが選択される。このように人間は様々な経路，方法で外乱に対処することが可能である。運動技術をスムーズに遂行するためには，身体に加わる外乱の影響を最小限にとどめることが大切となる。[147] ➡運動失調[症]，評価，運動制御

**乖離** estrangement　2つの事象間に隔たりのあること。例えば予測値と実数値の隔たり（差）で，この場合，乖離が大きいほど測定誤差が大きいと判断される。[259] ➡統計学，研究デザイン，有意差，仮説，精度

**解離** dissociation　心の統合性，同一性が失われる現象をさす。自分の体験であるのに自分のこととして感じられない，その場から意識がとんでしまう，特定の記憶だけ思い出せない，といった症状がある。苦痛な事態に遭遇したときなどにみられる。心的外傷経験と関連が深い。[66]

**解離性運動障害** dissociative motor disorders　解離性（転換性）障害のうち，運動能力に障害が現れるもの。下肢に症状が現れると，介助なしに立ち上がり歩行が困難になる（失立-失歩）。運動失調，失行，無動，痙攣などの身体的障害の症状と類似する。[155] ➡解離性（転換性）障害

**解離性感覚障害** dissociated sensory loss　体性感覚のうち，障害される感覚と保たれている感覚が存在する状態。伝導路の違いから脊髄病変で出現しやすく，ときに脳幹，末梢神経の障害で出現し，触覚，痛覚などの表在感覚と関節覚などの深部感覚に解離が生じることが多い。[138] ➡感覚障害

**解離性（転換性）障害** dissociative (conversion) disorders　意識，記憶，同一性，または環境の知覚といった通常は統合されている機能が，ストレスによって解離して出現する運動機能障害や感覚障害。器質的要因がなく医学的検査・検索と症状が一致しない場合をいい，対象者が抱いている身体疾患の概念に基づいて，健忘，遁走，同一性障害，離人症などの障害となって突然現れる。心理的原因の確証を見い出すことは困難である。以前，ヒステリーや転換ヒステリーに分類された様々な様態を包含する概念。[155] ➡解離，ヒステリー，転換ヒステリー

**解離性同一性障害** ＝二重人格

**解離性動脈瘤** dissecting aneurysm　動脈内膜に生じる亀裂により，その裂け目より流れ込んだ血液が中膜を引き裂き，中膜と外膜が2層に解離し偽腔ができ，その間に血液が溜まり動脈壁が瘤状化した状態。大動脈に生じた場合は突然激しい胸痛が出現する。[143]

➡大動脈

**外リンパ** perilympha【コツニウス液 Cotunnius liquid】　内耳の膜迷路と骨迷路との間を満たしている液。脳脊髄液に似たイオン組成をしており，ナトリウム濃度が高く，カリウム濃度が低い。髄液に由来するものと，血液の限外濾過によって産生される部分があるとされている。[180]　➡迷路, 内耳

**開ループ系** open-loop system　運動制御過程のひとつで，末梢からのフィードバックの影響を受けることなく実行される運動プログラムによる制御系。末梢からのフィードバックからなる閉ループ系と比較される。ゴルフスイングのような急速な弾道運動（ballistic movement）に適用される。[237]　➡運動学習, 閉ループ系

**会話支援装置** talking assistive apparatus【会話補助装置】　音声言語機能障害者または肢体不自由者で，構音障害者（発声や発語に著しい障害を有する者）のことばを音声または文章に変換する機能をもち，障害者が容易に使用しうる装置のこと。会話補助装置ということもある。[243]　➡福祉機器, トーキングエイド, 音声認識

**カウザルギー** causalgia　四肢の外傷などで末梢神経が不完全な損傷を受けたときにみられる灼熱痛。受傷後数日から1～2週間以内に間欠的に生じ，灼熱感，強い疼痛，自律神経症状がある。正中神経，坐骨神経領域に生じることが多い。視床病変でも類似した症状を示すことがある。[235]　➡視床痛, 感覚障害, 反射性交感神経性ジストロフィー

**ガウス分布** ＝ 正規分布

**カウパー腺** Cowper gland【尿道球腺 bulbourethral gland】　前立腺の下方にエンドウマメ大の大きさで左右に1対ある球腺。性的興奮時に3～4 cmの導管から尿道に分泌する。アルカリ性の分泌液により尿道内の精子を守り，性的興奮時に亀頭を潤す潤滑液として働く。[292]

**カウプ指数** Kaup index　小児の発育指数のひとつで，体型や栄養状態の判定に使用される。体重(g)を身長(cm)の2乗で除し10倍したもので，計算値は体格指数(BMI)と同じである。月齢3～12か月の正常範囲は15～18で，15以下はやせ傾向，18以上は肥満傾向である。[29]　➡体格指数

**カウンセリング** counseling　面接により専門的立場から相談に応じる援助技術。悩みや問題を抱えて援助を求めてきた人の話を無批判的に傾聴し，信頼関係を築きながら問題を相互に確認し，解決へと援助する。その過程を通じて対象者の人間的成長を促すことが期待される。[53]　➡精神障害, 精神医学, 内因性精神障害, 深層心理, 臨床心理学, 心理学

**楓糖尿症** ＝ メープルシロップ尿症

**蛙型姿勢** frog leg posture　筋トーヌスが低下している場合にみられる，抗重力運動が乏しいため自重を支えることができずに下肢の重みにより生じる左右対称性の下肢変形。カエルの下肢の形に似て，背臥位で股関節が屈曲，外転，外旋，膝関節が屈曲する。[98]

**顔** face　頭部の前面で，前額部から顎までの部位で，耳を除く目，鼻，口，頬を含む。感覚機能（視覚，嗅覚，味覚），呼吸・消化機能，コミュニケーション機能（発声，会話，表情）の諸機能が集中している。[68]

**顔形グラフ** face graph【チャーノフの顔形グラフ Chernoff face graph】　多変量グラフ解析法のひとつとして，多変量のデータを一目で分かるように顔形を用いたグラフで表現したもの。データを口，目鼻，輪郭など18以内の変量として人間の顔の表情に表現する。顔形グラフは視覚的にわかりやすく，そのため対象者の動機づけ効果が得られやすい。[147]　➡多変量解析, クラスター分析, ユークリッド平方距離, 散布図

**家屋改造** house adaptation；house modification【住宅改造, 住宅改修】　日常生活上の問題を解決するため自宅を改造すること。高

齢者や障害者が自立した生活が送れるよう住環境の側面から支援する有用な手段である。一般に木造建築を中心とした日本家屋は，尺貫法を基準に建設されているため有効スペースが狭い。また建築基準法により，木造建築は地盤面から45 cm以上高くすることが定められているため段差が生じやすい。転倒，転落，浴槽内溺死などの住宅事故は統計的に交通事故件数を上回っている。家屋改造の対象となる個所は玄関，浴室，トイレ，居室が多く，段差解消や手すり設置，介護スペースの確保や床材の変更，有効幅拡大のための改築などが行われる。家屋改造を支援する制度としては介護保険制度における住宅改修費（上限20万円で1割負担），地方自治体による住宅改修費助成制度をはじめ自治体や社会福祉協議会，住宅金融公庫による融資制度などがある。家屋改造を実施するにあたっては本人・家族のニーズを十分に把握するため，予後も含めた心身機能，家族構成，介護力，経済力，住環境，ライフスタイルなど多面的な評価が重要である。そのためには理学療法士，作業療法士，建築士，ソーシャルワーカー，介護支援専門員など複数の職種で関わることが必要である。家屋改造案の決定は本人・家族の自己決定である。理学療法士をはじめ関わるスタッフは，本人・家族の生活の場であることを認識し，専門職の一方的な押し付けにならないよう常に心がけることが大切である。改造案が決定したら工事期間中もプラン通り施工されているかチェックを行い，工事終了後も不具合がないか確認する。その後も定期的にフォローアップし家屋改造の方法が妥当であったかをフィードバックしておくことが重要である。理学療法士は在宅復帰前後の訪問を通じて生活環境を把握し，在宅での動作確認や介護方法の指導などを実施する。また高齢者・障害者の日常生活における身体特性に最も詳しい職種として，生活しやすい居室の提案，有効な段差解消方法の選択，手すり設置位置の決定や介護スペース，福祉用具導入などに関するアドバイスを行う。理学療法士が家屋改造に関わるチームとして機能するためには，専門分野の知識にとどまらず，建築や社会資源制度に関する基本的な事項を理解しておく必要がある。202 ➡住環境整備，生活，環境，バリアフリー，福祉機器

**カオス** chaos 一般には混沌や混乱の意。数学では微分方程式などで確定的に決まるはずの解が極めて不規則で予測不可能な状況に陥ることをいう。カオスは様々な学問分野で生じ，各分野を横断的に関連づける現象として注目されている。265 ➡力学，非線形，複雑系

**顔・指・生殖器症候群** facial-digital-genital syndrome 【アールスコグ-スコット症候群 Aarskog-Scott syndrome，スコット症候群 Scott syndrome】 伴性劣性遺伝による先天奇形症候群。顔貌異常，眼瞼下垂，低身長，漏斗胸，臍ヘルニア，鼠径ヘルニア，手指の異常（短指，屈指，水かきなど），外性器の異常（陰茎を包み込む陰嚢）が特徴。知能は一般的に正常。282

**下オリーブ核** inferior olivary nucleus 【下オリーブ核群；下オリーブ複合体 inferior olivary complex】 主オリーブ核・背側副オリーブ核・内側副オリーブ核からなる神経核。延髄前外側のオリーブ内部にあり，高い隆起を形成する。小脳へ投射する登上線維の起始核で，随意運動を円滑かつ精巧に行うのに重要な働きをする。175 ➡延髄，登上線維，オリーブ核

**下顎運動** mandibular movement 下顎は基本的には顎関節を支点として開閉運動（上，下運動），滑走運動（前後運動），側方運動を行う。これらの組み合わせ運動により咀嚼時の磨臼運動，咀嚼，嚥下，発音などの機能的な運動が行われる。233 ➡顎関節，下顎骨

**科学研究費** grant-in-aid for scientific research；scientific research expense 文部科学省，日本学術振興会が様々な分野の優れた研究に対して助成している種目のひとつ。前者では特別推進研究，特定領域研究，萌芽研究，若手研究に，後者では基礎研究，萌芽的研究，奨励研究にそれぞれ分けて助成を行っている。271 ➡研究デザイン，オリジナリティ

**下顎骨** mandibule；ラmandibula　顔面頭蓋の下顎部をつくる大きな馬蹄形の骨。上面に下顎歯槽部をもつ下顎体と上部に1対の関節突起・筋突起をもつ下顎枝からなる。関節突起の下顎頭と側頭骨の下顎窩との間で関節円板を有する可動性の顎関節を構成し，咀嚼運動を可能にしている。[233]　➡顎関節

**化学受容器** chemoreceptor【化学受容体】
　化学物質に対して反応する感覚受容器で，嗅覚受容器，味覚受容器(味蕾)，頸動脈小体，大動脈小体などがある。頸動脈小体と大動脈小体は，血中の二酸化炭素分圧，酸素分圧およびpHの変化を感知し，呼吸・循環調節に関与する。[29]　➡頸動脈小体反射，大動脈小体

**科学的根拠に基づく医療** ＝ EBM

**科学的根拠に基づく実践** ＝ EBP

**化学伝達物質**　chemotransmitter；chemical transmitter　生体の細胞間での様々な情報伝達の媒介を行う物質の総称。化学シナプスにおいて，抑制性や興奮性の情報を伝える化学物質で主にアセチルコリン，ドパミン，グルタミン酸，GABA(ギャバ)などがある。[247]
➡シナプス伝達

**下顎反射**　jaw reflex；jaw jerk；mandibular reflex　【咬筋反射　masseter reflex】　咬筋の深部反射のひとつ。被検者を軽く開口させ，頤部に検者の指を置いて上からハンマーで叩いたとき，咬筋の収縮により下顎が上昇する反射。脳橋の三叉神経の運動枝に反射中枢があり，これより上位の病変で反射亢進する。[70]

**踵接地期**　heel contact phase　歩行周期は，踵が床についたときから次に床につくときまでを1周期とし，踵が床に接地または接地している時期を踵接地期と呼ぶ。立脚相は踵接地期，足底接地期，立脚中期，踵離地期，足尖離地期に分けられる。[225]　➡歩行周期，立脚相

**鏡徴候**　mirror sign　認知症，特にアルツハイマー病による認知症の症状のひとつ。鏡に映った自分の姿を自分の鏡像であると理解することができずに，これを実在している他人と認識して鏡に向かって長時間話しかける現象。視覚失認の一種といえる。[165]

**過換気症候群**　hyperventilation syndrome
【過呼吸症候群，過剰換気症候群】　1回換気量と呼吸数が増加した状態をいい，血中$CO_2$が低下，pHが上昇し，呼吸性アルカローシスを呈する。$PaO_2$は，合併症のない限り高値である。$CO_2$が少なくなった状態で酸素が多すぎると脳の血管が収縮を起こして血流が途絶えるため失神につながることがある。若い女性に多く，神経症，ヒステリー，心因性ストレスなどに併発する。原因は様々で，心理的なストレスのほかに低血圧，肝障害，サリチル酸中毒，痛みなどでも起こる。初心者が管楽器の練習をしたときに頭痛を起こすのは過換気の症状である。水泳選手では競技前に深い呼吸を何度もすると競技中に意識を失う事故につながることがある。脳血管障害で過換気となっている場合に不用意に呼吸介助を行うと$CO_2$を低下させることになり，呼吸が停止することがある。呼吸性アルカローシスのため，頭痛，めまい，冷や汗，息切れ，呼吸困難が出現する。呼吸困難となった場合には，ゆったりとした呼吸法を指導する。[3]　➡呼吸性アルカローシス，呼吸困難

**顆間隆起**　intercondylar eminence　脛骨近位端の両上関節面間にある棘状の骨隆起で，内・外の顆間結節に分けられる。内側の方が発達しており，関節軌道の側方安定化をはかるとともに骨性にスクリューホームムーブメント(ロッキングメカニズム)の誘導を行う。[254]　➡ロッキングメカニズム

**鉤足** ＝ 踵足

**鍵酵素** ＝ 律速酵素

**可逆性虚血性神経脱落症候群**(旧語)
＝ 回復性虚血性神経脱落症候群

**蝸牛**　cochlea　カタツムリの殻状の聴覚受

容器。側頭骨錐体部にある円錐形の空洞で，内耳の一部を形成する。海綿質骨の蝸牛軸の周り2巻き半するらせん状の管で，内部に膜性蝸牛とコルチ器をもつ蝸牛管がある。[281]

**蝸牛神経** cochlear nerve 内耳神経(第Ⅷ脳神経)として顔面神経と平行して脳幹の橋の下縁から内耳道に出て前庭神経と蝸牛神経となり，蝸牛神経は蝸牛軸に入りラセン神経節を介しラセン器に至る。感覚性の求心性神経。機能的には聴覚に関与し，障害されると感覚性難聴を起こす。[178] ➡ 内耳，難聴

**架橋形成** cross-linking 【クロスリンキング】❶一般には，ポリマー分子鎖間に固定などによりコラーゲンの間質物質と水分が減少し，近接するコラーゲン(膠原)線維間で新たな結合(架橋)が形成されること。コラーゲンの分子架橋が代表例。❷老化，関節固定などによりポリマー分子鎖間に化学結合が形成され，不溶性のより強い単一ネットワークができること。新たな結合(架橋)が形成され増大すると，柔軟性の低下や拘縮を引き起こす。[233] ➡ ❷膠原線維，拘縮，結合[組]織，瘢痕

**過緊張** hypertonic syndrome 姿勢を保持する筋肉が持続的な収縮状態となり，筋のリラクセーションによる筋弛緩が認められず，全身が調和のある状態に保たれていない状態。運動中では体の動きがぎこちない状態。[42] ➡ 運動，運動制御

**核** nucleus ❶細胞核(cell nucleus)：細胞の原形質に存在する膜で囲まれた小体。核をもつ細胞を真核細胞と呼ぶ。一般に真核細胞には核が1個存在するが，核内(核質)にはDNAを含む染色質(クロマチン)と核小体(仁)がある。核は内外葉2枚の核膜で包まれ核膜孔が存在する。軟骨細胞，肝細胞では2個，骨格筋細胞，破骨細胞では数十の核をもつ。❷神経核(neural nucleus)：神経細胞の密集部。[281]

**学位** academic degree 大学を卒業した者，大学院の課程を修了した者およびそれらと同等な能力をもつ者，専門職大学院を修了した者に授与される称号。1991年の学位規則改正以降，修士・博士に加え，学士も学位の種類に加えられ，高等専門学校卒業生には準学士が認められるようになった。[120] ➡ 教育，大学院，修士，博士

**角運動** angular motion 【回転運動 rotatory motion】 物体がその内部の1点を中心として回転する運動。中心点は固定した点にとどまりそれ以外は円弧を描いて回転する。例えば，肢節運動では，肘関節は関節軸を中心として角運動して屈曲(伸展)する。[88] ➡ 角運動量，運動学，力学

**角運動量** momentum of angular movement；angular momentum 角運動(回転運動)の勢いを表す量。1つの点または線(定点・定線)を運動軸として，これを中心に物体が回転するとき，回転の半径と，その半径で回転運動をしている質点(物体の全質量)の運動量を掛け合わせたもので，運動量のモーメント。中心点から半径 $r$ の距離にある物質 $m$ が角速度 $\omega$ で回転するとき，角運動量は $mr^2\omega$ で表される。[51] ➡ 力学，運動力学，角加速度，角速度

**核エンベロープ** = 核膜

**核黄疸** nuclear jaundice；nuclear icterus 【ビリルビン脳症 bilirubin encephalopathy】 新生児期の高ビリルビン血症により脳幹部の神経核にビリルビンが沈着し，神経細胞を破壊することによって起こる黄疸。生後1週ころ発症しやすく，脳性麻痺など中枢神経障害の一因となり，死亡率も高い。治療として光線療法・交換輸血が有効。[176]

**角化** keratinization；cornification；hornification 通常，重層扁平上皮細胞の胞体にケラチンが形成され，脱核，扁平化した状態をさす。生理的に皮膚最表層(角化層)にみられるほか，種々の皮膚疾患，粘膜疾患，重層扁平上皮由来の腫瘍でも出現する。[238]

**核下型顔面神経麻痺** infranuclear facial paralysis 【末梢性顔面神経麻痺 peripheral facial palsy】　末梢性の顔面麻痺。原因としては，血管障害，感染症，外傷，新生物などがあげられる。代表的なものはベル麻痺だが，これは特発性で原因がはっきりわからない。[235]➡顔面神経麻痺，核上型顔面神経麻痺，ベル麻痺

**核家族化** trend toward the nuclear families
　核家族は夫婦と未婚の子で構成される家族を基本とし，片親と未婚の子，夫婦のみからなるものを含む。1955(昭和30年)頃から急激に核家族化の傾向が進展し，2000(平成12)年の国民生活基礎調査(厚生労働省)では，核家族世帯数は全世帯数の約59％を占めており，なかでも夫婦のみの世帯，特に60歳以上の世帯が増加の傾向にある。このように高齢者夫婦からなる核家族の増加は，高齢者が高齢者を介護するといういわゆる老々介護を招き今や大きな社会問題となってきている。これに対応すべく介護保険制度が施行されており，今後さらに理学療法士の関わりが期待される。[53]➡高齢者，在宅医療，在宅リハビリテーション，介護，介護者，キーパーソン

**角加速度** angular acceleration　1つの点または線(定点・定線)を運動軸として，物体が回転するとき，角運動量に対して，単位時間あたりに回転する角度(角速度)がどのくらい変化するかを定義した量のこと。時間t，角速度ωとすると，角加速度はω/t。[51]➡力学，運動力学，角速度，角運動量

**核型・核下型膀胱** ＝自律膀胱

**核間性眼筋麻痺**　internuclear ophthalmoplegia：INO　【内側縦束症候群 medial longitudinal fasciculus syndrome】　内側縦束の障害によって病巣側の眼球の内転麻痺，反対側眼球外転時の単眼性眼振がみられ，輻輳による内転は保たれているもの。多発性硬化症，脳幹部の血管障害，全身性エリテマトーデス，外傷などが原因となる。[235]

**顎関節**　temporomandibular joint：TMJ；mandibular joint；ラarticulatio temporomandibularis　側頭骨の下顎窩と下顎頭からなる関節で，関節円板により2つの部分に分けられる。関節円板は下顎頭のための可動性関節臼窩の役割を果たす。この関節を支点として下顎骨が上下，前後，側方へ運動し，咀嚼，構音などが行われる。[233]➡関節円板，下顎骨，下顎運動

**顎関節症**　temporomandibular arthrosis, temporomandibular dysfunction syndrome【顎関節炎】　顎の異常運動，顎関節運動時の痛み，関節の雑音(コツコツ音)，嚥下障害，頭痛などの症状を単独または合併する慢性非炎症性の症候群。原因は，顎関節の形体異常，咬合異常，歯の不適切などによる口内異常，精神的ストレス，慢性疾患，不良姿勢などによる。頭部前方位の姿勢は顎関節への機械的ストレスが大きくなり誘因のひとつとなる。治療法としては，原因の除去，筋弛緩鎮静・消炎薬の投与，開口運動制限，咬合挙上板の装着，咬合調整などを行う。関節部の変形を伴うものは，関節円板除去，関節頭切除術などの外科的手術を行うこともある。理学療法としては徒手的に関節を離開して位置を正常な中間位に戻し，次に前方後方への滑り，側方への滑りを引き出し，咀嚼筋群，前頸筋群などへのマッサージやストレッチにより緊張を緩和し，可動域を改善する。頭部前方位を修正する姿勢指導も重要となる。[233]➡顎関節

**殻構造義肢** exoskeletal prosthesis【殻構造足，外骨格義肢】　甲殻類の肢体の構造と同様に義肢に作用する外力を殻で負担し，支持すると同時にこの殻が元の手足の外観を復元する構造で支持部が筒状中空の義肢。また，その構造から外骨格義肢とも呼ばれている。外殻はアルミニウムやセルロイドなどを用いて製作されており，差し込み在来式の大腿義足や下腿義足の下腿部などにみられる。また，同一材料を使用すれば同一強度で骨格構造よりも軽量化が図れるなどの特徴をもっている。[48]➡骨格構造義肢

**学際領域** interdisciplinary areas　異なる専門領域との協業の際に互いに他の領域と交わる分野(境界領域)のこと。理学療法は医学のみならず社会学や心理学など多くの異なる

専門領域の学際上に成り立っており、各専門領域の枠を超えた連携が必要とされる。[13] ➡研究デザイン、アイデア、医療経済学、工学、サイバネティックス、トレーサビリティ

**核鎖線維** nuclear chain fiber　伸張反射の感覚センサーである筋紡錘を構成する2種の錘内線維のひとつ。通常1個の筋紡錘に4～5本の核鎖線維が存在する。一次、二次終末の感覚線維に付着し、弓状形をしている。核鎖線維とともに伸張反射に関与している。[95] ➡筋紡錘、核袋線維

**拡散** diffusion　気体や液体のような流動物質において、異なった物質がそれぞれの分子運動により混合し、濃度分布が互いに均一の密度になっていく物質の移動現象。イオンの移動や溶媒中に溶質が溶けるのはその一例。[278] ➡気体

**核酸** nucleic acid　リン酸・糖・塩基からなるヌクレオチドの重合体で、主に細胞核、細胞質に含まれる。遺伝子の本体であるDNA(デオキシリボ核酸)と、遺伝情報を転写して蛋白質を合成する役割をもつRNA(リボ核酸)がある。[278] ➡デオキシリボ核酸、リボ核酸

**拡散障害** diffusion disturbance　ガス拡散(ガスが肺胞から肺胞膜や毛細管膜を通過して肺毛細血管へ移動する現象)能力の障害。生体での二酸化炭素($CO_2$)の拡散の速さは酸素($O_2$)の20倍であることから、臨床上は$CO_2$排出の拡散はほとんど問題にはならない。問題となるのは$O_2$の拡散障害による異常である。代表的な疾患は肺胞膜や毛細管膜などの拡散膜の肥厚をもたらす間質性肺炎ないし肺線維症と、肺胞と肺毛細管との間の拡散面積が減少する肺気腫である。これらの疾患では肺胞から血中への酸素拡散量が減少し、動脈血中の酸素分圧が低下する。また拡散量の減少は以上のような膜の因子のほか、赤血球が少なく貧血になった場合でも生じる。拡散能力の測定では、$O_2$の計算は困難なので一酸化炭素(CO)が使われる。通常、CO1回呼吸法による一酸化炭素肺拡散能力($DL_{CO}$; diffusing capacity for carbon monoxide)値が指標とされる。[144] ➡肺胞、肺、ガス拡散

**核磁気共鳴** nuclear magnetic resonance：NMR　原子核は磁気をもち、核をつくる陽子はスピン(自転)している。陽子はプラス電荷をもっているため、スピンにより生じる磁気双極子の方向はスピンの方向と平行になっている。陽子の質量は電子の質量に比べて大きいため、外部磁場が大きいときのみ影響を受ける。そこで、非常に強い外部磁場を水素を多く含む物質に与えると、水素原子の陽子のスピンが外部磁場の磁力線の方向と平行になる。このとき陽子のエネルギーは低く、安定する。この状態に、外部から波長数メートルの電波を照射すると、陽子は電磁波のエネルギーを吸収してスピンが外部磁場磁力線と反平行になる。このとき陽子は高エネルギーで不安定となる。電波を止めると、陽子はエネルギーの光子を放出してスピンを元の安定した状態に戻す。この吸収と放出を核磁気共鳴という。これを人体に応用してコンピュータで映像に変換するのが、磁気共鳴画像(MRI)と呼ばれる画像診断法である。[278] ➡画像診断法

**学習** learning　広義には、経験することによって生じる行動の変容。個体に学習の意図がある、ないにかかわらず特定の場での経験の前後において行動に持続する変化が生じるもの。「学習」といえば、学校で習う教科学習(読み、書き、計算)を連想するが、様々な科目を学び知識や技術を習得するだけでなく、ことばを覚える、生活習慣を身につけるなどを含めて学習の概念となる。心理学では、これらの活動を取り扱う分野は学習心理学で、学習の原理を追求する研究が展開されている。学習は、人が環境によりうまく適応するために役立っている。人には生得的行動と学習によって得られた行動とがある。生得的行動には、本能的行動、反射、走性の3つがある。本能的行動では適応において合理的行動を認めるが、学習された行動にみられる可逆性、柔軟性は認めない。学習は個体単位で行われることから、各個体は異なる多様な行動を現すが、本能的行動は定型的な行動パターンを

現す。脳が高度に発達した人では生まれつきもっている本能的行動はほとんど認められない。[295]

**学習障害（がくしゅうしょうがい）** learning disorder　学習障害という概念は，1963年に米国のカーク(Kirk)らの提唱をきっかけに起こり，教育的な観点からの提唱であった。学習障害の定義は1999年に次のようになされた。「学習障害とは，基本的には全般的な知的発達に遅れはないが，聞く，話す，読む，書く，計算するまたは推論する能力のうち，特定のものの習得と使用に著しい困難を示す様々な状態をさすものである。学習障害は，その原因として中枢神経系に何らかの機能障害があると推定されるが，視覚障害，聴覚障害，知的障害，情緒障害などの障害や，環境的な要因が直接の原因となるものではない」(文部科学省に設置された協力者会議の報告による)。学習障害と注意集中困難症の違いは，学習障害の学業不振は認知の歪みによって起こるが，注意集中困難症のそれは多動や衝動性などの行動の問題に起因している。[295] ➡注意欠陥／多動性障害

**学習心理学（がくしゅうしんりがく）** psychology of learning　人間の生得的な認知発達，運動発達，社会適応能力などに関わる心的要因を探究する学問。刺激－反応の連合を重視する行動主義と脳の知識構造における組織化(認知スキーマ)の発達を重視する認知主義とがある。[257]

**学習転移（がくしゅうてんい）** transfer of learning effects　ある事柄を学習した結果が，その後の学習成果に影響を及ぼすこと。以前の学習内容がその後の学習を容易にする場合は正の学習転移，その後の学習内容を妨害する場合は負の学習転移という。[130] ➡学習理論，学習心理学

**学習理論（がくしゅうりろん）** learning theory　環境への行動適応過程を説明する心理学的理論。単純学習(慣れと感作)，条件づけ(古典的条件づけと道具的条件づけ)，認知学習(問題解決)などがある。運動技能の学習過程は認知相，連合相，自動相に分類されている。[257]

**核上型顔面神経麻痺（かくじょうがたがんめんしんけいまひ）** supranuclear facial pa-ralysis　中枢性顔面麻痺。脳血管障害などでみられ，障害側とは反対側の顔面麻痺が生じる。前頭筋は両側支配のため比較的障害されない。[235] ➡顔面神経麻痺，核下型顔面神経麻痺，運動麻痺

**核上型膀胱（かくじょうがたぼうこう）** ＝自動膀胱（じどうぼうこう）

**核小体（かくしょうたい）** nucleolus 【仁】　細胞核内に存在する小体で，リボ核酸(RNA)合成される場所。核小体糸と，無形部とで構成されている。[166] ➡核酸

**覚醒（かくせい）** wakefulness　脳幹網様体の上行性網様体賦活系が賦活されて，大脳皮質が活性化しその状態が維持された状態。❶生理学的には睡眠に対立する概念で，目覚めて意識が清明な状態。❷神経学的には，意識が保たれ，身体内外の情報に注意が払われている状態。覚醒の障害はその深さにより，傾眠，昏蒙，昏迷，昏睡に分類されている。[291] ➡意識，覚醒レベル

**覚醒レベル（かくせいれべる）** wakefulness level　生理学的には睡眠－覚醒の系としての意識清明度。中脳網様体の抑制と賦活，脳幹へのインパルスの頻度と関連する。[291] ➡覚醒，意識

**隔絶伝導（かくぜつでんどう）** ＝絶縁伝導（ぜつえんでんどう）

**角速度（かくそくど）** angular velocity　物体の回転運動の速さを表す量。回転の中心と物体内の一点から回転軸に引いた線分が形づくる回転角度の速さ。通常角度÷時間。関節における回転速度も角速度として計測され，角速度をさらに時間で微分すると角加速度が得られる。[109] ➡力学，運動力学，角加速度，角運動量

**核袋線維（かくたいせんい）** nuclear bag fiber　筋紡錘を構成する錘内線維のひとつ。核鎖線維とともに伸張反射に関与している。核袋線維は，核鎖線維より太く中央が膨らみ一次終末に付着している。通常，1つの筋紡錘に2～4本の核袋線維が存在する。[95] ➡筋紡錘，核鎖線維

**拡大日常生活活動（かくだいにちじょうせいかつかつどう）** extended activities of daily living：EADL　日本リハビリテーション医学会は，日常生活活動(ADL)の範囲は家庭における身の回りの動作(self care)を意味し，広義の ADL と考えられる応用動作(交通機関の利用・家事動作など)は生活関連動作(activities parallel to daily living：APDL)というべきであろうとしている(1976年)．最近では，ADL の分類として，食事，排泄，入浴，整容，更衣の身の回り動作と起居，移動動作などの身体的活動をさす標準日常生活活動(standard ADL)，あるいは基本的日常生活活動(basic ADL)と，電話，買い物，炊事，洗濯，掃除などの家事動作や外出時の交通手段，薬や金銭管理などをさす手段的日常生活活動(instrumental ADL：IADL)に大別され，この両方を加えた尺度が拡大日常生活活動(extended ADL：EADL)と呼んでいることが多い．居宅での生活活動を評価する目的で考えられた．205 ➡ 日常生活活動, 基本的日常生活活動, 日常生活関連動作

**喀痰** sputum【痰】　一般に口腔，鼻腔，咽喉頭腔，気管，気管支，肺胞などの粘膜から出た分泌物の総称．通常，異物として咳などにより体外に喀出されたものをいう．唾液や後鼻漏を喀痰と誤認することもある．気道分泌物は健常者でも1日に 100 ml 程度産生され，その約8割が気道粘膜下腺から，残りが気道上皮杯細胞から分泌される．正常な状態では気道上皮の線毛運動により末梢気道から咽頭へと運搬される(気道粘液線毛輸送能)．気道分泌物のほとんどは再吸収あるいは蒸発し，残りは無意識に食道内に嚥下され，喀痰として喀出されることはない．したがって喀痰の存在は，少量であっても気道が何らかの病的な状態に陥っている場合に限られる．つまり気道粘液線毛輸送能を超える量の気道分泌物が産生された場合や気道分泌物が過剰に産生されなくても気道粘液線毛輸送能が低下した場合には，気道分泌物が気道内から排出されずに貯留し，気道分泌物は気道を刺激して咳を誘発し，喀痰として喀出される．その性状によって，①漿液性痰(透明度が高く，粘性の少ないさらさらした液体)，②粘液性痰(灰色で粘りのある液体)，③膿性痰(黄色ないし緑色のどろどろした液体)，④血性痰(赤色ないし赤褐色で血液が混入した液体)などに分類される．血液を 10 ml 以上喀出する場合は喀血という．漿液性痰，粘性痰を伴う疾患には気管支喘息，急性気管支炎，慢性気管支炎，肺水腫，肺癌などがある．膿性痰を伴う疾患には肺炎，肺結核，肺化膿症，肺真菌症，気管支拡張症，びまん性汎細気管支炎，膿胸(瘻孔がある場合)，急性および慢性気管支炎(細菌感染合併時)などがある．一般に感染症に起因する場合は病原微生物が含まれ膿性を呈する．多量(1日数 10 ml 以上)の膿性痰は肺化膿症，びまん性汎細気管支炎，気管支拡張症などで，血性痰や喀血は肺癌，肺結核，肺化膿症，肺真菌症，肺梗塞，気管支拡張症などでみられる．多量の痰は気道閉塞を引き起こす．特に粘稠な痰は閉塞状態を強め換気を障害することになり，多くの場合，呼吸困難を増強する．また痰の貯留は感染の温床となり，原疾患を増悪させることがある．このため去痰療法は重要で，体位排痰法や呼気時に胸郭を圧迫して気流を利用する方法などの呼吸理学療法や，吸入・加湿，去痰薬，気管支拡張薬などで気道分泌物の流動を円滑化する方法などが行われる．144 ➡ 閉塞性肺疾患, 肺気腫, 慢性気管支炎

**拡張期血圧** = 最低血圧

**過屈曲・過伸展損傷** hyperextension-hyperflexion injury　強制的外力による頸髄損傷．過屈曲で椎間の前方転位，椎体の圧潰が生じ，過伸展で椎体前縁の剝離骨折，椎弓の骨折を認める．下肢に比較して上肢に重度な運動障害がみられる中心型損傷．67 ➡ 脊髄損傷, 脊髄中心症候群, 脊椎脱臼骨折, 中心型脊髄損傷

**カクテルパーティー現象** cocktail party phenomenon　複数の音源から発せられた音の混合の中で関心ある特定の音源の音だけが抽出されて聴こえる現象で，特定の刺激情報だけを選択的に知覚する能力．カクテルパーティーで体験される現象であることから，この名称がある．179

**角度計** goniometer【ゴニオメータ】　関節可動域角度を測定する器具．様々な型のもの

があるが，大きく分けて，特定の関節を測定するために使用される特殊型と分度計の付いた万能型の2種類がある。分度計の付いた万能型の多くは金属製かプラスチック製で，さらに様々な大きさのものがある。小さいものは手関節などの小関節，大きいものは股関節などの大関節に使用される。基本的に角時計は2本の腕木（アーム）からなり，その一端に分度計が付いており，その中心を支点として一方のアームを動かすことによって関節角度を測定する。分度計の付いている側のアームを固定アーム（固定軸または基本軸），もう一方のアームを移動アーム（移動軸）といい，それぞれを関節可動域角度の測定時には定められた体肢の固定軸，移動軸にあて，0～180度の目盛りを読み関節角度を測定する。通常，5度刻みで測定し，関節の運動を妨げないよう，角時計は身体へ軽く触れる程度にすることが望ましい。[147] ➡関節可動域，関節，評価，筋力，拘縮

**顎二腹筋**（がくにふくきん） digastric muscle；ラmusculus digastricus　前腹と後腹が中心腱（中間腱とも呼ぶ）で結合する細長い筋。後腹は乳様突起内側の乳様切痕，前腹は下顎結合近くの下顎骨下縁，中心腱は舌骨体と連結する。支配神経は後腹が顔面神経，前腹が顎舌骨筋神経。作用は舌骨を挙上し，舌骨が固定しているときは下顎を下後方に引く。[233]

**角膜**（かくまく） cornea　眼球前面にある透明な組織で血管はない。重層扁平上皮，前境界板（ボーマン Bowman 膜），角膜固有質，後境界膜（デスメ Descemet 膜），角膜内皮の5層からなっている。角膜の疾患には角膜炎，乾性角結膜炎，角膜腫瘍などがある。[277] ➡眼球

**核膜**（かくまく） nuclear membrane【核エンベロープ nuclear envelope】　核質と細胞質を分ける形質膜。内葉と外葉の二重構造をもち，ところどころに開いた核膜孔はイオンや小分子物質に透過性をもつ。核内外の物質輸送は，すべて核膜孔を通して行われる。[177] ➡核小体，細胞

**確率**（かくりつ） probability　予測された特定の事象が起こる可能性，または仮説や命題の確からしさの度合で，0から1の数値で表現される。[204] ➡予測

**過形成**（かけいせい） hyperplasia【増生】　臓器や組織において，細胞の数が増えること（増殖）により，正常以上に容積が増加した状態。また広義の肥大に含まれ，狭義の肥大（個々の細胞成分の容積増加による）と関連する。[238] ➡肥大，増殖

**仮現運動**（かげんうんどう） ＝ ファイ（φ）現象

**過呼吸症候群**（かこきゅうしょうこうぐん） ＝ 過換気症候群（かかんきしょうこうぐん）

**籠細胞**（かごさいぼう） ＝ バスケット細胞（ばすけっとさいぼう）

**過誤支配**（かごしはい） misdirection　末梢神経損傷後の再生過程で，再生軸索が本来の通路をたどり終末部に到達するのではなく，異なった通路をたどって他の支配領域を支配すること。感覚の誤認や主動筋と拮抗筋の同時収縮などの問題を起こす。[169] ➡神経支配比

**仮骨**（かこつ） callus【カールス】　骨折や骨欠損の治癒過程で骨組織に再造形される前の組織。骨折の治癒過程は，骨折部に形成された血腫に毛細血管が侵入して肉芽組織となり，これに骨塩が沈着して仮骨となり，骨芽細胞により仮骨は骨組織へ再造形される。[163] ➡骨折，骨折治癒機転

**化骨性筋炎**（かこつせいきんえん） ＝ 骨化性筋炎（こっかせいきんえん）

**かさぶた** ＝ 痂皮（かひ）

**加算平均法**（かさんへいきんほう） addition average method　一般的には算術平均で，n個の値の和をnで除したものをいうが，臨床場面では，例えば脳波のように生体電気信号を増幅，アナログ信号をデジタル信号に変換（A/D変換）されたものを蓄積し，次にまた新しい信号を同様にして蓄積していく方法をいう。[157]

**下肢**（かし） lower limb：L/E；lower extremity；leg　身体区分のひとつ。左右1対あり，下肢帯

(寛骨), 大腿(大腿骨), 膝(膝関節), 下腿(脛骨, 腓骨), 足首(足関節), 足(趾骨)からなる。身体の荷重支持機能と, 関節運動による移動機能をもつ。股関節, 膝関節, 足関節, 足部などの運動と下肢全体の関連に注意する必要がある。[33] ➡上肢

**仮死** asphyxia；apparent death　何らかの換気障害によりガス交換が障害され, 外観上, 生命現象は認められないが, 生命は保たれている状態。新生児仮死では, 自発呼吸がみられず窒息状態を示し, 生活力が低下している。[176]

**可視光線** visible rays　人間が肉眼で見ることのできる光線帯域の電磁波で, 波長400〜760 nm のものをさす。赤外線や紫外線に比べ, 温熱, 光化学作用は劣るが, 新生児の黄疸治療や, レーザー光による創傷治癒などにも用いられる。[164] ➡スペクトル

**下肢伸展挙上テスト** straight leg raising test：SLR　【ラセーグテスト Lasègue test, SLR テスト】　①背臥位(仰臥位)で膝完全伸展位として下肢全体を挙上し, ハムストリング筋の短縮をみるテスト。②ラセーグ徴候をみるテスト。[128] ➡②ラセーグ徴候

**下肢静止不能症候群** restless legs syndrome　夜間の安静時や就寝時に, 特に下肢(ふくらはぎに多い)に, ムズムズ感やうずきなどの異常感覚を生じ, 著しい入眠障害や熟眠障害を生じる病態。高齢者, 透析を受けている対象者, 妊娠後期に多いとされるが, 年齢・性別を問わない。[18]

**下肢装具** orthosis of lower extremity　下肢の疾病や障害がある場合に, その保護や機能の補助などを行う目的で作製された装具の総称。制御する関節は股関節, 膝関節, 足関節, および足部の各関節であるが, 体幹にも影響が及ぶ。下肢装具の目的については種々の記載があるが, ①変形の予防(将来起こる可能性のある変形により種々の動作が妨げられる, または疼痛が起こることを未然に予防する), ②変形の矯正(現に起こっている変形を矯正し種々の動作を行いやすくする, または疼痛を避ける), ③病的組織の保護(炎症などのある組織の安静と固定を行い治癒の促進を図る), ④失われた機能の代償および補助(運動麻痺や筋萎縮などにより弱化した筋力, および支持や運動時に不安定な関節に対してその代償・補助をする)の4点に集約することができる。装具の名称は身体障害者福祉法の名称が使用されてきており, 英語での装具の意味は brace をはじめ, いくつかの名称で呼ばれてきたが, 最近では JIS 用語(1997年改正)が使用されている。名称は制御する関節の英語名の頭文字と, 装具(orthosis)の頭文字「O」を組み合わせて略称が使用されることが多い。下肢装具には以下のようなものがある。整形靴(orthopedic shoes), 足装具(foot orthosis；FO), 短下肢装具(ankle-foot orthosis；AFO), PTB 短下肢装具(patellar tendon bearing ankle-foot orthosis), 長下肢装具(knee-ankle-foot orthosis；KAFO), 坐骨支持長下肢装具(ischial weight-bearing knee-ankle-foot orthosis), 膝装具(knee orthosis；KO), 股装具(hip orthosis；HO), 骨盤帯長下肢装具(hip-knee-ankle-foot orthosis；HKAFO), 骨盤帯膝装具(hip-knee orthosis；HKO), 脊椎長下肢装具(lumbo-sacral hip knee ankle foot orthosis；LSHKAFO), 脊椎膝装具(lumbo-sacral hip knee orthosis；LSHKO)。[75] ➡短下肢装具, 長下肢装具

**下肢長** inferior limb distance；lower limb distance；membrum inferius distance　【脚長 leg length】　下肢長には棘果長(SMD)と転子果長(TMD)があり, 棘果長は上前腸骨棘から脛骨内果までの距離, 転子果長は大転子から腓骨外果までの距離をさす。股関節に障害がある場合には棘果長が用いられる。[6] ➡周径, 上肢長, 棘果長, 転子果長

**下肢長差** ＝脚長差

**加重** summation　多数の刺激による興奮を与えたときに, 刺激効果が重なり合って, 活動電位が閾値を超す大きさとなって現れること。同時に異なった複数の経路から刺激を

与えることを空間的加重，同じ経路から時間間隔をあけて刺激を与えることを時間的加重という。[56] ➡ インパルス, 強縮

**荷重（かじゅう）** weight bearing　種々の姿勢において関節内や人体と支持面の間に生ずる物理的現象で，第一義的には関節面や支持面に体重が加わること，または加わった体重のこと。荷重と密接な関係をもつのが体重支持であり，筋骨格系の機能による。[172] ➡ 荷重関節, 免荷

**荷重関節（かじゅうかんせつ）** weight-bearing joint　人体の関節のうち，立位や歩行などの直立位を維持するために，体重を支持する関節で，股関節・膝関節・足関節などがある。荷重関節では非荷重関節に比べて関節軟骨に負担がかかるため，関節軟骨が磨耗し変形性関節症をきたしやすい。変形性関節症では，進行とともに関節の動きが減少し，骨の破壊や増殖が生ずる。脊椎の連結を広義の荷重関節としてみた場合，荷重を分散・吸収する役割を果たしているのが脊椎椎間板であり，脊椎椎間板への過荷重は脊椎椎間板ヘルニアを引き起こす。理学療法との関連では，股関節と膝関節にみられる変形性関節症が重要である。変形性股関節症では臼蓋形成不全と先天性股関節脱臼が，変形性膝関節症では加齢による筋力低下や関節動揺，関節軟骨の磨耗と破壊が原因とされている。ストレッチングや大腿四頭筋の筋力強化などの運動療法，温熱療法，症例によっては装具療法が処方される。基本的には障害予防の観点から，常日頃より，股・膝周囲の関節や筋群の柔軟性，さらに筋力の維持や，日常生活での注意点を十分指導することが大切である。[172] ➡ 股関節, 膝関節

**荷重線（かじゅうせん）** weight bearing line　静止立位では外耳道，軸椎歯突起，腰椎椎体，仙骨岬角，股関節中心のわずか後方(大転子)，膝関節軸(膝中心)のわずか前方，踵立方関節(腓骨外果のわずか前方)を通る垂線。[99] ➡ 立位, 歩行, 荷重, 荷重関節, 荷重練習, アライメント

**荷重部（かじゅうぶ）** weight-bearing point　一般には人体と外部との接触部分をさし，荷重のかかる部分を意味する。理学療法の分野においては，特に座位時の坐骨結節部，また立位や歩行時の足部において床面と接して体重のかかる部分や，義肢のソケットにおいて体重を支える部分をさす。荷重部が関節面の場合は荷重関節と呼ばれる。[172] ➡ 荷重, 免荷

**過重負荷の原則（かじゅうふかのげんそく）** ＝ 過負荷の原則

**荷重ブレーキ膝（かじゅうぶれーきひざ）** load-activated friction knee【安全膝 safety knee】　義足に体重をかけることで生じる摩擦抵抗を利用して膝継手を固定し，膝折れを防止する機構。摩擦抵抗には面摩擦とブレーキ・ドラムによる軸摩擦とがある。Jüpa膝, Kolman膝, LAPOC膝などがある。[48] ➡ 立脚相制御, 大腿義足, 定歩擦膝

**荷重練習（かじゅうれんしゅう）** exercise of weight bearing　整形外科的疾患や神経疾患により座位保持や立ち上がり，起立・歩行が制限，障害された際に，下肢に正しく荷重量と荷重線を支持できるように再教育を行うこと。頭部・脊柱・骨盤から下肢，足部に正しく荷重が支持できるように指導する。正常な立位では下肢荷重線は前額面と矢状面上で股・膝・足関節の中心を通る。この荷重軸性をアライメントといい，歩行時では立脚相の各期では股・膝・足関節中心の前・後を通過することである。下肢の整形外科的疾患では治療経過上，荷重量の調整が必要となり，一般的には体重との比率として荷重負荷量が決められる。簡便には左右個別の体重計に乗り決められた荷重量の感覚を体感会得し，立位や歩行時に部分荷重量をコントロールさせる。下肢の正しいアライメントでの荷重線の指導には，姿勢鏡による指導がある。また部分荷重量を超えないように足底挿板に圧センサーを埋め込み，規定量を超えるとブザー音などで認識させるバイオフィードバック方式がある。[196] ➡ 荷重線, 歩行, アライメント, 立位

**火傷（かしょう）** ＝ 熱傷

**臥床（がしょう）** recumbency　床に寝ていること。安静臥床は，エネルギーの消費が最も少なく疾病治療のためには有効であるが，臨床では1か月ほどで廃用症候群に代表される臥床によ

る弊害が生じる。早期離床で予防することが大切である。[291] ➡廃用症候群, 安静臥床による弊害, 長期臥床

**過剰換気症候群** ＝ 過換気症候群

**顆状関節** ＝ 楕円関節

**下小脳脚** inferior cerebellar peduncle 【索状体 restiform body】　小脳と脳幹を結ぶ神経線維群である3つの小脳脚のひとつ。ほとんどすべてが脊髄および延髄から小脳への求心性神経で、下オリーブ核-小脳投射が大部分を占める。大きさは中小脳脚の1/5〜1/6。[200] ➡小脳

**顆上部支持式自己懸垂ソケット**
➡ノースウェスタン型ソケット, ミュンスター型ソケット

**下神経幹** inferior trunk　第8頸神経と第1胸神経からなり、腕神経叢を構成する神経幹。この後枝は上・中神経幹と合して後神経束となり、橈骨神経に至る。前枝は内側神経束となり、正中神経、尺骨神経に至る。[29] ➡腕神経叢

**過伸張** hyperstretching 【オーバーストレッチング overstretching, オーバーストレッチ overstretch】　骨格筋が過度に伸張されること。骨格筋の伸張で筋紡錘が興奮し、筋活動は亢進する(伸張反射)。持続伸張や過伸張では腱紡錘が興奮し、筋活動は抑制されるが、伸張痛を伴う過伸張では筋活動は亢進する。[163] ➡関節, ストレッチ, 伸張反射, 筋紡錘

**過伸展** hyperextension；overextension
　関節が正常可動域を超えて伸展された状態。骨性・靱帯性・神経性などの原因で関節包や靱帯の低緊張や弛緩がある場合に、過剰な伸展が可能となり、指関節、肘関節、膝関節でみられる。膝関節では反張膝という。[163] ➡関節, 関節弛緩

**下垂手** drop hand；drop wrist 【垂れ手】
　手関節の背屈と中手指節関節の伸展が筋張力の低下により困難となり、前腕回内位の抗重力位で手関節部が屈曲位を呈している状態。前腕の伸筋群を支配する橈骨神経の麻痺(高位麻痺)により起こる。[90]

**下垂足** drop foot 【垂れ足】　足関節の背屈筋の麻痺により、足部が垂れ下がった状態。総腓骨神経麻痺により起こることが多いが、椎間板ヘルニアによる神経根の圧迫が原因で起こることもある。麻痺のため、歩行の際にスリッパが脱げたり、患側の下肢を高く引き上げて歩いたり(鶏状歩行)するようになる。治療法には、保存療法と、筋移行術などの外科的治療法がある。理学療法では、尖足位での拘縮を予防するための関節可動域運動や、短下肢装具(クレンザック式・シューホーン式・湯の児式など)の装着、ベッド上での背屈位保持を行う。また、麻痺した筋肉の萎縮を予防する目的で、低周波による刺激療法などを行う。理学療法士は、運動麻痺、感覚異常、ティネル徴候などの定期的な評価により、麻痺の回復状態を理解しておかなければならない。ギプス固定時や安静臥床時の神経圧迫への配慮により、麻痺を予防することが大切である。[122] ➡鶏状歩行, 総腓骨神経, 尖足

**下垂体** hypophysis；pituitary gland (body) 【脳下垂体】　視床下部に位置し、様々な内分泌腺を制御する内分泌器で、前後両葉からなる。前葉(腺性下垂体)は成長ホルモン、甲状腺刺激ホルモンなどの、後葉(神経性下垂体)は抗利尿ホルモンなどの分泌統制を行う。[173] ➡視床下部

**下垂体機能低下症** ＝ シモンズ症候群

**下垂体性悪液質** ＝ シモンズ症候群

**下垂体性巨人症** ＝ 巨人症

**加水分解** hydrolysis　狭義には水溶媒中の塩(AB)が水1分子($H_2O$)と反応して、酸(AOH)と塩基(BH)に分解する反応(AB + $H_2O$ → OH + BH)をいう。広義には水の状態に関係なく、水と反応した重縮合体の分解、水と有機化合物からアルコール、アミンなど

を生じる反応，水による分子内開裂など，水による分解反応をいう。[1]

**ガス壊疽** gas gangrene　クロストリジウム属菌を起炎菌とする，局所の軟部組織にガス産生を伴う壊疽。局所の激痛や腫脹，発熱や頻脈，血圧低下などの症状を呈する。治療では局所の減圧と壊死組織の除去，抗生物質の投与などが行われる。[141] ➡感染症対策

**かすがい止め** stapling　かすがい(staple)を用いた整形外科手術の術式。かすがい(鎹)は，元々は2つの木材をつなぎ止める「コ」の字をした留め釘のこと。靱帯や骨片間の固定や，骨成長抑制術として成長軟骨帯をまたぐようにして打ち込む方法などに用いられる。[203]

**ガス拡散** gas diffusion　肺胞内の酸素($O_2$)，二酸化炭素($CO_2$)などのガスは分圧の高い方から低い方に移動するが，これを拡散現象といい，ガス交換をガス拡散という。$O_2$は肺胞内の毛細血管から血液内に取り込まれ，血液中の$CO_2$は肺胞内に放出される。肺胞内とそれに接する毛細血管は，肺胞膜で隔てられており，拡散は0.3～0.7秒で完了する。[3] ➡拡散,肺胞,毛細血管,ヘモグロビン

**ガス交換率(比)** gas exchange ratio　記号R。単位時間あたりの二酸化炭素排出量の酸素摂取量に対する割合($R = (VCO_2/VO_2)$)。安静換気時は0.8であるが，運動とともに増加し，無酸素閾値(AT)で1に達し，最大労作時には1.15程度まで達する。[275] ➡二酸化炭素,酸素,換気

**ガストリン** gastrin　胃の幽門粘膜に存在するG細胞から分泌される胃液分泌刺激ホルモンで，食物が胃に入ると分泌され，胃壁の胃酸分泌を促進させ，消化管の運動を盛んにする。[86] ➡胃

**ガスリー法** Guthrie test　採血濾紙を用いて培養検出する検査法の総称。新生児の先天性代謝異常症(フェニルケトン尿症やメープルシロップ尿症，ホモシスチン尿症，ガラクトース血症など)のスクリーニングに使用されている。[99]

**下制** depression【引き下げ】　肩甲帯を下方に引き下げる動作。主に働く筋は僧帽筋下部線維，小胸筋，鎖骨下筋。僧帽筋下部線維による下制は内転を伴い，小胸筋による下制は下方回旋を伴う。鎖骨下筋による下制は鎖骨の引き下げの結果で起こる。[273] ➡挙上,上方回旋,下方回旋

**仮性球麻痺** = 偽性球麻痺

**仮性認知症** = 偽認知症

**仮性肥大** = 偽[性]肥大

**仮説** hypothesis　自然科学その他で，いくつかの現象を統一的に説明しうるように設けた仮定，または推論や実験の基礎として想定される仮定。仮説から理論的に導き出した結果が観察・計算・実験などで検証することで，仮説の域を脱して一定の限界内で妥当な真理となる。研究をするうえで，初めに知見を考察して設定された仮説は，定義された実験の遂行と実験的データの批判的構築による確証または論証に従う型式で組み立てられる。想定，仮定や焦点の定まらない推測とは区別すべきものである。仮説の例として次の仮説が知られる。①心拍動調整仮説：心臓には2つの心拍動調整部があり，1つは心房調整部，他は心室調整部があるという説。②ギャド仮説：門脈の動静脈吻合は，その結合部にあるくさび形の弁を通過して鋭角をなして合流するという仮説。③ランゲルハンス島仮説：糖尿病は膵臓のランゲルハンス島の機能不全により発症するという仮説。[51] ➡研究デザイン,作業仮説,課題,文献,先行研究,統計学,予備研究

**風になびく変形** wind swept deformity；wind blown deformity【風に吹かれた変形】
　重症心身障害児の一部に発生する定型的な下肢変形。一側に頭部が回旋し，反対側に凸の側彎を呈する場合，両股・膝関節は顔面側に屈曲して倒れ，下方の股関節は外転，外旋，

上方は内転，内旋する。[98] ➡ 脳性麻痺,重症心身障害[児]

**画素** picture element 【ピクセル pixel】
　画像を構成する最小単位。画素とは静止画像のドット(点)の数で，画素数とは縦横のドット数を掛けた画素の総数。デジタルカメラの場合はCCD(charge-coupled devices)を構成する素子のこと。[1] ➡ 液晶,分解能,解像度

**下双子筋** inferior gemellus muscle　坐骨結節から起こり(起始)，内閉鎖筋の停止腱に付着(停止)する筋。内閉鎖筋の停止腱は大腿骨の転子窩に終わる。股関節の外旋に作用する。神経支配は仙骨神経叢($L_4$〜$S_1$)。[68] ➡ 外旋筋

**画像診断法** diagnostic imaging　X線写真やコンピュータ断層撮影法(CT)，磁気共鳴画像法(MRI)などにより，二次元的な平面上の画像として表現された情報を基に行う診断法を総称して画像診断法と呼ぶ。CT像は，身体を水平面に連続的に断層撮影したもので，軟部組織や骨組織を濃淡で表現される。MRIは，静磁場と変動磁場を用いて，水平・矢状・前額面の多方向からの連続的な断層撮影が可能である。注射器やメスなどを用いる他の生検に比べ，身体への直接的な侵襲はないが，放射線を用いるため，診療放射線技師など有資格者による管理が必要となる。理学療法では，脳血管障害の頭部CT像およびMRI像，脊髄損傷の脊髄CT像，MRI像などを目にする機会が多い。画像による障害部位の特定により，対象者の残存機能の程度，機能回復の見込みや予後予測などにも役立てることが可能である。[82] ➡ 診断,コンピュータ断層撮影[法],磁気共鳴画像,ヘリカルCT

**カソード** ＝ 陰極

**鵞足** goose foot　縫工筋，薄筋，半腱様筋の脛骨顆部内側下部付着部で形成される。過度のスポーツなどにより脛骨内側顆と滑液包との摩擦で炎症を引き起こし，同部に疼痛を起こす。[273]

**鵞足炎** goose's foot inflammation　鵞足の付着部である脛骨内側上部の炎症，および鵞足腱部の炎症。くり返しの膝関節屈伸および捻り動作において鵞足腱部の伸張，摩擦によって炎症を起こすと考えられる。膝関節内側側副靱帯損傷との鑑別が必要。[287] ➡ 鵞足

**家族指導** family guidance　在宅での療養上必要な知識，技術を家族に指導すること。入院中あるは入所中に適切な家族指導を実施することは，在宅生活復帰への円滑な流れをつくるために重要である。家族指導が十分に行われていないと不安感だけが募り，在宅受け入れの阻害因子となる。また在宅復帰後も家族の介護負担に対するケアは，在宅生活継続にとって不可欠で，在宅復帰後も家族指導ができる体制づくりが重要である。理学療法士はホームプログラムや介護方法の指導，福祉用具の使用方法や家屋改造，家具の配置替えなど住環境整備の指導を行う。家族指導には個別指導と集団指導がある。理学療法士が主に個別指導を行う機会は，家族の面会時，外泊時，退院時指導や退院前・後訪問あるいは介護老人保健施設退所時の退所時指導や退所前・後訪問，通所リハビリテーションでの訪問や訪問リハビリテーション，訪問指導などである。集団指導は患者・家族の会や介護教室などである。家族にホームプログラムを指導する場合は，専門用語を避けてわかりやすく説明する。家族に負担がかかりすぎるメニューや高い技術を要求されるものでなく，簡易で継続性の保てるものを指導する。口頭のみの指導ではなく，パンフレットやビデオなどの利用が望ましい。介護技術の指導は個別指導で反復して実施することが重要である。介護する家族の年齢，性別，理解力，健康状態を十分考慮したうえで指導する。家族指導の内容に抜けがないようにマニュアル化することも有効な手段である。その際，形式的で一方的なものにならないよう注意する。家族のニーズを的確に把握するために傾聴する態度が最も重要である。[202] ➡ 地域リハビリテーション,ホームプログラム,退院計画,介護負担

**家族性アミロイド多発ニューロパチー** familial amyloid polyneuropathy：FAP　末梢神経，多臓器に高度のアミロイドが沈着する常染色体優性遺伝疾患。下肢遠位部から始まる解離性感覚障害，疼痛で発症する。筋力低下，顕著な自律神経障害などがみられる。進行性で10年以内に歩行不能となることが多い。[235]

**家族性痙性対麻痺**（かぞくせいけいせいついまひ）　familial spastic paraplegia：FSP　【遺伝性痙性対麻痺 hereditary spastic paraplegia】　上位運動ニューロン変性により，痙性対麻痺を主症状とする遺伝性疾患。脊髄小脳性変性症の一疾患と位置付けられ，幼少期に発症し，感覚障害，言語障害，眼振，小脳失調を伴うことがある。緩徐に進行し，発症後数十年で歩行不能となる。生命予後はよい。[235] ➡ 対麻痺，脊髄小脳変性症

**家族性集積**（かぞくせいしゅうせき）　familial accumulation　ある形質が，高頻度に特定の家族内あるいは家系内に分布すること。原因は特定の遺伝子や染色体異常，共通の生活習慣や共通の病原体や中毒物質への暴露などの環境要因などが考えられる。[10]

**加速度病**（かそくどびょう）　＝ 動揺病（どうようびょう）

**家族歴**（かぞくれき）　family history　現病歴，既往歴，社会歴などとともに病歴のひとつで，祖父母，両親，兄弟姉妹，配偶者，子，孫など家系内の健康状態，罹患疾患，死因，死亡時年齢などの状況を明らかにしたもの。通常，病歴をとる行為は医師の診断行為であるが理学療法を進めるうえで医師の指示のもと，理学療法士という立場で対象者の疾患の遺伝的負荷の有無を把握することは重要である。得られた情報は家系図を作成することでよりわかりやすいものとなる。筋ジストロフィーや癌などの遺伝性・家族性疾患がある場合は家系図をさらに拡大して，いとこ，伯(叔)父母に至るまで調査を行う必要がある。家族内の疾患は必ずしも遺伝性疾患とは限らないが，食生活が同じであるなど同一の環境下で生活を営むため，肥満やアレルギー性疾患などは家族内発生を起こしやすい。家族歴は対象者本人も把握できていない場合が多く，詳細を知るためには近親者の協力を必要とする。[147] ➡ 病歴，現病歴，既往歴，カルテ

**可塑性**（かそせい）　plasticity　元来はある個体に加えた外力がその物質の弾性限度を超えるとひずみが生じるが，そのひずみは外力を取り除いた後も保持されるという物理的な性質をさすが，広義には損なわれた形態や機能が修復あるいは代償（補償）されうるという意味で用いられる。例えば，神経系において神経回路網やその構成要素であるシナプスが，その機能および形態を変化させることを示す。[106] ➡ 発芽，シナプス可塑性

**片足立ち**（かたあしだち）　one foot standing　【片脚起立，片脚(足)立位】　バランス能力を評価する指標になる。開眼と閉眼で検査することで障害部位が脊髄性か迷路性かを予測できる。通常，閉眼のほうが困難。成人では開眼で30秒以上の起立保持が可能であるが，加齢に伴い時間が短縮する。一方，下肢筋力を評価するうえでも，患側下肢が閉鎖性運動連鎖として片足立ちが可能となることは，軸足として仕上がったという判断の指標となる。[33]

**架台**（かだい）　検査用装置や治療用装置など種々の装置を使いやすくするために乗せる台の総称。架台にキャスターをつけて移動を容易にしたものもある。[117]

**課題**（かだい）　task　【タスク】　ある一定の目的を達成するために学習者が解決しなければならない問題。タスクはその難易度により異なった学習効果を及ぼす。認知心理学では，学習者自身における行動はタスクの難易度と学習者心理の和としてとらえられている。そのタスクが教授側からの一方的なものであった場合，学習者の自主性や考えは抑制されてしまい，タスクに取り組もうとする意欲は損なわれてしまう。その結果，学習者は教授側が意図するタスクを遂行することが困難となってしまう。また，タスクが学習者の生活からかけ離れてすぎて理解の範囲を超えてしまうような場合も，学習者はそのタスクそのものを苦痛と感じてしまうことから同様の結果に陥ってしまう。逆にタスクが学習者にとって

容易すぎる場合，学習者の学習意欲はかきたてられず，結果的に与えられたタスクが学習者にとって有効に作用することはなくなる。学習者における適切なタスクとは，学習者自身が関心や興味を抱く事柄であり，そのタスクが一定の目的を達成するためにどのように関係しているのか明確に提示する必要がある。また，その難易度は学習者自信にとって適切なものであることが絶対条件となる。学習者にタスクを提示する際は学習者の興味や関心を引き出す話し方で，学習者に身近な話題や経験談を話すことが効果的であるとされている。また，様々な教授メディアを用いてタスク内容を提示することも効果があるとされている。理学療法において，学習者は学生だけではなく，心身機能に障害をもち，新たな動作や活動を獲得する必要がある対象者も意味する。特に課題志向型アプローチにおいて，対象者自身の機能，タスク，環境の3因子の相互作用が重要視されている。[130]

**下腿義足** trans-tibial prosthesis；below-knee prosthesis　膝関節以下で下腿部分での切断者に用いる義足の総称。懸垂装置，ソケット，下腿部および足継手・足部より構成されており，構造的には殻構造，骨格構造の2種類がある。下腿切断では膝関節機能が残存しており，比較的良好な歩容を得ることができる。また，歩行能力も高く，義足性能にもよるが，若い下腿切断者では健常者の歩行速度の87％程度との報告がある。高齢者の下腿義足の場合には，軽量化を図ることが重要で，ポリプロピレン製の軽量ソケットや下腿部に塩化ビニルパイプを用いた下腿義足なども製作されている。下腿義足の種類には，機能的形態や構造により在来式下腿義足，PTB下腿義足，PTB下腿義足のバリエーションであるKBM下腿義足，PTS下腿義足や全表面荷重式下腿義足などがあるが，現在，最も多く製作，使用されているのはPTB下腿義足である。[48] ➡ PTB下腿義足，全表面荷重式下腿義足，PTS下腿義足，在来式下腿義足，KBM下腿義足，殻構造義肢，骨格構造義肢

**課題志向** task-orientation　中枢神経系の運動制御を説明する学習理論のひとつで，理論生物学者のグリーン(Greene, B.)により提唱された。運動制御システムを神経系の構造や情報処理過程から説明したものではなく，環境の中で志向された課題を遂行するために運動が決定されるという立場をとる。個々の運動課題において制御すべきものは何なのかについては様々な意見がある。この考えに基づく課題志向型アプローチでは，課題を達成するための運動制御であるため，個々の運動要素そのものは問題にされない。そのため「歩く」，「座る」といった目標となる運動課題を組織化することでアプローチが構成される。理学療法においては，こうした課題依存型の運動療法は広く展開されているが，運動の達成が必ずしも運動制御機能の向上を意味しているわけではない。運動制御に必要な筋力や関節可動域はもとより，知覚や認知能力などの基本的要素との関係性を理解しておく必要がある。[256] ➡ 中枢神経[系]，運動制御，システム理論，運動学習

**下大静脈** inferior vena cava　第4～5腰椎で両側の総腸骨静脈が合流し，腹大動脈の右側に沿って脊柱の前面を上方に走行し，肝臓後面で大静脈溝を通って横隔膜の大静脈孔から胸腔内に入り，右心房に開く。壁側根と臓側根に分けると，壁側根には下横隔静脈，腰静脈が，臓側根には肝静脈，腎静脈，左右副腎静脈，右精巣(卵巣)静脈などがある。[140]

**下腿捻転** tibial torsion；crural torsion
　下腿の捻転は脛骨のねじれを意味し，正常では外方捻転を示し，1歳で5度，幼年中期で10度，その後成人までに14度に変化する。この角度の減少を下腿内捻といい，小児では内旋歩行で発見され，変形性膝関節症の発症と関係があるといわれる。[254]

**肩インピンジメント症候群**
＝肩峰下インピンジメント症候群

**肩回旋筋腱板損傷** ＝ 肩関節腱板損傷

**肩外転装具** shoulder abduction orthosis 【飛行機型装具 airplane splint】　肩関節の外転保持のための静的肩装具。肩関節70～90

度外転，肘関節約90度屈曲位に保持し，患側上肢と装具の支持は，同側の腸骨稜と対側の胸郭で行う。肩関節手術後，腕神経叢麻痺などに適用される。[199]

**肩関節（かたかんせつ）** shoulder joint；glenohumeral articulation；humeral articulation【肩甲上腕関節 scapulohumeral joint】　上腕骨頭と肩甲骨関節窩とが連結する関節。屈曲，伸展，外転，内転，外旋，内旋，水平外転，水平内転などあらゆる運動方向と大きな可動範囲をもつ球関節である。関節窩は，骨性には骨頭に対して1/3程度をおおうだけであり構造上不安定で脱臼しやすい。関節窩は逆カンマ状をしており，その周りには線維軟骨からなる関節唇が存在する。関節窩上縁より関節唇とともに上腕二頭筋長頭腱が起こり結節間溝に向かう。関節唇は構築学的に肩関節の安定性を高めている。関節包は関節窩より起こり上腕解剖頸についており，上腕下垂位で上部が緊張し，上腕挙上位で下部が緊張する。外旋で前部が緊張し，内旋で後部が緊張する。関節包はその緊張により肩関節の安定性を高めている。また，肩関節の前面には上・中・下関節上腕靱帯があり，関節包や上腕二頭筋長頭腱とともに肩関節の前方安定性に寄与している。関節包の下部を除く周囲には棘上筋，棘下筋，肩甲下筋，小円筋の4筋の合体腱である腱板がある。腱板は関節包を補強し，骨頭が関節窩から離れることを防止する働きをしている。屈曲の例では，主動筋である三角筋が働くと，その起始停止から骨頭が関節窩から逸脱しようとする力が働く。この力を抑制し球心位に引きつけるために腱板が機能している。腱板の上には肩峰下滑液包があり，その上には肩峰，烏口肩峰靱帯，三角筋がある。肩関節の運動は，解剖学的な関節である肩関節(肩甲上腕関節)，肩鎖関節，胸鎖関節と機能的関節である肩峰下関節(第二肩関節)，肩甲胸郭関節からなる肩関節複合体として行われる。上肢の挙上の際に，肩関節複合体はすべて関連するが，特に肩関節と肩甲胸郭関節の連動を肩甲上腕リズムという。理学療法においては，肩関節複合体の構成要素のどこに問題があるかを把握することが重要となる。また，肩関節は構造上不安定な関節であるため，その運動においては十分な注意が必要となる。特に片麻痺の急性期のような弛緩性麻痺を呈するときは不安定性な状態にあり，運動療法とくに関節可動域運動は注意を要する。筋力増強運動においては，三角筋などの主動筋と骨頭を関節窩に引きつけておく腱板では運動方法や負荷量が異なる。これらに加えて，肩関節周囲の局所的な問題に終始するだけでなく体幹や下肢など全身を通したアプローチが必要となる。[273]

**肩関節亜脱臼（かたかんせつあだっきゅう）** shoulder subluxation　肩関節に生じた亜脱臼。外傷性や関節弛緩性，麻痺性によるものがある。脳卒中後の麻痺側肩関節に対する三角巾固定は，肩手症候群や廃用性の拘縮を招くため注意が必要である。[296]
➡脳卒中，肩手症候群，アームスリング

**肩関節腱板損傷（かたかんせつけんばんそんしょう）** rotator cuff tear【腱板損傷，肩回旋筋腱板損傷 rotator cuff injury】
　肩甲骨から上腕骨に起始停止をもつ4つの筋(棘上筋，棘下筋，肩甲下筋，小円筋)の腱性部(腱板 rotator cuff)の損傷。一般的に棘上筋腱の損傷をさすことが多い。腱板筋群は回旋筋としての働きをもつ以外に，上腕骨頭を臼蓋に引きつける求心作用をもち，肩関節の安定化に作用している。しかしいずれも小さな筋であり，肩に激しい運動がくり返し加わる場合，疲労や損傷を招きやすい。いったん損傷が生じると骨頭と臼蓋との安定化作用が破綻し，肩の正常な機能が失われる。スポーツによる受傷機転は，側方転倒時の肩への打撲衝突による外転強制といった急性外傷，野球のピッチャーや陸上投擲競技の投球障害，ラケットスポーツ，水泳などでくり返し上肢の挙上動作を行うことにより発生する。症状としては，上腕外転挙上時に肩峰のインピンジメント(衝突)による痛みが発生する。また肩不安定性がある場合にも肩甲上腕リズムの乱れから，棘上筋が肩峰と衝突し，痛みが発生する(インピンジメント症候群)。加齢によるものでは棘上筋に与える血行不良が原因となり，転倒時に肩を打撲した際には断裂に至ることがある。検査方法には，肩関節外転挙上時のインピンジメント徴候をみたり，肩関節内旋位挙上時の抵抗から疼痛を誘

発する棘上筋テストなどの徒手テストがある。超音波，MRIなどの画像検査でも診断できる。また，腱板断裂を生じている場合には，自動運動で外転挙上が困難となる腕落下徴候がみられる。治療は，腱板の機能を十分に理解し，病態に応じた理学療法を処方すべきである。受傷後早期においては安静を主体にして消炎処置を行い，投球動作をくり返すスポーツが原因であれば投球回数を制限するなどの対処が必要である。筋力強化については，腱板よりも体表面に位置する三角筋や大胸筋などの大筋群の活動を制限しつつ，肩関節内外旋運動を行う。一般的には，ゴムチューブを利用した筋力強化が行われている。また，野球肩などスポーツから生じた肩関節腱板損傷では，再受傷しないために動作を確認し，時にその矯正も必要となる。大きな腱板断裂に対しては観血的治療を行う。[296] ➡腕落下徴候，有痛弧徴候，インピンジメント症候群，野球肩，肩関節周囲炎

### 肩関節周囲炎 scapulohumeral periarthritis
【癒着性肩関節包炎 adhesive capsulitis，四十肩，五十肩】　50歳代を中心に発症する癒着性肩関節包炎。ただし，癒着があるとは限らず，定義はいまだ曖昧である。加齢による関節周囲組織の退行性変化が原因と考えられている。予後は良好であるが，可動域制限を残さないためにコッドマンの振り子運動など，運動療法や物理療法が必要である。[296] ➡凍結肩，結髪結帯動作，拘縮，インピンジメント症候群

### 片手駆動式車いす one-hand drive wheelchair
片手だけで操作できる車いすのことで，ハンドリム式とレバー式がある。前者は片側にハンドリムが二重に取り付けられている。片麻痺者に適応があるとされているが，実際には操作が難しく，駆動力が小さく段差も越えにくいなどの欠点があり，あまり実用性はない。[78] ➡前輪駆動車いす

### 肩手症候群 shoulder-hand syndrome
肩および上肢，指の腫脹，熱感，疼痛および可動域制限，血管運動障害を呈する病態。原因となる疾患としては，脳卒中片麻痺，頸椎症，心疾患，四肢の外傷などがある。発生機序は完全には分かっていないが，反射性交感神経性ジストロフィー(RSD)によるとする概念が有力である。本症の経過は3期に分けられる。第Ⅰ期は肩の疼痛，可動域制限とともに同側の手の疼痛，腫脹，血管運動性変化を呈する。手指は屈曲が制限されることが多い。第Ⅱ期では肩・手の自発痛と手の腫脹が減少するが，指の可動域制限は増強する。適切な治療がなされない場合は第Ⅲ期に至る。第Ⅲ期は皮膚・筋の進行性萎縮，骨粗鬆症を認め，手関節，指関節が完全に拘縮する。早期治療が重要であり，抗炎症薬や鎮痛薬，ステロイド薬などが用いられる。また自律神経遮断を目的に星状神経節ブロックが行われる。理学療法としては二次的障害の予防を目的に温熱療法，愛護的な関節可動域運動などを行う。[79] ➡脳卒中，反射性交感神経性ジストロフィー，誤用症候群

### 片手動作 one-handed activity
片手に障害がある場合に，反対側の上肢だけで行う動作。利き手が障害されたときには，箸の使用や書字など利き手が担ってきた動作を他方の手に学習させる「利き手交換」が必要となることがある。[291] ➡脳卒中，片麻痺，脳血管障害

### 片麻痺 ＝ へんまひ

### カタル catarrh
組織の破壊を起こさない粘膜表層からムチンや上皮細胞を含む滲出液が流出してくる炎症。特に鼻粘膜や咽頭粘膜に生じやすい。滲出液の状態から漿液性カタル，粘液性カタル，膿性カタル，剝離性カタルに分けられる。[200] ➡炎症

### カタレプシー catalepsy 【強硬症】
他動的に取らされた姿勢や四肢の状態を，自らの意思や力で変えることができずに長時間取り続ける状態をいい，一般に緊張型統合失調症によくみられる意欲・行動の障害であるが，他の精神病や催眠状態でも認められる。[201]

### 価値 value
ねうち，望ましさ，よさの基準となるもの。心理学では，個人の価値観を通して，人生観，ライフスタイル，現代青年，宗教，規範意識を把握し，現代人の生き方全

般の特徴を把握するという方法がとられている。[66] ➡価値観

**価値観** sense of value　価値についての考え方，感じ方，見方などの価値評価の判断。ワレン(Warren, H.C.)は，価値とは「一定の事物のすぐれた程度，重要性などを，同類の事物との関係において，主観的に評価した値」とした。[165] ➡価値

**可聴周波数** audio frequency　縦波である音波は，空気などの媒質を介して鼓膜へ圧変化として伝わる。人間がこの圧変化を音として聴くことのできる周波数は可聴周波数と呼ばれ，個人差はあるが通常20～20,000 Hzの範囲である。[164] ➡音

**滑液** synovial fluid；synovia【関節液】
滑膜から分泌される弱アルカリ性の淡黄色の液体で，ヒアルロン酸で構成されるため粘性がある。関節腔，腱鞘および滑液包の中にあり，摩擦を減らす潤滑作用や関節軟骨や腱への栄養，関節の衝撃緩和などの作用がある。[101] ➡関節

**滑液鞘** = 腱鞘

**滑液包** synovial bursa　滑膜の内腔に滑液が入った袋状の構造で，腱と骨や筋の間などに存在し，互いの摩擦を軽減する役割がある。肩関節部に多く，そのほか肘や膝関節，踵部，第1中足骨の骨頭部，大転子部などにもみられる。[101] ➡滑膜

**学会発表** presentation in congress　個人の研究やチームによる研究成果を学会上で発表し，多くの人との意見交換を通して議論を深めていくことである。限られた時間内なので効率よく進める必要があり，座長には，①発表・質問の時間厳守，②円滑な進行，③質疑応答と発表内容について最後に総括する，などの役割が求められる。[82] ➡基礎研究，臨床研究，質疑，原著，総説

**脚気心** beriberi heart　チアミン(ビタミンB₁)欠乏から生じる脚気は，末梢神経炎を主症状とする乾性脚気と心不全を主症状とする湿性脚気に分けられ，後者が脚気心に該当し，急性両室不全を呈する悪性のものを脚気衝心という。[141]

**脚気多発神経炎** = 脚気ニューロパチー

**喀血** emptysis　気管支や肺からの血液を咳とともに吐くこと。喀血された血液が鮮紅色なのが特徴で，消化管からの出血である吐血との鑑別が重要。肺癌，肺結核，肺化膿症，慢性気管支炎，気管支拡張症などの疾患で喀血を起こしやすい。[298] ➡血液，吐血

**脚気ニューロパチー** beriberi neuropathy【脚気多発神経炎 beriberi polyneuropathy，ビタミンB₁欠乏性ニューロパチー vitamin B₁ deficiency neuropathy】　食物中のビタミンB₁の欠乏による疼痛性多発神経炎。運動障害と感覚障害がみられ，下肢の異常感覚から始まり，次第に上部へ進行する。心血管系障害を生じることもある。[235]

**学校保健** school health　学校保健法総則により，学校保健とは，児童生徒，学生および幼児，ならびに職員の健康の保持増進を図って学校教育に役立てることを目的とすると定められており，学校教育の根幹をなすものと位置づけられている。[267] ➡予防，健康診断，教育，教育目標

**学校保健法** School Health Law　学校における保健管理および安全管理についての必要事項を定めた法律。1958(昭和33)年に制定された。学校教育の円滑な実施とその成果を確保することを目的としている。[39]

**滑車** pulley　軸とその周りを回転する円板で，力の方向の変換と力学的有利性を得るためのもの。滑車が固定されている定滑車と固定されていない動滑車に分けられる。定滑車は力の方向を変換させ，人体においても筋滑車という類似の構造がある。動滑車は，力の方向の変換とともに，必要な力を荷重の半分にするため，力学的に有利である。これらは，関節可動域運動や筋力増強運動において

使用される。[29] ➡筋滑車

**活性化**(かっせいか) ＝ 賦活(ふかつ)

**活性型ビタミンD**(かっせいがたびたみんでぃー) active vitamin D　食物中のプロビタミン$D_3$(前駆体)は，皮膚で紫外線により変化し，肝臓，腎臓での変化を経てビタミン$D_3$となって活性化してD効果をもつことから，活性型ビタミンDという。血中カルシウム増加と骨化作用がある。[278] ➡肝臓,腎臓

**活性酸素**(かっせいさんそ) active oxygen　普通の酸素よりも酸化力の強い状態にある酸素分子種。人体で生成される活性酸素には，①スーパーオキシド($\cdot O_2^-$)，②ヒドロキシラジカル($\cdot OH$)，③過酸化水素($H_2O_2$)，④一重項酸素の4種類がある。活性酸素は体内での酵素反応の促通や白血球の生成に関わるなど人体に有益な役割を果たすとともに，脂質の酸化や蛋白質やDNAに酸化障害を与えることで人体に有害な作用を示し，動脈硬化，発癌，老化，細胞寿命の短縮，白内障などの発症や症状を悪化させる要因のひとつになっている。スーパーオキシドは酸素分子に1個の不対電子をもつフリーラジカルである。酸化力は弱く，人体の酸化障害に直接は関与しないと考えられている。発生過程は様々であるが，ミトコンドリアが酸素からエネルギーを産生するときや白血球内で細菌が殺菌されるときなどに容易に生成される。高脂血症や高血圧はスーパーオキシドの産生を増加させる。過酸化水素はスーパーオキシドからスーパーオキシドジスムターゼ(SOD)によって代謝される。酸化力は弱いが比較的安定し細胞寿命が長い。ヒドロキシラジカルは最も強い酸化力をもつが，寿命は100万分の1秒と極めて短い。過酸化水素がスーパーオキシドや金属イオンと反応して生成されるが,体内では産生されにくい。一重項酸素は強い酸化力をもち，放射線や紫外線の照射で生成される。不飽和脂肪酸と反応して過酸化脂質を生成，コラーゲンやエラスチンなどの蛋白質を破壊する。[141] ➡スーパーオキシド,フリーラジカル

**滑走説**(かっそうせつ) sliding [filament] theory 【滑り説】横紋筋の収縮機序を分子レベルで説明したもので，筋原線維を電子顕微鏡で見ると細いフィラメントと太いフィラメントが平行に配列しており，筋の収縮・弛緩はこれらが互いの間隙に滑り込み，滑り出るとする説。[26] ➡筋,筋フィラメント,アクチン,ミオシン

**カッツインデックス** Katz index of ADL　1963年カッツ(Katz, S.)らによって発表された基本的日常生活活動(BADL)遂行状態を把握するための評価尺度のひとつ。評価項目は入浴，更衣，トイレ，移乗，尿便禁制，食事であり，それぞれにつき採点法に従って「自立」か「介助」かを判定する。その際「できるかできないか」ではなく「行っているかいないか」の観点で評価する。カッツインデックスによる評定は点数制ではなく，A(すべての活動が自立)〜G(すべての活動が介助)のアルファベットを用いたグレードのランク付けを採用しており，B以下のグレードでは自立の活動が1つずつ減る仕組みになっている。本尺度の特徴は，ランク付けの順序が小児の機能発達過程に類似しており，BADL遂行能力の向上(あるいは低下)が一定の順序性をもつという理論を背景に開発された点にある。よって理学療法を展開していく課程で，次に獲得する(であろう)活動を容易に予測できるという利点がある。[99] ➡クオリティオブライフ,日常生活活動,拡大日常生活活動

**葛藤**(かっとう) conflict　複数の，同程度の強さをもった相反する欲求，動機が併存している状態をさす。フロイトは，精神内界の葛藤によって不安が生じ，これを無意識に抑制しようとする過剰な防衛機制が神経症状を引き起こすと考えた。[66] ➡防衛機制,精神分析,フラストレーション

**活動**(かつどう) ＝ アクティビティ

**滑動**(かつどう) slide　関節包内の運動における運動軸をもたない滑り運動。一方の接触部は常に移動し，他方の接触部は常に一定で，接触部は面である場合や線もしくは点であることもある。[101] ➡関節

**活動化**（かつどうか）＝賦活（ふかつ）

**活動性**（かつどうせい） activity　自らの意思の働きによって活動する様子をいう。人の生活領域における活動は身体活動，精神活動，社会活動など多面的である。国際生活機能分類（ICF）では，活動を課題や行為の個人による遂行と定義づけている。人の活動性に影響を与える因子は，体力や移動能力といった身体機能だけでなく，意欲，性格などの精神・心理的要因，自宅や周辺地域の環境，交通機関の整備状況などの物的環境，家族や地域住民との関係などの人的環境，地域社会のもつ社会資源など様々な要因がある。生活における活動性の評価は，何を活動性の指標として用いるかによって異なる。日常生活活動（ADL）を生活行為の自立度合いで評価する方法としては，バーセルインデックスやFIM（機能的自立度評価法），カッツインデックス，ロウトン（Lawton, M.P.）らによる手段的日常生活動（IADL）尺度などADL・IADL評価が用いられる。日常生活全体における活動性を大まかに把握する方法としては，医療面接による1日あるいは週間のタイムテーブルを作成したり，障害老人の日常生活自立度（寝たきり度）判定基準や要介護度のほか，各疾患ごとのステージやクラス分類なども用いられる。特に高齢者においては，老年医学的総合評価法の立場に基づいたMDS（Minimum Data Set）方式や包括的自立支援プログラム処遇管理方式，日本理学療法士協会版ケアニーズ評価など各団体や専門機関で考案された総合的生活機能評価が用いられている。これらの問診や観察による評価に加えて，測定機器を利用したものでは，万歩計やホルター心電計，傾斜計，加速度センサーによる姿勢や運動の評価が試みられている。閉じこもりなどに象徴される活動性の低下は寝たきりや認知症の要因となる一方，身体機能にそぐわない活動（例えば，立位保持困難であるのに歩行を試みるなど）は，病状の悪化，転倒，介護負担の増加につながる場合もあるので注意が必要である。理学療法士は対象者の活動性の低下が問題となる場合は，基礎体力の向上，移動能力の向上を図るとともに適切な福祉用具の導入，玄関や廊下など屋内外の移動環境の整備，生活圏の拡大につながる趣味活動の発掘などに取り組む。身体機能にそぐわない活動に対しては，リスクとなる要因を十分検討し，適切な運動量，動作方法の指導，歩行支援用具やヒッププロテクターなどの検討，環境整備，家族指導などを実施する。これらは理学療法士単独でなくカンファレンスを通じてチームで取り組んでいくことも必要である。[202] ➡日常生活活動, 手段的日常生活活動

**滑動性追従運動**（かつどうせいついじゅううんどう） smooth persuit movement：SPM；smooth persuit eye movement【滑動性眼球運動】　指標を随意的に追跡する眼球運動のうち比較的遅く滑らかで，かつ連続的な動きをいう。動く物に合わせて黄斑部に指標をとらえ続ける反射系である。皮質下連絡路を含めて，後頭葉視覚野，前頭葉眼球運動野が関係していると考えられている。[113] ➡眼球運動

**活動電位**（かつどうでんい） action potential：AP　神経や筋の興奮性細胞膜の興奮に伴って生じる膜電位の変化。この電圧の変化は全か無の法則に従っており，一過性である。神経の伝導や筋収縮に関わる細胞の活動を支えるためこう呼ばれる。[26] ➡興奮, 脱分極, 全か無の法則, 筋活動電位

**カットオフ周波数**（かっとおふしゅうはすう） cut-off frequency【遮断周波数】　筋電図や心電図などの生体電気信号を計測する機器を用いて信号処理をする際，測定対象とする信号以外のノイズを除去するために，ある一定の周波数を設定し，それより低い周波数または高い周波数の成分を遮断することをフィルターをかけるという。その場合に設定された一定の周波数を，カットオフ周波数という。[290] ➡フィルター, 低域遮断フィルター, 計測機器, 信号, デシベル

**カットオフ値**（かっとおふち） cut-off values　基準値と異常値（基準範囲以外の値）の境界値のこと。スクリーニングテストでは陽性と陰性を識別する境界値。陽性者を正しく見つけ出すためには感度が高いことが望ましく，陰性者を正しく見つけ出すためには特異度が高いことが望ましい。[216] ➡基準値, 基準範囲, 異常値

**ガットマンスケール** Guttmann scale 【累積スケール cumulative scale】 心理学，社会学の分野で尺度構成法の一手法として，1変量を確認するために使われる．現在では，多変量解析の発展に伴い以前ほど使われなくなっている．[53] ➡順序尺度，質問紙法

**カップ関節形成術** cup arthroplasty 寛骨臼と骨頭を再形成したのち，骨頭に金属製のカップをかぶせて整復する手術法．適応は変形性股関節症，大腿骨頭壊死など．人工股関節全置換術の適応に至らない片側例や比較的若い症例に対して用いられる．[184] ➡臼蓋形成術，変形性股関節症

**合併症** complication ある疾病の経過中に新たに生じる症状で，元の疾病が原因で起こるものと，元の疾病とは無関係に起こるものがある．理学療法の分野では元の疾病とは無関係で活動性の低下が原因で生じる廃用症候群が問題となる．これには沈下性肺炎，尿路結石，褥瘡に加えて拘縮，筋力低下などの機能障害も含まれる．出現の危険性が予測される合併症に対しては予防的な対応が必要である．[258] ➡随伴症状，廃用症候群

**滑膜** synovium；synovial membrane 関節包，腱鞘，滑液包の内側をおおっている血管の多い結合組織からなる膜で，滑液を関節腔内へ分泌している．表層をおおう滑膜細胞は上皮様細胞で，滑液の粘稠性のもとになるヒアルロン酸をつくる．[101] ➡関節

**滑膜[性]関節** synovial joint 【可動[性]関節 diarthroidial joint】 関節腔中に滑液を満たす関節．滑膜関節は，運動性のない線維性の連結や軟骨性の連結と異なり，良好な可動性をもつことから，可動関節ともいう．通常，関節というときには滑膜関節のことをさす．滑膜関節は，その運動形式から1軸性，2軸性，多軸性の3種類に分類される．構造的には，関節面，関節体，関節包，および関節体間にある関節腔からなり（場合によっては靱帯，関節円板，関節唇，滑液包などを含む），関節腔の内面に滑膜と呼ばれる組織をもつ．滑膜関節は硝子軟骨からできており，その厚さは個体の体重に相関し，ヒトの膝関節や股関節では2～4 mmである．関節軟骨は内に血管，リンパ管がなく，滑膜から分泌される滑液によって栄養される．加齢によって退行性の変化が生じ，血管支配のない関節軟骨ではその弾力性が失われ，軟骨におおわれた関節面に障害が起こる．また，軟骨縁には増殖が起こる場合もある．さらに，この増殖した軟骨が遊走してきた骨芽細胞によって骨に改造されることもある．こうした老化による関節軟骨の変化が変形性関節症を引き起こすと考えられている．特に変形性関節症が生じやすいのは股関節や膝関節のような荷重関節で，滑液から軟骨への栄養補給が途絶えることにより，変性は軟骨から骨，滑膜，腱，筋肉へと悪循環していく．やがて，軟骨と骨は破壊と修復反応をくり返すことで次第に進行し，関節の変形が完成されることになる．一方，膝関節のように関節内に軟骨性の円板（半月板）が存在する場合には，スポーツ活動などの急速な動作で半月板が正常位置よりずれて，2つの骨の関節面で押しつぶされることがある．これが半月板損傷である．また，滑膜性関節が侵されて運動能力が失われる自己免疫疾患として関節リウマチ（RA）がある．これは慢性的な炎症と軟骨尾および骨の破壊を特徴としている．このような滑膜関節の種々の障害に対する理学療法の展開には，滑膜関節の特徴をよく理解し，評価・治療にあたることが重要である．[172] ➡関節，滑膜

**滑膜切除術** synovectomy 炎症の消退を目的として滑膜組織を切除する手術．関節リウマチ，化膿性関節炎などが適応になる．皮膚切開を行わない関節鏡視下の滑膜切除術も行われている．[84] ➡関節リウマチ，デブリドマン，関節変形

**滑膜ひだ障害** plica syndrome 【タナ（棚）障害 shelf syndrome（disorder）】 膝関節内の先天的滑膜ひだの肥厚に起因する障害．膝蓋内側・外側滑膜ひだ（タナ shelfと呼ばれている）に多く，自覚症状は疼痛，ひっかかり感，軋轢音，他覚症状は膝蓋骨下内側・外側部の索状物触知と圧痛などである．局所注射や保存的治療が第一選択．[71] ➡関節，膝関節

**括約筋** sphincter　体内の種々の管の特定の場所で管の周囲をとりまく輪状筋。その収縮と弛緩により管の中の物質の通過をコントロールする。多くは平滑筋であるが，横紋筋のものとしては外尿道括約筋や外肛門括約筋がある。[217] ➡ 輪状咽頭筋，外尿道括約筋，肛門括約筋

**家庭復帰** home care and rehabilitation　【自宅復帰】　人は本来，住み慣れたところで，そこに住む人々とともに，一生安全に生き生きとした生活が送れることが望まれる。そうしたことから家庭復帰は理想とされるが，家庭復帰を可能にする要因として，本人の日常生活活動遂行能力そのものより，介護力・経済力・生活環境が大きく関わってくる。したがって，理学療法士らは入院中より，本人・介護者の身体状況，生活環境などを評価し，的確なゴール設定と指導，環境整備を行う必要がある。また，医師や看護師，医療ソーシャルワーカーなどと連携して本人・介護者に対する疾病・障害の理解，介護方法の指導，社会資源サービスなどの情報提供などを行う必要がある。住宅改修や福祉用具導入にあたっては本人だけでなく介護者を配慮し，疾病・障害の予後を踏まえて行うことが重要である。また，様々な支援を継続して行うとともに，社会参加を促し，本人・家族が目的をもった安心した生活を送れるように保証することが不可欠である。[32] ➡ 地域リハビリテーション，ゴール，社会参加

**カテーテル** catheter　柔軟な管状の器具で，体腔内（食道，胃腸，膀胱，気管，血管，耳管など）に挿入し，貯留物の導出，検査治療のための検体の採取，薬液の注入などに使用される。用途によって材質，太さ，長さ，形態は多種多様である。[67] ➡ バルーンカテーテル，導尿セット，カテーテル留置法

**カテーテル留置法** catheter indwelling　カテーテルを膀胱内に留まらせ尿を流出させる方法。通常は先端に留置用のバルーン（空気または液体で膨張させる）を備えたフォーリーカテーテルが用いられる。長期になると感染により前立腺炎や尿道合併症を起こしやすい。[67] ➡ バルーンカテーテル，導尿セット，脊髄損傷

**カテコールアミン** catecholamine　副腎髄質ホルモンであるアドレナリン，交感神経の神経伝達物質であるノルアドレナリン，中枢神経系神経刺激伝達物質のドパミンの総称。精神的興奮で分泌され，心拍出量増加，血管収縮で血圧上昇に働く。[278] ➡ ドパミン，アドレナリン

**カテゴリー** ＝ 範疇

**カテゴリーデータ** category data　統計データは質的データと量的データに分けられ，質的データをカテゴリーデータと呼ぶ。カテゴリーデータはさらに，名義尺度と順序尺度とに分けられる。[258] ➡ 統計学，名義尺度，順序尺度，質的データ

**蝸電図** electrocochleography：ECochG　音が聞こえたか否かを被検者の自覚的判断を必要としない他覚的聴力検査のひとつ。音刺激から5 msec（ミリ秒）までの内耳の蝸牛音響誘発反応を記録するもので，感音難聴，突発性難聴，メニエール病など内耳疾患の鑑別に有効である。[119] ➡ 内耳，難聴，感音難聴，突発性難聴

**果糖** ＝ フルクトース

**可動[性]関節** ＝ 滑膜[性]関節

**カドミウム中毒** cadmium poisoning　亜鉛鉱石に含まれる重金属であるカドミウムが体内に蓄積されて起こる中毒症。急性中毒は経口摂取では頭痛や筋肉痛を伴う消化器症状，経気道摂取では肺水腫を生じる。慢性中毒はイタイイタイ病として知られている。[180] ➡ イタイイタイ病

**カナダ式股義足** Canadian hip prosthesis　大腿切断の極短断端例，股関節離断や片側骨盤切断者に処方される股義足でトロントで開発された。骨盤を収納するソケット，股，膝，足継手，下腿部，大腿部，足部からなる。

股関節を欠くために振り出しは腰椎の前彎(わん)の増減でなされる。[48] ➡股義足, 義肢

**カナディアンクラッチ** Canadian crutch【肘伸展杖 elbow extensor crutch, 三頭筋杖 triceps crutch】　肘杖(ひじづえ)の一種。上腕支えと肘当てカフ, 2本の金属製側弓と手の位置にある握りで体を支える杖。調節部が付いているものもある。主として, 上腕三頭筋に筋力低下があり, 下肢を支持・免荷するときなどに用いられるが, 現在はあまり用いられない。[189] ➡松葉杖

**仮名ひろいテスト**(かなひろいてすと)　認知症の早期診断を目的に開発されたスクリーニング検査。制限時間2分間で, おとぎ話の文章を読ませ, その内容を覚えながら, 同時進行に文章中の「あ・い・う・え・お」の5文字を探し出すテストである。[87] ➡認知症

**化膿性関節炎**(かのうせいかんせつえん)　suppurative arthritis; purulent arthritis; pyogenic arthritis　関節内に黄色ブドウ球菌などの細菌が感染して起こる化膿性炎症。幼・小児期には骨髄炎からの波及が多いが, 成人では外傷, 手術後や血行性が多い。膝関節, 股関節, 肩関節, 肘関節に好発する。[294] ➡関節軟骨, 関節破壊, 真菌性関節炎, 三果骨折

**カハール間質核**(かはーるかんしつかく)　interstitial nucleus of Cajal　中脳の動眼神経核の外後方にある動眼神経副核。ダルクシュヴィッチ核(Darkschewitsch nucleus)とともに視覚追跡反射活動に関係している。カハールはスペインの, ダルクシュヴィッチはロシアの学者。[257]

**痂皮**(かひ)　crust【かさぶた】　滲出液(のう), 膿, 血液成分などが角質層に移行し乾燥凝固した状態。または, 破れた小疱や膿疱の表面上の壊死組織, 滲出液と血液成分により形成される。続発疹のひとつ。[175] ➡ブラ, びらん

**過敏[症]**(かびんしょう)　hypersensitivity　外部からの刺激に対して身体が正常よりも過剰な反応を示す状態で, ごく少量の有害物質に対して体が過敏に反応する状態。アレルギーは過敏症の一種で, アレルゲンに対する感受性が異常に高まった状態。[99]

**カフ**　cuff　❶下肢装具に使用する半月。大腿部や下腿部の前面もしくは後面につける半円筒状の部品。❷血圧計の「マンシェット」のこと。空気を入れ上腕部を圧迫する部品。[273] ➡❶半月, ❷マンシェット

**カフェオレ斑**(かふぇおれはん)　café-au-lait spot【ミルクコーヒー斑】　ミルク入りコーヒーと同じ色調の, 2～20 cm大の大型の色素斑。健常者にもみられるが, 色素斑が6つ以上多発しているときにはフォン・レックリングハウゼン病の可能性がある。[43] ➡フォン・レックリングハウゼン病

**過負荷の原則**(かふかのげんそく)　overload principle【オーバーロードの原則, 過重負荷の原則】　筋力を増強させるために, 筋に一定以上の刺激(閾上(いき)刺激)を与えること。等尺性収縮では随意最大収縮(MVC)の約20～30％の負荷では不感閾にあたり筋力増強効果は発生しない。刺激強度が30％を超えると筋力が増強し, 筋肥大が起こる。また, 負荷が20％以下であれば筋が萎縮し, 筋力低下が起こる。このことから日常生活に必要な筋力は最大収縮の20～30％程度と推測される。等張性収縮の場合, 強度はRM(repetition maximum：反復最大負荷)で表現するが, この場合の過負荷の決定はやや難しいが, より高い効果を得るための負荷強度, 回数, セット数などの組み合わせが考えられている。筋力増強目的では高負荷低頻度, 筋肥大を狙うにはやや負荷を落として最大反復回数で運動を行うなど工夫されている。さらに, 萎縮筋の場合どの程度の負荷が過負荷にあたるかは, まだ情報が不完全である。[33] ➡筋力増強運動

**ガフキー[号]数**(がふきーごうすう)　Gaffky scale (number)【ガフキー表 Gaffky table】　結核菌検査で検出された菌の数を号数(1～10号)で表したもの。喀痰(かくたん)などの塗抹(とまつ)染色標本を顕微鏡で調べて作成する。1号は全標本中1～4個で, 3号は1視野中1個, 5号は1視野中4～6個, 10号は101個以上を表す。[80] ➡結核, 肺, 感染

**下腹神経** hypogastric nerve　　胸腰髄($T_{10}$〜$L_2$)から出て、膀胱・直腸に分枝する交感神経。骨盤神経(副交感神経),陰部神経(体性神経)とともに排尿排便の末梢神経支配に関与し,蓄尿蓄便の働きをする。神経因性膀胱,膀胱直腸障害と深く関わる。[292] ➡神経因性膀胱,膀胱直腸障害,膀胱,交感神経

**果部骨折** malleolar fracture　　果部には内果(脛骨末端部),外果(腓骨末端部)があり,単独骨折と両果骨折がある。足部に加わる力の方向(回外,内転,回内,外旋,背屈)で骨折部位と形態は決まる。脛骨関節面骨折や足関節亜脱臼,脱臼を合併すると足部変形や機能障害を残しやすい。[191] ➡脛骨天蓋骨折の分類,脛骨天蓋骨折,三果骨折

**下部尿路感染** lower urinary tract infection　　尿路感染症は、一般に腎,尿管,膀胱,尿道などの尿路系に起こる非特異性感染であり,腎,尿管に起こる上部尿路感染と,膀胱,尿道に起こる下部尿路感染に大別される。下部尿路感染症は尿道炎,膀胱炎で,グラム陰性桿菌やグラム陽性球菌が尿道口から感染すると考えられる。[162] ➡尿路感染[症]

**かぶれ** ＝接触性皮膚炎

**過分極** hyperpolarization　　細胞外からの電流流入などで,静止状態で負に分極している神経や筋の細胞の膜電位が,さらに負の方向へ変化すること。これが生じると活動電位を発生する膜電位の閾値から遠ざかるので,細胞の興奮性は抑制された状態になる。[26] ➡再分極,脱分極,活動電位

**花粉症** pollinosis　　花粉を抗原とするアレルギー性疾患。鼻症状(くしゃみ,水性鼻漏,鼻閉),眼症状(掻痒感,異物感,結膜の充血など),喘息症状,皮膚炎,胃腸症状などを呈する。花粉の飛散量によって症状が変化する。[80] ➡アレルギー,免疫,抗原抗体反応

**下壁梗塞** inferior [wall] infarction　　右冠動脈の閉塞によって心臓の下部部分の心筋が壊死を起こした状態。貫壁性梗塞では心電図上II,III aVF誘導に心筋の壊死層を反映する異常Q波やST上昇・冠性T波などがみられる。前壁梗塞は主に左冠動脈の前下行枝,側壁梗塞は左冠動脈の回旋枝の閉塞によって生ずる。[232] ➡心筋梗塞

**可変抵抗器** ❶rheostat ❷variable resistor　　❶電気抵抗を変えられる電気部品。❷運動療法用具のひとつで,器具より2本のロープが出ていて末端にある把手をつかんで交互に引く運動を行う携帯可能な小型の筋力増強用具。ロープにかかる抵抗を外筒を回すことにより変えられる。[2] ➡❷抵抗,インピーダンス

**可変摩擦膝** variable friction knee joint　　一定の摩擦機構をもちながら,屈曲角度によって摩擦の大きさが段階的に変えられる膝継手で,大腿義足に用いられる。主に遊脚相(遊脚期)における下腿の運動を制御することを目的としている。[74] ➡継手,定摩擦膝

**下方回旋** downward rotation　　肩甲骨関節窩が下方を向き,肩甲骨を下方(足方)に回旋させる運動。主に働く筋は菱形筋,小胸筋。肩甲挙筋,菱形筋による下方回旋は挙上を伴い,小胸筋による下方回旋は下制を伴う。[273] ➡上方回旋

**カポジ肉腫** Kaposi sarcoma　【特発性多発性出血性肉腫　multiple idiopathic hemorrhagic sarcoma】　皮膚,真皮の血管などの内皮細胞から起こり,紫色の斑や暗赤色の皮膚病変が多発し,皮膚以外にも発生する特発性の肉腫。症状は浮腫や疼痛など。後天性免疫不全症候群(エイズ)に関連して発症したものは,従来からあるものより悪性度が高い。[273]

**構え** attitude　　❶身体が全体として重力方向とどのような関係にあるかを示す「体位」にかかわわらず,体幹・四肢・頭部の相互の相対的位置関係を表す。❷運動競技においては特定の身体各部の相対的位置関係で身構えること,身体のそなえをさす。理学療法において,運動・動作の分析では,運動・動作の経過中,刻々と変化する構えを記述する重要な概念である。また,運動療法を行う際に,治

療者および被治療者が運動開始にあたり特定の身体の位置関係を作り出す際にはこの概念が大切である。ここで構えは基本(開始)肢位に相当するが，開始姿勢という用語が同義に使用されることもある。例えば，徒手筋力テストでの体位に対して検査部位の状態が構えにあたる。神経生理学に基盤をおく運動療法アプローチでは運動開始時の体位とともに構えは効果に影響を与えるとされるので，構えの準備には十分な注意が払われるべきものである。**3**精神医学においては，病態に対する患者の態度をいう。[63] ➡**1**体位

**鎌形赤血球貧血** sickle cell anemia　異常ヘモグロビン(HbS)の産生による常染色体劣性遺伝疾患。ヘモグロビンSのホモ接合により赤血球が鎌状化し，溶血性貧血や血管閉塞などを引き起こす。血管閉塞発作では閉塞部位の疼痛を招く。3歳以下での死亡が50%と予後はよくない。[166] ➡遺伝，ヘモグロビン

**紙引き抜き検査** ＝ フロマン検査

**仮面うつ病** masked depression　抑うつ気分や精神活動の抑制といった精神症状があまり目立たず，身体症状が前景に立つ，軽症の内因性うつ病。クラール(Kral, V. A.)が1958年に「身体症状という仮面」をかぶったうつ病として名づけた。[224] ➡うつ病

**仮面様顔貌** mask-like face；masked face　顔面表情筋の動きが乏しく，仮面をかぶったような顔つきになっている状態。パーキンソン病で特徴的にみられる顔貌。[222] ➡パーキンソン病，錐体外路系，大脳基底核

**痒み** pruritus【掻痒】　粘膜あるいは皮膚の痒みを伴う不快な刺激感覚。痒みは生理的痒み(瘙痒)と病的痒み(瘙痒)に分類される。従来は，微弱な刺激が痛覚神経を介して痒みとして知覚されると考えられてきたが，痛覚を麻痺させても痒みが存在する場合があることから，痛覚とは別の神経伝達機構があるとする説が有力になっている。[291] ➡掻痒感

**下葉** inferior lobe　肺区分のひとつ。上端は肺尖部の後下方から始まり，下方へいくにしだがい，前方に広がる。右肺では上葉と下葉の間にくさび状に中葉が入り込み，左肺では上葉と下葉で斜裂によって区切られ，下端は肺底部の後方約2/3を占める。[80] ➡肺

**過用** overuse【オーバーユース；オーバーワーク overwork】　生理的限界を超えた過度の負荷が重なって生じる組織の損傷や障害。類義語として誤用があるが，誤用とは間違った知識により運動したり治療した場合に生じる障害を示す。過用および誤用によって起こる障害は共通しており，一連の症状は過用症候群(反復過用症候群，反復負荷症候群)と呼ばれる。スポーツや職業，家事動作あるいは誤った運動療法の副作用として，同一個所の関節や筋・腱にくり返して負荷が加わることで，組織に微小外傷を起こして障害を生じることが多い。[151] ➡過用性筋力低下，廃用

**過用症候群** overuse syndrome【使いすぎ症候群】　過用によって生じる一連の症状。症状には，関節炎，各種の痛み，筋スパズム，過緊張による協調障害，化骨性筋炎，関節液の貯留，骨折，外傷，関節拘縮，変形，筋力低下，脱力，筋萎縮，反射性交感神経性ジストロフィー，麻痺の回復遅延または回復停止，痙縮の増大などがあげられるが，ほかにも劣等感や意欲減退，心不全や狭心症などの各種合併症の増悪を生じることがある。スポーツにおいては，各種スポーツの特異性があり，内・外的な要因から組織に過度なストレスがかかり，その部位に炎症や器質的変化が生じ，疼痛を発生させるスポーツ障害。初期には日常生活において疼痛は少なく特定の動作時のみの疼痛であるが，放置すると日常生活にも支障をきたす。内的要因としては筋のバランス破綻，アライメントの異常，形態異常，関節の柔軟性低下，フォームの欠陥など，外的要因としては過剰な練習量，悪い練習環境，疲労，ウォームアップの不足，用具や靴の不備，気温などがあげられる。代表的なものでは，上肢では野球肩，野球肘，槍肘，テニス肘，ゴルフ肘などがあり，下肢では走者膝，ジャンパー膝，シンスプリント(脛骨疲労性骨膜炎)などがある。理学療法では疼痛部位のア

イシング，温熱療法，練習量やフォームの改善，用具や靴のチェック，ストレッチングの指導，ウォームアップの徹底，筋力強化などを行う。[287] ➡野球肩，テニス肘，ランナー膝

**過用性筋力低下** overuse weakness；overwork weakness　過用（過度に筋を使うこと）により筋力低下や異常な脱力を認める状態。この現象はギラン-バレー症候群やポリオ後遺症などの末梢神経疾患，脱髄疾患の多発性硬化症などでよくみられる。デュシェンヌ型進行性筋ジストロフィーのように進行の速やかなものは筋力増強の効果は少ないので，過用性筋力低下には注意が必要である。末梢神経損傷では，麻痺筋の疲労と過伸張は筋力の回復を阻害するので避ける。日々の筋力増強運動は，筋が疲労すれば休息して筋収縮の回復を待って再開することが必要である。多数回の運動は筋疲労を残し，筋損傷を伴い回復を阻害するので注意が必要である。経時的に筋力の回復が停滞したときには筋力強化の強度を落とし，回復の遅延や筋力低下の原因となる過用性筋力低下に注意しなければならない。一般に，全身的な疲労，筋の疲労，運動時の痛みなどが増強するような場合は過用性障害を想定し，処方量を軽減することが必要となる。[151] ➡過用

**カラー** collar　頸椎装具のひとつ。頸部の周囲に巻き，頸部の固定・保護に用いられる。スポンジ製のソフトタイプとプラスチック製のハードタイプがある。前後屈と側屈を制限し，回旋は制限されない。[75] ➡ネックカラー，フィラデルフィア型カラー，ソーミーブレース

**空嚥下** empty swallowing　食べ物を口に入れず，唾液のみを飲み込むこと。嚥下運動が弱く，嚥下をした後も食物が口腔や咽頭に残っているとき，また嚥下練習のために食べ物を使わず，空嚥下を行う。[80] ➡嚥下，喉頭，咽頭

**ガラクトース負荷試験** galactose tolerance test　ガラクトースを経口摂取または静注した後の血中と尿中の濃度を調べ，肝機能を評価する試験。ガラクトースは摂取後ほとんどすべて肝臓に取り込まれるが，肝機能に障害があると血中濃度，および尿中排泄量が増加する。[80] ➡乳糖，糖質

**柄澤式老人知能の臨床的判定基準**　高齢者を対象とした観察式の知能・機能検査。観察した結果を知能・作業遂行能力レベルの指標と照らし合わせて判定できるため，本人に直接面接してテストを実施できない場合でも評価が可能。[291] ➡知能

**ガラス軟骨** ⇨ 硝子軟骨

**ガラス板法** slide precipitation test　梅毒血清反応のひとつ。抗原としてリン脂質（カルジオリピン-レシチン）を用いて対応する抗体を検出する。顕微鏡で沈降反応をみるが，梅毒以外の疾患でも陽性反応がみられることがある。梅毒のスクリーニング検査として有用。[123] ➡梅毒，感染症対策，脊髄癆，血清

**ガラス微小電極** microglass electrode　ガラス管の先端の直径を 1 μm 以下とし，管内に電解質溶液を詰めた電極。細胞膜を損傷することなく挿入できるため，神経や筋の膜の電圧・電流特性を利用し，膜電位を測定して活動電位を記録することができる。[1] ➡活動電位

**空涙症候群** = ワニの涙

**ガラント反射** Galant reflex【ギャラン反射；側彎反射 scoliotic reflex, 背反射, 体幹側屈反応 trunk incurvation response】　乳児を腹臥位の状態で抱き上げ，背中を腸骨稜へ向かって脊柱の側方を先の尖った物や爪でこすると，刺激された側の体幹が彎曲する反応。原始反射のひとつで，体幹の可動性を高めることに関与している可能性がある。新生児期を過ぎると消失する。[73] ➡原始反射

**仮合せ** temporal fitting；initial fitting；first fitting　義肢装具，車いす，座位保持装置など補装具の製作工程において各構成要素を仮に組み立てて完成させる前の段階で実際に

装着，試乗などの適合判定を行うこと．この過程で，補装具などが処方通りに製作されているか，良好な適合が得られているかなどをチェックし，必要となる具体的な修正個所を確認することができる．仮合せはブレースクリニックなどで義肢装具士，理学療法士やリハ科医師などが協力して行うが，適切な補装具を提供するために欠かせない過程である．理学療法士には補装具のチェックポイントに関する専門的知識が要求される．[48]

**カリウム** potassium；kalium　元素記号 K．化学元素の一種で，生体では大部分は細胞内液中に陽イオン($K^+$)として存在し，成人では約2gの少量が含まれる．$K^+$ は $Na^+$ とともに細胞膜を境にその濃度勾配と膜透過の一過性の変動が，静止膜電位(膜内外の電位)や活動電位を規定し，神経の興奮・伝導や筋収縮に関与している．[1] ➡電解質，活動電位

**カリウム代謝異常**（かりうむたいしゃいじょう） potassium metabolism disorder　記号 K．カリウムの細胞内外での調節には①$Na^+$，$K^+$-ATPase，②ホルモン，特にインスリンとカテコールアミン，③酸塩基平衡，④浸透圧，⑤細胞自体の代謝が関与しているが，重要なものは腸管からの吸収と腎臓からの排泄である．つまり，カリウムのほとんどは食物摂取によっており，またほとんどは尿から排泄される．カリウムはその増減で低カリウム血症と高カリウム血症の診断がつけられ，神経や筋肉に様々な影響を及ぼすため，様々な徴候を示す．発作性に四肢，体幹の一過性麻痺を反復して生じる疾患は周期性四肢麻痺という．[158] ➡低カリウム血症

**仮関節**（かりかんせつ） ＝ 偽関節（ぎかんせつ）

**仮義肢**（かりぎし） temporary prosthesis【仮義足（かりぎそく）】
　義肢装着練習などの際に，本義肢に移行するまでの段階で一時的に使用される義肢の総称．仮義肢は，切断後最初の装着練習の目的で使用される場合がほとんどで，本義肢と基本的には同じ構造で組み立てられるのが一般的であるが，本義肢とその構造を異にするものもある．仮義肢に使用されるソケットにはギプスソケット，周径の変動に対応できる調整式ソケット，ソケットの適合状態をみるために透明度の高い材質で製作されたチェックソケットなどがある．仮義足の場合，アライメントを調節するためのアジャスタブルカップリングなどが組み込まれることが多い．仮義肢の時期にソケットの適合状態のチェック，継手やアライメントなどの調整，十分な義手操作練習や義足歩行練習を行い本義肢へと移行する．[48] ➡本義肢，アジャスタブルカップリング

**カリキュラム** curriculum【教育課程】
　学校教育の内容・計画を発達段階や教育目標に応じて配列したもの．内部要素として①教育内容，②組織原理，③履修原理，④教材，⑤授業日時数，⑥授業形態があり，外部要素として①行政的決定過程，②教職員の量と質，③施設・設備の状況がある．一般的なカリキュラムの構成は，①高等教育に応じた教科科目を配する学問的要請，②成長・発達の特性を配慮する心理的要請，③個性的・創造的な活動を社会体制保持に役立たせる社会的要請を考慮する．方法論的にタイラー(Tyler)の原理とデザインの原理がある．なお，理学療法士作業療法士学校養成施設においては，理学療法士作業療法士養成施設指定規則に則り，教育内容を「科学的思考の基礎および人間と生活」に関する基礎分野，「解剖生理学や疾患学，医学・保健・福祉など周辺分野」に関する専門基礎分野，「臨床実習を含む理学療法士に必要な専門性」に関する専門分野から構成され，その科目については各養成校で思案される．[186] ➡教育

**カリニ肺炎**（かりにはいえん） ＝ ニューモシスチス・カリニ肺炎（にゅーもしすちす・かりにはいえん）

**顆粒球**（かりゅうきゅう） granulocyte【顆粒性白血球 granular leukocyte】　細胞質内に顆粒をもつ白血球の総称．染色性により好中球，好酸球，好塩基球に分類される．生体の防御反応に関与する．顆粒をもたないものにはリンパ球と単球がある．[245] ➡白血球

**顆粒細胞**（かりゅうさいぼう） granular cell　神経細胞の一種で，小脳皮質，大脳皮質で層構造をつくる．

小脳では軸索が顆粒層から分子層まで垂直に上行し，直角にT字型に枝分かれしてまっすぐな2本の平行線維をつくることが特徴的である。[177] ➡小脳

**顆粒性白血球**（かりゅうせいはっけっきゅう） ＝ 顆粒球（かりゅうきゅう）

**渦流浴**（かりゅうよく） whirlpool [bath]：WPB　水治療法の一種。浴槽に上肢，下肢あるいは全身を入水し，浴槽内に取り付けられた吹き出し口から水圧を患部へ直接あるいは間接的に加える療法。水圧によるマッサージ効果，洗浄作用，血流促進が得られる。水温は上下肢の場合37～38℃，全身浴の場合は35～37℃とする。適応は末梢循環の改善，骨折後などに生じる関節拘縮，疼痛，筋スパズムなどである。[14] ➡水治療法，物理療法，温熱療法

**ガル**　Gall, Franz Joseph　オーストリアの解剖学者，生理学者(1758～1828)。動物や人間の脳に関しての構造的研究を通して，骨相学を生み出し，脳は局所ごとに機能をもつと考える大脳機能局在論を提唱した。[270]

**ガルヴァーニ電流**（がるヴぁーにでんりゅう） galvanic current　時間に対して電流の方向が一定である平滑電流（直流）のことをガルヴァーニ電流と呼ぶ。また，この電流を身体に通電して，血流・栄養の改善を図ろうとする電気刺激療法をガルヴァーニ療法と呼ぶ。[164]

**カルシウム**　calcium　記号Ca。無機栄養素の一種。リンと結合して密度の高い硬組織（骨や歯牙）の主成分であるリン酸カルシウムを形成する。成人の生体には約1kgのカルシウム(Ca)が存在し，その99％が硬組織に，残り1％が軟部組織や細胞外液中に存在する。血液中に存在するCaは約0.1％にすぎないが筋肉や神経の活動，血液凝固や心拍動など種々の生理機能調節に重要な役割を果たす。生理学的には筋肉の収縮は，次のメカニズムで行われる。神経末端から神経伝達物質アセチルコリンが放出され，筋形質膜で脱分極が生じて周囲に活動電位が伝わり，筋小胞体の膜透過性が変化して，筋小胞体中のカルシウムイオンが放出される。さらに筋小胞体の外に放出されたカルシウムイオンがトロポニンに結合し，トロポニンとトロポミオシンの形状が変化して，アクチンとミオシンの相互作用によって筋収縮が生じる。[1] ➡筋収縮力

**カルシウム結石**（かるしうむけっせき） calcium calculus (stone)　シュウ酸カルシウム，リン酸カルシウムの結晶が結合したもので，腎・尿路結石の中で最も多い。カルシウムの尿中排泄増加や尿中pHの変化，尿濃縮，尿路感染，結石抑制因子の低下などが原因となるが詳細は不明。[80] ➡腎結石，高カルシウム血症

**カルシウム代謝異常**（かるしうむたいしゃいじょう） calcium metabolism disorder　血液中のカルシウムは上皮小体ホルモン(副甲状腺ホルモン)，1,25-水酸化ビタミンD(カルシトリオール)，カルシトニンなどにより8.5～10.2mg/dlに調節されるが，これらのホルモンに異変が生じるとカルシウム代謝異常をきたし，高カルシウム血症や低カルシウム血症，骨粗鬆症を起こす。[80]

**カルシトニン**　calcitonin　甲状腺から分泌されるペプチドホルモンで，破骨細胞に直接作用して骨吸収を抑える。また，血中の血清カルシウムとリン酸を低下させるほか，骨芽細胞に作用して骨新生を促進させる。[278] ➡甲状腺，カルシウム

**カルチノイド**　carcinoid　気管支または消化管に発生する神経内分泌細胞由来の腫瘍。セロトニン，ヒスタミン，カテコールアミンなど多種の活性物質を産生する。90％以上は消化管で，直腸，胃，十二指腸の順に多い。[279] ➡内分泌，腫瘍

**カルテ**　chart；clinical chart；独Karte【診療録，メディカルレコード medical record，ヘルスレコード health record】　症例に関する医療記録。診療記録のほか，対象者の社会的情報の理解，医療の経過評価や計画立案，対象者への報告や医療従事者間での情報交換，学術・教育への活用，診療報酬請求のための資料など多くの役割を担う記録文書。[248] ➡評価，記録，診療報酬請求，医事訴訟，医療事故

**ガル頭蓋学** = 骨相学

**カルバマゼピン** carbamazepine　三環系抗うつ薬に似たイミノスチルベン核をもつ抗てんかん薬。精神運動発作にまず用いられる薬物で，大発作，躁うつ病，統合失調症の興奮状態，三叉神経痛などにも適応がある。副作用にめまい，運動失調，複視などがる。[182] ➡抗てんかん薬，精神障害

**カルボーネンの式** Karvonen formula　運動処方において，運動強度の目標心拍数を決める式。目標心拍数＝(最大心拍数－安静時心拍数)×40〜85％＋安静時心拍数。一般的に最大心拍数は220－年齢で算出し，40〜85％の係数は対象によって選択する。[17] ➡運動処方

**ガレアッチ[脱臼]骨折** Galeazzi [dislocation-] fracture　【逆モンテジア骨折 reverse Monteggia fracture】　橈骨骨折と遠位橈尺関節尺骨頭の脱臼か亜脱臼を伴う骨折。橈骨遠位1/2〜1/3の骨折が多い。脱臼を伴う遠位型で，近位型前腕骨のモンテジア骨折と対比される。前腕骨骨折。前腕回内位での転倒により生じることが多い。[209] ➡モンテジア[脱臼]骨折

**加齢** ⇨ 老化

**ガレノス** Galenos, Claudius　【ガレヌス Galenus, ガレン Galen】　130〜201 A.D. 頃にローマに実在したとされる医学者・哲学者。古代ギリシャ医学を集成し，解剖学や生理学の学問体系の基礎を作り，ヒポクラテスの体液病理学説に基づく治療を提唱した中世の医学の権威。[248] ➡アレキサンドリア医学，古代ギリシャ医学，ヒポクラテス

**過労死** karo-shi；death by overload　日常的な過重業務や長時間労働による疲労やストレスが引き金となって死に至る現象。脳出血などの脳血管疾患や心筋梗塞などの虚血性疾患で突然死を招いたり，うつ病などの精神疾患から自殺に至るケースもある。[8] ➡突然死

**仮肋** false ribs　胸骨と直接結合する第1〜7肋骨を真肋というのに対し，前方が胸骨に直接結合しない第8〜12の5対の肋骨を仮肋という。このうち，軟骨部が互いに結合して肋骨弓を形成する上方の3対を付着弓肋，腹壁中に浮遊して終わる下方の2対を浮遊弓肋という。[67] ➡肋骨，肋軟骨

**下肋部** = 季肋部

**カロチン** carotene；carotin【カロテン】
　カロチノイド(黄色，橙，赤，紫色をした色素群)の一種で，動植物に広く含まれる炭化水素からなる色素。水に不溶，アルコールに難溶。$\alpha, \beta, \gamma, \delta$型など多くの異性体を含め，約100種が知られている。体内に入ってビタミンAに転化するのでビタミンA前駆物質(プロビタミンA)とも呼ばれる。カロチンの中で最も多いのは$\beta$カロチンで腸粘膜および肝臓でビタミンAに転化する。植物ではニンジン，カボチャ，ホウレンソウ，サツマイモなどの緑黄色野菜やオレンジなどの果物に多く含まれる。[14]

**カロリー** calorie　記号 cal。エネルギーの1形態である熱量の単位。1 cal は 14.5℃ の水 1g を 15.5℃ に上げるのに必要な熱量で，SI単位では 1 cal＝4.1868 J にあたる。生物学や栄養学でカロリーといえばキロカロリー(kcal)のことをさす。kcal は大カロリー(Cal)ともいう。人体内で消化吸収して生じる熱量は，糖質 1g が 4.1 kcal，脂肪 1g が 9.4 kcal，蛋白質 1g が 4.1 kcal として計算する。消費カロリーは，1日に安静臥位で約 1,200〜1,500 kcal，安静座位でその約 1.2 倍，ゆっくりした歩行で約2倍である。安静座位での1分間あたりにすると，消費カロリーは約 1.0〜1.2 kcal で，このとき酸素摂取量は約 0〜0.25 l である。なお，安静座位での体重 kg あたりの酸素摂取量は 3.5 ml/kg・分である。これを代謝当量(METs)といい運動強度の単位として用いる。[278] ➡エネルギー，熱量，代謝当量

**カロリーカウンター** Calorie counter
　商品名。ズボンなどのウエスト部に装着す

る，万歩計型の消費カロリー測定器。歩数，および消費カロリーと基礎代謝カロリーをあわせた総消費カロリーを大まかに測定表示できる。小型で安価であり，簡便に使用できる。[278] ➡熱量，エネルギー

**ガワーズ徴候** Gowers sign 【登はん性起立】
　デュシェンヌ型筋ジストロフィーなどで特徴的な起立動作。起立時に，膝，大腿に交互に手をつきながら上半身を起こし，直立位となる。原因は下肢近位筋の筋力低下による。[193] ➡デュシェンヌ型筋ジストロフィー，骨軟化症，くる病

**川崎病** Kawasaki disease 【皮膚粘膜リンパ節症候群 mucocutaneous lymphnode syndrome：MCLS，急性熱性皮膚粘膜リンパ節症候群 acute febrile MCLS】　主に4歳以下の小児に起こる血管炎症候群。1週間以上続く発熱，全身発疹，口唇亀裂，苺舌，眼脂を伴わない眼の充血，手足の腫脹，頸部リンパ節腫脹などの症状が出現する。原因不明。後遺症として冠状動脈の主幹部に動脈瘤を生じる。[86] ➡血管炎

**癌** cancer：CA；carcinoma 【悪性腫瘍 malignant tumor，悪性新生物 malignant neoplasm】　自身の細胞に由来する細胞が異常増殖した状態を腫瘍といい，身体内に出現した新たな存在として，新生物(neoplasm)とも呼称される。腫瘍は，その生物学的性質から，良性腫瘍と悪性腫瘍に分けられる。また，その起源となった細胞が上皮細胞かそうでないかによって，上皮性腫瘍と非上皮性腫瘍に大別される。癌とは，この悪性腫瘍の総称である。癌には，悪性上皮性腫瘍(癌腫 carcinoma)として扁平上皮癌(食道，子宮頸部，皮膚など)，腺癌(肺，胃，大腸，乳腺，前立腺など)などがあり，悪性非上皮性腫瘍(肉腫 sarcoma)として，平滑筋肉腫，骨肉腫，軟骨肉腫などがある。その他，白血病，悪性リンパ腫，多発性骨髄腫，悪性黒色腫，脳腫瘍などがある。なお，癌(cancer)と癌腫(carcinoma)は本来は同義語だったが，現在では，悪性上皮性腫瘍だけではなくて，肉腫を含めた悪性腫瘍全般の意味で癌ということばが用いられるようになっている。癌の特徴として，浸潤(invasion)，転移(metastasis)がある。浸潤とは，腫瘍細胞が周囲の組織間隙を縫うように増殖することをいう。上皮性腫瘍に限れば，上皮と間質の間に形成される基底膜を腫瘍細胞が破壊し，越えることをさす。転移とは，腫瘍細胞が，もともと発生した部位(原発)から離れて他の部位に達し，そこで新たに発育することをいう。腫瘍細胞が転移部へとたどる経路によって，リンパ行性転移，血行性転移，播種性転移の3つに分類される。分子病理学的には，腫瘍とは，増殖に関連する遺伝子群(癌遺伝子など)に異常が生じたことにより発生する。腫瘍化した細胞は，自律的かつ過剰に増殖し，組織塊(つまり腫瘤 tumor)として認識されるに至る。発癌因子としては，物理的因子(機械的作用，輻射エネルギー，温熱作用)，化学的因子(毒物，薬物，化学薬品)，感染性因子(細菌，ウイルス)，環境因子(食物，嗜好品，風習，文明)など，一般的な病因と同様と考えられる。外科的な切除や放射線治療などで一度消失した腫瘍組織と同じ腫瘍組織が再び発生してくる場合を再発(recurrence)という。一般的には，最初の治療で取り残されたり生き残った腫瘍細胞が，再び増殖し，腫瘍を形成してくると考えられている。[238] ➡癌遺伝子，浸潤，腫瘍形成

**眼圧** intraocular pressure：IOP；ocular tension　眼球内の硝子体と眼房水の静水圧。毛様体から産生された眼房水は前房を循環し隅角から眼球外へ流出される。眼圧はこの房水の産生・流出のバランスで一定に保たれ，眼球の球形を維持する。正常平均は11〜20 mmHgで日内変動がある。[10] ➡眼球，眼房水，緑内障

**眼位** eye position　両眼相互間の位置関係で眼球軸の方向のこと。覚醒時には両眼視眼位，一眼を遮閉した際，融像除去眼位，深い睡眠下や全身麻酔下では生理的安静眼位，死後や昏睡時には絶対的安静眼位がみられる。眼位の異常として一眼の視線が目標と別の方向に向いている状態を斜視という。[10] ➡斜視

**簡易上肢機能検査** simple test for evaluating

かんいせい

hand function：STEF　金子らによって開発された，作業の速度によって上肢の動作能力を短時間に調べる検査．10項目からなり，左右別に100点満点で採点する．年齢別標準時間が表示されており，検査器具が市販されている．[248] ➡評価，補助手，実用手，片麻痺患者の歩行能力分類

**簡易精神医学症状評価尺度**　Brief Psychiatric Rating Scale：BPRS　主要な精神症状とその重症度を評価する尺度．18項目からなり，20分程度の短時間で評価ができる簡便なもので，統合失調症など精神障害の評価に用いられる．[119] ➡精神障害，統合失調症

**癌遺伝子**　oncogene【オンコジーン，腫瘍遺伝子，発癌遺伝子】　細胞を癌化させる能力をもつ遺伝子．正常な組織中に分布し細胞分裂をさせる癌原遺伝子（プロトオンコジーン）の突然変異や過剰発現による活性化と，癌抑制遺伝子が正常に機能しなくなるなどの不活性化によって発生する．[65] ➡癌

**眼咽頭型筋ジストロフィー**　oculopharyngeal muscular dystrophy：OPMD　緩徐進行性の眼瞼下垂，嚥下障害などで発症する常染色体優性遺伝性疾患．中高年での発症が多く，慢性進行性外眼筋麻痺も出現するが，生命予後は良好．[235]

**肝炎**　hepatitis　肝組織への急性および慢性炎症細胞浸潤を伴った肝細胞の障害．肝炎を引き起こす最大の原因はウイルス感染だが，そのほか薬剤，アルコール，自己免疫，胆道疾患などにより引き起こされるものがある．[238] ➡炎症，肝細胞，急性肝炎，自己免疫疾患

**感音難聴**　perceptive deafness；sensorineural deafness　内耳から皮質聴覚野にかけての神経系が侵されて起こる難聴で，一般に高音域になるにしたがって聴力が低下してくる．内耳器官に異常のある内耳性難聴と神経経路に異常のある後迷路性難聴に分類される．原因は遺伝，薬物，聴神経腫瘍，音響外傷，突発性など様々である．[113] ➡難聴

**眼窩**　orbit　眼球を容れる左右一対のくぼみ．眼窩口は丸みのある四辺形をなし，上辺を眼窩上縁，下辺を眼窩下縁と呼ぶ．また，眼窩は7つの骨から構成され，上壁・下壁・内側壁・外側壁の4つの壁からなる．[253] ➡眼球，頭蓋

**寛(緩)解**　remission　疾患の経過中，病状が一時的に自・他覚的に軽快し，あるいは消失する状態．白血病，統合失調症，多発性硬化症など完全な治療が困難な疾患に用いられることが多い．[113]

**感覚**　→次頁参照

**感覚運動再教育**　sensorimotor reeducation　四肢の正しい動かし方や使い方を再獲得できるよう指導すること．例えば，バランスボードなどを操作することで，感覚と運動の再統合を促す．また，脳卒中片麻痺者の麻痺肢に正しい関節の動きを教えるために，口頭指示や鏡を用いるなど正常な感覚器を利用して運動をくり返す．感覚系に障害があると正しい情報が中枢に伝達されず，正常な運動を習得することが困難になる．[289]

**感覚解離**　sensory dissociation【知覚解離】　種々の感覚のうち，一部の感覚だけが障害されていること．感覚の種類によって伝導路が異なるために生じる．病変部位の違いで様々な様相を呈する．[49] ➡感覚，感覚障害，解離性感覚障害

**感覚記憶**　sensory memory　把握時間による記憶の分類のひとつで，知覚直後に再生する短い記憶．[226] ➡感覚，記憶，体性感覚

## かんかく

**感覚** sensation；sense

音・光・物理的刺激などがそれぞれに対応する感覚受容器に受けたときに発せられる情報。知覚は感覚受容器を介して伝えられた情報から，外界の性質・形態・関係や体内の諸臓器・器官の状態を感知分別することである。

感覚は特殊感覚(視覚，聴覚，嗅覚，味覚，平衡覚)，体性感覚(皮膚感覚，深部感覚)，内臓感覚(臓器感覚，内臓痛覚)の3つに大別される。受容器による分類もある。

1. 特殊感覚

①視覚：網膜の視細胞が受容器であり，光刺激により明暗や色覚を認知する。②聴覚：内耳のコルチ器の有毛細胞が受容器であり，空気振動の機械的刺激により音の高低を認知する。③嗅覚：鼻の嗅粘膜にある嗅細胞が受容器であり，空気中の化学物質によりにおいとして認知する。④味覚：舌にある味蕾の味細胞が受容器であり，液体中の化学物質により甘味，塩味，酸味，苦味を認知する。⑤平衡覚：内耳の平衡斑，膨大部稜の有毛細胞が受容器であり，重力の機械的刺激により頭部の位置や加速度を認知する。

2. 一般体性感覚

①皮膚感覚：皮膚にある受容器には種々のものがあり，パチニ小体は皮膚の素早い伸張刺激や，圧迫および振動刺激により興奮する。マイスナー小体は舌，口唇，指先，乳頭および土踏まずに多く分布し，2点識別覚や立体覚に関係する。メルケル細胞は手指の背側，口唇および外生殖器に多く分布し，皮膚をゆっくり動かすことにより興奮し，くすぐったい感覚になる。毛包受容体は毛包にある比較的順応の早い受容器で，毛の傾きに反応する。自由神経終末は，痛覚だけではなく温覚や触覚などにも関与する。ポリモーダル受容器は侵害的な熱，化学的および機械的刺激などの刺激に対応でき，皮膚のみならず骨格筋や内臓諸器官にまで及んでおり，非侵害レベルから侵害レベルにわたる広い範囲の刺激強度に応じる。②深部感覚(固有受容覚)：筋紡錘，ゴルジ腱器官，関節受容器がある。筋紡錘にはIa相動性，Ia緊張性，II終末の受容器があり，Ia相動性は素早い伸張刺激，Ia緊張性とII終末は持続的な伸張刺激に反応する。Ia相動性は単シナプス性であり，腱反射の反射弓を形成する。II終末はIa緊張性よりも閾値が高く，屈筋群を促通する作用がある。ゴルジ腱器官は筋の付着部に分布し，筋に生じた張力に反応する受容器で，Ib求心性神経を介し脊髄で多シナプス性に連絡し，張力を受けた筋に対し抑制的に作用する自己抑制回路を形成する。関節受容器は関節の位置，運動の方向およびスピードなどの情報をフィードバックする。ワイケ(Wyke, B.D.)によるとタイプIは，関節包の表層に分布している動き受容器で，肩関節，股関節および頸椎などの近位関節に多く認められ，関節の位置覚や運動覚に関与するとともに，関節内圧の変化にも反応する。さらに，本受容器とタイプIIは，関節の痛みを抑制させる働きもある。タイプIIは，関節包の深層や関節脂肪体に分布している動き受容器で，四肢末梢の関節に多く認められ，短時間に高頻度の放電を行い，特に関節の加速および減速時に興奮する。タイプIIIは，関節の靱帯に分布している動き受容器で，その形態はゴルジ腱器官に似た構造であり，機能的にも最大域におけるストレッチにより興奮し，筋トーヌスを抑制させる働きがある。タイプIVは，痛みに対する侵害受容器と血管調節に関与する受容器の2種類があり，それぞれ痛みおよび血管運動調節を行う。深部痛覚は自由神経終末(ポリモーダル受容器)が受容器で，炎症や血管拡張に反応し痛覚として認知される。頸動脈洞は総頸動脈にあり，血圧の変化により脳血流量を調節する。

3. 内臓感覚

①臓器感覚：内臓壁や腸間膜の受容器が機械的刺激を受けたときに興奮し，空腹感，便意や尿意に関与する。②内臓痛覚：内臓壁の自由神経終末により，腹膜・平滑筋の炎症により痛覚として認知される。頸動脈洞は総頸動脈にあり，血圧の変化により脳血流量を調節する。[289] ➡知覚, 感覚障害, 体性感覚, 特殊感覚

**感覚再教育** sensory reeducation　ウイン・パリー(Wynn Parry, C.B.)によって提唱され，デロン(Dellon, A L.)が発展させた感覚機能の再教育法。「知覚再教育」とも呼ばれ，特に手の末梢神経麻痺による感覚障害に対して実施されることが多い。具体的な方法としては，初期にはキメの異なるサンドペーパー，布，砂などの素材を，後期には大きさや形の異なる釘，鍵，木片などの物体を，麻痺のある部位で閉眼で触り，開眼してそれを確認するという識別作業が中心となる。運動麻痺を伴っている場合は，素材や物体への接触をセラピストが他動的に行う。感覚レベルでの情報が減少していても，知覚レベル，すなわち対象の特性認識は脳において再学習が可能である。[54] ➡感覚

**間隔尺度** interval scale　データ間の等間隔が保証されている尺度。比例尺度と異なり，数値の差のみに意味をもつ。代表的なものに温度，テスト得点などがある。平均値の算出，標準偏差などほとんどの統計量の算出が可能。[51] ➡平均値，分散，標準偏差，パラメトリック検定，$t$検定

**感覚尺度** sensory scale　感覚・知覚の大きさや質 $\psi$ は直接計測できないが，$\psi$ は刺激変化 $S$ に対応して変化する。この $\psi \cdot S$ を尺度構成理論 $\phi$ に従って感覚量 $\psi = \phi(\xi)$ とするか，心理物理関数 $f$ を用いて $\psi = f(S)$ として表す尺度。[157] ➡ウェーバー-フェヒナーの法則，定量分析，雑音，尺度

**感覚障害** sensory disturbance　外界からの刺激や体内状況の変化を認識する感覚が，その伝達経路(感覚受容器，求心路，感覚中枢)の病変により障害された状態。感覚には，特殊感覚と一般体性感覚があり，一般体性感覚は表在感覚(触覚，圧覚，温覚，冷覚，痛覚)，深部感覚(関節覚，振動覚，深部痛覚)，内臓感覚に区分される。理学療法分野においては，特に表在感覚，深部感覚の障害が問題となる。障害の種類は，感覚がまったくなくなる感覚脱失，感覚が鈍くなる感覚鈍麻，抑制系の障害により感じ方が強くなる感覚過敏，異常な感覚が感じられる異常感覚(外的刺激によって起こるパレステジー paresthesia と外的刺激がなくて自覚的に起こるジセステジー dysesthesia に分けられる。臨床において，表在感覚障害では外傷や熱傷，褥瘡を生じやすいため，視覚による代償を習慣づけたり，体位変換をする必要がある。また深部感覚障害でも，上下肢の位置がわからず外傷や関節を損傷しやすいため視覚による代償を行う必要があり，また失調症やアテトーゼ様の不随意運動を生じることもある。表在・深部感覚障害を起こしうる片麻痺では，麻痺側上肢の無理な姿勢や粗雑な扱いによる肩の障害などを起こさないような指導が必要となる。このように，感覚と運動は極めて密接な相互関係にあり，運動をコントロールするための正しい情報をフィードバックする感覚系の機能を基に，感覚障害の有無(程度)を正確に評価する感覚検査は理学療法において重要である。また感覚検査は，障害の部位診断，神経損傷の程度，治療回復の程度などを決定する重要な手段としても重要な意義をもつ。しかし感覚障害は運動障害と異なり客観的にとらえられないことが特徴で，感覚検査では対象者の主観的判断により表現されるため，その正確な判定には対象者の検査に対する理解と協力が必要不可欠である。加えて，知能，意識，精神状態などが正確な判断を行える状態であるかを確認し，誘導・暗示には留意する。刺激を認めたら即時回答を求め，対象者の多種多様な表現も記録するようにする。判定は表在感覚検査では左右対称部位，または正常部位と障害部位の比較を行い，深部感覚では関節の位置，運動方向の正答率で行う。[226] ➡感覚

**感覚神経** sensory nerve　広義には運動神経の対語。狭義には末梢の感覚受容器から感覚情報を中枢神経系に伝える体性神経で，求心性神経ともいう。軸索の直径によって分類され，固有感覚や触圧覚などを伝え，直径が大きく有髄神経である Ia 群，Ib 群，Ⅱ群と，痛覚などを伝える細い有髄神経(Ⅲ群)と無髄神経(Ⅳ群)がある。[29] ➡感覚障害，求心性神経

**感覚神経伝導速度** sensory [nerve] conduction velocity：SCV　感覚神経線維を興奮が

伝導する速さ。運動神経伝導速度と同様に末梢神経障害の程度を評価する指標として有用。[49] ➡運動神経伝導速度, 末梢神経伝導速度

**かんかくしんけいゆうはつでんい**
**感覚神経誘発電位** sensory [nerve] evoked potential　種々の感覚神経を刺激して導出される誘発電位の総称で, 刺激の種類により, ①上下肢の感覚神経を刺激して得られる体性誘発電位, ②聴覚を刺激して得られる聴性誘発電位, ③視覚を刺激して得られる視覚性誘発電位, ④精神作業で生じる事象関連電位などに分けられる。[49] ➡体性感覚誘発電位, 事象関連電位

**かんかくせいうんどうしっちょう**
**感覚性運動失調** sensory ataxia　運動をコントロールするために必要な深部感覚が障害されたために出現する運動失調。小脳性運動失調との鑑別には視覚を遮断するロンベルク検査が用いられ, 感覚性運動失調ではロンベルク検査が陽性となる。[239] ➡感覚障害, 運動障害, 運動失調[症], ロンベルク徴候

**かんかくせいしつご**
**感覚性失語** ＝ ウェルニッケ失語

**かんかくとうごうりょうほう**
**感覚統合療法** sensory integration therapy
　Ayres, AJ(作業療法士)によって創始された治療技法で, 感覚刺激をコントロールしながら環境に適応させていく方法。身体全体を使った運動や遊びによって前庭覚, 触覚, 固有受容覚に刺激を与えることにより, 脳における感覚間の統合を図って環境への適応を促すことに主眼がおかれている。当初は学習障害児, 自閉症などに適用されたが, その後重症児, 知的障害児など多彩な発達障害児に対してこの治療法が適用されつつある。[113] ➡感覚障害, 運動障害, 運動療法

**がんかほうそうえん**
**眼窩蜂巣炎** orbital cellulitis；orbital phlegmon　眼窩内の脂肪蜂巣組織にびまん性に化膿性浸潤を生じた急性化膿性炎症。ときに眼窩内に限局性化膿巣をつくることがある。眼痛, 眼瞼腫脹, 眼球突出, 複視などの症状がみられる。原因は外傷後の細菌感染, 眼瞼や顔面の感染からの波及, 全身疾患からの転移性感染のほか, 特発性のものがある。[217] ➡眼窩

**カンガルーケア** kangaroo care　裸の新生児を母親の素肌の胸に立て抱きにすることで, 母と子が直接ぬくもりを感じアタッチメントの形成を促進するほか, 児の発育に好影響を与える。もともとはコロンビアで保育器の不足を補うために始められた。[176]

**かんがん**
**肝癌** liver cancer【肝臓癌】　肝臓に発生した悪性腫瘍の総称。原発性と転移性とに分けられる。原発性肝癌には肝細胞癌, 胆管細胞癌, 肝芽腫などがあるが, 肝細胞癌が大半を占める。肝細胞癌の多くは, ウイルス性肝炎, 肝硬変に続発して発生する。転移性肝癌の原発としては, 胃癌, 大腸癌などがある。[238] ➡肝細胞, 肝不全, 肝炎, 肝硬変, 転移

**かんき**
**換気** ventilation　**1**肺への気体の吸入および呼出運動。換気は定量的に1回換気量や分時換気量として示される。**2**室内の汚れた空気を外気と入れ換えること。換気の方法には, 自然換気と機械換気(強制換気)がある。[137] ➡**1**外呼吸

**かんきいきち**
**換気閾値** ventilation threshold：VT　無酸素性作業閾値(AT)の測定を, $CO_2$排泄量と換気量の変化から求めたものを換気閾値(VT)という。基本的に血液乳酸値と換気閾値は一致するが, 用語としてATとVTは区別される。運動強度を徐々に増大させると換気は運動強度に応じてほぼ直線的に増大するが, 最大酸素摂取量の55％前後から急激な増大を示す。これは有酸素運動であったものが無酸素運動に変わる点とされておりATとして臨床で応用されている。心肺機能における理学療法では運動療法, 運動負荷を実施する場合, ATを超えないようにプログラムを実施する。ATを超えない範囲の運動は有酸素運動であり安全性が高いといわれている。特に内部障害である呼吸器系理学療法, 代謝系理学療法, 循環系理学療法ではATを指標としてプログラムに応用する。[3] ➡無酸素性作業閾値, 乳酸閾値

**かんききのう**
**換気機能** ventilatory capacity　空気を肺に出し入れする機能。肺機能検査は, 換気機能検査が中心になり疾病, 障害を調べるときに

利用される。換気機能が絶対的に大きいことが拡散, 酸素摂取量の改善につながる。[3] ➡呼吸, 拡散, 酸素摂取量

**換気血流比** ventilation-perfusion ratio
　肺胞の換気と肺毛細血管血流の比。血液が酸素化されるためには, 肺胞に相対する肺毛細血管が必要である。肺内の換気と血流の状態は, 健常者においてもガス分布は一様ではなく, 空気は軽く上方に, 重い血液は下方に多くなる。肺尖部では, 軽い空気は多く, 重い血液は少ない。肺底部ではその逆で空気が少なく, 血流が多くなる。ガス交換は, 拡散現象で起こるが, 不均等分布が存在する。基準値は換気血流比は0.8で, 肺尖部は3.3, 肺底部は0.63となる。人工呼吸中の対象者においても背臥位など一定の姿勢を続けると, 背部では血流が多く, 胸部前面になるほど空気が多くなり, 換気血流比の不均等分布が起こり死腔効果が増大する。理学療法施行時に一定の姿勢を続けていないか注意し, 人工呼吸中の体位変換を行う。[3] ➡肺胞

**換気当量** ventilation equivalent　換気量と酸素摂取量との比をいい,換気効率を表す。安静時では酸素1$l$摂取するのに220〜225$l$の換気がなされる。運動がある一定以上になると換気量が増えても酸素摂取量は増加しなくなる。[3] ➡換気機能, 酸素摂取量, 呼吸

**肝機能検査** liver function test　肝の病態を知るための検査で, 胆汁排泄機能, 色素排泄機能, 蛋白質・糖質・脂質代謝, 血清酵素, ウイルス検査などがある。理学療法の開始, 中止に際して血清酵素のGOT(AST), GPT(ALT), LDH値を参考にすることがある。[3] ➡グルタミン酸オキサロ酢酸トランスアミナーゼ, グルタミン酸ピルビン酸トランスアミナーゼ, 乳酸脱水素酵素

**肝機能不全** = 肝不全

**換気モード** mode of ventilation　人工呼吸器を使用した換気様式(方法)のことで, 間欠的陽圧換気法(IPPV), 持続的陽圧換気法(CPPV), 間欠的強制換気法(IMV), 持続的気道内陽圧法(CPAP), 持続的強制換気法(CMV), 同期的間欠的強制換気法(SIMV), 圧支持法(PSV)などの方法がある。[86] ➡呼吸, 換気機能, 肺

**眼球** eyeball　眼窩の中にある直径24mmほどの球状体の器官。3層の被膜と水晶体や硝子体などの内容物で構成される。角膜から入った光は水晶体, 硝子体を通って, 網膜神経部で感受される。[193] ➡角膜, 眼球運動, 視覚

**眼球運動** external ocular movement ; EOM ; eye movement　視線を網膜の中心窩に安定させることと, 側方にある視標へ目を運ぶ運動。眼球を動かすのは3対の外眼筋(上下直筋, 上下斜筋, 内外側直筋)であり, 上下直筋, 下斜筋, 内側直筋は動眼神経, 外側直筋は外転神経, 上斜筋は滑車神経に支配されており, 外側筋への神経制御は常に両眼に対して行われる。眼球運動の要素は共同運動と解離運動の2つに分類できる。両眼共同運動は両眼での同じ方向への運動をいい, 視覚対象物を追って両眼が同時に上下, 左右あるいは回旋方向に動く。離反運動は眼前の視標を両眼単一にするために, 両眼の視線を反対方向へ動かして合わせる運動で, 両眼の内方向への運動を輻輳運動, 逆に外方向への運動を開散運動という。眼球運動の時間的性質には, サッケード(衝動性眼球運動), 滑動性眼球運動, 視運動性眼振の3つがある。サッケードは注視点を急速かつ不連続に移動し, 目標物を網膜の中心窩でとらえようとする瞬間的な眼球運動である。両眼のサッケードは常に頭部の運動を伴う。滑動性眼球運動は, 物体がゆっくり動いているときに中心窩でとらえようと両眼が追うように円滑に回転する運動である。このとき, 固視する物体が60〜80度/秒より速く動かない限りは, 眼球運動はその物体の角速度にほぼ一致する。滑動性眼球運動の間, 眼球運動の角速度が物体の速度に一致しないと常に網膜上の像の位置と中心窩の中心との間にずれを生じるが, このずれは小さな補正サッケードにより代償される。眼振は, 緩徐なサッケードと追跡運動が周期的に起こる現象で, 眼球の不随意運動である。実験室や臨床検査においては通常縞模様のパ

ターンを動かすことによって視性運動性眼振を引き起こすことができる。視性運動性眼振の定量的な測定は，脳幹の注視制御系の障害，頭頂葉や小脳の病変および前庭系の変化によって生じる視覚運動機能の障害の定量的指標となる。ゆっくりした追従運動，サッケードおよび固視期間の間は，両眼の運動プログラムは脳幹の動眼中枢の支配下にあって，通常はよく調節されている。水平方向の運動を起こす神経細胞は主に傍正中橋網様体に存在し，垂直方向の運動を起こす神経細胞は中脳網様体に存在する。これらの領域からその軸索が外眼筋神経核(外転，動眼，および滑車神経核)のニューロンおよび上頸髄の運動ニューロンに通じているため，両眼と頭部の運動は互いに調節される。[5] ➡滑動性追従運動

**眼球心臓反射**(がんきゅうしんぞうはんしゃ) ＝ アシュネル反射(あしゅねるはんしゃ)

**眼球振盪**(がんきゅうしんとう) ＝ 眼振(がんしん)

**環境**(かんきょう) environment　環境は，水や空気，土壌，動植物，建築物，構造物などの自然物理的環境と，制度や慣習，技術，生活様式などの社会文化的環境の2つに大別される。人間は，自分を取り巻く状況に適応し，それらを変化させ適合させて生存している。環境を理解して生活することは，健康で快適な生活に極めて重要なことである。また，子孫へ継承していくものであるから，安全に安心して暮らしていけるように保全や改善を行っていくことが望まれる。理学療法において自然環境に関連することは，治療対象者の身体機能を考慮して，水分の摂取方法や飲水の種類，四季の室内の換気や温度や湿度，動物や植物による癒しなどを指導する。物理的環境に関しては，医療・福祉施設の各部屋の配置と設備機器のレイアウトや寸法などを把握したうえで介入を行い，退院時には対象者の使用する機器・器具や住環境での生活方法を指導することが大切である。特に，身体に障害を残して退院する対象者では，身体機能に合わせた機器の選択と住環境整備，復帰する地域の町並みや公共交通機関，トイレなどの公共建築物などの利用方法を伝達することは，自立度の向上や介護負担の軽減，生活意欲や社会参加意欲の促進のために欠かせないものである。社会文化的環境に関しては，法律や条例に基づく社会制度に関する情報，本人や家族の生活習慣，生活様式，仕事や技術などの情報を収集し，伝達するとともに，施設での生活と退院後の在宅での生活方法については，他の専門職と連携して指導することが必要となる。このように理学療法士は，個々の治療対象者の環境のバリアを発見し，バリアフリーにするための治療や指導を行うので，バリアフリーな環境をつくる経験を通して，ノーマライゼーションの考え方を踏まえた社会環境のあるべき状況を後世へ伝達したり，ユニバーサルデザインを評価できる職種のひとつである。したがって，自分自身のもっている環境に対する心のバリアを知ることが大切である。[243] ➡バリアフリー，ノーマライゼーション

**環境因子**(かんきょういんし) environmental factors　一般的には個人因子と対比的におかれており，生物学的側面・物理的側面・化学的側面そして社会的側面を含めて環境因子としている。例えば，予防医学分野では職場での温度・湿度・照明・騒音・床の性状・作業台の高さなどの環境因子が作業パターンに影響を及ぼし作業関連疾患の原因となることが知られている。人間工学的アプローチと理学療法的アプローチによって環境因子の適正化を図ることが有用である。リハビリテーション分野では狭義に解釈される傾向があり，家庭的要因や職業的要因そして地域社会的要因などを含めた社会的側面だけをさす場合が多く，障害者などが病院や施設から社会復帰する場合や介護保険の適応を判断する場合の利用者側の因子として使われる。国際生活機能分類(ICF)では，「人々が生活し，人生を送っている物的な環境や社会的環境，人々の社会的な態度による環境を構成する因子」と定義している。いずれの場合においても個人因子とともに環境因子を評価分析し「課題」を抽出することが肝要である。[212] ➡国際生活機能分類，個人因子

**環境制御装置**(かんきょうせいぎょそうち)　environmental control system：ECS　四肢に障害のある者が，残存

機能を活用して，自分の意思で，テレビやビデオ，照明などの家電製品だけでなく，窓やドア，段差解消リフトやエレベータなど住宅設備を操作するための装置のこと。操作項目数は，最小6項目〜最大60項目程度。操作方式は，オートスキャニング選択法や音声認識などがある。構成は，操作スイッチや本体，表示部，接続機器からなる。AC 100 V電源タイプは，接点出力端子を備えているものが多く，ベッドや電話，緊急通報装置などの赤外線リモコンに対応していない家電製品でも，本体のみで操作することが可能。電池駆動タイプは，赤外線リモコン対応の家電製品のみに対応しているが，別途，赤外線受信装置を導入すれば操作可能となる。理学療法では，身体機能に合った操作スイッチや製品の種類と使い方に関する情報を入手し，障害者への適切な指導を行うことが重要である。こうした装置を使うことで，自立してできることを増やしていけるからである。[243] ➡ 音声認識，トーキングエイド

**眼筋麻痺** ophthalmoplegia；ocular motor palsy；ocular muscle palsy　眼球運動障害のひとつ。外眼筋麻痺と内眼筋麻痺に区別される。前者では眼瞼下垂や麻痺性斜視などがみられ，後者では毛様筋の麻痺による調節異常，瞳孔括約筋の麻痺による瞳孔運動障害を引き起こす。[193] ➡ 眼球運動，眼球

**ガングリオン[嚢腫]** ganglion [cyst]【結節腫】　関節包や腱鞘から発生する良性の腫瘍で手足や膝の関節にできやすい。原因は不明。放置しても問題ないが，神経を圧迫して痛みを伴う場合には中のゼリー状の液体を注射器で吸引したり，外科的に摘出して治療する。[158] ➡ 関節包，腱鞘

**関係念慮** idea of reference　周囲の態度や様々な出来事に対する妄想的な自己との関係づけが関係妄想に比べ弱い状態。統合失調症に多くみられる。妄想的な確信が弱く自分の考えにある程度疑念を抱いている。[175] ➡ 被害妄想，統合失調症

**関係妄想** delusion of reference　周囲の話し声，表情，態度などの言動や些細で何でもない出来事を，並外れて妄想的に自己に関係していると確信すること。統合失調症の中心症状で被害妄想のひとつ。[175] ➡ 関係念慮

**間欠牽引** intermittent traction　牽引法のひとつ。電動機器を使用して介達牽引（皮膚を介して間接的に行う牽引）を間欠的に行う方法。骨盤帯を使用する骨盤牽引とグリソン牽引を使用する頸椎牽引などがあり，軟部組織や筋膜などにマッサージ効果がある。[89] ➡ 頸椎症

**間欠自己導尿** ＝自己間欠導尿

**間欠[性]跛行** intermittent claudication　正常歩行と跛行とをくり返す症状。跛行は安静や姿勢変化により消失する。消失と跛行をくり返すことから「間欠性」と呼ばれる。血行障害に起因する血管原性間欠性跛行，疼痛の有無に影響される疼痛性間欠性跛行，腰部脊柱管狭窄などで出現する馬尾性間欠性跛行などがある。[297]

**間欠的陽圧換気[法]** intermittent positive pressure ventilation：IPPV　人工呼吸器の換気法のひとつ。吸気時に機械的に気道に陽圧をかけて肺胞を拡張し吸気を行う。呼気は十分肺が膨らむとガスを送り込むのを中止し，気道を大気圧に開放し，肺胸郭の弾性収縮力により受動的に行われる。[116] ➡ 人工換気，換気

**観血的療法** operative treatment【手術療法】　明確な治療目的で身体に傷害を加えて実施される治療法。薬剤を用いた保存的治療法（非観血的療法）に対比される。手技的には摘出術，切除術，切開術吻合術，移植術，置換術，切断術などに分けられ，術前，術後のケアと患者指導，インフォームドコンセントが大切である。[178]

**間欠熱** intermittent fever　熱型のひとつで，日差1℃以上で変動し，低いときには正常体温になるもの。マラリア，胆道感染症，腎盂腎炎などでみられる。[29] ➡ マラリア

**冠血流量** coronary blood flow：CBF　冠状動脈を流れる血液の流量のことで，左右の冠状動脈流量をあわせて心拍出量の5%程度で，毎分約250 mlの血液が流れ，心臓に栄養分や酸素を供給している。冠血流量は一定量が流れるように自動調節されている。[86]　➡冠[状]動脈,心臓

**緩下薬** laxative　通常量で比較的穏やかな作用をする下剤の総称。数グラム程度の服用で，軟あるいはかゆ状の便になり，排便の回数が増す。急性腹痛には禁忌。[43]　➡便秘

**還元** reduction　反応系において，イオンや原子が1つ以上の電子を獲得する(元素の酸化数が減少する)反応をいう。例えば，鉄が第二鉄イオン($Fe^{3+}$)から第一鉄イオン($Fe^{2+}$)に変わる反応やアルデヒドがアルコールに変換する反応などをいう。[281]　➡酸化

**眼瞼下垂** blepharoptosis　上眼瞼が垂れ下がる状態で，先天性のものと後天性のものがある。後天性は主に動眼神経麻痺により上眼瞼挙筋が，頸部交感神経麻痺(ホルネル症候群)により上瞼板筋が麻痺した際に生じ，前者は下垂程度が大きく，後者は中等度。重症筋無力症で生じる。[178]　➡動眼神経,ミオパチー

**還元ヘモグロビン**　＝ デオキシヘモグロビン

**看護** nursing　古くは看護とは人類の始まりより母親のいたわり，思いやりから出発し，人間の生活に存在する活動をさしていた。現在では看護の定義づけはまだ確立していないが，看護とは健康のあらゆるレベルにおいて個人が健康的に正常な日常生活ができるように援助する活動であり，チームアプローチの中心的存在であるとされている。その対象は病気や怪我そのものではなく，病める人はもちろんのこと健康を損なう恐れのある人であることから，様々な健康の水準にあるすべての人を対象としている。その援助内容は対象が自分で直接できないことを代わって行うような身体的援助や対象を取り巻く物理的，化学的，社会的環境を整備するような教育的機能，また精神的に励まし勇気づけ，支持する心理的機能までも含む医療職である。その目標は対象ができるだけ早く自分で自分の始末をできるようにするといったヴァージニア・ヘンダーソン(Virginia Henderson)の定義が広く受け入れられている。[186]　➡医学,医療行為,医の倫理,看護基準,ナイチンゲール,ロイ

**嵌合骨折**　＝ 嵌入骨折

**肝硬変**　cirrhosis；liver cirrhosis；hepatic cirrhosis　長期間の慢性・びまん性肝疾患によって肝の線維化,小葉構造の喪失が生じ，結節が肝に置き換わる状態。代償期(初期)は肝機能が障害されても症状が出ない。非代償性に出現する症状は食道静脈瘤，消化管出血，腹水，浮腫などである。[166]　➡肝癌,肝性昏睡,肝細胞

**看護基準** nursing standard criteria　チームワークによって行われる医療従事者間の業務を円滑に進めるための業務基準をいい，これを基本として患者に適応した看護を展開してゆくものである。また約束事項とすることでルーチンとしても有用である。[186]　➡看護職,診療報酬請求,医療保険制度

**喚語困難** word finding difficulty　言いたいことばが想起できず，適切に表現できない状態。失語症にみられる症状のひとつで，錯語(意図しないことばをいう)，ジャーゴン，迂言(まわりくどい)など多様な症状となって現れる。[113]　➡言語障害,失語[症]

**看護師** nurse　厚生労働大臣の免許を受けて，傷病者や褥婦に対する療養上の世話または診療の補助をなすことを業とする者。1948年7月制定された保健婦助産婦看護婦法(通称，保助看法)は，2001(平成13)年に「保健師助産師看護師法」に改正され，それに伴い看護婦(女性)，看護士(男性)は看護師に改称された。[195]

**看護職** nursing profession　病院などで従事する看護師，学校保健に携わる養護教諭，企業内労働者の健康を預かる産業看護師など

かんこつ

**寛骨** coxal bone　腸骨・坐骨・恥骨が癒合した左右1対の大きな骨。3つの骨は、はじめ軟骨で結合しているが、成人になると軟骨結合は骨化して1個の骨となる。この3骨の結合部は外側部で寛骨臼をつくり、大腿骨頭が入り股関節をつくる。[203] ➡骨盤

**寛骨臼回転骨切り術**　rotational acetabular osteotomy：RAO【臼蓋回転骨切り術】
　臼蓋を骨盤から切り離し、引き出すようにして外側・前方・下方へ回転移動させ、臼蓋荷重面を増加させる術式である。変形性股関節症のうち前・初期股関節症が適応となるが、進行期であっても年齢や変形の程度によっては適応となる。[297] ➡変形性股関節症,関節形成術

**感作** sensitization　生体に特定の抗原が与えられると、これに対する抗体が産生され、同種抗原の再刺激に対して過敏に反応するようになること。この過敏性を除去または減らすことを脱感作または減感作という。抗原が閾値以上に達するとアレルギー反応が引き起こされる。[86] ➡抗原,抗体,抗原抗体反応,脱感作療法

**肝細胞** hepatocyte　肝臓を構成する実質細胞。肝臓の体積の約80%を占める。板状に配列し、径1～2mm大で円筒形の肝小葉を形成し、これが機能単位となる。化学工場と比喩される多彩な物質代謝機能を担うとともに、胆汁を産生する。[238] ➡肝炎,肝癌,肝硬変

**幹細胞** stem cell　特定の細胞に分化する能力をもつ細胞で、胚性幹細胞(ES細胞)、体性幹細胞(造血幹細胞,神経幹細胞)とがある。幹細胞は自己認識能が低く移植しても拒絶反応を起こしにくい。これまで再生不可能と思われていた中枢神経などの再生に期待がもたれている。[158]

**観察** observation　対象の状態を把握するためによく見ること。理学療法においても評価活動の基本となる。観察対象に統制を加えないで、行動のすべてを見て記述する自然観察法、何らかの統制を加えて観察する実験的観察法などがある。[276] ➡行動,記録,評価,観察研究,実験研究,調査研究

**観察研究** observational research　研究対象に意図的な介入を加えず、そのままの状態を観察する研究で、ある時点だけの状態を観察・記述する横断研究と、ある期間にわたって観察する縦断研究とがある。縦断研究は、さらに過去のデータを分析する後ろ向き研究と、ある時点から先に生じる現象を分析する前向き研究に分けられる。[59] ➡縦断研究,横断研究,後ろ向き研究,コホート研究,前向き研究

**鉗子** forceps【クランプ clamp】　組織や器官などを把持、固定、牽引、剥離する目的に使用する手術器機。先端部,関節部,ストッパー,柄部,把持部からなり、用途により止血鉗子、血管鉗子、把持鉗子、剥離鉗子、圧挫鉗子、腸鉗子、肺鉗子などがある。[245]

**環指** ring finger；forth finger【薬指】
　母指から数えて4番目の指。第4指、薬指ともいう。小指とともに母指とのピンチ(つまみ)動作や特に握り動作で極めて重要な役割をもつ。[280]

**患肢温存術**　limb salvage surgery；limb-preservation surgery【機能温存手術 function-preserving operation】　悪性骨軟部腫瘍の根治療法として切断術を選択するのではなく、腫瘍部分を根治的に切除して患肢およびその機能を温存もしくは再建する手術で、切断術に代わり主流となっている。人工関節、同種骨、自家骨、骨延長などを使用した骨欠損部の再建法や回転形成術などが行われる。化学療法、診断技術、Surgical Stage 分類に基づく広範囲腫瘍切除法などの進歩によるところが大きい。手術適応を誤らなければ生存率は切断術と変わらないとされている。最大の長所は肢が残ることであるが、欠点は手術侵

襲が大きいこと，人工関節を除き治療期間が長いこと，美容的に問題があることなどである．腫瘍の切除範囲や再建法の種類により理学療法が異なり，適切な理学療法を選択することが重要である．また，術前および術後に化学療法を施行するため，白血球や血小板の減少で理学療法が左右されるため検査値の動向の把握が必要となる．273 ➡癌，四肢切断

**監視型運動療法** supervised exercise therapy
　心筋梗塞患者，心不全患者，高齢者などを対象とし，理学療法士の監視下で行われる運動療法．退院後復職までの期間の回復期に低下した機能の回復，抑うつ状態からの離脱，再発予防，生活習慣の改善などを目的として運動療法が行われるが，復職指導，精神・心理相談，生活指導，食事指導なども重要である．運動療法は週に2〜4回，1回30分程度であるが，運動の前後にストレッチ体操や軽い筋力トレーニングの併用も有用である．42 ➡運動，トレーニング，体力

**環軸関節亜脱臼** atlantoaxial subluxation：AAS　環椎横靱帯の弛緩，または歯突起の形成異常により環軸関節不安定性を示し，環椎が軸椎に対して前方にすべりだしたもの．特に頸椎前屈位で生じやすい．関節リウマチの20〜40%にみられるという．84 ➡関節リウマチ

**カンジダ症** candidiasis　酵母状真菌のひとつであるカンジダ属（Candida）による感染症で，多くはカンジダ・アルビカンス（Candida albicans）が起因菌．カンジダは健常者の皮膚や口腔，消化管，腟などに常在し，免疫力の低下に伴い感染を起こす．皮膚の角質や粘膜を侵す浅在性カンジダ症と，皮膚深部や肺，気管支，消化管などの内臓を侵す深部性カンジダ症とがある．29

**間質液** interstitial fluid：ISF【組織液 tissue fluid，細胞間液 intercellular fluid】　組織細胞間にある液体で，細胞外液の約15%を占める．肺胞から取り入れた酸素や腸管から吸収された栄養は血液によって運ばれ，毛細血管から組織間に入り間質液となる．組織細胞は間質液から養分を摂取するとともに，不要なものを間質液に排出する．再び間質液は毛細血管に戻される．158 ➡間質細胞

**間質細胞** interstitial cell　各臓器の特異的，中心的な役割を担う肝臓の肝細胞，脳の神経細胞などのように，その臓器の最も重要な働きを担う実質細胞の間を埋める結合組織を間質，そこに存在する細胞を間質細胞という．間質には血管，リンパ管，線維芽細胞，組織球，肥満細胞，間葉細胞などが，間質細胞には線維芽細胞，マクロファージなどが存在し，実質細胞の働きを助ける役割を果たすとともに，内分泌機能をもつ．精巣の間質細胞（ライディッヒ細胞）は精巣間質の疎性結合組織に小集団をなして存在し，男性ホルモンであるテストステロンを分泌する．分泌されたテストステロンは精細管内に入り，精子産生に関与する．また，毛細管内に入り，全身を循環する．腫瘍の生成と転移においても，間質細胞は実質細胞である腫瘍細胞との相互作用により主要な役割を果たす．腫瘍細胞と間質細胞はともに様々な増殖因子やサイトカインをつくる．それらは腫瘍細胞自体に対して増殖を促す．また，インターロイキン1αやトランスフォーミング増殖因子βは間質細胞である線維芽細胞に働きかけて，その増殖とコラーゲン合成を促進する．これらが間質細胞におけるHGF（肝細胞増殖因子）の産生を活発化し，腫瘍細胞の運動性を高める．さらに，血管新生因子が腫瘍細胞の増殖と転移に欠かせない毛細血管の生成を引き起こす．間質性肺炎は肺の間質に線維化を引き起こす疾患で，原因の明らかなものと不明なものがあるが，そこにはマクロファージの活性化が関与しているとみられている．158 ➡細胞間質

**間質性肺炎** interstitial pneumonia　肺の間質に細胞浸潤や組織の線維化をきたす疾患で，拘束性換気障害を伴う．限局性と広範に波及するびまん性があり，通常びまん性間質性肺炎をさす．びまん性の変化は結果的に線維化をきたすことから肺線維症と呼ばれることもある．144 ➡拡散障害，肺線維症

かんしほこ

**監視歩行** gait with supervision　移動レベルの中の歩行レベルのひとつ。医療者が転倒の危険性が高いと予見し責任をもって回避できる範囲内での歩行様式で，近位監視歩行と遠位監視歩行に分けられる。前者はきわめて歩行不安定な急性期から回復期，神経筋疾患などを有する対象者が多く，片麻痺の場合では麻痺側サイドに理学療法士(PT)が立ち，すぐに支えることができる状況下での歩行様式で，平行棒内歩行近位監視，杖歩行近位監視と表現される。後者は回復期から維持期で杖歩行が安定しつつあるが，時に歩行パターンが乱れ，疲労などで不安定になる可能性のある場合にPTはやや離れた位置から歩行パターン全体を観察し危険性を予感すれば直ちに支えに行ける距離から歩行を観察，指導する様式。[178]

**患者会** patient's club　同じ疾病や障害をもつもの同士あるいはその家族が，励まし合い支え合うためにつくられた会。病気を正しく理解することは治療の第一歩であり，自分の状態を正しく把握して治療内容なども理解したうえ，主治医の指導・協力のもとに立ち向かう気概をもってもらうことを目的とする。そのため，患者同士の交流会や相談会を開くといった活動を行っており，安心して医療や福祉が受けられるようそのサービスの充実に取り組んでいる。会の運営はその会の結成が，自主的につくられた会なのか医療機関との協力のもとにつくられたのか，またその組織は親睦団体なのか社会的啓蒙活動を行い自治体に働きかけるようなものなのかによって異なる。いずれにしても，会員の要望を汲みながら会員同士の連携を常にとり親密に運営することが望ましい。[152] ➡ 医療機関,患者の権利

**患者の権利** patient's right　1970年代以降，欧米で生まれた医療における患者の自己決定権。社会的・法的にも確立している。これは患者と治療者(特に医師)の関係から生まれ，国や社会制度あるいは文化によって変化する。[53] ➡ 医の倫理,世界人権宣言,情報公開,インフォームドコンセント

**患者の自己決定権** patient's right of self-decision　インフォームドコンセントのうえでの検査や治療に対する患者の採択に関する権利。医療従事者は，医療の中心は患者であることを理解し患者からの同意を得た後に医療を施す義務がある。[130] ➡ 医の倫理,患者の権利,情報公開,インフォームドコンセント

**感受性** sensitivity　外界の因子(刺激)に対する過敏な反応。薬物や抗原に対する生体側の反応，または感覚器を通じて生じる生理的応答である精神現象がある。[226]

**冠循環** coronary circulation　心臓が自らを栄養するための血液循環。大動脈弁基部のバルサルバ洞に入口をもつ冠状動脈は左右に2分し，左冠状動脈は左心房・左心室・心室中隔に，右冠状動脈は心臓後面から心尖に分布し，それぞれ冠状静脈洞，前心静脈群を経て，右心房へ戻る。[270] ➡ 冠[状]動脈,冠血流量,冠不全

**干渉** interference　2つ以上の波が重なるときに起こる現象。波の山同士が重なれば振幅が増加，山と谷が重なれば互いに打ち消しあうことになる。干渉電流療法の電気刺激における身体内部での低周波発生などはこの現象をうまく利用したものである。[164] ➡ 物理療法,干渉電流療法,超音波

**感情** feeling; affection　主体が外的，内的対象に対して働きかけたり，思考する際に生じる心の動き。身体反応にも影響を及ぼす。感情は，情動，気分，好み，評価に分類される。感情生起については神経生理説，状況認知的評価説とがある。[66] ➡ 感情障害,自律神経

**感情移入** empathy　1️⃣他の対象の中へ自分の心を移し入れること(例:もの悲しい空)。2️⃣他者の心の中へ自分の心を移し入れ，追体験することにより，他者の精神的なものを主観的に了解すること。共感すること。[279] ➡ 感情転移,共感

**緩衝系** buffer system　代謝による二酸化炭素の産生や食物摂取によって，体液のpH

が急激に変化するのを最小限に抑えるための機構のひとつで，酸やアルカリを中和する緩衝作用をもつものをいう。重炭酸系，リン酸系，蛋白質系，ヘモグロビンがある。[25]

**管状骨（かんじょうこつ）** ＝ 長骨（ちょうこつ）

**緩衝作用（かんしょうさよう）** buffer action　溶液に酸またはアルカリを加えたときに，溶液のpH（水素イオン濃度）の変化を中和により最小限にとどめる作用。生体では呼吸による二酸化炭素の排出，腎による酸性物質の排泄，炭酸重炭酸緩衝系により，pHが一定に維持されている。[131] ➡ショックアブソーバー，平衡

**感情失禁（かんじょうしっきん）** ＝ 情動失禁（じょうどうしっきん）

**感情障害（かんじょうしょうがい）** affective disorder　気分または感情の障害を主症状とする精神障害で，抑うつや高揚が持続する状態。うつ病相のみのうつ病と躁とうつの両状態を示す双極性感情障害（躁うつ病）とに大別される。自我機能，特に現実感覚が著しく損なわれている。[214] ➡情動失禁，前頭葉症候群

**感情喪失（かんじょうそうしつ）** loss of emotion　うれしくも悲しくもなく何を見ても感動しない，興奮と喜びを喪失した状態。感情喪失は客観的に認められる。統合失調症の初期やうつ病の離人症状のひとつ。[279] ➡統合失調症，うつ病

**感情転移（かんじょうてんい）** transference　自分に重要な人に抱いていた感情や態度を治療者など別の人に向けること。対象への友好・信頼などの感情を伴う陽性転移，敵対・不信などの感情を伴う陰性転移とがあるが，両者を伴う両価性の転移が多い。[60] ➡感情移入

**干渉電流療法（かんしょうでんりゅうりょうほう）** interferential current therapy　2種類の周波数の異なる中周波を組み合わせ，身体内で干渉低周波を発生させる電気療法。神経，深部筋への刺激，鎮痛を目的とするが，刺激波を身体内で合成するので皮膚表面の不快感が少ないのが特徴。[164] ➡物理療法，干渉

**冠[状]動脈（かんじょうどうみゃく）** coronary artery　心臓を取り囲む冠状の動脈で，左冠状動脈と右冠状動脈で構成される。左冠状動脈はさらに，左前下行枝動脈と左回旋枝動脈に分かれる。冠状動脈は心臓の前壁と側壁に養分と酸素を送り，心臓を栄養する役目を担っている。[86] ➡心臓

**冠[状]動脈疾患（かんじょうどうみゃくしっかん）** →次頁参照

**冠[状]動脈バイパス術（かんじょうどうみゃくばいぱすじゅつ）** coronary artery bypass grafting：CABG【大動脈冠状動脈バイパス術 aortocoronary bypass grafting：ACBG，A-Cバイパス術 A-C bypass grafting】
　狭窄を起こした冠状動脈に対し，外科的に血流再建を行うもの。通常，左右の内胸動脈や橈骨動脈を用いる。人工心肺を使用しない方法や，胸骨正中切開を行わない方法などが実施され，術後合併症は低下している。[293]

**冠状面（かんじょうめん）** ＝ 前額面（ぜんがくめん）

**緩徐進行性失語（かんじょしんこうせいしつご）** ＝ 原発性進行性失語（げんぱつせいしんこうせいしつご）

**眼振（がんしん）** nystagmus【眼球振盪】　不随意に起こる眼球の持続性の律動的な往復運動で他覚的に観察可能なものをいう。健常者に認められる生理的眼振と，脳，神経の病変によって起こる病的眼振に分けられる。生理的眼振には終末性眼振，視覚運動性眼振，耳性眼振があり，病的眼振には先天性と後天性がある。病的眼振は内耳系や脳幹部（大脳，延髄，小脳など）の障害によって起こり，めまい症状を伴うことが多い。その振れる方向や振れ方によって，律動性，水平，垂直，回転などの名称をつけて呼ばれる。神経学的検査ではフレンツェル眼鏡を使用して観察するが，理学療法評価では裸眼での観察が一般的。眼前の物を注視させ，方向一定性の眼振がある場合は迷路性障害，注視の方向により眼振の方向が変わる注視方向性眼振は中枢性障害に多い。頭位をゆっくり変えたときや急速に変えたときに起こる眼振が方向一定性では迷路性，方向の変わる眼振では中枢性障害に多いとされる。[292] ➡回転後眼振，交代性眼振，生理的眼振，回旋性眼振，視運動性眼振，視性眼振，自発眼振，フレンツェル眼鏡

## 冠[状]動脈疾患 coronary heart disease：CHD

心臓は全身に血液を送り出す臓器であるが，心臓自体も血液の供給を受けている。この血液を供給する血管が3本の冠状動脈（右冠動脈，左前下行枝，左回旋枝）である。冠状動脈の疾患は大別すると，多くはアテローム動脈硬化を原因とする動脈硬化であり，他に血管内膜の線維性肥厚や冠攣縮がある。

1. 危険因子

高血圧，高脂血症，糖尿病，肥満，喫煙のほか，運動不足や性格なども危険因子となる。

2. 合併症

合併症としては狭心症と心筋梗塞が代表的であり，どちらも虚血性心疾患である。

a) 狭心症 ①労作性狭心症：狭心症の多くは，アテローム硬化を原因とする冠状動脈の狭窄によってもたらされる。冠血流不全の状態で重労働や階段昇降などを行った際に，心筋酸素需要に対し冠状動脈からの供給が不足する現象が起こる。その際，心筋は酸素欠乏の状態となり，激しい胸痛や胸部圧迫感，動悸などの症状が出現する。このように，労作によって引き起こされる狭心症を労作性狭心症という。この症状は安静や，硝酸薬を使用することで消失する。発作時の症状としては，胸痛や胸部圧迫感が典型的だが，背部痛，肩こり，上肢痛，顎痛などへの放散痛として現れることもある。また，高齢者の中には，狭心症発作が起きているにもかかわらず，まったく自覚症状のない人もあり，発見が遅れる，労作を中断しないなどの理由で非常に危険である。発作時の心電図では，特徴的なSTの下降を認め，水平型または下降型で2mm以上の下降があれば狭心症を疑う。治療としては，硝酸薬，β遮断薬，カルシウム拮抗薬などの薬物療法と，経皮経管的冠動脈形成術（PIC）や冠状動脈バイパス術（CABG）などがある。②異型狭心症：非発作時には狭窄病変を認めないにもかかわらず，冠状動脈の攣縮によって心筋虚血が生ずることがある。必ずしも労作とは関係せず，睡眠中などの安静時や精神的興奮などをきっかけに発作が起こる。発作時の心電図ではSTの上昇（時に下降）を認める。冠状動脈の比較的太い部位に病変を認めることが多く，発作が起こると貫壁性の虚血が起こり，虚血の範囲も広いことから重症化しやすい。治療は薬物療法が中心であるが，時には非薬物療法が必要になることもある。

b) 心筋梗塞：冠状動脈に血流不全が生じ，心筋に壊死が起こった状態を心筋梗塞という。比較的長時間持続する激しい胸部痛が出現し，冷や汗，呼吸困難，時には意識障害を生ずる。発症直後の壊死部は不安定でもろく心破裂などの危険性も高い。徐々に線維組織に置き換わり安定してくるがその過程は約6週間を要する。心電図では，発症直後には上に凸のST上昇を認める。その後異常Q波の出現，冠性T波の出現をみる。この異常Q波は，心筋梗塞の障害部位と一致して出現するため，梗塞範囲の診断に有効である。心筋梗塞が心内膜に限局して起こる場合には，異常Q波を認めないことがあり，心内膜下梗塞（subendocardial infarction）または非Q波梗塞（non-Q wave infarction）と呼んでいる。心筋壊死が起こると，血液中にミオグロビン，CPK，CPK-MB，GOT，LDHなどの蛋白質逸脱酵素がそれぞれ時期を異にして上昇する。この全量をみることで心筋梗塞のサイズを推測することが可能であり，値の推移をみることで病期を知る一助となる。心電図でST上昇が持続するときには心室瘤を疑い，心エコーなど形態的評価を行う必要がある。治療としては，発症直後は重症不整脈のコントロールおよび心不全のへの対応が主である。また発症後おおむね6時間以内に血流を再開できれば，心筋は壊死を免れる可能性があり，組織プラスミノーゲン活性化因子（t-PA）やウロキナーゼを用いた血栓溶解療法やPICを行い，できるだけ急性期に再灌流療法を施行することが主流になっている。

3. 治療

高血圧，高脂血症，糖尿病，肥満など狭窄病変をもたらす基礎疾患に対しては，禁煙，薬物療法，食事療法および運動療法が有効である。冠状動脈の狭窄病変に対してはバルーンカテーテルを用いて拡張するPTCAや冠状動脈バイパス術，冠状動脈内のアテロームを除去する方法がある。[30] ➡狭心症，心筋梗塞，虚血性心疾患

**乾性温熱** dry heat 【乾熱】　物理療法の温熱療法の中で，熱が湿気を帯びていないもので，乾熱ともいう。熱気浴や赤外線温熱，高周波がこれにあたり，関節腔など内腔に溜まった液の吸収に効果的である。これに対し，湿った熱を湿性温熱(湿熱)という。[278]

**乾性咳嗽** ＝ 乾性咳

**眼性眼振** ＝ 視性眼振

**肝性昏睡** hepatic coma　重篤な急性・慢性の肝疾患で起こる合併症で，特徴的な神経精神症状や意識変化をきたし，やがて昏睡に陥る。昏睡は数日〜数週間続き，重症例では死に至る。[232]　➡肝機能検査,肝臓,昏睡

**乾性咳** dry cough 【乾性咳嗽】　痰を伴わない咳嗽。急性のものでは咽頭炎，胸膜炎，肺炎が，慢性のものでは，長期喫煙などによる気道の機械的刺激，間質性肺炎，胸膜疾患，気管支腫瘍，縦隔腫瘍などが原因となる。乾性咳に排痰法は禁忌である。[3]　➡咳,喀痰

**冠性T波** coronary T wave　心電図の異常波形のひとつで，下降脚と上昇脚の傾斜が対称になった0.5mV以上の深く鋭い陰性T波をいう。心筋梗塞発症後，数日で出現する。なお，心筋虚血を反映しているが，これのみで狭心症とは診断できない。[278]　➡心筋梗塞,心電図

**慣性抵抗** ＝ 慣性力

**癌性ニューロパチー** carcinomatous neuropathy　癌の転移や浸潤などが直接の原因でない末梢神経障害。症状から感覚型と運動感覚型があり，治療としてステロイドが有効な場合もある。癌患者の約5%程度に起こるといわれている。[38]　➡癌,神経の変性

**慣性の法則** law of inertia 【ニュートンの運動の第1法則 Newton's first law of motion】　ニュートンによって基礎づけられた物体の運動と力の関係を示す法則。物体に力が加わらないか，かかる力が釣り合っていれば，静止している物体はいつまでも静止し続け，運動している物体はいつまでも運動し続けること。一様な運動をしている物体は理論上いつまでも等速運動を続けるが，重力や摩擦力の関係で運動している物体に外力が加わらないことは現実にはありえない。しかし，ボールを転がしたり，滑らかな氷の上に氷のかけらを滑らしたときは摩擦や空気抵抗はきわめて少なくなるので，上記の理論に近い状態になる。運動を阻止するものがまったくない状態であれば一直線上を同じ速さで滑走し続ける(等速直線運動)。慣性とは，外力を受けない限り運動状態を続けようとする物体の性質である。[51]　➡力学,運動力学,ニュートンの運動の法則

**眼性めまい** optic vertigo　固視できない，物が二重に見える(複視)などの異常をきたすめまい。動揺視を伴うことも多い。原因は外眼筋の反射誤差，または不均衡による。[5]

**慣性モーメント** inertia moment；moment of inertia　物体の慣性の大きさを表す量。例えば，ある物体がある軸の周りを回転するとき，同じ状態で回転しようとする性質。すなわち慣性の大きさが慣性モーメントである。物体が回転軸より離れるほど慣性モーメントは大きくなる。[51]　➡力学,運動力学,慣性の法則,トルク,モーメント

**慣性力** force of inertia 【慣性抵抗 inertial resistance】　物体は外力が加えられない限り，静止状態の場合は静止し続け，運動状態の場合は等速運動を続けるが(慣性の法則)，この静止，運動の状態を変化させるのに必要な力を慣性力という。物体の慣性によって生じる抵抗力を慣性質量といい，物体の質量に比例する。[206]

**関節** joint　広義には，骨と骨の連結を意味し，①線維性の連結，②軟骨性の連結，③滑膜性の連結の3種類があるが，狭義にはこのうちの滑膜性の連結が関節として位置づけられている(滑膜性関節)。関節の機能としては連結部の支持性と可動性を併せもち，四肢や体幹の固定と運動を可能にしている。関節

は関節頭，関節窩，関節腔，関節包で構成され，関節腔には関節包内面の滑膜から少量の滑液が分泌され，また関節軟骨が円板状や半月状をなし，関節の動きを円滑にしている。関節包は，靱帯性の結合組織で骨幹端に付着し，骨膜へと移行するが，しばしば関節外の靱帯との癒合をみる場合がある。関節包には有髄，無髄神経の神経終末が多数存在することから，関節包の捻れや緊張により，痛覚や固有感覚の情報が提供される。滑膜は関節包の最内層にあり，2～3層の滑膜細胞の層とその深層の疎性結合組織からなるが，滑膜細胞は基底膜をもたず，疎性結合組織内の毛細血管と関節腔を分けているにすぎないので，滑液ないし毛細血管からの透析液は自由に細胞間を流れることができる。滑液には血漿の透析液に含まれるヒアルロン酸に細胞蛋白質が結合して関節の粘弾性を高め，緩衝や潤滑，関節軟骨の栄養に重要な役割を果たしている。関節軟骨はヒアルロン酸結合蛋白質からなり，その摩擦抵抗はきわめて小さい。理学療法に関連した関節の主要な病態として可動域制限があげられる。関節の可動域制限の原因は種々あるが，一般に関節包外の軟部組織に原因がある場合を拘縮，関節構成体すなわち関節包内の骨・軟骨に原因のある場合を強直という。しかし，関節包外の軟部組織に一次的な原因がある場合であっても，二次的に関節構成体の病変をきたすこともあることから，関節包の内外いずれにも病変があって，明確に拘縮と強直の区別をつけられない場合の運動制限は関節硬直といわれる。関節の障害に対する理学療法にあたって留意すべき点は，関節運動学の観点から関節の動きをとらえることである。関節運動学では一般的な関節運動に加え，副運動といわれる関節の遊びや運動の構成要素に注意が払われ，これが関節モビライゼーション体系の基礎となっている。[172] ➡ 球関節，楕円関節，関節の感覚受容器，関節の荷重支持機構，変形性関節症，関節運動学

**関節位置覚** joint position sense; sense of joint position　関節覚のひとつで，四肢のおかれている位置を認識するものである。検査としては，被検者が閉眼した状態で，患側四肢を他動的にある位置まで動かし，健側でそれを模倣する。[54] ➡ 感覚，関節覚

**関節運動学** arthrokinematics　滑膜関節の関節包内運動を研究する運動学の一分野で，骨軸の幾何学的変化をとらえる骨運動学osteokinematicsに対することば。関節運動学は2つ以上の骨で構成される関節面相互の動きをとらえる。関節面の動きには構成運動と関節の遊びがある。これらは，関節運動を円滑に行うとともに，痛みなどの関節機能障害の予防に重要である。関節を構成する骨表面は両者が完全な平面ではなく，一方が微妙に隆起(関節頭，凸部)し，その隆起に対応するように他方の骨表面はくぼんでいる(関節窩，凹部)。この関節面相互の凹凸により関節運動に伴い，転がり，滑り，軸回旋などの動きが起こる。凹面に対して凸面状の骨が可動する場合は，骨運動と反対方向に骨表面が滑る(凸の法則)。また，凸面に対して凹面上の骨が動く場合は，骨運動と同一の方向に滑る(凹の法則)。肩甲上腕関節で肩甲骨を固定し上腕骨を外転する場合，上腕骨の上方への動きに対し上腕骨骨頭表面は下方に滑っている(凸の法則)。[21] ➡ 関節の凹凸の法則

**関節運動学的アプローチ** arthrokinematic approach：AKA　関節運動学に基づく治療法で，関節の遊び(joint play)，関節面の滑り(sliding)，回転(rolling)，回旋(spin)などの関節包内運動を改善する目的で行う徒手的治療技術。[233]

**関節液** ＝ 滑液

**関節液貯留** joint effusion　関節内に関節液が異常に貯留した状態。関節液は正常では淡黄色透明で粘稠性であるが，原因により性状が異なる。原因には炎症性，非炎症性，化膿性，外傷性などがあるが，炎症性では濁った粘稠度の低い液，化膿性では不透明でうす緑で粘稠度の低い液となる。関節液貯留が続くと関節腫脹の原因となり関節可動域制限を起こす。[273] ➡ 炎症

**関節炎** arthritis　関節の炎症。従来はすべ

ての関節の病変を包括して関節炎と呼び，経過（急性，慢性）によって分類していたが，最近は退行性病変（骨関節炎，変形性関節炎）と神経病変（神経症性関節炎）に分類する。発熱，発赤，熱感，腫脹などを伴う。[18] ➡炎症

**間接嚥下** indirect swallowing　摂食嚥下にかかわる器官の機能を改善および促通することを目的とした運動練習や反射促通を，実際の飲食物を用いることなく実施すること。また，それによって起こる嚥下のこと。[229] ➡嚥下，嚥下障害，直接嚥下

**関節円板** articular disk；intraarticular cartilage　関節腔を二分する円板状の線維軟骨性組織で，辺縁の一部は関節包に付く。半円状の線維軟骨，関節半月と同様に，関節面への適合を高め運動を円滑にしたり衝撃を和らげたりする。顎関節，胸鎖関節にみられる。[163] ➡関節，関節半月

**関節覚** joint sense (sensation)；articular sensation　深部感覚のひとつで，四肢の位置を認識する位置覚と関節の運動方向を認識する運動覚からなる。[54] ➡関節，感覚，運動感覚

**関節可動域** range of motion：ROM　滑膜性関節において，個々の関節が自動的，他動的に動く範囲。関節の動く範囲は，骨，軟骨，関節包，筋肉，靱帯，神経，血管，皮膚など関節を構成しているすべての組織因子が関わる。関節が正常に動くためには，関節を構成している骨自体の動きに制限がなく，関節包内の転がりや滑りの円滑さが必要である。正常な関節運動の遂行には，関節を構成している骨格系のほか，関節を動かす筋系，関節からの情報を感知し必要な指令を発する神経系，関節の循環・栄養に関わる血管系，関節の保護・安定に働く皮膚，靱帯，関節包などの組織が正常に作用することが重要である。関節の可動域は生活習慣，職業，年齢などの可変因子に左右される。一般的に組織の柔軟性が豊富な若年者のほうが高齢者よりも可動範囲が大きい。また，組織の柔らかさが要求されるスポーツ選手や身体各組織の伸張動作を生活に取り入れている人は必然的に関節のゆるみが生じている。関節可動域は筋肉の収縮要素が関与する自動的（生理学的）可動域と関節自体の状態が反映される他動的（構築学的）可動域に分けられる。前者は随意的に筋肉を収縮させて自らの力で関節運動を生じさせるもので，筋力や運動協調性の情報が得られる。後者は治療者や器械器具などの外力によって関節を動かしているもので，関節自体の構築的異常の有無，関節包，靱帯，筋肉の伸張性の情報を得ることができる。関節の可動性を測定する場合は，角度計やメジャーを用い，屈曲・伸展，外転・内転，外旋・内旋などの骨運動学的運動表現を用いる。関節可動域の決定因子には，骨，軟骨，関節包などの関節構築学的因子のほかに，動筋と拮抗筋の収縮性と伸展性，および靱帯，血管，神経，皮膚などの関節周辺組織の伸張性がある。関節可動域制限を構造・組織的因子でとらえると，骨，関節軟骨の異常に起因する関節構造因子，関節包や靱帯の伸張性・柔軟性・可塑性の低下が原因の関節内軟部組織性因子，皮膚，神経，血管，筋・腱の拘縮，短縮，スパズムに起因する関節外軟部組織性因子に分けられる。可動性の低下した関節に対しては，あらゆる因子の関わりを想定した理学療法的アプローチが必要である。具体的には短縮した組織に対しては関連組織の伸張運動が適応となり，関節包の癒着，関節包内組織の異常に対しては関節モビライゼーションが用いられる。[21] ➡拘縮，運動

**関節丘** ＝顆

**関節鏡** arthroscope　関節腔内の病変に対して検査および手術を行うための内視鏡。照射するライトと鏡視するレンズで構成され，半月板損傷などの膝内障に用いられる場合が多いが，その他肩，肘，手，股，足関節などにも用いられる。[287] ➡関節鏡視下手術

**関節鏡視下手術** arthroscopic surgery　麻酔下に関節腔内で関節鏡を用いてモニターで観察をしながら特殊な手術器械で関節内操作を行う手術。半月板損傷，十字靱帯損傷，関節内遊離体摘出など膝関節に代表され，

肩，肘，手，股，足関節の適応もある。287 ➡デブリドマン

**関節強直** ankylosis　関節包内の骨・軟骨に起因する癒着で，関節がまったく動かない状態。先天性のものもあるが，多くは外傷性，炎症性，全身疾患性，持続静止性による。結合組織の癒着による線維性強直，骨組織の結合による骨性強直がある。266 ➡拘縮

**関節腔** articular cavity；joint cavity　2つ以上の骨が連結する際にできる隙間で，関節包が取り囲んだ空間。関節腔内には滑液が貯留しており，潤滑剤の作用と関節軟骨への栄養の供給をしている。また関節面の適合をよくするため関節円板や関節唇がある。266

**間接クームス試験** indirect Coombs test　【間接抗グロブリン[消費]試験 indirect antiglobulin test】　抗赤血球自己抗体の有無を確認する方法で，自己免疫性溶血性貧血の確定診断に欠くことができない検査である。赤血球に付着した同抗体を調べる(直接クームス試験)に対し，本法は患者の血清中に存在する抗体の確認法である。182 ➡直接クームス試験，免疫，グロブリン，免疫グロブリン

**関節形成術** arthroplasty　本来有している可動性や荷重機能などを失った関節に対してその機能をできる限り再現するために行う手術。肘関節などで行われる切除関節形成術，人工関節置換術をはじめとしたインプラント関節形成術などがある。184 ➡関節強直，関節固定術，骨切り術，人工関節置換術

**関節結核** joint tuberculosis　主に肺病巣からの結核菌の血行性転移による関節の感染症。股，膝，足，仙腸などの関節に好発する。局所に急性炎症症状はなく，皮膚が浮腫状を呈し，骨萎縮と関節裂隙の拡大がみられる。関節痛，腫脹，可動制限が徐々に進行する。266

**間接抗グロブリン[消費]試験**
⇨間接クームス試験

**関節拘縮** ⇨拘縮

**関節固定肢位** closed packed position　関節を構成する靱帯，関節包などの軟部組織が最大に緊張し，関節面相互が最大限に接触している状態。いわゆる関節の遊びがない状態。関節弛緩肢位の対語。治療ターゲットの関節の近隣関節に，この肢位をとらせる場合が多い。241 ➡関節弛緩肢位

**関節固定術** arthrodesis　動揺関節などの関節の不安定性に対して，外科的に骨性の強直を起こし，支持性・安定性を得る術式。足関節の変形に対し，距踵・距舟・踵立方関節を固定する3関節固定術などがある。支持・安定が得られる反面，関節可動域が犠牲となる。297 ➡動揺関節，関節形成術，関節リウマチ

**間接撮影** fluororoentgenography；photofluorography　胸部，消化管の集団検診のために開発された撮影法。身体を透過したX線像を蛍光板や蛍光増倍管上に映し，これをカメラで撮影する。直接撮影に比し短時間での撮影が可能で，経済的であるが画質はやや劣る。107 ➡胃カメラ，胃癌，健康診断

**関節雑音** joint noise　関節運動時に起こる何らかの異音。関節構成体や腱・腱鞘などの関節周囲組織の何らかの異常を示す。顎関節症では，機器による分析も行われるようになった。153

**関節弛緩** joint laxity　関節包や靱帯が弛緩または断裂しているために関節の可動域が異常に増大した状態で，関節が不安定となり，異常な関節運動が生じる。84 ➡関節リウマチ，関節可動域，動揺関節

**関節弛緩肢位** open packed position　関節を構成する関節包や靱帯が最大に弛緩している肢位。関節固定肢位の対語。関節拘縮や痛みのある関節への治療を施すのに，この肢位を利用する場合が多い。241 ➡関節固定肢位

**関節症** ⇨変形性関節症

**関節唇** limbus　関節窩の周縁にあり，円板状あるいは半月状をした白色の線維組織か

らなる線維軟骨。辺縁は関節包に付着し，荷重の緩衝機能のほか関節面の適合性の向上，荷重の分散，骨端辺縁の保護などの作用がある。肩関節と股関節にみられる。266 ➡関節

**関節水症** hydrarthrosis【関節水腫】　関節内に関節液が正常量を超えて貯留した状態。関節内の軟部組織，軟骨が何らかの原因で損傷を受けた際に発生する。増量した関節液中に血液が混入した場合を関節血腫（hemarthrosis）という。287 ➡関節穿刺

**関節穿刺** arthrocentesis；joint puncture　関節疾患の診断や治療を目的として，関節液を採取・排除したり薬剤を注入する穿刺法。穿刺関節は膝関節，肩関節，股関節，肘関節などが多い。関節は感染しやすいため，穿刺部位は厳重に消毒を行う。266 ➡関節

**関節造影法** arthrography　関節腔に造影剤を注入し，X線を用いて関節軟骨，半月板，靱帯，滑膜などを撮影する方法。造影剤には陽性造影剤と陰性造影剤があり，診断の対象とする関節，組織により造影剤の量を調整する。107 ➡鑑別診断，ローテーターカフ，肩関節，インピンジメント症候群，変形性関節症，靱帯損傷，捻挫

**関節置換術** ＝ 人工関節置換術

**関節痛** arthralgia　該当する関節構成体もしくは関節周囲の組織に起因する疼痛。大きく炎症性，外傷性，その他（腫瘍，骨端症，構造の欠陥）の関節痛に分類できる。関節痛をきたす疾患の主なものは，炎症性の疾患では変形性関節症・肩関節周囲炎（変性疾患），化膿性脊椎炎・結核性関節炎，リウマチ熱（病原性），痛風・石灰沈着性腱炎（結晶性），関節リウマチ，全身性エリテマトーデス，強直性脊椎炎（自己免疫疾患），上腕骨上顆炎，アキレス腱周囲炎（機械的刺激）など，外傷性の疾患では関節内骨折靱帯損傷，半月板損傷，血友病性関節症，神経障害性関節症など，そのほかに，ガングリオン，骨肉腫，ペルテス病，大腿骨頭無腐性壊死，臼蓋形成不全などである。腫脹，熱感など急性炎症症状の見極め，

痛みの種類（急性，慢性，運動痛，安静時痛），圧痛部位，原疾患の部位との関係（関連痛，放散痛など），変形，発症起点，既往などをふまえて評価を行う。他の疾患（処方）治療中に別の部位の疼痛を訴える場合も多いが，医師と連携をとりつつ対応する必要がある。153 ➡変形性関節症，関節リウマチ，関連痛，疼痛，炎症

**関節定位覚試験** ＝ 母指さがし試験

**関節動揺性** joint loosening　骨や靱帯，関節包などの支持組織の損傷や破壊により，関節が不安定となり，生理的な可動範囲を超え，または正常では存在しない異常な関節運動を呈する状態。84 ➡関節リウマチ，ムチランス変形

**関節内骨折** intraarticular fracture　骨折線が関節内に限局する骨折。骨折線によって関節面は形状が変化するので疼痛，機能障害など問題が残存しやすい。191 ➡脛骨プラトー骨折，関節穿刺，バートン骨折，骨折

**関節軟骨** articular cartilage　骨の関節面をおおう硝子軟骨。湿重量の70～80％は水分であり，固形成分は60％が膠原線維で，残りの大部分はプロテオグリカンが占める。軟骨の構造は軟骨細胞の形態と基質の性状から，表面より輝板，最表層，中間層，深層，石灰化層の5層に区分される。輝板は軟骨の低摩擦性や軟骨基質の恒常性の維持に関与していると考えられる。大きな部分を占める深層の軟骨細胞は基質成分を合成，分泌している。コラーゲン線維は各層で異なる配列をしており，表層の水平配列は引っ張り力に強いだけでなく垂直方向の圧縮力にも弾性を発揮する。深層の垂直配列は軟骨下骨との結合に重要な役割をもつ。プロテオグリカンを形成するムコ多糖蛋白質は陰性に荷電しており，ナトリウムイオンや水を引き寄せることによって軟骨に弾性と硬度を与えている。軟骨は間欠的な荷重による圧縮と復元機能によって関節液から栄養を供給される。266 ➡関節

**関節ねずみ（鼠）** joint mouse　関節腔内に遊離した軟骨性，骨性の組織の総称。原疾患

は離断性骨軟骨炎，骨軟骨腫症，変形性関節症，シャルコー関節，骨軟骨骨折など多数．関節腔を動き回るため，関節ねずみと呼ばれる．突然の激しい関節痛と著しい運動制限が生じる．²⁶⁶ ➡関節

**関節捻挫** = 捻挫

**関節の遊び** joint play 関節は骨運動(bone motion)を伴わなくとも，関節包，靱帯などの軟部組織がゆるんだ位置(関節弛緩肢位)で若干の運動が起こる．この運動は，転がり，滑り，離開，回旋が代表的で，このうち他動的に離開(distruction)する程度まで関節周囲組織にゆるみがある状態を「関節の遊び」という．骨運動は目に見えて起こる関節運動をさすのに対し，関節包内で起こる運動は副運動と呼ぶ．これを構成するのが構成運動(component motions)と関節の遊びであり，構成運動の代表が滑り運動である．関節機能障害の原因には種々あるが，関節包内の関節の遊びや，構成運動が欠落している場合が多く，関節包内運動の治療に関節のモビライゼーション手技が利用される．²⁴¹ ➡副運動,関節モビライゼーション

**関節囊** = 関節包

**関節の凹凸の法則** convex concave rule 【凹凸の法則】 関節面の運動法則．関節面は基本的に凹と凸で構成されており，関節面は，凹の関節面をもつ骨の運動方向と同方向に，凸側の関節面をもつ骨の運動方向とは逆方向に運動するという法則．³⁴¹ ➡関節の遊び,運動終末感,関節固定肢位,関節弛緩肢位

**関節の荷重支持機構** weight bearing mechanism of joint 関節への荷重，すなわち関節間力を制御する関節構成体の総称．骨，軟骨，関節包，靱帯，筋，腱を含む．理学療法においては安定性と可動性の両立が課題となる．安定した関節とはすべての可動域にわたり関節間力ベクトルが関節面上の適切な位置で最小値に維持できる関節である．逆に不安定な関節においては軟骨摩耗などのOA変化や他の関節構成体の二次的損傷の危険度が増す．

関節間力ベクトルは関節面に平行な成分(剪断力)，垂直な成分(圧縮力)に分解できる．膝関節疾患における大腿四頭筋強化を例にあげると，前十字靱帯再建術後は剪断力最小となるようスクワットにより強化を図り，変形性膝関節症においては圧縮力が最小となるように，非荷重位でさらに終末伸展域を避けて抵抗運動を行うなど，目的に応じて手法を変更する．²⁰⁶ ➡荷重,荷重関節

**関節の感覚受容器** sensory receptor of joint 関節を構成する関節包，滑膜，脂肪体，靱帯，半月には多数の感覚受容器が存在する．この感覚受容器や受容器近接細胞の力学的変形を感知する機械的・力学的受容器をメカノレセプターといい，求心性の特殊な神経性入力を通して関節位置覚，運動の方向と速度としての運動覚，抵抗や重力・荷重の知覚としての力覚をつかさどる．これらの感覚は固有感覚とも呼ばれる．関節包，半月，靱帯に内在するメカノレセプターは高閾値で緩慢順応型のルフィニ小体，低閾値で迅速順応型のパチニ小体，一部痛覚受容器である自由神経終末がある．関節位置覚，関節運動の加速・減速覚，荷重感覚，関節内圧，関節痛を感知するとともに，例えば靱帯の緊張や関節内圧の変化が周囲筋と反射回路を形成することも知られており，関節機能を力学面からのみとらえるのではなく，関節は感覚と運動の共同体でもあるとする神経生理学的視点が重視されてきた．¹⁹⁶ ➡関節,感覚

**関節破壊** joint destruction 関節の炎症が持続することにより軟骨，骨が破壊されること．関節の不安定性が生じ，変形や強直が起こる．⁸⁴ ➡化膿性関節炎,関節リウマチ

**関節半月** articular meniscus；semilunar cartilage 【半月[板]】 手，膝，肩鎖，胸鎖，顎関節などには，半月[板]，関節円板と呼ばれる線維性軟骨がみられる．その中で膝関節半月が臨床上重要である．これにはC字型の内側半月(MM)とO字型に近い外側半月(LM)があり，膝の屈伸でわずかに前後方向に移動する．機能は荷重の伝達・分散，膝安定性の確保，潤滑の促進があげられる．⁷¹ ➡

関節, 大腿脛骨関節, 半月[板]損傷, 関節円板

**関節パンヌス** pannus on arthritis　滑膜に炎症が起こり, それが持続して軟骨の表面に滑膜の肉芽組織が増殖し塊をつくったもの。パンヌス細胞から蛋白質分解酵素などが分泌され, 軟骨・骨は破壊される。関節リウマチ, 結核性関節炎, 肥厚性滑膜炎などでみられる。203 ➡関節

**間接ビリルビン** indirect bilirubin　赤血球中のヘモグロビンから作られる非抱合型のビリルビン。血中ではアルブミンと結合し不溶性であるが, 肝臓へ運ばれ酵素の作用により抱合型のビリルビン(直接ビリルビン)となり, 水溶性に変化し, 胆汁中に排泄される。278 ➡赤血球, ヘモグロビン

**関節変形** joint deformity　先天性あるいは後天性に生じた関節の形態異常で, 関節を解剖学的中間位に位置させることができない状態を示す。後天性関節変形の原因は, ①関節の脱臼や亜脱臼, ②筋力や筋トーヌスの不均衡, ③筋・腱の拘縮や係留(tethering), ④軟部組織の拘縮, ⑤変形性関節症, ⑥習慣的な不良姿勢の強要(つま先の狭い靴を履くことによる外反母趾変形など), ⑦突発的な要因, などである。②～④に対する理学療法は運動療法や物理療法, 装具療法を適用して, 弱化筋の筋力増強や筋トーヌスの均整化, 拘縮組織の伸張性維持・改善を試みる。高度の変形性関節症は整形外科的治療に頼らざるをえないが, 関節面の変性が軽度で, 痛みなどの反射性拘縮による変形の場合は, 除痛を図りながら愛護的に関節可動域の改善を行う。⑥については不良姿勢の原因を特定・排除することに努める。関節強直の場合は理学療法の対象とはならない。99 ➡拘縮, 痙縮, 関節強直

**関節包** joint capsule【関節嚢】　関節結合する骨端の周囲に付着し, 滑膜性関節腔を形成している袋状の被膜。外側は強靱な線維性結合組織(靱帯を含む)からなる線維膜で関節を支持し, 内側には疎性結合組織からなる滑膜がある。101 ➡関節

**関節包外靱帯** extracapsular ligament　関節包の外層にある結合組織線維束。関節包と一体であったり, 疎な結合組織が介在して分離していることがある。機能的な差異から肩関節では薄く, 股・膝関節では厚く強靱である。71 ➡関節包内靱帯, 外側側副靱帯, 内側側副靱帯, 靱帯損傷

**関節包内運動** intraarticular movement　滑膜性関節における関節包内での関節面相互間の動き。関節の自動運動時にみられる滑り, 転がり, 軸回旋と, 他動運動時にみられる関節の遊び運動があり, 関節運動の円滑化や骨運動に伴う関節脱臼や関節内の衝突防止の役割を果たしている。21 ➡滑り運動, 転がり運動, 関節運動学

**関節包内靱帯** intracapsular ligament　関節包の外層にある靱帯(関節包外靱帯)に対し関節腔内に存在する靱帯。股関節の大腿骨頭靱帯や膝関節の前・後十字靱帯がある。前・後十字靱帯は膝関節の前後と回旋の安定性に関与する。71 ➡関節包外靱帯, 後十字靱帯, 靱帯損傷, 前十字靱帯損傷, 後十字靱帯

**関節モビライゼーション** joint mobilization　対象者の意識下に行う, 運動スピードの緩徐な関節包内可動手技。20世紀の半ば以降に徒手的治療手技の一手段として広まる。滑膜性関節の関節包内の動きの維持・回復, および関節機能障害に起因する疼痛軽減を主目的とする。治療力源は治療者の徒手による他動的手技が中心で, 必要により重錘, 牽引装置, スリングなどの器械器具を用いる方法, 対象者自身の力を活用する自己モビライゼーション手技がある。治療手技はゆっくりと段階的に関節面に対し水平, 垂直方向の外力を適用し, 関節包内で生理的に生じる構成運動や関節の遊びを回復させる。モビライゼーションはその治療目標から, 滑膜性関節の関節包内運動を回復する関節モビライゼーション, 筋肉や靱帯などの関節周囲組織の柔軟性・伸展性の維持, 改善を目的とする軟部組織モビライゼーションに分類される。また, 神経系の異常, ストレスに対する神経モビライゼーション手技も紹介されている。21

**関節リウマチ** rheumatoid arthritis：RA 【慢性関節リウマチ(旧名)】　結合組織に炎症をきたす原因不明の全身性疾患。主症状は多発性の関節腫脹と関節痛で，手関節，指，肘，膝などに初発することが多い。ほとんどの人種にみられ，好発年齢は30～50代で，罹患者は女性が男性の約5倍多い。自己免疫疾患といわれ，その免疫異常の発端として細菌感染やウイルス感染が注目されているが，病因の決定的なものはない。病理学的には関節滑膜の炎症性病変を認め，肉芽形成と滑膜の増殖がみられる。炎症性肉芽である関節パンヌスが関節軟骨を分解し，骨にも浸潤し徐々に関節を破壊していく。炎症病巣は関節だけでなく，靱帯，腱，皮下結合組織などにも浸潤していく。全身症状としては疲労感，微熱，貧血などを認める。関節症状は朝のこわばりを訴えるものが多い。また両側性，左右対称性に疼痛，腫脹，関節動揺性，関節可動域制限，変形といった症状が現れる。罹患部位は全身の関節であるが，手指のDIP関節が侵されることはまれである。診断は米国リウマチ協会(ARA)の分類基準を用い，7項目のうち4項目以上を満たす症例を関節リウマチと診断する。関節病変の進行の程度をX線により分類するものとしてStage分類があり，StageⅠ～Ⅳまでに分けられる。また最近ではラーセン(Larsen)の分類も用いられる。機能障害の程度を表すものとしてはClass分類がありClassⅠ～Ⅳに分けられる。炎症の活動性を示す指標としてランスバリー活動[性]指数が用いられる。治療は根本的治療法が確立されていないため，多方面からのアプローチが必要となる。まず対象者・家族教育，温熱・運動療法・心身両面の安静などの基礎療法が大切である。薬物療法としては非ステロイド抗炎症薬が第1選択として投与される。抗リウマチ薬として金製剤，D-ペニシラミンなどが使用される。またステロイド薬は強い消炎効果があり，欠かせない薬剤となっている。外科的治療としては滑膜切除術や関節固定術，人工関節置換術などが行われる。理学療法は温熱療法で疼痛を軽減し，関節可動域の維持・改善，筋力の改善を行う。運動負荷量は運動後3時間以上疼痛が継続せず，翌日まで疲労が残らない程度とする。また日常生活活動の改善を図るために，自助具や生活環境の整備のための指導が必要となる。なお，日本リウマチ学会は2002年4月に慢性関節リウマチという診断名を関節リウマチに変更した。[84]➡悪性関節リウマチ，ランスバリーの活動指数，滑膜切除術，関節固定術

**関節離断** joint disarticulation　四肢切断の中で関節部分で切離されたものをさす。切断の名称は切断された解剖学的部位で呼称されるのが一般的で，例えば大腿骨部での切断は大腿切断，膝関節部での切断は膝関節離断と呼ばれる。代表的関節離断は肩関節離断，肘関節離断，股関節離断，膝関節離断など。[48]➡カナダ式股義足，四肢切断

**汗腺** sweat gland　汗を分泌する皮膚腺で，エクリン汗腺(eccrine sweat gland)とアポクリン汗腺(apocrine sweat gland)がある。エクリン汗腺(小汗腺)はヒトでは全身に分布し，塩分と水分を分泌し体温調整作用に関与する。アポクリン汗腺(大汗腺)は腋窩，乳首，陰部に局在し，分泌物には特有な臭気がある。[275]➡発汗，放熱，アポクリン汗腺

**乾癬** psoriasis　表皮が角化し典型的な鱗屑を呈した紅色局面が発生する疾患で，遺伝的素因と生活習慣，気候などの環境的因子が関与して発症する。尋常性乾癬，乾癬性紅皮症，膿疱性乾癬などがあり，爪乾癬や乾癬性関節炎をしばしば合併する。[29]

**感染** infection　空気・水・土中や他の生物に存在する細菌やウイルスあるいは原生生物などの病原微生物が，呼吸器や消化器，泌尿器，生殖器，目，耳，皮膚などを介したり，輸血，移植の際に体内に取り込まれて，身体組織，臓器内で増殖し，宿主－寄生の関係になった状態。皮膚や衣類，食物などに微生物が付着した段階は汚染といい，感染とは区別される。原因微生物の産生する毒素または，宿主側の免疫感染の発生には，原因微生物が十分量存在すること，宿主側に感染されやすい部位や環境が存在すること，感染経路が成立することなどの条件が満たされることが必要である。感染の成立には，宿主側の防衛力

や感受性の強さと，微生物側の繁殖力，組織親和性(微生物が産生する毒素の強さ)など，宿主と微生物との間の力関係によって決まり，これを宿主-寄生体関係という。粘膜や皮膚から微生物が侵入すると，宿主である生体側の防衛機構により，侵入微生物を貪食する白血球や微生物の働きを弱めるリンパ球などが外敵を攻撃する際に，発熱・発赤・疼痛・腫脹などの炎症症状が現れる。侵入微生物の種類や宿主側の状況により，症状が明らかに発現されない場合もあれば，激烈な症状をきたす場合もある。宿主側の防御機構が侵入微生物にまさる場合感染は成立せず，侵入微生物は弱体化あるいは全滅に至るが，侵入微生物が量的・質的に宿主の防衛力よりまさる場合，宿主内での定着さらに増殖に至る。感染様式としては，微生物の侵入部位のみで単独に発現する局所感染，微生物が血行により全身に広がり，発熱・全身倦怠感・食欲不振などの全身症状をきたす全身感染，感染組織や感染臓器に特有の症状をきたす病巣感染，毒素を産生分泌する微生物によって生じる中毒性感染などの顕性感染と，感染はしているものの明確な臨床症状を現すことなく，宿主側が疾患を伝播する保菌者となる不顕性感染とに分類される。宿主側の防御機能がうまく作用すれば局所感染に止まり，症状は軽微かつ短期間で完快するが，感染の長期化・広範化に伴い，全身的な感染症状が現れるようになる。感染により宿主が臨床症状を現した場合を発症という。感染には，感染源(病原微生物)，感染経路(侵入経路)，感受性(宿主の防衛力)の3つの因子が相互に関与し成立するため，感染予防のためにはこの3因子のどれかにアプローチし，感染の成立を遮断することが必要となる。[270] ➡ 消毒,感染経路,感染症対策

**かんぜんかいふくのうそっちゅう**
**完全回復脳卒中** ⇨ 回復性虚血性神経脱落症候群

**かんぜんがたせきずいそんしょう**
**完全[型]脊髄損傷** complete spinal cord injury 何らかの原因で脊髄が損傷され，最下位仙髄節($S_{4\sim5}$)の感覚が完全に喪失している場合をいう。深部肛門感覚検査により決定される。原因としては交通事故や転倒などの外傷，脊髄炎，先天異常，腫瘍，脊髄症，脊柱管内出血，前脊髄動脈症候群，脊髄動静脈奇形，中毒性疾患，放射線照射などがある。脊髄の損傷高位は筋力と感覚の残存部位によって表される。脊椎の損傷と脊髄の損傷高位とは同一でない場合が多く注意が必要である。通常数週～2か月間ほどで脊髄ショック期が終わり損傷高位は確定されるが，その後の変化はほとんどない。一般的には頸髄損傷，胸髄損傷と腰髄損傷の一部に多くみられる。症状としては損傷高位以下の運動および感覚神経の麻痺を起こし，それに伴い歩行などの動作能力や膀胱直腸機能が失われる。第2仙髄より上位の損傷では自動膀胱(核上型膀胱)となり，下位の損傷では自律膀胱(核・核下型膀胱)となる。また，頸髄損傷や一部の胸髄損傷においては起立性低血圧などの自律神経機能障害も起こる場合があり注意を要する。その他合併症・随伴症状としては褥瘡・関節拘縮・異所性骨化・骨折・呼吸器疾患・尿路感染・脊髄空洞症・深部静脈血栓・皮膚合併症・痙縮・痛み・性機能障害などがある。この損傷では歩行が実用性となる場合が少なく，移動手段としては車いすを使用する場合が多いことが特徴である。理学療法では，急性期には呼吸理学療法と関節可動域維持・体位変換などを行い，損傷部位の固定性が保たれた時点で，できるだけ早く座位などをとることに心がけ起立性低血圧などの自律神経機能障害を克服することが大切である。車いす駆動練習とマット上動作練習は並行して行い，体幹の柔軟性の確保が重要となる。次にベッド・車いす間の移乗動作練習や症例によっては装具などを用いた起立・歩行練習などを行う。車いすについては現在多様なものが各メーカーから出ており，状態や目的に合ったものを選択・採型することが大切である。また，障害告知などの心理的なサポートはすべてのスタッフが統一して行うことが大切であり，理学療法を遂行するうえにおいても重要となる。[156] ➡ 機能残存レベル,ザンコリーの分類,エイシア(ASIA)の機能障害尺度,不全[型]脊髄損傷,脊髄損傷,車いす,脊髄ショック

**かんぜんかんご**
**完全看護** full and comprehensive nursing

かんぜんき

care　　　1950(昭和25)年に発足した看護制度で，病院の看護は看護師または看護補助者が行うことで，患者が家族らの付添いを必要としない程度の看護を行うことをいう。1958(昭和33)年には基準看護制度に改められている。[186] ➡看護,看護職,看護基準,医療保険制度,診療報酬請求

**完全強直**　complete ankylosis　【骨性強直 bony ankylosis】　関節構成体自体の線維性または骨性の変化によって生じる関節可動域制限を強直と呼び，そのうち骨関節面の癒着により関節の可動性が完全に消失した状病態をさす。[294] ➡関節強直,関節リウマチ,不完全強直

**感染経路**　route of infection　感染症を起こす病原体が体内に侵入するまでの道筋。病原体に汚染されたヒト，動物または排泄物などの感染源から，病原体が侵入する身体部位までの経路。接触や水，空気，飛沫，媒介者・動物などが介在する。[248] ➡院内感染,感染症対策,リスク管理,危機介入

**感染症対策**　prophylactic measures against infectious diseases　「感染症の予防及び感染症の患者に対する医療に関する法律」が1998(平成10)年に施行された。この法律の目的は，感染症の予防および感染症患者に対する医療措置を定めることにより，感染症の発生を予防し，その蔓延の防止を図り，公衆衛生の向上および増進を図ることとしている。この法律の対象となる感染症の類型ごとの医療体制の対応や，その他感染症対策に関する具体的措置が明示されている。一方，院内感染の問題も深刻であり，特に抗生物質に対して強い耐性を示すMRSA(メチシリン耐性黄色ブドウ球菌)の感染が増加している。これは医療従事者の手などを介し広がることから徹底した予防対策を講じる必要がある。これ以外にも院内感染の報告が多数あり，院内感染対策委員会などの名称で各施設独自に院内感染の予防に取り組んでいるが，治療の場である病院での感染の防止に向けた対策を具体的に講じる必要がある。[152] ➡院内感染,感染経路,メチシリン耐性黄色ブドウ球菌,危機介入,リスク管理,チーム医療

**感染性関節炎**　infectious arthritis　細菌(黄色ブドウ球菌,淋菌,結核菌)や真菌,スピロヘータなどの感染により関節内に炎症をきたしたもの。血行性や関節周囲からの感染，手術や注射，穿刺による直接的な侵入による感染などが原因となる。膝や股関節に好発する。[294] ➡化膿性関節炎,スピロヘータ関節炎,ライム病

**完全損傷**　complete [spinal cord] injury　脊髄の完全な横断性損傷により，損傷部以下の運動・感覚がすべて完全に麻痺している状態。不全損傷の場合は仙髄部の機能(足趾の運動，肛門括約筋の随意収縮，会陰部・肛門周囲の感覚)が残存しているかで鑑別する。[36] ➡脊髄,脊髄損傷,完全麻痺

**完全房室ブロック**　complete atrioventricular block(A-V)block　【第3度房室ブロック third degree atrioventricular block】　房室伝導障害の中でも，心房と心室の興奮伝導がまったく途絶している状態。房室伝導が遅延するものを第1度房室ブロック，房室伝導が間欠的に途絶えるものを第2度房室ブロックというのに対して，第3度房室ブロックともいう。[30] ➡心電図

**完全麻痺**　paralysis　運動経路が障害・遮断され随意運動・感覚がまったく認められない麻痺。随意運動がわずかでも残っているものは不全麻痺という。脊髄損傷では損傷部以下の運動・感覚が完全に麻痺している状態。脊髄不全麻痺は最下位仙髄領域の機能が残存している状態。[36] ➡運動麻痺

**肝臓**　liver　腹腔の右上部，横隔膜下に位置する人体中最大の分泌腺。胆汁の生成，血液の貯蔵，アルコール・薬物などの有害物質の分解・排泄，また栄養物の代謝・合成・貯蔵，糖分の貯蔵と血糖の調節など多様な機能をもつ。肝炎，肝硬変，肝腫瘍，脂肪肝などによって肝機能障害を呈するが，リハビリテーションでは肝機能障害を合併した症例を取り扱うことが多い。肝機能障害を有する対

象者の運動療法は定期的肝機能検査により肝機能低下の有無を確認しながら進める。また，肝炎はウイルス感染症であるため，運動療法にあたっては感染症対策が必要である。脂肪肝を有する対象者の運動療法は，糖尿病の理学療法アプローチに準ずる。[126] ➡肝不全,肝機能検査

**肝臓癌**（かんぞうがん） = 肝癌（かんがん）

**乾燥症**（かんそうしょう） = 乾皮症（かんぴしょう）

**乾燥症候群**（かんそうしょうこうぐん） = シェーグレン症候群（しぇーぐれんしょうこうぐん）

**患側**（かんそく） affected side　身体機能に障害が生じている場合，体を左右に分け，障害がある側をいう。障害のない側を健側という。脳血管障害による麻痺などでは，麻痺が生じた患側を麻痺側，反対側を非麻痺側という。[113] ➡脳卒中,片麻痺患者の歩行能力分類

**杆体**（かんたい） rod 【杆体細胞　rod cell】　網膜にある視細胞のひとつ。網膜全体で約1億個存在し，核は外顆粒層にあり，錐体よりやや小さく，細い棒状の形をしている。その働きは，暗所における光の感知であり，夜行性動物に多い。[253] ➡視細胞,錐体

**間代**（かんたい） clonus 【クローヌス】　筋または腱に急激な伸展刺激を加えることにより，連続的な筋収縮が不随意的に起こる状態。錐体路障害時に出現。膝間代，足間代などがある。[222] ➡錐体路徴候,深部腱反射,痙縮

**間代性保続**（かんたいせいほぞく） clonic perseveration　1つの動作やことばが不随意的，連続的にくり返される状態。[222] ➡言語障害

**間代発作**（かんたいほっさ） clonic seizures　てんかんの際，強直性痙攣に引き続き，数秒〜1，2分後に出現する痙攣。全身の筋が素早く交互に，収縮と弛緩をくり返す状態。四肢の関節の交互運動，頸部・体幹の屈伸，眼球の偏倚などがみられる。[221]

**肝胆汁**（かんたんじゅう） liver bile　肝臓で生成・分泌される胆汁で，胆嚢で貯蔵・濃縮されて胆嚢胆汁になる。食物が十二指腸に到達すると，胆嚢胆汁は膵臓の外分泌液の膵液とともに，十二指腸に排出されて，食物の消化・吸収を助ける。[278] ➡肝臓,膵臓,外分泌

**浣腸**（かんちょう） enema　腸内容物の排除や便の性状観察，薬液注入を目的に直腸に液体を注入すること。腸壁を刺激し蠕動を起こさせる。カテーテルを6〜10 cm挿入し，浣腸液を注入する。宿便の排出では50％グリセリン，2％石けん液が注腸される。[298]

**環椎歯突起間距離**（かんついしとっきかんきょり） atlantodental distance：ADD　環椎（第1頸椎）の前弓後面（前結節後面）と軸椎（第2頸椎）の歯突起前面との距離。小児で5 mm以上，成人で3 mm以上離れていると環軸関節の脱臼や不安定性が疑われる。[84] ➡環軸関節亜脱臼

**貫通管**（かんつうかん） = フォルクマン管（ふぉるくまんかん）

**貫通動脈**（かんつうどうみゃく） perforating artery　動脈またはその枝が筋膜，白膜，臓器実質などを貫通している血管（動脈）。大腿深動脈の枝，陰茎貫通動脈，放射状貫通動脈（腎臓の皮質放射状動脈の続きで，腎被膜を貫通して被膜血管叢に流入する）などがある。[217]

**眼底出血**（がんていしゅっけつ） hemorrhage in ocular fundus　網膜（網膜内・網膜前・網膜下）および脈絡膜部で起こった出血の総称。広義では硝子体出血も含む。炎症，外傷，網膜血管病変，血管内圧の亢進,血液疾患などが原因である。[193]

**関電極**（かんでんきょく） = 探査電極（たんさでんきょく）

**感度**（かんど） sensitivity　**1**入力の度合い。例えば筋電測定において，筋放電が小さすぎて測定できない場合は筋電計の感度を上げることにより測定が可能となる。一方，生体においては感覚器の閾値に感度は左右される。**2**ある疾病を有する者の検査結果が正しく陽性となる確率のこと。特異度の対語。[13] ➡**2**精度,再現性,特異度

**嵌頓** incarceration　器官や組織などの一部が腔所に突出または脱出し，絞扼されるなどして元に戻らない状態。脳嵌頓，胆石嵌頓，痔核嵌頓，椎間関節嵌頓などがある。[29]

**嵌頓[症状]** ＝ロッキング

**嵌入骨折** impacted fracture；impression fracture【圧入骨折，埋伏骨折，嵌合骨折】　骨折の形状による分類で，一方の骨折端が他の骨折端に入り込み長軸短縮転位をとるタイプの骨折。大腿骨頸部内側骨折，上腕骨近位端骨折，橈骨小頭骨折でみられる。[254] ➡骨折

**陥入爪** ingrown nail；ingrown toenail　爪，特に足爪の側縁先端が周囲の軟部組織にくい込み損傷する状態。深爪や靴による圧迫が原因となる。しばしば発赤・腫脹を起こし，痛みを伴う。爪白癬など細菌感染を起こしやすく，足指の清潔が大切。第一趾に生じやすい。[6] ➡爪

**閂** closed pack　関節包，靱帯，筋，腱など関節周囲の軟部組織が関与して関節面が完全に閉まっている状態。「かんぬき」の肢位ではあらゆる方向の運動が停止する。モビライゼーションでは関節がゆるんだ状態(loosed pack)を治療に利用する。[158] ➡関節，関節モビライゼーション

**乾熱** ＝乾性温熱

**観念** idea；(独)Idee　物事に対する印象，記憶などの意識内容，頭のなかで抽象的に考えていること。[226] ➡観念運動失行，観念失行

**観念運動** ideomotor　感覚刺激による反射的運動ではなく，観察し念思したことで起こる運動。言語によって思い起こすことが可能で，社会的に習慣性のある運動を物品(道具)を使用せずにことばや視覚的模倣によって知覚されたときに起こる。[165] ➡観念，観念運動失行

**観念運動失行** ideomotor apraxia　言語命令に従って社会的習慣性の高い動作(バイバイなど)を意図的に行うことができない状態。上肢に両側性に現れやすく，病巣は優位半球頭頂葉上回などがある。[226] ➡観念失行

**観念失行** ideational apraxia　日常使用している道具を使うことができないというような，合目的的行為を正しく行えない状態。病巣は優位半球頭頂葉の広範な損傷である。[226] ➡観念，観念運動失行

**観念奔逸** flight of ideas【観念湧出，思考奔逸】　次から次へと考えが豊富に浮かび，次々と思考が展開する状態。観念の連合が論理よりも多弁，語呂合わせや感情な傾向が強く行われるために，思考がまとまらなくなり，論理的な思考ができなくなる。躁的感情・欲動障害に由来する思考障害。[175] ➡躁病，躁うつ病，冗長

**間脳** diencephalon；interbrain　上下は終脳と中脳の間にあり，左右は第3脳室に接している。主に視床と視床下部によって構成され，脳幹網様体，大脳皮質連合野，感覚情報の中継路，および自律神経，内分泌機能の中枢としての役割をもつ。[121] ➡視床，視床下部

**間脳下垂体系** diencephalohypophysial system　間脳の一部である視床下部と下垂体は下垂体茎をはさんで連続しており，密接な機能的関連性をもっているため，間脳下垂体系と呼ばれるが，視床下部下垂体系と呼ばれることが多い。[121] ➡視床下部下垂体系，間脳，下垂体，視床，ホルモン

**官能試験** sensuality examination　人間の五感(嗅覚，味覚，視覚，聴覚，触覚)に依存した検査方法。人間の主観的な感覚によって識別がなされるため，個人差が大きくなることが問題である。心理学的検査で人間の好みなどをとらえるために用いられる。[216] ➡嗅覚，味覚

**乾皮症** dry skin；xeroderma【乾燥症 xerosis，皮脂欠乏症 asteatosis】　皮脂および汗の分泌が減少して皮膚が乾燥し，粗糙化(ざ

らざらする）した状態。光沢を失って白色鱗屑をつくり，浅い亀裂を生じる。幼児や高齢者にみられ，全身的ないし局所的に生じるが，しばしば四肢の末梢部にみられる。[43] ➡老化，アトピー

**カンピロバクター感染症** Campylobacter infectious disease 　細菌はカンピロバクター属の桿菌で，感染症の大部分は，生の鶏肉を扱うか，生あるいは加熱が不十分な鶏肉を食べて感染するとされている。摂取後，数日中に下痢，腹痛，発熱などを起こす。[86] ➡感染，グラム陰性桿菌

**カンファレンス** conference 　会議や相談のことで，臨床では，対象者に関係する医療従事者などが集まり，その対象者の医療に関して情報交換を行い，問題解決や治療方針を決定するために討議する。[248] ➡医学的リハビリテーション，チーム医療，評価，ゴール

**肝不全** hepatic failure【肝機能不全】　肝細胞の壊死あるいは変性による機能障害が臓器全体に至った状態。急性肝不全はウイルスや薬物による劇症肝炎などでみられ，慢性肝不全は肝硬変の末期などにみられる。重篤な場合には黄疸，腹水，肝性脳症に至る。[162] ➡肝機能検査，肝硬変，腹水，黄疸

**冠不全** coronary insufficiency 　心臓に栄養を供給している冠動脈が機能不全を起こすことの総称（虚血性心疾患）。原因は冠動脈硬化のために，心筋に十分に酸素がいきわたらず，重症例では心不全に陥る。心電図上は虚血性ST低下がみられる。[232] ➡冠[状]動脈，虚血性心疾患，心不全

**鑑別診断** differential diagnosis：DDx　系統的診断法とともに大別される診断学のひとつで，ある対象者の病態の診断にあたり，対象者の症状や検査結果などから得られた臨床情報の特徴を類似した他の疾患のそれと比較，識別し，診断を下すこと。[147] ➡診断，評価，統合と解釈

**感冒**　感冒は普通感冒（common cold）と流行性感冒（インフルエンザ）とに区分される。①普通感冒：鼻腔，咽頭，喉頭などの上気道に起こる程度の軽い感染症。ほとんどが各種ウイルスによる。症状は粘膜充血や鼻汁，咽頭痛，嗄声，咳，痰などの呼吸器症状や，頭痛，発熱，全身倦怠感，食欲不振などの全身症状があり，3日〜1週間続く。②流行性感冒：インフルエンザ菌による伝染性疾患。[215]

**眼房** aqueous chamber 　眼球の一部で，虹彩・水晶体・毛様体に囲まれた間隙。虹彩の前方の角膜までの間隙を前眼房といい，後方の水晶体・毛様体側の間隙を後眼房という。いずれも眼房水で満たされている。[270] ➡眼球，眼房水

**顔貌** complexion 　顔つき，顔の様子，容貌，顔かたち。臨床では，顔色や皮膚の状態，顔全体の表情などから心身の健康状態を読み取ることが必要である。身体症状をことばで説明ができない子どもや障害をもつ者では特に重要である。[291]

**眼房水** aqueous humor【房水】　前眼房および後眼房を満たしている透明な血漿に似た液体。後眼房内の毛様体突起より分泌され，瞳孔を通って前眼房に達し，血管のない角膜や水晶体を栄養する。その後毛様体静脈に流れる。眼房水の流出障害は眼圧を上昇させ緑内障の原因となる。[179] ➡眼球，眼圧

**γアミノ酪酸** ＝ GABA

**γ運動ニューロン** gamma motoneuron 　$\alpha$運動ニューロンより小さい小型の運動ニューロンで，筋紡錘の錘内筋線維を支配する。$\gamma$運動ニューロンを中心とする1つの形態的・機能的単位で表される伸張反射制御システムが，ガンマ環としてよく知られている。[26] ➡$\alpha$運動ニューロン，筋紡錘

**ガンマカメラ** $\gamma$-camera【シンチ[レーション]カメラ scintillation camera】　診断・治療を目的として体内に投与された放射性医薬品から放出されるγ線を体外から検出し，その分布を画像化する装置。各臓器の動態機能

検査などに用いられる。NaI(Tl)シンチレータ，コリメータ，光電子増倍管，位置計算回路などで構成される。² ➡ γ線

**ガンマグロブリン** gamma globulin；γ-globulin　血清蛋白質の一分画で，血漿の防御物質(抗体)。特異的免疫系のB細胞(Bリンパ球)によって産生されるグロブリン。血清の電気泳動で移動度の最も遅い分画に属し，IgA, IgD, IgE, IgG, IgMの5種の免疫グロブリンに分類される。¹⁰⁷ ➡ 血清蛋白質分画, 血清グロブリン, 免疫グロブリン, 免疫, 抗原抗体反応

**γ線** γ-ray　放射線の一種。波長が短く透過性の強い電磁波で，核種ごとに特定のエネルギーのγ線を出す。エネルギーはエックス線(X線)より小さいが，蛍光作用，写真作用，電離作用がある。²⁸¹

**ガンマナイフ** γ-knife　201個のコバルト60の線源から放出されるγ線を，虫眼鏡の焦点のように集め，病巣部に限局的に照射し壊死させる治療装置。聴神経鞘腫，脳動静脈奇形，髄膜腫や転移性脳腫瘍などに適応される。²⁹ ➡ 放射線医学

**ガンマネイル法** gamma nail（nailing）　大腿骨頸部骨折，特に転子部骨折・転子間骨折・転子下上部の骨折に適応があり，髄内釘とスクリューにより構成されている。優れた強度と安定性により早期荷重が可能である。²⁹⁷ ➡ 内固定, 大腿骨頸部骨折, 髄内釘

**顔面筋** facial muscles 【表情筋, 顔面表情筋 muscles of facial expression】　顔面の頭蓋冠をおおう後頭・前頭筋，側頭頭頂筋，および鼻部，眼瞼裂周囲や口裂周囲などの皮膚の下に存在する筋の総称。顔面の表情をつくることから表情筋とも呼ばれる。支配神経はすべて顔面神経である。咀嚼筋は含まない。¹⁷⁷ ➡ 表情, 顔面神経, 顔面神経麻痺

**顔面肩甲上腕型進行性筋ジストロフィー** facioscapulohumeral muscular dystrophy：FSHD　小児期および青年期に発症する，常染色体優性遺伝の進行性筋ジストロフィー。筋萎縮は顔面，肩甲帯，上腕部に強く，翼状肩甲が特徴である。進行すると腰帯，下肢に障害が及ぶ。左右非対称を示すことが多い。²³⁵ ➡ 進行性筋ジストロフィー

**顔面失行** facial apraxia　運動障害がなく，動作内容を理解しているにもかかわらず，指示された表情をする，目・口の開閉，舌の出し入れ，咳をする，息を吹くことなどが困難な状態。顔面筋の動きには口腔筋が連動することが多いのでこう呼ばれる。²⁹¹ ➡ 高次脳機能障害

**顔面神経** facial nerve　顔面筋群に分布する運動線維，涙腺やある部分の唾液腺の分泌を支配する副交感神経線維，味を伝える味覚線維で構成される第Ⅶ脳神経。分泌副交感神経線維と味覚線維は中間神経を形成する。¹¹¹ ➡ 脳神経, 顔面神経麻痺, 核下型顔面神経麻痺

**顔面神経麻痺** facioplegia　主に顔面の表情筋に分布する顔面神経の麻痺で，中枢性と末梢性がある。前者は顔面神経核より上で損傷されるが，前額部，眼輪筋は両側から支配を受けているため麻痺はなく，顔面下半分が麻痺する。後者は顔面神経核下の障害で，通常一側性に表情筋の麻痺が生じる。¹⁶⁸ ➡ 顔面神経, 核下型顔面神経麻痺, 脳神経

**肝門脈系** hepatic portal venous system　腹腔内消化管および膵臓，脾臓からの血液が集まり門脈となって，肝臓へと静脈血を運ぶ血管系の総称。胃からは左胃静脈，小腸と大腸からは上腸間膜静脈，大腸下部からは下腸間膜静脈，膵臓と脾臓からは膵静脈，脾静脈が門脈に合流し，消化管からの栄養と膵ホルモン，脾臓の代謝物などが肝へと運搬される。²⁷⁰ ➡ 肝臓, 脾臓, 膵臓, 胃

**丸薬丸め運動** pill-rolling movement　パーキンソニズムなどの振戦で，手指がまるで丸薬を丸めるようにリズミカルに動く不随意運動。²⁰⁷ ➡ パーキンソニズム, パーキンソン病, 不随意運動, 振戦

**間葉細胞** mesenchymal cell　　胎生期の胚子の上皮組織の間に存在する非上皮性の細胞。通常，紡錘形または星状で多くの突起を出している。中胚葉に由来するものが多い。結合組織，軟骨，骨，平滑筋，血管内皮などに分化する。[279] ➡骨細胞，軟骨

**乾酪壊死** caseous necrosis　　組織が軟化して乾燥しチーズ様になる凝固壊死。壊死部分に脂質が多いために肉眼的には黄色を帯びる。結核結節や肺炎，梅毒のゴム腫内にみられる。[200] ➡肺炎，壊死，結核

**管理医療** ＝マネジドケア

**眼輪筋反射** ＝マイアーソン徴候

**寒冷療法** cryotherapy　　氷や冷水で皮膚や組織温を平常時より下げる物理療法。寒冷による，直後の反射性血管収縮，しばらく経てから起こる錐体刺激による血管収縮，感覚神経への麻酔作用，γ運動神経と錘内筋の交感神経への作用により筋紡錘の活動が抑制され，新陳代謝抑制，疼痛軽減，痙縮や痙直性の抑制などの効果がある。皮膚温が15℃以下になったり長時間の適応では，血管拡張が起こる。30分以上の適応で，血管が収縮と拡張をくり返すハンティングリアクション（乱調反応）が起こる。わが国では全身治療よりも局所治療で用いられ，アイスマッサージ，コールドパック（アイスパック），冷浴，気化冷却法などがある。コールドアレルギーおよび寒冷過敏症がある場合は禁忌で，この特徴的症状は巨大蕁麻疹と関節痛である。なお，ごく短時間の適応では刺激作用があり，中枢神経障害に対する神経筋促通にも用いることができる。[278] ➡温熱療法，アイシング

**肝レンズ核変性症** ＝ウィルソン病

**関連痛** referred pain【連関痛】　　原因病巣から離れた部位に起こる放散痛。内臓の疾患で特定の皮膚領域に痛みがでる現象がある。例えば，胆嚢疾患で右肩甲部痛，膵疾患で背部痛，狭心症で右肩痛などで，これは内臓神経線維がその部に分枝することによる。[37] ➡疼痛，放散痛

**緩和医療** palliative medicine　　疾病の治療が目的ではなく，苦痛の緩和とQOLの向上を目的とする医療。終末期医療においては，延命治療を行うよりも苦痛を取り除き，残りの人生の質を高め，尊厳のある死を迎えられるように積極的に関与する。[139] ➡クオリティオブライフ，ターミナルケア，ホスピス

# き

**きあつ　気圧**　atmospheric pressure　大気の圧力を，気圧または大気圧という。気圧の変化は天候に関係する。標準気圧は海面上で0℃のとき760 mmHg の圧力である。1気圧＝1013.25hPa（ヘクトパスカル）＝760mmHg。[278]

**きありきけい　キアリ奇形**　Chiari malformation　【アーノルド-キアリ奇形（症候群）Arnold-Chiari malformation（syndrome）】　小脳扁桃，小脳下部が舌状に脊椎管内に下垂突出したもの。Ⅰ型：小脳扁桃が大後頭孔より頸椎管内に下垂，Ⅱ型：小脳下部，脳幹・第4脳室が脊椎管内に下垂，Ⅲ型：小脳と延髄が全脱出し，後頭下部髄膜瘤内に後脳の一部が陥入，Ⅳ型：水頭症に小脳形成不全を合併，に分類される。臨床的に問題になるのはⅠ型とⅡ型である。[115] ➡脊髄空洞症

**きありこつばんこつきりじゅつ　キアリ骨盤骨切り術**　Chiari pelvic osteotomy　【キアリ手術 Chiari operation】　股関節直上で骨盤を水平に切り，中枢骨片を外側に，遠位骨片と大腿骨頭を内上側へ動かし骨性臼蓋を形成する術式。臼蓋形成不全のある初期・進行期の股関節症が適応であるが，進行期における適応は，慎重でなければならない。[297] ➡寛骨臼回転骨切り術，先天性股関節脱臼，骨切り術

**きいこきゅう　奇異呼吸**　paradoxical breathing （respiration）　正常時とは逆で，吸気時に肺が陥没し，呼気時に膨隆する呼吸。吸気時には腹部が膨らみ，同時に胸部がしぼみ，呼気時には腹部が引っ込み，胸部が下がる状態となり，正常な換気が阻害される。開放性気胸や肺損傷でみられる。[3] ➡呼吸困難

**きいせいげり　奇異性下痢**　＝宿便性下痢

**キーパーソン**　key person　問題解決の重要な役割を担う，いわゆる「鍵をにぎる人」のこと。医療保健福祉の各領域において行われるサービスでは，チームアプローチが不可欠となる。チームには利用者本人を中心に各種専門職のみならず家族やその知人も関わることがある。その際，利用者本人と最も信頼関係の築かれている人物がキーパーソンとなり，チームアプローチを成功へ導く重要な役割を担う。理学療法では，患者の性格や社会的な背景などの情報をキーパーソンから入手したり，動作介助などの説明・指導をキーパーソンに行ったりする。[53] ➡地域リハビリテーション，在宅医療，在宅リハビリテーション，介護保険制度，介護，介護支援サービス，在宅介護支援センター，核家族化

**キーポイントオブコントロール**　key point of control　ボバース法の技法のひとつ。身体の各部分を最も効果的に制御し，姿勢や運動パターンを変えることができるように，各部分（ポイント）に施す用手操作（ハンドリング）。それらは異常筋緊張を抑制あるいは促通したり，刺激を与えるために用いられる。[150] ➡脳卒中，運動療法，ボバース法

**キーワード**　key words　内容を理解するための鍵となることば。研究や論文作成時における関連文献の検索にはキーワードが重要な手がかりとなる。キーワードが適切か否かで検索効率に大きな差がつく。[271] ➡論文，原著，研究デザイン，文献，先行研究

**ぎいんせい　偽陰性**　false negative　[1]統計用語。統計において検定を行う際，テスト統計量の閾値は$\alpha$の値により人為的に調節することができる。$\alpha$を小さくすると有意差が出にくくなり，大きくすると出やすくなる。例えば$\alpha=0.05$などと固定しテストを行うと，本来「有意差がある」のにテストでは「有意差なし」と出る場合がある。これを「偽陰性」という。[2]医学用語。疾病発見や健康診断におけるスク

リーニングの結果，疾患があるにもかかわらず，その結果が陰性になること。易感染症者は偽陰性になりやすい。[188] ➡偽陽性，**2** 院内感染，感染経路，感染症対策

**キーンベック病** ＝月状骨軟化症

**既往歴** past history：PH　患者が過去に罹患した疾患に関する病歴。現在までの健康状態や，家族の病歴についても患者の一般情報とともに評価すべき事項である。問診では，今までわずらった大きな病気，入院・手術の有無などを患者から聴くことで，過去の疾患についての情報を得ることができる。また，現病歴から疑われる疾患を過去に罹患しているかどうか確認するときに，疾患名で尋ねるより主症状を尋ねるほうが情報を得やすい場合もある。また，アレルギーの有無(ある場合はその種類)，手術時の輸血の有無なども把握しておく必要がある。理学療法で把握しておきたいのは，循環器疾患では高血圧症，高脂血症，呼吸器疾患では慢性的な肺感染症，結核，消化器疾患では肝炎，薬剤投与，神経系疾患では心臓弁膜症や糖尿病，頭部外傷，血液疾患では膠原病，出血，腎・尿路系疾患では腎炎や糖尿病，内分泌・代謝性疾患では肥満，糖尿病，自己免疫疾患などである。リスク管理からも既往歴の把握は必須である。[82] ➡評価，病歴，現病歴，カルテ，一般情報

**記憶** memory　経験や情報を記銘(覚えること)し，それを保持(記銘した状態を保つこと)し，再生(必要となった時点で思い出す)し，再認(それが間違っていないかを確認)する心的過程。記憶は陳述記憶(宣言記憶：出来事や事実のようにことばで述べることができる)と手続き記憶(作業や運動技能などのように体で覚え，手順や手続きを自動的に再現できる)に分類される。陳述記憶にはエピソード記憶と意味記憶があるが，形成は容易であるが消失も容易である。手続き記憶の形成にはくり返しや努力が必要とされるが，いったん形成されると失われにくい。新しい技術などを学ぶとき，初めは意識して行うことが時間が経つにつれて無意識に行われるようになることがある。これは陳述記憶が非陳述記憶になっていくことを表している。記憶はそれを保持している時間の長さにより「短期記憶」と「長期記憶」に分類される。人が受けた情報はごく短時間「感覚貯蔵」にとどまるが，そのうちで認識したものが「短期記憶」として保持される。「短期記憶」は一時的でその容量が有限であり，保持するためにはくり返すことが必要である。これに対し「長期記憶」は永続性があり，容量が非常に大きく，保持するためにはくり返しを必要としない。感覚情報が長期記憶に蓄えられる機構を「記憶の固定」と呼び，その記憶痕跡を「記憶の座」という。長期記憶の際には新しい蛋白質の合成が必要であるのに対し，短期記憶にはその必要がないことでも区別される。記憶に関与する神経系として，海馬，脳弓，視床，帯状回などが考えられている。[245] ➡健忘，コルサコフ症候群，ウェクスラー記銘スケール改訂版

**記憶痕跡** ＝エングラム

**記憶障害** memory disorder　脳損傷または心因で起こる情報の登録，保持，再生の障害。即時記憶は保たれるが，受傷時以降の新しい記憶が獲得できない前向性健忘を示しやすい。責任病巣として海馬，視床，前脳基底部が重視されている。[9] ➡健忘，前向[性]健忘

**基音** fundamental tone　複合音のうち最も周波数の低い成分音。周期性をもつ複合音は周波数の違う多数の純音が集まっており，基音と整数倍の周波数をもつ倍音で構成される。音を出したときに聞こえる一番低い音。音としてはCコード，ド＝基音。[65]

**機械インピーダンス** mechanical impedance　音響工学領域で使用される単位・名称のひとつ。物体に作用する振動方向と速度との比。筋骨格系の機械インピーダンス計測を用いた筋制御トレーニング装置や四肢運動のリハビリテーション装置がある。[31] ➡超音波，インピーダンス，音

**期外収縮** extrasystole；premature beat
　洞調律の間に，心房，心室の興奮が予定より早期に生じる現象で，上室性期外収縮(心

房性期外収縮）と心室性期外収縮とがある。前者には心房性と房室結節性があり，後者には多源性，R on T 型，short run 型などがある。³ ➡ 上室性期外収縮, 多源性心室性期外収縮

**飢餓萎縮**（きがいしゅく）　hungry atrophy；starvation atrophy　飢餓や消化管疾患により，栄養の吸収が妨げられた場合に起こる萎縮。主に乳幼児に発生する場合をマラスムス marasmus（消耗性萎縮）と呼ぶ。また，蛋白質およびビタミンの極度の欠乏による場合はクワシオルコル kwashiorkor と呼ぶ。²³⁸ ➡ アシドーシス, 筋萎縮, 萎縮

**機械的受容器**（きかいてきじゅようき）　mechanoreceptor 【メカノレセプター】　物体との接触，あるいは運動や姿勢の変化に伴う圧迫，伸張など，組織の機械的刺激により興奮する感覚受容器で，聴覚受容器，皮膚の触・圧覚受容器，血管壁の圧受容器，筋紡錘，腱紡錘，内臓の張力受容器，迷路の前庭感覚受容器があり，運動や姿勢制御のフィードバックなどに関与している。体性感覚（皮膚感覚と深部感覚）の機械的受容器は皮膚の触覚・圧覚（メルケルの円板，マイスナー小体，毛根終末，パチニ小体），深部の運動感覚（筋紡錘，腱紡錘）・振動感覚（パチニ小体）である。関節周辺の機械的受容器には Type Ⅰ〜Ⅳ がある。Type Ⅰ：ルフィニ小体様で低閾値，適応が遅く関節の位置と運動を感知する。Type Ⅱ：パチニ小体様で低閾値，適応が速く関節の速い運動と振動，横方向のストレスに反応する。Type Ⅲ：ゴルジ腱器官様で高閾値，適応が遅く，周囲の筋活動を反射的に抑制して関節に過剰なストレスが加わるのを防ぐ。Type Ⅳ：自由神経終末，神経叢からなり，高閾値で適応せず関節変形時の機械的刺激や化学的刺激により関節痛の信号を出す。²³³ ➡ 関節の感覚受容器

**疑核**（ぎかく）　ambiguus nucleus　延髄腹外側部にあり，横紋筋支配ニューロンを送り出す脳神経核。発声，嚥下をつかさどる神経核として迷走神経や咽頭神経に突起を出し，咽頭収縮筋，口蓋帆挙筋などを支配している。²⁵⁵ ➡ 延髄

**気化熱**（きかねつ）　heat of vaporization 【蒸発熱】　液体が気化するときに必要な熱量。通常，気体になる液相と気相が平衡にあるとき，物質1モルの液体が気化するのに必要な熱量。例えば，100℃の水 1 g の気化熱は約 2,250 J/g（約 540 cal/g）である。気化冷却法に応用される。²⁷⁸ ➡ 熱量, 寒冷療法

**気管**（きかん）　trachea　喉頭下縁（第 6 頚椎近辺）から肺に至る気管支起始部（第 4, 5 胸椎近辺）までの下気道で，食道の前をほぼ垂直に下がる。15〜20 個の輪状（気管）軟骨と輪状靱帯，粘膜からなる。²⁰¹ ➡ 気管切開

**器官**（きかん）　organ　いくつかの異なる組織の集合からなり，一定の形態をなし，独立の機能を営むもの。代表的な器官には心臓，肺，肝臓，腎臓，脾臓，胃，小腸，大腸，胆嚢，膀胱などがある。²⁰ ➡ 臓器

**気管支**（きかんし）　bronchus　気管が第 5 胸椎の高さで左右に分岐したもので，肺門に入ると右 3 本，左 2 本の葉気管支に分かれる。右気管支は，左気管支より太く短く傾斜が急なため，誤って飲んだ異物や吸痰のために挿入するカテーテルは右気管支に入ることが多い。¹³⁷

**気管支炎**（きかんしえん）　bronchitis　気道感染やアレルギー，大気汚染などが原因で起こる気管支の炎症。痰を伴う咳，息切れなどの症状を伴う。少なくとも 2 年以上継続すると慢性気管支炎と呼ばれる。³ ➡ 慢性気管支炎, 閉塞性肺疾患, ラ音

**気管支鏡**（きかんしきょう）　bronchoscope　光ファイバーを束にしてガイドにより気管支に入れ非侵襲的に画像を得る内視鏡。硬性と軟性とがあり，軟性には気管支ファイバースコープがある。病変の観察，生検を行い疾病の早期発見に利用する。また，気道分泌物の吸引除去にも使用される。³ ➡ 気管, 気管支, 胃カメラ

**気管支狭窄**（きかんしきょうさく）　bronchial stenosis　気管支腔の狭まった状態で，気管支喘息や呼吸困難の引き金となる。狭窄の原因として気管支壁の炎症や腫瘍，肺結核，周辺組織腫瘍の気管支

転移によるリンパ節腫脹，異物の吸い込み，気管支平滑筋の攣縮，粘膜浮腫，分泌物の増加などがある。[197] ➡気管支喘息, 呼吸困難

**気管支喘息** bronchial asthma；BA　気道の慢性炎症性疾患で，種々の刺激に対する気管や気管支など気道の反応性の亢進，時間経過や治療により可逆的な気道狭窄を特徴とする。臨床症状は発作性の息切れ，喘鳴，呼気性呼吸困難，咳，喀痰などで，その重症度が比較的短時間のうちに変化する。気管支過敏で発作を起こす誘因はアトピー型(外因型)と感染型(内因型)，両者の混合した混合型に分類される。また，心因性の関与も重視されている。検査所見ではアトピー型において末梢血，喀痰中の好酸球増加が特徴である。薬物療法には，β刺激薬などの気管支拡張薬，ステロイド薬などが用いられる。乾布摩擦，呼吸練習，各種集団運動療法も施行される。[197] ➡喘息, 喘鳴

**偽関節** non union；pseudoarthrosis【仮関節】　骨折部の骨癒合が不完全なまま癒合の進行が停止したもの。骨折端はまるみを帯びたり筆の穂先状の萎縮を認める。骨折端の間隙には線維組織，軟骨組織が介在し，骨髄腔は骨性に閉鎖する。他動的に動かすと異常可動性を認め，変形，疼痛，骨折端の接触による軋音が生じる。保存的治療では骨癒合させることはできないので骨移植などの観血的治療が必要となる。骨癒合を阻害する要因としては年齢，全身状態，内分泌・代謝性疾患の有無などの全身的要因や感染，固定不良，骨欠損などの局所的要因がある。骨折後の理学療法では関節可動域運動や荷重に伴う骨折部の痛み，腫脹，熱感への注意やX線の確認が必要である。鎖骨や腓骨などで生じた場合，日常動作に支障がなく，疼痛もなければ加療しない場合もある。理学療法では対象者の年齢やライフスタイルなどを考慮して目標を設定し，治療をすすめる。癒合能は残存しているが一定期間を経過しても骨癒合が著しく遅れている状態を遷延癒合といい，妨げとなっている要因を取り除けば骨癒合は進行する。[163] ➡骨折, 骨折治癒機転

**気管切開** tracheotomy　上気道閉塞や意識障害者の気道確保の目的で，頸部で第2〜第4気管軟骨間を手術切開し，気管を開口すること。長期呼吸管理や分泌物管理などにも適応される。[201] ➡気管, 気管内挿管

**気管内圧** ＝気道内圧

**気管内挿管** endotracheal intubation；tracheal intubation　気道確保を主な目的として気管内にチューブを挿入すること。経口挿管や，経鼻挿管，気管切開後挿管などがある。これにより人工呼吸，誤嚥防止，気道内分泌物の除去が可能となる。[201] ➡気管支鏡, 気管

**気管内流入** inflow into trachea　気管内に空気以外のものが流入すること。高齢者などでは口腔や咽頭内にある残留飲食物が気管に流入して肺炎を起こしたりする。厳密には嚥下運動を伴うものは誤嚥という。[201] ➡気管, 誤嚥

**危機介入** crisis intervention　適応障害を起こした対象者に対して行う精神療法で，適応障害を作り上げた問題(出来事)を明確にし，対象者自身の感情を表出できるよう援助し，現実を受け入れ適応力を身につけるように支持する療法のこと。[157] ➡適応障害, 精神療法, リスク管理

**利き手** handedness　手の優位性のことで，8〜9歳頃までに決まってくることが多い。ゲゼル(Gesell, A.)によれば，生後3か月では一側性の活動であるが優位性はなく，4〜5か月では両側性の使用になり，その後一側の使用になり優位性が発達してくる。正常では，一側の使用と両側の使用をくり返しながら利き手が確立していく。利き手に何らかの障害が生じ，使えない状態になったときは「利き手交換」が必要になる。[295]

**聞き取り調査** hearing survey　調査研究の手法の中で，調査員が調査対象者と対面して，直接質問し回答を得る方法。一般に，質問の誤解も少なく，高い回答率を得ることが可能

であるが，恣意的な回答を誘導しないように留意する必要がある。[216] ➡調査研究，フィールド調査，地域リハビリテーション，在宅医療，在宅リハビリテーション

**利き目** dominant eye；master eye　視力が優位な眼もしくは単眼で行う作業の際に習慣的に使用する眼。網膜から視覚野に至る視覚経路や大脳半球機能との関連性については認められていない。[27]

**棄却** rejection　取り上げずに捨てさること。研究データなどの統計処理を行う際，データからの事象が起こる確率があらかじめ立てた有意水準または危険率より低い場合は，帰無仮説を捨てる（棄却する）という。[271] ➡統計学，仮説，帰無仮説，有意水準

**起居** mat activities　一般に起居・移動動作といわれ，寝返り，起き上がり，ベッド上の移動，座位，立ち上がり（椅子・床）などがこれにあたり，それのみでは目的をもった行為ではなく，日常生活活動（ADL）を遂行するための手段としての意義をもつ基本動作である。運動療法プログラムにおいてはその中核をなすもので，障害の種類や程度によってその方法が異なることも少なくない。したがって，指導に際しては残存能力を十分に活用した動作が安全で効率的に行われるよう指導するとともに，生活環境の整備も重要である。また，運動療法室の広いマット上で寝返りや起き上がり動作が可能であっても，居室のベッド上ではベッドの幅やマットレスの堅さ，手すりの有無などの違いからできないことがある。こうしたことから国際生活機能分類（ICF）でいう「実行状況」と「能力」の差が生じる要因ともなる。介護の依存度が高く，介護者が肉体的負担を訴える項目でもある。[32] ➡日常生活活動，移乗・移動動作

**奇形** anomaly；deformity；malformation；teratism　胎児期の一定の時期に非可逆的な形態構造の異常が生じたもの。催奇形因子によって誘発される。催奇形因子には遺伝子などの内因のほか，物理・化学的要因，微生物や胎内環境があげられる。出生時以降の外傷は含まない。[140]

**奇形発生の感受性** sensitivity of teratogenesis　ヒトの発生過程は，受精後，細胞分裂をくり返し桑実胚という細胞群となり，その後は前胚葉期（明瞭な分化傾向の認められない時期），胚芽期（3胚葉の分化および器官の分化がほぼ終了する4〜8週まで），胎児期（9週以降）の3つの期間に分けられる。主要な諸器官の発生と形成は胚芽期までに完了し，人間らしい外観を呈する。一般にある外的因子が作用して，一定の奇形を成立させる発生時期を奇形の誘発に関する臨界期（critical period）または感受期（sensitive period）という。この感受期は奇形を起こす催奇形因子の種類や作用する時期，また同一因子であってもその強さにより奇形発生が異なる。これを奇形発生の感受性という。奇形は胚芽期以降に発生しやすい。器官形成には，各組織の分化増殖が急速に進行しており，蛋白質などの活発な合成や，その合成を支える高エネルギーリン酸化合物の形成などが互いに調節されながら行われている。つまり，この時期には種々の器質や酵素の迅速な供給や生成を必要とし，微妙な環境因子が働いた場合，それらの欠陥が生じやすく，いったん発生のひずみが起こると重大な形態の発生異常（先天奇形）が生じる。前胚期に胚に催奇形因子が作用すると，胚はその細胞の大部分が障害されて死に至るか，比較的軽度の障害であれば胚本来の修復能力によって障害を克服し奇形が発現されないかのどちらかの経過をたどる。胚芽期以降においては，催奇形因子の作用は奇形発生に働き，特に胎芽期は奇形が発生しやすい。形成される奇形の種類は催奇形因子が作用する時期にどのような器官が感受性が強かったかによって異なる。例えば，風疹ウイルスの感染例では，妊娠6週で先天性白内障が，妊娠5〜6週で心奇形，妊娠9週で聾，6〜9週で歯牙の奇形，妊娠中期で中枢神経系の奇形が発生する。奇形発生の原因となる催奇形因子は，環境因子と遺伝的因子に分けて考えられる。環境因子としては，感染（風疹，サイトメガロウイルス，インフルエンザ，梅毒など），放射線，化学薬品（サリドマイドなど），栄養失調，糖尿病，酸素圧低下などが考えられて

いる。[267] ➡奇形,キアリ奇形

**帰結** consequence　物事が最後にたどりつくこと，また議論や討議など様々な過程を経て行き着く結論や結果。哲学や論理学では，論理的関係において前提から導き出される結論をいう。[51] ➡研究デザイン,仮説,トップダウン思考,帰納法

**記号** symbol；sign　一定の内容をもつ事柄をだれにでもわかりやすい印で表したもので，符号・標識などのこと。複雑な内容を記号に置き換えることで論理的思考に役立つ。学問分野において対象や概念，操作を表示するのに用いられる。[51] ➡アナログ信号,コミュニケーション,情報,情報理論,信号,デジタル信号

**騎袴状感覚消失** ＝サドル状感覚消失

**起座呼吸** orthopnea　臥位での呼吸困難時に，座位やベッド上でギャッジアップした起座状態で行う呼吸方法。肺うっ血，心臓喘息，肺水腫の際にみられる。起座呼吸位により呼吸困難感が減少する理由は，臥位よりも起座呼吸位のほうが重力による静水力学的影響により，心臓への還流血液が減少するため心臓の前負荷が減少することと，肺内血液貯留量が減少するため肺うっ血や肺水腫が軽減するためである。また肺気腫の労作後や喘息発作時などで体幹を屈曲，肘を膝に付いた椅子座位での呼吸方法は前傾起座位とか「辻馬車の御者」などと呼ぶが，呼吸困難感が減少する理由が異なるため起座呼吸とは区別される。この姿勢では肩甲帯と上肢が固定され大胸筋，小胸筋，広背筋などの呼吸補助筋が効率よく呼吸運動に参加できるため，呼吸困難感が減少すると考えられる。[91] ➡呼吸困難,労作,喘息発作,前負荷

**キサントクロミー** xanthochromia　髄液検査において採取した髄液やその上清が黄色調の色彩を呈する場合をキサントクロミーといい，髄腔内の古い出血(主なものとしてクモ膜下出血)や重症黄疸または髄液中の蛋白質が150 mg/dl以上のときにみられる。[182] ➡

脳脊髄液,クモ膜下出血,脳血管障害

**起始** origin　筋が付く2点のうち収縮により移動しない側のこと。一般に体肢と体幹を結ぶ筋では体幹側，体肢の筋では近位側，体幹内で水平方向の筋では脊椎に近い側，体幹内で垂直方向の筋では骨盤に近い側，皮筋は骨に付く側をいう。これらの反対側を停止(付着)という。[68] ➡停止,骨格筋

**義肢** prosthesis　何らかの原因で四肢の欠損や切断を生じた場合に，元の手足の形態や機能などを代償するために使用する人工肢を義肢と呼称している。上肢の切断に用いる義手と下肢の切断に用いる義足に大きく2つに分けられる。しかし，欠損や切断を代償するものすべてを義肢と呼ぶわけではなく，①断端に密着している，②複数の機能をもつ，③ヒトの四肢に近い外観をもつ，④連続的に装着・使用される，の4つの条件を備えているものをさすことが多い。義肢の歴史はフランスのレスカール大寺院のモザイクにも棒義足が描かれており(紀元前四世紀頃)，古代にはすでに存在していたと考えられる。以後，切断技術や麻酔・消毒法などの医療技術の進歩に伴い，産業革命などの工業技術の進歩，社会福祉制度や人権思想の高まりなどによって義肢は発展してきた。さらに新しい製作材料の開発，義肢を構成するソケットデザインの変化，リハビリテーション工学の進歩，新しいパーツの開発，軽量化によって今日では飛躍的な進歩を遂げている。特に義足の分野では，マイクロコンピュータによる膝継手の制御により，歩く速度に応じて下腿の振り出し速度を自由に変化できるインテリジェント膝継手や立脚相の踏み切り期に蓄えたエネルギーを放出して走行やジャンプが可能なエネルギー蓄積型足部などの開発がなされており，切断者のQOL(生活の質)の向上に果たす役割は大きい。義肢を構成する機能要素として断端を受け入れるソケット，これらを支え，動きを末梢に伝達する支柱部分と手部あるいは足部とに分けることができる。また，構造により殻構造義肢と骨格構造義肢とに分類できる。義肢の機能面からの分類では装飾用，作業用，能動義肢があり，身体障害者福祉法

ではこの呼称が使用されている。義肢の名称には，一般的に切断部位をそのまま使用する場合が多いが，上肢では肩甲胸郭切断用義手，肩義手，上腕義手，肘義手，前腕義手，手義手，手部部分義手，下肢では片側骨盤切断用義足，股義足，大腿義足，膝義足，下腿義足，サイム義足，足部部分義足などがある。現在，義肢の支給は，身体障害者福祉法，労働者災害補償保険法，厚生年金保険法や医療保険などから行われているが，手続きや窓口が異なるなどの問題点があり，統一的な義肢支給体制が望まれる。[48] ➡義肢，義手，インテリジェント膝継手，エネルギー蓄積型足部，義肢装具士，義肢支給体系

**義肢支給体系**　公的な義肢装具の支給は，主に災害補償，医療保険，年金保険，社会福祉（身体障害者福祉法など），公的扶助などの制度によって行われる。優先順位は，災害補償，医療保険・年金保険，社会福祉，公的扶助の順である。[273] ➡補装具

**義肢装具士** certified prosthetist/orthotist
　厚生労働大臣の免許を受けて義肢装具士の名称を用い，医師の指示のもとに，義肢・装具の装着部位の採寸・採型，義肢・装具の製作ならびに身体への適合を行うことを業務とする者。1987年成立の義肢装具士法により資格制度が確立した。義肢装具士法（第4章第37条）では，義肢装具士は保健師助産師看護師法の規定にかかわらず，診療の補助として「義肢及び装具の装着部位の採型並びに義肢及び装具の身体への適合」を行うことができるとされている。また義肢装具士法施行規則（第32条）では，具体的な業務内容を「1.手術直後の患者の採型及び当該患者への適合，2.ギプスで固定されている患部の採型及び当該患者への適合」としている。2001（平成13）年現在で義肢装具士有資格者数は2,777名である。コメディカルとしての役割を担うが，多くは，義肢装具製作業者に就業し，医療機関に所属している義肢装具士はまだ少ないのが現状である。[210] ➡コメディカル

**気質** temperament【気性】　性格の基礎をなす情動的反応傾向を中心とした個人差をさす。遺伝的要因，自律神経系や内分泌系といった身体的要因に基づくと考えられている。特に近年，新生児や乳児に関する研究が盛んになり，これらの発達初期における気質に注目が集まっている。同時に自閉症や多動などの発達障害に関する研究も近年増加しており，こうした面から気質をとらえる動きも生じている。以下に心理学における代表的な気質理論を紹介する。まず新生児期や乳児期などの発達初期の気質を取り上げた理論として，トマス（Thomas, A.）とチェス（Chess, S.）の気質理論がある。彼らは気質によって子どもを3つのタイプに分類した。第1のタイプとして，気むずかしい子，扱いにくい子（difficult children）がある。このタイプの子どもは寝起きや排泄，空腹状況などの生理的リズムが不規則である。また周囲の環境の変化に馴染むのが遅い。したがって，親が子に対応する際に予測がたてにくかったり，子の要求を満足させにくかったりする。その結果親が扱いにくいという感覚をもってしまう。第2のタイプは行動開始に時間がかかる子，新規の状況への順応が悪い子（slow to warm up children）である。したがって，親にとっては手のかかる子となってしまう。第3のタイプの子は，扱いやすい子，気楽な子（easy children）で生理リズムの規則性，変化への高い順応性，気分の安定性を特徴とする。発達初期の気質をはかる心理検査も開発されており，代表的なものではブラゼルトン（Brazelton, T. B.）新生児行動評価尺度がある。次に性格を気質面からとらえた分類がある。まずクレッチマーは気質を分裂気質，循環（躁うつ）気質，粘着気質に分類した。分裂気質では，きまじめ，非社交的といった特徴，循環気質では，社交的，温厚といった特徴，粘着気質は粘着性，暴発性憤怒といった特徴がある。またシェルドン（Sheldon, W. H.）は気質を，内臓緊張型，身体緊張型，頭脳緊張型に分けた。内臓緊張型は寛容，くつろぎ，社交的という特徴，身体緊張型は精力的，積極的，競争的という特徴，頭脳緊張型は過敏，心配性，引っ込み思案という特徴がある。さらにアイゼンクは外向性−内向性，神経症的傾向，精神病的傾向，という3タイプに気質を分類した。これらの性格特性を測定するた

めに開発されたのがモーズレイ性格検査（MPI）である。[66] ➡性格, モーズレイ性格検査, クレッチマー, アイゼンク

**基質（きしつ）** ①matrix ②ground substance ③substrate　①生体の組織などの実質細胞を満たす無構造な物質で，細胞間質，細胞外基質などが含まれる。②真皮の線維や細胞の間を埋める物質。③酵素の触媒作用により化学反応を起こす物質。[158] ➡①細胞間質, ③酵素

**器質化（きしつか）** organization　体外からの異物や体内に形成された異常組織を融解・吸収できず，肉芽組織に置き換えていく過程。血栓や肺胞内滲出物がその例である。[13] ➡肉芽組織, 瘢痕, 壊死

**器質性精神疾患（きしつせいせいしんしっかん）** organic psychosis；organic mental disorder　脳の器質的変化，形態学的変化があって起こる主として慢性の精神疾患のこと。基礎病変は，各種の炎症，外傷，腫瘍，感染症，変性疾患などである。記憶，判断力の障害をはじめとする知的機能低下，認知症，人格変化などをきたす。[217] ➡抑うつ

**希死念慮（きしねんりょ）** ＝自殺念慮

**希釈濃縮試験（きしゃくのうしゅくしけん）** dilution and concentration test　腎臓の遠位尿細管や集合管における尿の希釈能および濃縮能をみる検査。抗利尿ホルモン（ADH）分泌能や腎実質機能が関係する。水分制限や水負荷を行った後の尿を採取し，比重または浸透圧を測定し判定する。[123] ➡腎臓, 尿細管, 尿

**義手（ぎしゅ）** upper-extremity prosthesis　義肢の一種で，上肢の一部欠損者あるいは全体の切断者のために製作された人工手。使用される目的，形態，機能により，わが国では身体障害者福祉法の補装具交付基準に基づき，装飾用義手・作業用義手・能動義手（体内力源義手）・動力義手（体外力源義手）に分類される。動力義手には力源として液体二酸化炭素（炭酸ガス）を利用したガス義手と電気を利用した電動義手がある。能動義手や電動義手を装着操作するうえでは，断端の可動域や筋力の維持，瘢痕（はんこん）や痛みのない良好な断端の獲得が必要で，上肢切断者の理学療法プログラムでも理学療法は重要な位置を占める。しかし現在の義手は正常な手の外観と機能の一部を再現して代替するのみであり，義手を装着させるということよりも，義手が切断者の生活の中で意味をもつよう援助することが重要であり，医師，義肢装具士，作業療法士などとのチームワークが必要である。[246] ➡能動［式］義手, 電動義手, 補装具

**技術（ぎじゅつ）** technology　科学知識を駆使・応用して人間の生活に役立てる方法・手段。とりわけ医療では多くの専門家が身につけた専門的技術により人々の健康生活に貢献している。[146] ➡技能, 理学療法, 高度先進医療

**技術関連援助法（ぎじゅつかんれんえんじょほう）** Assistive Technology Act【ATA法】　1998年に定められた米国の障害者支援法のひとつ。障害者の機能的能力の増進，維持，および改善のための支援技術（AT：assistive technology）に関連する活動に対して連邦政府から資金援助が行われる。[243]

**記述的研究（きじゅつてきけんきゅう）** descriptive study；descriptive research　ある現象が明らかでない場合，その現象がどのようなものであるかを記述することで，その状況や特性，問題点などを把握し，研究計画の立案や研究課題に資する研究法。事例調査・研究がこれにあたる。[59] ➡研究デザイン, 仮説, 分析的研究, 介入研究

**記述統計（きじゅつとうけい）** descriptive statistics　母集団または標本からのデータ（または情報）を整理・集約し，要点を取りまとめる方法。推計統計に対応し，記述の範囲は度数分布，中央値，標準偏差などで集団の特性や状況，その問題点の発見や整理が目的。[59] ➡統計学, 衛生統計, 人口動態統計

**基準看護（きじゅんかんご）** Nursing Standard of the Japanese Health Insurance Law　1950（昭和25）年に完全看護制度が創設され，1958（昭和33）年に完全看護制度は看護要員配置基準を設定した基準看護制度となり，社会保険診療報酬において看護要員の配置数が評定されることに

きじゅんか

なった。これによると一類看護は患者4人に看護要員1人以上、二類看護は患者5人に看護要員1人以上、三類看護は患者6人に看護要員1人以上という3種類が定められた。1992(平成4)年の第二次医療法改正では医療施設の体系化が図られ、特定機能病院、老人病院、療養型病床群ではあらたな看護職員の配置基準が設定された。1994(平成6)年の医療保険制度、老人保健福祉制度の改正では看護職員の配置実人員評価による新しい看護料の体系が設定された。これにより、患者2人に対して看護要員1人の看護体制を推進し、医療機関における看護の質の向上を図るものである。[152] ➡看護職、看護、診療報酬請求

**基準関連妥当性** criterion-related validity
外的基準との相関で評価される妥当性。選択した尺度による測定値と他の方法での測定値がどれだけ整合性があるかにより評価される。物事を測定するときには、その尺度が適切かどうか検討する必要がある。[152] ➡妥当性、内容妥当性、構成概念妥当性

**基準寝具** standard bedding 医療機関で使用する寝具に関する基準。その基準では、寝具設備も医療の一環と考え、療養上必要な寝具を準備して患者に使用し、洗濯、消毒、保温など管理を行うことを定めている。[152] ➡医療行為、医療保険制度、診療報酬請求

**基準値** reference value 臨床検査で検査値を評価する際の参考とする値。測定値のある一定の範囲を基準として設定される。正常値という言い方は誤解を招きやすいので、現在では「基準値」、「基準範囲」という表現になっている。1992年3月に米国臨床検査標準協議会(NCCLS)では健康な人100人のうち95人が入る範囲、統計的にいえば平均±2SD(標準偏差)の範囲を基準値とするようガイドラインを出している。測定値と平均値の差を標準偏差で除したもので表されることもある。基準値は必ずしも正常値、異常値とは限らない。例えば血液検査において、基準値を平均値からあまりにも離れたところに設定すると、軽い病気でデータが平均からわずかしか離れていない軽度の異常を見落とすことになり、逆に平均に近すぎれば、見落としは減るが間違って病気の疑いをかけられてしまう人が増えることになる。[51] ➡異常値、平均値、基準範囲、カットオフ値

**基準電極** reference electrode 【不関電極 indifferent electrode】 ある電極の電位を測定する場合、その電位の基準となる電極。測定には2つの電極を必要とし、その電位差から求められる。単極誘導では電位の0に近い部位に基準電極を置き、測定したい電位に探査電極が置かれる。[261] ➡電極、探査電極

**基準範囲** reference intervals 検査の計測値の下限と上限の間で、健常者(あるいは非罹患者)集団の95%が含まれる範囲。検査値を評価する際の参考とされる。[187] ➡異常値、基準値、カットオフ値

**気性** = 気質

**起承転結** four-part structures of chinese poetry, introduction, development, denouement and conclusion 元々は漢詩における絶句の作法形式であるが、一般的には論述や物事の過程において、始めに提起した事柄(起)を、第2段階で展開し(承)、次の第3段階では反転した後に(転)、第4段階でまとめる(結)、という構成技法をさす。[256] ➡抄録、論文、症例研究

**偽性球麻痺** pseudobulbar paralysis 【仮性球麻痺】 延髄より上位の運動ニューロンが両側性に障害されることによって起こる舌、軟口蓋、喉頭、咽頭などの麻痺。原因は脳血管障害が主であり、四肢の錐体路障害を現すことが多い。さらに下顎反射、眼輪筋反射の亢進や口輪筋反射、手掌・頤反射が陽性となるなどの所見がみられる。主症状として顔面筋の緊張亢進が認められ、強制笑いや強制泣きがみられることがある。舌の萎縮はないが動きが悪く、嚥下障害が認められる。また、構音障害があり、突然大きい声を出す爆発性言語などがみられる。そのほか、パーキンソン病でも症状が認められ、前頭葉徴候や知能低下を合併することもある。[222] ➡球麻痺、嚥

下障害, 運動麻痺

**偽性脊髄癆** pseudotabes 【神経癆 neurotabes】　梅毒の進行期にみられる脊髄癆に似た症状を示す非梅毒性の神経疾患。中毒性, 代謝性, 感染性のものがあり, 末梢神経や後索の障害を伴うことがある。アーガイル・ロバートソン徴候, 電撃痛は認められない。[36] ➡脊髄癆, 梅毒

**寄生虫病** invermination　他の生物に寄生して生活する寄生虫による疾病。マラリアや住血吸虫症などの熱帯寄生虫病, トキソプラズマ症など新興・再興感染症としての寄生虫病, アニサキスなどの人畜共通寄生虫病がある。[180]

**偽[性]肥大** pseudohypertrophy 【仮性肥大】　本来の構成要素以外のものによって臓器や組織の容積が増加すること。デュシェンヌ型進行性筋ジストロフィーの腓腹筋, 三角筋, 上腕三頭筋, 肩甲筋によくみられる。[222] ➡デュシェンヌ型筋ジストロフィー, 筋肥大

**基節骨** proximal phalanx；first phalanx　指骨の中で最も近位にある最も長い骨。骨の近位端部を底, 中央部を体, 遠位端部を頭という。[68] ➡指骨

**基線** ＝等電位線

**基礎医学**　basic (fundamental) medicine；basic medical science　解剖学, 生理学, 生化学, 薬理学, 病理学, 細菌学, ウイルス学, 寄生虫学, 法医学, 公衆衛生学など, 主に人体の仕組みや病気についての学問。医学研究の根幹をなすとともに, 臨床医学の基礎となる。[238] ➡病理学, 衛生学, 生理学

**蟻走感** formication　蟻が皮膚を這うように感じる異常感覚。感覚刺激症状のひとつで, 脊髄や末梢神経疾患, 肝硬変, 糖尿病, 中毒疹などのほか, 脳病変や更年期障害でも生じることがある。[181] ➡視床痛, 視床症候群, カウザルギー

**義足** prosthesis　骨盤および下肢の切断や離断に対する義肢の総称として一般的に用いられる。切断あるいは離断の部位をそのまま名称として片側骨盤切断用義足, 股義足, 大腿義足, 膝義足, 下肢義足, サイム義足, 足部切断用義足などと呼んでいる。[48] ➡義肢, 股義足, 大腿義足, 下腿義足, サイム義足, 義肢装具士

**帰属意識** class-identification　特定の集団や組織に所属しているという自覚をさす。帰属意識は個人の態度, 意見, 行動を規定する機能をもつ。またある結果の原因が何であるかを探る心の働きを原因帰属と呼び, 内的帰属と外的帰属に分類される。[66]

**基礎研究** basic research　理学療法の基礎的な領域の研究をさす。具体的には, 基礎医学に基盤をもつ基礎医学研究をはじめとして, 運動療法機器や物理療法機器の開発のための理工学的研究, カリキュラムや教授法など教育に関する研究, 乳幼児から高齢者あるいは健常者を対象とした様々な基準値の作成に関する研究, 応用運動学や症候障害学に資する研究, 動作分析や理学療法評価における思考過程の明視化に資する研究などをさし, 臨床研究と対比される。[187] ➡臨床研究, カリキュラム, 病態運動学

**基礎疾患** underlying disease　ある疾病の背景にある, 対象者がすでにもっている疾患。特に現在問題となっている病態の原因となりうる疾患を表すことが多い。[283]

**基礎体温** basal body temperature：BBT　基礎代謝測定条件における体温。早朝, 覚醒した直後に口腔内で検温する。男子でははっきりした変動はないが, 女子の体温は性周期により変動し, 周期内で排卵期を境に低温相と高温相とに分けられる。[175] ➡体温

**基礎体力** basal physical fitness　一般的に体力は防衛体力と行動体力とで構成される。高齢者など, 日常生活を維持するうえでの活動水準を生活体力と呼ぶことがあり, 毎日くり返される一連の生活行動が遂行できる段階

を基礎体力と解釈することがある。[85] ➡筋力,持久力,柔軟性,筋持久力

**気体** gas　物質の状態のひとつで,分子が自由に動き回り,一定の形や体積をもたず,分子間が粗なもの。限りなく膨張して広がろうとする性質をもち,気体の体積が小さいほど,温度が高いほど,膨張しようとする圧力は強くなる。[278]

**期待値** expectation；expected value　クロス集計表において,2変量が独立であると仮定した場合の各セルの理論的な値。独立性の検定においては,実測値と期待値との差の二乗を理論値で割った値の和を求め,統計量として有意差の判定を行っている。[216] ➡統計学,母集団,平均値,有意差

**吃逆** hiccup；hiccough；singultation【しゃっくり】種々の刺激によって,横隔膜が不規則で痙攣性の収縮を起こした状態。急激な吸気に続き,呼気時に声門の反射的閉塞が生じ,独特の音が発生する。食道・胃疾患,縦隔・心膜疾患,脳・髄膜疾患などのほか,健常者でも出現する。[17] ➡不随意運動,横隔神経

**ぎっくり腰** ＝急性腰痛症

**拮抗運動反復不能** ＝反復拮抗運動不能

**拮抗筋** ＝アンタゴニスト

**拮抗[筋]抑制** ＝相反性抑制

**拮抗失行** diagionstic apraxia　右手の随意動作に際して,左手が本人の意に反して目的と反対の動作をすることをいう。責任病巣は脳幹。例えば,右手が服を着ようとすると左手で脱いでしまうなどの症状がみられる。[96] ➡高次脳機能障害,失行,他人の手徴候

**義手** ＝ぎしゅ

**基底核** ＝大脳基底核

**基電流** rheobase　電気刺激で細胞を興奮させる際の閾値は,刺激の持続時間と電流の強さを要素とする強さ−時間曲線によって決まるが,持続時間を十分長くした場合に興奮に必要な最小の電流の強さのことをいう。[164] ➡クロナキシー,閾値

**起電力ベクトル** electromotive force vector　電位差(起電力)と方向をもった量。心電図の診断では,心起電力ベクトルを認知することは重要である。[2] ➡ベクトル

**輝度** luminance　観測対象となる面の明るさ(視感度)を表す尺度。観測者へ向かう光度(cd)をその面の正射影面積($m^2$)で割って求め,SI単位では$cd \cdot m^{-2}$となる。ヒトが物体を認識し判別できるのは,隣接する部分の輝度の差による。[231] ➡照度

**気道** airway【エアウェイ】呼吸のための空気の通路で,鼻腔に始まり咽頭から喉頭までの上気道と,気管,気管支,細気管支と分岐を含めて肺胞に至る下気道からなる。気道系の分岐は23回くらいくり返され,17分岐以上はガス交換および呼吸の機能をつかさどる。[197] ➡気管支,気管

**気道確保** airway management　呼吸ガスが通るように気道を確保すること。昏睡・心停止・呼吸停止など患者の治療や全身麻酔による治療,気道の狭窄や閉塞によって十分な肺換気が得られない呼吸不全患者に人工呼吸が必要なときも施行されることが多い。気道確保の手技には,昏睡状態時などに発生する舌根沈下に対しては舌前方引き出し法,下顎を前方に押し出す下顎挙上法,各種エアウェイの挿入やマスクなどを用いるが,声門以下気管支までの狭窄や閉塞に対しては,気管内挿管や気管切開術などによる方法がある。気道確保の方法として,喉頭鏡を用いずに盲目的に口腔内へ挿入することで気道が確保できるラリンゲアルマスク laryngeal mask も使用されるようになってきた(1983年,英国の麻酔科医 Brain の考案)。[197] ➡気管内挿管

**気道過敏性** airway hypersensitivity；airway hyperreactivity　各種の化学的・物理的な

外因性刺激や化学伝達物質の内因性刺激による気管支攣縮反応の亢進状態。過敏な気道では，冷気，タバコの煙など，健常者では何事もない刺激に反応して気道狭窄を生じる。[197] ➡アレルギー，気管支喘息

**気道抵抗** airway resistance　記号 Raw。空気の流れが気道を通るときに受ける抵抗。空気の「流れにくさ」を表す。気道の入り口部分と肺胞の間の気道の粘性抵抗で，気道内圧から肺胞内圧を引き，それを流量で除して求める。基準値は1～2 $cmH_2O/l/$秒。[7]

**気道内圧** airway pressure　【気管内圧 tracheal pressure】　記号 Paw。気道内にかかる圧力で，気道入口部(口腔)と大気との圧差から求めることができる。人工呼吸器では肺の圧損傷防止のために，呼吸機能検査では気道コンダクタンスや気道抵抗を求める際に利用される。[91] ➡気管，気道抵抗

**気道熱傷** inhalation burn；airway burn
　高温ガスや水蒸気の吸入など，熱による気道の傷害。閉された場所での火災や，顔面への火炎熱傷で発生することが多い。上気道浮腫による窒息，肺感染症，肺水腫などの呼吸障害が生じ，気道確保などの呼吸管理が必要となる。[17] ➡熱傷，気道確保

**危篤** moribund condition　病状や病態が重度で，生命維持が困難な状態。ほとんどの場合意識が低下し，呼吸は浅く，脈拍が弱くなる。[221]

**企図時振戦** intention tremor　随意運動時に現れる振戦。安静時には消失する。目標物に近づくときや精神的な緊張で顕著に現れる。多発性硬化症，脊髄小脳変性症，赤核を含む小脳遠心路系障害などで起こる。[207] ➡振戦，運動失調[症]

**偽認知症** pseudodementia【仮性認知症】
　器質的な病変は認められないが，認知症とみられるような症状を呈する状態。[222] ➡認知症

**キヌタ骨** anvil　鼓室内の耳小骨のひとつ。キヌタ骨体，長脚，短脚が区別されキヌタ骨靱帯が付着している。外方より鼓膜に付着するツチ骨，次にキヌタ骨，最内側にアブミ骨と順次関節により連結している。[247] ➡耳小骨，ツチ骨，アブミ骨

**キヌレン酸** kynurenic acid
　化学式 $C_{10}H_7O_3N$。犬尿酸とも呼ばれ，トリプトファン代謝の側路終末産物でキヌレニンのアミノ基転移とともに閉環後に生じる。HIV-1 感染症の髄液中に増加する。[178]

**キネステーゼ** ＝運動感覚

**キネティクス** kinetics　物体の運動を力(内力，外力)に関連させて研究する分野(例：床反力，関節モーメント)。しばしば運動力学，運動学(kinesiology)とあわせて論じられる。[206] ➡運動力学，運動学

**キネマティクス** ＝運動力学

**技能** skill　効果的課題遂行能力を獲得していく際の課題到達性の割合で，最小の時間と労力により相当な結果を引き出す能力。フォーム，正確さ，速さ，適応性の4要素からなるとされる。[130] ➡機能評価，評価，パフォーマンス，能力低下

**機能温存手術** ＝患肢温存術

**機能回復** functional recovery　機能回復とは，加齢や疾患・事故などによる障害によって低下した機能が回復していく段階である。「機能回復の生理学」または「機能回復の生物学」として取り扱われ，この中では，機能障害のメカニズムやその回復過程について研究されており，生理学的なメカニズムや病態生理学的なメカニズムに加え，形態学的なメカニズムについても研究されている。機能回復は理学療法において最も中心となるテーマのひとつであり，機能障害のメカニズムを理解するためには，基礎医学としての正常生理学や形態学・解剖学および病態生理学，臨床医学としての治療医学や合併症のメカニズムにつ

いて知る必要がある。理学療法における「機能」とは，身体における働きを意味している。歩行を例にとれば，「歩く」ためには下肢を振り出すだけの筋力が必要であり，また，体幹を支えるための筋力も同時に必要となる。さらに，必要に応じてその筋の出力をコントロールし，足底からの感覚を伝えるための神経の働きも不可欠である。また，歩行運動に伴い，股関節・膝関節・足関節などの動きに必要な要素であり，これらの可動域制限が生じれば，その歩容は正常なものから逸脱する。歩くとき，バランスが崩れれば，転倒して骨折する可能性も生じてくる。「歩行」という能力を発揮するためには，関節可動域，筋力，神経，バランス感覚など，多くの「働き」がスムーズに作用しなければ，それは「機能障害」となり，身体における働きが何らかの理由により阻害され，本来あるべき姿(機能)を果たすことができない状態となる。機能回復におけるメカニズムは，①神経・筋自体の損傷治癒過程における回復(生物学的回復)，②機能代償による回復(能力的回復)，の2つに大きく分けられる。神経・筋自体の回復は一般的に「自然回復(治癒)」ともいわれ，損傷部位や年齢によっても回復過程は異なり，一定の時期を過ぎると，その回復速度は徐々に鈍化してくる。もし，自然回復に任せて何も行わなければ，むしろ機能的には低下(障害)してしまうこともありうる。一方，機能代償による回復は，生物学的回復に加え，個人がもつ潜在(残存)能力によっても変化してくる。生物学的回復に比べ，いわゆる「回復期」から「慢性期」に移行しても，動作として再獲得することが可能な場合も少なくない。治療にあたる理学療法士は，これらのことを踏まえ，適切な評価と効果的な治療を実施し，さらに効果判定を行うことで，その回復状態を把握し，自分が行っている治療効果を確認していく必要がある。[82]➡予後予測,評価,効果判定,治療効果

**機能局在**(きのうきょくざい) ＝ 体部位局在(たいぶいきょくざい)

**機能局在論**(きのうきょくざいろん) functional localization　大脳の特定の領域を，特定の機能(運動機能や感覚機能など)に関与するものとして帰属させる考え方。紀元前3500年頃のパピルスに残された記録に大脳皮質などに関する記述があり，一側が障害されると対側の手足に運動障害が起こることが記されている。そして機能局在論の根本は，19世紀初頭，解剖学者ガルの骨相学を発展させた考え方に始まるとされる。また1861年フランスの外科医ブローカは，失語症の原因が左半球の第3前頭回にあることを報告し，1865年には第3前頭回後部に運動性言語野があることを報告した．1871年ウェルニッケ(Wernicke, K.)は，上側頭回(感覚性言語野)の病変により話しことばの理解ができなくなることを報告した。その後ジャクソン(Jackson, J.H.)，フリッチュ(Fritsch, G.T.)，ヒッチヒ(Hitzig, E.)，フェリア(Ferrier, D.)，シェリントンなど多くの研究者による発見が報告されている。そして1950年カナダの脳外科医ペンフィールドは，ヒトの大脳皮質に直接に電気刺激を行い，その効果の分析を行った。この結果，ヒトの運動野や体性感覚野の構成が確認され，このことは脳と外界が1対1の地理的対応ができ脳に地図が描けること(体部位局在再現)を示している。このようにして運動機能や感覚機能が一定の領域に局在していることが明らかとなってきており，また障害された失語，失認，失行などの高次機能の局在も同様にして，各症状と対象者の脳の局所的障害部位との関係を注意深く観察し記録した研究から明らかになってきた。最近では，高度な画像診断技術の進歩により，高次機能に対応する領域との関係について新しい知見が集積されつつあり，その度に脳地図は新たに書き換えられている。理学療法学の分野では，中枢性疾患の各症状と病巣部位との関連性を示唆し，さらに各検査結果と比較することで予後の判定や治療の道標として導入されている。また脳血管障害などにおける理学療法の科学的な根拠として，機能局在論における体部位局在再現地図の可塑性は，重要なテーマともなっている。これは，末梢神経や肢の切断後に体性感覚野の体部位局在再現地図が変化するというものである。弦楽器奏者では，弦を押さえる4本の指が投射する体性感覚野の指の領域が拡大しているとの報告もある。[56]➡中枢神経[系]

**機能訓練事業** functional remediation training project　疾病や高齢化などで心身機能や言語機能が低下し，機能訓練の必要な40歳以上の者を対象に，保健師，理学療法士，作業療法士などが，基本動作指導，レクリエーションなどを行い，心身機能の維持・回復を図り，閉じこもり防止や日常生活の自立を援助することを目的とした老人保健事業のひとつ。[32]

**機能コラム** functional column　大脳皮質を垂直方向に貫く，円柱（コラム）状に集まった神経細胞群。あるいは神経終末群の個々のモザイク状の構成。[169]

**機能再建術** reconstructive functional surgery　何らかの原因で失った組織を補填し，形態だけでなく機能的にも再建する手術の総称。筋移行術は，機能を失った筋の代わりに近傍の筋を移行する手術である。三角筋の麻痺に対して僧帽筋を遊離して上腕骨に移行するベイトマン（Bateman）法や，上腕二頭筋と腕橈骨筋の麻痺に対して手関節・手指屈筋群の起始部を上腕内顆から遊離し上腕骨の前面部に移行するステインドラー（Steindler）法がある。不都合な姿勢で関節拘縮が起こった場合は，短縮筋を延長する腱延長術や，腱切り術が行われる。皮膚欠損部に対し，周囲組織と部分的に連続性をもつ皮弁を移植する神経血管付き皮弁移植術が行われることもある。また，正常に機能している神経を犠牲にして機能の脱落している神経へ移行する神経移行術は，肋間神経数本を筋皮神経に移行，縫合して，上腕二頭筋の機能回復などを目的に行われている。[43] ➡マイクロサージャリー

**機能残存レベル** functional residual level 【残存髄節レベル residual segment level】　脊髄損傷において知覚・筋力などの機能が残存する（高位）レベルのこと。一般的に表記される脊髄損傷の高位などはこのことを示す。理学療法としては残存された筋力により現在および将来的に獲得できる動作を知るうえで重要な目安となる。筋力はザンコリーの分類，エイシア（ASIA）の神経学的評価などにkey muscle として筋名があげられている。

しかしこの中には体幹筋や上肢筋の一部は検査されておらず，これらの筋を見過ごすと理学療法は遂行できないので留意する必要がある。[156] ➡脊髄損傷，ザンコリーの分類，エイシア（ASIA）の機能障害尺度，フランケル尺度，機能予後の予測，有効残存筋

**機能肢位** ＝ 良肢位

**機能障害** → 次頁参照

## きのうしょうがい
**機能障害** impairment

### 1. 国際生活機能分類(ICF)における機能障害

ICFの中では，身体構造および心身機能の変異や喪失を表す用語として定義づけられた。ここでいう身体構造および心身機能には人体のすべての構造と機能が含まれる。例えば身体構造としての脳の心身機能には心，つまり精神的または心理的機能が含まれる。機能障害はこれらの身体構造および心身機能の著しい変異や喪失を表現する概念である。生活機能(functioning)とは人が生きることに関する3つのレベル(①心身機能・身体構造：生命，②活動：生活，③参加：人生)のすべてを含む包括用語である。

### 2. 機能障害の構造的側面と機能的側面

機能障害の構造的側面には，奇形，欠陥，欠損，追加などがあり，機能的側面には喪失，減少，過剰，変異などがある。ここでいう構造上・機能上の変異は一般に認められたいわゆる標準からの偏倚を表すものであるが，どこからを機能障害とするかの基準については，身体構造・心身機能を判断する資格をもつ者によってなされるべきとされている。理学療法においては，身体構造および心身機能の状態が機能障害にあたるかどうかの判断は，日常生活に支障を及ぼしているか否か，または，将来支障を及ぼす可能性があるか否かが1つの基準になるであろう。

### 3. 国際障害分類(ICIDH)とICFの相違点

ICIDHにおける機能障害は器官レベルの障害と位置づけられていた。しかし，器官の定義があいまいであり，身体の中に独立した部位や単位があるかのような誤解を招くとの観点から，ICFでは器官のかわりに身体構造という用語を用いている。身体構造は器官を包括する概念であり，機能障害の意味するところは本質的には同様と考えて差し支えない。ただし，生活機能の他の要素である活動および参加との関係からみると，機能障害のとらえ方は大きく変化している。ICIDHでは何らかの機能障害の結果として能力低下(ICFの活動制限に対応)が生じ，機能障害および能力低下の結果として社会的不利(ICFの参加制約に対応)が生じるという，一方通行的な階層構造の中で論じられていた。一方，ICFでは各要素が相互依存的な関係(図参照)にあり，参加制約によって機能障害が生じることもあるし，機能障害があっても活動制限が存在しないという状況も考えられる。つまり，理学療法によって日常生活活動のレベルを上げることにより機能障害が改善するという状況も想定でき，こういう観点がリハビリテーションを考えるうえでは非常に重要となる。

### 4. 理学療法における機能障害

ICFの定義に従えば，機能障害はその成因や発生過程に依存しない。例えば膝関節の可動域制限は脳卒中によっても外傷によっても生じうる。つまり同じ機能障害であっても異なる原因から生じうるものであり，これに対する理学療法は1つではないことを認識し，原因に応じた治療手段を選択しなければならない。機能障害が理学療法の直接の治療対象であることに変わりはないが，ICFで強調されているように，機能障害の改善が活動制限の軽減，参加制約の解消につながるかどうか，ひいては対象者の生活機能をどのように向上させるかという視点が重要である。機能障害を絶対的な問題とみなしてその治療に終始するのではなく，機能障害が対象者の生活全般においてどのような意味をもっているのかを考慮して理学療法全体のアプローチを考える姿勢が必須であろう。[210] ⇒ 能力低下，社会的不利，国際生活機能分類

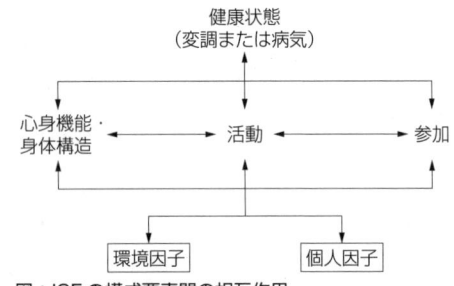

図：ICFの構成要素間の相互作用

**機能代償** compensation for function
❶損傷した大脳皮質の周辺皮質で機能を代償すること．近年，運動をくり返すことで脳の可塑性に基づく機能再建が生じる可能性が報告されている．❷失われた身体の運動機能を何らかの方法で代償すること．その方法の種類別に理学療法場面では以下のことがあげられる．①代償運動（トリックモーション）．筋力低下や麻痺，拘縮などにより動作機能（能力）に障害を生じたとき，身体はその機能を可能にするために何らかの方法で機能を代償することがある．靱帯や腱，重力なども利用した四肢麻痺者のテノデーシスアクションによる把持動作などがある．②上肢・下肢装具による失われた機能の代償．(a)上肢装具：(i)機能的把持装具は機能的装具の代表的なもので，手指の麻痺に対して使用される．駆動に手指，手関節，つめ車，体外力源などを利用し，残存する神経節レベルに適応し処方される．手関節駆動式には，ランチョ型，エンゲン型などがある．(ii) BFO (balanced forearm orthosis)は食事動作補助器であり，遠位機能は比較的保たれているが近位機能の筋力が低下しているときに車いすに取り付けて使用される．(b)下肢装具：変形や拘縮，筋力低下や麻痺により低下した体重の支持機能を代償もしくは補助するもので，靴形装具や短下肢装具（AFO），長下肢装具（KAFO）などがある．機能的長下肢装具（UCLA式）は足継手に力源として油圧シリンダーを用い，また進行性筋ジストロフィーで処方される徳大式バネ付き装具は，バネが弱化した膝伸展力を代償するものである．③義肢による代償：切断により欠損した手足の形態もしくはその機能を復元，代償するもの．④機能的電気刺激（FES）を用いた機能代償．中枢性の運動麻痺に対して，電気刺激により筋収縮を生じさせ，目的とする動作を代償するもの．⑤頸髄損傷による四肢麻痺の上肢に対する把持動作の再建や，lateral pinch（横つまみ）を再建することで自己導尿用カテーテル操作獲得などがあげられる．また脊髄損傷による対麻痺に対しては，まだ日常生活活動（ADL）自立レベルには至っていないものの，下肢装具とFESを組み合わせることによる起立・歩行再建が行われている．[193] ➡❷代償運動,機能残存レベル,トリックモーション,麻痺,筋力,拘縮,力学,筋収縮力

**機能的帰結** functional outcome　介入効果を判断する機能評価において，介入によって，ある時点で対象者が到達したレベル．その改善度をみる場合には機能的利得という．帰結指標には，標準化された評価指標を使用することが重要であり，代表的な指標としてバーセルインデックス（BI）や機能的自立度評価法（FIM）が利用されることが多い．[29] ➡バーセルインデックス,機能的自立度評価法

**機能的合胞体** functional syncytium　不随意の横紋筋である心筋が興奮し収縮する際などに，個々に形態的に独立した筋細胞がつながって合胞体（いくつかの細胞が合体した多核細胞）のように機能する性質．[105] ➡心臓,活動電位

**機能的残気量** functional residual capacity：FRC　安静呼吸の状態で，呼気終末時にも肺内に残っている空気量で，予備呼気量（ERV）と残気量（RV）の和．健康成人では約2.3 $l$ であるが，体重，身長，体型，体位，年齢によって差がある．[197] ➡全肺気量,肺活量,残気量

**機能的上肢装具** functional arm orthosis　上肢装具は，構造的に動的部分があるものと，可動部のない静的なものに分類される．装着により手の把握ができやすい型にして機能的なレベルの向上が図られるものを機能的上肢装具という．代表的なものに長対立装具がある．[246] ➡副子,長対立装具

**機能的自立度評価法**　Functional Independence Measure：FIM　国際的に使用されている，代表的な日常生活活動（ADL）評価法．運動（セルフケア，排泄コントロール，移乗，移動）の13項目と認知（コミュニケーション，社会的認知）の5項目の合計18項目からなり，各項目は介助者の有無，介助の程度などにより1〜7点の7段階で採点される．[29] ➡子どものための機能的自立度評価法

**機能的電気刺激** functional electrical stimulation；FES　中枢神経系の障害により失われた生体の機能を，電気刺激により再建（代行・代償）させる電気療法。基本的には完全麻痺や不全麻痺による回復不能の場合に行われる。中枢性運動麻痺では脊髄損傷の dead band を除いて末梢神経および筋は正常であることから，末梢神経に電気刺激を与え生じる筋収縮を利用して特定の目的動作を再建させる。刺激電極には表面電極，経皮的電極，埋め込み電極がある。片麻痺，対麻痺，四肢麻痺などに適応である。重度の関節拘縮・変形などにより目的動作が行えない場合，電気刺激が禁忌である病態の場合などでは行わない。装具と FES を組み合わせたハイブリッドシステムも用いられている。本法と関連して，刺激筋の筋容量増大や筋収縮力増大と拮抗筋に対する相反抑制による痙縮減弱により不全麻痺などの随意性改善を目的とした治療的電気刺激（therapeutic electrical stimulation；TES）がある。[2] ➡ 筋収縮力，低周波

**機能的バランス尺度** Functional Balance Scale：FBS　【バークバランススケール Berg Balance Scale：BBS】　バーク（Berg）が 1989 年に発表した指標で，高価な機器を用いずに測定できるバランス検査。介入効果の判定や転倒リスクのスクリーニングなどに活用できる。14 項目の日常的な動作からなり，各項目を 0～4 点で採点し，合計点は 0～56 点である。高得点ほどバランス機能が良好であることを示す。[29]

**機能評価** functional assessment　個人の活動できる能力を評価すること。身体的機能，認知的機能，情緒的機能，社会的機能の各側面から評価し，その目的には，判別，予測，評価がある。一般に日常生活活動（ADL）に関する評価を基本とすることが多い。[29]

**帰納法** induction　個別的事例の観察や調査によって得られたデータや事実から，そこに共通して見出される事柄を明確にし，一般的法則を探る方法。[114] ➡ 演繹法，ボトムアップ思考

**機能予後の予測** prediction of functional prognosis　罹患を契機として出現した様々な障害の経過および終末を予測することであり，リハビリテーションや理学療法のゴールを設定するうえで重要となる。機能予後を予測するためには，①障害の原因である疾患そのものの把握（病因は何か，進行性か非進行性か，病状の程度，発症から現在に至るまでの期間および経過など），②障害の把握（障害および残存能力の種類と程度，障害の経過など），③全身状態の把握（栄養状態，合併症の有無とその程度，既存の障害の種類とその程度など），④心理・精神・知能の把握（特に治療や運動に対する理解力とやる気の程度など），⑤疾患や障害と関係しない対象者自身の把握（年齢・性・社会的背景などの把握を意味し，特に年齢については一般的に 55 歳前後以降から体力や意欲の面からみて回復の阻害因子になり得ることなど）などを考慮しなければならない。[187] ➡ 評価，情報，一般情報，機能回復，自然治癒

**キノコ中毒** mycetism；mushroom poisoning　植物性自然毒による食中毒の大部分は毒キノコによる。キノコ中毒の大部分はツキヨタケ，クサウラベニタケ，カキシメジなどで，症状は腹痛，下痢，嘔吐などのほか，中枢神経症状もみられる。まれに死亡に至る場合もある。[215] ➡ 中毒，食中毒

**亀背** ＝ 円背［姿勢］

**揮発性有機溶剤** volatile organic solvent　揮発性および脂溶性に富む芳香族炭化水素や塩素系炭化水素などの総称。シンナーやボンドに含まれる揮発性有機溶剤は覚醒剤などと同様に乱用すると薬物依存となり，中毒症状や禁断症状を呈する。[123] ➡ 薬物依存症，アヘン類

**基板** basal plate　発生の過程において，のちに脊髄や脳となる神経管の側板。基板は神経管の腹側で底板と神経溝にはさまれた位置にあり，運動に関係のある神経細胞が発生する。神経溝を境に背側を翼板という。[245] ➡ 発生学，脊髄，神経管

**ギプス** gypsum；plaster；[独]Gips　水を加えると分子が重合し硬くなる性質を利用した素材のこと。この素材には硫酸カルシウムでできた石膏や，水硬化製ポリウレタン樹脂を利用したプラスチック材が用いられている。この素材を包帯に絡ませたものに湯水を注ぐと重合熱を発して数分で硬化する性質を利用して，患部の固定・保護に用いるギプス包帯が作られる。なお，一般にはギプスといえばギプス包帯をさすことが多い。[211]　➡ギプスシーネ，ギプスベッド，ギプスシャーレ，ギプス包帯

**ギプスシーネ**　[独]Gipsschiene　【ギプス副子 plaster splint】　ギプス包帯を必要な長さで折り重ねて帯状にして固めて作られた副子。ギプスシーネと皮膚の間には綿包帯や包帯などを介して，四肢固定時の摩擦や接触などによる皮膚の損傷を防ぐ。[211]　➡ギプスベッド，ギプスシャーレ，ギプス，ギプス包帯

**ギプスシャーレ** plaster shell　ギプス材を用いた半円筒状の患部固定材料のこと。患肢の半面をおおって患肢を固定し，さらにベルクロやベルトなどで四肢や関節の三点固定を行う。[211]　➡ギプス，ギプスシーネ，ギプスベッド

**ギプス床**（ぎぷすしょう）　＝ギプスベッド

**ギプスソケット** plaster of Paris socket　練習用・仮義肢用にギプス材を用いて製作した仮のソケット。術直後の断端管理用のソケットとしても使用される。断端の支持固定を行い，早期より義肢装着練習に用いる。断端成熟によりギプスソケットがゆるくなった場合には，内表面に石膏を盛り重ねてソケット適合調整を行う。[211]　➡ギプス，仮義肢，ソケット，ギプス包帯

**ギプス副子**（ぎぷすふくし）　＝ギプスシーネ

**ギプスベッド** plaster bed【ギプス床】　ギプス材で製作されたベッド。主に脊椎固定用。体型に合わせてギプス採型を行い，頭部から骨盤までの背側をおおうように頭部，肩，肩甲帯，脊柱の動きを固定するように製作されている。[211]　➡ギプス，ギプスシーネ，ギプスシャーレ

**ギプス包帯**（ぎぷすほうたい）plaster cast；plaster bandage　ギプス粉末（半分子の結晶水をもつ硫酸カルシウム：$CaSO_4 \cdot 1/2\, H_2O$）をまぶした包帯。湯水を加えると硬化する。主に骨折などの外固定に用いる。最近はガラス繊維とポリウレタン樹脂製の軽量なギプス包帯も市販されている。[266]

**ギブソン効果** Gibson effect　図形残効の一種。曲線の観察を続けると，その曲がり具合は減少するように感じ，次に直線を呈示すると，最初の曲線とは反対側に曲がって見える現象。このような現象は屈折線，傾斜線にもみられ，視覚のみではなく運動感覚でもみられる。[66]　➡視覚，運動感覚

**基本肢位**（きほんしい）fundamental position　基本的な四肢体幹の体位と構えという側面から身体運動への係わりをみると，以下のように定義される2つの状態がある。①解剖学的基本肢位：直立し，両上肢を体側に下垂し，手掌を前方に向け，下肢は平行，踵を密着させて爪先を軽く開いた姿勢。②機能的基本肢位：直立し，両上肢を体側に下垂し，手掌を体側に向け，下肢は平行，両踵部をわずかに開いて置き，足の両母指（母趾）を互いに接するようにした姿勢。理学療法における基本的検査である関節可動域測定においては機能的基本肢位を，それぞれの関節運動の0度位として可動範囲を測定する。基本的肢位は，運動の運動学的分析において基盤を与えるものである。[63]　➡解剖学的肢位

**基本軸**（きほんじく）stationary arm　関節の可動域を角度計を用いて測定する際の軸のひとつ。移動軸の対語。関節の近位体節の長軸，または骨標示点を通る線を基本とし，測定時角度計のアームを固定しておく。[21]　➡関節可動域

**基本周波数**（きほんしゅうはすう）fundamental frequency　【基本振動[数]】　複雑な波（音波ならびに電磁波）であっても単純な波の集合体である。波を構

成する中で周波数の最も小さい波を基本周波数と呼び，複雑な波はその基本周波数の整数倍の波を複雑に組み合わせたものである。[118]
➡音, 周波数, 可聴周波数, 難聴

### 基本的人権 (きほんてきじんけん) fundamental human rights
人種や性，身分などによって差別されることのないだれにでも認められた人間としての当然の権利で，日本国憲法第11条で，「国民は，すべての基本的人権の享有を妨げられない。この憲法が国民に保障する基本的人権は，侵すことのできない永久の権利として，現在及び将来の国民に与へられる」と定められている。つまり人間である以上，必ずもっている権利であり，個人はすべて生まれながらにして固有の，他人に譲り渡すことのできない権利をもっている。またリハビリテーションは世界人権宣言(1948)や児童権利宣言(1959)に掲げられている人類のすべて構成員の基本的人権に根ざし，障害者の権利宣言(1975)へと発展した理念に基づいている。障害者が人間らしく生きる権利，つまり基本的人権の回復こそがリハビリテーションである。基本的人権には固有性，不可侵性，普遍性の重要な観念があり，人間が社会を構成する自律的な個人として自由と生存を確保し，尊厳性を維持するため，それに必要な権利が当然に認められている。[107] ➡アドボカシー, 患者の権利

### 基本的日常生活活動 (きほんてきにちじょうせいかつかつどう) basic activities of daily living：BADL；basic ADL
日常生活活動(ADL)のうち，起居・移乗・移動動作とセルフケア(食事，洗面，整容，更衣，入浴，排泄など)の日常的な基本活動をさし，これらの行動が評価項目とされる。さらに幅広い行動は手段的ADL，拡大ADLなどの概念区分がある。[29] ➡日常生活活動, 手段的日常生活活動, 拡大日常生活活動

### 帰無仮説 (きむかせつ) null hypothesis
証明したい仮説に対して，否定することを目的として立てられる仮説。帰無仮説が偶然的に発生する確率が低いことで，証明したい仮説を正しいとするもの。否定され無に帰することから帰無仮説と呼ばれる。[216] ➡統計学, 有意差, 有意水準

### 記銘力 (きめいりょく) impressibility
新しい物事や体験を覚える能力。認知症や脳血管障害などの器質的脳障害などの際に低下が生じることがある。問診や課題遂行を含めた様々な評価を実施し，障害の状態を把握する。[277] ➡記憶, ウェクスラー記銘スケール改訂版, ベントン視覚記銘検査, 三宅式対語記銘力検査

### キメラ chimera
タイプの異なる2つ以上の遺伝子型の細胞から作られた単一個体。異なった遺伝子型が体の各部で混在している。ライオンの頭，ヒツジの胴，ヘビの尾をもった神話的動物「キメラ」が語源。[165]

### 逆位 (ぎゃくい) inversion
**1**器官の位置が本来と逆の位置にあるもので，心臓が左右逆となる右胸心のような内臓逆位がある。**2**染色体の一部が切れて逆転したもので，その部分での遺伝子の配列が逆になる染色体逆位がある。[165]

### 脚延長術 (きゃくえんちょうじゅつ) limb lengthening；leg lengthening
脊椎に異常のみられない低身長，または先天性，麻痺，外傷後などで生じる著しい脚長差のある場合に行われる。一般に骨切り後，創外固定器を装着して持続的に少しずつ延長を行う。10〜20 cmの延長が可能となる。[128] ➡脚長差, 創外固定, 骨移植

### 逆説運動 (ぎゃくせつうんどう) paradoxical kinesia 【矛盾動作, 矛盾性運動】
パーキンソン病などの運動障害に歩行開始や方向転換困難，すくみ足，小きざみ歩行があるが，階段や障害物があると別人のようにスムーズに歩くという奇妙な現象。[18]

### 逆説睡眠 (ぎゃくせつすいみん) ＝レム睡眠 (れむすいみん)

### 逆双曲線正接変換 (ぎゃくそうきょくせんせいせつへんかん) reverse hyperbola tangent transformation 【z変換】
2つの標本相関係数に差があるか否かを検定する際，相関係数は間隔尺度としては扱えないため，そのままの値を用いることはできない。その場合，標本相関係数 r を逆双曲線正接変換した値 $z = \tanh^{-1} r = 1/2 \ln\{(1+r)/(1-r)\}$ を用い

ることにより検定が可能となる(tanh：双曲線正接，ln：自然対数)。この変換をフィッシャー(Fisher)のz変換という。[290] ➡ 統計学, メタアナリシス, 相関, 推定

**ぎゃくたい**
**虐待** abuse　　社会的弱者に対し強者が非偶発的に加える暴力行為。虐待の対象は児童，配偶者(主に妻)，老人，障害者などである。特に児童虐待の場合，身体的・心理的・性的虐待および保護の怠慢・拒否(neglect)などがある。[160]

**きゃくちょう**　**かしちょう**
**脚長** = 下肢長

**きゃくちょうさ**
**脚長差**　　leg length difference；leg length discrepancy 【下肢長差, 脚長不等】　　左右の下肢長の差のこと。真の脚長差は骨自体に左右差があるもので，脳性麻痺，ポリオなどでみられる。見かけの脚長差は，股関節脱臼や変形性関節症，脊柱側彎症，股関節外転または内転拘縮などから生じる。[128] ➡ 先天性股関節脱臼, アリス徴候, 変形性関節症, 脊柱側彎症

**ぎゃくてんい**
**逆転移** counter-transference　　医師やセラピストなどの治療者が，対象者に対して無意識にいだく個人的感情や態度をいう。これらの感情・態度は，治療場面以外に存在することもある。また治療者としての役割行動を妨害することにつながることもある。[8] ➡ 転移

**ぎゃくでんぱほう**
**逆伝播法** back propagation　　【バックプロパゲーション, 誤差逆伝播法 error back propagation】　ラメルハート (Rumelhart, D.) らが提唱したニューラルネットワーク研究における回路網の学習則モデル。入力から出力へ計算により導き出される値を，理想値に向け逆方向への誤差修正を行うことから逆伝播法と呼ばれる。[256] ➡ 心理学, 神経心理学, 認知科学, パーセプトロン学習, パターン認識

**ぎゃくてんぷりずむ**
**逆転プリズム** reversal prism　　平行でない光学的平面を2つ以上もつ透明体で，入射光線と射出光線との角度を利用して，外界の像とは左右上下が反転して見える装置。この装置を使用すると網膜の像の正立や左右を入れ替えることが可能であり，運動制御，運動学

習の研究に用いられることがある。[60]

**ぎゃくてんもしゃ**
**逆転模写** reversal duplicate　　学習障害の症状のひとつで，文字を書き写すと左右逆の鏡文字に似たような文字を書いてしまう状態。[181] ➡ 学習障害

**ぎゃくとーますひーる**
**逆トーマスヒール** reversed Thomas heel
　　足部の内反変形の矯正を目的に，靴底の踵外側前面を第5中足骨基部まで延長し，踵立方関節，楔立方関節および第5中足指節関節の支持を行うヒール。その他の方法では，外側ウェッジヒール，外側フレアヒールなどがある。[75] ➡ 靴型装具, トーマスヒール

**ぎゃくなっくるべんだー**
**逆ナックルベンダー** reverse knuckle bender
　　MP関節屈曲拘縮を矯正するMP関節伸展補助装具。動的スプリントのひとつ。第2〜5中手骨背側面のプレートと，手掌面中手骨頭部の手掌バーと連結する鋼線からなり，背側からゴムバンドで牽引して伸展を補助する。[199] ➡ 動的スプリント

**ぎゃくぴえぞこうか**　**ぴえぞこうか**
**逆ピエゾ効果** ⇨ ピエゾ効果

**ぎゃくふぁれんてすと**
**逆ファレンテスト** reverse Phalen test 【手関節伸展テスト carpal stretch test】　手関節を背屈(伸展)位にしたファレンテスト。つまり手関節・手指を完全伸展位に保持し，1分間以内に正中神経支配領域のしびれが強くなれば手根管症候群陽性とする。標準テストより鑑別度が高いとする研究もある。[209] ➡ 手根管症候群, ファレンテスト

**きゃくぶろっく**
**脚ブロック** bundle branch block：BBB
　　ヒス束より遠位の左右両脚に伝導障害が生じた状態。右脚ブロック，左脚ブロック，左脚分枝ブロック，またはそれらを組み合わせた2束および3束ブロックがあり，QRS幅により完全型と不完全型に分かれる。[30] ➡ 右脚ブロック

**ぎゃくもんだい**
**逆問題** reverse problems　　因果関係において，原因と結果を入れ替え，結果から原因を推測する命題のこと。力・伸張モデルの法則性に従い，筋の伸張力と筋長の変化から筋の

ぎゃくもん

粘弾性を係数として求める場合などの問題も含まれることである。216 ➡ 問題解決能力, トップダウン思考, 因果関係, 考察, 水平思考

**逆モンテジア骨折（ぎゃくもんてじあこっせつ）** ＝ ガレアッチ[脱臼]骨折（がれあっちだっきゅうこっせつ）

**キャスター** caster【自在輪，小車輪】
　車いすで駆動輪以外の車輪のことをいう。通常は直径5〜6インチ（12.5〜15 cm）の，空気を入れないゴム製のタイヤを使用することが多い。車いすを小型化するときは，駆動輪とともにキャスターも小さくすることがあるが，段差の乗り越えには，6インチくらいが望ましい。78 ➡ 車いす, 駆動輪

**客観性（きゃっかんせい）** objectivity　客体として，いつだれがみてもそうだと認められる性質。個人的・経験的認識にとらわれず公平であること。理学療法評価などにおいては，測定誤差を最小限にするよう条件や方法を一定にして観察・測定した場合，同じ結果が得られるとき客観性があるという。客観性の高い評価, 客観性に乏しい実験方法というような使い方をする。167 ➡ 研究デザイン, 信頼性, 妥当性

**客観的QOL（きゃっかんてききゅうおーえる）** objective quality of life　現状への満足度を表す指標であり，QOLはライフ（生命，生活，人生）の意味合いから，①生物レベルのQOL（生命の質），②個人レベルのQOL（生活の質），③社会レベルのQOL（人生の質）に区分される。生命の質は生物レベルにおける苦痛や不都合があるか否か，またその程度に関するものである。疼痛，運動麻痺，感覚障害，睡眠障害，嚥下障害，呼吸障害，食欲不振，便秘などの生理学的，生物学的なレベルにおける問題が対象になる。生活の質は日常生活活動（ADL）や日常生活関連動作（APDL），職業上求められる移動能力や巧緻性などの満足度に関するものである。人生の質は住居，家庭生活，家族関係，職業の内容，収入と支出，趣味活動，レジャー，社会・文化活動などを対象としている。284 ➡ クオリティオブライフ, 主観的QOL, 日常生活活動

**客観的臨床能力試験（きゃっかんてきりんしょうのうりょくしけん）** ＝ オスキー

**客観テスト（きゃっかんてすと）** objective tests　論述形式のテストにありがちな主観的側面を修正する目的で開発されたテスト。設問構成から回答の様式，結果の処理法まで一定の構造化された形式をもつ。このテストには真偽法，多肢選択法，知能検査がある。187 ➡ 評価, 客観性, 妥当性

**逆向[性]健忘（ぎゃっこうせいけんぼう）** retrograde amnesia　発症以前の記憶が思い出せない状態。その状態は発症時に近い過去ほど顕著で，より遠い過去ほど軽い。原因疾患には頭部外傷，脳障害，尿毒症，一酸化炭素中毒などがある。181 ➡ 健忘

**逆行性伝導（ぎゃっこうせいでんどう）** antidromic conduction　神経伝導における生体内で生じている自然なインパルスの方向とは逆方向へのインパルスの伝導。神経末梢から細胞体に向かう。神経線維に電気刺激などの人工的刺激を与えると起こる。139 ➡ 順行性伝導

**ギャッチベッド** Gatch bed　米国の外科医Gatchが考案した上半身または上半身と膝窩部の屈曲可能なベッド。ハンドル操作型でベッド挙上により食事や整容が容易にできるほか，必要に応じて思いの姿勢になれる。189

**CAD** Computer-Aided Design　コンピュータとの会話形式で設計を行うこと。「計算機支援設計」と訳されている。工業製品の形状作製などに利用されるが，リハビリテーション領域では義肢製作の際の採型時に用いられる。断端に光線を照射しその三次元データを取り込み，PC画面上でソケットの形状を作製したり，断端の周径，体積，前後径，左右径などの対比や適合調整ができる。211

**GABA（ぎゃば）** $\gamma$-aminobutyric acid【$\gamma$アミノ酪酸】
　中枢神経系に広く分布する抑制性の神経伝達物質で，抑制性シナプス後電位を生じ，精神活動，運動，内分泌，自律機能などに対して抑制的に働く。アミノ酸の一種で，生体内では血液脳関門を通過できないので，神経内でグルタミン酸をグルタミン酸デカルボキシラーゼで脱酸して作られる。56 ➡ 神経伝達物質, 中枢神経[系]

**キャビテーション** cavitation【空洞現象】
　超音波によって液体に負の圧力が加わると，液中に溶解している気体が遊離し，気泡を生じる現象。こうして生じた気泡が，正の圧力でつぶされるとき，周辺の組織を破壊することもあるがその機序は不明である。[164] ➡ 超音波, 導子

**ギャラン反射** ＝ ガラント反射

**キャリア** carrier【1保菌者, 23担体】
　1伝染性の抗原体を体内に保留していて，他に伝染させる可能性のある人。2免疫原性をもたないハプテンと結合することによってハプテンに抗原性をもたらす蛋白質分子。3細胞膜を透過させるための運搬体。[38] ➡ 感染

**キャリパー** caliper　足部と下肢装具の支柱を連結する部品。内外側に穴が空いているキャリパープレートを靴の底に取り付け，この穴に装具の支柱を継手で取り付ける。そのために，生理的距腿関節軸とは一致しない。[75] ➡ 継手, 短下肢装具, あぶみ, 長下肢装具

**キャリブレーション** calibration【較正】
　目盛りを調整することで，特に測定機器の目盛り補正の意味に用いられる。機器の測定精度を高めるために，標準器を用いて測定機器の測定誤差の補正値が算出される。例えば，三次元動作分析器では，カメラのレンズによる画像の歪みがあり，そのキャリブレーションをとる必要がある。三次元動作分析器のキャリブレーションは立体的な等間隔なゲージを置き，カメラに写る画像の間隔をコンピュータで補正する方法をとる。[259] ➡ 精度, 誤差

**ギャングエイジ** gang-age　主として小学校中学年期に形成され，同性，同年齢での集団を形成して遊び回る時期。児童はこの時期を通して，集団内での役割分担，仲間意識，規律，競争を体験する。これらは人格形成上の重要な体験となる。[66] ➡ 集団, 帰属意識

**キャンプ熱** ＝ 発疹チフス

**吸引** aspiration ; suction　ある部位を陰圧の状態にすることで生じる吸引や吸着を意味する用語。一般には吸引器を用いて，鼻腔および喉頭，気道にある異物や貯留分泌液，浸出液などを陰圧で体外へ排除する目的で施行する。気管内吸引に際しては，気道粘膜を損傷しないように無理な吸引を避け，無菌的に施行する。理学療法分野では排痰時の吸引，義肢装具のプラスチック成形時の真空ポンプを用いた吸引成形，大腿義足の吸着式ソケットなどで使用される。[197, 48] ➡ 気道, 吸引器

**吸引器** aspirator ; suction apparatus　陰圧発生装置，吸引物貯留ビン，吸引用チューブを連結するゴム管やシリコンチューブで構成される装置。足踏み式や手動式と電動式がある。吸引の強さの目安は吸引力 cmHg ×排気流量 LPM($l$/分)で表わされる。[197] ➡ 気道

**キューイング** cueing【合図】　行動の開始あるいは中止を指示するサイン。理学療法の実際では，対象者にわかりやすいことば・サインを使って，理解の度合いに応じて変えることが必要である。[176]

**吸引反射** ＝ 吸啜反射

**臼蓋回転骨切り術** ＝ 寛骨臼回転骨切り術

**臼蓋形成術** acetabuloplasty　臼蓋形成不全に対し，移植骨によって人工的に骨頭を被覆する臼蓋をつくる手術法。変形性股関節症の進行を予防するのが目的。臼蓋角，骨年齢などにより術式が選択されるが，股関節症の病期分類の進行期までが適応となる。[115] ➡ キアリ骨盤骨切り術, 寛骨臼回転骨切り術, 大腿骨頭壊死

**臼蓋形成不全** acetabular dysplasia　X線上，臼蓋角が急峻で開排制限をきたす状態。典型的な股関節脱臼の進展に伴い本症が次第に出現する，骨頭が求心位に整復されると臼蓋角は適正角度となることなどから，股関節脱臼の二次的な変化と考えられる。[244] ➡ 先天性股関節脱臼

## 嗅覚 smell sensation (sense); olfactory sensation (sense)
においを感受する感覚。鼻腔上部の粘膜上皮にある嗅上皮中の嗅細胞の受容体がにおい原因物質と結合するとこれが嗅覚を刺激しにおいを生じさせる。異様なにおいには感受性が高いが，一度感受したにおいには順応性を示し，すぐに反応しなくなる。嗅覚の感受性は身体条件により異なり，腫瘍や炎症などで脱失や鈍化したり，妊娠時には特定のにおいに過敏となったりする。[29]

## 球関節 spheroid joint
関節窩に半球状の関節頭がはまり込む形となっている関節。多軸性で可動性が高く，運動性に優れる。関節窩が浅い肩関節と，関節窩の深い股関節があり，前者は脱臼しやすい。肩関節，股関節のうち，股関節を臼状関節と呼ぶ場合がある。[172] ➡関節

## 吸気筋 inspiratory muscle【吸息筋】
収縮することで胸腔を拡張させ，胸腔内を陰圧にして肺へ空気を流入させる吸息運動に関係する筋の総称。代表的なものに，横隔膜，外肋間筋，内肋間筋がある。努力性吸息運動時の補助筋としては胸鎖乳突筋や斜角筋，僧帽筋などが働く。[91] ➡呼気筋，胸鎖乳突筋，横隔膜，僧帽筋

## 救急医療 emergency medical care
各種事故により傷害・損傷を受けた場合や急に疾病が発症した場合などの救急患者に対して行われる医療。大きくは救急情報，救急搬送，救急診療の3つからなり，これらが24時間円滑に行われるような体制（システム）作りが行われている。救急情報や救急搬送では，救急患者が生じたら，その情報を救急情報センターや消防署が受け，これを中心に救急車や警察との連絡，各救急医療施設への連絡・搬送がスムーズに行われる。救急診療では，急患センターや救急告示病院・診療所などの初期救急医療施設でまず初期診断・治療がなされ，次に入院可能で診療科も多い第二次救急医療施設，さらに救急救命センターなどの第三次救急医療施設へと流れる体制が整備されてきた。反面，救急救命士の気管内挿管などの法的問題や医師数・救急医療施設の地域差の問題，さらには小児救急患者に対する救急専門医数が少ないなどの問題が出てきている。[16] ➡医療行為，応急処置，突然死，死亡率，交通事故

## 救急救命 cardiopulmonary cerebral resuscitation：CPCR
心肺蘇生のための救急救命措置。1）一般の人も行ってよい一次救命処置は①意識・呼吸・循環の有無，②緊急連絡，③気道確保，④人工呼吸，⑤心臓マッサージ，⑥半自動除細動である。2）医師または救急救命士が行う二次救命処置は①電気的除細動，②静脈路の確保，③輸液，薬剤の投与，④持続心電図モニター，⑤不整脈治療，⑥蘇生後治療である。[293] ➡救急医療，救急医療

## 救急処置 = 応急処置

## 球形嚢 saccule；ˡsacculus
前庭内の膜部分（膜迷路）に卵形の嚢（卵形嚢）と連なる球形の嚢。この2つの嚢内には平衡斑と呼ばれる平衡受容器があり，三半規管とともに平衡感覚器を構成する。直線加速度や傾きは平衡斑により感知される。[20] ➡平衡[感]覚

## 吸収 absorption
消化された栄養物が腸管で血液中に取り込まれること。栄養物の吸収は主に小腸粘膜の上皮細胞で行われる。吸収された糖質やアミノ酸などは直接血中に入り，中性脂肪に再合成された脂肪はリンパ系によって血中に入り肝臓へ運ばれる。[298]

## 球症候群 globus syndrome
延髄の脳神経核以下の障害（球麻痺）や，それより上位の障害（偽性球麻痺）以外で構音障害，嚥下障害を起こす症候群。[221] ➡運動障害，球麻痺，偽性球麻痺

## 弓状束 arcuate fasciculus【上縦束 superior longitudinal fasciculus】
被殻の背外側縁にあって，内包と外包の間を走る大脳半球の連合線維。前頭葉と後頭葉，頭頂葉，側頭葉との間を連絡する。前頭葉と後頭葉，頭頂葉とを前後に結ぶ線維群を上縦束，主に側頭葉とを結ぶ弓状のものを弓状束と呼ぶこともある。弓状束の離断で伝導失語をきたす。[284] ➡

伝導失語

**求心性収縮** concentric contraction　筋の発生する張力が筋にかかる負荷を超えた場合に，筋収縮につれて筋の長さは短くなる収縮の様態．例えば，ダンベルを持ち上げるときの肘関節の屈曲における上腕二頭筋や上腕筋の収縮のように，ある関節運動が起こっているとき，その主動筋や補助動筋は求心性に収縮している．関節運動の加速に必要な筋活動であるともいえる．動筋の求心性収縮は関節運動を伴い，しかもその収縮力が運動の正の方向に働くので，負荷量を把握することが容易である．そのため，筋力増強運動においては漸増抵抗運動など求心性収縮を活用した方法が最も普及している．しかし，求心性収縮のみの筋力増強運動の結果は，必ずしも動作の改善に結びつかない．理学療法においては，他の筋収縮の様式と組み合わせてプログラムを作成し，目的とする動作における筋活動に類似した筋収縮の様式を適用していく必要がある．[46]➡遠心性収縮

**求心性神経** afferent nerve　末梢から中枢へ情報を伝える神経．感覚神経がこれにあたり，線維の太さや伝達速度によってIa，Ib，Ⅱ～Ⅳ群に分類される．運動神経や自律神経は，逆に中枢から末梢へ情報伝達する遠心性神経である．[111]➡感覚障害，感覚神経

**求心性抑制** ＝周辺抑制

**急性** acute　急激に発症し，病態の進行が早い場合をさす．一般医学的には病期分類として発症からの時間経過が短い場合を急性期という．理学療法では発症直後から1か月程度の期間をさすが，期間に関する明確な定義はない．[168]➡慢性，急性期，早期理学療法

**急性炎症性脱髄性多発性ニューロパチー** acute inflammatory demyelinating polyneuropathy：AIDP　ギラン-バレー症候群と類似する症状をもつ神経障害．HIV感染初期にみられ，末梢神経の脱髄が主病変．末梢運動麻痺，四肢遠位優位の筋力低下，軽度感覚低下がみられる．急性感染症が先行することが多い．[235]➡ギラン-バレー症候群，フィッシャー症候群，多発［性］根神経炎

**急性横断性脊髄炎** acute transverse myelitis：ATM　感染症やワクチン接種に起因する遅延型アレルギー性機序による脊髄白質部の血管周囲の脱髄と壊死および細胞浸潤を示す脊髄炎．背部，下肢の自発痛，放散痛，筋肉痛が出現し，知覚低下，対麻痺，膀胱直腸障害がみられる．[235]➡脊髄炎

**急性灰白髄炎** acute poliomyelitis　【ポリオ polio，脊髄性小児麻痺 spinal infantile paralysis，急性脊髄前角炎 acute anterior poliomyelitis】ポリオウイルスによって脊髄前角細胞が障害され四肢や体幹の麻痺をきたす疾患．1980年以降，わが国での発症はない．発症数十年後にほぼ回復していた罹患部の急激な筋力低下をきたすポリオ後症候群が最近注目されている．[244]

**急性肝炎** acute hepatitis　急激な肝細胞壊死と炎症細胞浸潤をきたし，食欲不振，悪心・嘔吐，黄疸，全身倦怠感などの臨床症状を現す．原因は様々だが，一般には，肝炎ウイルス（A型，B型，C型など）により発症する急性ウイルス肝炎をさす．[238]➡ウイルス，肝炎，肝細胞，肝不全

**急性間欠性ポルフィリン症** acute intermittent porphyria：AIP　ヘム合成過程の酵素の遺伝性部分欠損症．常染色体優性遺伝．腹部疝痛が急性間欠性に生じ，精神異常，神経障害，多発性神経炎の症状がみられる．バルビツールなどの薬剤投与，妊娠などが誘因となって急性症状が現れることが多い．[235]

**急性感染症** acute infection；acute infectious disease　細菌やウイルスなど微生物が体内に侵入し，発病するまでの期間や，発病してからの経過が急性であるもの．[283]➡感染，感染症対策，潜伏期

**急性期** acute phase　急性発症あるいは急性増悪した病態に対して，疾病の治療が最優先される時期．全身状態の管理や治療によ

り，理学療法内容は制約される時期で，一般に廃用症候群を予防し，リスク管理下での早期離床が重要である。[29]

**急性硬膜外血腫** acute epidural hematoma
　硬膜や硬膜外の血管損傷で頭蓋骨と硬膜の間に血液が貯留した状態。外傷で生じることが多く，臨床的には，受傷直後あるいは意識清明期の後に意識障害や片麻痺をみるのが典型。[235] ➡頭部外傷

**急性硬膜下血腫** acute subdural hematoma
　硬膜とクモ膜の間に血液が貯留した状態。頭部外傷後急性期にも慢性期にもみられる。多くの症例で脳挫傷を伴う。受傷直後から意識障害を示すことが多い。予後は硬膜外血腫に比べて悪い。[235] ➡頭部外傷,慢性硬膜下血腫

**急性呼吸促迫症候群** acute respiratory distress syndrome：ARDS【急性呼吸窮迫症候群】　外傷，誤嚥，肺感染症，ショック，手術などの種々の侵襲後に発症する肺のびまん性急性炎症による急性呼吸不全の総称。成人呼吸促迫症候群とも呼ばれるが，発症が成人に限らないため，この名称に変更された。重篤な呼吸不全症状を生じ，努力性呼吸や急性の低酸素血症を伴う。[197] ➡急性呼吸不全

**急性呼吸不全** acute respiratory failure：ARF
　持続期間が1か月未満で，呼吸器の障害によって低酸素血症，高二酸化炭素血症など動脈血ガスに異常をきたし，生体が正常な機能を維持できない状態。低酸素血症の原因には，拡散障害，シャント率の増加，換気血流比の不均衡などの要因が同時に関係していることが多い。動脈血酸素分圧（$PaO_2$）が60 Torr 以下となると頭痛，運動機能や判断力低下，意識障害，血圧低下，頻脈，四肢の血管拡張が生じ，30 Torr 以下では意識喪失が回復しない。高二酸化炭素血症の原因は肺胞低換気で，気管損傷，慢性拘束性肺疾患，胸郭運動障害，呼吸中枢の抑制などによる換気不全により生じる。動脈血二酸化炭素分圧（$PaCO_2$）が50〜60 Torr で頭痛，めまい，筋痙攣，手の震え，血圧上昇，発汗が出現し，80 Torr 以上では意識障害が強くなり，100 Torr 以上では意識喪失する。原因は，急性呼吸促迫症候群，呼吸中枢の急性障害や呼吸筋麻痺，自然気胸，慢性呼吸不全の急性増悪など。[197] ➡呼吸不全,呼吸困難,肺

**急性骨髄性白血病** acute myeloid leukemia：AML；acute myelocytic leukemia【急性骨髄芽球性白血病 acute myeloblastic leukemia】
　主に骨髄芽球が増殖する白血病で，血球や血小板の減少をきたすため貧血や易感染，出血傾向を示す。白血病細胞の種類によってFAB分類では7型に分類されている。わが国における成人の急性白血病では最も多く，予後は不良である。[143] ➡癌,白血球

**急性散在性脳脊髄炎** acute disseminated encephalomyelitis：ADEM【急性播種性脳脊髄炎】　脳,脊髄白質の静脈周囲性の散在性脱髄がみられる中枢神経系の自己免疫性疾患。頭痛，意識障害，神経障害などのほか，発熱，白血球増加，髄液細胞増加などの炎症症状もみられる。特発性，感染後，ワクチン接種後のものに分類される。[235]

**急性糸球体腎炎** acute glomerulonephritis
　多くはA群β溶血性連鎖球菌に感染後，抗原抗体反応が起こり，糸球体毛細血管が障害され，透過性が亢進した状態。1〜2週の潜伏期後，突発的に血尿，蛋白尿，浮腫，乏尿，高血圧症を起こす。[180] ➡糸球体腎炎,β型溶血性連鎖球菌

**急性心筋梗塞** acute myocardial infarction：AMI　冠動脈の粥状硬化症を基盤に血栓や冠動脈内膜下出血による閉塞で冠血流が途絶し，その灌流域の心筋組織が虚血性の壊死を起こしたもの。症状としては，30分以上持続する前胸部痛や心窩部痛，背部痛，左上肢帯・頸部・下顎の痛みなどであるが，高齢者や糖尿病合併患者，無痛性心筋虚血症例では無症状のこともある。ニトログリセリンは無効なことが多い。心電図ではST上昇，異常Q波（貫通性の場合）や不整脈（心室性期外収縮），血液検査では白血球増加，赤沈亢進，C反応性蛋白（CRP）陽性，血清酵素（CK，MB-CPK，

GOT，LDH）の一過性の上昇，胸部 X 線写真では心肥大，胸水貯留，肺うっ血，心エコーでは梗塞部の壁運動異常が認められる．心筋梗塞の危険因子としては男性，家族歴，肥満，高血圧，喫煙，総コレステロール，LDL コレステロール，ホモシステイン，リポ蛋白質(a)，または CRP の増加があげられる．急性発症から 1 か月間を急性心筋梗塞といい，それ以降を陳旧性心筋梗塞という．冠動脈が閉塞すると，約 40 分後に心内膜側心筋の壊死（非貫壁性梗塞）が生じ，血行が再建されなければ 6〜24 時間後には壊死領域が心外膜側へとすすみ貫壁性梗塞となる．梗塞範囲が広いほど心不全を生じやすいため心筋の生存が確認できれば再灌流療法が施行される．死亡率や心機能残存の面から発症後 6 時間以内に施行れることが望ましい．再灌流療法は経皮的冠動脈再建術（PCI）が主流で，場合によってはステンレス製の筒（ステント）を冠動脈内に留置し再閉塞を予防する．心筋梗塞後の合併症としては，不整脈，心不全のほか，心原性ショック，心室中隔穿孔，乳頭筋断裂，心破裂などがあり，心破裂は発症後 24 時間以内が多く，大部分は 1 週間以内に起こる．血行動態が安定してくれば，ディコンディショニングの改善のみならず脂質代謝異常や肥満，高血圧などの冠危険因子の是正，再発予防，QOL の向上を目的に運動療法や食事療法，教育やカウンセリングなどの包括的なアプローチが他職種によって施行される（心臓リハビリテーション）．運動療法は心筋梗塞後の心血管イベント発生を抑制し，全死亡率を 20〜25％減少させる効果がある．心臓リハビリテーションでの理学療法士の役割は，早期離床や運動療法に加えて，冠危険因子改善のための生活指導も重要である．再灌流療法施行例の 5 年生存率は約 85％といわれ，心筋梗塞の予後不良因子は，女性，70 歳以上の高齢者，糖尿病，狭心症，心筋梗塞の既往などがあげられている．[143] ➡虚血性心疾患，冠［状］動脈

**急性心不全** acute heart failure　心臓の急激な機能的・構造的異常により心ポンプの機能障害をきたし，末梢主要臓器に十分な血液供給ができない状態．心原性ショック，左心室不全による末梢循環障害，肺水腫・肺うっ血による呼吸困難のなどを引き起こす．[143] ➡右心不全，左心不全

**急性腎不全** acute renal failure：ARF
老廃物の排出，尿の濃縮，電解質調節などの腎機能が急激に低下し，高窒素血症や水・電解質異常，酸塩基平衡異常などを起こす病態．血清尿素窒素（BUN）や血清クレアチニン（2.5 mg/dl 以上となる）が基準値を超える．[105] ➡腎機能，糸球体，腎不全

**急性膵炎** acute pancreatitis　トリプシン，リパーゼなどの膵酵素が異常に活性化され膵実質を自己消化することによって引き起こされる急性の炎症性疾患．浮腫性，出血性，壊死性に分けられ，壊死性の急性膵臓壊死が最も重症．胆石や胆嚢炎，胆管炎などの胆嚢・胆管疾患やアルコールなどが誘引となる．[105] ➡膵炎，消化酵素

**急性脊髄前角炎** ＝ 急性灰白髄炎

**急性多発性根神経炎**　acute polyradiculoneuritis　広範性の神経根障害で，脊髄神経根，脳神経根のび漫性障害の総称．四肢末梢だけではなく，体幹にも運動障害が出現し，腱反射は消失する．糖尿病性多発神経根障害や他の疾患でみられる．[235] ➡ギラン-バレー症候群

**急性単関節炎** acute monoarthritis　単一関節に疼痛または腫脹がみられる疾患．関節穿刺や関節外症状により，原因として炎症性疾患の結晶性，感染性，単関節障害を示す全身性疾患と非炎症性のアミロイドーシス，骨壊死，腫瘍，骨折などに区分される．[266]

**急性胆嚢炎** acute cholecystitis　胆道感染症のひとつ．胆石や寄生虫，浮腫などによる胆嚢管の閉塞に加え細菌感染を起こす．発熱，悪寒，戦慄，右季肋部痛を突然発症する．血液検査では，赤沈亢進，白血球数増加，CRP 値上昇に加え，ALP，LAP，$\gamma$-GTP 値も上昇する．[175] ➡胆嚢，炎症，胆石

## 急性熱性皮膚粘膜リンパ節症候群
= 川崎病

## 急性播種性脳脊髄炎
= 急性散在性脳脊髄炎

## 急性腹症　acute abdomen
急激な激しい腹痛を主訴とし、診断名がつく前に救命措置としての緊急手術を行うか否かの判定が必要な疾患群につける術前の診断名。急性化膿性虫垂炎、急性膵炎、腸閉塞、子宮外妊娠などの疾患がある。[43] ➡穿孔, 出血, 炎症

## 急性腰痛症　acute low back pain　【ぎっくり腰】
急性の腰痛発作で、急に動いたり、重い物を持ったり、体をひねったりすると、腰背筋や脊柱の靱帯、筋膜、軟骨などを損傷して起こる。椎間板ヘルニアや椎間関節障害が原因のこともある。[128] ➡腰痛, 椎間板ヘルニア

## 急性リンパ性白血病　acute lymphocytic leukemia：ALL
小児に好発し、病因は不明。発病は急激な貧血、発熱、易疲労から脾腫大、鼻血などの出血症状をともない、未熟な白血病細胞、リンパ芽球が出現する。抗白血病化学療法、骨髄移植などの治療が行われる。→骨髄芽球[178]

## 球脊髄性筋萎縮症　spinal and bulbar muscular atrophy：SBMA；bulbospinal muscular atrophy：BSMA【ケネディー‐オルター‐スン症候群　Kennedy-Alter-Sung syndrome】
成人期に、顔面、舌、四肢近位筋萎縮で発病し、進行すると嚥下障害、呼吸機能低下、女性化乳房などを示す下位運動ニューロン疾患。伴性劣性遺伝。緩徐進行性で、知能、精神に異常はきたさない。[235] ➡筋萎縮

## 急速眼球運動　rapid eye movement：REM
外眼筋の相同性収縮により両眼球が同一方向に急速に回転する運動で、眼振急速相と衝動性眼球運動(サッケード)に分類される。眼振急速相は睡眠時にみられ、この運動が出現する睡眠相をレム睡眠相と呼ぶ。REM睡眠中の水平眼球運動を分析すると、その種類は雑多であるが、急速眼球運動、緩徐眼球運動、および輻輳開散の3つに大きく分けられる。急速眼球運動はさらに対称性、非対称性、および一側性に分けられる。[5] ➡睡眠・覚醒リズム, レム睡眠

## 吸息筋　= 吸気筋

## 吸息中枢　inspiratory center
吸息運動の際に活動するニューロン群。呼息中枢と共に延髄に存在し、いずれも特定の神経核をもたない。上位中枢の橋の呼吸調節中枢と肺からの迷走神経による周期的抑制により、呼息中枢と相反的に働く。[91] ➡吸息中枢, 呼吸中枢, 延髄

## 吸着　adsorption
ある固体が、その表面に他の物質を弱い力で吸い付けたり、結合させたりすること。この結合には、化学的作用で吸着する場合と、分子間引力などによる物理的作用による吸着とがある。[25] ➡吸着薬

## 吸着式ソケット　suction socket
義肢のソケットの一種。ソケット内面と断端軟部組織とが密着しており、遊脚時に義肢が落ちようとすると、断端先端部とソケット底部との間にある外気と遮断された死腔で陰圧が生じ吸着が密となり、自己懸垂作用となって脱落を防ぐ特徴をもつ。ソケットの装着には、断端を狭いソケット内に挿入しなければならないので滑りやすい絹製の布やパウダー粉などを用いると装着しやすい。装着方法は、断端部分を布で包み、布の先端部分を吸着バルブ孔から引き抜き、断端全体を引きずり込むようにして布を引っ張って行うが慣れるまで時間を要する。吸着作用により、義足との一体感があり、歩行時に義足を軽く感じる、ピストン運動が少なく回旋が生じにくいなどの利点はあるが、装着が面倒、ソケット内の発汗や死腔の陰圧で浮腫やうっ血が起こりやすいなどの短所もある。[48] ➡サクション

## 吸着薬　adsorbent
ある特定の薬物や物質の表面に吸着して、その吸収や毒性を緩和する薬剤。吸着分離法を用いた酸素濃縮器では、吸着剤(ゼオライト)の窒素の保持時間が

長いことを利用し，窒素のみを吸着させて酸素のみを取り出す。[91] ➡吸着

**吸虫類** fluke；Trematoda 扁形動物の一種。成虫は哺乳類に内部寄生する。第一中間宿主で幼虫が増殖し，水中に遊出したのち経皮的に感染(住血吸虫など)したり，植物上で被囊(肝蛭)する。重要な人体寄生種を含む。[215] ➡寄生虫病

**吸啜-嚥下反射** ⇨嚥下反射

**吸啜反射** sucking reflex【吸引反射】
　乳児の哺乳を助ける原始反射のひとつ。口腔内に乳首や指による刺激が加わるとリズミカルな顎の上下運動を伴いながら乳首などを吸い込む運動で，低出生体重児では初期においてこの反射が低下する。空腹時に強まる。[73] ➡原始反射, 哺乳

**級内相関係数** intraclass correlation coefficient：ICC 信頼性の指標で分散分析を基に算出する。測定値の全分散に対する真値の分散の割合で示され，一般に0.7以上で普通，0.8以上で良好，0.9以上で優秀と解釈される。[29] ➡信頼性

**吸入ステロイド療法** inhaled corticosteroid therapy 粉末状のステロイド薬を吸い込むことで気導の粘膜に直接作用させる治療法。喘息発作に対し粘膜の炎症を抑えることで予防的に用いられる。気管支拡張薬と併用される。内服によるステロイド治療と比較して，全身的な副作用は少ない。[91] ➡ステロイド

**吸入麻酔薬** inhalational anesthetic agent；inhalation narcotic 亜酸化窒素(笑気)などのガス麻酔薬とエーテル，ハロタンなどの揮発性麻酔薬がある。麻酔薬は呼吸によって肺毛細血管から血管内へと拡散し，血流によって運ばれ中枢神経に作用する。一部は体内で分解されるが呼気によって排出が行われ，覚醒がはやい。[107] ➡麻酔, 笑気

**吸入誘発試験** provocative test 気管支喘息の抗原を特定するための検査で，病歴，血清IgE，皮膚の反応などにより予想されるアレルゲンを微量吸入させることにより同発作を誘発させるものである。重症発作を生じる可能性があるので注意が必要。[182] ➡喘息, アレルギー, アレルゲン

**吸入療法** inhalation therapy 揮発性液体の蒸気を薬剤として用い，気道に噴霧・吸入させる治療法。代表的なものとして，閉塞性肺疾患に対して気管支拡張作用をもつエーテルなどを，ネブライザーなどを使って噴霧・吸入させるエアゾル療法がある。[16] ➡気道, 上気道炎, 薬物療法

**9の法則** rule of nines 熱傷面積を評価する方法。成人の熱傷面積は身体の各部(体表面積)を9の倍数(%)に細分化して計算する。頭部(頸部，顔面含む)，上肢(両面)は各9%，体幹の腹側(前胸部＋腹部)，背側(胸背部＋腰部殿部)，下肢(前面＋後面)はそれぞれ18%，陰部は1%で，簡単に熱傷の面積を算出できる。この9の法則は実用的な方法ではあるが，熱傷面積をグローバルにしか評価できない。重症熱傷の治療では，より正確な評価が必要であり，この場合はランド-ブラウダー方式(公式)を使用する。この方式には，幼児用と小児・成人用との2つがある。[251] ➡熱傷, 熱傷面積, ランド-ブラウダー方式(公式)

**旧皮質** ＝古皮質

**球麻痺** bulbar palsy；bulbar paralysis
　延髄の病変で，第Ⅸ，Ⅹ，Ⅺ脳神経が障害されて起こる麻痺。舌の麻痺，胸鎖乳突筋・僧帽筋の麻痺，顔面筋・咀嚼筋の麻痺により，構音障害，嚥下障害，咀嚼障害を起こす。[221] ➡偽性球麻痺, 嚥下障害, 運動麻痺

**キュンチャー髄内釘法** Küntscher intramedullary nailing 大腿骨など長管骨の骨幹部骨折に用いる内固定法。原則として骨折部の開創はせず，孔からX線透視下で骨髄腔を掘削して骨折部の内径に合ったキュンチャー髄内釘(断面がクローバー型)を髄内に

挿入する。297 ➡エンダー釘, 内固定, 偽関節

**橋**（きょう） pons 【橋脳, 脳橋；ヴァロリオ橋 Varolian pons】 中脳と延髄の間に位置し, 3つをあわせて脳幹と呼ぶ。背部（被蓋）と橋腹部とからなり, 小脳とは中小脳脚を中心に連絡している。橋背部には内側毛帯, 外側毛帯などが, 橋腹部には錐体路と皮質橋核路が走行している。また, 第Ⅴ～Ⅷ脳神経があり, 橋排尿中枢もある。255

**胸囲**（きょうい） chest circumference 胴周りの寸法で測定は乳頭位と肩甲骨直下を通る周径が一般的である。小児では発育測定の意義があるが, 最大吸気と最大呼気での周径差を, 腋窩位・剣状突起位・第10肋骨位で測定する, 胸郭拡張差の計測にも意義がある。293

**教育**（きょういく） education ただ単に人を教えて知識をつけることだけでなく, 心身両面にわたって個人のもつ能力を育成し, 知識や技術を教え, 育てること。また, 何らかの意味・意図をもってある一定の望ましい発達や人間形成を促進するために行われる活動であるが, 意図とは無関係に周りの環境によって自然と発達する場合の影響をもさす。つまり, 人間のもっている可能性や素質を開花させる働きかけであり, 理想的な人間形成を求めて, 社会の一員として有意義に生きうる人間へと発達するための援助をすることである。また, 他者からでなく自らにより自分の行動や言動を制御する能力を身につけながら, 自己実現の要求と意識を高め, 自らを望ましい方向へと人格形成する営みでもある。23 ➡カリキュラム, 教育目標, 教育措置基準, 教育評価の方法

**教育課程**（きょういくかてい） ＝ カリキュラム

**教育措置基準**（きょういくそちきじゅん） standard of educational measures 1953（昭和28）年に制定された「教育上特別な取り扱いを要する児童・生徒の判別基準」。就学指導委員会は, この制度に基づき, 一般の学校あるいは特殊学校, 学級のいずれかに就学させるべきか判断し, 保護者に通知する。13 ➡教育, 教育目標, 教育評価の方法

**教育的リハビリテーション**（きょういくてきりはびりてーしょん） educational rehabilitation 医学的リハビリテーション, 職業的リハビリテーション, 社会的リハビリテーションと並び, 総合的リハビリテーション（トータル・リハビリテーション）の中の一分野で, 特殊教育, 障害児教育, 障害者の社会教育などがあげられる。教育的リハビリテーションは大きく分けて2つの柱からなる。そのひとつである「障害児教育」では, 医療と並行して教育を受ける必要があり, 高木憲次（1888～1963；肢体不自由児療育事業の提唱者）は教育と治療医学の両方をあわせて行うことをめざした「療育」という思想を普及させた。現代における療育とは, 発達期に生じ永年的に継続する障害への医療的・教育的・心理的および広範囲の社会的な働きかけであるため, 対象とする疾患や障害, 関わる職種や立場によって対応は異なるが, 医療と教育が連携することが重要となる。そのためにも, ①発達障害についての正しい理解を向上させる, ②障害の多様性と重度・重複化に対して教育的な支援を行う, ③療育と関連した教育技術の向上を図る, ④他職種との連携を図る, ⑤保護者（親）との連携を図る, ⑥児童・思春期精神医学や医療の充実化を図る, ⑦発達障害に関する統合的な研究を行う, などを推進する必要がある。小児の場合, 成長により障害像が変化する場合もあり, デュシェンヌ型筋ジストロフィーのように障害が進行する疾患では保護者や学校との連携も必要となる。また, 予後が不良である疾患の場合, ターミナルケアの在り方も問われることとなる。脳性麻痺や二分脊椎などの出生時から障害をもつ子どもや, 中途障害を負った児童・生徒・学生が学ぶ場として, 養護学校や特殊学級などでの教育に加え, 最近の傾向としては普通学級に通学するケースも増加しており, 健常児と共に教育を受ける機会も増えている。しかし, 普通学校で教育を受ける場合, 建物のバリアフリー化が不十分な場合が多く, 玄関から教室まで, あるいは教室から教室への移動も介助も必要とする。さらに教師や他の父兄の障害に対する理解が必要不可欠であり, 障害をもつ子どもが他の子どもと一緒に教育を受けるためには, 解決しなければならない問題が山積されている。もう1つ

の柱である「障害者の社会教育」では，障害をもちながらも残された人生を充実させるためには，どのようにしたらよいかということが重要となってくる．たとえ重度の障害が残っても，社会資源の活用や住環境整備により，自宅に帰ることも可能となる．また，機能面・能力面に着目し，その人の残存能力をより高めていくことで，社会参加や職場復帰も十分可能である．そのためには，家族をはじめ，周囲の人々の協力が必要である．疾患や障害について正しい知識を学び，理解することで，誤解や偏見も減少する．さらに，これらの疾患や障害を予防するための知識を学ぶことも重要なことといえる．[82] ➡ リハビリテーション，医学的リハビリテーション，職業的リハビリテーション

**きょういくひょうかのほうほう**
**教育評価の方法** method of educational evaluation　教育目標を立て，得られた結果から教育の効果を判定するのが教育評価で，教育者の学習者に対する評価と学習者による教育者への評価に大別される．教育者，学習者双方の評価を検討し，次の教育法，学習法に反映させていく．[130] ➡ 教育，大学院

**きょういくもくひょう**
**教育目標** aims of education　教育目標は，一般目標とその下位目標である行動目標に分類される．またその領域は，認知領域（知識の想起から問題解決に至る知的行動），精神運動領域（技能），情意領域（情緒と意志）の3領域からなる．[13] ➡ 教育，臨床実習

**きょうえいしょじ**
**鏡映書字** mirror writing【鏡像書字】
「鏡文字」と呼ばれ，「ひらがな」を習得する時期にみられる，文字の左右，上下を逆さに書くこと．通常は小学2〜3年以降にはみられなくなる．いつまでも残るときには，視知覚機能の発達の遅れなどを疑う．[295]

**きょうえんずいがいそくしょうこうぐん**
**橋延髄外側症候群** lateral pontomedullary syndrome　延髄外側症候群に類似した症候を呈するラクナ症候群のひとつ．めまい・嘔吐とともに病巣側に末梢性顔面神経麻痺，小脳性失調，ホルネル症候群，顔面の温痛覚障害を生じ，構語障害，嚥下障害，耳鳴り，眼振，対側の頸以下半身の温痛覚低下なども

現れる．[124] ➡ ラクナ梗塞，延髄外側症候群

**きょうか**
**強化** reinforcement　正の刺激（報酬），負の刺激（罰）を与える操作上の手続きならびにその手続きによって反応の強度や生起の出現率を増大させる過程．運動療法における良好な反応への言語的賞賛や教示は正の強化である．[237] ➡ 条件づけ，条件反射

**ぎょうがい　　はいがい**
**仰臥位** ＝ **背臥位**

**きょうかいいきこうそく　　ぶんすいれいこうそく**
**境界域梗塞** ＝ **分水嶺梗塞**

**きょうかいじゅんかつ**
**境界潤滑** boundary lubrication　関節軟骨同士の摩擦を少なくする機構（潤滑）を工学的潤滑から説明したもののひとつ．運動速度が小さいとき，滑液が潤滑面の表面に分子膜を形成し，分子膜の間で潤滑が行われる．[153]

**きょうかく**
**胸郭** thorax　ヒトの胸部を構成しており，外表の皮膚，骨性胸郭（骨格）から構成されており，心臓，肺，食道および大血管などの重要臓器を収める保護容器である．また胸郭全体として呼吸運動に関与する胸筋や横隔膜により呼吸運動を助けている．骨性の胸郭では12個の胸椎と12対の肋骨，1個の胸骨から構成され，下部がやや狭まった円錐形である．胸骨は胸骨柄，胸骨体，剣状突起の3つの部分に分かれ，胸郭前面に位置する縦に長い扁平上の骨で，上端はやや後ろに，下端はやや前に傾いて位置している．肋骨は扁平状長骨で胸郭の側壁を構成しており，後方で胸椎と，前方で胸骨と連結しており胸郭全体をおおっている．また，12対の肋骨のうちで上位7対は前方で肋軟骨を経て胸骨と連結しており，真肋といわれる．下位の5対は胸骨とは連結はなく，仮肋といわれる．また，11，12肋骨では末端が遊離していることから浮肋ともいわれる．運動学的に胸郭の動きは吸気における胸腔の拡大が中心であり，左右方向，前後方向，上下方向へ拡大する．①左右方向への拡大：下位肋骨が中心として働く．肋骨頭関節と肋横関節を結んだ運動軸が矢状面に近いために，下位肋骨の挙上で胸郭の横径が拡大する．胸郭下部が広がると横隔膜が伸張しその収縮力が増大する．②前後方向への拡大：

上位肋骨では運動面が前額面に近くなるために，その挙上は胸郭の縦径を増大させる。同時に胸骨を前上方に挙上して胸郭を拡大させる。③上下方向の拡大：第1，第2肋骨の挙上と横隔膜が収縮とともに下方へ移動することで上下方向へ胸郭を拡大させる。このような胸郭の運動がバケツの柄に似ているといわれる。呼吸器疾患の対象者では胸郭の柔軟性が低下しているため，このような胸郭の運動学的な理解が必要となる。呼吸介助手技では胸郭を用手的に圧迫することによって，呼気を促進し呼気ガス量を増大させ，吸気に移行すると相対的に増加した胸郭の弾性拡張力によって吸気量も増加する効果が得られる。[232] ➡肋骨

**胸郭拡張差** difference of thoracic dilatation
　最大呼気時と最大吸気時での胸囲の周径差。胸郭の柔軟性を示す指標のひとつ。体格や測定体位により影響を受けるが，一般的に健常成人の標準値は5cm以上で，2.5cm以下は異常。[85] ➡肺活量, 全肺気量, 胸囲

**胸郭出口症候群** thorax outlet syndrome：TOS　鎖骨，前斜角筋後部，中斜角筋前部，第1肋骨で囲まれた胸郭出口において腕神経叢と鎖骨下動静脈が圧迫されて起こる症状群。神経，血管の圧迫は胸郭出口での奇形などの解剖学的な異常で起こる場合と，姿勢などによる機能的な異常から起こる場合とがある。斜角筋症候群，過外転症候群，肋鎖症候群，頸肋症候群などがこれに含まれる。鎖骨下動脈圧迫の確認にアドソンテストなどが用いられる。症状は肩から手指にかけての疼痛やしびれ，握力低下，頭痛，静脈怒張，易疲労性などで若い女性に多く，上肢挙上を多用する職種に多いとされる。治療は保存的治療と観血的治療があるが前者が多い。理学療法では胸郭出口を広げる目的で僧帽筋，肩甲挙筋，大小菱形筋などの筋力増強運動や斜角筋，小胸筋などのリラクセーションやストレッチを選択する。日常生活活動における指導も並行して行う。原因や症状にあわせた理学療法を選択することが重要となる。[273] ➡鎖骨下動・静脈, アドソンテスト

**共感** sympathy　相手の情動を，相手に巻き込まれることなく共有すること。相手をより理解することにつながるので，カウンセリング場面のみならず，理学療法の臨床全般において，対象児・者に共感的態度で接することが非常に重要である。[276] ➡ラポール, カウンセリング

**狂牛病** = BSE

**胸筋反射** pectoral reflex　深部反射のひとつ。大胸筋の上腕骨付着部に検者の指を当てその上を叩くと，上腕の内転と内旋が起こる。正常では指に軽く収縮を感じる程度で，亢進は錐体路障害を示す。反射中枢は第5頸髄〜第1胸髄にある。[222] ➡深部反射, 深部腱反射

**胸腔** thoracic cavity　胸郭の内部に位置し，食道，気管，肺，心臓，胸管などの重要な臓器を収めている。横断面は脊柱が後方に突出した形状をしており，凹面を後ろに向けたダイズ形となっている。下部は横隔膜で腹腔と隔てられている。[232] ➡胸郭, 呼吸

**胸腔内圧** pleural pressure　胸腔（肺胸膜と壁側胸膜間）の内圧のことで，常に陰圧の状態が保たれている。呼吸運動により圧力変化が生じ，吸息の終末に最も陰圧が大きくなり，呼息の終末はその逆で陰圧は最小となる。[85] ➡胸郭, 呼吸, 腹圧

**強硬症** = カタレプシー

**胸鎖関節** sternoclavicular joint　鎖骨胸骨端と胸骨鎖骨切痕を連結する関節。線維軟骨性の関節円板があり，関節腔を二分する。骨性には不安定な関節であり，前・上・後胸鎖靱帯などにより支持されている。肩鎖関節を介して肩甲骨の動きの支点となる。[273]

**狭窄性腱鞘炎** ⇨ ドゥ・ケルヴァン病

**強擦法** heavy friction　マッサージ手技のひとつ。通常母指で対象とする部位に強い圧を加えながら小さく円を描いて摩擦する。リンパなどの循環促進を目的とする。これに対

し軽擦法は主に手掌で軽くなでる方法で，皮膚の循環促進などに用いられる。44 ➡ マッサージ，指圧

**胸鎖乳突筋**（きょうさにゅうとつきん） sternocleidomastoid muscle
　胸郭と頭蓋をつなぐ細長い筋。胸骨柄および鎖骨内側部より起こり，乳様突起および上項線に停止する。副神経および頸神経叢の枝により支配され，頭部の同側への側屈と，対側への回旋，屈曲あるいは伸展の作用がある。97

**胸式呼吸**（きょうしきこきゅう） chest respiration　呼吸運動は胸郭の運動と横隔膜の収縮・弛緩によって営まれ，主として胸郭を運動させて行う部分呼吸を胸式呼吸，腹部にある横隔膜の収縮・弛緩させて行う部分呼吸を腹式呼吸という。前者は小児や女性に多く，後者は成人男性，高齢者に多い。85

**凝集反応**（ぎょうしゅうはんのう） agglutination　赤血球などの粒子が抗原抗体反応を起こし，これがくり返されると塊となるが，これを凝集反応という。赤血球の凝集反応は血液型検査で利用されている。凝集反応は，赤血球以外でも細菌やウイルスの作用でも起こる。283 ➡ 血液型，抗原抗体反応

**強縮**（きょうしゅく） tetanus【テタヌス】　筋に多数の反復刺激が加わった場合に引き起こされる，単収縮の加重による大きな持続的収縮。運動時の骨格筋の持続的収縮は強縮である。74 ➡ 加重，収縮

**共振**（きょうしん） resonance　振り子や電気回路に対して外部から振動が加えられたときに，それらの固有振動数と加えられた振動の振動数が同じ場合（共振周波数）に振幅が大きくなる現象。同じ周波数の音によって共振する現象を共鳴，電波による共振を同調という。231

**狭心症**（きょうしんしょう） ᵃangina pectoris　心筋の酸素需要に対して虚血などの理由でその供給が不十分な場合に起こる疾患で胸痛発作を主徴とする。冠状動脈硬化などにより，血管内の狭窄が生じ，狭窄が高度になると，階段昇降や坂道歩行時に心筋の仕事量が増加し，心筋酸素消費量が増加した場合，酸素供給量が不足して胸痛発作が起こる（労作性狭心症）。また，必ずしも運動とは関係なく冠状動脈が痙攣（けいれん）を起こす，安静時狭心症もある。多くの場合，胸痛や胸郭の圧迫感を伴うが，症状の伴わない場合もある。身体運動が直接の誘因になることが多いが，食事，寒冷，情動なども重要で，また，頻脈，不整脈（ことに発作性頻拍），喫煙，低血糖などによる場合もある。発作に一致する一過性のST低下を生ずることが多いが，ときにはT波平低，T波陰転を生ずることもある。異型狭心症ではSTが上昇する。非発作時には正常例も多い。高齢者では，心電図で狭心症が推定されても，自覚症状がなく，日常生活に支障をきたしていない場合も多いため，運動処方時の管理が重要になる。85 ➡ 冠［状］動脈疾患，虚血性心疾患，ニトログリセリン

**強心薬**（きょうしんやく） inotropic agents　心不全治療薬のひとつで，心収縮強化作用をもち，心拍出量，血圧を維持増加させる薬剤。作用機序によって，強心配糖体（ジギタリス製剤など），カテコールアミン系薬，その他の心不全治療薬（β₁受容体刺激薬，PDE Ⅲ阻害薬）などに分類される。143 ➡ 胸痛

**胸水**（きょうすい） pleural effusion　胸膜腔内に生じた漿液性の液体。正常では壁側胸膜で分泌，胸膜で吸収され均衡が保たれ，少量の胸水が呼吸運動を円滑にする。発生機序より滲出性と漏出性に分類され，前者は心不全，急性腎症，後者は癌性胸膜炎などで出現する。17 ➡ 心不全

**胸髄核**（きょうずいかく） = クラーク核（くらーくかく）

**胸髄損傷**（きょうずいそんしょう） thoracic spinal cord injury　脊髄損傷のうち，胸髄支配領域に損傷が起こるもの。第1～12胸髄まであり，第5胸髄まで機能が残存していれば「Th₅」と通常表される。胸髄損傷は，上位損傷の場合手指の手内筋から，下位損傷であれば体幹筋・下肢筋・膀胱直腸機能に障害を起こす（特に体幹筋）。Th₁以外は上肢に運動障害をきたさないことか

ら，胸髄以下の損傷によるものを「対麻痺」という。体幹筋特に腹筋の麻痺は座位の安定性を欠くだけでなく，強い咳が起こりえず問題となる。下肢筋は座位での体幹安定性などに関与する。腹筋群はビーバーサインに表されるように損傷高位により明確にほぼ水平面で麻痺や筋力低下がわかりやすいのに対して，背筋群は尾側に向かい髄節の上位の支配筋がのびているものが多く，詳細な検査が必要である。理学療法では残存している体幹筋が座位保持に対して大きな役割をもっており，早期からの背筋群の筋力増強運動・筋再教育などの運動療法を心がけることが必要である。また，脊椎の可動性も重要で，安静固定期が終われば早急にマット上の動作練習を始め，良好な座位能力の獲得が大切である。動作的には車いすでのほとんどの動作での自立が目標となる。[156] ➡頸髄損傷, 腰髄損傷, 馬尾損傷, 脊髄損傷

**共生** symbiosis　**1**異種，同種の生物間において，相互に依存し合い，互いが益を得る関係。どちらか一方だけが益を得る寄生と対比される概念。**2**マーラー（Mahler, M. S.）が提唱した乳幼児期の母子間における，心理的な相互依存状態を意味する精神分析学的概念のこと。ただし，現在では，心理的な共生は発達の一過程においてみられるだけでなく，むしろ一生涯人間は共生すると考えられている。したがって，共生自体は人間にとって必要であるが，度を過ぎた場合には問題点としてとらえることになる。理学療法の臨床で，対象児と養育者間に強度の心理的な共生が認められる場合，養育者指導において，指導プログラムの意義や目的を理解してもらい，指導への動機づけを高めてもらうためには対応上の配慮を要する。社会における異言語間，異文化間，障害をもった人と健常者との間などの良好な相互関係に対しても用いられる概念。[276] ➡**2**自立, 精神分析, 依存

**矯正** correction　整形外科的に身体の変形を正すこと。先天性内反足，関節拘縮，斜頸などに対する用手的矯正，ギプスや装具による機械的矯正，手術による強制的矯正などがある。[233]

**偽陽性** false positive　**1**統計用語。検査において陽性と結果が出ても，実際には疾患がないものをいう。**2**医学用語。検査の方法に誤りがあり，その結果，誤った疾病群に被検者が分類されることをいう。[13] ➡偽陰性, 院内感染, 感染経路, 感染症対策

**行政解剖** ⇨ 司法解剖

**矯正装具** corrective brace　上下肢・体幹の変形を矯正する目的で用いられる装具。脊柱側彎の矯正用のミルウォーキー装具，鷲手変形の矯正用のナックルベンダーなどがあるが，長期間使用する場合が多く，対象者への適切な装着法の指導が重要である。[125]

**強制泣き** forced crying【強迫泣き obsessive crying】　わずかな精神的興奮によって生じる，「悲しい」「寂しい」などの感情を伴わない不随意な泣き。顔面筋の筋トーヌス亢進によって起こり，強制笑いと交代，混合して出現することもある。[221] ➡情動失禁, 前頭葉症候群, 強制笑い

**強制把握反射** forced grasping reflex　把握反射に類似した反射で，物が手掌・足底に触れるとそれを握ろうとする原始反射のひとつ。前頭葉の病変により現れる。主に両側性前頭葉障害で手掌に，一側性病変では対側に現れる。足底は緊張性足底反応が出現する。[150] ➡前頭葉症候群

**強制笑い** forced laughter; forced laughing【強迫笑い obsessive laughter】　わずかな精神的興奮によって生じる感情を伴わない笑い。前頭葉障害でみられることが多く，不随意に起こる。[222] ➡情動失禁, 前頭葉症候群, 強制泣き

**胸腺** thymus　前胸部の胸骨後ろ側に位置する左右1対の葉状器官。チモシン，チモポエチンなどの胸腺因子を産生し，免疫機能と密接なかかわりをもつT細胞などのリンパ球の増殖を促している。[105] ➡ホルモン, T細胞

**胸腺由来細胞** = T細胞

**鏡像運動** mirror movement　片側の上下肢の運動に従い，反対側の上下肢に同時に運動が生じること。家族性鏡像運動（常染色体優性）や脳血管障害で生じる。正常幼小児に一過性にみられることもある。[5]

**鏡像書字** = 鏡映書字

**協調運動** coordination　合目的的かつ円滑に行われる運動。1つの動作は，複雑な筋活動の重なり合ったパターン，つまり，時間配列（筋活動のタイミング），空間配列（活動あるいは抑制させる筋の選択），強さの配列（筋活動の程度）の要素からなる。これらの要素の調和は，身体各所から入力される感覚情報を小脳を中心とする中枢が統制し，姿勢や筋トーヌスなどを制御することで成り立つ。この運動制御の方式として，フィードバックコントロール（閉ループ制御）とフィードフォワードコントロール（開ループ制御）という2つの方式がある。理学療法においては，感覚検査，筋トーヌス・筋力検査，平衡反応，動作分析，協調性検査などを行い，協調運動を評価する。[221] ➡ 協調運動障害，運動障害，運動制御，閉ループ系，開ループ系

**協調運動障害** incoordination　合目的的かつ円滑な運動の遂行が阻害された状態。運動麻痺や筋トーヌス異常による障害，運動失調（小脳性，脊髄性，前庭迷路性，大脳性）がある。徴候として，小脳性運動失調症などにみられる終末期動揺，変換運動障害，測定障害，書字障害，構音障害，平衡機能障害，歩行障害，パーキンソン病などにみられる筋強剛，無動，すくみ足，あるいは筋力低下による代償運動や，脳卒中片麻痺などにみられる上下肢の屈筋および伸筋の原始的共同運動もそのひとつである。これらの障害に対し，理学療法においては，協調性検査のほか，種々の検査・評価を行い，その原因を探り，適切なプログラムの立案に努めなければならない。実際の治療にあたっては，フィードバックコントロール（閉ループ制御），フィードフォワードコントロール（開ループ制御）の働きが重要となってくる。[221] ➡ 協調運動，パーキンソン病，脊髄小脳変性症，運動失調［症］

**強直性脊椎骨増殖症** = フォレスティエ病

**胸痛** chest pain　胸部に感じる疼痛。胸腔内にある心臓，大動脈などの心血管系，肺，胸膜などの呼吸器系，縦隔，食道などの胸腔内臓器の疾患や胸壁や頸部，上腹部内臓などの疾患によって起こる。心筋梗塞の先駆症状としての胸痛は30分以上持続し非常に激しく，ニトログリセリンが効かない。[293]

**共同運動** = シナジー

**共同運動障害** dyssynergia　複数の筋，関節が一定の順序，もしくは同時に働くことにより成り立つ共同運動の障害。共同運動は動作を構成する基本単位であり，これが障害されると動作全体を効率的に構成することができない。理学療法分野では脳血管障害や脊髄性不全麻痺による麻痺の特徴を表すときに用いられる。脳血管障害片麻痺では伸筋あるいは屈筋共同運動のような一定の型以外の運動構成が不可能な病的共同運動を引き起こす。脳血管障害片麻痺の評価であるブルンストロームステージもこれを基礎として尺度化がなされている。小脳性運動失調では共同運動の障害が生じる。動作の解体（discomposition of movement）として腕を組んだまま仰臥位から起き上がるように命じると，下肢が高く上がってしまい起き上がれない。また，立位で上半身を後方に反り返らせると，膝の屈曲が生じずに，後ろに倒れてしまう。[79] ➡ シナジー，脳卒中，小脳性運動失調症，ブルンストロームステージ

**共同筋** synergist【シナジスト】　解剖学用語では，主動筋が多軸の関節や複数の関節の複雑な運動を起こす場合に，その作用を援助する筋のこと。運動学では，より広くある運動に関与するすべての筋をさす。固定や力の中和などの作用が重要となる。[46] ➡ アンタゴニスト，主動筋

**共同偏視** conjugate deviation　核上性眼球

きょうのう

運動障害のひとつで，両眼が一方向を見つめる状態．ふつう病巣側に偏位し，刺激(痙攣病巣)で反対側に偏位する．大脳皮質から脳幹の核間での障害で，前頭眼野あるいは下行路での脳血管障害(特に被殻出血)で生じる．[5] ➡眼球運動

### 橋脳<sub>きょうのう</sub> ＝ 橋<sub>きょう</sub>

### 強迫観念<sub>きょうはくかんねん</sub> obsessive idea；compulsive idea

自分では無意味で不合理な自覚があるにもかかわらず，自らの意思では抑えられず，抑えようとするほど強い不安が起こり，自分の意思や理性に反してくり返し心に浮かんでくる観念．[155] ➡強迫性障害

### 強迫性障害<sub>きょうはくせいしょうがい</sub> obsessive-compulsive disorder 【強迫神経症 obsessive-compulsive neurosis】

反復する強迫観念，強迫行為が主徴で，対象者に顕著な苦悩をもたらし時間を浪費させ，日常生活活動の遂行に支障をきたす神経症．小児期または成人早期に発症し，頻度は男女ほぼ同じである．経過は様々である．[160]

### 強迫的道具使用<sub>きょうはくてきどうぐしよう</sub> forced utilization of tool

目の前に置かれた物を見たり触ったりしたときに，自分の意思に反して右手が強迫的にその物を使用してしまう行為．左手は右手に対し，その行為を止めようと抑制的な動きをする．例えば目の前にブラシを置くと，意思に反してブラシを持って髪をとこうとし，それに対して左手は右手に持っているブラシを奪い取る行為がみられる．精神的に緊張しているときに出現しやすく，理学療法では右手に強い把握反射がみられる．治療では動作前に十分に精神状態を落ち着かせ，単純な動作から視覚下で反復して動作を施行することが有効である．[222]

### 強迫泣き<sub>きょうはくなき</sub> ＝ 強制泣き<sub>きょうせいなき</sub>

### 強迫笑い<sub>きょうはくわらい</sub> ＝ 強制笑い<sub>きょうせいわらい</sub>

### 橋被蓋<sub>きょうひがい</sub> tegmentum pontis

橋の背側部．被蓋部には脳神経核(三叉神経主感覚核と運動核，外転神経核，顔面神経核)や聴覚の中枢である台形体核などが存在する．橋の腹側部は橋底部と呼ばれる．[106]

### 強皮症<sub>きょうひしょう</sub> scleroderma：SD 【全身硬化症 systemic sclerosis：SS】

結合組織の線維性増殖により皮膚が硬化する疾患．膠原病の代表的なひとつ．皮膚硬化のほか，肺，消化管，心，腎の内臓病変を伴う汎発性強皮症(進行性全身性硬化症)と限局性の皮膚病変のみの限局性強皮症とがある．[4] ➡進行性全身性強皮症，膠原病

### 胸部X線検査<sub>きょうぶえっくすせんけんさ</sub> chest X-ray examination；chest roentgenography

胸部にX線を照射し透視を行う単純X線撮影．最大吸気位で正面像と側面像の2方向撮影を行い，胸郭・心臓・大血管・肺・横隔膜・肋骨の位置や形，大きさ，肺野の拡張などを調べ，肺うっ血，無気肺，肺炎，肺癌，肺結核，気管支拡張症，心疾患などの検出を行う検査．[197] ➡肺癌，結核，心肥大

### 胸部誘導<sub>きょうぶゆうどう</sub> chest lead；precordial lead 【ウィルソンの単極胸部誘導 Wilson unipolar lead】

左手，右手，左足に取り付けた基準電極と前胸壁から左側胸壁に置いた探査電極(関電極)との電位差を記録する心電図誘導法．12誘導心電図の誘導法で$V_1$〜$V_6$をさす．心臓の電気的現象を水平面からとらえているため，左室下壁を除く心臓全体の情報が得られる．[232] ➡心電図，単極導出法

### 胸部理学療法<sub>きょうぶりがくりょうほう</sub> chest physical therapy；chest physiotherapy 【肺理学療法 lung physiotherapy；pulmonary physiotherapy】

体位ドレナージなどによる気道管理に重きをおいた伝統的な理学療法で，呼吸理学療法と区別して用いられることがある．慢性呼吸器疾患を有する者，胸郭手術前後の者，レスピレータからの離脱中の者などを対象とし，主に呼吸困難の軽減と予防を目標として行われる．身体弛緩法による筋トーヌスの除去，換気法の指導，口すぼめ呼吸，深呼吸練習により換気効率を改善し呼吸筋力の改善を図り，徒手伸張法により胸郭や脊柱の可動域を拡大，体位排痰法，胸郭にクラッピングやスクイージング

や各種振動刺激を加えたり，咳による喀痰の排泄練習，持久力改善練習，良姿勢保持練習などを目標に運動療法実施などが含まれる。臨床的には，原因疾患の治療と同時に，障害の各要素を総合した管理が必要である。慢性閉塞性肺疾患，特に肺気腫などでは，呼吸の効率的方法を指導すること，残された予備能力を発揮させること，それらによって疾患の理解を深めることが，予後のうえからも，社会生活における活動，生活の質を向上させるうえからも重要である。[197] ➡呼吸理学療法

**共分散** covariance　2変量間の関係の強さを数値要約する指標のひとつ。共分散の値は，データの桁数，標準偏差，単位に影響を受ける。反面，共分散行列は，相関行列にはない，分布の広がりを示す分散の情報を含んでいる。[263] ➡統計学，多変量解析，相関

**共変量** ＝ 説明変量

**胸膜** pleura　胸膜は肺実質側の肺胸膜と肋骨側の壁側胸膜の2枚からなり，2枚の間は胸膜腔と呼ばれ胸膜液を満たしている。壁側胸膜の肋骨胸膜と横隔胸膜の間の肋骨横隔洞は，炎症や膿などの滲出液の貯留が起こりやすい部位である。[293]

**興味** interest　ある対象に対する選択的，好意的な心構えを関心といい，これに情緒的感情の高まりが伴うとき興味という。ストロング(Strong, E. K., Jr.)は，興味には，活動と感情の結合より生じる，持続性がある，強さがある，行動の受容-拒否の契機となる，行動のレディネス(準備状態)の働きをする，という性質があることをあげている。また，バーライン(Berlyne, D. E.)は，興味の心理学的定義について，自我の基本機能，動機づけの機能，態度，感情という4つの要素をあげている。乳幼児の発達過程においても，探索行動の出現や人の顔や音声に対する特異的な反応など，興味との深い関連をうかがわせるものが数多くある。理学療法の臨床においては，対象者が興味をもっていることを指導プログラムの中に取り入れる，プログラムへの興味を持続させる工夫をすることなどが必要

である。[276] ➡学習，意欲

**業務独占** business monopoly；business prohibition to profession　ある業務を行うことが，ある資格を有する者や一定の者に限られていることを業務独占という。理学療法士においては，理学療法士という名称や紛らわしい名称を用いることを禁止する名称独占の権利が保障されている。理学療法は医師の指示さえあれば，理学療法士以外の誰でも行うことができ，理学療法士に理学療法を業とする業務独占は認められていない。マッサージはあん摩マッサージ指圧師の業務独占として認められている。しかし，理学療法士は医師の具体的指示を受けてマッサージを物理療法として行うことが特例として認められている。一方，看護師ならびに准看護師は保健師助産師看護師法により，診療の補助が業務独占として認められている。[130] ➡名称独占，医業，医療行為，医療保険制度，診療報酬請求，医療事故，医事訴訟

**共役反応** coupling reactions　ある物質から他の物質に変化するときに生じるエネルギーの変化から，他の物質のエネルギー増の変化に連関される反応のことをいう。生体では，ATP(アデノシン三リン酸)の生産に不可欠な反応である。[102]

**共役輸送** coupled transport　ある2種類以上の分子が，同時に同一方向または逆方向に担体輸送される現象。同一方向への輸送は共輸送，逆方向への輸送は交換共輸送または逆輸送と呼ばれ，それぞれ輸送蛋白質によって行われる。[251] ➡能動輸送，受動輸送

**胸腰仙椎装具** thoracolumbosacral orthosis：TLSO　胸腰仙椎の支持や，運動をコントロールする体幹装具。テーラー型，ナイト・テーラー型，ジュエット型などがあり，いずれも3点固定の原則に従い胸腰仙椎の屈曲，伸展，回旋の制限と固定に働く。[262] ➡体幹装具

**棘** spine；[ラ]spina　神経や骨，脳波の波形など尖った突起をいう。[200]

**棘下筋** infraspinatus muscle　　肩甲骨の棘下窩のほぼ全体から起こり，肩関節包に付着後，腱板に加わって上腕骨大結節の中央部に付着する筋。肩甲上神経（$C_{5,6}$）支配で，肩関節外旋の主動筋。肩外転位より内転位で上腕の外旋に有効的に働く。[159] ➡ ローテーターカフ

**棘果長** spina malleolar distance：SMD　　上前腸骨棘から脛骨内果までの距離。測定は最短距離で計測するため，股関節部の短縮や膝関節の屈曲拘縮などがある場合には左右差が認められる。[6] ➡ 下肢長，転子果長

**極期** stage of acme　　疾患の経過途中で最も徴候，所見，症状が強い時期。精神疾患では精神興奮の最高潮の時期をいう。身体疾患では病気の勢いが最もある症状の重い時期をさし，主に炎症症状による発熱を伴うことが多い。[60] ➡ 急性期

**棘上筋** supraspinatus muscle　　肩甲骨の棘上窩のほぼ全体から起こり，烏口肩峰アーチをくぐり，肩関節包に付着した後は腱板に加わって上腕骨大結節の前方部に付着する筋。肩甲上神経（$C_5$）支配。三角筋中部線維を助ける肩関節外転の補助筋であるが，運動学的には上腕骨の初期外転を行い，三角筋が働きやすいアライメントを作ることと，他のローテーターカフを構成する筋と協同して上腕骨頭を肩甲骨臼蓋に引きつける作用が重要視される。同筋の腱板部（大結節付着部）は critical area と呼ばれ，しばしば断裂を起こす。また，肩甲切痕で肩甲上神経の絞扼が起こり，この筋が麻痺することがある。[159] ➡ ローテーターカフ，肩関節腱板損傷

**局所所見** local findings　　診察によって身体のある限られた一部分から得られた結果，徴候。全身状態を観察した後，各部位について正常・異常を調べる。[139]

**局所性姿勢反射** local postural reflex【**局所性平衡反応** local static reactions】　　全身性の姿勢反射に対し，局所的な支持反応と伸張反応による姿勢反射。自己受容反射に属し，重力や外力が刺激となり起こる。本反射は健常者でも立位を保つのに役立っているが，上位中枢からの制御を受けない新生児や痙性麻痺でみられる。[150] ➡ 姿勢反射，姿勢調節

**局所脳血流量** regional cerebral blood flow：rCBF　　脳局所における組織単位重量当り単位時間の灌流量。単位は ml/100 g 脳/分で，測定にはエミッション CT（PET，SPECT）などが用いられる。一般に局所脳血流量（rCBF）の正常平均値は 50 ml/100 g 脳/分で，16 ml 以下になると機能不全となり，10 ml 以下では梗塞になり脳代謝も低下するとされ，脳代謝が正常の 50% 以下になると機能麻痺が起こるとされる。ただし，脳血管疾患急性期には組織の酸素消費量に比して灌流量が増加し，酸素摂取率（OEF）が低下するぜいたく灌流や，酸素消費量に比して灌流量が減少し OEF が上昇する貧困灌流がみられることもあり，一概に脳代謝が低下するとはいえない。また，rCBF は脳機能と相関するため脳血管障害の有無などにより増減することが多く，リハビリテーションにより脳血流が促進されるとの報告もあり有効性が示唆されている。[219] ➡ 循環系

**局所浴** local bath【**部分浴** partial bath】　　局所に行う水治療法で，全身浴に比べ簡単な装置でできる。温熱やマッサージ効果が得られる気泡浴療法や渦流浴療法，末梢循環の改善を目的に温水浴槽と冷水浴槽に交互に浸す交代浴療法がある。[131] ➡ 全身浴，交代浴，水治療法

**棘突起** spinous process　　脊椎骨後方の正中面上にある突起。棘突起は脊柱の伸展を制限する機能をもつ。筋の付着部として，筋活動の効率を増すための梁となっている。後縦靱帯骨化症や椎間板ヘルニアの観血的療法（椎弓切除術）の際，棘突起を除去し脊髄の除圧を図る。[126] ➡ 脊椎

**棘波** spike【スパイク】　　突発性異常脳波で先端が尖鋭な持続時間が 20〜70 ミリ秒（ms）の波形。てんかんの大発作時に大振幅の棘波がみられ，小発作時には棘波に徐波が

続く棘徐波複合がみられる．自律神経発作では陽性棘波が出現する．[5] ➡脳波,鋭波,徐波

**極量** maximal dose；maximum dose　成人が服用できる劇薬・毒薬の制限量，または通常用いない量．現在は品目ごとに用量などが承認されており，1979(昭和54)年の薬事法改正からは，至適量に上限のない薬物を考慮し「承認投与量の上限」が付されている．[92] ➡薬物療法,リスク管理

**虚血** ischemia　臓器，組織の局所性の貧血．動脈硬化，動脈塞栓，動脈血栓，血管攣縮，圧迫など動脈内腔の狭窄や閉塞によって起こり，心筋梗塞，脳梗塞などの主要な原因となる．[221]

**虚血性心疾患** ischemic heart disease：IHD　動脈硬化や血栓などを起因として冠動脈の狭窄を起こし，血流が低下することにより心筋に必要な酸素や栄養が供給できなくなり，種々の臨床的症候を現す病態．心臓の栄養血管である冠動脈は，左冠動脈と右冠動脈に分かれて心臓に栄養を供給している．さらに左冠動脈は左前下行枝と左回旋枝の2本に枝分かれする．この冠動脈の血管内に動脈硬化が進み，血管が次第に狭くなり血液が十分保たれず，需要と供給のバランスが崩れて心筋が酸素不足の状態に陥る．このような状態を冠不全と呼び，狭心症と心筋梗塞はその代表的な疾患である．なお，動脈硬化にはアテローム動脈硬化(粥状動脈硬化)や血管内皮障害によって生じるといわれる．狭心症と心筋梗塞の違いは，狭心症は酸素不足の状態が一時的で回復するのに対し，心筋梗塞は血栓などで冠動脈が完全に閉塞を起こし，その先の血流が途絶え，心筋が壊死を起こすもので，心臓に大きな障害が残るものである．主症状は胸痛であり胸の中央部や左胸部，あるいは胸から肩にかけて放散痛にまで及ぶこともある．しかし，痛みの持続時間は，狭心症が15分以内であり，亜硝酸薬(ニトログリセリン，硝酸イソソルビド)が有効であるのに対して，心筋梗塞では亜硝酸薬は無効であり，持続時間も数時間にまで及ぶ．したがって，狭心症では心筋の壊死は起こさないが，心筋梗塞は心筋が壊死に陥るため筋肉組織の回復はみられない．また，狭心症の発症には冠動脈の粥状硬化(アテローム硬化)による器質的な狭窄と，冠動脈の攣縮(痙攣)が様々な程度で関与している．主として器質的冠動脈の狭窄によるものが労作狭心症といい，冠動脈の攣縮によるものが安静狭心症(異型狭心症)といわれ，日本人の狭心症では攣縮の関与が欧米に比べて多いといわれている．いずれの病態も重症化すると，心臓のポンプ機能が低下する心不全や，虚血による重症の不整脈を合併して生命への危険が高まる．なお，本症に対する同義として，「冠動脈硬化性心疾患」，「動脈硬化性心疾患」，「冠動脈性心疾患」などがあげられる．[232] ➡狭心症,心筋梗塞

**虚血性脳血管障害** ischemic cerebrovascular disease　血栓性，塞栓性，血行力学性により発生する脳血管障害．片麻痺，失語症，視野障害などが24時間内に回復する一過性脳虚血発作，3週間以内に消失する回復性虚血性神経脱落症候群(RIND)，3週間以上持続する脳梗塞と3型に分類できる．[124] ➡脳血管障害,脳卒中,虚血,一過性脳虚血発作,回復性虚血性神経脱落症候群,脳梗塞

**虚血性ペナンブラ** ⇨ペナンブラ[2]

**距骨下関節** subtalar joint　距骨下関節は，臨床上は距踵関節と同義語として使用されていることが多いが，解剖学的には後距踵関節のことをさす．距踵関節は，前距踵関節，中距踵関節，後距踵関節の3つの部分で接している．それぞれの関節面は顆状関節であるが，全体としては平面関節である．距骨と踵骨の間には，骨間距踵靱帯，内側距踵靱帯，外側距踵靱帯，後距踵靱帯があり関節を安定させる役割をもつ．関節弛緩性は比較的大きく，非荷重での場合はかなり自由な動きが可能であるが，荷重が加わると3つの距踵関節面は接触面積が大きくなり動きは制限され安定する．距骨下関節の運動軸は，距骨頭と踵骨外側を通り，遠位・内側・背側から近位・外側・底側に向かって走行している．すなわち，水平面に対して平均42度，矢状面に対して平均16度であるといわれている．その運

動方向は内がえしと外がえしであるが，内がえしは底屈・内転・回外，外がえしは背屈・外転・回内の複合運動である。[161] ➡足関節, 距踵関節, 距踵舟関節

**距骨骨折** talar fracture　距骨骨折はまれであるが，大きな外力が加わった場合に発生する。骨折の分類として，頭部，頸部，体部に分け脱臼を合併することもある。合併症として体部骨折は，血流途絶により阻血性壊死を起こしやすい。[161] ➡骨折

**巨細胞腫** giant cell tumor：GCT　骨や腱鞘に発生する腫瘍であるが，通常は骨巨細胞腫のことをいう。破骨細胞様の多核巨細胞と組織球様の間質細胞よりなる。20〜40歳の女性に多い。良性腫瘍であるが，再発しやすくい。まれに転移が生じることがある。[273] ➡骨巨細胞腫

**虚弱高齢者** weak elderly people　通俗語として，病気ではないが病気にかかりやすい高齢者をいう。具体的には病気にかかりやすい，疲れやすい，病気になると重くなりやすい，無気力，結核を発病しやすいなど。介護保険や高齢者福祉で用いられるときには心身の障害または疾病などにより，移動，入浴などの基本的な日常生活活動は自立していて，必ずしも介助を必要とする状態ではないが，日常生活をひとりで行うには困難が伴う，または相当時間がかかり，時に介助を必要とする 65 歳以上の人をいう。心身の障害とは，特別な障害はなくても意欲の低下などを認める場合や，脳血管障害，心疾患，パーキンソン病などの疾患などがあり，下肢または体幹に障害を認める場合をいう。要支援状態で，訪問介護やリハビリテーションなどの適切な在宅サービスを受けることにより，要介護状態の予防やその時期の到来を遅らせることが期待でき，自立した生活を営むことが可能となる。[288]

**居住環境**　⇨ 住環境整備

**挙上** elevation 【引き上げ】　一般的な意味以外に，肩甲骨を上方に引き上げる動作や肩関節の運動を表すことばとして使用される。屈曲を前方挙上，外転を側方挙上，伸展を後方挙上と表現する。また，「挙上」一言で前額面より前方で行われる挙上動作すべてを表す場合もある。[159] ➡下制

**距踵関節** talocalcaneal joint　距骨下関節と同義語として使用されることが多いが，解剖学的には前距踵関節，中距踵関節，後距踵関節の 3 つの部分から構成される。それぞれの関節面は顆状関節であるが，全体としては平面関節である。距骨と踵骨の間には，骨間距踵靱帯，内側距踵靱帯，外側距踵靱帯，後距踵靱帯があり関節を安定させる役割をもつ。距骨下関節の運動軸は，距骨頭と踵骨外側を通り，遠位・内側・背側から近位・外側・底側に向かって走行している。水平面に対して平均 42 度，矢状面に対して平均 16 度であるといわれている。その運動方向は内がえしと外がえしであるが，内がえしは底屈・内転・回外，外がえしは背屈・外転・回内の複合運動である。距骨下関節の運動を制限する因子として距骨と踵骨が互いにぶつかることである。距骨骨折や踵骨骨折により距踵関節の適合性が不良となり有痛性の関節症を呈することがある。[161] ➡距骨下関節

**距踵舟関節** talocalcaneonavicular joint　距骨，踵骨，舟状骨からなる関節で，距踵関節の前方部分と距舟関節により構成されている。踵骨前関節面・中関節面と舟状骨後関節面との間には底側踵舟靱帯がある。[273]

**拒食** refusal of food　拒絶症（negativism：周囲からの関わりに対しての明白な動機のない拒否）のひとつで，食欲がある場合でも食事摂取を拒否ないし抵抗することをいう。統合失調症の緊張型，器質性精神障害などによくみられる。[160] ➡神経性食欲不振症

**巨人症** giantism 【下垂体性巨人症 pituitary giantism】　骨端閉鎖以前に成長ホルモン（下垂体前葉ホルモンの一種）が過剰に分泌され，身体の発育あるいは成長が過剰な状態。下垂体の好酸性細胞の異常発育が原因である。しばしば知的または性機能障害を伴う。骨端

閉鎖以降も成長ホルモンが過剰分泌されると先端巨大症となる。[65] ➡下垂体, 先端巨大症

**距腿関節** talocrural joint　距腿関節は腓骨の外果関節面と脛骨内果関節面, 下関節面とそれに対応する距骨滑車により構成される蝶番関節である。内・外果部でつくられた足関節窩の部分に距骨滑車がきれいに入り込み, ほぞ穴とほぞを形成し足関節底背屈時の安定性を保っている。距骨滑車面の前部は後部よりも幅が広く, 足関節背屈時に内・外果を広げる力として働き足関節を安定化させるが, 底屈時には滑車後部の幅が狭いので不安定になりやすく捻挫を生じやすい。関節を安定化させるため関節周囲には重要な靱帯が存在する。脛骨と腓骨を結ぶ前脛腓靱帯, 後脛腓靱帯が走り, 脛骨と足根骨を連結する靱帯として内側には内側(三角)靱帯があり, 脛踵部, 脛舟部, 前脛距部, 後脛距部に分けられる。外側靱帯は前距腓靱帯, 後距腓靱帯, 踵腓靱帯からなる。足関節靱帯損傷は圧倒的に外側靱帯に多い。[161] ➡足関節

**巨大分子** ＝ 高分子

**居宅介護支援サービス**　home care support service　居宅で介護保険サービスを受けようとするときに, 介護支援専門員が利用者またはその家族の依頼を受けて, 要介護者などの心身の状況, おかれている環境, 利用者またはその家族の意向などを考慮してそれらの人が日常生活を営むうえで必要となる保健・医療・福祉サービスを適切に利用できるよう居宅サービス計画を作成するサービス。介護支援専門員はその居宅サービス計画に基づいてサービス事業者などとの連絡調整などを行い, 要介護者が介護保険施設に入所する場合には, 施設への紹介, その他のサービス提供も行う。居宅介護サービスには, ①訪問・通所系サービス(訪問介護, 訪問入浴介護, 訪問看護, 訪問リハビリテーション, 通所介護, 通所リハビリテーション, 福祉用具貸与), ②短期入所サービス, ③その他居宅サービス(認知症対応型共同生活介護, 福祉用具購入, 居宅療養管理指導, 住宅改修, 市町村独自サービスなど)があり, ③はサービス区分支給限度額には含まれない。[32] ➡在宅介護支援センター, 介護サービス計画, 介護支援専門員, 介護保険制度

**居宅介護支援事業所**　要介護者やその家族の状況・環境・希望などから居宅サービス計画を作成し, その計画に基づく居宅サービスなどの提供が確保されるよう, 居宅要介護者と居宅サービス事業者や行政との連絡調整や便宜の提供を行う所。[204]

**虚脱** collapse　臓器や器官の機能が著しく低下した状態をさし, 肺虚脱, 循環虚脱などがある。肺虚脱は換気不全による無気肺の状態をいう。循環虚脱は急速に全身の末梢循環系を流れる血液量が, 管腔の容量に比して絶対的あるいは相対的に著しく減少した状態で, 体温・血圧の低下, 呼吸不全, チアノーゼ, 意識障害などをきたす。[217]

**許容限界** permissible limit；tolerance limit　回帰の逆推定に用いられる。ある母集団のX%以上が, それに属する2つの観測値間に含まれ, その信頼性係数がYである場合, この2つの観測値を, 信頼性係数YのときのX%許容限界という。[92] ➡統計学, 重回帰分析, 推定

**許容摂取量** ⇨ 1日許容摂取量

**許容線量** permissible dose　人体への影響を考慮して定められた放射線量の限度。許容線量は国際放射線防護委員会(ICRP)の勧告を基に国際原子力機関が定めている。医療面では, わが国では医療法施行規則第30条の27において規定されている。[118] ➡エックス線(X線), 癌, レントゲン, 放射線医学

**寄与率** proportion of variance；contribution　■1決定係数に同じ。■2主成分分析や因子分析において, その主成分が有する情報量が全データに対して何割を占めるかを表す値。例えば, 第1主成分の寄与率が0.75であれば, これらは全データの75%の情報量を有することになる。[265] ➡多変量解析, ■2主成分分析, 分散, 因子分析

**ギヨン管** Guyon canal；Guyon tunnel 【尺骨神経管，尺骨管 ulnar tunnel（canal）】
　手根部で，掌側を豆状有鉤靱帯，背側を屈筋支帯，尺側を豆状骨，橈側を有鉤骨で形成された狭いトンネル。尺側神経と尺骨動脈が，この中を通る。[163] ➡尺骨管症候群

**ギヨン管症候群** ＝尺骨管症候群

**キラー細胞** killer cell　何らかのかたちで標的細胞を認識して接触・結合し，細胞傷害活性を示すリンパ球の総称。代表的なものに，キラーT細胞，ナチュラルキラー（NK）細胞，抗体依存性キラー細胞がある。[175] ➡白血球，ナチュラルキラー細胞

**ギラン-バレー症候群** Guillain-Barré syndrome；GBS　髄液の細胞増加を伴わない蛋白増加を主徴とする急性分節性脱髄性多発性神経根炎。ウイルス感染，ワクチン接種，外科手術後に多発する。10万人に1～2人の確率で発症し，男性に好発する。多くの場合，神経症状発症の1～3週間前に感冒様症状，下痢，腹痛などがみられる。その後1～2週間で急性に神経症状が発症し，症状は約1か月で完成，その後3か月から1年で徐々に回復する。運動麻痺の後遺症はおよそ60％の症例に残る。再発率は5％未満とされている。呼吸筋麻痺で死亡する例もある。脊髄の炎症性変化は，両側性の弛緩性運動麻痺を誘発するが，筋萎縮は伴わない。運動麻痺は下肢から始まり，体幹，上肢，頸部へと麻痺が経時的に上行する場合が多い。呼吸不全や血管運動不全が起こらなければ，通常予後は良好である。一般に若年者のほうが高齢者よりも予後が良い。脳神経症状として，約60％の症例で顔面神経麻痺，嚥下障害や構音障害を伴う。感覚障害は運動障害に比べて軽く，上肢より下肢に多く認められるが，必発ではない。四肢遠位部のしびれを伴うことが多く，約1/3の例で筋の把握痛が出現する。感覚性運動失調を伴う場合がある。重症例では起立性低血圧，一過性の血圧上昇，不整脈などの自律神経障害が発生する場合がある。ほとんどの場合，排尿障害はみられない。髄液の古典的所見は，正常髄圧下での細胞数の増加を伴わない蛋白質濃度の上昇である。神経伝導検査により，伝導ブロックの有無を検査する。治療としては，血漿交換療法，免疫グロブリン大量静注療法，ステロイドパルス療法が行われる。理学療法としては，急性期には全身拘縮予防を目的に関節可動域練習などを行う。呼吸筋麻痺や誤嚥がある場合，胸郭モビライゼーションや体位排痰法などの肺理学療法の実施や人工呼吸器の使用など，呼吸管理も重要となる。回復期には疲労回復に留意しつつ筋力増強や歩行練習を行う。麻痺筋に対しては電気刺激療法や筋電図バイオフィードバックを利用した神経筋再教育を行う場合もある。[218] ➡ステロイドパルス療法，運動麻痺

**ギラン-モラレ三角** Guillain-Mollaret triangle
　口蓋ミオクローヌス出現側の小脳歯状角を頂点として，反対側の赤核，オリーブ核からなる病巣部位。[96] ➡軟口蓋麻痺

**起立検査** standing test　運動失調など平衡機能に障害をもつ者に対し，起立位での重心動揺を調べる検査。起立位には開眼起立，閉眼起立，片脚起立の様式があり，具体的にはロンベルク徴候（洗面現象），マン試験，片脚起立検査などがある。[187] ➡重心動揺計，バランス障害，運動失調［症］，洗面現象

**起立性低血圧** orthostatic hypotension；OH
　抗重力位に体位を変換したときに血圧が低下する状態。脳への血液循環量の低下により，立ちくらみや失神を起こす。自律神経疾患，降圧薬などの薬剤の使用，廃用による血圧調節機構の機能低下，有効循環血液量の減少などが原因となる。[121] ➡頸髄損傷，廃用症候群，降圧薬，シャイ-ドレーガー症候群

**起立テーブル** ＝ティルトテーブル

**起立不能［症］** astasia【失立】　背臥位では正常な下肢の運動を示すにも関わらず，起立が不能な状態。運動障害や感覚障害に起因せず，心因性のものとされる。[221]

**キリップ分類** Killip classification　1967年にキリップ（Killip, T.）らにより報告された肺

の聴診所見と臨床症状から心不全重症度を分類する基準。フォレスターの心機能分類同様，本来は急性心筋梗塞の重症度分類であるが，心不全一般にも適応される。以下のように定義されている。クラスⅠ：心不全の徴候なし（肺野に湿性ラ音なし）。クラスⅡ：軽症〜中等症心不全（全肺野の50％以下で湿性ラ音を聴取）。軽〜中等症の呼吸困難を訴えることが多い。クラスⅢ：重症心不全状態（肺水腫：全肺野の50％以上で湿性ラ音を聴取）。高度の呼吸困難を訴え，たいていの場合喘鳴を伴う。クラスⅣ：心原性ショック状態（血圧＜90 mmHg）で尿量が減少し，チアノーゼ，意識障害もみられる。なお，クラスⅣでは最も死亡率が高いといわれる。[232] ➡ 左心不全, 右心不全, 心不全

**キルシュナー鋼線** Kirschner wire　骨折部整復後の固定のために，骨に直接挿入するときに用いる鋼線。また小児などの骨折の際，持続的に矯正，固定するために行う直達牽引法にも用いられる。[126]

**キルヒホッフの法則** Kirchhoff law　ある回路網に流れる電流に関する電磁気学の法則。第1法則と第2法則とがある。第1法則：回路網内の接合点に流入・流出する電流の総和はゼロである（$\Sigma I = 0$）。第2法則：回路網内の任意の閉回路において，それぞれの電流と抵抗の積の総和は起電力の総和に等しい（$\Sigma E = \Sigma I \cdot R$）。[290] ➡ 物理療法, 抵抗, 起電力ベクトル, ホイートストーンブリッジ

**記録** record　記録とは必要な情報を書き残しておくことで，理学療法においては，治療記録（診療録，カルテ）の記載があげられる。医療保険制度において診療報酬請求には請求根拠としての記録が必要であり，支払機関である支払基金，国保連合会が審査・査定し妥当であれば保険医療機関に医療費の支払いが行われる。保険医療機関および保険医療養担当規則，医師法では診療録について以下のようにされている。保険医療機関および保険医療養担当規則（以下療養担当規則）第8条「保険医療機関は，第22条の規定による診療録に療養の給付の担当に関し必要な事項を記載し，これを他の診療録と区別して保存しなければならない」。療養担当規則第9条「保険医療機関は，療養の給付の担当に関する帳簿及び書類その他の記録をその完結の日から3年間保存しなければならない。ただし，患者の診療録にあっては，その完結の日から5年間とする」。療養担当規則第22条「保険医は，患者の診療を行った場合には，遅滞なく，様式第1号又はこれに準ずる様式の診療録に，当該診療に関し必要な事項を記載しなければならない」。医師法第24条第1項「医師は，診察をしたときは，遅滞なく診療に関する事項を記載しなければならない」。医師法施行規則第23条「診療録の記載事項」は，以下のとおりである。1. 診療を受けた者の住所，氏名，性別及び年齢，2. 病名及び主要症状，3. 治療方法（処方及び処置），4. 診療の年月日。理学療法実施においても診療報酬を請求する以上，治療記録を記載・保存しなければ診療報酬支払いの対象にならない場合もありうる。記載の方法として，問題志向型診療記録（POS）が開発されている。またPOSによる経過記録の記載方法として，SOAP（主観的情報：subjective, 客観的情報：objective, 評価：assessment, プラン：plan）が普及している。[51] ➡ カルテ, 評価, 診療報酬請求, 医事訴訟

**記録電極** ＝ 探査電極

**季肋部** hypochondrium；hypochondriac region 【下肋部】　一般には肋骨下縁部分をさす。正確には解剖学の腹部区分の下肋部（左右の鼠径靱帯の中点を通る垂直線と左右の肋骨弓の下端を結ぶ水平線でつくる6区分のうち左右の上部外側面と肋骨弓が囲む腹壁領域）にあたる。下部胸式呼吸や横隔膜呼吸がうまく行われているかどうかをチェックするために，このレベルでの胸囲を呼気と吸気で計測するとよい。[158]

**筋** muscle　収縮するために高度に特殊化した細胞からなる器官。横紋があり随意的に制御できる骨格筋，横紋もあるが介在板で接合し，自動興奮性のある心筋，横紋がなく消化管や血管などに分布する平滑筋に分けられ

る。横紋はアクチンとミオシンの配列によって形成される。骨格筋は随意筋であり，心筋と平滑筋は不随意筋である。骨格筋においては，その形状から紡錘状筋，半羽状筋，羽状筋，二頭筋，二腹筋などの種類がある。また，筋線維は収縮特性やエネルギー産生の様式と支配する運動単位のタイプによって，一般的に3つタイプに分類される。タイプIはSO線維(slow-twitch oxidative fiber)とも呼ばれ，運動単位のタイプはS(slow twitch, fatigue-resistant)であり，赤筋ともいわれる。収縮時間が長く，疲労しにくい。タイプⅡBはFG線維(fast-twitch glycolytic fiber)とも呼ばれ，運動単位のタイプはFF(fast twitch, fatigable)であり，白筋ともいわれる。収縮時間が短く疲労しやすい。タイプⅡAはこれらの中間の性質があり，FOG線維(fast-twitch oxidative glycolytic fiber)とも呼ばれ，運動単位のタイプはFR(fast twitch, fatigue-resistant)である。さらに，筋の作用によって屈筋，伸筋，内転筋，外転筋，回旋筋などと命名される。理学療法においては，長期間の関節固定によって生じる筋の短縮，過度な安静による筋萎縮と筋力低下および筋力増強運動が重要である。特に筋力増強運動については，長さ-張力曲線，等尺性収縮や等張性収縮(求心性収縮，遠心性収縮)などの筋収縮の種類，張力と短縮速度の関係などの生理学的要因や，開放性運動連鎖(open kinetic chain；OKC)と閉鎖性運動連鎖(closed kinetic chain；CKC)を考慮して実施される。過負荷となる負荷量(強度)，収縮時間(反復回数)，頻度を適切に設定して運動を行うことで，運動単位の動員の増加と筋肥大により筋力が効果的に増強される。[29] ➡筋萎縮,筋細胞,筋疾患,筋力

**近位** proximal　体の中枢に近い位置をさす。例えば，「肘関節は手関節よりも近位にある」のように用いる。相対的位置関係の概念であるので，肘関節は手関節よりも体の中枢に近く，近位にあり，手関節は肘関節よりも遠位にある。[88] ➡遠位

**近位指節間関節** proximal interphalangeal joint 【PIP関節 PIP joint】　手指(足趾)の基節骨と中節骨間の関節。1軸性の蝶番関節で可動域が大きく，屈曲と伸展のみが可能。屈曲には指屈筋腱，伸展には伸筋腱が関与する。母指(母趾)では単に指節間関節と呼ぶ。[88] ➡指節間関節,遠位指節間関節

**筋萎縮** muscular atrophy　筋肉の容積や重量が減少すること。通常筋萎縮が生じる要因は，全身的なものとして長期臥床や宇宙飛行，局所的なものとしてギプス固定，関節拘縮，運動時痛，また脱神経支配などが考えられ，その結果，不活動，つまり筋活動の欠如や低下などによって筋萎縮が生じる。わが国では原因により神経原性筋萎縮，筋原性筋萎縮，筋や神経の疾病以外を要因とした不活動による筋萎縮(廃用性筋萎縮)と分類される。骨格筋では，不活動によって筋線維組成の変化もきたし，タイプⅠ線維からタイプⅡ線維への移行がみられる。骨格筋では通常，活動の度合いや環境により筋の容量(重量)は一定に維持されているが，筋肉の萎縮に伴い筋細胞の数や筋細胞自体の太さや長さに減少がみられる。筋萎縮は，筋肉のやせをさし直接筋力を反映するものではないが，測定結果を客観化あるいは画像化しやすいことから，筋の病態評価の一部として四肢などの周囲長の測定や超音波，CT，MRIによる画像を用いることも多い。骨格筋において筋力は筋の断面積に比例しており，筋萎縮と筋力に関する様々な報告では，筋萎縮を生じた場合に筋の最大筋力が低下しているのは明らかである。廃用性筋萎縮は，筋や運動神経の障害を伴わない場合で，筋線維をある程度の期間収縮させないままにする(筋の不活動)と出現し，局所的な安静や固定によるものと全身的な活動性低下によるものに大別される。その変化は遅筋でより大きく抗重力筋でもあるヒラメ筋において著しい。耐久性が低下している場合には，理学療法を行う際に過用症候群が起こりやすいので少量頻回運動が効果的である。疾病に伴う二次的な筋萎縮はある程度予防可能であり，理学療法の真価が発揮できるところである。[26] ➡安静臥床による弊害,筋原性筋萎縮,廃用症候群

**筋萎縮性側索硬化症** amyotrophic lateral

sclerosis：ALS　上位および下位運動ニューロンの神経変性疾患。進行性で予後はきわめて不良である。筋萎縮，筋力低下，錐体路症状，球麻痺症状を認めるが，知能や眼球運動は障害されず，感覚障害，膀胱直腸障害は示さない。運動療法と同時に生活環境支援が必要であり，呼吸機能障害に対する理学療法も重要である。[29] ➡難病,特定疾患

**筋芽細胞** myoblast　骨格筋細胞に分化する単核細胞で，筋を特徴づける形質を発現する能力をもつ。直線状に多数融合して筋管細胞になるが，融合しないで残った筋芽細胞が衛星細胞であると考えられている。[272] ➡筋細胞

**筋滑車** muscle trochlea　筋滑車と呼ばれる装置は，腱を通す腱鞘や線維性の輪，または骨の突起など，その種類は多い。眼球の上斜筋にみられるように，腱を走行途中でつり上げて走行角度を変えることにより，筋運動の方向を変える役割を果たす。[101]

**筋活動電位** muscle action potential　筋から記録される筋線維活動電位の総和である複合筋活動電位をさす場合と，単一の筋線維から記録される活動電位をさす場合がある。活動電位は筋細胞の興奮に伴って生じる一過性の電圧変化で，それを筋電計で記録したものが筋電図である。[26] ➡活動電位,心電図

**禁忌** contraindication　人体に何らかの影響を与える一切の医学的行為(薬剤の配合・併用,手術,処置,物理療法など)を患者に行った場合には，疾病症状が増悪したりあるいは配合された薬剤が生体内で反応分解することで治療の目的にそぐわないような悪影響を及ぼすことが事前に判断されることがある。以上のようなことが予測される場合には，それらの医学的行為を決して行ってはならない。これを禁忌という。臨床現場におけるリスク管理として，最も厳守しなければならない事柄である。理学療法の場合でいえば，物理療法手技上で禁忌項目が多い。例えば，極超短波の照射は術後体内金属物の身体挿入部位(人工関節など)，悪性腫瘍，ペースメーカー装着者に対しては禁忌であるなど。[188] ➡医療行為,リスク管理,理学療法,効用,適応

**緊急措置入院** emergency measure admission　措置入院のうち，緊急を要し，指定医2名の判定(2名が困難な場合は1名)によって行われる72時間以内の強制入院。[53] ➡精神保健法,精神保健福祉法,精神保健福祉センター

**筋強直性ジストロフィー**
＝筋緊張性[筋]ジストロフィー

**筋切り術** myotomy　極度の筋トーヌスがみられる場合などの際に，主に関節可動域改善を目的に行われる，筋の横切断，分離手術。多くの場合，筋腹部よりも筋・腱移行部や腱部で行われる(腱切り術)。[193] ➡機能再建術,痙縮,変形

**筋緊張症** ＝ミオトニー

**筋緊張性[筋]ジストロフィー** myotonic dystrophy：MD【筋強直性ジストロフィー】
　動作開始時などのミオトニー，顔面筋・胸鎖乳突筋・咬筋・前腕・下腿などにみられる筋力低下，白内障，前頭脱毛，心筋障害，内分泌障害，知能障害などの症状を呈する遺伝性筋疾患。20歳代の発症が多い。[124] ➡進行性筋ジストロフィー,ミオトニー

**筋緊張性頭痛** myotonic headache【筋収縮性頭痛 muscle contraction headache：MCH】
　後頭部から後頸部両側の重く締めつけられるような，圧迫感のある，非拍動性の慢性頭痛。頭頂・後頸部の持続的な筋収縮により起こる筋の虚血が原因。精神的ストレスのほか，眼精疲労，頸椎異常，咬合不全などが関係しているといわれる。[43] ➡筋トーヌス亢進,筋弛緩

**筋緊張低下児** ＝フロッピーインファント

**筋筋膜炎** ⇒筋筋膜痛症候群

**筋・筋膜性腰痛症** myofascial lumbar pain syndrome　関節外軟部組織における原因

不明の慢性腰痛状態で，労働や運動後に起こるが，神経刺激症状や神経麻痺症状はない，傍脊柱筋の緊張が強く，圧痛点の存在が認められる，などの特徴がある。[128] ➡腰痛，硬膜外ブロック，椎間板ヘルニア

### 筋筋膜痛症候群 myofacial syndrome
　筋および筋膜に痛みを生じる急性または慢性の症候群。筋肉が帯状に硬く触れ，その部を圧すると鈍い痛みが放散する。原因は，背部や頸部の筋，筋膜の疲労，過伸張，断裂，挫傷など筋肉の損傷炎症などがあげられている。[250]

### 筋原性筋萎縮 myogenic muscle atrophy
　筋肉自体の疾患によって筋の容積あるいは重量が減少すること。デュシェンヌ型筋ジストロフィーなどがある。筋組織の破壊が筋束間に認められ，針筋電図では持続時間が短く低電位の筋原性萎縮電位と呼ばれる波形がみられる。[26] ➡筋萎縮

### 筋原性疾患　myogenic disease 【ミオパチー myopathy】
　筋萎縮を起こす疾患は，神経に病因をもつ神経原性疾患と，筋肉に病因をもつ筋原性疾患とに分類される。筋原性疾患の代表としては，進行性筋ジストロフィー，多発性筋炎などがあげられる。[54] ➡神経筋疾患

### 筋原線維 myofibril 【筋細線維】
　筋線維を構成する細線維で，主に筋フィラメントの集合体からなる横紋筋細胞の構成要素。直径1～2μmで，サルコメアの連なりとして筋細胞の長軸方向に走る。光学顕微鏡で観察すると，アクチンフィラメントとミオシンフィラメントの2種類の筋フィラメントによる明瞭な横縞が見える。[26] ➡筋線維タイプ，サルコメア，筋フィラメント

### 筋再教育 muscle reeducation
　筋再教育とは，失われた筋機能を再学習したり，新たに獲得するための運動療法の総称。1940年代までは，末梢神経性あるいは脊髄性の筋力低下に対し，段階的に筋力を増強させるという狭い意味で用いられていた。例えば，筋収縮がまったく起こせない場合には低周波通電を行い，筋収縮が出現しわずかに関節を動かせるようになったら介助自動運動を行うなどである。しかし1940年代から60年代半ばにかけて，これまでの筋力増強運動を行うだけでなく，神経生理学的な諸法則を背景に中枢神経障害に起因する麻痺の治療に役立たせようとする理学療法の理論と技術が体系化され，様々な筋再教育のために理学療法手技(Rood法，Brunnstrom法，Bobath法，PNF法など)が発表された。このような神経生理学的なアプローチにより個々の筋や関節の機能というよりも，全身の運動パターンを再教育することに重点がおかれるようになった。また，1980年代には筋電図を利用したバイオフィードバック療法が注目され，1990年代になると学習理論に基づいた運動療法が重視されるなど，運動学習を重視したものへと変化している。[26,54] ➡意識，運動学習

### 筋細糸 ＝ 筋フィラメント

### 筋細線維 ＝ 筋原線維

### 筋細胞 myocyte 【筋線維 muscle fiber】
　筋組織を構成し，形質膜で包まれた多核細胞。細長い円柱状を呈するので筋線維ともいう。収縮性蛋白質である筋原線維が大部分を占めている。構造と機能により平滑筋と横紋筋に区別され，横紋筋はさらに骨格筋と心筋に分類される。[272] ➡筋小胞体，筋芽細胞，筋フィラメント，筋線維タイプ

### 近視 myopia；near-sightedness
　正視眼では眼に入ってきた光が角膜と水晶体を通して屈折し網膜上に像が写し出されるが，眼軸長が正常より長すぎるか，角膜・水晶体の光の屈折力が強すぎるために光が網膜より手前で像を結び，物がぼやけて見える状態。[188] ➡視力，視覚障害，視覚，未熟児網膜症

### 筋弛緩 muscular relaxation
　骨格筋線維に収縮がなく伸びている状態。筋収縮は，筋小胞体から$Ca^{2+}$が放出されてトロポニンと結合することで起こるが，筋弛緩は，遊離した$Ca^{2+}$が筋小胞体に取り込まれ，トロポニ

ン・トロポミオシン系がミオシン・アクチン反応を抑制して起こる。筋弛緩は，随意筋である骨格筋にしか意識的には起こしえないが，骨格筋が弛緩することで間接的に自律神経支配下にある平滑筋も弛緩する。筋弛緩練習いわゆるリラクセーションは，亢進した筋緊張低下や疼痛軽減，不随意運動のコントロールを目的に行われる。ヤコブソン(Jacobson)の方法は，意図的に筋肉を緊張させたあと急速に力を抜くことにより，筋緊張と弛緩した感覚を対象者に自覚させて随意的に筋弛緩できるようにする方法で，二次的に心理的な弛緩も得られる。他に，心理的弛緩から出発して生理的な筋緊張をとる方法(自律訓練法)や筋電図バイオフィードバックによる方法がある。[151] ➡リラクセーション

**筋弛緩薬** muscle relaxant 【抗痙縮薬 anti-spastic drug】 筋緊張の異常な亢進状態を抑制するために用いられる薬剤。中枢性と末梢性がある。中枢性筋弛緩薬は中枢神経系に作用して脊髄と脳の介在ニューロンを遮断し，単シナプスおよび多シナプス反射を抑制することにより，末梢性は神経筋接合部や筋へ直接作用させて痙縮を抑制する。脱力や眠気などの副作用がある。[8] ➡痙縮, 運動終板, 神経ブロック

**筋持久力** muscle endurance 筋肉が運動を継続しうる能力。一方からみれば，いかに筋疲労の発現を遅らせるかという能力。Type Ⅱ型の速筋線維ではわずか2〜数秒しか強い筋力が発揮できず，筋持久力は低い。これに対してType Ⅰ型の遅筋線維では収縮力は小さいが酸素供給があれば，数十秒以上筋力を持続的に発揮できる。[33] ➡持久力, 筋疲労

**筋ジストロフィー**
⇨ 進行性筋ジストロフィー

**筋疾患** muscular disease 筋肉自体の病変により生じる疾患の総称。①筋ジストロフィー，②代謝性疾患(ミトコンドリア脳筋症，周期性四肢麻痺，糖原病)，③内分泌性疾患(甲状腺中毒性ミオパチー，甲状腺機能低下に伴うミオパチー，副甲状腺機能亢進症および低下症に伴うミオパチー，アジソン病に伴うミオパチー，クッシング症候群)，④炎症性筋疾患(皮膚筋炎，多発性筋炎，膠原病に合併する筋炎)，⑤神経筋接合部の異常(筋無力症様症候群，重症筋無力症，ボツリヌス中毒)などに分類される。一般的には四肢近位筋の筋力低下が生じるが，局所に出現したり，四肢遠位に現れることもある。[234]

**筋収縮性頭痛** = 筋緊張性頭痛

**筋収縮力** muscle contraction force 筋は筋節間の距離を短縮することで収縮力を発生させる。Type Ⅱ型の速筋は単収縮で強い収縮力を短時間に発揮する。これに対してType Ⅰ型の遅筋線維はゆっくりした収縮で小さな収縮力を発揮する。したがって筋線維のタイプと断面積によって発揮される筋力の大きさが決定される。筋断面積が大きいほうが筋力は大きい。筋萎縮すると筋力は低下する。筋収縮力は起始と停止が近づく等張性収縮の短縮性収縮または求心性収縮，起始と停止の距離に変化のない等尺性収縮，起始と停止が遠ざかる等張性の伸張性収縮または遠心性収縮のいずれによっても発揮される。筋収縮力は，通常，随意収縮で発揮されるが，電気刺激や不随意的な収縮でも発揮される。筋力を増強させるためには，過負荷の原則に則り，筋収縮のタイプ，負荷強度・回数・セット数を規定して行う。[33] ➡筋力

**筋周膜** perimysium 筋線維を束(筋束)にして包む，やや厚い結合組織の膜。筋の走行として肉眼で見えるのは筋周膜に包まれた筋束である。さらに筋束が数本〜数十本束になり，骨格筋の外形を作る。[272]

**筋小胞体** sarcoplasmic reticulum 筋原線維を網目状に取り巻く滑面小胞体。カルシウムイオンの放出と回収により，筋の収縮や弛緩の調節に重要な生理作用を有している。回収は筋小胞体膜に存在するカルシウムポンプと呼ばれる蛋白質が機能している。[272] ➡筋細胞, カルシウム, 筋収縮力

**筋伸張反射** ⇨ 深部腱反射

**筋伸張法** muscle stretching　他動的あるいは重力や姿勢の変化を利用して筋を引き伸ばす方法。個々の筋線維の走行を考慮した方法として，個別的筋伸張法（ID ストレッチング individual muscle stretching）があり，筋の伸張性が低下した場合に，可動域および柔軟性の改善を目的として適応される。[133]

**筋スパズム** muscle spasm【筋攣縮】　神経学の分野では筋攣縮と呼ばれ，断続的に生じる一定の持続時間をもった異常な筋収縮状態と定義されている。理学療法の分野では痛みなどに原因する局所的で持続的な筋緊張の亢進状態をさすことが多い。[258] ➡ 筋トーヌス,疼痛,関連痛

**筋生検** muscle biopsy　筋組織の小片を採取して行う検査法で，通常，病理組織検査により，筋線維の萎縮，壊死，炎症，およびその他特異像を検索する。これにより，各種の筋疾患，末梢神経疾患などの確定診断を得ることができる。[238] ➡ 病理検査

**金[製]剤** gold compounds　活動性関節リウマチの治療薬として多く用いられている。副作用の頻度も高く皮膚炎・腎障害・骨髄障害・間質性肺炎などを起こしやすい。種類には，金チオリンゴ酸ナトリウム（注射剤），オーラノフィン（経口剤）がある。[6] ➡ 関節リウマチ

**近赤外線**　near infrared radiation；near infrared X-rays　近赤外線とは，波長760 nm～1 mm の電磁波である赤外線のうち，可視光線に近い760～2,500 nm の波長のものをさす。遠赤外線に比べ，水や血液に吸収されにくいので，より深部での温熱効果を期待できる。[164] ➡ 赤外線,温熱作用,温熱療法

**近赤外線分光法** near infrared spectroscopy；NIRS　ヘモグロビンに特異的に吸収される遠赤外線を用いて，大脳皮質の血液量の変化を測定し，脳機能を計測する画像計測・表示法。陽電子放射断層撮影法や機能的磁気共鳴画像と比較して，無侵襲，拘束性が低い，長時間の連続記録が可能なことが特長である。[29]

**筋節** ＝ サルコメア

**筋線維** ＝ 筋細胞

**筋線維タイプ** muscle fiber type　骨格筋線維は，種々の方法でタイプに分類される。①解剖学的分類では，筋の色調により赤筋線維と白筋線維とに分類，②組織化学的染色による判別法では，酵素の多寡によりタイプⅠ線維とタイプⅡ線維（ⅡA，ⅡB，ⅡC）に分類，③生理学的方法では，電気刺激による収縮の状態から，収縮速度の遅い遅筋と，速く収縮する速筋に分類，④生化学的方法では，酵素活性などを利用して分類される。遅筋は主としてタイプⅠ線維で構成されミトコンドリア活性が高く，速筋は同様にタイプⅡで構成され嫌気性解糖系酵素活性が高い。②のATPase染色による分類は，生理学的特徴と比較的一致していることから，タイプの判別によく使われる。最近では，筋収縮と代謝の違いからSO（slow-twitch oxidative）線維，FOG（fast-twitch oxidative glycolytic）線維，FG（fast-twitch glycolytic）線維に分類することが多い。[272] ➡ 筋

**筋層間神経叢** ＝ アウエルバッハ神経叢

**金属支柱付装具** metal upright orthosis　装具の目的が十分に発揮できるように，補強や分離している部位の連結に金属製の支柱（upright）を用いた装具の総称。頸部，体幹，上肢および下肢に用いられる装具には従来より使用されており，金属製支柱の材料にはアルミ合金が使用されていることが多い。上肢および下肢装具に金属製支柱を用いる場合には，通常は内側および外側の両側支柱（double upright）を用いる。頸椎および体幹装具では，目的により支柱の位置は一定ではなく，どのように固定や矯正を行うかにより形状も異なる。支柱は支持部材であり，装具に加わる外力としての体重の支持や変形の予防および矯正のための補強を与える。また，継手，

半月などが取り付けられる。例えば，長下肢装具の下腿部と大腿部を連結するために膝継手が取り付けられ，下腿部と足部を連結するために足継手が取り付けられる。75

**金属蛋白質結合体** metal-protein complex
金属イオンと直接ペプチド結合している蛋白質の総称。鉄と結合したヘモグロビンや亜鉛と結合したインスリンなどがある。162 ➡ ヘモグロビン

**禁断症状** ＝ 離脱症状

**筋蛋白質** muscle protein　筋原線維を構成する収縮蛋白質と調節蛋白質。収縮蛋白質にはアクチンとミオシン，調節蛋白質にはトロポニン，トロポミオシンなどがある。成熟筋では固有のアイソフォーム（同種異型）が存在する。272 ➡ アクトミオシン，アクチン，ミオシン

**緊張** tension　生体が要求や意図，ある行動への動機をもった場合に，心理的な均衡状態がこわれた状態をさす。要求や動機が充足されると緊張は解消する。一般的には精神を集中させたり，身構えたりしているときの状態もさす。66 ➡ 緊張型統合失調症，防衛機制，不安

**緊張型統合失調症** catatonic schizophrenia
統合失調症の一亜型。緊張病性昏迷では無言症や拒絶症がみられ，緊張病性興奮では衝動行為や暴力行為がみられ，不安緊張状態にある。20歳前後に発症し，速やかに寛解状態となるが再発しやすく情意鈍麻が目立つ。215

**緊張性頸反射** tonic neck reflex　頸部を屈曲・伸展または回旋させたときに四肢に出現する姿勢反射の総称。対称性緊張性頸反射と非対称性緊張性頸反射があり，反射中枢は延髄（脳幹網様体）とされている。96 ➡ 姿勢反射，対称性緊張性頸反射，非対称性緊張性頸反射，緊張性迷路反射

**緊張性振動反射** tonic vibratory reflex：TVR
80～120 Hz の高頻度振動刺激を筋または

腱に加えると，当該筋において得られる促通効果。258 ➡ 促通

**緊張性把握反射** ➡ 把握反射

**緊張性迷路反射** tonic labyrinthine reflex：TLR　正常新生児で確認することは難しい反射で，背臥位で伸筋緊張優位となり，腹臥位で屈筋緊張優位となる。脳性麻痺などで背臥位で過剰に伸筋優位を示す後弓反張姿勢に関与する反射とされている。73 ➡ 原始反射，後弓反張

**緊張性腰反射** tonic lumbar reflex　体幹と骨盤の位置関係の変化によって生じる反射。体幹を回旋すると骨盤に対して回旋側の上肢伸展，下肢屈曲，反対側の上肢屈曲，下肢伸展を促通する。投てきなどの運動競技でみられる。73 ➡ 原始反射

**筋電義手** myoelectric prosthesis　筋の活動電位を利用して制御を行う義手を筋電義手といい，義手の中にマイクロプロセッサが取り付けられているのが特徴である。残存筋が義手の制御に使われ，一般的に筋電信号を採取する筋は，前腕切断の場合，手関節掌屈筋群と背屈筋群から選択する。上腕切断の場合は上腕二頭筋・三頭筋で，肩関節離断の場合は三角筋前部と後部である。ON/OFF 2段階，3段階，プロポーショナルコントロールが主な制御システムであり，Otto Bock 社，Steeper 社，Hosmer 社，VASI 社が完成した筋電システムをもつ。筋電義手の適応を判断するうえで，関節可動域（ROM）・筋力・感覚・痛み・幻肢・皮膚の状態など切断肢の評価と，採取する筋電の強さ・コントロール能力など筋電の評価が重要である。理学療法では作業療法士と協力して義手操作可能な筋電信号獲得のために筋力強化，バイオフィードバック，神経・筋の再教育が必要である。246 ➡ 義手，能動[式]義手，電動義手

**筋電図** electromyogram：EMG　筋が随意的，不随意的または反射的に収縮する場合，それに伴って生じる活動電位を筋電計（electromyograph）によって記録したもの。筋電

図は，導出法の違いによりいくつかの種類があるが，一般には普通電極に針を用いる針筋電図が用いられている。針筋電図は，筋力低下，筋萎縮を伴う神経筋疾患や不随意運動の診断に用いられ，原因が神経原性か筋原性かを明らかにする。筋電図検査では，刺入時，安静時，軽度収縮から最大収縮時の筋活動を指標としている。刺入時は100〜300ミリ秒（ms）の持続時間を示すのが正常であるが，筋の線維化で減少し，脱神経時に亢進する。安静時には，筋活動はみられないのが正常であるが，脱神経筋では線維自発電位，陽性鋭波や線維束自発電位などの異常波形が生じる。リハビリテーション医学の領域では，動作解析の手段，疲労の解析などに皿電極を用いた表面筋電図が用いられている。表面電極は，直径 10 mm の銀－塩化銀電極を 2〜3 cm 離して皮膚の上に張って電位を導出する。針電極に比べて痛みがなく使いやすいという利点がある。得られた生の筋電図波形を数学的に処理して筋力の推定や筋疲労の程度を観察することができる。[89] ➡筋活動電位, 表面筋電図

**筋電図バイオフィードバック** EMG biofeedback　生体内の不随意で感知できない生理的現象を，通常電気的な道具を使い，他の知覚信号に変え外部刺激としてとらえることにより，随意的なコントロールを可能にすること。筋に対する促通や抑制に適用され，出力信号は主に視覚や聴覚信号を用いる。[89] ➡動作, バイオフィードバック

**筋トーヌス** muscle tonus 【トーヌス】
　筋を他動的に動かしたときに感じる抵抗をいう。ミュラー（Muller）は安静時の筋収縮状態を表す用語として用いた（1838 年）。ヴュルピアン（Vulpian）は筋緊張のすべての状態を表す用語として用いた（1866 年）。筋トーヌスは他動運動による抵抗の状態を表し，筋組織，神経筋接合部，末梢神経系の支配の有無によるもの，姿勢・体位の状態によるものの集合ととらえられる。臨床では①安静時，②姿勢時，③運動時の 3 つに分けて扱う。筋トーヌスの異常として，低緊張（hypotone）と過緊張（hypertone）があり，過緊張には痙縮（spasticity）と固縮（rigidity）（強剛）がある。筋トーヌス低下は，蛙型肢位（frog leg position）にみられるように，姿勢・構えの変化，他動運動時の過可動性があり，触診による軟らかさもある。小脳障害，脊髄損傷や脳卒中の急性期，脊髄癆，末梢神経障害などの疾患でみられる。小児分野では染色体異常や脳性麻痺の急性期，神経筋疾患，代謝障害などでみられる。痙縮は錐体路障害による伸張反射の解放現象としてみられる。筋を持続的に伸張すると $\gamma$ 系の作用により，$\alpha$ 系の抑制が起こり，筋トーヌスが急激に低下することがあり，これをジャックナイフ（折りたたみナイフ）現象（clasp-knife phenomenon）という。固縮（強剛）は錐体外路系の障害で起こり，他動的伸張に対してほぼ一定の抵抗を示し，抵抗の度合は筋伸張の速さに関係しない鉛管を曲げるように，一定の圧を加えるとゆっくり曲がっていく現象がある。パーキンソン病では歯車を回すような感じになり，歯車様現象と呼ばれる。重度の脳障害では除脳固縮（除脳硬直）といわれる固縮状態もある。[112] ➡痙縮, 固縮, 蛙型姿勢

**筋トーヌス検査** muscle tonus test　他動的な運動に対して，筋がどの程度抵抗を示すかを検査する。力を抜いた状態で，関節の屈伸や回転を行い筋の抵抗を観察する。正常では受動的に筋が伸張されるときに筋は軽度の抵抗を示す。病的な状態として筋トーヌスが亢進，あるいは低下がみられる。筋トーヌス亢進は，痙縮と固縮に分けられ，痙縮では被動性運動の初期に強い抵抗を示し，ある地点で急激に抵抗が減じる徴候（折りたたみナイフ現象）がみられる。被動性運動の速さや強さが増すと，抵抗も強くなり錐体路の障害により出現する。固縮（筋強剛）では，両側性に緊張が亢進した状態で，運動が行われている間は，絶えず両側に歯車様あるいは鉛管様の抵抗がある。臨床的には筋トーヌス亢進がいずれかに分けられるのではなく，判断が困難な場合や両者が混在していることが多い。一方筋トーヌス低下は，被動時の抵抗が低下するばかりでなく，関節の過剰運動性や揺さぶりによる振り子様運動を観察し，姿勢保持が困難となる。小脳疾患や下位運動ニューロン障害で出現する。[61] ➡筋トーヌス低下, 筋トー

ヌス亢進, 痙縮, 固縮

### 筋トーヌス亢進 hypertonia
被動運動に対し筋の抵抗が認められる状態。痙縮と固縮がある。痙縮とは急激な運動に対して最初は抵抗が強いが，ある程度以上関節を屈曲すると抵抗が抜ける状態(折りたたみナイフ現象)で，固縮とは持続的に抵抗がある状態をいう。[222] ➡筋トーヌス低下, 筋トーヌス検査, 痙縮, 固縮

### 筋トーヌス低下 hypotone；hypotonicity
筋紡錘からの求心性入力や下位運動ニューロンの遠心性活動の低下により筋の緊張が低下している状態。筋をつかむと軟らかく，他動的に関節を動かすと抵抗が減弱している状態。筋力低下や姿勢の支持性低下が現れる。[61] ➡筋トーヌス, 筋トーヌス亢進, 筋トーヌス検査

### キンドリング kindling
閾値以下の電気刺激を大脳の一定部位にくり返し与えることによって，過剰な大脳ニューロン発射を誘発し，明らかな神経損傷がないのにてんかん様反応が発現し，長く続くこと。てんかんの病態解明を目的とした研究に用いられている。[179]

### 筋肉ヘモグロビン ⇨ ミオグロビン

### 筋[肉]ポンプ muscle pump
四肢の血液を筋肉の収縮によって心臓に送り返すメカニズム。筋収縮により静脈は圧迫され，血液が心臓方向に押し出される。弛緩時には血管の圧迫はなくなるが静脈弁により血液の逆流は阻止され，血液が常に心臓に向かって循環する。[40] ➡筋収縮力

### 筋の粘弾性 viscous-elastic property
静止筋に重りを下げて引き伸ばすと筋長はまず速やかに，その後ゆっくりとした伸びが続き，ある長さで止まる。これを筋の力学的モデルからみると，重りをつけた当初の速い伸びは直列弾性要素が伸びるため，ついでゆっくり伸びるのは粘性要素があるためである。さらにある長さで伸びが止まるのは並列弾性要素があるためと解される。また静止筋を伸展する際に発生する筋の張力は荷重だけでなく，伸展の速度も関係する。すなわち一定の長さに達するまでの伸展速度が速いほど発生する張力も大きい。これも，筋内部に粘性があるためと解される。また筋収縮の際に発生する筋の張力も粘性要素と弾性要素に影響され修飾された結果が外部に現れる。このように筋は粘性と弾性という物理学的に相反する2つの性質をもっており，この性質を筋の粘弾性という。[40] ➡弾性, 筋

### 筋皮神経 musculocutaneous nerve
第5～7頸神経前枝，つまり腕神経叢の外側神経束に始まる神経。烏口腕筋から上腕筋, 上腕二頭筋を通り，上腕外側縁に出る。肘窩で皮下に出て最終枝の外側前腕皮神経となる。[111]

### 筋肥大 muscle hypertrophy；muscular hypertrophy 【作業性筋肥大 work muscle hypertrophy】
筋を継続して使うことによって筋断面積が増大することで，作業性筋肥大ともいう。筋肥大は筋運動による筋線維の肥大と増殖によって起こる。筋線維の肥大は筋線維内の筋原線維の縦断的な分裂による数量の増加と考えられている。筋力トレーニングによる筋線維の肥大は遅筋線維よりも速筋線維のほうが優先的に起こる。これは，筋力トレーニングが，強い収縮力と，無酸素性エネルギーの供給によってなされることから，速筋線維が動員され強化されるためである。また筋原線維の分裂を効果的に促進するには，強い収縮力をより速く発揮させることであると考えられている。筋原線維の分裂は遅筋線維よりも速筋線維に生じやすい。[40] ➡肥大, 筋力, トレーニング, 筋線維タイプ

### 筋疲労 muscle fatigue
筋運動を継続して行うと疲れを感じるとともに，筋収縮力が次第に低下し運動ができなくなる状態。筋疲労は，継続的な運動において必ず生じる生理的な現象で，生理機能を正常に維持するための自己防衛機構のひとつである。中枢神経系の伝達不全，運動単位の動員不全，インパルス発射頻度の低下など中枢神経に起因する中枢性筋疲労と，神経筋伝達不全，興奮・収縮連関不全などに起因する末梢性筋疲労に分類さ

れる。筋疲労は筋線維の種類とも密接に関連しており，ミトコンドリアやミオグロビンの含有量の多い赤筋線維（遅筋線維）は酸化系酵素活性が高く，有酸素エネルギー供給機構によるATPの合成が活発で疲労しにくい。逆にミオグロビンの含有量や酸化系酵素が少なく解糖系酵素を多く含む白筋線維（速筋線維）では疲労しやすい。筋疲労に関与する因子として筋収縮のエネルギー源の枯渇，疲労物質の蓄積などがあげられている。筋収縮の直接のエネルギー源はATPで，その供給機構にはATP-CrP（クレアチンリン酸）系，乳酸系，有酸素系があり，ATP-CrP系のエネルギー供給は短時間の激しい運動で，主に乳酸系のエネルギー供給は数分で終わる最大努力の運動で行われる。乳酸系のエネルギー供給機構は解糖で乳酸が生成される。筋に乳酸が蓄積すると筋中の水素イオン濃度が上がって（pHの低下），ATPの合成が阻害され，さらにATPase活性も抑制され筋の収縮力が低下する。この系が動員される運動の疲労原因は乳酸の蓄積による。また長時間の有酸素運動では，グリコーゲンや脂肪が分解し，エネルギーが供給される。脂肪は皮下脂肪として体内に十分な量が蓄えられているので，有酸素運動による筋疲労は主にグリコーゲンの枯渇による。また，酸塩基平衡，浸透圧，ホルモン濃度などの内部環境の変化も筋疲労を起こす原因と考えられている。[40] ➡筋力，持久力

**筋フィラメント** myofilament【筋細糸】
　横紋筋細胞の筋原線維を構成する蛋白質の糸状構造物。5〜7 nm径のアクチンフィラメントと10〜20 nmのミオシンフィラメントからなる。平行に配列した2種のフィラメントの滑りによって筋収縮が生じると考えられている。[25] ➡滑走説

**筋紡錘** muscle spindle　骨格筋中に多数存在し，筋の収縮状態などを感受する微小器官。1個の筋紡錘は全長4〜7 mm，直径80〜200 $\mu$mの紡錘形をした構造であり，この中に2〜12本の細長い錘内筋線維がある。全体は結合組織の被膜に包まれ，筋線維の中央部には感覚神経の末端が終止している。筋紡錘は，分化した3つの要素（錘内筋線維，感覚神経，運動神経）で構成されている。筋の伸展受容器ともいわれ，筋伸張時の動的変化と伸張の程度（静的特性）を感受し，筋の収縮により生理的に興奮する。また錘内筋線維の両端は，遠心性γ線維の支配を受けているので，γ線維の興奮によって非収縮性の中央部が伸張する。感覚神経には，Ia群線維の終末とⅡ群線維の終末装置がある。この構造により骨格筋を伸張すると固有感覚器である筋紡錘が発火し，求心性神経であるIa群線維を介して同名筋の運動ニューロンを単シナプス性に興奮させる。[56] ➡γ運動ニューロン，核袋線維，核鎖線維，ゴルジ腱器官

**筋膜リリース** myofascial release　筋膜の緊張や捻れを解きほぐす（リリース）ことにより，痛みの緩和や筋機能の向上を図る方法。理学療法の一環として行われる。[133]

**筋無力症様症候群**
＝イートン-ランバート症候群

**金療法** gold therapy　金製剤を用いた治療法で関節リウマチの治療に効果をあげている。金製剤には間質性肺炎・再生不良性貧血・血液障害・腎障害などの副作用を併発するおそれがあり，運動療法の際は，十分に検査結果を把握した後に行う必要がある。[6] ➡金[製]剤，関節リウマチ

**筋力** → 次頁参照

## 筋力 muscle strength

筋力とは，筋が収縮して発生する力であるが，いろいろな見方，考え方がある．

a) 単位面積あたりの筋力(絶対筋力)：筋力は，筋線維の生理学的断面積に比例する．筋が発揮した最大筋力と筋断面積との比，すなわち単位筋断面積あたりの筋力のことを絶対筋力と呼び，個人差はあるものの，統計的に$4～8 kg/cm^2$であると報告されている．また，筋の形状(紡錘状，羽状など)は筋の機能(筋収縮力や収縮距離)に直接関係する．筋線維は数十本単位で筋束という構造を作る．羽状筋はこの筋束の配置が斜め方向にあることから，生理学的断面積が紡錘状筋(平行筋)に比して大きくなり，強い力を発揮する．

b) ヒトの筋力を決定する要因—構造的要素と機能的要素：筋力の意味を考えた場合，筋断面積に比例して全体の筋束として出される力は，あくまで力学上での力であって，実際には生きた人，生きた動物の出す力は，中枢神経からの興奮が運動神経に到着して筋を興奮させて発揮されて初めて筋力というものになる．このように人の最大筋力を決定するものは，筋の断面積や筋の形状という構造的要素と，筋を支配する運動単位の興奮状態という機能的要素とである．猪飼は，シュタインハウス(Steinhaus)とともに，この構造的要素によって決まる筋力の上限を筋力の生理的限界，機能的要素によって決まる筋力の上限を心理的限界と名づけた．気合い，かけ声，自己暗示によって筋力の値は約30%も上昇する．これは普段，抑制されていた心理的限界が生理的限界に接近したことによる．このように筋力が神経活動(機能的要素)に支配されることは，筋力増強運動初期の筋再教育や運動学習との関連で重要である．

### 1. 筋力の発揮の仕方ととらえ方

重量挙げのように最大重量を持ち挙げるような力の発揮の仕方を瞬発力という．1回反復最大負荷(1 repetition maximum：1 RM)，あるいは10回反復最大負荷(10 RM)で評価される．猪飼らは力学的な定義に従ってこれをパワー(仕事率)と呼んでいる．リハビリテーションにおいては，例えば瞬発力があっても持久力が低下している症例が多いことから，日常生活活動(ADL)の改善に直結しやすい持久力のほうが重要だと考えられている．筋力評価と筋力増強運動は，その人のADLに視点をおき，種々の運動や動作において筋力がどのように発揮され，運動療法として何をめざすのかを見極めることが重要である．

### 2. 筋力の影響する力学的・生理学的要因

a) 力のモーメント：人体について筋力を計ってみるとき，筋が関節をまたいでいるので，関節を形成する一方の骨を固定しておけば他方の骨が運動を生じ，筋力は力のモーメント(物体を回転させる力の働きでトルクとも呼ばれる)として計測される．筋力検査はこの力のモーメントを検査していることになる．回転の中心から力発揮方向までの距離はモーメントアームと呼ばれ，この距離が大きいほど筋が発揮する力は少なくてすむ．

b) 生理学的要因；筋の長さ-張力曲線：筋の活動張力は，筋の長さが自然長において最大の張力を生じ，その60%以下の長さで張力を失い(能動性収縮不全)，自然長を超えると減少する．つまり筋線維の至適長が関節のどの角度において得られるかが筋力および関節運動に大きな影響を及ぼす．筋力は筋収縮速度の関係において，求心性収縮，等尺性収縮，遠心性収縮の順に高くなる．また，筋線維組成(遅筋，速筋)にも依存する．

以上のように，筋力は身体構造や神経活動という種々の要因の総和の影響を受けて運動，動作として発揮される(図).[50] ➡筋収縮力,瞬発力,筋持久力,筋力増強運動,運動学習

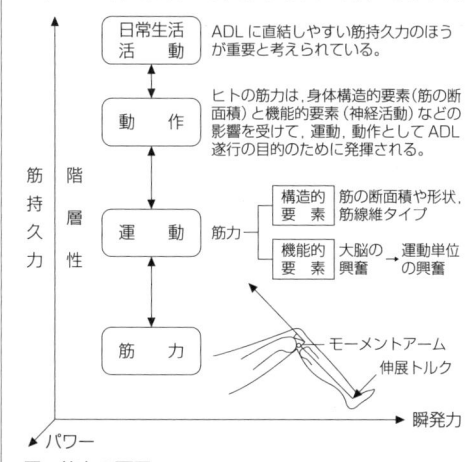

図：筋力の要因

**筋力計測機器** dynamometer　筋力を測定するための計器。手持筋力計（hand-held dynamometer）と等速性筋力測定装置がよく用いられる。手持筋力計は，徒手筋力検査を定量的に数値として表すときに用いられ，各関節の等尺性筋力を測定できる。等速性筋力測定装置は等尺性筋力および等速性の短縮性・伸張性筋力を測定可能である。筋力計測機器により測定する筋力は，筋の収縮により発生する関節モーメントを測定するため筋トルクとして求める必要がある。測定値を筋トルク値として求めるためには，手持筋力計のパッドの位置から関節の回転軸までの長さと筋力計に表示された筋力の積で表す（力×アームの長さ）必要があり，単位はkgmとなる。等速性筋力測定装置の場合は自動的にトルクが計算される。筋力の比較には健側に対する患側の割合である健側比（患側の筋トルク/健側の筋トルク×100：%）や体重比（筋トルク/体重：Nm/kg）が用いられる。[22] ➡筋力

**筋力検査** muscle test　個々の筋肉がどの程度の筋力低下や麻痺があるか，それが治療によってどの程度まで回復したかを評価する検査法。臨床では個々の筋の筋力を検者が徒手的に評価する徒手筋力検査がよく用いられている。[22] ➡筋力，徒手筋力検査

**筋力増強運動** muscle strengthening exercise　過負荷の原則に則り，閾上刺激で運動すると，最初筋力が増加し，次いで筋肥大が起こる。等尺性運動，マシンや重錘抵抗などを使った等張性運動，等速性運動などがある。[33]
➡過負荷の原則

**筋連結** muscle coupling　筋と筋のつながりをいい，隣接する筋は筋膜，筋間中隔などの結合組織や互いの筋線維が交差してつながりをもつ。慢性疼痛疾患ではつながりをもつ筋に沿って，筋トーヌスが亢進し，痛みを発現するようになる。[133]

**筋攣縮** ＝筋スパズム

# く

**腔** cavity　身体内の中空な場所。口腔，腹腔，クモ膜下腔など。[277]

**空間感覚**　space sense　【空間知覚 space perception】　空間における物体の位置，方向，大きさ，形，距離などの知覚で，視覚，聴覚，触覚，平衡感覚などが，それぞれ視覚空間，聴覚空間，触覚空間などを形成し，これらが総合されて空間知覚となる。[181] ➡空間認知

**空間的加重**　spatial summation　刺激の経路が（空間的に）異なる部位に，多数の刺激を与えたときに起こる加重のこと。神経細胞に多数存在する神経末端をほぼ同時に活性化することにより，単独の刺激効果より大きな効果が現れる現象。[56] ➡加重，時間的加重

**空間的促通**　spatial facilitation　1つのニューロンに2つの神経線維が収束する場合，同時に刺激を加えると活動電位を発生するニューロンの数がそれぞれ単独で刺激を与えたときの代数和よりも大きくなること。[56] ➡時間的促通

**空間認知**　spatial perception　自分と物体の高さや大きさ，距離，形，動きなどの空間的位置関係を認識すること。これらは視覚，聴覚，触覚，平衡感覚などを通じて行われ，それぞれ構成される空間は視覚空間，聴覚空間，触覚空間と呼ばれる。三次元空間中の環境において，複雑で連続的な動きをするものを認知するには，このような認知能力が必要である。例えば，三次元空間を移動する物体を正確に把握するときに，その物体のもつ方向，速度を判断し，それに自分を合わせて移動できるのは空間認知能力が備わっているからである。この能力は2〜3歳児期に大きく発達する。これらの認知能力には大脳皮質の頭頂連合野が深く関与する，とされる。近年普及している認知理学療法は，このような能力を利用し機能改善を図ろうとするものである。[181] ➡空間感覚

**空間分解能**　spatial resolution　空間における対象物の位置把握がどれだけ正確にできるかという能力。例えば定位的脳手術で，病巣の三次元空間での正確な位置決定が要求される場合，当該機器の空間分解能は高い精度が必要である。[182] ➡空間感覚，空間認知，視空間失認

**空間無視**　spatial neglect　脳損傷の対側空間での刺激に応答しない，または行動が脱落したり緩徐となること。左右どちらでも起こるが，右脳損傷による左空間無視のほうがより重度で永続する。視空間だけでなく触覚，聴覚などの空間でも生じる。[9] ➡視空間失認

**クーゲルベルク-ヴェランダー病**　＝ヴォールファルト-クーゲルベルク-ヴェーランダー病

**偶然誤差**　＝偶発誤差

**空腸**　jejunum　小腸の上部2/5を空腸という。小腸では，電解質や$Fe^{2+}$（鉄）などが大部分吸収される。空腸においては1日3〜5lの水が吸収され，特に水溶性・脂溶性ビタミン，ビタミン$B_{12}$，胆汁酸が吸収される。[126] ➡小腸

**空洞現象**　＝キャビテーション

**偶発学習**　incidental learning　特定の意図，努力，あるいは目的なしに行われる学習のこと。学習の際に重要なのは，意図ではなく，学習材料への処理の仕方である。すなわち，意味的，精緻的処理がなされた場合は，学習意図にかかわりなく学習が成立しやすい。[66]

**偶発誤差** random error【偶然誤差】 測定値・理論的推定値，また近似計算によって得られた値と真の値との差。偶発誤差は理想的な条件のもとで，多くの測定をくり返したとき偶然に生じるもので，原因は特定できない。統計的に平均値を求めると真の値となる。[51]
➡系統誤差,バイアス,妥当性,信頼性

**空腹時血糖値** fasting blood glucose；FBG；fasting plasma glucose；FPG 測定前夜から絶食し，朝食前に採血した血液中のブドウ糖の濃度(mg/dl)。基準値は 110 mg/dl 未満で，126 mg/dl 以上は糖尿病型を示す。全血での測定値は，血漿値よりも約15％低い。[80]
➡糖尿病,糖質

**空腹中枢** hungry center 視床下部中核群の外側野にあり，満腹中枢と相反的に働き，摂食行動を調節する中枢。摂食により血中のグルコースや脂肪酸濃度が上昇すると，空腹中枢の活動が抑制されるとともに，満腹中枢が活性化し摂食行動が停止する。[4] ➡視床下部,満腹中枢

**偶力** force couple【フォースカップル】 物体の回転中心から等距離の位置に逆方向に作用する2つの同じ大きさの力。回転中心に力を加えずに純粋な回転運動を起こすことができる。[252] ➡運動力学,力学,矯正装具

**クーリングダウン** cooling down【整理運動】 運動終了後に徐々に筋血流量を定常状態に戻すこと。スポーツなどで積極的に身体活動を続けると，筋血流が増加し局所の筋温が高くなっている。運動を突然終了してしまうと，筋に蓄積された乳酸などの疲労物質の運搬が不十分になり，疲労を残す原因ともなる。大きな関節運動から個別の関節運動に移行させつつ，心拍数・呼吸数・血圧などを定常状態に戻していく。スタティックストレッチングなどで疲労物質の蓄積によって硬くなった筋を伸張することもクーリングダウンで取り入れるべきである。アイシングなどで局所循環を抑えることも積極的に行われている。さらに，末梢から中枢に向けてマッサージを行うことで老廃物の速やかな除去・拡散が可能であると考えられている。陸上競技や水泳のスプリント競技などにみられる急激な強い運動の後に酸素負債を解消するためのクーリングダウンも重要である。[33] ➡ウォーミングアップ

**クーロンの法則** Coulomb law 物理・工学分野では電磁気に関する法則のこと。関節境界循環に関するクーロンの法則では，摩擦力は，重さに比例して大きくなり，動いている物同士の間に働く動摩擦力は，すべり速度とは関係ないとしている。[109] ➡物理療法,磁界,関節,関節軟骨,境界潤滑

**クエッケンシュテット試験** Queckenstedt test【頸静脈圧迫試験 jugular compression test】 脊髄疾患で脊髄管腔の狭窄または閉塞，あるいは脳静脈洞血栓を疑うときに行う検査。腰椎穿刺を行う際，両側の頸静脈の圧迫および解除によって，髄液圧が変化するスピード，量で判定を行う。正常では変化が速やか。[177] ➡脳脊髄液,脊柱管狭窄症

**クエン酸回路** = トリカルボン酸回路

**クオリティオブライフ** → 次頁参照

**区画症候群** = コンパートメント症候群

**躯幹協調機能検査** = 体幹協調機能検査

**区間推定** interval inference；interval estimation 標本統計量を基に母集団の特性を統計的に推定すること。母集団の平均値や比率などをある区間で推定する方法。点推定に対応する。[51] ➡統計学,推定,母集団,点推定

**矩形波** square wave【直角波】 「矩」とうい漢字は四角形を意味する。電気療法では刺激電流を矩形状にして利用する場合がある。矩形波は電流の立ち上がりが鋭いために生体の順応が起こりにくいという特長がある。[118] ➡2相性矩形波,刺激周波数,機能的電気刺激,経皮的電気神経刺激［法］

**クオリティオブライフ**　quality of life：QOL
【人生・生活満足度,生命の質,生活の質,人生の質】

### 1. QOLの始まり

1950年代に米国の政治・経済界で用いられたのが起源で,1970年代後半社会学的領域から医学分野に広がりをみせた.生命から生活に視点を広げたリハビリテーション医学が普及するなか,1979年に米国リハビリテーション医学会では盛んになってきた自立生活(independent living；IL)運動などとの関係により,日常生活活動(ADL)からQOLへ,すなわち人生の質へと視点の転換をはかることを確認した.生存に関わる量的評価の代わりとして登場した概念である.

### 2. QOLとは

領域によりlifeを生命,生活,人生などと訳している.ターミナルケアでは生命の質とされ,生命を通じた個人の尊厳が問われる.リハビリテーション領域では,人生そのものや日々の生活が個人および家族の価値観や目的を満たすものであるか否かという観点から,人生の質や生活の質に注目している.また,単に日常生活だけでなく,社会性をもった生き方,社会の中で何らかの役割をもった積極的な生き方を重視し,社会活動を中心とした日々の社会指標では社会生活の質や人生の質が課題になる.QOLは生命,日常生活,社会活動や人生などについて広くとらえられており,構造が平面的ではなく複雑な概念である(図).

### 3. QOLの評価法

QOLの評価には,障害をもった人々の価値観に基づく満足感などの主観的評価を重視する場合と,実際の日常生活活動などを含んだ客観的総合評価を重視する場合とがある.QOLに関わる要因には健康,教育,雇用,余暇,所得,環境,犯罪,家族,平等などがあげられる.個々のQOLは環境,宗教,文化,時間経過,個人の価値観に左右されるものであり,評価法の信頼性や妥当性については価値基準を明確に示しておく必要がある.世界保健機関によるWHO/QOL-26は身体的,心理的,社会的領域と環境および総合からなる評価法である.SIP(sickness impact profile)は疾病が心身機能に与える影響をとらえる包括的な評価法である.同じく包括的な評価法としてNHP(Nottingham health profile)がある.Short Form-36；SF-36は身体機能,心の健康,日常役割機能(身体)・(精神),体の痛み,全体的健康観,活力,社会生活機能領域の36項目を5段階評価する.健康に重点を置いた総合評価法である.社会的レベルの評価としてESCROW profileがある.環境,社会交流,家族構成,経済状況,総合判断,就労・就学,定年後の状況を評価している.その他にも多くの評価法が考案されている.

### 4. 社会環境とADL,QOL

一般的にはADL能力の向上によって活動範囲が広がり,客観的QOLが高まり,社会活動が広がることによって主観的QOLも向上することになる.しかし,現実的には人間の心はそれほど単純ではない.ADL能力が高くなっても生物・機能レベルで障害を受け止めていないことがある.客観的QOLが高くても,主観的QOLが極めて低く,社会性をなくした生き方を選択することがある.また,社会そのものに問題を抱えることがある.障害者の社会参加を歓迎しない社会があれば,客観的にも,主観的にもQOLは低下してしまう.現代では,むしろ社会や環境が変化することで障害者自身の生活を支援していく時代になっている.健常な人々と同じ場所で,障害をもった人々も不自由なく普通に生活できることが当たり前であって,それができない社会こそが障害をもっていると考えるに至っている.1990年に「障害をもつアメリカ人法(Americans with Disabilities Act；ADA)」が,1998年には「21世紀に向けた交通平等法(Transportation Equity Act for the 21st century：TEA 21)」,そして2000年にはわが国でもいわゆる「交通バリアフリー法」が制定されている.[284] ➡ 主観的QOL,客観的QOL,日常生活活動

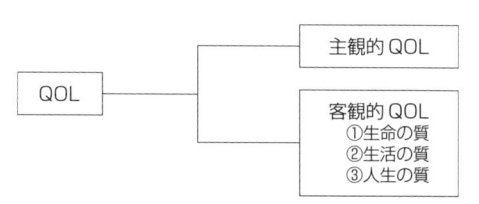

図：QOLの構成要素

**駆血** avascularization　駆血帯を使用して，主として四肢を圧迫して血流を低下させること。静脈注射，血圧測定，採血，緊急の外傷性出血などの際に用いる。ゴムなどで縛る方法と空気圧を利用する方法がある。[85] ➡出血

**駆出期** ejection period　心周期における収縮期のうち，心臓が動脈に血液を送り出す時期。収縮期は等容性収縮期（房室弁が閉鎖してから動脈弁が開放するまで）と駆出期に分けられ，駆出期は心室の内圧が動脈圧を超え動脈弁が開いて血液が動脈へ流れ出し，動脈弁が閉じるまでをいう。[85] ➡心拍出量, 筋収縮力

**駆出率** ejection fraction：EF【駆出分画】　左心室の拡張終期容積（EDV）と1回拍出量（SV）との比。心臓のポンプ機能（収縮機能）を評価する因子のひとつで，左室心筋全体の収縮性を表す。EF = SV/EDV の式で表すことができる。50%以上が正常範囲で，一般的には70%前後，50～60%以下が機能低下。[85] ➡心拍数, 心拍出量

**薬指** ＝ 環指

**管** tube　中空の細長い円筒形のもの。❶生体では気管，消化管，耳管などがある。また骨には神経や血管の通り道としての管がある。❷医療用器具としては，ドレナージ管，気管チューブなど主に体内の不要な物質を排出したり，薬液などを注入するための各種の管がある。[173]

**口顔指症候群** oral-facial-digital syndrome：OFDS；oro-facio-digital syndrome　口腔内奇形，鼻翼と下顎低形成，合短指趾症を特徴とする先天性奇形。タイプがⅠ～Ⅷ型に分類され，Ⅰ型は伴性優性遺伝で女児のみ発症，囊胞腎を合併することがあり，男児は致死的。Ⅱ型は常染色体劣性遺伝。[70]

**口すぼめ呼吸法** pursed-lip breathing　口をすぼめ，ゆっくり息を吐く呼吸法。呼気時に口をすぼめ口腔内に抵抗をつくることで気道内圧を陽圧に保ち，気道の虚脱を防ぐ。閉塞性肺疾患患者では呼吸困難が改善するので無意識に行っている場合も多い。[144] ➡閉塞性肺疾患, 呼吸困難

**口対口人工呼吸法** mouth to mouth ventilation；mouth to mouth artificial breathing　呼気吹き込み法の一種。気道を確保し，対象者の鼻をつまみ，息が漏れないように術者の口から対象者の口へ直接呼気を吹き込んで肺を換気させる方法。成人では15回/分，小児では20回/分が基準とされている。[116] ➡救急救命

**口とがらせ反射** snout reflex【口とがらし反射, 口輪筋反射　orbicularis oris reflex】　乳児の上唇の中央を指先か診察用ハンマーで軽く叩くと唇を突き出しすぼめる反射。成人において出現する場合は顔面筋を支配する両側錐体路障害が疑われる。[73]

**靴インサート** ＝ 足底挿板

**靴型装具** orthopedic shoes【整形靴　orthopedic shoes】　身体障害者福祉法で使用される用語でJIS用語における整形靴と同義語。足部の変形の予防・矯正を目的とした矯正靴，疼痛を回避するための圧の分散などを目的とした補正靴がある。靴の腰革上部の高さにより，短靴（low shoes；Oxford shoes）は果部より2～3cm低いもの，チャッカ靴（chukka）は果部とほぼ同じ高さのもの，編上靴（high quarter shoes：JIS用語では半長靴）は果部をおおう高さのもの，長靴（boots）は下腿の2/3をおおうものに分類される。靴ひもを締める部分の開き方により，内羽根式（Balmoral；Bal），外羽根式（Blucher），外科開き（surgical convalescent），後開き（surgical convalescent with posterior closure）があり，靴ひもの代わりにマジックベルトが使用されることも多い。[75]

**屈曲** flexion　関節の動きを表すことば。解剖学的肢位における矢状面上の動きで，ある関節において隣接する2つの部位が近づく運動。例：膝関節。脊椎では前屈を屈曲，肩関節では前方挙上を屈曲と呼ぶことがあ

る。[88] ➡伸展

**屈曲反射** flexion reflex 【逃避反射 withdrawal reflex, 引っこめ反射 withdrawal reflex, 屈筋反射 flexor reflex】 脊髄レベルで生じる原始反射(骨格筋反射)のひとつで，四肢の皮膚や筋，深部組織に強い傷害を起こすような刺激を与えた際に，そこから逃避するように四肢を屈曲し，体幹へ近づけようとする動きが誘発される反射。[255]

**屈筋** flexor 作用による骨格筋の分類。屈曲に働く筋をさす。上肢では前側，下肢では後側，また体幹では腹側の筋群がおおむねこれに相当する。[97] ➡伸筋

**屈筋腱損傷** flexor tendon injury 屈筋腱が断裂あるいは挫傷損傷をうけた状態。手指腱断裂ではガラスや刃物などによる切創などの開放創に伴うものと，突き指やリウマチ手などにみられる皮下断裂がある。手指の深指屈筋腱断裂ではDIP関節屈曲が深指屈筋腱と浅指屈筋腱の断裂ではDIP・PIP関節の屈曲が不能となる。浅指屈筋腱断裂では隣接指伸展位での断裂指PIP関節屈曲が不能となる。腱が完全に断裂した場合は，手術療法が適用となりその後の運動療法が重要となる。手術には腱縫合，腱移行，腱移植などがある。腱縫合術後の理学療法は，従来の固定法から早期運動療法に変わりつつある。早期運動では，縫合腱に加わる張力を完全に管理し有害な負荷から腱を保護しつつ運動を行うことが重要である。その方法としてクライナート法などを用いることが多い。しかし，早期運動はすべての症例に行われるわけではなく，再断裂の危険性も高く，実行に際しては十分な注意が必要である。[280] ➡クライナート法

**屈筋反射** = 屈曲反射

**靴下型感覚障害** stocking anesthesia 【靴下状知覚麻痺】 靴下状に四肢の感覚が麻痺する障害。糖尿病性ニューロパチーでよくみられるものは，アキレス腱反射の消失，軽い下肢末梢神経の感覚障害を伴う。多発性ニューロパチーでは四肢の末端に左右対称に現れる。手袋靴下型感覚消失の下肢症状。[183]

**クッション** cushion 車いすと身体の間で，身体への負担を減らすための機器。特に殿部下でのシートクッションは褥瘡予防を目的として，接触圧力を軽減させたり，衝撃吸収，温度湿度調整，車いすからベッドなどへの移動や座位保持に関係する。フォーム，空気，ゲルなどの素材や構造でブロック形状や殿部に合わせた形状がある。[223] ➡車いす，バケットシート，フローテーションパッド，褥瘡

**クッシング病** Cushing disease 下垂体の腫瘍などにより，副腎皮質刺激ホルモンの過剰分泌，または，長期間にわたる糖質コルチコイドの過剰投与によって起こる。満月様顔貌，体重増加，精神症状，生理不順などの症状が出現する。[86] ➡下垂体，副腎皮質，アジソン病

**クッパー細胞** Kupffer cell 肝類洞内壁の毛細血管内皮に存在するマクロファージ(大食細胞)の一種。旺盛な食作用をもっており，赤血球の貪食や血管に入った外来性コロイド顆粒のすべてを循環血から除去する。[251] ➡肝臓，マクロファージ，食作用

**靴べら式短下肢装具** shoehorn type ankle foot orthosis 【シューホーンブレイス shoehorn brace】 プラスチック製下肢装具のうち，支持部が下腿後面に当たるように作製された短下肢装具。筋トーヌスの度合いによりプラスチックの材質および厚さ(固定性，可撓性)が選択され，下腿部の高さと足底部の長さも異なる。[75] ➡短下肢装具，プラスチック製下肢装具

**駆動輪** large wheel 【主輪, 大車輪】 車いすを駆動する車輪。通常は後輪をさす。大きさは直径22～24インチが一般的。用途や利用者の体格，自操(走)か介助かで，大きさを選択する。2インチ(約5cm)おきの大きさのものが用意されている。[78] ➡車いす，前輪駆動車いす

**ぐにゃぐにゃ児** = フロッピーインファント

**クプラ** cupula；cupola　平衡感覚をつかさどる三半規管の膨大部の感覚上皮上に存在するゼラチン様物質。回転速度を受容する有毛細胞と，その動毛，不動毛からなる。[200] ➡ 平衡[感]覚，三半規管

**凹み足** ＝ 凹足

**組合管掌健康保険** health insurance society　健康保険法に定められた社会保険のひとつで，大企業または，いくつかの企業が集まって設立された健康保険組合によって運営されている医療保険。保険料の負担は，事業主と被保険者が折半を原則としている。[152] ➡ 健康保険組合，医療保険制度，政府管掌健康保険

**組換え** recombination　遺伝子工学の発展に伴い，種の望ましい特性を育てるなどの目的でDNA上の望ましい特質を制限酵素により切断し，他のDNAに組み込むこと。異種の遺伝子を組み入れることは一般に遺伝子組換えという。遺伝疾患など臨床応用が期待されている。[182] ➡ 遺伝子，染色体異常

**組立式装具** assembling orthosis　装具を構成する各部品をユニット化しておくと，装具が必要なときに直ちに組み立てることができる。調節も可能で，数種類のサイズを備えれば，多くの対象者に対応することができる。[75] ➡ 短下肢装具，長下肢装具，装具

**組立単位** derived unit　物理量の大きさを定めるために国際度量衡委員会では，長さ，質量，時間，電流，温度，物質量，光度の7つの基本的な単位をSI（国際単位）基本単位とし，基本単位の乗除で表される単位をSI組立単位という。例：周波数（Hz）は $s^{-1}$，力（ニュートン）は $m\cdot kg\cdot s^{-2}$ で表す。[118] ➡ 放射線医学，国際単位系，単位，デシベル，テスラ

**クモの巣グラフ** ＝ レーダーチャート

**クモ膜** arachnoid membrane　脳と脊髄を包む3枚の髄膜（硬膜，クモ膜，軟膜）の中層。クモ膜と内層の軟膜との間がクモ膜下腔であり，このクモ膜下腔に出血が生じて脳脊髄液に血液が混入した状態がクモ膜下出血である。[257]

**クモ膜下出血** subarachnoid hemorrhage；SAH　血管病変もしくは頭部外傷により，クモ膜下腔に出血した状態。腰椎穿刺で血性髄液により確定されるが，CTスキャンで診断がつけば腰椎穿刺は行わない。髄膜刺激症状による項部硬直，ケルニッヒ徴候などや，脳圧亢進症状として突然出現する激しい頭痛，悪心，嘔吐，重篤な場合には眼底出血も症状として現れる。原因としては脳動脈瘤，脳動脈奇形などからの出血の頻度が高い。再出血すると死亡率が上昇することから，ハントのクモ膜下出血の分類などにより手術適応なものには，破裂動脈瘤の処置や脳内血腫に対する処置が施行される。合併症として脳血管攣縮，水頭症がある。前者は，脳の血管が収縮して血流が悪くなり，その結果手足の麻痺や言語障害などが現れる。後者は，急性水頭症では急激に意識状態が悪くなり，遅発性の水頭症では徐々に意識状態の悪化や歩行時のふらつき感，尿失禁などの症状が強くなってくる。[124] ➡ 脳血管障害，脳卒中，ハントのクモ膜下出血分類，動脈瘤，脳動脈瘤クリップ，水頭症

**クラーク核** Clarke nucleus【クラーク柱 Clarke column，背核 dorsal nucleus，胸髄核 thoracic nucleus】　下位頸髄から上位腰髄にかけての灰白質中間帯にある円形または卵円形の神経細胞集団。入力は脊髄神経後根からの有髄線維と近辺の脊髄灰白質からの有髄線維，出力は後脊髄小脳路を形成し下小脳脚を通って小脳に達する。[60] ➡ 神経核，脊髄，脊髄小脳変性症

**クラーレ中毒** curare intoxication　神経筋接合部に作用して運動神経を麻痺させる作用をもつ，クラレ（ツヅラフジ科などの植物から抽出される有毒アルカロイド）によって引き起こされる症状で，筋力が弱まって全身的な骨格筋の弛緩と麻痺を起こした状態。治療薬としては抗コリンエステラーゼ薬などがある。[10] ➡ アセチルコリン，運動終板，神経毒，クラーレ様物質

**クラーレ様物質** curare-like substances 【非脱分極性筋弛緩薬 non-depolarizing muscle relaxant】　神経筋接合部において興奮伝達を遮断し，筋弛緩作用を呈する薬物のうち，競合的に遮断する薬物．神経末端から遊離されたアセチルコリンによって生じる終板電位を減少させて神経伝達を遮断し，筋収縮の発生を抑制する．[10] ➡ クラーレ中毒，神経毒，筋弛緩

**クライエント中心療法** client-centered therapy 【来談者中心療法】　心理学者ロジャーズ(Rogers, C.R.)によって考案されたカウンセリング理論による，非指示的な心理療法．「人間は本質的に自ら成長していく力をもち，自己の一貫性を維持し，自己を充実させていくことをめざしている」との考えが基となっている．援助は新しい知識を与えたり，何かをしてやったりすることではなく，クライエントが直面している問題を自ら乗り越えていけるように援助的人間関係を築き，自分を表現することのできる受容的な場を提供することであり，カウンセラーはクライエント自身が問題解決の糸口を見い出して，問題を解決できるように援助することである．したがって，本法は，それまでの精神分析的なセラピストのように，知的・専門的優位性を背景に上下関係に立つことを否定し，カウンセラーとクライエントはあくまで対等な立場であり，カウンセリングの主体はクライエントであるとしている．また，カウンセリングで最も必要なことは，解釈や指示，助言を与えることではなく，クライエントとの受容的な関係をつくることであり，そのためカウンセラーには3つの基本的態度が重要であると提唱している．すなわち，①無条件の肯定的尊重あるいは無条件の積極的肯定(unconditional positive regard)：クライエントに無条件的肯定的な関心をもつこと，②共感(empathy)あるいは共感的理解(empathic understanding)：クライエントを共感的に理解すること，③純粋性(genuineness)：カウンセラーとして純粋であること，である．カウンセリングには，次のような技法が用いられる．①感情の受容：「うむ」「なるほど」「そうですか」などクライエントの感情をそのまま受容する，②感情の反映：話題に含まれた感情をそのまま映し出して伝える，③くり返し：クライエントのことばをそのままくり返す，④感情の明瞭化：クライエントが漠然とした感情を表明したり，まわりくどい表明をしたりしたときに，感情を明らかにする，⑤承認－再保証：情緒的な支援・承認・強化を与える，⑥非指示的リード：「もう少し話してくれませんか」などクライエントを非指示的にリードして，感情を引き出す，⑦フィードバック：クライエントの行動をセラピストがどうみているかを伝える，⑧自己開示：セラピストが自分の考えや感情を適切にクライエントに伝える，などである．[39]

**クライナート法** Kleinert method　手指屈筋腱断裂の縫合術後療法のひとつ．手関節45°・MP関節40°屈曲で前腕から指先までを背側副子固定し，爪に屈曲方向に牽引するゴムひもを付け，IP関節の自動伸展とゴムの他動屈曲で腱を滑走させ癒着を防ごうとするもの．[280]

**クラウゼ[終末]小体** Krause [end] corpuscle 【クラウゼ終棍 terminal bulb of Krause, 触覚棍状体 tactile bulb】　真皮に分布する感覚受容器で直径約50 $\mu$m の棍棒ないし球形の神経終末器．板状のシュワン細胞に包まれ感覚神経が糸球を形成する．口腔，結膜，直腸，外陰部などの粘膜にみられ機械的刺激を感受するとされている．また，冷覚の受容器とされている．[65] ➡ 表在[感]覚，触覚

**鞍関節** saddle joint　関節面の形状からつけられた名称．相対する関節面が馬の鞍状に，一方が縦径凸，横径凹であれば，他方は縦径凹，横径凸をなす形状で，互いに直角の方向に回転した状態で対向した関節．2軸性関節で母指手根中手関節，胸鎖関節がその例．[21] ➡ 2軸性関節

**クラスカル－ウォリス検定** Kruskal-Wallis test　ノンパラメトリック検定のうちの独立多群の差に関する検定．例えば，脳卒中，脊髄損傷，大腿骨頸部骨折を有する各対象者間においてFIM(機能的自立度評価法)の移乗

項目の評価に差があるかどうかを検定するときに用いる。[259] ➡統計学, ノンパラメトリック検定

### グラスゴー昏睡尺度　Glasgow Coma Scale：GCS
重症頭部外傷の意識障害の程度を表現するための基準。観察項目として開眼反応(E)、言語反応(V)、運動反応(M)の3項目について段階付けされており、それを合計して数量化する。合計点数が低いほど意識レベルが低く、7点以下は昏睡状態。開眼反応は自発的に開眼している場合を4、ことばによる場合を3、痛み刺激による場合を2、開眼しない場合を1として分類する。言語反応は見当識が保たれている場合を5、会話が混乱している場合を4、ことばが不適当な場合を3、理解できない声を発している場合を2、発声のない場合を1として分類する。運動反応は命令に応じる場合を6、痛み刺激部位に手足を持っていく場合を5、痛み刺激に対し四肢を屈曲する場合はさらに2段階に分け、逃避的な屈曲を4、除皮質硬直などの異常屈曲を3、四肢を伸展させる場合を2、まったく動かさない場合を1として分類する。わが国では日本昏睡尺度(JCS)も使用されている。[168] ➡意識障害, 頭部外傷

### クラスター分析　cluster analysis
得られたデータの中から類似したデータをグループ化し、サンプル間またはグループ(クラスター)間の距離を定義し、距離の近い項目同士を結合させグループを増やしていき、これらを樹状に図式化し(樹形図)、各サンプル間の相関を分析する方法。[265] ➡統計学, ユークリッド平方距離, 樹形図, 相関

### クラッチフィールド頭蓋直達牽引　Crutchfield skull traction
頸椎の脱臼や骨折による転位の防止や軟部組織の安静を目的とする牽引療法。頭蓋骨外板の耳孔を結ぶ線上にドリルで穴をあけ、ピンを差し込んで固定し、頭頂方向に滑車を介して重錘で牽引する。[67] ➡頸髄損傷, 介達外力

### クラップ体操　＝葡匐運動(クラップの)

### クラビクルバンド　clavicle band　【鎖骨バンド】
鎖骨骨折の際の保存療法として、骨片の整復とその維持を目的とする鎖骨装着バンド。市販のものも数種類ある。固定期間は様々で、小児では2〜3週間、成人では4〜6週間の固定が原則である。[199]

### グラフ　graph
互いに関連する2つ以上の数値を比較して、データを分かりやすく図示したもの。数値を視覚化し、対比して表現するときに用いられ、折れ線グラフ、棒グラフ、円グラフなど約50種類に及ぶ。[131] ➡論文

### グラム陰性桿菌　Gram negative bacillus
グラム染色により赤く染まる(グラム陰性)桿菌(細菌の形が棒状の菌)の総称。大腸菌、緑膿菌、インフルエンザ菌など臨床において重要な菌が多い。菌の最外層をおおう外膜中に含まれるリポ多糖(LPS)は細菌内毒素と呼ばれ、発熱やショックの原因となる。[123] ➡グラム染色, 肺炎, 大腸菌O157

### グラム染色　Gram stain
グラム(Gram, C.)により考案された細菌の染色法。ほとんどの細菌は細胞壁の構造の違いからクリスタル紫で染まるグラム陽性菌(青色)とサフラニンで染まるグラム陰性菌(赤色)に分類される。細菌の分類や同定だけでなく抗生物質の選択にも重要な役割を果たす。[123] ➡グラム陰性桿菌, 感染, 大腸菌O157

### グラム陽性桿菌　gram-positive bacillus
グラム染色により紫に染まる(グラム陽性)桿菌(細菌の形が棒状の菌)の総称。感染症としてジフテリア菌による急性感染で心筋・神経障害を引き起こすジフテリア、リステリア菌による髄膜炎や脳炎や敗血症を引き起こすリステリア感染症、破傷風などがある。[298] ➡グラム染色, グラム陰性桿菌

### クララ細胞　Clara cell
肺の細気管支の上皮にあり、線毛をもたない円柱状の細胞。蛋白質分解酵素を含む脂質性の分泌物を産生し、粘液や細胞崩壊産物などを溶解することによって、気道の閉塞や吸入異物・発癌物質による有害作用を防いでいる。[284] ➡肺, 腺癌

**グランデッドセオリー** grounded theory
　社会学においてグレイザー(Glaser, B. G.)とストラウス(Strauss, A. L.)(1967)により提唱された，データに基づいた質的研究の方法論。当時の社会学の主流であった，データとの相互作用を軽視し，抽象的な概念構成に重きをおいた誇大理論(グランドセオリー grand theory)や，数量的研究の技術面を強調した非論理的な研究方法論に対する批判から生まれたもの。データとの相互作用を重視する点でデータ対話型理論とも呼ばれる。290 ➡仮説, 質的研究, 帰納法, トップダウン思考

**クランプ** ＝鉗子（かんし）

**グリア細胞**（ぐりあさいぼう） ＝神経膠細胞（しんけいこうさいぼう）

**クリアランス** clearance 【清掃値】　血漿中のある物質が1分間に腎臓から尿中に除去(クリア)される際に要する血漿量。腎機能の指標となる。クレアチニンクリアランスやイヌリンクリアランスは糸球体濾過値，p-アミノ馬尿酸クリアランスは腎血漿流量を反映する。123 ➡糸球体濾過値, 尿素窒素, 血液透析, 透析患者, 腎血流量

**クリーゼ** crisis　**1**急性疾患において，症状が急激に変化すること。通常は改善への変化を意味する。一般的には発熱が急に下がること(熱分利 febrile crisis という)。重症筋無力症の急激な症状悪化に対しても用いられる。**2**発作性の症状が出現すること。痙攣性発作や限局部位の疼痛発作などが含まれる。理学療法においては，脊髄癆における発作性の電撃様疼痛に遭遇する場合がある。また，痙攣性の発作では，大脳に起因するものとして脳血管疾患，頭部外傷による痙攣があり，しばしば意識消失を伴う。脊髄に起因するものでは多発性硬化症，脊髄損傷による疼痛を伴う強直痙攣にしばしば遭遇する。その他，代謝異常による低血糖症，低カルシウム血症などでも痙攣発作が起こる。いずれの痙攣性発作も急激に出現し，短時間のうちに回復する。121 ➡**1**熱放散, **2**痙攣, 発作

**クリーンルーム** ＝無菌室（むきんしつ）

**繰り返し効果**（くりかえしこうか） repetition effect 【反復効果】
　学習過程での同一試行反復の効果。一般に，反復によって学習はより進むが，1回のみの試行で成立する1試行学習や，同一あるいは類似活動の効果のないくり返し(足踏み状態)のように，無影響または負の効果の場合もある。276 ➡プライミング効果, 学習

**グリコーゲン** glycogen　食事によりグルコース(ブドウ糖)が多量に摂取されると，エネルギー消費に備えて余剰分をリン酸化しグリコーゲン合成酵素により合成され，肝臓や骨格筋に貯蔵される。グリコーゲンは，食物から吸収されたグルコースの重量比の約5%が肝臓で，約1%が骨格筋で貯蔵される。骨格筋細胞には球状のβタイプのグリコーゲンが含まれ，肝細胞にはβタイプが集合したαタイプのグリコーゲンが含まれる。131 ➡糖質, 肝臓

**クリスマス因子**（くりすますいんし） Christmas factor 【第Ⅸ因子 factor Ⅸ】　血液凝固因子の第Ⅸ因子の別名。この因子が先天的に欠乏して起こる血友病Bの患者名(Christmas)に由来する。102 ➡血液凝固因子, 血液, 血友病

**グリセリド** ＝中性脂肪（ちゅうせいしぼう）

**グリセリン** ＝グリセロール

**グリセリン浣腸**（ぐりせりんかんちょう） glycerin enema　排便を促すために経肛門的にグリセリン液を注入すること。直腸やS状結腸の宿便を軟らかくするほか，グリセリンの刺激作用により腸運動が亢進し，排便を催す。自然排便ができないときに行う。50%グリセリン液，2%石けん液が使用されることが多い。43 ➡浣腸

**グリセロール** glycerol 【グリセリン glycerin】　アルコールの一種で，甘味のある無臭の液体。脂肪の加水分解で得られる。脂肪酸とのエステルはグリセリド(中性脂肪)と呼ばれる。多方面の製剤の原料として使用されている。102 ➡脂肪酸, 脂質, 中性脂肪

**クリック音** click【軋音】 かすかな鋭い音を意味する。膝の屈伸時にある一定の角度で、ぎこちない不自然な動きを触れるか、雑音を聞くものを snapping（弾発）といい、その小さなものをクリックと表現する。[254] ➡ 半月[板]損傷

**グリップミオトニー** ＝ 把握性筋強直

**クリッペル-フェイユ症候群** Klippel-Feil syndrome 【先天性頸椎癒合症 congenital cervical synostosis】 椎体の先天奇形によって複数の頸椎が癒合し、頸部の短縮、後頭部毛髪縁の低下、頸椎運動制限を主徴とする疾患。しばしば内反足、側彎、後彎がみられ、頸部は翼状を呈し頸翼と呼ばれる。[250]

**クリニカルクラークシップ** clinical clerkship オスラー（Osler, W.）が始めた、学生のベッドサイド診療参加による教育法。すなわち、単なる見学によるベッドサイドラーニングだけではなく、臨床の現場で医療チームの一員として臨床スタッフの指導のもとに実践医療を体験して学ぶ学習法のこと。理学療法では臨床実習生は、スーパーバイザーやケースバイザーで構成されるリハビリテーションチームや理学療法チームに責任をもった一員として加わり、実際に対象者を担当し、実習指導者のもとに自らの判断に基づき実際に検査・測定・評価・治療などの医療行為を責任をもって行いながら、理学療法士として必要な知識や技能、態度、価値観など臨床能力を身につける臨床実習方式をいう。この教育法で重要なことは、医療行為の習得自体を目的とするのではなく、医療の現場で真に求められているものは何かを体得することである。[23] ➡ アーリーエクスポージャー、臨床実習、教育

**クリニカルパス** clinical path【クリティカルパス critical path, クリニカルパスウェイ clinical pathway】 本来は1950年代、米国の石油精製業界で使われた管理方法で、現在では建築業界やコンピュータ業界などで多く利用されている。産業界では、多くの契約者が1つの作業を一定期間に行わなければならないので、したがって、各契約者がそれぞれの工程で効率的に作業を行い、製品の質を維持するために工程を管理することが必要となった。医療界では、1980年代米国の看護師が看護と治療の手順を標準化し治療の効率化を図る方法として最初に導入した。一定の疾病の場合、入院期間、検査項目および検査日、治療内容、退院日および退院時指導などが決められている。そのため医師、薬剤師、看護師、理学療法士、作業療法士、言語聴覚士、検査技師、放射線技師、管理栄養士、医療ケースワーカーが連携して、対象者中心のチームアプローチができる。結果として入院期間の短縮、医療費の削減につながり病院経営の改善となる。[107] ➡ 病院管理学, 医療行為, 医療費, 医療経済学

**クリニカルリーズニング** ＝ 臨床推論

**クルーケンベルク切断** Krukenberg amputation 手関節離断や前腕の切断において橈骨と尺骨を縦に2分し、前腕筋による両骨の開閉動作で把持を可能にする切断法。感覚残存の利点もあり、視覚障害者や両上肢切断では有用であるが、その外観がよくないため、近年ではあまり用いられない。[199]

**グループホーム** group home 認知症高齢者などの知的障害者が数人単位で通常の住宅で同居あるいは近隣の世話人から生活援助を受けながら共同生活する形態。介護保険制度では、認知症要介護者が家庭的な雰囲気のもとで共同生活する認知症対応型共同生活介護をいう。[192] ➡ ノーマライゼーション, 自立支援, コミュニティ

**グループ療法** ＝ 集団療法

**グループワーク** group work【集団援助技術】 ソーシャルワークにおける対人援助技術のひとつ。被援助者・利用者同士などがグループを作り、ひとりではできない活動やゲームなどを行う過程で他者と交流することにより、自分の問題を確認したり、問題解決のための新たな見方ができたりする。[192]

**グルカゴン** glucagon 膵島A($\alpha$)細胞より

分泌されるペプチドホルモン。主に肝臓に働きかけ肝グリコーゲン分解と血漿中へのブドウ糖放出を急速に増やし血糖値を上昇させる。また，脂肪分解を促進し血中遊離脂肪酸も増加させる（抗インスリン）。[45] ➡膵臓，内分泌，血糖，インスリン

**グルコース** glucose【ブドウ糖】　単糖類の一種。セルロース，デンプン，グリコーゲンなどの多糖類を加水分解していくとグルコースになる。天然には甘い果実に多く含まれる。体内には血液，脳，髄液やリンパ液中に存在しており，エネルギー源として利用される。また，一般の栄養剤や点滴・注射液の原料となる。[102] ➡エネルギー

**グルココルチコイド** ＝糖質コルチコイド（とうしつこるちこいど）

**グルタミン酸オキサロ酢酸トランスアミナーゼ**（ぐるたみんさんおきさろさくさんとらんすあみなーぜ）　glutamic oxaloacetic transaminase：GOT　アミノ酸のアミン基を転移する酵素。主として肝細胞，筋線維，赤血球の壊死や破壊により血中に増加する。自動分析装置（UV法）の基準値は11〜40 IU/$l$/37℃。最近はアスパラギン酸アミノトランスフェラーゼ（aspartate aminotransferase：AST）と呼ばれる。[201] ➡アスパラギン酸アミノトランスフェラーゼ

**グルタミン酸ピルビン酸トランスアミナーゼ**（ぐるたみんさんぴるびんさんとらんすあみなーぜ）　glutamic pyruvic transaminase：GPT　主として肝細胞の壊死や破壊により血中に増加する酵素。臨床的に鑑別上重要な酵素で，自動分析装置（UV法）の基準値は6〜43 IU/$l$/37℃。最近はアラニンアミノトランスフェラーゼ（alanine aminotransferase：ALT）と呼ばれる。[201] ➡アラニンアミノトランスフェラーゼ

**くる病**（くるびょう） rickets　成長過程における骨の石灰化障害で，骨端軟骨板（成長板）の閉鎖以前に発症し，成長障害，側彎などの骨変形などをきたす。ビタミンDの摂取不足，吸収障害，日光暴露不足，肝・腎機能障害などが原因。骨端軟骨板閉鎖以後の場合，骨軟化症といい同一疾患である。[275] ➡骨軟化症，テタニー［発作］，ガワーズ徴候，進行性筋ジストロフィー

**車いす**（くるまいす） wheelchair　移動をつかさどる車としての機能といすの機能を併せもった移動用機器で，構造的には身体支持部，駆動装置，車輪とフレームの4つの要素から構成されている。車いすの基準寸法やその測定部位，各部の名称は日本工業規格（JIS）で決められている。身体支持部は，体を支える部分で，シート，アームレスト，バックレスト，レッグサポートなどから構成されている。駆動部は，ハンドリムとブレーキからなり，車輪には駆動輪（主輪）とキャスター（自在輪）とがある。フレームは，車いすの各部を支持・連結するもので，本体フレームと折りたたみフレームなどからなる。シートは普通型車いすでは数度の後方傾斜がついているが，対象者の座位機能に応じて傾斜をさらにつけることがある。アームレストは上肢を支える部分で，通常はスカートガードが付いている。低すぎると肩が下がり，高すぎると肩が上がって体のバランスがとりにくくなる。バックレストは体を支える最も重要な部分で，通常はシートに対して95〜100度の角度をつける。バックレストの高さは，高いほうが安定性は良いが，高すぎると駆動時に上肢の動きが制限される。ふつう，座面から腋窩までの高さから10 cmを引いた高さにするが，最終的には使用者の座位保持能力を考慮する。レッグサポートは，レッグパイプ，レッグレストとフットレストより構成されるが，レッグサポートが駆動時や介助移動時に邪魔になるときは，開き取り外し式にする。駆動輪のタイヤはソリッドタイプと空気入りタイプがあるが，前者のほうがスピードはでやすく，後者は乗り心地で勝る。キャスターはJIS規格により，5，6または8インチと決められている。給付は法的給付による場合は，オーダーメイド品が多いが，既成品も出ている。車いすを駆動のタイプにより分類すると，後輪駆動式（普通型），前輪駆動式（トラベラー型）と片手駆動式とに分けられる。また，力源により分けると，手動型，手押し型と電動型などがある。車いすは使用者のニーズに即したものであることが第1条件で，そのことから様々なオーダーメイド品が作られている。入浴用車い

す，スタンドアップ車いすや座位保持機能つき車いすなどはその例。また，短時間で車いすを供給できるようにモジュール型車いすも開発されている。[78] ➡介助型車いす，手動車いす，電動車いす

**車いすスポーツ** wheelchair sports　車いすを使って行うスポーツのこと。英国のストークマンデビル病院の脊髄損傷センターで1940年代前半から脊髄損傷者のリハビリテーションの一環として，車いす競走から始まり，1948年からはストークマンデビル競技大会として毎年開催されるようになり，種目も増えている。わが国では，1961年に開催された第1回大分県身体障害者体育大会で，車いす競争や車いすバスケットボールのデモンストレーションが行われたのが始まり。その後1964年の東京パラリンピックを契機として，車いすの発展とともに競技性が高くなり，選手達の社会参加や就業の機会が広がっている。現在では，一般にあるスポーツのほとんどを車いすで楽しむことができる。代表的な種目としては，車いすバスケットボールやマラソン，テニス，バドミントン，卓球などがあり，それぞれ専用の車いすで，一般のルールを少し変更し，一般と同じ道具を使って競技が行われている。[243] ➡身体障害者

**車いすの給付手続き** wheelchair benefit procedure　身体障害者福祉法，児童福祉法，戦傷病者特別援護法からの車いすの給付があり，事前に市町村の福祉事務所や町役場の福祉課へ申請する必要がある。また，労働災害保償保険法や船員保険法からの給付もある。要介護認定者では介護保険による利用限度内の車いすレンタルサービスが受けられる。[78]

**クルンプケ型腕神経叢麻痺**
＝下位型腕神経叢麻痺

**クレアチニンクリアランス** creatinine clearance　筋収縮で利用されたクレアチニン酸の最終代謝産物であるクレアチニンの腎排泄能(腎糸球体濾過値)を示す値。単位時間に排泄されるクレアチニン量を血中クレアチニン濃度で除した値から算出される。[45] ➡筋，糸球体濾過値，クレアチニンリン酸

**クレアチンキナーゼ** creatine kinase：CK【クレアチンホスホキナーゼ creatine phosphokinase：CPK】　クレアチンリン酸とADP(アデノシン二リン酸)からクレアチンとATP(アデノシン三リン酸)を生成するときに触媒作用をする酵素。CKは筋収縮において重要な役割がある。構成としてはB(brain：脳)とM(muscle：筋)の2種類のユニットから成り立ち，BB型・MB型・MM型の3種がある。理学療法においては，直接的に関与する部分よりリスク管理や病状の確認などでの間接的に関与する部分が中心となっている。進行性筋ジストロフィーや心筋梗塞において，血清CK活性の上昇は症状の増悪とともにみられる。特に急性心筋梗塞の場合は，発症から3〜4時間後にMB型が上昇しはじめ，3〜4日後に血中から消失する。これは，心電図所見より特徴的にみられる部分である。[102] ➡クレアチンリン酸，筋，アデノシン三リン酸

**クレアチンリン酸** creatine phosphate：CP　筋収縮のエネルギー源であるATP(アデノシン三リン酸)の合成に必要な有機化合物で，クレアチンキナーゼの作用によりADP(アデノシン二リン酸)とクレアチンリン酸から速やかにATPが合成される。[102] ➡アデノシン三リン酸，筋，クレアチンキナーゼ

**グレイ** gray　記号Gy。吸収線量(放射線が物質に吸収されるときに与えられる単位質量あたりのエネルギー量)の単位。国際単位系の固有名称で独自記号でGy。組立単位ではジュール毎キログラム$(J \cdot kg^{-1})$または平方メートル毎秒毎秒$(m^2 \cdot s^{-2})$。[231] ➡単位

**クレチン症** ＝先天性甲状腺機能低下症

**クレッチマー** Kretschmer, Ernst　ドイツの精神医学者(1888〜1964)。性格と体型との関連性を指摘した性格論が有名。体型を肥満，細身，闘士の3型に分類し，それぞれの気質を循環(社交的など)，分裂(非社交的など)，粘着(几帳面など)とした。[160]

**クレッチマー症候群Ⅰ** = 失外套症候群

**クレブス回路** = トリカルボン酸回路

**クレペリン** Kraepelin, Emil　ドイツの精神医学者(1856～1926)。1899年に破瓜病，緊張病，妄想性認知症を統合して1つの疾患単位として早発認知症と規定し，統合失調症の概念の基礎を作った。[160] ➡内田-クレペリン精神検査

**クレンザック式足継手** Klenzak ankle joint　短下肢装具に用いられる足継手で，バネの力で足関節を背屈させる。歩行周期におけるバネの作用，踵接地期の体重支持による足関節底屈時の前脛骨筋の遠心性収縮と同様で，立脚中期以降は前脛骨筋の求心性収縮と同様の働きとなる。足継手は後方制動となり，背屈角度は約20度に設定される。踵足の場合には足継手は前方制動となり，足関節を底屈させるように作用するので逆クレンザック継手と呼ばれ，底屈角度は約20度に設定される。背屈と底屈の両方向の制御を行えるようにクレンザック機構を二重にしたものを，二重クレンザック継手(double Klenzak joint)という。ただし，中枢神経麻痺ではクレンザック継手により足間代が誘発される場合もあるので注意を要する。この場合には他の継手を使用するか，クレンザック継手のバネの代わりに金属製の棒(ロッド)を用いることがある。[75] ➡短下肢装具，長下肢装具，継手

**クロイツフェルト-ヤコブ(プ)病** Creutzfeldt-Jakob disease：CJD　中年以降に発症し，亜急性の認知症，錐体路・錐体外路症状，ミオクローヌス，小脳症状などが出現する疾患。プリオン蛋白が病因と考えられ，中枢神経細胞の変性脱落，海綿様状態がみられる。半年から1年前後で死亡する。[124] ➡プリオン，BSE

**クロウ-深瀬症候群** Crow-Fukase syndrome 【POEMS症候群 polyneuropathy, organomegaly, endocrinopathy, M protein and skin change, 高月病 Takatsuki disease】　四肢遠位部優位に亜急性に進行する多発ニューロパチー，肝腫大やリンパ節腫大などの臓器腫大，下腿浮腫や全身浮腫，内分泌異常，形質細胞異常，色素沈着や剛毛などの皮膚病変を伴う疾患。[124]

**クローズドキネティックチェイン** = 閉鎖性運動連鎖

**クローヌス** = 間代

**クロール代謝の異常** abnormal metabolism of chloride　クロール(Cl)の90%は細胞外液に存在し，その代謝や分布はNaClの形で$Na^+$とほぼ連動し，体液の酸塩基平衡に関連し変動する。その異常として低クロール血症と高クロール血症がある。血清Cl濃度が95 mEq/l以下を低クロール血症といい，原因は胃酸の喪失，呼吸性アシドーシスなどである。アシドーシス症状を呈することが多く，内科的治療としてCl剤(NaCl，KCl)の投与が行われる。血清Cl濃度が105 mEq/l以上を高クロール血症といい，直接の症状はなく原因疾患の治療が行われる。原因としては，代謝性アシドーシス，呼吸性アルカローシス，Cl過剰投与，高Na血症などがある。[272]

**クローン** clone　無性生殖により増殖し，同一のゲノムをもつ一群の生物。個体，細胞，遺伝子を示す場合に使われる。近年，核移植によるクローン動物(ヒツジ，ウシなど)が作られ，ヒトへの応用に関する倫理的問題を提起している。[249]

**クローン病** Crohn disease　原因不明の消化管，特に小腸，大腸を好発部位とする慢性の肉芽腫性炎症性疾患。病変は消化管以外に波及することもある。主症状は，下痢，腹痛，体重減少，発熱であり，多くの場合，増悪・寛解をくり返しながら進行する。[166] ➡回腸，慢性，炎症

**クロコダイルの涙** = ワニの涙

**クロスブリッジ説** cross-bridge theory　筋収縮機構に関する学説。横紋筋の太いフィラメントから細いフィラメントにかけて

掛かり両者を連結するものがクロスブリッジで，その働きによりフィラメントの滑走が起こって筋の収縮が発生するという説。[158] ➡ 滑走説，筋フィラメント，アクチン，ミオシン

**クロスマッチ[試験]** ＝ 血液交差適合試験

**クロスリンキング** ＝ 架橋形成

**クロスリンキング説** cross-linking theory
コラーゲンなどの線維性蛋白質では分子間で特定の場所に架橋を作り，線維を補強しているが，老化とともに他の場所に架橋形成が進み，そのことで組織の柔軟性や弾力性が低下し，老化が起こるという説。[165] ➡ 架橋形成

**クロナキシー** chronaxie 【時値】 神経，筋組織の興奮性の指標。細胞を興奮させる最小の電流を基電流というが，その2倍の強さの電流を用いて細胞の興奮を起こすときに必要な最小の持続時間のこと。[44]

**グロブリン** globulin 単純蛋白質の一群で，動植物の組織や血液中などに含まれる。一様に多種のアミノ酸を含み，弱酸性，熱凝固性などの性質をもつ。一般には血清や血漿に硫酸アンモニウムを同量加えることにより沈殿する血清グロブリンとして用いられる。電気泳動法により $\alpha_1$, $\alpha_2$, $\beta$, $\gamma$ グロブリンに分離されるが，いずれも生理的に重要な物質を含み，$\gamma$ と $\beta$ には免疫に関係する抗体が含まれる。[102] ➡ 蛋白質，血清グロブリン，免疫

**グロブリン反応** globulin reaction 髄液には少量の蛋白質が含まれ，その20〜30%がグロブリンである。感染症，腫瘍性疾患(骨髄腫など)，自己免疫性疾患などでこれが増加する。飽和硫酸アンモニウムや石炭酸を加えると増加したグロブリンが析出して反応陽性となる。[123] ➡ 免疫グロブリン，グロブリン，ガンマグロブリン，血清グロブリン

**クロム親和性細胞** pheochromocyte クロム親和反応陽性(アドレナリンとノルアドレナリンを含有する細胞が褐色に染色される)を呈する細胞。交感神経傍節，副腎髄質，または褐色細胞腫などにみられる。[272]

**クロルプロマジン** chlorpromazine 抗精神病薬。ドパミン作動性神経抑制薬で，感情中枢である大脳辺縁系に作用し，情緒の安定化をもたらす。高齢者への投与はパーキンソン症候群・起立性低血圧を起こしやすく慎重を要する。また催奇形性があるので妊婦への与薬は禁忌である。[59] ➡ 緊張型統合失調症，神経症，躁病

**クロンバックの $\alpha$ [信頼]係数** Cronbach alpha [reliable]coefficient 信頼係数のひとつ。ある特性を測定するために，複数の質問への回答の合計値を使うことがある。その際，個々の質問が内的整合性をもつかどうかを判定するために用いられる。質問間の相関が1に近いほど信頼性が高い。[167] ➡ 信頼性，内的整合性，信頼[性]係数，相関

**クワシオルコル** ⇨ 飢餓萎縮

**群発放電** grouped discharge 安静時に生じる異常電位で，いくつかの活動電位がまとまって不随意的に現れる現象。パーキンソン症候群，中枢神経疾患，筋疾患などで現れる。健常者でも寒さによる震えでも生じる。[89] ➡ 筋電図，疲労

**群平均法** group average method クラスター分析におけるクラスター間の類似度の定義方法のひとつで，対となるクラスター間の距離をクラスター内のデータの平均距離として求め，その値が近いものを結びつけて同じクラスターとしていく方法。[216] ➡ 多変量解析，クラスター分析，ユークリッド平方距離

# け

**毛** hair　ほぼ全身の皮膚にみられる角化物。唇，手掌・足底・関節の屈側面などを除く部位に生じる細い糸状の表皮形成物で，皮膚の中に埋没している毛根と皮膚の表面に出ている毛管からなる。体温調節や皮膚の保護などに働く。[245]

**ケア** ＝介護

**ケアコーディネーター** ＝ 介護支援専門員

**ケアプラン** ＝ 介護サービス計画

**ケアマネージャー** ＝ 介護支援専門員

**ケアマネジメント** care management　【ケアコーディネーション care coordination】
　1970年代以降米国，英国，オーストラリア，カナダなどで始められた援助方法。長期療養を必要とする慢性疾患を有する者，障害者，高齢者などに対して，それぞれの人のニーズに基づいて保健・医療・福祉などの在宅サービス・施設サービスを利用しやすいように援助支援を行うことで，ケアコーディネーションとも呼ばれる。わが国では，身体障害者福祉サービスにおいて，福祉事務所に身体障害者福祉司を配置し，更生相談のほか，更生医療の給付，補装具の交付，各種施設への入所の措置，在宅福祉サービスの給付などを実施していることが類似している。また，2000（平成12）年に導入された介護保険制度に，介護支援サービスの呼称でこの手法を取り入れ，介護支援専門員を中核として，要介護者などに対する介護サービスが適切にかつ効果的に提供されるよう，また多様なサービス提供主体による保健・医療・福祉の各サービスが効率的に提供できるようなサービス体系の確立をめざしている。[192] ➡介護支援専門員，退院計画

**ケアワーカー** care worker　一般には介護保険施設や養護老人ホームなどに勤務する介護福祉士をさす。広義には障害者や高齢者などの日常生活の援助や介護を行う介護福祉士，ホームヘルパー，生活指導員，介護助手など介護・福祉従業者の通称。[192] ➡介護福祉士

**系** ＝ システム

**軽快** remission　病態や症状がある程度回復した状態で，治癒への過程。多発性硬化症・白血病などの治癒が難しい病態においては，軽快した状態を寛解と表現することがある。[55]

**経管栄養** tube feeding　経口摂取が困難な場合に用いる栄養方法のひとつ。鼻腔経由で胃や十二指腸にカテーテルを留置し，ミキサー食や流動性の栄養食品，医薬品を注入する。長期の管理には胃瘻造設術を行うこともある。[277] ➡経鼻的経管栄養[法]，胃瘻造設術

**経験** experience　外界とのやりとりを通して自己の中に統合され，蓄積され，自己の一部となり，自己を変革させるに至る活動全般をさす。哲学，心理学では，知覚や知能，言語を中心に経験説と生得説といった立場の違いがある。[66]

**頸肩腕症候群**　neck-shoulder-arm syndrome；cervico-omo-brachial syndrome
　頸部，肩，腕，手など上肢帯の広い範囲に痛み，しびれ，異常感覚などの症状を訴える症候群の総称。脱力感などの不定愁訴や自律神経症状を含むことも多い。頸椎部，胸部に解剖学的弱点や加齢的変化をみる場合と，器質的変化の確認が困難な場合とがあり，後者のほうが多い。疼痛原因が明らかに頸椎，肩関節，神経，脈管系にある場合はこの症候群

けいこう

に含めない。キーボードを打ち続けたり，手を長時間使用する上肢作業職業者に同様の症状がある場合は「頸肩腕障害」と呼んで区別される。解剖学的な病変を認める鑑別疾患として，①頸部変形性脊椎症，②胸郭出口症候群，③肋鎖症候群，④過外転症候群，⑤頸椎椎間板ヘルニア，⑥頸椎捻挫，⑦後縦靱帯骨化症などがある。191 ➡胸郭出口症候群,斜角筋症候群,頸椎症,不定愁訴,頸椎椎間板ヘルニア

**軽叩** percussion【軽打】 手のいろいろな部位を用いて軽く短く叩く手技。セラピストの使用する部位により，手拳叩打法，切打法，拍打法，指頭打法，指背打法などがある。89 ➡マッサージ,徒手療法,指圧

**経口摂取** peroral intake 食物，水分，薬などを口を通して体内に取り入れること。栄養を体内に取り入れる方法は経口栄養，経腸栄養，静脈栄養があるが，経口での栄養摂取は唾液や胃液の分泌を促し，五感に刺激を与え，自然で生理的な手段である。279

**脛叩打試験** shin-tapping test 協調運動障害の検査法。被検者は一側の足を挙上し，踵で対側の脛を叩く。毎秒1～2回の速度でリズムよく数回叩き，一定の個所が叩けなければ協調運動障害と判定する。患者の理解が不十分で踵膝試験が実施できない場合などに用いる。207 ➡協調運動障害

**経口伝染病** communicable disease by peroral infection 感染経路として病原体が口から消化管を経て体内に進入する伝染病。食品や水，ヒト，動物を介して感染する。赤痢，パラチフス，腸チフス，コレラ，ロタウイルス下痢症，A型肝炎，食中毒などがある。8 ➡感染,感染経路,感染症対策

**75g経口ブドウ糖負荷試験** 75g oral glucose tolerance test：75g OGTT 【ブドウ糖負荷試験】 糖尿病型を判定する検査法。前夜9時以降を絶食とし，翌朝空腹のまま採血し，引き続きブドウ糖75gの水溶液を飲用後30分，1時間後，2時間後に採血を行う。2時間後血糖200mg/dl以上を糖尿病と診断す

る。19 ➡糖尿病,インスリン,耐糖能,空腹時血糖値

**脛骨** tibia 下腿の内側にある長管骨で大腿骨についで長く，重い。上端は肥厚し内外側に広がり，それぞれ内側顆と外側顆になる。骨幹は三角状で脛骨体と呼ばれる。下端は四角状で内側は下方に向かって突出し，内果となる。71 ➡大腿脛骨関節,膝関節

**脛骨近位端骨折** = 脛骨プラトー骨折

**脛骨筋現象** tibialis phenomenon 痙性麻痺者の股，膝関節を背臥位で屈曲させると，これに伴って足関節の背屈と足内反がみられる現象。検者が抵抗を加えることにより，顕著となる。協調運動型連合運動とも呼ばれ，錐体路徴候のひとつ。229 ➡錐体路徴候,痙性麻痺,連合運動

**脛骨高位骨切り術** = 高位脛骨骨切り術

**脛骨高原骨折** = 脛骨プラトー骨折

**脛骨粗面骨端炎** = オスグッド–シュラッター病

**脛骨大腿関節** = 大腿脛骨関節

**脛骨天蓋骨折** tibial plafond fracture 【プラフォンド骨折 plafond fracture, ピロン骨折 pilon fracture】 脛骨遠位の骨折。荷重部の骨端部骨折で，果部骨折と区別される。下腿長軸方向に強い外力が作用し起こる。粉砕骨折となって関節面が陥没転位する場合が多いので機能障害が起こりやすい。191 ➡三果骨折,脛骨天蓋骨折の分類

**脛骨天蓋骨折の分類** grade of plafond fracture 脛骨天蓋骨折の重症度分類。grade 1～3に分類される。grade 1：著しい転位のない関節内骨折。grade 2：著しい関節の不適合を伴う関節内骨折。grade 3：関節内骨折に，さらに骨端部の粉砕を伴うもの。191 ➡脛骨天蓋骨折,果部骨折

**脛骨プラトー骨折** tibial plateau fracture 【脛骨高原骨折；脛骨近位端骨折 fracture of proximal end of tibia】 脛骨近位端骨折の関節面の圧挫，陥没骨折。関節内骨折や骨欠損により拘縮，変形性関節症を続発しやすい。ホール(Hohl)の分類で6タイプ(非転位型，局部的陥没型，分裂陥没型，全面的陥没型，分裂型，粉砕型)がある。[191] ➡関節内骨折，変形性膝関節症

**軽鎖** ⇨ **重鎖**

**頸最長筋** cervical longissimus muscle 固有背筋の外側群の内側部を占める最長筋の頸部の筋束。上位4～5胸椎の横突起より起こり，第2(ないしは第1)頸椎～第6頸椎の横突起に停止する。脊髄神経後枝の支配を受け，頸椎を背屈および側屈させる。[97]

**軽擦** stroking 【エフルラージュ 仏 effleurage】 マッサージ手技のひとつ。セラピストの片手，両手の全面または一部を患部またはその周辺に軽く置き，やや軽めの圧を均等に加えながら，摩擦する方法。手掌軽擦法，母指軽擦法，二指軽擦法，四指軽擦法，指背軽擦法などがある。主に血液循環の改善と筋トーヌスを調整する。[89] ➡マッサージ，徒手療法，指圧

**ケイ(珪)酸** silicic acid 化学式 $SiO_2 \cdot nH_2O$ で表される物質で，熱水に可溶性がある。ケイ酸を減圧下で300℃程度に加熱・脱水し，水分を数％しか含まないようにしたものがシリカゲルで，水分を吸収しやすく乾燥剤やホットパックに利用されている。ケイ酸を含む粉塵を長年吸収続けると塵肺症を引き起こす。[118] ➡塵肺症，肺気腫，拘束性換気障害

**経産婦** multipara 妊娠22週以後の生活可能児を1回以上分娩したことのある女性。まだ1回も分娩したことのない女性を未産婦，初めて分娩に臨む女性を初産婦という。[173]

**計算力** calculation；arithmetic 計算方法を理解する能力，計算を正確に行う能力，計算を速く行う能力，計算を工夫する能力などを総合したもの。人の知的能力の測定指標として用いられる。コンピュータの演算機能の意味で使われることもある。[256] ➡評価，精神障害，認知症，改訂長谷川式簡易知能評価スケール

**形式化** formalization あらかじめ定められた約束事(規則)に当てはめること，または規則に基づいて作成すること。例えば入学式，卒業式などの儀式のように毎年同じパターンの式次第(約束事)に基づいて手順どおり次第を作成すること。[165]

**形質細胞** plasma cell 【プラズマ細胞】 B細胞(Bリンパ球)から分化した細胞で，免疫グロブリン(抗体)を産生する。リンパ球の2～3倍大きさで，多くは車軸状。細胞質は好塩基性に染まり，核周囲には色素に染まりにくい核周明庭がある。[10] ➡骨髄腫，免疫グロブリン

**経時変化** change of course 時間の経過による変化のこと。この経時変化を確認することによって分析，研究するものに介入研究，観察研究がある。介入研究では，介入の前後の状態が比較され，観察研究では，対象の状態をそのまま時間の経過とともに観察される。[70] ➡介入研究，観察研究

**傾斜反応** tilting reactions 【シーソー反射】 傾斜に応じてバランスを保とうとする平衡反応のひとつ。板上で様々な姿勢をとらせ，板を傾けて反応をみる。脳皮質レベルに中枢がある。人間の立位獲得，二足歩行には傾斜反応を含む平衡反応の成熟が不可欠である。[70] ➡姿勢反射，姿勢調節，平衡反応

**痙縮** spasticity 錐体路徴候のひとつで，筋トーヌス亢進状態の一型。筋伸張反射が著しく亢進し，急激な他動運動により筋トーヌスが亢進するが，筋長が一定以上になると筋トーヌスが急に低下することがある(折りたたみナイフ現象)。[229] ➡錐体路徴候，折りたたみナイフ現象，筋トーヌス，筋トーヌス検査，筋トーヌス亢進

**痙笑** sardonic smile；sardonic laugh【痙攣笑い】　破傷風によって顔面筋や咀嚼筋が痙攣し，あたかも苦笑いしたような表情となる。[124] ➡破傷風

**形状記憶合金** shape memory alloy　高温で成形し，常温で変形させても一定以上の温度で加熱すると元の形状に戻る性質をもつ合金。チタン-ニッケル形状記憶合金，銅系形状記憶合金，銀-カドミウム形状記憶合金などがあげられる。機械装置，電気電子機器，運輸機器，建造物・土木関連機器，医療機器，衣料用品など幅広い分野で使用されている。特性として熱を感知して形状回復させる機能や弾性材としての機能をもつ。理学療法関連では，代表的なものに骨折の治療に用いられる接骨板や脊椎の彎曲矯正に用いられる脊椎矯正棒などがある。いずれも正常な骨や脊椎の形を記憶させたチタン-ニッケル合金を骨折や彎曲の度合いに応じて変形させ，手術によって装着し，術後に体外から加熱して元の形に戻ろうとする力を利用する仕組みである。その他に人工歯根やカテーテル手術で用いるガイドワイヤーなどがある。人工肛門や人工食道など形状記憶合金による人工臓器の開発も進められている。[12]

**鶏状歩行** steppage gait　運動器疾患による異常歩行のひとつ。腓骨神経麻痺や多発性神経炎などにより足関節の屈筋麻痺による下垂足を呈する場合にみられる。足部の引きずりを避けるために遊脚相では膝を持ち上げるように足を離床させ，立脚相では足尖から接地する歩き方をする。[64] ➡腓骨神経麻痺，短下肢装具，下垂足

**頸静脈圧迫試験** ＝クエッケンシュテット試験

**頸神経叢** cervical plexus　8対の頸神経は前枝・後枝に分かれており，そのうち第1〜第4頸神経の前枝によってつくられる神経線維の集まり。感覚枝，交通枝，筋枝で構成され，それぞれの末梢分布域に達する。[18]

**頸髄症** ＝頸椎症性脊髄症

**頸髄損傷** ➡次頁参照

**形成異常[症]** ＝異形成

**形成音** ＝フォルマント

**形成外科** plastic surgery　先天性形態異常や外傷性変形に対して形態の修復，機能の改善を目的とした外科。前者では口唇裂，胸郭変形（漏斗胸，鳩胸），多指症・合指症，眼瞼下垂・突出，尿道下裂，半陰陽，あざなど，後者は外傷，熱傷，欠損部の再建（各種腫瘍），皮膚潰瘍などが対象となる。[62]

**形成不全** ＝低形成

**痙性歩行** spastic gait；spastic walking　中枢神経疾患による異常歩行の一種。片側または両側の錐体路障害による。片麻痺の場合，患側下肢は尖足のために股関節外転し，足部の軌跡は円弧状の分回し歩行となる。両側錐体路障害時は，両下肢伸展，内反尖足で，足尖を擦るアヒル歩行となる。[70] ➡脳卒中，異常歩行，分回し歩行，アヒル歩行

**痙性麻痺** spastic paralysis　上位運動ニューロンの障害によって生じる痙縮を伴う運動麻痺で，深部腱反射は亢進し，病的反射が陽性を示す。半身に認める場合を痙性片麻痺，両下肢に認める場合を痙性対麻痺という。[29] ➡筋トーヌス亢進，痙縮，痙性歩行，伸張反射

**頸性めまい** cervical vertigo　一定の頸部運動により引き起こされ，浮遊感と歩行不安定を伴うめまい。原因として神経筋説，神経血管説，椎骨動脈の血流不全説などが推測されている。[124]

**継続学習** ＝生涯学習

## 頸髄損傷 cervical spinal cord injury

脊髄損傷のうち，第1〜8頸髄に損傷が起こったもの。機能の残存に応じて損傷レベルを「$C_5$」などと表記する。胸髄・腰髄・馬尾損傷よりも多く，第6，7頸髄損傷が最も多い。男性の10〜20代と50〜60代に発生率が高い。若年者は交通事故，高齢者は転倒などの外傷によるものが最も多く，受傷原因は頸椎の過伸展・過屈曲・過大な垂直外力・過大な回旋力があげられる。頸髄は主に頸部から上肢の感覚と筋を支配しており四肢麻痺となる。$C_4$以上の高位頸髄損傷は呼吸筋麻痺も起こり日常生活活動上重大な支障を呈する場合が多い。不全損傷の中には中心型頸髄損傷のように上肢の麻痺が下肢よりも強い損傷もある。

1. 残存筋力：重要な髄節と支配筋。
$C_{3〜4}$：横隔膜，$C_{5〜6}$：三角筋・上腕二頭筋・前鋸筋・大円筋，$C_{6〜8}$：橈側手根伸筋・上腕三頭筋・大胸筋・広背筋・円回内筋，$C_{7〜8}$・$Th_1$：橈側手根屈筋，総指伸筋，浅・深指屈筋，虫様筋，骨間筋。エイシア(ASIA)の神経学的損傷高位やザンコリーの分類などこれらの筋力を主に検査して機能残存レベルを確定することが多い。

2. 合併症・随伴症状
褥瘡・関節拘縮・異所性骨化・骨折・呼吸器疾患・膀胱直腸障害・自律神経機能障害・脊髄空洞症・深部静脈血栓・皮膚合併症・痙縮・痛み・性機能障害など。特に自律神経機能障害を伴うことが多いが，代表的なものは血管運動機能障害であり起立性低血圧が起こる。離床期に入り初めて座位をとるときには注意を要する。また，体温調節障害によりうつ熱になり体温の高温状態が起こったり，尿や便がたまると自律神経過剰反射を起こし頭痛や発汗・血圧の急上昇を起こすことがある。その他,消化管機能障害がみられる。

3. 理学療法の流れ
a) 急性期(安静固定期)：骨損傷部の固定と安静が重要で，通常ベッド上で行われる。体位変換は理学療法遂行上大きな障害になるので特に注意を払い，看護師などとチームアプローチで良肢位保持を行う。関節可動域運動は損傷部を保護し愛護的に行う。特に肩関節の運動には十分な注意が必要である。呼吸理学療法はこの時期が最も重要で，排痰・呼吸練習・胸郭の柔軟性維持を行う。残存筋力増強運動は筋再教育から徐々に進める。

b) 離床期〜慢性期：自律神経機能障害を念頭においた理学療法が重要である。損傷部位が安定したならば起立性低血圧克服のためにできるだけ早く起こすことが必要である。方法としてはギャッチベッドによる座位保持，ティルトテーブルによる立位保持などがあり，早期にリクライニング型車いす上座位やマット上での座位を行うようにする。その際，血圧の確認，自覚症状の確認が重要である。起立性低血圧は慢性期になっても必ずしも改善はしないが日常生活に支障のない状態になることも多く，血圧値の低下のみにとらわれないようにする。次に車いす駆動練習と並行して，マット上運動として寝返り・起き上がり・プッシュアップ動作・座位での移動動作などを行う。車いす駆動練習は全身持久力増強運動としても行われる。マット上運動は座位での移動動作が可能になればベッドと車いす間の移乗動作練習を行う。ベッドと車いすを垂直につける直角型(前方型・垂直型)から始め，端座位でのプッシュアップ動作が行えるようになればベッドに20度程度に横付けした側方型(斜型)にする。車いす上でのバランス能力と駆動能力が高い場合はキャスター挙上練習，段差越え練習などの応用動作練習を行う。$C_7$などの下位損傷では床-車いす間の移乗動作も可能性がある。不全損傷の場合は体幹・下肢の筋力の残存によっては歩行練習ができる場合が多く，全身的に筋力・感覚検査など入念な評価が必要である。

c) 社会復帰：家庭復帰が多く，家屋改造・介護指導などが重要になってくる。本人・家族・医師・作業療法士・看護師・医療ソーシャルワーカー・建築関係者・行政関係者などと十分に話し合い適切な改造を行えるようにする。また，褥瘡予防など自己管理方法も指導しておく必要性も高い。車いすは高位頸髄損傷には電動車いすが適応であり，顎コントロールや上肢で操作できる。手動車いすが駆動できる場合には座位姿勢・駆動能力・用途により車いすを選択する。[156] ➡ 起立性低血圧,テノデーシスアクション,ザンコリーの分類,膀胱直腸障害,中心型脊髄損傷

**計測機器** measuring instruments；measurement equipments (stools) 　数量，質量などの物理的諸量を測定する機器をさし，医療では生体情報を得るために使用されている。循環器，呼吸器，消化器，神経，運動器，感覚器，泌尿・生殖器などの諸系統の計測で得られた生体情報は機能検査や形態検査などの補助診断や効果的，効率的治療のための資料として利用される。測定方法には①生体外部から物理量を与えて情報を得る方法(例えば光を与えるパルスオキシメータ，音を与える超音波診断装置，感覚検査機器など)と，②生体のもつ情報を直接計測器から測定する方法(例えば心電計，筋電計，脳電計，角度計など)とがある。機器から得られる信号情報は，検査条件により異なり，微弱であったり，比較的大きなものであったりすることから，その情報への信頼性を考慮する必要がある。検査条件には被検者側の問題と計測機器自体の問題があり，前者は個体差による刺激条件の変更，生体情報の代謝などによる日内変動，検査における侵襲や拘束による変動，関節可動域などのように生体の相互作用による影響などであり，後者は測定時の外部環境や機器自体の状態(周波数特性，測定感度，直線性)により左右されるなどである。これらの問題を念頭においたうえでのデータ利用が重要となる。[252] ➡客観テスト, 客観性

**継続教育** ＝ 卒後教育

**ケイソン病** ＝ 潜函病

**軽打** ＝ 軽叩

**形態異常** morphologic abnormality 　形態学的な異常のことで，器官の発生・分化過程に生じた先天的なものと後天的に生じたものがあり，理学療法では後者の変形や拘縮などを対象とする。組織レベルや細胞レベルでこれを研究するときには，光学顕微鏡下あるいは電子顕微鏡下に調べる。[88]

**頸体角** neck shaft angle；collodiaphyseal angle 　前額面における大腿骨幹部長軸と大腿骨頸部長軸とのなす角度。頸体角は新生児で最も大きく(140〜160度)，成長に伴って減少する。成人で120〜135度。基準値より大きい場合を外反股，小さいものを内反股いう。[74] ➡内反股, 外反股

**形態学** morphology 　生物の形態(かたち)の記述とその法則性の探究を目的とする学問領域。例えば骨格筋，骨，臓器などの器官，あるいはそれらの組織またはその細胞など，肉眼的に，光学顕微鏡下に，あるいは電子顕微鏡下に考察される。[88]

**頸・体幹・骨盤帯運動機能検査法** neck-trunk-pelvis motor function test 　吉尾ら(1980)によって考案された片麻痺者の体幹，骨盤を中心とした体幹機能の評価法(1994年に改訂されている)。13項目の動作の可否より，最も機能の低いステージⅠ〜Ⅵまでの6段階に分類される。[258]

**形態計測** morphometry；anthropometric measurement 　身体測定と同義語で，全身，身体各部位の大きさ，重さ，長さ，太さ，形などを身長計，体重計，巻尺などの一定の計測器で測定すること。医学における形態計測の意義は，疾病や障害によって生じた身体の形態上の変化や異常の程度を数量的，客観的に把握し，その結果を個体間の関係や個体の左右差を比較，検討するところにある。形態計測の種類には人体の長軸方向の成長指標である身長，身体の全組織の充実度合いを表した体重，発育の度合いを組み合わせて1つの指数とする体格指数，各肢節の長さ・太さを表す四肢長，周径などがあり，身体の栄養状態，筋の発達・萎縮の状態，浮腫の程度，各肢節の長さなどを知ることができる。形態計測上の注意事項として，原則として測定部の脱衣，測定時刻の設定，日差変動に留意することなどがあげられる。また拘縮などがあり，本来の検査姿勢がとれない場合は測定の姿勢，方法などを記載する必要がある。[147] ➡評価, 機能障害, 周径, 四肢長

**頸長筋** longus colli muscle 　頸部の腹側の最深部に位置する筋で，椎前筋群のひとつ。垂直部・上斜部・下斜部に分かれ，全頸椎お

よび第1〜3胸椎の椎体あるいは横突起間を連結する。頸神経叢および腕神経叢の枝により支配され、頸椎の屈曲、側屈、回旋の作用をもつ。[97]

**痙直型脳性麻痺** spastic type of cerebral palsy
　脳性麻痺の病型分類のひとつで、アテトーゼ型とともに脳性麻痺の大部分を占める。痙性麻痺を主症状とし、筋トーヌス亢進、腱反射亢進、病的反射出現、クローヌス出現、折りたたみナイフ現象を認める。[108] ➡脳性麻痺

**頸椎圧迫テスト** = スパーリングテスト

**頸椎横突孔** foramen of transverse process
　横突起に空いている孔。横突起の発生過程で椎骨原基と肋骨原基との癒合が不完全であることから孔が残存し形成されたもの。孔の中には椎骨動脈、椎骨静脈、交感神経叢が通る。[250]

**頸椎カラー** = ポリネック［カラー］

**頸椎牽引** cervical traction　頸椎の牽引には直達牽引と介達牽引の2つの方法がある。頸椎の骨折や脱臼時に、安静や整復を目的に頭蓋骨を直接固定した頭蓋直達牽引が行われ、頸椎症状の緩和を目的に頭部を吊り革により固定した介達牽引が行われる。[131] ➡間欠牽引

**頸椎症** cervical spondylosis 【変形性頸椎症 cervical spondylosis deformans】　頸椎に何らかの器質的問題があって引き起こされる症状の総称。症状としては、痛み、しびれ、運動障害などが中心で、保存的治療を行うときには、頸椎牽引や頸椎カラーの処方がなされることもある。[241] ➡頸椎症性脊髄症

**頸椎症性脊髄症** cervical myelopathy；spondylotic myelopathy 【頸髄症】　頸椎の椎間板や靱帯組織などの器質的構造上の問題で脊髄圧迫症状を呈しているもの。症状は軽症ならしびれ感程度であるが、重篤になると運動麻痺も呈する。上下肢とも一般的に痙性麻痺を呈する。[241] ➡脊柱管狭窄症、ミエロパチー

ハンド

**頸椎椎間板ヘルニア** cervical disk herniation
　頸椎の椎間板で、髄核が線維輪断裂部から脱出した状態。後側方脱出では神経根を刺激し、上肢のしびれ、痛み、運動障害などみられるが、後方脱出では脊髄を圧迫し、四肢に症状が現れる。$C_{5/6}$間の椎間板で好発する。[241] ➡圧迫性脊髄障害、ジャクソンテスト、スパーリングテスト

**頸椎捻挫** = むち打ち損傷

**頸定** = 頭のコントロール

**ケイデンス** = 歩行率

**系統** line；phyletic line；strain　一般には順序性と統一性があることをいうが、専門分野で使い分けられている。**1**生物学でいう系統(line；phyletic line)は、各種の間の類縁関係と分岐の過程を明らかにして、それらの系列が見い出された場合に使われる。**2**微生物学では継代培養で受け継がれてきた株を系統(strain)という。**3**分子生物学では祖先に共通する遺伝子型をもつ場合に系統と呼ぶ。[271] ➡**3**遺伝子、遺伝子診断

**経頭蓋磁気刺激法** = 磁気刺激法

**経頭蓋超音波ドップラー脳血流速度測定法**
transcranial ultrasonic Doppler measurement of cerebral blood flow velocity　速度に比例して周波数がわずかに変化する超音波の特性を利用して、ほぼ実時間の血流波形を得ることが可能である。これより平均血流速度を計測することが可能で、脳血管攣縮の補助診断などで用いられる。[252]

**系統誤差** systematic error　測定機器や測定時の物理的条件、測定者の癖など一定の原因で生じる誤差で、真の値に対してどちらか一方に偏って生じる。例えば、標本抽出の無作為性に問題があったり、測定者の手技に問題があったりすると生じる。[216] ➡偶発誤差、バイアス、信頼性、妥当性

**系統発生** phylogenesis；phylogeny　生物の群または種が誕生から絶滅または今日に至るにたどった進化の過程で，しばしば系統樹で図示される。個体の生物がたどる歴史である個体発生とは区別される。[65] ➡ 発生学, 個体発生

**頸動脈小体反射** carotid body reflex　頸動脈小体は動脈血液中の酸素や二酸化炭素濃度，pHなどを感受する受容器で，酸素分圧の低下に反応して生体の酸素欠乏を防ぐために刺激を呼吸促進中枢に送り，呼吸運動を調節する働きがある。[197] ➡ 迷走神経, 化学受容器

**経尿道的外尿道括約筋切開術** transurethral sphincterotomy for external urethral sphincter muscle　間欠導尿などを行っても排尿コントロールができない場合に，排尿時膀胱尿道造影により外尿道括約筋の弛緩が十分でないと判断された場合に行う手術。術後は尿失禁などが増えるために注意が必要である。[156] ➡ 脊髄損傷, 膀胱直腸障害

**珪肺** silicosis　塵肺症の一種。遊離型の二酸化ケイ(珪)酸($SiO_2$)を高濃度に含む粉塵の大量または長期間の吸入によって引き起こされるびまん性の肺線維増殖症。鉱山，採石，石切などの従事者に多い。肺組織の線維化に伴い，気腫病変，肺の機能低下，呼吸不全などが現れる。[7]

**啓発活動** enlightenment activity　社会一般の人々が見過ごしたり誤りやすい事柄に対して，専門的立場から知識を提供し普及させる社会的活動。住民に対する行政施策の一環として行われることが多い。マスメディアなど様々な媒体が活用される。[256] ➡ 地域リハビリテーション, 介護サービス計画, 介護支援サービス, ボランティア

**KBM下腿義足** Kondylen-Bettung Münster trans-tibial prosthesis：KBM　1965年ドイツのミュンスター大学で開発された下腿義足。荷重形式はPTBと同様な仕組みをもつが，大腿骨顆部をおおうソケット形状によりソケットに自己懸垂機能をもち，側方への安定性に優れている利点がある。[211] ➡ PTB下腿義足, PTS下腿義足, 全表面荷重式下腿義足

**経皮経肝胆管造影** percutaneous transhepatic cholangiography：PTC　超音波誘導下に経皮的に肝臓内の胆管に穿刺し，造影剤を注入後X線撮影する検査。胆管閉塞による黄疸症状がある場合は，造影後にカテーテルを挿入し経皮経肝胆管ドレナージを行う。[146] ➡ 総胆管, 超音波, 診断, 腫瘍, 胆石

**経皮経管的冠動脈形成術** percutaneous coronary intervention：PCI；percutaneous transluminal coronary angioplasty：PTCA
　心筋梗塞に対してバルーンカテーテルを用いて冠状動脈の狭窄，閉塞性病変を内腔側から拡張し，冠血流を増加あるいは再疎通させる冠状動脈再建術。成功率は最近では95％に改善し，適応となる対象も大幅に増加している。冠状動脈バイパス術に比べて対象者への侵襲が少なく，入院期間も大幅に短縮する。しかし，3〜6か月の間に30〜40％の症例で再狭窄が起きている。そのため，経皮経管的冠動脈形成術後に運動療法を施行することには賛否があるが，2〜3日後の運動負荷試験は安全であるともいわれている。早期に運動療法を開始する場合は，自覚症状のチェックや心拍数，血圧のモニターを行うことが望ましい。[105] ➡ 冠[状]動脈バイパス術

**経皮的運動皮質刺激法** ＝磁気刺激法

**経鼻的経管栄養[法]** nasal tube feeding
　経鼻チューブから胃や空腸内に生命維持に必須な栄養素を含む栄養剤を自然滴下や注入ポンプによって注入すること。意識障害や嚥下障害などで口から栄養の摂取できないときに行う。経静脈栄養より安全，安価で在宅でも行える。[201] ➡ 経管栄養

**経皮的電気神経刺激[法]** transcutaneous electrical nerve stimulation：TENS　生体に電流を流し，その刺激作用で治療効果を得る電気刺激療法のひとつで，表面電極を用いて

神経を電気刺激し，痛みの軽減を目的とした治療法．除痛作用機序の理論的背景としては，1965年にメルザック(Melzack, R.)とウォール(Wall, P.D.)が提唱したゲートコントロール理論がある．これは，電気刺激に対する閾値の低い，太い感覚神経を選択的に刺激すると，細い神経線維で伝導される痛みが脊髄後角内で遮断されるとするものである．在来型のTENSでは筋収縮を起こさせないように，パルス幅の短い電気刺激波形を用い，低い刺激強度で行うが，現在ではこのほかに，様々なパルス幅，刺激周波数，刺激強度，電極形状などの組み合わせによる刺激様式が用いられている．また，TENSのもうひとつの効果として，中枢神経系における内因性疼痛抑制物質オピオイドの放出による除痛機構が考えられている．[25] ➡物理療法

**経皮的動脈血酸素飽和度測定器**
＝パルスオキシメータ

**経鼻到達法** transnasal approach　下垂体腫瘍摘出に主に用いられる手術法．前頭蓋底，トルコ鞍部の腫瘍，副鼻腔膿瘍に対しても行われる．直接または口唇を切開し，鼻腔を経由して蝶形骨洞に到達する．下垂体腫瘍摘出では蝶形骨洞よりトルコ鞍底を切除し，摘出を行う．[298]

**経皮内視鏡的胃瘻造設術** percutaneous endoscopic gastrostomy：PEG　内視鏡を用いて腹壁から直接胃内腔に栄養を供給する胃瘻を造設する手技．外科的侵襲が少ない，不快感が少なく管理が容易，嚥下練習を行うことが可能などの利点がある．[141] ➡胃瘻造設術, 内視鏡検査, 胃カメラ, 胃潰瘍

**軽費老人ホーム** home for the aged with a moderate fee；special functioning hospital
老人福祉法第20条の6に定める老人福祉施設の一形態．60歳以上の人(夫婦で入所する場合は，一方が60歳以上)で，家庭環境，住宅事情などの理由で，在宅で生活することが困難な人を無料または低額な料金で入所させ，日常生活上必要な便宜を供与することを目的とする．A型，B型，ケアハウスの3種類があり，以下のような特色をもつ．A型：身寄りのない者または家族との同居が困難な人を対象とした施設．給食サービスがある．B型：入所要件はA型に準じるが，自炊が可能なレベルの人を対象とした施設．ケアハウス(在宅介護対応型軽費老人ホーム)：高齢により自炊ができない程度の心身機能の低下により，在宅での生活が困難で，家族らによる援助が期待できない人が利用する食事サービス付きの施設．自立した生活が継続できるように車いす生活に対応できる構造設備を整えている．また，介護を必要とするときには介護保険の居宅サービスを利用することができる．[192]

**頸部郭清術** neck dissection：ND　頭頸部の悪性腫瘍の治療として全頸部リンパ節を切除する手術．リンパ節を周辺組織とともに切除する根治的手術と，胸鎖乳突筋，内頸静脈，迷走神経，横隔神経，副神経，交感神経などの筋肉，血管，神経をできるだけ残す保存的手術とがある．[250]

**頸部後傾・前傾嚥下法** ＝うなずき嚥下

**頸部硬直** ＝項部硬直

**傾眠** somnolence　意識の清明度の障害である意識混濁のひとつ．様々な刺激を与えたときは覚醒し，覚醒のときは反応があるが，刺激がなくなるとすぐに眠ってしまう状態．[41] ➡意識障害

**稽留熱** continued fever　1日の体温の差(日差)が1℃を超えない高熱(38℃以上)が持続する熱型．腸チフスの極期，ワイル病，髄膜炎，リケッチア感染症などでしばしばみられる．これに対し，日差が1℃を超える変動の著しい熱型を弛張熱といい，腸チフスの解熱期，敗血症，肺結核，腎盂炎などでみられる．[217]

**痙攣** convulsion；cramp；spasm；seizure【ひきつけ】　筋の不随意性収縮で，病的または急激な神経筋系の興奮により生じる．間代性，強直性，強直間代性などがあり，原因と

して，てんかん，種々の頭蓋内疾患，代謝性疾患，電解質異常，心因性，薬物などがある。[41]

**痙攣笑い（けいれんわらい）** ＝ 痙笑（けいしょう）

**頸肋（けいろく）** cervical rib　第7頸椎から起こる先天的な過剰骨片。頸肋が腕神経叢や血管を圧迫すると胸郭出口症候群の一種である頸肋症候群となる。症状は上肢のしびれ，疼痛，だるさ，肩こりなどである。[273] ➡頸肋症候群，胸郭出口症候群

**頸肋症候群（けいろくしょうこうぐん）** cervical rib syndrome　胸郭出口症候群の細分類のうちのひとつ。第7頸椎横突起が破格として肋骨のように大きくに突出していることがあり，これを頸肋と呼ぶ。この部での神経，血管の圧迫が起こり痛み，しびれなどの臨床症状が出現する症候群。[241] ➡頸肋，胸郭出口症候群

**KJ法（けーじぇいほう）** Kawakita Jiro method　文化人類学者の川喜田二郎が創案した問題解決技法で，名前の頭文字をとってKJ法と呼ばれている。収集された多くの情報を集約し，図式化することで解決策を明らかにしようとするもの。提示された問題に対し構成員が，以下の5つの手順で行っていく。①カードの作成：主題に関する参加者の意見や得られた情報をできるだけ引き出す。そこではブレインストーミングが用いられ，自由な発想のうえに他者の批判は禁止される。こうして得られた多くの情報について，そのエッセンスを1枚ずつカードに要約し，多数のカードができあがる。②グループ構成：集まったカードを類似した内容ごとに集め，数枚の小グループの意味を言い表した表札（タイトル）を新たに作成する。③空間的配置：意味内容の近い表札を近くに配置し，小グループから中グループや大グループを作りながら隣接グループとの関係性を反映した空間的な配置を考える。④図式化：配置された表札間の関係性を，因果関係や相互関係の読み取れる矢印などで結び図式化する。⑤文章化：それらをもとに問題解決策を文章化，あるいは口頭発表する。留意点としては，情報を幅広く収集し必ずカード全体をディスプレイしながら集約することと，グループ化では記述内容を素直に読み取り無理な集約はしないこと，文章化ではデータからの叙述と自分達の解釈を区別することなどがあげられている。構成人数は6〜8人程度が望ましい。この方法は社会の様々な場面で問題の解決法として活用することができる。理学療法では臨床や教育を問わず研究デザインを構築する際の問題点の焦点化や，組織運営上の問題解決などに広く適用することができる。個々のセラピストが抱える臨床上の問題点や疑問点をブレインストーミングすることで出し合い，KJ法により整理することで解決すべき問題が明らかになる。さらに問題の解決手段についてもKJ法により整理することができ，適切な方法論の選択に結びつく。また，運営上の問題に対しても同様に用いることができる。[256] ➡研究デザイン，問題解決能力，ブレインストーミング

**ケースコントロール研究（けーすこんとろーるけんきゅう）** case-control study　ある現象を発生している対象群（ケース）と発生していない対照群（コントロール）間で，過去にさかのぼって後ろ向きに調査し，発生にどのような因子が関係していたかを検討する研究方法。コホート研究よりバイアスがかかりやすく，因果関係は分析できるが，予測因子が不正確なことがある。[252] ➡臨床研究，縦断研究，観察研究，コホート研究，分析的研究，対照

**ケーススタディ** ＝ 症例研究（しょうれいけんきゅう）

**ケースバイザー** casevisor；case supervisor　主な指導者以外に症例（ケース）に関する教育の一部を受け持つ者。臨床実習の際，担当症例に熟知したケースバイザーが学生に対して対象者の評価，実施後の記録，再評価などの評価方法などを指導する。[230] ➡教育，臨床実習，ベッドサイドラーニング，中心化傾向

**ケースマネジメント** case management　対象者の医療から介護に至るヘルスケアサービスを医師やケースマネジャーと呼ばれる専門スタッフによって提供していく介護支援サービス。個人をマネージ（管理）するのではなく，ケア体制を管理するという意味でケ

アマネジメントと呼ばれることがある。[230] ➡ リハビリテーション, 介護保険, ケアマネジメント

## ケースレポート case report【症例報告】
担当した症例の評価, 治療などを分析する症例報告書。理学療法の臨床教育では, 評価・治療の過程のほか, 一般・他部門情報, 問題点, ゴール, 治療プログラムを記載し, 考察は, 文献考察を含め記述する。[230] ➡ 臨床実習, ベッドサイド, 論文, 臨床研究

## ケースワーカー = ソーシャルワーカー

## ゲートコントロール説 gate control theory【門制御理論】
1965年にメルザック(Melzack, R)とウォール(Wall, P.D.)によって提唱された痛みのメカニズムに関する説で, 皮膚への刺激による鎮痛をモデル化したもの。だれしも打撲時にとっさに痛みの部位に手を当てがったり, さすったりすることで痛みが和らぐ経験をもつ。この鎮痛現象は, 皮膚への触圧覚刺激によって生じた興奮($A\beta$線維を伝導)が, 膠様質ニューロンを介して, 痛覚伝導路の中継ニューロンである脊髄後角のT細胞(transmission cell)の活動を抑制するためと説明されている。すなわちT細胞の活動は膠様質ニューロンの興奮程度によって影響を受けるといえる。ゲートコントロールという命名は, 膠様質ニューロンの興奮程度によって, あたかも門(ゲート)を開いたり(この場合, 痛みが起こる), 閉じたり(この場合, 鎮痛が起こる)してT細胞への入力が制御されているとするところに由来する。[187] ➡ 疼痛

## ケーラー病 Köhler disease
発育途上の骨核(骨の元)や骨突起に起こる阻血性壊死。第1病と第2病があり, 第1ケーラー病は男児の足舟状骨に発生しやすい。第2ケーラー病は主に第2中足骨頭に多くみられ, 10代女性に多発する。症状は同部の圧痛と腫脹, 歩行時痛。[266]

## 外科 surgery
ギリシャ語で手と技術という意味で, 薬で治療する内科に対して, 手術で治療する臨床医学の分野。1867年にリスターにより消毒法が発見され, 飛躍的に進歩し, 整形・脳外・胸部外科などに専門分化した。[107] ➡ 医学, 臨床医学, 医療行為, 内科

## 外科頸 surgical neck
上腕骨の上端膨大部から骨幹への移行部で, 大結節と小結節の直下のくびれた部分。ここは周辺に比べて細く, 骨折の好発部となっていることから, 解剖頸と対比させる意味でこの名称がある。[172] ➡ 解剖頸

## 下血 melena
消化管からの出血が肛門から排出されたもの。下部消化管からの出血では黒色調を示すが, 出血部が肛門に近い場合は赤色を示す。[175] ➡ 血便, 潜血反応, 吐血

## ゲシュタルト心理学 gestalt psychology
20世紀初頭に起こった心理学の潮流。心的現象を各要素に還元せず全体でとらえる考え方。全体は部分の集合ではなく, まず全体があって部分はその全体に依存して現れる, とする。この全体性をゲシュタルト(形態)と呼ぶ。[257]

## ゲゼルの発達検査 Gesell's developmetal diagnosis
ゲゼル(Gessell, A. 1880～1961)が考案した乳幼児の行動発達診断のための検査。行動特性を粗大運動, 微細運動, 言語行動, 適応行動, 個人-社会の5分野とし, 150の検査項目により構成されている。また項目別に各年齢群の被検児の反応を評語で示し, 各年齢水準の発達の特徴を述べており, 発達診断を行うのに適切な年齢(キー年齢)も定めている。その基本構成は今日の発達検査においても広く用いられている。1回の評価で診断することなく, 定期的な評価を行ったうえでの診断により, 中枢神経系に何らかの障害がある場合, その徴候を早期発見し, 予防することに有効であるとしている。ゲゼルは双生児統制法による研究の結果より, 発達の成熟優位説を提唱した。多くの子どもを縦断的に観察し,「子どもの行動発達は, 基本的には神経機構の成熟に伴う機能の分化, 統合である」とする理論に基づく発達診断学を確立した。[98] ➡ 発達指数

**けつあつ**
**血圧** blood pressure：BP　左心室が収縮し，心臓が全身に血液を送り出すときに動脈壁へかかる内圧のこと。これは，身体各部への血流を維持するための物理的な現象である。血圧に影響を及ぼす因子としては，①心臓の収縮力，②末梢血管の抵抗，③動脈血管の血液量，④血液の粘稠度，⑤血管壁の太さと弾力性などがある。血圧は，心臓の収縮と拡張によって変動する。心臓から血液が駆出される直前の最も低い値を拡張期血圧（最小血圧），血液が駆出されて生じる血圧のピークを収縮期血圧（最大血圧）と呼ぶ。世界保健機関（WHO）と国際高血圧学会（ISH）の新しい分類では，至適血圧は収縮期血圧が120未満，拡張期血圧が80未満で，正常血圧は収縮期血圧が130未満,拡張期血圧が85未満となっている。日常，血圧は水銀血圧計を用いた聴診法で，非観血的に測定される。上腕動脈を血圧の測定に選ぶのは，臨床的に心臓に一番近い場所にある動脈でしかも測定に便利なためである。血圧は年齢や性別，体質によってもかなり差がある。一般的に女性より男性で高く，加齢とともに上昇する傾向を示す。また，サーカディアンリズムが存在し，日中に比べて夜間は低値を示す。このため，同じ人でも夜間の就眠中と昼間の活動している時間とでは大きな差があり，仕事中などは精神的緊張やストレスのため，血圧はかなり高くなっている。その他，食事，運動，気温，薬剤の服用などによって変動することも知っておきたい。近年では，一定時間毎に自動計測され，かつ携帯可能な長時間連続監視型の血圧記録計が普及し，血圧の詳細な分析が可能となってきている。理学療法においては，施行前後，必要に応じて施行中に血圧を測定することが望ましい。血圧測定中，途中でいったんコロトコフ音が消失する聴診間隙が存在する場合もあり，初回の測定では特に注意する必要がある。血圧も他のバイタルサインと同様，全身状態の把握や心疾患や脳血管障害に密接に関係するため，その変動をとらえることが大切で，日常の血圧を把握しておくことが重要である。また，白衣高血圧といって，医療者と接したり，医療機関に来ると上昇することがあるので家庭内血圧を知ることも重要である。近年では，軽症高血圧症に対して，低から中強度の全身運動が交感神経系の活動低下や末梢血管抵抗の低下をもたらすと認識され，運動療法の有効性が指摘されている。[85]
➡最低血圧,最高血圧,平均血圧

**けつえき**
**血液** blood　各組織，血管内を循環する液状組織。赤血球，白血球，血小板からなる血球（有形成分）と血漿蛋白，脂質，糖，電解質などからなる浮遊液（無形成分）で構成される。赤血球は血球中最も多く，約96％を占め，血液 1 mm$^3$ 中，男性約500万個，女性約450万個あり，直径平均約 7.5 $\mu$m の円盤状で，生体内での平均寿命は約120日。白血球は血球中の約3％を占め，血液 1 mm$^3$ 中約 5,000〜8,000個あり，直径約 6〜15 $\mu$m。赤血球のような単一細胞ではなく，顆粒球（好酸球，好中球，好塩基球）60％弱，リンパ球（T細胞，B細胞，NK細胞）40％弱，単球・マクロファージ5％程度などからなり，細菌やウイルスなどの外敵から防ぐ役割をしている。顆粒球，単球・マクロファージは骨髄で，リンパ球は主に胸腺などのリンパ組織で分化。生体内寿命は種類によるが1〜7日間程度。血小板は血球中の約1％を占め，血液 1 mm$^3$ 中約20万個あり，平均直径 2〜3 $\mu$m。骨髄で生成，生体内寿命は約10日間程度となる。血液成分の機能は赤血球は $O_2$・$CO_2$ の運搬，pH調節，白血球は感染防御，異物処理，抗体産生，血小板は血液凝固，水分は血圧・体温調節，物質運搬，無機塩類は浸透圧調節，pH調節，$CO_2$運搬，興奮性維持，有機物は栄養物・代謝産物，膠質浸透圧調節で，うちフィブリノゲンは血液凝固，創傷癒着である。血液量は体重の 1/13（約8％）を占め，成人では約 5〜6 $l$ である。循環血液量の 1/3〜1/2 が失われると生命に危険が生じる。血液比重は男性平均 1.057，女性平均 1.053 で，粘度基準値は男性約4.7，女性約4.4である。血液循環は肺循環と体循環に分かれ，肺循環では心臓の右心室から送り出される静脈血が肺動脈を通り左右の肺に入る。ガス交換により酸素を含んだ動脈血になる。そして各2本ずつの左肺静脈と右肺静脈により左心房に戻る。体循環では肺から左心房に戻ってきた動脈血は，左心室から大動脈により肺以外の全身に送られる。心臓（大動脈弓）を出て，上行する

3本の動脈が枝分かれする。これらの動脈はさらに分枝し，頭部，上肢などを灌流する。下方に向かう動脈は，下行大動脈(胸大動脈，腹大動脈)となり，各臓器，下肢へいく動脈を分ける。各動脈は，細動脈から毛細血管に細分枝したあと，静脈血を逆順序で太い静脈に集め，上・下大静脈，および冠状静脈洞となって右心房に戻る。[215] ➡血液型，血液交差適合試験，動脈，血球，血漿

### 血液ガス測定 blood gas measurement

通常，採血した動脈血液中のpH，酸素分圧($PaO_2$)，二酸化炭素分圧($PaCO_2$)が電極法によって直接に測定され，動脈血$O_2$飽和度($SaO_2$)，炭酸水素イオン($HCO_3^-$)濃度，過剰塩基(base excess)などが間接的に算出される。[275] ➡酸素

### 血液型 blood group system

ABO式血液型が最も有名であるが，P式やRh式など20種類以上の血液型システムと200種類以上の抗原が知られている。赤血球膜上に存在する抗原決定基とそれに対応する抗血清による凝集反応で判定する。[123] ➡血液凝固因子，輸血，成分輸血

### 血液幹細胞 = 造血幹細胞

### 血液凝固 blood coagulation ; blood clotting ; hemopexis

血管から出た血液は5〜10分で粘性が増し血小板を中心としてフィブリン(線維素)の糸を析出する。このフィブリノゲンの間に血球が詰まった状態を血液凝固という。血液が血管外に出ると血中のトロンビン(蛋白質分解酵素)が血液凝固因子(第X因子)によって活性化され，フィブリノゲン(線維素原)に作用してフィブリンが形成される。[180] ➡血液凝固因子，フィブリン，トロンビン，血小板

### 血液凝固因子 blood coagulation factor

血液凝固には血小板が重要な役割をしているが，それ以外で凝固に関係する因子をいう。国際的にはフィブリノゲン(第I因子)，プロトロンビン(第II因子)など第I〜XIIの因子が認められている。先天性の血液凝固因子障害に血友病がある。[180] ➡血液凝固，フィブリノゲン，血友病

### 血液交差適合試験 blood cross matching [test] 【交差適合試験，クロスマッチ[試験] cross matching [test]】

輸血に際して血液型の判定や不規則抗体の検査が行われるが，最終的なチェックとして受血者と供血者の血液間の血清学的適合性を決める検査。主試験(受血者の血清と供血者の赤血球を反応させる試験)と，副試験(受血者の赤血球と供血者の血清を反応させる試験)を行って適合した血液のみが輸血可能となる。[123] ➡血液型，輸血，血清，赤血球

### 血液酸素運搬能 blood oxygen transportation capacity

血液が体内組織に酸素を輸送できる能力。全身への酸素輸送量は，動脈血$O_2$濃度($CaO_2$)×心拍出量(CO)で表される。$CaO_2$はヘモグロビンに結合した$O_2$と血漿中に溶存する$O_2$であるが，溶存$O_2$は高酸素吸入下以外は微量である。[275] ➡ヘモグロビン，ミオグロビン，酸素

### 血液髄液関門 ⇨ 血液脳関門

### 血液透析 hemodialysis

腹腔内に透析液を入れて行う腹膜透析と違い，血液透析器に対象者の体内の血液を送り込み，血液中の老廃物(尿毒症の原因物質)や水分などを取り除き，再び対象者の体内に血液を戻す治療法。前腕部にシャント(動静脈吻合)をつくり，そこへ穿刺し透析器と管でつなぎ，透析を行う。理学療法を遂行する際には，このシャント部(動静脈吻合部)に気をつける。血圧を測定する際，マンシェットで圧迫しないようにシャント部と反対の腕で測定する。運動療法中も理学療法士のみならず，対象者本人がシャント部を圧迫したり，傷つけないように十分気をつけて行う。また透析後，血圧低下や筋肉の痙攣を引き起こすこともあるので，バイタルサインのチェックや痙攣の観察が必要である。[86] ➡人工透析，腎臓，糖尿病

### 血液尿素窒素 blood urea nitrogen：BUN

血液中に尿素の形で存在する窒素。健常者

における血漿中の残余窒素の約半分を占める（10～15 mg/100 ml 程度）。臨床検査において腎機能の指標として用いられることが多く，腎機能不全時には増加する。[8] ➡尿素窒素

### 血液脳関門 blood brain barrier：BBB

脳組織と血液との間の物質移動を制限するための移行障壁であり，この関門によって脳は有毒物質や環境の変化から守られている。脳の毛細血管の内皮細胞，基底膜，星状膠細胞で形成される。内皮細胞の間隙は狭いため，水素イオンなどの荷電粒子や蛋白質などの大分子はきわめて通過しにくいが，水や酸素，二酸化炭素などの必要な物質は自由に毛細血管と脳実質の間を通過できる。また，アルコールや有機溶剤，麻酔ガス，一部の薬品など，血液脳関門を通過する物質もある。したがって，脳実質に作用する必要のある薬品，例えば，パーキンソン病は脳内物質のドパミンの不足により発現するが，その治療薬としてのドパミン自体は血液脳関門を通れないので，血液脳関門を通過して脳でドパミンに変わる L-ドパ（ドパミン前駆体）という物質が用いられる。血液髄液関門（blood-cerebrospinal fluid barrier：血液と脳脊髄液間の物質移動の制限システム）が同義として用いられることもある。脳虚血，中枢神経系の感染症などにより破綻が生じる。[251]

### 血液の粘度 viscosity of blood

血流抵抗の影響因子。粘性はヘマトクリット値や血漿組成，細胞成分などにより変化する。ヘマトクリット値の粘性への影響は，血管系の大きさに比例し，血管が細いときに小さく，特に 100 μm 以下では著しく低下する。[92] ➡血液，血管，血圧，ヘマトクリット，血漿

### 血液pH blood hydrogen ion exponent

血液のpHは7.4程度であり，1日の変動幅は0.2以内である。生体活動に伴う代謝産物が蓄積すると上昇する。正常体温での動脈血の pH は 7.36～7.44 を示す。pH＜7.36 を酸血症，pH＞7.44 をアルカリ血症という。pH を下げる酸塩基平衡の異常がある状態をアシドーシス，その逆をアルカローシスという。[118] ➡アシドーシス，アルカローシス，酸塩基平衡，緩衝系

### 血液分布 blood distribution

循環血液量の70％が体循環系にあり（体静脈50％，体動脈15％，体毛細血管5％），肺循環系には25％が存在する。部位別では，腹部内臓循環系は全血液量の20～25％が存在するが，運動時には激減する。[140]

### 血液流量 ＝ 血流量

### 結核 tuberculosis：TB

結核菌の飛沫感染による感染症。肺結核が多く，初発症状は咳嗽，喀痰，微熱，倦怠感を訴える。好発部位は肺尖部。X線検査，喀痰検査，赤沈などの血液検査，ツベルクリン検査などを行う。化学療法が効果的。[178] ➡ガフキー［号］数，関節結核，乾酪壊死

### 結核性脊椎炎 ＝ 脊椎カリエス

### 血管 vessel；blood vessel

血液を通す管で，動脈，静脈，毛細血管がある。動脈は心臓から身体各部に血液を運ぶ血管であり，静脈は身体各部から心臓に血液を戻すための血管である。動脈と静脈は細い毛細血管でつながっている。[99]

### 血管運動 vasomotion

血管壁の平滑筋が収縮・拡張することによって生じる血管の口径の変化。平滑筋の収縮・拡張は，収縮性神経と拡張性神経からの刺激，血液中の化学成分，力学的因子などによって調節される。[166] ➡血管，動脈，動脈硬化

### 血管炎 angiitis；angitis；vasculitis

全身の様々な血管壁に起こる独立した炎症性疾患の総称。他の臓器の炎症が二次的に及んだものは含まない。病変を起こす血管の太さに疾患特異性がある。病因が解明されていないものが多いが，一部は抗好中球細胞質抗体が関与している。[140]

### 血管炎性ニューロパチー vasculitic neuropathy

末梢神経への栄養血管の炎症による末梢神経の虚血を起因とする多発性単

ニューロパチー。運動と感覚神経伝導速度において活動電位の振幅が低下し，軸索変性の所見がみられる。[124]

**血管外遊出**（けっかんがいゆうしゅつ）= 漏出（ろうしゅつ）

**血管拡張**（けっかんかくちょう） vasodilation　　血管内径の拡大。平滑筋の弛緩で血管壁の筋張が減少する能動的拡張と血管内圧の上昇による受動的拡張がある。心拍出量が一定という条件で1つの器官のみで血管拡張が起これば，その器官の血液配分は増加し，他の器官で減少する。[140]

**血管原性切断**（けっかんげんせいせつだん） vascular amputation　　血流障害により組織が壊死したために行う切断。原因疾患には，閉塞性動脈硬化症，糖尿病性壊疽，バージャー病などがある。日本の切断原因の8〜30%であるが，欧米では70%以上。原因疾患はほとんど全身性疾患であるため，非切断肢も健常でないことが多く，多肢切断，複数回の切断を経て高位切断などの経過をとりやすい。[7] ➡ 壊死，四肢切断

**血管性間欠性跛行**（けっかんせいかんけつせいはこう） arteriosclerotic intermittent claudication　　下肢への血行障害がある場合にみられる正常歩行と跛行をくり返す症状。歩行開始により下肢の筋肉が虚血状態となり，跛行となる。休息により正常歩行が可能となるが，少し歩行すると再び跛行となる。[297] ➡ バージャー病，血管原性切断

**血管性頭痛**（けっかんせいずつう）= 拍動性頭痛（はくどうせいずつう）

**血管造影**（けっかんぞうえい） angiography　　血管内に造影剤を注入し，X線撮影によって血管系の形態を描出する画像診断法。造影剤の注入方法は直接穿刺法，経皮カテーテル法，皮膚切開直視下カテーテル法の3種類がある。現在では経皮カテーテルが多く用いられている。[107] ➡ 診断，画像診断法，カテーテル，脳血管障害，虚血性脳血管障害

**血管抵抗**（けっかんていこう） vascular resistance：VR　　血液の流れに対する抵抗。血管内の2点間の血圧差と血流より，血管抵抗＝血圧差/血流で求める。血管内の2点間の血圧差が血流の推進力として作用するのに対して，血管抵抗は血流を妨げる物理的要因である。[140]

**血管内皮細胞**（けっかんないひさいぼう） hemangioendothelial cell　　血管は内膜，中膜，外膜からなり，その内膜が血管内皮細胞で構成されている。血管内皮細胞には血管収縮性ペプチド（エンドセリン）や細胞接着分子などが含まれる。線溶機能をもち，抗血栓の働きをする。[86] ➡ 血管，接着，線溶系

**血管平滑筋**（けっかんへいかつきん） vascular smooth muscle　　血管平滑筋は長さ20μm，太さ5μmの筋線維で弾性線維との間に半接着斑がみられるのが特徴。無髄線維で自律神経系支配。血管の中層を構成し，血管の緊張を維持する。特に中動脈では輪走平滑筋が主体。静脈では輪走平滑筋と縦走平滑筋がみられる。[179] ➡ 血管，平滑筋

**血管柄付き骨移植**（けっかんへいつきこついしょく） vascularized bone transplantation【自家血管柄付き骨移植】　　骨血流を温存したまま行う骨移植。適応は骨癒合不全，病巣掻爬後の広範囲骨欠損，欠損性偽関節，骨壊死などで，腓骨・腸骨などを栄養血管と共に採取し用いる。確実な骨癒合，皮膚や軟部組織も再建できる。[191] ➡ 大腿骨頭壊死，マイクロサージャリー，血管柄付き皮弁移植，骨移植

**血管柄付き皮弁移植**（けっかんへいつきひべんいしょく） vascularized flap transplantation　　皮弁を栄養する動静脈とともに骨露出部や軟部組織欠損部に移植被覆する方法。血管系のない皮弁術に対して長期固定が不要で早期離床が可能。動静脈に加え感覚神経も再建する感覚神経皮弁は手指再建に用いる。[191] ➡ 皮弁移植，血管柄付き骨移植，植皮［術］，皮弁，マイクロサージャリー

**血球**（けっきゅう） blood cell；blood corpuscle　　血液中の細胞成分。赤血球，白血球（好中球，好酸球，好塩基球，リンパ球，単球），血小板からなり，総血液量の約50%を占める。[29] ➡ 血管，血漿交換

**月経期**（げっけいき） menstrual phase　　子宮内膜は増殖

期，分泌期，月経期の周期的な変化をする。月経期とは受精・着床が起きない結果，子宮内膜内の血管が破れ内膜が壊死し，剝脱して体外に排出される時期。卵胞刺激ホルモンと黄体化ホルモンの周期的変化に関与する。[279]

**結合[組]織** connective tissue　線維状の蛋白質に富む組織で，組織や器官の間隙を満たしているもの，靱帯や腱を支持するものなどがある。狭義の結合組織(線維性結合組織，膠様組織，細網組織，脂肪組織)と，特殊に分化した結合組織(軟骨組織，骨組織，血液とリンパ)を総称して，支持組織ともいう。[158]　➡膠原線維,拘縮,間質液,間質細胞,間質性肺炎,クロスブリッジ説,基質

**結合[組]織炎** ＝線維筋痛症候群

**結合[組]織病** connective tissue disease　結合組織が全身的に侵される疾患。膠原線維のフィブリノイド変性や壊死などの変性が結合組織全般にみられる。慢性炎症性のものに膠原病，ベーチェット病，血栓性血小板減少性紫斑病などがある。[277]　➡間質性肺炎,悪性関節リウマチ,関節リウマチ,膠原病

**血行動態** hemodynamics【血行力学】　身体の血液の流れを力学的に解析する物理学の一部門。血液の動きの状態を表し，流体力学をはじめとする力学的な側面から測定，解析がなされる。身体の血液の流れは心臓から駆出される心拍出量と，その血液が通過する血管の抵抗動脈圧(肺動脈楔入圧)で計算される。[42]　➡循環動態,心拍出量,血液分布

**血行力学** ＝血行動態

**血色素** ＝ヘモグロビン

**血腫** hematoma　血管が破れて血管外に血液が漏出し，相当量の血液が局部的に貯留したもの。臓器，組織，または空隙でみられ，通常血液は凝固している。硬膜外血腫や硬膜下血腫，血胸などは緊急の処置を必要とする。[173]　➡出血,頭部外傷

**楔舟関節** cuneonavicular joint　第1・2・3楔状骨と舟状骨で構成される楕円状の関節。舟状骨は関節面が凸面になり，3つの楔状骨関節面が凹面になっている。3つの楔状骨は，楔間靱帯，楔舟靱帯により強固に連結している。[161]

**血漿** plasma；blood plasma　血液中から血球成分を取り除いた部分。体積比では血液全体の約55％を占める。黄色透明の液体で，蛋白質・脂質・糖質・窒素代謝物・ホルモン・電解質などを含む。[139]　➡クリアランス,血漿交換,血清蛋白質分画,血漿トロンボプラスチン前駆因子,細胞外液

**血漿交換** plasma exchange：PE　血液中に含まれる有毒成分や多量の抗原，抗体やその免疫複合体などを除去する目的で血漿の交換を行うこと。血漿は血液中から血球成分を取り除いた部分で蛋白質などを含むが，その中には様々な病気の原因となる物質が含まれていることがある。血漿交換では，血液から血球成分と分離した有害物質を含む血漿を除去し，アルブミン液や新鮮凍結血漿で置換し，分離した血球成分とともに返還する。ギラン－バレー症候群の急性期治療における第1選択とされている。その他の対象疾患は，劇症肝炎などによる肝不全，敗血症，重症筋無力症，膠原病(全身性エリテマトーデス，関節リウマチなど)，特発性血小板減少性紫斑病，自己免疫性溶血性貧血，血漿蛋白異常疾患(多発性骨髄腫など)，薬物中毒などがある。現在のところ，適応疾患やその実施時期などについてはまだ明確に示されているわけではない。また，病因物質の特定など未解決な点も残されている。[139]　➡血漿

**月状骨** lunate bone　8個ある手根骨のひとつ。名称は側面から見ると三日月形であることに由来する。骨のほとんどが軟骨でおおわれており，進入する血管が少ないため，しばしば壊死に陥る。周囲手根骨との靱帯結合が弱く脱臼しやすい。[280]　➡手根骨

**月状骨軟化症** lunatomalacia【キーンベック病 Kienböck disease】　月状骨の無腐性壊

死。男性の利き手に多く，手関節への衝撃や負担が多い職業の人に比較的多い。原因は不明。症状は手関節の腫脹や運動痛，掌指関節制限，月状骨の圧痛である。[280] ➡無腐性壊死

**血漿重炭酸イオン** plasma bicarbonate ion
　体液中にとり込まれた二酸化炭素は水素イオン（$H^+$）と重炭酸イオン（$HCO_3^-$）に解離した形で存在している。血漿重炭酸イオン濃度は体液での緩衝作用のほか，呼吸や腎臓の緩衝系によって調節される。[131] ➡浸透圧，酸塩基平衡

**血漿蛋白質分画** ＝ **血清蛋白質分画**

**血漿トロンボプラスチン前駆因子** plasma thromboplastin antecedent：PTA【第 XI 因子 factor XI】　血液凝固の第 XI 因子に同じ。血液凝固系の出発点である第 XII 因子の活性化が第 XI 因子を活性化させる。どちらも，血液凝固の初期段階で活性化されるものである。[102] ➡血液，トロンビン，血液凝固因子

**血小板** platelet；thrombocyte　血液細胞のひとつ。核をもたない小さな細胞で，$1 mm^3$ 中 23～25 万個あり，止血血栓を形成して凝固し，止血作用を行う。病理的には，血小板血栓が起こると，血液内の血小板が減少して血栓性血小板減少性紫斑症などの疾患をもたらす。[38] ➡血小板減少性紫斑病，血栓性血小板減少性紫斑病

**血小板減少性紫斑病** thrombocytopenic purpura；thrombopenic purpura　血小板が自己免疫の何らかの理由で減少したために皮膚に紫斑が現れる疾患の総称。急性は小児に多く，数週間から数か月で自然寛解もある。慢性は女性に多い。血栓ができたことが原因で血小板が減少する疾患を血栓性血小板減少性紫斑症という。[38] ➡血小板，血栓性血小板減少性紫斑病

**血漿レニン活性** plasma renin activity：PRA
　レニンは腎臓の傍糸球体細胞から分泌される蛋白質分解酵素で，血圧を上昇させるアンジオテンシンや電解質ホルモンのアルドステロンの産生を促す。血液検査では血漿内のレニンの活性度を測定する。これを血漿レニン活性と呼んでいる。基準値は，臥位で 0.5～2.0 ng/ml/時で，高値では高レニン性本態性高血圧や腎障害が疑われる。[102] ➡レニン-アンジオテンシン-アルドステロン系，腎臓，アンジオテンシン II

**血清** serum；blood serum　血液を試験管にとって放置すると凝固し，さらに放置すると凝固血液は収縮して血餅となり，淡黄色の液体成分と分離する。この液体成分を血清という。循環血液中の血漿とは異なる。生化学的臨床検査試料に用いられる。[217] ➡血餅

**血清アルカリホスファターゼ** serum alkaline phosphatase　アルカリホスファターゼは肝臓を経て胆汁中に排泄される酵素で，骨，肝臓，胆管などの疾患で血清中の濃度が増加する。基準値は 80～260 IU/$l$ である。病態との関係では値が高いときは急性肝炎や原発性肝癌などの疑いがもたれる。しかし，小児や妊娠後期の女性は基準値より高い値を示すことが一般的である。[102] ➡肝臓，血漿，アルカリホスファターゼ

**血清学的検査** serological determination
　細菌やウイルスなどの病原微生物の感染を血清成分の抗原抗体反応を利用した検査。感染微生物を抗原とし，これに対する抗体ができているかを調べるもの。[293]

**血清カリウム** serum potassium　カリウムは，神経・筋の興奮性を調節するための物質代謝に使用されている。血清カリウムの基準値は 3.5～5.0 mEq/$l$ であり，値が高い場合は腎不全や代謝性アシドーシスなどが疑われる。[102] ➡電解質，血漿，カリウム

**血清カルシウム** serum calcium　カルシウムはリンやビタミン D とともに骨組織の物質代謝に使用されている。血中には約 10 mg/dl が存在しており，基準値は 4.1～5.0 mEq/$l$。高値では副甲状腺機能亢進症，ビタミン D 中毒症などが疑われる。[102] ➡電解質，血漿，カルシウム

**血清クレアチンキナーゼ** serum creatine kinase　クレアチンキナーゼ(CK)はクレアチンリン酸の合成分解を触媒する酵素で，ATPの産生に関わる物質代謝に必要とされる。基準値は，男性で57〜197 U/$l$，女性で32〜180 U/$l$である。CKは筋細胞と神経細胞中にあり筋収縮において重要な役割をもち，血清クレアチンキナーゼの高値は，骨格筋，心筋あるいは平滑筋，もしくは中枢神経系(脳脊髄)の細胞変性や壊死が疑われる。[102] ➡電解質, 血漿, クレアチンキナーゼ

**血清グロブリン** serum globulin　血清や血漿に硫酸アンモニウムを同量加えることにより沈殿する血清蛋白質の総称。電気泳動法により α−(α1, α2)，β−，γ−グロブリンに分離され，いずれも生理的に重要な物質を含み，病態解析に利用されている。γとβには免疫に関係する抗体が含まれる。[14] ➡免疫, 蛋白質, 血漿, アルブミン

**血清膠質反応** serum colloid reaction
　血清中の蛋白質に試薬を加えて凝固させ，その膠質(コロイド)の状態を調べる検査。チモール混濁試験(TTT)や硫酸亜鉛混濁試験(ZTT)などがよく用いられ，慢性肝機能障害の評価指標として利用されている。[293]

**血清酵素検査** serum enzyme determination
　血清中の酵素活性を定量的に計測する検査。血清酵素の由来は臓器の損傷による逸脱酵素，臓器の閉塞による逆流酵素，臓器からの分泌酵素，悪性腫瘍からの腫瘍産生酵素などがあり，各酵素活性の増減が診断に使われる。[123] ➡診断, 肝機能検査, クレアチンキナーゼ

**血性痰** bloody sputum；hemosputum 【血痰】　少量の血液が混じった喀痰。気道，または肺胞系の血管の損傷によって出現する。主な原因疾患は肺結核，気管支拡張症，肺癌。相当量の血液を喀出する場合は喀血という。[42] ➡喀痰, 肺癌, 喀血

**血清蛋白質分画** serum protein fraction 【血漿蛋白質分画 plasma protein fraction】　血清中には多くの蛋白質が存在しているが，電気泳動法によって得られる5分画(陽極寄りからアルブミン，α1, α2, β, γグロブリン)から特定蛋白質の量的変化を調べ，その増減から病態を知ることができる。[252] ➡電気泳動, ガンマグロブリン, 免疫グロブリン, 抗原抗体反応

**血清鉄** serum iron　血清中に含まれる鉄。通常人体の含有する鉄は3〜6gで約2/3が血清中に，1/3が臓器，骨髄，筋などの組織に貯蔵鉄として存在する。検査(比色法)では，男性70〜180 μg/dl, 女性45〜160 μg/dlが基準値とされる。再生不良性貧血，鉄芽球性貧血，ヘモクロマトーシス，急性肝炎などで高値，鉄欠乏性貧血，真性赤血球増加症，慢性感染症，悪性腫瘍，子宮筋腫，妊娠後期などで低値を示す。[14] ➡電解質, 血漿

**血清リン** serum phosphorus　リン(P)はビタミンDやカルシウムなどの物質代謝に関係する物質である。血清中のリンとカルシウムは，上皮小体(副甲状腺)ホルモンにより制御されており，相互に拮抗している。臨床検査では，血清中の無機リン濃度を測定している。基準値2.5〜4.5 mg/dl。[102] ➡電解質, 血漿, カルシウム

**結石** calculus（pl. calculi）；stone　胆管, 膵管，尿管など管状の臓器や胆嚢，膀胱など嚢状の臓器の内腔に，分泌物，排泄物の無機あるいは有機物の析出により生成された硬い固形物をいう。その固形物が管状構造を停滞し通過障害を起こすと臨床症状がでる。[201] ➡尿酸, 胆石

**結節** tubercle　骨表面で周囲の部位より肥厚している部分で，筋の起始や停止，靱帯の付着する部位。[68]

**結節腫** ＝ ガングリオン[嚢腫]

**結節性硬化症** tuberous sclerosis 【ブルヌヴィーユ−プリングル病 Bourneville-Pringle disease】　知的発達障害，てんかん発作，顔面の血管線維腫を3徴とする神経皮膚症候

群。皮膚に白斑，一部に心臓の横紋筋腫瘍，脳腫瘍，腎臓腫瘍が認められる。大脳皮質，脳室壁に結節がみられる。遺伝子異常が病因。124

**結節性多発動脈炎** polyarteritis nodosa：PN【結節性動脈周囲炎 periarteritis nodosa】
　全身の中・小動脈に全層炎の形で生じる壊死性血管炎。膠原病のひとつ。発熱，体重減少や関節，筋，神経，心，腎，消化器，皮膚などの障害で多様な症状を生じる。中動脈に生じる古典的多発動脈炎と小動脈に生じる顕微鏡的多発血管炎に分類され，後者では高率に MPO-ANCA 陽性となることから，異なる病因で発症するとされている。298 ➡ 膠原病, 血管炎, 炎症

**結節性動脈周囲炎** ＝ 結節性多発動脈炎

**血栓** thrombus　血管内で血球などの細胞成分がフィブリン網にからまり，凝固したもの。血管の破綻時には止血に作用する。血管の破綻以外にも，血管壁や血流の異常，血液凝固系の亢進など，種々の要因により血栓を生じる。229 ➡ 脳梗塞, 血栓形成, 血栓性静脈炎, 脳血栓

**血栓形成** thrombus formation　血栓形成の原因には①血管壁障害，②血流異常，③血液性状の変化，がある。①血管障害：血管の内皮細胞の障害は，血行力学的なストレス，外因性・内因性科学物質，外傷，局所の感染，血管炎，粥状硬化のアテローム板形成などにより生じる。②血流異常：血液の凝固亢進異常は，血液粘度の上昇，血小板凝集能や凝固因子の活性上昇，アンチトロピンの活性低下などにより生じる。心不全，ネフローゼ症候群，妊娠後期，避妊薬の服用などで血栓症を合併することが多い。全身性エリテマトーデスなどの自己免疫疾患でも認めるが，その機序は不明である。③血液性状の変化：血液のよどむ心耳，静脈洞などに生じやすい。血栓は外観，性状から，白色血栓（分離血栓）・赤色血栓（凝固血栓）・混合血栓，疣贅・壁在血栓，動脈血栓・静脈血栓などに分けられる。血栓が形成された状態は血栓症である。190 ➡ 血栓, 脳血栓

**血栓性血小板減少性紫斑病** thrombotic thrombocytopenic purpura：TTP　血管内に血栓ができ，血小板が減少して皮膚に紫斑が出現する疾患。症状は溶血性貧血，発熱，血小板減少，腎症状，精神神経症状などである。重篤で致死的な経過が多い。治療は血漿交換療法や血漿輸注療法で予後が改善している。38 ➡ 血小板, 血小板減少性紫斑病, 特発性血小板減少性紫斑病

**血栓性静脈炎** thrombophlebitis　静脈が血栓で閉塞されてできる炎症。血栓は静脈壁の炎症でできやすい。四肢の表在静脈系と深部静脈系のいずれにもみられる。前者は外傷，注射など薬剤によるものが多い。後者は，原因不明で肺梗塞などの重篤な合併症を誘発することもある。217

**血栓性脳梗塞** ＝ 脳血栓

**血栓溶解療法** thrombolytic therapy【線溶療法 fibrinolytic therapy】　発症後急性期の脳血栓，心筋梗塞などに対して，薬物により線溶能を亢進させてフィブリンを溶解し，閉塞血管の再灌流を目的とする治療法。血栓溶解薬としては，ウキロナーゼ，ストレプトキナーゼなどがある。124 ➡ 血栓, 血栓形成, 脳血栓, ウロキナーゼ, フィブリン

**血痰** ＝ 血性痰

**血中インスリン濃度** insulin concentration in blood　膵臓ランゲルハンス島のB（β）細胞の機能やインスリン抵抗性の指標。正常インスリン濃度は健常者の空腹時で0〜70 $\mu$U/ml である。高インスリン血症はマルチプルリスクファクター症候群の基盤のひとつとされている。45 ➡ 膵臓, ランゲルハンス島

**血中酸素濃度** oxygen saturation in blood　血液中にあるヘモグロビン分子全体のうち酸素を運搬している分子の割合。$SpO_2$と表記される。% $SpO_2$ が97を表示しているときには，97％のヘモグロビン分子が酸素を運

搬していることを示す。[137]

**血中乳酸濃度** blood concentration of lactic acid　糖質の嫌気的解糖の最終産物である乳酸の血中濃度で，筋疲労や無酸素作業閾値の指標のひとつ。安静時の血中乳酸濃度は1〜1.5 mmol/$l$ で，有酸素運動中は 4 mmol/$l$ 程度まで，最大 10 mmol/$l$ 以上になる。[45] ➡疲労，無酸素性作業閾値

**血中ビリルビン** bilirubin in blood　血液中の間接ビリルビンと直接ビリルビンのこと。溶血性疾患や肝細胞障害で間接ビリルビン高値，肝細胞障害での摂取・抱合・排泄の異常や胆道疾患による腸管への流出異常などで直接ビリルビン高値がみられる。[140] ➡黄疸

**結腸** colon　盲腸から直腸の手前まで大腸の大部分を占める。長さは約 1.5 m の管で，上行結腸，横行結腸，下行結腸，S 状結腸の 4 部からなる。S 状結腸は左腸骨窩で S 字状にうねり，仙骨前面で直腸に移行する部で，閉塞や腸壁の循環障害を起こしやすい。また大腸癌のなかでは S 状結腸癌の頻度が最も高い。[180] ➡大腸

**血沈** ＝ 赤沈

**決定係数** coefficient of determination　あることの要因となること(独立変数)があることを決定する要因(従属変数)にどの程度寄与するかを表す統計上の数値基準。寄与率とも呼ばれる。[59] ➡自由度，自由度調整済み決定係数，重回帰分析，独立変数

**血糖** blood glucose；BG；blood sugar；BS　血液中に含まれるグルコース(ブドウ糖)をさす。健常者の血糖値は早朝空腹時 70〜110 mg/dl，食後 140〜190 mg/dl である。60 mg/dl 以下では低血糖，低血糖と共に低血糖に由来する神経症状が出現したときは低血糖症という。血中の血糖濃度が高くなると膵臓から分泌されるインスリンの作用により血中濃度が調節される。一方，血中の血糖濃度が低くなると，肝臓からの糖放出が促され血糖値が上昇する。朝食前値が 140 mg/dl，食後値が 200 mg/dl を超える高血糖は糖尿病診断の指標となる。[14] ➡空腹時血糖値，75 g 経口ブドウ糖負荷試験，糖尿病

**血糖コントロール** blood glucose control　血糖コントロールは，膵島の B(β)細胞より分泌され，唯一血糖を低下させるインスリンがその鍵を握っている。血糖値上昇に働くホルモン(グルカゴン，カテコールアミン，成長ホルモン，糖質コルチコイドなど)の作用とのバランスによって，血液中のグルコースレベルは，空腹時で 70〜110 mg/dl，食後でも 140 mg/dl を超えない範囲に調節されている。この調節機序に破綻が生じると耐糖能障害や糖尿病となり，運動療法を中心とした理学療法の対象となる。その最大の目的は，合併症の発症・進展の予防であり，適切な処方のもとに運動療法を行い，食事療法，薬物療法と併せて，病期・病態に応じた血糖コントロールの改善に努める。近年，国内外の臨床試験の結果から，より厳格な血糖コントロールの改善が奨励されている。病態によって異なるが，空腹時血糖値が 120 mg/dl 以下，HbA$_{1C}$ 7.0%以下が血糖コントロールの評価の目安とされている。[45] ➡糖尿病，インスリン，膵臓

**血尿** hematuria　尿路からの出血により尿中に血液が混在する状態。血尿の分類には種々のものがあるが，出血部位によるものに腎性血尿や膀胱性血尿がある。原因疾患は腫瘍，結石，炎症が主であるが，激しい運動や薬物に起因するなど，原因は多岐にわたる。[121] ➡運動性血尿，腎臓，尿

**結髪結帯動作** 髪を結ぶ，帯を結ぶという動作。これらは肩の屈曲と外旋，伸展と内旋を伴う動作で，従来より肩関節疾患における日常生活活動の能力の指標として重視されている。[296] ➡肩関節周囲炎

**血餅** blood clot　血液を採取し凝固阻止剤を加えず外気に放置すると，血液中のフィブリノゲン(線維素原)がフィブリン(線維素)に変化して析出し網状となり，その中に白血球，赤血球などの血球成分が閉じ込められた凝

塊。[14] ➡血液凝固, フィブリン

**血便** bloody stool；hemorrhagic stool
　消化管から出血した血液が混じった便。血液が胃液や消化液に混じるとヘモグロビンの酸化によりタール様便(黒色便・メレナ)に, 大量出血や横行結腸以下の消化管からの出血では鮮血便となる。[43] ➡下血, 大腸

**結膜炎** conjunctivitis　伝染性(ウイルス, 細菌の感染)と非感染性(紫外線, 花粉アレルギー, アトピーなど)の目の結膜の炎症病変。症状は充血, 膿漏, 腫脹などであり, 感染予防が重要である。[178] ➡炎症

**血友病** hemophilia　出血性素因をきたす伴性劣性遺伝疾患。血液凝固因子である第Ⅷ因子欠乏の血友病A, 第Ⅸ因子欠乏の血友病B, 第ⅩⅠ因子欠乏は血友病C(先天性第ⅩⅠ因子欠乏症)という。APTT(活性化部分トロンボプラスチン時間)延長の有無でスクリーニングし, 確定診断は各凝固因子定量による。[215] ➡血液凝固, 拘縮, 血腫

**血流** blood flow　心臓のポンプ作用によって送り出される血液の流れ。心臓の収縮力や血管抵抗などに影響され, 単位時間当たりの血流量は最大運動能力を左右する。心臓では冠血流量, 呼吸では換気血流不均衡がしばしば問題になる。[293] ➡血流量, 血流速度

**血流速度** blood flow velocity；blood flow rate
　血管内における血液の流速。血管内において血液が血管のある断面を単位時間内でどれだけ移動したかを示す。血流は血管の中心部と壁側部では異なるので, 通常平均速度で表される。平均血流速度は上行大動脈が最も大きい。[31] ➡血管, 大動脈, 毛細血管, 血圧

**血流の再配分** redistribution of blood flow
　心臓から駆出される心拍出量は生体のおかれた状況に応じて各器官に血流配分されている。生体では酸素の需要に応じて有効に血流量を分配するような調節が行われる。安静時には脳や内臓の血流量が全体の60％と相対的に多い。立位姿勢では, 循環調節に重力の影響を受け, 下肢では血液の貯留が起こり, 心臓への血液の戻りが悪くなり, 動脈血圧の低下を引き起こす。激しい運動時には骨格筋の血流量が心拍出量全体の80％にもなるのに対し, 逆に腎や内臓の血流量は大きく減少する。しかし心筋の血流配分率はほとんど変動しない。運動時の血流の再配分は運動筋の代謝性血管拡張と非運動臓器(内臓や腎など)の自律神経系に関与する反射性血管収縮に影響を受ける。理学療法では, 下肢筋を働かせるような運動で筋ポンプ作用を働かせることで下肢血管の血液貯留を解消し心臓へ戻る血液を増加させることができる。自律神経障害では, 循環調節が障害されている可能性があり姿勢の変化で血圧に注意する必要がある。[138] ➡側副血行

**血流非再開通現象** non-reflow phenomenon
　心停止や脳梗塞などにより虚血状態に陥り, いったん損傷を受けた脳組織が, 血流再開の処置を施された後も毛細血管レベルでその機能を回復しえない状態にあること。[229] ➡血栓溶解療法

**血流量** blood flow volume【血液流量】
　血管の断面を単位時間に流れる血液の量。単位にはml/分で表す。また, 血液が単位時間に移動する距離を血流速度といい, 「血流量＝血管の断面積×血流速度」の関係が成り立つ。[247] ➡血行動態, 血流速度

**ケトアシドーシス** ketoacidosis　血中のケトン体が上昇する代謝性アシドーシス。症状は脱水から傾眠, 昏睡に至るのが特徴。多くは糖尿病性で, 1型糖尿病において血中インスリン欠乏で生じる。アルコール多飲者の栄養不良を原因とするアルコール性もある。[179] ➡1型糖尿病, アシドーシス, 昏睡

**ケトアシドーシス性昏睡** ＝ケトン性昏睡

**ケトーシス** ketosis　ケトン体の産生増強などにより, 血液中のケトン体が増加した状態。糖尿病, アルコール症や飢餓時に認められ, 悪心や腹痛などの症状が現れる。重度になるとケトアシドーシスとなり, 意識障害か

ら昏睡に至ることもある。[45] ➡糖尿病性昏睡, 糖尿病, ケトアシドーシス

**解毒薬** antidote；toxicide　体内で生成されたあるいは対外から取り込まれた毒物に作用して無毒化する薬物。毒物の作用を不活性化する薬物, 毒物を吸着する薬物, 毒物の排泄を促進するあるいは毒物の受容体と拮抗する薬物などがある。[187] ➡テトロドトキシン, サリン中毒

**ケトン性昏睡** ketotic coma【ケトアシドーシス性昏睡 ketoacidosis coma】　ケトアシドーシスの重度化による糖尿病性昏睡のひとつで, 主に1型糖尿病の急性合併症。インスリン作用不全による代謝異常の極限状態で, 呼吸はクスマウル型大呼吸となり, 呼気にはアセトン臭が認められる。[45] ➡糖尿病性昏睡, 糖尿病, インスリン

**ケトン体** ketone body　アセト酢酸, βヒドロキシ酪酸, アセトンの総称。脂肪の分解により肝臓でつくられる。必要な血糖値を維持するための糖質代謝において二次的に産生され, 心筋, 骨格筋, 腎臓など様々な臓器でエネルギー源や脂肪の合成に再利用される。血中にケトン体が増加した状態をケトーシスという。[102] ➡ケトーシス, ケトン尿症

**ケトン尿症** ketonuria　糖尿病や絶食あるいは高脂肪-低糖質食などが原因で, 脂肪酸の動員と酸化が亢進して血中ケトン体が増え, その尿中排泄が増加した状態。糖尿病, 特に1型糖尿病ではコントロール悪化の徴候のひとつである。[45] ➡糖尿病性昏睡, 糖尿病, ケトーシス

**解熱・鎮痛薬中毒** antipyretic-analgesic poisoning　サリチル酸中毒をさし, アスピリン(化学名：アセチルサリチル酸)中毒に代表される。特有の中毒症状は呼吸性アルカローシスと代謝性アシドーシスである。主として自殺目的での多量服用, 乱用を原因とする。[187] ➡薬物依存症, サリチル酸製剤

**ケネディー-オルター-スン症候群** ＝球脊髄性筋萎縮症

**ゲノム** genome　生殖体がもつ遺伝子の一組, あるいは種に固有の遺伝子の集合体。体細胞のような二倍体細胞においては, その半数体に含まれている遺伝情報を意味し, 二倍体ヒトゲノムは約60億の塩基対からなる。この塩基配列を解読することにより, 治療が困難な疾病の発病のメカニズムの解明, 薬剤の開発, 診断・治療の変革が期待されている。[29] ➡遺伝, 遺伝子診断, デオキシリボ核酸

**下痢** diarrhea　水分量が80％以上の液状または液状に近い状態の糞便が排泄されること。一般に回数・排泄量は増える。多量の水分とともにNa$^+$, K$^+$が排出され脱水・ショック症状をきたす。原因は炎症性, 感染性, 中毒性, 神経性など数多い。[270]

**下痢原性毒素** ＝エンテロトキシン

**ゲル** gel　コロイド溶液中に分散している膠質粒子の濃度が増して流動性を失ったゼリー状のもの。温熱療法で用いるホットパックは, 熱容積の大きいケイ酸塩のゲル(シリカゲル)を布の袋に入れて温めるものである。[44] ➡ホットパック

**ゲルストマン症候群** Gerstmann syndrome　手指失認(手指とその名称が結びつかない), 左右識別障害(自己および他人の身体左右が区別できない), 失書, 失算の4つを主症状とする。4症状がそろって現れることはまれで, 失語症を伴う場合が多い。主に左側頭頂葉, 後頭葉(特に角回)の移行部の損傷で発生する。オーストリアの神経科医ゲルストマン(Gerstmann, J.)により報告された。[183]

**ケルニッヒ徴候** Kernig sign　項部硬直と並んで髄膜刺激徴候の特徴。髄膜刺激による膝の屈筋群の攣縮をみる。背臥位にて股・膝関節を受動伸展させ挙上した際, 膝関節自動屈曲が出現すれば陽性。項部硬直より発現時期は遅れやすい。[219]

**ケロイド** keroid　創傷治癒の過程で, 瘢痕

組織が過剰に増生し，皮膚に不規則な隆起を生じる状態．人種差，体質差が知られており，日本人には起こりやすく，かついわゆるケロイド体質で起こりやすい．[238] ➡ 熱傷, 瘢痕, 過形成

**腱** tendon　筋の両端にあり，骨格筋の張力を骨に伝達する結合組織で，長軸に沿って平行走行するコラーゲン線維と弾性線維からなり，張力に対して非常に強いひも状の構造をなす．しかし，筋と腱は強い張力発揮時には筋腱複合体として，腱の伸張と筋の等尺性収縮によってパワーを高めている．膜状に広がったものは腱膜という．[101] ➡ 骨格筋

**腱移行術** tendon transfer　外傷，麻痺などにより筋の機能が失われたとき，その機能を代償させるために隣接する正常に機能している筋の腱を，傷害された筋の腱や周辺の骨に縫合，固定する手術方法．上腕二頭筋麻痺に対する手関節，手指の屈筋群起始部の上腕骨近位への移行術（Steindler法）は有名である．[101]

**牽引反射** ＝ 把握反射

**限界フリッカー頻度** ＝ フリッカー値

**幻覚[症]** hallucination　エスキロール（Esquirol, J. E.）によって「対象なき知覚」と定義された実在しない対象からの刺激を知覚する異常体験．実体として知覚される真性幻覚と表象としての偽幻覚に大別され，感覚の対象により幻聴，幻視，幻嗅，幻味，幻触などに分類される．[155]

**原価計算** cost accounting　原価とは材料費と労務費と経費を合計したもので，原価を計算する方法には標準原価計算と実際原価計算がある．日本薬事法において薬価を設定する場合，算出法のひとつとして，原価計算方式が用いられる．[13] ➡ 病院管理学, 日本薬局方

**減感作療法** ＝ 脱感作療法

**嫌気性代謝** anaerobic metabolism　酸素呼吸によって行われる好気性代謝に対して，酸素を使わないで行われるエネルギー代謝をいう．筋運動のエネルギーは，①短距離走や投てき競技などの7～8秒以内の運動であれば，ATP-CP系が使用され，②中距離走など40秒程度の運動であれば，乳酸系が使用される．この①と②の代謝系が嫌気性代謝である．③マラソンやクロスカントリーなど3分間以上要する運動では有酸素系が使用される．[14] ➡ 無酸素運動, 乳酸, 酸素負債

**嫌気性代謝閾値** anaerobic metabolism threshold　無酸素運動と有酸素運動の境界のときの運動強度（実際には血中乳酸濃度が持続的に増加することなく行える最大の運動強度），またはその時の酸素摂取量を意味するもので，1964年ワッセルマン（Wassermann）らにより提唱された仮説．運動負荷量が高くなると，酸素消費量も増大し好気性代謝が行われるが，運動強度がある限度を超えると，嫌気性代謝であってもエネルギー産生が必要となる．この嫌気性代謝が開始されるポイントを嫌気性代謝閾値といい，運動能力の目安とされる．実際には，運動負荷試験によって血中の乳酸濃度が急上昇したポイント，換気量の増加直線が急上昇したポイントなどによって決定される．[14] ➡ 嫌気性代謝

**研究デザイン** research design　広義には研究計画のことであり，研究目的に沿った対象や方法などをどのようにするか計画することである．狭義では研究計画の一項目としてとらえられており，研究の目的を決定し，それに対してどのような種類の研究を行うかを決定することである．デザインの種類として対象をコントロール群と理学療法介入（治療，運動）群に分けたものや経時的な変化を分析するもの，または一対象を理学療法介入（治療，運動）後に比較するものなどがあげられる．研究デザインは研究を行ううえで最も重要な研究計画項目であり，研究デザインの不備や軽視により適切な結論は導けない．[83] ➡ 課題, 基礎研究, 臨床研究, 予備研究, 文献, 先行研究, 乖離

**原形質** protoplasm；plasmogen　細胞膜内

の生命活動を行っている物質の総称。細胞膜，細胞質，核および細胞内小器官を含む。[200] ➡細胞

**献血** blood donation 健常者が輸血を必要としている人に対して血液を無償で提供すること。献血には全血献血と成分献血の2種類があり，前者は血液のすべての成分を献血し，後者は血小板や血漿だけを献血する。[95]

**言語** language 人の思想や感情，意思を音声や文字を用いて表現や伝達をし，それを理解するために用いられる記号体系。大脳皮質の優位半球にある言語野(運動性言語中枢，感覚性言語中枢)によって制御され，声帯，呼吸筋，舌，咽喉頭筋，開口筋，咬筋の働きによって音声として表現されたり，手指などの動きによって文字として表出される。言語は人間が生まれてから成長する過程で習得され，言語機能が発達する。理学療法では，脳性麻痺や脳血管障害などの運動機能障害に合併して言語機能障害がみられるため，障害の種類を把握した適切な治療が必要とされる。例えば，音声表現を円滑化するためには姿勢調節治療を行い，口唇，舌，咽頭，頸部筋，呼吸筋などの運動器の機能を改善させる治療が行われる。また，小児の言語発達遅滞の原因は精神遅滞(知的障害)，発達性言語障害，難聴，多動症候群，自閉症など多様で，身体，知能，情緒，環境の影響を考慮して治療がなされる。[60] ➡言語発達，言語障害，言語野

**健康** health 世界保健機関(WHO)憲章により，「健康とは身体的，精神的，社会的に完全に良好な状態であって，単に疾病や傷害がないということではない」と定義され，半世紀にわたり全世界で受け入れられている。[85] ➡体力，疾患

**肩甲下筋** subscapularis muscle 肩甲下窩全体から起こり，上 3/4 は肩関節包に付着後腱板となり，下 1/4 は腱板とならず直接小結節に停止する。肩甲下神経($C_{5,6}$)支配。肩内旋の主動筋であるが，ローテーターカフとしての作用も重要。[159] ➡ローテーターカフ

**肩甲胸郭間切断** = フォークォーター切断

**肩甲骨** scapula 逆三角形の扁平骨で，鎖骨とともに上肢帯をなす。胸郭背側で第2〜7肋骨の高さにあり，背面に水平に走る肩甲棘，外側端に肩峰，上外側に烏口突起をもつ。鎖骨を介して体幹と連結している。胸郭と機能的関節をなし，上肢運動の土台として上腕骨と連動する。[159] ➡肩関節，肩甲上腕リズム，肩甲帯

**肩甲骨高位症** = シュプレンゲル変形

**健康寿命** health expectancy 認知症や寝たきりにならなずに元気で生活できる期間をいう。国民の健康増進，疾病予防および生活の質の向上を図るために，癌，心疾患，脳卒中，糖尿病などの生活習慣病やその原因となる生活習慣の改善に関する対象分野を設定し，保健医療水準の指標となる 2010 年までを目途とした目標などを提示する「21 世紀における国民健康づくり運動(健康日本 21)」が策定されている。この基本理念として，すべての国民が健康で明るく元気に生活できる社会の実現を図るため壮年期死亡の減少，健康寿命の延伸などを目標に，社会の様々な健康関連グループがその機能を活かして，一人ひとりが自己の選択に基づき主体的に健康実現を図れるよう支援することにより，国民の健康づくりを総合的に推進する，となっている。理学療法士として，障害予防やその治療にとどまることなく，健康を増進し発病を予防する「一次予防」，いわゆる健康づくりを支援するプログラムの構築が急務とされる。[205] ➡ゴールドプラン 21，医療経済学，医療費

**肩甲上腕関節** = 肩関節

**肩甲上腕リズム** scapulo-humeral rhythm 肩関節運動時の上腕骨の移動量と肩甲骨の移動量との関係。屈曲時には 60 度付近から屈曲 2 度に伴い肩甲骨が 1 度上方回旋し，外転時には 30 度付近から外転 2 度に伴い肩甲骨が 1 度上方回旋する。[296]

**健康診断** health examination 個人はもと

より地域や職場などにおける健康と思われる人を対象として行う医学的診断法。健康診査や人間ドックなど定期的な健康診断と、それに伴う異常の早期発見・治療こそが予防医学にとって重要である。[16] ➡胃カメラ, 食道癌, 肺癌, 偽陰性, 偽陽性, 労務管理

**健康増進** ＝ヘルスプロモーション

**肩甲帯** shoulder girdle 【上肢帯】 肩関節周辺部分の総称であり、体幹と上肢の連結をする。鎖骨、肩甲骨、上腕骨と解剖学的な関節である肩関節、肩鎖関節、胸鎖関節と機能的関節である肩峰下関節、肩甲胸郭関節からなり、筋や靱帯によって支持される。[273]

**肩甲帯離断** ＝フォークォーター切断

**健康づくり** ＝ヘルスプロモーション

**健康保険組合** health insurance union
　従業員数700人以上の会社が設立母体となっている組合組織で、主な活動は保険給付事業と保健事業である。小集団であるため、効率的、効果的な運営が可能であり、きめ細かいサービスの提供が可能である。[152] ➡国民健康保険, 政府管掌健康保険, 組合管掌健康保険, 医療保険制度

**言語検査** test of language ability 言語表出能力を含む言語能力全般の検査。狭義には言語理解・文産生能力の検査、または言語刺激を検査材料とする検査。非言語能力の検査、あるいは非言語刺激を用いる検査(非言語検査)の対立概念。[276] ➡音声言語医学的検査

**言語蹉跌** ＝断綴性言語

**言語障害** language disturbance(disorders)
　言語記号の適切な理解と表出の能力が低下して生じた障害。言語障害は、音声言語と文字言語の障害に分類できる。言語障害を原因・過程別に分類すると、①脳血管障害や外傷などによるもの(失語, 失読失書, 失行, 失認, 精神遅滞, 自閉症, 認知症, 早口症, 学習障害など), ②運動神経系の損傷によるもの(運動麻痺性構音障害, 口頭摘出や口蓋裂など), ③麻痺や舌切除などによるもの(器質的発声・共鳴・構音障害, 書字障害など), ④心理学的過程による構音障害(心因性の発声障害, 聴覚障害, 視覚障害, 心身症的自閉症, 緘黙症, 吃など), ⑤発達・学習上の困難で言語学的過程によるもの(変声障害, 機能性構音障害など), ⑥生理学的過程および物理的過程の障害で末梢受容器の損傷によるもの(聴覚障害, 視覚障害など), ⑦社会学的過程の障害による言語刺激の不足と不適切, 養育上の問題, などがある。これらは単一、もしくは複数で互いに影響しあって起こる。そのため、発声障害, 共鳴障害, 構音障害, リズム障害, 聴覚障害, 語の障害, 統語障害, 文の障害, 意味を理解する障害などが出現する。声の異常として、高さ、強さ、大きさ、持続のずれ、発声時のリズム異常, 共鳴の異常, 調音の異常があり、語や文の異常として、書きことばや話しことばの理解や表出の異常, 言語発達の異常, 認知・記憶・人格の異常, 交信態度の異常, 環境の異常などで認められる。これらの障害の起因となる主な疾患や障害は、猫鳴き症候群, ホルモン異常, 変声障害, 類宦官症, 副腎性器症候群, 脳性麻痺, 運動麻痺性構音障害, 聴覚障害, 視覚障害, 緘黙症, パーキンソン病, 反回神経麻痺, 喉頭炎, 声帯溝症, 結節, ポリープ様声帯, 喉頭パピローマ, 心因性失声, 麻痺性失声, 球麻痺, 偽性球麻痺, 筋萎縮性側索硬化症, 重症筋無力症, 喉頭摘出, 吃音症, 早口症, 再帰性発話, 舞踏病, 高次脳機能障害, ピック(Pick)病, 口蓋裂, 粘膜下口蓋裂, 舌小帯・上唇小帯短小症, 鼻ポリープ, 舌麻痺, 機能的構音障害, 発語失行, 伝導失語, 健忘性失語, ウェルニッケ失語, 超皮質性感覚性失語, 発達性感覚性失語, 発達性運動失語, 純粋語聾, 難聴, 聴覚失認, 皮質聾, 超皮質性運動性失語, 純粋失読, 失語性失読, 失語失書, 学習障害, 視覚失認, 単純言語発達遅滞, 環境性言語発達遅滞, 自閉症, コルサコフ症候群, アルツハイマー病, 認知症, コミュニケーション障害, ビジランス(vigilance)の低下などがある。[214] ➡高次脳機能障害, 失語[症], 構音障害

げんごちょ

**言語聴覚士** speech therapist：ST　音声機能，言語機能，聴覚に障害のある人に対して検査やトレーニング，指導，助言を行うリハビリ専門職種。また医師や歯科医師の指示の下，嚥下練習や人工内耳の調整を行う。失語症，構音障害，吃音，学習障害や自閉症・脳性麻痺などによる言語障害・言語発達遅滞，音声障害，嚥下障害，聴覚障害が主な対象である。働く場は医療・福祉・教育分野と多様である。近年，医学的リハビリテーションでは頭部外傷・脳血管障害による言語・認知・動作・記憶の障害である失語症・失行・失認などの高次神経機能障害についてもチーム医療において神経内科医や脳外科医との連携・指示のもと，理学療法士らと連携協力し，コミュニケーション障害の評価と治療にあたるなど，対象は広がっている。国家資格制度の整備は1997(平成9)年12月の言語聴覚士法成立より始まり，1999(平成11)年3月に第1回国家試験が行われた。[119] ➡医学的リハビリテーション，チーム医療，言語障害，運動性失語，ウェルニッケ失語

**言語発達** speech and language development；speech development；language development
　ことばを獲得し，それを使いこなす，つまり音声や文字など言語記号の意味を理解し，あるいは表出する能力が高まっていく過程。正常な言語発達のためには，知的能力，聴覚機能，視覚機能，発声発語機能，上肢などの運動機能，情緒・社会性などが相互に関連し合いながら発達を遂げる必要がある。また，豊富な言語刺激や適切なことばかけといった言語環境，愛情ある養育者の存在など，適切な生育環境が必要である。言語発達は，言語の受容あるいは理解と，言語表出という2つの側面がある。各側面の発達の目安として，受容面では9か月前後で「バイバイ」など簡単なことばかけへの反応出現，表出面では12か月前後で「マンマ」など最初の有意味語の表出(始語)となる。運動機能やその発達に問題点があって理学療法を必要とする新生児，乳幼児に，同時に言語発達上の問題を有することが多いので，言語聴覚士との連携が重要である。[276] ➡言語，正常発達，言語聴覚士，語彙

**言語野** speech area　感覚性言語中枢(ウェルニッケ中枢)と運動性言語中枢(ブローカ中枢)を示し，大多数では左側の半球にある。前者は上側頭回後上部のブロードマンの22野の尾側部，後者は第3前頭回後部の44野，45野にある。[56] ➡言語，言語障害，脳地図

**検査** tests　理学療法において，効果的な介入の実践において不可欠である評価の構成要素のひとつ。具体的には，筋力検査，運動発達検査，反射検査などがある。検査は同一項目であっても，詳細をみるスキャニングと大まかな状態を知るスクリーニングに大別される。両者を効率よく使い分け，対象者への負担軽減と安全性に配慮して行う。[108] ➡検査測定

**顕在性不安尺度** manifest anxiety scale：MAS【テイラー不安検査 Taylor anxiety scale】
　テイラー(Taylor，J.A.)によって作成された不安水準を測定する尺度。ミネソタ多面人格試験(MMPI)の質問項目から慢性不安反応を反映すると考えられる50項目を選び，尺度を構成した。複数の日本語版があり，一部は市販されている。[269] ➡不安検査，ミネソタ多面人格試験

**肩鎖関節** acromioclavicular joint　肩峰と鎖骨が向き合う平面関節。鎖骨の関節面は上方，肩峰の関節面は下方を向き斜位をとる。関節内には関節円板があり，肩鎖関節の動きを円滑にする。上部には肩鎖靱帯があり，肩峰と鎖骨を連結する。[273]

**肩鎖靱帯** acromioclavicular ligament
　烏口鎖骨靱帯(円錐靱帯と菱形靱帯)と共に鎖骨の外側端と肩甲骨の肩峰とを接続している靱帯。前，後，上，下の4つの部分からなり，肩鎖関節の関節包上方部分は厚く，三角筋や僧帽筋からの線維も混入している。厚さは約3mm，幅と長さはそれぞれ約30mm，15mmである。肩鎖関節の固定力は，烏口鎖骨靱帯(円錐靱帯と菱形靱帯)に依存する度合いが大きく，肩鎖靱帯はそれを補強する程度であるが主に水平方向への偏位を抑制する働きがある。[23] ➡菱形靱帯，円錐靱帯

**検査測定** test and measurement　理学療法評価過程における対象者の身体機能情報収集作業のこと。検査は一般に可能・不可能，陰性・陽性の判定，段階尺度による数量化で，測定は身体的情報を順序尺度による数量化で行われる。事前情報との統合・解釈を行って治療計画を立案する。[255] ➡評価

**幻肢** phantom limb　【ファントム phantom】　切断により失われた手足が断端部やその空間部に存在しているような幻覚をもつこと。原因は不明であるが，知覚と運動の統合系をつかさどる大脳皮質の身体感覚の刷り込みが幻想として現れたものと解釈できる。[211] ➡幻肢痛

**幻視** visual hallucination　視覚領域の幻覚。光の点滅といった要素的な幻視から，人の姿や顔，動物，植物，風景，事件場面など様々な幻視がある。意識障害があるときに出現することが多い。[10] ➡幻覚[症]，精神病，アルコール依存症

**原始運動** primitive movement　新生児期から乳児期の初期で，随意性とは関係なく自発的に生じる運動，もしくは外界の刺激に対応して生じる反射性の運動。新生児期の運動は脳幹，脊髄の反射によるものが多く，反射性の動きが中心である。この時期の反射を原始反射といい，胎生5～6か月頃より急速に発達しはじめ，出生時にはすべての原始反射が出現する。髄鞘化が中脳から小脳に進み，さらに大脳皮質に及んでくると反射性の運動は次第に抑制され，随意的な運動や姿勢反応が発達してくる。また，胎児・新生児の自発的な動きをプレヒトル(Prechtl，H.F.R.)は自発運動(general movements；GMs)と呼んでいる。GMsは複雑で，変化性に富んだ，流暢な全身運動が特徴である。原始反射およびGMsの検査は胎児・新生児の神経機能の評価に用いられる。[39] ➡原始反射

**原始[性]感覚** protopathic sensation　嗅覚，味覚，痛覚の感覚をいう。触覚，視覚，聴覚，運動覚の識別感覚よりも原始的な感覚であると考えられる。視覚，聴覚，嗅覚，味覚，触覚の五感をさすこともある。[39]

**幻肢痛** phantom limb pain　【ファントムペイン phantom pain】　幻肢の部分に痛みを感じる場合を幻肢痛という。その原因には断端部の癒着，瘢痕，神経腫などが要因となる場合と，知覚と運動の神経統合系の要因に精神心理的要因が絡んで起こるという説があるが，解明されていない。[211] ➡幻肢

**原始反射** primitive reflex　乳児期前半(およそ生後6か月)頃まで存在する反射群で，随意的で合目的的運動が可能になる時期にはみられなくなる。原始反射群は乳児の生存を助けること，系統発生のなごりなどの存在意義があるとされている。哺乳に関わる原始反射には探索反射，吸啜反射，咬反射があり哺乳を助けている。また，手に関連するものでは把握反射，逃避反射がある。脊柱の運動を引き起こす原始反射にはガラント反射，ペレー反射がある。手の把握反射と同様に足指にも把握反射が存在し，足底把握反射と呼ばれる。足底反射は原始反射のなかで一番長く乳児に認められ，乳児が起立を始める頃まで存在する。全身の運動を引き起こす原始反射ではモロー反射が知られている。これらの原始反射が統合されて乳児にみられなくなる時期を越えて存在する場合は，大脳皮質レベルからの統合不全として未熟さが継続し，運動発達の阻害要因となる。また，成人の脳障害により原始反射が出現することもある。[73] ➡探索反射，吸啜反射，ガラント反射，モロー反射

**腱鞘** tendon sheath　【滑液鞘 synovial sheath】　腱周囲を包む組織で，関節部分などで腱が靱帯や支帯の下などを通過する際に生じる摩擦を軽減させる役割がある。内層の滑液鞘(滑膜性腱鞘)と外層の強靱な線維性結合組織(靱帯性腱鞘)の2層から構成されている。[101]

**現症** present medical condition　観察や客観的検査などの診察によって得られる現在の疾病や対象者の状態をいう。把握する方法としては，視診，打診，聴診，触診，神経学的・

化学的検査などを用いる。また，把握すべき内容としては，姿勢や体格・体質，栄養状態や皮膚色，呼吸や発汗・脈拍などの全身状態を知る手がかりとなる全身所見や身体各部分や各臓器の外傷および炎症・浮腫・腫瘍などの局所所見がある。これら現症の把握は疾患そのものの理解とともに，理学療法における評価の際には必要不可欠な要素である。もし現症が十分に把握できていなければ評価そのものの信憑性を歪めてしまう危険性がある。仮に理学療法評価がしっかりできていても，現症の把握が不十分であれば問題点の抽出や優先順位の序列に狂いが生じてくる。また，理学療法評価や治療プログラムの実施にあたって，そのアプローチはもとより，リスク管理面で不備をもたらすために重大な医療事故につながる危険が増すことになる。[16] ➡ 診断，評価，視診，触診，打診，身体所見

**現象** phenomenon (複 phenomena)　観察および知覚可能で科学的に説明しうる事象。現象を科学的にとらえるほかに，見えるままに，意識に現れるままに現象をとらえる哲学的思考(現象学)があり，臨床心理学，精神医学に影響を与えている。[252] ➡ 漸減現象，跳ね返り現象，現象学

**現象学** phenomenology　ドイツのフッサールが創始した哲学的思考法で，具体的には，先入観や理論的枠組み，偏見，予断といった認知上の制約を排し，見えるままに，意識に現れるままに現象をみていく姿勢をさす。この姿勢をエポケ(判断停止)と呼ぶ。エポケによって自らの先入観や理論的枠組みを括弧に入れて一時棚上げにし，開かれた状態でものごとに接することを現象学的還元と呼ぶ。こうした還元の後に意識に残る事柄を分析，記述する。さらにフッサールの現象学は，臨床心理学，精神医学の分野に大きな影響を与えた。特にビンスワンガー(Binswanger, L.)とボス(Boss, M.)は人間の現象学的把握を試み，現存在分析である現象学的精神病理学を築いた。ここでは対象者を自然科学的観察方法でとらえようとするのではなく，対象者の内面世界，すなわち，対象者がどんな状況におかれ，外界をどのようにとらえ，どのような風景を見ているのか，を対象者の視点からとらえようとする。[66] ➡ フッサール，臨床心理学，精神医学

**懸垂** suspension　義肢において断端からソケットが抜けずに正確な位置に吊り下げていられること。大腿義足においては吸着式ソケット，懸垂装置(シレジアバンドなど)，下腿義足においては PTB 義足のカフベルトなどを使用する。[273]

**懸垂装置** suspension system　義肢を脱落しないように適切な位置に保持するための装置。切断者には断端と義肢を緊密な接合状態を保つように結合し，脱落を防止する。これには自己懸垂機能をもつソケットやシレジアバンド，肩吊帯，腰ベルトなどの各種ベルトがある。[211] ➡ 義肢，ソケット

**減衰伝導** decremental conduction　神経線維に生じた活動電位の興奮伝導は，その局在電流が隣接部を脱分極し，遠くへ伝導するにしたがい徐々に小さくなることであるが，現在は否定されている。興奮伝導は，不減衰伝導することが証明されている。[56] ➡ 興奮，不減衰伝導

**健側** sound side　身体を左右に分けたとき，病因や徴候が存在しない健常な側。また主に，一側の大脳皮質運動野や錐体路の病変により，上下肢の左右どちらかに運動麻痺が出現した状態で，麻痺のある側を患側，明らかな麻痺のない側を健側と呼ぶ。患側は麻痺側，健側は非麻痺側と呼ぶことも多い。また，大脳皮質運動野・錐体路の病変がそれ以外の部位の病変と重複している場合は，左右一側の病変であっても，高次脳機能障害のように両側に症状が出現することもあるので，明らかな運動麻痺がなくても健側といい難い場合もある。[234] ➡ 脳卒中，患側

**腱損傷の治癒過程** healing process of tendon injury　腱損傷は，腱の癒合と周囲組織との間に癒着が生じ，血液供給，線維芽細胞の増殖による血管新生によって腱内血行が修復されて治癒すると考えられている。最近では

周囲組織との癒着がなくても腱自体に治癒能が内在するとの報告もある。[233] ➡ 膠原線維

**献体** donor of cadaver；body donation
　医学・歯学生の解剖学実習の教材として，自分の遺体を無条件・無報酬で提供すること。「医学及び歯学の教育のための献体に関する法律」に「献体の意思の尊重」，「記録の作成及び保存等」などが定められている。[146] ➡ 医の倫理，カリキュラム

**倦怠感** fatigue　dullness　身体的あるいは精神的作業を連続して行ったときや，機能不全による全身状態の低下時などに生じる全身の気だるい疲労感や脱力感など不快感の総称。[197] ➡ 疲労，不定愁訴

**検体検査** biological specimen test　尿や血液など対象者から採取した材料を用いて行う検査。尿や血液以外にも喀痰，糞便，髄液，胸水，腹水，分泌物，組織など生体から得られるすべてのものが対象となる。検査の多くは高度に自動化が進んでいる。[123] ➡ 尿，血液，喀痰

**原虫感染症**　protozoiasis；protozoan infection　ヒトを含む哺乳類に寄生する原虫による感染症の総称。原虫は単一細胞の病原体で，感染症は経口によるトキソプラズマ症やアメーバ赤痢，媒介昆虫によるマラリア，性交による腟トリコモナスなどがある。[65] ➡ 感染，トキソプラズマ，マラリア

**原著** original paper【オリジナルペーパー】
　独創的な学術研究で今まで明らかにされていなかった価値のある新しい事実あるいは結論を報告した論文。原著の価値づけは，そのオリジナリティの高さと新規性（ノイエス）によって決定される。[120] ➡ インパクトファクター，文献，総説，研究デザイン，先行研究

**幻聴** auditory hallucination　聴覚の幻覚で実際には聞こえない声や音が聞こえる現象。自分に対する悪口，非難，批判，命令など被害的なものが圧倒的に多く，統合失調症やアルコール幻覚症などに特にみられる。[5] ➡ 幻覚[症]，精神病

**見当識障害** ＝ 失見当識

**原尿** ＝ 糸球体濾液

**腱の滑走** sliding of tendon；tendon sliding
　筋の収縮によって伝達された張力により腱が骨を引っ張ることで，骨運動が生じる現象。手指の運動などに関与する多関節筋では，腱鞘によって滑走の摩擦を減少させ，滑車によって滑走の方向を変化させる。[101]

**原胚子期** protoembryonic phase　受精から3週間までをいう。胚子は第1週末までに子宮内膜層に着床し，第2週は栄養膜の急速な増殖が起こる。第3週は組織器官の基礎となる3層性胎芽が確立し，第4～8週の胎芽期へと移る。[253] ➡ 発生学，胚子

**原発性アルドステロン症候群** primary aldosterone syndrome【コン症候群 Conn syndrome】　副腎からのアルドステロン過剰分泌により，高血圧，低カリウム性アルカローシス，レニン－アンジオテンシン－アルドステロン系の抑制を呈する症候群。多くは副腎皮質球状層に生じた腺腫によるが，ほかに両側副腎皮質が過形成する特発性アルドステロン症，まれに糖質コルチコイドの投与が症状の改善をもたらす糖質コルチコイド奏効性アルドステロン症を原因とする。コン症候群は，高血圧症を有する者の0.2％を占め，30代から40代の女性に好発する。症状としては高血圧，四肢のしびれ，筋力低下，周期的な四肢麻痺，脱力感，多飲多尿，テタニー，易疲労感，頭痛，網膜症，心肥大・インスリン分泌低下がみられる。原因が腺腫の場合には原則として摘出する。特発性アルドステロン症では，アルドステロンの作用を阻害するスピロノラクトンや降圧薬を投与する。抗アルドステロン薬の長期投与により，女性化乳房をきたす場合がある。糖質コルチコイド奏効性アルドステロン症には，糖質コルチコイドを処方する。治療予後はよい。[218] ➡ 副腎皮質，レニン－アンジオテンシン－アルドステロン系

**原発性進行性失語** primary progressive aphasia：PPA 【緩徐進行性失語 slowly progressive aphasia】 主に初老期に発症し，数年以上にわたり全般的な認知症症状を示すことなく，緩徐に進行する失語症。呼称障害で発症し，非流暢な発話と，音韻性錯語を示す症例群を典型例としている。最終的に認知症に至ることがある。298 ➡失語[症]

**原発性肺高血圧症** primary pulmonary hypertension：PPH 原因となる心疾患，肺疾患が認められないまれな特発性疾患で，肺動脈圧が上昇し，右心室肥大，右心室不全をきたす。若年女性に比較的多く，予後は非常に悪い。42 ➡高血圧,右[心]室肥大,肺動脈

**原発性慢性副腎皮質機能低下症**
＝アジソン病

**原発性免疫不全症** primary immunodeficiency syndrome 【先天性免疫不全症候群 congenital immunodeficiency syndrome】
免疫系の何らかの先天的な欠陥により易感染状態となる一群の疾患。食細胞，Tリンパ球(T細胞)，Bリンパ球(抗体)，補体系の異常など多様である。生後早期よりの反復・重症感染症，日和見感染症などをきたす。249

**腱反射** ＝深部腱反射

**腱板損傷** ＝肩関節腱板損傷

**顕微鏡** microscope 微細な物体を拡大して観察する装置で，光学顕微鏡と電子顕微鏡とがある。14 ➡電子顕微鏡,光学顕微鏡

**顕微鏡視下手術** microsurgery 【顕微(鏡)手術】 顕微鏡を用いて手術部を拡大して視ながら行う手術の総称。眼科，耳鼻科，整形外科，心臓血管外科，脳神経外科など外科系領域で行われる。微細な組織や部位の手術が可能で，術部周囲の組織への負担が軽減できる。273

**現病歴** history of present illness 問診で聴取される病歴には，主訴や現病歴，既往歴，家族歴，社会歴や生活歴(生活背景)などがある。そのうち疾病・症状の始まりや起こりと，それから現在までの経過・記録を現病歴という。現病歴には，発病の様式(突然の発症か急性・慢性の発症かなど)，症状の内容(部位や程度・持続時間など)・経過(症状が良化しているか否か，変わっていないかなど)，随伴症状の有無，治療・服薬の有無などの記録が必要である。随伴症状や治療・服薬の有無では他の症状が主症状以上に結果として重要であったり，自己判断で勝手に治療や服薬が行われていることも少なくない。以上のように現病歴は病歴の中核をなすものである。それゆえに，対象者の訴えや話をよく聞く態度や姿勢，適切な質問ができる技術が必要とされる。16 ➡評価,病歴,既往歴,カルテ

**健忘** amnesia 一定期間内の時間的あるいは内容的なことを追想できないことをいう。まったく追想できないものを全健忘，部分的なものを部分健忘という。精神疾患，てんかん，頭部外傷，ヒステリー，意識障害などの場合にみられる。217 ➡逆向[性]健忘,前向[性]健忘

**肩峰下インピンジメント症候群** subacromial impingement syndrome 【肩インピンジメント症候群】 上肢挙上時に烏口肩峰アーチと上腕骨大結節との間で衝突が起こり，疼痛の発生した状態。上肢を外転挙上した際，肩峰と烏口肩峰アーチで構成する第2関節を上腕骨大結節が通過するが，棘上筋腱炎や肩峰下滑液包炎が生じている場合，衝突が起こりやすくなる。また肩関節不安定症がある場合にもインピンジメントを起こしやすい。原因としてスポーツなどで投球動作をくり返すオーバーユースや動作時のマルアライメント，さらに外力による棘上筋腱の損傷後や五十肩などがある。検査方法としてインピンジメントサインは肩甲骨を固定し他方の手で上肢を他動的に外転挙上させる。陽性の場合，疼痛が生じる。インピンジメントの原因として棘上筋腱の損傷が疑われるときは，損傷の程度を精査したうえで消炎処置とともに腱板周囲の筋力強化を行う。またマルアライメントなど動作がインピンジメントの原因として

考えられる場合は動作の矯正も必要である。[296] ➡インピンジメント症候群

**肩峰下滑液包** subacromial bursa　肩峰・烏口肩峰靱帯・烏口突起と腱板・大結節の間にある小嚢で，肩関節の運動を滑らかにする。人体の滑液包で最大。上腕骨と肩峰にはさまれた空間に存在するため，しばしば棘上筋炎，肩甲下滑液包炎など炎症の好発部位となる。炎症により棘上筋の滑走に障害が起こるとインピンジメント症候群を生じる原因のひとつとなる。[273,296]

**腱紡錘** ＝ゴルジ腱器官

**権利擁護(保護)** ＝アドボカシー

# こ

**語彙** vocabulary　ある言語体系に含まれるすべての単語。個人においては，意味を了解できる理解語彙，話したり書いたりの使用が可能な表出語彙とが区別される。幼児期には，理解語彙数が表出語彙数を大幅に上まわる特徴がみられる。[276] ➡言語発達，意味

**孔** foramen　解剖学的には骨の表面の陥凹を表す用語で，穴，くぼんだところ。単一の骨の中に開いたものや複数の骨によってできるものなどがあり，血管や神経の走行路となっているところもある。[180]

**溝** groove　周囲よりも陥凹した，狭く細長い部位。骨表面には血管や神経の走行に沿ってたくさんの溝が存在する。例：結節間溝，距骨溝など。[68]

**高圧酸素療法** hyperbaric oxygen therapy；HBOT　大気圧よりも高圧下で高濃度の酸素を吸入し，ヘモグロビンを介さず血漿や組織の酸素濃度を高め，病態の改善を図ろうとする治療法。一酸化炭素中毒，脳梗塞，重症熱傷，突発性難聴，潜函病などの治療を行う。[116] ➡潜函病

**高圧蒸気滅菌器** = オートクレーブ

**降圧薬** hypotensor；depressor　血圧を低下させる作用をもつ薬剤。利尿薬，交感神経抑制薬，カルシウム拮抗薬，アンジオテンシン変換酵素阻害薬，アンジオテンシン受容体拮抗薬などが含まれる。降圧機序は様々で，対象者の年齢，重症度などにより選択される。[143] ➡高血圧，利尿薬，β遮断薬

**行為** action；conduct　人間の活動は，運動，動作，行為の3つのレベルで記載でき，障害の分類に対応して，機能障害，能力低下（活動），社会的不利（参加）に対比される。行為は，社会的意味や意図との関連でとらえた活動のレベルである。[29] ➡動作，運動

**高域通過フィルター** = 低域遮断フィルター

**高位脛骨骨切り術** high tibial osteotomy：HTO　【脛骨高位骨切り術】　内反膝に対して，脛骨粗面近位部で外反骨切りを行う手術法。変形性膝関節症に対する手術療法で，変性の進んでいない関節面に荷重を移動させるもの。比較的年齢が若く，変性が関節全体に及んでいない場合が適応。[297] ➡変形性膝関節症，骨切り術，関節形成術，デブリドマン

**高位頸髄麻痺**　神経上部の麻痺または麻痺のレベルが重度なものの俗称。第1頸髄から第4頸髄に損傷をきたしているものを高位頸髄損傷と呼ぶことがある。高位とは脊髄の損傷レベルをいうこともある。[70]

**行為障害** conduct disorders　他者の基本的人権または年齢相応の主要な社会的規範または規則を侵害することが反復し持続する行動パターン。「人や動物に対する攻撃性」，「所有物の破壊」，「嘘をつくことや窃盗」，「重大な規則違反」の行動がある。[295]

**高位診断** segment diagnosis　①筋力低下部位，②腱反射低下部位，③感覚障害の部位など障害の高位レベルの診断。頸椎や腰椎などの脊髄の障害された神経根の高さによって判定される。一般に脊髄損傷で用いられる用語で，①〜③で診断する。反応する神経伸展テストは，椎間板ヘルニアなどの場合で用いられる。[145] ➡脊髄，脊髄損傷

**更衣動作** dressing activities　【衣服着脱動作】　セルフケアのひとつ。衣服の着脱に止まらずネクタイやベルト，靴や装具などの着脱も含まれる。また装着する衣服の選択，取り出

し，収納，脱いだ衣服の後始末なども必要となる．更衣動作は直接生命維持にかかわる生活行為ではないが，単に保温や身体の保護といった意味合いだけではなく，離床や外出など生活圏の拡大に重要な要素である．理学療法においては，日常生活活動(ADL)指導のひとつとしてベッド上やトイレ，浴室といった様々な場面での動作指導を実施する．着脱しやすい姿勢や方法を練習するとともに，人工関節術後(後外側アプローチの場合)は股関節屈曲，内転，内旋位が脱臼肢位となるように，障害によっては禁忌となる姿勢をとらないよう指導する．同じ衣服でも，入浴後の体が湿った状態では，特に下着の着脱は困難となることがある．また衣服や自助具の選択，衣服の取り出し方法，収納場所の環境整備などについても作業療法士や看護師，介護福祉士などのチームで検討し指導していくことが重要である．理学療法士とクライアントの性差によっては，生理用品など配慮がされにくい内容もあるので注意する．[202] ➡応用動作，セルフケア

**抗ウイルス作用** anti-viral action　ウイルスの増殖，核酸合成，ウイルス蛋白質合成，またはウイルスのDNA依存性DNAポリメラーゼ(DNA-dependent DNA polymerase)を阻害することにより，ウイルスの活性を特異的に抑制する作用．[281]

**抗うつ薬** antidepressant　抑うつ症状の緩和に用いられる薬物．イミプラミン，アミトリプチリンなどの三環系抗うつ薬やミアンセリン，マプロチリンなどの四環系抗うつ薬，その他が用いられる．頻度の多い副作用には口渇などがある．[182] ➡四環系抗うつ薬，向精神薬，抗精神病薬

**高栄養輸液** ⇨ 中心静脈栄養法

**校閲** reading and correcting one's manuscript　レポートや論文，その他の原稿を読み，誤字や脱字を訂正したり，用語および用法の適・不適を判断したり，その内容について是非の判断や修正および改善を加えたりすること．[16] ➡学会発表，原著，抄録

**高HDLコレステロール血症** high density lipoprotein hypercholesterolemia　HDL(高密度リポ蛋白質)に含まれるコレステロールの血中濃度が高い状態(LDLコレステロール≧140 mg/dl)．遺伝的なコレステロールエステルの欠損により，LDLコレステロールとLDL中の中性脂肪の処理がうまくできないのが原因とされる．高脂血症の判定基準の目安のひとつ．[85] ➡脂質，低密度リポ蛋白質，中性脂肪，HDLコレステロール

**高エネルギーリン酸結合** high-energy phosphate bond　アデノシン三リン酸(ATP)におけるリン酸結合は通常の共有結合に比べ高エネルギーをもつことから高エネルギーリン酸結合といい，この結合が切れるときにATPのもった高エネルギーが放出される．このエネルギーが生命活動に利用されている．ATPは，有機化合物が水と反応して加水分解によって結合が切れてアデノシン二リン酸(ADP)になる際もエネルギーが放出される．[14] ➡アデノシン三リン酸，エネルギー，熱量

**抗炎症鎮痛薬** ＝消炎鎮痛薬

**抗炎症薬** anti-inflammatory drug　炎症症状を抑制する薬剤．ステロイド性抗炎症薬と非ステロイド性抗炎症薬に分けられる．[273] ➡炎症，消炎鎮痛薬

**構音障害** dysarthria；articulation disorder；anarthria　【構語障害】　語音が正しく発音されない発音障害．脳損傷や，発語に用いる筋肉の麻痺，運動失調，痙攣，精神の緊張などによる．俗に「ろれつがまわらない状態」で，語音の明瞭度が低下したりして聞き取りにくい．[70] ➡言語障害，失語[症]，高次脳機能障害

**効果** effect；efficacy；outcome　理学療法において治療や運動後に期待した結果のことをいう．その結果について，行った治療や運動の妥当性を検討することを効果判定という．理学療法効果は生体や心理面のみならず，社会面も含まれる．[83] ➡治療効果，評価，

効果判定, ゴール

**硬化** sclerosis　臓器，組織が病的に硬くなった状態。動脈壁が粥腫形成あるいは石灰化により硬くなれば動脈硬化，脊髄側索がグリオーシスにより硬くなる病気は筋萎縮性側索硬化症などと呼称される。238 ➡動脈硬化, 閉塞性動脈硬化症, 粥状[動脈]硬化症, 筋萎縮性側索硬化症

**口蓋麻痺** ⇨ 軟口蓋麻痺

**口蓋裂** cleft palate　様々な原因による口腔顔面の先天奇形の一種。口唇裂，顔面裂，粘膜下口蓋裂などと関連が深い。哺乳・摂食・構音の障害，顔面の審美的問題，二次的な心理的問題などが生ずるので，新生児期から段階的に治療を開始する。276 ➡口唇裂, 先天奇形, 硬口蓋, 軟口蓋, 開鼻声, 構音障害, 哺乳, 言語発達

**後角** posterior horn；dorsal horn　【後柱 posterior column】　脊髄の横断面にみられるH字形の灰白質のうち背側部にあたる部分で，後方に突出している。ここには神経細胞および脊髄神経節細胞，神経線維が存在し，温痛覚，触覚を上位中枢に伝えると考えられている。162 ➡脊髄, 感覚

**工学** technology　自然を効率的に利用して人々の生活をより快適，豊かなものに導くことを目的として，科学技術を研究・応用する学問。今日では，生体，情報，医用などのほか，これらの学際的な研究も行われている。252 ➡学際領域, 医用工学, 生体工学

**高額介護サービス費**　介護保険の支援サービスを利用し，世帯全体の1か月の負担額が一定の額を超えると，申請によってその超えた額を高額介護サービス費として払い戻し給付が受けられる制度。世帯の収入などによって負担限度額が異なる。ただし，①施設サービスにおける食事の標準負担額や保険給付外のサービス，②福祉用具購入費・住宅改修費の1割負担分は対象にならない。104

**光学顕微鏡** light microscope　対物レンズで拡大した像を，さらに接眼レンズで拡大して高倍率の像を得る顕微鏡。細胞学，組織学，病理学など微細な形態の観察に適する。倍率は対物レンズと接眼レンズの積で，分解能は対物レンズに依拠する。281

**高額療養費支給制度**　cash benefit for heavy copayment；cash benefit against heavy copayment　政府管掌や組合・共済・国民健康保険など医療保険で治療・入院したとき，1か月あたりの自己負担金が保険規定額を超えた場合，保険者から高額療養費として還付される制度。104

**後下小脳動脈症候群** ＝ 延髄外側症候群

**口渇** thirst　血漿浸透圧の上昇や脱水傾向により，視床下部の渇・飲水中枢が刺激されて生じる水分摂取の欲求で，糖尿病の自覚症状のひとつ。体液恒常性維持に重要な生理的症候だが，口腔・咽頭粘膜の乾燥や唾液分泌の低下でも生ずる。45 ➡糖尿病, 脱水, 浸透圧

**効果判定** judgement of effect　効果とは「ある行為の，目的にかなった結果」であり，その結果の有効性を判定することが効果判定である。EBM(科学的根拠に基づく医療)に沿った理学療法を実施するための前提となる。理学療法の治療効果は，旧来医学モデルを基盤として身体運動機能面への影響を中心として判定がなされてきたが，これを障害モデルに基盤をおいてみた場合，身体運動機能面だけではなく，その個人の人生・生活満足度や生き甲斐などの社会・心理的レベル，これらを包括するQOLのレベルまで広げて検討する方向にある。効果判定を行う場合には，①判定目的，②判定の立脚点，③データの内容，④判定方法，⑤判定の結果について明確にしなければならない。①判定目的：治療内容の適応基準の修正や治療内容の変更の是非の判断に利用することにある。②判定の立脚点：ゴール設定からみた場合(病態に対する効果，機能・形態レベルに対する効果，活動レベルに対する効果，参加レベルに対する効果，QOLの向上に対する効果)，判定の

主体からみた場合(主観的効果,客観的効果),持続性からみた場合(即時効果,継続的効果)がある。立脚点を病態レベルからQOLの向上レベルに移行させるにしたがい,その効果は客観的判定から主観的な判定に移行しやすくなることに注目しておく必要がある。また,即時効果もさることながら,普段の生活に戻ってでも効果の持続があるのか否かといった継続的効果を追跡することで本当の効果判定ができる。③データの内容:治療の実施前後の定性的,あるいは定量的評価指標の差になって表れる場合や目標値に対する到達度合いとなって表れる場合などがある。④判定方法:いろいろある研究デザイン(立証の強さからみて,症例研究,ケースシリーズ研究,ケースコントロール研究,コホート研究,無作為化比較対照試験(RCT),メタアナリシス)の中から,いかなる研究デザインが採用されているかに依存する。⑤判定結果:判定の立脚点による違い,あるいはどのような方法で判定したかにより様々である。[187]➡治療効果,評価,EBM

**こうかぶんきょく**
**後過分極** after hyperpolarization　神経などの興奮性膜では,安静時の基線(陰極)から脱分極を起こすと,電位は陽極方向にピークに達し,その後急下降し,後脱分極を経て基線より下降して基線に戻る。この最後の陰極凸の持続電位を後過分極という。[95]➡再分極,活動電位,スパイク電位

**こうかるしうむけっしょう**
**高カルシウム血症** hypercalcemia　血清カルシウム濃度が10.5 mg/dl以上をいう。副甲状腺(上皮小体)機能亢進症,悪性腫瘍,多発性骨髄腫,ビタミンD過剰,サルコイドーシス,廃用性骨萎縮およびベーチェット病などの原因で起こる。[105]➡テタニー[発作],上皮小体ホルモン,異所性骨化

**こうかろりーゆえき**
**高カロリー輸液** = 中心静脈栄養法

**こうかんしんけい**
**交感神経** sympathetic nerve　副交感神経とともに生命維持機能を制御する自律神経。節前ニューロンの細胞体は全胸髄と第1,第2腰髄に存在し,節後ニューロンは脊柱付近の交感神経幹神経節,腹腔神経叢に存在する。神経伝達物質であるカテコールアミンは節前がアセチルコリン,節後がノルアドレナリンであるが,汗腺,体幹の血管,立毛筋ではアセチルコリンが放出される。副交感神経とは拮抗的な働きをする。その働きは興奮性に作動(闘争,逃避など)し,呼吸循環機能を亢進,消化機能を抑制する。カテコールアミンの受容体には$\alpha$,$\beta$があり,$\alpha$作用(内臓・皮膚血管収縮,腸蠕動抑制など),$\beta$作用(心機能亢進,冠動脈拡張,骨格筋血管拡張,気管支平滑筋弛緩,気管支拡張,腸蠕動抑制など)がある。アドレナリンは交感神経の興奮により副腎髄質から分泌され,血流により全身に運ばれ,$\beta$作用を現す。　脳損傷や脊髄損傷の急性期での自律神経過反射などにも関与する。[292]➡アドレナリン,自律神経,副交感神経,$\beta$遮断薬,$\alpha$遮断薬,中枢神経[系],カテコールアミン,ノルアドレナリン

**こうがんやく**
**抗癌薬** anti-tumor agent,anticancer drug【抗腫瘍薬】　癌細胞に対して増殖を阻害したり抑制させる目的で用いられる薬物の総称。癌細胞に選択的に作用することはまれで,多くは正常細胞にも作用するため,骨髄抑制や末梢神経炎,脱毛などの副作用が問題となり,全身状態の把握が重要である。最近では複数の薬剤を使用する併用療法が主流である。[29]➡癌,インターフェロン

**こうかんゆけつ**
**交換輸血** exchange transfusion;replacement transfusion　有害物質を含む血液を瀉血し,正常な血液を輸血すること。静脈で瀉血と輸血を交互にくり返す方法と動脈からの瀉血と静脈からの輸血を同時に行う方法がある。新生児溶血性疾患,無尿症,急性中毒,播種性血管内凝固(DIC),敗血症,腎不全などの治療に用いる。[4]➡瀉血,黄疸

**こうきこうれいしゃ**
**後期高齢者** old old　75歳を境として,75歳以上を後期高齢者,65歳から74歳を前期高齢者(young old)と呼ぶ。また,85歳以上を超高齢者(oldest old)と呼ぶことがある。日本の高齢者人口においては,後期高齢者の人口割合が増加し前期高齢者の割合が減少する傾向にあり,高齢社会のうち,高齢者人口においても高齢化の傾向が見込まれている。

全人口に占める65歳以上の高齢者人口の割合を示す日本の高齢化率については，1970年には7％に達し，高齢化が進んでいる状態として高齢化社会と呼ばれ，1994年には14％に達し，高齢化が進み安定した状態として高齢社会と呼ばれるようになった．また，2000年には17％を超え，さらに急速な高齢化が進行している．2002年のわが国の将来推計人口では，2050年には高齢化率は35.7％と推計され上昇する傾向にあると予測されている．[230] ➡高齢者

**光輝線** ＝ 介在板

**高吸収域** high density area：HDA【高濃度域】
X線CTの画像において，組織のX線吸収度（CT値で表す）が水を基準にして相対的に高い部分さす．CT値は，水0，空気-1,000，脂肪-100，軟部組織30〜60，骨1,000．出血や石灰化病変部で高吸収域となる．[252] ➡コンピュータ断層撮影［法］，画像診断法，脳血管障害，低吸収域

**後弓反張** opisthotonus【弓なり反張】
筋トーヌスの異常亢進により，頸部と体幹が硬直し過伸展して弓状に反り返る姿位の状態．破傷風での強直性痙攣，ヒステリーや各種ジストニーなどでみられる．[150]

**公共交通機関** public traffic facilities　電車やバス，航空機，船舶など多数の者が共有して利用する公共の移動手段のこと．身体に障害があっても利用しやすいように，旅客施設や車両などの構造や設備が，交通バリアフリー法により整備されつつある．[243] ➡環境，バリアフリー

**公共職業安定所** Public Employment Security Office【ハローワーク hellowork】　職業安定法に基づく職業安定に寄与する厚生労働省の機関で，近年，ハローワークと呼ばれることが多い．雇用保険の運用と職業紹介を主たる業務とし，各県・各地域に設置されている．障害者など就労不利者サービスも行っている．[104]

**咬筋** masseter muscle　咀嚼に関与する筋のひとつで，下顎を上後方へ移動させて歯をかみ合わせるように働く．この筋の起始は頬骨弓で下顎の外側に停止し，三叉神経からでる咬筋神経の支配を受けている．[95] ➡咀嚼

**咬筋反射** ＝ 下顎反射

**抗菌薬** ⇨ 抗生物質

**口腔顔面失行** oral-facial apraxia　麻痺などの運動障害がないにもかかわらず，意識的に目・口の開閉，舌の出し入れ，咳をする，息を吹くなどの動作を行うことが困難な状態．失語症でみられることが多い．[222] ➡失行，高次脳機能障害

**口腔期** oral stage　摂食・嚥下機能のなかで嚥下の第1相を口腔期というが，「捕食」，「咀嚼」，「移動・食塊形成」，「舌による送り込み」，「移行期」までを含むこともある．[295] ➡嚥下，嚥下反射

**口腔ケア** oral care【口腔清掃】　口腔ケアは口という生命の根源的器官へのケアであることから，広義には単に口腔内の衛生に限らず，日常生活活動（ADL）の維持向上からQOLの向上まで包括した全人的支援を意味する．狭義には口腔清掃，義歯清掃などによる口腔の衛生を中心とした器質的口腔ケアと口腔周囲筋，舌の運動，唾液腺のマッサージ，口唇，口腔，咽頭部のアイスマッサージなど口腔機能の維持，回復に関わる機能的口腔ケアに分けられる．口腔ケアは，歯周病などの口腔疾患の予防だけでなく，誤嚥性肺炎を予防するほか，唾液分泌促進，味覚回復，免疫力の増強，咳反射増強による誤嚥の回避，口腔周囲筋および舌の機能回復による摂食・嚥下機能の改善，覚醒の促進，コミュニケーションの改善などの効果がある．理学療法士は口腔ケアの基本となるリラクセーションのため，呼吸法の指導や体幹のストレッチ，ベッド上のポジショニングや車いすシーティングなどの姿勢調整に係わるほか，口腔周囲筋，舌のストレッチや筋力増強，咳嗽の練習などを実施する．また歯ブラシのグリップの工夫や吸盤

付義歯用ブラシ，コップなどの福祉用具の選定や洗面台の高さ，鏡など口腔ケア実施時の環境面へも関与する．[202] ➡嚥下機能評価，コミュニケーション

**こうくうせいそう**
**口腔清掃** ＝口腔ケア

**こうくうないあつ**
**口腔内圧** mouth pressure：Pmus　呼吸運動に伴って口腔内にかかる圧力．気道内圧とほぼ等しく，胸腔内圧と同様に重要な換気力学的指標である．最大口腔内圧測定は，非侵襲的な呼吸筋力測定法としてよく用いられる方法である．[91] ➡胸腔内圧

**こうけいきん**
**広頸筋** platysma muscle　表情筋下部から前頸部を広くおおう薄い皮筋．顔面神経の支配を受ける．下唇を後方に引いて悲しみや恐怖の表情を示すときに頸部から胸部前面の皮膚を上方に持ち上げる働きをする．[20] ➡顔面筋

**こうけいこつきん**
**後脛骨筋** tibialis posterior muscle　下腿後面の深部に位置する筋．脛骨，腓骨，下腿骨間膜から起こり，内果の下後方を通り足底に出て，舟状骨，楔状骨，第2〜4中足骨に停止する．脛骨神経に支配され，足関節の底屈，足部の内返しの作用をもつ．足の内側縦アーチを保持する筋として重要．[97]

**こうけいしゅくやく** **えんしかんきん**
**抗痙縮薬** ＝筋弛緩薬

**こうげき**
**攻撃** aggression　他者に危害や苦痛を加える行動をさす．攻撃の起源を，フロイトは死の本能，アドラーは優越への挑戦，ダラード（Dollard, J.）は欲求不満による情動であるとした．また攻撃行動は観察やモデリングによって学習された結果，出現するという見方もある．[66] ➡モデリング，フラストレーション，学習，フロイト，アドラー

**こうけつ**
**硬結** induration　皮膚の深層あるいは皮下組織，筋また臓器の一部分が硬くなっている状態．炎症，腫瘍などが原因で起こる．筋硬結は筋線維が短縮・硬化した状態である．[173]

**こうけつあつ**
**高血圧** hypertension　動脈血圧が基準値よりも高いものをいい，最高血圧（収縮期血圧）が高くなるものと，最低血圧（弛緩期血圧）が高くなるものがあり，WHO（1999年発表）では収縮期血圧140 mmHg以上，または拡張期血圧90 mmHg以上を高血圧としている．循環器疾患の中でも最も多い疾患である．高齢者では原疾患がない場合が多く本態性高血圧といわれる．動脈硬化や脳内出血の原因となりやすい．[232] ➡本態性高血圧症，高齢者

**こうけいれんやく** **こうてんかんやく**
**抗痙攣薬** ＝抗てんかん薬

**こうげん**
**抗原** antigen　抗体の産生を引き起こし，その抗体と特異的に反応する物質．単独で抗体産生を引き起こすものを完全抗原，単独では抗体産生能をもたないものを不完全抗原という．一般に分子量約1万以上の蛋白質，蛋白質・多糖の複合体，蛋白質・脂質との複合体などが抗原となる．[281] ➡抗体，抗原抗体反応

**こうげんこうたいはんのう**
**抗原抗体反応** antigen-antibody reaction
　生体防御としての免疫系の作用で，皮膚や粘膜から非自己と認識された微生物や異物などの抗原が生体内に侵入すると，免疫応答細胞が活性され抗体を産生する．この抗原と抗体が特異的に結合する反応．その結合物が活性化すると凝集反応・沈降反応・溶菌反応・溶血反応が起こる．[105] ➡アレルギー，白血球，リンパ球

**こうげんせんい**
**膠原線維** collagen fiber【コラーゲン線維】
　細胞と細胞の隙間を埋めているコラーゲン（線維状の蛋白質）でできた線維．結合組織を構成する線維のひとつで，丈夫で力を加えてもほとんど伸びず，支持的な機能をもっている．太さにより（太い方から順に）I〜V型の分類がある．[105] ➡線維芽細胞

**こうげんびょう**
**膠原病** collagen disease　結合組織の膠原線維にフィブリノイド変性をきたす疾患群の総称．主な疾患には全身性エリテマトーデス，関節リウマチ，進行性全身性硬化症，皮膚筋炎，リウマチ熱，結節性多発動脈炎などがある．[105] ➡自己免疫疾患，関節リウマチ，全身性エリテマトーデス

**こうごう** こうごう

**咬合** occlusion　上歯列と下歯列のかみ合わせを咬合といい，咬合の異常は遺伝，発育障害，栄養障害，物理学的要因，悪習慣などが原因で起こる。[20]

**硬口蓋** hard palate　口腔内上部の口蓋の前方2/3の部分。骨口蓋が支柱となり，骨膜と堅く結合した粘膜でおおわれている。口蓋の後方1/3は筋肉性の軟口蓋となる。[10] ➡軟口蓋，口蓋裂，粘膜

**後交連** posterior commissure　左右両半球を連絡する交連線維のひとつで，松果体の下にあり，手綱，手綱核，手綱三角，松果体などと視床上部を構成する。後交連は，左右の視床や一部は左右の上丘を結合する。[38] ➡交連

**交互運動** reciprocal movement；reciprocal motion　上肢では肩関節，肘関節，前腕，手関節，下肢では股関節，膝関節，足関節のそれぞれの運動において，一側が起こした運動に対して他側がその拮抗運動を起こし，それが交互にくり返される運動。[98]

**交互型歩行器** reciprocal walker；reciprocator　四脚のフレーム型歩行器。キャスターは付いておらず，安定性がある。フレームの上を握って交互に動かして歩行する。折りたためたり，高さ調節が可能なものもある。歩行時，安定性を高めるために重錘などの負荷を加えることもある。[189] ➡交互歩行装具

**交互作用** interaction　**1**統計処理上の用語。独立変数が2要因以上の分散分析を行う場合に，1つの要因の水準の違いが他の要因の水準によって異なる現象をさす。3要因の場合，一次の交互作用，二次の交互作用を区別する。**2**心理学では，社会環境の中で個人，家族，小集団，コミュニティは，それぞれ独立して存在するのではなく相互に影響し合っており，その影響力と働きをさす。[66] ➡分散分析

**構語障害** ＝ 構音障害

**後骨間神経** posterior interosseous nerve　橈骨神経は腕橈関節部分で浅枝(感覚枝)，深枝(運動枝)の2枝に分かれ，深枝を後骨間神経という。[37]

**交互2点1点支持歩行**
＝2点1点[交互支持]歩行

**交互引きずり歩行** shuffle-alternate gait
　一方の松葉杖を出し，次に反対側の松葉杖を出す。次に両下肢を同時に引きずり松葉杖の手前まで出すパターンの歩行。松葉杖歩行の中では簡単である。腹筋，腰方形筋などの筋力低下時に広背筋が代用される。[189] ➡同時引きずり歩行

**交互歩行装具** reciprocating gait orthosis：RGO　脊髄損傷者の交互歩行のために開発された装具。名称は英語の reciprocating gait orthosis (RGO) を和訳したもの。パラウォーカー(para walker)，RGO (reciprocating gait orthosis)，改良型 RGO (advanced reciprocating gait orthosis；ARGO)，ウォークアバウト(walkabout)の総称としても用いられる。パラウォーカー：体幹装具と長下肢装具からなる。二分脊椎児のために開発されたものが脊髄損傷者用に改良されたもの。1歩ごとに両手で体を持ち上げて歩く。RGO：股継手が2本のケーブルで連結されており，一方を屈曲すると，他方が相反的(reciprocating)に伸展する仕組みとなっている。歩行困難な二分脊椎児への処方が多い。ARGO：股継手のケーブルを1本にして，空気圧で膝の伸展ができる。両下肢機能障害者で歩行不能者に適応。ウォークアバウト：股継手付き長下肢装具。骨盤帯は付属していない。立位，歩行も可能。対麻痺，脊髄損傷者に適応。[75] ➡装具，交互型歩行器，長下肢装具，継手

**抗コリン薬** anticholinergic [drug]　アセチルコリンの受容体(ムスカリン受容体)において，副交感神経や交感神経，運動神経から放出されるアセチルコリンの結合を遮断し，アセチルコリンによる作用(コリン作用)を阻止する薬物。アトロピンが代表例。[59] ➡アセチルコリン，副交感神経，アトロピン，痙

攣

**高コレステロール血症** hypercholesterolemia
コレステロールの代謝障害または過剰摂取により，空腹時の血清コレステロール値が220 mg/dl以上になった場合をいう．これに血清の中性脂肪（トリグリセリド）値150 mg/dl以上の状態になると高脂血症という．[105] ➡脂質，HDLコレステロール，中性脂肪

**後根** posterior root；dorsal root　脊髄神経が脊髄から出入りする部位を神経根と呼ぶが，後外側溝から脊髄内に入る求心性線維束を後根という．前根と合流する付近に神経細胞体を収容する脊髄神経節がある．[166] ➡感覚，触覚過敏

**虹彩** iris　眼球中膜の毛様体の前端から水晶体の前面を輪状におおう膜状組織で，血管・神経・色素に富む．カメラの絞りの働きをし，眼球内に入る光の量を瞳孔括約筋（副交感神経支配）と瞳孔散大筋（交感神経支配）によって調節する．[253] ➡眼球，瞳孔反射

**交差感染** cross infection　感染症患者の病原微生物が他の人に感染すること．ヒト-ヒト間感染で，特に病院での患者から患者または医療従事者への感染をいう．経口，飛沫，接触の直接的感染と，医療器具や血液を介した間接的感染がある．[298] ➡院内感染

**後索性運動失調** posterior column ataxia
後索が障害されることで生じる運動失調症状．深部感覚障害によるもので，はなはだしい場合には足を前に投げ出すように，ばたばたと歩く歩容を伴う．脊髄癆でみられる．[239] ➡運動失調［症］，協調運動障害

**交叉［性］伸展反射** crossed extension reflex
原始反射のひとつ．足底への刺激で同側下肢は逃避反射で屈曲し，反対側下肢に伸展が起こる．妊娠28週で出現し，1〜2か月で統合される．中枢は脊髄レベルにある．[70] ➡屈曲反射

**考察** discussion　科学論文で結果をまとめて解釈すること，およびその解釈を論理的に展開すること．仮説の証明，臨床への応用，今後の課題を論述する．[259] ➡研究デザイン，原著，仮説

**交差適合試験** = 血液交差適合試験

**広作動域ニューロン**　wide dynamic range neuron：WDR neuron　皮膚の機械刺激に反応する脊髄後角ニューロンの3型中のひとつで，6層に分けられる脊髄後角のうち第Ⅰ層，第Ⅱ層外層部，第Ⅳ〜Ⅵ層にある．この層のある部位は，新脊髄視床路に侵害受容ニューロンとして軸索を送る．[56]

**好酸球** eosinophil；eosinophile　顆粒球の一種．正常では円形で結節状の分葉核球をもつ．普通染色でみると，エオシン親和性の橙黄色に染まる均質粗大な好酸性顆粒が細胞質に充満している．正常では白血球全体の平均3％を占める．アレルギー，ホジキン病，悪性腫瘍などで増加する．[217] ➡顆粒球，好中球，アレルギー

**高山病** mountain sickness　低気圧，低酸素などの高地環境に対する適応障害．生体は肺胞換気量，肺循環血流量，心拍出量をそれぞれ増加させて順応していくが，その順応が破綻した状態で，食欲不振，頭痛，不眠などの症状を伴う．[105] ➡ヘモグロビン

**高脂血症** hyperlipemia【脂質異状症】　遊離コレステロール，コレステロールエステル，中性脂肪，リン脂質からなる血清脂質は，アポ蛋白質と結合しリポ蛋白質として血中に存在する．このリポ蛋白質の過剰状態を高脂血症といい，原発性と続発性高脂血症に分類される．[40] ➡コレステロール，HDLコレステロール，低密度リポ蛋白質，中性脂肪

**高次脳機能障害**　higher brain dysfunction 【高次神経機能障害 higher neurological dysfunction】　脳血管障害や交通事故など様々な原因で脳が損傷を受けたために，言語，注意，記憶，遂行機能，行為，認知などの知的機能に障害が起きた状態．高次脳機能障害

と間違えられやすい脳の障害として，せん妄と認知症（痴呆）がある。高次脳機能障害の巣症状として，失語・失行・失認のほか，記憶障害，注意障害，遂行機能障害といったいわゆる前頭葉機能障害などがある。失語症は，左半球（優位半球）を損傷することで生じる言語の障害で，基本的にはブローカ失語（運動性失語）とウェルニッケ失語（感覚性失語）の2つに分けられる。評価としては標準失語症検査（SLTA）がよく用いられる。失行は，リープマン（Liepmann）によると運動可能であるにもかかわらず合目的的運動が不可能な状態と定義されている。観念失行，観念運動失行，肢節運動失行は左半球損傷で生じる。着衣失行は右半球の頭頂葉，構成失行は左右どちらの頭頂葉の障害でも生じる。失行の評価としては，標準高次動作性検査などがある。失認は，フレデリックス（Frederiks）によると，ある感覚を介して対象物を認知することの障害であるとしている。左半側無視，左半側身体無視，病態失認，運動無視といったいわゆる右半球損傷によって生じる無視症候群や，同様に右半球損傷によって生じる運動維持困難，ペーシング障害などがある。無視症候群のうち，半側無視の頻度が最も高く，評価としては行動性無視検査（BIT）がある。前頭葉機能障害には，記憶障害，注意障害，遂行機能障害などがある。記憶は，情報をある時間保持する働きで，大きくは2つ短期記憶と長期記憶に分類できる。評価としては，ウェクスラー記銘スケール（WMS-R）などがある。注意は，選択性，持続性，転導性，分配性などの機能に分けることができる。遂行機能とは，レザック（Lezak）によると，①目標の設定，②計画の立案，③目標に向かって計画を実際に行うこと，④効果的に行動を行うこと，としている。評価としては，ウィスコンシンカード分類調査（WCST），BADS（behavioral assessment of dysexecutive system）などがある。高次脳機能障害のリハビリテーションとしては，近年様々なアプローチがなされているが，ゾールベルク（Sohlberg）らによる，①初期：全般的刺激期，②中間：認知練習期，③後期：日常生活練習が一般的となりつつある。[239] ➡ 失語[症]，失認，失行

**公衆衛生** public health　公衆衛生とは公衆の疾病の予防と健康の保持増進を目的とした実践の学問と端的にいえるが，ウィンスロー（Winslow, C.E.A.）は「環境衛生の改善，伝染病の予防，個人衛生教育，病気の早期診断，治療のための医療と看護サービスの組織化および地域社会における組織的な努力を通じて疾病を予防し，生命を延長し，肉体的，精神的健康と健康と能率の増進を図る科学であり，技術である」と定義している。衛生学が自然的環境や社会的環境と健康との関わりを学ぶことによって疾病の予防，健康の保持増進に役立てようとするのに対し，公衆衛生学は，健康に関する問題を疫学的にとらえて，疾病の予防や健康の保持増進に役立てようとする学問とされており，社会医学の中の予防医学に位置づけられる。[267] ➡ 統計学，衛生統計，人口動態統計，健康診断，感染症対策，予防

**後十字靱帯** posterior cruciate ligament：PCL　脛骨後顆間区の後縁から前内方に大腿骨内側顆の顆間窩前部に至る靱帯。外側半月からの補助線維を含む多くの線維束で構成されるため張力は強く，脛骨の後方変位や膝の過伸展を防止する作用をもつ。[254]

**後縦靱帯骨化症** ossification of posterior longitudinal ligament：OPLL　後縦靱帯が部分的もしくは全体的に骨化肥大する圧迫性脊髄障害。50歳以上の男性に多く，好発部位は頸椎。黄色靱帯骨化症との合併も多く，脊柱管内靱帯骨化症としてとらえられる。脊柱管狭窄率40％以上では脊髄障害を生じ，脊柱管拡大術が適用される。理学療法では，進行性であることを考慮し，症状緩和と機能維持が中心になる。頸髄病変では，肩こりや頸部痛が起こりやすく，装具による安静固定，頸椎牽引が処方される。牽引では，症状の増悪がみられる場合があり注意が必要である。疼痛と筋スパズムの緩和には，物理療法が効果的である。その他，痙性麻痺による歩行障害が問題になるが，転倒による増悪を予防するため，下肢の可動域維持，筋力強化，バランスの改善，生活環境整備などが重要である。術後の理学療法では，廃用症候群予防と早期離床が

目的になる。頸部の手術では術式によって固定期間が異なるため，頸部の運動開始には注意を要する。[115] ➡頸椎症性脊髄症, 黄色靱帯骨化症, 脊柱管狭窄症, フォルクマン拘縮, 関節強直

**高周波**(こうしゅうは) high frequency　高周波とは単に高い周波数を意味することばだが，物理療法では1MHz以上の交流電流のうち，波長の長い電磁波である超短波，極超短波を高周波電流と呼び，これらを用いる深部温熱治療を高周波療法と呼んでいる。[164] ➡ジアテルミー

**拘縮**(こうしゅく) contracture【関節拘縮 articular contracture】筋, 腱, 関節包, 靱帯などを含めた軟部組織が短縮し，関節可動域に制限がある状態。それに対して関節包内の骨・軟骨に原因がある場合は強直である。拘縮は発生時期により先天性と後天性がある。先天性拘縮には全身的に起こる多発性と，先天性内反足などの単発性がある。後天性拘縮についてはホッファ(Hoffa)の分類があり，皮膚の熱傷などによる瘢痕が原因となる皮膚性拘縮，デュピュイトラン拘縮に代表される結合組織の瘢痕化による結合組織性拘縮，長期間の関節固定などが原因で筋の短縮によって起こる筋性拘縮，疼痛回避などの反射性拘縮と中枢神経系疾患の筋トーヌス亢進による痙性拘縮，末梢神経障害による弛緩性麻痺性拘縮の3つを含む神経性拘縮，関節構成体軟部組織の損傷などが原因で関節包や靱帯の短縮によって起こる関節性拘縮，に分けられる。ただし，拘縮の原因には不明な部分が多く，完全に確立された分類であるとはいえない。例えば，急性拘縮と呼ばれる髄膜炎や脳血管障害の急性期にみられる腱，筋膜，筋間中隔，関節包，靱帯への膠原線維の堆積と弾性の喪失によって引き起こされる線維性の拘縮は原因が明らかでない。それに対して，関節固定に起因する拘縮については関節可動域制限をきたすまでには，関節固定による局所の循環障害により浮腫をきたし，細胞浸潤が起こり結合組織が増殖して結合組織性の癒着を生じる，という過程があることが明らかになっている。組織中の酸素欠乏は膠原合成過程に直接に影響を及ぼし，線維芽細胞を増殖させることから酸素欠乏が拘縮を生じる引き金になっているといえる。膠原線維の弾性定数は筋線維と比較して非常に大きく，架橋結合は筋伸張を制限する因子となる。関節包の短縮は拘縮への寄与率が高いとされ，関節包における膠原線維の配列は多方向性であるので複数の関節運動を制限する。関節包の短縮位で関節を固定した場合には2週間程度で拘縮を生じることが判明していることから，結合組織の運動を維持すれば拘縮を予防することができうる。生化学的研究結果により，その機序としてプロテオグリカンの合成により線維性組織の潤滑性と組織間距離を維持し，膠原線維の配列を規則的に保ち，基質内架橋結合が予防されることが知られている。関節可動域制限の予防および回復には，できるだけ頻回，長時間にわたり結合組織を伸長する。[64] ➡フォルクマン拘縮, 関節強直

**抗腫瘍薬**(こうしゅようやく) ＝抗癌薬(こうがんやく)

**甲状腺**(こうじょうせん) thyroid [gland]　気管の前方，甲状軟骨の下方にある腺で，多数の小葉に分かれ，その中に多数の濾胞が存在し，そこで甲状腺ホルモン(サイロキシン)を産生分泌する。また，傍濾胞細胞から別のホルモン(カルシトニン)が分泌される。[20]

**甲状腺炎**(こうじょうせんえん) thyroiditis　甲状腺における炎症疾患。原因は細菌性，ウイルス性，自己免疫性などがある。大別すると急性化膿性甲状腺炎，亜急性甲状腺炎，慢性甲状腺炎に分類できる。亜急性甲状腺炎は非化膿性である。[193] ➡炎症, 橋本病

**甲状腺機能検査**(こうじょうせんきのうけんさ) thyroid function test　甲状腺の機能状態を知る検査で①血中ホルモン濃度測定，②放射性ヨウ素によるホルモン合成能測定，③末梢組織への効果測定，④甲状腺刺激ホルモン濃度測定，⑤自己免疫性甲状腺疾患に対する諸検査の5つに大別される。[147] ➡甲状腺, 甲状腺炎, 内分泌, バセドウ病

**高所順応**(こうしょじゅんのう) altitude acclimatization 【高所順化：高所適応 altitude adaptation】　高い所

に長期滞在した際の適応変化。低酸素・低圧状態にいると当初は苦しいが，赤血球やヘモグロビン量の増加により次第に適合していく状態。換気量，赤血球数，ミトコンドリアなどの増加が考えられる。[5]

**口唇音**　labial；ラlabial sound【唇音】　口唇部を破裂させるようにして発する子音。構音位置による子音分類のひとつ。パ・バ・マ・ファ・ワ行がこれにあたる。[69]

**口唇期**　oral phase（stage）　フロイトの心理・性的発達段階のひとつで，生後1歳半頃までの時期をさす。性的エネルギーであるリビドーは嚙む，吸う，食べるなどの口の快感と結びつく。リビドーが口唇期に固着すると，甘えや依存心が強くなる。[66] ⇒精神分析，リビドー，肛門期

**項靱帯**　nuchal ligament　外後頭隆起から頸椎の棘突起まで伸びて棘間靱帯，棘上靱帯に続く靱帯。項靱帯は矢状面に定位し，小菱形筋，僧帽筋などが付着している。[233] ⇒僧帽筋

**高振幅電位**　high amplitude potential；giant spike　下位運動ニューロン障害時の筋電図において，持続時間の延長などとともにみられる特徴のひとつ。前角細胞が変性に陥り，神経支配を失った筋が，長い経過の後，他の前角細胞の側芽形成によって支配されることで起こる。[164] ⇒電位，下位運動ニューロン

**口唇裂**　cleft lip　口蓋が形成される胎生4～12週頃の何らかの異常により，口蓋・口唇に割れ目が残ったもの。左右どちらか一方に起こる片側唇裂と両側に起こる両側唇裂がある。発生頻度は，約500～600人に1人の割合である。[20]

**後水晶体線維増殖症** ＝ 未熟児網膜症

**抗ストレプトリジンO抗体**　antistreptolysin O antibody；ASO　A群連鎖球菌感染症（リウマチ熱，急性糸球体腎炎，結節性紅斑，猩紅熱など）に罹患すると産生される，ストレプトリジンOに対する抗体。この抗体価の測定から感染が判定できる。[40] ⇒血清学的検査，β型溶血性連鎖球菌，感染

**較正** ＝ キャリブレーション

**剛性**　rigidity　物体が外力を受けた場合の変形や破壊に対する抵抗性または変形のしにくさを示す性質。この程度を示す剛性率は，張力や圧力と異なりずれ応力（剪断応力）を問題にするもので，ずれ弾性率といわれる。剛性率がゼロに等しければ，非常に小さな外力で変形させることができる。これは水や空気などの流体の場合である。逆に剛性率が無限大に近いほど大きいものでは，非常に大きな外力を加えても変形させることは不可能である。この場合の剛性率を無限大として変形が生じない理想化された物体を剛体という。張力を問題にした場合の伸び弾性率すなわちヤング率を E，ポアソン比（Poisson ratio）を $\sigma$ とすると，剛性率 $n = E/2(1+\sigma)$ と表される。体積弾性率を k とすると，$n = 3kE/(9k-E)$ の関係がある。剛性の高いものが医用・治療材料に幅広く使用されている。[290] ⇒医用材料,力学,工学

**構成概念妥当性**　construct validity　尺度の妥当性の評価方法のひとつ。直接測定しえない概念を実際に測定できる項目によってとらえようとする場合，測定しようとする構成概念と測定値との間に理論的な関連性を認めるかどうかを統計学的に吟味する手法。[216] ⇒誤差,系統誤差,妥当性,内容妥当性,基準関連妥当性

**硬性コルセット**　hard corset　軟性コルセット（ダーメンコルセット）に対する用語で，体幹部の支持・固定を行う装具（コルセット）の硬性のもので，現在，金属枠装具や，プラスチック枠装具などの硬性材料でつくった装具のことをさす。[211] ⇒ダーメンコルセット

**更生施設**　rehabilitation facilities；rebirth facilities　障害者が入所，通所し，更生に必要な指導，トレーニングを受ける施設。肢

体不自由者更生施設，視覚障害者更生施設，聴覚・言語障害者更生施設，内部障害者更生施設，重度身体障害者更生援護施設，知的障害者更生施設がある。[39]

**構成失行** constructional apraxia　構成行為の障害。理解や知覚，筋力，一般的協調作用はあるのに，操作の空間的形態，位置付けが障害され，簡単な幾何学模様や図形の描写，積木の組み立てなどが困難になる。左右の頭頂葉病変で起こる。[70] ➡高次脳機能障害，失行，構成障害

**合成重心** composition of center of gravity　2つの物体が接している場合，それを1つの物体とみなしたときのそれぞれの重心の平均点。2つの物体の接し方の違いによって同一の物体でも合成重心は変化する。[252] ➡身体重心，座位バランス，バランス障害

**構成障害** constructional disability　図形描画や積木などのうまくできない構成失行に認知障害(知的能力や視空間認知能力の欠如など)を合併する障害。[70] ➡構成失行，失行，高次脳機能障害

**抗精神病薬** antipsychotic　意識レベルを過度に低下させずに，情動，行動などの異常発現を抑制する効果を示す薬物。統合失調症患者における幻覚妄想状態などに用いられる。代表的薬物としてクロルプロマジンやハロペリドールなどがある。[182] ➡抗うつ薬，抗不安薬，四環系抗うつ薬，ベンゾジアゼピン系抗不安薬

**向精神薬** psychotropic　中枢神経に作用して精神機能に影響を及ぼす薬物の総称。抗精神病薬(統合失調症治療薬)，抗うつ薬，抗躁薬，抗不安薬，鎮静睡眠薬などがある。[149] ➡抗うつ薬，抗不安薬，抗精神病薬，四環系抗うつ薬，三環系抗うつ薬

**抗生物質** antibiotics　微生物によって生産される化学物質で，微生物やその他の細胞に対して作用し，その発育を阻害する。化学的に合成された物質(抗癌剤など)を抗菌剤とい

い，両者を合わせて抗菌薬と呼んでいる。歴史的には微生物の抗菌作用が1877年にフランスのパスツール(Pasteur, L.)によって発見された。さらに1929年にフレミング(Fleming, A.)によりペニシリンが発見された。その後，第二次世界大戦中にペニシリンが再発見され，オックスフォード大学のフローリー(Florey, H.)とチェーン(Chain, E.)はペニシリンの精製に成功し，薬として実用化した。抗生物質には多くの種類があるが代表的なものに，ペニシリン系，マクロライド系，クロラムフェニコール系などがある。抗生物質は機能により殺菌性抗生物質と静菌性抗生物質に分類されている。前者は細胞分裂する際に威力が発揮され，後者は細菌の蛋白質合成を阻害するものである。現在，抗生物質は多くの感染症の治療に用いられている。[107] ➡薬物療法，薬剤耐性，メチシリン耐性黄色ブドウ球菌

**剛性率** ＝ずれ弾性率

**厚生労働省特定疾患** ＝特定疾患

**後脊髄動脈症候群** posterior spinal artery syndrome　脊髄梗塞の臨床症状のひとつで，脊髄後面を走行する後脊髄動脈の閉塞により生じる病態。深部感覚が障害されるが温痛覚は保たれる解離性感覚障害を示すが，膀胱障害を伴うこともあり臨床判断は容易ではない。[183]

**口舌ジスキネジー** orolingual dyskinesia；buccolingual dyskinesia　口周囲筋の顔面筋，咀嚼筋，舌筋に現れる不規則で持続的な不随運動。抗精神病薬の長期投与や抗パーキンソン病薬による薬物性の副作用が多く，脳血管障害などによっても起こるが，一部は原因不明である。[124]

**光線過敏症** photodermatosis；photosensitive dermatitis　【日光過敏症，光線過敏性皮膚症】　通常では変化を起こさない量の光線暴露によって発赤，浮腫，発疹(丘疹，蕁麻疹，水疱など)などの皮膚症状を呈する状態。原因には遺伝性，代謝性，アレルギー性(光毒性)，

こうせんは

原因不明などがある。[145] ➡紫外線

### 光線波長の分類　wavelength regions of light
光線は電波より短く，X線より長い波長のものをさす。このうち，波長が280〜400 nmと短いものを紫外線，760 nm〜1 mmと長いものを赤外線，その間の400〜760 nmの波長のものを可視光線と呼ぶ。[164] ➡紫外線，可視光線，赤外線

### 光線療法　phototherapy
波長280 nm〜1 mmの光線として分類される電磁波を治療に用いる方法。波長が短く光化学作用主体の紫外線，波長が長く温熱作用に特徴のある赤外線のほか，可視光線帯域でのレーザー光もこの治療で用いられる。[164] ➡赤外線，レーザー療法，紫外線，可視光線

### 酵素　enzyme
生体細胞により産生される高分子量の蛋白質で，特定の生化学反応に触媒作用をもつ物質。加水分解酵素，酸化還元酵素，脱炭酸酵素，転移酵素などがある。[289] ➡触媒，蛋白質，アイソザイム

### 構造　structure
ある要素で組み立てられた総体，またはその組立てられ方。例えば，人体構造は，体性器官（運動器を含む）と内臓性の器官から，あるいは，骨，筋，神経などの組織から構成される。[63]

### 拘束　restraint
攻撃的であったり，衝動的であるような対象者が，自身や他人に害を及ぼす行動をしないよう予防するための措置。抑制帯，保護衣，身体拘束用ジャケットの使用，隔離室などの手段がある。緊急入院の場合は，主に隔離による行動制限が行われることが多い。隔離と抑制帯などによる身体的拘束について，精神保健指定医の指示と診療記録簿への記載が「精神保健福祉法」によって定められている。[69] ➡精神保健福祉法

### 梗塞　infarct；infarction
終末動脈の閉塞により，支配下組織に虚血性の壊死が起こった状態。また，この限局性壊死巣。梗塞のほとんどは動脈の閉塞による。原因は塞栓症であることが多く，血栓症，血管狭窄によるものが続く。血栓症とは，心血管系内で血液が凝固し，血栓を形成する現象であり，血栓形成の誘因は，血管内皮の傷害，血流の異常，血液成分の異常が主なものとなる。血栓が形成されやすい部位としては，静脈血栓では下肢（伏在静脈，大腿静脈），骨盤静脈（腸骨静脈）で，静脈血栓症として発生する。また動脈血栓は，冠動脈，脳動脈，大腿動脈に発生しやすく，それぞれ心筋梗塞，脳梗塞，閉塞性動脈硬化症の原因となる。塞栓症は，剥離した血栓あるいは異物が循環系に流れ込み，動脈，静脈，毛細血管，リンパ管を部分的または完全に閉塞することをいう。静脈内に発生した塞栓は，右心を通過して肺動脈に入り，肺の末梢部で肺塞栓となって引っかかる。これにより動脈系への塞栓の流出が阻止されることから，肺は静脈血栓のトラップとしても機能することがわかる。しかし，静脈塞栓が大きい場合や，肺動脈分岐部に塞栓が引っかかった場合（騎乗塞栓）などは肺梗塞に至り，急死する場合もある。いわゆるエコノミークラス症候群（旅行血栓症）は，これにあたる。動脈内に現れた塞栓は，腎，脾，脳などに塞栓症を起こし，それぞれ腎梗塞，脾梗塞，脳梗塞を引き起こす。塞栓の種類としては，血栓が剥がれて塞栓となる血栓塞栓が最も多く，その他，骨折，手術，脂肪組織挫滅により血液中に脂肪滴が出現する脂肪塞栓，胸郭や頸部の手術，外傷などにより太い静脈が破れることで発生する空気塞栓がある。また，外気圧が急激に減少した場合，血中に溶解していた窒素ガスが沸騰し，空気塞栓となる（潜函病）。血管狭窄は，動脈硬化，血管炎，線維筋性異形成症などにより発生し，心筋梗塞，バージャー病，小腸梗塞などの原因となる。梗塞発生後，血栓の溶解などによって閉塞した血管が再疎通した場合，梗塞部の血管もまた壊死に陥っているため出血し，梗塞と出血が重なることがある。これを出血性梗塞と呼ぶ。脳梗塞，小腸梗塞などで発生する。[238] ➡血管，血栓，心筋梗塞，肺梗塞，塞栓症

### 拘束性換気障害　restrictive ventilatory impairment
予測肺活量の80％以下の肺活量で，肺や胸郭のコンプライアンスが低下し，肺の拡張性が拘束されている状態。間質性肺

炎,肺線維症,無気肺などの肺疾患,胸郭や横隔膜の疾患などで起こる。[105] ➡ 間質性肺炎

**梗塞性出血** (こうそくせいしゅっけつ) hemorrhagic infarct 【赤色梗塞 red infarct】 梗塞部に通じた側副血管から死滅部へ血液が漏出している状態。梗塞部は赤色し,赤色梗塞とも呼ばれる。肺のような二重の血流支配の臓器に起こりやすい。脳梗塞では塞栓症による梗塞で起こりやすいといわれている。[121] ➡ 血管,出血,梗塞

**高速フーリエ変換** (こうそくふーりえへんかん) fast Fourier transform (transformation):FFT 離散フーリエ変換(フーリエ変換の無限区間積分を有限の和で書き換え,時間領域,周波数領域共に離散化したもの)を計算アルゴリズムを改良して高速化したもの。計算アルゴリズムは複数存在するが,$N^2$ 回の演算操作を $N \log_2 N$ 回の演算操作まで短縮化を図ることが可能である。また,この手法は定常性と線形性を仮定しており,この仮定を設定している部分を窓と呼んでいる。この窓にはひずみ補正が必要で窓関数を掛ける必要がある。窓関数にはハミング窓など複数あげられるがどの窓関数が適しているかの定説はない。一方で,生体信号のような非定常かつ非線形なデータの解析にはその他の解析手法のほうが適している場合もある。[252] ➡ 線形モデル,デジタル,信号,ラプラース変換

**酵素抗体法** (こうそこうたいほう) enzyme immunoassay:EIA 【酵素免疫測定法 enzyme-linked immunosorbent assay】 抗原に対し,直接または間接的に酵素を標識した抗体を反応させ,その酵素を化学的に発色させて観察する方法で,各種ホルモン,ウイルス抗原・抗体価,薬物濃度などの測定に用いられる。[289] ➡ 抗原抗体反応,蛋白質,アイソザイム

**酵素免疫測定法** (こうそめんえきそくていほう) = 酵素抗体法

**抗体** (こうたい) antibody:Ab 体内に入った物質が異物(抗原)と認識されると,これに反応して特異的に結合する免疫物質(免疫グロブリン)。B細胞から産生され,IgE,IgG,IgM,IgA,IgDの5種類に分類されている。WHOでは抗体活性のある免疫グロブリンを抗体としている。[86] ➡ 抗原,免疫,感染,免疫グロブリン

**剛体** (ごうたい) rigid body 物体は質点の集合体であり変形を伴うが,物体に力が作用しても変形を無視して考えうる物体。物体を扱う際,剛体とみなすと質量中心の変化を伴わないと仮定することができる。[252] ➡ 運動力学,力学,質点,質量

**交代意識** (こうたいいしき) = 二重人格(にじゅうじんかく)

**抗体価** (こうたいか) antibody titer 血清反応で,抗血清の単位容量中に含まれている抗体量の測定値。血清に抗原を加えて,その反応から抗体量を測定する。[86] ➡ 抗原,免疫

**交代性眼振** (こうたいせいがんしん) alternating nystagmus 眼振の方向(急速相)が急激に変わる眼振。頭位や眼位は一定させた状態で,1～5分の周期で数秒程度の静止期を示すものが多く,これは周期交代性眼振と呼ばれる。前庭神経核と前庭小脳系の障害,多発性硬化症,橋-延髄境界部の異常などでみられる。[247] ➡ 眼振

**交代性人格** (こうたいせいじんかく) = 二重人格(にじゅうじんかく)

**交代性片麻痺** (こうたいせいへんまひ) alternating hemiplegia 脳幹部の病変により,病巣側の脳神経症状と反対側の片麻痺を起こす脳症候群。脳梗塞,腫瘍によることが多い。上交代性片麻痺,中交代性片麻痺,下交代性片麻痺がある。[124] ➡ 脳卒中

**交代浴** (こうたいよく) contrast bath 水治療法で38～40℃の温水に4～5分間,15～18℃の冷水に1～2分間患肢を交互につけて行う局所浴。通常5～6回くり返し,温水で始まり温水で終わる。反射的な血管運動を活発にして血流量を増大する。[117] ➡ 水治療法

**叩打痛** (こうだつう) knock pain 局所を叩打することで発生する疼痛。叩打は打撲,骨折や関節炎の診断の際に行われる。末梢神経の断裂部を叩打すると遠位の神経支配領域に放散痛が生

じる(ティネル徴候)。[294] ➡椎間板ヘルニア，絞扼性ニューロパチー，放散痛

**高炭酸ガス血症** ＝高二酸化炭素血症

**巧緻性** skillfullness；skilled behavior　きめ細かく巧みなこと，またはその動作のこと。理学療法や作業療法では手指の巧緻性が問題とされる。日常生活において行う食事時の箸の使用，書字時の鉛筆の使用，服を着るときのボタン留め，ひも結び，裁縫時の針の使用など指先を使った細かい協調性を必要とした動作である。手指の巧緻性に障害が起こると，これら動作が困難となり，日常生活特に身の回り動作にも支障が生じることになる。手指の巧緻性を評価する標準化されたものはないが，手指の機能だけではなく，その動きのスムーズ性，正確性，速さなども同時に評価することが大切である。作業療法においては，手指の基本的作業機能を指数化することを目的とした手指機能指数検査(FQテスト)，簡易上肢機能検査(STEF)が手指の巧緻性の評価として使用されることが多い。[117] ➡簡易上肢機能検査

**高地トレーニング** high-altitude [environment] training　標高の高い土地で行う運動レーニング。低酸素の環境下では吸入した酸素をできるだけ効率的に運動組織へ運搬する適応が起こり，有酸素能力が向上する。[42] ➡体力，ヘモグロビン，順応

**後柱** ＝後角

**好中球** neutrophil　顆粒球の一種。中性色素に染まりやすく，正常では総白血球数の54～65％を占める。主として細菌など有害物の貪食で，有害物が体内に侵入するとそれを取り込み，リソソームの作用で有害物を消化し，好酸球自体も死滅し膿となる。[245] ➡顆粒球，白血球

**高張液療法** hypertonic solution treatment (therapy)【高張溶液療法】　脳血管障害などによる脳浮腫は発症後1週間以内に最も強くなるため，高張液の点滴により脳浮腫の進行を予防するための治療法。[289]

**鉤椎関節** ＝ルシュカ関節

**交通枝** ＝穿通枝

**交通事故** traffic accident　交通事故患者の多くは生命の危険が高く，まず救命医療が適応となる。特に二輪車の事故では，自動車事故に比べ死亡率が高く，助かった場合でも脊髄損傷や頭部外傷による障害を負い，理学療法の対象となる場合も多い。[82] ➡死亡率，脊髄損傷，輸血，頭部外傷

**口蹄病** foot and mouth disease【口蹄疫】　ウシ，ブタ，ヒツジ，野生動物の偶蹄類がウイルス感染する伝染病。感染動物の唾液，糞尿などからのウイルス感染で，発熱，口腔粘膜の炎症，手足の水疱，リンパ腫脹などの症状が現れる。ヒトへの感染はまれ。[178] ➡BSE

**鉱泥浴** ＝ペロイド療法

**高電圧電気刺激法** high voltage stimulation：HVS　最大電圧300～500V，有効刺激持続時間5～20μsのパルス波を発する高電圧刺激装置による電気療法で，不快刺激が少ないのが特徴。疼痛抑制，浮腫軽減，末梢の血液循環改善，創傷の治癒などが適応となる。[164] ➡物理療法

**後電位** after-potential；afterpotential　興奮性細胞の活動電位のうち，急激で短時間のスパイク電位のあとに出現する緩やかな膜電位の変化。多くの場合，骨格筋では脱分極(後脱分極)，神経線維では過分極(後過分極)である。後過分極の持続時間は軸索の伝導速度に依存する。[134] ➡活動電位，スパイク電位，過分極，脱分極

**抗てんかん薬** antiepileptic【抗痙攣薬 anticonvulsant】　てんかん発作に対し，その症状抑制に用いる薬物。フェニトインなど多数の抗てんかん薬の中から各発作に有効な薬物を用いるとともに，副作用の発現を極力抑え

るため発作の抑制に必要な最小量の使用に心がける。[182] ➡ てんかん, ジャクソン痙攣, ウエスト症候群

**光電効果（こうでんこうか）** photoelectric effect　物質に光を当てるとその表面から自由電子が飛び出てくる現象。この電子の飛び出しにより金属に電流が流れる。また，光電効果の結果，イオンが生ずることを光イオン化という。光線療法はこの光電効果を利用したものである。[118] ➡ 光線療法, 紫外線, 赤外線

**後天性免疫不全症候群（こうてんせいめんえきふぜんしょうこうぐん）** acquired immunological deficiency syndrome：AIDS　【エイズ AIDS】　ヒト免疫不全ウイルス（HIV）の感染によって後天的に起こる免疫不全症候群。HIV は免疫の働きをもつリンパ球に強い親和性をもち，その中に侵入してリンパ球を次第に破壊していく。その結果，免疫機能が低下し，リンパ節腫脹，浮腫，白血球減少やリンパ球減少，体重減少，貧血，下痢などの症状が出現し，日和見感染や悪性腫瘍などを併発する。感染は性的接触，輸血，母子感染などが原因となる。理学療法では全身状態が悪化することに対し体力の維持を目的に全身調整運動を行ったり，感染症に対しては呼吸理学療法を立案していく。また，悪性腫瘍や脳炎に伴って中枢神経系や末梢神経系の障害を呈することもあり，運動療法や痛みに対する物理療法を行う。予後が不良なため精神的に支持しながら対象者のクオリティオブライフ（QOL）を考慮していく。[105] ➡ ヒト免疫不全ウイルス, 感染

**喉頭（こうとう）** larynx　咽頭と気管の間をつなぐ管状の器官。気道と発声の機能をもつ。外壁は多くの筋により包まれた靱帯，軟骨からなり，内側面には粘膜が張る。前頸部の正中部にあり，体表から喉頭隆起として観察される部位付近。[68]

**行動（こうどう）** behavior　行動は，広義には物質の変化（生体内の化学物質の変化や筋神経の反応など）のようなものまで含まれるが，心理学では生活体の刺激に対する反応をさす。中村は，「人間の運動行動は，階層的に運動（movement），動作（motion），行為（action, conduct）の3側面から成り立つ。運動は姿勢（体位と構え）が時間的に連続して変化したもので，身体軸と重力関係（体位 position），身体の各部分の相対的な位置関係（構え attitude）の変化としてとらえられる。動作は運動によって具体的に行われる仕事（work），課題（task）との関係で行動の分析を行うときの単位となる。行動をそのもつ社会的意味や意図との関連でとらえるときに行為の単位となる」，と説明している。社会生活の中で，自己都合で行動を起こしたり，自己の認知や行動にこだわったりすることで社会的な関係がもちにくくなり，日常生活を営むことが困難になった状態を行動障害（behavior disorder）という。この背景には，身体的要因，心理的要因，環境的要因など様々な要因がある。知的障害者（児）や精神障害者（児）に対する処遇上の概念としてとらえる行動障害には，多動，攻撃的行為，不潔行為，性的異常行為，拒絶，自傷行為などがあるが，これは老年期認知症の症状としてみられる，食事や整容・更衣，あるいは炊事・洗濯・掃除などの日常生活行為ができなくなったり，目的にかなった動作の遂行ができなくなる行為障害とは異なるものである。人間の行動は，学習によって形成され，また，その改善も学習によって達成されるという学習理論といわれるものがある。この学習理論に基づき社会的に不適切な感じ方，行動などを変化させる技法を行動療法といい，アイゼンク（Eysenck, H.J.）が提唱し普及した。代表的技法として，①古典的条件づけ法（パヴロフ型条件づけ法）：筋肉の弛緩反応で不安や恐怖感を軽減させる，ウォルピ（Wolpe, J.）の系統的脱感作法など。②オペラント条件づけ法：日常習慣の形成をめざす，行動形成法（シェーピング法）や自律神経支配下の生理現象を調節しようとするバイオフィードバック法など。③認知行動条件づけ法：他人の行動観察から学習を行うバンデューラ（Bandura, A.）の技法などがある。[205] ➡ 動作, 日常生活活動, 行為, 運動, 行動療法

**喉頭摘出術（こうとうてきしゅつじゅつ）** laryngectomy　腫瘍などが原因で喉頭を摘出すること。部分切除術もあるが，完全に喉頭を摘出して気道と食道を分離

する喉頭全摘出術が主流である。術後は食道発声，人工喉頭発声，手術による代用発声などの代用音声が必要となる。[20]

**喉頭軟骨** cartilages of larynx　喉頭を支える支柱としての役割をする軟骨を喉頭軟骨という。喉頭軟骨には，喉頭蓋軟骨，甲状軟骨，披裂軟骨，輪状軟骨，小角軟骨，麦粒軟骨の6種類がある。これらは関節や靭帯で連結されており，喉頭筋により動く。[20]

**行動分析** behavior analysis　個体と環境との相互作用の分析を経験的概念と法則により行うこと。行動を明確にして理解し，推し量り，コントロールすることを目的とする。[295]

**喉頭ポリープ** laryngeal polyp　【声帯ポリープ】　激しい咳発作，声帯の酷使など強い機械的刺激で声帯粘膜様に小出血が生じることで形成された浮腫性腫瘤。嗄声，異物感，咳嗽などの症状を示す。[29] ➡声帯結節

**後頭葉** occipital lobe　頭頂葉および側頭葉の後方に続き，外側面では頭頂後頭溝と後頭前切痕とを結ぶ線から後方，内側面では頭頂後頭溝から後方にある脳葉。頭頂後頭溝は，一部外側面に及んでいるが大脳内側面で外套核から下方へ進み，鳥距溝へ合わさっている。鳥距溝は，半球上縁後部から出て，内側部ではほぼ水平に前方に走っている。後頭葉には主に頭頂後頭溝と鳥距溝との間のやや三角形をした回の楔部があり，鳥距溝を境に反対側に舌状回がある。後頭葉のほとんどが視覚に関係しており，鳥距溝の両側の脳回の皮質は一次視覚野(17野)といわれ視覚の一次中枢をなしている。一次視覚野は視床の外側膝状体から視放線を経て皮質第Ⅳ層に入り肉眼でも線状にみることができ有ած野とも呼ばれる。また17野の周りには二次視覚野である18野と19野など，後頭連合野と呼ばれる視覚野がある。後頭葉の障害として同名半盲，視覚失認，純粋失読，後頭葉てんかん，アントン症候群，バリント症候群がある。(1)同名半盲は後頭葉皮質下の病変で，視放線や一次視覚野が障害されると対側の半分の視野に欠損が生じる。一次視覚野では黄斑回避を伴う。(2)視覚失認は17野から18，19野への連絡路が両側性に障害されて起こり，物体が見えるだけでそれが何であるかを認めることができなくなる。精神盲ともいわれる。(3)純粋失読は優位大脳半球の角回あるいはそれから出る連合線維の障害で，文や字を読むことができない，文字に対する視覚失認。しかし字を指や筆でなぞると即時に読めるのが特徴的。(4)後頭葉てんかんは17野，18野の刺激では単純な図形や色や輝光を，19野の刺激では幻視をみるなど視覚発作がみられる。(5)アントン症候群は両側の後頭葉の障害で全盲(皮質盲)であるにもかかわらず見えると主張するもの。(6)バリント症候群は視空間知覚能力の障害で，両側性の後頭葉，頭頂葉の障害でみられ，精神性注視麻痺，視覚性運動失調，視空間性注意障害が主症状である。[251] ➡大脳，視覚，視覚失認

**行動療法** behavior therapy：BT　学習心理学的な古典的条件づけ法やオペラント(道具的)条件づけ法に基づいて，人間の問題行動，不適応行動，病的行動などに治療的・適応的変容を加えようとする技法。主に精神神経科領域で活用されている。[257]

**高度先進医療** highly advanced medical technology　医学のめざましい進歩と医療に対するニーズの多様化に対応して，先進的な診断法や治療法が開発されている。このような高度の医療のうち厚生労働大臣が承認した特に先進性の高い医療については，県知事から認定された大学病院などの特定承認保険医療機関で実施されている。2004(平成16)年4月現在承認されている高度先進医療は71種類あり，そのいずれかを扱う病院は90ある。このような病院は高い技術をもつスタッフと施設設備が必要である。高度先進医療を受けた場合の費用は，自己負担となるが，それ以外の通常の治療と共通する部分の費用は健康保険と同様に扱われる。高度先進医療を受ける場合は，その内容や費用などについて十分に説明を受け納得したうえで同意書に署名し，治療を受けることが大切である。高度先進医療のうち，全国の病院に普及し適当と認められたものは健康保険が適用される扱いや

と代わることがある。[152] ➡医学, 医療行為, 技術, 特定機能病院

**高二酸化炭素血症** hypercapnia【高炭酸ガス血症】 肺胞の換気能が低下し, 二酸化炭素(炭酸ガス)の排泄が障害され, 動脈血の二酸化炭素分圧($PaCO_2$)が異常に上昇する状態。ふつう, 基準値($35\sim 45$ mmHg)を超えた場合をいう。$PaCO_2$ は代謝性アルカローシスで代償的に上昇することもある。[198] ➡デオキシヘモグロビン, 二酸化炭素分圧, 代謝性アルカローシス

**高尿酸血症** hyperuricemia 血清中の尿酸値が 7.0 mg/dl 以上に上昇した状態。プリン体の最終代謝産物である尿酸の蓄積によって痛風が発生し, 結節, 関節炎, 腎障害を起こす。成因は遺伝・環境因子および白血病や骨髄腫など。[105] ➡痛風, プリン体, 尿毒症

**更年期** climacterium 女性特有に出現する一時期で, 性成熟期から老年期への移行期。また, 生殖器から非生殖器への移行期, 閉経前期から閉経後期まで, ともいわれている。年齢的には 45〜55 歳(日本人女性の平均的な閉経年齢が 51±4 歳)くらいの間をいう。更年期の発来は早い人から遅い人まで個人差がある。更年期初期は月経周期が短縮, その後月経周期が延長して月経回数の減少, 最終的に閉経となる。女性の更年期には閉経によるエストロゲンの減少が大きく影響し, 間脳-下垂体-卵巣系に顕著な変化が現れる。このため種々の不定愁訴である自律神経失調症が出現する。これを更年期障害という。不定愁訴は, ほてり, のぼせ, 発汗, 冷え症, 頭痛, めまい, 耳鳴, 不眠, しびれ, 肩こり, 腰痛, 頻尿, 疲労感, 食欲不振などの自覚症状が主症状で, 他覚所見はみられない。その他にエストロゲンの減少では骨粗鬆症, 高脂血症, 動脈硬化を招く。[188] ➡卵胞刺激ホルモン, 自律神経失調症

**後脳** = 菱脳

**高濃度域** = 高吸収域

**光背効果** halo effect【ハロー効果, 後光効果】 対人評価において, ある一面で高い評価を受けると, その他の評価も実際より高くなり, 逆に低い評価を受けると他の評価も低くなる傾向をいい, 測定誤差を招く原因ともなる。仏聖像の光背(後光)や光輪に由来する。[220] ➡バイアス

**後発痛** = 遅い痛み

**紅斑** erythema 毛細血管の拡張や充血を伴い皮膚表面や粘膜が赤みを帯びること。炎症や皮膚疾患などに伴う皮膚病変の一種。皮膚の圧迫により赤みは減弱または消失する点で, 皮膚における表在性出血(紫斑)とは区別される。手掌紅斑, 蝶形紅斑などがある。[270] ➡手掌紅斑, 蝶形紅斑

**後半規管** posterior semicircular duct 平衡覚性骨迷路にある半輪状の互いに直角な三半規管のひとつ。側頭骨錐体軸に沿う垂直面に位置し, 膨大部のある脚とない単脚をもつ。膨大脚は頭部の回転加速度を感受し, 単脚は前半規管の単脚と合体し卵形嚢に開口する。[5] ➡外側半規管

**広汎性血管内凝固[症候群]** = 播種性血管内凝固[症候群]

**高比重リポ蛋白質** = 高密度リポ蛋白質

**抗ヒスタミン薬** antihistamine;histamine antagonist;antihistaminic【ヒスタミン拮抗薬, ヒスタミン遮断薬】 ヒスタミンのメディエーターとしての関与が考えられる蕁麻疹などの皮膚疾患, アレルギー性鼻炎, アレルギー性結膜炎, 花粉症などに対し, ヒスタミンの当該組織受容体への結合を阻害する効果をもつ薬剤。[182] ➡ヒスタミン, アレルギー, アレルゲン, 気管支喘息

**高ビリルビン血症** hyperbilirubinemia 胆汁色素であるビリルビンが血中に増加した状態。ビリルビンの産生(溶血性など), 代謝(新生児黄疸など), 排泄(胆汁うっ滞症など)のいずれかの障害により生じる。軽度か

ら眼球強膜が黄染する。[45] ➡血中ビリルビン, 黄疸, 肝機能検査

**抗不安薬**（こうふあんやく） antianxiety drug；anxiolytic
　主として神経症性の不安に用いられる薬剤であるが，緊張状態，焦燥感などにも用いられることがある。また睡眠導入やうつ病における不安にも適用される。これらに適用する薬物は精神活動や身体運動能力に影響を及ぼさずにしかるべき効果をもたらすのが望ましい。フェノバルビタール，アモバルビタールなどのバルビツール剤系薬物は脳幹網様体に作用し覚醒機能を抑制し，レム睡眠の短縮を生じやすいなどの特徴がある。また用量依存性に中枢抑制効果が大きく，最終的には延髄呼吸中枢を抑制してしまう。ジアゼパム，オキサゾラム，ブロマゼパムなどのベンゾジアゼピン系の薬物は大脳辺縁系および視床下部の抑制効果があるが，用量を増加しても比較的安全である。筋弛緩作用のため重症筋無力症では禁忌，緑内障では症状の悪化，大量の場合はレム睡眠の短縮などが認められるので注意しなければならない。また連用後の中止に際しては比較的時間をかける。[182] ➡抗精神病薬, ベンゾジアゼピン系抗不安薬, 抗うつ薬

**後負荷**（こうふか） afterload　収縮開始後の筋にかかる負荷。ふつう，心収縮時に左心室から血液が送り出される際に心筋にかかる抵抗をさし，血液が心臓から駆出される際の末梢血管抵抗が増すほど，心筋に負担がかかる。一定の拍出量を維持するために，左心室の負荷が増大する。[85] ➡心臓, 血管抵抗, 動脈

**後腹膜炎**（こうふくまくえん） retroperitonitis　後腹膜腔に生じた炎症。急性膵炎，十二指腸後腹膜破裂，尿路感染症や後腹膜腔臓器術後感染症など細菌感染から波及する急性炎症と，発症原因が特定できないことが多い非特異的な線維化を主体とした慢性炎症がある。[43]

**後腹膜器官**（こうふくまくきかん） retroperitoneal organ 【腹膜後器官】　腹膜腔の後ろにある，十二指腸，膵臓，腎臓，尿管，副腎，腹大動脈，下大動脈などの器官で，それらの器官の前面の一部分は壁側腹膜におおわれている。一方，腹膜で完全におおわれ，間膜で後腹壁に吊されている臓器を腹膜内器官という。[270] ➡十二指腸, 腎臓

**腹膜後器官**（こうふくまくこうきかん）＝後腹膜器官（こうふくまくきかん）

**項部硬直**（こうぶこうちょく） nuchal stiffness；stiffness of neck 【頸部硬直】　髄膜刺激症状のひとつ。仰臥位で枕をはずし，他動的に頭部を屈曲させたときだけ抵抗を感じ，可動域が不十分な場合を陽性とする。髄膜炎，クモ膜下出血や脳腫瘍による脳圧亢進で陽性となる。パーキンソン病のように頭部の側屈や回旋時にも抵抗がある場合があるが，これとは区別される。[4] ➡髄膜

**抗不整脈薬**（こうふせいみゃくやく） antiarrhythmic　不整脈の停止や予防に用いられる薬物。一般的には作用機序に関係して，$Na^+$チャネル抑制薬，$β$受容体遮断薬，$K^+$チャネル抑制薬，$Ca^{2+}$チャネル抑制薬の4つのタイプに分類される。[149] ➡心房細動, 期外収縮, 心不全, 塩酸リドカイン

**興奮**（こうふん） excitement　刺激によって生体組織に起こる状態の変化。各種の神経や筋などにおいて，刺激に反応して細胞膜に急激なイオン透過性の変化が生じ，活動電位が発生することをいう。一般的には，全身的な活動状態への変化も含む。物事に感じて気持ちが高ぶること。[56] ➡神経伝達物質

**高分解能CT**（こうぶんかいのうしーてぃー） high resolution CT：HRCT
　CT画像の空間分解能を高くするために，①薄いスライス厚，②限局した画像再構成，③高空間周波数領域強調フィルターによる画像再構成を行う撮像法。骨や肺の間質性変化（肺気腫，間質性肺炎など）の診断に有用である。[271] ➡画像診断法, コンピュータ断層撮影［法］, ヘリカルCT

**高分子**（こうぶんし） macromolecules 【巨大分子；ポリマー分子 polymer molecules】　分子の相対性質量である分子量（合成化合物の平均分子量）が数千～数万の巨大な分子。高分子からなるものに蛋白質，DNA，合成繊維，プラスチックなどがある。[126]

**こうふんしゅうしゅくれんかん**
**興奮収縮連関** excitation-contraction coupling 【E-C連関】 骨格筋が細胞内のCa濃度の変化により脱分極を起こして興奮し，収縮する一連の過程．興奮から収縮するまでには，Caイオンを選択的に透過させる機構（イオンチャネル）内でいくつかの段階を経て収縮に至る．横行小管や筋小胞体が関与する．[95] ➡興奮, 神経伝達物質, 生理学

**こうふんせいしなぷす**
**興奮性シナプス** excitatory synapse インパルスの伝達において，下膜のイオン透過性が増大し脱分極を起こすような場合，そのシナプスは興奮性であるという．反対に，シナプス後細胞の反応を抑える作用をするものを抑制性シナプスという．[56] ➡脱分極

**こうふんでんどうけい**
**興奮伝導系** ＝刺激伝導系

**こうほうしてきちょうさほう**
**後方視的調査法** ＝後ろ向き研究

**こうほうせいどう**
**後方制動** posterior stop 短下肢装具の継手の後方運動，すなわちは運動方向の底屈を制限すること．これにより足関節の底屈運動が制限される．足関節背屈筋群の弱化や運動麻痺に対する機能の補助と代償，および尖足の矯正のために行われる．[75] ➡継手, 短下肢装具, 長下肢装具

**こうほうとっしん[げんしょう]**
**後方突進[現象]** retropulsion 姿勢反応障害によるもので，体の重心の後方移動に対し下肢が反応できず，後方に倒れたり突進する現象．パーキンソン病を有する者で特徴的．前方突進や側方突進もみられる．[234] ➡前方突進[現象], 側方突進[現象]

**こうほうひきだしてすと**
**後方引き出しテスト** posterior drawer test 後十字靱帯損傷の有無をみるテスト．被検者を仰臥位にし，膝屈曲90度，股関節屈曲45度位で，検者は脛骨後方落ち込み徴候を左右差によって確認し，次に脛骨上端部を保持し脛骨を後方へ押し込んで調べる．[287] ➡後十字靱帯

**こうまく**
**硬膜** dura mater 脳脊髄を包む3重の髄膜（内から軟膜, クモ膜, 硬膜）のうち，外層の強靱な厚い膜．脳をおおう脳硬膜は外側の骨膜層と内側の髄膜層の2層があり，大脳鎌, 小脳テント, 小脳鎌以外の部分ではこの2層は密着している．脊髄をおおう脊髄硬膜は外葉と内葉の2葉があり，2葉の間に疎性結合組織があり，静脈叢, 脂肪組織が発達している．[233] ➡脊髄

**こうまくがいぶろっく**
**硬膜外ブロック** epidural block 脊髄の硬膜の外腔にブロック針を挿入し，その部位の運動・感覚神経を麻酔させる局所麻酔．脊髄麻酔と似ているが，目的部位のみの麻酔が可能であること，持続的麻酔が可能なことが利点である．[38] ➡椎間板ヘルニア, 麻酔, ペインクリニック

**こうみつどぽりえちれん**
**高密度ポリエチレン** high-density polyethylene エチレンを重合させた合成樹脂．軽量で熱可塑性，加工性，耐薬品性に優れ，義肢, 装具などの材料に利用される．加工時に高温が必要なことや可燃性であることが欠点．また，電気や熱を通しにくいので絶縁体としての機能をもつ．[126] ➡熱可塑性プラスチック, 材料, ポリエチレン

**こうみつどりぽたんぱくしつ**
**高密度リポ蛋白質** high-density lipoprotein：HDL 【高比重リポ蛋白質】 コレステロール, リン脂質, 遊離脂肪酸などの脂質と蛋白質が結合したリポ蛋白質の中で，直径が250Å以下，密度1.063 g/ml以上のもの．コレステロールを肝臓に運搬する役目をもつ．[126] ➡脂質, HDLコレステロール, 低密度リポ蛋白質

**こうみつどりぽたんぱくしつこれすてろーる**
**高密度リポ蛋白質コレステロール** ＝HDLコレステロール

**こうみゃくらくそうどうみゃく**
**後脈絡叢動脈** posterior choroidal artery 後大脳動脈から分枝する中心枝．第3脳質脈絡叢, 視床などに分枝する内側後脈絡叢動脈と前脈絡叢動脈枝と吻合または側脳室にある脈絡叢に分布する外側後脈絡叢の2つがある．主として視床に血液を供給する．[200] ➡脈絡叢, 内包性片麻痺, 外側膝状体, 尾状核, 大脳脚

**こうめまいやく**
**抗めまい薬** antivertiginous drug めまい

(眩暈)に処方される薬剤。めまいは前庭性と,非前庭性に大別されるが,前者はさらに末梢性(メニエール病などによる)と中枢性(脳腫瘍,脳血管障害などによる),後者には頸性めまい,眼性めまい,高血圧性めまい,心因性めまいなどがあり,めまいの性質により抗ヒスタミン薬,脳循環改善薬,交感神経刺激薬,抗不安薬,脳代謝賦活薬,筋弛緩薬などが処方される。前庭性めまいでは主に脳循環改善薬が用いられる。271 ➡薬物療法,回転性めまい,眼性めまい

**肛門括約筋** anal sphincter muscle 肛門管を取り囲む筋で,収縮し弁の役割をしている。解剖学的には,自律神経で支配される平滑筋からなる内肛門括約筋と,横紋筋からなる外肛門括約筋とからなる。内肛門括約筋は不随意性で,外肛門括約筋は随意性。10

**肛門管** anal canal 直腸から続く消化管の終末部で長さ約2〜3cm。周りは肛門括約筋に取り囲まれている。上部は肛門柱と呼ばれる縦列のヒダ,その下端部には肛門弁と呼ばれる三日月形の弁状ヒダ,皮膚との境には輪状の痔帯がある。粘膜下には直腸静脈叢が通る。60 ➡消化管,肛門括約筋

**肛門期** anal phase (stage) フロイトの心理・性的発達段階のひとつで,生後1歳半から3歳頃までの時期をさす。肛門括約筋を調節して排泄を統制できるようになる。この頃リビドーは肛門に向く。肛門期に固着すると,頑固,几帳面,倹約といった性格になる。66 ➡精神分析,リビドー,口唇期

**絞扼感** sense of constriction 【帯状感 zonesthesia;girdle sensation】 ひもで締めつけられるような異常感覚。体幹,特に胸腹部に多く生じる。異常感覚が体幹を帯状に走ることから帯状感ともいう。70

**絞扼性ニューロパチー** entrapment neuropathy 【絞扼性神経障害;圧迫性神経障害 compression neuropathy】 末梢神経が,骨,靱帯,腱,筋などの組織によって慢性的に圧迫絞扼されて,感覚障害や筋力低下などを起こす神経障害。手根管症候群,回内筋症候群,肘管症候群などがある。37,124 ➡手根管症候群,肘部管症候群

**効用** utility 統計的決定に関する概念で,何らかの行動をとった際に予測される結果がどの程度望ましいかを定量的に示すものをいう。例えば紅白2本のくじのうち1本を引いて,1番目のルールでは,紅の場合200円,白の場合100円とし,2番目のルールでは,紅の場合300円,白の場合0円すると,期待金額(手に入る確率)はどちらも150円である。しかし,もし所持金ゼロの場合この金額の望ましさを考えると,1番目のルールが好ましいと思われる(損失の可能性が少ないので)。すなわち金額そのものではなく,その望ましさの程度が効用である。290 ➡適応,効果,禁忌

**交絡因子** confounding factor 疾病に対する危険因子を調査する際,表面上には現れず,背景因子として,直接その疾病の発症頻度に影響を与える因子。これらに対する統計的対処法としては,マッチングと多変量解析が用いられる。265 ➡誤差,妥当性,信頼性,因果関係,マッチドペア法

**抗リウマチ薬** anti-rheumatic 【疾患修飾抗リウマチ薬 disease-modifying antirheumatic drugs:DMARDs】 関節リウマチの病的過程を修飾する特異的な作用をもつ薬物。金化合物,D-ペニシラミンなどがある。抗炎症薬(非ステロイド薬,ステロイド薬)に比べて,関節リウマチ自体を寛解させる効果がある。149 ➡関節リウマチ,薬物療法,非ステロイド性抗炎症薬,ステロイド

**合理化** rationalization 防衛機制のひとつで,自尊心を維持するため,本当の感情や動機を隠し,社会的承認を得やすい理論的理由づけを行うこと。類似した用語である知性化は,行動の感情的動機を否定して,知性的側面を強調する機制である。66 ➡防衛機制,精神分析,葛藤

**効率** efficiency 身体運動の効率は,作業量とこれを成し遂げるのに必要なエネルー量

の比で表す。理学療法評価で用いられる効率は粗効率と真の効率に大別される。粗効率は，なされた作業量と運動時の全エネルギー量の比で，真の効率は，なされた作業量と運動で動員されたエネルギー量（運動時の全エネルギー量から安静時のエネルギー量を引いたもの）の比である。身体運動効率の個人差を表すのによく用いられる方法は，ある同一の作業を行ったときの酸素消費量，あるいは酸素消費量と相関の高い心拍数を定常状態で測定することである。運動や動作の習熟性，特にフォームの評価に有用である。もうひとつの方法は，実際に機械的効率の測定を行うことで，外的仕事量と消費されたエネルギーの比である。自転車エルゴメータ駆動時にはその仕事量と酸素摂取量から効率を導き出すことができる。[85] ➡エネルギー

**抗利尿ホルモン** antidiuretic hormone：ADH【バソプレシン vasopressin：VP】 脳の下垂体後葉で分泌されるホルモン。体液の浸透圧が上昇すると分泌される。主として腎臓の集合管に作用して原尿の水の再吸収を促進し，体液の増量と浸透圧の低下をもたらす。分泌欠損で尿崩症になる。[65] ➡浸透圧，尿崩症，下垂体

**交流アーチファクト** alternating-current artifact（artefact）【交流障害 alternating-current interference，交流誘導障害 AC inductive interference】 計測機器に混入した，目標の信号以外の電圧変化。特に医療分野では，脳波や筋電図を記録するときに計測環境にある電気照明や電源部からの電磁誘導や漏洩などによって記録に混入する 50 Hz または 60 Hz の商用交流をさす。[134] ➡ノイズ

**交流分析** transactional analysis：TA
バーン（Berne, E.）が考案した人間行動に関する理論体系を応用した心理療法。人の心が，親，おとな，子どもという 3 つの自我状態から成立すると考え，人がこの 3 つの自我状態のどの部分で交流しているかを分析し，人間関係の特徴に気づかせ，改善させる。[66] ➡自我，行動

**交流誘導障害** ＝ 交流アーチファクト

**口輪筋反射** ＝ 口とがらせ反射

**後輪駆動式車いす** ＝ 普通型車いす

**高齢者** elderly 一般には 65 歳以上の人をさし，英語では old people, the old, the elderly, the aged ともいわれる。65 歳から 74 歳を前期高齢者（young old），75 歳以上を後期高齢者（old old）に 2 分するが，特に 85 歳以上は超高齢者（oldest old）と定義される。しかし，平均寿命の延びが顕著なわが国では，60 歳代はまだ中年に近い熟年期とみなす意見もある。高齢の障害が問題となってくるのは 70 歳以降であるとされ，医療と福祉の面で問題が多発するのは，後期高齢者である。特に 85 歳以上の超高齢者では，死亡の確率が高く，要介護者と認知症を有する者も増加し，医療と福祉の適切な対応が望まれている。医療の面で高齢者はしばしば小児と対比される。しかし高齢者が小児と根本的に異なる点は，個体差が大きいということに集約される。つまり，加齢に伴う生理的老化に病的変化（病的老化）が加わっていることが問題である。そのため治療にあたっては常に，年齢と個体差を念頭におく必要がある。個体差は，老化の進行度，老年病の合併頻度とその重症度，生活機能障害の有無などに現れるので，認知機能の評価は特に重視されている。また，高齢者の疾患の特徴は，多臓器疾患に慢性疾患が併発していることである。したがって，臓器別に分化した診療体制はなじみにくい問題がある。したがって，高齢者の疾病予防や長期管理は，単なる寿命の延長を図ることではなく，その人の活力のある自立した生活（QOL）を可能な限り延ばすことが重要であるといわれている。近年，老年医学の分野では高齢者総合機能評価（comprehensive geriatric assessment：CGA）といった治療体系の必要性が提言されている。なお国連では，総人口に占める 65 歳以上の高齢者の割合が 7% 以上の社会が高齢化社会，14% 以上の社会が高齢社会と定義している。わが国の 65 歳以上の人口は，2000 年の国勢調査ではその比率は 17.3% となり，わが国はすでに高齢社

会に突入している．また，高齢者の比率は今後も上昇し続け，2010年には22.5％を超えると推計され，超高齢社会を迎えるといわれている．[232]

**高齢者総合機能評価** comprehensive geriatric assessment：CGA　高齢者の医療において治療方針の作成は，継続する治療後の生活を含めて評価・検討されるべきものと考えるもので，臓器症状の理学的所見，検査所見で得られない内容を，全人的観点から分析する老年医学的手法である．評価法は，高齢者の有する機能・能力や資源などを多面的に評価し，結果として様々な問題点を統合・解釈することで，個人の問題が総合的に明らかになり，生活の質の向上と生活機能の改善が図れるように工夫されている．評価の目的は，適正な医学的治療・ケア，心身の機能や生活の質の向上，適切な生活の場の選定，長期間の正確な経過観察評価，長期間のケアマネジメント体制作り，過不足のない適切なサービス利用である．評価項目としては，①疾病および関連問題と疾病の重症度指標などの身体的状態の評価，②ADL（日常生活活動）やIADL（手段的日常生活活動）による尺度と歩行および平衡機能尺度そして運動レベルなどの身体機能・能力の評価：ADLはADL 20（江藤），機能的自立度評価法（functional independence measure；FIM），厚生労働省の開発した日常生活自立度判定基準（J/A/B/C），バーセルインデックスなどの判定法により評価され，IADLは外出，買い物，食事の準備，家事，洗濯，電話，金銭管理，薬の管理の8項目で評価される，③認知テストと気分評価尺度など心理的状態の評価は改訂長谷川式簡易知能評価スケール（HDS-R）やミニメンタルステート検査（MMSE），DBD scale（dementia behavior disturbance scale）やモラールスケール，MOS-SF 36（medical outcome study short-form 36）などで評価される，④社会的援助資源とニーズや環境条件・快適性・安全性などの社会的・環境的評価指標（わが国では確立したものがない）．高齢者評価プログラムでは，少なくとも医師，看護師，ソーシャルワーカーで中核チームが構成されるのが理想とされ，評価はトレーニングを受けた医療関連の専門職が実施すべきである．要介護度認定とは生活機能障害の評価である．米国では高齢者の生活機能障害に対する標準的評価法である老年医学的総合機能評価法を開発し，評価病棟を病院に設置するなどして成果を収めている．[288] ➡バーセルインデックス，改訂長谷川式簡易知能評価スケール，ミニメンタルステート検査

**高齢者保健福祉計画** ＝ ゴールドプラン21

**高齢人口** aged population【老年人口】
　65歳以上の人口．7％以上になると高齢化社会と呼び，14％を超えると高齢社会となる．わが国の65歳以上の人口は1990年には12％であったが，2020年には25％の最高値に達すると予想される．[288]

**抗レセプター抗体型アレルギー** antireceptor antibody type allergy　細胞膜表面の抗原に対する抗体が抗原と結合してレセプター（受容体）が傷害を受けて起こる反応で，V型アレルギーと呼ばれる．神経筋接合部のアセチルコリンレセプターの傷害では重症筋無力症，甲状腺刺激ホルモンレセプターの傷害では甲状腺機能亢進によるバセドウ病，甲状腺機能低下による粘液水腫などを引き起こす．[198] ➡アレルギー，免疫，抗原抗体反応

**交連** commissure　脳また脊髄の左右の皮質各部分を連絡する神経の束．大脳の前交連，脳弓交連，間脳の後交連，マイネルト交連，手綱交連，脊髄の白交連，灰白交連などがある．[166] ➡後交連

**交連性抑制** commissural inhibition　交連神経路を通って抑制に働く機構．一側の前庭神経核ニューロンが反対側の同じニューロンで抑制されることをいう．[166]

**交連線維** commissural fibers　左右両半球の脳または脊髄の左右皮質各部分を連絡する神経線維束．単に交連ともいう．大脳には脳梁（左右の大脳半球間結ぶ線維の集合），前交連（古い部分の交連），脳弓交連，間脳には後交連，マイネルト交連，手綱交連，脊髄には

白交連，灰白交連がある。[9] ➡交連，前交連，後交連

**声** = 音声（おんせい）

**誤嚥（ごえん）** aspiration　食物・水分・唾液などの異物が，声門を越えて気道に侵入すること。球麻痺や偽性球麻痺により嚥下障害が発生すると生じやすくなる。声門上侵入でも咳反射が誘発されむせるが，むせのない誤嚥もあり注意が必要である。[286] ➡嚥下，嚥下障害，口腔ケア，唾液嚥下，不顕性誤嚥

**コース立方体組み合わせテスト（こーすりっぽうたいくみあわせてすと）** Kohs block design test　目的達成のために経験外の問題について分析・比較・識別・判断する能力を測定することを目的とした動作性の知能検査。1923年にコース（Kohs, S. C.）により発表され，1979年に日本版が発表された。被検者は17の模様図を見て立方体16個を組み合わせ，模様図と同じ模様を作成する。得られた総得点から算出される精神年齢と検査日当日の被検者の暦年齢から知能指数を算出する。検査内容が単純かつ簡単であり，回答も言語の介入を必要とせず，所要時間も平均35分と短いため，失語症や認知症を有する者，知能障害者などの言語性知能検査の適用や注意集中力の維持が困難な対象についても比較的容易に実施可能である。改訂長谷川式簡易知能評価スケールと同様，検者にとっても実施が容易であるため，臨床現場においても利用頻度の高い検査である。理学療法場面においても指示理解困難な対象者に検査を実施し，理解能力を推測することに利用されることがある。[119] ➡神経心理学，知能，認知症，改訂長谷川式簡易知能評価スケール，高次脳機能障害

**コーチング** coaching　【ティーチング teaching】　スポーツ技術を指導すること。teachingも同じ意味で用いられるが，一般には技術指導に限らず，より広い範囲での指導になる。[33]

**コーヒー残渣様吐物（こーひーざんさようとぶつ）**　【コーヒーかす様吐物】　coffee-ground vomit　消化管出血によって吐血をきたす際に，その血液が胃液と混ざることで胃酸によりヘモグロビンがヘマチンに変化し，暗赤色や黒色になったもの。胃潰瘍，十二指腸潰瘍などの疾患でみられる。[253] ➡吐血

**コーピング** coping　ストレス状況下でストレスの原因を除去したり，ストレス状態を低減するように対処する努力のこと。その方法は人生観，価値観，信念，自己評価，対人関係や生活環境などが関連し，人によってそれぞれ異なる。[165]

**氷マッサージ（こおりまっさーじ）** ice massage　寒冷療法のひとつで，生体に与える効果として，疼痛の軽減，筋痙攣（けいれん）の軽減，痙縮の抑制，代謝の減少，反射性血管拡張，炎症の抑制などがある。[289] ➡寒冷療法，マッサージ，物理療法

**ゴール** goal　【目標】　「目標」の意。リハビリテーションの最終目的は社会の中での「人としての権利の回復」であり，その権利の回復をめざすうえでの各段階で達成すべき具体的事柄をいう。医学的リハビリテーションの中で一般的に使用しているゴールには，短期ゴール（short term goal）ならび長期ゴール（long term goal）があるが，これらはゴールを達成するのに要する期間を意識した呼称であり，短期ゴールの段階的積み上げで長期ゴールの達成となる。また，できる限り高いQOLの実現を目的とした（社会的）参加レベルでの具体的・個別的な目標（主目標：main goalという）と，主目標の実現を目的にした個人活動レベルの目標とその必要条件である心身機能・身体構造レベルの目標（副目標：sub goalという）という呼称もある。ゴールは評価カンファレンス（evaluation conference）を通して設定される。[187] ➡リハビリテーション，短期目標，長期目標，カンファレンス

**ゴールデンピリオド** golden period　【ゴールデンタイム golden time, ゴールデンアワー golden hour】　開放創受傷後6〜8時間以内あるいは12時間以内の時間帯をさし，この時間内に処置をすれば化膿などの感染防止ができる。この時間を過ぎると細菌が繁殖し

感染の可能性は高くなり，一次縫合が困難となる．[136] ➡手の外傷，マイクロサージャリー，開放創

### ゴールドプラン21 gold plan 21【高齢者保健福祉計画】
2000～2004年までの5か年で実施される高齢者保健福祉施策の方向を示すもので，①活力ある高齢者像の構築，②高齢者の尊厳の確保と自立支援，③支え合う地域社会の形成，④利用者から信頼される介護サービスの確立，の4つを基本方向として，国，都道府県，市町村等のそれぞれの役割を踏まえ，適切に施策を展開することとしている．[205] ➡介護保険制度，健康寿命，介護老人保健施設

### ゴールドマン視野計 Goldmann perimeter
動的視野を定量的に測定する計測器．一定の面積と輝度をもつ視標を視野の周辺から中心に移動して，指標が見え始めた点を結んで等感度曲線を記録する方法．緑内障や視神経疾患で視野異常を調べる．[298] ➡視野欠損

### コーレス骨折 Colles fracture
英国の外科医Collesの論文を機とし命名された骨折．手の平(手掌)をついて(前腕回内位・手関節背屈位で)転倒して発生する．橈骨遠位端骨折のほとんどはこの骨折．骨折線は掌側遠位から背側近位方向に，遠位骨片は背側・橈側へ転位し，手関節背側面が隆起してディナーフォーク状に変形する．遠位橈尺関節の脱臼を伴うこともある．骨粗鬆症となった高齢者(特に女性)に多い．合併症は骨折・転位による長母指屈筋腱断裂，骨折端や瘢痕によって手根管が圧迫される手根管症候群，反射性の血管運動神経障害による皮質と骨梁構造の希薄化・強い疼痛を起こすズーデック骨萎縮など．治療は，自然矯正が期待できる転位は徒手整復後のギプス外固定による保存療法．特に小児ではこれが原則となる．成人での転位は，手術(内固定整復)治療後固定となる．ギプス固定は手部(中手骨)まで．固定後早期から拘縮予防のため手指の運動を開始する．[209] ➡フォーク状変形，反射性交感神経性ジストロフィー，バートン骨折，手根管症候群

### 五感 five senses
体性感覚(皮膚，粘膜知覚)，視覚，聴覚，嗅覚，味覚．それぞれの感覚受容器は刺激によって興奮を生じ，それが中枢に伝わって感覚を生じる．[111]

### 股関節 hip joint
大腿骨頭と腸骨，坐骨，恥骨からなる寛骨臼でつくられ，両下肢と体幹部を連結する最大の関節．その特徴は，体重支持(支持性)と移動(運動性)という相反する機能をもつため，靱帯によって強固に補強され運動性の高い可動性をもつことである．屈曲－伸展，外転－内転，外旋－内旋の全方向に動く球関節をなし，しかも寛骨臼に深く入り込んでいるために，その運動範囲は固く制限され，安定性が堅持されている．理学療法の対象となることの多い股関節疾患として，変形性股関節症があるが，寛骨臼と大腿骨頭部の機械軸のアライメントが，四足状態では一致するが，立位では一致しないため，立位や歩行時には寛骨臼と大腿骨頭が接触する面積は小さくなり，荷重が狭い範囲に集中し，関節軟骨の磨耗や変形が生じやすくなる，という股関節の生体力学的特徴がその発症要因のひとつとなっている．[172]

### 股関節症 = 変形性股関節症

### 股関節ストラテジー hip strategy【ヒップストラテジー】
外乱刺激に対して立位バランスを保持するための姿勢制御方法のひとつ．外乱刺激に対して主に股関節を中心とした身体運動を介して身体重心を安定な位置に回復する姿勢制御戦略である．[237] ➡ストラテジー，アンクルストラテジー，ステッピングストラテジー

### 股関節全置換術 = 人工股関節全置換術

### 股関節脱臼 dislocation of hip joint
大腿骨頭が寛骨臼から側上方に転位している状態．先天性と外傷性に分類される．先天性は関節包内の脱臼で，病因には①遺伝的要因，②関節弛緩の要素，③力学的要因，がある．外傷性では関節包に断裂が生じ骨頭が関節包外に脱臼する．[244]

**股関節中心性脱臼** central hip dislocation
　寛骨臼底の骨折(寛骨臼蓋骨折)を伴った大腿骨頭の骨盤内への脱臼をいう。受傷機転は、股関節外転位で大腿骨長軸に外力が遠位から働くか、中間位で大転子部を強打した場合に生じる。[128] ➡ ダッシュボード損傷

**呼気ガス分析法** expiratory gas analysis
　呼気中の酸素と二酸化炭素濃度を測定し、酸素摂取量および二酸化炭素排出量を求め、エネルギー消費量を算出する方法。酸素の測定にはジルコニア式、磁気式が、二酸化炭素の測定には赤外線吸収式濃度分析法が用いられる。質量分析法は双方とも測定可能である。[91] ➡ 酸素摂取量,酸素,二酸化炭素

**呼気筋** expiratory muscles 【呼息筋】
　換気運動で呼気相に働く筋。正常で安静時の呼気は、胸郭の拡張と肺の粘弾性で行われるため筋の活動はない。努力性の呼気では腹筋群(腹直筋、内腹斜筋、外腹斜筋、腹横筋)、内肋間筋、胸横筋、広背筋などが働く。[7] ➡ 吸気筋

**小きざみ歩行** small stepped gait　歩幅が小さく、すり足で小きざみな歩行。足底からの接地が困難な場合が多い。パーキンソニズム、多発性脳梗塞などに多くみられる。[207] ➡ パーキンソニズム,多発性脳梗塞

**呼気終末二酸化炭素分圧** partial pressure of end tidal carbon dioxide　記号 $PETCO_2$。呼気相において最後に呼出される肺胞気の二酸化炭素($CO_2$)分圧。動脈血二酸化炭素分圧とほぼ近似するため、この測定によって採血による血液ガス分析を行わず動脈血二酸化炭素分圧が推察でき、臨床上有効なモニターとなる。[17] ➡ 気道内圧

**股義足** hip disarticulation prosthesis　股関節離断者に適用される義足。股関節離断、大腿切断(極短断端)や片側骨盤切断時に処方される。骨盤を包み込むソケット部、股継手、股バンパー、膝継手、足継手、足部、股屈曲制限バンド、膝伸展補助バンドなどで構成される。[48] ➡ カナダ式股義足,インテリジェント膝継手

**呼吸** breath；breathing；respiration　生体は外界から酸素を取り入れて体内で物質代謝を行い、代謝の老廃物としての二酸化炭素を体外に排出してる。この酸素と二酸化炭素のガス交換を呼吸を呼んでいる。呼吸には肺呼吸と皮膚呼吸を含む外呼吸と、内呼吸(血液と細胞間で行われるガス交換)とがある。理学療法で主に携わる肺呼吸は、胸郭運動による胸式呼吸と横隔膜を収縮させる腹式呼吸によって行われている。肺は外気を鼻腔(口腔)から肺胞にまで吸入して、拡散により体内に酸素を吸収し、二酸化炭素を呼気とともに排出する換気を営んでいる。呼吸運動では胸郭の内圧が変化するが、吸気相で胸腔内腔が拡大し、胸膜腔内の陰圧が強まる。その結果、弾力性に富んだ肺組織が拡張して外気が肺内に流入し吸気運動が行われる。横隔膜を含む呼吸筋が弛緩すると胸腔内腔が縮小し、吸気運動時に拡大した肺組織も同時にしぼんで肺内の空気は体外に排出され呼気運動が行われ、身体の種々の状況に適応した換気量が保たれている。呼吸の調節は、神経性調節と化学的調節に分けられるが、いずれの場合でも調節は最終的には呼吸中枢からの遠心性の働きによっている。神経性調節は、脳幹部の呼吸中枢の神経機序で維持されている。呼吸中枢の活動を正常の呼吸運動に調整するのは迷走神経である。また、大動脈弓部および頸動脈洞には圧受容器があり、血圧が上昇すると呼吸中枢を抑制し、低下すると浅促呼吸を起こす傾向がある。このほか肋間筋および横隔膜の自己受容器から、また気管粘膜や肺血管からの呼吸中枢への影響もある。さらに呼吸中枢は大脳皮質からの意識的な支配を受けることも重要なことである。化学的調節の呼吸中枢は、体液の $PCO_2$ の上昇と pH の低下($H^+$ の増加)によって過換気を起こす。反対に代謝性アルカローシスでは呼吸は抑制される。また、動脈血 $PO_2$ の低下は頸動脈体に作用して迷走神経を経て呼吸中枢に呼吸中枢に伝達され、呼吸数、深さの増大をきたす。さらに、動脈血 $PCO_2$ の上昇、pH の低下も頸動脈体に作用して呼吸を促進するようになる。十分に息を吸い込んだ後、口と鼻道を閉じて

腹筋と横隔膜を収縮させると腹腔・骨盤腔内容物は抵抗の弱い部分から脱出しようとする。この運動を「いきみ」といい，排便，排尿，分娩などの際に行われる。いきみは血圧の上昇や静脈還流量の減少をもたらすため，呼吸運動や呼吸と動作の組み合わせによる心血管反応を考慮する必要がある。[85] ➡内呼吸，外呼吸

### 呼吸介助法 breathing assist
胸郭の拡大，縮小によって行われる呼吸運動を用手的に介助し，換気を促進する手技。人工呼吸法の呼気吹き込み法は胸郭の弾性により呼気が自然に行われるが，本法では呼気時の胸郭の圧迫後，弾性により吸気が受動的に行われる。[144]

### 呼吸機能検査 respiratory function test
生理機能検査のひとつで，肺，胸郭，呼吸中枢を含めた呼吸機能に関するすべての検査が含まれ，主に疾患の種類と程度を調べる。一般的呼吸機能検査としては，肺活量や呼気流速測定にスパイロメトリー，各肺気量位での肺容量測定に肺気量分画測定，呼気流速と肺気量との関係にフローボリューム曲線，気道閉塞の指標としてピークフロー測定，換気力学的検査として肺および胸郭のコンプライアンスや抵抗測定，肺内ガス分布不均等の測定に単一呼気 $N_2$ 洗い出し測定法，末梢気道閉塞の評価としてクロージングボリューム，肺拡散能の評価としてCO1回呼入法などがある。特殊呼吸機能検査は，気管支喘息の評価として気道過敏性検査，呼吸調節機能の評価として $P_{0.1}$ や二酸化炭素換気呼応検査，呼吸筋力測定として最大口腔内圧測定などがある。呼吸機能検査の多くは被検者の努力や協力に依存する。そのため意識障害や知的機能低下は，正確性および妥当性に影響するため注意が必要である。[91] ➡肺活量，残気量，スパイログラム，フローボリューム曲線，コンプライアンス，ピークフロー，気道過敏性，拡散障害

### 呼吸曲線 = スパイログラム

### 呼吸筋疲労 respiratory muscle fatigue
呼吸筋の筋疲労でポンプ不全（分時換気量の低下，肺胞低換気）を引き起こし，高炭酸ガス血症を伴う低酸素血症の原因となる。原因によって中枢型疲労，末梢型疲労，筋肉の種類によって呼気筋疲労，吸気筋疲労に分けられる。[91] ➡吸気筋，呼気筋，横隔膜

### 呼吸困難 dyspnea 【息切れ shortness of breath】
一般的には呼吸に息苦しさを覚えることで，息切れと同義に用いられることが多い。息苦しさの訴えがなくても他覚的に努力性の呼吸が認められる場合も含めて用いられる。[144] ➡起座呼吸，労作，発作，アーチ

### 呼吸鎖 respiratory chain
ミトコンドリアの電子伝達系で，細胞の電子伝達体を構成するシトクロムなどの酵素の鎖状の並びをいう。呼吸鎖はミトコンドリアの内膜などに存在し，細胞呼吸に関与している。解糖過程でトリカルボン酸回路（TCA回路）で ATP が生成される際（酸化的リン酸化）に，他の器質の酸化で生じた（－2H）を標準酸化還元電位の増加する方向（還元力の低下する方向）に移動させ，酸素を還元し水（$H_2O$）を生成する。[217] ➡アデノシン三リン酸，トリカルボン酸回路，電子伝達系

### 呼吸商 respiratory quotient：RQ
生体が酸素呼吸をするときの単位時間内の各組織における二酸化炭素排出量と酸素消費量の比（$VCO_2/VO_2$）。呼気ガス分析器で求められる体全体の酸素消費量と二酸化炭素排出量の比である呼吸交換比（R）とは区別される。[91] ➡酸素，二酸化炭素，呼気ガス分析法

### 呼吸数 respiratory frequency；respiratory rate
通常，1分間あたりの呼吸の回数。成人で 12〜20 回/分，新生児で 40 回/分。頻呼吸は成人で 24 回/分以上，新生児で 60 回/分以上，徐呼吸は成人で 11 回/分以下，新生児で 20 回/分以下，最大運動時の呼吸数は安静の 5〜7 倍に達する。[85] ➡呼吸

### 呼吸性アシドーシス respiratory acidosis
低換気による二酸化炭素の貯留が原因となって起こるアシドーシス。血液 pH（動脈血は通常 pH 7.4）では低下する。呼吸性アシ

ドーシスが高度となり，意識障害が出現する状態を二酸化炭素ナルコーシスと呼ぶ。[86] ➡ 呼吸中枢, 二酸化炭素ナルコーシス, アシドーシス

### 呼吸性アルカローシス respiratory alkalosis
過呼吸（肺換気量の増加）による二酸化炭素（$CO_2$）の低下によって起こるアルカローシス。能動性と受動性があり，同時に動脈の血漿重炭酸イオン（$HCO_3^-$）濃度の減少を伴う。[86] ➡ 過換気症候群, 呼吸中枢, アルカローシス

### 呼吸中枢 respiratory center：RC
延髄網様体にあり，吸息運動を行う吸息中枢と，呼息運動を行う呼息中枢とがある。通常両中枢は相反的に働いているが吸息中枢のほうが優勢である。その上位中枢として呼吸の周期を形成する呼吸調節中枢が橋に存在する。[7]

### 呼吸不全 respiratory failure
動脈血ガス，特に $PaO_2$ と $PaCO_2$ が異常値を示し，そのために生体が正常な機能を営みえない状態。呼吸不全の原因は種々であり，その状態により慢性および急性呼吸不全に大別される。厚生省呼吸不全調査研究班の基準では，室内空気吸入時の $PaO_2$ が 60 Torr 以下を呼吸不全としている。加えて，$PaCO_2$ が 45 Torr 未満をⅠ型，45 Torr 以上をⅡ型と分類し，呼吸不全の状態が少なくとも1か月以上継続するものを慢性呼吸不全としている。代表的疾患として，肺気腫や慢性気管支炎などの慢性閉塞性肺疾患，肺線維症，肺結核後遺症などがある。一方，急性呼吸不全とは，何らかの原因で急激に生命の危機を伴う呼吸不全をきたした総称で，大手術後・外傷後・ショック時などに続発する急性呼吸促迫症候群に代表され，異物や浮腫・喉頭筋麻痺などによる気道閉塞，肺梗塞，気道熱傷，薬物や中毒による呼吸中枢抑制などから生じる。[17] ➡ 慢性呼吸不全, 急性呼吸不全, 動脈血酸素分圧, 動脈血二酸化炭素分圧

### 呼吸理学療法 respiratory physiotherapy
呼吸障害に対する理学療法の呼称および総称で，呼吸障害の予防と治療のために理学療法の手段を適用すること。近年，欧米では呼吸障害と循環器系障害の理学療法をひとまとめにして cardiopulmonary physiotherapy（心臓呼吸理学療法）と呼ばれることが多い。また，肺理学療法あるいは胸部理学療法とは欧米での chest physiotherapy に相当し，通常は伝統的な気道クリアランス法，特に体位ドレナージと付随する排痰手技に代表される気道管理に関する理学療法手技のみを意味するとの見解もある。それに対し，呼吸理学療法はリラクセーションや呼吸練習，呼吸筋トレーニング，胸郭可動域練習，運動療法，気道クリアランス法など，適用されるあらゆる手段を包括したものとして用いられている。本法は各種徒手的治療手技や体位変換，ポジショニングなどの物理的外力または刺激，さらには運動を治療手段として，換気やガス交換改善，呼吸に関連する自覚症状軽減，さらには運動耐容能増大といった呼吸器系への特異的な効果を期待する。本法の直接的な目的は換気の改善（換気量増大，不均等分布の是正など），気道内に貯留する気道分泌物の誘導排出，酸素化の改善，自覚症状改善などであるが，最終的には各種呼吸障害によって引き起こされる日常生活活動制限の予防あるいは改善，拡大で，早期離床や運動耐容能の改善も重要な目的である。したがってその適用のあり方には，それぞれ介助や支援，調整または強化があり，目的によって異なる。呼吸理学療法の対象は，急性から慢性呼吸障害，新生児から高齢者といった，すべての病態あるいは年齢層における呼吸障害および呼吸器合併症である。急性呼吸障害を対象とする場合，本法は呼吸管理の一手段に位置づけられ，呼吸障害治療の支持，または新たな呼吸器合併症の予防が期待できる。特に無気肺，下側肺障害，大量の気道分泌物貯留に有効で，さらには各種手術後の呼吸器合併症の軽減や早期離床にも効果的であることが示されている。慢性呼吸障害の場合は呼吸リハビリテーションの一手段として病状のコントロール，特に労作時呼吸困難の軽減と運動耐容能の増大などの効果が期待できる。特に慢性閉塞性肺疾患を対象とした運動療法の有効性は強い科学的根拠をもって証明されている。[94] ➡ 胸部理学療法

**刻印づけ** = 刷り込み

**国際疾病分類** International Statistic Classification of Diseases and Related Health Problems：ICD　疾病や死亡の国際的な統計調査に用いられる分類。「疾病及び関連保健問題の国際統計分類ともいわれ、国内および国際間における死因や疾病などの動向を把握する基準として活用され、医学や公衆衛生、保健・医療行政の基礎資料となっている。1900年に国際統計協会によって国際死因分類として制定され、おおよそ10年ごとに修正を重ね、第6回修正からは疾病の分類にも使用できるようになった。現在使用されているものは1990年に第10回の修正（ICD-10）がなされたものであり、わが国も1995年からICD-10を導入し、これに準拠して「疾病、傷害及び死因分類」として使用されている。[58]

**国際10・20電極配置法** = 10・20電極配置法

**国際障害者年** International Year of Disabled Persons：IYDP　1981年に国連が定めた「完全参加と平等（Full participation and Equality）」をテーマとした国際キャンペーン。翌年に障害者に関する世界行動計画を採択し、障害者が一般市民と同じように社会参加ができ、社会資産の平等な享受ができることを目標とした様々な活動が行われた。[58] ➡ノーマライゼーション

**国際生活機能分類** International Classification of Functioning, Disability and Health：ICF　2001年5月、WHOはICIDH（国際障害分類）の改訂版として、International Classification of Functioning, Disability and Health（ICF）を採択した。日本語訳としては国際生活機能分類とされた。ICIDHは疾病の帰結として障害を分類したのに対し、ICFは健康の構成要素を分類するものであり、すべての人を対象とし、健康状況と健康関連状況を表すもので、人の生活機能（functioning）と障害（disability）の状況を記述する。人の生活機能と障害は、健康状態（病気（疾病）、変調、傷害、ケガなど）と背景因子とのダイナミックな相互作用としてとらえられており、生活機能とは、心身機能・身体構造、活動（activities）と参加（participation）の包括的用語であり、ある健康状態の個人とその人の背景因子（環境因子と個人因子）との相互作用のうちの肯定的な側面を表すものである。障害とは、機能障害（構造障害を含む）（impairment）、活動制限（activity limitation）、参加制約（participation restriction）の包括用語であり、ある健康状態の個人とその人の背景因子との相互作用のうちの否定的な側面を表すものである。ICFは2つの部門があり、第1部は生活機能と障害で、その構成要素は心身機能と身体構造、活動と参加である。第2部は背景因子で、環境因子と個人因子で構成されている。各構成要素は肯定と否定の両面をもっており、否定的側面を表す用語として機能障害や活動制限、参加制約が用いられ、環境因子は構成要素との相互作用から阻害要因あるいは促進要因として位置づけられている。心身機能とは、身体の生理的機能（心理的機能を含む）であり、身体構造とは、器官・肢体とその構成部分などの、身体の解剖学的部分である。機能障害（構造障害を含む）とは、著しい変異や喪失などといった、心身機能または身体構造上の問題である。活動とは、課題や行為の個人による遂行のことで、参加とは、生活・人生場面への関わりのことである。活動制限とは、個人が活動を行うときに生じる難しさのことであり、参加制約とは、個人が何らかの生活・人生場面に関わるときに経験する難しさのことである。環境因子とは、人々が生活し、人生を送っている物的な環境や社会的環境、人々の社会的な態度による環境を構成する因子であり、個人の外部に存在し、肯定的または否定的な影響を及ぼすものである。なお、個人因子は今回の分類に含まれなかった。[58] ➡社会参加, 環境因子, 個人因子

**国際単位系** international system of units【SI単位系 SI units】　メートル条約締結国が採用する計量単位系。記号SI。長さ（メートル m）・質量（キログラム kg）・時間（秒 s）・電流（アンペア A）・熱力学温度（ケルビン K）・物質量（モル mol）・光度（カンデラ cd）

の7基本単位からなる。²³ ➡計測機器, 質量, 温度, トレーサビリティ, 組立単位

**こくさいでんせんびょう**
**国際伝染病** international infectious diseases；international communicable diseases
　国内には常在せず, 予防法や治療法が未確立で, 感染力が強く, 致命率もきわめて高い伝染病。ラッサ熱, エボラ出血熱, マールブルグ病, クリミア・コンゴ出血熱が含まれる。¹⁸⁰ ➡伝染病

**こくさいひょうじゅんかきこう**
**国際標準化機構** International Organization for Standardization：ISO　1947年に, 物やサービスが国際的に通用する規格や標準を制定するために設立された組織。各国の代表的標準化機関から構成され, ジュネーブに本部を置く。サービスの国際交換を容易にすることや国際間の知的, 科学的, 技術的および経済的な活動を促進することを目的として, 電気および電子技術分野を除く全産業分野（鉱工業, 農業, 医薬品など）に関する国際規格を作成している。ISOの規格には品質管理, 品質保証に関する規格であるISO 9000シリーズがあり, 顧客が安心して製品を購入できる規格を定めている。これは製品の品質規格だけでなく, 製造工程や品質管理体制をも含むものであり, 生産者が設計・開発, 製造, 据え付け, および付帯サービスまでのすべての業務を含んでいる。医療関連の領域においてもサービスの質の保障が求められており, ISO 9000シリーズを取得する病院が現れているのみならず, 規格作成における高齢者・障害者のニーズへの配慮ガイドラインが制定されている。⁵⁸

**こくしつ**
**黒質** ᵖsubstantia nigra　大脳脚と中脳被蓋との間に位置しメラニンをもつ細胞からなる緻密部ともたない細胞からなる網様部がある。人はメラニンをもつ神経細胞が多量に集まっているため淡黒色に見える。ドパミン含有細胞の変性疾患として代表的なものにパーキンソン病がある。²⁵¹ ➡中脳, 大脳脚, パーキンソン病

**こくしつせんじょうたいろ**
**黒質線条体路** nigrostriatal tract　黒質からの遠心性線維として線条体へ向かう経路を黒質線条体路といい, ドパミンを伝達物質としている。この系の障害により, 線条体におけるドパミンの含有量が減り, パーキンソン病が起こる。²⁵¹ ➡黒質, 線条体, 大脳基底核

**こくしびょう**
**黒死病** = ペスト

**こくしょうみじゅくじ**　　**ごくていしゅっせい(しょう)たいじゅうじ**
**極小未熟児** = 極低出生体重児

**ごくちょうたんぱりょうほう**
**極超短波療法** microwave therapy　生体に極超短波を照射する治療法。極超短波は300〜3,000MHzの周波数帯の電磁波で, 光に似た性質があり, 反射, 屈折, 透過, 吸収作用がある。医療用には2,450MHzの周波数が利用される。極超短波治療機器は, 主に極超短波を発生するマグネトロンと照射導子（アプリケーター）よりなる。アプリケーターは患部に垂直に設置し, 10cmほど離し照射するが, 距離を離さないで照射するタイプもある。極超短波療法により, 深部の温熱作用, 血液供給量の増大, 鎮静作用などの効果が期待できる。適応は捻挫や腱鞘炎, 関節炎など疼痛疾患である。悪性腫瘍, 出血部, 著明な血流障害, 著しい感覚障害, 体内に金属を有する場合, 人工ペースメーカ移植者などに対しては禁忌である。¹⁴ ➡温熱療法, ジアテルミー

**ごくていおんりょうほう**
**極低温療法** ultra-low-temperature therapy
　人工液体空気を利用し, −150℃以上の冷却空気を身体に暴露することで, 関節リウマチや変形性関節症などの鎮痛, 消炎をはかる治療法。全身暴露のほか, −50〜−30℃の冷却空気を用いる局所暴露の方法もある。¹⁶⁴

**ごくていしゅっせい(しょう)たいじゅうじ**
**極低出生体重児** very low birth weight infant
【極小未熟児】　出生時体重が2,500g未満の低出生体重児のうち, 特に1,000g以上1,500g未満の児。以前は極小未熟児と呼ばれた。¹⁷⁶ ➡低出生体重児, 超低出生体重児

**こくみんいりょうひ**
**国民医療費** national medical care expenditures　国民が医療機関などで1年間に傷病の治療に要した医療費の総額。医療費の内訳は, 診療費（医科診療, 歯科診療）, 入院時食事医療費, 訪問看護医療費, 調剤費などが

ある。傷病の治療を対象としているため，正常な分娩や健康の維持増進を目的とする検診などの費用は含まれない。平成15年度の国民医療費は31兆5375億円で，国民一人あたりの医療費は24万7100円である。財源別には国庫や地方公共団体が負担する公費負担分，事業主と被保険者（国民健康保険を含む）が負担する保険料，および患者負担分である。国民医療費の総額，対国民所得費ともに増加の傾向をたどっていること，年齢階級別にみると，65歳以上の高齢者医療費が半分を占めていることが指摘されている。[58]

**国民皆保険（こくみんかいほけん）** universal coverage of health insurance　全国民が医療保険に加入している状態。わが国の場合は，日本に住所のある人全員が被用者保険（組合管掌保険・政府管掌保険・各種共済組合・船員保険）か国民健康保険に加入することになっている。敗戦による社会的混乱は戦前からあった国民健康保険制度（昭和13年制定）にも大きな打撃を与え，組合運営は不振に陥り，休止が多くなるなど国民の医療保障に支障をきたした。1955年に入り医療保険の根本的対策が議論され，厚生省（現在厚生労働省）が設置した医療保障委員会が国民健康保険を中心とした国民皆保険の実現を打ち出し，同時期に社会保障制度審議会からも「医療保障制度に関する勧告」が示され，国民皆保険体制確立の必要性が指摘された。1957（昭和32）年に，全市町村が昭和35年度中に国民健康保険を実施すること，国民皆保険体制の確立に国の責任を明確にすることが盛り込まれた「国民皆保険計画」が策定されるなどし，1958（昭和33）年12月に「国民健康保険法」の全面改正が行われた。これにより，各種医療健康保険に加入していない国民は国民健康保険に加入することとなり，1961（昭和36）年4月には皆保険が達成された。強制加入。任意脱退は認められない。[58]

**国民健康保険（こくみんけんこうほけん）** national health insurance　わが国の医療保険制度の体系は職域保険と地域保険に大別され，職域保険には被用者保険と自営業者保険があり，地域保険に国民健康保険が属する。国民健康保険は1961（昭和36）年4月に全市町村実施となった。保険者は市町村で，被保険者は職域保険に加入していない一般の地域居住者を対象としている。財源は保険料（税）と国庫負担などであり，保険料の額は所得割額，被保険者均等割額，資産割額や世帯別平均割額があるが，市町村によって賦課方式が異なっている。給付内容はけがや病気で治療を受けたときに支給される療養の給付，入院時食事療養費，特定療養費，訪問看護医療費，移送費，高額医療費などがある。国民健康保険適用者の割合は，他の保険と比較して高齢者の占める割合が高いことや人口の減少から，保険財政運用の脆弱さが指摘されている。[58]

**国民年金（こくみんねんきん）** national pension　国民の生活の安定を図るために老齢・障害・死亡に対して年金を支給して所得保証をする制度で，全国民共通の老齢基礎年金，障害基礎年金，遺族基礎年金などがある。日本に住む20〜60歳未満の全国民の加入が義務づけられており，保険者は政府。被保険者は，被用者年金保険の加入者およびその被扶養配偶者でない者（第1号被保険者）と被用者年金保険の加入者およびその被扶養配偶者（第2，第3号被保険者）。日本に住む外国人も対象となる。海外に住む日本人は任意加入。[58]

**コクランシステマティックレビュー** Cochrane systematic review　英国の医師Cochraneが創始者となり，根拠に基づく医療推進のため，すべての医療分野の無作為化比較対照試験（RCT）結果を世界中から集め，各研究の妥当性の評価，メタアナリシスによる解析などを実施しまとめたもの。[182] ➡ EBM，効果判定，治療効果，メタアナリシス，無作為化比較対照試験

**固形パラフィン（こけいぱらふぃん）** hard paraffin　常温で白色固形の炭化水素化合物のロウ状物質。鉱物油を蒸留して最後に残存する部分を精製して得られる。無色無臭で酸化せず，乳化しやすい特性をもつ。融点は60℃前後で，物理療法では温熱療法の温罨法に用いる。[281] ➡ パラフィン，流動パラフィン，パラフィン浴，温熱療法

**後光効果** = 光背効果

**誤差** measurement error　真の値と測定値，近似計算値，理論計算値などとの差。測定誤差には，原因不明で偶発的に測定値にばらつきの生じる偶発誤差と測定機器や測定時の物理的条件，測定者の癖など一定の原因で生じる系統誤差がある。[59] ➡ 信頼性, 妥当性, トレーサビリティ, 系統誤差, 偶発誤差

**誤差逆伝播法** = 逆伝播法

**鼓索神経** ラchorda tympani　顔面神経管内の顔面神経から分枝した神経で，顎下腺と舌下腺に分布する顎下神経節への副交感神経節前線維を含む。この神経は下顎神経と合流し舌の前 2/3 から味覚を伝える。顔面神経麻痺により障害されると味覚が消失する。[180] ➡ 顔面神経, 顔面神経麻痺

**固視** fixation；ocular fixation　目標を注視することまたはその状態。斜視では1眼が正面を固視しているとき他側がずれる。正中位で固視させると，ときに眼振を起こすことがある。眼振は多くの場合，明所や開眼時で活発化し，暗所や閉眼で小さくなる。[145] ➡ 眼振

**固執** perseveration　特定の対象，行動への過度なこだわりをさす。自閉症児には，馴染んだ生活習慣や遊びのパターンにおいて，特定の儀式や固定的なやり方への固執傾向があり，変更への抵抗がみられる。類似現象に常同行動がある。[66] ➡ 自閉, 強迫性障害

**鼓室** tympanic cavity　中耳のうち耳管を除く小腔部分。側頭骨内にあって，耳小骨を収容している。表面は粘膜でおおわれ，前方は咽頭につながる耳管に，後方は側頭骨の乳突蜂巣に続いている。外壁は鼓膜ででき内壁の奥には内耳がある。[281]

**固視微動** small involuntary movement　一点を凝視（固視）するとき，凝視点付近をランダムな方向にぶるぶる揺れ動く眼球の微細な運動。一見静止しているかのようであるが，実際は固視微動を行い，視覚像を得てい

る。[18] ➡ 固視

**五十肩** = 肩関節周囲炎

**固縮** rigidity　筋が硬直し，柔軟性・可動性に欠ける状態で，筋トーヌス亢進状態の一型。錐体外路系の障害で起こる。特にパーキンソン病にみられる。特徴は緊張性伸張反射の亢進状態であり，筋トーヌスは筋伸張の速度に依存せず，筋抵抗では鉛管様強剛を現すことがある。腱反射は一般に減弱する。[95] ➡ パーキンソン病, 筋トーヌス亢進, 鉛管現象, 歯車様現象

**固視抑制** fixation suppression　眼振運動が固視によって抑制されること。これによってめまいを抑制することができる。フィギアスケート選手が連続回転の際，顔を一方向に残すのも固視抑制を利用している。[18]

**個人因子** personal factors　一般的には環境因子と対比的におかれており，遺伝的・身体的・精神的側面を含めて個人因子とする。リハビリテーション分野では社会復帰などにおける身体的側面と精神的側面の複合体として使われる。ICF（国際生活機能分類）においては背景因子の構成要素のうち，年齢，性別，社会的状況，人生体験，などの個人に関係したものである。[212] ➡ 環境因子, 社会参加, 国際生活機能分類

**個人間変動** interindividual variation；intersubject variation　運動機能や動作を分析・評価する際，個々のもつ身体的状況や生活歴などにより同様な疾病・障害であっても結果は異なって現れることが多く，これらを個人間変動（個人差）という。これらは加齢に伴って拡大する。[265] ➡ 評価, 日内変動, 日間変動, 誤差

**個人情報保護法** Personal Information Protection Law　「個人情報の保護に関する法律」で 2003 年に制定された個人情報の適正な取扱いに関する法律。行政の責務などを明確にし，個人情報を取り扱う事業者の義務などを定め，個人情報の有用性に配慮しながら個人

の権利利益を保護する目的をもつ。[273]

**こせい　個性** individuality　性格や価値観, 諸能力などの面に現れるその人らしい個人特性を個性と呼ぶ。性格や発達の面で扱われる。性格研究の立場では個性のとらえ方, 発達の面では自分らしさ, 自己の確立という面から個性が扱われている。[66] ➡性格, 価値観

**こそくかく　孤束核** nucleus of solitary tract　延髄の背部を通って縦に延びる細い細胞柱。菱形窩の床の下で, 境界溝のすぐ外側に位置する。脳幹にある内臓感覚性の核であり, 孤束を介して迷走・舌咽・顔面神経からの求心性線維を受ける。[247] ➡延髄, 顔面神経, 舌咽神経, 迷走神経

**こそくきん　呼息筋** = 呼気筋

**こそくちゅうすう　呼息中枢** expiratory center　呼息運動の際に活動するニューロン群。延髄網様体に吸息中枢とともに存在する。呼息中枢からの刺激で吸息を抑制し, 呼息中枢と吸息中枢からの活動電流の発射によって呼吸運動が生じる。呼息中枢と吸息中枢の上位の脳橋に呼吸調整中枢がある。[17] ➡呼吸中枢, 吸息中枢

**こだいぎりしゃいがく　古代ギリシャ医学** old Greek medicine　ヒポクラテスが科学的医学の基礎を確立した。ヒポクラテスは「病を医するものは自然なり」と述べ, 病気は自然が治してくれるものであり, 医術はこれを助ける技術であるとし, 自然治癒力という概念が生まれた。[107] ➡アレキサンドリア医学, アラビア医学, ガレノス

**こたいさ　個体差** individual difference　遺伝的影響および出生後の環境や経歴の影響を受けて現れる, 同人種, 同年齢の個体間の特性の違い。[162]

**こたいはっせい　個体発生** ontogenesis；ontogeny　個体の生物学的発達過程で, 未分化な形態から成体に達するまでをさす。生物種の歴史的経過を表す系統発生と区別される。[162] ➡系統発生, 発生学, 生殖

**こだいもうそう　誇大妄想** megalomania　自己を過大に評価し, 他人より能力, 健康, 財力, 容貌, 体力などが優れるとする妄想。妄想の内容により血統妄想, 恋愛妄想, 宗教妄想, 発明妄想などがある。主として躁的気分が高じて生じ, 躁病, 進行麻痺, 統合失調症でみられる。[160] ➡躁病

**こついしゅく　骨萎縮** bone atrophy　すでに形成された骨組織の骨量が病的に減少した状態。局所性, 全身性いずれの病態にも用いられるが, 一般的には局所性の病態をさす。原因としては, 圧迫性, 廃用性, 老人性, 神経性などがある。典型的な例に骨粗鬆症がある。[172] ➡筋萎縮, 安静臥床による弊害

**こついしょく　骨移植** bone graft　骨を他所に移し, 活かすことの総称。骨欠損部の補填, 偽関節の接合, 脊椎固定, 骨病巣摘出後の充填などに適応される。移植された骨は吸収され, 血管そのほかの組織の増殖を促し新生骨の素材となる。骨移植片には自家骨, 同種骨, 人工骨などがある。[126]

**こつえんちょうじゅつ　骨延長術** lengthening of bone　仮骨延長の概念により, 骨切り後に骨延長器を用いて徐々に延長する方法。脚長差(3 cm 以上)があり, 補高靴による矯正が困難な場合, 低身長症例に行う場合, 橈骨と尺骨の成長不均衡がある場合は, 指で行うことがある。[62]

**こつえんりょう　骨塩量** bone mineral content：BMC　全骨中のカルシウム, リン, マグネシウム, ナトリウムなどミネラルの総量をいう。骨粗鬆症の診断で二重X線吸収測定法(DXA)や超音波を用いて測定されることが多い。[31] ➡骨量, 骨密度, 骨粗鬆症

**こっかくぎし　骨格義肢** = 骨格構造義肢

**こっかくきん　骨格筋** skeletal muscle　張力を発生し身体運動の原動力を生み出す器官。骨格筋は一般に, 関節をはさんでその両端を異なる骨に付着させる。筋収縮によって生じた張力は関節を軸とする2つの骨間の回転モーメントに変換され, それらの骨の間の相対的な回転運

動を生じさせる。また，骨格筋の特殊な形態として，一端を骨に他端を皮膚に付着させ収縮により皮膚にしわを作る皮筋がある。ヒトにおいては皮筋はすべて顔面神経により支配される。器官としての骨格筋を形態学的に記述するとき，起始，停止，走行，関節に対する位置関係，神経支配，脈管支配などが基本的な情報となる。人体を構成する骨格筋はおよそ 200 ほどの筋名がつけられている。大部分の筋は左右対をなすので全身でおよそ 400 個ほどの骨格筋があるが，正確に個数を示すのは困難である。骨格筋は主として，横紋筋線維とこれを束ねる結合組織により構成される。結合組織は筋の表面を筋上膜として包むとともに，筋周膜として筋内に進入し筋線維を大小の筋束に区画する。また，骨格筋は長さ検出器である筋紡錘を含む。筋紡錘の内部の筋線維（錘内筋線維）と区別して張力発生に寄与する筋線維は錘外筋線維とも呼ばれる。また，筋内には衛星細胞が存在し筋の修復などに関与する。筋の両端は腱により骨に連結される。横紋筋線維は多核で，太さ 10〜100 μm，長さは数 cm に達する場合もある細長い細胞である。筋線維内には，筋線維の長軸方向に配列し多数の束をなす筋原線維が存在する。筋原線維はアクチンフィラメント（細いフィラメント）とミオシンフィラメント（太いフィラメント）およびそのほかの構造蛋白質や調節蛋白質から構成される。筋線維の収縮は細いフィラメントと太いフィラメント間の滑りにより生じる。機能的，形態的に特性の異なる複数の筋線維タイプが存在する。一般に単収縮時の収縮時間の違いにより速筋線維と遅筋線維に大別され，さらに疲労特性や代謝特性の違いにより細分類される。1 個の骨格筋は通常，複数のタイプの筋線維により構成される。筋を構成する筋線維タイプの種類とその数比や横断面積比などを筋線維タイプ構成といい，器官としての筋の機能的特性と深く関連する。錘外筋線維は脊髄前角にある α 運動ニューロンにより支配される。1 個の α 運動ニューロンとこれが支配する筋線維群とをあわせて運動単位と呼び，筋活動の機能的単位をなす。運動単位にも数種類の機能的・形態的に異なったタイプが存在する。[97] ➡筋，横紋筋

**骨格構造義肢** endoskeletal prosthesis 【骨格義肢】　人の四肢と同様，内部に骨や関節に相当する支柱と継手をもたせて機械的な強度を得るもので，外観はプラスチック，フォームラバーなどの柔らかい素材からなるコスメティックカバーでおおわれている構造の義肢。このように内部に支持部分をもつものを内骨格義肢，殻構造義肢のように外殻で支持強度を得るものを外骨格義肢と呼んでいる。骨格構造義肢では規格化された部品をモジュラー化して組み立てるモジュラー義肢に適しており，製作時間の短縮，機能や品質の向上などが図れる。さらにアライメント調節機能を兼ね備えているために，完成後にもアライメントの変更ができるなどの利点があり，殻構造に代わって現在では最もよく用いられている。モジュラー型の骨格構造義肢はシステム義肢として製品化されている。[48] ➡殻構造義肢，システム義肢，モジュラー義肢

**骨芽細胞** osteoblast 【造骨細胞】　骨形成を担う細胞で間葉系に由来する。骨組織の細胞外物質である膠原細線維や基質を構成する有機物質を産生し，基質の石灰化に関与する。骨の発生，成長，再生，修復などに不可欠な細胞である。[97]

**骨化性筋炎** ossifying myositis；myositis ossificans 【化骨性筋炎】　筋の軟部組織に異所性骨化が起こり炎症をきたす病態。外傷や関節手術後などにより大きな損傷を受けた後に発生する。肘などの骨折手術後における過度な関節可動域運動により起こることもあり，拘縮の原因となりうる。[273] ➡拘縮，異所性骨化

**骨間筋** interosseous muscle　中手骨の間隙に存在する筋で，手指の外転作用のある背側骨間筋と内転作用のある掌側骨間筋がある。また手内在筋に属し，中手指節間関節の屈曲と指節関節の伸展に関与する。[90] ➡手内在筋

**骨関節疾患**　→次頁参照

**骨関節疾患** bone and joint disease

ヒトの身体運動の基本をなすのは感覚-運動共同体である骨関節・靱帯・筋・脊髄・神経で構成される運動器である。なかでも骨関節は骨，軟骨，滑膜，靱帯などの組織から作られている。これら組織は，それ自体では動かすことができないため静的組織とも呼ばれている。この骨関節を自由に動かしているのは骨関節の周りにある筋肉と神経であり，そのため筋肉を，静的組織に対して動的組織という。骨関節に退行変性，炎症，外傷に加えて過剰な負担がくり返し作用すると運動器構成体は次第に破綻していき疼痛，機能障害を生じ，その結果運動制限からますます運動器の機能低下へと悪循環をきたす。

代表的骨関節疾患は，①関節疾患として青少年期～壮年期の関節外傷やスポーツ傷害と障害，加齢に伴う変形性関節症（膝，股，足，肩，肘，手関節），関節リウマチ，②脊椎疾患として職業やスポーツに伴う腰痛疾患や頸椎疾患，③骨粗鬆症とそれに伴う大腿骨頸部骨折，脊椎圧迫骨折，④重度外傷として交通災害，産業災害などに伴う四肢・脊椎の骨折などがあげられる。2000年の米国の報告では，骨関節を主とした運動器障害の対応に要した経費は2,540億ドル（30兆4,800億円）にも達し，深刻な課題とされている。わが国でも変形性膝関節症が50歳以降急増し50万人以上（厚生省官房統計情報部1995）に達するとされ，うち1/4は，日常生活が重度に制限されている。同様に変形性脊椎症に加えて腰痛は人口の30％以上（重労働者，農山漁村の70％）が罹患している。加齢に伴う骨粗鬆症性の大腿骨頸部骨折も急増し，わが国では約4万人（日本整形外科学会1999）を超え，全世界では170万人（1990）以上に発症している。骨関節疾患は治療上の問題のみならず，医療経済の観点からも世界中で取り組むべき重要な疾患である。これらの理由から，2000～2010年を『運動器の10年』世界運動と呼び，国連・WHOと世界90か国以上が参加する世界運動にまで発展した。骨関節疾患の中でその多くは疼痛性関節疾患であり，運動痛・荷重痛などの関節痛が主症状となる。関節を構成する組織には様々な神経受容器の存在が知られている。特に痛みの神経終末である自由神経終末は，関節軟骨には存在しないとされるが関節包，靱帯，滑膜には数多く内在し，関節痛を生じる。

骨関節疾患の保存療法は，①安静（臥位や特殊な肢位での安静やギプス固定によるが，絶対安静は少なく特定の関節や筋の廃用性萎縮を予防するための運動も併用される），②薬物療法（消炎鎮痛薬，非ステロイド性抗炎症鎮痛薬，抗生物質，ステロイド薬，抗癌薬，関節腔内注射），③理学療法，④作業療法，⑤徒手矯正と徒手整復，⑥牽引療法，⑦固定療法，⑧補装具療法などがあげられる。保存療法の中心となる理学療法については，まず対象者の障害状況や残存能力，そして潜在能力を評価して治療ゴールを設定する。評価は疼痛検査，関節可動域検査，徒手筋力検査，感覚検査，脊柱・下肢アライメント検査，起立・歩行・スポーツなどの動作解析，日常生活活動の調査などを実施し的確な評価を行う。そして早期からの系統的な理学療法により社会復帰を図る。理学療法は①運動療法として関節可動域運動，筋力増強，日常生活活動の改善，起立・歩行練習，バランス練習，②物理療法として温熱・寒冷療法，電気治療，水治療法，頸椎・腰椎などの牽引療法，③補装具，テーピング，足底挿板などから構成される。関節可動域運動は自動運動，他動運動，関節モビライゼーションやマイオセラピーなどの徒手的療法，ストレッチングが中心となる。また近年は，受動的にモーター内蔵のCPM（continuous passive motion：持続的他動運動）が用いられることも多い。筋力増強・持久力運動には，等尺性・等張性（求心性・遠心性）増強と等運動性機器による等速性運動がある。最近はスポーツ医学の発展とともにスポーツ理学療法も重視されている。日常生活活動に関わる基本動作の練習は，起居動作，移乗動作，移動動作，応用動作などを指導改善する。物理療法は，疼痛緩和，循環改善，リラクセーションなどの目的で応用される。また，疼痛，筋萎縮，麻痺筋に対する通電療法もある。21世紀の超高齢社会における予防・治療としての骨関節疾患への対応は，国家的命題であるといっても過言でなく，理学療法はその中核的役割を担っている。[196] ➡保存療法，変形性関節症，関節痛，変形性脊椎症

**骨棘** [bone] spur　炎症，腫瘍，変性あるいは物理的刺激により生じる，靱帯，滑液膜などの骨増殖性変化。関節の可動域を制限し，過度の他動的運動により折れることがあり，その際には激しい疼痛と運動制限が現れることがある。[126] ➡変形性関節症

**骨巨細胞腫**　giant cell tumor of bone　多数の多核巨細胞と間質腫瘍細胞からなる骨腫瘍。良性と悪性の中間的性質をもつ。骨破壊があり，関節運動制限，疼痛を伴う。大腿骨遠位端，脛骨近位端に好発する。好発年齢は20～30歳代。[84] ➡骨腫瘍，病的骨折，患肢温存術

**骨切り術**　osteotomy　骨をノミや骨鋸などで切り離し，矯正位に再固定する手術法。関節の機能改善や骨の変形・アライメントの改善，生物学的には血流の増加や骨形成能の促進を目的としている。骨切りの種類には，線状，楔状，弓状，Z状，角状などがあり，固定法としては種々の材料による内固定・創外固定，ギプスによる外固定が施行される。下肢では臼蓋形成不全に対する寛骨臼回転骨切り術やキアリ骨盤骨切り術，頸体角異常に対する大腿骨内・外反骨切り術，内反膝による変形性膝関節症に対する高位脛骨骨切り術などがあり，上肢では内反肘に対する上腕骨顆部の矯正骨切り術などがよく行われる。理学療法分野においては，術後早期より，許容される範囲での筋力強化や関節可動域運動を施行していく。創外固定に対しては，疼痛・腫脹・熱感などの状態変化も観察し，創部の衛生管理にも気を配る。下肢の荷重に関しては，術式により様々であるため，術者に情報を得る必要がある。[297] ➡関節形成術，変形性股関節症，変形性膝関節症，高位脛骨骨切り術

**骨銀行**　=骨バンク

**コックアップスプリント**　cock-up splint　手関節伸展位保持を目的とする静的スプリント。手関節伸展筋群の麻痺あるいは筋力低下により伸展ができない場合などに用い，基本的には手関節を伸展位に保ち，麻痺筋の過度の伸張の防止を目的とする。理学療法では，末梢性麻痺および中枢性麻痺の両者で適応となる。例えば，橈骨神経麻痺により手関節伸展筋群・手指外来伸展筋群が麻痺した場合の下垂手，あるいは屈筋腱損傷，橈骨末端骨折による手指伸筋腱癒着から生じる手関節伸展制限などが適応となる。掌側支持が主体であるが，中枢性麻痺の場合，痙縮があるため，掌側支持では前腕屈筋を刺激して，手関節および手指の屈曲を助長するので，背側支持によるタイプがよい。手関節の伸展角度の設定は，伸展位保持の目的および疾患の特徴・症例の状態により決定する。多くは熱可塑性プラスチック材料で作成されるが，デザインおよび材質は，多様性がある。[199] ➡副子，熱可塑性プラスチック

**コックス比例ハザードモデル**　Cox proportional hazards model　多変量解析の一手法で，ある事象が起こるまでの時間にどのような因子が影響を及ぼすかを調べる方法。例えば，ある特定の時点から死亡までの時間（生存時間）の分析やある疾患の発症までの時間あるいは工学的に機械の故障発生までの時間などの分析に用いられる。ハザードとは危険要素の意で，瞬間死亡率，瞬間発生率といった意味である。[290] ➡統計学，疫学，5年生存率，ハザード

**骨形成術**　osteoplasty　骨欠損部に対する骨移植や人工樹脂または金属などの異物を用いて，四肢の機能を維持するために骨の形状を形成する方法。あるいは骨の支持性を高めるため，切断端の骨を移植したりすることもある。[126]

**骨形成不全症**　imperfect osteogenesis；osteogenesis imperfecta：OI　I型コラーゲンの異常により骨の脆弱性を特徴とする疾患。I〜IVの4つのサブタイプに分類され，遺伝性は常染色体優性と劣性遺伝であり前者が多い。易骨折，難聴，青色強膜を主症状とし，合併症は四肢の変形，頭蓋内出血などがある。[244]

**骨系統疾患**　skeletal dysplasia；constitutional bone disease；intrinsic bone disease　代謝

障害，骨化障害，骨形成異常などによって，骨の形態的，構造的異常をきたす疾患の総称。骨異形成症と異骨症(①頭蓋と顔面を主体とした，②軸性骨格を主体とした，③四肢を主体とした)に大別される。[126]

**骨硬化症**(こつこうかしょう) osteosclerosis 骨質が骨髄腔内に増殖し，骨質の肥厚，骨髄腔狭小，骨質の緻密化が起こる骨の異常。骨炎症性疾患，骨中毒性疾患，骨遺伝性疾患，骨腫瘍などにより発症する。梅毒，結核などの炎症，およびリン，砒素などの中毒により発症する。骨髄機能低下により貧血，白血球や血小板の減少をきたすこともある。[126]

**骨細胞**(こつさいぼう) osteocyte 骨組織内の骨小腔に存在する細胞。骨芽細胞にアパタイト(リン灰石)が組み込まれ，破骨細胞の作用もあいまって形成される。骨細胞の働きは，骨細胞外液のカルシウムの恒常性を維持することにある。最近では力学的刺激に対する受容器としての機能もあると考えられている。[20]

**骨腫瘍**(こつしゅよう) bone tumor 骨に発生した腫瘍の総称で，原発性骨腫瘍，続発性骨腫瘍，腫瘍類似疾患の3つに大別される。さらに腫瘍を構成する組織の種類により分類される。好発年齢と好発部位はそれぞれ異なる。症状は疼痛で始まることが多いが，腫脹や病的骨折が初発症状のこともある。診断はX線の単純撮影の役割が大きい。良性腫瘍では正常骨との境界がはっきりしているが，悪性腫瘍では不鮮明となり，骨皮質の消失，外骨膜反応が認められる。血液化学検査ではアルカリホスファターゼが上昇する。基本的治療は手術により，切断・離断，広汎切除，辺縁切除，被膜内切除が行われる。また手術前後には放射線治療や化学療法が行われることが多い。理学療法は患肢の切断・離断に対する義肢の装着練習が目的となることがほとんどであるが，心理的側面にも考慮が必要となる。[84] ➡病的骨折, 患肢温存術, 骨軟骨腫, 外骨膜反応, 骨巨細胞腫, 骨肉腫

**骨シンチグラフィー**(こつしんちぐらふぃー) bone scintigraphy 放射性同位体(RI)を体内に投与し，骨破壊や骨形成のある部位を特定する検査。カルシウム代謝が活発な骨組織に集積するRI化合物を静注すると，腫瘍，炎症，外傷などの病変部位に異常な高集積を示す。[20]

**骨髄**(こつずい) bone marrow：BM 骨の内部の空洞(骨髄腔)を満たしている軟組織で，長管骨の骨幹腔を占める脂肪細胞に富む黄色骨髄と，椎骨，肋骨，胸骨，骨盤，肩甲骨，頭蓋骨，長管骨骨端の髄腔を占める血液に富む赤色骨髄がある。赤色骨髄は赤血球と顆粒白血球の造血機能をもつ。[20] ➡骨髄移植

**骨髄異形成症候群**(こつずいいけいせいしょうこうぐん) myelodysplastic syndromes：MDS 再生不良性貧血と類似した病態から急性骨髄性白血病に近い病態までを包括した病態群の名称。骨髄・末梢血の骨髄芽球百分率から5つの病型(①不応性貧血，②環状鉄芽球を伴う不応性貧血，③芽球増加を伴う不応性貧血，④慢性骨髄単球白血病，⑤白血病移行期にある芽球増加を伴う不応性貧血)に分けられ，芽球が30％を超えると急性骨髄性白血病に移行することがある。[126]

**骨髄移植**(こつずいいしょく) bone marrow transplantation 白血病や悪性リンパ腫，再生不良性貧血などの疾患に対して造血機能の再生を図るために造血幹細胞を多量に含む骨髄細胞を静脈から点滴で注入する方法である。通常，造血機能の回復には2～3週間を要する。なお造血幹細胞移植には，このほかに末梢血幹細胞移植，臍帯血移植などがある。[141] ➡臓器移植

**骨髄炎**(こつずいえん) osteomyelitis 骨髄の炎症であり，骨膜，骨質も侵される。原因は血行性感染や外傷による直接感染があり，起炎菌は黄色ブドウ球菌が最も多い。好発部位は小児では長管骨の骨幹端部で，発熱や白血球増多の全身症状，罹患骨の疼痛，腫脹，熱感などの局所症状がある。[38] ➡病的骨折, 関節強直, 感染, 感染経路

**骨髄腫**(こつずいしゅ) myeloma 骨髄内に形質細胞が増殖する悪性腫瘍。腰痛，神経痛，貧血，高カルシウム血症，腎障害などを特色とする。中年以降の発症が多く男性に多い。予後は不

良。臨床的に孤立性骨髄腫，多発性骨髄腫，髄外性骨髄腫に大別されるが，全身の骨髄に多数発生する多発性骨髄腫が多い。[273] ➡骨接合術

**骨性軋音**（こっせいあつおん） ＝ 轢音（れきおん）

**骨性強直**（こっせいきょうちょく） ＝ 完全強直（かんぜんきょうちょく）

**骨性連結** synostosis　骨の連結の一種で，2つの骨が骨組織同士で直接連結していること。代表的なものに，成人の寛骨・仙骨がある。骨の連結の仕方には骨性連結のほか，軟骨性連結，線維性連結，滑膜性連結がある。[20] ➡海綿骨

**骨折**（こっせつ） → 次頁参照

**骨接合術**（こっせつごうじゅつ） osteosynthesis　骨折や骨切りした骨に対して行う整復固定術。骨整復を行った後，骨折部位，種類（開放骨折，閉鎖骨折），骨片や転位の状態などにより，様々な骨接合材料を用いて骨の固定が行われる。①鋼線，②螺子・ねじ釘，③副子・プレート，④髄内釘などで，これらを応用して，⑤引き寄せ（鋼線）締結法，⑥創外固定法などが行われる。創外固定法は開放骨折の際に用いられるもので，感染予防が目的である。理学療法では，固定による拘縮をきたさないよう注意をはらい，固定力，許可される運動方向，立位・歩行訓練時の荷重に対する固定性などを把握し，治療を進める必要がある。[193] ➡髄内釘，創外固定

**骨折治癒機転**（こっせつちゆきてん） fracture healing　骨折が治癒していく過程。炎症期・修復期・改変期を経て再造形される。正常の骨癒合期間については，グルト（Gurlt）による平均癒合日数がある。骨折の治癒は，全身的因子と局所的因子の影響を受ける。[193] ➡骨芽細胞，骨移植，偽関節，骨接合術，剪断力

**骨セメント**（こっせめんと） bone cement　人工関節を骨に固定する際に用いる高分子材料。後療法の期間が短縮できる利点があるが，硬化時の熱による侵襲や骨との親和性が低いために長期経過後の固定性低下などの問題があるとされている。また，人体にとって異物であるので副作用の危険がある。[184] ➡人工股関節全置換術，ゆるみ，人工関節

**骨相学**（こっそうがく） phrenology 【頭蓋骨相学 craniognomy, ガル頭蓋学 Gall craniology】　ガル（Gall, F.J.）らが確立した学説。様々な精神機能は脳の特定部位に局在し，脳の各器官の発達は頭蓋骨の外形に影響するとした。頭蓋骨の形から性格や趣向，知識，欲などが判断できるとする。大脳機能局在の考え方は評価されるが，骨相学自体は科学的ではない。[245]

**骨粗鬆症**（こつそしょうしょう） osteoporosis 【オステオポローシス，骨多孔症】　化学的成分の変化はないが，骨の絶対量が減少した状態。原因は老人性骨粗鬆症が最も多く，閉経後の女性に多く認められる骨粗鬆は閉経後骨粗鬆症と呼ばれる。その他の原因として，内分泌性，栄養性，遺伝性，局所性の骨粗鬆症がある。骨の絶対量は骨の吸収と形成率の差で決定される。老人性骨粗鬆症のような骨形成率の低下による場合を低回転骨粗鬆症といい，副甲状腺機能亢進症のような骨吸収率の増大による場合を高回転骨粗鬆症という。理学療法では，骨粗鬆症を背景とする骨・関節疾患を対象とすることが多い。近年，骨粗鬆症に対する運動療法の効果が明らかとなってきており，骨・関節疾病に対する理学療法のみでなく，骨粗鬆症に対しても目が向けられるようになった。また，内分泌疾患や局所性廃用による骨粗鬆症を合併するケースにもよく遭遇する。重篤な骨粗鬆症を有するケースでは，他動的に体を動かしたときや運動中に骨折をみる場合もあり，注意を要する。[121] ➡骨量，骨密度，骨関節疾患

**骨多孔症**（こつたこうしょう） ＝ 骨粗鬆症（こつそしょうしょう）

## 骨折 fracture

外力によって，骨の生理的連続性が完全もしくは不完全に途絶えた状態．

### 1. 分類

a) 原因による分類①外傷性骨折：正常な骨に強い力が加わることにより生じる骨折．受傷機転によって直達骨折と介達骨折とに分けられる．介達骨折には転倒時に手をついたことで生じる上腕骨顆上骨折や肩打撲による鎖骨骨折などがある．②病的骨折：局所的な病変によって骨の強度が低下しているときに，通常では何ともないくらいのわずかな外力を受けて生じる骨折．原因としては，骨腫瘍，骨髄炎，骨髄腫，骨粗鬆症，白血病などの血液悪性腫瘍によるものなどがある．③疲労骨折：くり返し激しい運動を行ったときなど，健常な骨の一定部位に何度も負荷が加わることで起こる骨折．特にスポーツによって脛骨や腓骨に起こる疲労骨折をランナー（走者）骨折と呼ぶ．b) 程度による分類：①完全骨折②不完全骨折(若木骨折，竹節骨折，亀裂骨折など)．c) 骨折線による分類：①横骨折②斜骨折③螺旋骨折④粉砕骨折に大別される．d) 外力の加わり方による分類(図参照)．e) 部位による分類：長管骨では，①骨幹部骨折②骨幹端部骨折③骨端部骨折④関節内骨折．f) 骨折部と外界との関係による分類：①閉鎖骨折(皮下骨折，単純骨折)：骨折部の皮膚軟部に損傷がなく，外界と交通がないもの．②開放骨折(複雑骨折)：骨折部の皮膚や軟部組織に損傷があり，外界と直に交通しているもの．感染の危険が大きい．g) 骨片相互の転位方向による分類：①側方転位②長軸転位(i)短縮または重畳(ii)離開③屈曲または軸転位④回旋転位⑤嵌合に分類される．

### 2. 症状

a) 全身症状：出血や疼痛に起因するショック症状や内臓損傷合併時のショックによって全身状態が悪化することがある．b) 局所症状①疼痛および圧痛②腫脹③転位および変形④機能障害⑤異常可動性および軋音．

### 3. 合併症

①皮膚軟部組織の創傷感染：開放骨折で危険性が高い．②血管損傷：上腕骨顆上骨折では阻血性拘縮やフォルクマン拘縮を合併しやすい．③神経損傷：腓骨小頭部や上腕骨下端部1/3部位の骨折では末梢神経損傷を合併することがある．④脂肪塞栓症候群：脂肪代謝が変化して塞栓をきたす．⑤重要臓器の副損傷：骨盤や肋骨骨折時の内臓損傷などがある．

### 4. 治療

a) 整復：転位があれば整復を行う．①徒手整復：通常は X 線透視下で，また必要に応じては麻酔下で行う．②牽引による整復：(i)介達牽引法(絆創膏やスピードトラックなどで皮膚を介して牽引)(ii)直達牽引法(鋼線などを直接骨に刺入)．③観血的整復：手術による整復．b) 固定：①外固定②内固定③創外固定．c) 理学療法：廃用性症候群を防ぐためにも全身状態や合併症の有無を把握しながら可能な限り早期から開始することが必要である．固定により生じやすい拘縮を防ぐ，もしくは生じた拘縮を取り除くために，関節可動域の維持，拡大を行う．最近では術直後から持続的他動運動器(continuous passive motion；CPM)を用いて関節可動域拡大を図る手法も取り入れられている．固定や活動性低下に伴う筋萎縮を予防するためには，固定後直ちに筋の等尺性収縮運動を行う．また麻痺筋に対する電気刺激や疼痛緩和のための温熱療法などの物理療法も必要に応じて併用する．骨折部の癒合状態を確認しながら，日常生活活動や，歩行困難となっていた場合はその能力獲得へと進めていく．下肢の骨折時には，医師の荷重量指示に基づき部分荷重から開始するが，再骨折の可能性がある病的骨折の場合は免荷装具を用いる，高齢者の転倒による骨折の場合は再転倒に注意するなどの配慮が必要となる．年齢や骨折部位，骨折状況，合併症の有無などに注意し，早期離床，日常生活活動自立に向けた効果的な理学療法が求められる．[193] ➡病的骨折，関節内骨折

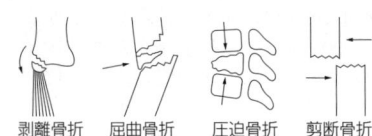

剥離骨折　屈曲骨折　圧迫骨折　剪断骨折　捻転骨折

図：外力の加わり方による骨折の分類

**骨端線** epiphysial line；epiphyseal line　骨端の関節軟骨と骨幹との境にみられる線。骨端軟骨の成長が止まると骨化し，骨の長軸方向の成長を促す。X線では線状に見える。成長を止め骨性に癒合させる方法を骨端線閉鎖術（成長軟骨閉鎖術）という。[294] ➡ペルテス病

**骨端線閉鎖術** epiphysial arrest；epiphyseal arrest【成長軟骨閉鎖術 epiphysiodesis】　骨幹端部と骨端部にステープルなどを打ち込むことにより成長軟骨の成長を止める手術。脚長差の改善やX脚，O脚，変形の矯正のために用いられる。[273] ➡骨端線

**骨転移** bone metastasis　他部の腫瘍細胞が骨に転移して発育すること。乳癌，肺癌からの血行性転移が多い。好発部位は脊椎が最も多く，ほかに骨盤，大腿骨，上腕骨，肋骨などがこれに次ぐ。[84] ➡癌，病的骨折

**骨頭壊死** necrosis of caput　大腿骨頸部骨折，股関節脱臼や潜函病の気泡塞栓による血流途絶による骨頭の壊死。高齢者では人工骨頭・関節置換術が適応となる。原因不明な特発性もあるが，ステロイド投与やアルコール多飲が危険因子といわれる。[294] ➡特発性大腿骨頭壊死，骨切り術，人工骨頭置換術，人工関節置換術

**コットン骨折** ＝三果骨折

**骨軟化症** osteomalacia　石灰化障害により骨中の類軟骨が過剰になり，骨組織への骨塩沈着が障害された状態。成長期のものをくる病，骨端線閉鎖後に起こるものを骨軟化症という。ビタミンD欠乏，消化器疾患や肝胆道疾患などによるカルシウム吸収障害が原因となる。[294] ➡変形性脊椎症，ガワーズ徴候，くる病

**骨軟骨腫** osteochondroma【軟骨性外骨腫 cartilaginous exostosis】　骨幹端部の骨皮質表面より発育する腫瘍で，原発性骨腫瘍の中では最も出現頻度が多く，単発性と多発性がある。10歳代に多く発生し，骨端線が閉鎖

すると腫瘍の発育も停止する。[84] ➡病的骨折，骨腫瘍，患肢温存術

**コツニウス液** ＝外リンパ

**骨肉腫** osteosarcoma；osteogenic sarcoma　腫瘍細胞自体が類骨や骨組織を形成する悪性腫瘍。骨原発性悪性腫瘍の中で最も多く，予後は非常に悪い。男性にやや多く，15歳前後に好発する。好発部位は大腿骨下端，脛骨上端。治療は，以前は切断術が行われていたが，現在では手術法の進歩により，患肢温存が重視されている。[84] ➡骨腫瘍，患肢温存術

**骨パジェット病** Paget disease of bone【変形性骨炎 osteitis deformans】　中年以降に発症し，骨の過剰分解と異常な骨形成を特徴とする骨変形をきたす疾患。骨盤，大腿骨，脛骨，椎骨，上腕骨，頭蓋骨などが侵され，1, 2個所から全身に広がることもある。症状は疼痛，下肢や脊柱の彎曲など。[273]

**骨盤** pelvis　左右寛骨（腸骨・恥骨・坐骨），仙骨，尾骨より構成される盤状の骨。下肢骨と共に下肢帯を形成する。骨盤は，大骨盤（左右の分界線—腸骨の弓状線，恥骨櫛，恥骨結合の上縁を結ぶ線—の上の腸骨翼と仙骨底からつくられる広く浅い鉢様部分）と，小骨盤（分界線と骨盤下口で囲まれた部分）に区分される。大骨盤は腹腔下部にあたり腔内に腹腔臓器が入り，小骨盤腔内には子宮，卵巣，直腸などが入る。狭義に骨盤といえば小骨盤をさす。形状は性別により異なり，男性は幅が狭く縦長で腸骨翼開放度が少ない。女性は幅が広く腸骨開放度が多い。大きさは前後径，横径，斜径によって計測される。[203] ➡骨盤挙上，骨盤傾斜運動

**骨盤環** pelvic ring　恥骨，坐骨，寛骨臼，腸骨および仙骨から構成される骨盤内側面の環状線で，骨盤骨折を考えるときに有用な概念といえる。マルゲーニュ骨折のように，この環の2か所で骨折したときには骨折面にずれが生じ環が維持できなくなる。[27] ➡マルゲーニュ骨折，デュベルネ骨折，骨盤骨折

## 骨盤挙上 pelvis elevation
腰方形筋，内腹斜筋を主動筋として起こる，骨盤の前額面上における矢状－水平軸に沿った回旋運動。回旋軸を中心に上方への回旋をさす。片麻痺者の異常歩行(分回し歩行)の代償動作として出現する。[203]

## 骨バンク bone bank【骨銀行】
死体から採取した同種骨を低温，無菌的に保存して手術時に提供する機関。欧米では広く普及している。同種骨は，自家骨に比べ大量保存が可能であり，大きな欠損部に使用できるが，移植効果は劣るとされている。[273] ➡患肢温存術

## 骨盤傾斜運動 pelvic tilt exercise【ペルビックティルト運動】
骨盤の矢状面上の回旋運動。骨盤の前方への回旋が前傾，後方への回旋が後傾とされる。骨盤の慢性的な前傾は主に腰痛の原因とされており，ウィリアムズ体操により骨盤の後傾を促す治療が行われる。[203] ➡姿勢，姿勢保持

## 骨盤牽引 pelvic traction
脊椎症の治療の際，機器により骨盤を牽引する療法(頸椎の場合は頸椎牽引)。脊椎椎間腔の拡大，脊椎配列矯正，免荷，軟部組織へのマッサージ効果が得られ，疼痛の緩和も図れる。[203]

## 骨盤骨折 pelvic fracture
骨盤環の連続性が保たれている骨折，すなわち腸骨(デュベルネ骨折)，恥骨，坐骨の単独骨折と，連続性が絶たれた骨折(骨盤環骨折)，さらに骨盤付着筋起始部の剝離骨折に分けられる。[128] ➡マルゲーニュ骨折，骨盤環

## 骨盤底筋群 pelvic diaphragm muscles
骨盤内臓器を支持している骨盤底を構成する筋群で，肛門筋群と会陰筋群の総称。肛門筋群は外肛門括約筋，肛門挙上筋から，会陰筋群は尿道括約筋，坐骨海綿体筋，球海綿体筋，浅・深会陰横筋などからなる。これらの筋群は，恥骨と尾骨の間にハンモック状に張られており，相互に協調して作用して膀胱，腟，子宮，直腸などを支え，腹圧に対抗して尿道や腟，肛門を締める役割を果たしている。妊娠などで骨盤底筋が拡張すると収縮力は低下し，腹圧性尿失禁という問題を引き起こす。これに対処するために，骨盤底筋群を強化をして尿失禁の改善をはかる一連の運動練習を骨盤底筋体操という。骨盤底筋体操の基本的内容は，肛門と腟を5秒間締める，緩めるという単純なくり返しであるが，①正しい収縮方法をマスターする，②毎日数回規則正しく行う，③練習は最低3か月は継続することが大切である。[172] ➡失禁

## コッヘル Kocher, Emil Theodor
スイスの外科医(1841～1917)。手術治療の開発など外科学のあらゆる分野において数々の業績を残す。コッヘル鉗子(先端部に鉤が付いた止血鉗子)はよく知られている。甲状腺の解剖，生理，病理の研究により1909年ノーベル生理学医学賞を受賞。[245]

## 骨膜 periosteum
骨の外面をおおい，骨を保護している線維組織。血管と神経に富む外層と，骨芽細胞がある内層に分かれる。骨に機械的損傷を受けると積極的に骨形成を行い，成長期には骨の横径の成長を請け負う。[18]

## 骨密度 bone mineral density；BMD
骨の単位容積内にどれだけのミネラル量があるかを示すもの。骨粗鬆症の診断，治療，予防に利用されることが多い。[31] ➡骨粗鬆症，骨塩量

## 骨迷路 osseous labyrinth；bone labyrinth
内耳にある骨の緻密質の壁で囲まれた中空の迷路で，内に膜迷路をおさめる構造で，前庭，蝸牛，骨半規管の3部に分かれている。前庭は，平衡感覚器官で前に蝸牛，後ろに半規管が連なり，膜迷路に連なる球形嚢と卵形嚢を容れている。蝸牛は聴覚器官で，骨迷路の前内側側にあり，蝸牛軸を中心に蝸牛らせん管が2回転半のらせんを描き，蝸牛頂で終わっている。蝸牛軸より蝸牛らせん管に向かって骨らせん板が出て，蝸牛らせん管を前庭階，蝸牛管，鼓室階とに3分している。骨半規管は回転加速度を感受する感覚器で，前庭の後上方にある3本の半環状の骨管(外側半規管，前半規管，後半規管)であり，それぞれ互いに直交する3平面状にある。外側半規管は水平面に，後半規管は側頭骨錐体軸に沿

う垂直面に，前半規管は錐体軸に直角方向の垂直面に位置している。[251] ➡内耳，平衡[感]覚，聴覚，前庭，蝸牛

**骨溶解（こつようかい）** osteolysis　人工関節挿入部周囲の骨組織に生じる異常な吸収や破壊のこと。術後から一定期間経過後に生じる人工関節のゆるみの原因となる。関節面に用いられる高分子材料の摩耗粉などに対する異物反応が原因と考えられている。[184] ➡ゆるみ，コンポーネント，人工関節置換術

**骨梁（こつりょう）** trabecula；bone trabecula　海綿骨の骨髄腔内に認められる網目状の構造物。その構造は，荷重などのストレスに対応するため，荷重のかかる方向に一致するように形成され，生体力学的に強固な構造になっている。[20]

**骨量（こつりょう）** bone mass　体内の骨の体積。骨塩の総量をさすこともある。骨は破骨細胞による吸収と骨芽細胞による形成をくり返し，絶えず変動している。このバランスが骨量であり，吸収が多ければ骨量の粗鬆化，逆では骨量の硬化が生じる。[18] ➡骨粗鬆症，骨硬化症

**固定（こてい）** ＝不動化

**固定筋（こていきん）** stabilizer　動筋によって関節運動が起こるときに，その関節を構成する骨を正しい位置に固定したり，動かす関節の近位関節を安定させたりする筋。固定筋の活動によって，動筋が効率良く力を発揮することが可能となる。[46] ➡共同筋

**固定膝（こていひざ）** fixed knee；manual locking knee；autolock manual release knee　【固定式膝継手】　固定式タイプの膝継手の総称。固定レバーの操作により歩行立脚相の膝折れを防ぐために，継手に固定する機能をもつ。椅座位（いす座位）など移行する際には固定レバーを解除して，膝屈曲を可能としている。[211] ➡義肢，立脚相制御

**古典的条件づけ（こてんてきじょうけんづけ）** classical conditioning　【パヴロフ型条件づけ pavlovian conditioning；Pavlov type conditioning】　パヴロフ(Pav-lov, I.P.)の条件反射を原型とした条件づけ。条件刺激（ベル音）と無条件刺激（食物）を1対に呈示する強化手続きをくり返すことによって，条件反応（唾液分泌）が形成されること。[155] ➡条件づけ

**孤独（こどく）** solitude　物理的に周囲に人がいない1人だけの状態，または疎外されていて孤立を感じている状態をさす。心理学では精神的に孤独を感じている状態を孤独感として研究対象としてきた。すなわち，孤独感の内容，対処方法，青年期や高齢者の孤独感がテーマとなっている。[66] ➡帰属意識

**言葉のサラダ（ことばのさらだ）** word-salad　思考過程の連続性の異常。滅裂思考が高度になると，雑多で無関係な単語が羅列されるだけで聞き手には話の内容が理解できなくなる。この状態を言葉のサラダという。通常，統合失調症の思考過程の異常に用いる。[269] ➡統合失調症

**子どもの権利条約（こどものけんりじょうやく）** Convention on the Rights of the Child　18歳未満の子どもを対象とし，生きる権利，名前と国籍をもつ権利，親と同居しその保護を受ける権利などの包括的保障を実現するための条約。1989年に国際連合で採択され，1994年に日本は批准した。[165]

**子どものための機能的自立度評価法（こどものためのきのうてきじりつどひょうかほう）** Functional Independence Measure for Children；WeeFIM　成人用の日常生活活動(ADL)評価法であるFIM（機能的自立度評価法）をもとに，子ども用に作られたADL評価法。一般ADL（セルフケア，排尿管理，移乗，移動など）13項目と心理社会的ADL（コミュニケーション，社会的認知など）5項目の合計18項目からなり，適用範囲は6か月～7歳。[165] ➡機能的自立度評価法

**ゴナドトロピン** gonadotropin　女性ホルモンの一種で性腺刺激ホルモン。通常は下垂体前葉から分泌され（下垂体性ゴナドトロピン），妊娠時には胎盤の絨毛から分泌される（絨毛性ゴナドトロピン）。卵胞を成熟させる卵胞刺激ホルモンおよび黄体形成ホルモンが

ある。[141] ➡卵胞刺激ホルモン, ホルモン, ヒト絨毛性ゴナドトロピン

**ゴニオメータ** ＝ 角度計

**5年生存率** 5 year survival rate　癌など予後不良の疾患の治療効果を, 手術などの治療を施してから5年後の生存率で判断すること。再発がなければ治癒とみなす。[152] ➡死亡率, 癌

**孤発性脊髄小脳変性症**　sporadic spino-cerebellar degeneration　脊髄小脳変性症とは, 小脳性ないし後索性の運動失調を主症状とする原因不明の神経変性疾患の総称であるが, このうち, 遺伝性のないものをいう。これまでオリーブ橋小脳萎縮症といわれていたものがこれにあたる。[194] ➡脊髄小脳変性症, オリーブ橋小脳萎縮症

**誤判別率**　wrong discriminant ratio　A・B2つのグループがあり, 何らかのデータが収集され, 対象者がどちらのグループに属するか判別分析を行った結果, A群からの実測値をB群と誤って判別する確率を誤判別率といい, 確率が低いほど判別精度は高い。[157] ➡多変量解析, 判別分析, 正判別率

**5p欠損症候群** ＝ 猫鳴き症候群

**5p−症候群** ＝ 猫鳴き症候群

**古皮質**　paleocortex；ancient cortex【旧皮質】　系統発生的に原始的な大脳皮質。発生学的ならびに組織学的に大脳皮質は新皮質と古皮質, 原皮質に区分される。古皮質は嗅覚に関係しており, 嗅球や鉤周辺の皮質が属する。古皮質は新皮質に比べあまり分化していない。[106] ➡新皮質

**小人症** ⇨ 低身長

**5-ヒドロキシトリプタミン** ＝ セロトニン

**コブ角**　Cobb angle　脊柱彎曲を構成する椎体のなす角度で, 脊柱側彎症の治療方針を決定する指標として重要。立位姿勢の全脊柱X線像で, 彎曲の上位の終椎上縁と下位の終椎下縁に接線を引き, その交わる角度を計測して求める。この測定法をコブ法という。コブ角30度未満のものには体操療法, 30度以上のものには装具療法, 50度以上のものには脊椎矯正・固定術が適用される。[115] ➡特発性側彎症, 変形性脊椎症

**小振り歩行**　swing-to gait　左右の松葉杖を同時に出し, 次に両下肢を同時に松葉杖の手前に小さく振り出すパターンの歩行。整形疾患の荷重制限のある者や, $Th_{12}$〜$L_1$以下の脊髄損傷による対麻痺のある者などにも利用できる。[189] ➡大振り歩行, 2点歩行, 3点歩行, 4点歩行

**コホート研究**　cohort study　ある調査対象の経過を一定の期間観察して, そこで発生した現象とその因子との関連を研究する方法で, 前向き研究と後ろ向き研究がある。最近はこの研究の長所・短所を考慮して, ケースコホート研究が提案されている。[152] ➡統計学, 縦断研究, 前向き研究, 後ろ向き研究, 多重ロジスティック回帰分析

**ごまかし運動** ＝ トリックモーション

**鼓膜**　myrinx；eardrum；tympanic membrane　外耳道と鼓室を分ける漏斗状の膜。中耳側からツチ骨柄が付着して支え, 前後のツチ骨ヒダによって緊張部と弛緩部に分かれる。音波によって振動し, それを内耳に伝える3つの耳小骨とともに伝音装置を構成する。[177] ➡耳小骨

**コミュニケーション**　communication　人間が社会生活を営むうえで必須の意思の伝達とその過程およびその手段のこと。音声, 文字による言語的コミュニケーションと, 知覚, 視覚などから受けとる非言語的コミュニケーションとに大別される。[255] ➡コミュニケーションスキル, 実用コミュニケーション促進法

**コミュニケーションエイド** ＝ 意思伝達装置

**コミュニケーションスキル** communication skill　他者と有効で効率的なコミュニケーションをするためのスキル(技能)のこと。他者と適切に関わるための対人行動である社会的スキルと関連する概念。コミュニケーションには，他者からのメッセージを受け取る側面(受信)と，他者へメッセージを送り出す側面(発信)とがあり，スキルもそれぞれに対応したものが必要である。受信に関わるスキルとしては，言語的・非言語的な各種の記号の解読能力，相手の感情や周囲の状況，場面などを察知する能力，相手からより有効な情報発信を引き出す能力などが重要である。一方，発信に関わるスキルでは，スピーチ，ジェスチャー，書字，描画といった表出・表現能力，相手の関心を引きつける能力，相手の信頼感を得る能力などが重要となる。理学療法の臨床においても，対象者の信頼を得る，様々な活動への対象者の動機づけを高める，効率的で効果的な指導を行う，などの際に非常に重要となるスキルである。[276] ➡コミュニケーション

**コミュニティ** community　一定の地域社会における住民の集合体をさす。人間が生活するうえで基礎的集団のひとつとしてコミュニティは重要な集団である。人間の生活は自然環境・社会環境と密接に関連し合って営まれており，その結果多くの住民が価値観を等しくする文化環境が育ってくる。日本のコミュニティは従来農業を中心とした共同生活型であったが1955(昭和30)年以降の高度経済成長期に人口の流動化の下で有機的なコミュニティは崩壊していった。農村社会は過疎化が進行しいわゆる村落社会の解体が進み，都市社会では人間関係は特定の目的のためだけで機能的に結び付き，全人間的な交際は非常に困難であり多くの住民が孤独感や疎外感を感じるようになった。高齢社会の到来によって，従来のコミュニティ機能に加え地域保健・地域医療・地域福祉の総合的体系化の基礎集団とならねばならない。そこに，コミュニティ概念の現代的な再構築の必要性がある。[212] ➡地域リハビリテーション

**こむら返り** twist　【腓腹筋痙攣】　腓腹筋の過度の疲労などによって，筋肉の循環障害をきたして，突然に腓腹筋に疼痛性の痙攣が起こる。それが強く作用すると持続的な強縮となる。[95] ➡痙攣，関節強直

**コメディカル** comedical staff　医師あるいは歯科医師以外の医療従事者に対して用いる呼称で，具体的には理学療法士，作業療法士，言語聴覚士，看護師，義肢装具士，臨床検査技師，臨床工学技士，診療放射線技師，管理栄養士，社会福祉士，薬剤師などがある。以前はパラメディカル(paramedical)といわれていた。パラメディカルのパラ(para-)は「横から補助する」の意である。[187] ➡医療行為，チーム医療

**コモンディジーズ** common disease　医療関係者が，日常の診療で遭遇する頻度の高い疾患の総称。それらは遺伝的要因と環境的要因が関与して発症すると考えられ，食事，喫煙，飲酒，運動習慣などの生活習慣の改善を通した一次予防が有効とされる。湿疹，感冒，急性咽頭炎，急性気管支炎，肺炎，胃炎，腸炎，高血圧，糖尿病など頻度の多い30種といわれている。[270]

**固有感覚** proprioceptive sensation　【固有受容感覚 proprioceptive sensibility】　自己がとった動きによって引き起こされる身体の運動や位置についての感覚。筋，腱，関節などの活動によって起こる。シェリントン(Sherrington, C.S.)によって提唱された用語。[291]

**固有[感覚]受容器** proprioceptor　固有感覚は深部感覚とほぼ同義とされるが，運動に関係する一部の皮膚感覚(関節上の皮膚感覚など)も含む体性受容器。筋紡錘やゴルジ腱器官(腱紡錘)・関節受容器・皮膚受容器がある。筋紡錘は筋線維と並列に走行するため，筋の長さを感受する。腱紡錘は筋線維と直列の関係にあり，筋の緊張を感じとる。関節受容器には関節包にルフィニ小体，靱帯にパチニ小体と腱紡錘があり，自由神経終末もある。ルフィニ終末は，関節運動の方向や速度などに影響されて他動運動か自動運動などの弁別をつかさどる。パチニ小体はわずかな運動や

運動の加速度などを感受する。理学療法では，固有受容性神経筋促通法(PNF)などのように，これらの受容器を刺激することで運動の反応を高める操作が加えられる。自由神経終末の一部は侵害受容器であり，関節痛を感じとる。[268] ➡筋紡錘，ゴルジ腱器官

## 固有受容感覚 = 固有感覚

## 固有受容性神経筋促通法　proprioceptive neuromuscular facilitation：PNF　1950年代に，米国の医師カバット(Kabat, H.)がゲルホーン(Gellhorn, G.)やシェリントン(Sherrington, C. S.)らの神経生理学的事実を引用・理論化し，理学療法士のノット(Knott, M.)やボス(Voss, E.)と一緒に開発した運動療法(治療手技)。当時はポリオのような脊髄性疾患に対して利用されたが，現在では脳卒中のような中枢神経疾患やスポーツ障害を含む整形外科疾患などにもPNFが使用されている。カバットは当時，運動の反応を高める要素として，①最大抵抗，②筋伸張，③集合運動パターン，④反射，⑤動筋-拮抗筋による往復運動をあげていた。しかし現在では，①PNF運動パターン(対角・回旋運動パターン)，②筋伸張，③関節牽引，④関節圧縮，⑤抵抗，⑥発散と強化，⑦正常なタイミング，⑧他動運動と自動介助運動，⑨用手接触(皮膚刺激)，⑩口頭指示(聴覚刺激)，⑪視覚刺激の促通要素がある。これらの要素を運動療法に適用する。PNFの定義は「主に固有受容器を刺激することによって，神経・筋の反応を促通する運動療法」である。PNFには特異的な運動パターンがあり，①上肢，②下肢，③体幹，④頸部，⑤肩甲骨，⑥骨盤の各パターンがある。いずれの運動も，斜め方向(対角)，回旋運動を伴う。例えば上肢では，肩関節①屈曲-内転-外旋，②伸展-外転-内旋，③屈曲-外転-外旋，④伸展-内転-内旋のパターンがある。下肢では，股関節①屈曲-内転-外旋，②伸展-外転-内旋，③屈曲-外転-内旋，④伸展-内転-外旋の4パターンがある。さらに，上下肢の運動パターンに肘・膝関節が同時に屈曲・伸展するパターンが加わり，上肢12通り，下肢12通りのPNF運動パターンがある。これらの運動パターンを使用しながら，筋力

増強，協調性の改善，関節可動域増大などを目的に，次にあげる特殊テクニックが用いられる。①リズミックイニシエーション，②リプリケーション，③反復収縮(反復ストレッチ)，④協調のタイミング(ピボット)，⑤動筋-拮抗筋による往復運動(スローリバーサルなど)，⑥リラクセーションテクニック(ホールドリラックスなど)。PNFは，神経生理学的裏付けの伴った理論的な運動療法である。このことが，PNFが50年以上も世界的に施行され続けている理由である。[268] ➡対角回旋パターン，固有[感覚]受容器

## 固有値　eigenvalue　因子分析や主成分分析において，因子ごとに示される変数群との関係の強さを示す数値で，各因子によって説明される分散の量を呼び，全因子の固有値の和は全分散となり，固有値が1以上の因子を採用することが多い。[216] ➡主成分分析，因子負荷量，寄与率，因子分析

## 固有背筋　principal dorsal muscles　体幹背側筋群のうち脊髄神経後枝により支配される筋群の総称。この筋群は体幹の背側で脊柱の両側にそって頭蓋から仙骨にわたり頭尾方向に長く配列する。これらは板状筋・腸肋筋・多裂筋など固有の筋名で呼ばれる複数の筋から構成される。[97] ➡板状筋，脊柱起立筋

## 誤用症候群　misuse syndrome　医療上とられた措置が誤っていたために生じた病的状態の総称。理学療法では，不適切な関節可動域練習による肩関節痛や股関節や膝関節などの異所性骨化，杖や松葉杖の誤った使用方法による腋窩神経麻痺や正中神経麻痺，補装具の不適合による足部の創傷や誤った歩行練習による反張膝などがあげられる。理学療法士自身が治療を行う際に十分注意することはもちろん，対象者・家族への指導では正しい知識や方法を理解したか確認するとともに，指導後の定期的なチェックも必要である。[283]

## 雇用保険　employment insurance　労働者(雇用保険の被保険者)が失業した場合，および雇用の継続が困難になった場合，教育トレーニングを受ける場合に必要な給付を行

い，労働者の生活の安定を図るとともに，求職活動を容易にし，職業の安定に寄与することを目的とした保険。[205] ➡社会保障制度

**コラーゲン線維（こらーげんせんい）** ＝ 膠原線維（こうげんせんい）

**コリアー徴候（こりあーちょうこう）** ＝ びっくり眼（びっくりまなこ）

**コリオリ効果（こりおりこうか）** Coriolis effect　物理学で，1方向に振動（1次振動）する質量に回転運動（角速度）が加わり，直行する方向にコリオリ（Coriolis, G.G.：フランスの数学者）の力が作用して振動（2次振動）を生じさせることをいう。工学では振動式ジャイロスコープの原理に応用され，2次振動を計測することにより角速度を検知するセンサとして運動学の解析や電動車いすの姿勢制御システムに活用されている。医療分野では動揺病などの研究にこの効果が用いられている。乗物酔いなどとして多くの人に経験されている動揺病の冷汗，悪心，吐き気などの症状は前庭-自律神経反射機構により引き起こされる。回転より直線加速の刺激が有効で，耳石器の関与が大きい。そこで被検者を水平回転させ，能動的に頸部を前後あるいは左右に振らせると，耳石器は運動方向以外にも刺激を受け，他の前庭刺激よりも強い自律神経症状を引き起こす。また，視界のみ連続回転中に頭部を振ると同様の効果を生じ，これを偽コリオリ効果と呼ぶ。[231]

**コリンエステラーゼ** cholinesterase：ChE
　アシルコリンやアセチルコリンなどを加水分解しコリンと脂肪酸に分解する酵素。哺乳類では脳の白質，肝臓，心臓，膵臓，血清に存在する。コブラ毒にも存在する。このうちアセチルコリンエステラーゼ（AChE）は，神経活動に伴い運動神経軸索終末から筋細胞膜へ向けて放出される伝達物質アセチルコリンを分解し，神経筋接合部におけるシグナル伝達を終結させる役割をもつ。骨格筋におけるAChEは，サブユニット数やその構造により小球体で構成されるGタイプと非対称性のAタイプに大別される。筋細胞に存在するAChEのタイプは種類により異なり，速筋線維にはAタイプが多く，Gタイプには少ないが，遅筋線維では逆にAタイプは少ない。1分子のAChEは，1 ms（ミリ秒）あたり最大10分子のアセチルコリンを分解できる。神経終末から放出されたアセチルコリンは，AChEにより極めて短時間（200〜300 ms）にシナプス間隙から除去され，正確な筋収縮の制御が可能となる。[272] ➡アセチルコリンエステラーゼ

**コリン作動性神経（こりんさどうせいしんけい）** cholinergic nerve　運動神経や自律神経の神経伝達物質であるアセチルコリンを放出して筋収縮を起こす神経。大脳や末梢神経に分布して脳機能を修飾する。[95] ➡アセチルコリン，アセチルコリンエステラーゼ

**コルサコフ症候群（こるさこふしょうこうぐん）** Korsakoff syndrome
　記銘力障害，失見当識，作話を主徴とする健忘症候群。アルコール依存症の者，ウェルニッケ脳症後に生じることが多い。主たる病因はビタミン$B_1$（サイアミン）欠乏で，乳頭体などに病変が認められる。[4] ➡健忘，失見当識，作話，ウェルニッケ脳症

**ゴルジ腱器官（ごるじけんきかん）**　Golgi tendon organ　【腱紡錘 tendon spindle】　哺乳類の四肢骨格筋の筋腱移行部にあり張力を受容する感覚器。紡錘形（約6割）と，2股あるいは3股の楔形（くさびがた）の構造で，膠原線維の皮膜におおわれ，内部には長さ平均520 $\mu m$，直径平均125 $\mu m$の3〜50本の筋線維が直列に連なっており，体部は厚さ3〜12 $\mu m$の嚢で包まれ，その細胞はIb群感覚神経に続いている。Ib群感覚神経は，通常1個のゴルジ腱器官を支配する（87%）が，まれに数個を支配することもある。ゴルジ腱器官は，骨格筋の長さの変化を受容する器官である筋紡錘と対比される。ゴルジ腱器官を支配するIb群感覚神経は脊髄内で介在ニューロンを介して，自己の筋を支配する$\alpha$運動ニューロンを抑制し，筋トーヌスを低下させる。これをIb抑制という。この反応は筋ストレッチングの中でも，静的（スタティック）ストレッチングの理論的背景となっている。[133] ➡筋紡錘

**ゴルジ装置（ごるじそうち）**　Golgi apparatus　細胞の構成

要素のひとつで，核の周辺部にある扁平な膜性袋様の小器官。その機能は小胞体によって合成，運搬されてきた蛋白質などを濃縮し，貯蔵し，必要に応じて細胞膜に送り，分泌させると推測されている。[133]

**ゴルジ-マッツォーニ小体** Golgi-Mazzoni corpuscle 終末神経小体のひとつ。真皮から皮下組織中に存在し，眼球結膜，爪床，外陰部，腱，腸間膜などに分布する。0.1 mm程度の卵形ないし球形で被包細胞に包まれている。[200] ➡触覚，求心性神経

**コルセット** corset 一般的には縦か横の一方向が金属で補強された軟性の体幹装具をさす。材質により，軟性コルセット，硬性コルセット，金属フレームコルセット，矯正用コルセットに大別される。軟性コルセットは主に腰痛症に用い，腹腔内圧を高める。脊椎の骨折，手術後，矯正目的には固定性，支持性の強い硬性や金属フレームの体幹装具を用いる。[262] ➡体幹装具，ダーメンコルセット，軟性装具，硬性コルセット

**コルチコイド** corticoid 副腎皮質で産生されるステロイドホルモン，およびその類似作用をもつ合成ステロイドホルモンの総称。その作用から電解質代謝に関与する 鉱質コルチコイドと，糖質代謝に関与する 糖質コルチコイドに分類される。[14] ➡糖質コルチコイド

**ゴルドン反射** Gordon reflex ふくらはぎを指で強くつまんだときに足の親指(母趾)の背屈が起こる現象。時には他の4趾が開く。正常では足底反射により母趾の屈曲が起こる。バビンスキー反射の変法で，下肢の病的反射のひとつ。錐体路障害により陽性となる。[70] ➡バビンスキー反射，チャドック反射，ゴンダ反射

**ゴルフ肘** ⇨ 上腕骨内側上顆炎

**コルモゴロフ-スミルノフの検定** Kolmogorov-Smirnov test ノンパラメトリック検定のうち，データが順序尺度の場合に用いられる検定法。1つの標本が理論的に仮定された特定の分布をもつ母集団からの無作為抽出によるものかを調べる適合度検定(1標本検定)と，2つの標本が同一の母集団から抽出されたものかを調べる検定(2標本検定)がある。[290] ➡統計学，適合度の検定，名義尺度，順序尺度，ノンパラメトリック検定

**コレステロール** cholesterol 脳・脊髄や神経組織に多く含まれるステロールで，ふつう脂肪酸とのエステルの形で存在する。水，酸，アルカリに不溶性。血中では低密度リポ蛋白質と高密度リポ蛋白質に多い。ヒトでは食物から若干供給されるが，ほとんどは体内で合成される。血中コレステロールが増えると動脈硬化の原因になりやすい。[14] ➡脂質，HDLコレステロール，低密度リポ蛋白質

**コレラ** cholera グラム陰性桿菌のビブリオ・コレラ(*Vibrio cholerae*)で起こる急性消化器感染症。水や食物による経口感染で，症状は米のとぎ汁様の水性下痢と嘔吐，激しい脱水で腹痛や発熱はない。[60] ➡下痢，脱水症，伝染病

**転がり運動** rolling 関節運動において，構成する2つの骨のなす角度が変化する主運動に対して，運動時に関節包内で起こる副運動のひとつ。一側の関節面に対し他方の関節面が接点(面)を変えながら移動する状態をさす。例えば，膝関節では，最大伸展位から屈曲していく際に転がり運動が起こり，続いて滑り運動が起こる。その結果として大きな可動域の獲得が可能となっている。ただ，他動的には運動の誘発と再現が難しく，通常は関節モビライゼーションの手技として用いられることは少ない。[90] ➡滑り運動

**コロトコフ音** Korotkov(-ff) sound 聴診法による血圧測定の際，加圧したカフの圧を減圧させたときに聞こえる「ドゥードゥー」という音。第1相から5相に分かれ，第1相を最高血圧(収縮期血圧)，第5相を最低血圧(拡張期血圧)として定義している。コロトコフはこの聴診器を最初に報告した人の名前。[232] ➡血圧，最高血圧，最低血圧

**こわばり** stiffness 変形性関節症や関節リウマチでよくみられ，関節が動かしにくい状態。関節リウマチでは朝のこわばりが特徴。睡眠や長い安静による関節周囲の循環障害や，大気圧変化による関節内圧の変化が原因と考えられる。[266] ➡朝のこわばり

**混合静脈血二酸化炭素分圧** mixed venous partial pressure of $CO_2$ 【混合静脈血炭酸ガス分圧】 記号：$PvCO_2$。静脈における血液中の二酸化炭素（$CO_2$）濃度を，圧力の側面から表す指標。通常は，混合静脈血（肺動脈血）のものをさし，動脈血ガス組成に対する影響要因として把握される。基準値は，約45 mmHg。[103] ➡動脈血酸素分圧，デオキシヘモグロビン

**混合神経** mixed nerve 生理学的には，末梢神経は純粋に単一の運動神経や感覚神経，自律神経から成り立っているものは少なく，いずれか同士が混じり合っていることが多い。このように2種類以上の線維が混合している神経をいう。[95] ➡末梢神経

**混合ワクチン** combined vaccine 微生物に対する免疫をつくるために用いられる弱毒化または死滅させた微生物（トキソイド）や，各種伝染病の病原菌から無毒化した毒素（ワクチン）を2種類以上混合し，一度に接種できるようにしたもの。代表的なものに三種混合ワクチン（百日咳ワクチン・ジフテリアトキソイド・破傷風トキソイド）。[198] ➡ワクチン，免疫，予防接種

**コンサルテーション・リエゾン精神医学** consultation-liaison psychiatry 総合病院で他の診療科および多職種と協力（相談・連携）して，対象者の精神的な問題（身体疾患や入院などによる問題行動および精神障害，心身症など）および医療従事者の心理的問題などの予防や解決をめざす精神医学の一分野。[160]

**コン症候群** ＝ 原発性アルドステロン症候群

**根症状** ＝ 神経根症状

**昏睡** coma 意識障害の最も重度なもので，強い外的刺激によっても覚醒しない状態。精神的活動が停止し，自発運動もみられず，反射のみがあるが，それも消失することがある。脳器質性疾患のほか，肝不全，低血糖，尿毒症，薬物中毒などが原因となる。[139] ➡意識，意識障害，日本昏睡尺度

**根性坐骨神経痛** radicular sciatica；radicular ischialgia 坐骨神経痛のひとつで，脊柱管あるいは椎間孔において坐骨神経を構成する第4腰神経から第3仙骨神経の神経根に病変が生じ，障害された神経根支配領域に放散痛や腱反射減弱・消失，筋力低下，感覚障害がみられる。[151] ➡椎間板ヘルニア，ミエログラフィー，ラセーグ徴候，坐骨神経痛，放散痛，関連痛，神経根症状

**痕跡** trace 経験や記憶によって生体のなかに精神的，行動的な形跡が残ること。学習は，こうした新たな形跡による行動の変容と定義される。また神経レベルでは，経験によって新たな神経経路が形成されることを意味する。[66] ➡記憶，経験，学習，記銘力

**コンダクタンス** conductance 電気伝導度で電気抵抗の逆数，血管抵抗の逆数を表す。抵抗と逆で，液体（血液など）や気体の通りやすさの指標となる。血圧は心拍出量と総末梢血管抵抗の積により決定される。血圧とは反比例の関係にある。[65] ➡血管，血流量

**ゴンダ反射** Gonda reflex バビンスキー反射の変法で，病的反射の一種。母趾以外（ふつうは第4趾）をつまみ，前下方へ引っ張る。急に離すと10秒以内に母趾が背屈する反射。[69] ➡バビンスキー反射，ゴルドン反射

**根治的治療** curative treatment 病気を根本的に治すことを目的に行われる治療。主に用いられる積極的治療には疾患により異なるが，悪性腫瘍に対する，摘出手術，抗生物質の投与などの化学療法，放射線治療などがある。対症療法と対照的。[215] ➡緩和医療，対症療法

**コントラスト雑音比** contrast noise ratio：CNR；C/N　コントラスト・スケール（contrast scale：CS）や雑音の大きさから算出されるパーセント値。画質の指標となる。CTスキャナーおよびMRI装置の機種毎に異なる。[92] ➡ 放射線医学,画像診断法,コンピュータ断層撮影[法],コントラスト雑音比

**コントラストCT** ＝ 造影増強CT

**コンドリオソーム** ＝ ミトコンドリア

**コントロール** ＝ 対照

**コントロール群** ＝ 対照群

**コントロール[ケーブル]システム** control cable system【制御機構】　義手を制御操作するシステムで能動義手の違いにより操作方法も異なる。能動義手では主に前腕義手で単式，上腕・肩義手で複式または三重式が用いられる。複式では肘プーリーユニット使用の兵庫県リハセンター方式もある。[246] ➡ 義手,能動[式]義手,8字ハーネス

**コンパートメント症候群** compartment syndrome【区画症候群】　コンパートメント（区画）は四肢の骨と筋膜によって構成されており，コンパートメント症候群とは，区画の内圧が病的原因により上昇し，動脈血の血行障害（動脈攣縮）に至り，筋の機能不全や筋・神経壊死に至るものをいう。内圧上昇の原因には外傷に伴う筋肉内出血，浮腫，圧迫，絞扼，スポーツ障害などがある。初発症状は局所の激痛で，続いて患肢の腫脹，障害部位の筋肉伸展痛，感覚障害，運動麻痺となる。多発部位は前腕屈筋群（掌側コンパートメント）と，下腿前脛骨部（前方コンパートメント）である。筋肉が阻血症状が6時間以上続くと不可逆的変化をきたす。治療は筋肉麻痺が進行していなければ，圧迫などの原因を除去して患肢挙上し，自動運動を行う。内圧が30 mmHg以上ならば筋膜切開の適応である。切開部の色調が不良であれば壊死部分の切除，機能再建術などを必要とする。[191] ➡ 前脛骨筋症候群,フォルクマン拘縮

**コンピュータ断層撮影[法]** computed tomography：CT；computerized tomography　1972年，アンブローズ（Ambrose, J.），ハウンスフィールド（Hounsfield, G.）らが開発したX線診断法。装置を回転させ，全方位からX線を照射し，組織のX線吸収差をコンピュータ制御して横断層像を得る撮影法。空間分解能がやや劣るため，しばしば造影剤を必要とする。[271] ➡ 磁気共鳴画像,ヘリカルCT,診断,高吸収域,低吸収域,画像診断法

**コンプライアンス** compliance　**1**本来は服従，応諾を意味することばであるが，医療で用いられる場合は，医師の服薬などの指示を患者が応諾し，指示通りに履行することで，コンプライアンスが「よい」というときは指示が守られ，「わるい」というときは指示が守られてない場合をさしていう。**2**容積弾性率の逆数で，微小圧変化（ΔP）があったときの，容積の変化（ΔV）をさす。具体的には肺コンプライアンス＝（ΔV）／（ΔP），（l/cmH$_2$O）。[197] ➡ 弾性,肺胞

**コンプレックス** complex　ユングが言語連想実験の中で使用したことば。意識内に受け入れがたい感情を含んだ様々な観念の集合体をさす。自我によるコンプレックスの統制によって現実的な適応が可能となる。[66] ➡ 精神分析,劣等感,神経症,無意識

**コンプレッションヒップスクリュー** compression hip screw：DHS【ダイナミックヒップスクリュー dynamic hip screw】　金属製のプレートとラグスクリューより構成されている骨折の整復後内固定具。大腿骨頸部骨折の外側骨折に用いることが多い。ボイドアンドグリフィン（Boyd and Griffin）の分類ではⅠ型，Ⅱ型に絶対適応があり，Ⅲ型では相対適応となる。Ⅳ型は適応外である。[297] ➡ 大腿骨頸部骨折,エンダー釘

**コンポーネント** component　人工関節などの人工挿入物の各構成部分のこと。人工股関節であれば大腿骨コンポーネント，臼蓋コンポーネントなどのように各構成部分が呼び分けられる。[184] ➡ 人工関節,骨セメント,人工

関節置換術

**昏迷** stupor　意識障害を伴わずに，表出・行動といった意思発動がない状態。外的な刺激には反応しないが，周囲の出来事は正確に把握している。うつ病性，緊張病性，解離性などがある。英語圏では軽い意識混濁を意味することに注意。[253] ➡意識障害

**混乱期** confused period　障害受容の過程で，障害者が示す心理状態の一時期。障害が残存するという現実から周囲に攻撃的態度をとる，また逆に自虐的あるいは内向的になる時期。受容理論について，日本では段階理論的に考えられている。[165] ➡障害受容

# さ

**サーカディアンリズム** circadian rhythm 【概日リズム】　脳内の生物時計に管理された約1日周期のリズム。ラテン語のほぼ(circa)と1日(dies)の合成語からなり，およそ生体内の1日のリズムを意味する。睡眠－覚醒のサイクルもこのリズムに依存している。[95] ➡バイオリズム

**サーキットトレーニング**　circuit training；circuit exercise　全身的な筋力，筋持久力，全身持久力など総合的な体力の増強を目的として6～12種類ほどの一連の運動をくり返す練習法のこと。通常，休息をとらずに一連の運動を3回ほど循環(サーキット)する。[198] ➡医療スポーツ,体力,持久力

**サーバー**　server　ネットワーク上で特定のサービスを提供するコンピュータのこと。パソコンからネットワークに接続させるWWW(world wide web)サーバー，パソコンのメール送受信やドメイン名を管理するメールサーバーやネームサーバーなどがある。[248] ➡情報,情報理論

**サーボ機構**　servomechanism　モーターの回転を正確に制御するための機構。制御の対象となる位置，速度，加速度，角度，姿勢などの力学量をあらかじめ設定した基準値どおり自動的に制御するもの。基準値との差異が出ると，その差を増幅して駆動力に変えて自動的に修正する。[118] ➡制御理論,情報理論,筋力計測機器,自動制御

**サーモグラフィー**　thermography　身体の表面の温度変化を記録して診断に資する検査法。炎症が起こると局所の温度が上昇し，疼痛などの反応があるとその部分の温度が低下する。このような温度変化を直接または，鏡などを使って間接的に記録する。最近では，皮膚温の変化を色彩で表示し，記録する方法が普及し，乳癌などの表在性の悪性腫瘍や表在性リンパ節の検索などに利用されている。腰痛症，坐骨神経痛などをきたす脊椎管狭窄症，椎間板軟骨ヘルニアなどでは，疼痛部位の温度が低下するため，サーモグラム像で指摘できる。[14] ➡赤外線,温度,計測機器

**サーモスプリント**　thermosplint　低温域熱可塑性プラスチックでできたスプリント材。商品名。60～70℃で軟化し，伸縮性があり細部にフィットする。自己溶着性をもち部品などの取付けが容易で，耐久性に富む。各種装具などに使用される。[12] ➡熱可塑性プラスチック,アクアプラスト,オルソプラスト,サブ・オルソレン,ポリキャスト

**座位**　sitting position　体幹を起こして両下肢と殿部によって体重を支える姿勢。椅子座位で，背もたれがあれば，支持基底面が広がり座位姿勢の安定性が高まる。座位姿勢は立位に比べて重心の位置が低く，身体への生理的負荷が軽減される。座位におけるエネルギー消費は，臥位と比較して3～5%増である。[70] ➡立位,座位姿勢

**災害**　disaster　地震，津波，台風，豪雨，豪雪などの自然現象の破壊力や火事，交通事故，ガス爆発，作業中の事故など人為的原因により，人間や動植物，または生産物や社会的財産などに被害を及ぼし，社会的均衡が崩れること。[23] ➡外傷後ストレス障害,メンタルヘルスケア

**再学習**　reeducation　学習により得られた行動変容は，忘却や障害により学習する以前の状態に戻る可能性があるが，その際，再度，適切な経験を積み重ね行動変容を獲得する過程をいう。リハビリテーションも再学習の1つの過程である。[13] ➡運動療法,能力低下,日常生活活動,適応

**再灌流** reperfusion　血流が動脈閉鎖により一時的に停止後，再び循環状態を回復すること．急性心筋梗塞では，発症後短時間のうちに血栓溶解薬を用いて血流を再開通する再灌流療法が有効とされる．ただし，心臓，脳，肺などで再灌流による障害もみられる．[257]

**再起** recovery　窮地に陥った状態から立ち直ること．例えば脳血管障害，関節リウマチ，脳性麻痺などの後遺症や慢性疾患による障害のため多くの問題を抱えた者が，精神的に最悪の状態から立ち直ること．[165]

**差閾** ＝弁別閾

**再帰熱** ＝回帰熱

**鰓弓** branchial arch　【咽頭弓 pharyngeal arch】　胎生期の第4週胚子に咽頭部に出現する一連の柱状の構造．胚葉（内胚葉，中胚葉，外胚葉）のすべてを含み，口腔や咽頭を中心とした皮膚，神経，骨，筋，粘膜などが形成される．発育異常により，多くは顔面の奇形を呈する．[298]　⇒下顎骨，奇形

**再吸収** reabsorption　分泌組織において，管腔内へ濾過ないし分泌された血液成分が，再び血液中へ吸収される過程．腎では糸球体で濾過された血漿濾液（原尿）成分の99%（水，$Na^+$），炭酸イオン（$HCO_3^-$）の99.5%が再吸収される．大量の水と電解質が近位尿細管で再吸収される．残り1%は尿として排出される．[217]　⇒エネルギー

**細菌** bacterium　細胞壁で包まれ，核をもたない単細胞（原核細胞）の微生物で，自己増殖性をもつ．大きさは，おおよそ0.7〜数$\mu m$程度である．形態によって球菌，桿菌，ラセン菌などに，グラム染色性によってグラム陽性菌と陰性菌に，増殖条件から好気性菌，嫌気性菌などと分類される．[281]

**細菌学的検査** bacteriological examination　被検者の痰，尿，便などの検体から適切な染色法や培養法などを用いて，起因菌を分離・同定する検査．起因菌の特定により薬剤感受性試験を実施する．院内感染対策としても重要で，易感染者の多い病院では特に重要な検査である．[123]　⇒臨床検査技師，感染経路，感染症対策，ガラス板法

**サイクリック AMP** cyclic AMP：cAMP　【アデノシン環状リン酸 adenosine cyclic phosphate】　特異的レセプターへの結合を介して発現する各種ホルモンや神経伝達物質などの細胞外情報をキャッチして細胞内の信号に変換して伝達する細胞内情報伝達物質（セカンドメッセンジャー）．AMPはアデノシン一リン酸の略．[289]　⇒アデノシン三リン酸

**採血** blood withdrawal　血液検査などのために血液を採取すること．採取される血液は静脈血と動脈血があるが，通常は静脈血を用い，動脈血は血液ガス測定時に使用する．[193]

**再現性** reproducibility　①研究で一定の事実が確認された場合，その事実を第三者がまったく同一の条件，方法で追試を行い，同一結果が得られること．②信頼性のひとつでくり返し計測した場合に同じ結果が得られる程度をCO（分数）やICC（級内相関係数）などで示す．[182]　⇒研究デザイン，変動係数，信頼性，精度，一致度

**最高血圧** maximal blood pressure　【最大血圧，収縮期血圧 systolic blood pressure：SBP】　心臓がポンプ作用によって収縮するときにその圧力によって血液を送り出すときの圧．また，心臓が拡張して大静脈から心臓に血液が戻ってくるときの圧を最低血圧という．[232]　⇒血圧，平均血圧，最低血圧

**最高酸素摂取量**　peak oxygen uptake：peak $VO_2$　自覚的な限界の負荷強度において，単位時間内に，外呼吸によって生体組織に取り込みうる酸素量の最大値をさす．値は呼気ガス分析を行うことで得られ，客観性には欠けるが心肺予備能力（運動耐容能）の指標のひとつとして適切である．[26]　⇒酸素摂取量，最大酸素摂取量

**再梗塞** ＝再発性心筋梗塞

**再構築** ＝リモデリング

**サイコセラピー** ＝ **精神療法**

**座位姿勢** sitting posture　一般的に椅子座位（腰掛座位）における姿勢を表す。上半身は直立位で，両上肢は体幹の側方に置き，大腿の後面および殿部とで上半身を支持する。股関節と膝関節は90度屈曲位となり，足関節も下腿の長軸とで90度位をなす。支持基底は両足と殿部によって形成され，重心の位置は立位姿勢のときよりも低く，重心線は支持基底面の後縁にある。腰椎の前彎を保持するように上半身を直立位にすると重心線は腰椎の前方にあるが，この姿勢から背を丸めるような楽な姿勢をとると，骨盤は後方へ回旋し，重心線は坐骨結節よりも後方へ移動する。椅子座位で上半身を前方に傾斜させた状態にした場合を前傾座位という。座位姿勢には端座位，長座位，正座，横座り，胡座り，とんび座りなどがある。23 ➡姿勢，姿勢保持，バランス障害，評価，身体重心

**最終域感** ＝ 運動終末感

**最終共通路** final common path　シェリントンにより命名されたことばであり，「脊髄前角および運動性脳神経核内の運動ニューロンは，身体の骨格筋に伝えられるすべてインパルスにとって"最終共通路"をなす」。したがって，α運動ニューロンあるいは下位運動ニューロンを最終共通路ということもできる。受容器，求心線維，後根，中枢（脊髄），遠心経路，筋という反射弓をもつ腱反射（脊髄反射）を例にとれば，打鍵により伸張された筋紡錘のガンマ線維からのインパルスは，後根を介して脊髄に入った求心線維からシナプスを介して運動ニューロンに達し，その興奮が神経筋接合部（運動終板）を経て筋が収縮する。上位運動ニューロンからのインパルスは種々の介在ニューロンにより促通や抑制などの影響を受け最終的に運動神経から筋に至る。最終共通路自体の障害は下位運動ニューロンの障害であり，末梢神経麻痺による弛緩性の運動麻痺を生じ，反射検査では反射の減弱ないし消失となる。292 ➡運動終板，α運動ニューロン，下位運動ニューロン，上位運動ニューロン

**最終評価** final evaluation　今までの治療過程を分析し，治療継続の是非，今後の方針の決定などについて最終的な結論を下すこと。理学療法では，退院，転院時期や理学療法終了時に最終的な理学療法の効果を評価判定すること。109 ➡評価，初期評価，プラトー

**最小血圧** ＝ 最低血圧

**最小二乗法** least square method　ある統計モデルに基づく未知の係数をデータから推定する場合，実測値と予測値の差（誤差）の二乗和を最小にする値を母数の推定値とする方式。265 ➡多変量解析，重回帰分析，目的変量

**最小尿意** ＝ 初発尿意

**臍静脈** umbilical vein　胎盤から胎児に血液を送る静脈で，栄養と酸素を運ぶ。臍静脈は，臍帯を通り，臍で胎児体内に入った後肝臓で門脈とつながる。血液はその後，静脈管と下大静脈を通って右心房に入る。胎児診断に必要な胎児採血は臍静脈穿刺により採血される。176

**サイズの原理** size principle　【ヘンネマンのサイズの原理 Henneman size principle】　随意運動における運動単位の活動順序は一定しており，活動電位の小さな運動単位からまず活動し，次第に活動電位の大きな運動単位が活動に参加するという説。237

**再生** regeneration　身体には日々消耗し失われる細胞があり，そのほとんどは同一細胞の増殖によって補充される（生理的再生）。一方，組織の再生能力を上回って大量の細胞，組織が欠損した場合，完全には再生できない（病的再生）。238 ➡肉芽組織

**再接着術** replantation　外傷などにより完全または不全に切断された肢・指を接合する手術。本手術は①切断肢・指の重要組織が残存していること，②切断後の時間：阻血時間

が6時間以内であること，③患者の全身状態：手術に耐えられる状態にあること，④社会的要因や患者の要望，などを考慮したうえで実施される。再接着肢・指の生着には動静脈の吻合による血行再開，機能回復には骨，筋・腱，神経，皮膚などの修復が不可欠である。機能回復は一般的に挫創よりも切創のほうがよいが，主幹神経から筋への運動枝が多く分枝する部位などは切創であっても困難となる場合が多い。理学療法の開始時には，受傷日，手術日や術式，受傷部位，受傷機序，禁忌事項などを情報収集し，整理する。情報より，実施可能な評価と理学療法プログラムを開始し，同時に今後起こり得る変形などの予防に努める。各組織の創傷治癒過程の理解は，理学療法を進めるうえで重要である。[136]
➡機能再建術, マイクロサージャリー, ゴールデンピリオド, 創傷治癒

**再生不良性貧血** aplastic anemia　末梢血での赤血球，白血球，血小板の減少（汎血球減少症）および骨髄での血球産生低下を主徴とする症候群。先天性，後天性がある。重症例では免疫抑制療法，骨髄移植が適応となる。[29]
➡造血幹細胞

**再造形** = リモデリング

**最大下刺激** submaximal stimulus　興奮閾値の異なる神経線維束（不等興奮系）に電気刺激を加える場合，刺激を徐々に加えて興奮閾値の最も高い線維が興奮する時点の刺激を最大刺激といい，それ以下の刺激を最大下刺激という。[131] ➡全か無の法則, 閾値

**最大換気量** maximal voluntary ventilation：MVV　一定時間にできるだけ大きく呼吸をして得られる換気量。呼吸筋・肺胸郭のコンプライアンス，気道抵抗を含めた呼吸の予備力を表す。肺機能検査の測定の際に最大換気を通常12秒間行い，5倍して分時換気量として測定する。正常成人男子で120～130 ml/分。[232] ➡1回換気量, 呼吸数, 分時換気量

**最大血圧** ＝ 最高血圧

**最大酸素摂取量** maximal oxygen uptake；maximal $VO_2$　記号 $VO_2$ max。呼吸によって体内に取り込まれる酸素量を酸素摂取量といい，生体が最大に摂取しうる酸素摂取量を最大酸素摂取量という。つまり有酸素過程で出しうる最大のエネルギー値を表し，人間の運動能力の中で体力や持久力の指標として用いられる。測定には漸増負荷運動負荷試験による直接法と間接法がある。直接法では被検者に最大努力の運動を行わせた際に，酸素摂取量は運動強度にほぼ比例して増加していくが，最大負荷時には呼吸・循環機能が限界になって増加しなくなる。この状態をレベリングオフ（leveling off）という。この時の運動強度を最大運動強度といい，酸素摂取量を最大酸素摂取量という。また，このように全力を使い切った状態はオールアウト（all out）という。なお，間接法では最大下の運動負荷から推定する方法である。正確性・信頼性では直接法が優れているが，健常者以外ではリスクを伴い，臨床的には安全性や手軽さから間接法が用いられている。[232] ➡持久力, 体力, オールアウト, 最高酸素摂取量

**最大上刺激** supramaximal stimulus　興奮閾値の異なる神経線維束（不等興奮系）に電気刺激を加える場合，刺激を徐々に加えていき興奮閾値の最も高い線維が興奮する時点の刺激を最大刺激といい，それ以上の刺激を最大上刺激という。[131] ➡全か無の法則, 閾値

**最大随意収縮** maximum voluntary contraction：MVC　生体において最大努力で筋を収縮させること。このとき発揮される筋力を随意最大筋力という。最大随意収縮は大脳の興奮水準など神経的要因に影響され（心理的限界），最大努力で筋収縮を行ってもその筋がもっている生理的能力のすべてを発揮する（生理的限界）ことはできない。心理的限界の上限が生理的限界を上回ることはなく，20～30％の差がある。[22] ➡筋収縮力

**最大歩行速度** maximum walking speed：MWS　自由歩行速度が日常生活における常用速度であるのに対し，非日常的ではあるが，重複歩距離（ストライド）が延長するため

速度増大につながり，移動時間の短縮が可能となる速度。エネルギー効率の面からみると，自由歩行に比べ，重心の上下左右の振幅が大きく，エネルギー消費は大きい。また最大歩行速度を増大するためには，関節可動域の拡大や筋収縮力の向上を図るとともに，それらの機能向上による重心の不安定さを抑制する巧緻性の向上を図り，重複步距離を延長させることが必要となる。最大歩行速度を超える速度による移動は走行となる。最大歩行速度による歩行から走行に変化する定義として，両脚支持期が消滅し両脚が空中を跳んでいる時期（両脚遊脚期）がみられることがあげられる。[83] ➡歩行率，重複步距離，歩行

**在宅医療** home care【在宅ケア】 高齢化や内部疾患などによる疾病の重度化・重複化などが進み，その一方で医学的管理が継続的に必要な居宅療養者の増加は著しい。通院困難な居宅療養者の生活を支援するためには医療専門職が居宅に訪問して，健康状態と高度な技術を指導管理する必要がある。在宅医療サービスは介護保険，医療保険のいずれからも受けることができるが，医療ニーズの高い末期の悪性腫瘍の患者や急性増悪時，厚生労働大臣の定める疾病は医療保険の適応となる。サービス内容は訪問診療，訪問看護，訪問リハビリテーション，薬剤管理指導，栄養食事指導，自己注射指導，自己腹膜灌流指導，血液透析指導，酸素療法指導，中心静脈栄養法指導，自己導尿指導，人工呼吸指導，悪性腫瘍患者指導，寝たきり患者処置指導，自己疼痛管理指導などがある。在宅医療においては，かかりつけ医が計画的に訪問診療を行い，看護師，薬剤師，理学療法士らによる訪問指導などとあわせた包括的な在宅ケアが必要である。[32]

**在宅介護支援センター** in-home care support center 在宅での介護者に対し，ソーシャルワーカーや看護師など医療や福祉の専門家が介護に関する相談に応じ，デイサービスやショートステイなどの在宅サービスの利用や福祉用具の紹介，サービス提供機関との連絡調整などを行う機関。[32] ➡介護支援サービス，介護保険制度，圧力，在宅医療

**在宅経管栄養法** home tube feeding【在宅経腸栄養法 home enteral nutrition：HEF】
意識・運動障害，嚥下障害，腸管機能不全などがあり，経口摂取が困難な在宅の対象者に行われる栄養法。鼻，食道瘻，胃瘻，腸瘻などから経管（チューブ）を用いて摂取する方法。誤嚥やチューブ・瘻孔部の管理などが重要である。[32] ➡在宅医療

**在宅酸素療法** home oxygen therapy：HOT
呼吸不全者が在宅生活の中で行う酸素療法。予後の改善，QOL の向上などを目的とし，主に動脈血酸素分圧（$PaO_2$） 60 Torr 以下の慢性閉塞性肺疾患，肺結核後遺症，肺癌，間質性肺炎などが対象となる。装置には酸素濃縮器，酸素ボンベを用いる。[17]

**在宅訪問指導** visiting education 在宅医療サービスのひとつ。医療専門職（医師，歯科医師，薬剤師，看護師，管理栄養士，理学療法士など）が通院困難な在宅療養者の居宅を訪問して療養上の管理指導を行うこと。[32] ➡訪問リハビリテーション，訪問看護ステーション，在宅医療

**在宅リハビリテーション** home rehabilitation
在宅リハビリテーションの目的は，治療的なものではなく，その障害を受け入れ残された機能をもとにその環境に適応し，生活の質（QOL）の向上をめざし創造的な生活を構築することである。在宅リハビリテーションにおいて考慮すべき点に介護者の介護負担がある。介護負担の軽減にあたっては，介助の方法はもとより，様々な福祉機器の導入なども指導すべきである。また，在宅ですべての生活を送ることを意味するものではなく，社会との交流を保つためにも，居宅介護サービスを有効に利用しながらプログラムすることが大切である。介護保険制度適応の居宅介護サービスは居宅にサービス提供者が訪問して行うサービスと日帰りで居宅から施設に通って利用する「訪問・通所系サービス」，短期間施設に入所して介護を受ける「短期入所サービス（ショートステイ）」，訪問・通所サービス支給限度額や短期入所サービス支給限度額に含まれない「その他の居宅サービス」の3つに

区分されている。①訪問・通所系サービス：訪問介護（ホームヘルプサービス），訪問入浴介護，訪問看護，訪問リハビリテーション，通所介護（デイサービス），通所リハビリテーション（デイケア），福祉用具貸与。②短期入所サービス：短期入所生活介護，短期入所療養介護。③その他の居宅サービス：認知症対応型共同生活介護（グループホーム），居宅介護福祉用具購入，居宅療養管理指導，居宅介護住宅改修，特定施設入所者生活介護，市町村独自サービス。理学療法士の実際の活動としては，急性期から回復期リハビリテーションの段階で，対象者・介護者の心身機能を評価し，生活の場面を想定した日常生活活動（ADL）指導を行うと同時に，フォーマル，インフォーマルなサービス関係機関と連携をとりながら，よりよい在宅生活が送れるような支援体制を整える必要がある。維持期リハビリテーションにおいては活動制限（能力障害）に対する指導が主体となる。したがって，実際の療養生活の中で屋内・屋外の環境や介護力の評価も行い，必要に応じて環境整備，福祉用具の導入，介助法の指導，その他の情報提供を行う。加えて，対象者が利用しているサービス提供者と密接に連絡・連携をとり，情報交換や援助方法の確認を行うことも欠かせない。これらいかなる段階においても常に対象者の意思，人権，プライバシーを尊重することは当然であり，理学療法士には幅広い経験と知識，社会性，人間性が必要とされる。[32] ➡在宅医療,社会的リハビリテーション,居宅介護支援サービス,訪問リハビリテーション

**最長筋** longissimus muscle　腸肋筋の内側を走行する長い筋で，腸肋筋，棘筋とともに脊柱起立筋を構成する。胸最長筋，頸最長筋，頭最長筋に区別され，側頭骨乳様突起，第3胸椎より上位の横突起などに起始および付着する。1側だけでは同側の曲げ運動に，両側同時では脊柱伸展に働く。[293] ➡脊柱起立筋

**最低血圧**　minimal blood pressure　【最小血圧, 拡張期血圧　diastolic blood pressure】
　心臓の拡張期血圧の最小値。大動脈弁が閉鎖し，大動脈内圧が徐々に低下するにつれて血液の大動脈および末梢動脈の血管壁に対する圧力は最小となる。[85] ➡コロトコフ音

**最適化** optimization　与えられた条件（基準）のもとで，対象とする問題の最も適した，あるいは最も好ましい解（解決策）を求めることをさし，問題の定式化（理論）および解決の手法（アルゴリズム）を見つけ出すためのプロセスをさす。[187]

**最適歩行速度** optimum walking speed
　エネルギー消費が最も少なくてすむ歩行速度。歩行の至適速度または経済速度ともいう。個人差はあるが，健常な成人では約70〜80 m/分の速度である。生理的コスト指数（PCI）の値は約0.25を示す。[187] ➡自由歩行速度,最大酸素摂取量,生理的コスト指数

**彩度** chroma　色の3属性のひとつ。他は色相（色あい），明度（明るさ）。彩度は色相の強弱のことで，彩度が強いほど鮮やかな色に，弱ければ濁った色（グレー）となる。[247]

**細動** fibrillation　心房の電気的興奮が心房全体にわたり，まったく無秩序に生じている状態を心房細動といい，心室が細かく震えて収縮していない状態を心室細動という。心室細動は致命的な不整脈であり除細動を必要とする。[232] ➡心房細動,粗動

**臍動脈** umbilical artery　胎児の静脈血を内腸骨動脈から胎盤に送る1対の太い動脈。13トリソミーなどの疾患で単一臍動脈がみられることがあるが，しばしば他の先天性奇形を伴う。[176]

**サイトカイン** cytokine　免疫担当細胞をはじめとする各種の細胞から産生・放出される生理活性物質（免疫グロブリンを除く）の総称。レセプターと結合してシグナルが伝達され，活性化される。サイト（細胞）と，カイン（作動因子）の造語。[198] ➡インターフェロン

**サイトメガロウイルス**　cytomegalovirus：CMV　βヘルペスウイルス群に属するDNA型ウイルス。後天感染では典型的な日和見感

染である。妊婦が初感染すると新生児に先天性巨細胞封入体症が起こる。後天感染では医原的感染，性的感染などにより伝播する。[162] ➡ 黄疸，日和見感染

**催乳ホルモン** = プロラクチン

**採尿** collection of urinary specimen　採尿は尿検査において非常に重要な意味をもつ。検査目的に応じた採尿時間，採尿方法，採尿条件を選択することが必要である。採取方法は自然排尿によることが多いが，カテーテルが用いられることもある。[123] ➡ 臨床検査技師，尿，血尿，尿酸

**再認** recognition　記憶の構成要素のひとつ。過去に経験したことは印象として刻まれ(記銘)，維持される(保持)。これを再び意識に戻したもの(再生)が記銘したものと同一であることを確認する機能。[66] ➡ 記憶

**再燃** recrudescence　一時的に軽快・寛解していた病態や症状が再び現れてくること。多発性硬化症や白血病などでみられる。[55] ➡ 軽快，寛(緩)解

**再発性心筋梗塞** recurrent myocardial infarction　【再梗塞】　すでに心筋梗塞の既往があり，再び心筋梗塞を発症すること。一般的に再発した場合は予後不良である。[175] ➡ 梗塞，心筋梗塞

**サイバネティックス** cybernetics　ウィーナー(Wiener, N.)により提唱された通信や機械，生体におけるフィードバック情報に基づく制御理論。サイバネティックスの用語は，「舵をとる人」というギリシャ語に由来する。1900年代の半ばより，機器の合目的的な自動制御のためには情報のフィードバックが不可欠という考えから，サーボ機構を備えた制御理論が登場し，生体における制御機構にも同様の理論が持ち込まれるようになった。人の随意運動においても，合目的的な運動を行うためには運動方向，筋出力量，タイミングなどの決定が必要であり，運動対象の位置や大きさ，重さ，速度などの生体外部の情報や，深部感覚などの内部の情報により，感覚によるフィードバック制御が行われている。この考え方は理学療法においてもバイオフィードバック機器を用いた各種の練習方法として導入されているが，人の運動制御についてはこれだけで説明することは困難であり，より発展した制御理論が提示されている。[256] ➡ 制御理論，自動制御，サーボ機構，学際領域

**座位バランス** balance of sitting　座位の際に，支えられないような重力軸のずれが生じた場合，それを感知し修正することによって垂直な姿勢を保つこと。バランスとは重心線を支持基底面内に収める身体能力であり，この重心線が支持基底面から外れるとそれは運動となる。バランス保持の具合によって，活動レベルや生活範囲が制限されることから，理学療法にとってきわめて重要な要素である。バランスには，立ち直り反応や平衡反応といった，一定の刺激に対する身体の定型的な反応様式が必要である。これらの反応様式などの姿勢調節機構，骨関節アライメント，自律神経などの静的姿勢保持力，随意運動としての筋力，平衡機能，持久性，予測などにより座位バランスが達成される。[70] ➡ バランス障害，姿勢調節，立ち直り反応，平衡

**再分極** repolarization　細胞膜の化学的，電気的・機械的刺激などの興奮により静止電位は急激に電位差が減少する脱分極を起こし，その後ゼロ電位を超えて正電位に達したのち，また静止電位に戻る。この静止電位に戻る過程をいう。[5] ➡ 脱分極，電位

**細胞** cell　生体組織を構成する構造上・機能上の基本単位。核や他の細胞小器官とそれを取り巻く細胞質が細胞膜によって囲まれた微細な原形質塊。[204] ➡ 細胞間質，核，原形質

**細胞外液** extracellular fluid：ECF　体液は細胞外液と細胞内液に分けられ，栄養や電解質などが溶解し，電解質の組成は細胞内・外液で大きく異なっている。細胞外液には$Na^+$と$Cl^-$が，細胞内液には$K^+$，リン酸イオンが多く含まれる。細胞外液は体重のおよ

そ20％を占め，間質液と血漿に分かれて臓器や組織を循環している。この液量の調整にはNa$^+$が深く関与している。[95] ➡間質液,血漿

**細胞間液** ＝ 間質液

**細胞間質** intercellular substance 【細胞外基質,細胞外マトリックス extracellular matrix：ECM】　細胞をしっかりとつなぎ合わせている粘性の流動性物質で，コラーゲン，プロテオグリカン，エラスチンなどの蛋白質が不溶化してできたもの。細胞の分化，増殖，移動などの調節機能，細胞接着の足場などの役割をもっている。[158] ➡細胞外液，ヒアルロン酸,基質

**細胞呼吸** ＝ 内呼吸

**細胞死** cell death　アポトーシスと壊死に分けられる。遺伝子支配でプログラム化された能動的な自滅命令に基づくアポトーシスは，組織中の細胞で散発的に発生し，核クロマチンの凝集化，細胞核の断片化，アポトーシス小体の形成，マクロファージによる処理過程を経る。その際，細胞の内容物は細胞外へ漏れ出さないため，炎症性の反応を起こすことはない。アポトーシスは細胞，組織系の発生や変態，分化，成熟，老化に深くかかわっており，細胞分裂と協調して適正な細胞数を維持したり，不要になった細胞を除去したりする細胞社会の制御系として，あるいは異常細胞の抹殺といった防御系として機能している。一方，虚血や炎症など様々な外的な侵害性要因によって，細胞が受動的に破壊される壊死は，組織内の細胞集団に広範に生じ，最終的に周辺組織にも炎症を引き起こす過程である。[272] ➡壊死,壊疽，アポトーシス

**細胞自滅** ＝ アポトーシス

**細胞診** cytodiagnosis；cytologic diagnosis　痰や尿などの排泄物中に出てくる細胞や，子宮頸部や内膜を擦り取って採取した細胞，乳腺や甲状腺，体腔などに注射器を刺して吸い取った細胞などを顕微鏡で調べる検査法。生検などと比べ侵襲が少ない利点がある。[238]

➡癌

**細胞封入体** ＝ 封入体

**細胞分裂** cell division　1個の細胞（母細胞）が分裂して2個以上の独立した細胞（娘細胞）になること。これにより核をはじめ細胞小器官が，2個の娘細胞に分配される。神経，骨格筋，赤血球などの細胞は，一度成熟するとふつうは分裂しない。[158]

**座位保持装置** posture support devices 【シーティング seating】　車いすを中心とした座位を最適に保持する機器。臥位や立位も含めて，姿勢保持と呼ばれる場合もある。基本は板をベースとした支持機構であるが，日本では複数のベルトを使用したものも座位保持装置として呼ばれる。[223] ➡シーティングシステム，モールド装具

**催眠薬** ＝ 睡眠薬

**催眠療法** hypnotherapy　催眠性トランスという，理性が弱くなり，被暗示性が高まった精神状態を用いた療法。催眠は自己催眠と他者催眠とに分類される。前者は抑圧の解除に治療機序があるとし，後者は自律訓練法に応用され，神経症，心身症，児童の情緒障害などに用いられる。[66] ➡自律訓練法

**サイム義足** Syme prosthesis　脛骨下端部のサイム切断者に用いる義足。断端末端部で体重支持ができる，立位での脚長差を補正できる，踏み切り期への円滑な底背屈ができる，などの機能をもつ。在来式,有窓式,軟ソケット付き全面接触式などがある。[48]

**サイム切断** Syme amputation　1842年，英国エジンバラ大学，サイム（James Syme）が推奨した切断であり，果上足関節部で脛骨，距骨，腓骨を切断し，踵部の皮膚弁を断端部に付着させる手術である。断端末の荷重が可能，断端が長く義足を制御しやすいなどの特長があるが，女性の場合，果部の膨隆部が外観を不良とするため好まれない。切断高位は足関節離断に相当するが，下腿骨両果部の部

分切断を含むため離断とは呼ばず，特にサイム切断として呼称されている。[211] ➡サイム義足

## 細網内皮系 reticuloendothelial system
細胞性生体防衛システムの概念で，間葉系の細網細胞，細網内皮，マクロファージを1つの系統とするもの。現在この概念は否定されており，単核性食細胞系(MPS)が容認されている。[177] ➡脾臓，骨髄，マクロファージ

## 在来式下腿義足 conventional [type of] below-knee prosthesis
古くから使用されている下腿義足で大腿コルセット，膝ヒンジ継手，差し込み式ソケット，殻構造の下腿部よりなる。懸垂を大腿コルセット部分で行うのでピストン運動や大腿部の筋萎縮などを生じやすい。現在では膝カフを備えたPTB下腿義足が主流である。[48] ➡下腿義足，全表面荷重式下腿義足，PTS下腿義足，PTB下腿義足，KBM下腿義足

## 材料 material
理学療法分野では，特に義肢・装具や福祉用具の材料として，各種プラスチック材料，金属材料などが用いられる。義足ソケットには，エポキシ樹脂などの熱硬化性プラスチックやアクリル樹脂などの熱可塑性プラスチックを用いる。また最近では，義足と断端のインターフェースとしてシリコーン樹脂，義足足部のバンパーや外装にウレタンゴムやウレタンフォームが用いられる。四肢や体幹の装具には，その外殻にサブ・オルソレン，ポリプロピレンなどの熱可塑性プラスチックを用いることが多く，その内側に発泡プラスチックなどを用いる。特に継手部分には機械的特性に優れるポリプロピレンなどが用いられる。車いすのフレームには，軽量なアルミ製のものが主流で，安価な鉄，耐食性に優れたステンレス，軽くて強く耐食性に優れたチタン，あたたかみのある木材などが用いられる。[12] ➡熱硬化性プラスチック，熱可塑性プラスチック

## 裁量権 discretion
自分の意見によって判断し処置すること。よく使用されるのは行政裁量権で，法律で認められた一定の範囲内での判断し，住民サービスのレベルを自由に決めることができる権限をいう。行政以外では，医師・弁護士なども専門業務上での裁量権が存在するといえるが，その行使にあたって，不適切な結果が生じても，その違法性を問われない傾向にある。しかし，近年では，その行使には，一定の正当性が認められることが必要だといえる。[104]

## 座位練習 sitting exercise
臥床生活から車いすを使った生活への移行を目的とする場合と立位へ移るための準備としての座位練習がある。前者は起立性低血圧や廃用症候群の予防や長時間の座位耐久性などが主眼で，後者は座位での安定感や姿勢調整などを目的とする。[223] ➡座位バランス，座位姿勢

## サイロキシン thyroxine 【チロキシン】
記号$T_4$。甲状腺ホルモンの一種。甲状腺サイログロブリンの加水分解によってつくられ，4個のヨウ素を含むことから$T_4$と呼ばれる。主に甲状腺濾胞から合成・分泌される。検査基準値は血中濃度は$5〜12 \mu g/dl$。基礎代謝上昇，酸素消費量増大，塩類排泄促進などの作用をもつ。[198] ➡甲状腺，代謝，先天性甲状腺機能低下症

## サイン検定 = 符号検定

## サウナ浴 sauna bath
熱した空気や蒸気で部屋の温度を高め，発汗と皮膚温の上昇を促す方法。全身の温熱療法であり，血液循環の改善，筋トーヌスの低下，新陳代謝の亢進などの効果を得ようとするもの。[142] ➡温熱療法

## 杯細胞 goblet cell 【杯状細胞】
腸や気管の粘膜上皮中に散在し，ムチンという高分子物質を主成分とする粘液を分泌する細胞で，単細胞腺。分泌された粘液性顆粒が細胞上部に膨満し，細胞の形が杯に似ていることからこの名がある。[270]

## 杯状細胞 = 杯細胞

## 作業仮説 work hypothesis
概念的に変数

の関係を予測した理論仮説に対し，作業仮説は具体的に観測可能な変数を設定して，その相互関係を予測すること．横断研究(調査表調査)においては，理論仮説の次に設定する仮説で，調査目的に関係する指標を選定しその調査結果を予測する．調査項目を決定するのに必要な過程で，研究デザインの重要な部分である．[146] ➡ 研究デザイン，統計学，仮説

**作業記憶 (さぎょうきおく)** working memory【作動記憶】
行動や決断に必要な情報を一時的に貯蔵しておく記憶．この機能の中枢は前頭連合野にある．情報の分散処理，作業の計画的遂行，複数課題の同時遂行に不可欠な記憶である．[70]

**作業性筋肥大 (さぎょうせいきんひだい)** ＝ 筋肥大(きんひだい)

**作業療法 (さぎょうりょうほう)** occupational therapy：OT　身体的あるいは精神的な障害をもった人に対して，人間として充実した生活が送れるように最大限の回復をめざし，多数の専門職者が働きかけ援助することをリハビリテーション医療というが，作業療法は理学療法や言語聴覚療法とともにリハビリテーション医療の一治療法で，日本作業療法士協会は「作業療法とは，身体または精神に障害のある者，またはそれが予測される者に対して，その主体的な生活の獲得を図るため，諸機能の回復・維持および開発を促す作業活動を用いて行う治療，訓練，指導および援助をいう」と定義している．作業療法における「作業活動」とは「日常生活の諸動作，仕事，遊びなど人間の生活全般に関わる諸活動のこと」であり，作業療法ではこの「諸活動」そのものを治療や援助もしくは指導の手段として用いる．次に作業療法の実施領域について，その対称が「身体的にも精神的にも，生活の諸活動を用いて行う治療法」であることから，子どもから高齢者まで身体あるいは精神に障害をもつすべての人に関わり，医療，保健，福祉，教育，職業領域まで幅広い分野に展開されている．具体的には①身体障害(脳卒中や骨折など)の作業療法，②発達障害児(脳性麻痺児やダウン症児など)の作業療法，③精神障害(統合失調症や躁うつ病など)の作業療法，④老年期障害(老年認知症や寝たきり老人など)の作業療法がある．次に代表的作業種目であるが，①日常生活活動(ADL)(特に身の回り動作の諸動作として，食事動作や整容動作，衣服着脱動作など)，②手工芸作業(皮細工，貼り絵など)，③織物作業(機織作業や経糸張り作業など)，④粘土作業(粘土練り作業や造形など)，⑤木工・金工作業(鋸引き，サンドペーパー，金槌などの各所作や造形など)，⑥治療用ゲーム(輪投げ，玉入れなど集団内での精神心理刺激など)，⑦屋外作業(園芸作業やレクリエーションなど)などがあげられる．さらに，①身体障害の作業療法では特に上肢を中心とする諸作活動(例えば脳卒中の主婦の場合の調理動作練習など)を，②発達障害児の作業療法では遊戯療法(感覚統合練習や認知運動療法など)を，③精神障害の作業療法では伝統的作業療法(箱庭療法や行動療法など)を，④老年期障害の作業療法では ADL 練習を中心に QOL(生活の質)の向上をめざした作業療法などが行われる．[188] ➡ リハビリテーション

**作為体験 (さくいたいけん)** experience of influence【させられ体験】　統合失調症の自我障害のひとつ．自分の思考，感情，行為が自らの意思によるものではなく，外部の力によって「させられている」と訴える症状．あやつられ思考，思考吹入，思考伝播などがある．[70] ➡ 統合失調症

**錯視 (さくし)** visual illusion　主観的な見え方と客観的な形や動きとのずれに基づく視覚上の錯覚．主な錯視には幾何学的錯視，明るさの対比，主観的輪郭，自動運動，誘導運動などがある．錯視は視知覚の情報処理機能を探るうえで重要な現象である．精神疾患では意識変容によるせん妄で錯覚(錯視が多い)が生じる．[66] ➡ 錯覚，視覚，意識変容，せん妄

**索状体 (さくじょうたい)** ＝ 下小脳脚(かしょうのうきゃく)

**サクション** suction　ある部位を陰圧の状態にすることで生じる吸引や吸着を意味する用語．一般には吸引器を用いて，鼻腔および喉頭，気道にある異物や貯留分泌液，浸出液などを陰圧で体外へ排除する目的で施行す

る。気管支内吸引に際しては，気道粘膜を損傷しないように無理な吸引を避け，無菌的に施行する。理学療法分野では排痰時の吸引，義肢装具のプラスチック成形時の真空ポンプを用いた吸引成形，大腿義足の吸着式ソケットなどで使用される。[197,48] ➡ソケット，吸着式ソケット，四辺形ソケット

**錯乱** confusion　論理と脈絡の欠如した思考の障害。意識混濁を伴う場合はアメンチアという。統合失調症，躁うつ病，脳の器質性，老年性疾患の外因性精神障害で認められるが，心因性に生ずる思考の散乱と興奮も多い。[279] ➡意識変容，アメンチア

**作話** fabrication；confabulation　未体験のことをしたかのように話をすること。脳の器質性精神疾患にみられ，本人の意図や自覚の有無にかかわらず自動的な補塡行為と考えられる。コルサコフ症候群による記憶障害による作話が代表的。[200] ➡コルサコフ症候群

**鎖骨** clavicle；collar bone　内端は胸骨柄，外端は肩甲骨肩峰に付くゆるいＳ字状に彎曲した細長い骨。その彎曲は前方に向かって内側1/3部分で凸状，外側1/3部分で凹状を呈している。鎖骨の近位端は胸鎖関節，遠位端は肩鎖関節を形成し，上肢を体幹に連結する。[99]

**鎖骨下動・静脈** subclavian artery and vein　鎖骨下動脈は，右側は腕頭動脈から，左側は大動脈弓から起こる。頸部で斜角筋三角，次いで肋鎖間隙を通過した後，腋窩動脈となる。鎖骨下静脈は鎖骨下動脈と並行して走るが，斜角筋三角を通らず前斜角筋の前を走行している。[99]

**坐骨結節** ischial tuberosity　坐骨は坐骨体と坐骨枝に分けられるが，坐骨体の後下方の大きな隆起が坐骨結節で，殿部に手を当てると確認できる。大腿部を屈曲すると体表より触れやすくなり，座位をとると体重を受ける。大腿後面に位置する筋の多くの筋の起始部となっている。[203]

**坐骨支持長下肢装具**　ischial weight-bearing knee ankle foot orthosis　股関節・大腿・膝関節部を可及的に免荷するために坐骨結節で体重支持する長下肢装具。ソケット部は大腿義足の四辺形ソケットと同様の原理で作製される。[262] ➡外転位免荷装具

**坐骨収納型ソケット**　ischial-ramal-containment socket：IRC socket　大腿義足のソケットデザインで四辺形ソケットに代わるものとして開発されたもので，前後径を広く内外径を狭くし，坐骨支持部をソケット上縁ではなくソケット内に収納したソケットのこと。この構造的特徴によりソケット内で外転位をとりがちであった断端のアライメントをやや内転位に保持することができ，さらに坐骨結節をソケット内に収納することで坐骨下枝による骨性の固定を確保し，ソケットの外側移動を防ぐことができる。この坐骨収納型ソケットは，normal shape-normal alignment (NSNA)，contoured adducted trochanteric-controlled alignment method (CAT-CAM)，Narrow M-L など報告者や製作方法により若干の相違はあるが基本構造はほぼ同一で，1987 年にこれらを総称して坐骨収納型ソケットと呼ぶことになった。[48] ➡四辺形ソケット，ソケット

**坐骨神経痛**　sciatica；ischialgia；sciatic neuralgia　坐骨神経の走行途中に病変があり，腰・殿部から大腿後面，足指に至る坐骨神経支配域への放散痛を特徴とする神経痛。原因は，脊椎疾患，脊髄・馬尾疾患，神経根・末梢神経疾患，骨盤部疾患，中毒性疾患，感染症などがある。[151] ➡根性坐骨神経痛，放散痛

**鎖骨バンド** ＝ クラビクルバンド

**差し込み式ソケット** plug fit socket　義肢の吸着式ソケットと違い，ソケットの内面と断端との間に余裕があり，断端を差し込むようにして装着するソケット。高齢者，重複障害によりソケットの装着操作が困難な者や血液透析などで断端周径の変動が激しい場合などに用いられる。[48] ➡吸着式ソケット

**左[心]室肥大** left ventricular hypertrophy：LVH　大動脈弁狭窄や高血圧症などの末梢血管抵抗の増大が原因となって圧負荷の増大が起こり，代償機構として左心室筋に生じる肥大．診断は心電図上の左室高電位差・ST降下と陰性T波や心エコー検査で行われる．232 ➡心肥大

**左心室リモデリング** left ventricular remodeling　中等度以上に左室機能が障害された心筋梗塞後，進行性に左室機能が損なわれていく現象．ただし，新たな虚血がなく，左室内腔拡大を伴う．心筋組織の再構築が起こっていると考えられる．34 ➡再生

**左心不全** left-sided heart failure：LHF　左室機能障害によって左室内腔の拡大および左室充満が上昇する結果，左室のポンプ機能低下をきたし，心拍出量の低下により末梢循環不全を呈し，呼吸困難，意識レベル低下，乏尿，運動機能低下などの症状をきたす病態．232 ➡右心不全，心不全

**させられ体験** ＝作為体験

**座長の役割** role of the chair　学会などの進行役が座長であり，その役割は円滑に効率よく進行を図ることが重要で，①発表，発言，質問の時間の厳守，②活発な討議の誘導，意見の調整，③質疑応答や会全体の総括，などがあげられる．271 ➡臨床研究，基礎研究，学会発表，質疑

**雑音** noise　❶複雑な波形をもつ複合音には最低周波数の基音と，基音の整数倍にあたる周波数の倍音がある．この基音と倍音で構成されない複合音を雑音という．雑音の音圧や暴露時間などで難聴をきたすことがある．❷ノイズに同じ．92 ➡音，デシベル，聴覚，情報理論，難聴

**錯覚** illusion　実在するものや現実の外部刺激などの知覚対象を別のものとして誤って知覚すること．この場合，外部刺激などの知覚対象は誤って知覚されたものと区別されることはない．視覚における錯覚を錯視，聴覚における錯覚を錯聴という．錯覚には，不注意錯覚，情動錯覚，パレイドリア(pareidolia)がある．不注意錯覚は，注意の不十分なときや薄暗がり，眠気などがあるときに起こる．文章校正における誤字や脱字の見落としはその一例である．情動錯覚は，感動錯覚ともいわれ，期待や恐れ，不安，やましさなどの情動や感情の変化に伴って知覚の対象が変化して知覚されることである．何かに恐れているときに風の音が不審者の音に聞こえたり，夜道の樹木が人のように見えたりする場合がこれに当たる．パレイドリアは，壁のしみや入道雲などの不完全な感覚印象が人の顔や怪物などの実体的で明確な心象を形成し，注意を集中しても消せない状態をいう．慢性アルコール中毒の振戦せん妄の際に出現する．139 ➡意識障害，意識変容

**擦過傷** abrasion【擦り傷；擦過創 excoriation，表皮剝離】　日常よくみられる外傷で表皮が剝離または剝奪し，真皮が露出した状態．路面や壁などに擦れて受傷することが多く，複数の線状創がみられ，疼痛は強い．軽度の出血がみられ，表面は痂皮でおおわれる．6

**サッカリン** saccharin　人工甘味料のひとつ．白糖の300〜500倍の甘みがあり，ノンカロリーの甘味料として食品に使用されているが制限がある．また，下鼻甲介に付着させ，咽頭で甘みを感じる時間を測定し，気道浄化作用を調べる検査法に用いられる．65

**殺菌薬** bactericide　微生物を死滅させる薬剤で，ハロゲン化合物(ヨードチンキ，ポビドンヨード)，アルコール類(エタノール，イソプロパノール)，フェノール類(クレゾール)，アルキル化薬(ホルムアルデヒド)などがあり，手指や皮膚，金属，器具などに使用される．215 ➡消毒

**雑種** ＝ハイブリッド

**サッチ足[部]** solid ankle cushion heel foot：SACH foot　木製あるいは金属製のキール(竜骨)を中心として，クッション性のある踵

部をもつ足継手軸のない義足用の足部。踵クッションが足部の底屈の役割を担っている。足継手がないために軽量で，外観性や耐久性に優れる。[48]

**査定** underwriting　ある事柄について調査し，一定の基準に基づき評価を下すこと。例えば，生命保険契約では健康調査や家族歴などの諸資料に基づき保険者が契約締結の可否などを判断すること。[59] ➡医療保険制度, 労働者災害補償保険法, 医の倫理

**サテライト細胞** ＝ 衛星細胞

**作動器** ＝ アクチュエーター

**作動記憶** ＝ 作業記憶

**作動装置** ＝ アクチュエーター

**差動増幅器** differential amplifier　心電図，筋電図，脳波といった電位差の小さい生体電気現象を測定するとき，2つの検出電極間の差の電圧だけを増幅し，接地電極からの信号を相殺することで，外部からの雑音の影響を小さくする機器。[164] ➡筋電図, 心電図, 脳波

**査読** peer review　雑誌などへの投稿原稿や論文を読み，その内容が適当なものであるか，規定の基準にあるかなどを公平な目で吟味することで，場合によって加筆・訂正も行われる。掲載や論文審査などにあたり重要な手続きとなる。[271] ➡校閲, 学会発表, 論文

**サドル状感覚消失** saddle anesthesia　【鞍状感覚消失, 騎袴状感覚消失】　下部馬尾神経障害時に起こる肛門部や会陰部，外陰部，仙骨部のみに起こる感覚障害で，その範囲は乗馬の鞍や自転車のサドル状であることからこのような名がついた。症状として尿閉，大便失禁，性交不能などを伴う。[194]

**サナトリウム** sanatorium　神経, 精神科疾患，結核などの慢性疾患で治療に長時間を要する者を療養治療する医療施設。ギリシャ語のサナトロジー(死学)を語源として哲学・宗教学・心理学・精神医学・文学・神学・医学・法律学・看護学などから総合的に接近する介入が導入された。[47]

**詐病** malingering　困難, 危険や補償, 責任が予想される状況からの回避, 経済的な利益の獲得, 報復あるいは懲罰を動機に, 偽りの, あるいは誇張された身体・精神症状を意図的に産生することをさす。学校や病院, 職場などでよくみられる。症状としては漠然としたもの, 各身体部位の痛み, めまい, 物忘れ, 不安や抑うつなどがある。詐病者は随意的に症状をコントロールできる。しかし, 意図的に精神障害の症状を産生し続けると, 自己暗示により, 神経症に移行する場合がある。拘束下での苦痛からの逃避のための詐病が自動化し, 非意識的に症状の発現がみられるものを詐病精神病という。より系統的な疾病分類では, 賠償など, 明らかな目的があるものだけが詐病に分類され, 患者の役割を果たすことだけが目的とみられるものは虚偽性障害(factitious disorder)に分類される。[218]

**座標空間** coordinate space　座標系が定められた空間をさす。この場合, 空間は3次元をさし, 座標は一般にはX, Y, Z軸を有する直交座標系が用いられる。運動分析では取り扱う座標系により2次元, 3次元に分けられる。[252] ➡運動力学, 3次元運動解析

**サブ・オルソレン** Sub-Ortholen　高密度ポリエチレンでできた熱可塑性プラスチック。商品名。耐衝撃性, 耐摩擦性, 耐化学薬品性に優れ, 成形が容易で, 加熱・冷却による収縮が少ない。装具から福祉用具まで幅広く使用される。[12] ➡熱可塑性プラスチック, オルソプラスト, アクアプラスト, サーモスプリント, ポリキャスト

**サブクリニカル感染** ＝ 不顕性感染

**サブスタンスP** substance P　【P物質】
11個のアミノ酸よりなるポリペプチドで，一次感覚神経の神経伝達物質。主として痛覚伝達に関与している。大脳基底核で合成されている。サブスタンスPが減ると嚥下や咳

反射が起こりやすいことが知られている。[289]
➡ アミノ酸, 神経伝達物質

**サブユニット** subunit　ある物質あるいはユニットが複数の構成要素(成分)からなる場合, 個々の構成要素をさす。高分子である蛋白質においては, 分離させた単一体をいう。[289]
➡ 単位

**サプレッサー因子** suppressor factor 【抑制因子】　免疫反応(応答)を抑制する機能をもつサプレッサーT細胞から遊離され, 抗体産生を抑制する因子(可溶性因子)。特定の抗原に特異的に作用するものと非特異的に作用するものとがある。[141] ➡ T細胞, 免疫, 抗体

**左房室弁** ＝僧帽弁

**サポーター** supporter 【弾性サポーター elastic supporter】　関節周囲や体節に巻く軟性装具の一種で, 伸縮性の布でできている。関節捻挫などの受傷後の支持・保護, 腫脹や浮腫防止の目的で用いる。体節に巻くと, 感覚フィードバックの促進や保温などの効果が得られる。[125] ➡ 弾性包帯

**挫滅症候群** ＝圧挫症候群

**左右差** difference between right and left　身体活動・状態を把握する際, 身体の左と右を比較したときの差。例えば, 形態計測では, 大腿部周径値の左右差から筋萎縮, 筋力低下を想定し, その他の計測結果と統合・解釈を行い評価結果に結びつける。[59] ➡ 評価, 形態計測, 深部腱反射, 統合と解釈

**左右識別障害** ＝左右失認

**左右失認** right-left disorientation 【左右識別障害】　身体失認のひとつで, 左右の区別が正しく認知できない状態。左側頭頂葉, 後頭葉の移行部の損傷により生じる。多くはゲルストマン症候群の一症状として現れる。[183]

**作用素** ＝演算子

**作用・反作用の法則** law of action and reaction　作用と反作用とは時間的には同時に起こるという法則。「互いに接している2つの物体の1つに力が作用すると, その物体からその力と等しい大きさで, かつ反対方向に作用する力が生じる」というニュートンの運動の第3法則にあたる。[109] ➡ ニュートンの運動の法則, 慣性の法則, 力学, 運動力学

**皿型表面電極** surface electrode 【皿電極】　脳波, 誘発筋電図, 動作筋電図において生体の電位変化を記録するときに用いられる皮膚表面に貼付する表面電極で, 電極部分が皿型をしているもの。針電極と比較して痛みを伴わない利点がある。[134] ➡ 筋電図, 脳波

**サリチル酸製剤** salicylic acid drugs　解熱・鎮痛薬。解熱・鎮痛・抗炎症作用をもつサリチル酸から作られた製剤。代表的なものにアセチルサリチル酸(アスピリン)がある。サリチル酸により解熱・鎮痛薬中毒を起こすことがある。[149] ➡ 薬物依存症, アスピリン, インドール系薬

**サリドマイド** thalidomide　1957年旧西ドイツで開発された鎮静・睡眠薬の一種。当時広く使用されつわりの鎮吐にも効果があるとされたが, 妊娠早期に使用した場合の四肢奇形児出産の報告があいつぎ, 製造・使用中止となった。[201]

**サリン中毒** sarin poisoning　サリンは農薬などの有機リン系化合物で強い神経毒性があり, ガス状となりやすい性質がある。サリン中毒はガス状のサリンを吸って起こるもので, 症状はアセチルコリンの過剰刺激症状が現れてめまい, 腹痛の軽症から全身痙攣, 意識障害をきたし死亡することがある。[95] ➡ 中毒

**サルコイドーシス** sarcoidosis　原因不明で肺門リンパ節, 肺, 皮膚, 肝, 膵, 心臓, 骨など全身の多臓器にわたる肉芽腫性疾患。罹患部組織にできる非乾酪性類上皮細胞肉芽腫で, 組織の正常構造が保持できなければ, 線維化などの後遺障害を残す。若年と中年に

好発する。[201] ➡肉芽腫

**サルコメア** sarcomere 【筋節】　筋原線維の周期的構造のことで，アクチンフィラメントが円盤状に固定されているZ膜から隣接のZ膜までの間の形態的構造で，筋収縮の最小単位となっている。弛緩(静止時)の長さは2〜3μmで，収縮時には短縮する。[64] ➡アクチン，ミオシン，筋フィラメント

**猿手** ape hand　　正中神経の麻痺で正中神経支配の短母指外転筋・短母指屈筋浅頭・母指対立筋が麻痺し，回内運動ができなくなり，母指は外転位をとり，母指掌側が他の4指と同一面となる肢位。母指対立運動障害と母指から環指橈側の感覚障害がみられる。[136] ➡正中神経，フォルクマン拘縮，絞扼性ニューロパチー

**ざるの目認知症** = まだら認知症

**サルモネラ[感染]症** salmonellosis　サルモネラ属の細菌による感染症の総称。チフス菌やパラチフス菌と，非チフス性サルモネラ菌に大別され，前者は全身感染症を，後者は臓器感染症を現す。人畜共通感染症だがヒトの主な感染症としては，食中毒と呼ばれる急性胃腸炎がある。[298] ➡感染症対策

**酸塩基平衡** acid-base balance；acid-base equilibrium　体内の酸と塩基が平衡状態にあることで，肺による二酸化炭素の排泄や腎臓による水素イオンの排泄と重炭酸(炭酸水素)イオンの再吸収などで平衡状態が保たれる。[86] ➡緩衝作用，代謝

**酸化** oxidation 【酸化還元反応 oxidation-reduction reaction】　反応系において，酸素と反応させて化合物中に酸素を取り込むこと，または，化合物から水素を排除する脱水素反応(還元の逆過程)。ある物質が1つ以上の電子を放出する(元素の酸化数が増加する)反応も酸化という。[26]

**産科医の手** obstetrician's hand　副甲状腺機能低下などに伴う血清Ca濃度の低下によって起こるテタニーで観察される症状。母指が内転，母指球と小指球が対立するように接近し，中手指節間関節屈曲，指節間関節が伸展して，手全体が円錐状となる。[284] ➡トルソー徴候

**酸化還元酵素** oxidoreductase 【オキシドレダクターゼ】　生体内での酸化還元反応を触媒する酵素の総称で，生体を構成する物質の合成や生体活動に必要なエネルギーの発生に役立つ。反応様式によってオキシダーゼ(酸化酵素)，レダクターゼ(還元酵素)，デヒドロゲナーゼ(脱水素酵素)などがある。[289] ➡酵素，酸化，還元

**酸化還元反応** = 酸化

**三角筋** deltoid muscle　鎖骨外側1/3(前部線維)，肩峰(中部線維)，肩甲棘(後部線維)から起こり，上腕骨の三角筋粗面に付着する大きな筋。腋窩神経($C_{5,6}$)支配。前部は肩屈曲，中部は肩外転，後部は肩水平外転の主動筋。[159]

**三角靱帯** deltoid ligament 【内側靱帯】　足関節の内側に位置し，内果から下方へ向かう三角形を呈する靱帯。前脛距部，脛舟部，後脛距部，脛踵部の4線維束から構成される。足関節外反が強制されると三角(内側)靱帯損傷を起こして足関節捻挫となる。[273]

**三果骨折** trimalleolar fracture 【コットン骨折 Cotton fracture】　内果，外果，脛骨後果(または前方)関節縁の骨折。強力に足関節が外旋され受傷する。脛骨天蓋(プラフォンド)骨折の分類が適用されるが，脛骨天蓋骨折は骨端部(荷重部)骨折であり，果部骨折とは区別される。[191] ➡果部骨折，関節内骨折

**酸化ストレス** oxidative stress　生体が酸化に傾いた状態。体内の代謝過程で化学反応を起こしやすい活性酸素が生成され，この活性酸素が生体防御システムのバランスを障害することで生じる。老化や疾病の関連性があるとされる。[180] ➡活性酸素

**酸化ヘモグロビン** ＝ オキシヘモグロビン

**三環系抗うつ薬** tricyclic antidepressant drug　精神抑うつ状態を改善する抗うつ薬。現在うつ病あるいはうつ状態の治療に最も広く使用されている。代表的な薬剤として薬理作用の異なるイミプラミン，デシプラミン，アミトリプチリンがある。理学療法に際しては副作用に注意する。眠気はよくみられ，目のかすみも出現することがあり，これらは転倒事故の原因になりうる。高齢者では抑うつ症状の改善後に精神興奮が生じることがあり，しばしば錯乱やせん妄などが起こる。また，起立性低血圧や頻脈，不整脈などの心循環器系の副作用が出現することもあるので留意が必要である。[149] ➡抗うつ薬，抗精神病薬，抗不安薬，イミプラミン，四環系抗うつ薬

**3関節固定術** triple arthrodesis 【足関節固定術 ankle joint arthrodesis】　距踵関節，距舟関節，踵立方関節を固定し，関節機能と引き替えに骨性強直からなる支持力を再建する手術。適応疾患は先天性内反足の重症変形例，扁平足成人期の関節症変化をきたしたものなどがある。[191] ➡扁平足，関節固定術

**3脚杖** tripod cane；three-legged cane 【3点杖】　杖の下部が3本になっていて，支持基底面が杖と比べて広くなっている杖。安定性が良いため，杖ではバランス支持が不十分なときに用いる。支持基底面の広いもの（ラージベース）と狭いもの（スモールベース）があり，安定性に応じて選択できる。主に歩行練習に用いられる。[189] ➡杖，多点杖

**産業衛生** industrial hygiene 【労働衛生 occupational health, 産業保健 industrial health】　あらゆる産業現場に従事する労働者の健康管理に関する用語。労働者の肉体的，精神的および社会的な健康の維持と増進を図る。さらに労働災害，職業病や作業環境における疾病を予防し，労働者の保護を目的としている。[48]

**残気量** residual volume：RV　最大呼気位において肺に残存する肺気量。肺の容積は肺気量（volume）と肺容量（capacity）に分画される。肺気量は1回換気量，予備吸気量，予備呼気量，残気量に分けられる。[34] ➡機能的残気量

**ザンコリーの分類** Zancolli classification　頸髄損傷者に対する手機能再建手術のため分類。細かく分類されており動作との関連でわが国ではよく使用されている。しかし体幹に近い筋は考慮されておらずレベルと獲得動作のずれが生じる場合がある。[156] ➡機能残存レベル，エイシア（ASIA）の機能障害尺度

**残差** residual；remaining difference　観測値と予測値との差をさす。残差をヒストグラムで表現して正規分布していれば，予測は良好といえる。残差分析に用いられる場合には，標準誤差で標準化した残差が用いられる。[252] ➡統計学，主成分分析，変数

**3歳児健診** 【乳幼児健康診査；3歳児健康診査 health inspection for three-year-old children】　母子保健法に基づいて，3歳以上4歳未満の幼児を対象として行う健康診査。実施主体は市町村で，保健所や医療機関において，身体発育状況，栄養状態，心身の健康状況などの診査が行われる。[176]

**三叉神経** trigeminal nerve　脳神経の中で最大で第Ⅴ脳神経に同じ。橋を出て三叉神経節（ガッセル神経節，半月神経節）を作り，眼神経，上顎神経，下顎神経に分かれる。感覚線維と運動線維があり，前者は顔面の皮膚など，後者は咀嚼筋などに分布する。[111] ➡脳神経

**三叉神経脳血管腫症** ＝ スタージ-ウェーバー症候群

**3-3-9度方式** ＝ 日本昏睡尺度

**3次元運動解析** third dimension motion analysis　位置，角度，速度，加速度を3次元空間において特定し，身体各部分の運動の解析を行う方法。3次元動作解析システムにより身体に取り付けられた標点から空間内の

位置座標を求めることが可能である。[252] ➡ 座標空間, 運動力学, 計測機器, 運動の分解

**三指つまみ** three digit pinch；chuck pinch
手の把持動作パターンのひとつ。母指，示指，中指の3指を使ったつまみ動作で，ジャンパーのチャックをつまむのがその例。物を3点で固定するため安定したつまみの型である。指の力を集約できるので最も強いつまみが可能である。[280] ➡ ピンチ

**産褥期** puerperal period；lying in period
妊娠・分娩によって母体に生じた様々な変化が妊娠前の状態に戻る過程を産褥といい，分娩関連器官が復古する（元の状態に戻る）6〜8週間を産褥期としている。この時期はホルモン分泌が急激に変化し，不安，疲労なども重なり精神に異常をきたす（産褥精神障害）ことがある。[176]

**3色説** trichromatic theory 【ヤング-ヘルムホルツ説 Young-Helmholtz theory】 人間の眼は赤，青，緑の3つの分光感度の異なる錐体があり，いずれかが刺激され色覚が生じるという説。この3原色の適当な割合で色を再現できる。ヤング（Young, T.）が提唱し，ヘルムホルツ（Helmholtz, H.L.F.）が完成させた。[5] ➡ 色覚, 錐体

**産褥婦** ＝ 褥婦

**三尖弁閉鎖不全症** tricuspid insufficiency (incompetence)：TI 【三尖弁逆流症 tricuspid regurgitation：TR】 機能的および器質的な三尖弁病変により，収縮期に右室より右房へ血液の逆流を生じる状態。原因は右心不全による右心負荷によることが多く，右心不全の症状が特徴であるが，内科的治療は対症療法となるが，外科的には三尖弁輪形成術または置換術が行われる。[232] ➡ 心臓弁膜症

**酸素** oxygen 記号O。元素番号8，原子量16。無色，無臭，無味の気体で，空気中に約21％含まれており，換気により肺内に取り込まれる。組織で産生された二酸化炭素は静脈血で肺に運ばれ，血液と肺胞との間でガス交換が行われる。[289] ➡ 酸素摂取量, エネルギー

**残像** after-image；post-image 光刺激が消失した後にも短い時間に同じ形や色，または補色の感覚などが残ること。強い白色光を見たのち遮断しても明るい像が見える陽性残像と，明るい像を見たのち白い紙に視線を移すと黒い像に見える陰性残像とがある。[175] ➡ 視細胞

**三相説** three-phase theory フィッツ（Fitts, J.W.）によって提唱された，運動技能の学習過程は，初期相，中間相，最終相の三相からなるという説。初期相は言語的理解を伴いながら学習する段階，中間相は言語を伴わない修正が可能になる段階，最終相は自動化された段階をさす。[256] ➡ 運動学習, 運動技能, スキーマ理論, 運動制御

**酸素運搬機構** oxygen transport mechanism
酸素は，肺から取り込まれ，赤血球のヘモグロビンと結合し，オキシヘモグロビンとなり，酸素分圧の高い動脈血から酸素分圧の低い体内末梢組織へ運ばれ供給される。[86] ➡ 酸素, ヘモグロビン, ミオグロビン

**酸素化ヘモグロビン** ＝ オキシヘモグロビン

**酸素換気当量** ＝ 酸素当量

**酸素借** oxygen deficit 激しい運動の開始直後は，呼吸循環機能を通して十分な酸素が運搬されるまでに時間がかかるため，一時的に酸素が不足する。この不足分の酸素量は筋中に貯蔵されている無酸素性エネルギーの代謝により供給される。このときに供給された酸素量を酸素借という。[85] ➡ 酸素負債, 無酸素運動

**酸素摂取量** oxygen intake；oxygen uptake
記号：$\dot{V}O_2$。呼吸によって単位時間内に体内に取り込まれる酸素量。1分間に肺から体内に取り込まれる酸素量として測定する。定常の身体状態においては酸素消費量に等しい。[26] ➡ 最大酸素摂取量, 最高酸素摂取量

**酸素テント** oxygen tent　ビニール製のテント型酸素供給装置。酸素の供給が必要とされるときに，酸素マスクの装着に耐えられない未熟児，小児，あるいは熱傷者などに適用される。最大酸素濃度は約50％まで得られるとされている。[85] ➡酸素, 呼吸困難

**酸素当量** oxygen equivalemt【酸素換気当量 oxygen ventilation equivalent】　一定の酸素量を摂取するのに必要な肺換気量を示し，分時換気量（$\dot{V}_E$）を酸素摂取量（$\dot{V}O_2$）で除した値で表す。運動中，換気-血流不均等分布が大きいと酸素当量が増大するため，運動時の心拍出量低下の指標に有効とされる。[85] ➡換気, 酸素摂取量, 換気当量

**酸素負債** oxygen debt　運動終了後，次第に運動前の酸素摂取量値に回復するが，このうち安静時酸素摂取量を超過する分の酸素量を酸素負債という。運動開始時不足した酸素摂取量（酸素借）の再充足などで乳酸性酸素負債（無酸素性エネルギー代謝により乳酸の形で借りた酸素），非乳酸性酸素負債などに分類される。[85] ➡乳酸, 酸素摂取量, 無酸素運動, 酸素借

**酸素分圧** oxygen partial pressure　記号$PaO_2$。大気中のガスが混合した状態で，大気1気圧（760 mmHg）中の酸素の占める圧。空気中の酸素濃度は20.93％で，酸素分圧は$0.2093 \times 760$ mmHg = 159 mmHgである。気道での水蒸気飽和，肺胞での拡散を経て酸素分圧は約95 mmHgとなる。[85] ➡血中酸素濃度, 動脈血酸素飽和度

**酸素飽和度** oxygen saturation　血中の酸素量を示すもので，実際にヘモグロビンと結合している酸素量の，ヘモグロビンが酸素と完全に飽和した状態で含有する酸素量（酸素容量）に対する割合。基準値は動脈血で95％以上，静脈血で約75％。ヘモグロビン酸素解離曲線は，溶解している酸素の分圧に応じて血液中のヘモグロビンの何％が酸素と結びついているか，すなわち酸素飽和度を示している。この曲線で大切なことは，結合酸素量すなわち酸素飽和度が酸素分圧60 mmHgまで低下しても酸素の含量はそれほど低下しないが，60 mmHgより低下すると急激に酸素飽和度が低下することである。したがって酸素飽和度から，酸素解離曲線によって動脈血酸素分圧のおよその値を推定する。そのため臨床では，非観血的な酸素飽和度の測定では，パルスオキシメータが用いられる。連続的に酸素飽和度を評価することが可能で，運動中，動作中の低酸素血症の有無や程度を監視できる。[85] ➡動脈血, 血液ガス測定, 血液分布

**酸素脈** oxygen pulse　酸素摂取量を心拍数で除した測定値で，1回拍出量で運搬された酸素がどれだけ組織に取り込まれたかを反映する。基準値を示す酸素脈は1回拍出量の代替指標として用いられる。[86] ➡心拍数, 酸素摂取量, 1回[心]拍出量

**残存機能** residual function　機能障害をもつ者に残された機能。ここでいう機能とは，言語，視覚，聴覚，嗅覚，触覚，知能，運動，関節可動域，筋力，随意性などをさす。リハビリテーションのアプローチとしては，障害された機能レベルから高位の機能が残存した，残された，ととらえるのではなく，その機能を積極的に引き出し，伸ばすことが重要であり，日常生活活動に結びつけることが大切である[70]

**残存髄節レベル** ＝機能残存レベル

**サンディング** sanding　サンドペーパー（紙やすり）を取り付けたブロックで木材の表面を磨く作業。作業療法のひとつ。作業台に木材を載せて，作業台の傾斜・ブロックの形状・重量負荷・摩擦抵抗など調整し，筋や関節可動域のトレーニングに用いられる。[199]

**3点支持の原則** principle of three-point support　関節の固定や拘縮の矯正を適切に行うには，当該関節部とそれをはさむ身体の部位に適切な方向から圧迫を加えることが必要である。体幹や四肢のコルセット，長下肢装具，短下肢装具などによる固定・矯正には3点支持の原則が適用される。例えば，膝を伸展させる場合には膝部に前方より後方に向か

う力と，その反対の力が働く大腿部および下腿部では後方より前方に向かう3点に力を加える。この原則は装具の固定・矯正のみならず，徒手的に矯正力を加える場合も同様で，通常の生活の中でも応用されている。例えば，まっすぐな金属の棒を曲げるときに加える外力は，曲げようとする部分に直角の力を加え，その両側の任意の部分に反対側より相対する直角の力を加える。この棒を壁に対して斜めに立てかけて曲げるときと，尖足を矯正するときの共通点を考えてみると，壁を下腿部，地面を装具の足底部，曲げようとする部位を足背ベルトと置き換えて考えることができる。[75] ➡装具，長下肢装具，短下肢装具，介助型車いす

### 3点杖 = 3脚杖

### 3点歩行 three-point gait
患側下肢と両松葉杖を同時に出し，次に健側下肢を出すパターンの歩行。足関節捻挫や下腿骨折時などの整形外科疾患で患側下肢への体重負荷が制限された者や，ポリオ罹患者などの一側下肢麻痺の対象者などに用いられる。[189] ➡2点歩行，4点歩行，小振り歩行，大振り歩行

### 散瞳 mydriasis
瞳孔が正常の大きさ(2.5〜4 mm)より開いた状態。瞳孔括約筋(副交感神経支配)の麻痺，瞳孔散大筋(交感神経支配)の収縮で生じる。動眼神経麻痺，中脳背側病変などの症状として重要であり，左右の大きさが異なる場合を瞳孔不同という。[29] ➡動眼神経

### 三頭筋杖 = カナディアンクラッチ

### Ⅲ度熱傷 third degree burn 【深部熱傷 deep dermal burn】
熱傷の重症度分類(Ⅰ〜Ⅲ度)の最重症度。熱傷よる損傷が皮下組織に達し，皮膚全層が凝固壊死に陥った状態。治癒の可能性は少なく，治癒しても拘縮を残すおそれがあり，皮膚移植の適応となる。[145] ➡熱傷，熱傷深達度，瘢痕

### 残尿 residual urine
排尿直後に，膀胱内に残る尿。正常ではほとんど残らない。残尿感は膀胱内に尿が残っている感じのこと。残尿があるのに残尿感がない神経因性膀胱，排尿困難を示す前立腺肥大症，残尿がないのに残尿感を訴える膀胱炎などがある。残尿は排尿困難を示す重要な指標。[43] ➡尿失禁

### 三半規管 3-semicircular canals 【半規管 semicircular canal】
両側側頭骨内にある骨迷路の骨半規管中に存在する半環状の管。前・後・水平(外側)半規管の3つから構成されており，頭部の両側に互いに直角になるよう配置されている。主な役割は，頭部あるいは身体の動く方向の突然の変化に対する角速度計的なもの。有毛細胞が集まる膨大部稜が卵形嚢付近にあり，頭部の回転に伴い動くが，管内リンパ液は慣性のため動かない。これにより有毛細胞が刺激され，神経の興奮がスタートし，回転速度計測のための情報が伝わる。他の感覚同様，意識的に感じなくても多くの運動応答の協調にとって重要であり，眼の安定や立位あるいは歩行中の姿勢の安定性を維持するのに不可欠である。異常をきたすことにより，めまいあるいは不安定感のような感覚が現れ，眼の焦点を合わせたりバランスを保持することが困難となる。[148] ➡前庭

### 散布図 scatter diagram；scatter plot
2変数について，個々の観測対象を2次元X-Y座標平面上にプロットした図のこと。2つの計量データの関連性を視覚的に把握できる。原因系，あるいは時間的に先行する変数をX(横軸)にしたほうが結果を理解しやすい。[263] ➡多変量解析，レーダーチャート，顔形グラフ

### サンプリング周期 sampling period
AD変換をする際，一定時間アナログ信号をサンプリングをした後にデジタル信号に変換し，次の変換まで同一の値を保つため，この間の信号はとらえられず測定の誤差になる。この時間間隔をサンプリング周期という。[265] ➡計測機器，生データ，AD変換

# し

**死** mors；death　死とは，生体の生命現象を制御する器官の機能が停止することで，生命現象が永久に失われた状態をいう。臨床的な死としては脳，心臓，肺臓の3大機能が不可逆的に機能停止した状態と考えられる。しかし1997（平成9）年に「臓器の移植に関する法律」が制定され，脳死を人の死と定めた。人口の高齢化や医療の高度化に伴い，「尊厳死」という概念が生まれた。また，一定期間以上続く，一時的な循環機能の停止を仮死と呼ぶが，明確な定義はなされていない。新生児の場合，出生時から続く呼吸停止を新生児仮死と呼ぶ。生活習慣病を併せもつことで動脈性疾患の危険度が増すことから，カプラン（Kaplan）は1989年に上半身肥満症，耐糖能異常，高脂血症，高血圧症を併せもつ病態が動脈硬化性疾患のうち，特に虚血性心疾患の発症に大きく関与するとして，これらを「死の四重奏」と呼んだ。生活習慣病の発症には食事や運動習慣が大きく関係していることから，予防が重要である。[162] ➡ 突然死，死生観，死亡率，脳死

**屎**（だいべん）＝ 大便

**痔** hemorrhoids；piles　直腸や肛門の静脈瘤様病変を主として痛みや出血に発展する直腸と肛門付近の病気の総称で，痔核，切れ痔（裂肛），痔瘻などに分類される。排便時の「いきみ」，出産，長時間の同じ姿勢などの腹圧上昇が大きな原因となる。[201] ➡ 痔核

**指圧** digital compression　生体に現れる反応点（ツボ）を刺激し，身体の不調を改善する手技。主として母指により一点圧の刺激を中心から末梢に向けて与え，神経や筋肉の機能を調整する方法を指圧と呼ぶ。指圧はあん摩導引・柔術の活法などを総合した経験療法として，江戸時代まで民間で行われてきた。明治時代に入り，これらの技術と共通する米国の整体術などが輸入され，これを改良して独自の手技療法として体系化し，大正時代に「指圧法」として統合されて現在に至っている。[14] ➡ マッサージ，あん摩

**ジアテルミー** diathermy　ギリシャ語の「透過」を意味するのdiaと「熱」を意味するthermeを組み合わせた造語で，深部加温を行う手技をさす。具体的には電磁波を用いる極超短波療法，超音波療法や超音波療法がこれにあたる。[164] ➡ 超短波，温熱作用，超音波，極超短波療法，高周波

**シアリドーシス** sialidosis　シアリダーゼの欠損による常染色体劣性遺伝性疾患。チェリーレッドスポット，ミオクローヌスなどを示す1型と，これらの症状のほかにガーゴイル様顔貌，知能障害などを伴う2型がある。他の型も報告されている。[273]

**シアン中毒**（しあんちゅうどく）＝ 青酸中毒（せいさんちゅうどく）

**肢位**（しい） position　身体各部の位置と方向を表現する総称。関節をはさむ身体部位の相対的な位置を表す「構え」に類似した用い方をするが，重力方向に対する位置を表す「体位」や，「体位」と「構え」の総称である「姿勢」と混同した使用がなされる場合も多い。代表的な肢位として，立位のアライメントで使用される自然立位，関節可動域の測定に使用される解剖学的肢位，関節拘縮の予防などで使用される良肢位が有名である。[223] ➡ 姿勢，構え，体位

**CAT-CAM**（しーえーてぃー・しーえーえむ） ⇨ 坐骨収納型ソケット（ざこつしゅうのうがたそけっと）

**GHQ**（しーえっちきゅー）＝ 精神健康調査票（せいしんけんこうちょうさひょう）

**CM関節**（しーえむかんせつ）＝ 手根中手関節（しゅこんちゅうしゅかんせつ）

**$CO_2$ナルコーシス**（しーおーつーなるこーしす）＝ 二酸化炭素ナルコーシ

ス

**GOT** = グルタミン酸オキサロ酢酸トランスアミナーゼ

**C線維** C fiber　軸索が髄鞘（ミエリン鞘）に囲まれていない神経線維で，シュワン細胞に包まれている。皮膚痛覚の求心性線維，交感神経節後線維がこれに該当する。直径は1μm以下で，神経伝導速度は0.3〜0.8m/秒と遅い。[5] ➡有髄神経，軸索

**シーソー眼振** seesaw nystagmus　解離性眼振のひとつ。両眼が回旋しながら交互に上下運動をくり返す異常眼球運動で，上転眼は内旋，下転眼は外旋を律動的に生じる。傍トルコ鞍部腫瘍，脳幹血管障害，頭部外傷などで起こるとされている。[5] ➡眼振

**シーソー反射** = 傾斜反応

**シーティング** = 座位保持装置

**シーティングシステム** seating system
車いすまたは車輪のない椅子などに座位保持装置を取り付けた状態。車いすによっては車いす側に初めから装着されている場合と車いすの座や背のシートを外して，座位保持装置を取り付ける場合がある。車いすに座と背部が一体で動くティルト機構や座背角が動くリクライニング機構をもつものもある。現在，頭部支持を含めた座位保持装置とティルト機構がついたシーティングシステムが出回り始めた。これらの使用は慢性期での使用以外に脳血管障害での急性期への適用が考えられる。対称性のある姿勢を保持し，褥瘡や起立性低血圧，廃用症候群などの防止ができるティルト機構の車いすを使用することは，その回復を早めることが予想される。回復すれば，必要でなくなった機能を外していけばよい。[223] ➡車いす，座位保持装置，座位バランス

**GPT** = グルタミン酸ピルビン酸トランスアミナーゼ

**c-fos[遺伝子]** c-fos [gene]　マウスの骨肉腫ウイルスから分離された遺伝子で，ヒトでは14番染色体に存在する。癌遺伝子の一種で，細胞での過剰発現は細胞分裂を阻害し，DNA合成が促進され，4倍体の細胞が生成されて腫瘍様の過剰増殖を引き起こす。[158] ➡遺伝

**シールドルーム** shield room　筋の活動電位や脳波などの微弱な電気現象を増幅して観察する際，交流ハムや放送電波などの電磁波が，外来雑音として混入しないよう，周囲を導電性の金属網や金属板でおおうように囲んで電気的に遮蔽した部屋のこと。[164] ➡筋電図，脳波

**視運動性眼振** optokinetic nystagmus：OKN
移動対象を注視することにより誘発される眼振。対象の移動方向に一致する急速相と，反対方向への緩徐相からなる。水平視運動性眼振には脳幹橋部，垂直視運動性眼振には中脳が，その誘発，制御に重要な役割を担う。[229] ➡眼振

**シェイピング** shaping　行動療法で用いられる心理療法の一種で，対象者の能力に応じて段階的に反応を強化しつつ，徐々に行動を修正して，目的の行動に近づけていくこと。うまくできたときには報酬を与えて反応を高めていく報酬学習がとられる。[70] ➡オペラント条件づけ，行動療法

**シェーグレン症候群**　Sjögren syndrome：SJS；SjS；SS【乾燥症候群　sicca syndrome】
外分泌腺（上気道，唾液腺，涙腺など）が慢性炎症を起こし，外分泌腺の機能が低下し，乾性角結膜炎，口腔粘膜の乾燥，乾性咽頭炎，乾性鼻炎のほか，関節リウマチなどを伴う自己免疫疾患。女性に多い。[86] ➡自己免疫疾患，外分泌，膠原病

**シェーマ** schema【スキーマ】　一般には大要，概要，図式，図表などの意味。英語読みはスキーマ。論文中の図式化された図表はシェーマと呼んでいるが，運動学習理論で用いられる場合には，スキーマと呼ばれ，「すでに構造化され所有している知識」という意

で用いられる。[256] ➡臨床研究, 基礎研究, 学会発表, スキーマ理論, 論文

**シェリントン** Sherrington, Sir Charles Scott　英国の神経生理学者(1857～1952)。中枢神経系統の近代的研究の先駆者で, 近代生理学の基礎を築いた。筋運動の反射性統御についての研究で知られる。去脳強直(1896年), 条件反射(1900年), 神経系の統合作用(1906年), 筋伸展反射(1924年)を次つぎ発表。1932年,「神経細胞の機能に関する発見」でエードリアン(Adrian, E.D.)とともにノーベル生理学医学賞を受賞。また, 作用の拮抗一組の筋(動筋と拮抗筋)や筋群, ニューロンなどにおいて, 一方が緊張(興奮)すると, 同時に他方が弛緩(抑制)するという相反神経支配の法則(シェリントンの法則 Sherrington law)を確立している。眼球運動や関節運動などはこの法則に基づきスムーズに行うことができる。[70] ➡相反支配

**シェロング試験** Schellong test【体位変換試験 postural test】　安静臥位と, 起立後30秒～1分ごとに測定した血圧, 脈拍を比較することで自律神経機能(起立性低血圧)を判定する方法。起立時の収縮期血圧(最高血圧)が20mmHg以上低下するものを異常とする。[141] ➡体位変換, 自律神経

**支援費制度**　2003年4月から始まった障害者福祉サービス利用方式。障害者がショートステイなどの福祉サービスを利用する際に, 障害者の負担能力に応じて市町村から支援費が支給される。[204] ➡ショートステイ

**歯音** dental；dental consonant【舌歯音 linguadental】　前歯と舌先によってつくられる子音で, t, d, s, zなど歯が抜けたり舌運動が障害されると, はっきり発音できず聞き取りにくい音となる。[270]

**自我** ego；独 Ich【エゴ】　意識体験, 認知, 感情, 意思, 行動を統括し, つかさどる精神機能をいう。主として精神分析学の中で使用される。前田(1976)は自我の強さとして以下の諸点をあげているが, これらは自我の働きの指標としてとらえることが可能である。まず, 現実吟味の能力がある。これは現実を歪曲することなく, 正確に客観的に認知し, 受け入れる能力をさす。次に欲求不満耐性がある。これは, 苦痛や困難な状況にどれだけ耐えられるか, そして自らの欲求や衝動をどれだけ制御し, 耐えることができるか, という能力をさす。さらに適切な自我防衛のあり方がある。これは一般に防衛機制と呼ばれる補償や置き換えといった方法を現実場面で適切に使うことができる能力をさす。また心の柔軟性がある。これは緊張, 集中と弛緩, 退行を状況に応じて適切に使い分ける能力をさす。心の安定性と一貫性は, 危機的, 困難な状況になっても動じることなく心の安定を保ち, 平常な状態で臨むことができる能力をさす。アイデンティティの確立は, 自分らしさを生かしながら社会の中に自分の役割を見い出していく能力をさす。次に学問の歴史的変遷の中では, 自我概念は主として自我心理学の流れの中で発展してきた。自我という概念が人格の統括的働きを担うものとして導入されたのは1923年にフロイトが著した「自我とエス」という論文であった。この時期, 自我は, 防衛的自我と呼ばれ, 現実原則に従い, エス(イド), 超自我, 外界との間に生じる葛藤を調整する受け身的機能をもつものと考えられていた。その後, フロイトは自我に独自の自律的, 統括的機能があると考えるようになった。この考えは, フロイト以後のアンナ・フロイト(Freud, A.), ハルトマン(Hartmann, H.), エリクソンといった自我心理学に継承された。アンナ・フロイトは児童期に精神分析療法を適用し, 自我の発達過程の研究, 防衛機制の体系化を行った。ハルトマンは, 自我には, エスや超自我との葛藤に巻き込まれず, 思考, 運動, 認知, 学習, 現実検討の機能をもつ自我が存在すると考えた。この自我は葛藤外の自我領域に存在し, 自律的, 能動的機能があると考え, これを自我自律性と呼んだ。エリクソンは, ハルトマンによる自我の自律性の考えに基づき, 自我発達を社会文化面からとらえなおした。彼の自我発達論の特徴は, 乳児期から青年期, 中年期, 老年期に至るライフサイクル全体を視野に入れた点にある。[66] ➡アイデンティティ,

しがい

精神分析, イド, 超自我, 防衛機制, 無意識, 意識, 葛藤, エリクソン

**視蓋** optic tectum　中脳の背側面には4つの半球状の隆起があり，その上下1対ずつを上丘・下丘と呼び，あわせて四丘体と呼ぶ。上丘は視蓋とも呼ばれ，特に視性防御反射に関与し，網膜からの線維を受け，延髄と脊髄に線維を送っている。[4] ➡中脳, 被蓋, 大脳脚, 四丘体

**耳介** auricle　顔の両側で貝殻のような形をした耳の外形をなす部分。耳介軟骨の表面を皮膚がおおっている。機能的には外界の音を集める集音器の役割で，外耳道とともに外耳を構成し，中耳・内耳へ音を伝える。[8]

**磁界** magnetic field 【磁場】　磁石や電流の周りに生じ，磁気モーメントにトルクを与える作用をもつ空間。磁気共鳴画像診断法(MRI)では強力な磁界を利用し，生体に電磁波エネルギーを与え，磁気共鳴現象を起こし生体の断層画像を得る。[220] ➡生体磁気計測

**歯科医師** dental surgeon；dentist　歯科大学・歯学部を卒業し，歯科医師国家試験に合格後，厚生労働大臣により免許を与えられた者。歯科医師法に基づき，「歯科医療及び保健指導を掌ることにより公衆衛生の向上及び増進に寄与し，国民の健康な生活を確保する」ことを業務とする。[82] ➡医療行為, 医師, 医療保険制度, 診療報酬請求

**自家移植** autotransplantation；autografting 【自己移植】　いったん，取り出された組織または臓器が，再び同一個体内の別の位置に移植されること。皮膚移植，骨移植，腎臓などの体外手術後の自家移植などがある。免疫学的な拒絶反応を回避できる特長がある。異なった個体間の移植には，同系移植，同種移植がある。また，異なった種族の個体間で行われる移植を異種移植という。[173]

**紫外線** ultraviolet rays：UV；ultraviolet radiation　波長が100～400 nmの電磁波。波長により遠紫外線(100～280 nm)と近紫外線のドルノ線(280～315 nm)，長波紫外線(315～400 nm)に分けられる。光線療法として用いられる。[44]

**歯科技工士** dental laboratory technician　厚生労働大臣により免許を与えられ，歯科技工(「歯科医師の指示により特定人の歯科医療の用に供する補てつ物，充てん物または矯正装置を作製・修理・加工すること」)を業務とする者。歯科技士工法により歯科医師または歯科技工士以外の者がその業務を行うことは禁止されている。[82] ➡歯科医師, 医療行為

**視覚** vision　光により外界の物体の形状や色，明暗を感受する感覚。眼に入った光は，角膜-前房-虹彩-水晶体-硝子体を経て網膜に像をなし，網膜内でインパルスとして処理され，視神経-外側膝状体を経て大脳皮質視覚野へ送られて，大脳で処理され認識される。[190]

**痔核** hemorrhoid；pile　肛門粘膜の上下直腸静脈叢のうっ滞や拡張によって生じる静脈瘤様腫瘤。歯状線を境に直腸側に発生する内痔核と肛門側に発生する外痔核の2つに区分される。[10]

**視覚失調** optic ataxia 【視覚[性]運動失調】　対象物の空間位置の定置や，複数対象の前後位置関係が把握できない状態。見えているものをつかもうとするが，手と対象の位置関係が合致せず，つかむことができず空をつかむ。[226] ➡視空間失認

**視覚失認** visual agnosia　物を見ただけでは名前を言うことも用途を説明することもできないが，触覚，聴覚など視覚以外の感覚情報があれば，それが何か分かる状態。視覚の対象物によって，物体失認，相貌失認，色彩失認，画像失認，視空間失認などに分類される。[226]

**視覚障害** visual disturbance　視覚機能の全般的障害で，視力と視野の障害の総称。視覚障害者は身体障害者として認定され，社会的な保護とリハビリテーションが必要となる。[226]

**視覚消去現象** visual extinction 　消去現象のひとつで，一側の視覚刺激は左右とも知覚できるが，両側同時の視覚刺激では，どちらか一側が知覚されない現象。[226]

**自覚症状** subjective symptom；rational symptom 　患者が自分自身で体験している症状。本来の健康状態との相違を表現したもので，主観的な要素が含まれる。病歴聴取および問診は，この症状を中心として進められることが多い。[229] ➡ 問診, 他覚症状

**視覚[性]運動失調** = 視覚失調

**視覚性立ち直り反応** optical righting reaction 　迷路性立ち直り反応と一緒に働き，頭部を最頂部に保ち眼裂, 口唇裂を水平に保つ反応。動物実験のように迷路を破壊することはできないため，純粋に視覚性立ち直り反応だけを人間で確認することはできない。[73] ➡ 立ち直り反応, 迷路性立ち直り反応

**視覚性病態失認** = アントン症候群

**視覚的アナログ目盛り** visual analogue scale：VAS 　疼痛の程度を感情測定する主観的評価方法で，臨床で最も頻繁に活用されている。10 cmの線上の左端(0 cm)を「痛みなし」とし，右端(10 cm)を「今まで体験した中で最も強い痛み」に設定した評価尺度。現在の疼痛状態をこの線上に記載してもらい，左端からの距離により疼痛強度を数値化する評価方法である。この疼痛評価方法を理学療法の前後で使用し，治療効果の確認に活用されている。[131]

**自覚的運動強度** rating of perceived exertion：RPE 【主観的運動強度；ボルグの指数 Borg rating】 　運動負荷試験に際しての自覚的な運動強度。代表的なものにボルグ(Borg)の指数スケールがある。これは1970年，ボルグが運動負荷試験時の息切れと胸痛の自覚症状を定量化するために作成したもので，安静時の心拍数を60，限界自覚時の心拍数を190と概算し，これを10で除し指数とした。指数を6〜20の15段階に分け，それぞれ簡易な言語表現を付し，回答しやすくした。心拍数を基にしているため酸素摂取量とも相関が高い。1980年，ボルグはこれを修正し(新スケール)，0〜10までの11段階表示として，息切れや胸痛のほか全身や下肢の疲労などに広く応用できるように作り替えている。現在は，2つとも広く受け入れられている。旧スケールの13, 新スケールの3に当たる強度が，ほぼ嫌気性代謝閾値に相当するともいわれ，運動処方，生活指導などにも応用される。[34] ➡ 体力, 心拍数, 運動負荷試験, 呼吸困難, 疲労

**自家血管柄付き骨移植** = 血管柄付き骨移植

**耳下腺** parotid [gland] 　外耳孔の前下方から下顎角まで達する最大の唾液腺で漿液性の唾液を分泌する単純漿液腺。耳下腺管内を顔面神経が走行し，支配は舌咽神経。下顎の運動により，機械的刺激を受ける。小児では流行性耳下腺炎(おたふくかぜ)を起こすことがある。[65] ➡ 唾液腺, 流行性耳下腺炎

**自我同一性** = アイデンティティ

**自我同一性形成** = 自己同一性形成

**弛緩** relaxation 　筋や皮膚, 関節構成体などの緊張・張力が低下した状態。弛緩を伴うものに筋弛緩, 弛緩期血圧, 弛緩性皮膚, 関節弛緩などがある。脳血管障害や脊髄損傷などによる中枢神経障害の急性期では筋は弛緩状態にあるが，徐々に筋トーヌスは亢進していくことが多い。[74] ➡ リラクセーション, 筋弛緩, 筋トーヌス, 収縮

**耳管** auditory tube 　上咽頭と鼓室をつなぐ管。上咽頭に咽頭口, 鼓室に鼓室口が開き, 咽頭側から空気が通って鼓室と外界との気圧の平衡を保つ。管は扁平で閉じているが，嚥下時にだけ口蓋帆張筋によって開き空気を通す。長さは3〜4 cm。[166] ➡ 鼓室

**時間** time 　心理学における時間の問題は，主として時間知覚, 時間概念の発達, 時間展望というテーマのもとに研究されている。時

間知覚は，心理的，主観的に知覚された時間経過，すなわち，心理的時間によってもたらされる。また意識経験上，現在と認知される時間幅を心理的現在と呼ぶ。時間概念の発達については，ピアジェ(Piaget, J.)をはじめとして，時間，速さ，距離との関係を検証する研究が多くなされている。これら3者の関係については，最初に，3者のうちの各2者間に比例関係を想定し，第3の次元を無視する段階から，時間と速さとの間には反比例関係を推測するが第3次元は依然無視する段階，3者のうちの1次元を明らかにするためには他の2概念を考慮する必要があることを理解する段階へと進む。時間展望については，将来と過去に関する見解の総体を意味し，青年期における研究が盛んである。青年期の同一性拡散状態の特徴に時間展望の拡散状態があげられている。[66] ➡ 知覚，アイデンティティ

**時間生物学** chronobiology　植物や生物などすべての生物がもつ時間構造の中での周期的な現象を解明する生物学の一分野。昼夜の変化・季節の周期性などによる生体のリズムは，直接の外的刺激ばかりでなく体内時計といわれる自律的な要素によって決定される。臨床的な応用も研究が進んでいる。[253] ➡ バイオリズム

**弛緩性膀胱** ＝自律膀胱

**弛緩性麻痺** flaccid paralysis　随意性が低下し，深部腱反射が減弱・消失するなど筋トーヌス低下と腱反射の減弱・消失を特徴とする麻痺。下位運動ニューロン（前角〜末梢神経）の障害の場合が多い。脳血管障害初期にもみられることがある。[41]

**時間的加重** temporal summation　求心線維に一定の時間間隔で次々に刺激を与えると，最初の刺激効果が消えないうちに次の刺激効果が加算されて大きくなること。興奮性シナプス後電位の持続時間が活動電位のそれよりも長いために起こる。[229] ➡ 興奮性シナプス

**時間的促通** temporal facilitation　1本の求心線維に対し2回連続して刺激を与えると，活動電位を発生するニューロンの数がそれぞれ単独で刺激を与えたときの代数和よりも大きくなること。[229] ➡ 活動電位，空間的促通，シナプス伝達，閾下刺激

**時間分解能** time resolution　事象と時間との関係において，計測器が認識可能な最小単位の時間をさす。例えば，1/10秒まで計測可能な時計では，時系列は最小1/10秒ごとであり，1/100秒単位の時系列を表現することはできない。[252] ➡ 計測機器，サンプリング周期，3次元運動解析

**志気** morale【モラール】　集団の成員が仕事を遂行しようとする意欲やいきごみのこと。心理学ではモラールという用語を使う。職場集団での成員の意欲に影響する要因（満足度，帰属感，人間関係）を調べる調査を一般にモラールサーベイと呼ぶ。[66]

**色覚** color sense；color sensation　可視光線の波長の違いを色の違いとして識別する感覚。感度は視野中心部が最も高く，周辺部は低い。約400〜800 nmの可視光線の各波長において，約165の色調を区別できる。[234] ➡ 錐体

**磁気共鳴画像** magnetic resonance imaging：MRI　核磁気共鳴現象を利用した画像診断法。高磁場で電波を体内に照射すると組織から弱い電波が共鳴発信される。この電波を受信しコンピュータ処理し撮像される。コントラスト分解能が高く，腫瘍，梗塞，出血などの検出に有用。[271] ➡ 核磁気共鳴，診断，ヘリカルCT，コンピュータ断層撮影［法］

**磁気刺激法** magnetic stimulation【経頭蓋磁気刺激法 transcranial magnetic stimulation：TMS，経皮的運動皮質刺激法 transcranial motor cortex stimulation】　身体の外部に置いたコイルに電流を流し変動磁場を発生させ，磁束による渦電流で経皮的に深部神経組織の限られた領域を刺激する方法。双極刺激と単極刺激がある。治療に使われると同時

に，運動誘発電位の記録から，刺激の強さや頻度，部位を変えることにより，神経疾患における錐体路伝導時間を測定することで，錐体路機能検査として疾患の診断や高次神経機能検査に使われている。また，陽電子断層装置(PET)や機能的磁気共鳴画像(fMRI)などと組み合わせることで，大脳皮質の興奮性の評価から，運動記憶や運動学習，随意運動の調節機構や高次脳機能と関連する領野を解明する試みが行われている。臨床応用では，パーキンソン病や筋萎縮性側索硬化症，多発性硬化症など運動ニューロン疾患に対する治療法として有用性が報告されている。[169] ➡磁界

**色素代謝異常** pigment dysmetabolism
　病的な色素の過剰産生，排泄異常で色素が皮膚や組織に沈着したもの。副腎皮質ホルモンの異常により皮膚や口腔内にメラニン色素が沈着するアジソン病やヘモジデリン(鉄色素)が沈着する鉄血症などでみられる。[86] ➡沈着，色素沈着

**色素沈着** pigmentation　日焼けによるメラニン色素の沈着，黄疸などの胆汁色素の沈着や黒色腫など，ヘモジデリン(鉄色素)が沈着する鉄血症など，皮膚あるいは組織における代謝異常による病的な色素の沈着がある。[86] ➡沈着，メラニン色素，ヘモグロビン，胆汁

**ジギタリス** digitalis leaf　強心配糖体を含む植物。強心(心収縮力増強)作用と徐脈作用を併せもつことから，心不全・不整脈の治療に使われてきたが，最近では多くの新しい心不全，不整脈の治療薬の出現により，使用頻度は減少傾向にある。しかし，心房細動頻脈に対する徐拍効果を期待しての治療薬としては現在でも最もよく使われている。特に慢性心房細動の心拍数コントロールに使用されるが，速効性がないことと，腎機能低下例(特に高齢者)では常にジギタリス中毒に注意する必要がある(通常使うジゴキシンは腎臓より排泄される)。また慢性心不全(特に左室駆出率が30％くらいに低下している症例)にも使われるが，第1選択薬ではない。心筋梗塞の治療は現在では経皮経管冠状動脈形成術(PTCA)による再灌流療法が主体で，心筋梗塞そのものにジギタリスは使わない。ジギタリスの心収縮力増強作用により虚血を増強させる可能性があるためである。しかし合併症として心房細動頻脈をきたせば，使うこともある。[42] ➡狭心症，心房細動，慢性心不全

**ジギタリス中毒** digitalis intoxication
　強心配糖体のジギタリスによる副作用。初期症状に悪心，嘔吐などの消化器症状や頭痛，黄視がみられる。過敏症として好酸球増加や発疹の症状を示す。また心室性期外収縮，接合部頻拍，房室ブロックなどの不整脈などを生じ，重篤では心停止もある。[298] ➡ジギタリス，不整脈，腎不全

**色調** color tone　色の3属性である①色相(赤や青など)，②明度(明るさ)，③彩度(鮮やかさ)の組み合わせによる色合い，色の調子(色の濃淡や色の種類)のこと。色調は光の波長またはその組み合わせによって決まる。[188] ➡感覚，視覚，1色型色覚，レーベン色彩マトリックス検査

**識別** discrimination【弁別】　刺激を感じて量や質の観点からその変化や差異を区別できること。心理学では，識別するために用いる刺激のなかの情報を弁別刺激といい，刺激間の識別が可能となる刺激の差異を弁別閾または，丁度可知差異(just noticeable difference)という。[66]

**識別閾** ＝ 弁別閾

**子宮** uterus　受精卵を養育する中空性の女性生殖器。骨盤腔のほぼ中央で膀胱の後方，直腸の前方に位置し，主要部を子宮体，上部を子宮底，下方の狭口部を子宮頸という。子宮内膜からは自発的，周期的に出血(月経)が起こるが，これは卵胞刺激ホルモンや黄体形成ホルモンにより調節される。[217] ➡オキシトシン，月経期

**持久運動** ＝ 低強度運動

**四丘体** quadrigeminal bodies　中脳の背側

面にある2対の半球状の隆起。上の1対は上丘，下の1対は下丘と呼ばれる。上丘は視覚反射に，下丘は聴覚反射に関与しており，下丘のすぐ下からは脳幹の背面からでる唯一の脳神経である滑車神経が出ている。[180] ➡ 視蓋, 上丘

### 糸球体 glomerulus
糸球体嚢（ボーマン嚢）に包まれた，毛細血管が毛玉状の形をした血液の濾過装置で，血液から尿を濾過し，尿細管に送る。糸球体と近位尿細管，ヘンレ細管，遠位尿細管，集合管をあわせてネフロン（腎単位）と呼び，1つの腎臓に約100万個存在する。[86] ➡ 腎臓

### 糸球体腎炎 glomerulonephritis：GN
糸球体の非化膿性炎症により，血尿，蛋白尿，ナトリウム排泄障害などが現れる病態で，溶連菌感染による急性糸球体腎炎が最も多い。WHOは糸球体腎炎症候群として①急性糸球体腎炎症候群，②急速進行性腎炎症候群，③反復性血尿症候群，④慢性腎炎症候群，⑤ネフローゼ症候群の5つに分類している。[45] ➡ ネフローゼ, 溶連菌感染

### 糸球体嚢 glomerular capsule 【ボーマン嚢 Bowman capsule】
糸球体をおおっている二重の細胞壁を有する袋状構造体。糸球体嚢には濾過された原尿が流れ込み尿細管極から尿細管に移行する。[99] ➡ 腎臓, 糸球体

### 糸球体濾液 glomerular filtrate 【原尿】
血液の濾過器である腎小体中の濾過膜（ボーマン嚢内壁と糸球体毛細血管壁，および両者間に介在する基底膜の3層）によって血液を濾過し，血球や分子量の大きい蛋白質などを除去した液のこと。濾液はさらに尿細管で処理され尿となる。[59] ➡ 腎臓, 尿, 糸球体, クリアランス

### 糸球体濾過値 glomerular filtration rate：GFR
単位時間あたりに血漿から糸球体毛細管壁を通って糸球体嚢で濾過される水分量。イヌリンクリアランス値に等しく，糸球体で濾過されるが尿細管では分泌・再吸収されない特定物質を投与し，排泄量と血漿濃度を測定する。[59] ➡ 腎臓, 尿, 糸球体, イヌリン, マンニトール

### 子宮内授精 ＝ 人工授精

### 子宮内胎児発育遅延 intrauterine growth retardation：IUGR 【胎児成長遅滞】
妊娠中の胎児に発育の抑制または停止がみられ，妊娠期間に対応した発育をしていないこと。通常，幅をもった妊娠週数別の胎児発育曲線を用いて判定される。原因としては子宮内環境の悪化や胎児の病態がある。[176]

### 持久力 endurance；physical endurance
身体運動（行動）を持続する能力。また，身体運動の継続は疲労の発現によって規定されることから，疲労に抗して運動を持続する能力とも定義できる。持久力は体力を評価する重要な指標のひとつで，筋機能，呼吸循環機能，内分泌機能などによって調節維持される。その特性から，①筋骨格系に関連した局所筋持久力と②全身の筋を使う場合で呼吸循環代謝系に関連した全身持久力に分類される。また，エネルギー出力の特性あるいは生理的機構から，①無酸素性持久力と②有酸素性持久力，あるいは筋持久力と心肺（全身）持久力に分類される。筋持久力はさらに，静的と動的に大別され，前者は筋作業能の継続時間，後者は一定の動作の反復回数などによって評価される。全身持久力の指標として最大酸素摂取量，無酸素性作業閾値（AT）などがある。[85] ➡ 体力, 筋持久力

### 軸 axis
動きの中心となる直線。身体運動の多くは関節を運動の軸とした肢節の回転運動である。運動の軸には，身体を前後に貫く矢状-水平軸（矢状軸），左右に水平に貫く前額-水平軸（前額軸），水平面に垂直な垂直軸がある。[220] ➡ 矢状面, 運動力学, 運動

### 死腔 dead space
呼吸系でガス交換の行われない部分。鼻腔，口腔，咽頭，気管，気管支から呼吸細気管支に至るまでの死腔は構造上もガス交換ができないので解剖学的死腔と呼ばれ，拡散に関与しない肺胞は肺胞死腔という。[42] ➡ 生理学的死腔

**視空間** visual space　視覚によってとらえられる空間。[226] ➡視空間失認

**視空間失認** visual spatial agnosia　視空間内での対象認知の障害。①視覚性失見当（視覚失調）：対象の位置関係，対象物の空間位置が認知できない，②視空間内情報の操作障害：半側視空間の対象を無視する半側視空間失認（半側視空間無視），③地誌失見当障害（地誌的失見当）：熟知した場所・建物が分からない，地図上で示せない地誌記憶障害がある，④バリント症候群：精神性注視麻痺，空間性注意障害，視覚運動失調の3症状からなる，に分類される。理学療法分野では，特に半側視空間失認において対象者が視線を病巣側に向け，反対側を見ようとしないために座位や立位姿勢が不良となったり，歩行時には次第に病巣側に片寄っていき，病巣と反対側（無視側）にある障害物に衝突するなどの現象がみられる。[226] ➡高次脳機能障害，失認

**軸索** axon　【神経線維】　神経細胞から1本長く伸びている神経突起部分。途中から側枝を出し，末端にいくほど側枝は多くなる。神経細胞は，樹状突起から情報を受け，軸索から情報を伝達している。軸索は原形質の線維で神経線維と呼ばれることもある。[175]

**軸索再生** axonal regeneration　【神経再生 neuroregeneration】　外傷などにより末梢神経線維または中枢神経において軸索が途中で切断された後，再び軸索が延びていく現象。軸索の再生は，受傷後4～5週経過すると損傷部以下は増殖したシュワン細胞が神経内膜を埋め，索状に並び軸索再生のための再生路を形成する場合もあれば，神経結合を形成することなく変性退縮する場合もある。末梢神経損傷の分類にはセダンの分類が有名である。[251] ➡軸索，シュワン細胞，増殖，セダンの分類

**軸索断裂** axonotmesis　【アクソノトメーシス】　肉眼では神経鞘（シュワン鞘）に断裂はなく，神経幹の連続性は保たれているが，中心部の軸索に断裂が生じたもの。圧迫や瘢痕化（注射薬や炎症による）の一部の例にみら

れる。近位から順に回復し，自然回復が期待できる。[62] ➡ニューラプラキシー

**軸方向撮影法** axial projection　【軸方向投影[法]】　X線単純撮影の中でX線の方向が体幹や骨の軸方向に沿った撮影法。頭-尾方向，尾-頭方向に分けられる。頭蓋底撮影，膝蓋骨撮影などがある。[273]

**シグモイド曲線** sigmoid curve　英語のSに類似した形をとるグラフの曲線。例えば脳の神経細胞の発達は出生から3歳の間に急成長し，その後ゆるやかになり，また5歳から7歳にかけて急成長する。こうした生物の発達曲線はS字型になることが多い。[66]

**刺激** stimulation；stimulus　組織や細胞，あるいは全体に作用して，その状態を変化させたり，何らかの反応を引き起こす物理的，化学的あるいは光学的な要因。感覚は刺激の受容によって引き起こされるものであり，受容器と刺激の種類とは厳密に対応している。すなわち，耳に対する音や目に対する光のように，それぞれの受容器には，ただ1つの種類の刺激が対応している。このような刺激を適刺激（adequate stimulus）あるいは自然刺激（natural stimulus）という。適刺激を用いることによって，最も小さなエネルギーで刺激効果が得られる。感覚は刺激の大きさとともに大きくなる。ある大きさの刺激Rに対する差閾（2つの刺激の強さを区別するために必要な刺激強度の差）を$\Delta R$とすると，$\Delta R/R$＝一定（ウェーバーの法則）の関係が成り立つ。[5] ➡感覚，受容器

**刺激周波数** stimulus frequency　電気刺激を加える際の要素のひとつで，刺激波形を1秒間に発生させる頻度のこと。単位はヘルツ（Hz）を用いる。この周波数の逆数である周期は，刺激波形が1波長だけ進む時間を示している。[164]

**刺激伝導系** impulse conducting system　【興奮伝導系 excitation conduction system】　右心房にあるペースメーカである洞結節から発生した興奮を，心房，房室結節（田原の結

節),ヒス束,左右脚,プルキンエ線維までの興奮が伝導する特殊心筋組織。[42] ➡心臓,田原の結節,ヒス束,プルキンエ細胞

**試験外泊**　入院中の患者や施設に入所している者が退院,退所を控え,試験的に自宅などに外泊し,家庭での実際の生活を通して日常生活活動(ADL)の遂行や家屋環境上の問題点を点検し,在宅復帰の準備を進めるために行う外泊。[58]

**自己移植**　=　自家移植

**思考** thinking　考える,思うなどの心の働き。行動主義心理学,ゲシュタルト心理学では,思考を問題解決過程ととらえていた。現在の認知心理学では思考を,記号や表象操作を行う一連の情報処理過程として考え,思考の際の知識の重要性が認識されてきている。[66] ➡思考過程,認知

**視紅**　=　ロドプシン

**歯垢** dental plaque【プラーク plaque】
　歯表面に形成される,細菌性・非石灰性の沈着物。歯垢の表面はミュータス連鎖球菌が口腔内で作るバイオフィルム(微生物膜)でおおわれている。虫歯や歯周病は,バイオフィルム感染症という病態概念で考えられる感染症。口臭の主原因。歯石の母体。[43]

**試行** trial　情報収集の面からとらえた理学療法過程のひとつ。処方箋受領から始まり,方針決定に至る直前の過程で,目標設定と検証・変化の間に行われる。方針決定後,実施(治療・指導),検証へと進む。[190]

**耳垢** cerumen；earwax　外耳道の皮膚の角化脱落物,アポクリン腺の耳道腺や脂腺の分泌物,塵埃などが混在して形成された耳あか。乾性耳垢と湿性耳垢があり,日本人は前者が大半である。耳垢が増大し外耳道を閉塞すれば難聴,耳痛をきたす。[178] ➡外耳

**思考過程**　process of thought；thinking process　何かを考えることを思考といい,その道筋やプロセスを思考過程という。一般に思考するということは推論することと同様の意味をもつ。思考の過程には帰納的な推論(現象から一般原則を導く思考)と演繹的な推論(一般原則から現象を理解する思考)がある。理学療法士が対象者の問題を明らかにし,治療計画を決定する過程も思考過程を経て行われ,その際,大別すると帰納的推論と演繹的推論を用いていると解釈される。いずれにしても思考する際には過去の記憶(知識)や経験,さらにはその個人の信念などに強く影響を受ける。したがって誤った方向へ思考することもある。その際その誤りを最少に抑える働きをする機構をメタ認知と呼ぶ。メタ認知は自己の思考をモニターする機構で,これにより人は思考過程における誤りを自ら認知し,修正する。医療職にとって医療過誤を防ぐ意味からも,メタ認知の発達は必要不可欠の要素である。[13] ➡考察,思考,推論,認知,メタ認知,考察,論文

**視交叉**　=　視神経交叉

**思考障害**　thought disorder；thinking disorder　疾患による思考の異常および障害。概念的には,思考過程(思路)の障害(保続,迂遠,思考制止,思考途絶,観念奔逸,思考滅裂など),思考体験の障害(作為体験,強迫観念,支配観念など),思考内容の障害(妄想など)に分けられる。[224]

**思考途絶** blocking of thought　思考過程の障害で,思考の進行が突然中断してしまう症状。話が途切れ,主観的には頭が空っぽになる,考えが抜き取られる(思考奪取)と体験される。統合失調症に特有な症状のひとつである。[224]

**思考奔逸**　=　観念奔逸

**思考抑制** inhibition of thought　思考過程の障害のひとつで,思考の進行が遅く,連想活動が不活発で,理解力や判断力も低下する状態。話のテンポが遅く,口数も少なくなり,単調な返事しか返すことができない,抑うつ状態に特有な症状。[224] ➡思考途絶

**自己学習** self-learning　学習とは経験による比較的永続的な行動の変容と定義されるが，学習のうち，自ら企画し実行する経験を通して自身の行動を変容させる営みをいう。[13] ➡臨床実習,文献,情報収集

**自己間欠導尿** intermittent self catheterization　【間欠自己導尿】　主に対象者自身が膀胱内にカテーテルを挿入し，膀胱内に溜めた尿を排出する間欠導尿。理学療法では，脊髄損傷などで遭遇する神経因性膀胱，種々の排尿障害に対し用いる。器具，手などは消毒をして清潔を保つ必要がある。滅菌手袋を使わず，カテーテルを石けんなどで洗う，準無菌的な清潔間欠自己導尿法(clean intermittent self-catheterization；CIC)が一般的。膀胱の過伸張を防ぎ，失禁や感染を起こりにくくするためには，飲料に応じて1日6～8回導尿を行う。膀胱尿量を一定量(200～400 ml程度)以下に保ち，残尿をなくすことが望ましい。この方法は留置カテーテルなどの他の尿誘導法に比べ尿路感染症の発生率が低く，腎・膀胱への負担も少ない。[36]

**自己観察** ＝ 内観

**自己記入式QOL質問表** self-completed questionnaire for QOL [ by Iida and Kobayashi]：QUIK　身体機能，情緒適応，社会関係，生活目標の4つの下位尺度から構成され，計50項目からなるQOLに関する質問表。各項目は，はい(1点)，いいえ(0点)で，得点が低いほどQOLレベルは良好であることを示す。[157] ➡評価,クオリティオブライフ,脳卒中,高齢者,PGCモラール・スケール

**自己決定権** personal autonomy　米国病院協会は，インフォームドコンセントと患者の自己決定権を基本理念とする「患者の権利宣言」を採択した(1972年)。ここでの「宣言(Bill of Rights)」という表現は，人間の基本的人権を認めさせるという意味をもっていた。これ以降，患者は医療思想の中で自律的な性格をもつ個人として位置づけられることになった。従来，障害者の自立といえば，他人の介助なしに身辺処理をし，経済的に独立することであった。自立生活はこれらを含みつつ，より自律的，主体的な生き方を重視し，自分の納得できる選択によって自分の生活を管理する(精神的独立を守る)ものである。この意思決定過程にあり，保障されるべきものが自己決定権である。患者が自立の方針を決定するということは，権利に目覚め，自らの意思と力で，自らの責任において計画し決定できるように側面的に援助することであり，理学療法にも求められている。[165]

**自己抗原** autoantigen　本来は抗原とならない自己構成成分が非自己と認識し，抗原となったもの。原因としては，通常は血中に存在しない物質が何らかの原因で血中に出た場合や自己免疫反応調節機能の障害などが考えられる。自己抗体によって特定の結合組織が破壊される。[281] ➡自己抗体

**自己抗体** autoantibody　自己の保有する抗原となりうる成分(自己抗原)に対応する抗体。本来は自己以外の異種抗原に対応する抗体であっても，自己抗原に反応してしまうものも含む。リウマチ因子,抗核抗体などが自己免疫疾患などで出現する。[141] ➡自己抗原,自己免疫疾患,抗原抗体反応

**自己相関関数** auto-correlation function　相関関係とは異なる2つの変数(XとY)間の関係性を問題にしているが，自己相関関数では1つの変数(X)における変化を，周期的な関係性や時間的ズレの関係性(X'とX'')としてとらえ関数化するもの。[256] ➡相関,統計学

**指骨** phalanges　手足の指を構成する骨。母指には近位から基節骨,末節骨の順で2個，他の4指には近位から基節骨，中節骨，末節骨の順で各3個，合計1肢に14個ある骨の総称。[68] ➡指

**篩骨** ethmoidal bone；$^ラ$ os ethmoidale　頭蓋骨の一部で，鼻腔上部から眼窩の内側へと続き，前頭骨の篩骨切痕とその周縁に結合する。篩板，垂直板，篩骨迷路の3部に分けられ，前頭蓋窩，鼻腔，眼窩の形成に関与

する。[179]

**自己同一性（じこどういつせい）** ＝ アイデンティティ

**自己同一性形成（じこどういつせいけいせい）** identity formation 【自我同一性形成】　自分自身の具体的なあり方を形成していくこと。青年期に入ると，自らの進路や職業の決定作業を始めなければならない。これは生き方，生きるスタイルを具体的にしていく作業である。そしてその中で自分は何者として生きるのか，という自己定義をしていく必要がある。ここには決断の過程が含まれる。特に近年は，男性に比べ女性のほうが，結婚，仕事，出産など生きるうえでの選択肢が増えた。したがってその都度決断をしていく必要があり，その意味で女性のライフサイクルにおける自己同一性形成の問題は重大になっているといえる。また現代社会の特徴として，進歩や変化が速くなった，フリーターなどの暫定的職業が一般化した，価値観が多様化し，道徳的，規範的なモデルがいなくなった，といった面があげられる。これらの特徴は個人が柔軟で多様なライフコースを選択できるようになったことを意味する反面，自己同一性形成を困難にしているということができよう。[66]

**自己導尿セット（じこどうにょうセット）** ＝ 導尿セット

**仕事効率（しごとこうりつ）** work efficiency　なされた仕事量に対する消費エネルギー量の比で求められる。仕事効率が高いほど同じ仕事を少ないエネルギーで施行できる。能率とは一定時間に可能な仕事の割合で，はかどり方を表す。[197]
➡ カロリー，効率

**仕事率（しごとりつ）** ＝ パワー

**自己評価式抑うつ尺度（じこひょうかしきよくうつしゃくど）** Self-rating Depression Scale：SDS　ツング（Zung, W.W.K.）により開発された被検者の自己記入による抑うつ尺度。20項目4段階で抑うつ症状の重症度を評価する。得点は最低20点から最高80点に分布し，抑うつ度は高得点ほど高いと評価される。[165] ➡ CES-D スケール，精神健康調査票

**自己免疫疾患（じこめんえきしっかん）** autoimmune disease　本来自己の体の成分には反応しない免疫系が，何らかの原因で自己組織を攻撃してしまうことによって起こる疾患。関節リウマチ，全身性エリテマトーデス（SLE），橋本病，多発性硬化症などがある。[201]

**自己免疫性溶血性貧血（じこめんえきせいようけつせいひんけつ）** autoimmune hemolytic anemia：AIHA　自己抗体による赤血球の破壊によって起こる貧血。II型アレルギー反応の一種。抗体の温度による活性の違いにより温式と冷式に，原因によって原発性（特発性）と二次性に，臨床経過によって急性と慢性に分けられている。[141] ➡ 貧血，アレルギー

**示唆（しさ）** suggestion　こうすればいい，また，こうするということをほのめかすこと。そそのかすこと。それとなく注意させること。研究活動においては，結果から結論を考察する際に使われる表現。[190]

**視細胞（しさいぼう）** visual cell 【光受容細胞 photoreceptor cell，網膜視細胞 retinal visual cell】　網膜に存在して光を感知する細胞。脊椎動物ではその構造は杆体と錐体の2つからなり，感光色素によって光を吸収して電位が発生する。電位の特徴では $Na^+$ の透過性の減少によって過分極電位となり，双極，水平細胞に伝播する。[95] ➡ 視覚，杆体，錐体

**自在輪（じざいりん）** ＝ キャスター

**自殺念慮（じさつねんりょ）** suicide contemplation 【希死念慮】　自殺を行おうとする（自殺企図）が，実行（行為化）されない局面。特別な計画はないが反復的にこの考えが生じる場合，うつ病との関連性は大きい。早期治療により自殺の予防は可能となる。[160]

**四肢（しし）** limb　左右の上肢と下肢をあわせて四肢という。上肢は上腕・前腕・手からなり，三角筋の起始から手指まで，下肢は大腿・下腿・足・会陰からなり，鼠径靱帯から足指までをいう。[6] ➡ 四肢長，下肢長，上肢長

**示指** index finger；forefinger【人指し指】
　母指と中指の間にある指。一般には第1指をさすが，母指を第1指とし，示指を第2指と呼ぶことも多く，まぎらわしく，母指，示指の使用が勧められる。[6]

**支持基底面** base of support　両脚立位の際，両足底面とその間にできる支持面のこと。重心線がこの面から逸脱すると安定性を失い立位が保持できなくなり，転倒するかもしくは1歩を踏み出すことで逸脱した重心線に対し，新たな支持面を作り出し再度安定性を確保することとなる。したがって，支持基底面が狭いよりも広いほうが安定する。しかし，広いほうが安定はするものの足底面のみによって拡大された基底面は拡大した方向への安定性は向上するが，その垂直両方向に関しては変化がみられない。そのため拡大した方向に対する垂直方向への重心移動は身体のコントロール（関節可動域・筋力・巧緻性）で抑制することが主となる。それらが機能低下した場合には，杖などの歩行補助具によって基底面を拡大することが必要となる。椅子からの立ち上がりでは，椅子によって支持されている重心線をこの足底面のみの基底面に移動することが重要となり，体幹を前傾させることや足部を後方に引くことが必要となる。[83]
➡重心，バランス障害，重心動揺計，圧中心点，小脳性運動失調症

**四肢切断** lower extremity amputation
　四肢の一部あるいは関節部分が何らかの原因で切離された場合を四肢切断（関節部分での切離は離断）と呼んでいる。切断の原因として，外傷および後遺症，末梢循環障害，悪性腫瘍，糖尿病性壊疽，感染，炎症，神経性疾患，先天性奇形などがあげられる。外傷によるものには交通事故や労働災害以外にも熱傷，凍傷や血管損傷による壊死なども含まれる。外傷による四肢切断は近年では大幅に減少しており，代わりに末梢循環障害による高齢者の切断が増加する傾向にある。末梢循環障害の主なものとして，閉塞性動脈硬化症（ASO），閉塞性血栓性血管炎（TAO，バージャー病），急性動脈閉塞症などがある。閉塞性動脈硬化症は動脈閉塞により歩行時の下肢の痛みによる間欠性跛行や四肢の壊死を特徴とする疾患である。バージャー病は四肢の末梢血管に炎症と血栓の形成を生じる疾患で20～40歳の青壮年の男性に多いとされている。悪性腫瘍では骨肉腫，軟骨肉腫などの原因によるが，化学療法や放射線治療あるいは手術方法などの進歩によって減少しつつある。糖尿病壊疽は糖尿病性神経障害や動脈硬化，微細血管の循環不全などに起因する潰瘍形成が四肢切断原因となる。血液透析を行っている糖尿病による切断例では，透析による断端周径の変動が大きくソケットの適合が困難な場合が多い。切断高位の選択では，上下肢ともできるだけ長く残すのが原則であるが，年齢，性別，原因疾患，全身状態，社会的・職業的環境や義肢のもつ機能などを考慮して慎重に決定する必要がある。切断部位の名称は，解剖学的部位で呼ばれるが，英語表記については，例えば大腿切断は above-knee amputation から trans-femoral amputation，下腿切断は below-knee amputation から trans-tibial amputation へと ISO（国際標準化機構）によって定められた表記法により呼称が統一された。切断後の理学療法では，義足装着のために浮腫の予防や断端成熟の促進などの断端管理が重要となる。これには弾性包帯を巻いて断端に適切な圧迫を加えるソフトドレッシングが一般的に行われている。これ以外にも断端にギプスを巻いて浮腫の予防や創の安静を図るリジドドレッシング，エアバッグなどを用いるセミリジドドレッシングや環境コントロール法（controled environment treatment：CET）などがある。義肢についても新しい素材の応用や各パーツの開発などによってますます高機能化されており，その進歩にはめざましいものがある。[48] ➡義肢，バージャー病，閉塞性動脈硬化症，癌，糖尿病

**支持組織** supporting tissue　組織は細胞により形成され，上皮組織，結合組織，筋組織，神経組織の4つに大別されるが，そのうち細胞間や器官の間を埋める組織をいう。大量に存在する細胞間物質の物理化学的性質により性状は決定され，結合，軟骨，骨，血液・リンパに分けられる。[201] ➡結合[組]織

ししちょう

**四肢長** limb length　左右の上肢・下肢の完全伸展位の長さをいい，上肢長は肩峰突起下縁から中指先端あるいは橈骨茎状突起までをいう。下肢長は大転子から外果まで(転子果長)，あるいは上前腸骨棘から内果まで(棘果長)をいう。[6] ➡下肢長，上肢長，棘果長，転子果長

**脂質** lipid　水に不溶で脂肪溶剤(エーテル，ベンゼンなど)に可溶な物質。その構造から単純脂質，複合脂質，誘導脂質に分けられる。中性脂肪は単純脂質，リン脂質や糖脂質，リポ蛋白質は複合脂質，脂肪酸，ステロイド，脂溶性ビタミンなどは誘導脂質に属する。[14] ➡脂肪酸，コレステロール，中性脂肪

**資質** competence　生まれつき備わっている性質や素質，才能，能力。また，「理学療法士に必要な資質とは何か」というように，その仕事や立場上に求められる倫理観や社会的責任，道徳観などの人間像を示す場合にも用いられる。[39]

**脂質蓄積症** = リピドーシス

**支持反応** supporting reaction　体を上下肢を用いて床から持ち上げる姿勢反応のひとつ。刺激によって筋トーヌスが高まり身体が支えられるようになる反応を陽性支持反応(positive supporting reaction)，刺激が除去され筋トーヌスが消失する反応を陰性支持反応(negative supporting reaction)と呼ぶ。下肢では新生児陽性支持反応に続く失立期(astasia)があり，生後6〜9か月ころ体重を支える成熟型陽性支持反応が出現する。上肢では肘支持や手掌支持がある。[112] ➡姿勢反射

**四肢麻痺** quadriplegia　上下肢が両側性に運動性麻痺を呈する状態。さらには，頸部・体幹にも麻痺が及ぶ。障害の機序，部位(大脳，脳幹，脊髄，末梢神経，筋肉，神経筋接合部)により弛緩性または痙性麻痺を認める。多くの脳性麻痺の病型において認められる。[108] ➡麻痺

**四十肩** = 肩関節周囲炎

**思春期** puberty；adolescence　広義には13〜25歳くらいまでを青年期と呼び，第二次性徴の出現を中心とした13〜15歳の範囲を思春期と呼ぶ。身体と心の発達とがアンバランスで，自立志向，衝動性，不安定さを抱える年代である。[66]

**思春期やせ症** = 神経性食欲不振症

**視床** thalamus　第3脳室の側壁で卵円形の灰白質である神経核の複合体で，間脳の上部を占めている。視床は，表在感覚および深部感覚の第一次または第二次中枢で，ここで新しいニューロンとなって大脳皮質感覚中枢に刺激が伝達される。したがって視床が血管障害を起こすと，触覚・痛覚障害，運動障害，深部感覚障害を特徴とする視床症候群となる。症状としては，患側の反対側に起こり，拘縮を伴わない運動麻痺(片麻痺)，高度な深部感覚障害と持続性の痛覚障害，痛覚過敏のヒペルパチー，顔や頭部の焼けるような痛み(視床痛)，軽い一側性の運動失調と高度の立体覚失認，また舞踏病様またはアテトーゼ様不随意運動，同名半盲，流暢性呼称障害性失語，視床性認知症なども出現することがある。視床と線条体との連絡の障害では，中手指節間関節が軽度屈曲され，指節関節の伸展あるいは過伸展がみられ，前腕は回内位に固定された姿勢となる視床手を呈する。[251] ➡間脳，視床痛，視床失語，視床手，視床症候群

**歯状回** dentate gyrus　大脳辺縁系に属し，脳梁を取り巻く帯状回の尾側に隣接して，海馬溝をはさんだ位置にある灰白色の隆起。海馬形成の一部であり，短期記憶に関連する領域といわれている。[277] ➡大脳辺縁系，海馬

**視床外側腹側核**　ventral lateral nucleus of thalamus：VL；ventrolateral thalamic nucleus 【外側腹側核　ventrolateral nucleus】
視床外側核群の腹側列にある核。前腹側核とともに，上小脳脚と大脳基底核(淡蒼球と黒質)からの入力を受け，大脳皮質の運動野と運動前野に投射することにより，随意運動と姿勢の制御に重要な役割を果たしている。[4] ➡感覚，運動，視床後外側腹側核

**歯状核** dentate nucleus　小脳髄質にある小脳核の一部で，小脳半球からの神経線維が終わる。上小脳脚を経て赤核，視床に向かう線維が出る。[277] ➡小脳

**歯状核赤核淡蒼球ルイ体萎縮症** dentato-rubro-pallido-luysian atrophy：DRPLA　脊髄小脳変性症のひとつで，常染色体優性遺伝を示す。若年，成人に発症し，小脳性運動失調，舞踏病，性格変化，認知症，ミオクローヌス，全身痙攣などを合併し出現する。CTやMRIで，小脳，脳幹に萎縮を認める。[194] ➡脊髄小脳変性症

**視床下部** hypothalamus　視床の下腹側部を占めており，第3脳室の底辺に当たる神経核の複合体。その底部からは漏斗が突出し，その先端の下垂体が下垂体茎で垂れ下がっている。視床下部と下垂体は1つの機能単位をなしているため，あわせて視床下部下垂体系と呼ばれる。視床下部の機能としては，呼吸器，循環器，消化器などの働きに関わる自律神経系の統合，下垂体を介しての内分泌機能の調節，体温調節，本能行動(摂食・飲水・性行動)の調節，情動行動の発現が行われている。視床下部には，あらゆる植物性機能の中枢が含まれており，自律神経系の最高中枢である。視束上核，視床下部下垂体路，下垂体後葉の疾患により，多尿と多飲が特徴的な尿崩症，満腹中枢または摂食中枢の障害により，肥満やるいそうを呈する。視床下部後部の損傷により嗜眠から昏睡に至る。視床下部前部を損傷すると体温上昇をきたし，視床下部深部の損傷では体温低下をきたし環境温度に近づく。[251] ➡視床下部下垂体系，下垂体

**視床下部下垂体系** hypothalamo-pituitary system　視床下部と下垂体は，機能的に密接な関連があり，1つの機能単位をなしているため，視床下部下垂体系と呼ばれる。全身の自律機能や視床下部ホルモン，下垂体ホルモンなど各種ホルモンの調節を行っているところで，体内機構の恒常性(ホメオスタシス)の保持や内分泌系を調節する自律神経の最高中枢となっている。[198] ➡間脳，ホルモン，神経内分泌

**視床下部室傍核** ＝室傍核

**指床間距離** finger floor distance：FFD　被検者が30cmくらいの台(床面)に立ち，膝伸展位で体幹をできるだけ前屈させ，上肢は肘関節を伸展させ，手は手関節中間位で前方に下垂させたときの中指先端から床までの距離。床面を超える場合もある。脊柱機能の評価とされる。[6] ➡関節可動域

**事象関連電位** event-related potential：ERP【内因性電位 intrinsic potential】　種々の外部刺激(音，光，上・下肢の感覚神経など)の感覚入力によって生じる誘発電位のうち，精神作業を行うことにより脳内に発生する長潜時の電位。脳波や脳磁図を用いて測定され，記憶や認知，運動に対する反応など，刺激に依存した高次神経機能を反映する。[169] ➡脳波，聴覚，視覚

**自傷行為** self mutilation act　自分で自分を傷つけること。頭を叩く，壁にぶつける，顔を叩く，引っ掻くなどの自傷行動がみられる。自分にとって嫌なとき，不快なときに，逃れるために行ったり，不快な気持ちの表現として現れる。[295]

**視床後外側腹側核** ventral posterolateral nucleus of thalamus：VPL　全身末梢からの体性感覚路の終止する核。四肢，体幹からの体性感覚の主要な中継核である。[247] ➡視床，感覚，感覚障害

**耳小骨** ossicles；auditory ossicles　鼓室(中耳腔)内にある3つの小骨(ツチ骨，キヌタ骨，アブミ骨)。互いに関節によって連なって形成され，靱帯と粘膜ヒダにより中耳腔に固定されている。音刺激によって生じる鼓膜の振動を内耳に伝える役割をもつ。[8] ➡鼓室，ツチ骨，キヌタ骨，アブミ骨

**視床失語** thalamic aphasia　視床部の脳血管障害の結果生じる失語。注意と行為遂行の変動を伴うことがある。超皮質性失語と似ており復唱は良好。自発言語の減少，音量の減衰，語句の省略傾向，口頭言語の加速傾向な

ししょうし　　　　　　　　360

どを特徴とする。[113]

**視床手** thalamic hand　視床部の病変により生じる特有な手。手関節およびすべての中手指節間関節を屈曲し，近位および遠位の指節間関節を過度に伸展した状態。母指は内転し，他の指は広がっていることが多い。[113] ➡視床症候群

**視床症候群** thalamic syndrome 【デジュリーヌ シー症候群 Dejerine-Roussy syndrome】　後大脳動脈より分岐する視床穿通動脈の支配領域である視床後外側腹側核の障害によって生じる症候群。病巣と反対側の軽度な麻痺，感覚鈍麻(特に深部感覚の高度障害)，軽度な運動失調と不随意運動，立体覚障害，異常感覚，痛覚過敏，半盲など多様な症状が現れる。しばしば耐えられないほどの持続または発作的な痛み(視床痛)が生じる。この痛みは病巣の反対側上下肢に起こるか，手や肘に限局することもある。治療の効果に乏しく，理学療法を進めるうえでも困難を要す。[113] ➡視床痛

**視床痛** thalamic pain　視床，視床と大脳皮質間の感覚路が障害されて生じる感覚性過敏。視床後外側核には反対側の体性感覚が収束しているため，障害とは対側半身に著しい自発痛や灼熱感が現れる。[291]

**視床非特殊投射系** thalamic nonspecific projection system 【非特殊投射系 nonspecific projection system】　感覚の中継核としての視床腹側核は視床特殊核とも呼ばれ，ここから感覚野などへの投射系を視床の特殊投射系という。これに対し，視床の髄板内核，中心核などは非特殊核と呼ばれ，脳幹網様体の吻側端をなし，感覚の種類や質に関係なく大脳皮質全体に広く投射しており，これを視床非特殊投射系という。意識や覚醒水準は脳全体が関わっているが，意識の活動を維持する機構は脳幹網様体賦活系の中でも上行性網様体賦活系，それに連なる視床の特殊投射系，視床非特殊投射系，視床下部賦活系が考えられている。上行性網様体賦活系と視床特殊投射系は脊髄や脳神経から上行する感覚神経路の興奮伝導により賦活系の興奮性を高める。これに対して，ジャスパー(Jasper)らはこれよりも分化した注意その他の機能を果たすと考えている。覚醒，特に注意水準の障害は，視床非特殊投射系を中心としたこれら3つの系全体を考慮し，原因と対策を考える必要がある。[292] ➡意識,覚醒,視床,視床下部,特殊投射系,脳幹網様体賦活系

**矢状縫合** sagittal suture　主要な頭蓋縫合のひとつで，左右の頭頂骨を連結し，頭蓋冠の正中線に沿って前後に走る。形状としては鋸状縫合である。分娩時に骨盤を通るとき縮小して通過を容易にし，加齢とともに閉鎖する。[173] ➡矢状面,正中線

**矢状面** sagittal plane　人体を前後に縦割りし左右に分ける面で，水平面，前額面と垂直に交わる。このうち身体の正中線を通り，人体を左右に二等分するものを正中矢状面あるいは正中面(median plane)という。[139] ➡前額面

**自助具** self-help device　日常生活活動あるいは生活関連活動を行う際，身体的な障害に対してその障害を補助あるいは代償することによって，目的動作の改善あるいは自立を図ることを目的として工夫された用具。例えば，把持機能を補って把持を容易にするために柄を太くしたスプーン，対象物へのリーチ機能を補うためのリーチャー，移乗動作を補助するためのトランスファーボードなどがある。適用される時期・期間については，病態あるいは障害が変化している過程で，一時的に適用される場合や，病態あるいは障害が固定して適用される場合があり，固定後も，状態の変動あるいは加齢・環境の変化などによる使用条件の変化に対応した適用がなされる。自助具の役割としては，筋力低下・関節可動域制限・感覚低下・協調性低下に対する補助および代償，両手動作の補助および代償，姿勢・肢位保持の補助，視覚障害・コミュニケーション障害の補助および代償，関節保護やエネルギー節約の補助，作業能率の増大などがあげられる。また，精神的にも，可能な動作の拡大により心理的に満足感が得られ，

積極的な生活への意欲の向上も期待される。ただし，自助具適用の選択やその時期については，対象者の心理面や他の方法による問題解決の可能性などを十分考慮したうえで判断する必要がある。適用の段階では，対象者個人のニードを満たすデザインを考案し，適した材質を使用して作製する場合と，市販品を使用あるいは市販品に付加または改良を加えて使用する場合があり，それぞれに利点と欠点がある。市販品は，外観がよく，PL（Product Liability Law）法の適応があるが，個別の対応が行いにくい面や，価格が高価で，納期の問題が生じる場合もあるなどの欠点がある。個別に作製したものは，外観は劣るが，適用の時期，デザイン，フォローアップなどの個別対応が行いやすいなどの利点がある。基本的な条件としては，安全性，軽量，耐久性，使用感，構造，操作・装着の容易性，修理の可能性，外観，価格などがあげられる。いずれにしても，適応のプロセスにおいては，対象者の身体機能および目的動作における問題点の分析を，生活全体を通した視点から行い，適用の必要性の選択，デザイン・材質などを含む具体的な自助具の選択を行うことが必要である。さらに，装着・使用・操作方法の説明・指導を十分に行い，その適合性の評価，フォローアップを続けることにより，効果的に使用されるための援助を行う必要がある。[199] ➡装具

**指診** digital examination；manual examination　理学的診断法の触診のなかで，手指によって臓器の状態を診察する深部触診の方法。[234]

**視診** inspection　眼で対象者を診る診察法。顔面，眼球，口腔，呼吸，体格，チアノーゼ，浮腫，萎縮，肥大，発赤・発疹，皮下出血，姿勢，歩容，脊柱・胸部・四肢の変形などを診る。問診，触診，聴診，打診，諸検査結果とあわせ理学療法評価を行う。[185]

**視神経** optic nerve　視覚を脳に伝達する第Ⅱ脳神経。網膜より起こる神経線維の集束で，視神経管から頭蓋腔に入って半交叉したのち，再び左右に分かれて外側膝状体へ続く。発生学的には中枢神経系の一部で，脳髄膜の続きでおおわれている。[169]

**視神経萎縮** optic [nerve] atrophy　視神経が，外傷，圧迫，炎症，虚血，脱髄などにより軸索変性を起こし，視機能が低下または消失した状態。検眼鏡による分類は，単性，炎性，網膜性，緑内障性の4つ。[185]

**視神経交叉** optic chiasm 【視交叉】　頭蓋内では左右の眼球からでた視神経が約40〜50 mmに達するまでに交叉する部位。視神経は解剖学上の視神経交叉までとさらに内方の外側膝状体までとする説がある。[95] ➡視覚，視覚障害，半盲，視神経

**視神経脊髄炎** ＝デビック病

**SIDS** ＝乳幼児突然死症候群

**JIS** ＝日本工業規格

**歯髄** dental pulp　歯の中の腔所である歯髄腔内を満たす結合組織で，その中に血管や神経，リンパ管が分布する。神経は感覚神経（痛覚）と自律神経があり，歯髄の表面とゾウゲ質の接する部分にある象牙芽細胞のところで神経叢をなしている。[65]

**耳垂** lobulus of auricle；ear lobe 【耳たぶ，耳朶】　耳介の最も下の部分。弾性軟骨がなく，脂肪と線維性組織だけからなるので柔らかい。[166] ➡外耳，耳介

**指数分布** exponential distribution　連続型の確率分布のひとつで，確率密度関数が，$f(x) = \lambda e^{-\lambda x} (x \geq 0)$，$f(x) = 0 (x < 0)$で表される。$x = 0$で確率密度が最大で，xが小さい値ほど出現しやすい。平均$E(x)$は$1/\lambda$，分散$V(x)$は$1/\lambda^2$。[290] ➡分布，度数分布，正規分布，平均寿命

**指数弁** counting fingers；numerus digitorum：n.d.　視力が著しく悪い場合に実施する視力検査法。眼前の指数が数えられる距離を測定し，30 cmであればn.d.30 (n.d./30 cm)

と示す。[234]

**ジスエステジー** ⇨ 感覚障害

**ジスキネジー** dyskinesia　不随意運動のひとつ。顔面，舌，頸部，四肢に出現し，静止していることができない。1人の患者では一定のパターンをくり返す。絶えず顔をしかめたり，頸部や体幹の後屈や回旋，上肢や下肢をゆするなどがある。[194] ⇨ 口舌ジスキネジー

**システム** system【系】　いくつかの要素が集まり，要素間で相互依存的に結びつき，ある機能が果たされる組み合わせ。規模や種類を問わずあらゆる学問領域で普通に使われる用語。[109] ⇨ 中枢神経[系]，末梢神経，自律神経，緩衝系，大脳辺縁系，系統

**システム義肢** system prosthesis　義肢の各パーツ(継手や部品)をモジュール化し，互換性をもたせ，サイズ，強度，機能などの異なるパーツを個々の切断者の状態に応じて選択し，総合的に個々のニーズにそって作られた義肢。[7] ⇨ モジュラー義肢

**システム理論** system theory　システムとは，互いに関わりをもつ諸要素が複合的に作り出している動向の総体で，①理学としてのシステム理論は，現実世界の一面をシステムという認識でとらえ，システムモデルを用いて論理的に取り扱うための基礎を提供する。対象システムの振る舞いを記述する数理モデルには静的モデルと動的モデルがある。②システム工学の基礎としてのシステム理論は，時事刻々と変動するシステムの全体像を数理モデルで記述し，その振る舞いを予測し，より望ましい方向に管理し制御することをめざす総合的な科学技術をさす。対象には，化学プラント，鉄製のプロセス，電力供給システムをはじめ，電話交換や通信のネットワーク，電気機器の制御系，生物集団のシステム，経済予測システムなど，雑多なシステムが含まれる。[218]

**ジストニー** dystonia【ジストニア】　錐体外路性の不随意運動のひとつ。体幹，四肢近位部優位に，不規則なゆっくりした運動や捻転性姿勢異常が持続的にみられる。[41]

**ジストロフィン** dystrophin　骨格筋や心筋の細胞膜に存在する分子量427 kDaの巨大蛋白遺伝子。デュシェンヌ型筋ジストロフィーは，細胞膜裏打ち蛋白質であるジストロフィン遺伝子の欠損により起こることが遺伝学的に明らかになっている。[272] ⇨ 骨格筋，心筋，遺伝子，デュシェンヌ型筋ジストロフィー

**姿勢** posture　身体の様子を表す語であるが，医学全般で厳密に統一的な定義はみられない。また，姿勢に関わる体位，肢位，構えなどの用語は区別があいまいなまま用いられることが多い。さらに，姿勢を以下に定義するように「構え」と「体位」との組み合わせからなる静止態としてのとらえ方に対して，その人自身が存在する環境に向かって抱く感情や意欲までも含めた動的な行為とする生態心理学的なとらえ方もある。1)体つき，格好を表す用法として四肢・体幹のいずれかの部位の状態，あるいは構えを特徴的に示す。例：良い姿勢，異常姿勢(側彎姿勢，円背[姿勢]，継ぎ足姿勢)など。2)運動学からは，身体の各部すなわち，体幹・四肢・頭部の相互の相対的位置関係を意味する「構え」と，身体が全体として重力方向とどのような関係にあるかを示す「体位」とを組み合わせた身体状態を示す。さらに，時間的にある程度維持されているものをさし，「立位で頸部，上部体幹を屈曲した前屈姿勢」などと表現する。3)姿勢を持続性からみると，次の3つに区分できる。①相当の時間維持され続ける姿勢をさす「静的姿勢」，②姿勢と動作の移行を示すもの。動作の起動となるべき「準備姿勢」，③動作開始の様々な構えを伴う姿勢である「動的姿勢」。①では，姿勢は身体運動を適正に行う基本であり，運動療法では良い姿勢を獲得することが目的となる。異常姿勢のひとつである側彎症に対して姿勢適正化の運動療法が行われる。座位，椅座位，立位などの基本的姿勢の獲得，姿勢保持機能の獲得は，日常生活活動の基礎あるいは基本的動作の基礎として治療計画に組み込まれる。姿勢に対する注意は対

象者への治療目的ばかりではなく，治療者の身体保護，あるいは適正な治療運動・介助運動としてバイオメカニクス上の配慮にも応用されるものである。②では，体位からは，臥位，座位，膝立ち位，立位に区分する。懸垂位を加える場合もある。さらにこれらの基本的体位は，臥位については背臥位，腹臥位，側臥位など構えの要素を加えると，それぞれの体位で多様な構えの姿勢が区分される。姿勢に影響を与える姿勢反射には，緊張性頸反射，緊張性迷路反射，立ち直り反射などがある。神経系の異常，運動発達異常の判定に役立てられている。姿勢の評価は，骨・関節・筋などの運動器の形態異常，機能異常・不全を評価する観点から広く行われる。特に立位での姿勢評価は，運動器の異常とともに運動系神経機能の異常を評価するためにも行われる。姿勢は，姿勢ごとにみられる筋トーヌスの異常が中枢神経系の障害により起こるものとみなされ，筋トーヌスの調整の状態に注目して治療アプローチを検討するために重要な着目点とされている。③では，安定した静的姿勢を保持したり，動的姿勢を維持しながら運動を行うことができるためには姿勢反射や立ち直り反射，さらにバランス反応などが必要となる。これらの反射と反応は神経系の異常，運動発達異常の判定に役立てられている。姿勢を保持する機能を姿勢制御といい，姿勢に関係する感覚-運動系の評価は，固有感覚，皮膚，視覚，前庭系などの感覚器と，骨・関節・筋などの運動器の形態異常，機能異常・不全を評価する観点から広く行われる。異常姿勢は，姿勢ごとにみられる筋トーヌスの異常が中枢神経系の障害により起こるものとみなされ，筋トーヌスの調整に注目して治療アプローチを検討するために重要な着目点とされている。[63] ➡体位,重心,姿勢保持,姿勢反射,姿勢調節

**死生観** conception of death　生と死についての考え方。宗教的・非宗教的死生観，東洋西洋の違い・国や時代の違いによる文化的な背景，個人の環境に基づく世界観に裏打ちされている。QOLを考えるうえでも重要である。[201] ➡死

**視性眼振** visual nystagmus【眼性眼振 ocular nystagmus】　注視維持機能の障害により出現する眼振。視性眼振には，固視眼振，低視力眼振，注視眼振，坑夫眼振などがある。[222]

**姿勢筋緊張** postural muscle tone　背臥位，腹臥位，座位，立位など一定の姿勢を保持したり姿勢を変更する際に生じる筋活動。支持反応や視覚性・迷路性の立ち直り反応，平衡反応とともに一部に随意運動が含まれる。理学療法分野で特定の意味をもたせた表現として用いられる。なお，筋緊張は環境の変化や精神的な動揺などによって変化するので，安静時と運動時の筋緊張の特徴を把握しておくことが必要である。[112] ➡筋トーヌス,姿勢反射,視覚性立ち直り反応,迷路性立ち直り反応

**姿勢時振戦** postural tremor　随意的に姿勢を保持させたときに現れる振戦。例えば上肢を前方挙上して手指を外転するよう指示し，振戦が現れるかどうかをみる。[234] ➡生理的振戦,本態性振戦

**姿勢調節** postural control　静止姿勢(static posture)や動的姿勢(dynamic posture)は重力に抗する自動的筋活動で行われる(抗重力機構)。姿勢調節のメカニズムは脊髄レベルの伸張反射，延髄や間脳の姿勢反射，中脳レベルの立ち直り反射(righting reaction)，皮質レベルの平衡反応(平衡連動反射)が総合的に作用する。視覚性・前庭-迷路系・固有受容覚・触覚などの情報が中枢神経系で統合処理され，四肢・体幹の相互関係が重力とバランスをとるように全身の筋トーヌスを調整する指令が出される。基底核も最高位の皮質下中枢であり，体幹・四肢の筋トーヌスを保持するのに淡蒼球が重要な役割を果たしている。[112]

**姿勢反射** postural reflex　姿勢の移動や運動時など身体の位置の移動(重心移動)に際し，重力に抗して姿勢保持に反射的に働く筋肉の収縮反応で，脊髄神経の支配を受けて行われる。姿勢反射には前庭反射，緊張性頸反射，立ち直り反射，踏み直り反応，支持反応などがある。[112] ➡姿勢保持

**姿勢保持** maintenance of posture　重力に抗して特定な姿勢を持続的に保つこと，あるいは保つ機能。感情や意欲まで含めた動的な姿勢保持としてのとらえ方もある。姿勢保持は運動・動作の基本となる。骨・軟骨・靱帯・筋などの運動器と固有感覚・視覚・前庭器などの感覚器とそれらを統合する中枢神経筋系の働きにより行われる。姿勢を保持するこれらの機能(姿勢制御)の獲得は，日常生活活動の基礎あるいは基本的動作の基礎として運動療法の中心となる。[63] ➡姿勢，重心，姿勢反射，姿勢調節，予測的姿勢調節

**耳性めまい** aural vertigo　内耳前庭迷路部の障害で起こるめまい。めまいの訴えは浮動性，回転性のいずれかをとりうる。メニエール病，突発性難聴，良性発作性頭位めまい症，種々の原因による迷路炎，薬物などによる内耳中毒などが原因となる。[229] ➡メニエール病，めまい，回転性めまい

**歯石** dental calculus；dental tophus；odontolith；tartar　歯垢が石灰化した沈着物。白色，黄茶色または茶色で70～90%は主にリン酸カルシウムの無機成分からなり，歯肉上歯石と歯肉下歯石に分けられる。沈着部位は歯肉縁茎およびその下で，沈着により歯肉炎の原因となる。[298] ➡歯垢

**耳石** otolith　内耳の耳石器にあるゼラチン質の平衡斑膜上にある炭酸カルシウムのミクロの石。平衡斑の膜の中に埋まっている感覚毛が受ける微妙な力の変化から卵形嚢は水平方向，球形嚢は垂直方向の加速度を検知して平衡反応をつかさどる。[284]

**肢節運動失行** limb-kinetic apraxia　右または左前頭葉(運動野またはその皮質下)病変による症候。主に病巣と反対側の指先の巧緻性の障害が生じ，ボタンをはめる動作などが困難となる。リープマン(Liepman)の説の中の「運動記憶」が障害されると(最も単純な)習熟動作が巧緻性を失って起こるといわれている。[96] ➡巧緻性

**指節間関節** interphalangeal joint；IP joint 【IP関節　IP joint】　手，足各指の指節骨間の関節で，1軸性の蝶番関節。母指には1つ，第2指～第5指には2つある。基節骨と中節骨の間のものは近位指節間関節と末節骨と中節骨の間のものは遠位指節間関節という。[21] ➡近位指節間関節，遠位指節間関節

**施設症** ＝ ホスピタリズム

**施設症候群** ＝ ホスピタリズム

**施設なれ** ＝ ホスピタリズム

**脂腺** sebaceous gland　胎生期に表皮細胞から分化する皮膚付属器。毛包に付属する脂腺を毛包腺と呼び，脂腺の大部分を占める。また，脂漏部位とは脂腺が発達している部位のことで，ヒトでは頭，顔，胸骨部，肩甲骨部などである。[193] ➡皮膚

**自然寛解** spontaneous remission　治療を加えることなく，病状が一時的に落ちつく，または一時的に回復する状態。[226]

**自然気胸** spontaneous pneumothorax　何らかの原因で胸腔内に空気が貯留した状態を気胸といい，特に外傷性や医原性気胸を除いた場合を自然気胸という。自然気胸は，明らかな肺疾患のない突発性気胸と，肺疾患に続発する続発性気胸に分けられる。突然の胸痛，発作性の咳，呼吸困難，息切れなどが主症状。[197]

**自然死** ＝ 老衰

**自然対数** natural logarithm　任意の正の数 x に対して $x = a^y (a > 0, a \neq 1)$ を満たす y の値が一意的に決定される。このとき，y を a を底とする x の対数(logarithm)といい，$y = \log_a x$ と表す。y に対して x を対数 y の真数という。底 a を 10 にした対数を常用対数といい，超越数 e を底にした対数を自然対数という。[290] ➡統計学，アルゴリズム，確率，ロジスティック分析

**自然治癒** natural healing；spontaneous cure

生物が本来生まれながらにもっている，疾病に対して医療を加えずとも自然に回復する能力．免疫力やホメオスタシスに相当するものとしてとらえる考え方もある．[109] ➡機能回復,治療効果,効果判定,機能予後の予測

**視線の交錯** ＝アイコンタクト

**指尖容積脈波** finger plethysmography　心臓の収縮・拡張に伴って発生する指先の血管の容積変化(血流変化)を，赤外線などの透過光線を利用して測定する拍動(脈波)で，主に末梢動脈硬化症やレイノー現象(レイノー病，レイノー症候群)などの診断に用いられる．[45] ➡血流,レイノー現象

**持続カテーテル** ＝留置カテーテル

**持続牽引** continuous traction　骨折や脱臼の整復，関節の安静，良肢位の保持，頸椎や腰椎損傷による筋痙縮や疼痛の緩和などを目的とした数時間以上に及ぶ牽引．リラクセーションが得られやすいベッド上背臥位の姿勢で，できる限り長い時間をかけて牽引する治療方法である．[131] ➡間欠牽引

**持続的気道内陽圧[呼吸法]** continuous positive airway pressure：CPAP　人工呼吸法の一種で，自発呼吸の全呼吸相を通じて陽圧を維持する方法．呼気の開始と終了は対象者自身に委ねられる．一般には酸素化不全に対し選択されるが，近年は昏睡時無呼吸症候群に対しても用いられる．[17] ➡人工換気,間欠的陽圧換気[法]

**持続的受(他)動運動** continuous passive motion：CPM　設定した関節可動域内を低速度(1度/秒以下)で運動できる装置を使用した持続的な他動運動．持続的受動運動(CPM)装置は運動時間，運動速度，運動範囲を任意に設定でき，手術直後から関節可動域運動が行える利点をもつ．1970年代後半，ソルター(Salter)によりその有効性が報告され急速に普及した．わが国では1980年代後半から使用されるようになり，今日では各種関節術後の理学療法に不可欠な存在となった．膝関節や股関節の術後にベッド上で用いられることが多いが，肩関節，肘関節，手関節，指関節にも応用されている．CPMの効果は，①関節拘縮の予防，②腫脹の軽減，③創治癒促進，④疼痛軽減，⑤軟骨の修復促進などである．持続時間は長時間使用がよいとされるが，現実的には1日1〜2時間を2〜3週間行うことが多い．[22] ➡他動運動

**自尊心** self-esteem 【自尊感情】　心理学的には「自分が価値のある，尊敬されるべき存在であると思う感情」として理解される．自分自身の価値に関するその人の個人的判断．評価方法としてローゼンバーグ(Rosenberg, M.)による自尊感情測定尺度などがある．[165]

**舌** tongue　口腔底に位置し，表面が粘膜でおおわれた卵型の筋肉塊．咀嚼・嚥下を助け，言語の発生としても重要な働きをする．また，味覚を受容する．舌尖，舌体，舌根の3部分で構成される．[175] ➡味覚,発声,味蕾

**耳朶** ＝耳垂

**支帯** retinaculum　複数の筋腱を特定の位置に保持する働きをする筋膜．機能的には，滑車の支点の働きを行い，筋(力点)の力を腱を経由して停止部(作用点)に効率的に伝える．手の屈筋支帯・伸筋支帯など．[153] ➡手根管症候群

**肢帯型筋ジストロフィー** limb girdle muscular dystrophy：LGMD　20歳代前後に多く発症し，肩甲周囲または腰帯部から始まる筋萎縮，筋力低下を初発症状とする筋ジストロフィー．進行は非常に緩徐である．男女共に同頻度に侵す常染色体遺伝疾患である．[194] ➡進行性筋ジストロフィー

**肢体不自由児** →次頁参照

## 肢体不自由児　physically disabled children；physically challenged children；crippled children

### 1. 概念

上肢，下肢または体幹の運動機能に不自由がある子どもを肢体不自由児という。元来，児童福祉法の中で肢体不自由児施設としてその名称は発生した。児童福祉法は肢体不自由児の療育（早期からのリハビリテーションと教育的リハビリテーション）指導や育成医療に関する事項を規定するとともに，肢体不自由児施設を「肢体不自由児を入院治療や外来治療，あるいは通園指導などによって療育指導を実施する施設である」と規定している。このことばの提唱者であり，「肢体不自由児の父」と呼ばれた整形外科医高木憲次（1888～1963）は「肢体（四肢，体幹）の機能に不自由なところがあり，そのままでは将来生業を営むうえに支障をきたすおそれのある児童」として定義した。具体的には，四肢・体幹機能の障害により学校生活および日常生活が不自由となる児童である。原因，形態異常の有無によらず機能上の不自由を認めれば肢体不自由としていることが特徴である。高木憲次は，欧米で「四肢または体幹に運動障害を有するもの」を表す cripple（英語）や Kruppel（ドイツ語）の和訳を「不具奇形」とすることに疑問を抱き，熟慮の結果，昭和初期に肢体不自由という語を提唱した。以後，学術用語または法令用語として定着した。

### 2. 原因

肢体不自由には多くの原因があるが，医学的原因には以下のものがある。①骨関節系：骨関節疾患，外傷後遺症など。慢性化膿性骨髄炎，ペルテス病をはじめとする骨関節炎，先天性股関節脱臼，先天性の骨や軟骨の形成不全症，骨関節の奇形，複雑骨折の変形治癒などある。②筋系：小児特有の筋原性疾患あるいは神経筋疾患。脊髄性筋萎縮症，先天性筋ジストロフィー，進行性筋ジストロフィーなどある。③末梢神経系：外傷による神経炎や神経麻痺，あるいはシャルコー－マリー－ツース（Charcot-Marie-Tooth）病のような小児期に発症する神経原性疾患。④中枢神経系：脳脊髄炎，脳奇形，水頭症，脳外傷，二分脊椎，および脳性麻痺によるものなど。昭和20～30年代には脊髄性小児麻痺（ポリオ後遺症）によるものが多かったが，ポリオワクチンの普及とともに激減し，これに反してその発生原因や予防，治療法などになお不明な点を残している脳性麻痺が相対的に高い比率を占めるようになっている。中枢神経系が原因の場合は精神障害が肢体不自由に併せて現れることがあり，療育の観点からは大きな問題となる。

### 3. 特性

手指機能の障害や言語運動的な様々な制約による，反応や表出の制限，外界環境への働きかけの乏しさ，仲間との人間関係構築の経験の乏しさ，などの特性があり，これらについて考慮することが第一義である。このことは肢体不自由児の性格特性，知能などを同年齢の健常児と比較した研究のような得点結果の相互比較よりも重要である。

### 4. 教育

障害の程度が重度なために，義務教育学校の普通学級に編入することが困難（不適当）な児童に対して，特殊教育の措置が学校教育法（1947［昭和22］年公布）によりとられる。特殊教育は肢体不自由児の教育を目的とした養護学校，または通常の小・中学校に肢体不自由児を対象として特別編成された特殊学級で行われる。1957（昭和32）年には肢体不自由児に対する就学の機会を拡充するため公立養護学校整備特別法が施行され，養護学校が増設された。その後1961（昭和36）年には肢体不自由施設の全県設置が完了した。これらの肢体不自由児施設のなかには，養護学校を隣接して設置している場合もあり，またこの肢体不自由児施設に特殊学級が設置されている場合もある。

### 5. 福祉

先天性股関節脱臼などの軽度の障害であれば，早期の治療によって肢体不自由となることを防止することが可能である。乳幼児検診の励行は，高い効果を期待できる。

このように肢体不自由児に対する早期発見，早期療育が大切なのは言を俟たないが，肢体不自由児のための福祉は医療と教育を包含しながら，彼らが自活でき，人間として育成できるような環境を提供する制度を整える必要がある。[98] ➡肢体不自由児施設

**肢体不自由児施設** institution (or habilitation) center for physically challenged children
　四肢および体幹の機能に障害ある児童を対象として，治療および日常生活の自活に必要な知識・技能の指導を目的とする施設。児童福祉法に定める児童福祉施設のひとつ。[98] ➡肢体不自由児

**自宅復帰** ＝家庭復帰

**舌の偏位** tongue displacement　舌の位置や方向がずれたり偏ること。オトガイ舌筋が一側性の麻痺を起こすと，舌を前方に突き出したときに麻痺側に偏位する。舌筋の一部は両側性支配のため，核下性の舌下神経麻痺で舌の偏位は顕著となる。[234]

**時値** ＝クロナキシー

**視知覚** visual perception　視覚系からの情報をもとに外界の対象を認識・判別して，以前の経験と照らし合わせて解釈する能力。視知覚はあらゆる動作の中に含まれ，子どもの読み書きの能力と関係する。[295] ➡フロスティグテスト

**支柱** upright　装具の補強や固定の強化などのために取り付けられる金属またはプラスチック製の支え。多くはアルミニウム合金などの金属製が使用されている。延長装置を取り付ければ，固定位置の変更や小児の成長に応じた設定が可能となる。[75]

**市中感染** community-acquired infection
　院内感染の対語で，医療施設や療養施設以外の通常の環境で起こる感染。院内感染に比べて，感染性が強い微生物が原因となることが多い。[29] ➡院内感染，レジオネラ肺炎

**支柱付サポーター** supporter with stays and uprights　関節運動の制動力の低い軟性のサポーターに軽合金，プラスチックなどでできた継手付の支柱を付け，ある程度の制動力をもたせたサポーター。変形性膝関節症の初期やリウマチの動揺性肘関節に対して適応がある。[125]

**膝窩** poples 【ヒカガミ】　膝の裏側にできる菱形の凹み。上部外側は総腓骨神経，大腿二頭筋，内側は半腱様筋・半膜様筋，下部は腓腹筋の内・外側頭で囲まれ，上半部は体表からも観察できる。[71] ➡膝関節，半膜様筋

**膝蓋腱反射** patellar tendon reflex：PTR；patellar reflex 【大腿四頭筋反射 quadriceps reflex, 膝反射 knee jerk】　膝蓋腱を叩打したとき，大腿四頭筋の伸張反射で膝関節の急激な伸展が起こる現象。深部反射のひとつ。反射中枢は第2〜4腰髄で，その異常は障害の部位診断に役立つ。脊髄疾患における反射の消失はウェストファル（Westphal）徴候と呼ばれる。[169]

**膝外側角** ＝大腿脛骨角

**膝蓋大腿関節** patellofemoral joint 【PF関節】
　大腿骨と膝蓋骨で構成される膝関節のひとつで，関節面は膝蓋骨の内・外側関節面と大腿骨顆間窩によってつくられる。この関節面に働く力は膝屈曲角度により大きく変化する。膝蓋骨は膝伸展の回転中心から膝蓋靱帯までの距離を長くして，力のモーメントを大きくする（力の腕作用）ことによって膝伸展機能の増大に役立つ。[71] ➡大腿脛骨関節，膝関節

**失外套症候群** apallial syndrome 【クレッチマー症候群Ⅰ Kretschmer syndromeⅠ】
　特異な意識障害のひとつで，無動無言で開眼状態で瞬きが少なく，視線は固定されているか，あるいは注視点が定まらずあちこちに動くが，追視は可能である。除皮質硬直をとることが多い。頭部外傷後遺症，一酸化炭素中毒後などにみられる。[194] ➡一酸化炭素中毒

**膝窩角** popliteal angle：PA　膝屈筋群の筋トーヌスの程度を表す角度。背臥位で一側下肢を伸展位で固定し，計測する下肢の股関節90度を開始肢位として，膝関節を他動的に伸展したときの大腿と下腿のなす角度。筋トーヌス低下ではこの角度が増大し，筋トーヌス亢進では減少する。[98]

**疾患** disease；disorder；disturbance；illness；

しつかんこ

**sickness【疾病, 病気】** 生体の臓器が調和して正常な機能を営み, その環境に適応している健康な状態から逸脱し, 肉体的にも精神的にも, 生体の機能が障害され, 異常ないしは停止をきたした状態をいう。[43] ➡国際疾病分類

**しつかんこう　室間孔** ＝ モンロー孔（もんろーこう）

**しっかんしゅうしょくこうりうまちやく　疾患修飾抗リウマチ薬** ＝ 抗リウマチ薬（こうりうまちやく）

**しつかんせつ　膝関節** knee joint 大腿骨下端と脛骨上端の間の関節。前面に膝蓋骨が存在する。関節包, 半月板, 前十字靱帯, 後十字靱帯, 内側側副靱帯, 外側側副靱帯などから構成される。運動方向は転がり運動と滑り運動による屈曲, 伸展である。[273]

**しつかんせつしょう　膝関節症** ＝ 変形性膝関節症（へんけいせいしつかんせつしょう）

**しつぎ　質疑** question and answer 質問して問いただすこと。学会などで発表後に質疑応答の時間が設けられるが, 参加者からの質疑に対し, 発表者が回答・答弁を行い討論することによって, 内容について双方の理解が深められる。[271] ➡学会発表, 予演会, 臨床研究, 基礎研究

**しっきん　失禁** incontinence 意識的に抑制できないこと。不随意・無意識に尿・便が漏れ出る尿・便失禁, 感情のコントロールができない感情（情動）失禁などがある。[190] ➡情動失禁, 尿失禁

**しつけ（躾）** discipline；child-training practice 子どもが社会のルールや習慣などを学習し, 社会の一員となっていく社会化の過程で, 養育者や他のおとなによって子ども達に対して行われる, 社会のルールや習慣などの意図的な指導のこと。しつけは, 家庭のほか, 地域社会や学校などでも行われるが, 明確な指導プログラムがあるようなものではなく, 日常生活の中での様々な経験を通して具体的に行われる。しつけ方には, 賞罰を中心としたしつけ側の強制力が強い指導法と, 子どもの主体性を尊重し自律的な行動様式の獲得を促すものとがある。ただし, おとなの側にしつけの意図がなくても, 子どもが模倣学習によっておとなの行動をモデルとして取り込むことが, 結果的にしつけの機能を果たすことも多い。乳幼児を対象とする理学療法の臨床においては, 養育者の価値観や育児法に関連づけて助言を行い, 養育者によるしつけの中にうまく指導プログラムを取り入れ, 各種機能の獲得や発達を促すことが有効な場合もある。[276] ➡社会化, 親子関係, 模倣, 育児, 価値観

**しっけいさん　失計算** acalculia；dyscalculia【失算】 計算ができない状態。失語症の重要な症状のひとつ。ゲルストマン症候群の1症状としても現れる。左側頭頂葉・後頭葉などの脳損傷で起こる。[183] ➡ゲルストマン症候群

**じっけんけいかく　実験計画** experimental planning（design） 合理的に（必要な情報を得るのにできるだけ実験回数を少なく）実験を割り付けて, 精度よく結果が解析できるように実験の計画を立てること。フィッシャー（Fisher, R.A.）が実験の目的に応じた, より合理的なデータの集め方を統計的立場から体系化したもので, 反復, 無作為化, 局所管理の3つの方法がある。基本的なものとして, 一元配置, 二元配置（くり返しあり, なし）, 直行配列法などがある。[109] ➡課題, 仮説, 予備研究, 統計学, 分散分析, ラテン方格配置, 先行研究, 般化, 研究デザイン

**じっけんけんきゅう　実験研究** experimental research 仮説や概念を検証するために, 研究者のデザインに基づき実験や調査を行い, その結果をもとに考察し, 原因と結果の因果関係を確かめて結論を導く研究法。[248] ➡基礎研究, 臨床研究, 調査研究

**しっけんとうしき　失見当識** disorientation【見当識障害】 今の自分, 時間, 場所, 置かれている状況などを正しく見当づけできない状態。症状の程度は様々。精神機能の一部が障害されることにより生じる。主に健忘症候群, 意識障害, 認知症でみられる。[190]

**失行** apraxia　運動麻痺などの運動障害や感覚障害がなく，運動可能で行うべき行為・動作を十分理解しているにもかかわらず，合目的的な運動が不可能な状態で，①肢節運動失行：連続的な複数の要素的運動が拙劣化するが失行程度は低く，顔面失行，歩行失行，手指失行などが現れる，②観念運動失行：社会的習慣性の高い「さよなら」などの動作が自発的には行えるが，言語命令，模倣命令に従ってはできない，③観念失行：道具の使用が困難となる，④着衣失行：原因はないのに着衣ができない，⑤構成失行：まとまりのある形態（絵画など）をつくることができない，⑥口腔顔面失行，に分類される．失行は失語，失認と密接な関係にある高次神経機能障害のひとつである．[190]

**実効値** effective value　交流電圧（正弦波）を消費電力が等価な直流電圧に置き換えたときの電圧値．交流振幅の$1/\sqrt{2}$，すなわち71％となる．100Vの交流電圧は実効値が100Vであり，その振幅（最大値）は141Vである．[149]　➡超音波，音，振幅，エネルギー

**失語[症]** aphasia　大脳半球の限局された器質的病変により，いったん獲得した正常な言語機能が障害された状態．末梢神経および筋障害，聴力障害，知能・意識低下を認めず，言語表象の理解・表出能力が低下する．優位大脳半球の言語野を含む皮質・皮質下領域の損傷およびそれらの関連領域損傷により起こる．症状には自発語の減少，語健忘，錯語，失文法，復唱障害，意味理解の障害，読字や書字の障害などがある．病巣の部位により種々の失語症が生じる．①運動性失語（ブローカ失語）：非流暢失語で言語の聴覚理解はでき，②超皮質性運動失語：復唱のよいブローカ失語という印象，③感覚性失語（ウェルニッケ失語）：流暢性失語で言語の聴覚理解や文字理解が障害される，④超皮質性感覚失語：復唱のよいウェルニッケ失語という印象，⑤全失語：重度に言語機能のすべての面が障害されるなど，⑥伝導失語，⑦健忘性失語（失名詞失語），に分類される．理学療法分野では，治療中の言語指示や対象者の訴えが伝わらず，十分な治療効果が得られないことがあ

る．[226]

**失語症検査** tests of aphasia　失語症か否かの鑑別，重症度やタイプの診断，失語症状の把握を行い，言語治療計画立案の手がかりの取得を目的とする検査全般をさす．失語症検査は，鑑別検査と掘り下げ検査の2つに分かれる．鑑別検査としてわが国で広く使用されているものとして，標準失語症検査，WAB（Western Aphasia Battery）失語症検査，ミネソタ式失語症鑑別検査，ボストン失語症診断検査などがあげられる．掘り下げ検査としては実用コミュニケーション検査，失語症語彙検査，トークンテストなどがある．鑑別検査では，失語症と周辺疾患との鑑別，話す，聴く，書く，読むの言語的側面のうち，障害されている側面の把握，重症度の特定，タイプ診断などの総合的診断・評価がなされ，掘り下げ検査では障害の特徴が明確にされ，最も適切な治療アプローチが導き出される．臨床場面では日常生活場面のコミュニケーション能力の評価や，意思伝達手段も加えて医師や理学療法士などに報告されることが多い．[119]　➡運動性失語，ウェルニッケ失語，標準失語症検査

**失語図式** ＝ ウェルニッケ－リヒトハイム図式

**失算** ＝ 失計算

**失書** agraphia　手指の運動機能や知能には問題なく，後天的な脳病変による書字障害．病変部位や疾患の性質により，失語性失書，構成失書，失行性失書，純粋失書などがある．[183]

**失神** syncope；fainting；apsychia　突発的，発作的に起こる，脳虚血に基づく一過性の意識障害．脱力感，顔面蒼白，発汗などの症状が現れ，数秒〜数分間で改善する．起立性低血圧，心原性，脳性（脳血管障害など）などが原因で起こる．[41]

**湿疹** eczema　内因，外因による抗原の接触と抗体の産生による皮膚の過剰反応が考え

られ，その結果，皮膚の浮腫性の紅斑，漿液性丘疹，小水疱，びらんなどの皮膚の炎症反応が湿疹反応として生じたもの。[178] ➡アトピー，脂漏性皮膚炎

**湿性ラ音（しっせいらおん）** ＝ 断続性ラ音（だんぞくせいらおん）

**室頂核（しつちょうかく）** fastigial nucleus　小脳半球の小脳核の最も内側にある核で，第4脳室の屋根に近い正中部に位置する。脳虫部皮質から上小脳脚を通って前庭神経核，延髄網様体へ向かう線維の中継点である。[121] ➡小脳

**質的研究（しつてきけんきゅう）** qualitative research　量的研究（数量的研究）に対する用語で，現象学的・解釈学的な立場から観察・記述的に行われる研究形式。対象となる集団や組織，個人の状態や特性，その傾向や変化などを系統的に調べて得た情報・データを解釈し，社会のあり方や人間の状態を理解しようとする研究のこと。観察やインタビュー，文献などから得られたデータは非数学的に分析するもので，質的研究の手法として，症例研究やフィールドワーク，現象学的研究，傾向分析，方法論研究などがある。数量化や客観化が難しく，研究者や対象の主観を通してデータの収集や分析，解釈が行われるため，バイアスがかかりやすい。一方，少数派の考え方や見方を尊重し，量的研究では取り扱いにくい客観化が難しい情報を生かして，新しい観念や認識，一般的傾向を導き出すことができる。[248] ➡量的研究，フィールド調査，文献

**質的データ（しつてきでーた）** qualitative data 【定性的データ】　種類や区別を表す変量のこと。具体例として性別，職業，性格，疾患の種類などがあげられ，分類データか，順序データかにより統計処理の手法が異なる。[147] ➡生データ，データベース，質的研究，量的研究，離散変量

**質点（しつてん）** point mass　物理学で位置，速度，加速度，ベクトルを考えるうえで，数学的に理想化した点のことである。重さ（質量）だけをもち，大きさのない点である。人の場合，大きさを無視するのでその人の重心の位置が質点の位置となる。[186] ➡運動力学，力学，重心

**嫉妬（しっと）** jealousy　2者関係の中での安定した関係が第3者によって失われるときに生じる敵意，憎悪，不安などが混在した不快な感情をさす。3者関係は不安定であり，現実にも生じやすい。3者関係にどのように対処していけるかが健全な社会生活が送れる成熟した人格の指標ともなる。[66] ➡エディプスコンプレックス，葛藤

**湿度（しつど）** humidity　大気中に含まれる水蒸気の割合。実際に含まれる水蒸気量とその大気がその気温で最大限含むことができる量との比を百分率で表したもの。呼気ガス分析による酸素消費量測定では湿度の考慮が重要となる。[44] ➡温度，体温

**失読（しつどく）** alexia　視覚と知能には障害がないが，脳病変により読むことが障害された状態。失読失書，純粋失読（視覚失認性失読），失語者の失読に分類される。[181]

**膝内障（しつないしょう）** internal derangement of knee joint　膝関節を構成する靱帯，半月板，関節包，骨などが外傷により機能的障害をきたすもの。現在では一般的に受傷初期に診断名の付けにくいもの，重複した膝関節障害で症状が確定的でないものなどに用いられる傾向にある。しかし後にX線，CTスキャン，MRI，関節鏡，関節造影，各種ストレステストなどの検査項目により明らかな診断名が付けられる場合がほとんどである。[287] ➡内側側副靱帯，前十字靱帯損傷，半月[板]損傷，後十字靱帯

**失認（しつにん）** agnosia　末梢の感覚受容器の障害，意識障害などの精神機能の障害がないにもかかわらず対象の認知が障害される状態。視覚失認，触覚失認，聴覚失認，身体失認に分類される。視覚失認，触覚失認，聴覚失認は入力される感覚の認知障害で，身体失認は自己の身体の空間的配慮の認知障害である。リハビリテーションを行う際に，最も問題となるのが視覚失認のなかの視空間失認の下位分類となる半側視空間失認である。主に右頭頂葉の障害で起こり，病巣の反対側の認識ができない状態となる。左麻痺者によくみられ，視線が非麻痺側（右側）に固定され，麻痺側（左

側)の空間が無視される。歩行時においても，対象者が左側の障害物にぶつかる現象がしばしば観察される。検査としては，線分二等分試験，線分抹消試験，図形模写，時計模写，などがある。ほかの視空間失認には地誌見当能力障害，バリント症候群などがある。[181]

**失念** forgetfullness　短期および長期記憶が障害されているような状態を呈するが，検査と支援に十分な時間をかけると応答することができる状態。[190]

**SIP** sickness impact profile　包括的健康関連QOL測定法のひとつ。患者に限定しないQOLの包括的な尺度として用いられる質問票で，身体機能や症状，社会的機能・役割や日常生活，精神的機能や満足度の各領域に関する質問項目から構成されている。[109] ➡自己記入式QOL質問表，クオリティオブライフ，高齢者

**疾病** ＝疾患

**疾病構造** proportion of disease　ある地域や国における死亡や疾病発生の状況を構造的にとらえたもの。死亡や疾病分類ごとの実数・世代マップ・年次推移・罹患率・有病率などを指標に観測，人口動態統計などを用いて分析する。[58]

**疾病失認** ＝病態失認

**疾病逃避** flight into disease (illness)　無意識的に病気を理由に直面する問題から逃れようとすること。防衛機制の一種。[96] ➡防衛機制，疾病利得

**疾病利得** gain from illness【病症利得】
　疾病により，患者が意識的または無意識に利益や満足を得ること。疾病利得には，病気になること(疾病逃避)によって不安や悩みを意識せず無意識的に満足や精神安定が得られる一次疾病利得と，病気のために嫌な仕事から解放されたり，家族に大切にしてもらうなどの利益を獲得する二次疾病利得の2種類がある。疾病利得の存在は治療目標達成の阻害因子となり，病気のなかに安住して治るまいとする無意識的願望が強い場合には，治療に対する頑固な抵抗になることがある。医療面接や注意深い行動観察，職歴や家族歴などの情報収集が重要となる。[49] ➡疾病逃避

**室傍核** paraventricular nucleus：PVN【視床下部室傍核 hypothalamic paraventricular nucleus】　視床下部の前半分の脳室周囲域にある大型の神経核。視索上核とともに視床下部下垂体系を構成し，抗利尿ホルモンを産生している。抗利尿ホルモンは，軸索内輸送によって下垂体後葉に運ばれ，分泌される。[179] ➡下垂体，オキシトシン，抗利尿ホルモン，視床下部

**悉無律** ＝全か無の法則

**失明** visual loss；loss of vision；blindness；anopsia　社会的，日常的に，仕事，生活ができない状態まで視力を失うこと。目の前1mの指の数が分からない状態。視野全体の光覚を失った場合を全盲，半側のみ視野欠損を半盲という。[41] ➡半盲

**失名詞失語** anomic aphasia　失語症のひとつ。会話の中で，物の名称が出てこない(呼称困難)，必要な語句が出てこない(喚語困難)症状が現れる。左半球の後方領域の損傷でみられることが多い。[96] ➡失名詞失語

**質問紙** questionnaire　記載された質問に対する回答を集める目的で，被検者が指示されたとおりに回答できるように印刷した用紙。一般に，自己記入式の方法がとられるが，被検者の状況によっては自己記入に限らない。[165] ➡質問紙法

**質問紙法** questionnaire method　あらかじめ準備した質問紙の質問項目に回答してもらう方法。質問に用いた言語を媒体として個人の内面を把握できる利点があり，広範囲の研究テーマに適応でき，他の手法ではとらえにくいデータが得られるという特徴がある。[130] ➡自己記入式QOL質問表，調査研究，留め置き調査，ガットマンスケール

**実用コミュニケーション促進法** promoting aphasics' communicative effectiveness：PACE
実際の対話場面を重視した失語症治療プログラム。新情報の交換，ジェスチャーや描画など非言語的コミュニケーション法の活用，話者の交代による対等な役割分担・情報伝達の成功に基づいたフィードバックを原則とする。[119] ➡高次脳機能障害，失語[症]，言語障害，言語聴覚士

**実用手** functional hand　麻痺手が日常生活で実用的に使われる状態。残存機能に応じて3段階に分けた，補助手，廃用手の対語。ただし，統一された基準や明確な尺度はない。[47]

**失立** ＝ 起立不能[症]

**質量** mass　ある物体の物質の量であり，しばしば重量と混同される。慣性質量(物体の慣性の大きさを示す量)と重力質量(物体の万有引力の大きさを示す量)とがあり，両質量は同等である。単位はキログラム(kg)を用いる。[220] ➡力学，ニュートンの運動の法則

**質量中心** ＝ 身体重心

**時定数** time constant：TC　物理系では入力してから定常状態に達するまでに時間(緩和時間)を要するが，その程度を示す定数。最終値の63.2％に達するまでの時間で表現される。時定数が小さいほど立ち上がりが速いことを示す。[118] ➡計測機器，フィルター，信号

**自転車エルゴメータ** ⇨ エルゴメータ

**自動運動** active exercise(movement)
対象者が介助なしに随意的に行う運動。運動療法では外力に対しての抵抗運動は困難であるが，自分自身の運動肢の重量に対して運動が可能な段階で行う方法。遠位関節ではその抵抗は無視してよいほど小さいが，近位関節では自重が抵抗となる。筋力増強に加えて関節可動域の維持，協調性向上を目的として行われる。[71] ➡抵抗運動，自動介助運動，筋力増強運動

**自動化** automation　機器操作の大部分をコンピュータが制御することで，最小限の人的操作により機器運転がなされるシステム。自動化には経済性，効率性のメリットがあり，臨床検査領域での導入率は高い。[92] ➡臨床検査技師，衛生検査技師，計測機器

**自動介助運動** active assistive exercise(movement)：AAE　他動運動と自動運動の中間的なもので，できるだけ対象者が随意で行うが，対象者の状態に応じて，介助者(通常理学療法士)が援助する運動。筋力の程度によって介助が必要で筋力の回復段階に応じて介助量を変える必要がある。自動運動で痛みがある場合にも用いられる。この運動は，主動筋の収縮と拮抗筋の弛緩のように筋の再教育(学習)を目的として行われる。介助方法としては，徒手，懸垂，滑車，滑面(パウダーボード，ローラーボード)などによる介助または水中での浮力による介助がある。[71] ➡自動運動，筋再教育

**児童期** child period；childhood　広義には青年期前の出生から12～14歳までをいう。児童は18歳未満の未成年者の総称(児童福祉法)。小学生を学齢児童，中学生を学齢生徒と呼ぶ(学校教育法)。[176]

**児童指導員** juvenile instruction member
児童福祉施設で生活している子ども達の社会的自立をめざして，健全な成長と基本的な生活習慣が身につくように，施設内の環境整備，生活指導の実施，家庭や学校，各関係機関，地域との連絡調整などを行う職種。[39]

**自動車運転**　社会生活を送るうえで必要となる屋外での移動能力を充足するための手段のひとつ。公共交通機関の利用には制限も多く困難な場合が多いが，自動車運転が可能となれば，行動範囲が拡大し，心身共に社会参加の幅が広がる。運転操作面での問題に関しては，装置の改良された自動車の開発，部分的な改造，福祉機器の導入などにより，対応の手段も増え，運転可能者の範囲が広がって

きている。70歳以上の高齢者の場合は、座学講習、視力や反応時間の測定および実技講習からなる高齢者講習が行われているが、高次神経機能障害や認知症で認められる知的・判断力の問題への対応はいまだ困難なのが現状である。[199]

**自動制御** automatic control 　目的どおりに働くように適切な操作を加えることを制御という。人の判断による制御を手動制御というのに対して、目的とする動作になるようにあらかじめ操作を加えて自動的に制御することを自動制御という。[118] ➡ サーボ機構, 制御理論, サイバネティックス

**児童相談所** child guidance center 　児童福祉法に基づき、都道府県に設置義務が課せられた機関。その業務は、児童の福祉に関する諸問題すなわち児童の生活と発達に関わる困難や障害について相談、調査・判定、指導および必要に応じて一時保護を行うことである。[170]

**児童福祉施設** child welfare facility 　児童が心身ともに健やかに生まれ、かつ、育成されることを保障する目的で児童福祉法に定められた14の施設と他法省令に定められた施設。助産施設、乳児院、母子生活支援施設、保育所、児童厚生施設(児童館、児童遊園等)、児童養護施設、知的障害児施設、知的障害児通園施設、盲ろうあ児施設(盲児施設、ろうあ児施設)、肢体不自由児施設、重症心身障害児施設、情緒障害児短期治療施設、児童自立支援施設、児童家庭支援センターと、その他法令などに基づく自閉症児施設、難聴幼児通園施設、肢体不自由児療護施設、肢体不自由児通園施設などがある。設置主体は国、都道府県、市町村、社会福祉法人。[170]

**児童福祉法** Child Welfare Law 　児童が心身共に健やかに生まれ、かつ、育成されるよう、保育、母子保護、児童虐待防止対策を含むすべての児童の福祉を支援する法律(1947[昭和22]年制定)。児童とは満18歳未満の者をいい、心身障害児の援護もこの法によって施行される。[39] ➡ 児童福祉施設

**自動膀胱** automatic bladder 【核上型膀胱 supranuclear bladder, 反射性膀胱 reflex bladder】　仙髄の排尿中枢より上位の脊髄損傷者にみられ、排尿反射が残存するため内臓－皮膚反射を利用した刺激ポイント(trigger-point)を刺激することで排尿が起こるもの。[142] ➡ 自律膀胱

**自動歩行** automatic walking 【初期歩行 primary walking】　原始反射のひとつで、乳児を垂直に立たせた状態で前方に傾けることで下肢を交互に振り出してくる反射。1歳で獲得する歩行パターンとは明らかに異なり、下肢の振り出しは全関節が同時屈曲し、足部の接床時に同時伸展してくる。[73] ➡ 原始反射

**シナジー** synergy 【共同運動】　2つ以上から組み合わされる作用が、個々のときよりも大きくなる過程。相乗作用ともいわれる。リハビリテーション医学においては、協調運動や共同運動と同じ意味で使用される。最も干渉が少なくなるような階層的なシステムで、屈筋と伸筋の拮抗筋間での協調運動に基づく筋活動や、随意運動の際に、随意運動そのもののほかに姿勢を維持するための筋活動が生じるように、各種の筋活動が協調してスムーズに行われる状態。なお、中枢神経性の麻痺において高位の中枢からのコントロールが弱まり、1つの運動を独立して行えず、常にほかの運動と共同して一定の様式でしか行うことができない原始的共同運動を、屈筋共同運動、伸筋共同運動など呼ばれることがある。[234] ➡ 共同運動障害, ブルンストロームステージ, 運動失調[症]

**シナジスト** ＝ 共同筋

**シナプス** synapse 　神経細胞間の情報を伝達する接合部で、主に化学伝達物質によって伝達される。シナプス前線維、シナプス小頭、シナプス小胞、シナプス間隙、シナプス後膜で構成され、伝達の方向は、通常は一方向性である。[29] ➡ シナプス前抑制, シナプス遅延, 運動終板, 神経伝達物質

**シナプス可塑性** synaptic plasticity　障害を受けても神経回路網やその構成要素であるシナプスが運動学習によって機能的・形態的に変化して修復するという神経系独自の性質。あるシナプスが頻繁に使用されると，まったく使用にされない場合やまれにしか使用されない場合に比べて，より確実に興奮伝達ができるようになる。つまり，頻繁に使用されるほど伝達の確実性が増す。このようなシナプスの可塑性により，神経系は学習や記憶の重要な機能を果たすと考えられている。これまでに知られている可塑性変化には，①長期増強，②長期抑制，③新芽(発芽)形成，④感作の4つが考えられている。長期増強とは，シナプス前ニューロンを短期間急速に反復刺激した後に，シナプス前刺激に対して発生するシナプス後電位応答が長く続くことである。この長期増強は数日続くこともあり，大脳皮質にある錐体細胞の樹状突起尖端のシナプスでこの現象が認められている。長期抑制は長期増強と反対の状態で，この現象は小脳において登上線維と平行線維とが同時に発射するとプルキンエ細胞が長く抑制されることで確認されている。新芽形成とは神経支配のなくなった筋線維やシナプス後細胞に近接する神経が伸びてきて再支配をする現象のことである。感作とは感覚性ニューロンのシナプス前終末にセロトニン作動性ニューロンからのインパルス発射によってシナプス後ニューロンの長時間に及ぶ反応増大のことをいう。しかし，高等動物では確認されていない。理学療法で，例えば片麻痺に対する運動療法の結果，対象者のパフォーマンスが向上するのは，この神経系における可塑性によるものと解釈されている。そのため，その治療原則には反復刺激，反復練習などの運動学習理論が応用されている。[53] ➡可塑性，ニューラルネットワーク，中枢神経[系]，学習理論，神経生理学的アプローチ

**シナプス前抑制** presynaptic inhibition　神経細胞体の抑制性の伝達形式のひとつ。興奮がシナプスに到達する前に特定のニューロン(抑制ニューロン)を刺激してシナプス前線維の末端に働きかけると，シナプス後細胞における活動電位の発生確率が下がり，化学伝達物質の放出量が減り，興奮性シナプス後電位が縮小する。[56] ➡シナプス，シナプス遅延，シナプス伝達，軸索，神経伝達物質

**シナプス遅延** synaptic delay　シナプス伝達に要する時間。その大部分は活動電位の発生から伝達物質放出までに費やされている。活動電流の最大値から終板電流の起始部までのシナプス遅延は，中枢神経系で2〜5 ms(ミリ秒)，交感神経節で3 msである。[56] ➡シナプス，シナプス前抑制，シナプス伝達，神経伝達物質

**シナプス伝達** synaptic transmission　1個の神経細胞体と他の神経細胞体との間で情報伝達が行われ，活動状態に影響を与えること。電気的伝達と化学的伝達の2通りの形式があり，さらに化学的伝達には，興奮性と抑制性のものがある。[56] ➡シナプス前抑制，軸索，神経伝達物質，シナプス遅延

**視能訓練士** orthoptist：ORT　医師の指示の下に，弱視，斜視など両眼視機能に障害のある者に対し，機能回復のための矯正治療およびこれに必要な検査を行う者。視能訓練士国家試験合格者に対し，厚生労働大臣が免許を与え，名称独占を有する。[59] ➡視覚障害，医療行為

**磁場** ＝ 磁界

**自賠責保険** compulsory automobile liability insurance　自動車損害賠償責任保険の略称で，自動車による人身事故の被害者を救済するため自動車損害賠償保障法により原動機付自転車を含むすべての自動車に契約が義務付けられている強制保険。[81]

**自発活動** ＝ 自発放電

**自発眼振** spontaneous nystagmus：SN　律動性眼振の中で，非注視で起こる眼振。前庭神経系の障害(末梢・中枢性)で出現する。[96]

**自発性** initiative；spontaneity【発動性】

他人から促されることなく自らの内的な意思・意欲によって，目的をもった行為・思考がなされ，その課題を最後まで遂行することのできる力．自発性の発達に伴って意欲も高まる．自発性の病的亢進は躁病など，減退は認知症などで認められる．[39]

**自発痛** spontaneous pain　外部からの感覚刺激を与えなくても自然に起こる疼痛．脳血管障害などでよくみられる視床症候群では病巣と対側の上肢あるいは半身に生じる激烈な疼痛としびれ感を伴う異常感覚が生じる．夜間や寒冷時に増強することがある．[113] ➡視床痛, 視床症候群

**自発放電** spontaneous discharge【自発活動】　安静時に針電極を刺入し，刺入時電位がみられなくなった後に筋から記録される活動電位．線維自発電位，線維束自発電位，陽性鋭波などがある．[89] ➡線維束性収縮

**指標** landmark【ランドマーク】　ある目標，目安あるいは基準（代表）となる数値，事柄，部分および目標の目印となる物体，場所，位置．一般には目印（ランドマーク）の意味で使われることが多い．[146] ➡統計学, メタアナリシス, 体表解剖, 形態計測

**指標追跡検査** eye tracking test：ETT【追従(跡)眼球運動検査】　平衡機能検査の中の視刺激検査のひとつ．動く指標に対して固視を保ち，滑らかな眼球運動ができているかを検査する．身体の平衡機能には視運動系の神経回路が前庭迷路系と関連しているため，このような検査を行う．[234]

**しびれ[感]** numbness　自覚的感覚異常の訴えのひとつ．原因には，末梢神経性・中枢性麻痺，血行障害などがあげられるが，心因性のものもある．運動麻痺や筋力低下をしびれ感と表現する者もある．[277] ➡感覚障害

**ジフテリア** diphtheria　ジフテリア菌とその毒素によって起こる感染症．飛沫により感染し，扁桃，咽頭，喉頭など上気道の粘膜で増殖し，毒素を産生する．この毒素は血液中

に入り，心筋障害や神経障害をきたす．[279]

**自閉** autism　1911年ブロイラーが統合失調症の基本症状のひとつとした概念で，患者は自らの主観的世界に沈潜し，現実との関係を失う．ミンコフスキー（Minkowski, E.）は，不毛で貧しい自閉と，非現実的でも空想豊かな自閉とを区別した．[295] ➡ブロイラー

**自閉症** ⇨ 小児自閉症

**四辺形ソケット** quadrilateral socket　大腿切断者に用いられる大腿義足ソケットのひとつ．断端を包み込むソケットの形状が四辺形で，4つの壁面構造からなり，体重支持は坐骨結節で行う．壁面は，前壁，内壁，外壁，後壁に分けられ，前後径を狭くして坐骨をはさむ．前壁にはスカルパの三角（鼠径靱帯，縫工筋の内側縁，長内転筋の内側縁からなる三角部）という膨隆部があり，これによって坐骨結節が前方に滑り込むのを防いでいる．内壁には長内転筋，大内転筋，短内転筋，薄筋，ハムストリングが接しており，断端を内転位に保持する機能をもつが，特に長内転筋の適合不良は，疼痛を生じて異常歩行の原因になりやすい．外壁は，断端をできるだけ内転位に保持して，股関節外転筋力の効率を高めることにより立脚相の安定性を図っている．後壁は，坐骨結節や大殿筋を介して体重を支持する役割をもっている．大腿義足の標準的なソケットとして用いられている．[48] ➡義肢, 吸着式ソケット

**司法解剖** judicial autopsy　刑事訴訟法において犯罪との関係性がある，もしくは疑われる死体に対して，犯罪捜査上の鑑定として行う解剖．通常は検察官，司法警察員の委託により，医科大学の法医学教室で行われる．[200]

**脂肪肝** fatty liver　肝臓に脂肪（主に中性脂肪）が10％以上蓄積した状態で，脂肪滴を含んだ肝細胞が，小葉の1/3以上の領域に及ぶ．肥満，糖尿病（主に2型）やアルコール過剰摂取が3大原因で，肥満者の約半数に認められる．[45] ➡肝臓, 糖尿病

**しぼうさん**

**脂肪酸** fatty acid　油脂の主な構成成分で，構造により飽和脂肪酸（肉類に多い），一価不飽和脂肪酸（植物油脂に多い），多価不飽和脂肪酸に分類される。多価不飽和脂肪酸は，体内で作れないため食物から摂取しなければならない。[289] ➡遊離脂肪酸，コレステロール

**脂肪塞栓** fat embolism　骨折，広範な挫滅を伴う外傷，手術などにより骨髄や皮下の脂肪組織が遊出し，毛細血管やリンパ管に流入し塞栓となったもの。肺や，まれに中枢神経系や腎でも塞栓が生じる。[17] ➡腫瘍塞栓，血栓

**脂肪組織** adipose tissue　結合組織の一種で，脂肪細胞が多数集まったもの。皮下，内臓の周囲，関節周囲など身体のいたるところにみられ，予備のエネルギー源であると同時に，熱の放散を防いだり，衝撃を和らげたりする役割を果たす。脂肪組織の体積増加は，脂肪細胞の数の増加ではなく個々の細胞の大きさが増すためと考えられている。[173]

**四方反射** ＝ 探索反射

**死亡率** mortality rate　特定の集団から一定期間（通常1年間）に死亡する割合。粗死亡率や年齢別死亡率，死因別死亡率などに分類される。15〜24歳の青年期では交通事故突然死が増加し，全死亡に対する外因子の割合が最も高くなる。[107]

**しぼり膜潤滑** squeeze film lubrication　滑り合う2面間にある流体膜が厚さ方向に圧縮や引っ張りを受けて圧力を発生し（しぼり効果），摩擦，磨耗などを減らす作用のこと。その際の流体膜をしぼり膜と呼び，動物の関節では関節液がその役割を果たす。[231]

**シミュレーション** simulation　適当なモデルを仮定し，ある現象を模擬的に再現して見せること。その場合，最終的な結果を知るよりは，現象の微視的ないしは時間的経過を忠実に追跡する目的のほうが多い。シミュレーションは，①本質のよく分かっている現象を，教育的な目的，ある場合には営利的または軍事的な目的のために再現する，②本質がよくわかっているが，時間や空間的な制約のために，コンピュータの助けを借りて現象を忠実に再現する，③現象のメカニズムについて種々のモデルや理論を探索し，模索する，などの目的で行われる。[109] ➡学会発表，臨床実習，ベッドサイドラーニング

**嗜眠性脳炎** ＝ エコノモ脳炎

**耳鳴** tinnitus【耳鳴り】　外界からの音の刺激がないのに，音が感じられる状態。患者のみが感じる自覚耳鳴が多く，まれに他人も聴取できる他覚的耳鳴がある。人の話し声などが聞こえる幻聴とは異なる。[10] ➡幻聴

**しもやけ** chilblain【凍瘡】　気温5〜10℃の環境による末梢血管不全で起こる炎症。凍傷と異なり皮膚組織の凍結を伴わない。好発部位は手指，足指（趾），耳介，頬部。幼小児に多い紫藍色の浮腫状の腫脹である樽柿型と，青年以上に多い暗赤色の浸潤性の多形紅斑型とがある。[65] ➡炎症，腫脹

**指紋** fingerprint；finger print　手指末節，手掌面の皮膚隆起線がつくる紋理。生後3か年で形成され，すべての人間が異なる「万人不同」で，一生変わらない「終生不変」の特徴をもつ。個人識別上，血液型以上に有用でけがや劣化も同一の特徴をもって再生。[215]

**シモンズ症候群** Simmonds syndrome【シモンズ病，下垂体性悪液質，下垂体機能低下症】　腫瘍や脳血管障害，外傷などの原因により下垂体前葉ホルモンの分泌が低下した状態。ホルモンの欠落症状として全身倦怠感，筋力低下，低血圧，発育障害，性欲低下，性器の萎縮などの症状が種々の組み合わせで出現する。[141] ➡下垂体，ホルモン

**シモンズ病** ＝ シモンズ症候群

**ジャーゴン** jargon　まったく意味の分からないことばを多くしゃべる状態。目的単語が別の単語に置き換えられ，語の正常な関係が崩れているものや，明瞭な単語がまったく識別できないものなどがあり，これらが混合

して現れることが多い。41

**斜位像** oblique view　　X線撮影を斜位（体位）で行ったときのX線像。斜位には第一斜位（右前斜位）と第二斜位（左前斜位）などがある。例えば椎間孔を描写するためには立位で斜め後方から撮影する。6 ➡ 単純X線撮影

**シャイ–ドレーガー症候群**　Shy-Drager syndrome：SDS　　多系統萎縮症に伴う自律神経不全症。重篤な起立性低血圧を主徴とする。自律神経障害に加え，小脳症状，パーキンソニズム，錐体路徴候などがみられる。その責任病巣は自律神経中枢の青斑核，脊髄中間側核，傍脊柱交感神経節など。40～60代の男性に多い。255 ➡ 起立性低血圧

**シャウカステン**　film viewer；独 Schaukasten　　X線フィルム観察箱。箱の中に光源として蛍光灯が入っており，箱の前面は乳白色のプラスチック板である。X線フィルムをプラスチック板の前に掛けて観察する。蛍光灯は白色か昼光色で20～30Wのものが用いられる。現在はCT，MRI，CRなどから画像を受信する電子シャウカステンも出現している。107 ➡ 画像診断法，レントゲン，コンピュータ断層撮影［法］

**社会化**　socialization　　個人が社会の一員として生活するために必要な知識，技能を獲得していく過程をさす。人は成長の過程で社会の規範，価値観，慣習，制度を学んでいくと同時に，他者理解，愛他的行動，対人関係の形成と修復能力，社会現象の理解，といった面を学習していく。このような面での発達過程が社会化である。したがって，社会化はライフサイクルを通して発達していくものといえる。乳児期には母子関係の中で人と社会に対する信頼感を獲得し，社会化への人格的基盤をつくる。幼児期，児童期には遊びや学校での集団生活における自他の欲求のぶつかりあいから主張と抑制の調和，欲求不満耐性を学び，けんかと仲直りのくり返しから対人関係の調整能力を学び，集団を維持する必要性から規則の重要性を体得する。成人に至っては，社会の要請と自己の欲求とを調和させな

がら自らの役割を見い出す作業を行う。社会化とはこうした人格面の成熟過程であるといえる。66

**社会学**　sociology　　人間と人間，人間と社会との関係を扱う学問であり，社会生活で遭遇する多様な出来事やそれに関わる諸現象，社会システムや社会構造などについて論理的に検証，考察を行う学問。その対象は，文化，宗教，犯罪，福祉，医療，家族，都市，国家，集団，労働，制度，環境，音楽，情報，コミュニケーションなどのように社会全般に及ぶものであり，様々なテーマと多岐にわたるアプローチから社会の本質を解明しようとするものである。医療社会学は「医療を対象とする社会学（sociology of medicine）」と「医療における社会学（sociology in medicine）」に分類され，前者は医療の外から医療における人間関係など，後者は健康・疾病と社会的要因との関係などを研究する分野として1950年代より急速に発展してきた。その理由の1つには，医療専門職の教育における社会学の意義の承認がある。81

**社会規範**　social norm　　社会の成員が準拠すべき基準や規則，法律，習慣など。規範は成員に同一性への圧力として，あるいは道徳として存在する。どの程度の行動であれば規範内として許容されるかを判定する集団規範の測定法としてリターンポテンシャルモデルがある。66 ➡ 行動，役割

**社会参加**　social participation　　社会参加とは単に社会に対して受動的に生活することではなく，社会に対して能動的に生活することをさすことばである。社会の中で個々の人間のもっている能力はほとんど無力に近いものがある。社会そのものは巨大で複雑な構造によって成り立っているが，個々の人間が集まることによってはじめて社会が形成される。社会参加の具体的方法として政治活動や文化活動・ボランティア活動・福祉活動などのコミュニティレベルの住民活動と消費者運動や平和運動などの社会運動がある。障害者や高齢者の人間としての尊厳が保たれる社会を維持発展させることは専門職としての最たる社

会参加である。[212] ➡地域リハビリテーション，ノーマライゼーション

**社会調査** social survey　社会の中で起きている現象や情報を調査してデータとして収集し，それを分析・処理することにより社会の状態を理解する研究。社会調査を実施するための知識・技能を修得したと認定された人を社会調査士という。[152] ➡学際領域，調査研究，フィールド調査，質問紙法

**社会適応** social adaptation　社会適応と社会化は本来同義語であるが，社会適応は適応をなくした障害者が再適応を図ることをいう場合が多い。狭義には障害者や高齢者の就労などによる社会組織への参加をいうが，広義には消費者として社会参加することもいう。[212] ➡社会化

**社会的入院** non-medical hospitalization　治療が終了しても，自宅復帰や福祉施設入所が困難という場合，やむをえず，病院に入院させておくことの俗称。わが国では，退院後を支援する施策が未成熟であるために，入院を余儀なくされたために起こった現象。長期入院は国民医療費の増大の一因とされ，現在では精神障害者も含め，早期退院・地域で暮らせる仕組みづくりが進められている。[104]

**社会的不利** handicaps　1980年に制定されたICIDH（国際障害分類）初版において機能障害，能力低下とともに障害レベル3のひとつで，社会的存在としての個人の受ける不利益を表す。一般的には女性・児童・高齢者・障害者などの社会的弱者は生産性が低いことから差別される傾向があり，これらを総称して社会的不利という。[212] ➡国際生活機能分類，障害モデル

**社会的リハビリテーション** social rehabilitation　リハビリテーションは医学的，教育的，社会的，職業的の主要4分野から構成されている。WHOは1986年に社会的リハビリテーションについて，「障害者が家庭，地域社会，職業上の要求に適応できるように援助したり，全体的リハビリテーション過程を妨げる経済的，社会的な負担を軽減し障害者を社会に統合または再統合することを目的としたリハビリテーションの過程である」と定義した。また，国際リハビリテーション協会（1986年）は社会的リハビリテーションを「社会生活力（social functioning ability；SFA）を高めることを目的としたプロセスである。社会生活力とは，様々な社会的な状況の中で，自分のニーズを満たし，一人ひとりに可能な最も豊かな社会参加を実現する権利を行使する力を意味する」と定義している。さらに，この定義の前提として「機会均等化」の重要性をあげている。「社会的リハビリテーション」と「機会均等化」は障害者の自立と社会参加を進めるための両輪であるとしている。[195] ➡医学的リハビリテーション，教育的リハビリテーション，職業的リハビリテーション

**社会福祉** social welfare　社会福祉という定義はあいまいであり，諸説が存在する。①社会福祉は社会保障の一部である，②社会保障，保健衛生，労働，教育，住宅などの生活関連の公共施策を総括した概念である，③生活関連の公共施策そのものではなく，これらの施策を国民（個人）が利用し，改善して，自分の生活問題を自主的に解決することを援助することである，とする3つの見解の存在が知られている。社会保障制度審議会の勧告（1950年度）では，社会福祉とは，「国家扶助の適用をうけている者，身体障害者，児童，その他援護育成を要する者が，自立してその能力を発揮できるよう必要な生活指導，更生補導，その他の援護育成を行うこと」と規定している。岡村重夫によれば，個人と社会制度との間の社会関係の主体的側面に社会福祉固有の対象領域があるとして，個人を社会的制度に適合させつつ，生活を満たしていく援助が福祉的課題である。この分野を研究，検証する学問を社会福祉学としている（『社会福祉学総論』柴田書店，1963）。[104]

**社会福祉協議会** Council of Social Welfare【社協（略称）】　社会福祉法に基づき，都道府県や市町村および地域単位に設置された社会福祉推進団体。地方自治体などからの委託される補助事業の推進や調査，企画，連絡調

整，助成普及啓蒙などを行う。営利を目的としない民間社会事業者として，地域住民の信頼の付託を受けてきたが，介護支援事業活動や障害者への支援事業など様々な地域福祉活動が求められてきているその反面，経営・予算的に自立することも課題となり，模索が続けられている。[104] ➡社会福祉法

**社会福祉士** certified social worker 　社会福祉士及び介護福祉士法(1987年制定)で規定された国家資格に合格し，厚生労働省の社会福祉士の認定を受けた者。「社会福祉士の名称を用いて，専門的知識および技術をもって，身体上若しくは精神上の障害があること又は環境上の理由により日常生活を営むのに支障がある者の福祉に関する相談に応じ，助言，指導その他の援助を行うことを業とする者」(同法二条)をいう。[104]

**社会福祉主事** social welfare officer 　社会福祉法に規定され，社会福祉主事になる資格は，年齢が20歳以上の地方公共団体の事務吏員または技術吏員であって，主に生活保護，身障福祉など福祉関係の事務執行補助業務に当たる。大学で指定された学科の習得，指定養成機関の受講，大臣指定の社会福祉事業従事者試験に合格することなどが必要。上記の資格を得て，当該地方公共団体の社会福祉主事に任用されてはじめて名乗ることができる「任用資格」である。[104]

**社会福祉法** social welfare service law
　社会福祉を目的とした事業の全分野において共通した基本事項を定めた法律。福祉サービス利用者の利益保護，社会福祉事業の確保と発達などにより社会福祉の増進を図ることを目的として，1951(昭和)26年に公布された。[204] ➡社会福祉協議会

**社会福祉法人** social welfare juridical person
　社会福祉事業実施を目的として設立した法人。個人篤志家の慈善というレベルを改革するため，事業を行うことを目的として1951年に制定された福祉事業法(2000年，社会福祉法に改定)の主旨のもとに設置。福祉施設の運営その他の福祉事業を実施する。[104]

**社会保障制度** social security system 　日本国憲法第25条〔生存権〕で①すべての国民は，健康で文化的な最低限度の生活を営む権利を有する，②国は，すべての生活部面について，社会福祉，社会保障および公衆衛生の向上および増進に努めなければならないと規定。国民には生存権があり，国家には社会保障制度を確立して，国民に健やかで安心できる生活を保障する責務があると，1995年の「社会保障体制の再構築に関する勧告」に明確にされている。社会保障の機能は，医療保障と所得保障が軸とされている。その保障方法は，社会扶助・社会保険，社会サービスに分類されている。近年の社会福祉基礎構造改革では，自己責任型の共済的色彩の強い社会保険制度にウエイトが置かれているとの批判もある。戦後から長く，わが国の社会保障形成の基軸であった社会保障制度審議会が，2001年に廃止され，経済財政諮問会議および社会保障審議会に引き継がれているとはいえ，この構成では，経済論中心になる危惧もある。憲法で示す国民の権利としての社会保障理念も忘れてはならない。[104]

**斜角筋症候群** scalenus syndrome 　斜角筋三角部において腕神経叢と鎖骨下動脈が圧迫され，上肢の疼痛，しびれ，知覚異常をきたす病態。アドソンテスト陽性。一般になで肩の女性や円背の人に起こりやすい。レイノー症候群を伴うことがある。[194] ➡胸郭出口症候群, アドソンテスト, アレンテスト

**遮眼書字法** vertical writing test 　平衡機能異常の検査法。被検者が腰を掛け，机に手をつけないで文字や記号を書き，開眼・遮眼での文字を比較する。迷路性では遮眼時の文字が1方向へ偏倚し，小脳性の場合は開眼時・遮眼時とも字画が乱れる。[221]

**社協**(略称) = 社会福祉協議会

**視野狭窄** constriction of visual field 　視野異常のひとつで，周辺視野が縮小，もしくは失われた状態。同心円状に中心方向に縮小する求心性視野狭窄が主であるが，ほかに不規則性狭窄，半盲などある。原因の多くは網膜

じゃくし

**弱視** amblyopia　気質的病変の有無に関わらず視力低下をきたすもので，両眼の矯正視力が0.02以上0.3未満の場合をいう．弱視には斜視弱視・不同視弱視・屈折性弱視・形態覚遮断弱視があり，両眼視に必要な弱視眼の視力向上の視能訓練を早期に行わなければ予後不良となる．[253]

**尺側偏位** ulnar drift　中手指節間関節（MCP関節）の炎症と肥厚に伴い指伸筋腱が尺側に傾く(尺側滑脱)変形．関節リウマチにみられる．発現は示指に初発するが，偏位の程度は小指側に強い．[136] ➡ 関節リウマチ，スワンネック変形，ボタン穴変形，ランスバリーの活動指数

**ジャクソン痙攣** jacksonian convulsion　大脳皮質の病巣が焦点となって手の母指，示指，口角などから起こり，痙攣は行進するように他の身体部位へ広がる．この痙攣の波及をジャクソン行進(jacksonian march)という．通常意識消失は起こらない．発作後に数時間位の運動麻痺を残す．これをトッド麻痺という．[194] ➡ 焦点発作，トッド麻痺

**ジャクソンテスト** Jackson test　頸部を過伸展させ，頭部を介し圧迫する頭部圧迫テストと，頭部を健側に側屈し，患側の肩を押し下げる肩引き下げテストの2種類がある．どちらも頸椎の神経根の病変を検索するのが目的である．[241] ➡ 頸椎椎間板ヘルニア，スパーリングテスト

**尺度** scale　研究対象とする，ある個体の特性を数値として扱うときの割り振りや分類するための基準で，ものさし的な役割をもつ．大きく名義尺度，順序尺度，間隔尺度，比率尺度の4つに分類できる．[129] ➡ 評価，感覚尺度，順序尺度，間隔尺度

**灼熱痛** burning pain　焼けつくような痛みのこと．末梢神経損傷後に起こる激しい持続的な灼熱痛をカウザルギーと呼ぶ．[292] ➡ カウザルギー

**若年性一側性上肢筋萎縮症** juvenile muscular atrophy of unilateral upper extremity 【平山病 Hirayama disease】　一側性に上肢遠位部に限局して発症する下位運動ニューロン障害．頸椎前屈時の$C_6$頸髄圧迫が原因と考えられる．腕橈骨筋の障害が免れ，それ以下に発症するのが特徴である．感覚障害，腱反射異常を認めない．進行は遅く，経過は良好．10〜20歳代の男性に多い．[194]

**若年性関節リウマチ** juvenile rheumatoid arthritis；JRA　小児に起こる関節リウマチ．臨床症状は成人のものと異なり，血清のリウマチ因子が陰性のことが多い．関節病変は成人例と同様である．成長障害や変形を残すことが多い．症例の半数以上で3〜4年以内または思春期までには完全に沈静化する．[194] ➡ 関節リウマチ，スティル病

**斜頸** torticollis；wryneck　頸部が患側に傾き，健側に回旋して拘縮している状態．胸鎖乳突筋の短縮による先天性の筋性斜頸が多く，多くは自然治癒する．後天性では，咽頭部などの炎症による炎症性斜頸が小児に好発する．中年以降では頸部の筋が異常な緊張性収縮を起こして生じる攣縮性斜頸としてみられることがある．[294]

**瀉血** blood-letting；exsanguination；phlebotomy；venesection　治療の目的で血液を取り除くこと．真性赤血球増加症やエリスロポエチンの産生増加による二次性赤血球増加症によって循環血流量が増加したり，血液粘稠度が高くなり循環障害が生じた際に200〜400 mlの瀉血が行われる．[27]

**視野欠損** defect of visual field　視覚範囲に見えない部分が現れる症状で，視覚伝導路の損傷で起こる．病変部位が視索の場合，同名半盲，側頭葉の場合上1/4同名半盲，頭頂葉の場合下1/4同名半盲がみられる．[96]

**ジャコビー線** ＝ ヤコビー線

**斜視** strabismus；SB；squint　両目で物を見るとき，片側の目が目標から外れた方向を

向く状態。先天性の場合が多いが，外直筋麻痺で内斜視，内直筋麻痺で外斜視も起こる。[96]

**車軸関節** pivot joint 関節面の形状からつけられた名称。関節頭が円筒状で対応する関節窩が軸受けのような切痕状をなし，関節窩の中を関節頭が車輪状に回転する回旋運動のみの1軸性関節。近位橈尺関節，正中環軸関節がその例。[21] ➡1軸性関節

**遮断周波数** ＝ カットオフ周波数

**しゃっくり** ＝ 吃逆

**尺骨管** ＝ ギヨン管

**尺骨管症候群** ulnar tunnel syndrome 【ギヨン管症候群 Guyon canal syndrome】 尺骨神経と尺骨動脈が通過する手部尺骨管（ギヨン管）の骨折，ガングリオン，持続把握動作などによって圧迫絞扼されて引き起こされる。症状は小指球筋の萎縮や手部尺側の感覚障害（疼痛）。[209] ➡絞扼性ニューロパチー，フロマン徴候，尺骨神経麻痺

**尺骨神経** ulnar nerve 腕神経叢の内側神経束（第8頸神経，第1胸神経）から起こる。内側二頭筋溝，尺骨神経溝，ギヨン管などを通り手部まで下行する。主に前腕尺側の屈筋，小指球筋，骨間筋などを支配し，手部尺側の知覚も支配する。[236] ➡尺骨神経麻痺，尺骨管症候群，鷲手，フロマン徴候

**尺骨神経管** ＝ ギヨン管

**尺骨神経麻痺** ulnar nerve palsy 外傷，変形，絞扼などによって尺骨神経が障害されて起こる神経麻痺。手根管症候群，肘部管症候群が代表的。前者は支配下の手部・手指尺側の感覚と運動障害による鷲手変形など，加えて後者では尺側手根屈筋・深指屈筋麻痺が起こる。[209] ➡尺骨管症候群，絞扼性ニューロパチー，鷲手，フロマン徴候

**シャトルウォーキングテスト** shuttle walking test：SWT 全身持久力テストに用いる20mシャトルランをCOPD（慢性閉塞性肺疾患）を有する者用に修正した症候限界性運動負荷テスト。2つの円錐標識間の10mを，信号音に合わせ歩いて回らせる。1分ごとに信号音の間隔を短くしながら何周が限界かを測定する。[198] ➡体力測定

**ジャネッタ症候群** Jannetta syndrome 頭位性のめまい，嘔吐を主徴とする神経血管圧迫性症候群。血管奇形や動脈瘤が原因で内耳神経が血管により圧迫されて起こる。[284]

**JPTA** ＝ 日本理学療法士協会

**シャム双生児** Siamese twins 双生児（双胎を含む多胎児）の身体の一部が結合した二重体。タイ（旧シャム国）で生まれた互いに癒合した重複双胎奇形児が語源。[249] ➡双生児

**斜面台** ＝ ティルトテーブル

**シャルコー関節** ＝ 神経障害性骨関節症

**シャルコー–マリー–ツース病** Charcot-Marie-Tooth disease：CMTD 遺伝性変性疾患で男女両性に発症し，10〜20歳での発症が多い多発性ニューロパチー。筋萎縮は前脛骨筋の筋萎縮から始まり，大腿下1/3以下から急に細くなる逆シャンペンボトル型萎縮が特徴的である。[194] ➡シャンペンボトル様筋萎縮

**シャンク** shank 「ふまずしん」ともいわれ，足の内側縦アーチを支えて靴底を補強するためのスチール製の芯。足の内側縦アーチと適合していることは，その靴が快適で履きやすい条件で，靴選びのポイントでもある。[75] ➡長下肢装具，短下肢装具，靴型装具，継手

**シャント** ＝ 短絡

**シャント機能不全** shunt dysfunction 脳室拡大や頭蓋内圧亢進時に，髄液を排除するためのシャント（短絡）術が行われるが，その排除機能が低下した状態。多くは閉塞によって起こる。シャント術には，脳室腹腔シャントや脳室心房シャントなどがある。[193]

➡短絡

### ジャンパー膝 jumper's knee
スポーツ障害の過因（使いすぎ）症候群のひとつで，大腿四頭筋腱炎や膝蓋腱炎などの総称。主にジャンプをよく行うスポーツに多く，膝前面の疼痛が主症状。[287] ➡過用症候群

### ジャンプリング現象 jumbling of object
頭部が静止している際には対象物が明視できるが，運動時など頭部が動揺している際に対象物が揺れて見える現象。両側前庭機能の高度障害のため前庭動眼反射が働かず，網膜情報の変化に追従できないために起こる。[229] ➡前庭動眼反射

### シャンペンボトル様筋萎縮 champagne-bottle legs
シャルコー−マリー−ツース病に特徴的な下肢筋萎縮。大腿下1/3から下腿にかけて萎縮し，シャンペンボトルを逆にしたような形状を示すので名付けられた。[191] ➡シャルコー−マリー−ツース病, アヒル歩行, 筋萎縮

### 重回帰分析 multiple regression analysis
複数の変数に基づいて，別の変数を予測すること。予測または原因系変数（独立変数=説明変数=予測変数）と，1個の被予測または結果系変数（従属変数=目的変数=基準変数）との関係を調べるときの解析法。原則として両変数が量的変数である場合に適用される。[263] ➡統計学, 多変量解析, 目的変量, 説明変量, 数量化理論1類

### 縦隔 mediastinum
左右の肺および胸膜腔の間にはさまれた領域をさし，前方は胸骨，後方は胸椎，上方は胸郭入口部（胸骨切痕と第1胸椎上縁を結んだ面），下方は横隔膜で境されている。縦隔には心臓および出入り血管，気管，気管支，食道などの器官が存在する。[94] ➡胸腔, 心臓

### 就学支援 entering-school support
国民の教育の機会均等などを保障する教育基本法（1947［昭和22］年施行）により市町村の教育委員会に設置してある就学指導委員会が，障害をもつ児童や様々な事情で就学が困難な児童に対して適切に行う就学指導。障害のある児童生徒が就学する学校の選定は，市町村の教育委員会が学校教育法施行令第22条の3に規定されている基準をもとに判断し，この基準に該当する児童生徒は，盲・聾・養護学校に就学するとなっている。また，就学基準に該当しない比較的軽度の障害のある児童生徒については，就学先の小・中学校の校長が児童生徒の障害の状態などを考慮して特殊学級への受け入れや指導方法などを決定する。障害の判断や就学すべき学校の選択は，教育学，医学，心理学などの観点から専門家の意見を参考して総合的に行われる。近年，基準上では養護学校等に就学すべき児童であっても，統合教育の考えにより通常の学校教育を受けることが可能となってきている。[39]

### 就下性肺炎 ＝沈下性肺炎

### 習慣 habituation
学習により形成された行動パターンあるいは，刺激と反応の連合。生活上の行動で反復され条件により，自動的に遂行されうる特性をもった行動パターンをさすことが多い。医学的には，嗜癖，依存がある者は，生理的，心理的な欲求を抑えがたく，社会的，医学的には不適切な行動パターンをとる。習慣は固定的な性質をもつが，そのために人は効率的に行動できるという面ももつ。[271] ➡ライフスタイル, 依存

### 住環境整備
住環境とは，住まいとそれを取りまく環境であり，関連する要因として，大きくは気候，日照，自然景観などの自然環境と，上下水道，道路，公園，交通などの施設や機関，教育，医療・保健，娯楽など，行政・公益サービスの提供などの人工環境がある。快適で安心して住み続けられる住居や町や村は，人間生存の基本的な基盤であり日々の健康・子どもの発達・福祉の基礎という考えで，超高齢化社会に向かう現在その意義は特に重要になっている。わが国での高齢者や障害者に対する住環境整備は，福祉施策のもとで展開されてきたが，今後は福祉の視点よりも高齢者や障害者の人権を保障するといった考え方に基づいて実施するほうがよいと考

えられる。これを支えるのが障害の有無，年齢などにかかわらずすべての人が共に生き，共に生活する社会こそ真の姿とするノーマライゼーションの思想である。[174] ➡家屋改造，ノーマライゼーション

**習慣性肩関節脱臼** = 反復性肩関節脱臼

**周期性四肢麻痺** periodic paralysis　発作性の四肢の弛緩性麻痺がくり返し起こる疾患。発作時の血清K値により分類される。発作は夜半や明け方に起こることが多い。麻痺は下肢に強く，また近位部に強い。20歳前後の若年者，特に男子に多い。[194]

**周期性同期性放電** periodic synchronous discharge：PSD　1 Hz前後の周期で規則的に反復する，全般性にみられる左右同期性の突発性異常脳波。亜急性硬化性全脳炎やクロイツフェルト-ヤコブ病の診断に重要な所見。[175] ➡クロイツフェルト-ヤコブ（プ）病，亜急性硬化性全脳炎，脳波

**周径** circumference；girth　四肢・体幹などの周径（周囲の長さ）が計測され，身体の栄養状態，筋の肥大や萎縮・腫脹，呼吸の状態などの指標とされる。測定部位には上腕・前腕・大腿・下腿・頭囲・胸囲・腹囲・殿囲などがある。[6] ➡四肢長

**集合管** collecting tube　腎の遠位尿細管，結合尿細管から腎乳頭まで尿を運ぶ管。直細管皮質の放射状部に始まり腎錐体を縦走する。この過程で尿中のナトリウムイオンと水が再吸収される。尿は，その後腎杯，腎盤を経て尿管へ流入する。[236] ➡腎臓，尿細管，尿

**重合体** = ポリマー

**重鎖** heavy chain【H鎖　H chain】　蛋白質が分子量の異なるポリペプチド鎖で構成される場合，分子量の大きいほうを重鎖（H鎖）と呼び，小さいほうを軽鎖（L鎖　light chain）と呼ぶ。例えば，ミオシン分子は分子量約21万の重鎖2本と，約2万の軽鎖4本で構成されている。[25] ➡筋，ミオシン

**周産期** perinatal period　妊娠満22週から生後満7日（ICD-10定義）までの期間。WHO（1975年）では妊娠28週以降7日までとしている。この期間は，胎児が子宮内の保護された環境から胎外環境に出て，その環境に適応する時期で，死亡も含め障害が多く，周産期学などに基づく適切なケア，管理が必要とされる。[176]

**修士** master's degree　現行制度では，大学院に2年以上在籍し，所定の単位を取得し，修士論文の審査・試験に合格した者に与えられる学位。1991年の学位規則改正以前は，学位といえば博士と修士の2種類のみであった。[120] ➡教育，大学院，教育目標，論文，学位，博士

**十字反射** = 探索反射

**収縮** contraction　筋が能動的に縮んで短くなって張力を発生すること。そのメカニズムについては，アクチン分子とミオシン分子から構成される2種類の筋フィラメントが相互に入り込むことで筋節長が短縮することによって起こるという滑走説が広く受け入れられている。ミオシン分子が束になった太いフィラメントからはクロスブリッジと呼ばれる突起物が出ていて，これがアクチン分子の束である細いフィラメントにあるトロポニンと結合し，さらにこの突起物が動いて細いフィラメントが滑っていくと筋収縮が起こるとされる。この滑走は，神経の興奮が筋線維に伝達されることで生じる筋細胞内の$Ca^{2+}$の濃度変化によって開始される。滑走に必要なエネルギーは，ATPの脱リン酸という化学的反応によって産生される。この反応はミオシンのATP加水分解酵素が媒体となって生じるが，この酵素の活性も筋細胞内の$Ca^{2+}$の濃度の影響を受ける。このような一連のつながりは興奮収縮連関と呼ばれている。[46] ➡等尺性収縮，等張性収縮

**収縮期血圧** = 最高血圧

**重症筋無力症** myasthenia gravis：MG
自己免疫機序による神経筋接合部疾患で，

脱力，骨格筋の易疲労性を主症状とする。原因は，運動終板にあるアセチルコリン受容体（AchR）に対する自己抗体が存在し，自己免疫機序により AchR が破壊されることによる。成人型，若年型，新生児一過性型に分類される。主要症状は眼筋，嚥下筋など一部または全身の筋力が低下し，休息によって一時的に回復する。初発症状は眼瞼下垂，外眼筋による複視を多く認め，ほかに外眼筋近位筋が侵されやすい。諸症状として眼瞼下垂，眼球運動障害または複視，嚥下困難，言語障害，歩行ないし運動障害，呼吸困難を呈することが多いが，錐体路徴候や感覚障害は伴わない。合併症ないし症候として胸腺異常，甲状腺機能障害，筋萎縮，膠原病を伴うことがある。症状の日内変動があり夕刻に向かい増悪する。20～30歳代の女性に多い。血中に抗アセチルコリン受容体抗体が高率に証明される。筋電図検査により漸減現象が認められる。免疫療法，外科療法，血液浄化療法が行われ，対症療法として抗コリンエステラーゼ薬が用いられる。[150]

**重症心身障害[児]** severely mentally and physically handicapped children　重度の知的障害および重度の肢体不自由を重複してもっている児童（児童福祉法による）をいい，重症心身障害児施設に入所し，治療および日常生活の指導が行われる。児童福祉法では18歳以上でも児と同様に福祉的措置ができると規定され，実質的な重症児は「児・者一貫」の扱いになっている。病態は多種多様なため多専門職による療育が展開される。理学療法では，運動機能，呼吸や循環などの身体機能の関わりだけでなく精神面の援助も重視される。特に非対称な構えがもたらす wind-blown deformity（風になびいた変形）は，胸郭変形や脊柱の側彎を伴い，重篤になれば呼吸や循環，消化機能などへの広汎な悪影響を及ぼすのでその対策は重要である。[170] ➡ 重症心身障害児施設

**重症心身障害児施設** facility for children with severe mental and physical disability　児童福祉法で定める児童福祉施設のひとつで，「重度の知的障害と肢体不自由が重複している児童を入所させ，保護するとともに治療および日常生活の指導をすることを目的とする児童福祉施設（児童福祉法43条）」。18歳以上でも入所可能。医療法による病院機能をもち，医学的管理下に療育が行われる。[170] ➡ 重症心身障害[児]

**銃床様変形** ＝ 内反肘

**重心** center of gravity　あらゆる物体の質量は微小部分の質量の集合体と考えられ，その微小部分に働く重力（各部分の重さ）の合成（合力）がその物体の全質量となり，全質量の中心を重心という。[109] ➡ 力学，運動力学，質点，合成重心，重心動揺計

**自由神経終末** free nerve endings　神経の末端が露出して終わるものであり，触覚，温・冷覚，痛覚などの侵害受刺激を感知する受容器。一般に痛覚受容器として知られている。この受容器は，皮膚，筋，腱，関節など広範囲に分布し，細い感覚線維を通して脳へ刺激を伝える。[95] ➡ 体性感覚，皮膚

**重心動揺計** stabilometer　足圧検出器（床反力計）の上に被検者が立ち，足圧中心点の移動を XY 座標上に重心点の連続的変化として描画させ，描線で囲まれた面積により重心動揺の程度を計測するもの。[146] ➡ 重心，座位バランス，バランス障害

**重錘負荷** loading weight　鉄亜鈴を把持したり，砂袋や重錘バンドなどの重りを身体の部分に取り付け，その部分の重力による負荷を増加させること。筋力増強運動や失調症による協調障害の改善に利用される。[146] ➡ 筋力増強運動，漸増抵抗運動，筋力，てこ

**愁訴** complaint　自覚症状や困っていること（日常生活の中での動作障害など）についての患者の訴え。[221] ➡ 不定愁訴

**重層上皮** stratified epithelium　上皮が重層構造をなす細胞で，重層円柱上皮は結膜や尿道海綿体などに，重層立方上皮は汗腺の導管などにみられる。[245] ➡ 尿道

集束 ⇨ 発散

**縦足弓** longitudinal arch of foot 【縦アーチ】
　足底弓のひとつで，足底の縦弓状（アーチ）構造で，内側と外側の2つのアーチがある。内側弓は，踵骨，距骨，舟状骨，第1(2・3)楔状骨，第1(2・3)中足骨から構成され，外側弓は，踵骨，立方骨，第4・5中足骨から構成される。[161] ⇨ 足底弓,横足弓

**従属変数** dependent variable 【目的変数 target variable】　実験の操作に反応する変数。統計の回帰分析では，観測されたデータから，相互関係 y = f(x) が生じる場合，他方の変数の変化の原因となっていると考えられる x を独立変数（説明変数），x に応じて結果を示す y を従属変数という。[227] ⇨ 統計学,記述統計,変数,独立変数

**住宅** housing　人が居住するための建築物。1つの敷地に一世帯が居住する個人住宅（一戸建て）と複数世帯が居住する共同住宅（集合住宅）がある。住宅には，日常生活活動の遂行，家族との交流，休息などの役割があり，機能性や安全性，衛生的，プライバシーの確保，維持・管理の容易さなどが求められる。住宅を改修する場合には，身体機能，建築面，家族構成員と介助者，経済状態を考慮し，建築面においては，構造や設備，関係法規などから検討する。特に実用的な移動方法の決定と建築面との関係が重要であり，複数の移動方法を用いる場合には，変換する場所も考慮する。移動方法や日常生活活動の状況によって，間取り，家具の配置，必要なスペース，段差の解消，手すりの設置などを検討する。[174] ⇨ 家屋改造,居住環境,ライフスタイル,ライフサイクル

**住宅改修** ＝ 家屋改造

**住宅改造** ＝ 家屋改造

**集団** group　2人以上の人の集まり。集団には相互依存や相互影響，対面関係，価値や規範の共有，役割関係，成員の帰属意識が存在し，単なる集合とは異なる。集団指導はこうした集団の特性を生かして行われる指導形態である。[66] ⇨ 帰属意識,相互扶助

**集団援助技術** ＝ グループワーク

**縦断研究** longitudinal research（survey）
　同一集団の研究対象を経時的にデータを収集して研究を進める方法。利点は対象者の経時的変化を正確にとらえることが可能なこと，欠点は，対象者の確保が困難なこと，研究時間および労力がかかること，医療技術の変動の影響を受けることである。縦断研究には，対象者の以前の状態と現在の状態を比較する前向き研究と，研究期間内の推移を追究する後ろ向き研究とがある。例えば，変形性膝関節症を有する者を対象にして足底板の効果を調査したとき，対象者に足底板を装着し，1か月後または6か月後に膝の痛みに変化があるかどうかを調査するのは縦断研究となる。[259] ⇨ 横断研究,前向き研究,後ろ向き研究,コホート研究

**重炭酸イオン** bicarbonate ion 【炭酸水素イオン hydrogencarbonate ion】　化学式は $HCO_3^-$ で，炭酸（$H_2CO_3$）から水素1個が解離したもの。ナトリウムやカリウムなどのアルカリ金属，アンモニウム，水銀やカドミウムなどと結合し重炭酸塩を作る。重炭酸塩は酸と結合し，中和することで，体内の酸塩基平衡の維持に働いている。[289] ⇨ 酸素

**集団療法** group therapy【グループ療法】
　治療者が複数の対象者と集団を作って行う心理療法。精神科領域で古くから行われており，内容は様々である。診療報酬改定（2002［平成14年］）で，「集団・個別療法」という区分に変わったが，具体的な内容は定義されていない。[53] ⇨ 医療保険制度,診療報酬請求,精神病,精神障害

**集中治療室** Intensive Care Unit：ICU 【ICU】
　内科系，外科系を問わず呼吸，循環，代謝その他の急性機能不全を有する者の全身管理を強力かつ集中的に行い，その効果が期待される部門。専門教育を受けた専任医師，看護師，臨床工学技師などのスタッフからなり，

厚生労働省の特定集中治療室管理基準を満たす施設が正式なICUとして認定される。治癒の可能性の低い末期癌，慢性疾患は対象となりにくい。主として心筋梗塞を扱うCCU (coronary care unit 冠動脈疾患集中治療室)，呼吸不全に対するRCC(respiratory care unit 呼吸器疾患集中治療室)，腎不全に対するKidney unit，新生児に対するNICU (neonatal intensive care unit 新生児集中治療室)，熱傷に対するBurn ICU，脳血管障害に対するSU (stroke unit 脳卒中専門病棟)など専門性が分化してきている。理学療法では廃用症候群(関節拘縮，筋萎縮，褥瘡など)の予防，疼痛緩和，ICU症候群の予防，肺理学療法，麻痺に対する良肢位保持などを目的に行われる。施行に際しては担当看護師と一緒に行うことが望ましく，運動負荷の上限の確認や呼吸循環動態のモニタリングを施行前，施行中，施行後に行う必要がある。[274] ➡新生児集中治療室

**自由度** degrees of freedom $n$個の独立した観察値があるとき，その平均値に対する偏差の和は0であるため，$n-1$個の偏差が与えられると残り1つは自動的に決定される。この自由に決められる変数の数$n-1$を自由度という。[147] ➡統計学，不偏分散，期待値，自由度調整済み決定係数

**肢誘導** limb lead 標準12誘導心電図のうち，右手，左手，左足に電極をつけて測定する誘導で，Ⅰ誘導，Ⅱ誘導，Ⅲ誘導，aVR誘導，aVL誘導，aVF誘導の6種類がある。これに対し胸郭に電極を貼り測定する胸部誘導もある。[30] ➡12誘導心電図，心電図，双極導出法

**自由度調整済み決定係数** coefficient of determination adjusted for degrees of freedom
　重回帰分析において求めた決定係数をデータ数と説明変数より算出した，自由度を考慮した係数。説明変数が増えると自由度が減少する。基準変数の実現値と予測値の相関係数を重相関係数といい，その2乗が決定係数で，重回帰式の適合度の良否を判定する指標となる。ただし，重相関係数は説明変数の数が増せば1に近づき，データ数が説明変数の数に比べて十分大きくない場合には不適切な指標となるため，自由度調整済み決定係数が用いられる。[290] ➡独立変数，自由度，重回帰分析

**柔軟性** flexibility 通常，関節可動範囲が大きいことをさす。体力の要素として柔軟性の果たす役割は大きい。柔軟性に影響する因子として，関節の形状，関節包・靱帯・筋などの軟部組織の伸展性がある。主動筋と拮抗筋の収縮・弛緩がスムーズに行われることも必要である。柔軟性は高ければよいというものではなく，関節弛緩にみられるように，柔軟性が高すぎることで様々な障害につながることがある。動揺性肩関節(ルーズショルダー)などはその代表である。柔軟性は一種の適応反応とも考えられ，オーバーヘッドスポーツでは利き側の肩関節外旋の拡大と内旋の減少がみられる。女性は男性より柔軟性が高いこともいわれているが，股関節外旋可動域は男性で大きく，内旋可動域は女性で大きい。肘関節や膝関節の過伸展も過剰な柔軟性ととらえることができる。[33] ➡ストレッチ，関節可動域，動揺性肩関節

**十二指腸** duodenum 小腸の初めの部分。長さはおよそ25 cmで，第1腰椎から第3腰椎の高さに存在し，胃の幽門から空腸の間に位置する。総胆管と膵管が開口しており，胆汁および膵液が分泌される。[162] ➡小腸，空腸，回腸

**10・20電極配置法** ten-twenty electrode placement system 【国際10・20電極配置法】
　脳波測定の際に用いられる電極の配置法。国際脳波・臨床生理学会連合推奨による国際脳波学会標準電極配置法(10・20電極配置法)が普及している。方法は，①まず鼻根と後頭極，左右外耳孔を基点に選び，基点を結ぶ線を頭蓋上に引き，10等分し，②次に3基点を結ぶ線を頭蓋上に引き，10等分する。③10等分した基点から10%，20%離れた距離に電極を配置する。[42] ➡脳波

**12誘導心電図** 12-lead electrocardiogram
　心電図は心臓の電気的活動を様々な方向か

らとらえることが可能であるが，時間的変化の比較や，他者との比較のためには測定方法が統一されなければならない。数多い心電図の測定方法から，肢誘導6種類（Ⅰ誘導，Ⅱ誘導，Ⅲ誘導，aVR誘導，aVL誘導，aVF誘導），胸部誘導6種類（$V_1$〜$V_6$誘導）を測定する方法が標準12誘導心電図である。肢誘導は心臓を前額面，胸部誘導は水平面でとらえており，各誘導は少なからずオーバーラップしている。波形には，順番にP, Q, R, S, T, Uの名称がアイントホーヘン（Einthoven）によって付けられている。P波は心房の興奮，QRSは心室の興奮，T波は興奮の回復過程を示している。心電図検査は被検者への負担も少なく，不整脈，心筋虚血，心肥大，電解質異常などの情報をタイムリーに得ることができる。一方，短時間の測定になるので異常所見を見逃すことがあり，その場合ホルター心電図やモニター心電図を使用することで補う必要がある。理学療法士はトレーニング中に心拍数，血圧などをモニタリングするが，必要に応じて心電図も記録することで，不整脈の種類の判別，心筋虚血の有無など多くの情報を得ることが可能である。心電図の解析手順としては，まず基本調律が正常なのか異常なのかを判断し，異常の場合には徐脈，頻脈，不整脈の種類を判別する。そのうえで各波形の異常所見を除外診断することになる。各波形の診断基準の中で広く用いられているものにミネソタコードがあるが，代表的な異常所見を以下に示す。調律の異常としては，心房細動（P波なし，基線が細かく震えるf波あり，絶対不整脈），心房粗動（P波なし，基線が矩形状のF波あり。R-R間隔に規則性あり），徐脈（心拍数50 bpm以下），頻脈（心拍数100 bpm以上），期外収縮の有無，その他のリズム不整の有無を判断する。P波の異常は右房負荷による2 mm以上に高く先鋭化した肺性P波，左房負荷による二峰性の僧帽性P波がある。PQ間隔に延長が認められるときは房室伝導障害，短縮のときには早期興奮症候群などが疑われる。QRS波の変形には，変行伝導を伴った上室性期外収縮，心室性期外収縮，右脚ブロック，左脚ブロックなどが代表的である。ST部分に下降が認められたときは心筋虚血，上昇を認めたときには心筋梗塞が疑われる。T波には先鋭化し増高したテント状T波（高カリウム血症），陰性T波（左室肥大），左右対称で陰転化した冠性T波（心筋梗塞）などがある。[30] ➡心電図, 双極導出法, 胸部誘導

**集尿器** urine collector　　排尿障害を生じる場合に用いる自助具。尿を採取する採尿部，尿を貯める蓄尿部，身体に装着する固定部からなる。男性ではコンドームを利用したタイプの物が一般的であるが，女性は会陰部の適合が困難で普及していない。[274]

**揉捏法** kneading；petrissage　　マッサージの基本手技のひとつ。主に筋肉を対象にし，揉み，捏ねる方法。主なものに母指を使った母指揉捏法，示指から小指までを用いた四肢揉捏法，手根部を用いる手根揉捏法がある。[89] ➡指圧, マッサージ, あん摩, 徒手療法

**終脳** telencephalon；endbrain　　大脳と大脳核（基底核）からなる。大脳縦裂によって左右の大脳半球に分かれる。大脳基底核は側脳室の底で視床の外側に存在する。人体の中でも特に発達している部分で，脳重量の約80％を占めている。[106] ➡大脳基底核

**周波数** frequency　　振動または電流方向変換回数の時間に対する頻度を周波数という。ある波から隣の波の同じ場所にくる区間が1周期となる。単位時間内での周期の数が周波数となる。速度＝周波数×波長である。電磁波は，光速度（30万km/秒）で直線的に進み一定であることから，周波数が分かれば波長が算出できる。[14] ➡共振, 基本周波数

**周波数解析** frequency analysis　　時間軸とデータの関係から周波数とデータの関係に置き換えて解析する方法。ある事象と時間との関係において，ある事象を規則的にくり返す周期的な現象の合成とみなすことができることから考えられた。周波数解析を施行すると各周波数に対するパワースペクトルという形で表現される。周波数解析の手法としては，高速フーリエ変換（FFT），自己回帰モデル（AR），最大エントロピー法（MEM）などがあ

り，それぞれに一長一短がある．例えば，FFTでは窓関数を掛ける必要があり，窓関数の適切な使用にあたっては定説がない．ARで得られるパワースペクトルは次数の設定によって異なる．また，周期成分が適切に分離できないことも生じる．MEMはFFTよりも短いデータ長からスペクトルを求める際に有効な手段であるが，ARと同様に次数の影響を受ける．[252] ➡ ウェーブレット解析, 基本周波数, 筋電図, 表面筋電図, 動作筋電図

**重複障害** ＝ ちょうふくしょうがい

**重複歩距離** stride length 【ストライド距離】
歩行しているとき，踵の接地から同側の踵が接地するまでの距離．身長が高い人では，身長が低い人と比べ重複歩距離が長い，小児や高齢者は，若い人と比べ重複歩距離が短いなど，身長や年齢などによって差が生じる．[227] ➡ 歩行率, ステップ, 歩行周期, 最大歩行速度, 自由歩行速度

**周辺視野** peripheral visual field　中心視野（黄斑部中心窩を中心とする30°）以外の視野．色や形をはっきりと認識することはできないが，光の明暗をとらえる杆体が多いため，弱い光を感じることができる．[221] ➡ 中心視野

**周辺抑制** surround inhibition 【求心性抑制 concentric inhibition】　ある部位を刺激するとその部位は興奮し，その周辺部位が抑制されることをいう．皮質ニューロンの発射特性．[96]

**シューホーンブレイス**
＝ 靴べら式短下肢装具

**自由歩行速度** free walking speed　特別に意識することなく，ごく自然での歩行速度をいう．個人差はあるが，健常な成人では約60〜85 m/分の速度である．[187] ➡ 歩幅, 歩行率, 最大歩行速度, 最適歩行速度

**終末期** terminal stage　高齢者の終末期の定義はあいまいであるが，生理的な加齢により，または，病状が不可逆的かつ進行性で，その時代で可能な最善の治療により病状の好転や進行の阻止が期待できなくなり，確実に死亡すると判断できる状態にある時期をいう．終末期の具体的期間は，生命の予後予測が困難であり，規定することはできない．終末期医療およびケアでは，痛みやその他の身体的症状を和げるのみならず，心理的・精神的な要求を受け止め，援助し，生活の質の維持・向上に努める必要がある．また，終末期の医療においては対象者の家族に対するケアも大切で，医療者は家族の悲しみを和げるなど，積極的な支援が必要である．家族への援助は，間接的ではあるが，対象者への援助へとつながる．援助は単に医学的な知識・技術のみではなく，人文科学・社会科学および自然科学を含めた知的・文化的成果に基づいてなされるべきである．[288]

**終末期医療** ＝ ターミナルケア

**終末期インパクト** ＝ ターミナルインパクト

**終末動揺** terminal oscillation　小脳性運動失調症などでみられる，合目的的動作の最終域に出現する動揺．[221] ➡ 企図時振戦, 協調運動障害

**10 m 歩行速度** 10 m walking velocity
10 mの距離を歩いてその所要時間を測ることで求められる速度．簡便に実施でき，歩数や歩幅を同時に計測することにより，歩行周期を記述する基本的な変数をすべて測定できる．[109] ➡ 評価, 能力低下, 最大歩行速度

**自由面接法** free interview method　面接の技法のひとつで，自由な対話の中から現状と問題点を把握しようとするもの．面接者の主観や独善で進められることもあるため，面接を通して得られた情報や所見が客観性・科学性，信憑性が問われる欠点がある．[186] ➡ 評価, 情報収集, 問診, 医療面接

**絨毛運動** villous movement　小腸粘膜などの絨毛でみられる周期的運動．小腸の絨毛運動は食後に活発になる．小腸絨毛は小腸の表面積を顕著に拡大し栄養素の吸収を高めて

いる。²⁹ ➡粘膜

**重力** force of gravitation; gravitational force　地球が地球上の物体を引く力。物体の落下は地球がその中心に向かって物体を引く力，すなわち重力の作用である。その力の方向は地表に対して垂直(鉛直)となる。²⁰⁶

**自由連想[法]** free association　フロイトの精神分析療法の中心をなすもの。対象者の心に思い浮かぶことを自由にすべて話させる方法。連想をくり返すことによって意識の抑制や抑圧が弱められ，その内容に無意識の世界が反映されると考えられている。²²⁴ ➡フロイト

**ジュエット型装具** Jewett type orthosis　胸腰仙椎装具の一種。胸骨パッド・恥骨上パッドによる後方への力と，背側の胸腰椎パッドによる前方への力で，胸腰椎部を過伸展位にして屈曲を制限する典型的な3点支持装具。²⁶² ➡体幹装具, 胸腰仙椎装具, 3点支持の原則

**手外在筋** extrinsic muscle 【手外筋, 外来筋】　上腕骨または橈骨，尺骨に起始部をもつ前腕筋群のうち，手指骨に停止部をもって手指の運動に直接関与する前腕筋をさす。主として手内在筋が巧緻動作に関与するのに対し，手外在筋は手の粗大運動に関与している。⁹⁰ ➡手内在筋

**手関節屈曲テスト** = ファレンテスト

**手関節伸展テスト** = 逆ファレンテスト

**主観的運動強度** = 自覚的運動強度

**主観的QOL** subjective QOL (quality of life)　実存レベル，すなわち体験としての人生・生活の質を表す指標。疾病や障害などの実体験，偏見や差別などからくる悩み，存在価値のない人間になったと感じる価値観の低落などが主観的QOLの低下に反映される。自尊心が満たされているか，自分の人生観に合った社会活動や生き方がなされているかなど，個々人の主観的な価値観を評価尺度にした側面である。²⁸⁴ ➡クオリティオブライフ, 客観的QOL, 生きがい

**主観テスト** subjective test　参加者の主観的な印象を分析する手法。評価対象のシステムを操作した後にアンケートやインタビューを実施することでデータを収集する。参加者同士によるグループ討論を促し，評価に必要な意見を抽出する手法もある。¹⁰⁹ ➡評価, 客観テスト, 徒手筋力検査

**宿主** host　❶寄生生物から寄生を受ける生体(寄生体)。❷遺伝子操作で，発現させるべきDNAを挿入され，それを受け入れる側の細胞。❸細胞(臓器・組織)を移植あるいは移入される側。レシピエント。移植片対宿主病は移植片の免疫細胞が宿主を攻撃する疾患である。細胞組織が急速な発育と周囲への浸潤・転移を起こし，宿主の生命を危険にさらす場合，その組織細胞を癌という。²⁷⁰ ➡❶寄生虫病, ❸移植片対宿主病

**粥状[動脈]硬化症** atherosclerosis 【アテローム[動脈]硬化症】　大動脈および中等大以上の動脈の内膜に脂肪沈着が不規則に分布する動脈硬化症。内膜の脂肪斑，線維性硬化巣を経て粥腫(アテローム)へ進展し，潰瘍形成，石灰化，血栓形成へと漸次進展する。好発部位は大動脈，総腸骨動脈などの分枝，脳動脈，冠動脈，腎動脈である。進行すると大動脈では，弾性線維の断裂，破壊，壊死から大動脈瘤や解離性大動脈瘤を生じ，灌流動脈の内腔の狭窄，閉塞，血栓形成により狭心症や心筋梗塞の虚血性心疾患，また脳動脈では脳梗塞など，さらに末梢血管障害では下肢の閉塞性動脈硬化症などの血流障害を起こす。危険因子は，加齢，糖尿病，高血圧，高脂血症などがあげられる。理学療法では，予防手段として運動療法が効果的で，定期的で継続的な運動により脂質・糖質代謝が改善され，危険因子の是正が期待できる。また，食事療法や対症療法，外科的治療など危険因子に対する治療が行われる。¹³⁸ ➡動脈硬化, 大動脈瘤, 生活習慣病

**宿便性下痢** stercoraceous diarrhea【奇異性下痢 paradoxical diarrhea】　重度の便秘によって閉塞した腸管内の圧が高まり，腸粘膜が刺激されて起こる下痢。[279]

**樹形図** dendrogram【デンドログラム】　データを樹形状に階層化して各データ間の関係をみる図式法。クラスター分析などで利用されている。[59] ➡ 多変量解析, クラスター分析, レーダーチャート, 顔形グラフ

**手根管症候群** carpal tunnel syndrome　手根管を通過する正中神経が手根管内圧の上昇によって絞扼されて生じる症候群。主として手関節骨折，月状骨脱臼，屈筋支帯（横手根靱帯）炎，指屈筋の腱鞘・滑膜炎，妊娠中・出産後，関節リウマチ，甲状腺機能異常などに合併して起こりやすい。手の過用でもみられる。第1～4指のPIP関節より遠位のしびれ感・疼痛などの感覚障害が特徴。男性より女性に多く，夜間に症状が顕著になりやすい。陳旧例では正中神経支配領域の母指球筋の筋萎縮を呈する。診断は正中神経を直接叩打しティネル徴候陽性を確認する方法，管の内圧上昇を誘発するファレンテストや逆ファレンテストの動作テストと外部加圧する駆血帯（ターニケット）テストなどがある。初期の治療は手の使用を避ける安静や，夜間装具で安楽位をとる。高度症状では，管内圧の除圧を目的に管形成する靱帯を切離する開放手術が適応となる。[209] ➡ 前骨間神経麻痺, 絞扼性ニューロパチー, ファレンテスト, ティネル徴候, 逆ファレンテスト

**手根骨** carpal bones　手部にある8個の小骨の総称。近位橈側より舟状骨，月状骨，三角骨，豆状骨，遠位橈側より大菱形骨，小菱形骨，有頭骨，有鉤骨が4個ずつ2列に並び構成されている。[236] ➡ 手根管症候群, 手根中央関節, 月状骨

**手根中央関節** midcarpal joint　手根骨の近位列と遠位列からなる複関節でS状の関節腔が存在する。橈骨手根関節とともに手関節の運動の大半を担う。[90]

**手根中手関節** carpometacarpal joint【CM関節 CM joint】　手根骨の遠位列と中手骨底との間に形成される関節をさす。手根の屈伸運動に関わるがその影響は小さい。しかし，運動範囲は大きく，大菱形骨と第1中手骨底は鞍関節を形成しており，母指特有の運動を担う。[90]

**授産施設** sheltered work institution　身体障害者福祉法に基づき設置された身体障害者更生援護施設のひとつ。身体障害により雇用されることが困難な者などを対象とし，技能の修得や職業を提供し，自立もしくは社会復帰の促進を図ろうとする通所または入所施設である。知的障害者や精神障害者についても同様の施設がある。[58] ➡ 精神障害者授産施設, 重症心身障害児施設, 身体障害者

**主治医意見書**　介護認定を受ける場合の申請者の身体上または精神上の障害の原因である疾病または負傷の状況などが記載された文書。二次判定を行う介護認定審査会での基礎資料となる。主治医がいない場合は，市町村の指定する医師によって作成される。[205] ➡ 介護保険制度, 介護サービス計画, 介護支援専門員, 一次判定

**種子骨** sesamoid bone　筋の補助装置のひとつで，摩擦の多い腱中にある骨。腱が関節付近で骨の突出部を越える場所に存在することが多く，その部位の摩擦に抵抗する。足指や手指の関節付近に多い。膝蓋骨は人体で最大の種子骨。[68]

**手指失認** finger agnosia　手指の認識・呼称ができない状態。身体失認のひとつで，優位半球頭頂葉角回が障害されて生じる。これに左右失認，失書，失算を合わせた4症状がみられる病態をゲルストマン症候群という。[291] ➡ 身体失認, ゲルストマン症候群

**手術療法** = 観血的療法

**手掌** palm　手根骨と中手骨，母指球筋，小指球筋などで構成されている手部の前面（屈側面）のこと。手掌の皮神経や手掌を構成

する筋の神経支配は正中神経と尺骨神経。[68] ➡ 手背, 手のアーチ

**手掌・頤反射** palmomental reflex【手掌下顎反射,掌・頤反射】 母指球をこするか手掌への刺激によって, オトガイ筋に収縮が生じること。収縮が同側口輪筋や眼輪筋の一部に及ぶこともある。通常錐体路障害, 前頭葉障害で出現する病的反射だが, まれに正常でもみられる。[291]

**手掌下顎反射** = 手掌・頤反射

**手掌腱膜線維腫症** = デュピュイトラン拘縮

**手掌口症候群** cheiro-oral syndrome 一側の手掌のしびれ感および同側の口, 鼻周囲の感覚障害を併発する症候群。視床外側, 頭頂葉, 脳幹部の病変によって生じるとされている。[255]

**手掌紅斑** palmar erythema 手掌, 母指球部, 小指球部にみられる発赤。血管拡張による限局性のもので, エストロゲン値上昇によるといわれている。圧迫すると退色する。多くは慢性肝障害か妊娠によるもので, 時に神経性, 内分泌系などによって生じる。[291]

**樹状突起** dendrite 神経細胞体の細胞質から樹枝状に伸びている突起部分。その末端では他の神経細胞からの情報を細胞体に伝える働きをするシナプスが存在する。[200] ➡ ニューロン, 軸索

**手掌把握反射** palmar grasp reflex 検者の示指で尺側より手掌をゆっくりこすると, 検者の指を握りしめる反射。原始反射のひとつで新生児にみられるが, 重症脳障害や上部脊髄障害では無反射または微弱。通常生後4〜6か月頃までに消失するが, 前頭葉の障害で出現する。[291]

**主成分分析** principle component analysis 多変量解析の手法のひとつで, 複数の変数をまとめて, 小数の合成された新たな変数(主成分)に変換し, その特性をいくつかの主成分で説明するもの。複数の変数のもっている情報をまとめて要約することができる。[129] ➡ 多変量解析, 因子分析, 目的変量, 説明変量

**主訴** chief complaint : CC 疾病, 障害に関する対象者の主な訴え。身体症状に関するものだけでなく, 精神状態や社会的状況など多岐にわたる。リハビリテーションの分野では機能障害, 活動制限/参加制約をといった内容が重要である。主訴は必ずしも1つでなく複数の場合もある。対象者が本当に聞きたいことや気がかりなことが表現されていない場合もあるので, 医療面接では対象者の真の訴え, 隠れた訴えを見極める必要がある。主訴は診断・評価の手がかりになるだけでなく, 治療目標を設定する際に不可欠である。[258] ➡ 問診, 医療面接, ニーズ

**主題統覚検査** = 絵画統覚検査

**手段的日常生活活動** instrumental activities of daily living : IADL 日常生活関連動作(activities parallel to daily living ; APDL)と同義語で使われることが多く, 日常生活活動(ADL)を社会的生活行為の一部にまで広げようとする考え方。つまり, ADLが食事, 入浴, 排泄などの日常的な基本活動であるのに対し, IADLは外出, 交通機関の利用, 運転, 横断歩道やエスカレーターの利用, 電話の使用, 買物, 家計管理, 洗濯や掃除などの家事, 炊事などのように, より広義かつ生活における応用的な動作・活動をさす。年齢層, 男女, 家庭における役割, 社会における役割などによって異なる。[284] ➡ 日常生活関連動作, 日常生活活動

**腫脹** swelling 臓器あるいは組織の体積が増大している状態。理学療法では炎症症状に伴った腫脹を扱うことが多い。感染, 物理的刺激, 化学的刺激, アレルギーなどによる炎症反応において, 充血が起こると血管壁の透過性が亢進する。その結果, 血液成分などの滲出物が組織に貯留すると腫脹の一因となる。腫脹は, 理学療法時には視診や触診によって確認できる場合もあるが, 充血によるものか浮腫によるものかについては必ずしも

両者を区別できないことも多い。[283] ➡浮腫

**出血** hemorrhage 血管が破綻し，血液が血管外に漏出または流出すること。体外に出血する場合を外出血，腔内(胸腔内，腹腔内など)，消化管内などに出血する場合を内出血という。内出血の排出には吐血，喀血，吸引などがある。[173] ➡喀血，吐血

**出血傾向** bleeding tendency 【出血性素因 hemorrhagic diathesis】 生体の止血機構に障害が生じたために，出血しやすく，いったん出血すると止血が困難な状態。血液凝固因子，血小板機能，血管壁の各障害が原因となる。血友病は凝固因子が障害されて起こる。[173] ➡血液凝固，血小板，血友病，血管

**出血性素因** ＝出血傾向

**術後管理** postoperative management；postoperative care 主に手術を行った側の医療専門職が協調して，最大の手術成果をあげるために目標と期間を設定し，計画的に行う技術的な実践行為の統制をいうが，単に目標達成過程をさす場合もある。通常，医師が責任者となる。[81]

**術後肢位** postoperative position；position after surgery 手術の効果が最も得られるようにするための肢位。手術部位，手術方法により異なるが，術後の疼痛・筋トーヌスを緩和し，末梢循環がスムーズに行えるような肢位のこと。[193] ➡良肢位，拘縮

**出産** birth 児が生まれること，または児を分娩すること。胎児が完全にその母体から娩出されることで，生死により生産と死産とがある。妊娠期間により流産(妊娠22週未満の妊娠中絶)，早産(妊娠22週以後37週未満の出産)，正期産，過期産(妊娠満42週以後の出産)に分類される。[10] ➡分娩，早産

**出生** live birth 【生産】 出産時または出産後に臍帯切断や胎盤付着の有無を問わず，呼吸や心拍動・臍帯拍動などの何らかの生命活動の徴候が認められた状態で児が生まれること。WHOでは在胎22週以降，在胎週不明は体重500g以上の生児の出産と定義されている。[10] ➡出生前診断，出産，分娩

**出生前診断** prenatal diagnosis 【出生前胎児診断 antenatal fetal assessment，胎児診断 fetus diagnosis】 出生前における子宮内胎児の診断。胎児の疾患の有無や健康状態を羊水検査，血液検査，超音波検査，X検査などによって診断する。遺伝性，奇形，発育なども診断される。[10] ➡出生

**術前管理** preoperative management；preoperative care より良い手術結果を得るために，手術を行う側と手術を受ける側が協力して，それぞれの立場で行う計画的な実践行為の統制をいうが，単に，術前に行われる検査・処理・治療の意味でも用いられる。[81]

**種痘** vaccination 痘瘡(天然痘)の予防に用いる痘瘡ワクチン(痘苗)を皮下注射によって獲得免疫を与えようとする予防接種。1980年WHOにより痘瘡の根絶宣言がなされ，現在では使用されていない[65] ➡ウイルス

**主動筋** prime mover ある関節運動に関与する筋のうち，その収縮が運動を生じさせる筋を動筋といい，動筋の主力となる筋を主動筋という。解剖学では求心性収縮の筋をさすが，運動学では静止性収縮や遠心性収縮でも動筋に含むことがある。[46] ➡共同筋，補助動筋

**手動車いす** hand-drive wheelchair 手で駆動する車いすで，ハンドリムとブレーキが付いているのが特徴。前輪駆動式，後輪駆動式と片手駆動式がある。前輪駆動式や片手駆動式は，操作上の問題から，限られた疾患にのみ用いられる場合が多い。基本的には，使い手の機能障害の程度に応じて，様々な工夫がなされる。駆動時にはハンドリムを把持し，それに連動した大車輪を回すことにより，車いすを動かす。しかし，ハンドリムが把持できない，例えば第5頸髄損傷者の場合においても，ハンドリムに水平型のノブを取り付け，上腕二頭筋の力を用いて駆動を可能にすることができる。第6頸髄損傷者では，ハン

ドリムに生ゴムや皮を巻いて，手掌面との摩擦を大きくすることで駆動効率を上げている．車に積み込んだりすることを考えても，車いす自体はできるだけ軽量でコンパクトであることが望ましい．屋内で用いる場合は駆動輪を1段階小さくして小回りがきくように作製する．[78] ➡車いす，介助型車いす，前輪駆動車いす，手押型車いす

**授動手術** mobilization operation 理学療法などによる徒手的な手段によっても矯正が困難な関節拘縮に対して，その関節可動域を拡大させる目的で行う手術．主に四肢の関節拘縮や強直に行われ，特に膝関節や肘関節の手術に優れている．[273]

**受動性** passivity 自発性とは反対に，外からの働きかけを受け入れて思考や行為がなされること．物事への対処の仕方が受け身的である性質．[39]

**受動輸送** passive transport 生体膜内外のある物質の濃度差や電位差（電気化学ポテンシャル）勾配に従って物質が輸送される現象．分子のサイズ，脂溶性などによりその輸送速度は異なる．受動輸送は，さらに単純拡散と促進拡散に分類される．[215] ➡能動輸送，拡散

**シュトリュンペル-ウェストファル病**
= ウィルソン病

**シュトリュンペル徴候** Strümpell sign 錐体路障害による異常連合運動．①脛骨現象と②橈骨現象の2つがある．①背臥位で検者が膝を押さえながら麻痺側下肢を上げさせると，足関節の背屈と内がえしが起こる．②麻痺側手指を屈曲させると手関節の背屈が起こる．[234]

**手内在筋** intrinsic muscle 【手内筋】 手指の運動をつかさどる筋のうち，上腕骨や橈骨，尺骨に起始部をもつ前腕筋群に対して，手根骨より遠位に起始部をもつ筋群をさす．粗大運動を担う前腕筋群に対して，手指の巧緻性に関わる．[90] ➡骨間筋，虫様筋，手外在筋

**手内在筋プラス変形**
= イントリンシックプラス [変形]

**手内在筋マイナス変形**
= イントリンシックマイナス [変形]

**手内在筋優位の手**
= イントリンシックプラス [変形]

**手内在筋劣位の手**
= イントリンシックマイナス [変形]

**シュナイダー** Schneider, Edward Christian 米国の生理学者(1874〜1954)．脈拍数と血圧について，体位変換，運動負荷による変化，運動後の回復の状態を記録し，循環機能の良否を判定するシュナイダー指数を創案した．[253]

**授乳** milk feeding；lactation 新生児および乳児に乳を与えることの総称．授乳の方式には母乳を乳首から直接与える，搾乳後哺乳びんから与える，人工乳を哺乳びんから与える方法がある．授乳場面は母子関係の確立に重要である．[176] ➡哺乳

**手背** dorsal hand；dorsum of hand 手部の背側面，または，解剖学的肢位において，上肢における手部の後面をいう．[236] ➡解剖学的肢位，上肢，手掌

**守秘義務** duty of confidentiality 業務上知り得た他人の秘密をみだりに漏洩しないとする倫理原則．医療は患者の個人的な情報を集積して成立することが多く，医療従事者は他人の秘密を知る機会が多いので，刑法第134条は医師などの秘密漏示を禁じている．[169]

**シュプレンゲル変形** Sprengel deformity 【スプレンゲル変形，肩甲骨高位症 elevated scapula】 胎生3か月頃に下降すべき肩甲骨が高位のまま残り，肩が高く後頭部に接する先天変形．肩甲骨は小さく内側に位置し，上角と頸椎の間で異常な結合が起こる．男児に多く，一側性の左に多い．[6]

**寿命** life span　個体が生を受けてから死ぬまでの期間，あるいは死んだときの年齢．遺伝因子と環境因子（食事，性，環境の温度，放射線量など）の相互作用と統合作用により決まる．種，系により最大寿命は一定で，ヒトは120年くらいとされる．[288]

**腫瘍** tumor【新生物 neoplasm】　自身の細胞に由来した細胞が自律的かつ過剰に増殖したもの．組織塊として認識されることから腫瘍の名がある．浸潤，転移しないものを良性腫瘍，浸潤，転移するものを悪性腫瘍（癌）に大別する．悪性上皮性腫瘍は癌と呼ばれる．[238] ➡腫瘍マーカー，転移，浸潤，癌，腫瘍形成

**受容** acceptance　ロジャーズ（Rogers, C.R.）によって創設された来談者中心療法では，面接治療における治療者の態度として，無条件の積極的関心，共感的理解，受容をあげている．受容とは，治療者側の価値観による評価，非難，承認を避け，対象者の存在のありようそのものを受けいれる姿勢である．こうした受容の目的は，対象者がもつ自己と外界のとらえ方（認知の枠組み：認知的準拠枠）の再構築にある．否定的な自己像をもつ対象者が治療者によって自分のありのままの姿を，いい面も悪い面も含めて受容される．この体験によって自己に対するとらえ方（自己像）が否定的なものから肯定的なものへと変容する．自己のとらえ方が変容することによって外界への見方も変容する．すなわち認知の枠組みが変化するのである．自己理解と自己受容が深まるにつれ，他者理解，他者受容ができるようになり，人間関係の改善につながる．受容はまた，対象者の生き方そのものの受容でもある．対象者の現在の姿だけではなく，現在の生き方を選択せざるをえなかった必然性，背景を汲み取る姿勢が対象者の理解につながる．[66] ➡障害受容，信頼関係，共感

**腫瘍遺伝子** ＝癌遺伝子

**腫瘍壊死因子** tumor necrosis factor：TNF　サイトカインのひとつで，TNF-α（カケクチン）とTNF-β（可溶性リンホトキシン soluble lymphotoxin）の2種類が存在する．腫瘍細胞の傷害反応を起こすことから，腫瘍に対する治療法として用いられることもある．また発熱，腫脹などの炎症発現に関与することから，炎症反応の1つのメディエーターと考えられている．TNF-αはマクロファージ，顆粒球，T細胞，B細胞，線維芽細胞など，ほぼすべての細胞で産生される蛋白質で生物学的活性をもつ．細胞の増殖抑制，腫瘍細胞のアポトーシス誘導，抗ウイルス作用，線維芽細胞の増殖促進などの作用をもつが，悪液質などを誘発する因子であることがわかり一般的には使用されない．TNF-βの生物学的効果はαと似ているが，30％ほどの相同性しか示さず，同一の受容体に結合する．TNFの過剰産生は膠原病，関節リウマチ，炎症性大腸疾患，多臓器不全などに関与している．[272] ➡腫瘍，腫瘍マーカー，転移，浸潤

**受容器** receptor【受容体，レセプター】
　ペプチド性ホルモン，神経伝達物質，サイトカインなどの細胞外シグナル物質を認識し，これと特異的に結合し，そのシグナル（情報）を細胞質あるいは核内に伝達する蛋白質．受容器のシグナル情報に応じて細胞の反応（応答）が誘起される．圧受容器，伸張受容器，光受容器などがあり，細胞質内に限局するものと，細胞膜上に存在するものの2種類がある．[169]

**腫瘍形成** neoplasia【新形成】　自身の細胞に由来した細胞が自律的かつ過剰に増殖し，新生物（腫瘍）を形成すること，またはその過程．[238] ➡癌，腫瘍

**腫瘍塞栓** tumor embolus　血管壁を侵襲した腫瘍細胞の一部が血管内を移動し，この腫瘍細胞が栓子となって血管を閉塞すること．腫瘍細胞は塞栓が発生したところで増殖して転移巣を形成することにより転移が起こる．リンパ管にも発生する．[273]

**受容体** ＝受容器

**腫瘍マーカー** tumor marker　腫瘍細胞から産生される特有の物質で，組織，血液，尿・

便中などに検出されると腫瘍の存在が疑われ,悪性腫瘍の診断,経過の判定,治療などに有用である。転移性肝腫瘍,大腸癌,膵癌,胆道癌などで高い陽性率を示すが,早期癌の陽性率は低い。[59] ➡癌,健康診断,鑑別診断,胃癌,肝癌

**受容野**(じゅようや) receptive field　体性感覚,聴覚などで各感覚単位が刺激を受容する空間的広がり。受容野は,受容細胞のニューロンが興奮する中心受容野と,その外縁でニューロンの活動を抑制する周辺受容野に大別される。[27] ➡周辺抑制,視覚,聴覚

**主輪**(しゅりん) = 駆動輪(くどうりん)

**手話法**(しゅわほう) manual method　高度難聴・ろう教育の手法のひとつ。手の形や連続した動きにより意味を伝える方法。現在では,読話法とこれを補足するキュードスピーチ(話しことばの視覚化ツール)を併用する方法が,高度難聴・ろう児(者)のコミュニケーション手段の主流である。[221]

**シュワン細胞**(しゅわんさいぼう) Schwann cell　末梢神経の支持細胞のひとつで,有髄神経線維ではミエリン鞘(髄鞘)とシュワン鞘,無髄神経線維ではシュワン鞘を形成し,軸索を包んでいる。神経細胞の生存維持,活性化,軸索の再生に作用していると考えられている。[95] ➡神経膠細胞,有髄神経,無髄神経,ランヴィエ絞輪

**手腕作業検査盤**(しゅわんさぎょうけんさばん) = ペグボード

**手腕振動症候群**(しゅわんしんどうしょうこうぐん) = 振動障害(しんどうしょうがい)

**純音聴力**(じゅんおんちょうりょく) pure tone audiometry
125〜8,000 Hzの7種の純音での標準的な最小可聴値を0 dBとして,被検者の聴力をこれと比較した聴力。伝音系と感音系の聴力を測定する気導聴力検査と,感音系の聴力を測定する骨導聴力検査で測定される。[229] ➡聴覚,聴力

**純音聴力計**(じゅんおんちょうりょくけい) = オージオメータ

**潤滑機構**(じゅんかつきこう) lubrication mechanism　関節の潤滑は関節軟骨の特性と滑液により起こるが,そのメカニズムに関しては十分解明されていない。しかし,工学的な理論に基づいて2つの基本的な説明がなされている。1つは関節にかかる負荷が低く運動速度が遅いときに起こる境界潤滑である。次に高負荷・高速時の潤関節の潤滑はクッション性に優れた関節軟骨の特性と滑液により摩擦が少なく効率のよい潤滑が行われている。種々の要因が複合的に働いていると考えられるが,基本的には境界潤滑と流体潤滑で説明される。負荷が小さく運動速度が遅いときは関節面に潤滑分子が吸着し,関節面間の分子間運動により摩擦が減じられ(境界潤滑),また負荷が大きく運動速度が速いときには潤滑面間に流体膜が形成され,この膜によって負荷が吸収され,潤滑面間の摩耗が生じない(流体潤滑)仕組みになっている。また滑液には高速運動時にゲルから流動性の高いゾルに変化し,粘度が低下し,静止時にゲル状に戻る性質があり,円滑な関節運動が行われる。[6] ➡境界潤滑,流体潤滑

**循環気質**(じゅんかんきしつ) = 循環病質(じゅんかんびょうしつ)

**循環系**(じゅんかんけい)　circulating system；circulatory system　広義には体液(血液,間質液,リンパ,髄液など)の移動を,狭義には血液の循環をさす。血液は心臓の駆出作用(ポンプ作用)により,血管(動脈,毛細血管,静脈)を流れて心臓に戻る。一部は血流の間に血管から間質液に入るが,さらにその一部はリンパ管を経て再び血液に吸収される。血液の循環路には,左心室〜大動脈〜動脈〜小動脈〜毛細血管(組織とのガス交換)小静脈〜静脈〜大静脈〜右心房を循環する大循環(または体循環)と,右心室〜肺動脈〜肺〜肺静脈〜左心房を循環する小循環(または肺循環)の2つがある。血行は,心臓収縮力,循環血液量,血管壁弾性,血液粘性,血管抵抗などの力学的条件に左右される。脳脊髄液(髄液)は,脳室内の脈絡叢から分泌され脳室〜中脳水道〜脊髄中心管〜クモ膜下腔〜静脈洞を循環して静脈に吸収される。[34] ➡心臓,血管,体循環,肺循環

**准看護師** practical nurse　都道府県知事の免許を受けて，医師，歯科医師または看護婦の指示を受けて，病者もしくはじょく婦に対する療養上の世話または診療の補助をなすことを業とする者（「保健師助産師看護師法」による）。[267]　➡看護基準，看護職

**瞬間死**　⇨　**突然死**

**循環動態** hemodynamics　血行循環の変動状況のこと。一般的に，スワン-ガンツカテーテル，末梢動脈血ラインなどを用いて測定される。中心静脈圧，心房・心室圧，肺および体動脈圧，心拍出量，心拍数，動脈および混合静脈血液ガスなどを指標とする。[34]　➡血流，心拍出量，1回[心]拍出量

**循環反応** circular reactions　【同化と順応 assimilation and accommodation】　乳児がある行動を起こすと行動に伴って感覚が生じ，その感覚を再び感じるために同じ行動をくり返す反応。ピアジェ（Piaget, J.）の発達段階説で，乳児は環境に対して能動的に働きかけることで環境を理解してゆく，としている。[73]

**循環病質** cyclothymia　【循環気質】　躁うつ病傾向の性格をもつ気質。ドイツの精神科医クレッチマーが肥満型で明るく心の温かい精神病質の人に用いた気質型。他に，分裂気質-分裂病質，粘着気質-てんかん病質などの分類がある。[34]　➡躁うつ病

**順行性伝導** orthodromic conduction　【順方向[性]伝導】　生体において生じたインパルスが神経線維を正常な一定方向に伝導すること。求心性神経では末梢から中枢へ，遠心性神経ではその逆方向へのみ伝導する。[26]　➡逆行性伝導，不減衰伝導

**瞬時記憶**　＝　**一次記憶**

**順序尺度** ordinal scale　データの量や質に順位の数値をつけて表す尺度。程度の順位を示すためのもので，数値の差のみに意味をもつ間隔尺度とは異なり，平均値や標準偏差を求めても意味をなさない。ノンパラメトリック検定で比較する。[83]　➡間隔尺度，名義尺度，ノンパラメトリック検定

**純粋失読**　alexia without agraphia；pure alexia　文字は書けるが，書いた文字を読めず，指で文字をなぞると読める，失語・失読を伴わない失読。主に左後頭葉内側面と脳梁膨大部の損傷により生じる。[181]

**順応** adaptation　一定の感覚刺激が与えられ続けると，時間経過とともに感覚が弱くなるか消失する現象。感覚受容器は刺激の強さや時間によって膜電位が変化し，これを受けて感覚神経がインパルスを発射する。しかし，刺激がくり返されると強さは同じでも電位の振幅は小さくなり，インパルスは急激に減少する。感覚受容器には順応の速いもの，遅いもの，中等度のものがある。速いものを相動性受容器（速順応型受容器）といい，振幅刺激に応じてインパルスを発射する。これにはパチニ小体がある。遅いものを緊張性受容器（遅順応型受容器）といい，刺激の強さに応じてインパルスを発射する。これには触覚板，メルケル円板，ルフィニ小体がある。中等度のものは刺激の速度によってインパルスの頻度が変わる。一般には神経線維が太いほうが順応は速い。高齢者になると，順応するのに時間がかかり，その感度にも限界がある。[181]

**瞬発力** muscle power　瞬発的な運動の示す最大の大きさを表す。跳躍能力や物を投げる能力として間接的に測定できる。このような力の発揮の仕方を力学的にとらえるとパワー（単位時間における仕事率）と呼べる。筋力と収縮速度の積で表される。[22]　➡筋力，持久力

**準備運動** warm-up　本運動を行う前に，身体の状況を整えることで，結果的に心拍数，筋緊張などを上げて身体運動を行いやすくするために，ウォーミングアップと同義にとらえられている。末梢の関節から徐々に中枢の大関節を動かしていく。[33]　➡ウォーミングアップ

**準備期間** = モラトリアム

**順方向[性]伝導** = 順行性伝導

**瞬目** blink　眼瞼を急速に開閉すること。意図的に行う随意性，強い光や音の刺激などによる反射性，周期的な自発性とがある。瞬目は眼球表面を均等に潤す働きや鼻腔管を収縮または拡張させ涙の吸引を行っている。[180] ➡瞬目反射

**瞬目反射** blink reflex　角膜や結膜，眼周辺部に刺激を受けたとき，強い光線や音と急に接したとき，または物体が急に眼に近づいたときに眼瞼が閉じる反射。一側の刺激により両側性に起こる。[221]

**除圧** decompression　骨の突出部などの特定の部位が寝具や座面などと接し圧力が集中するような場合，その圧力を除くもしくは軽減すること。褥瘡に対するエアーマットや車いすの座面に使用するクッションなど。[273]

**昇圧反応** pressor reflex　受容器や求心性神経を刺激した際，血管運動中枢が興奮し，遠心性の交感神経の放電が増加し血管収縮を起こし，その結果動脈血圧が上昇する反応。正常では体位変換による血圧低下は圧受容体を刺激し，急激な血圧低下を防ぐ。[145]

**情意** emotion and thought　情意とは，感情，意思などを意味し，情意領域(態度)は，認知領域(知識)，精神・運動領域(技術)と並んで学校教育における目標分類の3領域のひとつ。情意領域とは，興味・関心・価値観などの各レベルの感情と意思に関する教育目標群である。情意領域に関する関心・意欲といった各評価があり，感情・意思との関係から態度などの側面も学生の評価に含まれる。現在の理学療法の分野における臨床実習の学生評価においても，知識と技術の評価だけでは不十分で，対象者や理学療法への学生の関心・意欲・態度を評価すべきだと考えられており，対象者に思いやりをもち，対象者の困難性に共感し受容する態度が重要である。[239]

**上位運動中枢** upper motor center　上位運動ニューロンの運動中枢で錐体路中枢と錐体外路中枢とがある。錐体路中枢は中心前回にあり，骨格筋の随意運動を支配する。錐体外路中枢は一部は中心前回にあるが，ほかにも広い範囲に局在しており，無意識的な運動や緊張を支配する。[181] ➡上位運動ニューロン

**上位運動ニューロン** upper motor neuron；UMN；upper motoneuron【一次運動ニューロン primary motor neuron】　骨格筋の随意的な運動の多くは大脳皮質の運動野(4野，6野)から起こり，内包，中脳(大脳脚)，橋，延髄の錐体交叉を経て対側の脊髄側索を下行し，脊髄前角へと伝わる。これを皮質脊髄路といい，この経路のニューロンを上位運動ニューロンと呼ぶ。上位運動ニューロン障害と呼ばれる中枢性麻痺で，脳血管障害により片麻痺を有する者によくみられる。同経路のどこかに障害がある場合に現れる症状には，①筋トーヌスは亢進して痙縮が出現する，深部腱反射は亢進する，②バビンスキー反射など病的反射が出現する，③筋萎縮は認められないなどの特徴があり，一般的に錐体路症状と呼ばれる。脊髄前角から末梢の筋への経路は，下位運動ニューロンと呼ばれる。顔面筋の上位運動ニューロンは脳幹の神経核で終わり，皮質核路と呼ばれる。上位運動ニューロンは下位運動ニューロンを制御している。[181]

**上胃窩** = 心窩部

**上衣芽腫** ependymoblastoma【脳室上衣芽[細胞]腫】　脳室に存在する未分化な神経膠細胞の腫瘍。多くは小児にみられ，分裂活動が盛んで予後は悪い。上衣芽腫，髄芽腫，松果体芽腫などの未分化神経上皮細胞腫瘍を総称して，未分化神経上皮性腫瘍とも呼ばれる。[121] ➡脳室,脊髄中心管,脳脊髄液,腫瘍

**上位型腕神経叢麻痺** upper brachial plexus paralysis【エルプ麻痺　Erb paralysis(palsy)】　頸部が伸展し，肩甲帯が下方に牽引されることで生じる第5・6頸神経の麻痺で，腕神経叢麻痺の中で最も頻度が多い。肩外転・外旋，肘屈曲，前腕回外が障害され，感覚障害は上

腕外側にみられる。[151] ➡ 下位型腕神経叢麻痺, 腕神経叢, 腕神経叢損傷

**上衣腫**（じょういしゅ）= 脳室上衣腫（のうしつじょういしゅ）

**常位胎盤早期剥離**（じょういたいばんそうきはくり） premature separation of normally implanted placenta　正常な位置に付着している胎盤が, 妊娠中または分娩経過中の胎児娩出以前に子宮壁より剥離するもの。剥離は胎盤後血腫によって胎盤が剥離・圧迫され, 胎盤機能障害を現す。胎児の死亡に至ることがある。[176]

**上胃部**（じょういぶ）= 心窩部（しんかぶ）

**漿液**（しょうえき） serous fluid　漿膜腔に存在する淡黄色, 透明の粘度の低い液体。組織球, 剥げた中皮細胞, リンパ球などを含み蛋白性を示す。臓器の運動に際し, 他臓器との擦れや癒着を防止している。漿膜の炎症では増量し, 細胞成分が増加する。[43] ➡ 血清

**消炎鎮痛薬**（しょうえんちんつうやく） anti-inflammatory and analgesic drugs【抗炎症鎮痛薬】　炎症を抑制し, 疼痛を和らげる作用をもつ薬物。一般には非ステロイド性抗炎症薬を消炎鎮痛薬と呼んでいる。副作用として胃潰瘍, 嘔吐などの消化器障害, 腎障害がある。[149] ➡ 日本薬局方, ステロイド, 非ステロイド性抗炎症薬, 軟膏

**踵凹足**（しょうおうそく） calcaneocavus　下腿三頭筋麻痺などで踵骨が背屈位になり, 反対に中足骨は底屈位をとるため足の内側縦アーチが増強した足の変形。[161]

**掌・頤反射**（しょう・おとがいはんしゃ）= 手掌・頤反射（しゅしょう・おとがいはんしゃ）

**昇華**（しょうか） sublimation　**1**液体状態を経ることなく, 固体から直接, 気体に変換する過程。**2**防衛機制のひとつとされる精神活動。無意識的な本能的欲求を社会的に好ましい活動へ転換すること。[162]

**消化**（しょうか） digestion　生体が摂取した食物を栄養物として体内に吸収するために, 消化器の中で吸収可能な最小単位へ変換する様々な生理作用。摂取し食物中の栄養分を体内に吸収するために, 消化酵素で吸収可能な低分子にまで変換する過程。摂取した食物中の3大栄養素である蛋白質, 糖質および脂質を直ちに利用可能なように酵素の働きによって加水分解する。消化の機能はまず, 唾液, 胃液, 膵液, 腸液および胆汁に含まれる消化酵素や塩酸, 胆汁酸によって管腔内消化（中間消化）が行われ, 続いて小腸の上皮細胞膜での吸収とともに膜結合酵素により膜消化（終末消化）を行い, 細胞内消化の段階を経る。消化器の機能は消化のほかに, 生体に必要な栄養素および水, 無機電解質, ビタミンなどを体内に補給する吸収機能, および消化と吸収がスムーズに行われるように食物を砕き, 消化液と混和させ肛門側へ運ぶ運動機能がある。[272]

**焼痂**（しょうか） eschar　重度の熱傷後に形成される, 黒褐色の硬い壊死組織。また, リケッチア症（発疹チフスなど）や皮膚炭疽病において形成される黒色の痂皮も焼痂と呼ばれる。[238] ➡ リケッチア

**障害学**（しょうがいがく） disability study　障害発生原因が何であれ, その結果起こっている状態に対して, 保健・医療・福祉などの多くの分野にわたって総合的に研究する学問。障害者のノーマライゼーションの獲得を目的としている。障害とは, 人として正常と考えられる範囲での活動を行うことが制限される, または行えないことをいう。疾患などによって引き起こされた心身の医学・生理学的な変化のみならず, 障害を受けた人を取り巻く地域社会的環境や個人を取り巻く人間関係の問題, 科学・工学分野の技術的発展, また障害者が受ける差別体験などによる心理的影響, 法律の整備など他方面の分野にわたって総合的に研究されるものである。すなわち障害とは, 個人レベルでの個別的な問題である。障害を理解するうえでは, WHOによる国際生活機能分類（ICF；International Classification of Functioning, Disability and Health 2001）が広く利用されている。ICFのような障害構造の概念を理解し用いることによって, 障害者を取り巻くすべての人が障害の状況について広い視野での共通認識を得ることが可能になる。また, 理学

療法としての専門性を十分に活かすこともできるといえる。[122] ➡国際生活機能分類

**生涯学習** lifelong learning【継続学習】　時間的・空間的に統合された生涯にわたる学習活動を意味する。専門職としての学習は、卒前教育で完了するものではなく、卒業後も常に新しい知識や技術の修得を図るために学習活動を継続していくことが必要である。[216] ➡教育,卒後教育,専門職

**障害構造** disability structure　障害を軽減するためには、障害を異なる複数の次元と、それらの因果関係を含めて構造的にとらえることが必要である。構造の概念的枠組みとして、NagiモデルやICF（国際生活機能分類）などの障害モデルが活用できる。[29] ➡障害モデル

**障害児教育** education for the handicapped children　心身の機能に障害のある児(者)に対する教育の総称。心身の機能障害とは視覚障害、聴覚障害、肢体不自由、病弱・虚弱、知的障害(精神遅滞・言語障害・情緒障害を含む)に分けられる。さらに重度の障害をもつ場合や重複障害児(2つ以上の障害をもつ)の教育もその課題となる。障害児教育の目標は根本的には普通時教育と同一であるが、具体的には各障害に応じた機能的補償や精神的機能特性に応じた教育的配慮が必要であり、また障害児(者)自身がその障害を理解・受容し、乗り越えて社会生活に参加する意思・姿勢、および生活技能の育成のための教育的努力が必要である。教育の場として、小・中学校に編制された特殊学級、各種養護学校、また家庭状況を補う福祉施設、あるいは重症心身障害者に対する医療施設としての重症心身障害者施設などがあり、それぞれの教育的機能を担っている。[98] ➡特殊教育

**障害者基本法** Fundamental Law for People with Disabilities　1993年、旧法であった心身障害者対策基本法を改定し、障害者基本法(精神障害者福祉も含まれる)とした。2004(平成16)年5月には、自立性を高める点を明確にした『新障害者基本法』を制定した。①最近の障害者を取り巻く社会経済情勢の変化等に対応し、障害者の自立と社会参加の一層の促進を図るため、基本的理念として障害者に対して障害を理由として差別その他の権利利益を侵害する行為をしてはならない。②都道府県および市町村に障害者のための施策に関する基本的な計画の策定を義務付けた。③障害者の福祉に関する施策を講ずるに当たっては、障害者の自主性が十分に尊重され、かつ、障害者が、可能な限り、地域において自立した日常生活を営むことに配慮しなければならないとした。さらに明確にした点として、国および地方公共団体は、障害者の地域における作業活動の場および障害者の職業トレーニングのための施設の拡充を図るため、これに必要な費用の助成その他必要な施策を講じなければならないとし、地域で暮らすことを可能とする方向が明確にされた。関連として、2004年12月には、障害者グランドデザインも発表された。基本的視点として①障害保健福祉の総合化：市町村中心の一元的体制・地域福祉の実現、②自立支援型システムへの転換：保護から自立支援へ・自己実現・社会貢献、③制度の持続可能性の確保：給付の重点化・公平化・制度の効率化・透明化が基本的方向としては、(A)現行の制度的課題の解決：①市町村を中心とするサービス提供体制、②効果的・効率的なサービス利用の促進、③公平な費用負担と配分の確保、(B)新たな障害福祉施策体系を構築する：①障害保健福祉のサービス体系の再編、②ライフステージに応じたサービス提供、③良質な精神医療の効率的な提供、(C)介護保険との関係整理が打ち出されている。[104] ➡障害等級,障害モデル

**障害者雇用制度** employment system for a handicapped person　障害者雇用促進法に基づいて、事業者に対し、従業員数の一定比率(障害者雇用率＝民間1.8%,国地方2.1%)で障害者の雇用(法定雇用障害者数)を義務付けた制度。未達成の場合、雇用納付金を徴収、雇用推進のため、雇用調整金や各種助成制度が利用できる仕組みも用意されている。[104] ➡障害者雇用促進法

**障害者雇用促進法** law for employment promotion of persons with disabilities　身体障害者や知的障害者，精神障害者を対象とした職業的自立および雇用の促進に関する事項を定めた法律。1960年，身体障害者雇用促進法として公布され，その後，「障害者の雇用の促進等に関する法律」として改正された。[204]

**障害者住宅**（しょうがいしゃじゅうたく）disabled person's house　住む人の障害の特性に合わせて設計された住宅で，身体に障害のある者が自立動作しやすく，家族や介護者が介助するときには介助負担の少ない住宅のこと。障害者の使用を目的とした住宅をさすこともある。[243] ➡家屋改造，居住環境，住環境整備，バリアフリー

**障害者職業能力開発校**（しょうがいしゃしょくぎょうのうりょくかいはつこう）vocational training center for the disabled　重度な障害者・児の就職を容易にし，社会的自立を図ることを目的とし，個々の身体的あるいは知的・精神的能力を配慮し，それぞれに適した職業訓練を行い，必要な知識・技能を習得させる公共職業訓練施設。職業能力開発促進法に基づいて国が設置したもの。[246] ➡職業，前職業的評価

**障害者スポーツ**（しょうがいしゃすぽーつ）sports for the disabled　一般に行っているスポーツのルールを一部変更したり，使用する機器や用具を改良して障害者が自由に自主的にプレーできるように考案されたスポーツのこと。障害者の治療，リハビリテーションとして障害者だけの競技として始められたが，現在では障害者に限らず，障害のない人と一緒に行える生涯スポーツに発展している。例えば，視力障害者の陸上競技では選手の目の代わりをする伴走者と走ることができる。理学療法士も多く関与し，競技指導にも携わっている。歴史的には1888年ベルリンで結成された聴覚障害者スポーツクラブに端を発し，1924年には第1回世界聴覚障害者競技大会の開催へと発展した。1948年の第14回オリンピックの年にストーク・マンデビル病院で下半身麻痺者によるアーチェリー競技が行われ，それ以後，国際的なものとなった。わが国では第18回東京オリンピック直後にパラリンピックが開催されて後，障害者スポーツの国際大会として位置づけられ，発展している。[198] ➡パラリンピック

**障害受容**（しょうがいじゅよう）acceptance of disability　障害を受容するということは単に障害の回復をあきらめ，障害をもったままで生きていくと決意するだけではない。人は通常相対的価値観で自分の価値を決めている。すなわち，他人よりどれだけ自分が優れているかで自分の価値を決めているのである。相対的価値観で障害をもった自分について判断すると，自分は障害をもったことで他人より価値がなくなったと考え，自分に対して自信がなくなってしまう。しかし，他人との競争ではなく，自分自身は自分しか存在せず，この自分自身に価値があるのだという絶対的価値観をもち，実現可能な将来の目標に向かってこれからの人生を歩んでいこうと決意することを障害受容という。障害受容には段階があり，受傷や発病直後はショック期で，自分に起きたことが現実のこととは考えられない時期である。次は否認期で，自分にそのようなことが起きるはずなく，ありえないことだと考える。続いて混乱期では自分がこうなったのはあのせいだなどと考え，他人に責任を押しつけ，自分の今後の人生についてはまだ考えられない。他人に対して，また自分自身に対して攻撃的であるのもこの時期である。その後徐々に自分の今後の人生について現実的に考え出し，解決への努力期に入る。もしこの条件が満たされるのならもう一度前向きに自分の人生を歩んでいこうと考えるようになる。障害を受容すると，体は不自由だが前向きに人生を考えて生活を送るようになる。障害を受容するということは非常な困難を伴う。体が不自由になれば，当初は落胆し，自分の価値が下がったと感じるのが当然である。障害を受容した者を尊敬することがあっても，障害を受容できないでいる者を卑下する態度は慎むべきである。障害の受容に向けた対応としては，現実的で魅力的な目標を提示することと，対象者が障害の受容のどの時期にいるかを考慮した共感的な態度が必要である。また，医療従事者だけではなく家族や友人，職場の同僚の理解も重要である。[239]

**障害等級** degree of invalidity　障害認定には，労働災害，自動車賠償責任保険（交通事故），年金，生命保険による高度障害，身体・知的・精神各障害者関連法，介護保険の要介護度認定がある。身体障害者手帳交付の基準は，身体障害者福祉法施行規則に定める障害程度等級表（1級～7級）に示されている。障害認定上，規定が対応していない障害や，半身不随障害，脳外傷による高次脳機能障害の認定が当てはまらないなど，不備，矛盾の指摘も多い。身体障害の認定は，障害モデルの変転も含めて検討が必要である。従来，WHOは，障害モデルに基づく国際障害分類（ICIDH）「機能障害－能力低下－社会的不利」を提案していたが，近年，健康と障害を1つの軸でとらえた2001年の改訂版（国際生活機能分類：ICF）では「生物・心理・社会的」スケールに基づくアプローチを用いる社会モデル，その後も「心身機能・身体構造－活動－参加」など社会生活モデルともいえる改定が進められているだけに，障害認定の方法・認定面でも，新しいアセスメント・基準の実現が課題になってきたといえる。[104] ➡障害者基本法，障害モデル

**障害特性** characteristics of disablement　疾患特有の障害の内容やその程度。身体機能だけではなく，精神機能（認知機能，知的機能），社会的機能など幅広い障害特性に応じた介入が必要である。特に頭部外傷や発達障害においては，行動障害に対する理解と対応が求められる。また，難病では，疾患によってその障害特性は大きく異なり，その継時的変化の特性の理解も重要である。[29]

**生涯発達**　life span development；life-long development　一般的な発達の概念はヒトの受胎・誕生から青年期までを対象とするが，「人間の発達は子ども時代にとどまらず，成人期，老年期にも継続する」というエリクソンのライフサイクル理論を原点としている概念である。生物学的観点から成長が停止し，衰退期とみなされていた青年期以降に起こる個体の精神的な質的変化，身体的変化に注目し，「生涯にわたり成長・発達を続ける人間」という観点から生まれた概念である。高齢社会（寿命の延長）の到来により成人期・老年期が長くなり，成人を対象とする人間科学がその研究対象を広げる必然性の中から，世の中に受け入れられるようになった発達観である。加えて，発達心理学・児童学は子どもを対象として体系づけされているが，これらを理論的・方法論的に生涯発達の観点から再認識する始点ともなっている。子どもの発達に比べると，その経過は様々な要因によって変化に富んでいる。[98] ➡エリクソン

**障害モデル**　disability model；disablement model　障害を構成する次元と関係を示した概念的枠組みで，Nagiモデル（機能障害，機能的制限，障害）と国際生活機能分類：ICF（機能障害，活動制限，参加制約と背景因子としての環境因子，個人因子）が代表的なモデルである。障害の評価に活用される。[29] ➡障害者基本法，障害等級，障害構造

**消化管** digestive tract　口から肛門に至る食物を消化吸収するための経路の総称。口腔に始まり，咽頭，食道，胃，小腸（十二指腸，空腸，回腸），大腸（盲腸，結腸，直腸）と続き，肛門に終わる。[236] ➡消化，吸収

**消化酵素** digestive enzyme　一般に細胞外消化をさし，消化管において，蛋白質，糖質，脂質などを吸収できる単位に加水分解する化学的消化作用を営む酵素の総称。消化腺から分泌される消化液（唾液，胃液，膵液，腸液）に特異的に含まれている。[236] ➡加水分解，アミラーゼ，ペプシン，リパーゼ

**松果体** pineal body　視床上部，間脳の第3脳室の後上壁から松かさ様に突き出す内分泌腺。松果体の実質は多数の小葉に分けられ，実質の細胞間隙には，脳砂と呼ばれる石灰沈着物がみられる。松果体ホルモンのメラトニンが産生される。[179] ➡視床，メラトニン

**笑気** laughing gas：$N_2O$ 【亜酸化窒素 nitrous oxide】　ガス麻酔薬。歯科領域での臨床応用から普及した。鎮痛作用が強く，また導入や覚醒が容易である。麻酔作用は弱いため，手術時には他の麻酔薬などと併用され

る。[277] ➡麻酔

**蒸気性キャビテーション法** vapor cavitation　超音波装置の出力を自覚的に判断する方法。超音波導子を上に向け導子上に水滴を落とし，出力を上げると水滴が振動しはじめ（約 $0.5 W/cm^2$），煙霧が立ち上り始める（約 $1 W/cm^2$）現象から判断するもの。[44] ➡キャビテーション

**上気道炎** upper respiratory inflammation　上気道（鼻腔，咽頭，喉頭）の炎症の総称。細菌，ウイルスなどの感染性のものと化学的刺激，アレルギーなどの非感染性のものがある。程度は種々で，鼻汁，鼻閉塞，咽頭痛，発熱，倦怠感，咳嗽，痰などの症状を呈する。[4] ➡炎症，細菌，ウイルス

**蒸気発熱** ⇨ 気化熱

**上丘** superior colliculus　中脳の背側の中脳蓋にある上下2対の半球状の隆起（四丘体）のうち，上1対の部分。主に視神経線維の一部を受けて視覚反射に関与している。四丘体の下1対部分は下丘といい聴覚に関与している。[200] ➡四丘体，中脳，視覚，視蓋

**小胸筋** pectoralis minor muscle　大胸筋の深層にあって前胸壁と上肢帯とをつなぐ三角形の扁平な筋。第2ないしは3肋骨～第5肋骨から起こり，肩甲骨の烏口突起に停止する。内側・外側胸筋神経により支配され，肩甲骨の外転，下制，下方回旋などの作用をもつ。肩甲骨の固定時には，呼吸の補助筋として働く。[97]

**消去現象** extinction phenomenon　**1** 1つの感覚刺激に対しては知覚できるが，2つ以上の同時刺激に対しては1つしか知覚できない状態。視覚消去現象，聴覚消去現象，触覚消去現象などがある。**2** 形成された条件反射が消失すること。[222] ➡視覚消去現象

**掌屈** palmar flexion　手関節の基本的な動きのひとつ。解剖学的肢位に基準をおき，矢状面で腹側に向かう手関節の動き，すなわち手関節の屈曲である。カプラン（Kaplan）によれば，全可動域の65～75％は橈骨手根関節で受けもたれる。主に橈側手根屈筋，長掌筋，尺側手根屈筋の合力で行われる。[280] ➡背屈

**衝撃波破砕療法** shock wave lithotripsy【体外衝撃波結石破砕術 extracorporeal shock wave lithotripsy】　尿管結石をはじめ尿路の結石，胆石などに対し経皮的に音波エネルギーの焦点を合わせ衝撃波を当てることで破砕する術式。ただし，結石の大きさ，組成などにより適応がある。[44] ➡胆石

**条件づけ** conditioning　条件を付加して反応を形成する過程。条件づけの種類には，古典的条件づけやオペラント条件づけがある。また，無条件刺激が条件刺激に対し先行するものを逆行条件づけという。[13] ➡運動学習，オペラント条件づけ，古典的条件づけ，条件反射

**条件反射** conditioned reflex　無関（条件）刺激によって誘発される反応。ある無条件刺激が生じているときに，無関刺激として別の視覚や聴覚刺激などの同時体験をくり返すことで，無関刺激と無条件刺激の学習効果が働き，無関刺激のみで無条件反射が生じるようになった状態。学習された反射。[228]

**症候** symptom and sign　臓器や組織の疾病が原因となる変化により，身体的や精神的に異常が出現した状態。症状とはほぼ同じ意味だが，症状が個々の異常な状態をさすのに対して，症候はやや広い意味で用いられ，複数の症状をあわせたものをさす場合が多い。原因の異なる疾患であっても同一の異常な状態を示すことがある。また，大半は，複数の身体症状や精神症状がまとまって現れるため症候群として整理される場合が多い。[214] ➡症状，徴候，症候群

**症候群** syndrome　症状や徴候のメカニズムが解明される以前の段階において，似たあるいは関連した様々な症状および徴候によって構成された病態をいう。メカニズムが解明されると疾患に再分類されることもある（例：パーキンソン症候群→パーキンソ

ン病)。[187] ➡円回内筋症候群, 過換気症候群, 症状, 徴候

**症候性パーキンソニズム** symptomatic parkinsonism 【二次性パーキンソニズム secondary parkinsonism】 非変性疾患により二次性に現れるパーキンソニズム症状。発現する非変性疾患には, 薬剤性パーキンソニズム, 血管障害性パーキンソニズム, 脳炎後パーキンソニズム, 中毒などがある。[150] ➡パーキンソニズム

**猩紅熱** scarlet fever；scarlatina A群溶血性連鎖球菌による感染症のひとつで, 発熱, 咽頭, 扁桃炎, 苺状舌などに加えて発赤毒による皮膚発赤と鮮紅色粟粒大の丘疹を特徴とする。発疹は後に落屑を伴う。合併症として急性糸球体腎炎やリウマチ熱がある。[249] ➡苺[状]舌

**踵骨腱** ＝アキレス腱

**娘細胞** daughter cell 細胞分裂の結果によってできた細胞のこと。母細胞なる1個の細胞の核と細胞質が均等に分裂され, 2個の娘細胞が生じる。[245] ➡細胞分裂, ゲノム

**小細胞肺癌** small cell lung carcinoma：SCLC 肺に発生する未分化癌で, 肺癌の17%を占める(2001[平成13]年人口動態統計)。燕麦細胞型と中間細胞型に分かれる。気管支の上皮下にびまん性に増殖する傾向が強く, 肺癌の中で増殖速度が最も速く, 予後は最も悪い。放射線や特定の制癌薬に対し感受性が高い。[49] ➡肺癌

**蒸散** perspiration；evaporation；transpiration 体内の水分が皮膚や粘膜を通して汗や水蒸気となって体外に排泄されること。発汗および呼吸に伴う水分の喪失以外の水分の喪失を不感蒸散(insensible p.)という。[99]

**小指** little finger；fifth finger 母指から数えて5番目の指。第5指と呼ぶことがある。基節骨・中節骨・末節骨で構成される。環指とともに母指との把持動作や特に握り動作に

きわめて重要な役割をもつ。[280] ➡小指球

**上肢** upper limb 身体区分のひとつ。左右1対があり, 上肢帯(肩関節), 上腕(上腕骨)と前腕(尺骨, 橈骨)および手・指(手根骨, 中手骨, 指骨)の3部からなる。上肢と体幹は上肢帯(肩甲骨と鎖骨)によって連結されている。[280] ➡下肢, 肩甲帯

**小指球** hypothenar eminence；hypothenar 第5中手骨の手掌側, 第5中足骨の足底側にある骨や筋などによる体表の膨らみ。手の小指球を構成する筋は短掌筋, 小指外転筋, 短小指屈筋, 小指対立筋。足の小指球を構成する筋は小指外転筋, 短小指屈筋, 小指対立筋。[68] ➡小指

**小字症** micrographia 書字を行う際, 最初は普通に書けるが徐々に文字が小さくなっていく状態。パーキンソン病の反復変換運動障害のひとつとしてみられる。[222]

**上肢帯** ＝肩甲帯

**上肢長** upper limb length；length of upper extremity 上腕部, 前腕部, 手部よりなる完全伸展肢の長さ。測定は, 四肢を左右対称に自然に伸ばして立ち, 上肢下垂位で肩峰突起前外側下縁より中指先端あるいは橈骨茎状突起までを巻尺などで測る。[236] ➡検査測定, 四肢長, 上肢

**上室性期外収縮** supraventricular premature beat：SVPB；supraventricular extrasystole 心房性期外収縮および房室性期外収縮の総称。よくある不整脈で健康な人にも認められる。通常は放置してもかまわないが, 発作性心房細動, 発作性上室性頻拍症, 心筋症など基礎疾患がある場合は治療が必要である。[143] ➡不整脈

**上室性頻拍[症]** paroxysmal supraventricular tachycardia：PSVT；supraventricular tachycardia：SVT 心房, 房室接合部, 房室結節を起源として生じる, 毎分100〜250/分の頻拍症。リズムは整脈で, 原則としてQRSの

幅は正常である。突然に始まり突然に停止することより，洞性頻拍と区別される。[143] ➡頻脈, 徐脈, 不整脈

**硝子軟骨** hyaline cartilage　体内で最も多い軟骨。滑らかで弾性があり，関節軟骨，喉頭や声帯などを構成する。その基質は膠原線維とプロテオグリカンからなり，多くの水分を含む。この構造が弾性を生み荷重緩衝体となっている。血管，リンパ管，神経はない。[266] ➡軟骨

**常時2点支持歩行** always two-point support gait　健側に持った杖を出し，患側下肢を出した後，健側下肢を出すパターンの歩行。健側下肢が前に出るときは，常に患側下肢と杖の2点で支持している。安定性があり，片麻痺を有する者の歩行様式としてしばしば用いられる。[189] ➡2点1点[交互支持]歩行

**上肢バレー徴候** Barré sign in upper limb　中枢神経系障害の特殊検査のひとつ。被検者に両上肢を前方に挙上し水平に保持して閉眼を指示し，上肢の反応をみる。中枢系の麻痺があれば，麻痺側の下降または前腕の回内が現れる。[135] ➡バレー徴候

**小車輪**＝キャスター

**上縦束**＝弓状束

**小循環**＝肺循環

**症状** symptom　広義の症状は対象者が自覚する健康からそれた状態，および理学療法士（第三者）などが客観的に観察できる異常な所見をいう。これらのうち，自覚的所見は狭義の症状あるいは症候，他覚的所見は徴候とする。狭義の症状は自覚されるもので，問診での情報収集となることが多い。広義の症状は，問診に加えて客観的な評価によって抽出される。症状は全身症状と局所症状に大別できる。例をあげると，意識障害，バイタルサイン，反射・反応の異常，呼吸障害，関節可動域制限，日常生活活動制限などが全身症状で，疼痛，浮腫，神経症状，感覚異常，筋力低下，摂食・嚥下障害，排尿・排便障害などが局所症状である。いずれの症状であっても，視診・触診・聴診・神経学的診察などを系統立てて，一定の順序で評価する必要がある。適切な評価により症状の科学的分析が可能となり，的確な問題点抽出が可能となる。[148] ➡徴候, 症候

**症状固定** unchanging symptom　投薬など一般的な治療により，疾病症状の一時的な回復はみられるが，現在の治療を継続してもこれ以上の医療効果が期待できないという状態。このような状態では何らかの後遺症をもつこともあり，この状態に対して身体障害者手帳や精神障害者保険福祉手帳，障害基礎年金の申請，生命保険や損害保険上の障害認定が可能となる。リハビリテーション上，残存機能維持目的で狭義リハビリテーションの継続的介入が重要となってくるが，単なる機能維持だけでなく，障害のすべてのレベル（機能面，能力面，社会面，心理面）においてあらゆる介入がなされ，本当にこれ以上の改善は不可能か，また障害者の人間らしく生きる権利の回復（全人的復権）を得たのかという点を見極めることが非常に重要である。つまり症状固定においては，広義リハビリテーションの継続的介入によって，対象者の身体的・精神的・社会的・職業的・経済的能力を最大限に高め，QOL（生活の質，人生の質）を最高のレベルにすることが求められる。[185] ➡プラトー

**床上動作** mat activity　日常生活活動を行うための基本動作で，床上で行われる動作群。姿勢の保持，動的な姿勢の変換および移動動作がある。具体的には，背臥位・腹臥位・側臥位の各臥位の保持動作および各臥位での移動動作，寝返り動作，臥位からの起き上がり動作，座位保持動作，座位での移動・移乗動作，四つ這い位保持動作，四つ這い移動動作，膝立ち位保持動作，膝立ち移動動作，床からの立ち上がり動作などが含まれる。各臥位姿勢の保持および変換・臥位移動能力は，臥位レベルの生活では重要であると同時に，座位レベルにおいても，起き上がり動作，つまり座位への移行に向けて重要となる。座位の保

持能力は，基本的なセルフケアを行ううえで重要な鍵となるものである。座位での移動・移乗動作が可能となり，さらに四つ這い・膝立ち位の保持・移動動作が可能となれば，床からの立ち上がり動作へとつながり，各レベルにおいて生活の幅が拡大する。[199] ➡いざり動作

**上小脳脚症候群** superior cerebellar peduncle syndrome 【上小脳動脈症候群 superior cerebellar artery syndrome】　上小脳動脈の閉塞による症候群。嘔吐，めまいがあり，病側に小脳症候，ホルネル症候群，不随意運動(アテトーゼ，舞踏病)，反対側に顔面を含む温痛覚障害などを認める。[135]

**床上排泄** excretion on bed　寝床の上で排泄を行うことで，トイレへの移動，あるいはポータブルトイレへの移乗，および便座上での座位保持が困難な場合などに行われる。対象者の状態に合わせて，各種の尿器や便器，あるいはおむつが使用される。[199] ➡日常生活活動，移乗・移動動作

**症状誘発テスト** symptom-elicited test　神経や靱帯などの伸張や絞扼が原因で疼痛，感覚異常，筋力低下などの症状が発現している可能性が高い場合，実際に上記状態を誘発する操作を加えることにより診断を確実なものとする。例としてアドソンテストなどがある。[182] ➡インピンジメント症候群，アドソンテスト，ファレンテスト

**小錐体神経** lesser petrosal nerve　舌咽神経の主枝のひとつである鼓室神経の末梢。鼓室小管上口から側頭骨錐体の前上面に出て，小錐体神経溝を通り，蝶錐体裂を貫いて，耳神経節に入る。ここから，耳介側頭神経と合して耳下腺に入る。[173] ➡舌咽神経

**脂溶性ビタミン** fat-soluble vitamin　水に不溶で，有機溶媒に可溶なビタミンの総称。ビタミンA，D，E，Kなどがあり，魚の肝臓，卵黄，バター，緑葉野菜などに含まれる。植物油に含まれる必須脂肪酸もビタミンFとして，脂溶性ビタミンに分類されることがあ

る。体内では食物の脂肪とともに吸収され肝臓に貯蔵されるが，水溶性ビタミンと異なり，大量の摂取によって体内蓄積を生じ，過剰症を引き起こす。[14] ➡ビタミン，水溶性ビタミン

**上赤核症候群** superior red nucleus syndrome　脳血管障害のひとつで，病巣部位は赤核上外側部。企図時振戦，測定異常，反復拮抗運動不能，断綴性発語などの小脳症状を呈する。[194]

**常染色体異常** autosomal aberration　常染色体の数および構造的な異常。21番染色体のトリソミーであるダウン症候群がよく知られている。他には，13トリソミー，18トリソミー，猫鳴き症候群(5番染色体の部分モノソミー)がある。[272] ➡染色体，遺伝子

**常染色体優性遺伝** autosomal dominant inheritance　単一遺伝子の異常に起因する遺伝性疾患のひとつ。患者は優性遺伝子を1本もった異種接合で，両親の片方が常染色体優性形質をもつ場合に発病する。異常ヘモグロビン症，ハンチントン病，進行性筋ジストロフィーなどが該当する。[272] ➡常染色体劣性遺伝，常染色体異常

**常染色体劣性遺伝** autosomal recessive inheritance　単一遺伝子の異常に起因する遺伝性疾患のひとつ。患者は劣性遺伝子2本をもった同種接合体で，両親は劣性遺伝子を1本ずつもった異種接合体。脊髄筋萎縮症，フェニルケトン尿症などが該当する。[272] ➡常染色体異常，常染色体優性遺伝

**上前腸骨棘** anterior superior iliac spine　腸骨上縁の腸骨稜(腰に手を当てると触れる)の前端に前方に大きく突出した棘状突起で，容易に触れられる。上前腸骨棘から縫工筋と大腿筋膜張筋が起始する。また下肢長(棘下長)は上前腸骨棘から内顆を測定する。[203] ➡腸骨

**踵足** ᴾtalipes calcaneus 【鉤足】　足関節が背屈位の状態をとる変形足で，先天性と後天性とがある。後天性のものは下腿三頭筋麻

**じょうだい**

痺やアキレス腱の断裂や過度の延長が原因で起こるものがある。[161] ➡変形

**上大静脈** superior vena cava　頭頸部・胸郭・上肢などの領域から静脈血を集める静脈の本幹。右側第１肋骨内側端の後ろで左右の腕頭静脈の合流したもので，右の気管支と右の肺動静脈の前を下って第３肋軟骨下縁の高さで右心房に入る。[11]

**小腸** small intestine　胃の幽門から続く消化管。全長約６～７ｍの中空性器官で十二指腸，空腸，回腸に分けられる。胃液により糜汁化した食物をさらに消化し，粘膜を通して吸収してリンパや循環血液に送り込む働きをする。[10] ➡消化,消化管

**象徴** ＝ シンボル

**冗長** verbosity；redundancy　❶思考形式の異常。意思伝達の際に，余計な細かい説明が途中に入り，話がそれてなかなか本論に入らず長くなる。思考が進行しない結果として話が長くなり要領を得ないため理解にくくなる。粘着性の性格者やてんかん患者でみられる。❷工学的に，信号のもつ情報量のうちの不要な部分。冗長度が低いほど効率のよい通信ができる。[228] ➡思考障害,観念奔逸

**情緒障害** emotional disorder；emotional disturbance　情緒(個人の内的要求や外的な刺激により起こる喜び，悲しみ，怒り，恐れ)に障害をきたし，そのために引き起こされる不適応状態。このような状態にある子どもを「情緒障害児」という。[295]

**上転** supraduction　眼球運動の上下運動で，眼球を上方に回転すること。上直筋と下斜筋により眼球の上転がなされ，動眼神経に支配される。[65] ➡眼球運動

**焦点距離** focal length：FL　記号 f。レンズから焦点までの距離。人間の眼では水晶体の屈折率を変化させることにより焦点距離を調節する。像が網膜上に結ばれない場合はレンズを用いて矯正する。近視では凹レンズ，遠視には凸レンズを用いる。[79]

**焦点発作** focal cerebral seizure 【部分発作 partial seizure】　大脳皮質の器質内損傷が焦点となり発症する痙攣で，その局所症状を呈する。意識障害のない単純部分発作と，意識障害を伴う複雑部分発作に分けられ，単純部分発作はさらに運動障害を示すもの(ジャクソン発作)，体性感覚症状，特殊感覚症状，自律神経症状，精神症状を示すものに分類される。[274]

**照度** illumination intensity　照明の明るさの度合いのこと。光に照らされた面に入ってくるすべての方向からの光束の総計。単位は，lx(ルクス)で表す。１ルクスは，１ルーメンの光束をもって，１ｍ² の面を一様に照らす場合の照度をいう。[243] ➡環境

**情動** emotion　突然引き起こされた一時的で急激な感情。瞬間的に生じた激しい愛情や嫌悪，喜び，怒り，恐れ，苦しみ，悲しみなどがある。間脳支配を受け，植物系神経が興奮して内臓や循環系，内分泌系などの生理学的変化ももたらす。[228] ➡本能,ホメオスタシス

**情動失禁** emotional incontinence；affective incontinence 【感情失禁】　刺激に対して起こる情動をコントロールできない状態で，些細なことですぐ泣いたり，怒ったり，笑ったりする。脳動脈硬化症に特徴的な症状であるが，前頭葉障害でもみられる。[214] ➡感情障害,前頭葉症候群,情動失禁

**小頭症** microcephaly；microcephalia　頭囲が －２SD 以下のものをいう。一次性と二次性に分類され，一次性は遺伝性・染色体異常など，二次性は子宮内・周産期の障害に起因する。知能障害，痙攣，運動障害など多彩な症状が現れる。[249]

**少糖類** ＝ オリゴ糖類

**消毒** disinfection　化学的・物理的方法を用いて病原微生物を死滅させること。滅菌と

違い無菌状態にはならない。化学的方法は，アルコール類，フェノール類，ハロゲン化合物，アルキル化薬，色素類などの薬剤を用いて，芽胞を除く一般細菌，結核菌，一部のウイルスを死滅・不活性化する。薬剤濃度，作用温度，暴露時間を考慮し，使用方法を熟知しなければならない。物理的方法として，煮沸法は水が沸騰後最低 15 分以上消毒することで，一般細菌，結核菌，真菌，ウイルスを殺滅する。その際炭酸ナトリウム 2% または水酸化ナトリウム 0.1% 加えると消毒効果は増加するが，芽胞は殺滅できない。紫外線法は 260 nm 近くの波長をもつ紫外線を照射することにより微生物を殺滅する方法で，一般細菌には短時間で効果があるが，真菌や芽胞に対しては長時間の照射が必要になる。[215] ➡ 感染

**小児自閉症** children autism　1943 年カナー（Kanner, L.）が報告した児童期にみられる心理的発達障害のひとつ。カナーは本症の特徴として，①極端な孤立と自閉の状態，②言語機能の顕著な障害，③周囲の状況保持への執拗な要求，をあげている。他に非特異的問題として睡眠障害，摂食障害，自己への攻撃性などがみられる。男児が女児に比べ 3〜4 倍多く発現する。[295] ➡ 自閉

**小児喘息** infantile asthma；childhood asthma【小児気管支喘息】　発作性に笛声喘鳴を伴う呼気性呼吸困難を反復する疾患。類似症状を呈する血管系，肺・心臓の疾患を原因から除外したもの。病理的には気道の可逆性狭窄と持続性の炎症からなる。IgE 抗体が関わる即時型アレルギー反応が原因であるものをアトピー型，その他を非アトピー型とし，アトピー型が小児では多いと考えられる。気道過敏性のある状態でアレルゲン（抗原）などの刺激が加わり，種々の化学伝達物質が放出され，気道狭窄，粘液分泌亢進が生じ，呼吸困難が出現する。症状は咳，喘鳴，呼吸困難で，重症では意識障害が出現する。アトピー型では血中特異 IgE 抗体価の高値を示す。治療は発作の強さ（小・中・大発作）により異なるが，交感神経 $\beta_2$ 刺激薬の吸入・内服，テオフィリン内服，アミノフィリン静注・点滴，イソプロテレノール持続吸入，ステロイド剤吸入・静注，酸素吸入などが重症度により用いられる。非発作時には抗アレルギー薬も用いる。日常生活では抗原の除去，鍛錬療法などが有効となる。[249]

**小児糖尿病** diabetes in children　小児に発症する糖尿病は 1 型糖尿病が多い。高血糖・尿糖による多尿・多飲・口渇，体重減少を示し，重症ではケトアシドーシス，昏睡となる。治療はインスリン療法，食事療法，運動療法。眼・腎・神経などの合併症の予防が重要である。[249] ➡ 糖尿病，1 型糖尿病

**小児斑** ＝ 蒙古斑

**小脳** cerebellum　脳幹の背側にあって，上・中・下小脳脚によって，それぞれ中脳，橋，延髄と連絡している。形態的に左右の小脳半球と中央部の虫部からなり，さらに前葉，後葉，片葉小節葉に分けられる。皮質にはプルキンエ細胞があり，深部には，4 対の小脳核（室頂核，球状核，栓状核，歯状核）がある。機能的には，前庭小脳，脊髄小脳，大脳小脳に分けられる。前庭小脳は，片葉小節葉で，前庭神経系と眼球運動系に関与する。脊髄小脳は，虫部とその近傍であり，主に脊髄求心路より固有感覚入力を受け，室頂核，球状核，栓状核から赤核，視床などへ投射する。大脳小脳は半球部であり，橋核から入力を受け，歯状核から視床外側腹側核（VL）を経て，大脳皮質へ投射する。機能は，主として運動および平衡の調節中枢をなし，随意運動の制御，フィードフォワード制御とフィードバック制御，運動プログラミングおよび運動学習が重要である。一側の小脳半球が損傷されると同側の小脳性運動失調（測定異常，反復拮抗運動不能，運動分解，企図時振戦，動揺性の立位・歩行障害など）を認める。他の小脳症状として，構音障害（断綴性言語），眼振を認めることも多い。[29] ➡ 室頂核，歯状核，下小脳脚，小脳橋角部腫瘍

**小脳橋角部腫瘍** cerebellopontine angle tumor：CPA tumor　橋，延髄と小脳の接合部である小脳橋角部および同部を中心に発生

しょうのう

する腫瘍の総称。小脳外腫瘍としては多くみられ、その大部分は聴神経鞘腫である。一側の耳鳴り・難聴・三叉神経障害による角膜反射の消失、顔面神経障害による顔面筋麻痺、小脳性運動失調などの症状が出現する。253 ➡ 小脳,橋,腫瘍,聴神経鞘腫

**小脳性運動失調症** cerebellar ataxia 小脳の実質およびその伝導路の出血や梗塞、変性が原因で生じる運動失調症。終末時動揺（terminal oscillation）、測定異常、変換運動障害、眼振などがみられ、運動は可能だがコントロールできず、動作が障害される。ロンベルク徴候は陰性である。239 ➡ 運動失調[症]

**蒸発熱** ＝ 気化熱

**上半身肥満** upper body segment obesity 【リンゴ型肥満】 肥満は体脂肪の蓄積分布から上半身肥満と下半身肥満に分類され、前者はさらに皮下脂肪型と内臓脂肪型に分類される。後者は特に糖質代謝異常、脂質代謝異常との関連性が指摘されている。体格指数（BMI）が 25 以上を肥満と判定する。19 ➡ 肥満,体格指数,内臓脂肪症候群,高脂血症,動脈硬化

**上皮小体** parathyroid gland【副甲状腺】 甲状腺両葉の背面に通常左右上下に 1 個ずつ計 4 個ある米粒大の内分泌腺。時に 8～10 個みられることもある。構成細胞は主細胞、好酸性細胞、淡明細胞であり、カルシウムおよびリンの代謝を調節するホルモン（パラソルモン）を分泌する。240

**上皮小体ホルモン** parathyroid hormone：PTH 【副甲状腺ホルモン,パラソルモン parathormone】 上皮小体（副甲状腺）から分泌されるペプチドホルモンで、血中の Ca 濃度を上昇させる働きをもつ。Ca 濃度が低下すると分泌され、骨では破骨細胞を増加させ骨吸収を促進して Ca を血中に放出し、腎では Ca 再吸収を、小腸では食物からの Ca 吸収を促進して、Ca 濃度を上昇させる。198 ➡ ホルモン,カルシウム

**上皮組織** epithelial tissue 身体の表皮、消化管、気道、尿路など体内の管腔、体腔の内面など自由表面をおおう組織。上皮の基底面は結合組織と接し、ここに基底膜が存在する。細胞の形により、扁平上皮、立方上皮、円柱上皮、移行上皮などに分類される。298 ➡ 単層扁平上皮,重層上皮

**傷病手当金** Money of medical treatment tobe popular with a sickness and wound 組合・政府管掌健康保険などの加入者で私傷病が対象の手当金。通勤途中、仕事中は労災扱い、交通災害や自営業者の国民健康保険は対象外。手当金は、病気や負傷のために働くことができず、給料が受けられないか減額される期間、支給開始日より 1 年 6 か月を限度に標準報酬月額の 60％が保険者から支給される。104

**上腹窩** ＝ 心窩部

**情報** information 社会生活においてコミュニケーション媒体として体系立てられ有用性をもった知識。個人情報、生活情報など。248 ➡ パソコン,サーバー,情報理論,一般情報

**情報開示** ＝ 情報公開

**上方回旋** upward rotation 肩甲骨関節窩が上方を向く肩甲帯の回旋運動。主に働く筋は僧帽筋（上・下部線維）、前鋸筋。僧帽筋上・下部線維と前鋸筋が力のカップル（force-couple）となって上方回旋に作用する。273 ➡ 下方回旋,肩甲骨,僧帽筋

**情報公開** disclosure of information 【情報開示】 医療においては患者の知る権利に関して要求される情報を隠しだてせず提供すること。これは医療を受ける患者の不安を取り除き、適切かつ納得のいく医療を提供することで医療従事者との信頼関係を築くことが可能となり重要である。83 ➡ 患者の権利,情報

**情報収集** collecting information 病歴、家族や社会背景、他部門の所見など、理学療法

の実施に必要となる対象者の情報を収集すること。適切なリハビリテーション医療サービスを提供するためには，対象者の正確な評価が必要となり，それには観察や検査・測定，動作分析などにより導き出す身体の形態面，生理機能面，運動機能面といった理学所見と，カルテや他部門との情報交換により収集する対象者の情報とがある。これらの評価をもとにその統合と解釈を行い，治療方針やゴール設定を行う。情報収集での具体的な情報活用として，年齢や病歴などによる理学療法施行上必要となる対象者のリスク管理や，家族構成や職業など社会的背景情報によるゴール設定などがあげられ，重要な評価要素となる。[83] ➡一般情報, 評価, 統合と解釈

**情報処理**（じょうほうしょり） information precessing 収集された様々なデータを選択・加工して，意味ある情報へと変えていく過程。[167] ➡情報理論, 情報, 並列処理

**小胞体**（しょうほうたい） endoplasmic reticulum；ER 細胞質内にあり，電子顕微鏡上，膜に包まれた管状，胞状，囊状構造物で互いに連絡し，核膜やゴルジ装置ともつながる。膜の外表にリボソームが付着したものを粗面小胞体，付着していないものを滑面小胞体といい，前者は細胞内物質の輸送，後者は脂質やコレステロールの代謝，薬物の解毒(げどく)などに関与する。[217] ➡細胞, 筋小胞体

**情報理論**（じょうほうりろん） information theory 観測されたデータを効率よく圧縮(符号化 coding)し，伝送し復元(復号 decoding)することを研究する数学理論。通信における情報伝達に関する数学理論は，シャノン(Shannon, C. E.)により開拓され，確率論を用いた数学分野に発展している。情報理論では情報の発生源を情報源，伝達のための媒介体を情報路，情報の受け手を受報者といい，情報の符号化と復号について研究する。さらに，情報路にノイズ(雑音)が混入して情報伝達を阻害する場合の情報伝達の効率を研究する。情報理論において伝達される情報量をエントロピーという。ある試行で n 個の事象(X1〜Xn)のうちいずれか1つが生じるとすると，その試行前での結果生起の不確定性を表す指標として，エントロピー H が定義される。すなわち，事象 Xi の生じる確率を p(Xi) とすると，$H = -\Sigma p(Xi) \cdot \log_2 p(Xi)$ と定義される。施行後，結果が分かったときには，エントロピーは情報の不確定性の減少度合いを示すものとみなせるので，得られた結果による情報量といえる。[290] ➡パソコン, 情報, 情報処理, サイバネティックス, 信号, 雑音, 情報収集

**漿膜**（しょうまく） serous membrane；serosa；serous coat 中胚葉から分化した体腔の膜。肺を包む胸膜，心臓を包む心膜，腹部内臓を包む腹膜が含まれる。表面は単層扁平上皮，深層は疎性結合組織で構成される。[180] ➡胸膜

**静脈カテーテル法**（じょうみゃくかてーてるほう） venous catheterization 静脈内(中心静脈)にカテーテルを挿入・留置して静脈圧・右心内圧・肺動脈圧・肺動脈楔入圧などの測定，輸液剤や薬物の持続的注入を行う方法。大腿静脈，鎖骨下静脈，内外頸静脈などが用いられる。[6]

**静脈還流**（じょうみゃくかんりゅう） venous return 末梢静脈系から大静脈を経由して右心房へ戻る血液の流れ。静脈還流には静脈の圧差が大きな役割を果たしているが，そのほか腹圧や呼吸運動による胸腔内圧の上昇なども関与する。静脈還流量が減少すると，心拍出量も低下するので，循環血流量を決定する重要因子のひとつ。静脈還流の指標として中心静脈圧が測定される。[198] ➡血流, 浮腫, 中心静脈圧

**静脈血**（じょうみゃくけつ） venous blood 種々の組織の毛細血管を通過して物質交換を行う血液。一般に暗赤色を呈し，酸素の含有量は少ない。静脈血は静脈を流れる血液をさし，肺動脈には静脈血が，肺静脈には動脈血が流れている。[103] ➡動脈血, デオキシヘモグロビン

**静脈血栓症**（じょうみゃくけっせんしょう） venous thrombosis；phlebothrombosis 静脈中に血栓(血塊)が形成された状態。血管内膜損傷，凝固能亢進，血流停滞などが原因となり，高張輸液，手術侵襲，ギプス固定，長期臥床などがその因子となることが多い。重要な合併症に肺塞栓があ

じょうみゃ

**静脈瘤** varicose vein：VV　静脈における瘤形成に起因した病的な拡張状態。正常な静脈では，血液の流れが心臓へ向かうように静脈弁は逆流を起こさない構造となっている。しかし先天的な静脈弁異常や血栓性静脈炎，妊娠や運動による静脈圧上昇などで血液が逆流や滞留することにより生じる。種類としては，下肢静脈瘤，食道静脈瘤，精索静脈瘤，肛門の静脈瘤である痔核などがある。理学療法で遭遇することが多い下肢静脈瘤では，疼痛や倦怠感，筋痙攣のほか，下腿や足部の浮腫，色素沈着，潰瘍形成を生じることもある。治療は，強い疼痛や潰瘍形成，美容上の問題がある場合には静脈瘤抜去術（ストリッピング）や静脈瘤硬化療法などの外科療法が選択されるが，まずは保存療法が中心となる。保存療法では，下肢の挙上や長時間の立位や座位を避けるといった生活指導，弾性包帯や弾性ストッキングの着用，筋のポンプ作用による血液循環の改善を目的とした歩行などの運動指導が行われる。[103] ➡動脈瘤，食道静脈瘤，痔

**睫毛** eyelash 【まつげ】　眼瞼周辺に生える剛毛。睫毛を触って刺激したときに眼瞼が閉じる瞬目運動を睫毛反射という。この反射の中枢は橋（pons）にあり，刺激が一側でも反射は両側性に起こる。[145]

**睫毛徴候** = まつげ徴候

**常用対数** common logarithm　$a$ を実数とするとき，数 $x$ に対し，式 $x = a^y$ を満たす $y$ を，$a$ を定数とする $x$ の対数（$y = \log_a x$）という。このとき，$a$ を10とする対数を常用対数といい，$\log_{10} x$ で表す。[118] ➡自然対数，統計学，ロジスティック分析

**症例研究** case study 【ケーススタディ，事例研究】　研究手法を活用し，症例報告の客観性を高めた研究報告で，症例の特異的な病態像や現症状，新しい治療方法の実施やその経過などについて，多方面から客観的に分析研究を行い，新しい知見を見い出そうとするもの。症例研究の具体的な方法として，①前向き研究：ある仮説を立て，その仮説に基づいた新しい治療技術の効果の追求や，仮説に基づく調査結果について研究する方法，②後ろ向き研究：疑問や課題をカルテやCT・MRI像などの記録を調査分析し，共通する因子や特異な現象を発見しようとする方法，の2つがあげられる。症例研究として多い内容は，①まれな症例や，まれな経過をたどった症例，②新しい治療法により改善がみられた症例，新しい評価法の適応となった症例，③長期的に一定の評価・治療記録が行われた症例，などであり，結果に相当するのが経過の記述である。考察ではこの症例が取り上げられた理由や，治療法における問題点などが述べられる。[82] ➡ケースレポート，臨床研究，論文

**症例報告** = ケースレポート

**抄録** abstract　学術論文などの内容を短くまとめた文章のこと。要約。[167] ➡論文，研究デザイン，考察

**上腕筋** brachial muscle　上腕二頭筋の深層にあって，三角筋粗面より遠位部の広範囲，内外側の上腕筋間中隔に起始部をもち，尺骨粗面に停止する。一部は関節包につく。筋皮神経（$C_{5,6}$）支配。前腕の回内，回外位に関係なく肘関節（前腕）屈筋である。[159] ➡筋皮神経

**上腕骨内側上顆炎** medial humeral epicondylitis　上腕骨内側上顆に起始部をもつ屈曲，回内筋群の付着部の炎症。前腕の回内運動を行いながら，手関節の掌屈を急激に行う運動のくり返しによって発症する。内側上顆部に運動時痛と圧痛がみられる。ゴルファーに多く，ゴルフ肘とも呼ばれる。[287] ➡過用症候群，テニス肘

**上腕三頭筋反射** triceps reflex　単シナプス反射の代表的なもので，ハンマーで肘の上腕三頭筋腱部を叩くと肘が伸展する。反射弓の中心は $C_{6～8}$ である。運動ニューロン障害では減弱または消失し，上位運動ニューロン障害では亢進を示す。[289]

**上腕二頭筋** biceps brachii muscle　長頭は関節上結節から，短頭は烏口突起先端から起こり，両者が合流して橈骨粗面で停止する筋。筋皮神経（$C_{5, 6}$）支配。肘屈曲と前腕回外の主動筋。長頭は上肢自由挙上時の肩回旋を制御する。[159] ➡筋皮神経

**上腕二頭筋［長頭］腱炎** bicipital tendinitis　上腕二頭筋長頭腱が炎症を起こした状態。結節間溝の圧痛やヤーガソン徴候が出現する。野球やラケットスポーツ，バレーボール選手などに多くみられ，急性期は肩関節や肘関節の動きを制限し，安静が重要である。[296] ➡ヤーガソン徴候

**上腕二頭筋反射** biceps reflex　単シナプス反射の代表的なものである上腕二頭筋の伸張反射。ハンマーで肘の上腕二頭筋腱部を叩くと肘が屈曲する。反射弓の中心は $C_{5\sim6}$（主として $C_5$）である。運動ニューロン障害では減弱または消失し，上位運動ニューロン障害では亢進を示す。[135]

**ショートステイ** short stay【短期入所】　利用者の心身機能の維持改善や介護者の介護負担軽減のために，介護保険施設，障害者施設，児童福祉施設等に短期間入所して日常生活上の世話や機能訓練または医学的管理の下における看護や介護サービスを提供する制度。介護保険制度，支援費制度によるものがある。[202] ➡デイケア，デイサービス，地域リハビリテーション，介護保険制度，介護支援サービス，支援費制度

**除外診断** diagnosis by exclusion　確定的な検査所見が得られない疾患において，否定できうる疾患から次々と消去し，最も考えられる1つの疾患に絞り込む診断。[135]

**初期起立** primary standing　新生児を腋窩で支え垂直に保ち，足底へ荷重刺激を加えると，下肢の体重を部分的に受け起立する反応。股関節，膝関節は完全伸展することはない。頭部を伸展させると，よりこの反応は強化され，失立期までみられる。[73] ➡原始反射

**初期屈曲角** initial flexion angle　ソケットを義足に取り付けるアライメント決定の際に，断端肢が軽度屈曲位となるようにソケットをパイロンに取り付ける。この角度のことをいう。通常，断端長が短くなるほど屈曲角度が大きくなる。また断端の屈曲拘縮がある場合には，その角度に5度加えた角度をソケットに付ける。この角度分の断端の伸展運動や断端部の力を立脚相の義足制御力として有効に利用することを可能とする。[211] ➡義肢，ソケット，ベンチアライメント，静的アライメント

**初期遷延** delay of initiative movement　運動の開始が遅延する状態。協調運動障害徴候のひとつである時間測定障害でみられる。コップをつかむ動作や，同側同時の運動で評価する。[221]

**初期体験学習** ＝アーリーエクスポージャー

**初期評価** initial evaluation　評価とは医師の診察に相当するもので，情報収集や検査・測定などを行うことにより得られたデータを客観的に意味づけしていく過程をいう。理学療法士が関わる領域において，評価は単に身体面・精神面のみならず，経済的側面や社会的側面など生活につながる要素を含み，広く包括的に行われなければならない。これらの評価は現在の状態を把握し治療の目標や方針・内容を決定するためやその治療の効果を判定するために行われる。また通常，評価は行われる時期によって初期評価，中間評価，最終評価に分けられるが，最初に行われるのが初期評価で，ここで対象者や障害を有する者（児）の過去の情報や現在の状況を客観的に把握する。次にそれをもとに具体的な目標や理学療法プログラムが決定される。理学療法において初期評価は，問題点の統合・解釈からプログラム立案に至る一連の過程の中で最も重要なもののひとつである。[16] ➡評価，形態計測，一般情報，統合と解釈，短期目標，長期目標，最終評価，ゴール

**初期歩行** ＝自動歩行

**除去** obliteration　体内に必要でないものを，外科的処置などにより完全に取り除くこと。[228]

**除菌** sterile filtration　目的とする対象（物体，空気，水）から感染や食中毒の原因となりうる微生物を除去すること。除菌方法には日光照射，乾燥，水洗，加熱・煮沸，薬剤（洗剤や消毒薬など）薬剤使用などがある。菌の繁殖を抑制する抗菌，菌の死滅除去あるいは感染力を消滅する消毒とは区別される。[6]

**処遇** treatment　対処，待遇のこと。福祉領域で理学療法士やソーシャルワーカーらが対象者との専門職業的関係を作り，具体的な支援を行うことをいう。「信頼」がキーワード。上位認識では一方的に決める傾向が高まるので注意が必要。[104]

**職業** vocation；occupation　職業には経済的側面・社会的側面・個人的側面の3つの要素が含まれており，生計の維持および社会への貢献を目的とした継続的な行為様式であり，自己実現の機会を与え，かつ自由に選択されたものでなければならない。[246] ➡障害者職業能力開発校，一般職業適性検査，前職業的評価

**職業的リハビリテーション** vocational rehabilitation　総合的リハビリテーション（トータル・リハビリテーショ）を構成する一大要素（分野）であり，医学的リハビリテーション，教育的リハビリテーション，社会的リハビリテーションとともに4大要素として位置づけられている。これらの分野は障害をもつ人やその家族の多種多様なニーズに対応したものが多く，個々の分野がそれぞれ独立しているのではなく，連携して行うべきものとしてとらえられている。職業的リハビリテーションは医学的リハビリテーションの最終過程としてとらえられていることが多く，医療ソーシャルワーカーやリハビリテーションカウンセラー，職業訓練指導員などにより，その人の障害特性や残存能力を評価し，能力の開発や再獲得を行うための職業適応トレーニングを行う。主に職場復帰までの過程は，更生相談所または職業センターなどで行われる職業評価，障害者能力開発校や授産施設，福祉工場棟などで行われる職業トレーニング，ハローワークによる就職斡旋などが行われている。[82] ➡医学的リハビリテーション，教育的リハビリテーション，障害者職業能力開発校，医療ソーシャルワーカー，リハビリテーションカウンセラー，障害特性

**職業評価** ⇨ 前職業的評価

**職業倫理** professional ethics　職業人としての職務上の人間関係や社会秩序を保つための道徳。日本理学療法士協会倫理規定では5項からなる基本精神と6項からなる遵守事項をあげ，主に理学療法士の一般的義務，社会的義務，対象者に対する義務，他の理学療法士や医療職との連携などに関する事柄などを規定している。具体的には，専門職としての職業活動，理学療法行為対象者やその関係者などへの説明義務・守秘義務や開示，同職種者の卒後研修の義務，生涯教育・学習，理学療法の実施，理学療法行為の記録，医療協力者との連携，医療協力者の教育，報酬による紹介の禁止，理学療法士間の情報交換，対象者への情報提供などがある。これらの義務・行為は，常に相手やその関係者の立場に立ちながら，人権を尊重し，理性と道徳心に基づき，責任をもってしかも自律的に行われるべきである。[23] ➡専門職，チーム医療，医の倫理

**食後血糖値** blood sugar level after meals　糖負荷試験と同様に，食後はインスリン分泌が亢進し，肝臓と筋肉の糖利用が増大し，肝糖放出は減少して，通常は血糖値が空腹時の値まで下がる。糖尿病の場合，食後血糖値（2時間後）は 200 mg/dl 未満が目標となる。[45] ➡血糖，糖尿病，75 g 経口ブドウ糖負荷試験

**食細胞** phagocyte【貪食細胞，ファゴサイト】　貪食することにより，細菌，壊れた細胞などを排除する細胞の総称。マクロファージ，好中球などが食細胞に含まれる。取り込まれた菌や有害物質は食細胞の中で発生した活性酸素に溶かされる。[158] ➡単球，リンパ球，白血球，マクロファージ

**食作用** phagocytosis 【貪食作用, ファゴサイトーシス】　食細胞(マクロファージや単球, 好中球など)により細菌や壊れた細胞などの異物を細胞内に取り込み排除する作用。取り込まれた異物は食細胞中で発生した活性酸素により溶解される。[29] ➡食細胞, 活性酸素

**食事動作** feeding　食物を摂取する一連の動作。生命維持, 身体の成長発達および回復, あるいは活動に必要な栄養素の供給が主な目的であるが, 同時に, 精神的満足・社会的交流としての意味を含む行為でもある。動作としては, 箸やスプーンを操作して, 食物を口に運び, 咀嚼・嚥下を行うという摂食過程を中心とした, 移動, 盛り付け, 配膳, 後片づけなどの一連の動作過程である。理学療法では, 移動能力, 座位・姿勢保持能力, 摂食動作能力, および食器の把持・固定能力を含めた一連の動作能力についての理解が必要である。また, 運動や食欲, 視覚・嗅覚・味覚の感覚機能面のほか, 高次脳機能・知的精神的機能, 食事の環境についての理解と配慮も必要とされる。食事動作障害としては, 各種神経性疾患(中枢性および末梢性), 筋性疾患, 骨関節疾患, 内部疾患, 精神疾患, 視力障害者などで生じる可能性がある。可能なレベルへの機能障害の改善とともに, 動作の工夫および代償, 自助具などの活用などにより, 自立あるいは介助量の軽減をめざす。[199] ➡日常生活活動, セルフケア

**触診** palpation　基本診察法のひとつ。手指によって対象者の身体に触れながら, 障害の程度などを判別する方法。理学療法においては, ①生体の計測に必要な触診, ②骨格の触診, ③関節の触診, ④筋の触診, ⑤皮膚の触診, ⑥血管の触診, ⑦末梢神経の触診, ⑧痛みの触診などを通じて評価・治療および義肢・装具療法などに用いられている。①生体の計測に必要な触診：正確な計測ができるように身体部分の指標が必要となる。例えば, 転子果長(大腿骨の大転子から腓骨の外果までの長さ)の計測のためには大転子を確認する必要があり, 骨盤の側面に手指を当て下方へと動かすと触診できる。外果を確認する場合には, 下腿の腓骨に沿って下方に動かすと外果が触診できる。②骨格の触診：胸郭や脊柱を触診することで, 変形や呼吸パターンが判別できる。また, 左右の骨盤の腸骨稜を触診し高さを比較することで骨盤のゆがみが判別できる。③関節の触診：関節を触診することで, 関節の大きさ, 形状などがわかり, 腫脹や変形など判別できる。④筋の触診：萎縮している筋を触れると, 柔らかく感じる。さらに左右を比較し, 判別が微妙な場合には, 四肢の周径を測ることになる。また, 関節を動かして, そのときに感じる抵抗感から筋トーヌスを判別することができる。筋トーヌスが亢進している場合には, 触れると硬く, 他動的に関節を動かすと抵抗感を感じる。筋トーヌスが低下している場合には, 触れると柔らかく, 他動的に関節を動かしても抵抗感が感じられない。⑤皮膚の触診：皮膚の伸張性, 抵抗感, 硬さ, 感覚過敏, 感覚減退などを触診することで, 皮膚障害によるものか, 血管障害によるものか, 神経障害によるものかを判別することができる。⑥血管の触診：動脈の拍動を触診することで, 対象者の脈拍数, 血圧, 血管障害などがわかる。例えば, 橈骨動脈が手根部掌面で橈側に脈拍が触れ, 脈拍数の確認ができる。また, 上腕動脈が肘関節部の内側に脈拍が触れることで, 血圧測定の際, 聴診器を当てる場所となる。⑦末梢神経の触診：下腿の腓骨頭の下に総腓骨神経が触れる。義肢・装具療法などの際, この部分の神経圧迫を避ける。⑧痛みの触診：痛みが生じている部分を触診によって確認し, その痛みの種類や性質, 放散痛の出現, 関連痛の場所など判別することができる。[227] ➡体表解剖, 評価, 形態計測, 視診

**褥瘡** decubitus；pressure sore　皮膚や筋などの軟部組織が持続的な圧迫により一定期間血液灌流が途絶えることから発生する皮膚と皮下組織の阻血性壊死。好発部位は大転子や仙骨, 踵などの骨隆起部の皮膚で, 自力で体位変換できない, または感覚や自律神経が障害されている場合に発生しやすい。原因は圧迫のほか, 栄養状態の低下, 免疫力の低下, 汗・糞尿の汚染などである。治癒しにくいことから予防が大切となる。対策としては, エアーマットなどによる圧迫の分散, 2時間お

きの体位変換，皮膚の清潔，好発部位への除圧クッションの利用，栄養管理などがある。理学療法では局所への持続的圧迫を避けるため，筋力の増強や関節可動域の改善，精神活動の賦活などを通じて活動レベルを高め，一方ではポジショニングを含めた介護者への指導が必要である。瘡に対しては，循環改善目的として赤外線治療，アイスマッサージ，殺菌目的として紫外線治療などが有効である。外科的治療（瘡面切除と皮膚弁移植）を行うこともある。[135]

**食中毒** food poisoning　有害物質に汚染された飲食物を摂取することで起こる機能障害。食中毒の定義は必ずしも明確ではない。食中毒には，微生物性食中毒，植物・動物性食中毒，化学食中毒，寄生虫がある。わが国では，細菌性食中毒が圧倒的に多い。[43] ➡ サルモネラ[感染]症，ボツリヌス菌，エンテロトキシン

**食道アカラシア** ＝ アカラシア

**食道癌** carcinoma of esophagus；esophageal carcinoma　食道中下部の粘膜に好発する悪性腫瘍。病因は不明。喫煙，アルコールの過飲，熱い食事の常飲・常食などが誘因とされている。主症状は咳，かすれ声（嗄声），嚥下困難，吐逆，体重減少，貧血，胸痛・背部痛など。圧倒的に男性に多い。[70]

**食道期** esophageal stage　嚥下の過程において，食塊が食道口から食道に入り消化管へと運ばれる時期のこと。[103] ➡ 嚥下

**食道静脈瘤** esophageal varix　門脈圧亢進によって遠肝性副血行路として食道壁内に形成された静脈叢のうっ滞，拡張によって生じた瘤。破裂による大出血は重篤な症状をもたらす。門脈圧亢進の原因は主に肝硬変であるが，ほかに寄生虫，特発性などがある。[11] ➡ 門脈圧亢進症

**食道発声** esophageal speech【食道発音】　咽頭全摘出手術後の発声法のひとつで，嚥下した空気を食道内から逆流させて下咽頭の粘膜を振動させて行う発声。練習を必要とするが，習熟すると自由に会話が行え，歌も歌える例もある。[103] ➡ 音声

**食道無弛緩症** ＝ アカラシア

**触媒** catalyst　ある化学反応を開始させたり速度を変化させたりする物質。通常は反応速度を増加させるものをさし，ほとんどの場合それ自体は変化しない。生化学反応における酵素は，特異的にしかも常温で働く優れた触媒である。[281]

**職場適応トレーニング** work adjustment training　実際の職場で作業の体験トレーニング学習を行うことによって作業環境に適応しやすくすることを目的としたトレーニング。費用は事業所に支給される。トレーニング終了後は事業主による雇用を期待してトレーニング依頼が行われている。[109] ➡ 職業的リハビリテーション，リハビリテーションカウンセラー，雇用保険，援助つき雇用

**植皮[術]** skin grafting　熱傷や外傷などによる皮膚欠損で縫縮が困難な際に行われる手術で，遊離植皮術，有茎植皮術がある。前者が主で分層植皮と全層植皮があり，それぞれに生着性と皮膚の機能外観に利点，欠点があり，後者は血行不良な難治性に実施される。[178] ➡ 外傷，熱傷，移植，異種植皮術，皮弁

**食品交換表** list of food exchange　主に食事療法に使用される，日常食べている食品を主な栄養素により6グループ（①穀類，いも，②果物，大豆以外の豆，③魚介，肉，卵，大豆・大豆製品，④牛乳・乳製品，⑤油脂，⑥野菜，海藻，きのこ，こんにゃく）に分け，一定のエネルギー量を1単位とし，それに相当する各食品の量を表示した表。[103] ➡ 糖尿病，カロリー

**褥婦** puerperant【産褥婦】　分娩後，母体（性器および全身）が妊娠前の状態に復古する期間（産褥期間，6～8週間）にある女性。産褥日数は満日数で表す。[135]

**植物状態** vegetative state　脳血管障害，外傷，無酸素症などの原因で生じた脳の広範な障害による状態で，①自力での移動不可能，②自力での摂食不可能，③尿失禁，④発声があっても意味のある発語不可能，⑤簡単な命令に応じることがあってもそれ以上の意思疎通不可能，⑥追視があっても認識不可能の6項目を満たし，その状態が3か月以上経過したもの。呼吸，循環その他の自律神経機能は比較的維持されている。長期経過後に回復が認められる場合もある。拘縮，褥瘡，肺炎などの予防が重要であり，ポジショニングや関節可動域運動，呼吸介助などを実施する。[29] ➡意識障害,脳死

**食物アレルギー** food allergy　特定の食物抗原を摂取することによって発現する過敏反応。症状は皮膚症状(湿疹，蕁麻疹など)，消化器症状(腹痛，下痢)，神経症状(片頭痛など)，呼吸器症状など多彩。原因には免疫グロブリンの一種 IgE を介するものと介さないものとがある。[103] ➡抗原,抗体,アレルゲン

**食欲中枢** appetite center　【**食欲調節機構** appetite control system】　食欲および食物摂取を調節する中枢で，視床下部にあると考えられており，視床下部腹外側核の空腹中枢が刺激されると食欲を感じる。反対に，視床下部腹内側核の満腹中枢が刺激されると食欲が抑制される。[69] ➡満腹中枢,空腹中枢

**食欲調節機構** ＝ 食欲中枢

**書痙** writer's cramp　職業性痙攣のひとつ。主に字を書くことを職業とする人に多い。普段は何ら支障はないが，書字やキーボード操作に際し，手指，手首，肘，肩などに不随意な痙攣が起こり，動作の遂行が困難，または不可能になる状態。[221]

**所見** findings　問診・視診・触診や，その他，障害の状態や程度を知るために行った種々の検査測定の結果。評価結果。[221]

**緒言** introduction　論文の構成要素のひとつで，前書き，序文にあたるもの。緒言では，論文の主題(目的)，その意義や重要性，検証する問題点，およびそれを支持するのに十分な根拠について述べる。[120] ➡論文,学会発表,考察

**助酵素** ＝ 補酵素

**除細動器** defibrillator；cardiac defibrillator　心臓に直接，電気的刺激(主に直流電流)を与えて，心室細動や心房細動など致死的な不整脈を除去する器械。近年，自動体外式除細動器，植え込み型除細動器のほか，家庭用携帯型除細動器も開発されている。[143] ➡心室細動,不整脈

**助産学** midwifery　本来の意味は「助産師の業務に関する一切の学問体系」で，妊産婦の主体性を重んじた出産への援助を中心として人の生涯を通しての生殖や性に関わる援助に関する学問である。助産師養成過程のカリキュラムの根底をなす学問で，基礎理論と実践理論で構成される。その内容は助産学概論を中心に，妊娠，分娩，産褥期を中心とした女性のライフサイクルからなる基礎助産学の分野，助産診断と技術，人間の性と生殖に関する解剖学やメカニズムおよび行動科学，乳幼児の成長発達，助産管理理論や法規，家族心理学や社会学などが含まれる実践の分野がある。少子化，高齢化が進む昨今の社会事情において，従来の正常分娩の介助を中心とする業務から母子保健管理チームの一員としての役割が求められてきたことに伴い，地域母子保健，健康教育，社会資源についての教科をも含むようになってきている。[186] ➡専門職,看護,看護職

**書字動作** writing　基本的にはコミュニケーション・連絡動作であるが，趣味的活動，自己表現の手段としても有用である。書字動作には，言語理解と表出，その他の高次脳機能，運動機能および体性感覚，視覚など多くの要因が関与しており，作業療法における治療活動としても汎用性が高い。[199] ➡日常生活活動

**除脂肪体重** lean body mass：LBM　体重か

じょしほう

ら体脂肪の重さを差し引いたもの。代謝量も標準化するためには体重1kgあたりの代謝量でなく，除脂肪体重1kgあたりの代謝量で表したほうが適正である。42 ➡肥満

**叙述** description　順を追ってことばで述べること。問診における対象者の口述内容として記述される。257

**除神経** ＝ 脱神経

**ジョセフ病** ＝ マシャドージョセフ病

**処置** ＝ 治療

**食塊** food mass；food bolus　口腔内に取り入れられた食物を，咀嚼運動により口腔内で唾液と混ぜ合わせ，適度な粘度をもった一塊としたもので，嚥下しやすい形態に変えられる。119 ➡咀嚼, 嚥下, 嚥下機能評価, 嚥下障害, 摂食, 言語聴覚士

**触覚** tactile sensation；tactile sense　皮膚や粘膜に何らかの物体が触れたときに生じる感覚。温覚や冷覚，痛覚などほかの皮膚感覚よりも識別ははっきりしている。触点(触覚を感じる点状の部位)は皮膚や粘膜上に散在し，体幹に比べて手指や足指先端，口唇の感度がよい。障害には脱失，鈍麻，過敏，異常感覚，錯感覚がある。異常感覚とは自発的に起こる異常な自覚的感覚でしびれやピリピリ感など，錯感覚とは与えられた刺激と違う感覚を生じる他覚的感覚をいう。111

**触覚過敏** hyperesthesia；tactile irritability；hyperaphia；tactile hyperesthesia　触覚刺激に対して反応しやすい状態。軽い触覚刺激で痛く感じる場合も含む。41

**触覚棍状体** ＝ クラウゼ[終末]小体

**触覚小体** ＝ マイスナー小体

**ショック** shock　急性の全身性循環障害により組織や臓器が機能不全を生じる症候群。①血液分布異常性ショック，②循環血液量減少性ショック，③心原性ショック，④心外閉塞・拘束性ショックに分類され，その原因は様々である。29 ➡脊髄ショック

**ショックアブソーバー** shock absorber 【ダンパ dumpa】　衝撃をスプリングなどで吸収した後に起こる上下動を抑える機構の総称。ダンパとも呼ばれており，自動車などで使用されるオイルダンパがその代表である。足のアーチ，眼球の眼窩内脂肪などがショックアブソーバーの役割を果たしている。102

**ショ糖** sucrose 【スクロース】　フルクトース(果糖)とグルコース(ブドウ糖)からなる二糖類。インベルターゼによりフルクトース(転化酵素)とグルコースに分解されて吸収・代謝される。甘味料などに利用される。砂糖，甘蔗(サトウキビ)などから摂取される。277

**除脳固縮** decerebrate rigidity 【除脳硬直】　中脳を四丘体の上丘と下丘の間で離断すると，伸筋群を中心に筋トーヌスが亢進する状態。臨床的には中脳から橋の病変で生じやすく，予後不良のことが多い。上肢伸展・内転・内旋，股関節内転，膝伸展，足底屈が特徴的。255 ➡四丘体, 筋トーヌス亢進

**徐波** slow wave　脳波の周波数成分による分類のうち，$\alpha$波より遅い周波数である，$\delta$波(4 Hz 未満)と$\theta$波(4～7 Hz)を徐波という。髄膜炎，クモ膜下出血などの意識障害，代謝性障害，脳腫瘍や頭部外傷などの器質的損傷で出現する。181

**ショパール関節** Chopart joint 【横足根関節 midtarsal joint】　距踵舟関節(舟状骨と距骨，踵骨からなる)と踵立方関節(立方骨と踵骨からなる)から構成される関節。距舟部は前方凸，踵立方部は後方凸の形状で鞍状関節を形成し安定性を得ている。切断部位として重要である。161

**初発尿意** initiative desire to urinate：FDV 【最小尿意 minimun desire to urinate】　正常排尿において，ある程度(個人差はあるが

200 ml 前後)膀胱に尿がたまってくると感じる，最初の軽い尿意，および膀胱内圧測定において，媒体が膀胱にある程度注入されてきたときに初めて感じる尿意のこと。36

**処方** prescription；recipe；formula　医師が他部門へ出す患者に関する指示内容のこと。薬剤師に出される医薬品の投与量や理学療法士などに出されるリハビリテーション依頼などがある。一定の書式に従って処方が書かれた指示書を処方箋という。147 ➡ 医療行為，医師，医療関係法規

**処方箋** prescription　処方内容の薬剤師への指示書。リハビリテーションにおいても，その開始時に担当医が理学療法や作業療法，言語聴覚療法の治療内容を記載したリハビリテーション処方箋を作成する。治療内容だけではなく，診断名，障害名，合併症，禁忌，現病歴，注意事項などが記載されることが多い。対象者の状態が大きく変わった場合には，新たに処方箋が作成される。29

**徐脈** bradycardia　心拍数が毎分 60 以下(高齢者は 50 以下)の状態。何らかの原因で興奮伝導能が低下して起こる。甲状腺機能低下症，洞不全症候群，スポーツ心，ジギタリス中毒などでみられるほか，健常者でも睡眠中に起こることがある。143 ➡ 頻脈，脈[拍]，心拍数

**初老[期]** presenile；passing middle age
45～65 歳の年齢。身体では諸器官の退行を認める。持久力の衰退・消失傾向，易疲労感が現れ，壮年期の力強さから老年期の無力さへ移行していく。女性では閉経が起こる。初老期認知症は 65 歳以前に発症する認知症をいう。288 ➡ 更年期，初老期認知症

**初老期痴呆** = 初老期認知症

**初老期認知症** presenile dementia【初老期痴呆】　45～65 歳の間に認知症を呈する変性疾患の総称。老年期に起こる病的過程が早期に重篤に発症する。アルツハイマー病，ピック病，原発性皮質下グリオーシスなどが代表

的疾患である。288 ➡ アルツハイマー病

**白菊会** White Chrysanthemum Association
医学部，歯学部の解剖学教育・研究のために死後自らを献体することを目的に設立したボランティア団体。戦後，解剖体の入手が困難となり，1955(昭和 30)年東京大学医学部解剖学教室で藤田恒太郎教授指導のもと発足した篤志家団体が母体となり，その後，全国に普及したもの。279

**尻上がり現象** hip raising phenomenon in prone position　大腿四頭筋拘縮症，特に大腿直筋が何らかの原因で瘢痕性線維組織に置き換わり拘縮が起こっているときに，腹臥位で膝関節を屈曲すると，股関節が屈曲しはじめ尻が上がってくる現象。大腿直筋は下前腸骨棘から起始するために起こる。203

**シリコーン** silicone　シロキサン(Si-O-Si 結合を含む化合物)をもつ無機と有機の性質を兼ね備えた合成樹脂。耐熱性，弾力性に優れ，義肢装具のクッション材や人工ボディにも使用される。オイル，ゴムなど性状も多彩で，輸送機，繊維，建築など広く活用される。12 ➡ ソケット，全表面荷重式下腿義足

**自立** independence　自立とは，他者の力を借りることなく，自分自身の力で，目標を立て，望むべき状態に到達およびその状態を保つという意味。障害者の日常生活において，周囲の人間に介護概念が強く意識されているが，人間としての尊厳や自己実現をめざすノーマライゼーションの実現という意味でも，自立概念の理解が必要である。介護概念が中心になるのは，当事者以外で組み立てた論理が中心になりやすいことが原因かも知れない。ノーマライゼーションの理念を大切にすると当事者自身の役割も関わりも大切となる。1972 年，カリフォルニア州バークレーで，当事者が自立生活を実現するため，サービス活動拠点として「自立生活センター」を設立している。この活動は，その後，自立生活(IL)運動として結実している。わが国も，その活動に強い影響を受けている。障害が重度で，生活上では，他人から介護支援を受けて

いても，自らの生活を自らが律する概念や精神的自立といった考え方も大切にされなけばならない。[104] ➡ 自立支援，ノーマライゼーション

**自律訓練法** autogenic training：AT　ドイツの精神科医シュルツ(Schultz, J. H.)が開発した生理機能の調節や心理的自己統制法。自己暗示により自律神経のバランスを回復し，自律神経の失調が誘因となる不安神経症，強迫神経症，心身症，不眠などの改善をめざす治療法。[165]

**自立支援** independence support　障害者や高齢者に対する支援基本軸は，生活支障があっても，できる限り健常者と同レベルの生活を求め，すべての人が，共に生活できる社会を築くことが基本理念，いわゆるノーマライゼーション(1950年代，デンマークのバンクミケルセンが提唱)を目標とした地域で共に生きる社会をめざし，あらゆるニーズに対応し届けられる支援(サービス)のことをいう。地域で暮らすための能力の獲得，生活の場における生活能力の評価や支援プランの作成，福祉用具や住環境の整備など地域での生活支障を除去する総合的な地域でのリハビリテーション機能を整備，具体的なサービスを届けることが自立支援の基本といえる。社会生活上のQOLをめざすためにも，自立支援を基本とする地域リハビリテーション活動が活発化することが今後大切だといえる。[104] ➡ ノーマライゼーション，地域リハビリテーション，身体障害者

**自律神経** autonomic nerve　内臓，血管，消化管，腺，膀胱，子宮，皮膚およびその付属器官など，不随意的な器官を自動的に調節し，生体の恒常性を維持する神経。交感神経と副交感神経に大別され，多くの場合，互いに拮抗的に作用する。[168] ➡ 交感神経，副交感神経

**自律神経失調症** autonomic dystonia　臨床的に様々な自律神経系の愁訴があるが，器質的異常が見い出せない状態。顕著な精神障害はなく，心身症との鑑別が困難な場合が多い。

治療に際しては，自律神経系と精神医学的治療を併せて必要とする場合もある。[274]

**自律神経反射** autonomic reflex　自律神経は多くの場合，中枢神経系を介し反射性に調節されている。これは求心路と遠心路の神経の種類から，①内臓-内臓反射，②体性-内臓反射，③内臓-体性反射(これは除かれる場合もある)の3種に分類される。[258] ➡ 自律神経

**自律膀胱** autonomic bladder 【自律性膀胱，核上・核下型膀胱 nuclear/infranuclear bladder, 弛緩性膀胱 atonic bladder】　仙骨神経($S_2$〜$S_4$)にある排尿中枢以下に障害のある脊髄損傷者にみられる現象で，排尿反射が消失し，膀胱壁内の神経節刺激により排尿してしまう状態。腹部に圧力がかかると尿が漏れやすい状態になり，これを利用して排尿管理を行うこともある。[102] ➡ 自動膀胱，排尿障害，神経因性膀胱，脊髄損傷

**糸粒体** ＝ミトコンドリア

**視力** visual acuity　眼で識別できる物の形状や存在の限界値。2点を2点として識別できる最小分離閾が判断基準とされる。標準視標として用いられるランドルト環の切れ目を識別できる視角が1分(´)のとき，その逆数の1.0が視力となる。[190]

**シルヴィウス溝** Sylvius fissure 【外側溝 sulcus lateralis】　大脳半球の表面にある多数の溝の中のひとつ。外側面の中央付近を走行している大きな溝で，外側溝とも呼ばれる。前方で前頭葉と側頭葉を分け，後方で頭頂葉と側頭葉を分けている。[8] ➡ 中心溝

**シルバーカー** silver car　籠とフレームと4つの車輪からなり，籠の上にある蓋は座れるようになっている手押し車。歩行補助器して使われる。駐車用のブレーキが籠の横に付いている。物を運ぶ機能のほか，腰掛けて休憩したり，座って作業をしたりすることができる。[78] ➡ 車いす，歩行器，補装具

**シルベスター法** Silvester method　用手人

工呼吸法の一種で，対象者の上肢を挙上し胸郭の拡大による吸気を行わせ，次に胸部を圧迫し胸郭を縮小させ呼気を行わせる方法。口対口人工呼吸法に比べ十分な換気量が得られず，一般にはあまり行われていない。17 ➡拘束性換気障害

**事例研究**（じれいけんきゅう） ＝ 症例研究（しょうれいけんきゅう）

**シレジアバンド** Silesian band（bandage） 吸着式大腿ソケットの懸垂を補助するベルト。ソケット外側から健側の腸骨稜と大転子の間を通り，ソケットの前面2か所に連結する。前面取付位置が1つのものや腰ベルト付きもある。小児切断では内・外旋制御にも用いる。210 ➡懸垂装置，吸着式ソケット，義肢

**脂漏性皮膚炎**（しろうせいひふえん） seborrheic dermatitis【脂漏性湿疹 seborrheic eczema】 有髪頭部，顔面，腋窩などの脂漏部位を侵す皮膚炎。新生児期と思春期以後の，皮脂分泌の盛んなときに生じ，皮脂分泌亢進が原因のひとつと考えられている。乳児ではアトピー性皮膚炎との判別が重要になる。173 ➡炎症

**皺**（しわ） wrinkle 体表面や胃粘膜などにみられる線状の溝。皮膚面の皺は日光の暴露や老化による真皮の弾力線維の変性によって生じ，喫煙によって増強する。また，関節の動きに伴う屈曲ひだ，手掌線，胃粘膜皺などがある。10

**仁**（じん） ＝ 核小体（かくしょうたい）

**心因性運動障害**（しんいんせいうんどうしょうがい） psychogenic movement disorder 神経系，運動器系に器質的変化を認めず，心理的，精神的要因により発症したと考えられる運動障害。筋弛緩性麻痺であることが多く，抗重力運動でも除重力運動でも同程度の運動であるなどの矛盾がみられる。67 ➡ヒステリー

**心因反応**（しんいんはんのう） psychogenic reaction 心理的な原因，つまり心因によって引き起こされる反応。広義には神経症や人格障害も含まれるが，一般的には，ヤスパース（Jaspers, K.）の

3指標によってその特徴が示される。すなわち，(1)反応には時間的連結のある契機がある，(2)体験内容と反応内容との間には了解的関連がある，(3)時間がたつにつれ慣らされてしまう，ことに原因がなくなると反応は消えてしまう，という特徴がある。心因反応の反応型は，原始反応と環境反応に分けられる。原始反応は，驚愕反応，パニック反応，危急反応とも呼ばれ，突発的な天災や事故などによって，意識障害や運動暴発，昏迷，死態反射などをが現れる。環境反応は，強烈な環境下におかれることによって引き起こされるもので，拘禁反応，感応性精神病，祈祷精神病，人格反応などが含まれる。ある体験によって心因反応が成立するか否かは，その人の心的態度，性格構造にも深く関連すると考えられている。269

**心エコー**（しんえこー） echocardiography【超音波心エコー法 ultrasound cardiography：UCG】 胸壁または食道から組織に向かって発信した超音波の反射波を画像化することで，心血管系の形態的情報や機能的情報を非侵襲的に得る検査法。断層法，Mモード法，カラードップラー法，パルスドップラー法などがある。143 ➡超音波，心臓，診断

**心音**（しんおん） heart sound 心筋収縮および弁閉鎖により生じる音。Ⅰ音からⅣ音まである。健常成人で聴取できるのは主にⅠ音とⅡ音で，Ⅰ音は心室収縮期の房室弁閉鎖により生じ，Ⅱ音は心室拡張期の大動脈弁と肺動脈弁閉鎖により生じる。143

**唇音**（しんおん） ＝ 口唇音（こうしんおん）

**進化**（しんか） evolution 生物が世代交代をくり返すうちに次第に変化し，多様な種を形成していくこと（生物学的進化），また同質のものから異質的なものに移り変化していくこと（社会的進化）。234

**侵害刺激**（しんがいしげき） nocuous stimulus；noxious stimulus 皮膚などの組織に何らかの損傷が起こる程度に与えられる有害な刺激。強い熱刺激や冷刺激，機械的刺激などが含まれる。222

**しんがいま**

**心外膜** ＝心膜

**人格** personality【パーソナリティ】　生来の性格，思考，行動，倫理観など個人を統合的に特徴づける概念。環境に適応することによって変容しうる。[113]

**人格障害** personality disorder　個人の属する社会文化において期待されるものから著しく逸脱した，内的体験や行動の持続的パターン。従来，異常人格，性格異常，精神病質などと呼ばれていたもので，DSM-Ⅳでは3群10類型（さらに特定不能の1類型）に分類されている。[224]

**心拡大** cardiac enlargement；cardiomegaly　心筋の収縮力低下により内腔の横径が拡張して心臓が異常に拡大している状態。胸部X線写真から得られる心胸郭比（CTR）により心拡大の程度を判断する。心拡大を生じるものに拡張型心筋症がある。[143] ➡エックス線（X線），心肥大

**心カテーテル法** cardiac catheterization【心臓カテーテル法】　静脈よりカテーテルを挿入し，静脈圧・右心内圧・肺動脈圧・肺動脈楔入圧を測定する方法。ベッドサイドで可能なスワン-ガンツ法があり，下大腿静脈に挿入し右房・右室・肺動脈へと検査を進める。[11] ➡スワン-ガンツカテーテル

**心窩部** epigastrium【上胃部,上腹窩,上胃窩,みず（ぞ）おち】　左右の肋骨弓にはさまれた部分。胃・十二指腸潰瘍，胆石症，急性膵炎・尿路結石などの消化器疾患や，心筋梗塞，狭心症などでも心窩部痛を訴えることが多い。[143] ➡心臓

**心窩部不快感** ＝悪心

**心悸亢進** cardiopalmus　通常1分間に60～80回で規則正しく打つ心拍数が，何らかの原因で著明に増加すること。原因は精神的緊張による生理的なものと，病的なものがある。病的には，心臓由来のものと，貧血など心臓以外を由来とするものがある。動悸と同義で用いられる場合も多い。[11] ➡動悸,心拍数

**心気症** hypochondriasis　心身の些細な不調にこだわり，全身症状や感覚症状，消化器系症状，呼吸・循環器系症状などを訴える状態。時にその症状が重大な疾患の徴候ではないかと恐れるが，徹底的な検査でも訴えに相当する異常所見は認められない。[269]

**腎機能** renal function　腎の機能は，尿を生成することにより体内の老廃物を排泄すること，細胞外液の量と組成を調節することである。また，血中の酸塩基平衡の保持，血圧調節物質の生成，腎性造血因子の産生，ビタミンDの活性化などもある。[236] ➡酸塩基平衡,レニン-アンジオテンシン-アルドステロン系,エリスロポエチン

**心機能障害** cardiac dysfunction　心臓には血液を全身に送るポンプ機能があり，収縮機能・拡張機能に加え，神経性・液性因子が相互に関連している。この機能が狭心症，心筋梗塞，心不全などにより機能が低下した状態を総称して心機能障害という。[232] ➡心臓,虚血性心疾患,心不全

**心胸比** cardiothoracic ratio【心胸郭比；心肺係数 cardiothoracic index】　胸部X線写真での胸郭の横径に対する心臓の横径の割合。胸郭の横径は右横隔膜角の高さで測定し，心臓の横径は正中線より左縁までの最大径と右縁までの最大径の和。[11]

**心筋** cardiac muscle　心筋壁を構成する筋。心筋は骨格筋と同じように横紋筋の一種であるが，形態も機能も異なる。心筋細胞は単核であり，骨格筋の細胞よりはるかに短い。心筋線維は短く円柱状で，多数の心筋細胞端が，互いに入り組んで連結し網状を形成している。骨格筋が随意筋であるのに対し，心筋は不随意筋であるが，心筋の収縮時には心筋は機能的合胞体として1個の細胞のように運動する。心筋には骨格筋にみられる筋幹細胞は存在せず，したがって損傷しても再生しない。心筋と骨格筋の収縮性は1本では変わらないが，筋束となると心筋のほうが長い。こ

れは骨格筋の筋線維が平行に並んでいるのに心筋束の走行が一様でなく興奮伝導が遅れるためである。⁴² ➡不随意運動, 横紋筋

**伸筋** extensor　関節の伸展運動を行う筋。伸展運動には, 四肢では体節同士が遠ざかる運動, また脊柱では体幹を反らせる運動などがある。膝関節の伸筋は大腿四頭筋であり, 肘関節の伸筋は上腕三頭筋である。⁶⁴ ➡屈筋

**心筋炎** myocarditis　心筋自体に炎症が起こり, 心機能を低下させる疾患。ウイルス（コクサッキーウイルスやインフルエンザウイルスなど）, 細菌, 真菌, 寄生虫などによる感染症, 全身性エリテマトーデス, 薬物, 化学物質などが原因となる。症状は, 心筋が局所的もしくはびまん性に炎症性変化を示した状態で胸痛, 呼吸困難, 息切れなどの心症状が現れる。⁴² ➡心臓, リウマチ熱, ウイルス

**心筋梗塞** myocardial infarction：MI　冠動脈の急性閉塞に伴う心筋の不可逆性細胞障害（壊死）がもたらす急性の心筋障害を主徴とする疾患。急性心筋梗塞の臨床診断は, 持続時間の長い特徴的な強い前胸部痛, 一連の心電図変化（ST上昇, R波減高, 異常Q波, 冠性T波）, 血中における心筋逸脱酵素（CPK-MB分画, GOT, LDH）や心筋構造蛋白質（ミオグロビン, ミオシン軽鎖, トロポニンT）の上昇, の3項目によってなされる。心筋梗塞のリハビリテーションは急性期, 回復期, 維持期の3つに分けられ, それぞれの時期によって目的に応じ疾病に関する教育, 生活管理指導, 栄養指導などとともに, 運動指導・運動療法を含めた多要素心臓リハビリテーションが行われている。⁴² ➡冠[状]動脈, 血栓, 虚血性心疾患

**心筋酸素消費量** myocardial oxygen consumption：MOC　記号 MVO₂。心筋酸素消費量は心拍数, 心筋収縮性, 心室壁張力により規定され, 自律神経活動, 血中カテコールアミン, 循環血液量, 末梢血管抵抗などの影響を受ける。一般的には心拍数と収縮期血圧の積（二重積）が指標となる。¹⁴³ ➡運動負荷試験, 体力

**心筋症** cardiomyopathy　原因不明の心筋疾患を心筋症という。この中には, 拡張型（うっ血型）心筋症, 肥大型心筋症, 拘束型心筋症あるいは内腔閉鎖型心筋症などが含まれる。⁴² ➡心筋, 肥大型心筋症

**真菌症** mycosis；fungal disease　かびや酵母の真菌類に起因する感染症。表在性真菌症と深在性真菌症に分類され, 前者は足白癬などの白癬, スポロトリクム症, クラドスポリウム症など, 後者にはアスペルギルス感染症, カンジダ症, クリプトコッカス症, ムコール症などが属する。治療は, 表在性真菌症では外用抗真菌薬, 深在性真菌症では全身性抗真菌薬が用いられる。⁶⁵ ➡アレルギー, 足白癬, アスペルギルス感染症, カンジダ症

**心筋シンチグラフィー** myocardial scintigraphy　体内に投与された放射性同位体から出る電磁波（γ線）を利用して心臓機能や心筋血流分布, 心筋障害の検出などを評価する検査。虚血性心疾患の診断や治療の評価などにも用いられる。特定の薬剤や運動を負荷して検査する方法もある。¹⁴³

**真菌性関節炎** mycotic arthritis　クリプトコッカス, カンジダなど種々の真菌が関節に侵入し炎症を起した状態。血行性, 軟部組織からの波及, 関節注射などが原因となる。膝や肘関節に好発し, 症状は関節腫脹, 関節強直, 関節痛, 関節炎, 果部, 足, 下肢の腫脹などである。放置すると高度の関節破壊を引き起こすことがある。²⁹⁴ ➡化膿性関節炎, 関節破壊

**心筋張力** myocardial tension　心筋が収縮したときに生じる心筋の張力。心筋の張力・長さ曲線は骨格筋のそれと類似しており, 活動張力は心筋細胞が引き伸ばされるほど大きくなる。すなわち, 心容積が大きくなるほど心筋は引き伸ばされ心臓の収縮力（拍出力）が増大する。⁴⁰ ➡スターリングの[心臓]法則, 心筋

**真空成形法** vacuum casting technique　熱可塑性プラスチックシートを加熱軟化さ

せた後，型(陽性モデルなど)の上に載せ，ポンプなどで型とシートの隙間を真空(減圧)にし，シートを型に密着させながら冷却して作る成形法。義足ソケットやプラスチック装具の成形などに使用される。[12] ➡陽性モデル

## シングルケーススタディ single case study

単一対象に絞った実験・研究法。科学的な研究法とは，本来，多標本実験計画法に基づくものであるが，この方法では，臨床研究・症例研究など研究対象を人に設定した場合，対象(症例)の均質化を図ることや対照群を設定することが難しいなどの欠点がある。この欠点を解決する方法として発達してきた実験・研究方法である。多標本実験計画法との比較でみた特徴として，①1人の症例を対象にしてもよく，対象の収集が簡単であり，単一対象に対し測定時間をずらすことで対照群を別に用意する必要がない，②結果の分析において統計学的検定の必要がなく，基本的には目視でよい，などがあげられる。この方法の有効な範囲は，ある仮説を提起する場合，治療手技の状況に応じた適用方法を説明する場合，まれな症例を公表する場合，それに一般に受け入れられている概念に疑問を提起する場合，などであるが，比較対照をする機能はないので実験あるいは研究結果を一般化しにくい欠点もある。[187] ➡臨床研究，ケースレポート，症例研究

## シングルフォトン断層撮影[法] single photon emission computed tomography：SPECT 【単一光子放出型コンピュータ断層撮影】

放射性同位体から放出されるシングルフォトン(単一光子)の体内分布を断層像としてコンピュータ画像化する方法。局所脳血流分布の検査などに用いられる。[252] ➡コンピュータ断層撮影[法]，画像診断法

## 神経因性膀胱 neurogenic bladder

排尿反射弓(下腹・骨盤・陰部神経とその中枢)および脳の器質的障害に起因する膀胱・尿路の機能異常。神経損傷部位により，無抑制膀胱，自動膀胱(核上型)，自律膀胱(核型・核下型)などに分けられる。[36] ➡自動膀胱，自律膀胱

## 神経インパルス ＝スパイク電位

## 神経核 nucleus

中枢神経系でみられるニューロン(神経細胞)の集まり。特定の機能や形態をもつニューロン同士は集団化し，蝸牛神経核，迷走神経核など，特定神経の起始部・終止部となる。同様のものが末梢神経では神経節と呼ばれる。[166] ➡灰白質，黒質

## 神経過誤支配 ⇨過誤支配

## 神経芽細胞 neuroblast

幼若な神経細胞。中枢神経でのこれは終末分化細胞であり，すでにDNA複製や細胞分裂を行うことができない。しかし末梢神経の交感神経と副交感神経では，ニューロンへ分化した後も細胞を増殖できる。英語のblastは「つぼみ」の意味。[253] ➡神経上皮細胞，神経膠細胞，発生学

## 神経芽腫 neuroblastoma 【神経芽細胞腫】

胎生期の神経堤に由来し，副腎や交感神経節に発現する小児悪性腫瘍。発生頻度は白血病に次いで高い。発生部位は主に副腎，後腹膜部，後縦隔部で，腹部腫瘍，頭蓋内圧亢進，眼球突出などの症状を認める。腫瘍の転移が広く，年齢が高い(1歳以上)ほど予後不良となる。[244]

## 神経活性物質 neuroactivator

情報伝達に関する神経機能を高める物質で，物学的分類ではニューロホルモン，神経伝達物質，神経修飾物質の3つがあり，中枢神経や消化管などに分布する神経系にアセチルコリンなどの多くの物質が興奮と抑制に関与している。[95]

## 神経幹 nerve trunks

腕神経叢を形成する3本の太い神経束(腕神経幹)と仙骨神経叢を形成する1本の太い神経束(腰仙骨神経幹)の総称。腕神経幹は上神経幹(第5,6頸神経を含む神経束)，中神経幹(第7頸神経を含む神経束)，下神経幹(第8頸神経と第1胸神経を含む神経束)の3本に区分される。[62]

## 神経管 neural tube

発生の過程で外胚葉の神経板から神経溝を経て神経ヒダが正中線で互いに癒着してできたもので，前・後神経

孔が閉鎖されると管状構造をなし，尾側部は脊髄となり，吻側部は拡張して脳胞（前脳，中脳，菱脳）となる。[27] ➡外胚葉，中枢神経［系］，発生学

**神経筋疾患** neuromuscular disease　神経疾患と筋疾患をあわせた総称。代表的な疾患として，脳卒中や神経難病など脳や脊髄神経系によるもの，末梢神経疾患，神経筋接合部疾患や筋疾患があげられる。体を動かしたり，感じたり，考えたり覚えたりすることが上手にできなくなったときに，このような疾患の発症を疑う必要がある。症状としては，しびれやめまい，うまく力が入らない筋力低下や，力が抜けてしまう脱力，歩きにくい，ふらつく，つっぱり感，ひきつけ，むせる，しゃべりにくい，物が二重に見える，頭痛，勝手に手足や体が動いてしまう，物忘れ，意識障害など神経症候は多岐にわたる。また神経筋疾患には難病といわれる疾患が多く，筋萎縮性側索硬化症，パーキンソン病や重症筋無力症など特定疾患にも指定されている。なかでも変性疾患は根治療法が確立されておらず，進行性の経過をたどるため，疾患の進行度・重症度分類に則したリハビリテーションアプローチや，長期にわたる理学療法が必須となる。[228]

**神経筋支配比** ＝神経支配比

**神経筋接合部** ＝運動終板

**神経筋促通法** ＝ファシリテーションテクニック

**神経筋単位** ＝運動単位

**神経緊張テスト** ＝神経伸張テスト

**神経血管腫** nerve angioma　血管腫は，多くは先天的に血管が増殖し腫脹もしくは腫瘤となったもので，身体のどこにでもできる。血管腫により脳実質や神経が圧迫を受けて神経症状を伴う場合を神経血管腫といわれたが，現在では使われていない。[292] ➡腫瘍

**神経元** ＝ニューロン

**神経膠細胞** neuroglia；spongiocyte【グリア細胞 glial cell】　中枢神経の支持組織。細胞型により星状膠細胞，希突起膠細胞，小膠細胞に分類され，それぞれ異なった役割をしている。星状膠細胞は栄養の供給，および血液脳関門として機能する。希突起膠細胞は髄鞘を形成し，小膠細胞は死滅細胞の食作用（貪食作用）に関与している。[284] ➡ニューロン，支持組織，星状膠細胞，シュワン細胞，外套，神経成長因子

**神経根症状** nerve root sign【神経根刺激症状，根症状 root sign】　脊髄神経根の圧迫や癒着，炎症などで出現する支配領域の刺激や麻痺などにより，その神経根の支配域に一致して生じる症状。前根の刺激では線維性攣縮，麻痺では弛緩性麻痺と筋萎縮，筋力低下，後根の刺激では神経痛，麻痺では感覚鈍麻が出現する。腱反射の低下はどちらの障害でも起こる。[236] ➡脊髄，後根，深部腱反射，デルマトーム，感覚障害，頸椎症性脊髄症，頸椎症，頸椎椎間板ヘルニア，根性坐骨神経痛，椎間板ヘルニア

**神経再生** ＝軸索再生

**神経細胞** ＝ニューロン

**神経細胞腫** neurocytoma【神経節細胞腫 ganglion cytoma】　神経細胞（神経節細胞）と神経線維からなる腫瘍の総称。中枢神経系および末梢神経系の原始的な細胞から発生するものでまれ。[193] ➡腫瘍

**神経支配比** innervation ratio【神経筋支配比 neuromuscular innervation ratio】　1つの$\alpha$運動ニューロンが支配する錘外筋線維の数。神経支配比の値は一般に，粗大な運動に関わる筋では大きく，微細な運動に関わる筋では小さい。[208]

**神経脂肪腫** neurolipoma　脂肪組織からなる神経腫。脊髄における脂肪腫の多くは腰仙部の潜在性二分脊椎症に合併するが，発生割

## しんけいし

合は低く, 全脊髄腫瘍の約1％とされる。[193] ➡ 二分脊椎

**神経修飾物質** neuromodulator　脳内や自律神経系内の神経細胞から分泌され, シナプス伝達の過程に間接的に影響を及ぼしている神経化学物質。作用はシナプス接合での興奮性のレベルを調節するなどシナプスや神経細胞の特性を変化させることで, 作用効果は神経伝達物質より持続する。また, 特性としては, ニューロンの終末接点から放出されるだけではなく上衣成分やグリア細胞, 腺細胞, 神経分泌細胞などからも放出されることがある。実際には, ある場所では神経修飾物質として, 他の場所では神経伝達物質として作用するものもあり, 定義を明確にすることは困難である。例として, 神経ペプチド（エンドルフィン, サブスタンスP, エンケファリンなど）や視床下部放出ホルモン（副腎皮質刺激ホルモン放出ホルモン, 甲状腺刺激ホルモン放出ホルモンなど）がある。[251] ➡ 神経伝達物質, 神経ペプチド, シナプス伝達, シナプス

**神経周膜** perineurium　神経内膜に包まれた数本から数千本からなる神経線維をおおう同心円状の線維性結合組織からなる緻密な被膜。その中に血管を含有する。細い神経は1つの神経周膜からなる。[178] ➡ 血管内皮細胞, 神経上膜, 神経内膜

**神経循環無力症** ＝ 心臓神経症

**神経症** neurosis；独Neurose 【ノイローゼ】
　従来は,「心因性に生じる心身の機能的障害」と定義され, その特徴として①特有のパーソナリティが認められる, ②特徴的な病像を呈する, ③可逆性である, などがあげられていたが, 神経症は, 様々な理論の出現により, いまだ一致した定義はなされていない。2000年に出されたDSM-Ⅳ-TR（米国精神医学会作成の精神疾患の診断・統計マニュアル第4版 Text revision）においては, 神経症を1つのまとまった概念として扱わず, 他の大項目の下位分類として位置づけている。分類も定まったものはなく, 症状によって不安神経症, 恐怖神経症, 強迫神経症, ヒステリー性神経症, 心気神経症, 抑うつ神経症, 離人神経症などに分類される。[269]

**神経障害性骨関節症** neuropathic osteoarthropathy 【神経病性関節症, シャルコー関節 Charcot joint】　末梢神経障害による痛覚や深部感覚鈍麻のため, 持続的な外力により骨・関節破壊や腫脹, 関節運動範囲の異常拡大が起こった状態。あまり痛みを訴えない。脊髄癆, 糖尿病, 脊髄空洞症などが原因となり, 膝関節に発生しやすい。[294] ➡ 脊髄癆, 脊髄空洞症, 関節固定術, 関節破壊, 亜脱臼, 動揺関節

**神経症候学** neurological semiology；neurological symptomatology　神経の障害によって生じる臨床症状を, 身体部位ごと, 機能系統ごと, あるいは局所的解剖学的アプローチで分析的・系統的にとらえる, 神経学の基本をなす学問。神経症候学は長い年月と, 何代にもわたる先人の経験のうえにうち立てられたものであり, これを正しく理解することが臨床医学ではきわめて重要となる。例えば, 反射の症候学はバビンスキー徴候で有名なBabinskiによって集大成されたが, 現在でも神経疾患の診察には欠かせないものとなっている。また神経症候学には, 運動麻痺, 錐体路症状, 筋トーヌス, 不随意運動, 歩行起立姿勢障害など, 神経疾患に対する理学療法には必修と考えられる内容がまとめられている。理学療法で神経疾患を正しく評価するためには, 神経症候学を十分に修得することが不可欠である。[49]

**神経鞘腫** neurilemmoma；neurinoma
　神経を取り巻くシュワン細胞から発生する腫瘍。良性の脳・脊髄腫瘍の一種で, 脳内良性腫瘍の中では, 髄膜腫, 下垂体腺腫に次いで3番目に多い。脳腫瘍全体の約1割を占め, 聴神経鞘腫がよく知られている。[292] ➡ 聴神経鞘腫, 脳腫瘍, 腫瘍, シュワン細胞

**神経上皮細胞** neuroepithelial cell　外胚葉から発生した神経管壁を構成する神経細胞で, 神経系細胞の発生分化の原点のひとつ。神経上皮細胞の分裂, 増殖が軸索と樹状突起

を生じ，神経芽細胞から神経細胞(ニューロン)に分化する。[178] ➡神経管，発生学

**神経上膜** epineurium　数本から数十本の神経線維が神経周膜によって束ねられ1つの末梢神経となっているが，その束をさらにおおっている線維性の鞘。神経上膜は弾力性のある長軸方向に並ぶ結合組織の被膜からなり，やや大きな血管，リンパ管を含む。[178] ➡神経内膜，神経周膜

**神経伸張テスト** nerve stretching test　【神経緊張テスト】　神経が特定部分で絞扼されていないかどうかを診るために神経を伸張する検査。絞扼があると，その神経の走行に沿って疼痛や筋力低下などがみられる。神経を緊張させて症状を診るということで神経緊張テストということが多い。[233] ➡下肢伸展挙上テスト，ラセーグ徴候，大腿神経伸展テスト，イートンテスト

**神経心理学** neuropsychology　神経学に基礎をおく心理学で，主に局所の脳病変によって起こる心理・行動の障害を，脳の構造・機能との関連で研究する分野。古くは，ドイツ語圏医学界を中心に脳病理学という名称で用いられていた。理学療法にとどまらず，脳損傷対象者のリハビリテーションの分野で重要な位置を占めており，中心課題としては，失語・失行・失認症状や関連症状の研究，また意識・注意・視覚・聴覚・行為能力・体性感覚性認知などの神経機構の研究と，知能・記憶・情動障害，認知症，器質性幻覚など，心理・行動障害をも対象としている。[260]

**心係数** ＝ 心臓指数

**新形成** ＝ 腫瘍形成

**神経生検** nerve biopsy　生体から神経を採取する侵襲的な検査法。固定，染色後に，病理組織学的または電顕的に検査し，鑑別診断を行う。最も多く行われるのは腓腹神経の生検で，末梢神経障害を主とする疾患で実施される。[106] ➡筋生検

**神経性食欲不振症** ⁷anorexia nervosa：AN　【神経性食思不振症，神経性無食欲症；思春期やせ症 puberal emaciation】　意図的な食事制限，嘔吐の誘発，下剤の使用，過度の運動による極端な体重減少を現すもの。思春期，青年期の女子に好発する。低栄養状態の結果，内分泌障害を合併し月経停止が起こる。本症と神経性過食症をあわせ摂食障害とする。[160]

**神経成長因子** nerve growth factor：NGF　細胞成長因子として発見された最初の因子。多くの細胞成長因子は増殖性の細胞に作用するのに対して，神経成長因子は非増殖性の神経細胞に作用し，その分化・成熟を促進し，生存・機能維持に働く神経栄養因子。[106]

**神経生理学的アプローチ** neurophysiological approach：NPA　神経生理学的な法則を利用して身体障害の治療を行おうとする方法の総称。ファシリテーションテクニックとも呼ばれ，中枢神経障害による麻痺や筋力低下に対しても一定の効果がみられる。現在多くの理学療法士が用いている方法としては，成人の片麻痺の場合はブルンストローム法とボバース法，脳性麻痺の場合はボバース法とボイタ法であり，固有受容性神経筋促通法(proprioceptive neuromuscular facilitation, PNF)は中枢神経障害から末梢神経障害や運動失調症と幅広く用いられている。ブルンストロームに関しては中枢神経障害の運動の回復段階を典型的に表現している評価方法として，上肢・下肢・手指別にブルンストロームステージとしてⅠ～Ⅵに段階づける方法が広く用いられており，治療方法もこの回復段階に沿って行われる。回復の初期には原始的共同運動を可能にするために原始的な姿勢反射や連合反応を用いて麻痺側の動きを促通する。原始的共同運動が発現すれば，分離動作を促通していく。ボバース法は神経発達学的治療(neuro-developmental treatments, NDT)とも呼ばれ，主にセラピストのコントロールで中枢神経障害者の運動の異常な部分を抑制し，正常な部分を促通しながら動作の学習を行う方法である。対象者の状態に応じて，臥位，座位，四つ這い位，膝立ち位，立位，歩

行における数多くの技術がある。PNF は主に固有受容器を刺激することにより神経筋を促通する方法である。用いられる運動は決められたパターンからなり，対角線上の動きで回旋を伴うものである。促通の要素として，用手接触，指示と意思の疎通，筋伸張，牽引と圧縮，最大抵抗，正常なタイミングなどがあげられている。PNF の中の特殊テクニックとして，スローリバーサル，リズミック・スタビリゼーションなどがある。ボイタ法は反射性腹這いと反射性寝返りの中に人の運動発達の前提となる運動があるとして，この2つの反射性移動運動を誘発することを反復する方法である。まず，決められた肢位を保ち，決められた誘発帯を刺激し，誘発された反応に抵抗を与え反応を増幅する。このほかに，神経生理学的アプローチとしていくつかの方法がある。[239] ➡ 運動麻痺，ファシリテーションテクニック，ボバース法，ボイタ法，フェイ法，ブルンストロームステージ

### 神経線維 = 軸索

### 神経線維腫症 I 型
= フォン・レックリングハウゼン病

### 神経単位 = ニューロン

### 神経断裂 = ニューロトメーシス

### 神経伝達物質 neurotransmitter
化学シナプスで，ある神経細胞の軸索終末が隣接する神経細胞，または筋細胞などの効果器へシナプスを介しての情報伝達に関与する化学的物質。シナプス小胞に多数蓄えられている伝達物質で興奮性または抑制性がある。これがインパルスの伝導により活性化され，シナプス後ニューロンの細胞膜にある受容体を活性化して伝達する。アセチルコリン，アドレナリン，ドパミン，エンドルフィンなどが知られている。[5] ➡ アセチルコリン，アドレナリン，ドパミン，エンドルフィン

### 神経伝導速度 nerve conduction velocity；NCV
活動電位が神経線維を伝わる速さ。神経線維の直径，膜抵抗，膜容量などの電気的定数や特性および髄鞘の有無によって速度が異なる。無髄神経線維の伝導速度は直径の平方に比例し，有髄神経線維のそれは直径に比例する。神経線維は興奮性や速度の相違から A，B，C 線維の3群に分けられ，A 線維はさらに4つの小群に分類される。また伝導速度は温度や麻酔などの影響を受ける。生体における神経は多数の神経線維の束で，ヒトの成人の神経伝導速度は，およそ 40～70 m/秒の範囲にある。新生児では神経線維の直径が細いこと，髄鞘化が不完全なことから成人の約半分の速度で，3～4歳でほぼ同じ値を示す。理学療法分野では神経生理学的検査上の所見として，末梢神経障害の有無や障害類型の判別，および回復過程の判定などに用いられる。検査は運動神経伝導速度と感覚神経伝導速度の測定が最も一般的に行われている。[229] ➡ 運動神経伝導速度，感覚神経伝導速度，活動電位，有髄神経，無髄神経

### 神経毒 neurotoxin
神経組織を標的として侵す毒。神経の伝達・伝導の阻害や過剰な促進が作用機序で，ボツリヌス毒素や破傷風毒素，フグ毒が代表的なものである。臓器親和性のある毒物は，全身的に作用する。[43] ➡ ボツリヌス菌，破傷風

### 神経内分泌 neuroendocrine system
視床下部下垂体系のように神経系と内分泌器官が解剖学的および機能的に関連して，1つの複合体として機能すること。例えば，副腎髄質の神経内分泌細胞はアドレナリンを分泌し，交感神経を介して全身に作用する。[198] ➡ 神経ペプチド，神経伝達物質，下垂体

### 神経内膜 endoneurium
末梢神経線維をおおう被膜のひとつ。末梢神経の最小単位である神経線維は軸索を中心に有髄または無髄のシュワン鞘に包まれているが，さらにその外周囲を取り巻く膠原線維からなる薄い結合組織性の膜状の鞘。[178] ➡ 神経周膜，神経上膜，衛星細胞

### 神経の逆行性変性 retrograde degeneration [of nerve]
中毒，代謝障害により神経細胞体が障害されたとき，神経の最も末端部か

ら求心性に起こる軸索の変性。dying back 変性とも呼ばれる。[37]

**神経の変性** neural degeneration 末梢神経が外傷などにより切断されたときに軸索および髄鞘の崩壊が起こる。これを神経の変性という。多くの場合, 切断部より末梢側に起こる変性はウォ(ワ)ーラー変性という。[37]

**神経剝離術** neurolysis 周囲組織の瘢痕, 癒着で神経が圧迫されているときに, 神経を遊離させる手技。神経内に線維性瘢痕をきたし軸索を圧迫している場合, 神経上膜を開き神経束を遊離させる神経内剝離術が行われる。[37]

**神経発射頻度** nerve discharge frequency
筋収縮の程度は, 活動している運動単位の発射頻度, 数および活動タイミングにより変化する。神経発射頻度は運動単位の発射頻度のことで, 時間的活動参加(temporal recruitment)ともいう。[237] ➡筋再教育, 筋電図

**神経発生** neurogenesis 発生において神経系は外胚葉からの分化で始まる。胎生第3週に外胚葉が肥厚して神経板となり, これが落ち込んで神経溝となり, 胎生第4週に神経板から神経管と神経堤が形成される。神経管は主に中枢神経系に分化し, 尾側部は脊髄に, 吻側部は脳となる。[245] ➡発生学, 神経管

**神経発達学的治療法** = ボバース法

**神経病性関節症** = 神経障害性骨関節症

**神経ブロック** nerve block 痛みの遮断, 運動の麻痺, 交感神経機能の抑制のために行われる神経伝導遮断法。体表より注射針で末梢神経, 神経叢, 神経節などに局所麻酔薬または神経破壊薬(エタノール, フェノール)を注入する。[67] ➡麻酔, 抗精神病薬, ペインクリニック

**神経ペプチド** neuropeptide 神経組織にあり, 神経刺激伝達に関与するペプチドの総称。それぞれ特異的なレセプター(受容体)と結合し, 細胞内に情報を伝達して多彩な生理作用を発現させる。例えば, オピオイドペプチドのエンドルフィンなどがある。[198] ➡内分泌, 神経伝達物質, エンドルフィン

**神経縫合術** nerve suture ; neurorrhaphy
外傷や神経腫の切除などによって切断された神経の断端同士の縫合術。縫合法には神経上膜縫合と神経束を縫合する神経周膜縫合がある。対象者の年齢が若く, 縫合部から神経終末までの距離が短いほど成績はよい。[67] ➡神経周膜, 神経上膜, 縫合法

**神経瘻** = 偽性脊髄瘻

**腎血漿流量** renal plasma flow:RPF 1分間に腎臓を流れて濾過に関与した血漿量をいう。腎で再吸収されず, 近位尿細管に大部分が排泄されるパラアミノ馬尿酸(PAH)のクリアランスを利用して求められる。腎疾患, 心不全などの診断に用いられる。[198] ➡腎機能, クリアランス, 腎臓

**腎結石** renal stone 尿管に連続する腎杯, 腎盂に形成される結石で, 尿中成分のカルシウム, 尿酸などが結晶化したもの。腎実質内に不溶性のカルシウム塩が沈着する病態は, 腎実質石灰沈着症として区別される。[236] ➡石灰化, 尿酸, カルシウム結石

**腎血流量** renal blood flow:RBF 1分間に腎を流れる血液量。基準値は男性で約930 ml/分, 女性で約820 ml/分であり, 次式により求める。RBF = 全腎血漿流量×100/[100−ヘマトクリット(%)][198] ➡腎機能, クリアランス, 腎臓

**心原性ショック** cardiogenic shock 急性心筋梗塞などによって心ポンプ機能障害が起こり, 末梢への血流が減少してショック状態を現す病態。顔面蒼白, 乏尿, 四肢冷感, 低酸素症や意識障害など重篤な所見がみられる。[198] ➡ショック, 循環動態, 心臓

**心原性脳塞栓[症]** cardiogenic cerebral embolism 心腔内で形成された血栓や浮

遊物が栓子となって脳に運ばれ，脳血管を閉塞して起こる脳梗塞．リウマチ性心臓弁膜症・非弁膜症性心房細動（NVAF）などの心疾患がが塞栓源となり，危険因子として報告されている．[35]

**信号** signal　情報を符号化したもの，あるいはそれを伝達すること．生体内では筋電図，心電図などの生体電気信号を電極により検出し，受信器へ送信する．生体電気信号は微弱で，雑音信号（アーチファクト）が混入するため，雑音信号の処理を行う．[227]

**人工換気** artificial ventilation　【人工呼吸法 artificial respiration】　自発呼吸による適正な換気が困難となった場合に，人工的に肺のガス交換を行う機械的または用手的方法．救急場面で汎用される口対口人工呼吸法のほか，シルベスター法などの用手的方法，人工呼吸器を用いる方法などがある．[103] ➡呼吸，呼吸理学療法，換気

**人工関節** artificial joint　関節面を置換する手術の際に用いられる人工挿入物．ステンレスなどの合金や超高分子量ポリエチレンなどの高分子材料，セラミックスなどで作られる．人工股関節，人工膝関節など様々な部位の人工関節がある．[184] ➡人工関節置換術，ゆるみ，コンポーネント

**人工関節置換術** → 次頁参照

**人工関節のゆるみ** ⇨ ゆるみ

**人工股関節全置換術**　total hip arthroplasty (replacement)：THA【股関節全置換術】
　股関節を形成する臼蓋と大腿骨頭を切除して人工挿入物に置換する手術．部分置換術である人工骨頭置換術と異なり，関節面すべてを置換する．適応は変形性股関節症，関節リウマチなどである．適応年齢は両側例では50歳以上，片側例では60歳以上となるが，関節リウマチの場合は関節の状態により下限年齢より若年例でも適応となる．人工股関節全置換術では，術中に筋や関節包を切開し，股関節を脱臼させて骨頭や臼蓋を置換するため，この操作で用いた肢位が術後の禁忌肢位となる．手術時に用いた進入路によって術後の禁忌肢位は異なり，後側方進入では屈曲，内転，内旋位で，前外側進入では屈曲，外旋位で脱臼が起こりやすい．術中の筋切離の程度，関節包の処理，ステムや臼蓋コンポーネントを設置した位置などの影響を受けるので，術者から術中の情報を得てから術後の理学療法を進めることが望ましい．ステムや臼蓋を固定する際に骨セメントを使用した場合はこれにより人工股関節が一定の固定性を得るため比較的早期に術側への荷重をはじめとしたプログラムを進行させることができるが，使用していない場合は人工股関節の骨との接触面に施された微細な凹凸に対して挿入部の骨が侵入し，固定性が得られるまで荷重開始を遅らせる．また，再置換術例や臼蓋形成不全のため臼蓋コンポーネント設置部に骨移植が行われた例においても荷重時期を遅らせる．その他，人工股関節置換術の合併症には，感染，深部静脈血栓症をはじめ長期的には挿入部のゆるみなどがみられる．術後の理学療法プログラムは様々なものが提唱されているが，荷重開始までの期間はセメントを使用した場合には術後1〜2週より部分荷重歩行から徐々に全荷重歩行へと移行する．セメント非使用では荷重開始を若干遅らせることが多い．全荷重許可後においても，人工股関節の摩耗を少しでも遅らせるため外出時にはT字杖などの歩行補助具を使用するよう指導する．外転筋力強化は術後理学療法上重要となるが，人工股関節全置換術では術中の視野の確保や術後に中殿筋の適切な緊張を得させることなどを目的に大転子が一時的に切離されることが多い．この場合，術後早期における外転筋力強化には十分な注意が必要となる．[184] ➡人工関節置換術，変形性股関節症，大腿骨頸部骨折，関節リウマチ，骨セメント

**人工呼吸器** ＝ レスピレーター

**人工呼吸法** ＝ 人工換気

## 人工関節置換術　arthroplasty；artificial joint replacement【関節置換術】

　関節を形成する関節面を切除して，ステンレス，チタンなどの合金やセラミックス，超高分子量ポリエチレンなどの高分子材料などを用いて関節の機能，形状を模して作られた人工挿入物に置換する手術．対となる関節面すべてを人工関節に置換する全置換術と，対となる関節面の1側あるいは一部のみを置換する部分置換術とがある．歴史的には人工股関節，人工膝関節，人工肩関節が他の部位と比較して古くから用いられている．

### 1. 適応

　変形性関節症や関節リウマチなどの関節疾患により疼痛や運動制限をきたし，関節面を温存する治療法では改善が望めない場合に適応となる．また，関節周囲に生じた悪性骨腫瘍に対する広範切除術後などにも腫瘍用にデザインされた人工関節が用いられる．外傷では，大腿骨頸部内側骨折，上腕骨近位端骨折に対して人工骨頭を用いた部分置換術が行われる．人工関節の，長期使用により挿入部のゆるみや人工関節自体の関節面に摩耗が生じるため適応に下限年齢が設定されており，比較的高齢者に用いられる手術法である．ただし，関節リウマチなどにより関節がもつ運動性，安定性や荷重機能が著しく障害されている場合には下限年齢より若年例に対しても人工関節置換術が施行されることがある．

### 2. 人工関節置換術の種類と概要

a）人工股関節置換術（図）：臼蓋と大腿骨頭に対して行われる．大腿骨頭のみを部分置換する人工骨頭置換術もある．共に筋や関節包を切開し，股関節を脱臼させて骨頭や臼蓋を置換するため，この操作で用いた肢位が術後の禁忌肢位となり，理学療法施行上特に注意を要する．

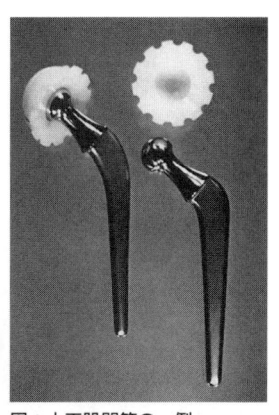

図：人工股関節の一例

ステムや臼蓋コンポーネント固定における骨セメント使用の有無が荷重開始時期に関係する．外転筋力強化は理学療法上重要となるが，術後早期に施行する場合，術式によっては十分な注意が必要となる．

b）人工膝関節置換術：脛骨近位端と大腿骨顆部の関節面，膝蓋骨の関節面に対して行われる．内顆関節面あるいは外顆関節面の一側のみを置換する部分置換術もある．関節リウマチや変形性膝関節症に対して用いられる人工膝関節は，正常な脛骨大腿関節でみられる滑り・転がり運動を再現するようデザインされている．術後の理学療法プログラムは，セメント使用の有無により荷重時期が異なる．非使用の場合，使用した場合より荷重開始および全荷重歩行への移行を遅らせる．膝関節屈曲可動域は100〜120度を目標とする．

c）人工足関節置換術：脛骨遠位端の関節面と距骨滑車に対して行う．可動性により様々なタイプの人工足関節があるが，わが国では本来の距腿関節に近い運動性をもつ形状のものがよく用いられる．術後はギプス固定下で1〜2週後より部分荷重歩行を開始し，徐々にT字杖使用下で全荷重歩行へと移行する．

d）人工肩関節置換術：肩甲骨の関節窩と上腕骨頭に対して行われるが，上腕骨頭のみの部分置換術もある．人工肩関節は，置換する上腕骨頭と関節窩のコンポーネント間に連結機構があるタイプと，本来の上腕骨頭に近い形状をしたコンポーネント間に連結機構をもたないタイプに大別される．後者の場合は腱板の機能がある程度保たれている例が適応となる．この場合，置換術後は肘屈曲位で上腕骨を体側にて固定，約1週後より自動介助運動を開始し徐々に自動運動を行う．部分置換術の場合もほぼ同様のプログラムとなる．

e）人工肘関節置換術：上腕骨滑車と尺骨の滑車切痕に対して行う．人工肘関節は置換する上腕骨と尺骨のコンポーネント間が継手あるいは類似の機構により結合されているタイプと，本来の腕尺関節に近い形状・機能をもつようにデザインされたタイプに大別される．置換術後のプログラムは側副靱帯の状態や上腕三頭筋停止部の固定性により異なる．その他，人工手関節置換術，人工指関節置換術がある．[184] ➡ 人工関節, 変形性関節症

**じんこうこつ　人工骨**　artificial bone　主に人工関節，骨折，骨腫瘍などに対する手術の際，自家骨の代用として補塡するために用いられる．現在，ハイドロキシアパタイト，セラミックスなど，多種の生体活性材料が人工骨として使用されている．[95]　→骨移植，医用材料

**じんこうこっとう　人工骨頭**　femoral head prosthesis　大腿骨頸部内側骨折や大腿骨頭壊死などに対する手術療法で股関節を形成する骨頭を切除し置換する際に用いられる人工挿入物．髄腔に埋没させるステムと骨頭部分との運動性によって単極型と双極型に大別される．[184]　→人工関節置換術，人工骨頭置換術

**じんこうこっとうちかんじゅつ　人工骨頭置換術**　prosthesis replacement
　高齢者の大腿骨頸部内側骨折や大腿骨頭壊死に対して，骨頭と頸部を切除して人工骨頭を挿入する関節部分置換術．大腿骨頸部内側骨折では，解剖学的条件により骨折と同時に骨頭への血流が断たれやすく，受傷時に頸部と骨頭との転位が比較的大きい症例に対して骨接合術を施行した場合，大腿骨頭壊死を生じる可能性がある．また，術後に一定の骨癒合が得られるまで長期の免荷が必要であることも問題となる．このため，早期離床，早期社会復帰を目的に本手術が選択される．一般的な適応は大腿骨頸部内側骨折の場合，ガーデン（Garden）の分類においてStage Ⅲもしくは Ⅳで年齢が70歳以上とされている．大腿骨頭壊死の場合は骨頭の圧潰が進行した場合適応となるが，寛骨臼の軟骨あるいは骨に顕著な病的変化を伴う場合は使用できず，人工関節全置換術の適応となる．人工骨頭置換術では，筋や関節包を切開したのち骨頭を脱転させ摘出する．手術時に用いた進入路によって術後の禁忌肢位は異なってくる．後側方進入では屈曲，内転，内旋位で，前外側進入では屈曲，外旋位で脱臼が起こりやすい．術中の筋切離の程度，関節包の処理，ステムや骨頭を設置した位置などの影響を受けるので，術者から術中の情報を得てから術後の理学療法を進めることが望ましい．ステムを大腿骨に挿入する際に骨セメントを使用した場合はこれにより挿入部が一定の固定性をもつため早期より術側への荷重をはじめとしたプログラムを進行させることができるが，使用していない場合は人工関節のステム表面に施された微細な凹凸に対して挿入部の骨が侵入しステムの固定性が得られるまで荷重開始を遅らせる．その他，人工骨頭置換術の合併症には，感染，深部静脈血栓症をはじめ長期的には挿入部のゆるみ，股関節周囲の異所性骨化などがみられる．術後の理学療法プログラムは様々なものが提唱されている．荷重開始までの期間は，本手術は高齢者に施行されることが多いため，固定性に特に問題のある症例を除いて荷重管理を厳密に行わないことが多い．セメントを使用した場合，術後1～2週で全荷重歩行へと移行させるプログラムが多い．全荷重許可後においても，人工骨頭の摩耗を少しでも遅らせるため外出時にはT字杖を使用するよう指導する．屋外歩行時にT字杖では安定性や持久性が不足する症例ではシルバーカーが用いられる．[184]　→人工骨頭，大腿骨頭壊死，人工関節置換術

**しんごうざつおんひ　信号雑音比**　signal-to-noise ratio：SNR；S/N ratio　必要とする信号レベルに対して不必要な雑音レベルの相対的な強さを動的に表示する値．計測機器の品質を表す指標となる．比率が高いほど正確な信号が得られる．[146]　→計測機器，信号，誤差

**じんこうさんぶつ　人工産物**　＝アーチファクト

**じんこうしつかんせつぜんちかんじゅつ　人工膝関節全置換術**　total knee arthroplasty (replacement)：TKA【膝関節全置換術】
　膝関節を形成する脛骨大腿関節あるいは膝蓋大腿関節を切除して関節面を人工挿入物に置換する手術．適応疾患は変形性膝関節症，関節リウマチ，骨腫瘍などである．適応年齢は両側例では55歳以上となる．関節リウマチの場合は関節の状態により下限年齢より若年例でも適応となる．一般的に用いられる人工膝関節は，置換された関節面において正常な脛骨大腿関節でみられるすべり・転がり運動をできるだけ再現できるようデザインされている．これによって両顆部の関節面を置換する全置換術と内顆あるいは外顆の一側のみを人工関節とする部分置換術がある．また，蝶番型と呼ばれる人工膝関節自体に継手を有

するタイプもある．術後の膝関節屈曲可動域は100〜120度，大腿脛骨角（FTA）は正常膝関節に近い175度程度が目標となるが，特に術前の変形が強い症例ではアライメントを矯正されると側副靱帯や温存した後十字靱帯などの緊張が変化するため屈曲可動域に影響する．また，大腿コンポーネントの設置位置なども影響するので術者からの情報を得て術後の理学療法を進めることが望ましい．人工膝関節を設置する際に骨セメントを使用した場合はこれにより人工膝関節が一定の固定性をもつため比較的早期に術側への荷重をはじめとしたプログラムを進行させることができるが，使用していない場合は人工膝関節の骨との接触面に施された微細な凹凸に対して挿入部の骨が侵入し固定性が得られるまで荷重開始を遅らせる．その他，人工膝関節置換術の合併症には，感染，深部静脈血栓症をはじめ長期的には挿入部のゆるみなどがみられる．術後の理学療法プログラムは，荷重開始までの期間はセメントを使用した場合には術翌日〜術後1週，セメント非使用例では術後2週前後で部分荷重歩行から徐々に全荷重歩行へと移行させる．全荷重許可後においても，人工膝関節の摩耗防止のため長距離歩行時にはT字杖などの歩行補助具を使用するよう指導する．また，術後に膝伸展不全（extension lag）がしばしばみられるため筋力増強運動が重要となる．また，床上動作指導の際には術創や膝蓋大腿関節部へのストレスを避けるため，術側膝部に過度な体重負荷をかけないよう指導する．[184] ➡ 変形性膝関節症，関節リウマチ，人工関節置換術

**人工授精** artificial insemination 【子宮内授精 intrauterine insemination：IUI】　精液をシリンジとカテーテルを用いて女性性器内に直接注入し，受精（精子と卵子の接着・融合）させる操作．精子異常，頸管異常，性交障害などの場合に選択され，配偶者間人工授精（AIH）と非配偶者間人工授精（AID）がある．[270] ➡ 体外受精−胚移植

**人工心臓** artificial heart：AH　心臓が機能不全に陥った際に，ポンプ作用を代行する目的で使用される人工臓器．体外に血液ポンプを装着して心室の機能を補助・代行する補助人工心臓と，患者の心臓を摘出してその位置に置く完全人工心臓がある．[4] ➡ 人工臓器，人工心肺

**人工心臓弁** ＝ 人工弁

**人工靱帯** synthetic ligament　主に膝関節の前・後十字靱帯の再建術に用いられる．わが国で主に使用されているLeeds-Keio人工靱帯は，単独あるいは自家腱（移植腱）を補強する状態で用いられる．[158]

**人工心肺** artificial heart-lung machine　血液ポンプと血液酸素化を組み合わせた，心肺機能を代行させる装置．直視下における心臓手術などで，術中心臓に出入りする血液を遮断する際に，この装置を使って心臓に戻る静脈血に体外で酸素を付加して，動脈血として体内に戻す．[8] ➡ 体外循環

**進行性核上性麻痺** progressive supranuclear palsy：PSP 【スティール−リチャードソン−オルシェウスキー症候群 Steele-Richardson-Olszewski syndrome】　中年以降に発症し，眼球運動障害，特に垂直性注視麻痺であるため，下方視の障害が現れる疾患．固縮が著明であり，パーキンソニズム，平衡障害，精神症状などを伴う．病理所見は中脳被蓋部の萎縮，中脳水道の拡大など．[194]

**進行性球麻痺** progressive bulbar palsy：PBP　球麻痺で発症する筋萎縮性側索硬化症の一亜型で運動ニューロン疾患．延髄の脳神経核のみ障害される．発症は中年以降で，多くは孤発例，病因は不明である．構音筋の麻痺と萎縮を伴う．[194] ➡ 運動ニューロン疾患

**進行性筋ジストロフィー** progressive muscular dystrophy：PMD 【筋ジストロフィー】　筋原性筋萎縮症の代表的なもので，筋線維の変性・壊死を主病変とし，進行性筋力低下と筋萎縮を特徴とする遺伝性疾患の総称．分類には遺伝形式による分類や病型分類が用いられる．遺伝子解析や分子生物学的レベルで病因の解析が進んでいるが，いまだ明らかで

ない。遺伝形式による分類では，性染色体劣性遺伝，常染色体劣性遺伝，常染色体優性遺伝の3つ。病型による分類では，伴性劣性遺伝で，動揺性歩行，登はん性起立，偽性肥大を特徴とし，筋ジストロフィーの中で最も多い型であるデュシェンヌ型をはじめとし，ベッカー型，肢体型，先天型（福山型），遠位型（三好型），顔面肩甲上腕型，眼筋咽頭型，筋強直型がある。これらは，発症年齢，初発症状，遺伝形式，進行速度，障害される筋などによって分類されている。先天型はさらに，典型と良性型に分けられ，筋強直型は先天型と成人型に分かれる。[194] ➡ デュシェンヌ型筋ジストロフィー，肢帯型筋ジストロフィー，顔面肩甲上腕型進行性筋ジストロフィー

**進行性全身性強皮症** progressive systemic sclerosis：PSS 【汎発性強皮症 diffuse sclerosis, 全身性強皮症 systemic sclerosis】
　皮膚硬化と血管病変を特徴とする，原因不明の全身性結合組織疾患。自己免疫疾患のひとつ。レイノー現象，関節症状，皮膚症状で発症し，その他肺線維症，食道機能の低下を認める。レイノー現象の予防のため，寒さを避ける。[194] ➡ 強皮症

**進行性多巣性白質脳症** progressive multifocal leukoencephalopathy：PML エイズなどの免疫能低下状態でパポバウイルス（JCウイルス）感染によって発症する亜急性・進行性脱髄性脳症。視力障害，失語，失行，片麻痺や四肢麻痺，感情障害が出現する。末期には認知症，四肢完全麻痺に至る。[282]

**人工臓器** artificial organ 生体を構成するほとんどすべての臓器に対する人工的な代替物。狭義には心臓，肺，腎臓など人工内臓をさすが，広義では角膜，皮膚，関節，靱帯，筋肉，血管，血液，義歯など，生体の多くの器官にわたる。各人工臓器の使用する期間は様々で，心臓手術で用いられる体外循環型人工臓器のように短期間のこともあれば，人工血管のように半永久的な場合もある。理学療法領域で接する機会が多いのは人工関節である。これは股関節をはじめ，膝，足，手，肘，肩といった関節の一部または全部の機能や構造を，金属，セラミック，ポリエチレンなどの材料で置換して代替するものである。[283] ➡ 血管, 関節, 人工内耳, 人工関節置換術

**人工知能** artificial intelligence：AI ことばの理解や問題解決能力，推論，判断など人間の知的機能をコンピュータ組み込んだシステムのこと。[227] ➡ システム, エキスパートシステム, 情報

**人工透析** artificial dialysis【透析 dialysis】
　腎不全などに対し，拡散と濾過または浸透の原理を用いて血液中の老廃物や有害物質を除去し，生体の水・電解質異常や老廃物蓄積を是正する腎機能代償療法で，血液透析と腹膜透析法（peritoneal dialysis；PD）がある。人工透析を受けている対象者で理学療法が適応となる場合には，慢性腎炎を基礎疾患とした者と糖尿病性腎症の増悪による腎不全が中心で，特に後者で高齢化が進んでいる。血清クレアチニン値が8.0 mg/dl以上あるいはクレアチニンクリアランス10 ml/分未満が人工透析導入の目安となるが，合併症などの臨床症状（特に糖尿病性腎症）と日常生活の障害の程度も併せて考慮される。慢性腎不全における透析の場合，週2〜3回（1回3〜4時間）の維持透析導入となり，日常活動の制限も加わるので，透析継続のための活動能力の維持，付随する合併症の予防と改善が，運動療法を中心とした理学療法の目的となる。[45] ➡ 糖尿病, 腎臓, 血液透析, 腎不全

**人口動態統計** vital statistics of population
　一定期間単位での人口の変動状態を，直接的要因である出生，死亡，それらと関係がある死産，婚姻，離婚の5項目について，当該各届出書の情報を集計して調べたもの。国勢調査と同様，わが国の基幹統計である。[263] ➡ 統計学, 公衆衛生, 記述統計, 衛生統計

**人工内耳** cochlear implant 【人工ラセン器】
　高度感音難聴者に使用される人工臓器。対象者の蝸牛に埋め込まれる。マイクでとらえた音を電気刺激として蝸牛に伝え，聴覚中枢へと投射されて音として知覚させる。[60] ➡ 人

工臓器

**人工乳房** prosthetic breast 　乳房切除術後に用いる人工的な乳房。材質はシリコーン，ポリウレタンフィルムなどが用いれられ，ブラジャーに入れて補正するものや皮膚に直接装着できるもの，また生体内へ埋入する外袋のシリコーンゴムにシリコンジェルや生理食塩水を入れたものなどがある。[10]

**人工肺** artificial lung 　心臓や肺の手術時に一時的に血液を送り込む装置のこと。酸素気泡を血液と接触させる気泡型肺と，シリコーンやポリプロピレンなどのような膜を通してガス交換を行う膜型肺がある。[38]

**人工皮膚** artificial skin 　熱傷や外傷などによる皮膚欠損に使用する代物品。被覆材，人工真皮，培養表皮，培養真皮，培養皮膚などがあり，後者3つには自家移植と同種移植がある。培養皮膚は進化しているが，万能ではない。[215] ➡自家移植

**人工ペースメーカ** artificial pacemaker 　正常の刺激伝導系の代用に，器官の律動を調節する装置で，刺激を作り出す本体と，刺激を伝えるカテーテル電極の2つの部分から成り立つ。一次的ペースメーカと恒久的ペースメーカがある。[11] ➡ペースメーカ, 心臓ペースメーカ

**人工弁** prosthetic cardiac valve；artificial valve 【人工心臓弁】　心臓弁膜症などで心臓弁が修復不能となった場合に施される人工置換術に用いる代用弁。金属や合成材料でつくられた機械弁と，生体物質を成分に含む生体弁の2種類に分けられる。機械弁には傾斜円板型弁・二葉弁・ボール弁がある。[253]

**人工ラセン器** = 人工内耳

**心雑音** heart murmur 　異常な血流による心血管組織の振動に起因した，心周期の各時相中またはそれらに重なって出現する持続性の雑音。聴診のほか，心音図や心機図を用いて，発生時相，強さや性質などを吟味することで心疾患の診断に有用となる。[103] ➡心臓弁膜症

**心磁図** magnetocardiogram：MCG 　心磁計（心臓から発生する微弱な磁場を，生体に接触することなく無侵襲で計測できる装置）を用いて心臓内の活動電位の変化を記録したもの。心磁図の波形解析により心筋虚血や不整脈の発生源の推定が可能である。[30] ➡脳磁図, 心電図

**心指数** = 心臓指数

**心室細動** ventricular fibrillation：VF 　心室が規則的な拍動を行わずに，まったく無秩序に細かく震えるように動くこと。心拍出量は著しく低下し，血圧低下，脳循環不全になりアダムズ-ストークス発作をきたし，数秒で失神，数分で死に至る重症不整脈である。心電図上では，規則的なQRS波は認めず，不規則な基線の振れがみられる。治療は電気的除細動を行うが，除細動器がない場合には，胸郭強打などを試みる。原因となる基礎疾患は急性心筋梗塞をはじめ，狭心症，弁膜症，心筋症，QT延長症候群などが指摘されており，最近では右脚ブロックの胸部誘導にST上昇を伴ったブルガダ(Brugada)症候群で心室細動が高率に発症すると報告されている。[30] ➡不整脈, 心電図, 除細動器

**心室性頻拍** ventricular tachycardia：VT 　心室起源の収縮が3回以上連続して出現したもの。3連続程度は通常ショートラン(short-run)と呼ばれ，心室性頻拍は5連続以上をさすことが多い。通常は100 bpm以上の頻拍になるが，それ以下でも心室性頻拍と呼ぶ。[30] ➡不整脈, 心電図, 頻脈

**心室中隔欠損症** ventricular septal defect：VSD 　先天的に心室中隔に欠損孔があり，そのために呼吸不全や心不全をきたす疾患で，先天性心疾患で最も頻度が高い。左から右への短絡であり，通常チアノーゼは伴わない。小さな欠損孔は自然閉鎖することがある。[213] ➡チアノーゼ, 心房中隔欠損症

**心室瘤** left ventricular aneurysm　心筋梗塞などの心疾患により，心室壁が脆弱化し，心内圧をうけて膨隆突出した状態。心機能の低下を引き起こし，心不全や狭心症，重度の心室性不整脈を伴ったり，遊離血栓により脳梗塞の原因となることがある。[213] ➡心筋梗塞

**心収縮** cardiac contraction　洞房結節で発生した興奮は心房の収縮を引き起こすとともに，房室結節，ヒス束，プルキンエ細胞で構成される刺激伝導系を経て心室の収縮を引き起こす。収縮期に心室が収縮して，血液を大動脈と肺動脈に駆出する。[213] ➡血圧，刺激伝導系

**滲出液** exudate　血管内から血管外の組織や体腔に漏れ出た液。炎症や外傷が原因で，白血球や蛋白質を多く含む。化膿性炎症では好中球，出血性炎症では赤血球を多く含むという特徴があるので，滲出液の成分検査は炎症の原因特定に役立つ。[158] ➡炎症，蛋白質

**浸潤** infiltration；invasion　腫瘍細胞が周囲の組織間隙を縫うように増殖すること。上皮性腫瘍では，上皮と間質の間に形成される基底膜を腫瘍細胞が破壊する，越えることをさす。[238] ➡癌，転移

**腎障害** disorder of renal function　腎機能障害により尿毒症などの全身症状が出たり，機能がさらに低下して腎不全をきたした場合，腎へのカルシウム沈着を防ぐ低蛋白質，高エネルギーの食事療法が必要である。運動耐容能が低下するので運動は制限されるが，日常生活の低下防止程度の運動は必要。[236] ➡腎機能，代謝性アシドーシス，人工透析

**心身医学** psychosomatic medicine：PSM【精神身体医学】　対象者を身体面，心理面，社会面から総合的・統合的に理解し(bio-psycho-socio-ethical approach)，全人的医療を研究，実践する医学。神経症や心身症の研究，治療から発展した。[160] ➡心療内科，心身症

**心身症** psychosomatic diseases　身体的障害の中で，性格や行動パターン，ストレスなど心理社会的な要因が発病や症状の増悪に関係する疾患群で，単一の病気ではない。ただし，神経症やうつ病など他の精神障害に伴って生じた身体症状はこれに含まない。[155]

**新生児** newborn；neonate；newborn infant　分娩直後より胎外生活への生理的な適応をほぼ完了するまでの期間を新生児期といい，この期間の乳児を新生児という。狭義では生後7〜14日間，広義では28日間とするものが多い。法規では「生後28日を経過しない乳児」(母子保健法)と定義している。[176]

**新生児黄疸** neonatal jaundice【生理的黄疸 physiological jaundice，新生児特発性高ビリルビン血症 idiopathic neonatal hyperbilirubinemia】　特別な疾患のない新生児に一過性に起こる高ビリルビン血症で，この際皮膚の黄染を呈することが多い。この黄染は，正常満期産の児では生後2〜3日に始まり10日以内で消失する。早産児では程度が重く長びきやすい。[176]

**新生児仮死** neonatal asphyxia；asphyxia of the newborn　出生時にみられる呼吸循環不全の状態で，心拍動は認められるが第一呼吸が起こらない場合をいい，仮死の重症度はアプガースコアで表される。新生児仮死の原因は多彩で，母体因子，胎盤因子，臍帯因子，児因子などに分けられる。[176] ➡アプガースコア

**新生児行動評価[法]** neonatal behavioral assessment scale　新生児を反射や反応から診断するのではなく，その行動特徴から能動的な能力を評価しようとするもの。環境との相互作用に参加する新生児の能力を評価し援助することを目的としてブラゼルトン(Brazelton)新生児行動評価法が作成されている。[176]

**新生児呼吸窮迫症候群** infantile respiratory distress syndrome：IRDS；respiratory distress syndrome of the newborn【新生児呼吸困難症候群】　生後まもなく発症する呼吸困難，呻吟，陥没呼吸(肋間腔の陥没による)

を主徴とする呼吸障害。肺胞の拡張維持に必要な肺表面活性物質(肺サーファクタント)の欠乏による肺拡張不全が主因。早産児，低出生体重児，糖尿病の母親から出産した巨大児などにみられる。[176] ➡肺表面活性物質

**新生児集中治療室** neonatal intensive care unit：NICU　重篤な救急状態や重症な疾患を有する，新生児や未熟児に対し，重点的に人手を配置し，最新の医療技術でその救命を図る医療・看護単位を独立にもつ集中治療室(ICU)。[176]

**新生児低血糖症** neonatal hypoglycemia　出生後72時間以内の血糖値が，成熟児で30 mg/dl，低出生体重児で20 mg/dl以下の状態をいう。低出生体重児，糖尿病母体からの出生児，ガラクトース血症児などで発症しやすい。[176]

**新生児特発性高ビリルビン血症** ＝新生児黄疸

**人生・生活満足度** ＝クオリティオブライフ

**人生の質** ＝クオリティオブライフ

**心性肺** cardiac lung　心臓病などの心不全に伴う循環障害が原因で二次的に起こる肺うっ血などの肺病変。左心障害による肺静脈高血圧に基づくものが多い。肺循環不全に基づく肺高血圧が原因で起こる肺性心とは表裏一体の関係にある。[143] ➡肺性心

**新生物** ＝腫瘍

**振戦** tremor　身体の一部あるいは全身に現れる機械的振動で律動的な不随意運動。現象的には安静時振戦と動作時振戦に分けられ，症候的には生理的振戦(健常者)と病理的振戦に分けられる。病理的振戦は精神緊張や甲状腺機能亢進症などの内因性，および小脳病変や薬物中毒などが原因で起こる。パーキンソン振戦がよく知られている。[273] ➡生理的振戦,安静時振戦,本態性振戦

**新線条体** ＝線条体

**振戦法** ＝バイブレーション

**心臓** heart　血液循環の中心となる臓器。血液を静脈から受け取り動脈に送り出すポンプ機能をもち，内部は血液を受け入れる右心房と左心房，血液を駆出する右心室と左心室から構成されている。心臓の障害は生命予後に影響を与えるほか，運動耐容能の低下といった身体的な障害を引き起こす。理学療法では心筋梗塞など心疾患そのものが対象疾患としてニーズが高まっており，また合併症として遭遇する場合も多い。心機能の医学的評価としては，心電図，冠動脈造影，超音波検査，生化学検査などがあり，その解釈は理学療法の開始時期決定などに有益な情報となる。また理学療法の実施中は，脈拍(心拍数)や血圧の変化，不整脈や自覚症状の有無などが評価され，必要に応じ心電図モニターを用いた管理が行われる。これらの評価は心疾患以外においても，運動負荷試験における指標として，あるいはリスク管理上，理学療法の実施可否や内容を判断するための指標として用いられている。[103] ➡心拍出量,心拍数,血圧

**腎臓** kidney　第12胸椎から第3腰椎の高さで，後腹膜腔に脊柱をはさんで左右に1つずつ存在する器官。その機能は糸球体で血液を濾過して尿をつくり，体内の不要な物質を排泄して体液組成の調節や酸塩基平衡維持を行うほか，血圧調節や赤血球の産生にも関与している。腎臓は安静時には心拍出量の20～25％の血液が送られているが，運動時には骨格筋への血流配分の変化により，腎血流量や糸球体での濾過値は運動強度に相関して減少するとされている。腎不全者に対しては，運動は増悪因子として制限されることが一般的であるが，合併症によって理学療法の対象となることがあり，この場合，全身状態や血液学的，生化学的検査値などを考慮して理学療法を行うことが必要である。[283] ➡糸球体濾過値,腎血流量,腎機能,腎障害

**心臓カテーテル法** ＝心カテーテル法

## しんぞうしすう

**心臓指数** cardiac index：CI【心係数,心指数】
　分時拍出量を体表面積で除した値($l$/分/$m^2$)で，体表面積あたりの毎分心拍出量を表す。体格が大きく心拍出量が少ないほど，心臓の負担は大きい。フォレスターの心臓機能分類は，この心臓指数と肺動脈楔入圧から4群に分類される。[91] ➡ 心拍出量,1回[心]拍出量,心拍数,体表面積

## しんぞうしんけいしょう

**心臓神経症** cardiac neurosis【神経循環無力症 neurocirculatory asthenia：NCA】　神経循環無力症とも呼ばれるもので，器質的心疾患が認められないのに胸痛,動悸,呼吸異常,発汗,全身倦怠感などの心疾患に似た自覚症状を訴える病態。精神的不安や緊張が大きな原因となる。[40] ➡ 精神障害

## しんそうしんり

**深層心理** depth mentality　思考や感情の方向づけに大きな影響を与えながら本人には自覚されていない心的過程。無意識と同義。無意識を重視する心理学が深層心理学。フロイトは無意識の心の働きを意識化することを精神分析とした。[155] ➡ 深層心理学

## しんそうしんりがく

**深層心理学** depth psychology　心理の無意識領域を対象として研究する学問。意識の下層に無意識が存在すると想定する精神分析学の立場をさす。この領域の鍵概念になるのは心的外傷体験である。これは，自らが容認しがたい，精神的に苦痛な体験をさす。こうした体験を意識中に保持しておくと，精神的に非常に不安定になる。そこで精神の安定,均衡を保つために無意識下への抑圧が生じる。しかし，外傷体験による感情は依然残ったままなので，それが様々な身体,精神的症状として表出されることになる。心的外傷体験に伴う感情や経験は，自己から切り離され，無意識領域に閉じ込められている。心理治療の中でこうした感情や体験を治療者に受容してもらい，不安定さを抱えてもらうことによって，閉じ込められていた感情が発散，表出され，再体験できるようになる。この状態を除反応(カタルシス)と呼ぶ。その結果，自己から切り離されていた感情や経験を，事実として認知し，自己の一部として取り入れることができるようになる。[66] ➡ 無意識

## しんぞうぺーすめーか

**心臓ペースメーカ** cardiac pacemaker
　心臓の拍動は外来神経からの刺激によるものではなく，洞房結節が自動的に一定のリズムで興奮をくり返すペースメーカ(歩調取り)となり，この興奮が刺激伝導系を介して心筋全体に伝播し，心臓全体の拍動周期を支配している。[40] ➡ 洞房結節,ペースメーカ,人工ペースメーカ

## しんぞうべんまくしょう

**心臓弁膜症** valvular heart disease【弁膜症】
　先天性異常やリウマチ熱などによって生じる，心臓弁の機能障害で心臓のすべての弁で起こりうる症状。理学療法では，心不全の症状として現れる息切れ，むくみ，不整脈などの自覚症状として対応する場合が多い。[293] ➡ 心臓,僧帽弁狭窄症,大動脈弁閉鎖不全,肺動脈

## しんぞうまっさーじ

**心[臓]マッサージ** cardiac massage　心停止または心機能の著しい低下により血液を送り出せない場合に，血液循環の維持を目的に行う心臓への律動的マッサージ。胸壁を介し間接的に圧迫を加える閉胸式(胸骨圧迫)心マッサージと，開胸して直接心臓を圧迫する開胸式心マッサージに分けられる。[103] ➡ 救急救命,救急医療

## じんそくそしきしん

**迅速組織診** rapid histodiagnosis　手術中に病巣からの生検材料を凍結し，組織標本を作製して組織診断し，手術室に迅速に報告すること。所要時間は約10分で，病質の決定や腫瘍の浸潤の有無を調べるために行われる。ほかに迅速細胞診がある。[298] ➡ 生検,病理[学的]診断

## じんたい

**靱帯** ligament　骨と骨を連結する線維性結合組織。両骨端間の運動がほとんど不可能な不動結合において，その結合を仲介する組織のひとつでもある(靱帯結合)が，臨床上重要となるのは可動結合の関節に存在する靱帯である。靱帯は組織学的には膠原線維，弾力線維，細網線維からなる。膠原線維は組織に抗張力を，弾力線維は負荷時に組織に伸張性を与え，細網線維は組織間を支持する。ほとんどの靱帯は膠原線維を主成分とすることは腱と類似するが，脊椎の黄靱帯のように弾性

線維のほうが多い靱帯もみられる。また，その配列も腱のように一定の規則性を配していない。靱帯の機能は関節の安定，関節運動の誘導，過度な運動に対する制限であるが，その引っ張りによる損傷度を考えた場合，骨・靱帯・骨の複合体でとらえたほうが臨床的である。骨・靱帯・骨複合体では負荷速度の違いにより損傷部位が異なり，遅い速度では靱帯付着部の剝離骨折を起こす傾向があり，速い速度では靱帯自体の断裂が生じやすい。つまり骨・靱帯・骨複合体の剛性は同等であるが，負荷速度の増加により相対的に靱帯より骨の強度が強くなる。正常な靱帯は機械的要求に応じてリモデリングする。つまり，靱帯に対して負荷が増加すれば強度も増加し，剛性も大きくなるが，負荷が減少すれば強度も減弱し剛性も小さくなる。臨床的に靱帯への負荷が減少する状態とは関節固定の際にみられるが，関節の非動化によりその剛性は減少し，伸び率は増加する。関節固定後の靱帯強度の減弱は運動により回復するが，正常に近い強度と剛性を得るまでには長期間を要する。また，固定期間中の等尺性運動では靱帯強度の低下を抑制することはできない。加齢も靱帯の強度を減弱させる要因であり，老人の膝前十字靱帯の強度は若年者の1/2〜1/3に減少するといわれる。靱帯は関節の形状とともに関節の安定性に関与する。蝶番関節では通常側副靱帯がこの役割を担い，長軸方向の伸張力と内・外反力に抵抗する。また，関節で骨から骨へトルクが伝達される際に，靱帯の張力は関節を引き寄せる圧迫力とトルクへの抵抗力を生み出し関節を安定化させる。靱帯は点と点を結ぶ紐ではなく，ある程度の幅があるので，同じ靱帯でもある姿勢により緊張している部位と弛緩している部位が存在する。最近はいくつかの人工靱帯が開発され，膝前十字靱帯再建術を中心に使用されているが，単独での使用よりは自家組織移植や残存組織と併用されることが多い。[71] ➡関節，靱帯損傷，関節包内運動，関節包内靱帯

**身体活動能力指数** specific activity scale：SAS　対象者の身体活動度を，安静時，日常活動時，労作時，スポーツ時の4段階に分類して聴取し，その回答を指数で表したもの。心疾患の機能分類に有用である。[59] ➡評価，老研式活動能力指標，手段的日常生活活動

**身体感覚** somesthesis　皮膚感覚，深部感覚，内臓感覚，平衡感覚の総称。基本的機能に重要な役割をもつ。[295] ➡深部［感］覚，平衡［感］覚，内臓感覚

**身体失認** asomatognosia　身体の空間的構成が認知できない障害。身体各部の位置を認識できず，部位を指示することができない。障害が左半球にあれば身体の両側に失認のみられる両側性失認，右半球にあれば半側（通常左側）に失認のみられる半側性失認となる。両側性では指の呼称と指示が結びつかない手指失認が代表的で，これに左右識別障害（身体左右の区別できない），失算，失書が合併したものはゲルストマン症候群として知られる。[234] ➡ゲルストマン症候群

**身体重心** center of body gravity：COG【体重心，質量中心 center of mass】　身体の質量があらゆる方向に釣り合っている点。各体節の重心を合成することにより求められる。ヒトの立位では第2仙椎前方に位置する。臨床的観察法としては，上半身重心は第7〜9胸椎，下半身重心は大腿の中点と近位1/3の間に存在するとみなし，両者の中点を身体重心とする。[79] ➡重心

**身体障害児総数**　全国の18歳以上の身体障害者数（在宅）は，3,245,000人と推計される。前回調査（平成8年11月）の2,933,000人と比較すると，10.6％増加。障害の種類別にみると，視覚障害が301,000人，聴覚・言語障害が346,000人，肢体不自由が1749,000人である。肢体不自由者が全体の53.9％を占め，前回調査と比較すると，視覚障害，聴覚・言語障害はほぼ横ばい。肢体不自由は5.6％増，内部障害は36.7％増となっている。身体障害児総数は全国の18歳未満障害児数（在宅）で，81,900人と推計される。前回（平成8年11月）および前々回（平成3年11月）調査の推計数と比較すると，ほぼ横ばい。障害の種類別では，視覚障害が4,800人，聴覚・言語障害が15,200人，肢体不自由が47,700

人，内部障害が14,200人，肢体不自由児が身体障害児総数の約6割を占めている。[104] ➡身体障害者

**身体障害者** physically handicapped person (the physically handicapped); person with physical disability　身体障害者福祉法で定める身体上の障害がある者で，都道府県知事から身体障害者手帳の交付を受けた者。わが国の身体障害者(児)は，2001(平成13)年現在で351万6000人と推計されている。身体障害には，視覚障害，聴覚・言語障害(聴覚または平衡機能障害，音声機能・言語機能または咀嚼機能の障害)，肢体不自由(上肢，下肢，体幹)，内部障害(内臓の機能障害：心臓，腎臓，呼吸器，膀胱または直腸，小腸)の種類がある。障害の程度は，最も重い1級から6級に区分されている。[29]

**身体障害者更生援護施設** rehabilitation institution for adults with physical disability　身体障害者福祉法に基づく，身体障害者自身が自分の能力を活用して自立と社会経済活動への参加を促進するための更生援護(援助と必要な保護)の保障を目的とした施設。身体障害者更生施設，身体障害者療護施設，身体障害者福祉ホーム，身体障害者授産施設，身体障害者福祉センター，補装具製作施設，盲導犬訓練施設および視聴覚障害者情報提供施設をいう。[170] ➡身体障害者更生援護施設

**身体所見** physical findings【理学的所見】　簡単な機器のほかは検者の感覚を用いて行う身体診察(視診，触診，打診，聴診)により得られた被検者の全身的，局所的診察結果をいう。近年その臨床上の価値が見直されてきている。[236] ➡評価，局所所見

**身体図式** body schema　自己の身体に関する地図。動き，活動することで感覚運動情報が蓄積される。頭，手，足，背，腹などの身体の部分に気づき，位置や存在が理解され，身体の「地図」ができあがる。類似した用語に身体像や身体印象(ボディイメージ)がある。[295]

**靱帯損傷** ligamentous injury; injury of ligament　関節に生理的可動域を越えた運動が強制されて靱帯が損傷し，関節の解剖学的構成に異常のない場合を捻挫というが，このうち，関節面相互の安定性に関与する靱帯の損傷を伴う場合を靱帯損傷という。重症度により，以下のように分類される。Ⅰ度：微小断裂はあるが不安定性を認めない。Ⅱ度：肉眼的な小断裂はあるが連続性は保たれ，不安定性を認めるが終点(end point)が存在する。Ⅲ度：完全断裂であり，著明な不安定性を認める。症状としては疼痛，腫脹，運動制限，関節血症，異常可動性などである。急性期の処置としてはRICEすなわちrest(安静)，ice(冷却)，compression(圧迫)，elevation(高挙)が行われる。その後の治療としては一般的に，Ⅰ～Ⅱ度はテーピング，副子，ギプスなどでの固定が，Ⅲ度では縫合術や再建術が選択される。[71] ➡靱帯，前十字靱帯損傷，後十字靱帯，捻挫，関節包外靱帯，関節包内靱帯

**身体適性** = 体力

**身体的疲労** = 末梢性筋疲労

**身体力学** = ボディメカニクス

**深達度** depth of invasion　温熱，光エネルギーなどが組織へ浸透，透過する深さの程度。温熱療法の中で最も深達度が高いのは超音波。また癌細胞が基底膜を破壊し，上皮下組織や隣接他臓器へ浸潤増殖している程度。[217] ➡温熱作用，組織，熱傷深達度

**診断** diagnosis　問診，診察，検査などの所見に基づいて患者の健康状態，疾患の種類(病名)，状態(病状)，原因・経過・予後などを医学的に判断すること。[181]

**診断群別包括支払方式** = DRG/PPS

**心タンポナーデ** cardiac tamponade　心膜腔内に血液，漿液，ガスなどが貯留することにより，心臓の内圧が亢進して心室拡張障害を呈する状態。静脈還流障害，心拍出量低下が現れ，動脈圧低下，静脈圧上昇，ショック

状態などを示す。原因疾患は外傷，心膜炎など多様。心膜穿刺により圧迫原因を除去する。[103] ➡心膜炎, 静脈還流

**シンチグラフィー** scintigraphy 体内に投与した放射性同位体(RI)およびその標識化合物の分布状態をシンチカメラにより画像化して，体外から特定の臓器や組織の診断を行う検査法。[103] ➡放射性同位体, 画像診断法

**身長** height 人体の長軸方向の成長で，体重とともに発育状況の指標となる。高低は遺伝的な要素が非常に強い。身長の伸びは脳の脳下垂体から出ている成長ホルモンと深い関りがあり，ホルモン分泌の不良により低身長となる。[39] ➡体重

**伸張性収縮** = 遠心性収縮

**伸張反射** stretch reflex 筋が受動的に伸張されたときに収縮する反射。受容器である筋紡錘が刺激され，Ia線維に伝えられた求心性インパルスが脊髄において単シナプス性に直接α運動ニューロンを興奮させ，筋収縮を起こす。単シナプス反射である。[221]

**シンチ[レーション]カメラ** = ガンマカメラ

**心的外傷後ストレス障害** = 外傷後ストレス障害

**伸展** extension：ext 関節をはさんだ2つの部位が遠ざかり，関節の角度が開く動き。基本的に解剖学的肢位における矢状面上の動きだが，肩関節では後ろに引く，頸部・体幹，手関節，手指，足関節，足指(趾)の伸展ではそらす動き(背屈)をさす。[236] ➡解剖学的肢位, 過伸展, 屈曲, 矢状面, 伸筋, 背屈

**心電図** electrocardiogram：ECG 心臓の電気的活動をとらえ，時間的変化として記録したもの。心筋の収縮に先立って刺激の発生と伝達が刺激伝導系によって誘起され，その結果心臓は拍動する。その拍動によって生じた電流を心電計によって記録したものが心電図である。通常は体表面から測定する12誘導心電図のことを意味する。その他，ICUなどで連続的に観察するモニター心電図，携帯型の長時間(多くは24時間)記録するホルター(Holter)心電図，房室ブックの部位診断に有効なヒス(His)束心電図，食道に挿入した電極を使用して記録した食道誘導心電図，ベクトル心電図，運動負荷心電図などがある。[30] ➡心臓, 活動電位, 12誘導心電図

**浸透圧** osmotic pressure 溶質は通過できないが溶媒は通過できる半透膜を隔てて濃度の異なる2つの溶液を置いたとき，浸透しようとする溶媒が半透膜に与える力。すなわち，溶液内に物質が浸透しようとする力を表す。[281]

**浸透圧利尿薬** osmotic diuretic 尿細管内浸透圧を高め，尿細管での水や電解質の再吸収を抑制し尿量を増加させる薬物。主に浮腫の治療に用いられる。[149] ➡抗利尿ホルモン, 循環系, 血漿

**振動覚** vibratory sense 深部感覚のひとつで，数十ヘルツ(Hz)から数百ヘルツ(Hz)の連続刺激により生ずる感覚で，受容器はパチニ小体である。200Hz付近の刺激が振動覚の閾値で，最も弱い振動に感じる。5〜40Hzの低い振動数の刺激の受容器はマイスナー小体である。[61]

**振動障害** vibration syndrome【振動症候群；手腕振動症候群 hand-arm vibration syndrome：HAVS】 チェーンソー，削岩機など振動工具などの振動を手腕に受けることによって起こる障害。レイノー現象，手指の感覚神経障害，筋・腱および骨・関節の障害，自律神経障害などが出現する。手指が蒼白化することから白蝋病(white finger disease)とも呼ばれる。定期的な健診などが必要である。[181] ➡レイノー現象

**振動症候群** = 振動障害

**シンドロームX** syndrome X 狭心症様の症状や運動負荷試験時の異常を認めるものの，冠状動脈造影所見では狭窄を認めない病

態の総称。[193] ➡狭心症

**心内膜炎** endocarditis　心臓の内腔表面の膜や弁膜の炎症の総称。原因の多くは細菌感染(黄色ブドウ球菌, 連鎖球菌など)であるが, まれにウイルス, 真菌などによることもある。発症は基礎疾患(リウマチ性心弁膜症など)の存在, 生体の感染防御機構の低下などによる。[103] ➡僧帽弁, リウマチ熱

**真の値** true value　実験によって得られた測定値から, 測定誤差を除いたもの。誤差をまったく含まないことは不可能であることから, 母集団の代表値のことをさし, 標本の代表値との間に生じる誤差を標準誤差として統計解析が行われる。[216] ➡誤差, 系統誤差, 偶発誤差

**心肺係数** ＝ 心胸比

**塵肺症** pneumoconiosis　粉塵の吸入によって発症する肺の線維増殖性病変を主体とする疾患。珪肺, 石綿肺, 金属に起因したアルミ肺などがある。咳, 痰, 呼吸困難, 胸痛などを主症状とし, 進行すれば肺性心, 呼吸不全に至る。障害の程度は粉塵の種類と暴露の程度に左右される。[103] ➡珪肺, 肺線維症

**心肺停止** cardiopulmonary arrest：CPA　意識, 呼吸がなく, 大動脈で脈を触知できない心肺機能停止状態。心臓の機能が停止し, 心拍出量が得られなくなった状態を心停止という。心肺機能停止イコール死亡ではなく蘇生の可能性がないと判断された時点で初めて死亡宣言が行われる。[42] ➡救急救命, 死

**心拍出量** cardiac output：CO　1分間に心臓が拍出する血液量で心拍出量は1回拍出量と心拍数の積で算出される。1回拍出量は中等度の運動で安静時の1.5倍, 心拍数は3～3.5倍まで増加する。したがって, 最大運動時の心拍出量は安静時の4～5倍の20 $l$/分前後まで増加する。増加の主因は心拍数の増加による。[42] ➡駆出率, 1回[心]拍出量, 心拍数

**心拍数** heart rate：HR　1分間の心臓の拍動回数。安静時は約60～80回/分。一般には心電図から求める。1分間あたりの末梢動脈で触診される血管内圧の変化の数を脈拍数(pulse rate)という。正常の場合は, 心拍数と脈拍数は一致する。[42] ➡脈[拍], 心臓, 活動電位, 刺激伝導系

**真皮** dermis　表皮と皮下組織の間にある結合組織層。乳頭層, 乳頭下層と網状層からなる。主に膠原線維が占め, その中に弾性線維が網目状に張っている。血管や神経が豊富に分布しており, 神経は自律神経と感覚神経がある。[175] ➡血管, 皮脂, 汗腺

**新皮質** neocortex　大脳皮質のうち系統発生的に最も新しく, 発生過程において少なくても一度は6層形成を示す部分。ヒトの脳では大部分の大脳皮質が新皮質である。意思や学習といった高次の精神活動に関与する。[121]

**心肥大** cardiac hypertrophy　高血圧症や心不全による心臓への負荷増やポンプ機能障害の代償として起こる心筋の肥大。心筋細胞が大きくなって心臓の壁が厚くなり心内圧が高くなる。しかし, 線維の数や毛細血管の数は増えないので長期には負荷が増して心拡張から心不全を招く。12誘導心電図により電気生理学的に診断される場合が多い。[293]

**深部[感]覚** deep sensation　体性感覚は表在感覚と深部感覚に分けられる。深部感覚とは, 身体の空間での位置に関連した感覚で, 身体の各部位の位置関係を知る位置覚や, 運動方向と速度を知る運動覚, 身体に加わる抵抗を感じる圧覚, 振動覚があり, 固有感覚ともいわれる。これらの感覚の受容器は関節や筋・腱に存在しており, 関節受容器として関節包にはルフィニ終末, 靱帯にはゴルジ腱器官, 関節内にはパチニ小体や自由神経終末がみられ, 筋・腱には筋紡錘や腱紡錘が存在する。深部感覚は意識的なものと無意識的なものとがあり, 無意識的なものは後脊髄小脳路・前脊髄小脳路・副楔状束小脳路・前庭神経を上行し, 同側の小脳に伝えられる。意識的なものは, 2点識別覚と同じ走行路で後索

を上行した後，延髄下部で交叉し内側毛帯に入り視床に伝えられる。頭部の深部感覚は三叉神経・舌咽神経・迷走神経が関与している。[28] ➡体性感覚

**振幅** amplitude　脳波，筋電図の波形分析の際頻繁に用いられる指標で，波形電位の振れを示す。計測には，いくつかの方法があるが，通常は基線と頂点(上方)の電位差か，陰性波と陽性波の頂点間の電位差で測定する。[134]

**深部腱反射** deep tendon reflex（jerk）【腱反射 tendon reflex, 筋伸張反射 muscle stretch reflex；myostatic reflex】　腱の叩打を介して骨格筋を瞬間的に伸張することにより起こる伸張反射。腱反射は筋紡錘が受容器で，そこから発した求心性インパルスがⅠα群線維を伝わり，脊髄前角で直接にシナプス結合するα運動ニューロンを刺激し自己の筋収縮を起こす反射で，単シナプス反射である。この反射は伸張された筋が元の長さに戻るように働く自己調節機構である。理学療法分野では，腱反射は神経学的評価法のうち，重要な反射検査。腱反射の亢進は反射中枢より上位の障害を示唆し，錐体路徴候のひとつとしてあげられる。腱反射の減弱または欠如は，一般的に反射弓の構成要素もしくは筋自体に障害があることを示唆する。検査部位としては，脳神経領域では下顎，上肢では上腕二頭筋，上腕三頭筋，腕橈骨筋，下肢では膝蓋腱，アキレス腱，体幹では胸筋，腹筋などがあげられる。[229] ➡深部反射, 伸張反射, 単シナプス結合

**心不全** heart failure　心臓のポンプ機能が低下したため，十分な血液循環が維持できない状態。その結果，末梢主要臓器への血液供給不足やうっ血，浮腫が生じる。主な原因疾患は虚血性心疾患，心筋症，弁膜症，高血圧症などである。[143] ➡左心不全, 右心不全

**腎不全** renal failure；renal insufficiency　腎機能低下によって，窒素代謝物や水，電解質の排泄が不十分になった状態。臨床的には血中の尿素窒素やクレアチニンが持続的に上昇し，腎機能が正常の30％以下に低下した状態。急性腎不全と慢性腎不全に分類される。[45] ➡腎臓

**心不全治療薬** ⇨ 強心薬

**深部熱傷** ＝ Ⅲ度熱傷

**深部反射** deep reflex　伸張反射に代表される反射で，筋紡錘や腱紡錘などの身体深部にある受容器からの求心性インパルスによって起こされる反射。皮膚や粘膜にある表在の受容器からのインパルスにより起こる表在反射の反対語として用いられている。[102] ➡伸張反射, 病的反射, 深部腱反射

**身辺処理動作** ＝ セルフケア

**心房細動** atrial fibrillation：Af（AFIB）【絶対不整脈 absolute arrhythmia】　心房が洞房結節からの刺激による規則的な収縮を行わずに，不規則に細かく震えている状態。心電図では，P波はなく，基線が細かく震えるf波を認め，R-R間隔は不規則となる。心房内に血栓を作りやすい。[30] ➡心房粗動, 不整脈

**心房性ナトリウム利尿ペプチド** atrial natriuretic peptide：ANP【心房性ナトリウム利尿ホルモン atrial natriuretic hormone：ANH, 心房性ナトリウム利尿因子 atrial natriuretic factor：ANF】　心房細胞から放出されるホルモンの一種で，血管拡張による降圧と利尿作用がある。心室から分泌される脳性ナトリウム利尿ペプチド(BNP)とともに心不全の診断や治療効果判定および病態把握の指標とされている。[293]

**心房粗動** atrial flutter：AFL　心房が洞房結節からの刺激による規則的な収縮を行わずに，心房内に発生する規則的な頻回(250～350回/分)の収縮。心電図上P波は消失しF波が認められる。心室への伝導が2：1(F波2回でQRS1回)伝導になると動悸を伴う場合が多い。[293]

**心房中隔欠損症** atrial septal defect：ASD

心房中隔(右心房と左心房の間の壁)の発育不全による先天的な欠損症。心房レベルで動脈血が静脈血に逆流する左右短絡疾患で，孔が大きくない場合は無症状で成人まで達する例も多い。心電図では不完全右脚ブロックが認められる。[143] ➡卵円孔，心室中隔欠損症

**シンボル** symbol 【象徴】 ある対象を別の対象で表現する機能をさす。ことばや記号は何かを表すもので記号と呼ぶ。表されるものは所記と呼ぶ。象徴の背景には表象機能がある。表象とは外部にある対象を心のなかで再現することである。ブルーナー(Bruner, J. S.)は3段階の表象形式を考えた。最初の行為的表象は，内的再現ではない，身体運動的な再現をさす。次に物理的特徴に基づくイメージによる内的再現である映像的表象がある。表される対象を，それとは物理的類似性をもたない記号，ことばで再現，表現する象徴的表象がある。また，ピアジェ(Piaget, J.)の発達段階では，象徴機能は1歳半頃からの前操作的段階から出現する。例えば過去の出来事や人物の行為や発話を，当該の人物や対象がいなくても再現できるようになる延滞模倣，木の葉を皿にみたてたり，お母さんになったつもりで行動するごっこ遊び，想像や体験した出来事を表現する描画などは象徴機能に基づく活動である。失語症は象徴機能の不全による言語障害である。[66]

**心ポンプ機能障害** cardiac pump dysfunction 心臓の機能的・構造的異常により，心臓からの血液の拍出量が低下し，身体各組織への循環が維持できない病態。一般的に左室駆出率が40％未満の状態をいう。原因には心筋の収縮力が低下している場合と心臓の拡張能が低下している場合とがある。[143] ➡心不全，血管抵抗，心筋症

**心膜** pericardium 【心外膜】 心臓の外側を包む二重の袋で外側の厚い膜を壁側板，内側の薄い膜を臓側版(心外膜)という。両者は血管外膜で移行する。壁側板とその外側の結合組織を併せて心嚢とも呼び，胸骨や横隔膜とつながり心臓を保護する。心膜腔には少量の漿液が分泌され，心拍動の摩擦を軽減する。[103] ➡心臓，心筋，心内膜炎

**心膜炎** pericarditis 細菌やウイルス感染，リウマチ熱，結核，胸部の損傷などにより生じる心膜の炎症。感染性心膜炎や収縮性心膜炎，心筋梗塞後心膜炎が含まれる。心膜炎により心膜腔に滲出液や血液が貯留し，心タンポナーデなどが起こる。[143] ➡炎症，心タンポナーデ

**信頼関係** reliance relations 信頼とは人を信じて頼ること。信頼関係は，相手に対する受容的態度，誠意と真心などにより良好な意思の疎通ができることから結ばれる。医療者と対象者・家族との関係の基礎になる。[155] ➡ラポール

**信頼区間** confidence interval：CI データから母集団を予測する場合，一定の範囲を決めておいて確率的に母集団を推測することを区間推定といい，この推測する範囲を信頼区間という。一般的に95％や99％(信頼係数0.95あるいは0.99)の信頼区間が用いられる。[157] ➡統計学，母集団，平均値，外的妥当性

**信頼性** reliability 同じ条件で測定したときの一貫性。信頼性を決定するものには，精度，一致度，再現性があり，これらは測定者，被測定者，測定機器などにより損なわれることがある。また，複数の方法によりある要因を測定する場合，得られた値を分析することを内的整合性という。[109] ➡誤差，偶発誤差，系統誤差，バイアス，妥当性，精度，一致度，再現性

**信頼[性]係数** reliability coefficient 種々の測定では，測定誤差がつきものであるが，可能な限り誤差が少なく精度の高い測定値を得ることが大切である。測定値の精度を示す指標が信頼性係数で，観測値と真の値の相関係数の二乗でもある。[216] ➡誤差，偶発誤差，系統誤差，クロンバックの$\alpha$[信頼]係数，一致度，信頼性

**心理学** psychology 人の心に関する体系的な考察は紀元前4世紀のアリストテレス

(Aristoteles)に始まる。彼は，心の本質を連想であると考え，後の経験論，連合論に影響を与えた。その後，17世紀にデカルトが心身二元論を唱え，心は意識体験であり，内省によってのみ知りうると考えた。そして観念は経験に先立つ生得的なものであると考えた。デカルトの生得説に対する理論として登場したのが17，18世紀の経験論である。ホッブス(Hobbs, T.)，ロック(Locke, J.)，ヒューム(Hume, D.)は，人の心はもともと白紙であり，すべての観念は経験によって生じると考えた。この考えは，20世紀の行動主義心理学に影響を与えた。19世紀に入ると，視覚，聴覚，触覚といった感覚に関する研究が盛んになり，ヘルムホルツ(Helmholtz, T. L. F)，ウェーバー(Weber, E. H.)，フェヒナーらが感覚機能の解明を中心とした精神物理学という領域を確立した。19世紀の末になると心理学の礎ともなる動きが様々なかたちで生じた。まず，これまでの哲学的伝統と感覚研究に基づき，ヴント(Wundt, W. M.)が19世紀末，最初の実験心理学研究室を開設した。ヴントは意識内容を心理学の対象とし，研究方法として，意識内容の自己観察である内観法を採用し，意識は単純な要素同士の連合から構成されると考えた。この考えは全体を要素に還元して考えることから要素論と呼ばれる。同じく19世紀末，エビングハウス(Ebbinghaus, H.)が精神物理学の手法に立脚し，記憶の実験を行った。同時期，フロイトがヒステリー，夢の研究から精神分析学を創立し，フロイトの理論は臨床心理学の発展に大きな影響を与えた。20世紀に入ると，ドイツのヴェルトハイマー(Wertheimer, M.)，ケーラー(Köhler, W.)，コフカ(Koffka, K.)らによって，要素に還元できない心の全体性を重視するゲシュタルト心理学が誕生した。知覚の仮現運動研究は，ゲシュタルト心理学の理論的枠組みに基づいて行われた。一方，米国では，行動の予測と制御を目的とし，厳密な自然科学的実験方法を採用したワトソン(Watson, J. B.)，ハル(Hull, C. L.)らの行動主義心理学が成立した。20世紀半ばになると情報処理の理論に基づく認知科学が成立し，臨床の分野ではロジャーズ(Rogers, M. E.)の来談者中心療法，人間性心理学といった新しい動きが誕生した。現在の心理学は，発達，集団，臨床，人格，認知，学習，産業，文化，環境などのた領域に分かれ，近接学問領域との重なりをみせつつ，学際的に発展している。心理学の研究分野のひとつである臨床心理学は社会適応の困難な人へのアプローチにおいて貢献が大である。[66] ➡ゲシュタルト心理学，デカルト，フェヒナー，臨床心理学

**心理士**（しんりし） ＝ 臨床心理士（りんしょうしんりし）

**心理判定員**（しんりはんていいん） ＝ 臨床心理士（りんしょうしんりし）

**診療所**（しんりょうじょ） clinic　医師または歯科医師が，公衆または特定多数の人のために医業または歯科医業を行う入院設備をもたない施設(無床診療所)，または入院設備が19人以下施設(有床診療所)をさす。20人以上の入院施設があるところは病院と呼ぶ。[264] ➡病院，有床診療所，無床診療所

**心療内科**（しんりょうないか） department of psychosomatic medicine　内科的な症状を現し病態形成に心理的因子が関与している心身症を身体と心の両面からとらえ，全人的な立場から病気の診断や治療を行う臨床医学の分野。一般内科的な治療はもちろんのこと精神科的治療法を併せて行う。[186] ➡精神医学，カウンセリング，内因性精神障害，深層心理，臨床心理学，森田療法，交流分析，心身症

**診療報酬請求**（しんりょうほうしゅうせいきゅう） demand for medical service fee
　保険医療機関が被保険者または被扶養者の医療を担当したとき，保険者および本人らに対して医療費を請求する権利のこと。保険者から支払いを受ける医療費は，診療に要した費用から被保険者の一部負担金を控除した額である。被扶養者は療養に要した費用の何パーセントかを負担することになっている。診療報酬改定は，原則的に2年に1回のペースで行われ，リハビリテーションに関するものは2000(平成12)年度までは，全体として増加傾向にあった。しかし，2002(平成14)年度4月の改定では，近年の厳しい経済動向などを踏まえて，診療報酬が初めて引き下げられた。現在，理学療法の施設基準に応じて個

別・集団療法の理学療法料を請求できるが，その診療報酬は理学療法実施時間単位（量的）での請求に限定され，理学療法実施内容（質的）は問われていない。また，1日あるいは1月あたりの算定回数にも制限が加えられている。[264] ➡医療費，高額療養費支給制度

**診療録（しんりょうろく）** ＝ カルテ

**心理療法（しんりりょうほう）** ＝ 精神療法（せいしんりょうほう）

**親和性（しんわせい）** affinity　ホルモンとレセプター，抗体と抗原が特異的に，あるいは細菌やウイルスが特定の細胞や組織と結合する程度を表す。[236]

# す

**膵アミラーゼ** pancreatic amylase 【アミロプシン amylopsin】　膵臓から分泌される糖質分解酵素。以前はアミロプシンとも呼ばれていた消化酵素。デンプンやグリコーゲンなどの糖質を麦芽糖(マルトース)に分解する。[289] ➡ 小腸

**随意運動** voluntary movement　意思により発動される体の動きであり，大脳辺縁系で要求が起こり，大脳連合野で環境や過去の記憶を整理し，大脳運動野からの指令が脳から脊髄に伝えられ，効果器である筋が合目的的に収縮する。その主な経路は錐体路系であり，錐体外路系は補完的な調節を行う。随意運動は内外の受容器からの刺激により調節され，フィードバック機構やフィードフォワード機構により制御される。例えばパソコンのキーボードの操作を，最初に行うときの状態がこれに当たり，キーボードを目で確認してからキーを押すため，スピードも遅く時間を要する。大脳皮質をフルに活用するため短時間で疲労する。しかし，これらの操作を毎日くり返し学習すれば，皮質下でプログラミングが行われ，キーボードを見なくてもブラインドタッチで操作することが可能になる。このレベルまで到達するには毎日の練習が必要になるが，ひとたびプログラミングが行われると，反射的な運動(自律運動)に近づくため疲労も少なく，効率的に行えるようになる。運動の調節には階層性があり，脊髄レベルでは受容器からの刺激入力により相動的な筋の調節が行われる。その代表的なものが深部腱反射である。脳幹レベルでは緊張性の調節が行われ，姿勢反射や眼球運動の制御に関与する。小脳は大脳皮質からの指令に基づき，筋紡錘やゴルジ腱器官などの受容器からの感覚情報を統合し，円滑な運動制御に関与する。中脳レベルでは主に立ち直り反応の調節が行われている。大脳皮質は最高の抑制中枢であり，運動の調節だけではなく下位の中枢の調節も行う。脳血管障害による麻痺(片麻痺)では錐体路障害を伴うため，麻痺を完全に回復させることは困難であるが，麻痺肢に随意性が認められればくり返し運動を行うことにより学習効果を高め運動麻痺の改善につながる。自律運動は身体運動とともに発達し，主に錐体外路系により調節され，意思運動の基盤となる。錐体外路系には視蓋脊髄路，前庭脊髄路，網様体脊髄路，赤核脊髄路，オリーブ・橋・小脳脊髄路などがある。姿勢の調節や日常意識しないで行う動作がこれに当たり，発達的要素や姿勢反射の要素が含まれている。[289] ➡ 運動障害，麻痺

**髄液** ＝ 脳脊髄液

**髄液検査** cerebrospinal fluid examination；cerebrospinal fluid test　腰椎穿刺法などで採取した脳脊髄液(髄液)の検査で，検査項目は外観，初圧と終圧，細胞数，蛋白質量，細菌・ウイルスなど。クモ膜下出血では血性を示し，髄膜炎では細胞数・蛋白質量の増加を認めるが，ギラン-バレー症候群では蛋白質のみが上昇する。[9]

**膵炎** pancreatitis　膵酵素による自家消化で生じる炎症性変化。急性と慢性があり，急性膵炎は浮腫性，出血性，壊死性に分類され，浮腫性は易治癒性だが，その他の重症例では予後が極めて悪い。慢性膵炎は大量の飲酒が成因で長期の機能障害をきたす。[245] ➡ 急性膵炎

**錐外筋線維** extrafusal muscle fiber　錐内筋線維と対比して用いられる用語で，通常の錐内筋線維とは平行している。特有の横紋を認め，一般には随意制御で，α運動ニューロンからの刺激により収縮する。[177] ➡ α運動ニューロン

**髄核** nucleus pulposus　椎間円板の中心部に存在するゲル状の構成体。プロテオグリカンを豊富に含む線維軟骨。周囲を線維輪が取り囲んでいる。椎間板ヘルニアは髄核の脱出である。[153] ➡椎間板,椎間板ヘルニア

**髄芽腫** medulloblastoma　小脳内に好発する悪性腫瘍で,頭痛や嘔吐などの頭蓋内圧亢進症状で初発する。小児男児に多い。治療は摘出術や放射線治療が適用される。放射線感受性は高いが,予後は不良。[277] ➡癌,小脳

**水銀血圧計** mercury sphygmomanometer　空気を出し入れするゴム球とマンシェット,送気弁とポンプ,水銀柱計型の圧力計および排気弁で構成される血圧計。マンシェットに入る空気圧によって血管を圧迫,その圧を水銀の重さと釣り合わせることで測定する。[147] ➡評価,血圧,最高血圧,高血圧

**遂行障害** performance disorder　疾患や事故などにより,その場で求められる行動を適切に判断して行うことのできない高次脳機能障害のひとつ。左片麻痺例に多い。1つの姿勢や運動を必要時間保持できない(動作維持困難),触れたものはなんでも上肢全体でつかもうとする,頭部がいつも右に傾いている,紙と鉛筆を持つと文字や文章をやたら書く,軽いあいづち程度でとりとめもなく話す,動作に落ち着きがない,性急で状況に応じたスピード調整ができない(ペーシング pacing 障害)などの症状がみられる。このような症状が認められる対象者では複数の障害が同時に存在することが多く,その同定は困難な場合が多い。理学療法を行ううえでは治療の阻害因子となると考えられ,特にペーシング障害では性急に行動することが多くなるため,リスクの管理上これらの存在を確認する必要性がある。[49] ➡遂行障害

**水腫** ＝浮腫

**膵臓** pancreas　第1,2腰椎の高さで,胃の裏側,腹膜の後ろに位置し,横に細長い後腹膜臓器。インスリン,グルカゴンを分泌する内分泌機能と,消化酵素を含む膵液を分泌する外分泌機能がある。[236] ➡膵アミラーゼ,ランゲルハンス島,ソマトスタチン

**錐体** cone　網膜にある光受容器のひとつ。光受容器には杆体と錐体があり,杆体は光の強弱を,錐体は形態と色を感受する視細胞。いずれも網膜全域に分布するが,視神経が出る部分(視神経乳頭)には存在しないため,この部分は盲点とも呼ばれる。錐体は黄斑部に密集し,周辺部では少なくなっている。錐体が障害されると色覚異常(色盲)が生じる。[29] ➡杆体,色覚,1色型色覚

**錐体外路系** extrapyramidal tract system　錐体路系疾患の臨床症状と区別するために,大脳基底核を中心とする疾患の臨床症状に錐体外路系という用語が用いられる。しかし,随意運動には,錐体路系,錐体外路系,小脳系が密接に関連しており,運動系を錐体路と錐体外路の2つに分離することは見直されてきている。一般に錐体外路には,前庭神経核,網様体核,大脳基底核が関与し,大脳基底核は,線条体(被殻,尾状核),淡蒼球,視床,黒質,赤核で構成され,これらの神経路は,筋トーヌスの調節と姿勢制御および運動の抑制と促進に重要である。大脳基底核の損傷により,麻痺,感覚障害,運動失調は起こらないが,固縮,運動の開始やスピードの遅延(運動減少,運動緩慢,無動),ジスキネジーや振戦,運動過多などの不随意運動,姿勢異常,バランス障害などを生じる。代表的な疾患として,パーキンソン病,ハンチントン舞踏病などがある。[29] ➡錐体路徴候,運動制御

**錐体細胞** pyramidal cell　大脳皮質,特に新皮質の70％を占めるといわれる神経細胞。通常,円錐体をなし,その頂点から皮質表面に向かう樹状突起と,底辺から出る複数の比較的小型の樹状突起が深層に向かっている。[106] ➡運動野

**錐体側索路** ＝外側皮質脊髄路

**錐体路** ＝皮質脊髄路

**錐体路細胞** pyramidal tract cell；PTN；pyramidal tract neuron　大脳皮質の一次運動野と運動前野および補足運動野に発達する錐体路ニューロンからなる細胞体。前者では大型の錐体細胞があり，ベッツ(Betz)の巨大錐体細胞とも呼ばれる。錐体路細胞は伝導速度の違いから速伝導錐体路細胞と遅伝導錐体路細胞に分けられる。[27]　➡運動野

**錐体路徴候** pyramidal sign　主に骨格筋の随意運動を支配する錐体路(大脳皮質から延髄錐体路を通り脊髄に至る神経路)に障害があるときに認められる症状。筋萎縮がない痙性麻痺，深部腱反射の亢進，バビンスキー反射などの病的反射がみられる。[135]

**水中運動療法** pool exercise therapy　水の特性を利用した運動療法。水中での運動は，抵抗，浮力，静水圧および温熱を利用できる。水の抵抗には造波抵抗，粘性抵抗，摩擦抵抗があり，これらを水中での抵抗として筋力強化などに利用できる。浮力は骨折，関節リウマチおよび腰痛などの疾患に対し負荷を少なくしての運動が可能である。また，中枢性疾患や虚弱高齢者に対しても利用できる。水中では，空気中よりも余分に圧力(静水圧)を受けるため，横隔膜は押し上げられ，胸郭は押し下げられ肺活量は減少する。このほか，循環器系への影響として，心拍数が減少し，血圧は上昇する。温熱効果については，安静やリラクセーションを目的にする場合には，35～36.5℃と高めの水温にすると酸素消費量が少なく安静やリラクセーションの効果が得られやすい。運動を主体にする場合には，26～29℃が適切である。[289]　➡水治療法，運動療法，温熱作用

**水中固有受容性神経筋促通法**　water proprioceptive neuromuscular facilitation　【水中PNF】　水の浮力や抵抗などの物理学的特性と，水中での姿勢反射や固有受容性神経筋促通法(PNF)を治療に結びつけた運動療法。バートラガッツ(Bad Ragaz ring)法として知られている。筋力増強・関節可動域拡大などの効果を期待した療法。[268]

**水中PNF** ＝ 水中固有受容性神経筋促通法

**垂直感染** vertical infection 【垂直伝播，母子感染】　母親から子どもへの感染様式。狭義の垂直感染は誕生以前の子宮内感染であるが，広義では誕生後の感染も含まれる。垂直感染の大部分は母児感染であり，母子感染はほぼ同義語として用いられる。[181]

**垂直注視麻痺**　up-gaze palsy；vertical gaze palsy　垂直(上下)方向への両眼の共同性眼球運動ができなくなった状態。中枢神経系の障害により生じる。パリノー症候群，初期の進行性核上性麻痺などで現れる。[183]

**水治療法** hydrotherapy　水を利用した治療法。理学療法では物理療法の一部という位置づけが一般的である。渦流浴，ハバードタンクなどがあり，温熱作用，マッサージ作用などがある。広義には，水の浮力や抵抗を利用した水中運動療法も含む。[236]　➡物理療法，温熱作用，水中運動療法

**推定** statistical inference (estimation)　母集団分布の特徴を表す平均や分散などの母数を未知とし，標本からその母数を推測すること。標本から得た推定値により，母数の最も確からしい値を示す点推定と，母数がある確率で存在する範囲を示す区間推定がある。[263]　➡統計学，母集団，区間推定，点推定

**膵島** ＝ ランゲルハンス島

**水頭症** hydrocephalus　頭蓋内に脳脊髄液が過剰に貯留して脳室拡大と頭蓋内圧亢進をきたした病態。先天異常，炎症，脳血管障害などが原因。症状は頭痛，嘔吐，眼球運動障害，意識障害など。治療は脳室腹腔シャント術(V-Pシャント)が一般的。[282]　➡正常圧水頭症

**水痘・帯状疱疹ウイルス**　varicella-zoster virus；VZV　ヒトに水痘および帯状疱疹を起こすウイルス。初回感染の水痘治癒後，長期の無症状期を経て免疫の低下に伴い同ウイルスが再活性化して帯状疱疹を引き起こす。

神経症状は患者の約10%程度。後遺症にヘルペス後神経痛がある。[282] ➡ヘルペスウイルス

**錘内筋線維** intrafusal muscle fiber　筋紡錘に含まれる横紋筋線維で，10 mm 程度の長さで錘外筋線維と平行している。収縮性のない赤道部と，両端のγ運動神経に支配され収縮性がある遠位部からなる。太い核袋線維と細い核鎖線維に分けられる。[64] ➡筋，錘外筋線維

**髄内釘** intramedullary nail　主に大腿骨などの長管骨骨折に対して，髄内に挿入して内固定する太く長い釘。特徴としては強固に固定されるため，早期から運動・荷重が可能である。固定法には，キュンチャー髄内釘法・ガンマネイル法・エンダーネイル法などがある。[297] ➡内固定

**随伴学習** accompanying learning　刺激(トレーニングや練習)と反応(運動行動の変化)と，それらによる結果(感覚運動系の協調性の向上)との関連性に関わる学習。各種スポーツ，楽器演奏，自動車の運転，手芸などの運動技能の会得である。[150] ➡運動技能

**随伴症状** accompanying symptom；associated symptom；accessory symptom　必ずではないが，主とする疾患と一緒に出現する症状。例えば脳血管障害における感覚障害，高次脳機能障害など。[41]

**水分過剰** = 溢水

**水平回旋混合性眼振** horizontal rotating nystagmus　眼球運動にはゆっくりした運動の緩徐相と速い運動の急速相があり，急速相の運動方向が水平性と回旋性の両方が存在する眼振。主にメニエール病でみられ，眼振の方向がめまい発作時には患側向きで，発作寛解時には健側向きに変化する。[181]

**水平屈曲** horizontal flexion【水平内転 horizontal adduction】　肩関節を90度外転させ床に対して水平に保ち，その肢位より体幹に近づくように前方へ運動させること。[38] ➡肩関節

**水平思考** lateral thinking　物事を論理的に掘り下げていく垂直思考に対し，まったく異なった観点から思考してみようとする独創的な考え方。既成の考え方にとらわれない自由な発想転換が斬新なアイデアを生み，問題解決に有効とされる。[256] ➡アイデア，思考過程

**水平内転** = 水平屈曲

**水平半規管** = 外側半規管

**水疱** = ブラ

**水疱性類天疱瘡** = 類天疱瘡

**髄膜** meninx　中枢神経である脳と脊髄をおおっている結合組織性被膜の総称。部分別には，脳膜と脊髄膜という。外側から硬膜・クモ膜・軟膜の3膜より構成され，クモ膜の上下にはそれぞれ硬膜下腔とクモ膜下腔が存在する。[8] ➡中枢神経[系]，硬膜，クモ膜，髄膜瘤，髄膜炎

**髄膜炎** meningitis【脳膜炎，脊髄膜炎，脳脊髄膜炎】　髄膜のなかで硬膜以外の軟膜，クモ膜ならびにクモ膜下腔の感染による炎症。炎症の部位により脳膜炎，脊髄膜炎，脳脊髄膜炎と呼ばれる。項部硬直，ケルニッヒ徴候など髄膜刺激症状，頭蓋内圧亢進症状が現れ，髄液検査で炎症所見を認める。[169] ➡項部硬直，ケルニッヒ徴候

**髄膜瘤** meningocele　頭蓋骨または脊椎骨が破裂している(閉鎖不全)状態において，骨の欠損部から髄液を含む髄膜のみが脱出するもの。嚢胞性二分頭蓋または嚢胞性二分脊椎の一分類。治療として腫瘤切除が行われることがある。[8] ➡中枢神経[系]，硬膜，クモ膜，二分脊椎

**睡眠・覚醒リズム** sleep-wakefulness rhythm　生物時計に制御された概日リズムのうちの睡眠と覚醒のリズム。ノンレム睡眠とレム睡

眠を1周期とする90分間の睡眠サイクル。レム睡眠は体温リズムと一定の位相関係を保ちながら変動するが，ノンレム睡眠は覚醒時間の長さに依存して調節されており昼夜リズム依存性は少ない。[228] ➡生物時計，サーカディアンリズム，バイオリズム

**スイミング** ＝ピボット運動

**睡眠時無呼吸症候群** sleep apnea syndrome：SAS　7時間の睡眠中に10秒以上の呼吸停止が30回以上起こり，この呼吸停止がレム睡眠時にも起こるもの。昼間は眠気を訴える例が多い。①閉鎖型：睡眠時の上気道の閉塞による，②中枢型：胸部や腹部の呼吸運動停止による，③混合型：①と②が混在する，の3型がある。最も多いのが閉塞型で，主に男性に認められる。原因には，肥満や口蓋扁桃の肥大などによる上気道の狭窄，睡眠による舌や咽頭の筋トーヌス低下のため上気道がさらに閉塞することによる一時的な呼吸停止，などがある。これらの原因により，血中の$CO_2$濃度が上昇し呼吸中枢が刺激され，いびきとともに呼吸が開始し，一晩中くり返されるため睡眠障害に陥り，昼間の傾眠につながっていく。本人の自覚症状はない。ほかの症状として，夜間の頻尿，起床時の頭痛などがある。治療は，減量や睡眠中の体位変換，薬物療法，ときに気管切開などの手術も適応となることがある。[181]

**睡眠薬** hypnotic【催眠薬】　穏和精神安定薬(マイナートランキライザー)で，中枢神経を抑制し睡眠を誘発および持続させる作用をもつ薬剤。臨床的には睡眠時間を長く延長させる持続性睡眠薬，眠りを深くする熟眠薬，寝つきをよくする就眠薬がある。[188] ➡中枢神経[系]，バルビツール酸系薬物，薬物依存症

**水溶性ビタミン** water-soluble vitamin　水に溶けやすいビタミン群の総称。ビタミンB群($B_1$，$B_2$，$B_{12}$)，ビタミンCなどがある。[289] ➡ビタミン，脂溶性ビタミン

**推論** reasoning　既知の事実を考察することを通して，未知の事実を発見しようとする

論理過程。「演繹」，「帰納」，「推定」の3つの手法があり，2つの前提条件から1つの結論を導き出す三段論法の形式をとることが多い。[216] ➡臨床推論，仮説，病態運動学

**水和** hydration　水溶液中に分散した粒子，溶質またはイオンが水分子と結合している状態で，この現象が起こることを水化，水化してできた化合物を水和物という。[289]

**スウェーデン式膝装具** Swedish knee brace　膝関節の過伸展(反張膝)の予防・矯正改善を目的としてスウェーデンで開発された膝装具。膝継手は使わず，2本のアルミ支柱と，大腿部・下腿部の前方半月，膝窩部の後方半月で固定し，膝関節の過伸展を防止する。[262] ➡装具

**ズーデック骨萎縮** Südeck bone atrophy【ズデック骨萎縮】　ドイツの外科医ズーデック(Südeck)が報告した急性骨萎縮で，四肢の外傷部よりかなり広範囲に皮膚の変色，筋・骨萎縮，発汗異常，異常感覚，腫脹などを生じる病態。X線上高度の骨萎縮が認められる。循環障害がもたらす複合局所疼痛症候群(complex regional pain syndrome；CRPS)1型，いわゆる反射性交感神経ジストロフィーによるものと考えられている。局所の皮膚萎縮，腫脹，関節拘縮およびX線上高度の骨萎縮が認められる。[294] ➡反射性交感神経性ジストロフィー，拘縮

**スーパーオキシド** superoxide【超過酸化物，スーパーオキシドアニオン superoxide anion】　遺伝子や細胞膜に損傷を与え，免疫・発癌などの生理的過程に関与する活性酸素のひとつ。酸素分子($O_2$)が遺伝子還元を受けた陰イオンラジカル($O_2\cdot^-$)。[103] ➡酸化，還元

**スーパーバイザー** supervisor　専門的な立場から管理的・教育的援助する監督指導者。ケースワークではケースバイザーとも呼ばれる。スーパーバイザーに対して専門的指導を受ける立場の人をスーパーバイジー(supervisee)という。スーパーバイザーとスーパー

バイジー間での対人援助法をスーパービジョン（supervision）という。[195]

**数量化理論1類** quantification theory 1
1個の被予測または結果系変数（従属変数=目的変数=外的基準変数）を，複数の予測または原因系変数（独立変数=説明変数=予測変数）で説明または予測しようとするときに用いる解析法．外的基準変数が量的データ，説明変数が質的データである場合に適用される．数量化理論1類は，説明変数が量的データである重回帰分析と基本的な解法の考え方は同様である．理学療法での適用例として，在宅脳卒中後遺症者の日常生活活動の自立度に影響する要因を分析する研究デザインなどがあげられる．この場合，名義・順序尺度をもつ質的データである年齢階級，性別，配偶者との同居の有無，病変部位，麻痺側，ブルンストロームステージ，意欲の程度，物的環境の充実度などの要因が，量的データである日常生活活動自立度尺度得点に関連する要因と仮定し，これら8つの説明変数のうちどれがどの程度，日常生活活動の自立度に影響を及ぼしているのかを分析できる．[263] ➡ 多変量解析, 目的変量, 説明変量, 因果関係, 重回帰分析

**スカーフ徴候** scarf sign【襟巻徴候】
筋トーヌスが低下している場合に観察される徴候のひとつ．肩関節周囲筋の伸展性が亢進し，上肢を他動的に頸部に巻きつけるようにすると上腕がスカーフのように巻き付き，頸部との間に隙間ができない状態．[98]

**頭蓋** = とうがい

**スカラー** scalar　ベクトルのように大きさと方向を示すものに対し，温度，時間，重さなどのように大きさだけで表される量．[31] ➡ ベクトル, 力学, 運動力学, 生体工学

**スカルパ三角** Scarpa triangle【大腿三角 femoral triangle】　大腿部にある鼠径靱帯，縫工筋（内側縁），長内転筋（外側縁）に囲まれてできる三角部で，ここに大腿骨骨頭が位置する．内部には大腿動・静脈，リンパ管，大腿神経の分枝が通る．[203]

**スキーマ** = シェーマ

**スキーマ理論** schema theory　スキーマとはすでに構造化されて所有している知識をさす．新たな情報の理解や知識の獲得にあたっては，このスキーマを引き出し，これを基準に判断し，スキーマに付加させるかたちで知識の再構築がなされるという理論．[130] ➡ 運動学習, 運動制御, 三相説, シェーマ

**杉田玄白** Sugita Gempaku　江戸時代中期の蘭学医（1733～1817；享保18～文化14）．解剖学の翻訳本として『解体新書』を前野良沢らと刊行．『蘭学事始』を著し，西洋医学を紹介した．[10]

**スキャモンの臓器発育類型** Scammon organ growth pattern　人体臓器の発育を，神経型（脳や脊髄），一般型（骨格，筋，呼吸器，消化器など），リンパ型（扁桃腺やリンパ節），生殖型（卵巣，精巣や子宮）の4つの型に分類して，各分類の発達の様相を模式的に図示したもの．[39]

**SQUID** = 超電導量子干渉計

**スクイド磁束計** = 超電導量子干渉計

**すくみ足** frozen gait【すくみ足歩行 freezing of gait, ためらい歩行】　歩行の開始時や，到達物に近づいたときに足がすくんで一歩が踏み出せなくなる，または歩幅が減少する現象．パーキンソン病で典型的に現れる．[135]

**スクリーニング検査** screening test【選別検査, ふるい分け検査】　早期発見を目的として集団の中から特定の疾病を有する可能性の高い人をふるい分け（選別）する検査法．一般には健康診断で行う呼吸機能検査，心機能検査など．検査結果により疑いのある人は確認検査にまわされる．[227] ➡ ルーチン検査

**スクリプト** script　コンピュータのプログラム言語の一形態で，テキストの形をしたデータを処理するためのプログラム言語．[258] ➡ 工学, パソコン

スクリューホームムーブメント
⇨ ロッキングメカニズム

スクロース ＝ ショ糖

**スクワット** squat　　両足を軽く開いた立位における体幹伸展位で行う膝関節屈伸運動。閉鎖性運動連鎖である。膝の屈曲角度によりクォータースクワット(膝屈曲45度)，ハーフスクワット(膝屈曲90度)，フルスクワット(膝最大屈曲)に分類される。[22] ➡閉鎖性運動連鎖

**スコット・クレイグ長下肢装具** Scott-Craig knee Ankle Foot Orthosis　　脊髄損傷，対麻痺患者の起立・歩行を目的にスコット(Scott, B.A.)が開発した長下肢装具(Craigは施設名)。オフセット式膝継手，後方大腿半月，前方下腿半月，ダブルクレンザック足継手，サッチヒールなどから構成される。[262] ➡長下肢装具

**スコット症候群** ＝ 顔・指・生殖器症候群

**スコット分類** Scott classification　　網膜障害の度合いの分類。糖尿病や腎疾患のときに起こる網膜の障害を，第Ⅰ期：前網膜症，第Ⅱ期：単純網膜症，第Ⅲ期：大型円形斑状出血および融合性白斑，第Ⅳ期：硝子体出血，第Ⅴ期：増殖性網膜症，第Ⅵ期：網膜剥離と著明な変性，に分けている。[38]

**鈴木-ビネー式知能検査** Suzuki-Binet test　　個別知能検査の一種。思考を必要とする問題が難易度順に並び，合格・不合格の項目から(精神年齢÷生活年齢)×100でIQ(知能指数)を算出。使用範囲は2歳～成人，内容は概念の比較や数の熟達などである。[215] ➡知的障害，知能

**スタージーウェーバー症候群** Sturge-Weber syndrome 【大脳顔面血管腫症 encephalo-trigeminal angiomatosis, 三叉神経脳血管腫症 trigeminal encephaloangiomatosis】　　三叉神経領域における顔面の血管拡張性母斑および同側大脳の血管腫を主症状とする症候群。頭蓋内石灰化が早期よりみられる。しばしば二次性の緑内障を伴う。てんかん発作，片麻痺，知能低下などの神経症状が起こる。[282]

**スターリングの[心臓]法則** Starling law of heart 【スターリングの原理，フランク-スターリング機構 Frank-Starling mechanism】　　心臓の収縮力は動脈血圧には関係なく，心臓への還流血液量(拡張終期容積)で決まり，心室への還流血液量が増加し心筋が伸張されると大きな張力を発生し，1回拍出量が増加するという法則。[40] ➡血圧，浸透圧

**スタインブロッカー分類** Steinbrocker classification　　関節リウマチの進行度(病期)と機能障害度を示す基準。進行度の分類は関節のX線所見を中心に，筋萎縮，結節や腱鞘炎，関節変形や関節強直症の有無などを組み合わせ病期をStage Ⅰ(初期：X線上骨破壊なし，骨粗鬆症はあってもよい)，Stage Ⅱ(中等期：軽度の骨破壊があってもよい，骨粗鬆症あり，変形なし，関節周囲の筋萎縮あり，結節や腱鞘炎の病変はあってもよい)，Stage Ⅲ(高度：骨破壊あり，骨粗鬆症あり，関節変形あり，広範囲の筋萎縮あり，結節や腱鞘炎の病変はあってもよい)，Stage Ⅳ(末期：Stage Ⅲの基準に関節強直を伴う)の4期に分類している。また機能障害度の分類としてClass Ⅰ(ADLが正常に行える)，Class Ⅱ(多少の運動制限はあるがADLはできる)，Class Ⅲ(ADLのほとんどが障害を受ける)，Class Ⅳ(臥床や車いす生活に限られ，ADLはできない)までの4段階に分類し，関節リウマチの状態をStageとClassで表している。[40] ➡関節リウマチ

**スタビライザー** stabilizer 【立位保持装具 support for standing】　　長下肢装具を起立安定板に固定して立位を保持する装具。主に立位姿勢のとれない脳性麻痺児などに適用され，下肢の変形・拘縮の予防，起立バランス感覚獲得，体幹や下肢の抗重力筋の強化を図る。体幹や下肢機能に応じ体幹装具や骨盤帯を付ける。[262] ➡装具，長下肢装具

**スチール現象** ＝ 盗血現象

**スチール効果** = 盗血現象

**スチュアート-ホームズ徴候** Stewart-Holmes sign 【ホームズ-スチュアート徴候 Holmes-Stewart sign】 小脳性の筋トーヌス低下で認められる主動筋と拮抗筋の調節障害を示す徴候。被検者の前腕に力を加え肘を屈曲させた後，急に離すと筋トーヌス低下があると自分の胸や顔を打ってしまう現象で跳ね返り（反跳）現象ということもある。正常では上腕三頭筋（拮抗筋）の収縮により軽く打つか，打つことはない。[135]

**スチューデントの $t$ 検定** [83] ➡ $t$ 検定

**頭痛** headache；cephalalgia 頭部の痛みの総称。原因には重篤な頭蓋内病変から心因性のものまで様々ある。慢性頭痛には，前頭筋，頭頂筋などの持続的筋収縮と精神的ストレスを誘因とした筋緊張性頭痛や血管性で悪心や嘔吐を伴う片頭痛がある。[201] ➡ 片頭痛

**スティーヴンスの法則** = ベキ関数の法則

**スティール-リチャードソン-オルシェウスキー症候群** = 進行性核上性麻痺

**スチル病** Still disease 小児の多発性関節炎に発熱，リンパ節腫脹，肝脾腫を伴った疾患で，高熱，発疹，関節痛などで発症する。1897年にスチル（Still, S.G.F.）が報告した。若年性関節リウマチの全身型で，心炎，胸膜炎，肝機能障害，多臓器不全などを合併する。[244] ➡ 成人スチル病, 若年性関節リウマチ

**ステインドラー法** ⇨ 機能再建術

**ズデック骨萎縮** = ズーデック骨萎縮

**ステッピングストラテジー** stepping strategy 外乱刺激に対して立位バランスを保持するための姿勢制御方法のひとつ。外乱刺激に対して一歩足を踏み出して身体重心を新たな支持基底面内の安定した位置に回復する姿勢応答戦略である。[237] ➡ ストラテジー, 股関節スト

ラテジー

**ステッピング反応** = 踏み直り反応

**ステップ** step 【歩】 歩行するときの1歩のこと。片足の踵がついてから次に対側の踵がつくまでの動作をいう。[227] ➡ 歩行周期, 歩行率, 重複歩距離

**STEF** = 簡易上肢機能検査

**ステロイド** steroid シクロペンタノヒドロフェナントレンといわれる飽和四環炭化水素構造（ステロイド核）をもつ有機化合物の総称。ステロイドはほとんどすべての真核細胞に存在し，体内での動態は非常に複雑である。ステロイド核の炭素に結合する置換基の性質によって生物学的作用もまったく異なる。コレステロールは3位に水酸基をもつアルコールで，エステルの形で脳，神経組織，肝臓などに存在する。ステロイドとその誘導体は生物，化学および医学分野など広く利用されている。生理学的に重要なステロイドには腸管での脂質の乳化・吸収作用をもつ胆汁酸のほか，女性ホルモンのエストロン，男性ホルモンのテストステロンおよび副腎皮質ホルモンのコルチゾンなどがある。糖質コルチコイドの産生・投与の過剰により，インスリン抵抗性の糖代謝異常であるステロイド糖尿が生じる。また，抗炎症・免疫抑制作用がある一方で，血管脆弱，筋脱力などの副作用に注意が必要である。[198] ➡ 副腎皮質, ステロイド

**ステロイドパルス療法** steroid pulse therapy ステロイドを大量に，短期集中的に投与すること（パルス）によって，強力な抗炎症作用，免疫抑制作用を期待する治療法。腎移植時の拒絶反応や炎症，免疫が関与する難治疾患に対して広く用いられている。[18]

**ステロイドミオパチー** steroid myopathy ステロイド薬を長期間継続した場合に起こる神経障害で，肢帯筋に強い筋力低下が起こる。特に下肢筋に起こり，座位や抗重力姿勢の保持が困難となる。進行すると遠位筋や体幹筋へ広がるが，投与を中止すると回復す

る。[198] ➡副作用, ステロイド

**ストーマ** stoma　ストーマは「口」を表すギリシャ語由来で, ①血管や腹壁などの小口, ②人工肛門などの造瘻術によって形成された開口部(瘻孔)をさす。[202]

**ストライド距離（すとらいどきょり）** ＝ 重複歩距離（じゅうふくほきょり）

**ストラテジー** strategy【方略, 戦略】　一般的に目的を達成するための総合的計画をいう。ヒトの運動制御においては, 環境変化に適応したり, 目的動作を達成したりするために運動プログラムが選択される過程を意味する。中枢神経機構における大脳皮質の前頭前野, 運動前野, 補足運動野を中心とする高次連合野で支配される一連のプロセスである。身体運動におけるストラテジーは, 運動を最も効率よく発現させるために動筋群と拮抗筋群を協調した活動に形成する高次神経機構の活動で, 身体の内部環境と身体がおかれている外部環境との相互作用により決定される。例えば, 外部環境では静止立位で床が前後に急激に移動したとき, 足底長より広い床に立っているか, 狭い床に立っているかにより転倒を防止するための姿勢応答戦略に違いが生じる。一般的に前者は足関節を中心とする姿勢応答(アンクルストラテジー)を示し, 後者は股関節を中心とする姿勢応答(ヒップストラテジー)を示す。また, 姿勢の外乱動揺がかなり大きくて, 重心線が足の支持面より外れ出てしまうときには足を踏み出す姿勢応答(ステッピングストラテジー)を示すこともある。[237] ➡姿勢

**ストレインゲージ** strain gauge【ひずみゲージ, ひずみ計】　力が加えられて金属抵抗線に引っ張りあるいは圧縮が生じると, そのひずみ量に応じて電気抵抗が増減することを利用した器械。物体のひずみ変化に対応する電気抵抗の変化(抵抗変化率)から加えられた力を測定できる。[231]

**ストレス** stress　体外から加えられた様々な要因に対して生じた生体側の防御的な反応のこと。このような反応を生体に生じさせる外的因子をストレッサーと呼ぶ。生理学者のセリエ(Selye, H.)は, 生体にストレスをもたらす外的要因として物理的(音, 温度など), 化学的(薬物など), 生物的(感染など)なもの以外に, 社会的因子(興奮, 不安, 恐怖)に対しても1つの適応反応である汎適応症候群をもって応ずるとした(ストレス学説)。汎適応症候群とは, 生体に有害因子が加えられると下垂体から副腎皮質刺激ホルモンが分泌され, その作用によって副腎皮質ホルモンが分泌され, これが全身に働いて起こる一連の反応である。このストレス状態が長く強く続くと高血圧, 胃潰瘍など様々な身体障害を生ずることになる。身体障害の程度は個人差が大きいが, 理学療法の対象患者は, 多くの有害因子が加えられている状態であることを理解して対応する必要がある。[49]

**ストレス骨折（すとれすこっせつ）** ＝ 疲労骨折（ひろうこっせつ）

**ストレッサー** stressor　ストレスを感じさせる原因となる刺激。生体に何らかの刺激が加えられたときにホメオスタシスに破綻をきたし, 生体側に歪みを生じる。この歪みを生じさせる原因となる外的因子がストレッサーである。[165] ➡ストレス, ホメオスタシス

**ストレッチ** stretch　運動前後のウォーミングアップやクーリングダウンあるいは関節可動域運動などで, 筋の柔軟性改善や血液循環の改善を目的として施行される。[133] ➡他動運動, 筋伸張法

**ストレッチャー** stretcher；stretcher-bearer　臥位運搬用の簡易な移動ベッド。脚に大車輪とキャスターが取り付けられており, 移動が容易。[174]

**ストレプトマイシン難聴（すとれぷとまいしんなんちょう）** streptomycin deafness　ストレプトマイシンの長期投与による副作用で, 第Ⅷ脳神経障害による感音難聴。一過性または永久的に起こり, 1日3g以上の投与で17～20日で症状が出現する。[282]

**スパーリングテスト** spurling test【頸椎圧迫テスト　compression test of cervical vertebra】

頸椎椎間板ヘルニアの他覚所見のためのテスト。頸部を患側に側屈し，頭部から圧迫を加えて患側上肢に痛みやしびれが放散すれば陽性とする。負荷なしの状況でも症状があり，それが増強した場合も陽性とみなす。[241] ➡頸椎椎間板ヘルニア，ジャクソンテスト

## スパイク ＝ 棘波

### スパイク電位 spike potential 【神経インパルス nerve impulse】
神経線維の興奮時にみられる活動電位。膜電位変化が速く，持続が短いことが特徴である。[134] ➡活動電位，脱分極

### スパイログラム spirogram 【呼吸曲線】
スパイロメータ（呼吸運動記録器）によって記録された呼吸運動曲線図。呼吸運動を呼吸気量変化の形で閉鎖回路系のガス量の変化として求め，記録紙に直接記録したもの。肺活量，分時最大換気量，1秒率，最大中間呼気流量などが測定される。[14] ➡呼吸，肺活量，努力性肺活量

### スピアマンの順位相関係数 Spearman rank correlation coefficient
ノンパラメトリック検定の順序尺度の場合に用いる相関で，2つの変数の値を順位に直して求めた相関係数。この手法では同順位のものは含まないため，変数がすべて同一の値をとる場合は定義できない。[129] ➡統計学，相関，順序尺度，ノンパラメトリック検定，ピアソンの積率相関係数

### スピードトラック牽引 Speed Track traction
絆創膏を用いた介達牽引法のひとつ。ストッキネットの上からトラックバンドを当て，その上にスピードトラック（布にフォームラバーを裏打ちした弾力包帯。商品名）を巻いて摩擦力によって行う牽引法。骨折・脱臼の整復，局所の安静・固定，矯正や病的脱臼の予防・治療に使用する。[289] ➡皮膚，骨折

### スピロヘータ関節炎 spirochetal arthritis
感染性関節炎のひとつで，ライム関節炎と梅毒性関節炎がある。関節の腫脹，破壊がみられるが，疼痛を訴えることは少ない。ライム関節炎は，ダニに寄生するボレリア属の細菌が感染して関節炎を引き起こす。梅毒性関節炎は梅毒トレポネーマの感染により発生し，先天性と後天性がある。後者は放置すると骨破壊が進行し脊髄癆となる。[294] ➡ライム病，感染性関節炎，化膿性関節炎

### スピロヘータ感染症 Spirochaeta infection
スピロヘータによる感染症の総称。スピロヘータは長さ3～250μmでらせん状のグラム陰性菌。梅毒トレポネーマによる梅毒，回帰熱ボレリアによる回帰熱，レプトスピラによるワイル病，鼠咬症などの感染症がある。[298] ➡回帰熱，梅毒

### スピン緩和 ＝ 横緩和

### スフィンゴミエリン蓄積病 ＝ ニーマン-ピック病

### スフィンゴミエリンリピドーシス ＝ ニーマン-ピック病

### スプリント ＝ 副子

### スプレンゲル変形 ＝ シュプレンゲル変形

### スペインかぜ Spain-flu
第一次世界大戦後の1918～1919年にスペインから始まり世界的に大流行し，2000万人以上の死者をだした感冒。後にインフルエンザウイルスが分離され，A型インフルエンザウイルスによるものと推定されている。[217]

### SPECT ＝ シングルフォトン断層撮影［法］

### スペクトル spectrum
光を分光器などで色分解したときの波長分布のこと。転じて，時系列データの周波数解析において周波数の変化に対する係数の変化もスペクトルと呼ばれ，振幅スペクトルやパワースペクトルなどがある。[231]

### 滑り運動 sliding
関節運動において，構成する2つの骨のなす角度が変化する主運動

に対して，運動時に関節包内で起こる副運動のひとつ。一側の関節面に対し他方の関節面が接点(面)を変えることなく移動する状態をさす。通常，関節は関節頭と関節窩を有しており，遠位側が関節頭の場合は主運動と逆方向に滑り運動がみられる。これを凸の法則という。また，遠位側が関節窩の場合は主運動と同方向に滑り運動がみられる。これを凹の法則と呼んでいる。何らかの原因で可動域制限のある関節では，滑り運動が低下していることが多く，その評価と誘発が必要となる。滑りは比較的運動の再現が行いやすいので，関節モビライゼーションの基本手技となっている。[90] ➡関節運動学,転がり運動,関節の凹凸の法則

**滑り説** = 滑走説

**スポーツ医学** sports medicine　スポーツによって生じる運動器の障害，外傷および疾病の診断，治療やその予防と，運動が人間の健康および体力の維持増進に及ぼす生理的反応を生理学，栄養学，心理学，生体力学など幅広い学際的見地から研究する分野。[163] ➡運動生理学,スポーツ傷害

**スポーツ傷害** sports injury　スポーツ活動時に何らかの原因で起こる傷害。近年におけるスポーツはレジャー的なものから競技力を競うものまで多様化され，それに伴いスポーツによって起こりうる傷害も多岐にわたる傾向を示している。それらは年齢，性別，競技種目などに起因するものがある。年齢ではスポーツ技術の向上を求め困難な練習を身体の発育が不十分な低年齢より行っている場合や無理な運動を高年齢でも行うことに起因し，性別では女性のほうが柔軟性が高く，筋力が低いことに起因し，競技種目ではそのスポーツの特異的な動作，道具の使用，環境などに起因する。スポーツ傷害は大きくスポーツ外傷とスポーツ障害に分類することができる。スポーツ外傷は打撃，衝突，落下などにより直接の外力が働き組織の損傷を起こすものをいい，皮膚損傷，筋肉・靱帯損傷，軟部組織損傷，骨折などがあげられる。スポーツ外傷受傷時において比較的軽度の状態ならば

RICE処置，すなわちrest(安静)，ice(氷冷)，compression(圧迫)，elevation(挙上)を行う。これは損傷した組織の悪化を最小限にくい止め，2次的損傷をできるだけ防ぐために有効である。骨折や意識障害を伴う重症例では医師の診断がでるまではその場を動かすべきでない。これに対してスポーツ障害はいわゆる過用(使いすぎ)症候群で，同じストレスが同じ場所にかかる動作のくり返しによって，時間の経過とともに炎症反応と疼痛が増悪していき，放置すると日常生活に支障をきたし疲労骨折にまで及ぶ場合もある。理学療法では今後復帰するスポーツに合わせて急性期には患部以外の筋力維持，柔軟性の確保などに努め，それ以後は患部を含めた動作をスポーツ特性に合わせて行っていく。また競技レベルの高い選手ほどメンタル面でのサポートも重要になってくる。スポーツ傷害の予防としては関節弛緩性・柔軟性，筋力，形態異常，心肺機能，フォーム，練習量，練習場所，用具などの総合的なチェックを行いスポーツ活動時における傷害発生をできるだけ少なくする指導を行う。[287] ➡過用症候群,疲労骨折,アキレス腱断裂

**スポーツ心[臓]** athletic heart　過度な労作やスポーツなどにより，心臓が肥大している状態。病的な肥大とは異なり，栄養血管も十分に発達しているため,病的意義は少ない。1回拍出量が増え，心拍数は減少し，心電図上では高電位を示す。[30] ➡1回[心]拍出量,心肥大

**スミス骨折** Smith fracture　掌屈型の橈骨遠位部骨折の総称。末梢骨片が掌側に転位する。強力な外力で骨折する場合と高齢者が転倒などで骨折する場合がある。骨折線の特徴から再転位し変形治癒することがある。[273] ➡コーレス骨折

**スモン** SMON；subacute myelo-optico-neuropathy　【亜急性脊髄視神経ニューロパチー subacute myelo-optico-neuropathy】　キノホルム大量服用による脊髄，視神経，末梢神経症状。初期症状は両側性に下半身のしびれなどの異常感覚，感覚低下，加えて運動麻痺，

視力障害が出現する。1970(昭和45)年の製造・販売停止以後の新患者の報告はない。[282]

**スライディングボード** sliding board【移乗用ボード transfer board】　移乗者を座位または臥位のままで移乗する用具。ボードに乗せて滑らせながら，ベッドから車いすやストレッチャーへ，車いすから車などへと移乗する。材質は硬いものとやや柔らかいものがある。[174] ➡移乗・移動動作，日常生活活動

**スリーカラムセオリー** three-column theory　脊椎を前方，中央，後方の3支柱に分け，それぞれの所見の特徴よって損傷型を分類する方法。圧迫骨折は屈曲外力による前方支柱の損傷，破裂骨折は垂直圧迫力による前方と中央支柱の損傷，転落骨折では後方脊椎の損傷，脱臼骨折は重複外力による全支柱の損傷に分類される。[115] ➡椎体圧迫骨折，脊椎破裂骨折，脊椎脱臼骨折

**擦り傷** ＝擦過傷

**刷り込み** imprinting【インプリンティング，刻印づけ】　動物行動学の分野で提示された概念。卵から孵化したばかりの雛が，初めて目にした動く対象物を記憶し，その対象物に機械的に追従することをいう。現在では，強く記憶されることとして幅広く使われている。[269]

**すり減り現象** wearing-off phenomenon【上がり下がり現象 up-and-down phenomenon，アップアンドダウン現象 up-and-down phenomenon】　パーキンソン病治療薬L-ドパを長期間投与することで起こる問題のひとつ。症状の改善は服用時間に左右され，L-ドパの血中濃度の変動に伴って症状の軽快，増悪をくり返す現象。[193] ➡オンオフ現象，パーキンソン病

**スリング** ＝吊り具

**スリングシート** ＝吊り具

**鋭い痛み** ＝速い痛み

**スルホニル尿素薬** sulfonylurea drugs　膵臓β細胞からのインスリン分泌を促進し，血糖を降下させる糖尿病治療薬。[149] ➡インスリン，ランゲルハンス島，糖尿病

**スルホン酸** sulfonic acid　炭素原子に結合した水素原子がスルホン酸基($-SO_3H$)で置換された有機化合物。[175]

**ずれ応力** shearing stress【剪断応力】　力に対して接触面積で除したもの。2つの物体の表面の潤滑や摩擦のことをさし，主に循環器系で血液と血管の関係で使われることが多い。周期的な反復ずれ応力は血管の内皮細胞を傷つけることもある。[289] ➡ずれ弾性率，ひずみ，応力

**ずれ弾性率** elastic modulus；modulus of elasticity【剛性率，剪断弾性率】　ずれに対するゆがみの割合をさす弾性体固有の定数で，物にずらそうとする力が作用するときの弾性の特徴を表す。ずれ弾性率の定数が大きい物質では，ずれ変形を起こしにくい。[230] ➡音，超音波，剪断力

**スワン-ガンツカテーテル** Swan-Ganz catheter　Swan, Ganzらによって開発された右心カテーテル。その先端にバルーンが付いており，末梢静脈から挿入し，血流に乗せて右心房，右心室にまで挿入する。肺動脈楔入圧，心係数や他の血行動態が直接測定できる。[42] ➡血圧，心カテーテル法

**スワンネック変形** swan-neck deformity【白鳥のくび変形】　中手指節間関節の屈曲，近位指節間関節の過伸展，遠位指節間関節の屈曲を主徴とする手指変形。一般に関節リウマチにみられるが，関節炎や腱鞘炎による靱帯のゆるみ・腱の機能不全，手内在筋の拘縮・過緊張によって起こる。[6] ➡関節リウマチ，変形，イントリンシックプラス[変形]

**スワンの点** Swan spot　血圧の聴診法で血圧計のカフを加圧後減圧していくと聞こえる血管音(コロトコフ音)の変化を示すもので，スワンの第1～5点という。第1点：収縮期

血圧で，トントンと軽くノックをする音が聞こえ始めた点。第2点：ようやく開いてきた動脈内腔の狭い部分を高速で血流が流れるためザーザーという雑音に変化した点。第3点：拡張期雑音で血管が中等度に開放された音で雑音が消え，澄んだ大きくドンドンと短く強い音に変わる点。第4点：第1拡張期圧でカフ圧が減り，次の拍動が加わり血流の流れが乱れるため濁音となる点。第5点：第2拡張期圧で動脈が完全に開放したため音が消失した点。大動脈閉鎖不全や高拍出状態にある者では第5点が聞こえなくなるところがなく，0まで聞こえることがある。この場合は，第4点を拡張期圧とするか，最後まで聞こえたことを記録する。[42] ➡血圧，コロトコフ音

# せ

**聖アントニー熱** ＝ 丹毒

**正円孔** round foramen；foramen rotundum
　蝶形骨大翼が体(corpus)から出る基底部にある3孔のうち，最前に位置する孔。正円孔は三叉神経の第2枝である上顎神経の通路であり，翼口蓋窩に開いている。[121] ➡三叉神経

**生化学** biochemistry　生体で起こる現象を，体を構成する物質が引き起こす一連の化学反応の結果であると規定し，化学的方法により生命現象を解明しようとする学問。生体を構成する物質の性質・量の解析，化学反応の様式とその連鎖(回路)などを追究する。生体が物質で構成されるという現代医学の根幹をなす思想の先端を切り開いている学問分野である。特に分子レベルでの生体反応を重視した分子生物学では，生体化学反応を媒介する酵素を構成する蛋白質の構造を決定する遺伝子とそれをかたちづくるリボ核酸(RNA)とデオキシリボ核酸(DNA)の解析が研究の主流となっている。その分子生物学の研究成果を利用して人類に有用な薬物の開発などを目的とする遺伝子工学が発達した。医学領域では医化学と呼ばれ，病気の検査，診断，治療などに応用され，日常の診療に不可欠な学問分野である。生化学は，医学，薬学，農学，工学などの分野で幅広く研究，活用されている。[24] ➡臨床薬理学

**性格** character　人格の中の感情と意欲の面における個人の特性を意味する，その人を特徴づけている基本的な行動様式。性格には持続性と恒常性があり，個人により様々な様式があり，形成には生来性の要因と後天的な要因とが複雑に関与している。人格と同義とされることもあるが，人格が「人となり」，「人柄」という総合的特性を意味するのに対し，性格は情意面の特性に重点をおいている。リハビリテーションの分野では精神科領域の性格分類が知られている。ユングとクレッチマーの類型である。ユングは，精神分析学の立場から，内向型と外向型の2つに分けている。クレッチマーは，臨床医的経験を通じて，統合失調症(旧名：精神分裂病)，躁うつ病，てんかんなどにはそれぞれに対応する特定の体型があり，かつ体型と関連する性格類型があるとしている。[43]

**正確度** accuracy　測定値あるいは推定値の，真の値に対する誤差の大きさをさす。統計用語として，推定量に関連して不偏性の意味で使われたり，標準誤差の逆数に関連して精度の意味で使われることがある。[218] ➡誤差, 精度

**星芽腫** astroblastoma【星状芽細胞腫】
　中枢神経に発生するきわめてまれな腫瘍で，神経膠腫の一種。星状膠細胞に由来するとも考えられるが，最新のWHO分類では，組織由来不明の項目にあり，gradeも未確定とされている。[238] ➡星状細胞, 腫瘍

**生活** life　生存して活動すること。暮らしてゆくこと。生活には，日々の生活といった側面と，各ライフステージで経験する出来事すなわち人生としての側面がある。生活は身体的，心理的，社会的，経済的，宗教的，環境的要素などからなり，とらえ方も千差万別である。理学療法では乳幼児期から高齢期までの幅広いライフステージに関わるとともに，病棟生活，施設生活，在宅生活と様々な生活場面に関わる。生活に関与する際，上記の2つの側面でとらえるためには，日々の生活状況の評価にとどまらずこれまでの生活歴を十分理解して支援していく必要がある。理学療法士は日常生活活動(ADL)，手段的日常生活活動(IADL)，QOLの向上の観点から生活に関与するが，一般にセルフケア中心の狭義のADLに関わる頻度が高い。1日の中で

セルフケアが占める時間的割合はわずかであり，その人らしい生活という側面はむしろセルフケア以外の領域にある．リハチームの一員として生活全般に関わることが必要である．[202] ➡ 地域リハビリテーション, ライフステージ, ライフスタイル, ライフサイクル

**生活関連動作** ＝ 日常生活関連動作

**生活指導** instruction on life style　　従来，社会福祉施設に入所している高齢者や障害者に対して行う衣服の着脱や食事，入浴などの生活習慣が身につき，快適な生活を送ることができるよう指導することをさしていた．介護保険制度の発足により，生活指導は介護サービスの一環であり，課題分析による介護サービス計画に基づいた指導がなされなければならない．生活指導員，看護，介護，リハビリテーションスタッフらが連携し，自立している機能の低下をきたさないようにするとともに，残存機能の維持向上が図られるよう，適切な指導と支援が必要とされる．特に生活の場を保障するとともに，対人・社会交流の活性化をも含め，個々のQOL（生活の質）を高めるような指導・支援をすることが重要である．指導にあたってはプライバシーの保護，人権の保障が守られなければならない．福祉施設においてはいかなる場合においても身体拘束は禁止されている．[205] ➡ 日常生活活動, 生活指導員

**生活指導員** daily life guidance officer　　社会福祉施設で高齢者や障害者などの利用者に対し，入所から退所まで生活指導や相談・アドバイス，指導・援助計画の立案・実施，関係機関との連絡・調整を行う専門職．おおよそ入所者の数を4.1で割った数以上の生活指導員の配置が必要とされている．[205] ➡ 生活指導

**生活習慣病** life-style related disease【成人病（旧語）adult disease】　　公衆衛生審議会「成人病難病対策部会」が，1996年に従来の加齢に着目した疾患群である「成人病」に代えて導入された政策用語で，食事，運動，休養，喫煙，飲酒などの生活習慣がその発症・進行に関与する疾患群の総称．動脈硬化を背景とした循環器系の疾患，肥満や2型糖尿病などが主なもので，一部の癌や高脂血症，高尿酸血症も含まれる．これらは理学療法になじみ深く，高血圧症，高脂血症，肥満，2型糖尿病の予防・治療においては，運動（療法）が有効であることが疫学的にも裏付けられている．循環器系の疾患には脳血管疾患，心疾患が含まれ，理学療法はこれらに対する包括的リハビリテーションに不可欠であり，継続的チームアプローチの一環として実施される．生活習慣病対策は予防が大きな柱であり，理学療法士は，運動を中心とした生活習慣改善の支援者として，一次予防でもその役割を担う．[45] ➡ 糖尿病, 高血圧, 動脈硬化, 高脂血症

**生活年齢** ＝ 暦年齢

**生活の質** ＝ クオリティオブライフ

**晴眼者** visually non-handicapped [person]　　はっきりと眼の見える人の総称で，医学用語ではなく一般用語．視覚障害のある人，視覚障害をもつ生活環境側から視覚機能を中心にして視力に問題のない人を総称する際に用いる．[178] ➡ 視覚障害

**正規分布** normal distribution【ガウス分布 Gaussian distribution】　　ガウス（Gauss）によって発見された分布法則．平均値を中央にした両側対称的に度数分布を表す分布曲線図．ベル型をなし，算術平均，中央値，再頻値は同一の値という特性をもっている．[147] ➡ 統計学, 度数分布, 外れ値, 不均等分布

**制御** control　　機械，電子回路などのシステムを適切な状態で作動させること．このことから，生体のシステムを適切な状態で作動させることに対しても制御という用語が使われるようになってきている．[231] ➡ 自動制御

**制御機構**
＝ コントロール［ケーブル］システム

**制御理論** control theory　　制御システムを解析したり設計する理論．制御とはある目的

が達成するように対象となっているものに所要の操作を加えることをいう。制御の過程には，閉ループ方式であるフィードバック制御と，開ループ方式であるフィードフォワード制御の2方式がある。制御理論には，伝達関数と周波数特性に基づく古典制御理論，状態変微分方程式と時間領域に注目された現代制御理論，古典制御と現代制御を兼ね発展したロバスト制御理論，ファジー理論など多くの理論がある。最近では，デジタル制御理論も重要性を増している。制御理論の基礎は，制御工学に限らず様々な分野に適用され，生体システムの制御では，筋調節，姿勢制御，歩行制御などの運動器官の制御システムや，感覚器官，内部調節系の制御システムへの応用がみられる。[230] ➡サーボ機構, 自動制御, 情報理論

**整形靴** ＝ 靴型装具

**整形外科[学]** orthopedics　四肢，体幹の支持，運動に関わる器官の先天性，後天性疾患の病因，病態の解明と治療を行う学問。四肢・体幹の支持組織である骨・関節・軟部組織に関わる疾患は多岐にわたる。先天性疾患には骨，関節，神経，腱などに生じる発生異常に基づく先天性奇形や代謝異常による系統疾患など，また後天性疾患には，感染，リウマチ，阻血壊死，腫瘍，退行変性などに基づく脊椎疾患，骨関節疾患など運動機能に関わる疾患，さらに外傷による骨・関節・筋・脊椎疾患のもたらす運動機能障害などがある。先天性疾患，退行変性疾患，外傷，スポーツ傷害による多くの運動機能障害の予防，すでに減弱，喪失した機能の再建法や治療法などの研究が行われる。機能の再建には，様々な手術療法と保存療法を行うとともにリハビリテーション医学，理学療法・作業療法と連携し，可能な限り元の状態に機能回復させる。[196]

**清潔間欠自己導尿法** ⇨ 自己間欠導尿

**清潔区域** clean area　院内感染などの感染防止対策として病院で実施されている清掃(清潔)管理区分(ゾーニング zoning)のひとつ。ゾーニングには病原微生物による汚染可能性をもとに，高度清潔区域，清潔区域，準清潔区域，一般清潔区域，汚染管理区域などが設けられている。[264]

**生検** biopsy　【生体組織検査[法]，バイオプシー】　病理診断のため，被検者の病変部から組織・細胞を直接切除または一部吸引採取して病理学的に調べる検査法。切開生検，切除生検，経皮的針生検，吸引生検などの方法がある。[248] ➡診断, 鑑別診断, 組織, 顕微鏡

**正弦波** sine wave　電磁波や音波の振動的変化が空気や媒質を通り，次々と周囲へ伝わっていく波動のうち，波形が正弦曲線の1つによって表されるもの。電流の方向が規則的に変わることで2相性を示す。低周波電流の代表的な波形。[220] ➡低周波, 波形, 刺激, 2相性矩形波

**性差** sex difference　ヒトを含めたほとんどの動植物である雌雄異体・多細胞生物の構造的・機能的な差。男女の性差は，第1次性徴(性染色体の違いによる生殖器・身体内部の特徴)と第2次性徴(性ホルモンによる思春期に現れる性器以外の身体的特徴)の違いで認められる。[98] ➡第1次性徴

**星座グラフ** star map graph　多変量データ解析法におけるグラフ表現法のひとつ。各個人のデータ1つ1つをベクトルとして表し，つなぎ合わせて最終点に1つの星を対応させたグラフ。星は必ず半円の中に入るように描き，データ全体を半円内の星座として表現する。集団全体と個人の特徴を同時にグラフに表現できる。[230] ➡散布図, 顔形グラフ

**静座不能** ＝ アカシジア

**生産** ＝ 出生

**生産人口** productive population　人口構成は，人口学的に年少人口(0～14歳)，生産人口(15～64歳)，高齢人口(65歳以上)と大きく3つに区分される。それぞれの人口比でもって高齢化の指標としている。生産人口は1990(平成2)年の69.5%をピークに2005年

には 66.1%，以後徐々に減少が推定されている。[267] ➡高齢者，医療経済学

**青酸中毒** cyanide poisoning【シアン中毒】
シアン化カリウム（青酸カリ），シアン化ナトリウム（青酸ソーダ）などシアンイオンを遊離する青酸化合物がヘモグロビンと結合し酸素の運搬を障害する病態。経口や吸入後，めまい，嘔吐などの症状が現れ，大量摂取で死亡する。[261] ➡毒性，内呼吸

**清拭** bed bath　健康上の理由により自分で入浴，シャワー浴のできない人の身体を寝床上で拭くこと。全身清拭と部分清拭がある。石けん，沐浴剤，オリブ油などを使って皮膚から老廃物を取り除き，同時に不快な臭いを取り，爽快感を与える。[199] ➡セルフケア

**脆弱性骨折** ＝ 病的骨折

**成熟** maturity；maturation　生物学的成長に基づき，経験や学習によらず特定の能力，行動が一定の順序で発現する現象。発達学では，個体が形態的，機能的に分化・複雑化し，統合化される過程，あるいは統合が完了した状態。[66]

**正常圧水頭症**　normal pressure hydrocephalus：NPH　髄液圧が正常範囲内であり，脳室拡大が認められ，記銘力が低下する認知症，平衡機能障害などによる歩行障害，尿失禁の3つの臨床的特徴をもつ疾患。1965年にアダムズ（Adams）らが報告した。早期の髄液短絡術（シャント術）によって症状は改善される。原因不明の場合もあるが，クモ膜下出血や頭部外傷などに続発するものが多い。脳脊髄液の吸収が妨げられてうっ滞し脳室拡大を生じる。治療では脳室心房，脳室腹腔，脳室大静脈短絡術が行われるが，シャントが閉塞して再手術が行われることもある。理学療法においては，意識や認知機能の障害，パーキンソニズム，歩行障害などに対して運動療法や補装具処方が行われる。[277] ➡脳脊髄液，脳室，認知症，歩行障害，尿失禁，クモ膜，シャント機能不全

**星状芽細胞腫** ＝ 星芽腫

**星状膠細胞** astrocyte；astroglia【星膠細胞】
ニューロンを支える神経膠細胞のひとつで，神経膠芽細胞から分化した多数の突起をもつ星形をした細胞。直接的神経情報処理には関与しない。突起の一部は毛細血管に付着し血管周囲終足を形成して血液脳関門の機能を担う。[9] ➡神経膠細胞

**星状細胞** stellate cell　数個の突起をもつ，星形をした神経細胞。大脳皮質および小脳皮質にあり，大脳皮質では皮質を形成する3種類の神経細胞のひとつで顆粒細胞とも呼ばれ，小脳皮質では分子層にある2種類の神経細胞のひとつで小皮質細胞とも呼ばれる。[4] ➡大脳皮質，バスケット細胞，錐体細胞

**星状神経節ブロック** stellate ganglion block：SGB　下頸神経節が第1胸神経節（時に第2胸神経節）と吻合してつくる頸胸神経節に対する神経ブロックをいう。主に顔面や上肢など頸胸部の交感神経節が関わる領域の疼痛や血流障害などに対する一時的または恒久的な治療法として選択される。[52] ➡抗精神病薬，神経ブロック，肩手症候群

**正常発達** normal development　子どもの生理的発達と精神運動発達が各年齢集団の中央値に近似する場合，正常発達と考えることができる。しかし正常発達にはある程度の幅，あるいは遺伝的素因や環境的素因により影響される個人差があり，ある月齢での粗大運動，巧緻運動，言語行動，適応行動，個人社会などの行動特性が不一致になり，またそれぞれの発達指標に到達する速度も不一致になる場合が多い。これらを考慮したうえで，ある年齢時期の子どもの集団について，発達を正常な集団と異常な集団の2集団に分け，それらをグラフ化すると両集団には重なる領域（群）が存在する。この群は正常の下限であり，かつ軽度異常あるいは異常の境界とされるものである。この判断にはそれまでの発達経過も考慮されるが，子どもの社会生活への適応の状況によって正常，異常の最終的な判断がなされる。幼稚園・学校生活が問題なく

送れる子どもは正常と判断される。[98]

**生殖** reproduction　生物の種保存のために次代の新しい生命をつくる生体機能、行為。無性生殖と有性生殖に大別される。性腺から分泌される性ホルモンと下垂体性腺刺激ホルモンとの調節機構により、生殖機能が維持される。[135]

**生食液(水)** ＝ 生理[的]食塩液

**生殖腺** ＝ 性腺

**精神** mind　肉体(身体)、物質に対する用語で、心、魂と同義。その概念は時代や思想的背景によって大きく異なっている。特にデカルトの二元論以来、精神と身体との関係については心身問題として多くの議論が行われている。[224] ➡デカルト

**精神安定薬** tranquilizer　向精神薬の一種で、意識に障害を起こさずに不安や興奮を静穏させる薬物の総称。穏和精神安定薬(マイナートランキライザー、抗不安薬)と強力精神安定薬(メジャートランキライザー、抗精神病薬)に分けられるが、主に前者をさす場合が多い。[224]

**精神医学** psychiatry　精神障害を対象とし、その原因、症状、診断と治療、リハビリテーション予防などを研究する医学の一分野。精神現象は高次神経機能をはじめ、性格や環境と関連しており、その複雑さゆえに関連領域も多岐にわたり、自然科学的、生物学的アプローチに加えて、心理学的、社会学的アプローチも必要である。[224]

**精神医療審査会**　精神保健および精神障害者福祉に関する法律に規定された機関で、精神障害者の人権に配慮しつつその適正な医療と保護を確保するための審査を行う目的で設置された。都道府県知事が任命した5人の委員で構成される。[269]

**精神運動制止(抑制)**　psychomotor inhibition; psychomotoric inhibition　意欲・行動の異常。意欲が低下し、思考や行動が緩慢になった状態で、うつ病にみられる。考えが浮かばず、集中力や決断力、記憶記銘力も障害されるため仕事や家事の能率は落ちる。また疲れやすく、何をするにも億劫である。[269]

**精神運動発作** psychomotor seizure　意識障害に続き起こる発作性の自動的な異常動作・行動。突然のもうろう状態と舌なめずりなどの自動運動が特徴。発作発射が側頭葉皮質から海馬や扁桃核などの辺縁系に至る投射路にある場合は精神発作が出現し、辺縁系に広がると自動運動が出現する。[228] ➡意識障害

**精神衛生法**(旧法規) ＝ 精神保健法

**精神科作業療法**　psychiatric occupational therapy　現行の精神科作業療法診療施設基準(1974)は、「患者1人あたり1日2時間を標準とし、1人の作業療法士が1人以上の助手とともにおおよそ25人を1単位とし、1日3単位を標準とする(取扱人数にすると最大75人の請求が可能)」となっており、作業療法の役割は生活リズムの回復・対人交流技能の獲得・日常生活練習など回復期・維持期を想定したものが多い。1998年の厚生科学研究では、作業療法は急性期から終末期までの全回復過程において適用されるようになっていることが把握され、1999年では、①外来作業療法やデイケアなど外来診療における危機介入の関わり、②入院時より作業療法士がリハビリテーションチームの一員として関与、③維持期末期や終末期にQOLという視点からホスピス機能として作業療法が役割を担っているなどが明らかになっている。2000年では、機能分化とトータルリハビリテーションとしての連携という2方向性が明確になっている。[47] ➡レクリエーション、アクティビティ、精神科デイケア

**成人型甲状腺機能低下症** ＝ 粘液水腫

**精神科デイケア** psychiatric day care　精神障害者の症状改善、生活技能の改善と再獲得、生活圏の拡大、再発防止などを目的として、時間を昼間に限定した通院形式のグ

ループ治療として，包括的な精神科リハビリテーションを提供する医療サービス。精神科デイケアは，外来の新しい治療形体として今日 1,000 か所余に普及している。[47] ➡ レクリエーション，精神科作業療法，アクティビティ

**精神科リハビリテーション行動評価尺度** Rehabilitation Evaluation of Hall and Baker：REHAB　精神障害者のリハビリのために日常生活の行動を把握するための評価尺度。地域で自立した生活を実施可能な人を選び出す評価尺度として，主に社会復帰施設で利用される。評価項目はセルフケア(5 項目)，逸脱行為(7 項目)など 23 項目。[119] ➡ 精神障害，評価，行動，精神科デイケア

**精神健康調査票**　general health questionnaire：GHQ　ゴールドバーグ(Goldberg, D.)が開発した，主に精神科以外の軽度の精神障害をスクリーニングする自記式質問紙法。目的に応じて 12 項目版，28 項目版，30 項目版，60 項目版から選択して用いる。[165]

**精神障害**　psychosis　何らかの原因で精神活動が障害された状態。原因論に基づく古典的分類では，身体的原因の内因性と外因性，精神的原因の心因性というカテゴリーであったが，症状論に基づいた精神障害分類(米国精神医学会 DSM-Ⅳ 1994)により 17 障害に分類・統一されている。[228]

**精神障害者授産施設**　sheltered workshop for mentally disabled　雇用が困難な精神障害者に対して低額な料金で必要な作業能力を身につけ，職業を与えることで，社会復帰の促進を目的とする施設。定員は 20 人以上(ただし入所施設の定員は 30 人以上)。利用料，食費などの実費は負担する。[47] ➡ 授産施設

**精神身体医学** = 心身医学

**成人スティル病** adult Still disease
　20〜40 歳代の成人に多く発症する自己免疫疾患。発熱，関節症状，皮疹が主な症状。発熱は主に夜間，皮疹は発熱時に起こり，かゆみは伴わない。関節痛は主に手関節，膝関節で腫脹を伴う。一般的にリウマチ因子は陰性。[282]

**精神遅滞** mental retardation：MR【精神発達遅滞，精神薄弱】　心身の成長と発達の過程で，個人の諸能力に影響を及ぼすような障害を起こし，脳の高次機能のひとつである精神機能の総合的能力の発達が遅れ，低いレベルにとどまっている状態。その定義は「一般的に知能が明らかに平均より低く，社会生活への適応行動の障害を伴うもので，それが発達期(18 歳)までに現れるものをさす」(米国精神薄弱学会 American Association of Medical deficiency；AAMD)である。以前は，「精神薄弱」(法律用語)という用語が使われていたが，2000 年 3 月より法律上も「知的障害」が用いられるようになった。「精神遅滞」は医学的な診断名で「精神発達遅滞」と同義に用いられている。教育分野や行政分野ではこれらを「知的障害」と同じ意味で使う場合が多い。養育の基本的考えは，ノーマライゼーション・インテグレーションの理念に基づき，一般の社会生活の中で子どもたちの発達を促進していくことが必要である。[98] ➡ 知的障害

**成人Ｔ細胞性白血病**　adult T-cell leukemia：ATL　成人に発症するＴリンパ球由来の白血病。ヒトＴ細胞性白血病ウイルスⅠ型(HTLV-Ⅰ)を病因とし，性行為，母乳(母児間感染)，輸血などで感染する。皮膚症状(小丘疹・紅斑など)，リンパ節腫脹，肝脾腫，精神不安などを主徴とする。男性にやや多く，発症平均年齢は 50 歳後半。[282]

**精神電流現象** = 電気皮膚反応

**精神電流反射** = 電気皮膚反応

**精神薄弱** = 精神遅滞

**精神発達遅滞** = 精神遅滞

**精神皮膚反射** = 電気皮膚反応

**精神病** psychosis；insanity　精神病の概念は多義的で，いまだ一致した定義はなされて

いない。一般的には、精神障害のうち、重い精神症状や行動障害を呈する疾患をさし、統合失調症、躁うつ病、非定型精神病、時にてんかん性精神病がその中に含まれる。また、より軽症の精神障害である神経症と対置して用いられることもある。精神病の概念は、大きく分けて疾患論的な考え方と症状論的な考え方があり、前者は精神症状や行動障害の原因として器質的変化が存在する、または存在することが想定される場合のみを精神病と呼ぶ立場であり、脳障害に由来する器質性精神病、症状精神病、中毒性精神病、さらに内因性精神病などが該当する。一方後者は、精神症状の程度やある種の特徴などにより精神病を定義すべきであるという立場であり、人格変化の程度、病識の有無、コミュニケーション能力、現実検討能力、社会適応能力などの観点から、その障害の程度がより重篤なものを精神病とする。[269] ➡ 統合失調症

**成人病**(旧語) ＝ 生活習慣病

**精神分析** psychoanalysis　フロイトによって創始された学問体系。メタ心理学とも呼ばれ、無意識を扱うことを特色としている。フロイトは、人の心の構造を無意識、前意識、および意識の領域からなると考え、これらの領域の葛藤関係、力動関係を重視した。無意識は気づくことのない抑圧された表象や情緒から、前意識は日ごろは気づかないが思い出すことのできる知識や記憶などからなる領域であり、意識は気づいており、外界や身体内部からの情報を受け取る領域である。無意識には、抑圧された様々な欲求が存在し、これらの欲求は解放を求め、抑圧の力に対抗して意識の中に入ろうとする。そこで欲求の解放を求める力と抑圧しようとする力が衝突し、その結果、無意識の欲求が夢や失錯行為、神経症の症状などとして形を変えて現れる。精神分析による神経症の治療は、自由連想法などを用い、無意識の欲求を意識化させることにより症状を消失させる。[269] ➡ フロイト

**精神分裂病**(旧名) ＝ 統合失調症

**精神保健** ＝ メンタルヘルスケア

**精神保健福祉士** psychiatric social worker
「精神保健福祉法」の制定(1955年)にともない、精神障害者が社会復帰を果たすうえで障害となっている諸問題の解決を図る目的で、医師など医療従事者が行う診療行為に加えて、退院のための環境整備など具体的な支援を行う人材養成・確保が求められ、「精神保健福祉士」の資格制度が設けられた。それ以前は精神ソーシャルワーカーと呼ばれていた。精神保健福祉士は、名称独占資格であり、精神障害者の保健と福祉に関する専門的知識と技術をもつこと、精神病院などで医療を受けている精神障害者、精神障害者社会復帰施設などを利用している精神障害者を対象とし、社会復帰に関する相談・助言・指導、日常生活への適応のために必要な訓練その他の援助(相談援助)を行うことを業務とする(法第2条)。資格試験は、「精神保健福祉試験」(国家試験)を年1回以上行い、合格者に厚生労働大臣より精神保健福祉士の資格が与えられる。[47] ➡ 精神保健福祉法

**精神保健福祉センター** mental health center
都道府県および指定都市に設置された機関で、精神保健の向上および精神障害者の福祉などの知識の普及、調査研究、複雑困難な相談指導事業、保健所・市町村の関係機関への指導・援助、通院医療費の公費負担および精神障害者保健福祉手帳の申請事務などを行うほか、家族会などの協力・組織の育成も行う。[47] ➡ 精神保健福祉法

**精神保健福祉法**　「精神保健及び精神障害者福祉に関する法律」の略称。精神障害者の人権を配慮した適正な医療を確保するとともに、精神障害者の社会復帰の促進を図るという観点から改正が行われている。歴史的には精神衛生法(1950年)、精神保健法(1987年)、障害者基本法(1993年)を経て、1995(平成7)年4月「精神保健法」が改正され、自立と社会経済活動の援助を追加した「精神保健福祉法」が施行された。以後改正が行われている。[47]
➡ 精神保健福祉センター，精神保健福祉士

**精神保健法** Mental Health Law 【精神衛生法(旧法規)】　精神障害者に対して適切な医

療および保護の機会を提供するとともに，精神障害者の発生予防に努め，国民の精神健康の保持向上を図ることを目的とした法律で，1987（昭和62）年に精神衛生法（1950年［昭和25年］）に替わって施行された。[39]

**せいしんりょうほう**
**精神療法** psychotherapy 【心理療法，サイコセラピー】　専門家が言語的・非言語的コミュニケーションを介して対象者に係わり，対象者自身が心的問題を解決する治療法。治療機序により支持療法，表現療法などに区分され，対象人数により個人療法と集団療法に分けられる。[155]

**せいせん**
**性腺** sexual gland；gonad 【生殖腺 reproductive gland】　性細胞を形成する器官で，男性の精巣，女性の卵巣をさす。精巣では精子が，卵巣では卵子がそれぞれつくられる。また性腺は男性ホルモンもしくは女性ホルモンを産生する。[173]

**せいせんしょくたい**
**性染色体** sex chromosome　性を遺伝的に決定する染色体。性染色体にはX染色体とY染色体があり，男性はXY，女性はXXを有する。性染色体異常による先天異常にはターナー症候群，クラインフェルター症候群などがある。[10] ➡遺伝，常染色体異常

**せいそうち**
**清掃値** ＝ クリアランス

**せいぞうぶつせきにんほう**
**製造物責任法** ＝ PL法（ぴーえるほう）

**せいたい**
**声帯** vocal cord【声帯ヒダ vocal fold】　咽頭腔の側壁にある2対の襞のうち，下部にある1対の襞。声帯ヒダの間の空気が通る部位を声門列といい，声帯ヒダと声門列をあわせて声門という。呼吸時に声門は開いているが，発声の際に声帯ヒダを閉じ，その縁が振動することで音が出る。声帯は喉頭筋（迷走神経支配）によって制御され，声帯の麻痺によって嗄声を生じる。[29] ➡声帯麻痺

**せいたいがくてきりろん**
**生態学的理論** ecological theory　1960年代に心理学者ギブソン（Gibson, J.）よって提唱された認知理論。ヒトは環境から刺激を受け，その刺激を脳の中で処理して意味のある情報を得ているのではなく，環境の中に活動を支えるような情報が存在しているという考え方。動物に必要なものは運動課題にとって重要な環境因子の知覚であるとする。この理論は，その後発展し，生態学的アプローチとして知られるようになった。ヒトがどのようにして活動に関連した情報を環境の中から積極的に見つけ出すのか，その情報はどのような形式なのか，その情報は目的とした活動を修正し制御するためにどのように用いられるのか，ということを決定することが大切であり，自分自身の目標を満足させるために積極的に環境を探索し知覚者が発見していくものであるという。これは，理学療法で評価，治療を行う際に重要な考え方のひとつである。ヒトは環境に対する能動的な探索者と位置づけ，課題運動とそれが実行される環境への能動的な探索によって，ヒトは1つの課題を達成するためにいろいろな手順を考え出すことができる。例えば，脳卒中片麻痺者に対して，セラピストは課題を与えて1つの方法だけではなく，種々な方法で機能的運動課題を達成できるように，可能な方法の探索を助けることが大切である。対象者は課題遂行にあたり，実行可能な方法の範囲を自分自身で探索し，最良の方法を見つけ出し，自分自身がもっている運動機能制限に即した方法を見い出すことが要求される。[106] ➡アフォーダンス，システム理論

**せいたいけっせつ**
**声帯結節** vocal nodule；vocal cord nodule；chorditis nodosa　声帯の酷使により声帯ヒダ前1/3に好発する隆起性病変。気息性嗄声，高音が出にくいなどの症状を示す。女性に多い。治療は，あくび・ため息法や沈黙療法が用いられる。広基性の声帯ポリープとの相違は明確ではない。[286] ➡声帯

**せいたいこうがく**
**生体工学** bioengineering　電気や機械，情報などの工学分野と医療・医学分野を橋渡しする学問の領域は，その方向性から2つに分けられる。1つは工学的な理論・技術を用いて，医療・医学における検査および診断，予防や治療，リハビリテーションのすべてにわたり定量化や客観化といった科学性を追求していく「医用工学」である。もう1つは逆に，

生体の優れた機能やシステムを研究し，その成果を工学の機械・機器やシステムに応用する領域である。この領域を「生体工学」という。この領域において，例えば，手足の動きやその制御などの理論はロボットなどに応用され，人間が行えない危険下での作業や長時間の作業が可能となってきている。また，生体のシミュレーションやモデル化などの研究が人工内耳や人工ペースメーカなどに広く応用され普及してきている。しかし，現在では一般的にこれら2つの領域が合わさった形で「医用生体工学」として使われることが多くなってきている。[16] ➡ 運動力学,力学,バイオメカニクス,医用生体工学

**生体恒常性** ＝ ホメオスタシス

**生体磁気計測** biomagnetic fields measurement　心臓，脳，筋などに電気的活動が発生するとその周りに微弱な磁界が発生する。この磁界から心磁図，脳磁図，筋磁図，肺磁図などを磁束計によって計測・記録すること。磁気の計測により生体情報を把握することができる。発生信号源が特定できることが特徴である。[227] ➡ 計測機器,誤差

**生体情報工学** bioinformational engineering　生体の細胞・器官，遺伝情報などの重要な情報を検出・処理・制御することを対象とする工学分野。[109] ➡ 生体工学,バイオメカニクス,力学,運動力学,情報理論

**生態心理学** ＝ エコロジカルアプローチ

**生体組織検査[法]** ＝ 生検

**声帯ヒダ** ＝ 声帯

**声帯ポリープ** ＝ 喉頭ポリープ

**声帯麻痺** vocal cord paralysis　声帯筋の運動麻痺の状態で，病名ではなく症候名である。主に反回神経麻痺による。片側麻痺と両側麻痺があり，嗄声，呼吸困難，嚥下困難，誤嚥などを認める。[135]

**生体力学** ＝ バイオメカニクス

**生体リズム** ＝ バイオリズム

**ぜいたく灌流症候群** luxury perfusion syndrome　脳血管障害や頭部外傷など，脳虚血性病変やその周辺で，脳代謝に対して脳血流量が過剰供給されている状態。脳の急性代謝性アシドーシスにより脳血管が広がるためと考えられ，常に脳血流の増加を伴うわけではない。[35]

**正中神経** median nerve　腕神経叢の神経束から出て尺側上腕二頭筋溝より下行し前腕に至り，屈筋部および手筋の母指球に筋枝を出すほか，手掌背面に皮枝を出し，その皮膚感覚をつかさどる。[111]

**正中線** median line　全身の縦軸を表現する線のひとつで，人体をちょうど左右半分に分ける面(正中面)を通る垂直線。頭，頸部と体幹(胸，腹および背)の前，後面の中央を走り，腹側を前正中線，背側を後正中線という。[62]

**成長** ＝ 発育

**成長曲線** growth curve　横軸に月齢もしくは年齢，縦軸に身長・体重・頭囲などの測定値をプロットして，経時的に成長の軌跡を記録したグラフ。グラフは男子・女子別および乳児期(1歳以下)，幼児期(1歳以上)に分けられ，乳児期のものは月齢で，幼児期のものは年齢で表示される。グラフに身長や体重などの測定値を記入して，男子と女子の各標準成長曲線を比較し，標準と比べることによって成長の状況を知ることができる。また，月齢や年齢ごとに経時的に成長を記入することで，成長の経過をみることができる。身長・体重の標準成長曲線の上昇は，乳児期が最も急で，思春期がこれに次ぐ。男児は女児よりやや大きいが，思春期の成長曲線の上昇は女児のほうが早く始まる。[39]

**成長軟骨閉鎖術** ＝ 骨端線閉鎖術

**成長ホルモン** growth hormone ; GH【ソマトトロピン somatotropin】　下垂体前葉ホルモンのひとつで, 成長促進作用と代謝作用(蛋白質合成, 中性脂肪分解など)に関与する。分泌が亢進すると成長期では巨人症, 骨端が閉鎖した成人では先端巨大症となる。また分泌が低下すると成長期では下垂体性低身長となる。[103] ➡巨人症, 下垂体, 低身長

**成長ホルモン放出抑制ホルモン**
＝ソマトスタチン

**静的アライメント** static alignment　ベンチアライメントによって組み立てられた義足を実際に装着しての, 切断者とソケットの適合状態, 義足の長さや各部の位置関係, またはその位置関係を立位や座位で確認し決定する段階をいう。[48] ➡ベンチアライメント, 動的アライメント, アライメント

**精度** precision　正確性と精密度を合わせて精度と呼ぶ。測定における正確性とは真の値との近似性で, 精密度とはくり返しの測定による平均値との近似性である。精度は測定における誤差とばらつきの程度の指標となる。[129] ➡信頼性, 一致度, 再現性, 誤差

**性同一性** gender identity　自己の性別に対する認知と確信。人間が男性, 女性としてもっている個性の統一性, 一貫性, 持続性をいう。生物学的な性別(セックス)と社会的・心理的な性別(ジェンダー)と一致している。[215] ➡同一性障害

**青年期** adolescence　子どもからおとなへの移行の時期で, 思春期から成人期初期頃をさす。個人差が大きく年齢で明示することは難しいが, 近年からだの成長が早まることから思春期の始まりが早くなる傾向にある。[98]

**正判別率** correct discriminant ratio　判別分析において対象者がどの群に属するかを分析し, その判別の精度が高くそれぞれの群へ正確に判別されている割合が高い場合は, それぞれの群が明確に判別されているといえる。この割合を正判別率という。[152] ➡多変量解析, 判別分析, 誤判別率

**政府管掌健康保険** government-managed health insurance　健康保険法に定められた社会保険のひとつ。基本的には, 独自で組合健康保険を構成できない中小企業従事者向けの制度で政府が保険者を管理し, 社会保険庁が事業の運営をしている。保険給付は, 療養の給付(治療費)のほか, 分娩費, 埋葬料, 育児手当や本人の休職に伴う傷病手当, 在宅での介護に必要となる福祉用具のレンタル費用の給付(在宅介護支援事業)などがある。保険料は, 被保険者と保険者の折半を基本として負担。民間企業に働く人とその家族のうちの半数以上が加入している(残りは, 組合管掌健康保険に加入)。その数は, 日本の全人口の1/4を占め, 医療保険制度の重要な一翼を担っている。近年, 高齢者の増加, 高度高額医療の増加により, その財政基盤が弱体化(赤字)している点の解消が課題である。[104] ➡医療保険制度, 組合管掌健康保険

**整復** reduction ; reposition　外傷などで転位した部位を徒手, 牽引もしくは観血的に正常な解剖学的位置まで復旧させること。整形外科領域では骨折や脱臼などであり, 観血的整復ではプレート, 髄内釘, ワイヤーなどを使用して内固定を行う。[273] ➡骨折

**生物学的検定法** ＝バイオアッセイ

**生物学的定量法** ＝バイオアッセイ

**生物活性物質** ＝生理活性物質

**生物検定** ＝バイオアッセイ

**生物工学** biotechnology【バイオテクノロジー, 生命工学】　生命の仕組みを分子レベルで解明することを基盤とし, その機能を利用して人間に有用な物質の産生や地球環境の改善に役立てようとする学問。医療, 食糧, 環境問題など広範な分野で注目されている。[146] ➡工学, 遺伝子組換え, 遺伝子診断

**生物時計** biological clock【体内時計 internal

clock】 自己体内のもっている時間に合わせた規則的な活動をつかさどる生物の仕組み。細胞は遺伝子から蛋白質を作り，逆にその蛋白質が遺伝子から蛋白質を作る効率を変える仕組みにより24時間振動していることによるといわれている。[271] ➡サーカディアンリズム，時間生物学

**生物リズム** = バイオリズム

**成分輸血** component transfusion　採血した血液をそのまま用いる全血輸血に対して，血液の成分を分けて必要な成分のみを輸血する方法。このような血液を成分製剤といい，血球成分製剤（赤血球製剤，血小板製剤など）と血漿成分製剤とに分けられる。[253]

**清明** lucidity　物事の状況判断が適正にでき，正しい反応ができる意識状態にあることで，意識清明という。[41]

**喘鳴** = ぜんめい

**生命工学** = 生物工学

**生命徴候** = バイタルサイン

**生命の質** = クオリティオブライフ

**生命倫理** bioethics【バイオエシックス】
　1970年代初頭に生まれた応用倫理学の1分野。生命科学の分野の研究，特に遺伝学の進歩はめざましく，医療の著しい発展がもたらされたが，それと同時に今までになかった新しい医学上の問題点を引き起こすようになり，国際的な学問領域として誕生した。主な内容として，移植医療における臓器移植やそれに伴う脳死判定，生殖医療における非配偶者間人工授精や体外授精などの人工授精，救急医療における死の判定，末期医療においてのターミナルケア，そのほか新薬開発時の実験投与や動物実験，癌の告知やインフォームドコンセントなどがある。[15]

**整容** grooming　セルフケアのひとつで，身だしなみを整えること。具体的には洗面，歯磨き，髭そり，爪切り，整髪，洗髪，化粧などが含まれる。整容はセルフケアの中では実施頻度や内容，方法に個人差，性差が大きく，直接的には生命維持に関係しないことから自立の判断があいまいとなりやすい。衛生面の問題に限定してとらえられがちだが，更衣と同様に「装う」といった意味も重要で，コミュニケーションや外出といったQOLにつながる要素と関連が強い。理学療法では，関節可動域や筋力，巧緻性を評価したうえで，各整容行為を行う際の適切な姿勢，動作方法を選択し指導する。また整容は道具を使う頻度が高いことから，歯ブラシ，コップ，洗面器，くし，髭そり，口紅など使いやすい道具の選択，長柄ブラシ，台付き爪切りなどの自助具の作成が必要となる場合が多い。洗面所や化粧台の環境整備などと合わせて作業療法士や看護，介護職員と協力して行う。[202] ➡洗面整髪動作，自助具，セルフケア

**西洋ワサビペルオキシダーゼ** horseradish peroxidase　ペルオキシダーゼは，動物・植物・微生物に広くみられる，酸化反応を触媒する酵素で，そのひとつである西洋ワサビペルオキシダーゼは，活性を維持したまま蛋白質に結合し発色反応を呈するので酵素標識に用いられる。[24]

**整理運動** = クーリングダウン

**生理学** physiology　生体の生命現象の仕組みと，生体を構成する部分の機能(働き)を科学的に研究する学問。機能を扱う生理学は構造を扱う解剖学と切り離せない関係にある。また，正常な機能を扱う一般生理学は病理学と対比して用いられることもある。生体の機能は，運動，感覚，神経など動物に特有な機能(動物性機能)と，呼吸，血液循環，消化，代謝，排泄など動植物に共有な機能(植物性機能)に分類される。生理学は扱う対象により運動生理学，感覚生理学，神経生理学，病態における機能の変化を研究する病態生理学などがある。[42] ➡運動生理学

**生理学的死腔** physiological dead space
　呼吸系でガス交換の行われない部分を死腔

と呼び，鼻腔，口腔，咽頭，喉頭，気管から終末細気管支までの解剖学的死腔と肺胞死腔の和を生理学的死腔という。成人の生理学的死腔量は平均150 ml程度である。[17] ➡解剖学的死腔, ガス交換率(比)

**生理活性物質（せいかつせいぶっしつ）** physiologically active substances 【生物活性物質 bioactive substances】 微量で細胞の機能を調節する物質の総称。ある化学物質が特異的に細胞に作用し，細胞の機能を活性化する。代表的な物質として，各種ホルモン，神経伝達物質，ビタミンなどがある。[24]

**生理的黄疸（せいりてきおうだん）** ＝ 新生児黄疸

**生理的外反肘（せいりてきがいはんちゅう）** ＝ 肘外偏角

**生理的眼振（せいりてきがんしん）** physiological nystagmus 病的ではなく，健常者にもみられる眼振。視運動性眼振，極位眼振(終末位眼振：側方注視で触発される眼振)，前庭性眼振がある。[15]

**生理的コスト指数（せいりてきこすとしすう）** physiological cost index：PCI 【歩行効率 walking efficiency】 歩行時のエネルギー消費効率の指標。運動時の酸素摂取量と心拍数と相関するところから，歩行後の心拍数から安静時心拍数を引いた値を歩行速度で除して求める。1 m歩行あたりの心拍数で表される(拍/分)。測定は20 m程度の8の字歩行路を3分間歩いて行うことが多い。下肢障害者の歩行効率の評価に用いられる。[121] ➡最大酸素摂取量, 最適歩行速度, 心拍数, 最大歩行速度, 自由歩行速度

**生理[的]食塩液（せいりてきしょくえんえき）** physiological saline；normal saline 【等張食塩液(水) isotonic sodium chloride solution, 生食液(水)】 細胞を一時的に生存させるため浸透圧を生体内と等しくした塩化ナトリウムの水溶液(等張液)。塩化ナトリウム約0.9%の水溶液。[146] ➡体液, 細胞, 組織, 輸液

**生理的振戦（せいりてきしんせん）** physiological tremor 疲労や精神的興奮，寒冷時などに現れる筋の正常な一過性の不随意運動。1秒間に5～15回(Hz)程度。[69]

**世界人権宣言（せかいじんけんせんげん）** Universal Declaration of Human Rights 1948年に第3回国連総会において採択された宣言で，人類社会のすべての構成員の人権および自由を尊重し確保するために，すべての人民とすべての国とが達成すべき共通の基準を定めたもの。[267] ➡基本的人権, 患者の権利, アドボカシー

**世界保健機関（せかいほけんきかん）** World Health Organization：WHO 1948年(昭和23)，世界保健憲章のもとに設立された国際的な保健衛生機関。目的は，すべての人々の健康を最高水準に到達させることとしている。本部をジュネーブに置き，感染症の予防，あるいは痘瘡(天然痘)やポリオなどの撲滅などはじめ，保健衛生に関する諸課題における国際協力が図られている。わが国では，特に障害者施策において，外傷や人口の高齢化に伴う障害者の増加など，社会的変化が健康に与える影響を多角的にとらえながら，視聴覚障害の予防やリハビリテーションの充実，精神障害の予防・精神科医療の提供といった課題に取り組む際の人的な技術協力に参画している。リハビリテーションに関係するところでは，障害に関する国際的な分類として，これまで世界保健機関が1980年に「国際疾病分類(ICD)」の補助として発表した「国際障害分類(ICIDH)」が，2001年5月には「国際生活機能分類(ICF)」に改訂された。ICIDHがマイナス面を分類するという考え方が中心であったのに対して，ICFは生活機能というプラス面からみるように視点を転換し，今後，障害者はもとより，保健・医療・福祉サービス，社会システムや技術のあり方の方向性を示唆することになった。[264]

**世界理学療法連盟（せかいりがくりょうほうれんめい）** World Confederation for Physical Therapy：WCPT 1951年に英国と米国の理学療法士協会が中心となり，デンマークのコペンハーゲンで設立された非政府的な世界レベルの職業団体。設立総会では「会員は国籍，人種，皮膚の色，政治，性別，社会的地位を理由に制限をしない」ことがテーマに掲げられた。1953年に第1回

WCPT学会が開催され，理学療法学に関する研究および関連諸活動を推進，調整するとともに意見交流によって研究発展への寄与を目的として，4年毎に開催されている。わが国は1974年，カナダのモントリオールでの第7回WCPT学会総会にて加盟が承認された。その後1982～1991年まで常任理事国を務め，1999年には第13回WCPT学会を横浜で開催している。2005年1月現在，世界92か国が加盟，会員数25万人となっている。[205]

**瀬川病（せがわびょう）** Segawa disease　1971年に瀬川昌也らにより報告された脳基底核変性疾患。若年発症でジストニーを主徴とし，症状の日内変動が著明。常染色体優性（GCH 1 欠損）と劣性（TH 欠損）があり，共にドパミンの合成障害をもたらしL-ドパが著効する。[249] ➡ ジストニー

**セカンドオピニオン** second opinion　近年では，医療場面でよく使われる。提示された診断や治療でよいかどうか納得できる結論を求めるために他の医師の意見を求めることをいう。具体的には，主治医以外の医師の意見を求めることをいう。手術とか癌・難病などの治療上，重大な判断をするうえで，対象者が，他の専門医に相談したり，意見を求めることを当然の権利として認識し，自己決定することの大切さを重視したものである。治療に対するインフォームドコンセント（説明と同意）が保証されたうえで，自分の人生は自分で決定するということを基本とした考え方である。主治医に失礼になるとか，医師側のその必要はないといった感覚を排することが重要である。米国では，医師が診察の終わりに「セカンドオピニオンをどうしますか」と，尋ねるのが通例とされている。わが国も医師・対象者の関係認識の変革が必要である。[104]

**咳（せき）** cough【咳嗽（がいそう）】　気道内分泌物や異物による気道粘膜の刺激によって反射的に引き起こされる強い呼息運動。急性と慢性，痰を伴わない乾性咳と痰を伴う湿性咳に分類できる。[94]

**赤外線（せきがいせん）** infrared rays；IR　波長が760 nm～1 mmの電磁波。諸説あるが，波長により近赤外線（760～2,500 nm），中間赤外線（2,500 nm～0.25 mm），遠赤外線（0.25 mm～1 mm以上），長波赤外線（313～400 m$\mu$）に分けられる。[44] ➡ 遠赤外線，近赤外線

**赤核症候群（せきかくしょうこうぐん）** red nucleus syndrome　中脳赤核の障害によって起こる症候群。病変側の動眼神経麻痺と反対側の不全片麻痺，不随意運動を現すベネディクト症候群（Benedikt syndrome），同症候群より下方に広がる病変側の運動神経麻痺と反対側の小脳失調が現れるクロード症候群（Claude syndrome）などがある。[135]

**脊索動物（せきさくどうぶつ）** Chordata；chordate　終生もしくは発生初期に脊索をもち，その背側に中空の神経索があり，咽頭の鰓裂および肛門よりも後方の尾をもつ動物門。亜門として無脊椎動物である尾索動物（ホヤ類など）と頭索動物（ナメクジウオ類）と脊椎動物を含む。[27]

**赤色梗塞（せきしょくこうそく）** ＝ 梗塞性出血（こうそくせいしゅっけつ）

**赤色ぼろ線維を伴うミオクローヌスてんかん（せきしょくぼろせんいをともなうみおくろーぬすてんかん）** ＝ MERRF

**脊髄（せきずい）** spinal cord　脊柱管内にある，太さ小指程度，長さ約40～45 cmの細長い円柱状の神経索。発生学的起源は外胚葉性の神経管。環椎上端の高さで始まり，成人では第1腰椎下端の高さで終わる。31対の脊髄神経がある。[36]

**脊髄炎（せきずいえん）** myelitis　脊髄の炎症性疾患全体をさすり，原因は種々にわたり発病形態は急性型と慢性型に分かれる。急性型は細菌やウイルスによるものなどがあり，慢性型は代謝性や中毒性によるものなどがある。[102]

**脊髄円錐症候群（せきずいえんすいしょうこうぐん）** cone syndrome；conus medullaris syndrome　第3仙骨神経（$S_3$）以下の局所性腫瘍による圧迫や浸潤によって起こる徴候。自律性神経因性膀胱による排尿障害，肛門括約筋の弛緩による便失禁，性的不能などを示す。感覚低下は殿部のみで下肢の

運動麻痺はみられない。[282]

**脊髄灰白質** spinal gray matter　解剖脊髄において神経細胞が密集して肉眼で灰白色に見える部分。多くは無髄神経で細胞体と突起，神経膠細胞からなる。横断面は中心管をはさんでH字形をしている。灰白質は頭尾方向に突出柱を出し，腹側部を前角（または前柱），背側部を後角（または後柱）という。[62]

**脊髄空洞症** syringomyelia　脊髄実質内に滲出液の貯留する空洞を形成する疾患。空洞と第4脳室や中心管との交通がある交通性と，非交通性に分類される。交通性ではキアリI型奇形が代表的で，非交通性では脊髄損傷や脊髄腫瘍など後天性疾患に合併する。臨床症状では，宙吊型温痛覚障害と一側上肢の筋萎縮が知られている。[115] ➡キアリ奇形, 神経障害性骨関節症, 関節破壊

**脊髄視床路** spinothalamic tract　痛覚，温覚，識別性のない触覚や圧覚の上行性伝導路。痛覚と温覚は入力を受けた髄節で交叉し外側脊髄視床路を，識別性のない触覚と圧覚は同側の前脊髄視床路を上行してから交叉し，脳幹の脊髄毛帯を経て視床に達する。[9]

**脊髄小脳変性症**　spinocerebellar degeneration：SCD　運動失調を主徴とした緩徐進行性の変性病変の総称。小脳全体と橋，オリーブ，線条体，黒質，自律神経系諸々の萎縮がある。歩行失調や姿勢反射失調などの運動失調や小脳性構音障害，眼振によるめまいなどの小脳失調症状のほか，起立性低血圧，発汗障害，排尿障害，パーキンソニズム，睡眠時無呼吸などの自律神経障害，錐体路症状として下肢の痙性対麻痺，末梢神経障害や筋萎縮などの症状がみられる。遺伝性と非遺伝性があるが原因は不明。厚生労働省の研究班では①主に小脳型，②脊髄小脳型，③主に脊髄型，④小脳核および関連した系の変性，⑤その他，の5種類に分類している。病型により症状や進行の程度は異なる。運動失調症に対しては四肢への重量負荷，弾性包帯，緊縛帯を用いた運動療法を行い，装具，自助具なども活用する。[282]

**脊髄ショック** spinal shock　脊髄の急激な横断性障害により生じる損傷部以下が完全に麻痺し，弛緩性運動麻痺，反射の消失，膀胱直腸障害などをきたした状態。脊髄ショックに至るメカニズムは不明。一過性の現象で，数日～数週間後に侵害刺激に対する下肢屈曲反射より回復してくることが多い。[36]

**脊髄性運動失調症** spinal ataxia【脊髄性失調症】　脊髄後索損傷からの深部感覚障害によって引き起こされる感覚性運動失調症。洗面現象（ロンベルク試験）が陽性であり，歩行障害が強く出現するほか，手足のしびれ，振動覚障害，圧覚・位置覚の障害などを伴う。閉眼で失調が増強する。[102] ➡深部[感]覚, 感覚性運動失調

**脊髄性小児麻痺** = 急性灰白髄炎

**脊髄性進行性筋萎縮症**　spinal progressive muscular atrophy：SPMA【脊髄性筋萎縮症】　主に脊髄前角細胞と延髄神経核の損傷に起因する筋の脱神経による萎縮症。原因は不明。遠位筋型と近位筋型の2つのタイプがある。発症年齢は乳児から成人まで広範囲。症状は全身筋力低下，筋萎縮，腱反射低下など。[282]

**脊髄造影法** = ミエログラフィー

**脊髄損傷** spinal cord injury：SCI　脊髄の損傷による運動・感覚機能の障害。脊椎の骨折，脱臼，過度の伸展・屈曲などによる外傷性のものと，循環障害，腫瘍，感染症，先天奇形などの非外傷性のものに大別できる。一般的には，運動・感覚・自律神経・膀胱直腸障害を現す。理学療法で遭遇する脊髄損傷の多くは外傷性であり，骨傷を伴わないものもある。損傷部位別では頸椎の損傷が最も多く，性別では男性に多い。脊髄が横断性に障害されると完全損傷となるが，部分的に障害された場合には，損傷程度によって特有の麻痺像を現す不全損傷となる。完全損傷では最終的機能予測が比較的早期から容易であるが，不全損傷では慎重を要する。また，予後に影響を及ぼす褥瘡・尿路感染症などの合併

症に注意が必要である。[36]

**脊髄中心管** central canal 【中心管 central canal】 脳脊髄液で満たされている脊髄の中心部に存在する管で,第4脳室とつながっている。成人になると閉塞することもあるが,脳脊髄液の循環障害により脊髄空洞症になる例もある。[102] ➡ 脊髄空洞症

**脊髄中心症候群** central spinal cord syndrome 【中心性脊髄症候群】 外傷または脊髄動脈の虚血により,主に頸髄中心部(灰白質)が障害される病態。下肢に比べ上肢に重度の運動障害と様々な感覚障害,膀胱直腸障害を示す。[36] ➡ 脊髄損傷

**脊髄反射** spinal reflex 反射中枢が脊髄にある反射。骨格筋を効果器とする体性反射と,自律神経領域に起こる自律性反射に区別される。また,1つあるいは近傍の脊髄分節で生じる髄節性反射(伸張反射など)と,いくつかの分節にまたがる髄節間反射(ひっかき反射など)がある。[36] ➡ 脊髄

**脊髄半側切断症候群** syndrome resulting from hemitransection of spinal cord 【脊髄半側切截症候群,ブラウン-セカール症候群 Brown-Séquard syndrome】 脊髄の側方半分が損傷される不全型脊髄損傷により引き起こされる症候群。症状の特徴としては損傷高位の運動・知覚の脱失と損傷高位以下の損傷側の運動麻痺と触覚・深部感覚の脱失,反体側の温・痛覚の脱失がみられる。[156] ➡ 感覚解離,不全[型]脊髄損傷

**脊髄膜炎** = 髄膜炎

**脊髄癆** myelophthisis;ラtabes dorsalis 梅毒の進行3期にみられる病態のひとつ。主に腰髄,仙髄の後索と後根が侵される。瞳孔異常,膝蓋腱反射消失,顕著な体性感覚の障害がみられる。ロンベルク徴候が陽性となる。痛みを感じないため,高度の関節破壊を起こし,動揺関節となりやすい。[294] ➡ 神経障害性骨関節症,動揺関節,ロンベルク徴候

**脊柱** vertebral column 7個の頸椎,12個の胸椎,5個の腰椎,5個の仙椎,3～5個の尾椎と椎間円板からなる背骨。頭蓋と腸骨(骨盤)を連結し,全身の支持の要である。また,背側に脊柱管を形成し脊髄が走行する。脊椎と呼ばれることもある(脊椎は椎骨をさすこともある)。[153] ➡ 椎体,椎間円板,椎骨

**脊柱管狭窄症** spinal canal stenosis 脊柱管が狭小化して,脊髄や神経根が慢性的に絞扼され引き起こされる病態。腰椎部に最も多く,腰椎前彎の増強が影響する馬尾性間欠性跛行が特徴的。治療では脊髄や神経根部の除圧を図る椎弓切除術などが適用される。[115] ➡ 後縦靱帯骨化症

**脊柱起立筋** erector spinae muscle 後頭骨から仙骨までにわたって走行する筋群で,外側から腸肋筋,最長筋,棘筋,半棘筋の3筋で構成される。いずれも脊髄神経支配。腰痛症で痛みが発現することが多い。[133] ➡ 多裂筋,最長筋

**脊柱後彎[姿勢]** = 円背[姿勢]

**脊柱側彎症** scoliosis 【側彎症】 脊柱が側方に彎曲した状態で,凸側への椎骨の回旋を伴う。前屈試験は,凸側の肋骨が隆起することから,軽度側彎の発見に有用である。側彎は機能性側彎と構築性側彎とに分類され,後者は変形増悪の予防が必要である。[115] ➡ 脊椎インストゥルメンテーション

**赤沈** erythrocyte sedimentation rate:ESR 【赤血球沈降速度,血沈】 1時間あたりに赤血球が凝集して沈降する速度を表す。単位はmm/時間(h)。健康診断や様々な疾患のスクリーニング検査として用いる。基準値は成人で男性2～10 mm/h,女性3～15 mm/h。高齢者の場合は男性20 mm/h,女性30 mm/hでも正常。また妊娠が進行すると亢進し,出産後3～4週で基準値に戻る。赤血球凝集が速くて大きい場合は赤沈亢進(促進),遅くて小さい場合は赤沈遅延(低下)という。一般に生体に炎症があり,炎症産物が吸収されている場合,赤沈は亢進する。ただ

し，炎症があっても炎症産物が吸収されない場合は亢進しないこともある．赤沈が中等度(50 mm/h)以上の場合は何らかの身体の異常，疾患を疑う．特に感染症，炎症性疾患，貧血，リウマチなどの膠原病，悪性腫瘍，心筋梗塞，高ガンマグロブリン血症などで亢進し，赤血球増加症，悪液質，血管内凝固症候群などで遅延する．[188] ➡ 臨床検査技師，赤血球，炎症，コンポーネント，骨溶解，人工関節置換術

**脊椎** spine　脊柱を構成する個々の骨で全部で32～34個がある．存在部位により変化するが，基本的な構造として椎体，椎弓，後面中央の棘突起，両外側の横突起，上下に各左右1対の関節突起より成り立っている．[102] ➡ 脊柱，椎弓，椎体，棘突起，横突起

**脊椎圧迫骨折** = 椎体圧迫骨折

**脊椎インストゥルメンテーション** spinal instrumentation　【インストゥルメンテーション手術 instrumentation surgery】　金属製の固定材を用いて，脊柱の矯正固定を図る手術法．適応疾患は，脊椎側彎症，脊椎後彎症，椎体骨折など．固定範囲の短縮により可動域制限を最小限に抑え，かつ分節的矯正固定が可能であり矯正効果に優れている．[115] ➡ 脊椎[整復]固定，脊柱側彎症

**脊椎カリエス** spinal caries　【結核性脊椎炎 tuberculous spondylitis】　結核菌の感染による脊椎炎．肺結核から二次感染で脊椎に発症し，椎体，椎間板へと侵入する．腰背痛，叩打痛，脊柱可動制限が現れ，進行とともに椎体破壊，亀背形成，傍脊柱膿瘍を認める．[244]

**脊椎すべり症** spondylolisthesis　上位椎体が下位椎体に対し前方へ転位した状態．脊椎分離症を合併し，第5腰椎と仙椎の間で起こることが多い．原因は先天的形態異常，脊椎分離，椎間板・椎間関節の変性などによる．腰痛や神経脱落症状などが現れ，軽度なものに対してはコルセットの着用と生活指導を行う．[115] ➡ 脊椎分離症，脊柱管狭窄症，腰痛

**脊椎[整復]固定** spinal fusion　隣接する2椎体～数個の椎体を固定する手術法．前方固定，後方固定，後側方固定がある．除圧目的の他の術式と併用されることも多い．適応疾患は，脊髄・神経根症状を伴う頸・胸腰疾患，側彎症，脊椎の不安定性など．[115] ➡ 脊椎インストゥルメンテーション，脊髄損傷，脊柱側彎症

**脊椎装具** = 体幹装具

**脊椎脱臼骨折** spinal dislocation fracture　脊椎の前方，中央，後方の3支柱(スリーカラム)のすべてが損傷した不安定型骨折で，脊髄損傷を合併しやすい．屈曲力，伸展力，回旋力，剪断力，これらの重複外力により発生する．治療は脊椎整復固定，脊椎インストゥルメンテーションが適応となる．[115] ➡ スリーカラムセオリー，脊髄損傷，脊椎破裂骨折

**脊椎破裂骨折** spinal burst fracture　垂直圧迫力により発生する，脊椎の後方支柱損傷が少ない安定型骨折．骨片の脊椎管内転位を認め，脊髄損傷を合併したものでは機械的不安定型骨折になる．これに対しては，手術による脊椎の整復固定が適応される．[115] ➡ スリーカラムセオリー，脊髄損傷，椎体圧迫骨折

**脊椎分離症** spondylolysis　椎骨後部の関節突起間部が分離あるいは離断した状態．腰椎では第5腰椎に多く発症し，腰痛や殿部痛，下肢痛が起こる．分離した上部椎体が前方に移動すると脊椎分離すべり症(脊椎分離が原因で脊椎すべりを生じたもの)となる．[99] ➡ 犬の首輪徴候

**咳反射** = 咳嗽反射

**積分** integration　理学療法では，筋電図のような生体情報を処理する方法で，整流した波形の面積を求めた面積積分(単位 $\mu V \cdot$ 秒，$mV \cdot$ 秒)と，その面積を単位時間で除して平均波形を算出する振幅積分(単位 $\mu V$，$mV$)の2つの方法がある．逆に変化分を求める場合を微分という．[134] ➡ 筋電図

**石綿**（せきめん） ＝ 石綿（いしわた）

**石綿肺**（せきめんはい） ＝ 石綿肺（いしわたはい）

**赤痢アメーバ**（せきりあめーば） *Entamoeba histolytica*
アメーバ赤痢の病原体。熱帯、亜熱帯に広く分布する。栄養型とシスト（嚢子）型の発育環があり、栄養型はアメーバ状を呈し、急性期の患者の下痢便中に出現する。シスト型は球形をなし慢性期の患者の固形便中に排泄される。[217] ➡ アメーバ赤痢

**赤血球沈降速度**（せっけっきゅうちんこうそくど） ＝ 赤沈（せきちん）

**背支持**（せしじ） ＝ バックレスト

**CES-Dスケール**（せすでぃーすけーる） Center for Epidemiologic Studies Depression Scale：CES-D scale【うつ病（抑うつ状態）自己評価尺度】 米国国立精神保健研究所（NIMH）によって開発された一般人におけるうつ病の自己評価尺度。抑うつ気分、食欲不振、不眠などのうつ病の主症状を含む20項目を4段階評価し、抑うつ度は高得点であるほど強いと考えられる。[165] ➡ うつ病,抑うつ,精神健康調査票,ツングの自己評価うつ病スケール

**セダンの分類**（せだんのぶんるい） Seddon classification
1943年にセダン（Sedon, H.J.）により報告された末梢神経損傷の損傷度の3分類。①ニューラプラキシー（neurapraxia 一過性神経伝導障害）：圧迫、牽引などによる一時的な伝導性の障害により、運動麻痺は起きても伝達機能は数分から数週間で回復する。②軸索断裂：軸索は切断され、ウォーラー変性が生じ運動麻痺のみでなく感覚神経、自律神経も伝導性を断たれ完全に麻痺する。しかし、シュワン細胞の基底膜は保たれ、元の経路に沿い健常軸索部から末梢方向に成人では約1日1mmの速度で回復していく。③神経断裂：軸索だけでなく神経被膜も完全に損傷され、伝達機能は完全には回復せず、回復しても神経の過誤支配などが起こる。理学療法では神経の伝導性の検査として、強さ・時間曲線、神経伝導速度などを行い、障害の予後の検討、理学療法として電気治療の必要性や神経筋再教育の方法を検討するために使われる。[292] ➡ 軸索,シュワン細胞,神経伝導速度,過誤支配,軸索再生,強さ・時間曲線,末梢神経,ウォーラー変性

**舌咽神経**（ぜついんしんけい） glossopharyngeal nerve 感覚性線維、運動性線維、副交感性線維を含む第Ⅸ脳神経。感覚性線維は舌の後ろ1/3の味覚と感覚、咽頭の感覚などを、運動性線維は茎突咽頭筋に分枝し嚥下を、副交感性線維は耳下腺に分枝し唾液分泌をつかさどる。これらの線維は延髄の孤束核、視床の後内側腹側核を経て大脳皮質味覚野に投射される。[193] ➡ 味覚,孤束核,視床

**絶縁伝導**（ぜつえんでんどう） insulate conduction【隔絶伝導 isolated conduction】 神経線維における興奮伝導の3原則（両側伝導、絶縁伝導、不減衰伝導）のひとつで、神経、筋の興奮は刺激を受けた線維のみに伝わり、隣接する他の神経線維には伝わらないこと。[5] ➡ 軸索,興奮

**石灰化**（せっかいか） calcification 不溶性のカルシウム塩（マグネシウム塩）、通常は骨や歯の形成過程でのみ発生する炭酸カルシウムおよびリン酸カルシウム（水酸化リン灰石）が骨以外の異常な部位に沈殿または大量に沈着し、組織あるいは体内の非細胞性物質が硬化する過程。[62]

**舌下神経**（ぜっかしんけい） hypoglossal nerve 第Ⅻ脳神経。延髄錐体とオリーブ核の間で前外側溝より出る体性遠心性運動神経。内舌筋と外舌筋（茎突舌筋、舌骨舌筋、オトガイ舌筋）を支配する。舌下神経が一側で障害されると、その同側に偏位が生じる。[175] ➡ 構音障害,嚥下障害,舌

**舌下腺**（ぜっかせん） sublingual gland 唾液を分泌する3つの大唾液腺のひとつ。他に耳下腺、顎下腺がある。口腔底粘膜下に左右1対あり、舌下に開口する。舌下腺は顎下腺と同じく漿液腺と粘液腺の混合腺である。[236] ➡ 唾液腺,耳下腺,アミラーゼ

**舌下投与**（ぜっかとうよ） sublingual administration 薬物

を舌下部で溶かして飲むこと。例えば狭心症予防のニトログリセリンの舌下投与。薬物の一部は経口投与と同じく小腸で主に吸収され肝臓を経由して静脈に入るが，大部分は口腔粘膜から吸収され，肝臓を経由しないため，経口投与より早期に薬効が現れる。[187] ➡薬物療法,虚血性心疾患,狭心症,労作性狭心症

**積極的リハビリテーションプログラム** positive rehabilitation program　目標指向的アプローチのもとで，個々の対象者のQOLの最も高い状態を実現することを目的とするプログラム。対象者のもつ隠れたプラス面の開発をめざしてきめ細かい注意を払う治療者側の積極的な態度をさす。[109] ➡リハビリテーション,日常生活活動,クオリティオブライフ

**赤血球** red blood cell：RBC；erythrocyte
　血球の一種。ヒトでは無核で中央に凹みのある直径 7〜8 μm，厚さ 2 mμ の円盤状細胞。100〜200 日で死滅するが，骨髄系の幹細胞から分化新生され，一定の数が維持される。赤血球数は通常，男子で約 $500 \times 10^4/\mu l$，女子で約 $450 \times 10^4/\mu l$。赤血球は肺から酸素を取り入れヘモグロビンによって全身の組織へ酸素を運搬し，組織からは二酸化炭素を肺に運搬する役目を担っている。貧血は酸素運搬能が低下した状態であり，赤血球数の減少と赤血球内のヘモグロビン量の減少で生じる。[29] ➡平均赤血球ヘモグロビン量,網状赤血球

**節後線維** postganglionic fiber　末梢神経細胞の集まりを神経節といい，自律神経系の交感神経，副交感神経の経路で，節前線維からシナプス接続する神経節から延伸する第2ニューロンの軸索。末梢の臓器，器官に接続し，それらを支配する。交感神経の節後線維は全体に長い。[178] ➡自律神経

**切痕** incisure；notch　解剖学用語で，骨表面にみられる陥凹部のこと。肋骨切痕，肩甲切痕，坐骨切痕などがある。[29] ➡溝,窩

**鑷子（摂子）** thumb forceps；forceps　【ピンセット pincette】　医療処置に際し，皮膚や組織など，ものをつかむための器具で，母指と示指・中指ではさんで用いる。先端に鉤のある有鉤鑷子と鉤のない無鉤鑷子がある。用途に応じて様々な形のものがある。[68] ➡鉗子

**舌歯音** = 歯音

**摂食** eating；feeding；ingestion　飲食物を口に入れ，咀嚼し，体内に取り込むこと。狭義には食物の取り込みの行動や行為のみをさすが，広義には嚥下も含む。[214] ➡経口摂取

**絶食**　nothing by mouth：NBM；non(nil) per os：NPO　**1**食物をまったく経口摂取しないこと。**2**検査，手術，治療のために食事を禁止すること。[245]

**摂食障害** eating disorders　食にかかわる障害で，大きく拒食症と過食症に分けられる。DSM-IV（米国精神医学会作成「精神疾患の診断・統計マニュアル」）では摂食障害を神経性無食欲症，神経性大食症，特定不能に分類している。[295] ➡摂食,拒食

**接触性皮膚炎** contact dermatitis【かぶれ】
　外来刺激物に接触した部位に生じる皮膚炎。刺激性（非アレルギー性）とアレルギー性に分類される。多くの場合は限局的に湿疹反応を示し，掻痒感を伴う。[29] ➡アレルギー,パッチテスト

**舌苔** coat of tongue　舌粘膜上につく苔状の物質。剥離した舌の表層，リンパ球，食物の残渣，口腔内細菌叢などで構成される。咀嚼不足では舌表面の摩擦が減り，口呼吸や脱水で口内が乾燥すると落剝物が増え，口内感染症や炎症性疾患，抗生物質使用で細菌叢の変化が生じて舌苔は厚くなる。舌苔は誤嚥性肺炎の原因となりやすく，口腔内ケアが必要とされる。[270]

**絶対安静** complete bed rest　急性疾患の治療の基本。ベッド上に横臥し，外部の刺激を避け，エネルギー代謝を最小限に抑え，静止またはそれに近い状態を維持すること。自分で身体を起こすこと，排泄，食事，清拭な

どの活動も禁止される。長期になると廃用症候群の弊害を生む。[279]

**絶対不応期** absolute refractory period
　神経や筋の興奮性膜で，興奮の起こっている間またはその直後に，どんなに強い刺激が加わっても反応しない時期。この状態が過ぎると強い刺激に対しては反応する。その時期を相対不応期という。[5] ➡相対不応期，興奮

**絶対不整脈** ＝ 心房細動

**切断端** ＝ 断端

**接着** adhesion　細胞がその膜に発現する接着分子により互いに結合すること。組織を構築し，免疫応答するうえで，接着分子は不可欠である。接着分子には，セレクチンファミリー，インテグリンファミリーなど，多くの種類がある。[238] ➡上皮組織，炎症

**z 変換** ＝ 逆双曲線正接変換

**舌の偏位** ＝ したのへんい

**切迫失禁** urge incontinence　神経因性膀胱における尿失禁の分類のひとつで，尿意を感じると我慢ができずトイレに間に合わないもの。生殖器に異常はなく，上位運動ニューロンの障害により排尿コントロールを失った状態。[135]

**説明と同意** ＝ インフォームドコンセント

**説明変数** ＝ 独立変数

**説明変量** explanatory variable 【補助変量 assisted variable, 共変量 covariable】　いくつかの測定されたデータ値，つまり変量の因果関係を考える場合，統計的解析を行い検討することとなるが，これらの変量は，説明変量と目的変量とに大別できることが多い。扱われる変量のうち，あるデータの変量に影響を与えている，または与えているだろうと考えるデータの変量を説明変量といい，説明変量に対し，因果関係で明らかにしたいと考える特別なデータの変量のことを目的変量という。また，因果関係をこのように区別する場合は説明変量を原因，目的変量を結果とする因果関係を考えることが多い。例えば，血圧の変動について年齢，性別，運動，体位，体格，時間，気温などが関与すると考えた場合，血圧以外の変量が説明変量，血圧の変量が目的変量となる。統計的解析には，説明変量を用いて目的変量を予測する重回帰分析や目的変量を判別する判別分析などがある。[230] ➡目的変量，多変量解析，重回帰分析

**セミファウラー[体]位** semi-Fowler position
　背臥位でベッドの頭側や車いすの背もたれを20〜25°をあげて上半身を挙上し，膝を15度程度屈曲した体位。筋に負担のかからない体位で，リラクセーション，誤嚥防止などに有効。その他術後のうっ血や頭蓋内圧亢進の予防にも利用されている。[11] ➡ファウラー[体]位

**背もたれ** ＝ バックレスト

**セラミックス** ceramics　天然の無機質を熱処理して作られる非金属で陶磁器などをさす。一般に耐熱性，耐薬品性，電気絶縁性に優れる。人工の原料から作られるものはニューセラミックスと呼ばれ，医用材料として人工関節などに用いられる。[107] ➡医用材料，人工関節，人工股関節全置換術

**セルフケア** self-care【身の回り動作，身辺処理動作】　日常生活をするうえで必要な基本的な身の回り動作のこと。毎日くり返される一連の動作の中には，起居・移動動作，食事動作，排泄動作，更衣動作，整容動作，入浴動作などが含まれる。[199] ➡日常生活活動，整容，更衣動作，排泄動作，食事動作

**セルフコントロール** self control　心身の健康を維持・回復するための対象者自身による自己管理。セルフケア行動ともいわれ，糖尿病やアルコール依存症などでよく使用される用語である。様々な行動療法や自律訓練法などが取り入れられている。[122] ➡セルフケア，行動療法

**セルロース** cellulose　化学式$(C_6H_{10}O_5)n$。グルコースの重合体で，植物の細胞壁や線維組織の主要成分。多糖類で多くのブドウ糖が連なっているが，ヒトはこの結合を分解する酵素をもたないため，消化・吸収されず栄養になりにくい。[200]

**ゼロ線**（ぜろせん）＝等電位線（とうでんいせん）

**セロトニン**　serotonin　【エンテラミン enteramin，5-ヒドロキシトリプタミン 5-hydroxytryptamine；5-HT】　5-ヒドロキシトリプタミンの一般名。平滑筋を強く収縮させる作用をもつ。血小板では止血，消化管では消化管運動を促進する。中枢神経にも存在し，脳幹にある縫線核からの神経伝達物質として機能する。[60] ➡平滑筋，カルチノイド，神経伝達物質

**ゼロポジション**　zero position　肩関節約150度の挙上位で，関節の回旋・滑動が最小になる位置。この肢位は臨床的にも重要であり，上腕骨近位端骨折などの術後固定肢位として利用されている。[296] ➡肩関節腱板損傷

**ゼロモーメントポイント**＝足圧中心（そくあつちゅうしん）

**線維化**（せんいか）　fibrosis　間質の線維組織が増加した状態。より正確には，細胞間質（細胞外マトリックス）が組織に過剰に沈着した状態。この過剰な細胞間質の沈着は，組織の非可逆的な変化を引き起こし，最終的には臓器不全に至る。[238]

**線維芽細胞**（せんいがさいぼう）　fibroblast　結合組織に散在する固有の細胞。細長い紡錘形で，長楕円形の核をもつ。結合組織の線維を生成する。炎症時には，増生して類上皮細胞とともに肉芽腫（にくがしゅ）を形成し，損傷部を修復する。[139]

**線維筋痛症候群**（せんいきんつうしょうこうぐん）　fibrositis fibromyalgia syndrome　【結合[組]織炎 fibrositis】　全身性の筋・関節痛，疲労感，睡眠障害，頭痛，うつ病など様々な不定症状を現す慢性の症候群。明確な検査異常はなく，原因は不明。症状はリウマチや膠原病のそれに似るが，圧痛があることなどから診断される。以前は結合[組]織炎と呼ばれた。[250]

**線維性関節**（せんいせいかんせつ）　fibrous joint　骨と骨が線維性の結合組織で連結されている関節で，線維性連結ともいう。靱帯結合，縫合，釘植がその例。靱帯結合は下脛腓関節と前腕骨間膜に，縫合は頭蓋骨間の骨膜連結部に，釘植は歯根と上顎骨歯槽間にみられる。[21]

**線維性強直**（せんいせいきょうちょく）＝不完全強直（ふかんぜんきょうちょく）

**線維素**（せんいそ）＝フィブリン

**線維束性収縮**（せんいそくせいれんしゅく）　fasciculation；fascicular contraction【線維束性攣縮（れん）】　小さな筋線維束が不規則にピクピクと収縮するが，関節運動は起こらない状態。筋萎縮性側索硬化症や脊髄運動細胞の変性疾患などで診断に利用される。電位は正常の運動単位と同様のことが多い。[38] ➡運動単位

**線維素原**（せんいそげん）＝フィブリノゲン

**線維素溶解系**（せんいそようかいけい）＝線溶系（せんようけい）

**線維軟骨**（せんいなんこつ）　fibrocartilage　硝子軟骨（しょうし），弾力軟骨とともに細胞間物質である軟骨の一種。I型コラーゲン線維（膠原線維）を多く含み，腱，靱帯，骨の移行部にみられる。骨間を線維軟骨で満たす線維軟骨結合は，椎間板による椎体間結合，恥骨間結合にみられる。[21] ➡軟骨

**前運動野**（ぜんうんどうや）＝運動前野（うんどうぜんや）

**遷延性意識障害**（せんえんせいいしきしょうがい）　prolonged disturbance of consciousness　約3か月以上続く意識障害。①自力移動ができない，②自力摂食ができない，③便尿失禁，④追視は可能だが認識できない，⑤声は出せるが意味のある発語は不可能，⑥簡単な指示（目を開けて，手を握ってなど）にはかろうじて応じる，の6項目が存在する状態。[183]

**遷延治癒**（せんえんちゆ）　delayed union　正常の骨折治癒に比べ，組織修復反応が著しく緩慢な状態。

組織再生反応が消失している偽関節とは区別される。37

**前角細胞** anterior horn cell　脊髄の前角にある運動性の神経細胞。前角には大型のα運動ニューロンや小型の介在ニューロン，γ運動ニューロンが存在する。α運動ニューロンは体幹や四肢の骨格筋を支配し，γ運動ニューロンは筋紡錘を支配する。101 ⇒ α運動ニューロン，γ運動ニューロン

**前額面** frontal plane；frontal section　【前頭面，冠状面 coronal plane】　解剖学で身体を腹側・背側の前後に分割する面をいい，矢状面に直角に交わる。63 ⇒ 矢状面

**全か無の法則** all or none law　【悉無律 all or nothing law】　興奮性細胞に刺激を与えたとき，刺激量が少ないと神経線維はまったく興奮しないが，刺激量が閾値を超えると最大限に興奮するということ。閾値を超えて刺激量を増やしても興奮はそれ以上増大しない。166 ⇒ 筋細胞，閾値

**腺癌** adenocarcinoma　腺組織を構成する細胞(腺上皮，導管被覆上皮)に由来する癌。腺腔を形成し，多くは粘液を産生する。胃癌，膵癌，大腸癌，乳癌，前立腺癌のほとんど，肺癌の一部などが腺癌である。238 ⇒ 癌，腫瘍

**潜函病** dysbarism【潜水病 diving disease, ケイソン病 caisson disease】　高気圧下から急速な減圧を行った際に，血中溶存窒素が気化し血管を閉塞したり神経を圧迫したりするために生じる障害。高気圧装置内での再圧療法が適応となる。中枢神経障害や大腿骨頭壊死が理学療法の対象となることがある。177 ⇒ 高圧酸素療法

**前期高齢者** young-old　65歳以上75歳未満の者。高齢者が増加するのに対応してQOL(生活の質)や障害などを調べるうえで，高齢者を2区分して検討しようとするときの分け方。後期高齢者は75歳以上の者をいう。288 ⇒ 高齢者

**前鋸筋麻痺** paralysis of serratus anterior muscle　外傷，感染症などにより前鋸筋の支配神経(長胸神経)が損傷されたときに起こる麻痺。上肢を挙上すると肩甲骨内縁が胸郭より離れ，後方に突出する翼状肩甲が認められる。肩甲骨の固定ができないため，肩の屈曲が制限される。37

**占拠性病変** space occupying lesion：SOL　腫瘍，血腫，膿瘍，嚢胞，寄生虫など，体内，臓器内に場所を占める病変の総称。主に画像診断用語として用いられる。238 ⇒ 血腫，腫瘍

**前駆症状** prodrome　疾患の定型的症状がはっきり出現する前にみられる症状のこと。脳梗塞に先立つ一過性脳虚血発作などがこれにあたる。疾患の早期診断などに役立つ情報のひとつ。253

**線形回帰モデル** ＝ 線形モデル

**前脛骨筋** tibialis anterior muscle　下腿前方筋群のひとつで，脛骨の外側面と下腿骨間膜から起こり，腱となって内果の前方で伸筋支帯の下を通り，内側楔状骨の内側面と下面および第1中足骨底に停止する。足首と足指の伸展に関与し，足の背屈，内がえしに作用する。支配神経は深腓骨神経。74

**前脛骨筋症候群** anterior tibial compartment syndrome　コンパートメント症候群のうち下腿の前方コンパートメントに発生するもの。前脛骨筋，長母趾伸筋の機能障害と深腓骨神経領域に感覚障害をきたす。191 ⇒ コンパートメント症候群

**線形判別** linear discriminant analysis　判別分析の手法のひとつ。得られた測定値がどの母集団に属するかを一本の直線すなわち線形で表す関数によって判別すること。227 ⇒ 多変量解析，判別分析，定数項

**線形モデル** linear model　【線形回帰モデル linear regressing model】　従属変数を1つ以上の独立変数に重みを乗じて合計した合成

変数として，最小二乗法によって実測値に最も近い予測値を与える数的モデル。一般に，回帰分析の結果求められることから，線形回帰モデルともいう。[216] ➡統計学,従属変数,独立変数,説明変数

**全血液量** total blood volume：TBV　体内の全血液量。体重の1/13（約8％）を占め，成人で約5$l$で全血球量と全血漿量の和に等しい。体内を循環している血液が大半を占めるが，臓器の血管系に一部停滞している。循環している量を循環血液量という。[247] ➡血行動態,血液

**潜血反応** occult blood reaction　【潜血試験 occult blood test】　糞便あるいは尿内の潜血に対する定性試験。消化管あるいは泌尿器系で出血が起こり，それが肉眼で確認できない場合に潜血反応検査で赤血球成分（ヘモグロビン）を確認する。確認できれば潜血反応は陽性である。[188] ➡診断,鑑別診断,臨床検査技師,出血

**全血輸血** whole blood transfusion　移植の一種で，供血者から採血した血液をいくつかの成分に分けて輸血する成分輸血に対して，採血した全血液をそのままの形で受血者に輸血することをいう。血液の補充目的で行われる。[27] ➡交換輸血,成分輸血

**宣言記憶** declarative memory　手続き記憶と並ぶ長期記憶のひとつで，ことばで説明できる記憶。陳述記憶ともいう。エピソード記憶と意味記憶に分けられ，エピソード記憶は個人の出来事の主観的記憶，意味記憶は概念や一般的知識としての客観的記憶。[284]

**漸減現象** waning phenomenon　【漸減応答 waning response】　筋電図検査上，筋収縮を強くしていくにしたがって運動単位電位（motor unit potential；MUP）が相互に重なる干渉波を認めるが，この干渉波の振幅とスパイク数が経時的に徐々に減少する現象。3 Hzの初発のM波振幅（$M_1$）と5発目のもの（$M_5$）から，漸減率（％）＝（$M_5/M_1 - 1$）× 100で求め，－10％以内を正常とし，超える場合を異常と判定する（Desmedt, 1973）。この現象は神経筋接合部における伝達障害の可能性を示唆しており，易疲労性を主徴とする重症筋無力症に比較的多く認められる。重症筋無力症の眼筋型のほぼ60％，全身型のほぼ90％で認められる。似たような現象が麻痺筋においても認められることがあるが，この場合には急激に減衰あるいは消失する傾向を示す。[187] ➡筋電図,活動電位,振幅,重症筋無力症

**穿孔** perforation　管腔臓器にみられる全層性の穴，または穴があくこと。腫瘍，潰瘍，外傷，炎症などが原因であき，そこから内容物や細菌が漏出する場合がある。[180] ➡胃穿孔

**先行研究** precedent studies　同一テーマについて，過去に発表された研究成果。[167] ➡研究デザイン,文献,仮説

**前向[性]健忘** anterograde amnesia　記憶障害の回復後，疾患の発症以降の記憶が思い出せない状態。瞬時想起は正常であるが短期記憶は障害される。[15] ➡逆向[性]健忘

**前交通動脈** anterior communicating artery：Acom　視神経交叉の前に位置し，左右の前大脳動脈をつなぐ交通動脈。大脳動脈輪（ウィリス動脈輪）の一部をなすが，数や形態は様々で一定しない。[175] ➡視神経交叉,脳動脈瘤,クモ膜下出血

**前交連** anterior commissure：AC　大脳半球の交連系として両側大脳半球の嗅覚に関係する部分を連結する神経線維の束。前後に分岐し，前部は左右の嗅脳を結合し，後部は両側の海馬傍回の皮質と側頭葉隣接部を連絡する。視蓋前部を結ぶ後交連もある。[121] ➡交連線維

**仙骨** sacral bone　5個の仙椎の癒合骨。腰椎の下位にあり，脊椎骨で最大。背上方から縦に仙骨管が貫き脊柱管に続く。両側には4対の骨孔（前・後仙骨孔）があり，仙骨神経が出入する。左右は腸骨と仙腸関節で連結している。[233]

**前骨間神経** anterior interosseous nerve
　正中神経が上腕から下行し，前腕にある円回内筋の2頭間を通過し分枝する運動神経で，前骨間動脈とともに前腕骨間膜の掌側を手根骨部まで下行する。長母指屈筋，深指屈筋，橈側半分，方形回内筋を支配する。[74] ➡正中神経，前骨間神経症候群，円回内筋症候群

**前骨間神経症候群** anterior interosseous nerve syndrome　前腕の円回内筋尺骨頭付近における前骨間神経の圧迫などが原因で生ずる神経症状を呈する状態。長母指屈筋と示指の深指屈筋，方形回内筋に麻痺を起こし，母指指節間(IP)関節と示指遠位指節間(DIP)関節の屈曲が困難になる。[74] ➡前骨間神経，円回内筋症候群，絞扼性ニューロパチー

**前骨間神経麻痺** anterior interosseous nerve palsy　正中神経の分枝(運動枝)である前骨間神経の障害。主に回内筋管下の浅指屈筋起始部の絞扼による。感覚障害はまれで主に運動麻痺が特徴。母指と示指の屈曲が障害され，指尖つまみが困難となる。テニスなど筋過用が誘因。[209] ➡正中神経，手根管症候群，絞扼性ニューロパチー，円回内筋症候群

**センサ** sensor　システムに必要な情報を取り込むデバイス(装置)のこと。外界からの刺激に対して生体では視覚，聴覚などの体性感覚により脳に情報を伝えるが，機械制御システムではセンサによって情報をコンピュータへ送る。[231] ➡感度，感覚

**潜時** latency　生体に刺激を与えたときの刺激開始から応答の開始までの時間。誘発電位では刺激開始時期から，分析の対象となる成分が出現するまでの時間である。脳波・筋電図の波形分析で基準値や健側との比較を行うのに頻繁に用いられる指標。以前は，遅延という用語を潜時と同じ意味合いで使用したこともあったが，現在は使わない。頂点潜時という計測方法は，刺激開始から波形の頂点までの時間で示す。波形出現時期が不明瞭な場合に，この方法を用いる。理学療法領域では電気刺激による誘発筋電図(M波，H波，F波，長潜時反応，サイレントピリオド)における波形分析として用いられている。M波，H波，F波の潜時は検査条件(検査筋の収縮程度など)が変わっても変化しにくいが，長潜時反応やサイレントピリオドは検査条件によって変化することが特徴である。[134] ➡短潜時，長潜時反応

**全色盲** ＝1色型色覚

**全失語** total aphasia；global aphasia　すべての言語機能が障害された失語。発語および理解できる語は数語のみで，ウェルニッケ失語とブローカ失語(流暢な発話のできない障害)が合併した状態を呈する。病巣は広範に障害された全言語領域で，多くは右片麻痺を伴う。[15]

**前十字靱帯損傷** anterior cruciate ligament injury　脛骨の前方安定性を担っている前十字靱帯の損傷で，コンタクトスポーツや急停止を行うスポーツにおけるスポーツ傷害，および交通事故などの外傷性のものがある。受傷機転は膝関節軽度屈曲，外反位，下腿外旋位を呈している場合が多く，受傷早期には激痛，関節血腫，関節可動域の減少，前方引き出しサイン陽性などがみられる。放置し陳旧性になると，スポーツ活動時などに膝関節伸展の際に外反，下腿内旋のストレスがかかることにより膝くずれが発生し疼痛と不安定感を訴える。そのままで活動を続けると半月板や軟部組織を崩壊して関節症へと発展しやすい。理学療法では保存的療法ならば装具やテーピングなどにより制動を行い関節可動域の確保，下肢筋力の強化に努める。観血的療法なら自家腱や同種腱の移植を行い治療に臨む。治療の際には大腿四頭筋の作用により下腿骨が前方に引き出されて損傷靱帯に負荷がかからないようにすることが大切である。[287] ➡ピボットシフトテスト，ラックマンテスト

**前障** claustrum　尾状核，被殻，淡蒼球，扁桃体とともに大脳基底核に位置し，レンズ核と島皮質の内側間に存在する約1.5 mm幅の薄板状の灰白質の核。感覚皮質領野と結合し内臓機能，感覚統合に関与するという説が

**線条体** striatum【新線条体 neostratum】
　大脳基底核のうち，神経伝達物質と神経連絡が共通な機能単位として尾状核と被殻をあわせて線条体(新線条体)という。皮質，視床，黒質から入力線維を受け，淡蒼球，黒質網様部に出力しており姿勢と運動のコントロールに関与する。[9] ➡被殻, 尾状核

**線条体黒質変性症** striatonigral degeneration：SND　線条体被殻部の神経細胞変性で，無動，固縮，振戦などの症状がみられる。原因は不明。臨床的特徴としてパーキンソン病と区別がつきにくいが，振戦の頻度が比較的少なく，発症初期から転倒傾向，自律神経症状が強い場合は本疾患を考慮する。[282]

**染色** stain；staining　組織や細胞の顕微鏡観察を容易にするために染色剤や色素を用いて着色すること。組織の一般的構造を着色する一般染色と特異物質を着色する特殊染色とがある。染色は標本作製(組織の切り出し，固定，薄切，染色)の一環として行われる。[146] ➡組織, 顕微鏡, ヘマトキシリン・エオシン染色

**前職業的評価** prevocational evaluation
　職業的リハビリテーション入る際に行う職能評価。日常生活活動，基本的な技能，実技能力，作業習慣，作業耐性，社会的態度など職業生活に必要な生活習慣・労働習慣のみならず，働く意欲，体力，耐久性，危険への対応などを含めた職業への準備が整っているか，具体的な職業選択の前段階の職業適性や職業能力を判定する。基本目的は就労の可能性のある特定の職務に関する，個人の潜在能力を現実的に評価することであり，様々な場面を想定して実施する。理学療法では，仕事に要求される姿勢，職場内での移動，交通機関を利用しての通勤，作業環境などの想定での評価を，現実的な評価項目として行うことが要求される。[246] ➡職業, 身体障害者, 職業リハビリテーション

**染色体** chromosome　真核生物が細胞分裂である有糸分裂を行うときに観察される，塩基性色素で濃く染まる糸状の構造体および染色質。DNAと蛋白質からなり遺伝子情報を担う。ヒトの染色体数は46本で，44本の常染色体と2本の性染色体からなる。[272] ➡デオキシリボ核酸, 遺伝子, 常染色体異常

**染色体異常** chromosomal aberration　染色体の数，異型性，構造の異常。数の異常は先天奇形の成因である。常染色体異常と性染色体異常があり，常染色体異常としてはダウン症候群など，性染色体異常としてはターナー症候群，クラインフェルター症候群などが知られている。[272] ➡デオキシリボ核酸, 遺伝子

**全身管理** general care　対象者の全身状態を総合的に把握・コントロールして行う診断と治療。特に重症な者や術後者には有効となる。近年拡大傾向にある対象疾患における理学療法，および早期理学療法を必要とされるベッドサイドでは全身管理能力が求められる。[15]

**全身硬化症** ＝ 強皮症

**全身性アミロイドーシス** systemic amyloidosis　全身の種々の臓器組織の細胞外にアミロイドが沈着し，機能障害を起こす代謝疾患。免疫細胞性，反応型AA型(アミロイドA蛋白質の沈着によるもの)，家族性に分けられる。症状は核病型，罹患臓器，組織の種類と障害度により多彩で腹壁の脂肪吸引生検が有用。[282]

**全身性エリテマトーデス** systemic lupus erythematosus：SLE　膠原病の一種で，発熱，脱力感，易疲労性，多関節痛や関節炎，蝶形紅斑を含むびまん性の紅斑性皮膚病変などをきたす慢性の全身性炎症性疾患。原因は明らかでないが，遺伝的要因や免疫異常が指摘され，LE細胞など抗核抗体の陽性例が多い。[103] ➡膠原病, 蝶形紅斑

**全身性強皮症** ＝ 進行性全身性強皮症

**全身性進行性硬化症**
＝進行性全身性強皮症

**全身調整運動** general conditioning　安静臥床による全身機能の低下を防止するために行う運動。臥位での介助運動やストレッチ，座位の練習やティルトテーブルを用いての立位の練習などを行う。1回の運動で数回全身の筋・関節を動かすことにより廃用症候群の予防となる。[234]

**全人的医療** comprehensive medicine
　患者を生物学的，身体的側面からのみとらえるのではなく，心理的，社会的，倫理的な側面などの諸要素をもつ人間としてとらえて行う総合的医療。[15] ➡ホリスティック医療

**全身麻酔薬** general anesthetic　中枢神経系に可逆的に働いて全身の感覚を遮断させ，鎮痛，意識消失，有害反射の抑制をきたす薬剤。手術や検査などの際に使用する。作用機序については明らかになっていない部分が多い。吸入麻酔薬と静脈麻酔薬が代表的で，必要によっては筋弛緩薬を併用する。[245] ➡笑気

**全身浴** full bath；total immersion bath
　頭部を除いて体を浴槽中に浸ける水治療法で，多くは温水を利用する。家庭における風呂と同様である。全身の循環改善を主目的として，疼痛の除去，リラクセーション効果が期待できる。しかし，水圧や水温による影響も無視できず，血圧の変動や呼吸数・換気の増加などが起こるため，心・肺疾患を有する人は注意が必要である。[142] ➡局所浴，水治療法

**潜水反射** ＝ダイビング反射

**潜水病** ＝潜函病

**前脊髄動脈症候群** anterior spinal artery syndrome　前脊髄動脈の灌流領域（脊髄前方約2/3）を病変とする病態。後脊髄動脈領域の後索，後角は保たれ，障害部位以下の触覚・振動覚・関節覚は保たれるが，温痛覚が脱落する。対麻痺，四肢麻痺，膀胱直腸障害をきたす。[36] ➡脊髄中心症候群

**漸増** recruitment；waxing　運動神経への電気刺激強度を上げたとき，反応する線維数や運動単位が増大し，より大きい活性化が得られる現象。感覚単位においても生じる。また，体力テストにおいて徐々に運動の負荷を上げていくことを漸増負荷という。[277] ➡運動単位，インパルスの発射頻度の調節

**浅層星状細胞** superficial astrocyte　小脳皮質は3層構造（分子層，プルキンエ細胞層，顆粒層）と5種類の細胞（星状細胞，バスケット細胞，プルキンエ細胞，顆粒細胞，ゴルジ細胞）からなる神経回路網を形成する。そのうち分子層の浅層にある抑制性介在ニューロン。[279] ➡小脳，バスケット細胞

**漸増抵抗運動** progressive resistive exercise；PRE　デローム（DeLorme, T.L.）の体系が最も有名で，筋力増強運動として10RM（repetition maximum；10回反復最大負荷）の1/2の負荷で10回の収縮から始め，徐々に負荷を高め，3/4の負荷で10回の収縮，最終的に10RM負荷で10回の収縮と合計30回，3セットで行う方法。相当につらい運動であり，相応の効果も期待できる。この逆の漸減抵抗運動（regressive resistive exercise）もある。実際には，デロームの方法はそのまま行われることは少ないが，考え方として，筋力増強運動に浸透している。[33] ➡抵抗運動，筋力増強運動，1RM

**尖足** equinus foot；ᵖpes equinus　下腿三頭筋の拘縮，短縮により踵骨が引き上げられ足関節底屈位となり，徒手背屈が困難な状態で，歩行時は前足部で接地する。中枢性疾患の下肢痙性麻痺，長期臥床の廃用性，外傷性によるものが多い。[178] ➡下垂足，拘縮，安静臥床による弊害，変形

**喘息** asthma　元々は痙攣性の呼吸困難を示す疾患をさしたが，現在は種々の刺激により気管・気管支の反応性が亢進し，気管支平滑筋攣縮，粘膜浮腫，分泌物の増加などにより気道狭窄が生じ，息切れと喘鳴を伴う気管

支喘息をさすことが多い．他に，循環器疾患に合併する心臓性喘息もある．[17] ➡気管支喘息, 呼吸困難

**前足部** forefoot 　足部は前足部，中足部，後足部に区分される．前足部は足の末梢から末節骨，中節骨，基節骨，中足骨からなり，リスフラン関節より遠位をさす．リスフラン関節からショパール関節までを中足部，残部を後足部とする．[161]

**喘息発作** asthmatic attack 　気管支喘息にみられる発作性の呼吸困難，喘鳴，咳の症状．通常，変動する気流制限があり，夜間，早朝に出現することが多い．自然にあるいは何らかの治療により，少なくとも部分的には可逆的である．[137] ➡喘息

**洗体** 　身体を洗うこと．単に身体をきれいにするという入浴ではなく，褥瘡や感染の有無あるいは当該部位の消毒など，皮膚の状態を観察するとともに処置を行う目的で実施する．主に介護分野で用いられる用語で，医療分野では清拭や入浴を用いることが多い．[142]

**選択的作用** selective action；elective action 　ある薬物がある臓器(組織)にのみ反応するように，薬物が作用臓器(組織)を選択して薬効反応を起こすこと．理論的にはその薬物の特定作用部位以外には無影響である(例：ニトログリセリンの冠動脈拡張作用など)．[188] ➡薬物療法, 効果, 治療効果

**選択的注意** [127] ➡注意

**善玉コレステロール** ＝ HDL コレステロール

**剪断応力** ＝ ずれ応力

**先端巨大症** acromegaly【末端肥大症】　成長ホルモンの過剰な分泌により，骨，結合組織の異常発育，内臓の肥大が起こる疾患．顔や頭，手足が不均衡に肥厚し，四肢先端部の変形を現す．心筋症，耐糖能異常を伴う場合もある．30～40 歳代の発症が多い．[80] ➡成長ホルモン, 下垂体, 巨人症, 低身長

**剪断弾性率** ＝ ずれ弾性率

**剪断力** shearing force；shear strain 　物体内部のある面に，互いに平行で逆向きに働く力．物体にずれを生じさせる．骨折面や褥瘡の皮膚へ働く力がその一例．[220] ➡力学, 運動力学, ずれ応力

**前置胎盤** ⁽ラ⁾placenta previa 　胎盤が正常の状態よりも下部に付着し内子宮口をふさぐ状態で，その程度により全前置胎盤，一部前置胎盤，辺縁前置胎盤に分けられる．妊娠中の出血により，母体の貧血や胎盤の機能低下，胎児の発育遅延を起こしやすい．[176]

**仙腸関節** sacroiliac joint 　仙骨と左右の腸骨との関節．関節腔は狭く，前面を前仙腸靱帯，後面を後仙腸靱帯，骨間仙腸靱帯で連結して補強されているが，下肢や脊柱の運動に伴いわずかに動き，仙骨をかなめ石(key stone)として上半身の重量を支え下肢へ伝える役割をもつため機能障害を起こしやすい．[233]

**穿通枝** penetrating branch 【交通枝 communicating branch】■1表在性の血管と深在性の血管との間を交通する小血管．■2主幹動脈から分枝して脳実質内に深く進入する太さ 100～800 μm 前後の小血管．中大脳動脈からの穿通枝であるレンズ核線条体動脈は出血の好発部位である．[52] ➡終脳, 間脳

**前庭** vestibule 　内耳の迷路の一部で，重力や位置の変化などの直線的加速度を感受する平衡感覚器．蝸牛と骨半規管の間に位置し，内側壁は内耳道底，外側壁は鼓室と接している．耳石器である卵形嚢と球形嚢は平衡機能に関与している．[60] ➡内耳, 蝸牛, 卵形嚢, 球形嚢

**前庭頸反射** vestibulocervical reflex 　頭部を地面に対して垂直に定める姿勢反射のひとつ．頭部が傾斜すると前庭耳石器が，頭部が回転すると前庭半規管が刺激を受ける．これら刺激による信号は前庭神経核から頸筋の運動ニューロンに伝わる．[15]

**ぜんていしんけいしょうしゅ**
**前庭神経鞘腫** ＝ 聴神経鞘腫

**ぜんていせいうんどうしっちょう**
**前庭性運動失調** vestibular ataxia 【迷路性失調症 labyrinthine nystagmus】　体性感覚の障害が原因となる運動失調。座位，起立，立位，歩行時の平衡障害がみられる。臥位での上下肢の協調運動障害はない。めまいがあり，眼振がみられることが多い。[239] ➡小脳性運動失調症, 感覚性運動失調

**ぜんていどうがんはんしゃ**
**前庭動眼反射** vestibulo-ocular reflex：VOR　頭を回転したときに，眼球が頭の動きと逆方向・同速度で回転して視線を一定方向に保つ視覚性反射性運動。この反射は，半規管-前庭神経核-眼球運動中枢に伝わる。[15]

**せんてんいじょう**
**先天異常** congenital anomaly；birth defect　出生前に発生原因がある形態的・機能的異常の総称。形態的異常は先天奇形と同義であり，機能の異常は種々の疾患を含む。先天異常は成因により単一遺伝子病，染色体異常症，多因子遺伝病，環境要因による疾患に分類される。[249] ➡染色体異常

**せんてんきけい**
**先天奇形** congenital malformation　胎生期での発生原因による先天的な形態異常。原因は遺伝因子，環境因子，または両因子の相互作用による。日常生活で支障とならない小奇形と支障となる大奇形に分類される。[244]

**せんてんせいきんじすとろふぃー**
**先天性筋ジストロフィー** congenital muscular dystrophy　乳幼児期に発生する筋萎縮性疾患で，デュシェンヌ型進行性ジスロトフィーに次いで多い。病理学的変化は筋だけでなく中枢神経にも認められ，知能障害などの症状も伴う。しかし，知能障害は進行性ではなく，遅いながら徐々に改善していく。運動障害の経過は児の運動発達と疾病の進行との力関係で変わってくる。すなわち，初期の運動発達が優位で機能・能力が向上する時期と，疾病の進行が優位で機能・能力が低下する時期の2相に分けられる。初期には関節可動域制限はないが，座位を取るようになるころから股・膝関節の屈曲拘縮が出現してくる。理学療法の主な目的は運動発達の促進と拘縮の予防となる。能力向上期には運動発達の促進によって頭固定，座位，ハイハイ，つかまり立ち，つかまり歩行など児の能力開発を行う。そのときの能力に応じて補装具などを使用し移動能力を向上させる。ピーク期には能力をできるだけ長く維持し，低下期には拘縮予防を目標とする。[244] ➡デュシェンヌ型筋ジストロフィー

**せんてんせいきんせいしゃけい**
**先天性筋性斜頸** congenital muscular torticollis　乳児に生じる筋性斜頸。一側の胸鎖乳突筋に発生した腫瘤により，頭部は患側へ側屈，顔面は健側へ回旋する。腫瘤は2～4週間で最大(小指頭大～母指頭大)になるが，90％は自然治癒を示す。[244]

**せんてんせいけいついゆごうしょう**
**先天性頸椎癒合症**
　くりっぺる-ふぇいゆしょうこうぐん
　＝ クリッペル-フェイユ症候群

**せんてんせいこうじょうせんきのうていかしょう**
**先天性甲状腺機能低下症** congenital hypothyroidism 【クレチン症 cretinism】　新生児・乳児期からの甲状腺機能低下による甲状腺ホルモン欠乏の諸症状を現す疾患。新生児期には外見上は識別しがたいが，幼児期以降では鞍鼻，巨舌など特有の顔貌や，四肢が短く低身長などの身体発達遅延・知能発達遅延がみられる。わが国では新生児マススクリーニングにより早期発見・治療が行われている。[255]

**せんてんせいこうやくりんしょうこうぐん**
**先天性絞扼輪症候群** congenital constriction band syndrome　肢芽発育過程の間葉組織障害に伴い，四肢に絞扼輪を形成する形態異常。絞扼輪，および先天性切断，先端合指症を認めることが多い。遺伝性はない。絞扼部より近位は正常に発育する。[244]

**せんてんせいこかんせつだっきゅう**
**先天性股関節脱臼** congenital dislocation of hip joint：CDH 【発育性股関節脱臼 developmental dislocation of hip joint：DDH】　関節炎などによる病的脱臼ではなく，生下時に大腿骨頭が関節包の破綻なく脱臼(関節包内脱臼)している状態。女児に多い。病因として同一家系内発生や一卵性双生児での発生などから遺伝的素因がうかがえる。また，新生児期の関節弛緩性を促進する母体からの女性ホルモン分泌亢進，下肢伸展位となる殿

位など胎内異常位も関与している。さらに，新生児期に股・膝関節の伸展を強制すると脱臼しやすくなる。これは股・膝関節伸展とするオムツの習慣があった北米インディアンなどの地域に好発したことや，新生家兎を膝伸展位に保持することで股関節脱臼を発生させたことからも大きな要因と考えられる。症状としては，脱臼している場合は患肢のみかけ上の短縮があり，仰臥位で膝を立てたとき高さに差がある(アリス徴候)。開排制限，オルトラーニ・クリック徴候も認められる。亜脱臼や臼蓋形成不全でも開排制限が認められる。X線所見ではシェントン線(Shenton line)の乱れ(正常では閉鎖孔上縁の線と頸部内側の線が連続する)，カルベ線(Calvé line)の乱れ(正常では大腿骨頸部外縁の線と腸骨外縁の線が連続する)，臼蓋傾斜角の急峻化(正常では20〜30度)が認められる。治療では早期発見，早期治療がきわめて大切であり，新生児期の検診が重要となる。現在では，治療より脱臼発生予防という考えに変わりつつある。新生児期ではオムツの当て方の指導を行い，装具を用いるとしてもフォン・ローゼン装具(von Rosen splint)にとどめる。新生児期に脱臼が認められても，1〜3週後に関節弛緩が消失する場合が多く，これは女性ホルモンの作用により新生児期の短期間に関節弛緩が出現するものと考えられている。また，この時期にリーメンビューゲル装具を用いないのは下肢筋力の未発達のためである。乳児期ではリーメンビューゲル装具が用いられる。脱臼位のままで装着し，患児の下肢の動きを利用して自然に整復することが特徴的である。整復されると，そのままリーメンビューゲル装具を装着させ整復位を保持する。その意味で機能的療法といえる方法である。徒手整復後に開排位をギプスで強固に固定していたローレンツ(Lorenz)法では高頻度に骨頭の循環障害(ペルテス様変化)をきたした。しかし，リーメンビューゲル装具を用いた治療では，股関節を動かしながら整復するのでペルテス様変化を予防できる。244 ➡股関節脱臼，臼蓋形成不全

**せんてんせいないはんそく**
**先天性内反足** congenital clubfoot 足部の変形は前足部内転，踵骨内反，尖足を認め(足

部全体がゴルフのクラブのように内側に向いている)，凹足，下腿外捻を合併する。通常，ギプスによる矯正を生後1週頃から6か月くらいまで行い，その後は夜間装具としてデニス・ブラウン副子を用いる。244 ➡デニス・ブラウン副子

**せんてんせいぴるびんさんたいしゃいじょうしょう**
**先天性ピルビン酸代謝異常症** inborn error of pyruvic acid metabolism ピルビン酸脱水素酵素の欠乏により高乳酸血症，高ピルビン酸血症をきたす先天代謝異常症。症状は嘔吐，多呼吸，筋力低下などで，運動失調や舞踏病アテトーゼが間欠的に出現する。新生児期，乳児期に発症した例は予後不良。244

**せんてんせいふうしんしょうこうぐん**
**先天性風疹症候群** congenital rubella syndrome 【風疹症候群 rubella syndrome】
妊娠5〜12週の妊婦の風疹ウイルス感染による新生児の先天異常。白内障，難聴，心奇形の3主徴のほかに血小板減少，溶血性貧血，肝炎などがみられる。母体血清風疹抗体価などにより診断する。風疹ワクチンによる予防が重要である。249 ➡先天異常

**せんてんせいみおぱちー**
**先天性ミオパチー** congenital myopathy
先天的な筋トーヌス低下を示す一群の筋原性疾患で，本来は筋病理学的所見に基づき分類されたもの。先天性非進行性ミオパチー，代謝性ミオパチー，先天性筋ジストロフィーが含まれる。249 ➡セントラルコア病

**せんてんせいめんえきふぜんしょうこうぐん**
**先天性免疫不全症候群** = 原発性免疫不全症

**せんど**
**尖度** kurtosis 標本の分布における裾の長さが正規分布に比べて広がりが大きいか小さいかを示す指標。258 ➡歪度，分散，標準偏差，正規分布

**ぜんどううんどう**
**蠕動運動** peristalsis 消化管のすべておよびその他の管腔臓器でみられる，輪状筋と縦走筋の収縮運動。輪状筋と縦走筋が協調して収縮することによって管腔に環状収縮が生じ，その長軸方向への伝播によって内容物が押し進められる。139 ➡消化管

**ぜんとうがんや**
**前頭眼野** frontal eye field：FEF 大脳皮質

ぜんとうぜ

外側の前頭葉にあり前運動野に接している領域。主にブロードマン8野と6、9野の一部で眼球運動をつかさどっており、両側の眼球や眼瞼の随意的共同運動の中枢である。この領域のニューロンは、眼球運動ニューロンを働かせ、外眼筋を収縮させる。[5]

**前頭前野** prefrontal area 【前頭前皮質 prefrontal cortex】 前頭葉の運動前野、前頭眼野よりもさらに吻側に位置する部位で、頭頂葉、側頭葉、後頭葉との間に連合線維連絡をもつ。認知的柔軟性、概念形成、抽象的思考、情報や行動の組織化などの遂行機能を担うとされる。[9]

**前頭面** = 前額面

**前頭葉症候群** frontal lobe syndrome 前頭葉の運動前野と前頭前野の障害による運動および精神の機能障害。随意運動の障害、情動の変化、人格変化が著しく、認知機能の低下もきたす。モリア（moria：幼稚なはしゃぎ）、ふざけ症、道徳感情の鈍麻、強制把握反射などがみられる。[214] ➡ 前頭前野、随意運動、原始反射

**前頭連合野** frontal association area 運動野より前方の領野。他の連合野や辺縁系と密に連絡し、感覚情報や記憶情報が収束している。種々の情報を統合し、新たな行動を組み立てたり、思考したりすることに関与している。運動性言語野が含まれる。[106] ➡ 大脳連合野

**セントラルコア病** central core disease 【中心コア病】 筋線維の構造異常を示す先天性ミオパチーの一型。組織学的に筋線維の中心部は酸化系・解糖系酵素活性が欠如し、酸化酵素染色で核があるかのように抜けて見える。症状は軽度で乳幼児期に筋力・筋トーヌス低下があるが、非進行性。[249] ➡ 先天性ミオパチー

**セントラルドグマ** central dogma 生物の生命活動はDNAの配列からRNAが転写され、その配列がアミノ酸の配列として読み取られ、アミノ酸が順番につながれて蛋白質が形成されるという共通原理によって営まれるとする、生物学の中心原理。1958年クリック（Crick, F.H.C.）により提唱された。[39]

**前捻角** anteversion angle 水平面上で大腿骨頸部の長軸が大腿骨顆部横軸となす角度。個体差があるが、成人では10～30度。成長に伴い減少する。先天性股関節脱臼や骨折などの外傷で異常がみられる。[74]

**全肺気量** total lung capacity：TLC 最大吸気時の肺・気道系に含まれる空気量。予備吸気量、1回換気量、予備呼気量からなる肺活量と残気量の和で、健常成人で6～7*l*。肺線維症や胸郭変形などの拘束性障害で減少し、肺気腫などの閉塞性障害で増加する。[17] ➡ 肺活量、予備吸気量、予備呼気量

**全波整流** full-wave rectification 電流成分の正（＋）・負（－）の交流を、負（－）の成分を正（＋）に置き換えて直流にすること。筋電図の正・負波形を全波整流装置により変換し、正に置き換えると、筋活動の量が分かる。[227]

**線引き試験** line drawing test 運動失調の検査法のひとつ。紙に10 cm離して2本の平行な縦線を引き、被検者に2本を直角に結ぶ線を引いてもらう。小脳の障害では、目的線を越える測定過大や、手前で止まる測定過小を認める。[135] ➡ 運動失調［症］

**前皮質脊髄路** = 腹側皮質脊髄路

**全表面荷重式下腿義足** total surface bearing below-knee prosthesis：TSB【TSB下腿義足】 主に膝蓋腱で荷重する従来の下腿義足ソケットの欠点を補うため、1987年頃シリコーンライナーを使い、断端全体で荷重し圧を分散させ、断端への負担を軽減するための全表面荷重支持方式ソケットを使った下腿義足。[7]

**前負荷** preload 収縮前の静止状態の筋にかかる負荷で、筋を引き伸ばしたときの静止張力をさす。ふつう、心室の心筋に静止張力が生じる負荷をさし、拡張終期容積や拡張終

期圧，あるいは筋の長さに相当する。[17] ➡心臓，運動負荷試験

**潜伏感染**（せんぷくかんせん）= 不顕性感染（ふけんせいかんせん）

**潜伏期**（せんぷくき） latent phase；latent period 【無症候期】 一般には病原体が宿主に侵入し，固有の症状が出現するまでの期間。病原体の増殖が速いほど潜伏期は短い傾向があり，病原体の量や身体状況により差はあるが，それぞれの感染症でほぼ一定している。また，ある刺激や原因が作用してから反応が現れるまでの期間も意味する。変性症，有害物質の暴露など。[65] ➡病原体，宿主

**潜伏精巣**（せんぷくせいそう）= 停留精巣（ていりゅうせいそう）

**線分末梢試験**（せんぶんまっしょうしけん）⇨ アルバートの線分抹消試験（あるばーとのせんぶんまっしょうしけん）

**前壁[心筋]梗塞**（ぜんぺきしんきんこうそく） anterior [myocardial] infarction 心臓前壁の栄養血管である冠動脈左前下行枝が閉塞したことにより生じる心筋の壊死。心電図上では前胸部誘導（主にV₂, V₃, V₄）にST上昇や異常Q波が認められる。梗塞が広範囲に及ぶと運動療法により心不全，心停止を生じる。[143] ➡心筋梗塞

**選別検査**（せんべつけんさ）= スクリーニング検査（すくりーにんぐけんさ）

**前方視的調査法**（ぜんぽうしてきちょうさほう）= 前向き研究（まえむきけんきゅう）

**前方突進[現象]**（ぜんぽうとっしんげんしょう） propulsion；antepulsion 体幹の前方への重心移動に対して下肢のステップがついてゆけず，前方に突進したり，倒れる現象。軽く前方に押されるだけでも止まることができずに前方へ突進する。パーキンソニズムなどでよくみられる。[207] ➡突進現象，側方突進[現象]，後方突進[現象]

**前方引き出しテスト**（ぜんぽうひきだしてすと） anterior drawer test 前十字靱帯損傷の有無をみるテスト。背臥位で膝屈曲90度，股関節屈曲45度で下腿を引き出して調べる。急性期は疼痛があるため，膝屈曲の容易なラックマンテストのほうが有効。後方引き出しテスト陽性からの引き出しは鑑別が必要。[287] ➡前十字靱帯損傷，後方引き出しテスト，ラックマンテスト

**全末梢[血管]抵抗**（ぜんまっしょうけっかんていこう） total peripheral [vascular] resistance：TPR 左心室から拍出された血液が右心室まで戻るまでの全抵抗をいう。末梢血流の抵抗は，血管壁の弾性，末梢血管の収縮・拡張状態，血液の粘性により規定される。主に血管運動（血管の内径の変化）により調節され，血圧の恒常性や心拍出量の変化に対応している。平均大動脈圧と平均大静脈圧の差を心拍出量で割って求めることができる。[7] ➡平均血圧，心拍出量

**前脈絡叢動脈症候群**（ぜんみゃくらくそうどうみゃくしょうこうぐん） anterior choroidal artery syndrome 【モナコフ症候群 Monakow syndrome】 内頸動脈より走行し，視索，淡蒼球，内包後脚などの栄養血管である前脈絡叢動脈の閉塞によって起こる症候群。中大脳動脈閉塞症状に比べて意識障害は軽度で，対側の運動麻痺や感覚障害，同名半盲などを生じる。[219]

**喘鳴**（ぜんめい，ぜいめい） stridor；wheeze 種々の理由で気道内腔が狭窄し，空気の流れに乱流が生じ発生した「ゼイゼイ」や「ヒューヒュー」という音のこと。気管支喘息や慢性気管支炎など閉塞性病変において特徴的で，喉頭浮腫などでも聴取される。[17] ➡呼吸困難

**洗面現象**（せんめんげんしょう） basin phenomenon 洗面時に閉眼により視覚的情報が遮断され身体がふらつく現象。深部感覚障害時にみられる。[48] ➡ロンベルク徴候

**洗面整髪動作**（せんめんせいはつどうさ） grooming activity 洗顔・歯磨き・整髪・髭そり動作で，整容動作に含まれる動作群。生命維持には直接関わりないが，生理的・衛生面上必要となる動作であり，心身共に爽快感を与える動作でもある。また，身だしなみを整えることは，よりよい人間関係を築くための活動である。動作を行っている過程は人目に触れないので，方法や過程はあまり問題にならず，仕上がり具合いが他者からの評価対象となる。理学療法では，移動能力，座位保持・姿勢保持能力，目的動作を行うための上肢の運動・感覚機能，高次

神経機能，知的精神的機能などが関与する一連の動作群であることに留意する。各種神経性疾患(中枢性および末梢性)，筋疾患，骨関節疾患，精神疾患，視覚障害者などにおいて，障害が生じる可能性がある。可能なレベルへの機能障害の改善とともに，動作の工夫および代償，自助具・スプリントの活用，環境調整などにより，自立あるいは介助量の軽減をめざす。[199]

**全面接触式ソケット** total contact socket【全面接触ソケット】　吸着式ソケットで問題となる，断端とソケットの間にできる死腔が原因で起こる浮腫やうっ血などの循環障害を改善したもので，断端全面をソケット内面に密着するように適合させた構造のソケット。構造上，吸着式と非吸着式とがあるが，非吸着式では通常，断端袋を使用する。利点として，断端の循環状態が良好で浮腫を起こさない，義肢と身体の接触面積が広く，単位面積あたりの圧力が減少しているため不快感がない，断端全面で接触しているために足底感覚がわかりやすいなどがあげられる。[48] ➡ サクション，ソケット，吸着式ソケット，差し込み式ソケット，四辺形ソケット

**せん妄** delirium　意識変容の障害の一種。軽〜中等度の意識混濁に，錯覚，幻覚，妄想などが加わり，精神運動興奮，不安，恐怖などを感じる。高齢者に多く，脳疾患，薬物，中毒，代謝性障害などが原因である。[41] ➡ 意識変容

**線毛細胞** ciliated cell　上皮細胞のうち，表面に自動性の細毛である線毛が密生している細胞で，気道や卵管，子宮，脳室壁など体内に広く分布する。線毛の運動(線毛運動)は気道内分泌物や生殖産物の輸送に役立っている。[99] ➡ 輸送

**専門職** profession　ある特定の事柄に対し，高度な体系的知識・技術をもち，他によって代替されえない職業集団のこと。一定期間の教育・トレーニングを要し，仕事も道徳的原理や奉仕の精神に基づく。また職能組織を形成しているなどを要件とする。[120] ➡ 教育，

卒後教育

**線溶系** fibrinolytic system【線維素溶解系】　凝固血栓を形成するフィブリン(線維素)が蛋白質分解酵素であるプラスミンの作用によって液体状態に溶解する一連の生理反応系を線維素溶解系，略して線溶系という。血栓による閉鎖血管の再開通も線溶系の作用による。[99] ➡ フィブリン，プラスミン

**線溶療法** = 血栓溶解療法

**前立腺肥大症** prostatic hyperplasia；BPH；benign prostatic hyperplasia(hypertrophy)　加齢に伴って前立腺の内腺が肥大し排尿障害を主徴とする疾患。性ホルモンが関与。60歳以上に多く，刺激期(夜間頻尿，尿意頻迫感，排尿量減少，切迫失禁)，残尿期，閉塞期(尿線細小，蔓延性排尿，二段排尿，再延性排尿，尿閉)がある。[215] ➡ 過形成，排尿障害，残尿，尿閉

**戦略** = ストラテジー

**線量** dose；dosis【放射線量 radiation dose】　放射線の照射量のこと。照射された物質の単位質量に吸収されるエネルギー，または放射線の種類が異なる場合それに比例する量で表される。吸収線量は照射された物質kgあたりの吸収エネルギー(ジュール/kg = Gy)で，照射線量は空気に対する電離能力(クーロン/kg)で，線量当量はシーベルト(Sv)で表される。[118] ➡ 放射線医学，レントゲン，エネルギー

**前輪駆動車いす** frontwheel-drive wheelchair【トラベラー型車いす traveler type wheelchair】　前輪が大きく，駆動輪になっている車いす。回転の中心が前輪にあり，小回りがきくが直進性に欠け，後進での段差降りはバランスを崩しやすい。移乗動作時前輪が邪魔になるので，リウマチなどの特殊な障害以外には，ほとんど処方されない。[78] ➡ 車いす，介助型車いす，普通型車いす

**前腕支持松葉杖** = ロフストランドクラッチ

# そ

**掃引速度** sweep speed 筋電計,脳波計の記録器であるオシロスコープ上に波形を表示する速度。表示は水平軸1目盛りあたり(1 division)の時間値(単位 ms/Div)として示す。掃引速度は分析対象の波形によって変化させる。[134] ➡ オシロスコープ,筋電図,心電図,脳波

**躁うつ病** manic-depressive psychosis 【双極性うつ病 bipolar disorder】 うつ病相と躁病相が周期的にくり返される感情障害。米国精神医学会(APA) DSM-Ⅳ の気分障害にあたる。国際疾病分類(ICD-10)では,気分障害の両極性障害または双極性障害にあたる。[228] ➡ うつ病,メランコリー

**造影剤** contrast medium;contrast agent
造影 CT 検査,MRI 検査で体内の臓器・組織の形や病変をより鮮明に見やすくするために用いる薬剤。X 線を透過しないため造影剤部分が陰影として映し出される。呑飲用剤,直接注入剤(血管内や関節内)などがある。[188] ➡ 放射線医学,関節造影法,嚥下造影

**造影増強 CT** contrast enhanced CT 【コントラスト CT】 造影剤を注入して行うコンピュータ断層撮影法(CT)。通常の CT では,所見の得にくい血管や腫瘍,関節などの組織や部位の画像診断に用いられる。[83] ➡ コンピュータ断層撮影[法],造影剤,画像診断法,放射線医学

**創外固定** external [skeletal] fixation
骨折部の近位部と遠位部の骨に刺入した金属釘を体外で固定する方法。直接手術のできない粉砕骨折や骨折片が露出した開放性骨折に適用される。感染創の治療・処置が行いやすい。[22] ➡ 開放骨折

**相加作用** additive action 2種類以上の薬物の併用効果が,それぞれの薬効の和となって発現すること。[149] ➡ 薬物療法,効果,相乗作用

**相関** correlation 2つ以上のものの量が変化するとき,互いに影響し合う関係にあること。一方が増えるにつれて他方も増える場合には正の相関(あるいは順相関),一方が増えるにつれて他方が減るような場合には負の相関(あるいは逆相関)という。また,一方が変化するとき,他方がそれと無関係に変わる場合は無相関である。相関の強弱は散布図で見て,狭い範囲に点が分布している場合が強く,広い範囲に点が分布している場合が弱い。相関の強さ(大きさ)を表す目安として相関係数を用いる。相関係数には様々なものがあるが,両者が間隔,比率尺度のときはピアソンの積率相関係数,一方が順位尺度のときはスピアマンの順位相関係数が使われる。相関係数は 2 変量の関係の強さをマイナス 1 から 1 までの数値で表現したもので完全な正の相関のとき 1,完全な負の相関のとき −1,無相関のとき 0 となる。実際に相関係数を計算するには,相関係数の定義による式からさらに数学的に誘導した次の式による。相関係数 = 共分散 ÷ ($\sqrt{X1 の分散} \times \sqrt{X2 の分散}$)[147] ➡ 統計学,ピアソンの積率相関係数,スピアマンの順位相関係数

**想起** recall;recollection 【追想】 過去にあった実際の出来事やその周辺の状況,自分の考えなどを時間を経て意識にのぼらせ,表現しうること。障害としては,健忘,記銘力低下,および偽記憶,誤記憶などがある。[253] ➡ 記憶,記憶障害

**臓器** organ 身体の内部,特に胸腔と腹腔にある器官。器官のことを臓器ということもあるが,一般には内臓に属する器官をさす。具体的には肺,肝臓,腎臓,脾臓,胃,小腸,

大腸などがある。[20] ➡器官

**臓器移植** organ transplantation 進行性・不可逆性の不全状態となった臓器を摘出し、健全な臓器を移植することによって臓器機能を維持する治療法。生体臓器移植と死体臓器移植とがある。臓器移植法で規制されているが、なお臓器提供者の脳死の判定をめぐる問題など解決すべき課題が残されている。[195] ➡脳死, 生命倫理

**臓器脂質症** = リピドーシス

**早期体験学習** = アーリーエクスポージャー

**双極細胞** bipolar cell 網膜神経層に局在する双極性の介在神経細胞で、視覚伝導路の一部を構成する。視細胞で受容した明暗や形・色などの視覚は、双極細胞でニューロンを介し、神経細胞節へ連絡する。[27] ➡視覚, 視神経

**双極性うつ病** = 躁うつ病

**双極導出法** bipolar derivation 【双極モンタージュ bipolar montage, 双極記録 bipolar recording】 脳波、筋電図で用いる波形記録方法のひとつで、2つの探査電極を用いて2極間の電位差を記録する方法。動作筋電図で一般的に用いられる。電極間距離が広いと多くの情報が得られるが、波形の中に雑音が混入するおそれがある。[134] ➡筋電図, 心電図, 電極, 脳波, 単極導出法

**早期理学療法** early physical therapy 発症および受傷直後の早い時期から実施される理学療法。関節可動域制限や筋力低下・呼吸循環機能低下などの廃用症候群を予防し、日常生活活動や歩行能力の良好な改善・向上を目的として行われるもので、その重要性が高まっている。[16] ➡理学療法, 一次的障害, 回復, 合併症, 二次的障害

**装具** orthosis 切断以外の何らかの原因（疾病、外傷、先天性異常など）により生じた四肢および体幹の機能喪失や機能不全などの身体的機能障害を補完あるいは補助する目的で使用する器具と定義できる。歴史的には、ギリシャ、ローマ、エジプト時代の紀元前から使用されていたとされているが、現在では、人間工学、リハビリテーション医学・工学の進歩、さらには使用される素材や材料などの開発、義肢装具士による製作技術の進歩などに伴って飛躍的に発展しており、使用者のQOLの向上に大きく寄与している。一般的に処方される装具の目的としては、①関節の保護、②変形の矯正および予防、③失われた機能の代償あるいは補完、④関節の免荷、⑤不随意運動の抑制などがその主なものとしてあげられる。装具の種類には装着部位によって大きく上肢装具、下肢装具、体幹装具の3つに分類されている。[48] ➡義肢装具士, 機能的上肢装具, 下肢装具, 体幹装具

**送迎サービス** pick-up service；transportation service 居宅療養者が、通所系サービス（デイケア、デイサービス）を受けやすいようにサービス提供者がリフトバスなどを用いて居宅と施設間の送迎を行うサービス。サービス実施の有無は提供機関の選択による。[32] ➡介護保険制度, 居宅介護支援サービス

**総頸動脈** common carotid artery：CCA 頭部に血液を送る動脈の主幹で、左右総頸動脈があるが、非対称的で起始部は異なる。左総頸動脈は大動脈弓から直接分岐し、右総頸動脈は大動脈弓から腕頭動脈が分岐し、ここから総頸動脈と鎖骨下動脈が分岐する。[247] ➡内頸動脈

**造血因子** hemopoietic factor 血液を造るための要素。骨髄の造血細胞は、液性の造血促進因子により分化・増殖する。多能性幹細胞からの分化、赤芽球系細胞、顆粒球系細胞、巨核球系細胞それぞれに分化・増殖するための因子がある。[217] ➡白血球, 血小板, 造血幹細胞

**造血幹細胞** hematopoietic stem cell 【血液幹細胞 blood stem cell】 胚および生後すべての血球系細胞の供給および自分と同じ能力をもった細胞の自己複製を行っている細胞。

また，破骨細胞，肝クッパー細胞など15種類以上の血球系以外の細胞の母細胞にもなりうることが明らかになってきた。[281]

**造血幹細胞移植**（ぞうけつかんさいぼういしょく） ⇨ 骨髄移植

**総合医療**（そうごういりょう） ＝ 包括医療（ほうかついりょう）

**総合病院**（そうごうびょういん） general hospital　旧来，医療法第4条で，総合病院について「病院であって，患者百人以上の収容施設を有し，その診療科名中に内科，外科，産婦人科，眼科，及び耳鼻いんこう科を含み…，その所在地の都道府県知事の承認を得て総合病院と称することができる」，また「総合病院でないものは，これに総合病院又はこれに紛らわしい名称を附けてはならない」と，規定されていたが，1997(平成9)年12月17日の「医療法の一部を改正する法律」により，本第4条の「総合病院」は削除され，第4条は新たな要件で承認を得る「地域医療支援病院」に改められ，1998(平成10)年4月1日に総合病院は廃止された。現在も総合病院を掲げているところがあるが，法律による規定がなくなったため，総合病院という名称は単なる固有名詞に過ぎず，従前より名称を引き継いでいる場合は特に問題はないと解釈されている。[192] ➡ 病院，一般病院

**相互作用**（そうごさよう） interaction　2つ以上の要因の組み合わせが重なり合って新たな影響を作り出すこと。例えば，薬品の組み合わせ，放射線と遺伝子，遺伝子と栄養，人体と生活環境，薬品と食物，癌と加齢などの組み合わせによる人体への影響であり，比較的長い期間の調査を必要とし，疫学的手法で確認される。[182] ➡ 疫学

**相互視**（そうごし） ⇨ アイコンタクト

**造骨細胞**（ぞうこつさいぼう） ＝ 骨芽細胞（こつがさいぼう）

**相互扶助**（そうごふじょ） mutual aid　社会集団内の構成員の事故，危険に関して，相互に支援し合うこと。家族・民族などの相互援助はその原型。現代社会では，伝統的援助では不十分。共同社会での社会保障や扶助，社会保険制度など相互扶助体制が必要である。地域生活においては住民が健康で生きがいのある生活を営むためには，豊かな社会福祉環境の充実を図ることが必要である。福祉施策のみでは多様なニーズには対応が困難。住民同士の相互扶助の精神のもとに，心の通う地域福祉を確立することが求められてきている。[104]

**操作**（そうさ） operation　対象に働きかける諸活動や数学上の演算をさす。ピアジェ(Piaget, J.)は具体的操作(①)期(7～12歳)，形式的操作(②)期(11，12歳以降)というように，ある年齢段階に特有な思考の枠組みや論理構造を表現するために操作という用語を用い，認知発達を説明した。①具体的操作：知能の発達段階で対象や出来事について理論的に考えることができる—数・量・重さを記憶できる，主体と対象を分類できるなど。②形式的操作：抽象的命題について考え，システム的に仮説を検証できる—未来のことやイデオロギーの問題を考えることができる。[66] ➡ ピアジェの発達段階

**早産**（そうざん） premature delivery；premature birth；premature labor；preterm delivery　妊娠22週以降，37週未満(妊娠22週0日から36週6日まで)の分娩をいう。[180] ➡ 妊娠，早産児，低出生体重児

**早産児**（そうざんじ） preterm infant；premature infant　わが国では妊娠22週以降，37週未満の出産を早産といい，娩出された胎児ないし新生児を早産児という。以前は未熟児と同義語に用いられたが，出生体重と未熟とは必ずしも一致しないため，現在は区別して用いられる。[176] ➡ 早産

**総脂質**（そうししつ） total lipid；TL　血液中の脂肪成分である総コレステロールやリン脂質，遊離脂肪酸，中性脂肪(一般的にはトリグリセリド)などの脂質の総量。総脂質の定量により包括的な脂質代謝状態を把握できる。[99] ➡ コレステロール，中性脂肪，脂肪酸

**走者膝**（そうしゃひざ） ＝ ランナー膝（らんなーひざ）

## そうしょう

**創[傷]** wound　機械的な外力による体組織の損傷の総称。創と傷はそれぞれ意味が異なり、創とは「皮膚の連続性を欠く開放性の損傷」、傷とは「皮膚の連続性が保たれている閉鎖性の損傷」とされている。[203] ➡開放創

**相乗作用** potentiation；potentialization　2種類以上の薬物や化合物が互いに作用し合って強化作用や増強作用を示し、それぞれ個々の反応の和以上に大きな薬効を生じること。より強力な薬効を示すこともあれば、副作用を示す場合もある。[248] ➡薬物療法、効果、相加作用、副作用

**創傷治癒** wound healing；healing of wound　体表面、あるいは体内組織、臓器の損傷や欠損を創傷といい、肉芽組織の形成、瘢痕化および再生により治癒へと向かう過程を創傷治癒という。ほとんど瘢痕を残さない一次治癒と、瘢痕の残る二次治癒に分けられる。[238] ➡肉芽組織、瘢痕、再生、一次治癒、二次治癒

**増殖** proliferation　臓器、組織において細胞数が増えること。通常、細胞分裂によってなされる。正常状態では、細胞分裂は制御下にあり、増殖は細胞周期の進行により遂行される。創傷治癒においては修復機能を果たす。病的状態では過形成が起きたり、腫瘍を形成したりする。[238] ➡細胞、過形成、細胞分裂

**増生** = 過形成

**双生児** twins【ふたご、双胎児】　双胎妊娠により生まれた子ども。1個の受精卵が2個に分割し生まれた双生児を一卵性双生児、2個の卵子がほぼ同じに受精して生まれた双生児を二卵性双生児という。双生児のうち、身体の一部が結合している場合、結合(接着)双生児という。[176]

**総説** review articles　特定の研究や調査について、今後の研究方向や展望などを広範囲な文献・資料に基づき公平な立場から総括あるいは解説した論文のこと。原著論文と異なり、論文の価値づけに必ずしもオリジナリティは要求されない。[120] ➡原著、文献、先行研究、ブラウジング、インパクトファクター

**想像** imagination　過去の経験から新しいイメージを形成する過程で過去経験の再現ではない。特に児童期は、ごっこ遊びや読書といった想像を誘発し、想像力を育む活動が重要である。想像力は豊かな創造的思考の源となるからである。[66] ➡イメージ

**相対危険度** relative risk：RR【相対危険比 relative risk ratio】　暴露群(危険因子をもつ群)と非暴露群(危険因子をもたない群)における発生率を表す指標で、暴露群の危険度を非暴露群の危険度で割った値で表される。電磁波被曝を例にとると、被曝環境における疾病発生率と非被曝環境下での発生率とを比較するもので、被曝環境と疾病との関連性の強さを示す指標に用いられる。[118] ➡疾患、罹患率、疫学

**双胎児** = 双生児

**相対不応期** relative refractory phase；relative refractory period　神経や筋などの興奮性の組織が興奮した後、第2の刺激に無反応になる時期を経て、正常に戻るまでのあいだの期間。第2の刺激が大きい場合にのみ活動電位を発生する。この期間の活動電位は小さく、伝導速度も遅い。[26] ➡絶対不応期、不応期

**総胆管** common bile duct　胆汁の流通路で、総肝管と胆嚢管が合流してできる長さ8～10cm、径約6.7mmの1本の管。十二指腸下行部で膵管と合流し胆膵管膨大部を形成してファーター乳頭(大十二指腸乳頭)の頂点に開く。[145] ➡胆嚢

**相談指導員** consultation instructor　様々な場面で相談指導員は存在するが、指定相談指導業務が位置づけられている点を紹介する。指定施設および相談援助業務の範囲については、厚生省社会局長、厚生省児童家庭局長通知(1988年2月12日付社庶第29号)で規定されてきた(2000年8月18日付で一部改正)。指定の施設・事業において福祉

に関する相談援助の業務に従事した者は，社会福祉士の実務経験を有するものと認められるなどの規定もある．高齢者の施設支援ケア（介護老人保健施設）においては，その業にあたる職員を相談指導員としてを位置づけている．[104]

**総蛋白質濃度** total protein concentration 総蛋白質はアルブミンとグロブリンの総和で，血清中の総蛋白質濃度の基準値は6.3～7.8 g/dl．肝機能検査のひとつであるが，現在はアルブミン，グロブリンの各濃度を測定することが多い．[80] ➡アルブミン，グロブリン，A/G比

**早朝血圧上昇** morning surge；morning rise 早朝の覚醒時や起床時に血圧上昇を示すこと．早朝血圧上昇は脳心血管と関連し，これが引き金で脳心血管障害，心筋梗塞，心臓突然死などの発症に至ることも多く，高血圧症ではこの時間帯における血圧管理が重要とされる．起床時血圧がピークを示す例では，神経液性因子や交感神経賦活などに起因する．[293]

**相動筋** phasic muscle 骨格筋線維のうち白筋と呼ばれるタイプⅠ線維で，短時間の強い収縮に適した速筋をいう．赤筋と呼ばれるタイプⅡ線維は遅筋で持続的筋収縮に適する．[88] ➡遅筋，筋線維タイプ

**相動性伸張反射** phasic stretch reflex 骨格筋を急速に伸張すると筋紡錘が興奮し，その求心性インパルスはIa群線維により脊髄に伝わり，同筋の運動ニューロンに単シナプス性に興奮が伝わって起こる筋収縮反射．[15] ➡深部腱反射

**掻爬術** curettement 器具を用いて新生物や組織の一部を取り出すこと．[247]

**早発認知症** ᵈdementia praecox ドイツのクレペリンは，青年期に発症し慢性進行性に経過して最後には認知症に至るものを早発認知症群と提唱した．統合失調症と同じもの．本疾患の末期の状態は認知症ではなく人格変化であり，現在ではこの用語は使用しない．[288]

➡クレペリン

**相反支配** reciprocal innervation 関節を円滑に動かすときに主動筋が緊張し，拮抗筋が弛緩する神経機構．ある関節の屈伸運動の例では，屈筋のα運動ニューロンに興奮性入力を与える錐体路線維は1個の抑制性の介在ニューロンを介して伸筋のα運動ニューロンに抑制性入力を与える．また屈筋の筋紡錘からの興奮はIa群線維によって伝えられ，その屈筋のα運動ニューロンに興奮性入力を与え，拮抗筋である伸筋のα運動ニューロンには抑制性の介在ニューロンを介して抑制性入力を与える．理学療法の分野において，この神経機構を利用した治療手技や電気治療が行われている．[15]

**相反性抑制** reciprocal inhibition 【拮抗［筋］抑制 antagonist inhibition】 伸張反射や屈筋逃避反射の際に伸筋（または屈筋）の興奮と同時に拮抗筋の弛緩が起こる現象．拮抗筋への脊髄レベルでの抑制による．随意運動では主動筋の興奮により拮抗筋が抑制される現象をさす．[122] ➡相反支配

**総腓骨神経** common peroneal nerve 脛骨神経とともに坐骨神経を形成する神経．仙骨神経叢（第4腰神経～第3仙骨神経の前枝後部）から出て大腿屈側を下行して膝窩で脛骨神経と離れ，腓骨頭を後方から前方へ回って浅腓骨神経と深腓骨神経に分岐する．[111]

**躁病** mania 児戯性爽快，浅はかな多幸感，声が大きく大げさ，ほら吹き，意欲亢進などが特徴．話が飛んで脈絡がつかなくなり，悪化すると観念奔逸，じっとしていられずに落ち着きがない行為心迫などが特徴である．国際疾病分類（ICD-10）では気分（感情）障害に分類される．[228] ➡感情障害，躁うつ病，うつ病

**総ビリルビン** total bilirubin ビリルビンは赤血球由来のヘモグロビンなどのヘムの代謝産物で，肝臓で抱合を受け間接型から直接型に変換され胆汁中に排出される．この直接型，間接型の総和が総ビリルビンで，2 mg/dl

ぞうふく

以上になると黄疸が出る。45 ➡ 赤血球, 肝臓, 黄疸, 高ビリルビン血症

**増幅** amplification　振動の振幅を増すこと。特に, 入力電気信号を拡大して出力する場合に使う。筋電波形, 脳波, 心電波形などの生体電気信号はそのままでは雑音に埋もれてしまい, 解析する際に目的の信号を検出できないため, 増幅して用いる。231

**増幅回路** amplification circuit　弱電流・低電圧の入力信号をトランジスタやその集積回路などを用いて比例拡大し, 大きな信号として取り出す電気回路。用途の違いにより, 電圧増幅回路, 電力増幅回路がある。増幅率を利得といい, dB単位で表す場合が多い。134 ➡ 差動増幅器

**増幅器** amplifier　生体で発生する神経や筋の活動電位のような微弱な信号の振幅をオシロスコープ上で観察できるように増幅させる装置。多くの場合, 電気信号の電圧, 電流, 電力の増幅に用いられ, 増幅回路により構成される。増幅率を利得という。134 ➡ 差動増幅器

**僧帽筋** trapezius muscle　項部から背部にかけて位置する菱形の筋で, 下行部, 横行部, 上行部からなり肩甲骨と頸部の運動に関与する。広背筋, 肩甲挙筋, 大・小菱形筋とともに浅背筋に分類され, 副神経と頸神経枝に支配を受ける。250

**相貌失認** prosopagnosia　視野・視力や知能に問題がないのに, 熟知している人の顔が判別できなくなること。声での判断は可能。右半球頭頂葉の病変で生じる高次神経機能障害のひとつ。55 ➡ 視覚失認

**僧帽弁** mitral valve 【左房室弁 left atrioventricular valve, 二尖弁 bicuspid valve】　左房室(左心房と左心室)間に存在する2枚の弁で, 左心房から左心室へ血液が流れるときは弁が下がり, 左心室に血液が入り, 左心室が収縮すると弁は収縮圧により押し上げられ, 左心房への逆流が阻止される。29 ➡ 心内膜炎, 大動脈弁閉鎖不全, 心臓弁膜症

**僧帽弁狭窄症** mitral valve stenosis；MS　僧帽弁の狭窄または閉塞により弁口面積が減少し, 左心房から左心室への血流が障害され左心房圧の上昇と肺うっ血をきたし, 息切れや心不全の原因となる。NYHAⅡ以上か疣腫(vegetation)が付着している場合は手術適応となる。293 ➡ 大動脈弁閉鎖不全

**瘙痒** = 痒み

**瘙痒感** urticant　粘膜あるいは皮膚の痒みで掻きたくなる感覚。痒みは痛覚神経を介して知覚されると考えられている。162 ➡ 痒み

**ソーシャルサポート** social support　人がもっている複数の社会的関係網の中で, 本人に支援的な性質をもつと認められる他者から行われる援助。その内容は情緒的支援(安心感, 信頼感を与える)と手段的支援(経済的援助, 情報提供など)に区別される。165

**ソーシャルワーカー** social worker 【ケースワーカー case worker】　「平和擁護, 個人の尊厳, 民主主義という人類普遍の原理にのっとり, 福祉専門職の知識, 技術と価値観により, 社会福祉の向上とクライエントの自己実現をめざす専門職(日本社会福祉士会の倫理綱領前文)」と定義されている。国家資格はない。具体的にはクライエントの環境・心理的な調整, 社会資源の活用などにより問題の解決を援助することを業務とし, 病院, 老人保健施設, 在宅介護支援センター, 福祉事務所, 児童相談所, 高齢者や障害児者, 児童を対象にした施設などに勤務する。医療領域では医療ソーシャルワーカーと呼ぶ。勤務するところによりケースワーカーの名称もあるが, ソーシャルワーカーでの統一が望まれている。104 ➡ 医療ソーシャルワーカー, 介護支援専門員

**ソーミーブレース** sterno-occipital-mandibular-stabilizer brace；SOMI brace　後頭骨, 下顎骨, 胸骨を固定する頸胸椎装具。高さは顎支えと後頭部支えで調節する。上位頸椎の

屈曲制御に優れる。背部は紐のみで金属部品がなく背臥位でも使用できる。[262] ➡ カラー，ネックカラー

**足圧中心** center of pressure：COP 【床反力作用点中心 center of ground reaction force, ゼロモーメントポイント zero moment point】　足部が接地しているとき，力の分布は接地面全体に及び，力の大きさ，方向も一定しない。床反力ベクトルはこれらすべての力の合力で，その作用点を足圧中心という。起立した場合の体重心は床面に両足圧の中心（COP）として投影され計測される。足圧中心（COP）計測の意義は立位時の身体動揺（軌跡）を測定することにある。[206]

**足関節** ankle joint　距腿関節と距骨下関節の総称。距腿関節は腓骨の外果関節面と脛骨内果関節面，下関節面とそれに対応する距骨滑車により構成されるラセン関節である。内・外果部で作られた足関節窩の部分に距骨滑車がきれいに入り込み，ほぞ穴とほぞを形成し足関節底背屈時の安定性を保っている。距骨滑車面の前部は後部よりも幅が広く，足関節背屈時に内・外果を広げる力として働き足関節を安定化させるが，底屈時には滑車後部の幅が狭いので不安定になりやすく捻挫を生じやすい。関節を安定化させるため関節周囲には，脛骨と腓骨を結ぶ前脛腓靱帯，後脛腓靱帯が走り，脛骨と足根骨を連結する靱帯として内側には内側（三角）靱帯があり，脛踵部，脛舟部，前脛距部，後脛距部に分けられる。外側靱帯は前距腓靱帯，後距腓靱帯，踵腓靱帯からなる。足関節靱帯損傷は，圧倒的に外側靱帯に多い。[161] ➡ 距腿関節，距骨下関節

**足関節矯正起立板**　ankle joint corrective insole　足関節の背屈を獲得するための用具。下腿三頭筋の短縮などに起因する尖足に対し，前方が高くなっている楔状の板の上に立ち尖足を時間をかけて矯正する。木製で角度が固定した箱型のものや鋼製で軸による角度可変式のものがある。[266] ➡ 矯正，尖足

**足関節固定術** ＝ 3関節固定術

**足間代** ankle clonus；foot clonus 【足クローヌス】　下腿三頭筋を他動的に急速に背屈させた際，筋が伸展と収縮をくり返し，足部が連続して上下する現象。周期は約100ミリ秒（ms）。深部腱反射の著明な亢進，錐体路障害を示唆している。大腿四頭筋に起こるものを膝間代と呼ぶ。[122]

**速筋**　fast muscle　【タイプⅡ線維 type Ⅱ fiber】　収縮速度は速いが，持久性に乏しい筋線維。速筋は線維が太く，ミトコンドリアや脂肪顆粒の含有量が少ない。ATP分解酵素活性は高い。色による分類では，赤筋に分類されるタイプと白筋に分類されるタイプの2種類がある。疲労に対する抵抗力が弱い。[46] ➡ 遅筋

**側坐核** nucleus accumbens　大脳の中心部に位置し，嗅降起とともに腹側線条体に分類される神経核。腹側被蓋野から入力を受け，腹側淡蒼球に投射する。辺縁系の機能に関与している。[179] ➡ 辺縁系

**足指** ＝ 足趾

**足趾** toe 【足指】　足の指のことで，解剖学的には中足骨，基節骨，中節骨，末節骨から構成される。母指（趾）は中節骨を欠き，5指の指（趾）節間関節は不動であることが多い。[161]

**即時型喘息反応**　immediate asthmatic response：IAR　気管支喘息を有する者に抗原吸入誘発試験を行った場合，即時ないし30分以内に症状の誘発をみるもの。免疫グロブリンEが抗体として関与し，組織では好酸球増加，平滑筋収縮，浮腫などの所見を呈する。[25] ➡ 喘息，呼吸困難，起座呼吸

**速順応型受容器**　rapidly-adapting type receptor　機械的刺激に対して順応の速い受容器。一定の水準に保たれた刺激の効果が，刺激後の早い時期に減衰する感覚受容器。機械的刺激の加速度や速度の検出や一時的刺激による変位の大きさの検出に適している。マイスナー小体やパチニ小体が該当する。[5]

**塞栓症** embolism　　血栓や組織片，異物によって血管・リンパ管の内腔が閉塞するために生じる血流障害。静脈や右心の血栓に由来する場合は肺塞栓症，左心の血栓に由来する場合は脳塞栓症を起こすことが多い。[177] ➡潜函病，血栓

**促通** facilitation　　電気生理学的には，2つの刺激を与えることにより，刺激の効果が単独で与えるときより高くなること。1つの前線維を2回連続して刺激すると2番目の刺激に対するシナプス後応答が大きくなる時間的促通と，②1つのニューロンに収束する2つの異なった求心性線維を同時に刺激するとシナプス後電位が大きくなる空間的促通がある。促通とは医学界における造語で，もともと促進・疎通などから発生していると考えられ，理学療法の世界ではさらに，刺激の増強，拡延などの意味も含んで用いられることが多く，例えば，麻痺部とは直接関係のない刺激を与えると麻痺部に間接的に反応が現れるという神経生理学的な現象をいう。促通は治療に応用され，表在感覚や固有受容感覚を刺激したり，相反神経支配，立ち直り反応，平衡反応などを用いて必要な神経筋活動を誘発する。促通の手技として表在感覚や振動覚を利用したルード(Rood)法，固有受容覚刺激を用いた神経筋促通手技(proprioceptive neuromuscular facilitation technique, PNF，カバット-ノット Kabat-Knott)，ボバース(Bobath)夫妻の神経発達学的アプローチ，ボイタ(Vojta)の発達運動学的アプローチ，エアーズ(Ayres, A.J.)の感覚統合療法，カルロ・ペルフェッティ(Perfetti, C.)の認知運動療法などがある。[112] ➡固有受容性神経筋促通法

**測定過大** hypermetria　　四肢の随意的動作において，目標よりも行き過ぎてしまう現象。小脳に関連した部位や脊髄後索の障害によって起こる測定障害のひとつ。目標に達しないものは測定過小という。指鼻試験や踵膝試験などにより評価する。[122] ➡指鼻試験

**足底弓** plantar arch　　足底の弓(アーチ)状構造で，内側アーチと外側アーチの縦軸・横軸アーチがあり，体重支持機構として機能し，さらに歩行時の衝撃を緩衝する作用をもつ。骨構造，足底の靱帯，筋により巧妙につくられている。[161] ➡アーチ，足のアーチと体重支持機構

**足底筋反射** plantar muscle reflex　　足底や足背をハンマーなどで叩いた際に，足指が屈曲する現象。錐体路障害があると出現する病的反射のひとつ。中枢は$L_5$〜$S_2$である。有名な検査方法には，ロッソリーモ反射やメンデル-ベヒテレフ反射などがある。[122] ➡ロッソリーモ反射，メンデル-ベヒテレフ反射

**足底挿板** insole【靴インサート，中底】
　アライメントの矯正，関節の固定，体重支持の補助を目的とする装具。屋内用に裸足で装着し上から靴下を履くものや，屋外用に靴内挿板として使用するタイプがある。アーチサポート，外側楔状板などがこれにあたる。[206]

**足底把握反射** plantar grasp reflex　　足指の付け根に足底側から検者の指で圧迫を加えると足指が屈曲してくる反射で，系統発生のなごりと考えられている原始反射である。乳児がつかまり立ちを始める頃に弱まる。脳室周囲白質軟化症(PVL)乳児では出現しないことがある。[73] ➡原始反射

**側頭葉** temporal lobe　　大脳半球を構成する4つの脳葉のひとつ。外側大脳裂の下方に位置する。前端部は側頭極と呼ばれ，後方は後頭葉および頭頂葉に移行する。外側面は上・下側頭溝により上・中・下側頭回に分けられる。上側頭回背側面の中央部やや後方に横側頭回(ヘシュル回)があり，この部分には皮質聴覚野が存在する(ブロードマン野 22, 41, 42)。上・中・下側頭回の大部分は側頭連合野とされる。下面には側副溝によって分けられた海馬傍回と下側頭回がある。下面の後方には外側後頭側頭回(紡錘状回)および内側後頭側頭回(舌状回)がある。側頭葉は視覚認識，聴覚認知，記憶，感情をつかさどる。右側頭葉に後天的一側性障害がある者は，通常，非言語的聴覚刺激(音楽など)に対する感覚力を失う。優位半球(通常左)の側頭葉損傷では，認識，記憶，言語構成が著しく損われる。

優位半球の上側頭回の後部から角回にかけて聴覚性または聴覚性言語中枢(ウェルニッケ野)があるとされる。この部分の障害で感覚性失語(ウェルニッケ失語)を生じる。側頭葉にてんかん源をもつ者では，通常，複雑部分発作がみられる。制御不能の運動，自律神経機能異常，認識機能異常，情緒機能障害などの特徴がある。側頭葉の内側にある海馬とその周辺は記憶に関与しているので，海馬が障害されると記憶の保持が困難となる。[158] ➡聴覚野，ウェルニッケ失語

**側脳室** lateral ventricle　左右の大脳半球内部にある1対の脳室。第3脳室とモンロー孔(室間孔)によって交通し，モンロー孔は前交連の後方を上行する脳弓と視床前端との間にある。側脳室は前角，中心部，下角および後角の4つの部分に分けられる。[158] ➡終脳

**側脳室周囲白質軟化症** perilateral ventricular leukomalacia：PVL　新生児低酸素性虚血性脳症の一型。極低出生体重児の脳性麻痺の主要原因とされ，胎児期や新生児期の比較的軽度な出血，脳虚血により側脳室周囲の白質の軟化を呈するもの。[219] ➡脳室周囲白質軟化症

**速波** = $\beta$波

**足背動脈** dorsalis pedis artery　前脛骨動脈の延長上の動脈で，距腿関節から前方に向かい，長母指伸筋腱と前脛骨筋腱の間を走り，第一中足骨間隙基部に達して足背枝と足底枝に分かれる。この動脈は，後脛骨動脈に次ぐ足部への血液供給源である。[67] ➡動脈

**足白癬** tinea pedis　足に生じる表在性の白癬のひとつ。最も頻度の高い真菌症。汗疱状型，趾間型，角化型がある。足がゴム靴などで蒸される環境に生じやすく，成人男性に多い。症状は初期は痒みが少なく，夏に悪化し，角化型以外は冬に軽快する。[279] ➡白癬，真菌症

**側副血行** collateral circulation【側副循環，副行循環，副[行]血行】　主要な血管の狭窄・閉塞によって虚血状態になった領域に，失われる機能を代償するために開通する循環。もともと存在するものが正常血流の障害後に機能しはじめるものと，新しく新生される血管とがある。[293] ➡循環系

**側副靱帯** collateral ligament　関節の内側と外側にある強靱な靱帯で，関節包線維の一部が強化してできたもの。例えば，肘関節，膝関節および指関節にある内側側副靱帯，外側側副靱帯などで，関節に対して側方の安定に機能している。[88]

**側方突進[現象]** lateropulsion　**1** 側方への軽い外力に対し，姿勢を調節できずに押された方向にバランスを崩す現象。パーキンソン病やワレンベルク症候群などにみられる姿勢調節障害。**2** 小脳障害による平衡反応障害。[122] ➡前方突進[現象]，後方突進[現象]

**側方抑制** lateral inhibition　興奮した神経細胞が，空間部にその周囲の活動を抑制する現象。フィルターとしての視覚や聴覚などの感覚中枢でその存在が認められている。感覚を鋭敏にすると考えられている。[60]

**足浴** footbath　足部あるいは下腿部を温水で暖めるもので，全身浴が適用されない場合に用いられる。主として末梢循環の改善や足部の清潔維持の目的で実施される。足部が暖まることで入眠が容易で，安眠が得られやすい。[142]

**粟粒結核** miliary tuberculosis　結核菌が血行性に播種し，全身の多臓器に粟粒大の結節状病変を形成するもの。ステロイド剤投与後や肝硬変，悪性腫瘍などで免疫能が低下したときに発症することが多い。食欲不振，発熱，体重減少などの症状を呈する。[141] ➡播種，結節，結核

**側彎症** = 脊柱側彎症

**側彎反射** = ガラント反射

**阻血性拘縮** = フォルクマン拘縮

**ソケット** socket　身体断端と義肢を連結する部品で，義肢の構成要素のひとつ．断端部の力を義肢に効率よく伝達して義肢制御を行う．義足では体重支持の働き，義手では力源であるハーネスの固定点の働きをする．このようにソケットは切断者（man）と義肢（machine）とのよりよい適合関係を得るためのインターフェース（man-machine interface）としての役割をもつ．ソケット適合の良し悪しは，義肢装着練習や，早期ゴール獲得の結果を左右する．現在，大腿義足ソケットでは差し込み式ソケットから，吸着式でかつ坐骨荷重型の四辺形ソケット，坐骨収納型ソケットへと開発が行われ，形状は丸型から四辺形，楕円形と移行し，より解剖学的に適合した形状で，断端全体に荷重分圧を図り，義肢制御力，装着感，歩行感をより良くするように考案されている．下腿義足では，膝蓋腱荷重方式のPTB, KBM, PTSタイプからシリコーンソケットを使用した全表面荷重型TSB義足が注目されてきている．[211] ➡四辺形ソケット，差し込み式ソケット，坐骨収納型ソケット

**組織** tissue　同じ構造および機能上同じ目的をもった細胞が集まって構成している構造．脊椎動物では基本的に上皮組織，結合組織（軟骨，骨，血液，リンパを含む），筋組織，神経組織に大別される．各組織を構成する細胞はそれぞれの組織に共通した特徴をもつ．さらにいくつかの組織が集まり器官を形成する．[272] ➡上皮組織

**組織液** ＝ 間質液

**組織球** histiocyte　結合組織内にあり，細菌や異物を貪食する大型細胞で，血液の単球に由来するといわれる．マクロファージと同義で用いられることが多いが，マクロファージを組織固定マクロファージと遊走マクロファージに分け，組織球を組織固定マクロファージとする場合もある．[281] ➡マクロファージ

**組織呼吸** ＝ 内呼吸

**咀嚼** mastication；chewing　嚥下の準備過程．食物が口腔内に入った後，食物の特徴を認知し，歯で噛み砕き，舌や頬の内側を動かして唾液と混ぜ合わせ，嚥下可能な塊の状態にすること．三叉・顔面・舌咽・舌下神経の支配を受けている．[122]

**咀嚼筋** masticatory muscles；musculi masticatores　咀嚼に関与する筋の総称．咬筋・側頭筋・外側翼突筋・内側翼突筋などからなる．咀嚼筋の共同運動により下顎を諸方向に動かし，それに伴い，下顎歯と上顎歯が交互に咀嚼する．咀嚼筋は三叉神経第3枝（下顎神経）に支配される．[233] ➡顎二腹筋

**粗大運動機能テスト** gross motor functional test　運動年齢テストの中で，粗大運動がどの段階に到達しているかを決定する検査．頸定（3〜4か月），座位（7か月），歩行（13〜14か月）などの発達指標は，多くの粗大運動機能テストに用いられている．[98] ➡運動年齢テスト，ゲゼルの発達検査

**粗大運動能力尺度** gross motor function measure；GMFM　脳性麻痺児の粗大運動機能の変化を測定することを目的とした評価尺度．88項目から構成され，臥位と寝返り，座位，四つ這いと膝立ち，立位，歩行・走行・跳躍の5領域に分けられ，各項目は0〜3点で採点される．[29] ➡脳性麻痺

**疎通性** ＝ ラポール

**側屈** lateral bending　前額面において脊柱が側方に運動すること．右に側屈することを右側屈または右屈，左へは左側屈または左屈という．脊柱は身体の正中線そのものであるため，四肢における外転または内転の概念は用いない．[88]

**卒後教育** postgraduate education【継続教育 continuing education】　養成施設を卒業後，専門職者としての能力開発を図るために，継続して行う生涯学習を支援していくための教育側からみた用語であり，専門職として常に新しい知識の修得などをめざすためのプロ

**足根管** tarsal tunnel　足関節内果後下方で内壁は三角靱帯, 後脛骨筋腱, 長母指屈筋腱, 長指屈筋腱, 外壁は屈筋支帯で囲まれた部分。脛骨神経, 脛骨動静脈が通り, しばしば神経障害を起こしやすい。[161]

**足根中足関節** ＝ リスフラン関節

**卒中** apoplexy【中風】　卒中風の略。卒然として風に中るという意味で, 中風ともいわれる。本来は, 脳循環障害の中の脳出血の病態を示しているが, その他の部位での大出血に使用されることもある。[122] ➡脳卒中

**粗動** flutter　理学療法で遭遇することが多い粗動とは, 1分間に250〜350拍の速度で起こる心房の収縮で, 心房粗動と呼ばれる。心電図での波形はF波と呼ばれるのこぎり様の波形が特徴的である。そのほか, 横隔膜粗動や眼球粗動などがある。[293] ➡細動, 心房粗動

**外がえし** eversion　足の内縁は動かさず外縁が挙上し, 足底が外側を向く運動で, 足部の回内, 外転, 背屈の複合運動。このとき, 足関節(距腿関節), 距踵関節(距骨下関節)および距舟関節が作動する。[88] ➡内がえし, 外反

**ソフトドレッシング** soft dressing　四肢切断端に弾性包帯を巻いて血腫の予防, 断端の保護・成熟を図る方法。特別な設備を必要としないため最も広く普及している方法であるが, 巻き直し時の疼痛や機械的刺激による切断創治癒遅延の可能性がある。[210] ➡リジドドレッシング

**ソマトスタチン** somatostatin：SS【成長ホルモン放出抑制ホルモン growth hormone release-inhibiting hormone：GH-RIH, ソマトトロピン放出抑制因子 somatotropin release-inhibiting factor：SRIF】　視床下部や膵島, 腸管などに存在するペプチドで, 成長ホルモンの分泌抑制のほか, 消化管からのブドウ糖などの栄養素の吸収を抑制する。糖尿病や内分泌腫瘍, アルツハイマー病などとの関係が研究されている。[141] ➡ホルモン, 内分泌, 膵臓

**ソマトトロピン** ＝ 成長ホルモン

**ソマトメジン** somatomedin【インスリン様増殖因子Ⅰ insulin-like growth factor Ⅰ：IGF-Ⅰ】　成長ホルモンの骨発育促進作用を仲介するポリペプチド。主に肝臓と腎臓より産生・分泌され, 軟骨細胞増殖の促進やコラーゲン生成刺激の働きがある。構造はプロインスリンと類似している。[10] ➡成長ホルモン, 軟骨, 筋芽細胞

**粗面** tuberosity　骨表面でざらざらした面状の部分のこと。表面の滑らかな滑面に対して用いられる。骨の粗面の部分はやや隆起しており, 筋の起始や停止部位, 靱帯の付着部位などにみられる。[68]

**揃い型歩行** step to gait　通常, 杖歩行の踏み出しは杖, 患側, 健側の順に出すが, 健側を踏み出した位置が先に踏み出した患側と同位置である歩行。健側遊脚期の時期が短いため, 杖歩行習得初期や十分な安定性が得られてないときに行う。[83] ➡杖, 2点1点[交互支持]歩行, 片麻痺患者の歩行能力分類

**尊厳死** death with dignity　回復が見込めない者に対して, 生命維持装置などによる延命治療を行わずに, 人間としての尊厳を保った自然な死を迎えること。終末期に関して文書に記載された, 本人の事前指示(リビングウィル)があることが望ましい。[122] ➡安楽死, リビングウィル

**存在** being　❶存在は存在しないこと(無)と対比して考えられ, 一般に「ある」と表示されるすべてを総称していう。物や出来事があることであったり, 人間がいることであったりなど。また, 物, 出来事, 人間そのものをいうこともある。❷哲学では, あること。あるもの。この「ある」をどのようにとらえるかによって社会的存在, 人格的存在などのいろ

いろな意味がある。理学療法では人間存在の
あり方，つまり対象者がどのようにあるのか
を考える必要がある。存在者は存在する実体
として，単に物理的な物体であるとともに
様々な心的な働きをしている。それゆえに，
そこには意識の関与がある。対象者理解の原
点は対象者の意識を理解することにあるとい
える。存在者を，1人の人格をもつ者，社会
人としてとらえ，対応することを求められる
理由でもある。[165]

# た

**ターナー症候群** Turner syndrome　X染色体(短腕)モノソミーにより低身長，ターナー身体徴候(翼状頸，外反肘など)，原発性性腺機能不全などを呈する性染色体異常症候群．核型は45, X以外にモザイクなど多彩である．成長ホルモン，女性ホルモン補充療法の適応がある．[249] ➡性染色体, 染色体

**ターミナルインパクト** terminal impact；terminal swing impact【終末期インパクト；膝インパクト knee impact】　大腿義足歩行において，義足の遊脚終期に生じる衝撃(インパクト)で，膝継手の急激な伸展により不自然な伸展音が発生する．膝継手の摩擦が不十分な場合，膝伸展補助バンドが強すぎる場合，義足の振り出しを過度に強く行う場合などに生じる．[210] ➡動的アライメント

**ターミナルケア** terminal care【終末期医療】　治療・治癒の改善がみられなくなった末期状態にある者に対して行われる医療・介護のこと．これまでどのように生きてきたか，生活は十分満足のいくものであったか，どのような援助を受けてきたかを知ることはケアをするうえでは重要な事柄である．理学療法士として疼痛の緩和，対象者のニーズに沿った運動・動作獲得へのアプローチ，または環境整備や精神心理面への援助は重要である．介護的側面からみると，睡眠障害，便秘，運動麻痺などの問題，日常生活活動・関連活動に対する客観的QOLや自尊心や生き方に対する主観的QOLを知り，対象者と家族が現状で望むことを理解し対応することが大切である．また，他職種や家族と連携しチームアプローチの中で質の高いケアが望まれる．[31] ➡ホスピス, 主観的QOL, 客観的QOL, クオリティオブライフ, 安楽死, 死

**ターミノロジー** ＝用語

**ダーメンコルセット** lumbosacral corset；独 Damenkorset 【軟性コルセット soft corset】　厚手の木綿地(キャンバス)やナイロンメッシュ地を素材に，縦か横1方向が数本の鋼性バネなどで補強された軟性体幹装具．主に腰痛症に用い，腹腔内圧を高め安静固定を行う．ドイツ語で婦人用コルセットの意味．[262] ➡体幹装具, 軟性装具

**ターンテーブル** turn table　大腿義足のソケットと膝継手の間に取り付けた回転装置．ロックを解除すると膝継手以遠を回旋できる．断端とソケットの間に生じる回旋運動を代償し，胡座，横座り，靴の着脱，自転車の乗降など日常生活活動に有用である．[210] ➡大腿義足, 和式生活動作

**ダイアゴナルソケット** diagonal socket　カナダ式股義足に用いるソケット．切断側腸骨稜をおおう部分がなく，健側骨盤から斜めに断端をおおう形状のため健側股関節の運動制限が少ない．懸垂に腸骨稜にかかるストラップを用いるため著しい肥満者や重労働には適さない．[210] ➡ソケット, 股義足

**体位** position　身体が全体として重力方向とどのような関係にあるかを示す語．基本体位として，臥位，座位，膝立ち位，立位がある．懸垂位を加える場合もある．臥位に背臥位(仰臥位)，腹臥位，側臥位などがあるように，体位と構えによって各種の姿勢がある．[63] ➡構え, 姿勢

**第1号被保険者**　介護保険の被保険者のうち，65歳以上の被保険者を第1号被保険者という．必要があれば，要介護認定を受け，介護支援事業を利用できる．政令で定める基準に従い算定された保険料は，市町村が特別徴収または納付する．一方，40歳以上から65歳未満の対象者は第2号被保険者として特定

疾病が原因で認定された者。[104] ➡介護保険制度, 第2号被保険者, 国民年金

**第1次性徴** primary sexual characters；primary sex characteristics　生まれたときに存在する外見的な男女の性の特徴。男性は性ホルモン, アンドロゲンの作用により陰部に陰茎と精巣(睾丸)が形成され, 女性は陰部に陰唇と腟がみられるという, 男女を区別する生殖器の特徴である。[98]

**第1主成分** first principal component　多変量解析のひとつである主成分分析で, 説明変量の特性を調べたとき, 得られる合成変量のうち分散が最大のもの。第1主成分はデータ変化の総合的指標で, 意味づけ可能な主成分は一般に第1～3主成分までである。[261] ➡因子分析, 多変量解析

**第一痛** ＝速い痛み

**第一啼泣** first crying【産声】　一般には産声という。胎児は分娩時, 狭い産道を通ることで肺が圧迫され, 肺内の羊水が排出される。娩出後, 押しつぶされていた肺が膨らみ自動的に吸気が行われ, 次に起こる最初の呼気が第一啼泣で甲高い泣き声になる。[176]

**体位ドレナージ** ＝体位排痰法

**体位排痰法** postural drainage【体位ドレナージ】　肺胞, 気管, 気管支などの気道内分泌物を排出しやすいような体位に変えて喀出を促す方法。通常, 排痰体位をとらせるだけでなく, 痰の貯留部を解剖学的に把握して軽打法, 振動法, 呼気圧迫法などの排痰法と組み合わせて実施する。従来, 欧米では, これらの排痰法のことを chest physical therapy(胸部理学療法)と呼んでいた。現在, わが国では排痰法は, 各種の呼吸理学療法ないし肺理学療法の重要な手技のひとつとして位置づけられている。適応は手術後や閉塞性換気障害を有する者など気道および肺の過分泌のため痰量が増加し, 1日の痰量が30 ml を超えている場合である。排痰部位は聴診, 触診, X線により決定され, 2か所以上の場合は上方から実施する。起床時や夜睡眠前など, 排痰の多い時間帯に行うのが効果的であるが, 食後2時間以内は避ける。また, 去痰薬や気管支拡張薬の吸入を併用するとより有効である。[144] ➡喀痰

**体位変換** change of position；postural change　体位を変えることをさすが, 一般には長時間の同一臥位または四肢の構えでいることを避けるために体位を変えることをいう。褥瘡予防, 肺機能維持, 拘縮予防などのために行われる。[63]

**体位変換試験** ＝シェロング試験

**退院計画** discharge planning　退院に向けての解決すべき問題点をいかに克服するかを科学的, 合理的, 系統的に計画したもの。基本的には入院時から対象者の社会的自立まで見通したうえで入院してから退院するまでの一連の流れを計画したもの。よってその内容は看護や介護, リハビリテーションなどの身体的状況に応じた医療行為を含むことはもちろん, 家屋環境や家族介護力, 職業的観点や経済状況など対象者を取り巻く環境などが盛り込まれる。具体的には対象者の症状の改善のための医療行為や診療の補助, 入院生活上の世話, 障害の機能予後予測に基づいたリハビリテーションプログラムや家屋の改造計画, 必要な日常生活用具または福祉用具の整備, 家族への介助法の指導など退院に向けて必要な内容で構成される。また, 退院には家族の協力が不可欠であるため, 対象者の入院生活についての理解を深めるために面会や練習の様子や, 病棟での生活を見学するなど, 参加を促すなどの家族指導を盛り込むことも肝要である。[186] ➡評価, 最終評価, ホームエバリュエーション, ホームプログラム

**体液** body fluid　血液, リンパ液, 間質液(組織液)など体内の液体成分の総称。体重の約60％(女子55％)を占め, その大分部が水分。細胞内液(40％)と細胞外液(20％)に分けられる。体液には多くの物質が溶解しており, 栄養と電解質が大切。[7] ➡間質液

**ダイエット** diet 体重の減量を目的とした食事療法。肥満の評価には体格指数(BMI)が用いられ、26.5以上が治療の対象となる。BMI 22を目標に減食療法、低エネルギー食療法、超低エネルギー食療法などがある。[7] ➡肥満、体格指数、運動

**体温** body temperature 人体の温度は核心温度と外殻温度に分けられる。前者は人体内部の温度で一様な恒温状態にあり、後者は皮膚温ともいわれ外部環境の温度変化に応じて熱放散の調整を行っている。なお、体温調節中枢は視床下部にある。[27] ➡基礎体温、発熱、皮膚温

**胎芽** ＝胚子

**体外式人工呼吸器** extracorporeal mechanical ventilator【体外式陰圧人工呼吸器 extracorporeal negative pressure ventilator】 胸郭の外部から陰圧をかけて胸郭を広げることで換気を行う人工呼吸器。頭部以外の身体全体を密閉された金属製タンクの中に入れる鉄の肺と、胸部と腹部をポンチョで包み込むcuirass(胴甲)式がある。[94] ➡呼吸、鉄の肺

**体外受精-胚移植** in vitro fertilization-embryo transfer：IVF-ET 精子と卵子を体外に取り出し受精させ、受精し分割した胚を子宮内に戻して着床させること。不妊治療の方法として定着しつつあるが、代理出産やクローンなど倫理面からの検討が必要な問題が多い。[176]

**体外循環** extracorporeal circulation 生体の血液の全量を導管を用いて体外に誘導し、人工的に血液に種々の操作を加えて生体に再送入する方法の総称。人工心肺、人工腎臓、人工肝臓などがある。人工心肺では血液の酸素化、人工腎臓では老廃物除去(透析)、人工肝臓では代謝産物除去などの体外操作が行われ、再送入される。[94] ➡人工心肺

**体外衝撃波結石破砕術** ＝衝撃波破砕療法

**体格** physique【体型】 身長、体重、頭囲、胸囲などに特徴づけられる身体の外観的形状。クレッチマーは、精神疾患による体格の型の違いに着目し、体格と気質との関連を調べ、細長型と分裂気質、肥満型と躁うつ気質、闘士型(筋骨発達型)と粘着気質との関連を提唱した。[66] ➡気質

**大学医療情報ネットワーク** University Medical Information Network：UMIN 医学・医療関係者や大学病院の教職員および学生を対象として、文部科学省の予算で運用されているネットワーク組織。サービス内容は、①情報の提供・検索、②情報提供支援、③情報交流支援、④情報収集支援などである。[265] ➡遠隔医療情報システム、エキスパートシステム、人工知能、僻地医療、情報

**大学院** graduate school 大学の学部教育の基礎の上に、高度の専門教育と研究能力の育成を行う研究・教育機関のこと。通常は修士課程2年とその上に博士課程3年が標準。しかし、国際的に経済競争が激化する中で、研究者や専門職業人の養成の中心的な場である大学院の拡充と改革が大学政策の主要課題となり、1980年代後半に様々な改革が進められてきた。特に1991年には大学院設置基準の改正により、学部を基礎に修士・博士の課程を積み上げる従来型の大学院研究科のほかに、多様な設置形態をとることが可能となった。学部のない大学院だけの独立大学院、基礎となる学部をもたない独立研究科、複数大学の関係学部に基礎を置く連合大学院、社会人の再教育や生涯教育の機会を保証する夜間大学院、通信制大学院、放送大学院ならびに昼夜開講制はその例である。このほか、大学3年次から大学院への飛び入学を認める大学も増えつつある。一方、大学院が学部に付属していた従来の制度とは逆に、予算配分や教官配置で有利な大学院重点大学が東京大学法学研究科を皮切りに大学院の重点化・部局化が、さらに2000年から法律・経営などの分野で高度な専門実務者を養成する修士レベルの専門大学院がスタートした。大学院には修士の学位(マスター)を取得できる修士課程と、博士の学位(ドクター)を取得できる博士課程がある。原則として修士を取得しないと博士

課程に進学できないが，修士研究と同等の実績があると認められた場合には，飛び入学が可能である．大学院によっては修士を取得する課程を博士前期課程，博士のそれを博士後期課程と呼ぶことがあるが，これは学生が目的の分野を一貫して学習・研究できるように修士課程と博士課程とを連動させているためである．一方，大学院の受験資格も大幅に緩和されている．これまでの制度では，いったん学部に入らないと大学院へは進学できない仕組みであったが，現在では4年制大学卒業生と同等以上の学力があれば，短大や高専，専修学校の卒業生なども大学院を受験できるようになった．また多くの大学院では，学びたいという意欲と能力のある社会人を対象にした社会人入試制度を設けてあり，社会で専門的実績を積んだり，国際協力に従事した人などが大学院に多く進むことが期待されている．[120] ➡教育,学位,修士,博士

**対角回旋パターン** diagonal-spiral pattern 【PNFパターン PNF (proprioceptive neuromuscular facilitation) pattern】 矢状面などの単一面での運動(肩関節屈曲など)ではなく，複合面での運動(肩屈曲・外転・外旋)をいう．理学療法で使用される固有受容性神経筋促通法(PNF)の運動パターンの別名．近年のPNFの研究結果から，上肢または下肢を対角・回旋パターン(PNFパターン)の運動開始肢位に他動的に保持すると，基本肢位に比べ，大脳皮質を非特異的に中枢覚醒させ，脊髄運動ニューロンの興奮性を増大させ，筋発生張力の増大や筋電図反応時間の短縮が生じることが明らかにされている．さらに，対角・回旋運動と矢状面などの単一面での運動との最大加速度を比較すると，対角・回旋運動で15〜20%最大加速度が増大することが示され，対角・回旋運動の力は，単一面の運動に比べ15〜20%増加することがわかっている．これらの結果は理学療法におけるPNFの有効性を示唆するものである．[268] ➡固有受容性神経筋促通法

**体格指数** body mass index : BMI 【肥満指数, 体型指数】 体重と身長をもとにして体格を客観的評価する基準．BMI = 体重 kg ÷ (身長 m)$^2$ の計算式から求める．日本肥満学会では，BMIが22が標準(理想)体重，25≦〜30未満を肥満1度，30≦〜35未満を肥満2度，35≦〜40未満を肥満3度，40≦が肥満4としている．[173] ➡カウプ指数

**体幹** trunk 人体は体幹と体肢からなり，解剖学では，頭部，頸部，胸部，腹部，骨盤部を体幹，上肢と下肢を体肢と分類している．体幹から頭部を除く分類もある．体幹には中枢神経，胸部内臓，腹部内臓，骨盤内臓も含まれる．[225]

**体幹協調機能検査** stage for coordination of trunk 【躯幹協調機能検査】 内山(1988)により考案された小脳性運動失調症の体幹機能の検査法．失調症状を認めないステージⅠ〜Ⅳまでの4段階に分類される．[258] ➡運動失調[症],体幹失調

**体幹失調** truncal ataxia 腰掛け座位で両足を床から浮かし，両手を下肢や座面に付けないで座ったときにみられる体幹部の運動失調．小脳虫部の障害や前庭性運動失調症でみられる．[239] ➡前庭性運動失調

**大汗腺** = アポクリン汗腺

**体幹装具** trunk brace 【脊椎装具 spinal orthosis】 体幹部の固定と安静および運動の制御を目的とした装具．脊柱の運動制御の範囲により，頸椎装具，頸胸椎装具，頸胸腰仙椎装具，胸腰仙椎装具，腰仙椎装具，仙腸装具などに分類され，その材質により硬性，半硬性，軟性の3種類に大別できる．整形外科や外科の分野で手術的療法や保存的療法として使用されることが多い．理学療法では，装具装着により，体重の支持・免荷，脊柱の運動制限とアライメントの維持・矯正，疼痛の軽減・除去を目的に用い，早期の日常生活活動(ADL)自立をめざすが必要以上の装着期間や過度の固定で体幹周囲筋の萎縮や関節可動域の制限などが生じないよう，最小限の運動制限，最短期間の装着，固定部位の筋力維持・増強や装具装着時のADL指導を行う．体幹装具は，骨盤帯，後方・側方・斜め側方支柱，

胸椎・肩甲間バンド，前当て，各種ストラップなどから構成される。[262] ➡コルセット，硬性コルセット

**体幹側屈反応** = ガラント反射

**第Ⅸ因子** = クリスマス因子

**体型** = 体格

**体型指数** = 体格指数

**体血流分布** blood distribution　各臓器への動脈血流分布は血管床の大きさと血管抵抗に応じて決まる。安静時単位時間あたりの全血流量に対する組織血流量は，心臓4.2%，脳12.7%，骨格筋11.0%，皮膚8.5%，腎肝胃52.5%であるが，運動時は骨格筋が86.9%に増加し，腎肝胃が2.5%に低下する。[293]

**退行** regression　精神分析理論において現在の自我状態から以前の状態へ，すなわちより未発達な発達段階へと逆戻りすること（子ども返り現象）。自我の基本的機能のひとつで，病的退行，防衛機制，健康な創造的退行などがある。[160] ➡赤ちゃんがえり

**退行性病変** = 退行変性

**対光反射** light reflex　網膜に光をあてたときに両側の瞳孔が縮小する反射。光刺激は，求心路の視神経線維から両側中脳視蓋前核に向かい，エディンガー-ウェストファル核を経て毛様体神経節へいき，瞳孔括約筋を収縮させるので，左右同時に対光反射が起こる。[284] ➡視神経，エディンガー-ウェストファル核

**退行変性** regressive changes　【退行性病変】　一度は成熟した細胞や組織が，何らかの影響によって代謝に障害をきたし，機能不全の状態に陥ること。萎縮，変性などを含むが，退行という分類のあいまいさのため，現在の病理学ではあまり使用されなくなっている。[122]

**太鼓ばち指** = ばち指

**対座法** confrontation test　視野検査法のひとつ。被検者と検者の眼の間隔が約80cmになるように向き合って座り，被検者は片側の眼を手でおおい，検査側の眼で検者の顔を注視し，検者が自分の視野の両端に両手を広げて指を動かし，被検者が指摘する。[193]

**第三者評価** third party estimation　当面する事柄に無関係な人やまったく利害関係のない当事者以外の人による評価。医療事故などでは事故の因果関係，加害者の責任，被害者の権利などを，また教育では授業評価などを当事者以外の人がその価値判断をすること。[23] ➡病院，病院管理学

**第3度房室ブロック** = 完全房室ブロック

**胎児** fetus　妊娠後受精卵の胚子から身体の基本構造，主要臓器が形成され，ヒトの外形を整えた後の妊娠第8週以降の生命体をいう。胎児のガス交換や代謝物の除去は母体の胎盤を介した胎児循環によって行われる。[176] ➡胎児循環

**胎児期** fetal period　ヒトでは妊娠第8週の終わりから出生時までの期間（日本産婦人科学会定義）。妊娠期間は最終月経開始日から280日間が標準で，この期間を第0週～第39週までに分け在胎週数で呼ぶ。一般には在胎4週を1月とし，妊娠1月～10月で表す。[176]

**胎児血行** = 胎児循環

**胎児循環** fetal circulation【胎児血行】　胎児の血液循環のことで，胎盤を通した循環により酸素と栄養補給がなされる。胎盤から臍静脈を経て胎児体内に入り，一部は門脈，大部分はアランチウス管を経て下大静脈→右心房に入る。さらに右心房から一部は右心室→肺動脈→ボタロー管→左心室→大動脈へ，一部は卵円孔→左心室→大動脈（動静脈混合血）へ注ぐ。大動脈の一部が内腸骨動脈・臍動脈を経て胎盤に戻る。[176]

**胎児診断** ＝ 出生前診断

**胎児成長遅滞** ＝ 子宮内胎児発育遅延

**体脂肪率** percent of body fat 　体重に占める体脂肪の割合。標準範囲は男性で15〜20％未満，女性で20〜25％未満であり，男性で25％以上，女性で30％以上になると肥満に分類される。運動不足で筋肉量の少ない人は見た目より体脂肪率が高い。[267] ➡ 肥満, 除脂肪体重, 生活習慣病, 脂肪組織, 皮下組織, 体格指数

**代謝** metabolism 　物質の化学的変化に着目して物質代謝，あるいはエネルギー変換の側面からエネルギー代謝とも呼ばれる生体内の化学的および物理的反応の総称で，消化吸収した物質を分解あるいは酸化してエネルギーを産生する異化作用と，生体の必要成分を合成する同化作用がある。糖質，脂質，蛋白質代謝が主なもので，健康な成人では異化と同化の速度はほぼ等しく，体重や体組成はほぼ一定に保たれている。理学療法分野では，活動時のエネルギー代謝や，糖代謝異常としての糖尿病，脂質代謝異常としての高脂血症，蛋白質代謝異常としてのアミロイドーシスのほか，骨粗鬆症などの臨床において理解が必要である。代謝は神経系と内分泌系の膵臓，脳下垂体，副腎により調節されており，これらの機能低下は生体の恒常性を乱し，運動の質や量も主にエネルギー供給の面で代謝に影響を与える。酸化作用により生ずるエネルギー量は，単位時間内の酸素摂取量から間接的熱量として計算される。[45] ➡ エネルギー, 熱量, 酸素摂取量, 異化[作用], 同化[作用], エネルギー代謝

**代謝性アシドーシス** metabolic acidosis 　血漿重炭酸イオン($HCO_3^-$)濃度の一時的低下によって，pHが7.4以下に低下する状態。腎臓での固定酸(不揮発性酸)の排出，または$HCO_3^-$の再吸収のどちらかが障害されて起こる。[11]

**代謝性アルカローシス** metabolic alkalosis 　血漿重炭酸イオン($HCO_3^-$)濃度の上昇によって，pHが7.4以上になる状態。固定酸(不揮発性酸)の喪失，あるいは腎臓での$HCO_3^-$の再吸収の増加により生じる。水素イオン($H^+$)の喪失は，胃液の喪失と腎臓からの排泄増加による。[11]

**代謝当量** metabolic equivalent：MET；metabolic equivalents：METs 　ある運動・作業時のエネルギー消費量が安静座位時の消費量(酸素摂取量)と比較して何倍になるかを示す運動強度の指標。1代謝当量(MET)に相当する代謝量を体重あたりに補正すると，その酸素消費量は約3.5 ml/kg/分となる。通常，代謝当量はMETsまたはMETSのように複数形を用いる。METs＝運動・作業時代謝量/安静時代謝量。例えば，階段昇りは6〜8 METsである。種々の運動や職業により，METsの概算が求められており，これをもとに運動処方時の負荷量を決定したり，逆に，運動や職業の運動強度を表す指標として用いられる。また，代謝における1 $l$ の酸素消費は4.825 kcalに相当することより，METsを把握することで消費エネルギーも概算することができる。臨床では，特に呼吸循環器系疾患に対する運動処方時の指標としてよく用いられる。[213] ➡ 代謝, 運動強度, 酸素摂取量

**大車輪** ＝ 駆動輪

**体重** body weight：BW 　個体の総重量をさす。体格指数(BMI)は体重(kg)÷身長$^2$(m)で表され，身長から適正体重を求めることができる。また組織の重量(例：除脂肪体重，脂肪量，体水分量など)の計測も重要である。[91] ➡ 身長, 除脂肪体重

**第XI因子** ＝ 血漿トロンボプラスチン前駆因子

**体重心** ＝ 身体重心

**大十二指腸乳頭** ＝ ファーター乳頭

**体循環** systemic circulation【大循環 greater circulation】　左心室から送り出された血液は，大動脈から動脈および細動脈を経て毛

細血管に至り，周囲の間質液と物質交換を行う．平衡化した血液は毛細血管より細静脈から静脈を経て右心房に至る．この経路が体循環または大循環と呼ばれる．右心室から肺を経由して左心房に至る経路は肺循環または小循環と呼ばれ区別される．体循環における前負荷とは体液分布が静脈系に偏り，肺うっ血が生じた結果として呼吸困難，咳，浮腫，胸水貯留として現れる．後負荷は末梢血管抵抗が上昇することで起こり，血流量不足による臓器虚血症状，易疲労性，尿量減少，心拍数増加として観察される．いずれも心不全兆候として記載されている項目であり，1 kg/日以上の急激な体重増加と，安静時および運動時心拍数増加には注意が必要である．[293] ➡肺循環, 循環系

**だいじゅんかん**
**大循環** = 体循環

**たいしょう**
**対照** control 【コントロール】　ある治療効果を判定する際，治療介入群に対しその他の条件はまったく同一の別の実験群のこと．研究などにおいてはっきりとした違いが予想される集団または対象を対照群として用い，実際の治療介入群などとの比較を行う．[83] ➡研究デザイン, 効果判定, 無作為化比較対照試験, 二重マスク法

**だいしょううんどう**
**代償運動** compensatory movement (motion) 【代償動作】　ある運動を行うときに，主動筋の筋力減弱や麻痺のある場合，その筋の作用を補うために行われる見せかけの運動．筋力検査を行っても代償運動によるものであれば正確な判定とはいえない．筋力検査を行う際には代償運動が起こらないようにしなければならない．そのため，特定の検査の際に生じうる代償運動の起こり方を見破りうる能力と，どのような筋が現在テストされつつある筋の代用として使われる可能性があるかに関する知識を有し，それに基づいて代償運動を突き止めることが重要である．また，筋力検査をするうえで固定の方法が適切でないと，容易に代償運動が起こるので注意が必要である．ウィン・パリー(Wynn-Parry)は，代償運動の種類として次のようなものをあげている．①好都合な位置にある筋の直接の代償：代償運動の中では，これが最もよくみられる．例えば，三角筋前部線維が麻痺して肩関節を屈曲できなくても，上腕二頭筋長頭の作用により肩屈曲が代償される．この場合，上肢を外旋して肩関節を屈曲しようとする．②副次停止：例えば，長母指屈筋が麻痺しても，母指の伸展機構に停止している短母指外転筋の収縮により母指のIP関節の伸展が可能となるもの．③腱固定作用(tenodesis action)：例えば，手指屈筋が麻痺しても，手関節を背屈すると手指屈筋の緊張が増して手指の屈曲が起こるもの．④反発現象：例えば，手指屈筋が麻痺しても，拮抗筋である手指伸筋を強く収縮させて，その力を緩めると，あたかも手指屈筋が働いているかのように見えるもの．⑤重力の作用：例えば，足底屈筋の麻痺のある場合，椅子座位で足関節背屈位から筋力検査を行うと，重力の作用により足部が下垂して足関節底屈が代償される．⑥変則神経支配：神経支配の変異によるもので，手に多く認められる．[22] ➡筋力検査

**たいじょうかい**
**帯状回** cingulate gyrus　大脳半球の内側面で帯状溝と脳梁溝との間に位置する大脳回．辺縁系のうち海馬体，海馬傍回，帯状回で大きな弓状の膨隆を形成している．[247] ➡辺縁系

**たいじょうかん**　**こうやくかん**
**帯状感** = 絞扼感

**たいしょうぐん**
**対照群** control group 【コントロール群】
　無作為化比較対照試験などにおいて，その効果判定を行うための研究対象として特別な処理を受ける処理群あるいは実験群に対し，何の操作も加えていない比較される群をいう．[109] ➡対照, ケースコントロール研究, 無作為化比較対照試験, EBM, 効果判定, プラセボ効果

**たいしょうしゃ**　**ひけんしゃ**
**対象者** = 被検(験)者

**だいしょうせいあしどーしす**
**代償性アシドーシス** compensated acidosis
　二酸化炭素排泄障害，ケトン体や乳酸の排泄障害または産生過剰により生じたアシドーシスが，二次的な呼吸または腎臓の補償メカニズムにより代償され，動脈血のpHは基準

値(7.4±0.05)に回復している状態。[45] ➡アシドーシス

### 代償性アルカローシス compensated alkalosis
動脈血中の二酸化炭素分圧の低下，嘔吐などによる水素イオンの喪失やカリウムイオン不足により生じたアルカローシスが，主に腎臓による重炭酸イオン排泄増加により代償され，動脈血のpHは基準値に回復している状態。[45] ➡アルカローシス

### 対称性緊張性頸反射 symmetrical tonic neck reflex：STNR
姿勢反射のひとつ。腹臥位や四つ這い位で，体幹に対して頭部を前屈すると上肢は屈筋優位，下肢は伸筋優位となる現象。頭部が後屈するとそれぞれ逆となる。生後5〜6か月で出現し，8〜9か月で統合される。中枢は延髄・頸髄レベルである。[122] ➡緊張性頸反射，非対称性緊張性頸反射

### 代償性肥大 compensatory hypertrophy
腎臓や心臓，肝臓などの機能の一部が障害され機能しなくなったときに残存部分への負荷が大きくなり，そのために代償的に肥大することをいう。しかし，筋力増強運動の結果起こる筋肥大は，用性肥大という。[251] ➡肥大

### 代償動作 ＝代償運動

### 帯状ヘルペス ＝帯状疱疹

### 帯状疱疹 herpes zoster【帯状ヘルペス】
水痘に感染した際の水痘・帯状疱疹ウイルスが潜伏し続け，免疫力の低下に伴い再活性化して起こる疾患。片側の神経痛様疼痛，浮腫性紅斑，水疱，びらん，潰瘍を形成。2〜3週間で治癒するが，高齢者で神経痛が長引くこともある。[122]

### 対症療法 symptomatic therapy；symptomatic treatment
疾患の根本原因に対する治療ではなく，痛みや発熱など，現れている症状に対して行う治療。疾患の根治的治療が困難な場合や，根治療法と併用して用いられている。[122] ➡根治的治療

### 大食細胞 ＝マクロファージ

### 退職者医療制度 health insurance for retired salaried workers
国民健康保険に加入の退職者が受けられる医療保障制度。厚生年金や共済年金などに20年以上加入，または40歳以降の加入期間が10年以上で年金を受けられる本人とその被扶養者。市町村に年金証書受取り後，2週間以内に申請すると本人家族とも保険受給が可能となる。対象年齢は74歳まで。治療を受けた場合の1部自己負担額は3割であるが，利用者が70歳以上となり「保険証」と「高齢受給者証」を医療機関の窓口に提示すると減額される制度などが導入されている(2002年10月改正)。[104]

### 退所時指導 discharge guidance
施設入所者が退所するにあたり，各担当者が入所者およびその家族らに対して退所後の在宅生活に必要な療養上の指導を行うこと。施設生活から在宅生活に移行するにあたっての重要な指導である。介護報酬上も評価されている。具体的には栄養指導や調理指導，口腔ケアの方法や保清の方法など食事や入浴，健康管理に関する在宅療養上の指導を行うとともに，移乗・移動動作やセルフケアの在宅での実施方法や介助方法など日常生活活動(ADL)・手段的日常生活活動(IADL)に関する指導やホームエクササイズの指導，福祉用具の使用方法，家屋改造の指導などを実施する。これらの指導を理学療法士，作業療法士，看護師，栄養士，相談指導員，医師などで協力して行う。外泊前後の指導や家族の面会時の家族指導，退所前の訪問などを通じて，自宅の環境や介護力，家族関係などを十分把握し，入所中から在宅に向けたプログラムを実施することが，退所時指導を円滑に行うポイントとなる。[202] ➡家族指導，ホームプログラム，在宅訪問指導，口腔ケア

### 対人恐怖[症] anthropophobia
青年期に好発する神経症性障害の一型。比較的少人数の集団内で他人から注視される恐れを中核とし，対人関係を回避しようとする。症状には赤面恐怖，視線恐怖，自己臭恐怖などがある。通常，批判されること，低い自己評価に対す

る恐れと関連している。[160] ➡神経症

**対数（たいすう）** logarithm 記号 log。a を正の数，x を変数とするとき，x = $a^y$ を満たす数 y を，a を底とする x の対数といい，y = $\log_a x$ と表現される。すなわち，対数とは底を等しくしたときの指数を取り出す関数である。[114]

**大数の法則（たいすうのほうそく）** law of large numbers 確率論の極限定理のひとつで，独立する確率変数の平均は，集める変数を大きくすることで母集団の平均値に近い値となる。これらを変数の大きな標本に対する法則として大数の法則という。[265] ➡統計学，確率，変数，平均値，母集団

**耐性（たいせい）** tolerance 【トレランス】 一般にはある条件に耐えうる能力で，環境的因子（湿度，温度など）や化学的因子（抗生物質，薬物など）などに対して，長い間同じ環境下に置かれたり，くり返し同じ物質に暴露されることによって抵抗性をもつこと。薬剤耐性，免疫寛容（抗原刺激に対して抗体産生を起こさない状態），リハビリテーションでは運動負荷に対して筋や心肺機能が耐えうる能力などの意味に用いられる。[227] ➡抗生物質，メチシリン耐性黄色ブドウ球菌，薬剤耐性

**体性感覚（たいせいかんかく）** somatic sensation ; somesthesia 皮膚，粘膜，皮下・粘膜下組織にある受容器の興奮により生じる皮膚（表在）感覚と，筋，腱，骨膜，関節包，靱帯などへの機械的刺激により起こる深部感覚の両者を合わせた感覚。特殊感覚や内臓感覚は含めない。体性とは身体の意。[169]

**体性感覚誘発電位（たいせいかんかくゆうはつでんい）** somatosensory evoked potential：SEP 末梢感覚神経を末梢部で皮膚表面から電気刺激することで誘発される電位変化で，末梢神経から脳幹，大脳皮質に至る長い神経路などの機能障害の検索に用いられる。例えば正中神経，総腓骨神経あるいは脛骨神経の刺激後に体性感覚野に対応する頭皮上から加算平均法により誘発電位を導出するものである。その際，上肢刺激では鎖骨上窩や頸椎レベルから，下肢刺激では腰椎や頸胸椎レベルなどからできる限り同時多チャンネルで誘発電位を記録し知覚伝導の状態を分析することが可能である。正常な体性感覚誘発電位（SEP）はいくつかの成分よりなる複雑な波形を呈し，それぞれの極性と平均潜時とで記載される。個々の成分の極性や潜時は年齢や性別など被検者の特性，刺激の種類と強度および反復頻度など刺激の特性，増幅器の時定数，電極の配置，誘導法などの記録設定により左右される。異常な SEP は末梢神経障害，脊髄障害，脳幹障害，視床病変，大脳半球病変などで報告されている。[72] ➡事象関連電位

**体性局在（たいせいきょくざい）** = 体部位局在（たいぶいきょくざい）

**大腿義足（だいたいぎそく）** trans-femoral prosthesis（above-knee prosthesis） 大腿切断後に装用する義足。ソケット，大腿部，膝継手，下腿部，足継手，足部から構成される。断端の状態だけでなく運動機能，要望などを総合的に評価し，構成を検討する。ソケットには装着が容易な差し込み式ソケット，断端と密着しソケット内の陰圧で懸垂を行う吸着式ソケット，適合性を高める軟性内ソケットと支持機能を受け持つ硬性外ソケットからなるフレキシブルソケット（二重ソケット）などがある。ソケットの形状は従来の四辺形に加え，適合性が高く適応症例の広い坐骨収納型ソケットがよく用いられるようになってきた。膝継手は立脚相での安定性と遊脚相での運動性が求められる。立脚相制御には体重負荷によって継手軸に生じる摩擦抵抗を利用する荷重ブレーキ膝，リンク構造を用いた多軸膝などが用いられる。遊脚相制御には伸展速度の調節機能が求められ，膝継手軸周囲をネジで締め付ける定摩擦膝，油圧シリンダーを利用した油圧制御膝のほか，マイコンを組み込み伸展速度を可変制御するインテリジェント膝継手などがある。[210] ➡ソケット，インテリジェント膝継手

**大腿脛骨外側角（だいたいけいこつがいそくかく）** = 大腿脛骨角（だいたいけいこつかく）

**大腿脛骨角（だいたいけいこつかく）** femorotibial angle：FTA【大腿脛骨外側角，膝外側角】 膝 X 線写真正面像における脛骨と大腿骨骨幹部の長軸のなす外

側の角度．正常膝では約176度で，軽度の外反を呈する．生後1歳半までは内反位で，その後3歳までに外反位となり，その後成人の形態に変化する．[254] ➡外反膝，内反膝

**大腿脛骨関節** femorotibial joint；FT関節【脛骨大腿関節 tibiofemoral joint】　膝関節を構成する関節のひとつで，関節面は大腿骨下端の内・外側顆と脛骨上端の内・外側顆によって構成され，この間に内・外側半月板が存在する．主な運動は屈曲・伸展であるが，屈曲位では内旋・外旋が可能である．[71] ➡膝蓋大腿関節，関節半月，荷重関節，側副靱帯，膝関節，後十字靱帯，前十字靱帯損傷，外側側副靱帯，内側側副靱帯

**大腿骨頚部骨折** femoral neck fracture；FNF　高齢者に多い大腿骨の骨折で，転倒などの外力で起こる．骨折の場所により内側骨折と外側骨折に分けられる．内側骨折は関節内の骨折で，外骨膜がないため仮骨形成がされず，血行状態が悪く，さらに骨折部に常に剪断力が働くため修復が難しい．ガーデンの分類が用いられる．外側骨折は骨折の部位によりボイドアンドグリフィン（Boyd and Griffin）の分類で骨折を分類している．理学療法では治療方法により大きな差が出てくる．術式が問題となるが，人工関節や人工骨頭なら，禁忌の方向の運動さえ行わなければ早期に運動が開始でき，荷重も早くから始められる．エンダー釘やコンプレッションヒップスクリューならその荷重時期が早められるので十分に考慮しながら運動を進める．他の手術法に関しては，担当の医師と密接に連絡を取って荷重時期や運動の方法を決めなければならない．今ではほとんど行われないが，保存療法を行う場合もある．[38] ➡人工骨頭，骨粗鬆症，人工関節，人工関節置換術，人工股関節全置換術，内固定，ガーデンの分類

**大腿骨頭壊死** necrosis of femoral head【大腿骨頭無腐性壊死 avascular necrosis of femoral head】　成人の大腿骨頭の無菌性壊死．阻血性壊死をきたす疾患で，外傷や潜函（水）病に合併する塞栓性の骨壊死など原因の明らかなもの（症候性大腿骨頭壊死）と，発生機序が明らかでない特発性大腿骨頭壊死に分けられる．後者は厚生労働省の特定疾患に指定されており，病因としてステロイド剤の投与，アルコール愛飲などが危険因子と考えられている．画像所見，病理組織所見により病期分類，病型分類が用いられている．股関節痛が初発症状となることが多いが，大腿部痛や，膝関節痛，坐骨神経痛様症状を呈する場合もある．進行すると疼痛の増大とともに可動域制限が加わり，起立・歩行などの移動動作が困難となる．保存的治療には牽引，免荷，消炎鎮痛薬などがあるがほとんど一時的な除痛効果しか得られない．観血的治療では進行度により，大腿骨頭回転骨切り術，支持帯柱移植術，人工骨頭置換術などが行われる．[74] ➡特発性大腿骨頭壊死

**大腿骨頭切除術** ＝ ガードルストーン手術

**大腿骨頭無腐性壊死** ＝ 大腿骨頭壊死

**代替材料** spare material　基礎研究の動物実験において動物保護の観点から哺乳動物に代わり，より下等な動物や培養細胞株を利用したりすること．健康な動物を傷つけたり，殺さずに学習する方法を代替実験法という．[118] ➡実験研究，基礎研究，動物実験倫理

**大腿三角** ＝ スカルパ三角

**大腿四頭筋**　quadriceps femoris muscle；quadriceps muscle of thigh　大腿の前面にあり，膝関節の動的安定機構に最も重要な働きをする伸展筋である．大腿直筋，外側広筋，中間広筋，内側広筋の4頭で構成される．大腿直筋は下前腸骨棘および寛骨臼から起こり，股関節屈曲作用をもちハムストリングスの2関節筋と拮抗する．大腿四頭筋腱は膝蓋骨を介して膝蓋靱帯となり脛骨粗面に着く．$L_{2,3,4}$の前枝による大腿神経により支配されるが，4筋はそれぞれ異なった分枝により支配される．理学療法では，大腿四頭筋は抗重力筋であることから不動，非荷重による廃用性変化の影響を受けやすく，改善が難しいので注意が必要である．また膝に疼痛や関節水腫があれば神経系の抑制も関与する．大腿近

位部の外側 2/3 は大腿直筋，縫工筋，大腿筋膜張筋が占め，内側 1/3 は大腿三角（スカルパ三角）と呼ばれる鼠径靱帯，縫工筋および長内転筋に囲まれたくぼみがあり，大腿動静脈，リンパ管，大腿神経の枝が通る。[254] ➡尻上がり現象

**大腿四頭筋反射** ＝膝蓋腱反射

**大腿四頭筋麻痺** quadriceps femoris paralysis
　脊髄損傷，大腿神経損傷，脊髄性小児麻痺などにより大腿四頭筋が麻痺した状態。膝の伸展保持ができず歩行，特に階段の降りが困難になる。しかし，股関節伸筋，下腿三頭筋の代償により膝伸展ができれば起立・歩行ができる。[254] ➡反張膝

**大腿神経伸展テスト** femoral nerve stretch test　腹臥位になった被検者の一側の下肢を検者が伸展したまま抱え上げて股関節を過伸展し，大腿神経を伸張させて神経徴候を診る検査法。腰椎椎間板ヘルニアや大腿神経障害では放散痛が大腿神経支配領域に生じる。[233] ➡神経伸張テスト

**大腸** large intestine　小腸から続く消化管の終末部。腹腔内をアーチ状に取り囲むように走行して肛門に終わる全長約 1.5 m，太さ 5〜8 cm の中空性器官で，盲腸，結腸，直腸から構成される。主な機能は水分を吸収し，糞便をつくることとされている。[162] ➡盲腸，結腸，消化管

**大腸菌 O157** Escherichia coli-O157
　大腸菌は腸管内に常在する細菌のひとつで，細胞壁最外層の O 抗原（菌体抗原）の種類が 157 番目の型。その中で，ベロ毒素を産生するタイプの腸管出血性病原性大腸菌 O157：H7 と呼ばれる菌が，食中毒の原因となっている。[236] ➡抗原，食中毒，病原性大腸菌，グラム陰性桿菌

**大腸チフス** ⇨腸チフス

**大殿筋歩行** gluteus maximus gait　大殿筋の筋力低下や麻痺による異常歩行。骨盤後傾，股関節伸展位で体幹を後方に傾け，上半身の重心を股関節後部に置くことにより大殿筋収縮を要しないように歩く。実際は骨盤の前方移動が大きく見えることが多い。[225] ➡異常歩行

**大殿筋麻痺** paralysis of gluteus maximus
　股関節伸展筋である大殿筋の筋力低下が著しく生じた状態。第一仙髄レベルでの損傷などでも生ずる。歩行では股関節から腰椎の安定性が欠落した体幹を後方に傾けて歩行する特徴的な大殿筋歩行を呈する。[225] ➡大殿筋歩行

**大転子高位** elevation of trochanter　正常では股関節 45 度屈曲位では上前腸骨棘と坐骨結節を結ぶ線（ローザー−ネラトン線）上に大転子が位置するが，これより大転子が中枢よりに触診されるもので，股関節脱臼，変形性股関節症などでみられる。[225] ➡ローザー−ネラトン線

**態度** attitude　一般には表情，身振り，ことばの調子などをいう。今日的には「社会的な対象に関する積極的あるいは消極的な評価，情緒的感情および賛否の行動傾向の持続的体系である」（クレッチ Krech D.ら）とされる。[165]

**胎動** fetal movement；fetal quickening
　妊娠 12 週頃から頻回に観察される胎児の自発運動。母体が胎動を自覚することを胎動自覚といい，初産婦で妊娠 20 週頃，経産婦で 18 週頃から自覚できるようになる。胎動は，早期から超音波診断装置でみることが可能。[176]

**耐糖能** glucose tolerance　全身での血糖調整能力。糖（ブドウ糖）負荷試験では経口的にブドウ糖 75 g を摂取し，経時的に血糖値を測定することで全身でのブドウ糖利用能力を判定する。2 時間後の血糖値により糖尿病などの診断に用いられる。[93] ➡75 g 経口ブドウ糖負荷試験，糖尿病，血糖，グルコース

**大動脈** aorta　体循環の動脈系の幹線で，

左心室を出る1本の動脈から派生する太く弾性に富む動脈。第四腰椎体の左側で左右の総腸骨動脈に分岐する。上行大動脈，大動脈弓，下行大動脈（腹部大動脈と胸部大動脈）から構成される。[179] ➡大動脈弓

**大動脈圧曲線** aortic pressure curve　大動脈圧は収縮早期に急激に上昇し，最大圧後に下降する。収縮期後半の大動脈弁閉鎖時に結節が生じ，その後拡張期のあいだ大動脈圧は下降を続ける。流量計を用いて連続血圧として記録したものが大動脈圧曲線である。[30] ➡血圧，最低血圧

**大動脈炎症候群** aortitis syndrome 【高安病 Takayasu disease，高安動脈炎 Takayasu arteritis，脈なし病 pulseless disease】　主に大動脈と主要分枝（右総頸動脈，椎骨動脈，鎖骨下動脈）に生じる肉芽腫性炎症，血栓形成に伴う血管内腔の閉塞を認める血管炎。高血圧などの影響が大きく，狭心症や心不全の合併では予後不良。[179] ➡大動脈瘤

**大動脈解離** dissecting aorta：DA　内膜（内皮），中膜の硬化・脆弱化による動脈硬化が基盤となって大動脈壁が層状に裂けて解離腔（偽腔）が生じ，偽腔に血液が入り込む病態。解離が進むと胸部，腰背部へ激痛が走る。中高年に好発し，緊急手術を要することがある。[179]

**大動脈冠状動脈バイパス術**　＝冠［状］動脈バイパス術

**大動脈弓** aortic arch　左心室から出て上行大動脈となり，縦隔上部で弧を描いて左鎖骨下動脈となる弧の部分。血管壁には圧受容器が多く分布しており，大動脈弓からの迷走神経は血圧調整神経と呼ばれる。同部位の疾患としては，解離性大動脈瘤がある。[293]

**大動脈小体** aortic body；ᴿglomus aorticum 【大動脈体】　大動脈弓周辺に散在する末梢性化学受容器。動脈血中のpHの減少，酸素分圧の低下，二酸化炭素分圧の増加など血中の酸素量の変動を感受する。酸素量が減少すると，これに反応して呼吸運動を促進する。[179] ➡酸素分圧

**大動脈弁狭窄** aortic stenosis：AS　心収縮期における大動脈弁の開口が狭窄し，左室から大動脈への駆出に障害をきたした状態。左室圧の上昇から求心性左室肥大を招く。約半数が僧帽弁膜症を合併する。労作時の呼吸困難，狭心痛，失神を主症状とする。[213] ➡大動脈弁閉鎖不全，僧帽弁狭窄症

**大動脈弁閉鎖不全** aortic insufficiency：AI　大動脈の弁尖や大動脈弁輪部の病変などにより，心拡張期に大動脈弁が完全に閉鎖されず，大動脈より左室に血液が逆流する状態。息切れ，全身倦怠感，起座呼吸，発作性夜間呼吸困難などを自覚症状とする。[213] ➡僧帽弁狭窄症

**大動脈瘤** aortic aneurysm　大動脈壁が感染などで脆弱になり局所的に拡張した状態。部位により，胸部大動脈瘤，胸腹部大動脈瘤，腹部大動脈瘤に大別される。近年，動脈硬化による大動脈瘤が増加し，なかでも腹部大動脈瘤が過半数を占める。[213] ➡静脈瘤，動脈瘤，大動脈

**体内時計**　＝生物時計

**体内埋植**　＝インプラント

**ダイナミックシステムアプローチ** dynamic system approach　人が運動をしようとするときの運動の発現は，従来，中枢神経系が運動のパターンを作成・制御していると考えられてきた。この考え方を運動プログラミングアプローチという。これに対して，発現される運動は中枢神経に制御されているのではなく，環境との相互作用よって中枢神経・各効果器官が協応的に働いた結果であるとするのがダイナミックシステムアプローチである。このアプローチにはいくつかの仮説があり，発達中の人間は異なるパーツで構成され，そのパーツは行動を起こすために共に働き，また時間的に連続しているというものと，パーツの協応性は中枢神経の制御なしで引き

起こされるというものである。運動プログラミングアプローチとダイナミックシステムアプローチとは共に実際の現象と矛盾する点もあり，実際は，この２つのアプローチのハイブリッドによって運動の発達や発現が行われていると解釈されている。[13] ➡運動発達,認知科学,認知リハビリテーション,神経心理学,中枢神経[系]

**ダイナミックヒップスクリュー** ＝コンプレッションヒップスクリュー

**第2ケラー病** Köhler second disease 【フライバーグ病 Freiberg disease】 第2中足骨頭の無腐性壊死。中足骨頭の疼痛と腫脹が症状。思春期の女性に多く，重症例は関節症変化をきたす。[191] ➡無腐性壊死,骨切り術

**第2号被保険者** 介護保険の被保険者のうち，医療保険加入の40歳以上65歳未満の者。この被保険者群は，保険料を納め，介護保険財政を支える側である。しかし，15種の特定疾病（下記）に罹患，生活支障が生じた場合には，介護保険の要介護認定を受け，介護（支援）が必要と認定されると，介護プランの策定に従って，保険給付による介護支援事業者の支援サービスが利用可能となる。介護保険法で定める15種の特定疾患は①筋萎縮性側索硬化症，②糖尿病性神経障害・糖尿病性腎症および糖尿病性網膜症，③後縦靱帯骨化症，④脳血管疾患，⑤骨折を伴う骨粗鬆症，⑥パーキンソン病，⑦シャイ－ドレーガー症候群，⑧閉塞性動脈硬化症，⑨初老期における認知症，⑩関節リウマチ，⑪脊髄小脳変性症，⑫慢性閉塞性肺疾患，⑬脊柱管狭窄症，⑭両側の膝関節または股関節に著しい変形を伴う変形性関節症，⑮早老症がその対象となる。[104] ➡介護保険制度,国民年金

**第2痛** ＝遅い痛み

**大脳** cerebrum 脳は終脳，間脳，中脳，後脳，髄脳に区分されるが，解剖学では終脳部分を大脳（大脳皮質，大脳髄質・白質，大脳基底核の総称）としているが，中脳より上部を大脳としているものもあり，明確な定義はなされていない。[29] ➡終脳,間脳,中脳

**大脳核** ＝大脳基底核

**大脳顔面血管腫症** ＝スタージ－ウェーバー症候群

**大脳基底核** basal ganglia 【大脳核,基底核】
　大脳髄質にある尾状核，被殻，淡蒼球と，これに機能的に関連する視床下核，黒質を加えた神経核群を一般的にさし，扁桃体を加えることもある。これらがつくる入出力回路は合目的的な運動の促進と不要な運動の抑制（随意運動，姿勢調節，眼球運動の制御，注意機能，手続き記憶における運動学習など）に大きく関与する。大脳皮質のほぼ全領域から，被殻と尾状核で構成される線条体に対して入力され，①線条体（被殻）→淡蒼球→視床→皮質の経路（身体運動に関する機能），②線条体（尾状核）→黒質→視床→皮質の経路（眼球運動に関する機能），③腹側線条体→腹側淡蒼球→視床→皮質の経路（学習に関する機能）の3つの経路で再び大脳皮質へ出力する閉回路をなしている。その中で，線条体→淡蒼球内節・黒質網様部の直接路は必要な運動を促進し，線条体→淡蒼球外節→視床下核→淡蒼球内節・黒質網様部の間接路は不要な運動を抑制する。パーキンソン病では，直接路の活性低下と間接路の活性増強によって無動が生じる。[177] ➡尾状核,被殻,前障,視床下部,黒質

**大脳機能局在論** cerebral localization theory
　感覚や運動，さらにそれを統括する高次精神機能が大脳皮質の特定の部位に局在するという学説。起源は古代ギリシアの脳室学説にまで遡るが，近代では，1868年にブローカが運動性言語野を示し，1870年のヒッチヒ（Hitzig, E.）とフリッチュ（Fritsch, G.T.）による一次運動野の発見，1874年ウェルニッケ（Wernicke, C.）による感覚性言語中枢の発見などがある。ヒッチヒとフリッチュはイヌの大脳皮質を限局的に電気刺激すると反対側の四肢の筋収縮を誘発することを見出し，中心前回が骨格筋の随意運動を支配していると考え，運動野と名づけた。この発見は

運動中枢の機能局在を初めて科学的に証明したことになる。その後，触覚，聴覚，視覚などの中枢が，それぞれ大脳皮質の中心後回，上側頭回，鳥距溝周辺などに局在することが見い出された。1900年代の前半の研究者らは，ヒトの大脳皮質の局在的な病気や戦争での脳損傷が原因で起こる脳障害や精神疾患を注意深く観察・記録し，大脳皮質の詳細な機能区分を提案した。代表的なものにペンフィールドの脳地図がある。しかし，機能が厳密に1つの領域に局在しているとは言い難い。今日では大脳皮質を感覚野と運動野と連合野に区分する方法が認められている。ここで，連合野に区分されるのは，一次感覚野と一次運動野を除く領野である。ヒトの大脳皮質では連合野(非特殊領野)が大部分を占める。大脳連合野(連合皮質)ということばは，感覚野と運動野の機能をうまく結びつけたりすると同時に，最も高次の精神機能を営むという古くからの考えに由来する。しかし，一次運動野と一次感覚野を除くすべての大脳皮質領野が非特殊的で連合野に属するという分類は単純すぎると証明された。よって第二次またはさらに高次の感覚野，運動野が連合野から分離されている。現在，連合野は解剖学的な部位の違いから前頭連合野，頭頂連合野，側頭連合野に分けられている。[5] ➡ブローカ，言語野，脳地図，運動野，大脳連合野

## 大脳脚 cerebral peduncle
広義には被蓋と大脳脚底をさし，大脳脚底が狭義の大脳脚である。狭義には，大脳皮質からの下行神経路で，中央部に錐体路，外側部に頭頂・側頭・後頭橋路，内側部に前頭橋路が通る。上方は内包，下方は橋である。[4] ➡錐体路徴候

## 大脳-小脳連関 cerebro-cerebellar linkage
大脳皮質と小脳の間にある回路。小脳は各種の感覚情報を大脳とやりとりし，それらにより逐次的に運動や姿勢を調節している。慣れない運動を行う場合，初めは意識下でぎこちない運動が行われるが，反復するうちに次第に合理的かつ効果的な動きへと高められ，運動パターンとして記憶され，以後速やかに円滑に行われるようになる。こうした三次元的空間認識，プログラム化，運動学習機能などに関して大脳皮質との間に高度の機能的協調関係が存在している。求心性の主要な回路は，苔状線維→顆粒細胞→平行線維→プルキンエ細胞，そして橋核を経由して大脳皮質へと送られる。また，登上線維は下オリーブ核から直接プルキンエ細胞に入力する。遠心性回路は視床→小脳核，プルキンエ細胞→赤核脊髄路，網様体脊髄路など。一部は皮質脊髄路を経由する。[52]

## 大脳動脈輪 cerebral arterial circle；circulus arteriosus cerebri【ウィリス動脈輪 arterial circle of Willis】
脳は内頸動脈および椎骨動脈から血流をうける。内頸動脈は頭蓋骨の中へ入ると前大脳動脈と中大脳動脈に分かれる。左右の椎骨動脈は脳へ入ると合流して脳底動脈となる。内頸動脈と脳底動脈が脳底部でつくる輪を大脳動脈輪といい，ウィリス動脈輪とも呼ばれる。これは前交通動脈，前大脳動脈(左右)，内頸動脈(左右)，後交通動脈(左右)，後大脳動脈(左右)からなる。大脳動脈輪には，いずれかの動脈に障害が起こったとき，脳への血液供給を遮断しないための側副路としての役割がある。また，正常時にも椎骨動脈が頸捻転時に圧迫される際，脳を虚血から守る働きをもつと考えられる。しかし，大脳動脈輪の形には人によってバリエーションがあり，いわゆる正常型は半分以下といわれる。したがって，側副路としての機能には個人差がある。また，それらのバリエーションの中には，脳血管障害が発生しやすいものも多い。側副路が必ずしも生体にとって有利であるとは限らない。椎骨動脈逆流症候群は，副血行路が生体に不利に作用する著しい例のひとつである。また，小児および成人にみられるもやもや病では，大脳動脈輪を形成する動脈に狭窄または閉塞が起き，その周辺に小血管が多数発生して，成人では脳出血，クモ膜下出血，小児では脳梗塞の原因となる。大脳動脈輪の交通動脈は動脈瘤ができやすい。頭蓋骨の内部で動脈はクモ膜下腔の脳脊髄液のなかを走るが，内腔の広さに比べて壁が薄く，外膜や筋層の発達が悪く，中膜に弾力線維が少ないからである。[158] ➡前交通動脈，内頸動脈

**大脳半球優位性** ＝ 半球優位性

**大脳皮質** cerebral cortex　　終脳表面をおおう神経細胞体の集まりである灰白質層のこと。系統発生学上，原皮質(原始皮質)，古皮質(旧皮質)，新皮質があり，新皮質は原則的に6層構造を形成する。部位によって構造が異なり，中心溝前方の運動中枢などの機能局在が知られている。[9] ➡灰白質

**大脳辺縁系** limbic system　　大脳半球内側面の辺縁葉とその周辺領域で，帯状回，海馬傍回，扁桃体などが含まれる。機能的には本能行動(摂食，生殖など)や感情などのほか，呼吸，循環にも関与する。[166] ➡海馬，帯状回，情動

**大脳連合野** cerebral association area
　大脳皮質のうち，一次運動野と一次感覚野以外の領域。体性感覚野と聴覚野，視覚野に囲まれた広い領野で，高次の精神活動や神経機能をつかさどる。前頭連合野，頭頂連合野，側頭連合野に区別する。[10] ➡運動野，一次体性感覚野

**台のせ反応** placing reaction　　乳児期初期にみられる原始反射のひとつ。乳児の足背が台などの端に触れると，加わる圧刺激により足を挙上し台の上にのせる反射。この反応は固有感覚性，触覚性，視性台のせ反応へと発達とともに変化する。触覚性台のせ反応の段階では軽い触覚刺激で反応が引き出される。[73] ➡原始反射

**胎盤** placenta　　妊娠の間に胎児と母体を結ぶ臓器。相互の物質交換やホルモン分泌，有害物質からの防御などの役割を果たしている。妊娠13〜15週に完成し，後期には重さ500〜600gになる。分娩後，後産として娩出される。[122]

**体表解剖** surface anatomy　　体表面の形状，体表面に表れる骨格，筋，靱帯の形状や動き，血管，神経，内臓などの位置や形状について観察(視診や触診，投影など)を通して理解する解剖。例えば骨格において，腰椎の位置関係を確認したい場合，腸骨の腸骨稜を確認し，左右の腸骨稜を結んだ線(ヤコビー線)が第4腰椎と第5腰椎の椎間にあるため腰椎の位置を知ることができる。筋の配列を確認したい場合，手を強く握り，手関節を曲げると，曲げた手関節部に，母指側から橈側手根屈筋腱，長掌筋腱，浅指屈筋腱，尺側手根屈筋腱を確認することができる。また，橈骨動脈は，手関節部で確認した橈側手根屈筋腱の外側で触知することができる。末梢神経において，尺骨神経の位置を確認したい場合，尺骨の肘頭と上腕骨内側上顆の間で知ることができる。[227] ➡評価，徒手筋力検査，関節可動域

**体表面積** body surface area；BSA；area of body surface　　身体表面の総面積。小児に与薬する際の用量決定などに必要とされる。日本人の青年男性は平均$1.59\,m^2$，女性は平均$1.43\,m^2$である。(体重 kg)$0.425 \times$(身長 cm)$0.725 \times 0.007184$で算出できる。[98]

**ダイビング反射** diving reflex【潜水反射】
　顔を水につけ息こらえをしたときに起こる反射で，徐脈，血管収縮による末梢抵抗の増加，心拍出量の減少，呼気性無呼吸が起こる。この反射による血管収縮は，脳と冠状血管には起こらないため，潜水中は脳と心臓に酸素が優先的に配分される。[242] ➡酸素

**体部位局在** somatotopic localization；somatotopy；somatotopia【体性局在；機能局在 functional localization, 体部位再現 somatotopic representation】　　大脳皮質や基底核，脊髄などにおいて，体性感覚野や体性運動野と身体の各部位に対応した中枢神経系の機能局在をいう。求心・遠心性線維の投射や経路に，下肢，体幹，上肢，顔面の順に一定の対応配列(ホムンクルス)を示す。[169] ➡運動野のホムンクルス

**体部位再現** ＝ 体部位局在

**タイプⅠ線維** ＝ 遅筋

**タイプⅡ線維** ＝ 速筋

**大便** stool；feces【糞便,便,屎】 肛門から出される消化管に残った最終内容物。内容物は不消化物,カルシウムなど無機物,腸内細菌と水分,胆汁,白血球など。1日便量は75〜250g,褐色調なのはビリルビンから変化したステルコビリンによる。[10] ➡ 下痢,下血

**タイムドアップアンドゴウテスト** timed "up and go" test：TUG 1991年ポドシアドロ (Podsiadlo, D.) らが開発したもので,肘掛椅子から立ち上がり,快適速度で3m歩行し,方向転換して椅子に戻るまでの時間を計測する。信頼性・妥当性が高く,整形・中枢神経疾患にも多用されている動的バランス評価。[55] ➡ パフォーマンス

**大網** greater omentum 胃の全表面をおおっている腹膜が胃の大彎と十二指腸上部の近位側の下縁から小腸の前に下垂し,折れ返って上行し,横行結腸に付着したもの。脂肪組織に富み,臓側腹膜が壁側腹膜と癒着するのを防いでいる。[65]

**退薬症状** ＝ 離脱症状

**ダイヤルロック機構** dial lock mechanism 継手の一種で,ビスとビス穴の組み合わせで段階的に角度設定を変えられる機構。肘や膝の関節拘縮の段階的矯正のほか,片麻痺の長下肢装具では膝継手を軽度屈曲位に設定して立位・歩行で大腿四頭筋収縮の促通が可能。[125] ➡ 継手,長下肢装具

**第4脳室** fourth ventricle 延髄と橋の背側と小脳の間にある菱形の脳室。上方は中脳水道,下方は脊髄中心管に続く。底部は菱形窩,天井は第4脳室蓋と呼ぶ。外側口にルシュカ孔,正中口にマジャンディ孔があり,ここで第4脳室はクモ膜下腔に通じる。[65] ➡ 菱脳

**対立運動** opposition 母指対立筋の働きにより,母指の手根中手 (CM) 関節が屈曲,外転,回旋することで起こる複合運動。この結果,母指の指腹部が他指の先端と対面して接触することになり,指の精緻なつまみ (ピンチ) が可能となる。[54] ➡ ピンチ

**対流** convection 液体の流れや空気の流れによって,熱が運ばれる現象。対流によって皮膚の表面温度が変化する。[227] ➡ 温熱作用,伝導,輻射熱

**体力** physical fitness【身体適性,フィットネス fitness】 体力は広い概念で,行動体力と防衛体力の2つに大別される。行動体力は狭義の体力で,主にヒトの運動能力に関係するものである。これには行動を起こす能力 (筋力,筋パワー) と行動を持続する能力 (筋持久力,全身持久力),行動を調節する能力 (平衡性,俊敏性,巧緻性,柔軟性) が含まれる。防衛体力は,外部からの侵襲や影響 (ストレス) に対する抵抗力をさす。これには暑熱,寒冷などの物理化学的なストレスに対する抵抗力,細菌やウイルス感染などの生物的なストレスに対する抵抗力,運動や空腹などの生理的なストレスに対する抵抗力,不安や苦痛などの精神的ストレスに対する抵抗力が含まれる。狭義の体力である行動体力の測定には,一般的に体力測定が用いられる。体力測定により得られる結果には距離や時間,張力などがあるが,これはすべてパフォーマンスである。パフォーマンスは,日時や場所,健康状態,運動技能,努力度などに修飾された体力を表しているため,体力測定の結果が直接体力を表しているわけではない。例えば短距離走は,主に筋力,筋パワーに影響を受ける。しかし走行のような運動課題は単純に下肢の筋力だけではなく,走行開始時の反応速度,走行そのものの技能,競争相手の存在などに影響を受けてしまう。それに比べ同じ体力測定でも膝関節伸展力測定などは,課題そのものに技能があまり要求されないため,筋力および筋パワーを反映しやすい。このように体力測定で用いられる運動課題によって真の体力と体力測定の結果との関係が変化するため,これらの解釈には十分な検討が必要である。しかし多くの場合,これらの修飾要因が一定であれば体力が低い者の体力測定結果は低くなるため,体力測定結果は体力を表すといってよい。これ以外にも体力の概念には,対象者や目的によりいくつか存在する。

例えば高齢者の体力が運動機能のみならず，日常生活活動(ADL)などの関連領域と関係することから，生活体力という概念が論じられるようになってきた．生活体力は起居動作と歩行能力，手腕作業能力，身辺作業能力で構成され，運動機能がADLとより関連づけられている．このように実生活を反映するように体力を定義づけることは，最近の体力の考え方である．[91]

**体力測定** measurement of physical fitness　身体の発達や健康状態を調べるために行われる機能検査．検査内容は体力の構成要素である形態，筋力，呼吸循環機能，平衡機能，協調性などの運動機能に関する検査が主に行われる．[121] ➡運動技能

**対話** dialogue　主に音声言語を用いて，2人の人間間あるいは異なる立場にある2つのグループ間などで話し合うこと，会話することであり，言語的コミュニケーションの代表的で重要な一側面．文字言語を用いる方法や，対面ではなく何らかの通信手段を用いる方法もある．対話が成立するためには，相互に基本的な信頼関係があり，両者がある一定のコミュニケーション能力やコミュニケーションスキルを備えていなければならない．逆に，対話を通して相互の信頼関係が成立したり，より高まったり，あるいはそれぞれのコミュニケーション能力やスキル(技能)がより高まることもあるので，カウンセリングの手段としても重要である．理学療法の臨床においては，対象者の評価や指導時などに，一方的に進行させたり強制したりせず，様々なことを対話しながら進めることが重要である．それが，対象児・者や養育者の信頼を得ることにつながり，一層効率的で効果的な指導の実践が可能となる．[276] ➡コミュニケーション，コミュニケーションスキル，共感

**ダウン症**(旧語) = ダウン症候群

**ダウン症候群** Down syndrome　【ダウン症(旧語)，蒙古症(旧語)】　1866年，英国のダウン(Down, J. L. H.)が報告した症候群の呼称で，その原因は1959年，レジュン(Lejeune, J.)により染色体異常であることが確かめられた．突然変異により21番染色体が1つ過剰に存在する21トリソミーが全体の95%を占め，他はモザイク型と転座型である．発症率の世界的な地域差はなく，時代が変わっても大きく変化していない．母親の出産年齢により異なるが，平均すると1,000人に1人であり，高齢になればその頻度は増す．身体的には筋肉の低緊張，関節の過可動性，運動発達遅滞，また精神的には精神遅滞，言語発達遅滞を示す．特徴的顔貌(蒙古症顔貌)，体表奇形(耳介低位，猿線)，先天性心疾患などを合併する奇形症候群であり，近年，白血病，アルツハイマー病の合併も注目されている．[98] ➡蒙古症顔貌，21トリソミー

**唾液嚥下** salivary swallowing　唾液を嚥下すること．嚥下障害に対し，食物嚥下を行う前に空嚥下などを行い，嚥下反射を誘発させ食物嚥下を円滑に行わせる摂食練習の手技．嚥下機能評価の反復唾液嚥下テストでは唾液嚥下を反復させ，30秒間に3回以上可能で正常とする．[298] ➡空嚥下

**唾液腺** salivary gland　大唾液腺と小唾液腺があり，唾液を分泌する．大唾液腺には耳下腺，顎下腺と舌下腺がある．耳下腺はアミラーゼなどの消化酵素を含む漿液性の唾液を分泌する単純漿液腺，顎下腺と舌下腺は漿液腺と粘液腺の混合腺である．[217] ➡耳下腺，舌下腺

**楕円関節** ellipsoid joint；ellipsoidal joint　【顆状関節　condyloid (condylar) joint】　関節頭と関節窩の両関節面が楕円形をした関節．長軸・短軸の二軸での運動と，それらの複合としての分回し運動が可能である．顆状関節とも呼ばれ，橈骨手根関節や顎関節にみられる．[54]

**多核細胞** multinucleate cell　核は一般に各細胞の中央に1個あるが，軟骨細胞，肝細胞などは2個の核をもつ．また，筋細胞は多数の核をもち，核の多い細胞として知られる．このように2個以上の核をもつ細胞をいう．[180] ➡筋細胞

**他覚症状** objective symptom　患者からの訴えではなく，他者から客観的にみてとれる症状。顔色，脈拍，発赤などをはじめ，可動域の制限，筋萎縮など多数の評価・計測方法がある。[122] ➡自覚症状

**高月病** ＝ クロウ-深瀬症候群

**高這い** walking like a bear【高這い移動】　粗大運動において，四つ這いの姿勢から両膝を床から離し，両手掌と足底で支持した姿勢での移動。前段階として，両膝の屈伸をくり返すだけで前進できない時期がある。おおむね生後10～11か月頃には獲得される。[108]

**多価フェノール** ＝ ポリフェノール

**高安動脈炎** ＝ 大動脈炎症候群

**高安病** ＝ 大動脈炎症候群

**多関節筋** polyarticular muscle　複数の関節にまたがる筋。個々の関節によって異なる運動を起こす場合がある。ある関節の状況により他の関節への作用が変化する。例えば，半腱様筋，半膜様筋，大腿二頭筋から構成されるハムストリングは，膝関節屈曲時よりも伸展時のほうが股関節伸展運動に強く作用する。[64] ➡単関節筋，二関節筋

**濁音** dullness　打診音の一種。空気を含まない部位上の，反響が少なく，持続性の短い，低い叩打音。心臓や肝臓の直上は高度に低調な濁音を呈し，絶対濁音と呼ぶ。濁音により，肺肝境界，心臓の大きさなどを知ることができる。[213]

**ダグラスバッグ** Douglas bag　酸素摂取量や二酸化炭素排出量の計測に用いられる呼気採取袋。歩行中の呼気採取は背中に背負って行う。しかし，ガス分析値や1回換気量などは，採取中の平均値しか得られないことが欠点である。[91] ➡酸素摂取量，1回換気量

**多系統萎縮症** multiple system atrophy：MSA　自律神経症候，パーキンソニズム，小脳失調が組み合わさった変性症の総称。線条体黒質変性症，オリーブ核・橋核・自律神経系諸核・小脳皮質などに原発性に生じる神経変性，錐体路脊髄前角病変など広範にわたる。[219]

**多源性心室性期外収縮** multifocal premature ventricular contraction：multifocal PVC　発生期限が複数存在する心室性期外収縮のこと。同一の誘導で心室性期外収縮の波形が2種類以上存在する場合に疑われる。一般に発生起源が単独のものより重篤と考えられている。[30] ➡不整脈，心電図

**たこ**（俗称） ＝ べんち（胼胝）

**多幸** euphoria　躁状態での上機嫌の状態で，異常な，誇張された幸福感。必ずしも理由が定かではない。[175] ➡躁病

**多軸継手** polycentric joint　運動軸が複数あり，屈伸運動に際して回転中心が移動する構造の継手。人体の関節運動の再現を目的に考案された。義足の四節リンク式膝継手や生理膝（ヒトの膝関節運動類似の膝継手）が有名だが，義足の足部，義手の肘継手，肘・膝装具の多軸継手もある。[210] ➡継手，義肢，大腿義足

**多肢切断** amputation of multiple limbs　多発外傷による切断や血管原性切断による2肢以上の切断。多発外傷の場合は同時期の切断が多く，血管原性切断の場合は1肢ごとに切断時期が違うことが多い。[273] ➡多発外傷，血管原性切断

**多シナプス反射** multi synaptic reflex；polysynaptic reflex　反射弓が多数の神経細胞から構成され，複数のシナプスを介する反射。姿勢反射や屈曲反射などがあげられる。これに対し，反射弓が1つの神経細胞から構成され，1つのシナプスを介する反射を単シナプス反射という。したがって多シナプス反射は単シナプス反射よりも潜時が長くなる。[5] ➡姿勢反射，屈曲反射

**多重比較** multiple comparison　3群以上

の検定である分散分析において，どの2群間に差があるかを事後的に処理する方法。シェフェ（Scheffe, H.）の方法，テューキー（Tukey, J.W.）の方法などがあり，検定の有意水準は元の分散分析よりも厳しく設定する必要がある。[9] ➡分散分析

**多重ロジスティック回帰分析**（たじゅうろじすてぃっくかいきぶんせき） multiple logistic regression analysis　1つの基準変数および複数の独立変数が共に定量的である重回帰分析と異なり，基準変数が定性的（例えば，生死やある疾患の発症など）である場合に，複数の独立変数を設けて，その基準変数への影響を調べる多変量解析の一手法。[290] ➡疫学，コホート研究，統計学，多変量解析，ロジスティック分析

**打診**（だしん） percussion　基本診察法のひとつ。身体の一部を指や打診槌を用いて体表から軽くたたくことで，発生した音によって臓器の密度を推察し，器官や内部臓器の状態（肺病変，心拡大，肝腫大，脾腫，腹水，腫瘤の有無など）を把握するための診察法。[248] ➡診断，現象，触診，視診

**タスク** ＝ **課題**（かだい）

**多胎妊娠**（たたいにんしん） multiple pregnancy　【多胎，多胎児】　母胎内に2人以上の胎児が同時に存在する状態。2児の場合を双胎，3児を三胎，以下四胎，五胎などという。不妊治療のための排卵誘発剤の使用により高頻度となる。出生児はハイリスク児となりやすい。[176]

**立ち上がり**（たちあがり） stand up　床あるいは椅子での座位から足底を床に着けた立位に移ること。床からの立ち上がりや椅子からの立ち上がり動作がある。立ち上がる際には体幹を前屈させ，一側あるいは両側下肢に体重を乗せ，膝を伸ばして両側の足先と踵を結ぶ長方形の体重支持面積の中に重心線を移動させることで立ち上がりが完成し，安定立位をとることができる。近年は椅子を使った日常生活へ移りつつあり，立ち上がりにも負担の減少がみられるが，和式の生活では床からの立ち上がりが不可欠であるため，立ち上がり能力は日常生活に大きく影響する。立ち上がりの際には支持側下肢をできるだけ体幹に近づけ，体幹を前屈させながら膝を伸ばして立位に移すように指導するが，介助する場合に体幹の前屈を妨げないように注意する。片麻痺の場合には麻痺側に倒れやすいので，介助は麻痺側から行う必要がある。[142]

**立ち直り反応**（たちなおりはんのう） righting reaction　動物がその正常な姿勢（人間では重力に抗して直立している姿勢）と異なる姿勢にあるときに，正常な姿勢に戻るように反応する動き。反応の中枢は中脳に存在する。立ち直り反応には次のような反応がある。①頭に働く体の立ち直り反応：体幹部からの情報が頭部に影響を与える反応。迷路，視覚を破壊された動物が空中では頭を立ち直らせることができないが，動物を床に置くと体幹に加わる非対称的な圧刺激が情報となり頭部を立ち直らせる。②体に働く立ち直り反応：減捻性立ち直り反応のひとつで，身体のアライメントを保つ働きをする。肩甲帯と骨盤帯の間に生じた捻じれを打ち消すように，体幹の回旋運動を生じる。この反応が成熟してくると，乳児は寝返り運動を始める。③体に働く頸の立ち直り反応：減捻性立ち直り反応のひとつ。背臥位において頸部を回旋すると捻じれを打ち消すように体幹部が回旋する反応。新生児期から認められ，体幹の反応は丸太様から徐々に段階的に変化し，身体のアライメント保持に働く。[73]

**脱感作療法**（だっかんさりょうほう） desensitization therapy　【減感作療法 hyposensitization】　主にアレルギー疾患に用いられる免疫療法のひとつ。特異抗体を特定したのち，原因抗体を少しずつ増量しながら注射し，アレルギー反応の減弱または除去をねらった治療法。脱（減）感作とは，感受性を除去（または減弱）すること。[93] ➡抗原，アレルギー

**脱臼**（だっきゅう） dislocation；luxation　相対する関節面が正常な可動範囲を越え，解剖学的位置から持続的に転位した状態。完全に接触を失った状態を完全脱臼，接触部分が一部残存している状態を亜脱臼という。[74]

**ダッシュボード損傷** dashboard injury
　自動車追突事故でダッシュボード(計器盤)に衝突して生じる損傷。膝屈曲位で前下方に外力がかかるため後十字靱帯損傷となり,股関節屈曲内転位で大腿骨長軸方向に外力をうけるため股関節中心脱臼骨折および坐骨神経麻痺を伴うこともある。[128] ➡大腿骨頸部骨折

**脱神経** denervation 【除神経】　末梢神経の軸索の破壊や切断により,被支配側の組織が神経支配を失うこと。運動神経の場合,運動麻痺や著明な筋萎縮などが出現する。理学療法では神経縫合術が行われた後に,機能を再獲得するための筋機能再教育を行う。[121] ➡筋萎縮,神経縫合術

**脱水** dehydration　発熱,発汗,嘔吐,下痢などの持続で体内の水分が欠乏した状態。水そのものの欠乏と,水と食塩が失われ水だけを補給したときに起こる脱水がある。口渇,尿量減少,痙攣などの症状を示す。経口での水分摂取や輸液にて治療を行う。[126]

**脱髄** demyelination;demyelinization
　神経細胞から延びる軸索を取り巻く髄鞘が変性したり脱落すること。これが起こると神経伝導効率がわるくなる。髄鞘だけが壊れ,軸索は保存されることが多いが,軸索を含む神経組織も傷害される場合もある。脱髄疾患(demyelinating disease)は,狭義には髄鞘破壊性のものだけをさすが,広義には髄鞘形成不全性のもの(白質ジストロフィーなど)も含める。多発性硬化症,ギラン-バレー症候群,急性散在性脳脊髄炎,急性小脳炎,横断性脊髄炎などがある。病態は明らかではないが,髄鞘蛋白質であるミエリン塩基性蛋白質(MBP)やプロテオリピド蛋白質(PLP)を自己抗原とする自己免疫疾患であると考えられてきている。[238] ➡ギラン-バレー症候群,多発性硬化症

**脱水症** dehydration;anhydration　体内の水分量の欠乏状態。水分と電解質量との関係で,水分を多く失って細胞外液の浸透圧が高くなる高張性脱水症,等張性脱水症,多量の脱水に対して電解質の補給が不足する低張性

脱水症に分けられる。軽度では経口的な水分投与,一般には輸液が必要。[43] ➡補液

**脱疽** ⇨ 壊疽

**タッチケア** touch care　狭義には,乳児に対して母親もしくは父親が行うマッサージをいう。広義には,親子が皮膚接触を行うことできずなを深めることの大切さを唱える概念として用いられる。タッチケアにより乳児の情緒は安定し,ストレスホルモンが減少するとされる。[176]

**脱同調** desynchronization 【非同期 desynchronization】　外界の環境リズムと生物時計との間や,体温リズムと睡眠覚醒リズムとの間などに位相や周期のずれが生じること。睡眠障害やうつ傾向などとして現れる。時差ぼけもこのひとつ。[245] ➡生物時計,サーカディアンリズム,睡眠・覚醒リズム

**脱分極** depolarization　神経や筋の細胞膜は静止状態で負に分極しているが,接近した活動電位によってその細胞膜内外の電位差が小さくなること。閾値を超えた場合,脱分極の速度は増加し,オーバーシュートする。[177]
➡再分極,スパイク電位,過分極,後過分極

**脱抑制** disinhibition　抑制作用を除去したときに起こる見かけの促進現象。例えば,ある抑制ニューロンが他の抑制ニューロンの抑制を受けると,結果としてこの抑制ニューロンで抑制されていた興奮性ニューロンの活動性が促進される。[5]

**脱力** weakness　筋トーヌスあるいは筋力が低下または消失した状態。主に臨床神経学の立場で症状を現すときに使用される。[74] ➡筋トーヌス低下

**縦アーチ** = 縦足弓

**多点杖** multi-point cane　4脚杖,3脚杖など杖下部が多数になっており,荷重時の安定性を図った杖。杖下部にキャスターがついている杖もある。主に歩行練習時に用いられ

る。[189] ➡3脚杖, 4脚杖

**他動運動** passive exercise　身体の部分を, 筋収縮を伴わず第三者や機械などの外力によって動かす運動。一般に, 麻痺のため随意的に運動が困難な場合や筋力が著しく低下している場合に, 拘縮の予防や関節可動域の維持・拡大の目的で行う。[151] ➡自動運動, 自動介助運動, 抵抗運動

**妥当性** validity　実験によって測定しようとしている目標(特性や能力など)を, どの程度十分に, かつ正確に測定しているかを表す評定。実験においてみられる測定の誤差は, この妥当性という概念でその程度を把握することができる。ある実験に伴って新たな尺度を構築する際は, 選択した項目が適切か否かをサンプリングに先駆けて検討する必要がある。これらを評価する方法として①内容妥当性, ②基準関連妥当性, ③構成概念妥当性があり, 方法の違いにより妥当性の意味も異なる。いずれにしても, 測定したい項目について, どのような理論, あるいはモデルを前提にして論理的に作成するかが重要で, これらの妥当性を確認するだけでもいくつかの研究計画が作成可能である。また, 項目の妥当性のほかに, 測定者や対象者の特性による影響や測定機器の操作ミスなどのバイアスも存在するため, これらへの対応も重要である。[265] ➡系統誤差, 偶発誤差, 信頼性, 内的整合性, バイアス, 基準関連妥当性, 構成概念妥当性

**田中-ビネー式知能検査**　Tanaka-Binet Intelligence Scale；Tanaka-Binet test　2歳から成人までの知能の水準, 発達状況を測定する個別式知能検査法。言語, 動作, 記憶, 数量, 知覚, 推理, 構成などの検査から構成される。精神年齢(MA)と知能指数(IQ)を算出し, 知能水準を判断する。[39]

**タナ(棚)障害** ＝ 滑膜ひだ障害

**他人の手徴候**　alien hand sign；alien hand syndrome　上肢の不随意運動のひとつ。まるで他人の手のように, 勝手に挙がったり何かをつかもうとしたりする現象で, 主に左手に出現する。脳梁や前頭葉の障害が原因といわれ, 大脳皮質基底核変性症などの際に現れる。[122] ➡拮抗失行, 強迫的道具使用

**多発外傷** multiple trauma　一般に全身を①頭部, ②顔面・頸部, ③胸部, ④腹部・後腹膜, ⑤骨盤・四肢・脊椎の5か所に分け, 2か所以上に重篤な損傷を有する場合をいう。骨折を伴う場合が多いが, 必ずしも骨折を伴わなくてもよい。[38] ➡骨折, 多発骨折, 外傷

**多発骨折** multiple fracture　明確な定義はないが, 2か所以上の骨折を有する場合をいう。多くは多発外傷で起こる。AIS(Abbreviated Injury Scale：簡易損傷スケール)などの分類を使用して重傷度を定義する場合もある。[38] ➡外傷, 多発外傷, 骨折

**多発性筋炎** polymyositis：PM　膠原病または自己免疫疾患に属し, 骨格筋に炎症をきたす疾患。遺伝性はなく30〜60歳の女性に好発する。四肢近位部・頸部筋を主体に筋力低下が左右対称性に現れる。発症は一般に緩徐で慢性の経過をとる。皮膚症状を伴うことも多い。[219]

**多発性硬化症** multiple sclerosis：MS　中枢神経の2か所以上の多発病巣に基づく慢性の脱髄疾患。運動障害, 感覚障害および眼症状を主症状とし, 寛解と再発をくり返す。15〜50歳に好発し, 脱髄巣は側脳室周辺, 脳梁, 視神経, 橋, 脊髄などで, 特に白質に散在する。初発症状として錐体路障害を伴った筋力低下がみられ, 進行すると対麻痺ないし四肢麻痺となる。感覚障害は顔面または一側上下肢にみられ, 表在感覚よりも深部感覚が多く障害され, 腰痛・三叉神経痛などが出現する。眼症状は球後視神経炎の型をとる視力障害である。また, 情動障害や記憶障害, 認知症もみられる。対象者ごとに違う多彩な症状を現すため, 理学療法プログラムは多種多様となる。基本的に理学療法は, 侵襲された神経・筋に対する筋再教育や, 再発に対する十分な観察と廃用の防止が中心となる。全病期について過用に注意し, 増悪期には愛護的

治療に努め，寛解期に積極的治療を行い日常生活活動の改善を図る。[219]

**多発[性]根神経炎** polyradiculoneuritis 【多発[性]神経根炎 polyradiculitis】 脊髄神経根，脳神経根の広範の炎症。前駆症状として感冒様症状を呈し(必発ではない)，四肢末梢〜近位に及ぶ運動麻痺を主徴とする有痛性末梢神経障害。感覚障害も伴うが比較的軽く，予後は良好なことが多い。[219]

**多発[性]神経根炎** ＝多発[性]根神経炎

**多発性脳梗塞** multiple cerebral infarction
両側性多発性の脳梗塞病変。ラクナ梗塞との関連も深く，近年，増加傾向にある。本症は小発作に留まった脳梗塞の後，偽性球麻痺，認知症，パーキンソン症候群，両側錐体路徴候，排泄障害，眼球障害などの症状を呈することが多い。特に偽性球麻痺については構語障害の頻度が高く，嚥下障害や顔面神経麻痺にも注意を要する。また，パーキンソン症候群については姿勢調節障害を呈し，立位不安定性や歩行時のすくみ足がリハビリテーションの予後をわるくする。理学療法については，重症脳梗塞などに比べ症状が軽いことが多いものの障害が両側性であることが多いために，巧緻動作や移動能力のアプローチに苦慮することが多く，住環境の整備を見据えた対応が必要となる。また姿勢調節障害を呈する症例では運動パターンの多様性に欠け，支持基底面を変化させるよう配慮する必要がある。[219]

**他部門からの情報** information from other departments 理学療法評価の際，理学療法士以外の専門職種から得られる情報。他の職種には，医師，看護師，作業療法士，言語聴覚士，義肢装具士，臨床工学士，臨床心理士，臨床検査技師，放射線技師，管理栄養士，薬剤師，工学士，ソーシャルワーカー，ケアワーカー，生活指導員，教師，ホームヘルパー，保育士などがある。必要な情報の内容には，各部門における専門的な検査・測定結果，評価や観察の結果，治療計画や処置，教育などの内容がある。[23] ➡評価, 一般情報, カルテ, 統合と解釈

**WHO/QOL-26** World Health Organization Quality of Life Assessment：WHO/QOL 26
WHOが開発した健康関連QOL調査票。異文化間で適応し比較できる特徴をもつ。全般的な生活の質，身体的領域，心理的領域，社会的関係，環境の各領域に関する全26項目からなっている。日本語版も開発されている。[165] ➡クオリティオブライフ

**WH病** ＝ウェルドニッヒ-ホフマン病

**ダブルプロダクト** double product：DP；rate pressure product 【2重積】 心拍数と左室の収縮期最大圧を乗じた値。一般的には左室の収縮期最大圧の代わりに最大血圧を用いる。心筋の仕事量，とりわけ心筋酸素需要量を反映していると考えられている。[30] ➡最高血圧, 心拍数, 心筋酸素消費量

**多弁** talkativeness 会話に絶え間がなく，しゃべり続けること。また，饒舌であること。健常者でも感情が高揚してくるとみられるが，躁病や躁うつ病の躁状態にあるときに多い。[93] ➡躁病, 感情障害

**多変量解析** multivariate analysis 複数の変数が複雑にからみあった現象をうまく整理して，意味のある，理解しやすいかたちに直すために行われる統計学的解析法。解析法には様々な方法があるが，重回帰分析は回帰式を用い複数の独立変数から従属変数を予測する解析方法で，変数が質的データの場合は数量化理論1類を用いる。判別分析は似たような性質をもついくつかのグループがある場合に，新しいデータがどのグループに属するかを判別する方法である。また，複数の変数を用いて，個体間の類似度が近いものから，いくらかのグループにまとめる方法がクラスター分析である。主成分分析や因子分析は多くの変数をより少ない変数で要約したり，その因子を単純な要因で解釈する方法である。例えば，脳卒中片麻痺者の最大歩行速度は，様々な変数のうちどのような変数に強く影響を受けているかを知ることで，予後予測や治

療アプローチを決定するのに役立つ。このような場合，先に述べた重回帰分析の手法がとられる。最大歩行速度を従属変数とし，独立変数としては年齢，身長，体重，発症からの期間などのプロフィールや麻痺の程度，感覚障害の程度，下肢筋力，バランス機能などの障害の重症度を設定した調査研究が多数報告されている。これらの結果は，目標を設定する際や治療アプローチを立案する際に参考となる。[258] ➡統計学,重回帰分析,数量化理論1類,判別分析,クラスター分析,主成分分析,因子分析

**打撲[傷]** contusion 【打ち身】　開放創のない，軟部組織損傷。硬い物で殴打した場合などにみられる皮下出血などの軽微な損傷，交通事故，転落など内臓の損傷を伴うような重篤な損傷も該当する。[153] ➡外傷,捻挫

**ダミー変数** dummy variable　統計などの際に，性別や，居住地のような，数値として観察できないものを，便宜上0または1などを用いてコード化した数。[157] ➡記述統計,変数,アイテム,カテゴリーデータ,多変量解析,重回帰分析

**ためらい歩行** = すくみ足

**垂れ足** = 下垂足

**多裂筋** multifidus muscle　横突棘筋，あるいは脊柱起立筋とともに深層筋群のひとつ。肋骨突起と1つ上の椎体棘突起に付着する。赤筋線維の占める割合が多い。多裂筋はほとんどが深層にあるが，腰部では浅層までせり出ている。脊髄神経に支配される。筋・筋膜性腰痛症で疼痛の発現部位となることがある。[133]

**垂れ手** = 下垂手

**田原の結節** Tawara node 【房室結節 atrioventricular node】　心房と心室は絶縁されているが，唯一伝導が保たれているのが房室結節である。わが国の田原淳博士が発見したことから，田原の結節と呼ばれる。刺激伝導系の中では最も伝導速度が遅く，心電図ではPQ間隔として表される。[30] ➡ヒス束,刺激伝導系

**痰** = 喀痰

**単位** unit　長さ・重さなどを計量して数値化するときの尺度。量の種類ごとに基準値とする大きさ(基本単位)が定められ，いくつかの基本単位と，基本単位のべき乗，$10^n$ 倍など定数関係にある補助単位，基本単位を基にしてつくる組合単位をあわせて，その基本単位の「単位系」と呼ぶ。cmとgと秒(s)を基本単位にするCGS単位系，mとkgと秒，アンペアを基本単位にするMKSA単位系，国際単位系，そのほかの系列がある。計量単位の国際基準化は1875年のメートル条約にはじまる(日本は1885年条約批准)。この条約の運用は国際度量衡委員会の監督下で国連の国際度量衡局が担い，1960年に国際度量衡総会で決議された国際単位系(Système International d'Unités：SI単位)の普及を進めている。国際単位系の度量衡には国際公用語としてフランス語を用いるとの慣行に従って名称が与えられ，国際略称としてSIを与えることが決議されている。SI単位は7個の基本単位を定め，ほかの単位は基本単位の組み合わせで表現し(組立単位)，22個の組立単位には人名に由来する固有名称が与えられている。また，SI単位の10進法による倍量および分量の単位をつくるために，SI接頭語を定めている。7個の基本単位は長さ(メートル，m)，質量(キログラム，kg)，時間(秒，s)，電流(アンペア，A)，熱力学温度(ケルビン，K)，物質量(モル，mol)，光度(カンデラ，cd)である。その他，現在もなお重要な役割を演じている単位や広く普及している単位については併用を認めている。具体的には，時間の単位である分(min)，時(h)，日(d)，角度の単位である度(°)，分(′)，秒(″)，さらにリットル($l$)，トン(t)などがそれにあたる。SI単位の記号の表し方については，国際的にはISO 31/0によって，国内的にはJIS Z 8203によって定められている。理学療法において重要な物理量である力は，質量(kg)と加速度($m・s^{-2}$)の積として求めることができ，組立単位ではkg・

m・s$^{-2}$ となる．これに重力の発見者ニュートン（Newton, I.）の名に由来する固有名称ニュートン（N）が与えられている．わが国では1951年に制定された計量法に基づき，SI単位の普及が図られている．$^{231}$ ➡国際単位系

**単一光子放出型コンピュータ断層撮影**（たんいつこうしほうしゅつがたこんぴゅーただんそうさつえい） ＝シングルフォトン断層撮影［法］

**単位の無名化**（たんいのむめいか）　単位の異なるものを比較する場合，変動係数（データの標準偏差をデータの平均値で割り100倍したもの）を用いて単位を消して（無名化）比較すること．例えば，身長と体重の平均±標準偏差が，160±11 cm，52±5.2 kg場合の両者のばらつきを比較すると，それぞれの変動係数が6.9％（11/160×100），10％（5.2/52）となり，正確な比較が可能になる．$^{118}$ ➡標準偏差，変動係数，国際単位系，現象

**短靴**（たんか）　low shoes　【ローシューズ；オックスフォード靴　Oxford shoes】　腰革（側革）のトップラインが足関節果部より下にある靴．靴型装具として最も多く用いられる．$^{262}$ ➡長靴，チャッカ靴，靴型装具

**短下肢装具**（たんかしそうぐ）　ankle-foot orthosis：AFO；short leg brace：SLB　足関節と足部を制御するための下腿部から足底に至る下肢装具．JIS用語では制御する関節と部位からAFO（ankle-foot orthosis）と呼ばれ，理学療法士が最もよく遭遇する装具である．適応となる障害は末梢神経障害による下垂足や中枢神経障害による内反尖足が多い．足部の変形の予防・矯正および固定が必要な場合や疼痛を回避する目的で靴型装具（整形靴）や足部装具と併用して処方されることもあるため，矯正靴や補正靴についても考慮する必要がある．また，足継手が底屈を制限する後方制動は軽度の反張膝の予防に効果があり，背屈を制限する前方制動は軽度の膝折れの予防に効果がある．AFOは下腿部の支柱を構成する材料によって，金属支柱付短下肢装具とプラスチック製短下肢装具に分けられる．金属支柱付短下肢装具は，靴型装具，あぶみ，下腿支柱，下腿カフより構成され，必要であれば内側または外側ストラップなどが付属される．足継手の種類も多く，矯正力と固定性に優れている．しかし，重量，外観，皮革の劣化，履き替えができないなどの問題点もある．また，内側および外側の両側に支柱をもつもの（両側支柱付き）と，いずれかに支柱をもつもの（片側支柱付き）がある．一方，プラスチック短下肢装具には足関節が固定されているタイプと，プラスチックの可撓性および足継手による可動性をもつタイプのものがある．プラスチック材料は豊富なため，理学療法士として材料の特性を知り使用者の身体状態や使用目的を考慮して選択することが望ましい．また，下腿部の高さやトリミングの仕方により，装具の固定力，矯正力，可動性などが異なる．利点は，軽量，外観がよい，汚れを拭きやすい，加熱により多少の形状の調整ができる，靴の履き替えや室内使用できるなどがあげられる．しかし，採型・製作技術が高度，製作設備が必要，破損した場合の修理が困難，製作後の角度調整が困難，通気性の問題などの欠点もある．金属支柱付およびプラスチック製短下肢装具の支柱の高さは，腓骨頭より2.5 cm（2横指）下に設定する．これは腓骨神経を圧迫しないためである．また，足継手軸は生理的な距腿関節軸に近づけるために，内果下端と外果最突出部を結ぶ線に一致させる．プラスチック製短下肢装具では，下腿部の高さを低く作製する場合があるが，足底の長さより低くはしないほうがよい．$^{75}$ ➡プラスチック製下肢装具，装具，靴べら式短下肢装具

**胆管系（胆道系）**（たんかんけい（たんどうけい）） ＝胆道

**単関節筋**（たんかんせつきん）　mono-articular muscle　筋の走行中に1つの関節のみを含む骨格筋をいう．したがって，その関節のみに作用する．通常，ある関節に対して類似の作用を示す筋は複数存在するが，多くの場合，単関節筋はそれらの筋群中，深部に位置する．$^{97}$ ➡多関節筋，二関節筋

**短期記憶**（たんききおく）　short-term memory：STM　記憶の分類のひとつで，長期記憶に対する語．容量は小さく，保持時間は数十秒と短い．リハーサルを反復することで長期記憶に移行す

ることができる。一次記憶とは分類基準は異なるが内容的には同義。277 ➡記憶, 長期記憶, 一次記憶

**短期入所** = ショートステイ

**短期目標** short-term goal　　長期目標および中間目標とともにリハビリテーションにおける目標設定のひとつ。理学療法では短期目標と長期目標に大別される。一般的には目標設定期間が2〜4週間の場合をいうが，その期間は理学療法士や施設によって様々である。147 ➡医学的リハビリテーション, 評価, カンファレンス, 長期目標

**単球** monocyte　　顆粒球のひとつ。総白血球数の3〜10%存在し，骨髄の幹細胞から分化した前単球が血中に放出され，組織へ移行してマクロファージとなる。顆粒はなく核にはくびれがあり，異物の貪食や殺菌の機能をもつ。279 ➡白血球, マクロファージ

**単極導出法** unipolar derivation　　特定の部位の絶対的電位をみるもの。3点の電位から絶対ゼロ電位を想定し，各点の電位を測定するウィルソン(Wilson)の導出法，単極肢導出法，単極胸部導出法($V_1$〜$V_6$)などがある。30 ➡12誘導心電図, 胸部誘導

**単クローン[性]抗体**
= モノクローナル[性]抗体

**段差** difference in level；level difference
　　一定基準の高さに対するある位置の高低差。階段は段差が連続したものである。高齢者や障害者は階段，各部屋の境や道路と歩道との段差などではつまずき転倒に至ることもある。バリアフリーやトウクリアランスへの配慮が必要とされる。125

**探索反射** rooting reflex　【四方反射, 十字反射】　口腔にみられる原始反射のひとつで，口唇の側方の頬を刺激すると刺激側に頭部を回旋し，口にくわえようとする反射。空腹時に強く出現する。上唇側を刺激すると頭部が伸展し，下唇側では屈曲するため四方反射とも呼ばれる。73 ➡原始反射, 哺乳

**探査電極** exploring electrode　【関電極 different electrode, 記録電極 recording electrode】　測定しようとする信号を導出するための電極。ある電極の電位を測定する場合，2つの電極を必要とし，その電位差から求められる。単極誘導法の場合，電位0に近いところに基準電極を置き，測定しようとする電位の部位に探査電極が置かれる。また，電気治療のときの通電側の治療導子をさすこともある。89 ➡基準電極

**炭酸ガス** = 二酸化炭素

**炭酸ガスナルコーシス**
= 二酸化炭素ナルコーシス

**炭酸ガス分圧** = 二酸化炭素分圧

**炭酸・重炭酸緩衝系** carbonic acid；bicarbonate buffer system　　血液の緩衝系には主に炭酸・重炭酸緩衝系と蛋白質(A)の緩衝系からなる。炭酸・重炭酸緩衝系とは，$CO_2$，$H_2CO_3$(少量)，$H^+$と$HCO_3^-$が緩衝し平衡状態を保とうとするシステムである。正常状態の生体内の総$CO_2$量は120$l$($O_2$は空気呼吸時に約1.5$l$)にもなり，血液中の総$CO_2$量は静脈血で23.3 mM/$l$(約2.6$l$)，動脈血では21.5 mM/$l$(約2.4$l$)であり，大部分は全身組織中に存在する。血液を含む全身組織中の多くの$CO_2$は$HCO_3^-$の形で存在し，体液の重要な緩衝系を形成し，生じた$CO_2$量が気体として肺から除去され(開放系と呼ばれる)，$CO_2$量が増加しない状態ならば，$HCO_3^-$は減少する。実際の正常の生体では，炭酸・重炭酸緩衝系が効果的に作用し，増加した$CO_2$が呼吸を刺激して$PaO_2$が上昇することによって，$CO_2$の排出を促進させる。72 ➡酸塩基平衡, 重炭酸イオン

**炭酸水素イオン** = 重炭酸イオン

**単軸継手** single axis joint　　義肢や装具の継手で運動軸が1つの構造の継手。関節運動の再現性には乏しいが，多軸継手に比べ，構

造が単純で故障しにくく廉価。[210] ➡義肢, 装具

### 単シナプス結合 monosynaptic connection
細胞間における神経伝達の形式の中で, 2つのニューロンのみで1つのシナプスを形成しているもの。例えば, 筋伸張反射や自律神経節などでシナプス前線維の末端からシナプス後線維に直接情報の伝達を行う。[122] ➡シナプス伝達

### 胆汁 bile
肝細胞で生成され十二指腸に分泌される黄褐色の消化液。主成分は胆汁酸で, リパーゼを介して脂肪の消化・吸収に関わる。消化酵素は含まない。肝胆汁は一時胆嚢に蓄えられ濃縮されて胆嚢胆汁となり, 食物の摂取により胆嚢が収縮し胆管から総胆管を経て胆管胆汁として十二指腸に至る。[52] ➡胆道, ビリルビン

### 単収縮 = 攣縮

### 短縮 (器官, 組織の) foreshortening
組織は, 廃用もしくは病的状態におかれると, 弾力性が失われ伸張に対する抵抗感が増す。この状態が続き, 器官の長さが短くなった状態を短縮と呼ぶ。筋肉や関節包などの軟部組織の短縮は関節可動域制限の原因となる。[54] ➡拘縮

### 断酒薬 temperance agents
アルコール依存症からの脱却治療に用いる薬剤。意志薄弱により自力断酒できない患者や禁断症状が出現する患者に対して用いる。抗酒薬嫌悪療法(ジスルフィラム)や抗酒薬節酒療法(シアナミド)などがある。[188] ➡アルコール依存症, 中毒, 患者会

### 単純X線撮影 plain roentgenography
造影剤や特別な装置などを用いないX線撮影法。胸部, 腹部, 骨部などに用いられ, 組織によるX線吸収率の差を利用して内部構造をフィルム上に描出する。立体構造を把握しやすいよう2方向から撮影を行うことが多い。[107] ➡画像診断法, レントゲン, 放射線医学

### 単純骨折 = 閉鎖骨折

### 探触子 = プローブ

### 炭水化物 = 糖質

### 弾性 elasticity
物体に圧力が加わったときに生じる変形が元に戻ろうとする性質のこと。物体に加えられた外圧による体積(V)のひずみ(ΔV)は外圧に比例し, その比例定数を体積弾性率と呼ぶ。体積弾性率の逆数を圧縮率という。[231] ➡コンプライアンス

### 弾性緊縛帯 = 弾性包帯

### 男性更年期 male climacterium (climacteric)
更年期と呼ばれる40〜55歳頃は, 健康, 仕事, 生き方のうえで多くの危機的状況を経験する時期である。こうした特徴を踏まえると, 更年期の身体, 精神上の症状や問題は男女を問わず生じうるとする考え方。[66] ➡更年期

### 弾性サポーター = サポーター

### 弾性ストッキング elastic stockings
伸縮性のある膝上以上の長靴下。医療用は下肢を圧迫することによるリンパ浮腫や静脈瘤の軽減, 起立性低血圧や深部静脈血栓症の予防などの目的で装着される。長さの違うセパレートタイプやパンティーストッキングタイプがある。[117]

### 弾性包帯 elastic bandage【弾性緊縛帯】
創傷や骨折, 病気の治療・処置のために身体に装着する伸縮性のある包帯。理学療法では四肢の浮腫軽減, 切断端形成, 小脳性運動失調軽減のための圧迫包帯として使用されることが多く, 帯状のものを含めて弾性緊縛帯と呼ばれることもある。[117] ➡ソフトドレッシング

### 男性ホルモン = アンドロゲン

### 胆石 bile stone; gallstone
多くは胆嚢で, そのほか胆道で作られる結石をいい, 主成分

は胆汁成分のコレステロールとビリルビンである。胆嚢・胆道の炎症や胆汁のうっ滞が原因とされるが決定的ではない。激烈な疝痛発作や黄疸などを引き起こす一方，無症状のものもある。[52]

**短潜時** short latency　体内に刺激が与えられてから反応を示すまでの時間（潜時）が短いこと。誘発電位における潜時の分類に使われる。長・短の明確な基準はないが，上肢の末梢神経への電気刺激による体性感覚誘発電位では50ミリ秒（ms）以内の波形を示す。[134] ➡潜時，長潜時反応

**淡蒼球** globus pallidus　大脳基底核を構成する神経核のひとつであり，レンズ核の内方に位置する部分。旧線条体とも呼ばれ，内節と外節に区分される。機能的には間脳に属し，不随意運動や筋の緊張を調節する錐体外路系に働く。[106] ➡大脳基底核

**断層撮影[法]** ＝トモグラフィー

**単層扁平上皮** simple squamous epithelium　上皮組織を形態的に分類したもののひとつ。多角形をした扁平な細胞が1層に並んでできたものをさし，体腔の表面，血管やリンパ管の内面にみられる。なかでも脈管系の内面をおおう上皮を，特に内皮と呼ぶ。[281]

**断続性発語** ＝断綴性発語

**断続性ラ音** discontinuous sound【湿性ラ音 moist rale】　副雑音の一種で短時間持続する不連続なラ音。気管支拡張症や進行した肺水腫などで吸気の初期に聴取される水泡音と，肺線維症や石綿肺などで吸気の終期に聴取される捻髪音に分類される。[91] ➡ラ音，捻髪音，肺線維症

**炭素繊維** ＝カーボン繊維

**担体** ＝キャリア②③

**短対立装具** short opponens orthosis【短対立スプリント short opponens splint】　手関節の支持なしで，母指CM関節を回旋させて対立位に保持する装具。第1～5中手骨背側面から保持し，母指と示指間のCバー（C字型の関節固定装置）を加えて母指のアライメントを正常に保つ。他に，ランチョ型，エンゲン型，ベネット型がある。[199] ➡長対立装具

**断端** stump【切断端 amputation stump】　外科的に切断された肢節の残存部分。義肢装着に適した断端とするために，断端管理と断端運動が理学療法において重要である。[74] ➡義肢，断端袋

**断端袋** stump sock【断端カバー stump cover】　断端に靴下のように被せて用いる袋状のカバー。主に下腿切断において軟ソケット－断端間の緩衝や適合調整のために用いる。また，吸着式義肢を装着する際に断端の軟部組織をソケット内に引き込むのに用いる場合もある。[210] ➡フィッティング，ソケット

**断綴性発語** scintillation speech；scanning speech【断綴性言語，断続性発語；つまずきことば，言語蹉跌 pararthria syllabaris】　運動失調症による構音障害。話し方がきわめて緩徐で，発語の強弱変化が著しく，ことばが子音ごとに分断され，発音が数語ずつ区切れたようになる。脊髄小脳変性症や小脳梗塞などの小脳性運動失調でみられる。[60] ➡運動失調[症]，構音障害，脊髄小脳変性症

**胆道** bile duct；bile passage；biliary tract【胆管系（胆道系）biliary system】　肝臓でつくられた胆汁を十二指腸まで運ぶ経路をいう。肝細胞の間を連絡する毛細胆管に始まり総肝管となり，胆嚢管と合流し総胆管となる。さらに膵管と合流して十二指腸乳頭に開口する。[236] ➡肝臓，胆汁，十二指腸，胆嚢，総胆管，肝細胞

**丹毒** erysipelas【聖アントニー熱 St. Anthony fire】　主としてA群連鎖球菌（ときにG群）による急性化膿性炎症。好発部位は顔面や下肢の真皮で境界明瞭な浮腫を伴う紅斑が出現する。再発しやすい。[57] ➡感染症対策，真皮，粘膜，浮腫

**ダントロレンナトリウム** dantrolene sodium
末梢性筋弛緩薬。骨格筋の興奮収縮連関に直接作用し，筋小胞体からの Ca イオン($Ca^{2+}$)の遊離を抑制する。脳血管障害後遺症や脳性麻痺による痙性麻痺，全身こむら返り病，悪性症候群に有効。副作用は脱力感，肝障害など。10 ➡痙性麻痺, 興奮収縮連関, 筋弛緩

**胆嚢** gall bladder　肝臓のやや右下にある浅い陥凹に付着してるナス形の袋状器官。長さ 8〜12 cm で，肝臓で生成された胆汁を一時貯留し，水分を吸収して 5〜10 倍に濃縮したのち，胆嚢管，総胆管を経て十二指腸へと分泌する。65 ➡胆汁, 胆石

**ダンパ** ＝ ショックアブソーバー

**蛋白質** protein　生体の主要構成成分であり，また酵素など生理活性物質としても生命現象全般に関わる物質。多数(100 個以上)のアミノ酸がペプチド結合してできた高分子化合物で，アミノ酸の種類や結合の違いによる多種の蛋白質がある。281

**蛋白[質]異化** protein catabolism　生体内の高分子蛋白質化合物を分解し，より単純な化合物にする作用。異化作用に対し，同化作用は単純な物質から高分子化合物などの複雑な物質に生合成する作用を意味する。24

**蛋白質制限食** low protein diet　蛋白質の摂取をコントロールするための食事療法。蛋白質の過剰摂取は腎の糸球体内圧を高め，腎機能障害を促進するとされている。腎不全や肝性昏睡では蛋白質制限食が適用される。93 ➡蛋白質, 腎障害

**蛋白[質]同化** protein assimilation　吸収された蛋白質を生体に必要な蛋白質に再合成すること。吸収された蛋白質は腸管でアミノ酸に分解され，腸管壁から吸収されたアミノ酸は血中に入り蛋白質同化に用いられる。蛋白質は絶えずアミノ酸に分解され，一方では絶えずアミノ酸から再合成されている。72 ➡アミノ酸

**蛋白尿** proteinuria　尿中へ排泄される蛋白質が，1 日 150 mg を超える場合をいう。構成成分は主にアルブミン。原因によって良性と病的蛋白尿に区別される。激しい運動，糸球体の障害，尿細管の再吸収の障害，小分子の蛋白質が形成される疾患などでみられる。236 ➡腎障害, 腎不全, 糸球体腎炎, グロブリン, フィブリノゲン

**弾発指** snapping finger；trigger finger【ばね指】　指の屈筋腱の腱鞘炎で腱に腫脹が起こると中手指節間関節(MP 関節)の部分で摩擦が増す。これにより運動の途中で指がひっかかって弾けたようになる現象を弾発指という。母指や中指に多く発生する。54

**ダンピング症候群** dumping syndrome
主に胃切除後にみられる症候群。胃の排出調節機構破綻が原因と考えられ，早期(食事直後)では動悸，発汗，めまいなど全身症状と腹痛など腹部症状が出現し，晩期(食後 2〜3 時間)ではインスリン過分泌による低血糖症状が特徴。166

**ダンベル** ＝ 亜鈴

**短報** short report　論文の中でも，研究結果などを短くまとめ結論を書いたもの。31 ➡論文, 臨床研究, 基礎研究

**短絡** shunt【シャント】　本来の機能を果たさないまま，次の過程に近道をして進むこと。動静脈短絡，左右短絡(左心から右心への短絡)などでは，四肢末梢や肺での酸素の受け渡しに支障をきたす。電気工学では，電気回路のショートの意味で使われる。93 ➡シャント機能不全, 毛細血管, 側副血行

# ち

**チアノーゼ** cyanosis　低酸素状態によって動脈血酸素飽和度が低下し，皮膚や粘膜が暗紫青色を呈する状態．口唇や爪に著明に出現する．毛細血管のデオキシヘモグロビンが約 5 g/dl 以上になった状態でみられ，赤血球数の影響が大きい．肺疾患（肺気腫など），心疾患（卵円孔開存症，心室中隔欠損症など），レイノー現象などでみられる．[116]

**地域医療計画** community medical program
　1985 年の医療法改正で，都道府県は適正な医療を供給する目的に，その医療圏域における必要病床数，病院の整備目標，救急医療・医療従事者の確保などについての地域医療計画を 5 年ごとに策定するよう義務付けられた．[32] ➡ 地域リハビリテーション，ノーマライゼーション，医療チーム

**地域リハビリテーション** community rehabilitation　地域リハビリテーションは，WHO が提唱した Community-Based Rehabilitation（CBR）で，「障害のあるすべての人々のリハビリテーション，機会均等，社会への統合を，地域の中において進めるための戦略である」（1994 年，ILO，UNESCO，WHO）の概念から成り立っている．これは，「障害のある人々とその家族，地域，さらに適切な保健医療，教育，職業および社会サービスが統合された努力により実施される」としている．日本リハビリテーション病院・施設協会は，地域リハビリテーションを，ノーマライゼーションを目標とした，地域のみんなで行う活動であるとし，「障害のある人や高齢者およびその家族が住み慣れたところで，そこに住む人々と共に，一生安全に，生き生きとした生活が送れるよう，医療や保健，福祉および生活にかかわるあらゆる人々や機関・組織がリハビリテーションの立場から協力し合って行う活動のすべてをいう」と定義している（2001 年）．この活動指針を，「これらの目的を達成するためには，障害の発生を予防することが大切であるとともに，あらゆるライフステージに対応したリハビリテーションサービスが継続的に提供できる支援システムを地域に作っていくことが求められる」，「ことに医療においては廃用症候群の予防および機能改善のため，疾病や障害が発生した当初よりリハビリテーションサービスが提供されることが重要であり，そのサービスは急性期から回復期，維持期へと遅滞なく効率的に継続される必要がある」，「また，機能や活動能力の改善が困難な人々に対しても，できる限り社会参加を促し，生ある限り人間らしく過ごせるよう専門的サービスのみでなく地域住民も含めた総合的な支援がなされなければならない」，「さらに，一般の人々や活動に加わる人が障害を負うことや年をとることを家族や自分自身の問題としてとらえるよう啓発されることが必要である」としている．この活動を支援するために，1997 年からは保健・医療・福祉の関係者で構成される都道府県リハビリテーション協議会を設立し，2 次医療圏内における中核的リハビリテーション医療機関などに地域リハビリテーション広域支援センターが整備されつつある．その活動内容は地域のリハビリテーション実施機関や関係機関への支援，リハビリテーション施設の有効利用，地域のリハビリテーション施設などにおける従事者への援助・研修，住民組織への支援などがある．理学療法士の役割としては，訪問リハビリテーション，通所リハビリテーションなどでの基本的動作能力の改善，福祉用具利用・住宅改修に関する助言，介護負担の軽減，社会参加への指導・助言などがある．[32] ➡ ノーマライゼーション

**チーム医療** team medical practice　患者の抱える多面的な問題を複数の専門職が連携で行う医療．リハビリテーション部門ではチーム医療は不可欠である．わが国では医師

を中心としたいわゆる「リハビリテーションチーム」を作り，対象者や家族の治療に当たっている。[82] ➡医療チーム，専門職，リハビリテーション

**チェーン-ストークス呼吸** Cheyne-Stokes respiration 酸素分圧の低下，二酸化炭素分圧の上昇により浅いゆっくりした呼吸から徐々に深い過呼吸となり，また浅くなり無呼吸状態になる。この呼吸パターンが周期的に出現する呼吸。二酸化炭素に対する呼吸中枢の閾値異常により起こる呼吸障害で，睡眠薬中毒，脳出血，脳腫瘍，頭蓋内圧亢進，心不全などでみられる。[116]

**チェックソケット** check socket 義肢の製作過程でソケットの断端への適合状態（フィッティング）を検査するためのソケット。陽性モデルをもとに作ったり，採型時に使用したギプスソケットに修正を加えて用いたりする。合成樹脂製の半透明のものは適合度が判定しやすい。[210] ➡フィッティング，ソケット，義肢

**遅延反応** delayed response 刺激の消失後，一定時間（遅延期間）を経てから行う刺激に対する反応。本法は，幼児や動物を対象に作業記憶や短期記憶の保持過程を調べる実験で用いられる。[190]

**知覚** perception 外界や自己の身体状態からの情報を感覚器で受容し，認知すること。過去の記憶，感情などが加わり意味づけされることで認知される。例えば「リンゴ」を見たとき，色や形が目からの情報として入ってくるのが感覚で，それを「赤い」，「丸い」と解釈や判断が加わったのが知覚である。[295]

**知覚解離** ＝感覚解離

**力・速度曲線** force-velocity curve 筋収縮の特性において筋に加わる負荷の大きさ（力）と筋の短縮速度との関係を表したもの。負荷が大きくなれば速度は遅くなり，小さくなれば速度は速くなる。[53] ➡筋力，評価，筋力計測機器，求心性収縮，遠心性収縮，等尺性収縮

**力の合成** composition of forces 物体に加わる複数の力を1つの総合した力として求めること。例えば，複数のベクトルを力の方向と量を考慮し，1つのベクトルとして表現すること。身体の動きを力学的に考えるときなどに用いられることがある。[230] ➡力学，運動力学，ベクトル

**遅筋** slow muscle【タイプⅠ線維 type Ⅰ fiber】 収縮速度は遅いが，持久性に優れている筋線維。遅筋は線維の直径が小さく，ミトコンドリアや脂肪顆粒を多く含み，ATP分解酵素活性が低い。ミオグロビン含有量による分類では，赤筋に分類され，疲労に対する抵抗が高い。[46] ➡速筋

**蓄膿[症]** empyema 一般に副鼻腔の粘膜が細菌やウイルスに感染したり，花粉症などのアレルギーが原因で化膿性炎症を起こし，膿，粘液が排出されずに貯留した副鼻腔炎をいう。広くは胸腔，心膜腔，関節腔，眼房などの同じ状態も蓄膿と呼ぶ。[201] ➡副鼻腔炎

**治験薬** investigational new drug：IND 薬事法に基づく医薬品の製造（輸入）承認申請の際に提出する資料を収集するために行う臨床試験。臨床試験は倫理的な配慮のもと，科学的に適正に実施される。[149] ➡臨床研究，二重マスク法，無作為化比較対照試験，副作用

**恥骨結合** pubic symphysis 骨盤前壁の正中線上にある，左右の恥骨内側端の連結部。両端は硝子軟骨でおおわれ，その間に線維軟骨が介在する軟骨結合性関節である。関節腔や滑膜組織をもたず，可動性はほとんどない。[74]

**地誌見当識障害** topographical disorientation【地誌的失見当】 地誌失認のひとつで，熟知した地域，道，建物などがわからない，または地図上の認識の障害。環境（街並）失認と，地誌的記憶障害の2つの要素があり，多くは様々な比率で混在している。責任病巣は右側頭－後頭葉内側部といわれる。[154] ➡地誌失認

**地誌失認** topographical agnosia　視覚性失認における視空間失認のひとつで，熟知した場所・建物がわからない，地図上でよく知っているはずの地名が示せないなど地誌的な記憶障害が認められる状態。地誌的見当識障害（右頭頂後頭葉病変，右頭頂側頭葉病変）と地誌的記憶障害（右半球後方病変）がある。[190]

**遅順応型受容器** slowly adapting receptor　機械刺激に対し，順応の遅い受容器。刺激が持続する間，同一または低い割合で発火し続ける感覚受容器で，持続的刺激による変位の大きさや持続時間を感知する。メルケル円板，ルフィニ小体などがある。[298] ➡速順応型受容器

**致死量** lethal dose；LD；fatal dose　生物が摂取して死をきたす薬物量。投与量を増すにつれ，順に「無効量」，「薬効量」，「中毒量」，「致死量」という。また，投与した生物の半数が致死する最小量を50％致死量（$LD_{50}$），または50％有効量（$ED_{50}$）という。[267] ➡薬物療法，極量

**知性** intellect　感覚，記憶，推論，判断，知識，想像力を用いた高次精神機能の総称。従来，知性に情動面は含まれていなかったが，近年，EQ（Emotional Intelligence Quotient：情動の知能指数）といった概念も出現し，情動面の統制力なども知性に含めるようになった。[66]

**遅滞** retardation　物事が滞り進まないこと，または成長・発達がきわめてゆっくりしていること。一般的な知的機能（知能）が明らかに平均よりも低く，同時に適応行動の障害を伴う状態は，精神発達遅滞あるいは精神遅滞，おすわり，寝返り，はいはい，つかまり立ち，ひとり歩きなど運動能力に明らかな遅れがみられる場合は運動発達遅滞と呼ばれている。[217] ➡精神遅滞

**チタン合金** titanium alloy　チタンに他の金属元素（アルミニウム，バナジウムなど）を加え，特性を引き出した軽くて強度が高く，耐食性にも優れた合金。可塑性は大きいが，切削や溶接などの加工が難しい。継手など比強度の要求される部分で用いられる。[12] ➡材料

**チック** tics【チック障害 tic disorders】
　顔面，頸部，肩など，特に上肢の一群の筋群に高頻度に急激かつ律動的に反復する筋収縮が起こり，不随意的，突発的，急速，反復性，非律動性，常同的な運動あるいは発声を起こす状態。心因性と器質性（錐体外路系）に大別される。[160] ➡不随意運動

**窒素** nitrogen　記号 N。原子番号 7，原子量 14.00674。無色無臭の気体で大気中の約80％を占める。ヒトでは全構成元素の2.4％を占める。窒素は常温では化学変化しにくく，高温では空気中の酸素と結合して一酸化窒素（NO）や二酸化窒素（$NO_2$）の有害物質に変化する。[24] ➡酸素

**窒素平衡** nitrogen equilibrium　摂取された窒素量と体外に排出された窒素量が等しい状態。生体構成成分やエネルギー源として利用される蛋白質は窒素化合物の大部分を占めるため，窒素平衡は蛋白質の出入りの指標となる。出納値は，妊婦や成長期の子どもではプラス（＋），消耗性疾患など栄養状態がわるいとマイナス（−）となる。[180] ➡代謝

**知的障害** intellectual disabilities；intellectual disorder　記憶，推理，思考能力など高次認知機能の障害。原因やタイプについて，内因性・外因性，生理型・病理型，先天性・後天性などに分類される。先天性または小児期（18歳まで）までに発現した障害は，精神遅滞または精神発達遅滞（知的発達遅滞）という。[276] ➡精神遅滞，知能

**知的障害児施設** facility for children with mental retardation　知的障害のある児童を入所させて，これを保護するとともに，独立自活に必要な知識技能を与えることを目的とする施設（児童福祉法第四十二条で規定）で，児童相談所を窓口にし，費用は負担能力に応じる。1998（平成10）年，精神薄弱児施設から改称。[47]

**知的障害者更生施設** rehabilitation facility for people with mental retardation　18歳以上（必要により15歳以上）の知的障害者を入所（通所）させ，保護のもとに，その更生に必要な指導および訓練を行う施設。自活に必要な訓練と，職業に従事している者には，授産工賃が支給される。1998（平成10）年に精神薄弱者福祉法から改称。[47]　➡精神保健福祉法

**チネル徴候**　＝ティネル徴候

**知能** intelligence　生物が環境に最適に適応しようとする際に必要な機能で，ヒトのみならず，他の動物や機械（人工知能）にも適用される概念。知能の定義も多様であるが，ヒトの知能については，記憶，推理，思考能力など高次の認知機能を総称するものと考えられる。知能の構造についても諸説あり，スペアマン（Spearman, C.）の2因子説，サーストン（Thurstone, L.L.）の多因子説，キャッテル（Cattell, R.B.）提唱の流動性知能・結晶性知能，ギルフォード（Guilford, J.P.）の知能構造モデルなどがある。19世紀後半のゴールトン（Galton, F.）やビネー（Binet, A.）らに始まる知能測定の研究から，様々な集団式・個別式の知能テストが開発されてきた。検査結果の表示法も，精神年齢のほか，知能指数，知能偏差値，偏差知能指数，などがある。高齢化や障害の重度重複化が進むなか，理学療法の臨床においても，対象児・者の知能は指導プログラム上考慮すべき重要な要因である。[276]　➡知能指数，知性

**知能指数** intelligence quotient：IQ　知能検査の結果表示法のひとつ。検査結果から判定される相当年齢を精神年齢としたとき，精神年齢／暦年齢×100で示される。同一年齢集団内での相対的な位置づけから知能を示そうとする偏差知能指数もある。[276]　➡知能，暦年齢，発達年齢，WPPSI知能診断検査，鈴木-ビネー式知能検査，田中-ビネー式知能検査，WISC-R知能検査，発達指数

**遅発型喘息反応**　late asthmatic response：LAR　喘息を有する者が抗原を吸入したのち10～20分後に起こる即時的反応に続いて，数時間後に起こる気管支収縮反応。気管支喘息の原因抗体を特定できる。[93]　➡喘息，即時型喘息反応，アレルギー，抗原抗体反応

**遅発性尺骨神経麻痺** tardy ulnar palsy　肘部管症候群の一型で，小児期の肘関節骨折・変形から10年から数十年後に発症する尺骨神経麻痺。10年から数十年をかけて患部を走る尺骨神経が牽引，圧迫，摩擦などにより炎症を生じることによって出現する。[190]　➡肘部管症候群

**チフス** typhus　チフス菌による急性伝染病で，わが国では腸チフスをさすが，海外で単にtyphusといえば，発疹チフスをさすことが多い。[285]　➡腸チフス，発疹チフス

**チベット医学** Tibetan traditional medicine　仏教の一宗派であるラマ教の僧侶が学び実践している医学。インド，中国，ギリシャなどの医学が取り入れられている。診断は脈診を中心とし，治療には鍼灸と薬餌（薬と食物）を用いる。[152]　➡古代ギリシャ医学，アレキサンドリア医学，アラビア医学，東洋医学

**痴呆**（旧名）　＝認知症

**緻密骨** compact bone　骨質は緻密質と海綿質からなり，緻密骨は表層部をなす多孔度の小さい硬い骨。長骨では骨の長軸方向（縦）にハヴァース管が走行し，中に血管を通す。ハヴァース管の周りには骨細胞が同心円状に取り囲んでいる。[203]　➡海綿骨

**チモール混濁試験** thymol turbidity test：TTT　血清にチモール試薬を加え，血清の混濁度を測定する膠質反応のひとつ。急性肝炎や肝硬変などにおける肝細胞の障害を反映するため肝機能検査として用いられているが，食事や薬物などの影響を受けるため，その重要性は低下している。[123]　➡肝炎，ガンマグロブリン，リポ蛋白質

**チャーノフの顔形グラフ**　＝顔形グラフ

**着衣失行** dressing apraxia　原因がないの

に着衣が不可能になる，失行分類のひとつ．病巣は右半球頭頂葉損傷で，左半側視空間失認を伴うことが多い．[190]

**着座不能** = アカシジア

**チャッカ靴** chukka；three quarter；3/4 high shoes 【ハイシューズ high shoes】 腰革（側革）のトップラインが足関節果部とほぼ同じ高さの靴．距腿関節の動きを制限しない．[262] ➡靴型装具，長靴，短靴

**チャドック反射** Chaddock reflex 病的反射のひとつで，足の外果下方を後ろから前へピンなどでこすり刺激すると母趾が背屈する．錐体路障害で現れる特徴的な反射で，新生児に多くみられる．病的反射には本法とともにバビンスキー反射が用いられる．[190]

**チャネル病** channelopathy；channel disease 遺伝子異常により細胞膜上に存在する膜輸送蛋白質の異常が原因となる疾患の総称．遺伝子異常は種々の症状を伴う遺伝子疾患をもたらす．新しい疾患概念．周期性四肢麻痺，先天性筋硬直症，QT延長症候群などがある．[43]

**治癒** healing 一度損傷を受けた組織や細胞が再び元の形態や機能を回復する過程あるいは回復した状態．一般的には病気の回復，創傷の閉鎖をさす．[162] ➡創傷治癒

**注意** attention 心理学では，複数の対象の中から，ある特定のことに意識を集中させること．人間は日常生活活動の場で様々な刺激に暴露されているが，これらの刺激を一度に処理して感じたり考えたりすることはできない．そのために限定された特定の刺激を選んで認知し，また思考している(これを選択的注意という)．この心的処理過程が注意であり，その本質は意識を特定の刺激に焦点を当てることと，それに集中することである．網様体賦活系は意識(覚醒活動)に関与しているので，中枢神経の損傷では注意障害をきたし認知障害や行動障害を引き起こす．中枢神経損傷後の理学療法で，注意集中の困難

(short attention span)などの注意低下によって集中力がなくなった，作業や仕事をすぐに中断するなどの訴えを対象者から聞くことが多い．一般には，気をつけること，第3者に気をつけるようにいうこと，用心すること，である．[165] ➡注意障害

**注意欠陥/多動性障害** attention deficit/hyperactivity disorder：ADHD 不注意，多動性，衝動性の主症状がみられる症候群．不注意とは注意力が散漫で，見落としや忘れ物が多い，気が散りやすく，次々に関心が移るなどの状態である．多動性とは，ウロウロと動き回り，じっとしていることが難しく，いつも体のどこかを動かしている状態である．衝動性は，ちょっとしたことで急に怒り，大声を出す，また暴力的な行動が出るなどである．これらの症状が，①生活年齢や発達年齢に比べ，頻度が明らかに多い，または程度が強かった場合，②そのことのために環境や対人関係で不適応がみられる場合，③6か月以上継続している場合，などのときに「注意欠陥/多動性障害」という．[295] ➡注意，注意障害

**注意障害** disturbance of attention 注意機能が正常に働かないことにより引き起こされる障害．「ぼんやりしている」，「課題への取り組みが長続きしない」，「落ち着きがない」などの症状が現れ，「もの忘れ」といった記憶障害にも影響を与える．また脳幹網様体賦活系の働きにより意識の覚醒レベルが上がることで外界の刺激に対して能率よく活用するための機能．①外界からの刺激に対して必要なもの(自分に関係する刺激)だけを選択する機能．②経験を基に個々の刺激に対して注意を配分する機能．③刺激に対して注意の配分を持続的に維持する機能．④状況に合わせて注意の配分量を切り替える機能．[96]

**中位数** = 中央値

**中央診療部門** central medical treatment division 病院における種々の部門の業務内容には共通するものも多く，それらを中央に集約化した組織形態．その目的は，管理面・運営面において合理化・効率化を図ることにあ

る。リハビリテーション部門も含まれる。[152] ➡病院管理学, カルテ, 問題志向システム, 病院情報システム, チーム医療

**中央値（ちゅうおうち）** median【メジアン, 中位数】
　データを少ないものから順に並べたときの中央の値。データ数nが奇数の場合, ちょうど真ん中にある値で, (n+1)/2個目の値。データ数が偶数の場合, 中央にあたる2つの値の平均値。代表値のひとつ。[248] ➡統計学, 平均値, 順序尺度

**肘外偏角（ちゅうがいへんかく）** carrying angle【運搬角, 肘角, 生理的外反肘】　前腕回外位で肘関節を完全伸展位にしたときに上腕軸と前腕軸が肘関節でつくる角度。偏位は上腕骨滑車の形状に起因して起こる。角度は男性6度〜11度, 女性12度〜15度とされている。[280] ➡外反肘, 内反肘

**肘角（ちゅうかく）** = 肘外偏角

**中間施設（ちゅうかんしせつ）** transitional facilities　病院から自宅, 地域に戻る過程で一時的に利用する施設の総称。病院と地域, 医療と福祉, 治療と生活など様々な中間の意味をもつ。従事する職員も医療職と福祉職が混在する。精神科領域ではデイケア, ナイトホスピタル（中間施設型）, ホステル（ハーフウエイハウスと長期利用施設）, 保護工場, 職親, 退院患者クラブなどが中間施設として位置付けられている。また老人保健施設（2000年の介護保険法施行で介護老人保健施設に移行）は1986（昭和61）年の老人保健法改正で創設され, 高齢者の医療機関退院後における在宅復帰を促す中間施設として位置付けられている。同施設は病院から在宅復帰に向けての通過型施設としての役割, 在宅復帰後の在宅生活を支えるための往復型施設としての役割や長期滞在型施設としての役割を果たす。理学療法士あるいは作業療法士の配置義務があり, ショートステイや通所リハビリテーション, 訪問リハビリテーション機能を有する。理学療法士は, 利用者の在宅復帰, 生活の再建, 介護予防の観点から, 主に日常生活活動（ADL）, 手段的ADL（IADL）の指導, 身体機能の維持向上, 生活体力の向上, 転倒予防, 家族指導, 福祉用具の選定や住宅改修の指導などを実施する。[202] ➡老人保健法, 介護老人保健施設

**注視麻痺（ちゅうしまひ）** gaze palsy　両眼の共同性眼球運動が障害され, 上下, 左右に視線が向けられない状態。前者を垂直注視麻痺, 後者を水平注視麻痺と呼ぶ。原因は垂直注視麻痺は梗塞, 腫瘍による中脳病変, 水平注視麻痺は卒中, 腫瘍に起因する橋病変によることが多い。[49] ➡パリノー症候群, 垂直注視麻痺

**中心化傾向（ちゅうしんかけいこう）** tendency of centralization
　物事を判断する場合に偏りが除かれ, 平均的な状態として物事をとらえること。例えば, 評価結果の採点において, 全体の状況などが適切に考慮されていない場合には, ある結果を平均的な状況として判断することになる。[230] ➡臨床実習, 評価, ケースバイザー, 光背効果

**中心型脊髄損傷（ちゅうしんがたせきずいそんしょう）** central spinal cord injury【中心性脊髄損傷】　脊髄中央部分の損傷で, 骨折, 脱臼, 機能的脊柱管狭窄などにより発症する。上下肢運動感覚麻痺, 膀胱排便麻痺を認め, 時に解離性感覚障害が現れる。下肢の運動感覚, 直腸・膀胱麻痺は比較的改善される。[190] ➡脊髄損傷

**中心管（ちゅうしんかん）** = ハヴァース管, 脊髄中心管

**中心コア病（ちゅうしんこあびょう）** = セントラルコア病

**中心溝（ちゅうしんこう）** central sulcus【ローランド溝 Rolando fissure】　大脳半球の上縁から下前方に伸びる長い明瞭な溝で, 2か所で大きく屈折することと, 上部内側面では溝がなくなるのが特徴。前頭葉と頭頂葉との境界になり, 中心前回は運動野, 中心後回は感覚野である。[284]

**中心視野（ちゅうしんしや）** central visual field　黄斑部中心窩を中心とする30度までの視野。視野の測定は動的計測と静的計測があり, 中心視野の精密検査には主に静的視野計測が行われる。視野の異常には, 狭窄, 欠損, 半盲, 心因性視野障害などがあげられる。[49]

**中心静脈圧** central venous pressure：CVP
　上大静脈または下大静脈の圧をいい，5〜10 cmH₂O（4〜8 mmHg）が基準値。循環血流量や心機能の指標として測定される。心不全などで高値を示し，出血や脱水などで循環血流量が減少すると低下する。277 ➡中心静脈カテーテル

**中心静脈栄養法** intravenous hyperalimentation：IVH；total parenteral nutrition：TPN【高栄養輸液,高カロリー輸液】　高濃度のブドウ糖を主体とした栄養素を中心静脈（主に上大静脈）から注入する栄養法。消化管などに問題があり，経口摂取や経腸栄養が困難な者に適応される。長期にわたる継続は脂肪肝を引き起こす要因となる。敗血症などの合併症を避けるためにカテーテルの管理に注意する。253

**中心静脈カテーテル**　central venous catheter：CVC；central vein catheter　中心静脈（上大静脈または下大静脈）に挿入するカテーテル。主な目的は特殊な薬剤や輸液などの注入，あるいは中心静脈圧の測定などである。カテーテルの穿刺部には内・外頸静脈，鎖骨下静脈，大腿静脈，尺側・橈側皮静脈が利用される。277 ➡中心静脈圧

**中心性脊髄症候群** ＝ 脊髄中心症候群

**中心性脊髄損傷** ＝ 中心型脊髄損傷

**中心前回** ＝ 一次運動野

**中腎傍管** ＝ ミュラー管

**虫垂炎** appendicitis　盲腸下端の虫垂に原発する化膿性炎症性疾患。虫垂の内腔が糞石，異物などで閉塞または狭窄され，さらに虫垂内の細菌が病的変化を起こし二次感染を起こす。悪心・嘔吐，食欲不振，腹痛，発熱，便通異常と回盲部の圧痛，白血球増加が認められる。279

**中枢** center　生体機能の統括の中心となる最も重要な部分。脊椎動物ではこの機能は神経系がつかさどっており，中枢神経系とも呼ばれる。200 ➡中枢神経［系］,反射弓

**中枢神経［系］**　central nervous system：CNS　脳（大脳半球，間脳，脳幹，小脳）と脊髄を意味し，発生の過程において神経管として出現する。灰白質と白質に区分される。表面は，髄膜（硬膜，クモ膜，軟膜）でおおわれ，その内部に脳脊髄液を含む脳室と中心管がある。29 ➡脊髄,神経管,外胚葉

**中枢性筋疲労** central muscular fatigue
　大脳の中枢機能の低下に起因する筋疲労で意志または意欲が衰退するとともに筋力が低下して運動ができなくなる状態。中枢神経内のシナプス神経接合部の疲労や大脳の機能低下に由来すると考えられ，神経インパルスの頻度不全や運動単位の動員不全によって発生する。一方，筋内でのエネルギー源の枯渇や代謝の影響で発生する筋力発生能力の減少は末梢性筋疲労と呼ばれる。理学療法では，トレーニングや運動を行う際は必ず疲労に配慮する。中枢性筋疲労は，テンポが遅い長時間の運動によって生じやすく，運動意欲や意志を高めるために「目的の説明」や「声かけ」，「精神的・心理的支援」などに心がける。また，筋力曲線，筋電図，電気刺激などの測定値を基に筋疲労を中枢性と末梢性に区分する研究や疲労回復に関する研究が行われている。60 ➡末梢性筋疲労,筋疲労

**中枢［性疼］痛** ⇨ 視床痛

**中枢伝導時間**　central conduction time：CCT
　脳幹下部より大脳皮質に至るまでの伝導時間。体性感覚誘発電位における皮質成分の頂点潜時と脊髄成分の頂点潜時の差によって測定される。139 ➡体性感覚誘発電位,潜時

**中性子線** neutron beam　中性子は陽子とともに原子核を構成する素粒子で，質量は陽子よりわずかに大きく電荷は零である。中性子線は電気的に中性である高速度の中性子の流れであり，透過力が強く剛体構造の透過写真や非破壊検査に用いられる。72

**中性脂肪** neutral fat：TG 【グリセリド glyceride, トリグリセリド triglyceride】
　脂肪酸とグリセリン（グリセロール）のエステル（グリセリド）で，一般にはグリセリン1分子に脂肪酸3個が結合した物質（トリグリセリド）をさす。エネルギーの貯蔵として細胞中に蓄えられる。水に溶けにくいため，リポ蛋白質として血中に放出される。肝疾患，高脂血症，動脈硬化などで血中濃度が増す。[93] ➡脂質, 遊離脂肪酸, リパーゼ, コレステロール, グリセロール, 脂肪酸, 脂肪組織

**チューター制** tutorial system 　教員が，一定期間，特定の学生を受け持ち，個別に指導を行う教育方法の総称。特徴として，少人数のグループ化した学生を担当し，自発的学習を促し，また，各学生1人1人に対する個別指導を行う形をとることが多い。[230] ➡教育, 教育目標, 教育評価の方法

**中殿筋歩行** gluteus medius gait 　中殿筋の筋力低下や麻痺による異常歩行。立脚期の患側に体重負荷がかかると，反対側の骨盤が前額面上で下がるトレンデレンブルク徴候のため，その代償として頭や体幹が患側に傾き左右に揺れる歩行。また逆に骨盤を持ち上げ上半身質量中心が股関節の上に近づくようにする歩行をさす場合もある。[225] ➡異常歩行, トレンデレンブルク徴候

**中殿筋麻痺** paralysis of gluteus medius
　股関節外転筋である中殿筋の麻痺した状態。股関節外転運動が制限される。患側片脚立位ではトレンデレンブルク徴候を，歩行では中殿筋歩行を呈する。[225] ➡中殿筋歩行, トレンデレンブルク徴候

**肘頭骨折** fracture of olecranon 　肘頭部の骨折。直接外力が加わって骨折する場合と，上腕三頭筋の強い牽引力（介達外力）が加わって骨折する場合がある。保存治療の場合は肘伸展位で約3週間固定し，転位の著しい場合は観血的治療の適応となる。[250]

**中毒** poisoning；intoxication 　薬物, アルコール, ガスの過量摂取, 飲食物に含まれる毒素や微生物の毒性によって生じる機能障害。薬物中毒, アルコール中毒, ガス中毒, 食中毒などがある。[31] ➡アルコール依存症, 薬物依存症, カドミウム中毒, テトロドトキシン

**肘内障** internal derangement of elbow joint
　橈骨骨頭が輪状靱帯から亜脱臼した状態。2～6歳頃の小児で肘関節伸展回内位で手を強く引っ張るなど，牽引力が加わったときに発生する。肘を90度屈曲し，前腕を牽引しながら回外することで整復音とともに整復され，直後より回復する。[250]

**中脳** mesencephalon；midbrain 　橋の上方の菱脳峡の上部にある大脳の一部。横断面は角の円い三角形をなし，背側の中脳蓋（四丘体）と腹側の大脳脚からなる。大脳脚内側の被蓋には網様体と脳神経核があり，外側にはいわゆる錐体路など伝導路が通る。[9]

**中脳背側症候群** ＝ パリノー症候群

**中脳網様体** mesencephalic reticular formation 　延髄，橋，中脳に及ぶ脳幹網様体のうち，中脳被蓋を占める網様体を中脳網様体という。中脳は中脳水道より背側の中脳蓋（上丘と下丘）と腹側の大脳脚とに分けられ，さらに大脳脚は錐体路や皮質橋核路が通る大脳脚とその背側の中脳被蓋に二分される。中脳被蓋には，黒質や赤核などの神経核が存在する。また運動性脳神経核として動眼神経，動眼神経副核，滑車神経核が存在し，感覚性脳神経核として三叉神経中脳路核が存在する。脳幹網様体は上行性網様体賦活系を通じて大脳皮質に影響を及ぼし，意識レベルの調節にとって重要である。脳幹が中脳-橋間で切断された状態では，抗重力筋の緊張が亢進し，後弓反張（弓なり反張）が起こる。この状態を除脳固縮といい，脳幹網様体の促進系と抑制系の平衡が崩れたために生ずる。網様体は，大脳皮質と脊髄を連絡したり（大脳皮質・網様体・脊髄路），小脳への中継核として運動制御に関与する（網様体小脳路）。また，あらゆる感覚路の軸索側枝を受け，ここから上行性に視床非特殊核（髄板内核群）に投射し，最終的に大脳皮質を広く興奮させて意識レベル

を上げる(上行性網様体賦活系). また, 呼吸リズムの形成や循環調節, 痛みの知覚など, 基本的な生命機能をコントロールする重要な部位でもある. 脳幹網様体, 視床, 視床下部の一部に病変があると, 皮質から脳幹や脊髄にゆく随意運動の遠心路は保たれているが, 高位神経機能の障害によって無動, 無言に陥る.[158] ➡網様体, 脳幹網様体賦活系, 錐体外路系

**中風**（ちゅうふう） = 卒中（そっちゅう）

**肘部管症候群**（ちゅうぶかんしょうこうぐん） cubital tunnel syndrome
　肘管部の圧迫, 骨折などで起こる尺骨神経麻痺症状. 尺骨神経は上腕内側を下行し, 肘関節部位(肘管)で尺骨神経溝を通り, 前腕を経て手まで分布する. そのため, 前腕および手(主に4, 5指)のしびれ, 感覚障害などが起こる.[37]

**虫様筋**（ちゅうようきん） lumbrical muscles　手内在筋のうち中手筋のひとつに分類されるもの. 深指屈筋の4本の腱を起始部とし, 2〜5指の基節骨底の橈側から指背腱膜に加わって終わる. 手指を中手指節関節で屈曲させ, 指節間関節で伸展させる作用がある.[90] ➡手内在筋

**腸炎ビブリオ**（ちょうえんびぶりお） *Vibrio parahaemolyticus*
　わが国で起こる細菌性食中毒の主要原因菌のひとつ. グラム陰性桿菌で, 食塩水中でよく繁殖する. 胃腸炎, 下痢症を引き起こす. 本菌による食中毒事件の第1号として, 1950(昭和25)年のシラス中毒事件が有名である.[185]

**超音波**（ちょうおんぱ） ultrasound；US；ultrasonic wave
　人間の耳には聞こえない周波数20 KHz以上の音波. 超音波療法で用いる周波数は1〜3 MHzである. 超音波エネルギーの吸収係数は水性ゲル水が小さいため媒体として用い, また筋は脂肪の2倍以上大きい.[72] ➡物理療法

**超音波キャビテーション**（ちょうおんぱきゃびてーしょん） ultrasonic cavitation　血液や組織液には肉眼に見られない直径数μmの気泡が存在するが, この気泡が超音波によって圧縮・拡張をくり返す振動現象をいう. 0.5〜1.5 W/cm$^2$の強度の均等化した超音波は細胞の活性度を高める作用がある.[72] ➡超音波

**超音波心エコー法**（ちょうおんぱしんえこーほう） = 心エコー（しんえこー）

**長靴**（ちょうか） boots　腰革(側革)のトップラインが足関節果部より上方にあり, 下腿を包む靴. 別名ブーツ, ハイトップシューズ.[262] ➡靴型装具, 短靴, チャッカ靴

**聴覚**（ちょうかく） auditory sensation；audition；[sense of] hearing　音波刺激が鼓膜を振動させ, その刺激がさらに鼓室耳小骨, 卵円窓, 外リンパ液に振動を起こし, 専属の神経細胞, 有毛細胞によって感受され, 聴覚諸器官により音の強さ, 高さ, 音色, 音源などが把握される. 音の伝導には外耳-鼓膜を介する空気伝導と, 頭蓋骨の振動が耳小骨, 内耳を介する骨性伝導とがある.[49] ➡聴力, 聴覚野

**聴覚中枢**（ちょうかくちゅうすう） ⇨ 聴覚野（ちょうかくや）

**聴覚野**（ちょうかくや） auditory area 【聴覚領(旧語), 聴覚中枢 acoustic center, 聴覚野皮質 auditory cortex】　大脳皮質におけるブロードマンの41野, 42野に相当する, 両側頭葉の横側頭回内側から上側頭回の領域. 高・低音など微細な周波数の弁別や音の時間順序, ピッチの抽出に関与している.[169]

**超過酸化物**（ちょうかさんかぶつ） = スーパーオキシド

**長下肢装具**（ちょうかしそうぐ） knee ankle foot orthosis：KAFO；long leg brace：LLB　膝関節, 足関節, 足部を制御するための大腿部から足底に至る下肢装具. 支柱は1本または2本の金属製のものやプラスチック製のものがある. 必要に応じて膝パッド(膝ベルト)を付ける.[75] ➡装具, プラスチック製下肢装具

**長管骨**（ちょうかんこつ） = 長骨（ちょうこつ）

**腸[管]毒素**（ちょうかんどくそ） = エンテロトキシン

**長期臥床** long term bed rest　　長い期間，ベッド上で寝ている状態が続くこと。長期とは一般的には6か月以上をさすが，臨床では数週から数か月の安静臥床をさすことばとして用いられる。重度の運動機能や精神機能障害などで離床できない場合や離床してはいけない場合，あるいは看護・介護力の問題から離床させてもらえない場合などが原因で発生する。廃用症候群を代表とした弊害をもたらすため，予防のためには早期離床が大切である。[142] ➡安静, 安静臥床による弊害, 離床, 廃用症候群

**長期記憶** long-term memory：LTM　　記憶の保持時間(貯蔵時間)が短期記憶(数分程度前〜30分くらい前までの記憶)よりも長いもので，情報が構造的に貯蔵され記憶に永続性があり，容量が非常に大きい性質をもつ。貯蔵時間の長さについての定義は一定しない。[49] ➡記憶, 短期記憶

**長期増強** long-term potentiation：LTP　　シナプス前ニューロン軸索への高頻度連続刺激により，長時間にわたってシナプス伝達が上昇する現象。[38] ➡シナプス伝達

**長期目標** long-term goal　　短期目標および中間目標とともにリハビリテーションにおける目標設定のひとつ。理学療法の分野では一般的に短期目標(2〜4週間)と長期目標(1月以上)に大別されるが，目標設定期間は施設や理学療法士によって様々である。対象者のニーズや主訴，社会的背景を十分に情報収集し，それらを踏まえたうえで目標を設定することが望ましい。[31] ➡医学的リハビリテーション, カンファレンス, 短期目標

**長期抑圧現象** long term depression：LTD　　シナプス小胞から放出される伝達物質の減少により，数時間ないし数日から数か月以上にわたり，シナプス伝達効率が抑制される現象。神経細胞入力部でのシナプス可逆性のひとつ。シナプス可逆性には，数百ミリ秒(ms)から数分続く短期の促進現象と抑制，そして長期の増強と抑制とがある。シナプス前神経線維に高頻度連続刺激を与えた場合に誘発されるシナプス後電位(EPSP)変化で分類される。機能的脳磁図を用いた実験では，中枢神経組織の損傷により消失したシナプス部位を補完するかたちで神経発芽が生じるほか，反復練習によって既存のシナプスの伝達効率を増強や抑制など抑制性介在神経細胞により修飾することで可逆的変化を引き起こし，機能地図が再構築されていることが証明されている。大脳皮質運動野では運動の記憶を保持したり，中枢神経系のシナプス結合や学習に関与すると考えられている。[169] ➡長期増強, シナプス可塑性

**鳥距溝** calcarine sulcus　　大脳半球の内側面で後頭極付近から前方に向かって水平に走る深い溝。前端で頭頂後頭溝に合流する。鳥距溝の深部と鳥距溝の上下近くの脳回には一次視覚野(17野)がある。[251] ➡一次視覚野

**蝶形紅斑** butterfly rash　　チョウが羽を広げたようなかたちをした紅斑で全身性エリテマトーデス(SLE)に特徴的な皮膚症状のひとつ。左右の頬から鼻背にかけてほぼ左右対称性にみられる。[145]

**腸脛靱帯** iliotibial band　　大腿筋膜の外側部の一部が著しく肥厚し靱帯となった部分。この部は上前腸骨棘・腸骨稜，一部が大殿筋前上部と大腿筋膜張筋の停止腱として起こり，脛骨外側顆につく。[203]

**長経路徴候** long tract sign【長潜時反射 long latency reflex：LLR】　　末梢神経電気刺激や閃光刺激，ハンマー叩打刺激によって誘発される反射性筋放電の中で，筋伸張反射やH反射に比べて潜時が長い反射。その反射弓によって短ループ反射と長ループ反射に分けられる。屈曲反射や皮質経由反射などがある。[169] ➡長経路反射, 屈曲反射

**長経路反射** long-loop reflex　　末梢神経電気刺激や閃光刺激，ハンマー叩打刺激によって誘発される反射性筋放電の中で，筋伸張反射やH反射に比べて潜時が長い長経路徴候のうち，脊髄より中枢の大脳皮質・脳幹・小脳などを経由する反射。[169] ➡長経路徴候

**徴候** sign　他覚的，客観的に認められる疾患の特徴。自覚的に感じられる症状とは区別される。理学療法の治療において，刺激，誘導などを行う際，様々な他覚的反応が起こる。そのサイン（徴候）を見逃さず，分析を行い次の展開に結びつけることが必要である。具体例としてはティネル徴候，錐体路徴候，バレー徴候などがある。260 ➡症状

**超高齢者** oldest-old；very old；extremely old　超高齢者の定義は不明瞭で，80歳以上，85歳以上，90歳以上とする報告が多い。近年は高齢者の分類を，65～74歳（young-old），75～84歳（middle-old），85～98歳（old-old），100歳以上（oldest-old）とすることもある。288 ➡高齢者

**長骨** long bone【長管骨 long tubular bone, 管状骨 tubular bone】　骨はその形態から長骨（長管骨），短骨，扁平骨，含気骨，種子骨に分けられる。長骨は長い管状の骨で緻密質と海綿質からなる。大腿骨や上腕骨，鎖骨が長管骨である。長骨の両端部は骨端部，中央部は骨幹部という。203

**腸骨** iliac bone　寛骨を形成する3つの骨のひとつで，寛骨の上方の大部分を占める。腰に手を当てると触れる腸骨稜と，4つの突出部がある。腹側では容易に触れる上前腸骨棘と下前腸骨棘，背側では上後腸骨棘・下後腸骨棘がある。203

**調査研究** survey　質問紙，検査，観察，面接などにより情報を収集する研究法で，実験研究や事例研究とは区別される。アンケート形式の質問などで情報収集する調査と直接現場へ出向いて情報を得る調査に分けることができる。220 ➡横断研究, フィールド調査

**超自我** superego　心の中で規範，道徳，理想を形成し，自己の行動や内面の善悪を評価し，恥や罪の意識を生む。親の躾，社会の要請を取り入れて発達する。心がイド，自我，超自我から成立するという考えを人格の構造論という。66 ➡精神分析, イド, 自我, エディプスコンプレックス

**腸軸捻症** ＝腸捻転

**腸重積症** invagination；intussusception　口側腸管が肛門側腸管腔内へ嵌入した状態で絞扼性イレウスや出血をきたす。肛門側に向かって嵌入することが多く，メッケル憩室などが先進部となって引き起こすこともある。好発年齢は生後4か月～2歳。215 ➡イレウス

**聴診** auscultation　基本診察法のひとつ。呼吸音・胸膜音・心音・動静脈音などを聴取してこれを評価する方法。理学療法では体位排痰法実施時，喀痰の貯留部位を聴診で把握する。42 ➡医療面接

**聴神経鞘腫** acoustic neurinoma；acoustic schwannoma【前庭神経鞘腫 vestibular schwannoma, 聴神経線維鞘腫 acoustic neurilemmoma】　聴神経（第Ⅷ脳神経）の神経鞘から発生する良性腫瘍。片側性のものが多い。難聴，耳鳴りが主症状であるが，腫瘍が増大すると，顔面神経痛や三叉神経痛を伴うこともある。30～60歳に好発し，女性に多い。腫瘍が小さければ，手術により完治が望める。49 ➡小脳橋角部腫瘍

**聴性脳幹反応** auditory brainstem response　音刺激を加えて頭皮上から聴覚路の反応を記録したもの。潜時によって短潜時，中潜時および長潜時に分けられる。短潜時電位はその起源が脳幹にあるために，脳死判定や脳幹部病変の検査法として臨床で応用されている。27

**調節酵素** ＝律速酵素

**長潜時反射** ＝長経路徴候

**長潜時反応** long latency response【長ループ反射 long-loop reflex】　体性感覚刺激によって誘発される反射性筋放電の中で筋伸張反射やH波反射に比べて潜時が長い反射をいう。その潜時時間からおおよそ50ミリ秒（ms）に出現する波形を$M_2$，100 ms前後に出現する波形を$M_3$と判別する。また，それら

の反射中枢は脊髄より高位にあると考えられている。[96] ➡潜時

**長対立装具** long opponens orthosis 【長対立スプリント long opponens splint】 手関節の支持と同時に母指を対立位に保持する装具。手関節を機能的肢位に保持するための前腕部と，母指を対立位に保持しアライメントを正常に保つ手部からなる。他に，ランチョ型，エンゲン型，ベネット型がある。[199] ➡短対立装具

**超短波** ultra-short wave 波長が30〜3m（周波数10〜100MHz）の高周波電磁波。超短波を用いると筋の収縮は起こらず，組織を通過する伝導電流のジュール熱による深部加熱が起こるため，温熱療法として用いられる。[44] ➡温熱作用

**腸チフス** typhoid fever 腸チフス菌を経口摂取することで感染する急性伝染病で，二類感染症のひとつ。菌が回腸下部のリンパ組織で増殖し，敗血症に至り，高熱，脾腫の症状を呈する。通常約2週間の潜伏期間を経て発症し，4週間で改善される。この感染が大腸に限局するか，小腸よりも強い場合は大腸チフス（colotyphoid）という。[162] ➡腸チフス

**蝶番関節** hinge joint 構造が扉に使用される蝶番に類似している関節。関節頭は円柱状で蝶番のように骨軸に対して直角的な1軸性の動きをとる。人体では指節間関節（DIP・PIP），肘関節の腕尺関節，大腿脛骨関節などがある。[203] ➡関節，楕円関節

**超低出生体重児** extremely low birth weight infant 【超未熟児 extremely premature infant】 出生時体重1,000g未満の新生児。以前は超未熟児と呼ばれていたが，現在は体重による分類が用いられる。[176]

**超低密度リポ蛋白質** very low-density lipoprotein：VLDL【超低比重リポ蛋白質】 血漿中の脂質と蛋白質の化合物をリポ蛋白質といい，超低密度リポ蛋白質は，肝臓由来で中性脂肪を多く含み，肝臓の脂質を脂肪組織や筋組織に運搬する機能をもつ。基準値は0〜180mg/dl。[24] ➡脂質，低密度リポ蛋白質，HDLコレステロール

**超電導量子干渉計** superconducting quantum interference device：SQUID 【スクイド磁束計 SQUID magnetometer】 磁束の量子化を応用して，一部に弱い結合（非超伝導部分）をおいた超伝導リングに電気を流すと，磁束を周期とした電圧出力が得られるという超伝導現象を利用した磁気センサー。極めて高感度で脳磁図や心磁図の計測に用いられる。[231] ➡心磁図，脳磁図

**腸捻転** volvulus 【腸軸捻症】 機械的イレウスのうち絞扼性イレウスのひとつ。腸管が腸間膜を軸に回転してねじれ，腸管の閉塞と腸壁の循環障害をきたすもので，S状結腸で最も多い。[180] ➡イレウス

**重複障害** multiple handicap 重複障害の概念は，1975年に文部省（現文部科学省）の「重度・重複障害児に対する学校教育のあり方」の第1項「①従来の重複障害児に規定する障害（盲，聾，知的障害，肢体不自由，病弱）を2つ以上併せもつ者」として示された。障害の重複・程度は多彩で，重症心身障害児（肢体不自由と知的障害を併せもつ），盲聾児（視覚障害と聴覚障害を併せもつ），および重度の知的障害に情緒障害や行動障害を併せもつ児童などを認める。これらの児童は，障害発生時期，生育環境の違いによる発達程度，行動なども千差万別であり，その教育上の課題もそれぞれ異なる。[98] ➡重症心身障害[児]

**貼布試験** ＝パッチテスト

**腸閉塞** ＝イレウス

**超未熟児** ＝超低出生体重児

**跳躍伝導** saltatory conduction 有髄神経線維をインパルスが伝わる場合，電気抵抗が高い髄鞘を跳び越えてランヴィエ絞輪部だけを伝達する活動電位の神経伝導。同じ太さの場合，神経伝導速度は無髄神経線維における

順次伝導よりはるかに速い。²⁶ ➡軸索, 有髄神経, ランヴィエ絞輪

**跳躍反応** ＝ ホッピング反応

**腸腰筋拘縮** iliopsoas contracture　主に炎症や膿瘍などの刺激によって生じる腸腰筋の拘縮。腸腰筋は, 腸骨筋・大腰筋・小腰筋の総称で, 大腿骨小転子に終わり, 股関節屈曲の主動筋である。腸腰筋が短縮すると大腿骨が持ち上がり, 股関節が屈曲位をとり, 股関節屈曲拘縮をまねく原因となる。長期座位(廃用性症候群), 膝関節屈曲拘縮, 不良姿勢による円背, 胸椎後彎, 腰椎前彎, 骨盤前傾に起因する場合も多い。¹⁵³ ➡トーマステスト, 股関節, 腸脛靱帯, 大腿四頭筋, 変形性股関節症, 円背[姿勢]

**張力** tension　物体の内部に働く応力のうち, 任意の面に対して垂直方向に互いに引っ張る力のこと。筋が刺激によって収縮して発生する力(筋力)を筋の張力という。筋の張力は筋の断面積に比例し, 筋の長さが長いほど大きな張力を生むことが可能である。²⁴² ➡力学, 運動力学, 筋力, 粘弾性, フックの法則

**聴力** hearing acuity　定義があいまいな用語。一般的には音を聞き取る能力のことをさし, 純音の大きさや高さ(周波数), 語音の弁別能力など様々な尺度で測定することができる。¹²¹ ➡聴覚

**聴力計** ＝ オージオメータ

**張力・長さ曲線** tension-length curve　筋の張力と長さとの関係を曲線に表したもの。筋のそれぞれの長さで発生する張力を示し, 他動伸張時に発生する筋の張力を静止張力, 随意収縮時に発生する筋の張力を活動張力という。¹⁷¹ ➡筋力, 張力

**長ループ反射** ＝ 長潜時反応

**直接嚥下** direct deglutition　脳卒中や神経障害で嚥下の困難な者に対する嚥下練習法で, 実際の嚥下物を使って嚥下すること。必要に応じて食物形態, 温度, 粘性, 1回量や摂食姿勢の調節, 代償的嚥下法を用いて安全な摂食を指導する。間接嚥下で準備してから実施する。²⁸⁶ ➡間接嚥下

**直接記憶** ＝ 一次記憶

**直接クームズ試験** direct Coombs test　【直接抗グロブリン[消費]試験 direct antiglobulin test】　赤血球の凝集反応により, 溶血の原因となる抗赤血球自己抗体(不完全抗体)を検出する試験。洗浄した被検者の赤血球に抗ヒトグロブリン血清(クームズ血清)を加えたとき, 赤血球に自己抗体が結合していれば凝集が認められる。¹²³ ➡免疫, 血清, 抗体, グロブリン, 間接クームズ試験

**直接撮影** direct radiography　X線撮影法のひとつで, 被写体を透過したX線が写真フィルムを直接感光させる方法。これに対して被写体を透過したX線により蛍光板を蛍光させ, その画像を撮影する場合を間接撮影という。⁵⁷ ➡レントゲン, 間接撮影, 放射線医学, 画像診断法

**直達外力** direct external force　介在物を通さないで直接加わる外力。脳挫傷や骨折の原因となる。転位整復の目的で鋼線などの機器を用いて骨に直接牽引力(直達外力)を作用させて行う牽引は直達牽引(direct traction)と呼ばれる。⁵³ ➡骨折, 疲労骨折, 病的骨折

**直達牽引** ⇨ 直達外力

**直腸温** rectal temperature：RT　肛門から体温計を挿入して測定する直腸内の温度。体温計を10cm以上挿入して核心温度(体内の中心部分の温度)を正確に測定することが肝要で, このようにして得られる直腸温は外気温の変化に影響されない。⁴³

**直角波** ＝ 矩形波

**治療** medical treatment　【処置】　疾患や外傷などに対して手当てを施して治癒・回復を図ること。治療は生体のもつ自然治癒力を助

けるものとして位置づけられることもある。理学療法分野では，物理的なエネルギーを活用しての痛みの緩和，運動障害を伴う疾患に対する運動療法，予防医学への取り組みなどが対象となる。治療の原則として除去，刺激，誘導，補助の4項目があげられるが，手術などにより腫瘍などの「除去」以外の3項目には，理学療法として位置づけられる物理療法，運動療法，義肢装具療法などが含まれる。[260]

**治療効果** effects of treatment　診察や評価に基づいて各種処置や投薬およびリハビリテーションが対象者に実施される。これら治療で得られた結果や成績を治療効果という。医療は安全性を考慮し，なおかつ最高の治療効果を対象者に提供する責務がある。それに応えるための1つの考え方としてEBM(科学的根拠に基づく医療)が提唱されている。これは従来の医療がその検査や治療において，専門家の経験や勘・直感に頼りすぎていたことの反省にたって，より科学的・疫学的な面から実証された方法を用いることで，万人に共有できる普遍性・再現性を追求するものである。また，理学療法においては，初期評価に基づいて治療が行われる。その後の評価によって治療効果の判定や治療プログラムの是非が検討され，治療の改善や修正が随時行われる。日進月歩する医療の中で，理学療法士もEBMの導入や適切な効果判定により治療効果を高めていかなければならない。[16] ➡効果,効果判定,無作為化比較対照試験,二重マスク法,EBM

**治療材料** = 医療材料

**チロキシン** = サイロキシン

**鎮咳薬** antitussive drug　咳の頻度と強さを抑制する薬。薬剤を神経中枢部に作用させるか，刺激局所に作用させるかにより中枢性鎮咳薬と末梢性鎮咳薬の分類がある。前者は咳中枢の感受性を低下させて鎮静させるもので麻薬性鎮咳薬が，後者には気管支拡張薬，去痰薬が用いられる。[57] ➡咳,咳嗽反射,抗コリン薬

**沈下性肺炎** hypostatic pneumonia　【就下性肺炎】　一定期間の安静臥床によって下側肺(主に背側)領域に生じた肺炎様変化。重力の影響によって下側肺にうっ血，気道分泌物の沈降・貯留をきたした状態で，長期臥床に伴う廃用症候群のひとつ。[94] ➡喀痰,誤嚥

**チンコントロール** chin control　重度四肢麻痺者などが，顎の動きで操作するコントロール方式のひとつ。主に，電動車いすの操作に用いる。顎の位置にジョイスティックを固定し，上端は顎の形状になっている。パソコンや環境制御装置などの入力装置としても使う。[243] ➡車いす,身体障害者,福祉機器

**沈渣** ⇨ 尿沈渣

**陳述記憶** explicit memory　長期記憶のうち，過去の出来事など意識的に思い出し，ことばで表現できる記憶。エピソード記憶と意味記憶がある。逆にことばにできない無意識的記憶を非陳述記憶という。健忘症では陳述記憶のみ障害される。[169] ➡長期記憶

**鎮静催眠薬** sedative and hypnotics；sedative-hypnotic drugs　【鎮静睡眠薬】　中枢神経を抑制し神経の異常興奮や過敏性を静める薬物。薬理作用として少量では鎮静作用，適量では睡眠作用がある。種類によっては筋弛緩作用もあり，麻酔前投与としての用途もある。[83] ➡バルビツール酸系薬物

**沈着** deposition　本来存在しない物質が蓄積すること，あるいは本来あるべき物質が過剰に蓄積すること。炎症後の線維素沈着，心弁膜への石灰沈着，皮膚への色素沈着などがある。[162] ➡色素代謝異常,色素沈着,石灰化

**鎮痛消炎薬** analgesic-antiphlogistic drugs　痛み，炎症を抑える薬剤の総称で，非ステロイド抗炎症薬がこれらの作用をもつ。構造的にステロイド骨格をもつ薬物に共通する。肩こり，腰痛，筋肉痛に外用剤が処方されることが多い。[145]

## つ

**椎間円板** intervertebral disk【椎間板】
椎骨とともに，脊柱を構成する線維軟骨。線維が交互に走行する線維輪と，中心部の髄核からなる。粘弾性に富んだクッションで脊柱可動性の源である。20歳以降は，加齢に伴いこの粘弾性は低下する。[153] ➡椎体, 脊柱, 椎骨

**椎間板ヘルニア** disk herniation；herniated disk 主に椎間板の退行性変化に伴い，線維輪の中央部にある髄核が線維輪を突き破り外側に突出した状態。多くは後側方に髄核が脱出し神経根圧迫症状を呈するが，後方に脱出し，脊髄圧迫症状を呈するものもある。[241] ➡頸椎椎間板ヘルニア, 圧迫性脊髄障害

**椎弓** vertebral arch；arch of vertebra
椎骨後部にある弓状の部分で，椎体に付く椎弓根とその後ろの横突起から棘突起までの椎弓板とから構成される。椎弓からは横に横突起，上下に上・下関節突起，後ろに棘突起が突出している。[99] ➡椎体, 脊柱

**椎弓切除[術]** laminectomy 椎弓の一部を切除して椎間孔を拡大する手術法。脊柱管内の圧迫病変を除去し，脊髄や神経根に対する除圧が目的。適応疾患は，黄色靱帯骨化症，後縦靱帯骨化症，椎間板障害，椎間板ヘルニアや腫瘍の摘出など。[115] ➡黄色靱帯骨化症, 後縦靱帯骨化症, ミエログラフィー, 脊柱管狭窄症, 圧迫性脊髄障害

**椎骨** vertebra 脊柱の基本単位となる骨。椎骨は，前方の椎体と後方の椎弓から構成され，頸椎7個，胸椎12個，腰椎5個，仙椎5個，尾椎3〜5個の計32〜34個存在する。胎生期に複数であった仙椎と尾椎は成長につれ癒合し，それぞれ1個の仙椎，尾骨となる。[99] ➡椎体, 脊柱, 椎弓

**椎骨動脈循環不全** vertebral artery insufficiency 橈骨動脈の血流障害により，めまい・耳鳴り・一過性意識障害・一過性四肢麻痺がみられる。椎骨動脈の硬化や，圧迫（筋，骨）などに原因する。[96] ➡めまい

**椎骨脳底動脈** vertebrobasilar artery 鎖骨下動脈から分岐したのち頭蓋腔内に入り，橋下縁近くの高さで合流し，脳底動脈を形成する左右の椎骨動脈。それまでに脊髄，脳幹，小脳を栄養灌流する。解剖学用語ではなく，この領域を灌流する責任血管の総称。[169] ➡脳底動脈

**槌指** = つちゆび

**追視** chasing it by eyes 視覚的となる対象物を視界のなかで，ゆっくり移動させるときに目で対象物を追う運動。生後2か月頃までには追視できるようになり，外界に対する視覚探索が広がる。[295] ➡固視

**追従眼球運動** pursuit eye movement；ocular following responses 動いている指標を追跡する際にみられる，滑らかでゆっくりとした，連続的な眼球運動。一方，視点の急激な変化に伴う急速かつ不連続で瞬間的な眼球運動を衝動性眼球運動という。視対象物の映像を，網膜上の中心窩で安定させるために生じる眼球運動のひとつである。眼球運動の測定異常は小脳障害の徴候である。検査には指標追跡検査や眼振計を用いる。また，ゆっくりした指標の動きには上下，左右ともに追跡できるのに，衝動性眼球運動のみが選択的に消失するのを緩徐眼球運動と呼び，脊髄小脳変性症など脳幹，ことに橋部障害の徴候として現れる。[169]

**追従(跡)眼球運動検査** = 指標追跡検査

**ツイスター** twister　主として下肢の回旋による変形を矯正するための装具。骨盤帯（またはこれに類するもの）から始まり，装具の下腿部支柱または靴に取り付けられる。布製の紐，ゴム製の紐，鋼線入りコイルバネなどが使用される。[75] ➡長下肢装具

**追跡調査** follow-up study【フォローアップ,あとおい研究】　同じ対象の経時的変化を明らかにするために複数回の調査を行うこと。時間軸の方向より過去にさかのぼって行う後ろ向き追跡調査と，現時点から未来に向けて行う前向き追跡調査がある。[57] ➡評価,最終評価,長期目標,プラトー,ホームプログラム,後ろ向き研究,前向き研究,在宅リハビリテーション

**追想** = 想起

**椎体** vertebral body　椎骨の構成部位であり，楕円形円柱形状。上下の椎体は椎間円板を介して連結し，脊柱の支持性の中心を担う。第1頸椎（環椎）には存在しない。[153] ➡椎間円板,脊柱,椎弓

**椎体圧迫骨折** compression fracture of vertebral body【脊椎圧迫骨折 spinal compression fracture】　屈曲外力により椎体の前方支柱が楔状変形した安定型骨折。胸腰移行部や腰椎部の圧迫骨折では，後彎姿勢をきたし変形が進行しやすい。腰椎圧迫骨折が起こりやすい疾患には，骨粗鬆症や関節リウマチなどがある。[115] ➡骨粗鬆症,スリーカラムセオリー

**対麻痺** paraplegia　両下肢の麻痺。下位胸髄の麻痺を含む。多くは脊髄損傷によるが，両側大脳半球の下脚部の運動野が障害されることでも起こる。上位運動ニューロン障害では痙性対麻痺，下位運動ニューロン障害では弛緩性対麻痺が起こる。[36]

**通院医療** ambulatory medicine；ambulatory medical care　入院中ではない者が，医療機関に通って治療を受けることで，往診や入院による治療と区別される。介護老人保健施設などでは，入所者は必要に応じて他の医療機関に通院して医療を受けることもできる。[192] ➡病院,医療機関

**通園療育** day care for disabled children　心身に障害をもつ子どもの能力を引き出し，親子関係・家族関係を配慮した適切な指導と相談を行い，地域でのびやかに生活でき，地域と密接な関係を深めることを目標とした学齢前の療育システムの一形態である。[98]

**痛覚** pain sensation；algesthesia；algesia；algesthesis　侵害受容器に受容される痛みの感覚。体性感覚における皮膚痛覚と深部痛覚，内臓感覚における内臓痛覚に分かれる。他に中枢痛もある。皮膚痛覚には速い痛み（第1の痛み；伝達神経はAδ線維）と遅い痛み（第2の痛み；伝達神経はC線維）がある。[64] ➡速い痛み,遅い痛み

**通過率** passing rate　全解答者における正答者の割合。生きがいやQOLなどの評価資料に用いられる。評価するための測度尺度は再現性を得る必要があり，質問対象者が少ない場合は予備テストを行い，通過率などを考慮したうえで質問内容を選択しなおす。[31] ➡調査研究,質問紙法,アイテム

**通所リハビリテーション** ambulatory rehabilitation　介護保険制度の在宅サービスのひとつ。居宅要介護者などに対して介護老人保健施設，病院，診療所その他の施設に通わせ，その施設において，その心身の機能の維持回復を図り，日常生活の自立を助けるために行われる理学療法，作業療法その他必要なリハビリテーションを行うことと定義されている。介護老人保健施設では理学療法士または作業療法士の配置義務がある。病院，診療所においては経験ある看護師でもよいとされている。理学療法士は在宅を訪問することにより利用者の在宅生活を把握したうえで，通所リハビリテーション計画を作成する。さらに理学療法士や作業療法士による個別のリハビリテーションを実施する場合は，リハビリテーション実施計画書をチームで作成することが義務付けられている。通所リハビリテー

ションの対象者はすでに在宅生活者である。理学療法士は単に心身機能の維持にとどまらず，介護予防，生活体力の向上，日常生活活動（ADL），手段的 ADL（IADL）能力の改善や生きがい活動への支援を含め，生活行為全般に関わることが重要である。202 ➡地域リハビリテーション，介護老人保健施設

**痛風（つうふう）** gout 　高尿酸血症が原因で関節に尿酸塩が沈着して起こる関節炎。進行すると腎・尿路結石，痛風結節ができ，夜間に強い疼痛発作を引き起こす。30〜40歳代の男性に多い。原因は明らかでなく，遺伝的素因が関与しているといわれている。治療はカロリー制限，低プリン食を心がけるなどの食事療法が重要である。29 ➡痛風結節

**痛風結節（つうふうけっせつ）** gouty node；gouty tophus 　痛風罹患者の手足または耳介などの皮下組織に尿酸塩結晶が沈着したもの。尿酸塩は軟骨と親和性が高く沈着しやすい。しばしば炎症を起こし痛む。38

**杖（つえ）** cane 　歩行の補助具のひとつで，1脚のいわゆる杖と2脚の松葉杖があり，通常1脚のものをさす。基本的に握り，柄，支柱および杖先の各パートにから構成される。握り手は，彎曲型，T型，イの字型，機能型などがある。材質は，ヒノキ，ホウなどの木製のものとアルミや軽合金などの金属製のものがある。杖の長さは，靴または下肢装具を装着し立った状態で，床から大転子までの長さを目安とする。四肢に変形や拘縮があるときは，肘を30度曲げ，手首を反らせた位置から足の小指の前外側15 cmのところまでの長さとする。また，杖先には滑り止めと杖をついたときの衝撃緩和の役目をする重要なゴムが付いており，イボ型，輪状型がある。吸着性，可撓性が重視されるが，破損しやすいので定期的な点検と交換が必要である。189 ➡松葉杖，多点杖

**使いすぎ症候群（つかいすぎしょうこうぐん）** ＝過用症候群（かようしょうこうぐん）

**つかまり立ち（つかまりだち）** standing [up] with furniture 　家具などをつかむことで立位を保持することができる状態。発達過程においては，受動的なつかまり立ちの獲得が早く（生後8か月前後），能動的なつかまり立ち（つかまり立ち上がり）はその後獲得される（生後9か月前後）。108 ➡つかまり立ち

**継ぎ足歩行（つぎあしほこう）** tandem gait；tandem walking 　一側の足先に反対側の踵をつけて一直線上を歩かせ，協調運動障害，歩行障害を検出するテスト。小脳や前庭に障害があると歩行が乱れる。欧文のtandemは縦並びの二人乗り自転の意でこれに似た歩行を表す。42 ➡歩行障害

**月形（つきがた）** cuff counter【月形芯】　踵を保護・保持する靴の内側部で，踵の表革と裏革の間に月形の芯があり，月形と通称される。通常ヒールの前面より0.5〜1 cm前方までかかる。月形を前方に延長することにより，靴内部での支持性が高まる。262 ➡靴型装具，短靴，長靴，チャッカ靴

**継手（つぎて）** joint 　2つ以上の物をつなぎ合わせるための接合部分（部品）や機構のこと。理学療法で用いられる継手の機能には，義足の継手のように切断により喪失した関節の代わりとしての機能を与えるもの，装具の継手のように麻痺などにより低下した関節機能を代償するものがある。自由な可動性をもつもの，安定性の確保や関節拘縮の矯正のため不動としたもの，一定範囲内に制限するものに分類される。さらに運動軸の数により単軸継手，多軸継手に分類される。義足や長下肢装具では踵接地時の床反力が膝継手の軸の後方をとおると，下肢への荷重時に膝折れを起こすことがあるので注意を要する。無軸性のシアトル足のようなエネルギー蓄積型の足部をもつ義足や，膝継手を動かすピストンシリンダの動きをマイクロコンピュータで制御し，歩調変化にも対応できる膝継手をもつインテリジェント義足も開発され，用途と機能により使い分けられる。125 ➡装具，長下肢装具，義肢

**突き指（つきゆび）** baseball finger 　スポーツなどによる手指の伸筋腱損傷。靱帯や腱の損傷を伴い，重症では観血的治療も必要である。テー

ピングなどで保存的に処置することが多いが，末節骨に付着する伸筋腱の断裂では縫合術が不可欠である。33 ➡槌指

**ツチ骨** hammer　鼓室内の小骨でキヌタ骨，アブミ骨と互いに関節でつながり耳小骨連鎖を形成し，鼓膜と前庭窓を連結し，音波の伝導増幅を行う。ツチ骨は最外側に位置し，コイル状で，ツチ骨柄により鼓膜に連結し，鼓室上陥凹に入る。145 ➡耳小骨，キヌタ骨，アブミ骨

**土踏まず** longitudinal arch of foot　足裏のアーチ構造をさし，立脚時にも地面に触れない足弓部分。足底には内側縦アーチ，外側縦アーチ，横アーチが存在し，これらによって体重を支持し，歩行の安定化を図っている。内側縦アーチは踵骨，距骨，舟状骨，内側楔状骨，第１中足骨からなり，いわゆる土踏まずを形成する。前後脛骨筋，長母指屈筋，長指屈筋，母指外転筋がアーチを強める。外側縦アーチは踵骨，立方骨，第５中足骨からなり，長短腓骨筋がこれを強める。横アーチは前者２つの間にできるものであり，第１から第５中足骨頭のライン，内側楔状骨，中間楔状骨，外側楔状骨，立方骨のラインで表すことが多い。成長とともにアーチは発達し，歩行経験の乏しい乳児ではアーチが形作られていない。また長期臥床者でもアーチが低下する場合がある。いわば荷重に対抗する構造を示しているといえる。この内側縦アーチが弱化した状態を扁平足，横アーチ低下足を横扁平足と呼ぶ。225 ➡アーチ，足のアーチと体重支持機構

**槌指** mallet finger　手指の遠位指節間関節（DIP 関節）を自動伸展できず，屈曲変形が生じた状態。DIP 関節に急激な屈曲力が作用することによって生じる伸筋腱断裂や腱付着部である末節骨基部の骨折が原因となる。99 ➡突き指

**槌趾** hammer toe　足指（足趾）の中足趾節間（MP）関節と遠位趾節間（DIP）関節の過伸展と近位趾節間（PIP）関節の過度の屈曲。原因としては麻痺や先行変形に伴う足内在筋と

外来筋の不均衡によるもの，原始反射，病的反射などの亢進による変形固定などがある。250 ➡槌指

**ツツガムシ病** tsutsugamushi disease　ツツガムシの幼虫に刺されることで Orientia tsutsugamushi に感染し発症する。高熱，発疹，リンパ節の肥大と痛みなどの症状がでる。重症では心筋炎，髄膜炎，肺炎などの合併症がみられる。245

**ツベルクリン試験** tuberculin test　結核菌を培養した精製ツベルクリン蛋白質を抗原とし，遅延型過敏反応により結核菌感染の有無を調べる検査。皮内注射 48 時間後の発赤が 10 mm 以上を陽性，5～9 mm を疑陽性，4 mm 以下を陰性とする。93 ➡結核，アレルギー，予防接種

**つまずきことば** ＝ 断綴性発語

**つまみ** ＝ ピンチ

**爪** nail　末節骨の遠位背側面をおおう角質板で，外皮の角質器に分類される。近位端の皮膚内にある部を爪根，露出した部分を爪体，爪根と爪体の間の凸状の角化していない部分を半月，爪体を乗せている部分を爪床と呼ぶ。68

**津守式乳幼児精神発達質問紙**　Tumori Developmental Inventory　０か月～７歳までの乳幼児・児童の質問紙による発達検査法。①運動，②探索・操作，③社会，④食事・排泄・生活習慣，⑤理解・言語の各領域を評価し，発達特徴をみる。また発達年齢と発達指数を算出し，発達水準を判断する。39

**強さ・時間曲線**　strength-duration curve；intensity-duration curve；I-D curve【SD 曲線 S-D curve】　皮膚の上から筋の運動点を電気で刺激したときに，筋が収縮を起こす最小の電流の強さ（mA）と，持続時間（ms）との関係を示した双曲線。電気刺激で細胞を興奮させる際の閾値はこの曲線によって決まる。脱神経筋では，双曲線は右上に変位する（電気

変性反応)。[89] ➡ クロナキシー, 基電流

**吊り具**（つりぐ） sling 【スリング, スリングシート sling sheat】　ホイスト(リフト, リフター)で人を吊り上げるときに使用する布製のシート。移乗介助の労力軽減に使用される。形態により脚分離型, ベルト型, シート型, 特殊な吊り具に分類される。[145] ➡ リフター, 移乗・移動動作, 補装具

**ツングの自己評価うつ病スケール**（つんぐのじこひょうかうつびょうすけーる）　Zung Self-Rating Depression Scale：SDS　ツング(Zung, W.W.K.)により考案された, うつ状態を評価するための検査。自己評価式で20項目の質問項目からなり, その時の自分にふさわしい状態を4段階(1〜4)の回答から選ぶようになっている。[87]

# て

**手足口病** hand, foot, and mouth disease：HFMD　コクサッキーウイルスA 16，エンテロウイルス71の飛沫感染により，口腔粘膜に小水疱・有痛性潰瘍形成，手掌・足蹠に紅暈を伴う丘疹・水疱を生じる感染症。夏季に流行し，4歳以下に好発する。予後は良好だが，まれに髄膜炎を合併する。[249]

**DRG/PPS** diagnosis-related groups/prospective payment system　【診断群別包括支払方式】　医療費の適正化を目的に，米国の入院患者医療保険制度に1983年から導入された診断群ごとに決められた一定額を支払う方式。平均在院日数の短縮や病床利用率の増加の効果が期待され，わが国でも2000年より部分的に導入されている。[29] ➡診療報酬請求

**DIP関節** ＝遠位指節間関節

**TSB下腿義足** ＝全表面荷重式下腿義足

**T管** ＝横行小管

**低域遮断フィルター** low-cut-filter：LCF【高域通過フィルター high-pass-filter：HPF】　いろいろな周波数成分をもつ信号において，低周波成分は通過が難しく，高周波成分だけが容易に通過できるようにした装置。計算機で実現するデジタルフィルターと，電子回路にて実現するアナログフィルターがある。[231] ➡ハムフィルター

**t検定** t-test　2つの群(標本)間の平均の差に統計的有意差があるかどうか調べる検定法。t検定には2群間に対応のあるものと対応のないものがある。①対応のあるt検定（ペアードt検定）：同じ個体群に対して，時期をずらしてとったデータの母平均(母集団分布の平均)の差をみる検定。②対応のないt検定(スチューデントt検定)：独立2群(対応のない2群)間の平均値の差をみる検定。対象を実験群と非実験群に分けて測定値を比較対照する場合などに適用する。むしろ標本数の少ないときはノンパラメトリック検定を用いる。[167] ➡パラメトリック検定

**T細胞** T cell【Tリンパ球 T lymphocyte, 胸腺由来細胞 thymus derived cell】　幹細胞に胸腺の作用が働くことで分化する細胞。リンパ球の70％を占める。末梢単核球や脾臓に多く，細胞性免疫反応を起こす。T細胞表面にはT細胞抗原レセプターが存在し，異種抗原を認識している。[277] ➡免疫

**ティーチング** ＝コーチング

**定位脳手術** stereotaxic brain operation；stereotactic brain operation；stereoencephalotomy　目的部位を正確に定めて行う脳の手術の総称。定位固定装置を用いて頭蓋を固定し，脳の座標図を参照してX線，CT，MRIモニター下で小穿孔から穿刺針などを刺入し，脳組織を破壊，刺激，血腫の吸引除去などを行う。[177]

**T波** T wave　心電図でQRSの後に続いて生じる波形。正常では上向きで，心室筋の再分極を表していると考えられている。異常所見には，心筋梗塞後の冠性T波，左室肥大の陰性T波，高カリウム血症のテント状T波などがある。[30] ➡心電図, 冠性T波

**定位反射** orienting reflex　生体が外部刺激の方向に身体や注意を向けること。乳児期には定位の指さし行動が出現する。またパヴロフ(Pavlov, I.P.)は条件づけ実験の中で，イヌが新規な刺激に対して注意を向ける定位反射を，「何だろう反射」と呼んだ。[66] ➡姿勢反射, 古典的条件づけ

**低位麻痺**　正中神経や尺骨神経が手関節付近で損傷された場合に生じる麻痺。前者によるものは母指球筋の麻痺と支配領域の感覚障害。後者によるものは小指球と骨間筋，環指と小指の虫様筋の麻痺と支配領域の感覚障害が出現する。[79]　➡正中神経，尺骨神経麻痺

**Tリンパ球**　＝T細胞

**帝王切開術**　cesarian section　母体の適応，胎盤・胎位異常などの胎児の適応により，腹側で子宮壁を切開し胎児を娩出する手術。術式には腟式帝王切開や腹式帝王切開があるが，前者は現在ほとんど行われない。出血，感染症，血栓症などの合併症を伴うことが多い。[270]

**定額支払い**　＝包括払い

**低カリウム血症**　hypokalemia；hypopotassemia　血漿カリウムイオンの濃度が3.5mEq/l以下の状態。原因は吐瀉・下痢，利尿薬乱用，ステロイドホルモン過剰などが考えられる。症状は食欲不振，悪心，嘔吐，脱力感，感覚麻痺が起こる。特に2.0 mEq/l以下では脱力感が著しく，鼓腸や四肢麻痺をきたす。[11]

**低カリウム血性周期性四肢麻痺**　hypokalemic periodic paralysis　血清カリウム値が3 mEq/l以下となり四肢の発作性筋力低下を示す疾患。常染色体優性遺伝を示す一次性周期性四肢麻痺と甲状腺機能異常に原因するものが多い。[96]　➡周期性四肢麻痺

**啼泣**　crying　火のついたように激しく泣くこと。乳幼児に好発する啼泣後の呼吸停止や痙攣を息止め発作といい，情緒的刺激や痛みによって誘発される。[176]

**低吸収域**　low density area　コンピュータ断層撮影により得られたX線吸収(減弱)係数をハンスフィールド値(Hounsfield unit)(CT値)として標準化，各器官・組織が等吸収域であるとして参考となるCT値を求めたとき，その値よりも低い領域のこと。[231]　➡コンピュータ断層撮影[法]，高吸収域，画像診断法

**低強度運動**　low load exercise【持久運動　endurance exercise, エアロビックエクササイズ　aerobic exercise】　低負荷で持久力を向上させる運動。無酸素作業閾値(AT)以下の強度での運動を持続すると，有酸素運動能が向上する。低強度・高頻度・長時間での運動が一般的である。負荷が低いために筋力の向上には向かない。[33]

**DXA**　＝二重X線吸収測定法

**底屈制限足継手付短下肢装具**　AFO(ankle foot orthosis) with posterior stops　足底屈角度の調節が可能な足継手をもつ短下肢装具。下垂足や痙性尖足による引きずり歩行や分回し歩行の改善のために処方される。足関節制動による膝関節への間接的効果を利用し，膝ロッキングや反張膝の改善のため用いることもある。[125]　➡短下肢装具，長下肢装具，装具

**デイケア**　day care　高齢者や精神に障害があって家の中に閉じこもりがち，人との付き合いがうまくできない，働く自信がないなど社会生活に溶け込めない人に対して介護老人保健施設，病院・診療所や障害者センターなどが，日中だけ治療の一環として活動の場を提供し，スポーツ，作業，料理，趣味などの活動を通して社会生活にうまく対応できるよう援助することを目的とした治療形態。広義には通所リハビリテーション，通所介護，身体障害者デイサービスなどがこれにあたる。[32]　➡地域リハビリテーション，通所リハビリテーション，介護老人保健施設，介護保険制度，老人保健法

**デイケアホスピタル**　＝デイホスピタル

**低形成**　hypoplasia【形成不全，発育不全】　発育途上で臓器，組織が正常の大きさに達しない状態。極端な状態で形成のないことを無形成，原基さえできないものを無発生という。正常の大きさに成熟した臓器，組織が種々の原因で容積が減少した萎縮とは異な

る。²⁷⁹ ➡萎縮, 発育, 過形成

**低血糖発作**（ていけっとうほっさ） hypoglycemia attack　血糖調整の不良に基づく低血糖の急性症状で, 頻脈, 血圧低下, 傾眠や昏睡などの突然の意識障害を伴う。糖尿病治療薬や高カロリー輸液が引き金になることがある。⁹³ ➡グルコース

**抵抗**（ていこう） resistance　物理療法では, 電源に導体をつなぎ電気回路を形成して電流を流したときに, 導体が電流の流れを阻止しようとすること。電源が交流の場合, 抵抗と電気容量, 電気誘導をあわせてインピーダンスと呼び, 交流電流の流れにくさを表す。⁴⁴ ➡インピーダンス

**抵抗運動**（ていこううんどう） resisted movement；resistant exercise　身体に負荷（抵抗）を加え, それに抗して行う運動法。筋力増強運動では通常, 様々な抵抗負荷が身体に加えられる。抵抗運動は, 他動運動より身体に加わる負荷が大きい分, 筋力増強効果は高い。抵抗の種類は徒手, 水, バネ, 油, 重錘, 空気, 電磁ブレーキなど多種にわたる。また, 低体力者には自動介助運動で自分の肢節の重量が抵抗になることもある。抵抗の種類, 抵抗を加える位置, 抵抗の方向, 抵抗の大きさ, 運動の速度, 運動範囲, 運動回数などを規定して抵抗運動の処方を行う。実施にあたっては体力（持久力）に応じて負荷を段階的に漸増させていく漸増抵抗運動が原則である。³³ ➡他動運動, 自動運動

**デイサービス** day service　居宅療養者が可能な限りその居宅において, 能力に応じて自立した日常生活を営むことができるよう, 必要な日常生活上の世話および機能訓練を行うことにより, 利用者の社会的孤独感の解消および心身機能の維持並びに利用者の家族の身体的および精神的負担の軽減を図ることを目的としたサービス事業。介護保険制度においては老人デイサービスセンター, 特別養護老人ホーム, 老人福祉センターなどで実施されている。事業内容は, ①基本事業：生活指導, 機能訓練, レクリエーション, 介護方法の指導, 健康チェック, 送迎, ②通所事業：給食, 入浴サービス, ③訪問事業：入浴, 給食, 洗濯サービスからなり, 利用者の身体的状況などによって, 施設タイプが, A型（重介護型）, B型（標準型）, C型（軽介護型）, D型（小規模型）, E型（認知症性老人向け毎日通所型）の5類型に分けられている。居宅の身体障害者を対象とした身体障害者デイサービスもほぼ同様の事業内容で行われている。³² ➡デイケア, 介護老人保健施設, 地域リハビリテーション, 介護保険制度

**停止**（ていし） insertion　筋が付く2点のうち収縮により移動する側のこと。一般に体肢と体幹を結ぶ筋では体肢側, 体肢の筋では遠位側, 体幹内で水平方向の筋では脊椎に遠い側, 体幹内で垂直方向の筋では骨盤に遠い側, 皮筋は皮膚に付く側をいう。これらの反対側を起始という。⁶⁸ ➡起始, 骨格筋

**低周波**（ていしゅうは） low frequency：LF　周波数の小さいこと。物理療法では通常低周波電流をさし, 意見の相違はあるが1,000 Hz以下の電流をいう。電気療法では低電圧で低周波の電流を人体に通し電気刺激を与え, 筋収縮を起こす。⁴⁴ ➡高周波

**低出生体重児**（ていしゅっせい（しょう）たいじゅうじ） low birth weight infant　出生時の体重が2,500g未満の新生児。1,000g以上1,500g未満を極低出生体重児, 1,000g未満を超低出生体重児という。母子保健法では低出生体重児の出生に対し届出の義務を規定している。¹⁷⁶ ➡極低出生体重児, 超低出生体重児

**低出力［反応］レーザー機器**（ていしゅつりょくはんのうのうれーざーきき） low-output laser instrument　放射の誘導放出による光の増幅メカニズムにより作り出された光化学作用, 電磁作用, 微弱な温熱作用などのある100 mW以下の低出力の光線を用いて治療する機器で, 鎮痛効果, 創治癒促進効果などがある。⁷² ➡レーザー療法, 光線療法, 物理療法

**定常状態**（ていじょうじょうたい） steady state　運動負荷試験において, 生理的負荷に対する身体の各部位の機能の需要量と単位時間あたりの出力が均衡し, その出力が一定になること。それ以上出

力が増えない限界状態とは区別が必要。[11] ➡ 酸素摂取量, 運動負荷試験

**ていしょく**
**釘植** gomphosis　円錐形の突起がソケット状の軟骨部分にちょうど釘を骨に差し込んだような形をした結合。例えば, 側頭骨内の茎状突起や顎骨の歯槽と歯の連結などで, 線維性関節の一種。[233]

**ていしんちょう**
**低身長** short statue　身長の発育が障害され, 正常より著しく小さい状態で, 同年齢の平均身長より2SD(標準偏差)以下をいう。原因には遺伝, 先天代謝異常, 染色体異常, 奇形症候群, 成長ホルモン分泌不全, 軟骨への栄養障害などがあり, 疾患が原因する場合は低身長症という。従来小人症(dwarfism)と呼ばれていたが, 差別用語の観点から切り換えられた。[197] ➡ 成長ホルモン, 下垂体, 巨人症

**ていすうこう**
**定数項** constant term　変数yとxの間に何らかの関係がみられ, 直線関係にあてはめたとすると, y = ax + bの関数式となる。この式のaは係数, bを定数項という。aとbは最小二乗法によって求められる。多変量解析では高次関数式が用いられる。[157] ➡ 最小二乗法, 多変量解析, 判別分析, 線形判別

**ディスポでんきょく**
**ディスポ電極** disposable electrode　ディスポーザブル電極(使い捨て電極)のこと。心電図や筋電図の測定の際に用いる1回限りの使い捨て電極をいう。電極糊が付いているので, 固定の状態が一定にできるという利点がある。マグネット付きの装着, 脱着が容易なものもある。[89] ➡ 電極

**ていせいてきデータ**
**定性的データ** = **質的データ**

**ていせいぶんせき**
**定性分析** qualitative analysis　試料中にどんな物質が含まれるかどうかを確認するための分析法。陽性または陰性で表示する。通常, 定量分析の前に行われる。尿中の蛋白質やブドウ糖を検出するための試験紙法や便の潜血反応などスクリーニング検査に用いられることが多い。[123] ➡ 定量分析, 客観性, 計測機器

**ていたいおんりょうほう**
**低体温療法** hypothermia therapy　人工的に体温を下げ組織の代謝や酸素消費量などを低下させ低酸素状態をもたらし, 各臓器の機能を下げて大手術にも耐えられる状態にする療法。重症な脳障害や心臓・大血管などの手術に適する。[14] ➡ 体温

**ていたんさんガスけっしょう**　　**ていにさんかたんそけっしょう**
**低炭酸ガス血症** = **低二酸化炭素血症**

**ディッパー** dipper　血圧日内変動として生じる夜間の血圧低下が, 覚醒時の平均血圧の10〜20%程度のものをいう。20%以上低下する場合はエクストリウムディッパー(extreme-dipper 夜間血圧過低下), 10%未満の低下はノンディッパー(non-dipper 夜間血圧非低下)と呼ぶ。[293]

**ていにさんかたんそけっしょう**
**低二酸化炭素血症** hypocapnia【低炭酸症, 低炭酸ガス血症】　血液中の二酸化炭素(炭酸ガス)が減少した状態で, 動脈血二酸化炭素分圧($PaCO_2$)が正常下限である35 mmHgを下回った状態をいう。通常, $PaCO_2$は換気量の増大により低下する。[94] ➡ 酸素分圧, 高二酸化炭素血症

**ティネルちょうこう**
**ティネル徴候** Tinel sign【チネル徴候】　末梢神経損傷後の回復過程では再生軸索の萌芽が生じ徐々に髄鞘に取り囲まれていくが, まだ髄鞘におおわれていない部分を叩打するとその神経領域に痛みが走る現象。[96] ➡ 軸索

**ていひじゅうリポたんぱくしつ**　　**ていみつどリポたんぱくしつ**
**低比重リポ蛋白質** = **低密度リポ蛋白質**

**デイホスピタル** day hospital【デイケアホスピタル day care hospital】　精神疾患や老人医療で居宅療養をしている者に対して, 社会復帰を目標に昼間だけ病院で治療を行い, 夜間は家庭で過ごす治療形態。入院の弊害であるホスピタリズムを防ぎ, 社会的交流を継続するのに有効である。[32] ➡ デイケア, デイサービス, ホスピタリズム

**ていまさつひざ**
**定摩擦膝** constant friction knee joint　大腿義足膝継手の一種で, ネジの締めつけによって継手軸に常に一定の摩擦を与える機

構をもつ．歩行の遊脚相において下腿の振り出し速度を制御することを目的としている．簡単で耐久性に優れた構造である．[210] ➡ 義肢, 継手, 可変摩擦膝

**低密度リポ蛋白質**（ていみつどりぽたんぱくしつ）　low density lipoprotein：LDL【低比重リポ蛋白質】　中性脂肪（トリグリセリド），コレステロール，リン脂質とアポ蛋白質が結合したリポ蛋白質の中で比較的コレステロールの結合割合が多く，比重が1.019〜1.063のもの．[93] ➡ HDLコレステロール

**テイラー不安検査**（ていらーふあんけんさ）＝顕在性不安尺度（けんざいせいふあんしゃくど）

**停留精巣**（ていりゅうせいそう）　retained testicle；undescended testicle【停留睾丸；潜伏精巣　cryptorchism（cryptorchidism）】　精巣（睾丸）が陰嚢低部に自然下降せず，正常な下降経路の途中にとどまっている状態．正常であれば，胎生初期には後腹膜にあり，鼠径管，外鼠径輪，陰嚢起始部を経て陰嚢内に下降する．生後1年以内に自然下降することが多い．[200]

**定量分析**（ていりょうぶんせき）　quantitative analysis　試料中に目的の物質がどれくらい存在するかを数値により求める分析法．客観的評価の必要な血液中のブドウ糖量や酵素活性などは種々の分析機器を用いて正確に測定され，一定の単位を用いて表記される．[123] ➡ 計測機器, 客観性, 客観テスト, 定性分析

**ティルトテーブル**　tilt table【斜面台；起立テーブル　standing table】　昇降式と固定式とがある．テーブル，フレーム，ベースにより構成されている．幅広いベルトで使用者の膝や殿部を固定し，立位保持させる．ティルトテーブル（斜面台）は主に運動療法用として用いられ，骨粗鬆症の予防や起立性低血圧の予防などに使用する．作業療法用に用いられているスタンディングテーブル（起立作業台）は前述の効果と，さらに台上で作業ができ，他者との交流も図ることができるなど身体機能だけでなく精神機能を高める効果も期待できる．[189]

**ティンパノグラム**　➡ ティンパノメトリー

**ティンパノメトリー**　tympanometry【ティンパノグラム】　鼓膜に陰・陽圧を加えて，そのコンプライアンスの変化から鼓膜の動きやすさを測定する検査．耳管狭窄症などの診断に使われる．[96]

**データベース**　database：DB　統計処理を行う際，処理すべきデータが分散していては効率的な作業は不可能である．そこで同様なデータは1か所に蓄積し，複数の人が共有して使用できるようにしたデータ管理システムをデータベースという．[265] ➡ 生データ, 記述統計, 因果関係, 相関

**テーピング**　taping　身体の各部に粘着性を有するテープを巻いて，関節や筋などの運動器の保護や補強を図る方法．スポーツの隆盛とスポーツ医学の進歩に伴いスポーツ選手の外傷や障害に対して，予防や治療，再発予防などの目的で用いられることが多い．テーピングの効果としては関節運動の制動や誘導，筋収縮機能の補助，固有受容器への刺激などがあげられる．固定力は弾性包帯よりも強く，皮膚への定着性が高く，三次元的にテープの張力の方向と量を調節できるため，生体の生理的な運動を阻害しにくいという利点がある．しかし，ギプス包帯よりも固定性に劣るため，重度の外傷には不適である．またテーピングの効果は発汗などによって持続時間が限られ，特に予防や慢性的な障害に対して用いる場合には経済的コストが高い．さらにテーピングの実施と技術の習熟に時間を要するといった欠点もある．[101] ➡ 絆創膏

**テーラー型装具**（てーらーがたそうぐ）　Taylor orthosis　骨盤帯，2本の後方支柱に腋窩ストラップが付けられた肩甲間バンド，およびエプロンからなる代表的な胸腰仙椎装具．胸椎部と上部腰椎での屈曲と伸展を制限する．[262] ➡ 体幹装具, 硬性コルセット, 胸腰仙椎装具

**デオキシヘモグロビン**　deoxyhemoglobin【還元ヘモグロビン　reduced hemoglobin】　酸素と結合していないヘモグロビン（脱酸

素化ヘモグロビン).これに対し,酸素化されているヘモグロビンはオキシヘモグロビン(酸化ヘモグロビン)という.[137] ➡ヘモグロビン,オキシヘモグロビン

**デオキシリボ核酸**　deoxyribonucleic acid：DNA　核酸の一種でデオキシリボヌクレオチドが重合した巨大分子.細胞の核中にあり,遺伝情報を担う.4種類の塩基アデニン(A),グアニン(G),シトシン(C),チミン(T)からなる右巻きの二重らせん構造をなし,この塩基配列によって遺伝情報が蓄積・伝達される.[60] ➡核酸,リボ核酸,遺伝子,二重らせん構造

**手押型車いす**　push-type manual wheelchair　乗り手本人ではなく,介助者が操作するように作られた車いすで,通常ハンドリムはない.後輪も自操型に比べて小さく,軽量でコンパクト.介助者用ブレーキを握りの部分に取り付ける場合が多い.[78] ➡介助型車いす,車いす,リクライニング式バックレスト

**デカルト**　Descartes, René　フランスの哲学者,数学者,物理学者(1596〜1650).解析幾何学の創始者で,ガリレオとともにニュートンの運動の法則に結びつく慣性系を発見.また,近代哲学の祖といわれ,「われ思うゆえにわれ在り」,「困難を分割せよ」といった命題は有名.[290] ➡哲学,力学,ニュートンの運動の法則

**適応**　adaptation　❶人間や生物が新しい環境条件に適合し,その生命の維持と種の保存のために遺伝的に変化すること,あるいは進化の過程でそれが実現できるような形態や機能をもつこと(適応的性質,適応進化).❷生物が生理学的な機能のほか,行動に加えて行為,思考が環境条件の変化に対して,その条件にふさわしくなるように積極的・能動的に変化すること.❸介護ロボットや人間の制御システムにおいて,制御対象の動特性に変化を与える動作環境や負荷条件の影響があっても動作が不安定にならないように,制御システムの特性を対応させること(適応制御).❹明所から暗所に移ったとき,瞳孔の大きさを変えて明るさに対する感度が上昇し,暗所でも次第に見えるようになる現象(暗順応).❺個人が集団の中で,集団の特質や目的に馴染み溶け込んで調和を得ること.これは受動的な要素による順応で,厳密な意味で適応とは区別される.❻高齢者や障害者が身体機能を喪失したりあるいは低下をきたしても,その人的因子としての障害の特性・重度に応じて,移動をはじめとする社会・生活環境の整備と改善などの環境因子へのアプローチを行うことによって,参加・活動を含むその人の全般的にわたる生活機能が保たれるようにすること.これには道路,公共交通機関や公共施設へのアクセス・利用はもちろん,住居内の居室,浴室,トイレなどの改造,段差の解消などによって,生活空間をその人の障害に適したものとするよう改善と整備を行うことが含まれる.このために単に物理的な側面に目を向けるだけなく,快適性が失われず,家族や地域社会との心のふれあいができるような雰囲気づくりに適応させ,調度品の色彩やレイアウトにも配慮する.介護者自身が高齢化しているわが国では,住居の改造は介護が安全,容易でしかも安心して行えるよう考慮が必要である.❼理学療法領域や内科・外科領域において,義肢・装具の種類や運動療法・物理療法の内容,薬物の投与や治療手技・手段,手術法などが,その対象者の治療を実施するうえで妥当であり,かつ治療効果が認められるあるいは効果が期待できること(底屈制限足継手付短下肢装具の適応,ホットパックの適応,向精神薬の適応,外科的切除術の適応).❽診療行為に対する診療報酬の支給源を,拠り所とする法律や社会的制度の定めにあてはめること(社会保険適応).[125] ➡環境,生活

**適応障害**　adjustment disorder　生活上の変化などのストレスに対して,順応が生じる時期に,抑うつ気分や不安感,心配,現状への対処困難,日課の遂行障害などの症状が続く状態.これらの症状はストレスが生じてから3か月以内に出現することが多い.[79] ➡ストレス

**適合** = フィッティング

**適合度の検定** goodness-of-fit test　パラメータの推定が統計的に正しいかどうかを判断するために，標本の分布に，理論的に予測される分布が適合しているか否かを調べること。$\chi^2$（カイ二乗）検定を利用することが多い。[263] ➡コルモゴロフ-スミルノフの検定, $\chi^2$（カイ二乗）検定, 正規分布

**適合判定表** evaluation chart of prosthetic fitting　国立身体障害者リハビリテーションセンター研究所の福祉機器開発部が福祉機器の規格化，標準化について検討するために日常生活動作評価を応用した前腕義手の臨床評価方法の一例として提唱した判定表。[186] ➡義肢, 本義肢, 義肢装具士, 大腿義足, 下腿義足, 仮義肢

**適性** aptitude；competency；proficiency　職業をはじめ，特定領域の活動に従事するのに適した性質を有しているかをさす。適性検査はこうした性質を調べるもので職業適性検査が代表的である。また，教授形態と個人特性の適合度を適性処遇交互作用という。[66] ➡一般職業適性検査

**出来高払い** fee for services　入院，手術，投薬，検査，リハビリテーションなどの医療行為にそれぞれ点数がつけられ，これらの点数に応じて医療報酬が支払われる仕組み（方式）。この方式は，患者の症状に応じて医師や理学療法士などが医業を存分に行える利点があるが，同時に，利益を最大限にあげるために過剰診療になりやすく，医療職種の職業倫理が問われる制度である。これに対比されるのが定額払い方式で，病気や医療内容ごとに診療報酬をあらかじめ定め，支払いに一定の限度額を設けることで，主に医療費抑制を目的とする制度である（大学病院などでは定額払いが導入されている）。医業を行う者は最小限の投資で最大限の効果をあげることが期待されるため，医業を行う者と患者の情報非対称の存在下で，必要な医療も与えない過少診療になりやすい。2002（平成 14）年度 4 月，抜本的な診療報酬内容の見直しが行われたが，リハビリテーション料などの技術料は，従来通りの出来高払い方式のままである。[264]
➡医療費, 診療報酬請求, 包括払い

**摘便** stool extraction　直腸内に留まっている便を排出するため，手指を直腸内に入れて便を摘出すること。手順は肛門周囲をマッサージし肛門括約筋をリラックスさせ，潤滑油を塗ったゴム手袋を付けた後に手指を入れて便を肛門外にかき出す。[202]

**テクスチャー** texture　物の表面の細かな綾，表面密度をさし，肌理という。ギブソン（Gibson, J.J.）は肌理の勾配という概念を提唱し，肌理は近いほど粗く，遠いほど密に見え，肌理から外部対象の相対的な位置関係を把握できるとした。[66]

**テクノエイド** technoaide　「技術，技巧」を意味する techno-と「援助，補助器具」を意味する aid, aide の合成語。コミュニケーション関連用品，義肢装具，住宅改造や生活環境関連用品，移動関連用品，トイレ関連用品，健康器具，介護器具，福祉器具などを含む補助器具の総称として使用されている。テクノエイドの利用によって利用者の身体的機能の向上と介護者の介護負担軽減，さらに両者の QOL の向上などが期待される。選択にあたっては，利用者の身体的機能と介護者の介護力，使用場所と使用場面，使用目的などを十分評価したのち，試行のうえ選択し，使用評価とフォローアップを継続する必要がある。現在，2 次医療圏ごとに設置されつつあるテクノエイドセンターや，市町村の在宅介護支援センターを拠点として理学療法士・作業療法士らが相談・情報提供を行っている。[32]
➡福祉機器, ノーマライゼーション, バリアフリー

**てこ** lever　てこは固定点の回りを回転しうる棒のことで，人体では骨が回転棒，関節が支点の役割をしている。てこがその回りを回転する固定点または軸のことを支点，力が作用する点を力点，負荷の作用する点を重点（荷重点）という。てこは支点，力点，重点の位置関係によって 3 種に分類される。なお支点から力点あるいは重点までの直線距離をそれぞれ力のモーメントアーム，荷重のモーメ

ントアームという。支点をはさんで、てこの両側に力点と重点があるてこが第1種のてこで、その動きからバランスのてこともいわれる。支点と力点の間に重点がある第2種のてこは、常に力点のモーメントアームが重点のそれより長いため、力学的に優れ、力のてこという。支点と重点の間に力点がある第3種のてこは、力点のモーメントアームが重点のそれより常に短いため、力学的には力に有利ではないが、大きな距離を移動し、遠位節の運動速度を早めるのに適しているため、距離のてことかスピードのてこという。[120] ➡トルク、力学、運動力学、ニュートン

**デジタル** digital　情報(データ)の数値による表現。デジタル化したものは数値の集合であるため、品質がよい、伝達・保存に優れる、劣化しないなどの利点がある。連続的な物理量による表現であるアナログと対照的である。[146] ➡高速フーリエ変換、信号、デジタル信号、アナログ信号

**デジタル信号** digital signal　データや量を数字列(0または1)の組み合わせで表現する信号。これらを通信技術に応用すると、アナログ通信に比べ、品質が良く、通信速度も速くなる。また、通信密度も高いため、多量のデータ通信が可能となる。[265] ➡計測機器、信号、アナログ信号

**デシベル** decibel　記号 dB。音圧・電力・電圧・エネルギー量の減衰や増加を表すのに用いられ、基準値との比の対数によって表される単位。音圧(音の強さ)の場合、健聴者の最小可聴値の1kHzの音圧を基準として0dBとする。聴力レベルの目安とされる。[119] ➡音、聴覚、難聴、雑音

**デジュリーヌ「タマネギの皮状感覚消失」症候群** Dejerine "onion peel sensory loss" syndrome　顔面の感覚が消失していく症候群。まず口と鼻先から感覚障害が出現し、次第にタマネギの皮のように、周辺に向かって同心円状に感覚障害が広がっていく。三叉神経脊髄路や核が侵される延髄の病変や脊髄瘻でみられることがある。[214]

**デジュリーヌートーマ病** ＝ オリーブ橋小脳萎縮症

**デジュリーヌールシー症候群** ＝ 視床症候群

**テスラ** tesla　記号 T。磁束密度、すなわち磁場の強度を表す単位(国際単位系)。磁束密度は、単位面積あたりにとおる磁束の数を表している。1テスラは1ウェーバ毎平方メートル($Wb/m^2$)または1万ガウス(gauss)と同じである。[230] ➡磁界、生体磁気計測

**手すり** grab bar　移動・移乗する際に体位保持のために用いられるつかまり棒。設置場所は玄関アプローチ、玄関、廊下、階段、洗面・脱衣室、トイレ、浴室など。居住者のライフスタイルに合わせて家屋改造などで取り付けられることがあるが、実用に耐えないものも多く、場所と目的に合わせて手すりのタイプを選び、使用者に合った握りの太さ、位置などを慎重に検討することが重要である。[174] ➡家屋改造、住環境整備、バリアフリー

**テタニー[発作]** tetany　副甲状腺機能低下症などにみられる痙縮。一般的に四肢遠位部に強く、手足は屈曲位をとる。上皮小体ホルモン(副甲状腺ホルモン)の分泌不足により血中のカルシウム濃度が低下し、神経筋の興奮性が亢進するために生じると考えられる。過換気症候群や原発性アルドステロン症などでも生じる。[79] ➡上皮小体、上皮小体ホルモン

**テタヌス** ＝ 強縮、破傷風

**鉄** iron　元素記号 Fe、原子番号26、原子量55.847、沸点2750℃、融点1535℃の銀白色の固体。生体中に0.01%存在し、その60～70%の鉄は赤血球ヘモグロビン(Hb)中にヘム鉄として存在し、酸素の運搬を行う。[215] ➡ヘモグロビン

**哲学** philosophy　「philosophy」の訳語である哲学は、明治時代の哲学者西周によってつくられた。語源はギリシャ語で、philosは「愛する」、「好む」という意味の接頭語、sophiaは知恵を意味する。つまり知を愛する－愛知

の学といえる。このように哲学は人生にとって最も重要な究極のテーマを考究する学問であるとともに，事象を理性的に判断・理解する思索である。歴史的にみると，ギリシャ初期の哲学者は自然界に存在する事象を対象とし，その後プラトンらにより学問としての位置が築かれた。さらに，デカルトにより，近代哲学が醸成された。理学療法士と哲学の関連をみると，障害を有する人々の尊厳・権利の回復を援助する立場にある以上，専門に関する知識・技術は当然のこととして，自我の確立や人間理解のための洞察力・内観をみがくことが必要である。また援助者としての基本的あり方を深く考えることが肝要である。このように理学療法士は哲学的であることが要求される。[182] ➡ 医の倫理, 医療行為, 医業, 職業倫理, 専門職, ヒポクラテス

**手続き記憶** procedural memory　非陳述記憶のひとつで，技能や手順など体で会得した記憶。[15] ➡ 陳述記憶

**鉄の肺** iron lung　鉄製の陰圧人工呼吸器。胸腹部をタンクでおおい，タンク内を陰圧にすることによって吸気，陽圧に戻すことにより呼気を起こし，呼吸運動を維持する装置。呼吸筋麻痺に用いられていたが，現在利用しているところは少ない。[142] ➡ 人工換気

**テトロドトキシン** tetrodotoxin：TTX　強力な神経毒性をもつフグ毒。電位依存性ナトリウムイオンチャネルを特異的かつ強力に遮断し，体性運動神経やコリン作動性神経の興奮をブロックする。重症では運動麻痺から呼吸麻痺に至り，死亡することがある。[248] ➡ 食中毒, 解毒薬, 神経毒, 致死量

**テニス肘** tennis elbow　外側型と内側型がありスポーツ傷害の過用(使いすぎ)症候群に属する。一般に内側型はフォアハンド，サーブによって出現し，上腕骨内側上顆に疼痛が，外側型はバックハンドによって出現し，上腕骨外側上顆に疼痛が出現する。[287] ➡ 過用症候群, 上腕骨内側上顆炎, テニス肘

**デニス・ブラウン副子** Denis Browne splint　先天性内反足矯正用として Denis Browne が考案した副子(1931年)で，左右の足底板とそれを連結する軽アルミニウム製のバーよりなる。患児の自然に行う運動が矯正力になるように考案されたが，矯正力は弱い。[170] ➡ 装具

**手のアーチ** arch of hand　手を構成する手根骨, 中手骨, 指骨は安静肢位および機能肢位において，縦・横・斜め方向に手掌面を凹にした配列を形成しており，これを手のアーチと呼んでいる。縦アーチは中手指節関節をかなめ石として，中手骨と指骨によって各指ごとに形成されている。横アーチとしては遠位の手根骨列で形成される手根骨アーチと中手骨頭で形成される中手骨アーチが存在する。また，斜めの方向のアーチは母指と他の4指との対立位によって形成される。これら4つのアーチは，つかみ，つまみ，握りなどの様々な把持動作を可能にしている。一方，関節の変形や腱断裂，神経損傷などによる筋緊張の不均衡が生じると，このアーチが崩れ，一部の把持動作や力強い把握が困難となる。骨・関節系疾患，神経系疾患のいずれにおいても，手のアーチの状態を評価しておくことは必須である。[90] ➡ アーチ

**手の外傷** hand injury　直接的な物理的外力が手部に及んだ結果生じる損傷。損傷の種類には開放損傷と閉鎖損傷がある。開放損傷には切創, 鋸創, 挫創, 刺創, 熱傷(火傷・熱圧挫傷・薬品火傷・電撃傷)があり，最も重篤なものが切断である。挫創の特殊型として皮膚剝脱損傷，指末節損傷，咬創がある。閉鎖損傷には皮下での骨折，関節脱臼，関節靱帯断裂，腱断裂，動脈血流障害やフォルクマン拘縮などがある。開放損傷の治療の第1段階は創の清浄化(ブラッシング・デブリドマン・クレンジング)である。この段階で感染の続発を防止しなければならない。第2段階は創内組織の整理である。創内損傷状況や欠損組織状況を再確認し，一次修復を行うものと二次修復にゆだねるものを区別する。第3段階は損傷組織の修復である。骨関節は再転位を起こさないよう整復し，早期運動を可能とするため強固に固定する。血管は可能な限り修

復する。主幹動脈の欠損には静脈移植を行う。筋・腱は，断端の状態が一次縫合可能であれば修復する。多少の挫滅では，後の剝離術を考慮して一次縫合を行う。腱の欠損は，近位の腱断端を引き出して周囲組織に縫合し，筋短縮性拘縮を防止する。二次的に腱移行または遊離腱移植を行う。神経は可能な限り修復する。欠損がある場合は二次的に神経移植を行う。損傷組織の修復後，再度創内を洗浄する。第4段階は創閉鎖である。皮膚は，一次縫合が可能であればそのまま縫合閉鎖する。縫合縁に緊張がかかる場合や閉鎖が困難な場合は植皮を行う。創閉鎖後に，腫脹や浮腫が予測される場合は減張切開を加える。理学療法においては各組織の創傷治癒過程は異なることを理解し，その過程に応じて実施可能な評価とプログラムを把握する。また，実施にあたってセラピストは，医師と密接に連絡をとり，十分に情報交換を行う。手は日常生活の中で常に使用されるため，その損傷は日常生活に重大な影響を及ぼす。手の外傷が日常生活にどのように影響しているかを理解し，損傷した手を，積極的に日常生活の中で用いられるよう支援していく。ヒトの手は優れた運動機能と繊細な感覚を有し，大脳皮質からの支配を強く受けている。したがって手は，手のすべての組織と，大脳皮質そのものや大脳皮質と手を連絡する神経系が正常でなければ機能しない。[136] ➡ ゴールデンピリオド，デブリドマン，ハンドセラピー

**テノデーシスアクション** tenodesis action
　手関節を背屈すると指が屈曲し，掌屈すると指が伸展する固定筋腱作用または動作のこと。頸髄損傷で把持機能が失われている場合，長橈側手根伸筋が残存していればその機能を用いて手関節を背屈すると手指筋の緊張により母指と示指によりつまみ動作が可能となる。[156] ➡ 代償運動，把持装具，頸髄損傷

**デビック病** Devic disease 【視神経脊髄炎 optic neuromyelitis】　多発性硬化症の一型で，数週以内に両側性視神経炎と横断性脊髄炎が急性発症する。視力低下，対麻痺または両麻痺をきたす。検査所見は髄液中の細胞増加，蛋白質増加で，治療は多発性硬化症に準じ行う。[15]

**デフォルト値** default value　いくつかの選択肢の中から，あらかじめ設定された値をさす。コンピュータのハードウェアやソフトウェアでは初期設定値のことである。[171]

**手袋型感覚障害** glove anesthesia　上肢の末端（手袋でおおわれる部位）に現れる左右対称な感覚障害。多発ニューロパチーによる感覚消失，感覚障害を生じ，末梢へいくほど障害の程度は強まる。原因は代謝障害，ウイルス感染後，膠原病，中毒などである。[15] ➡ 靴下型感覚障害

**デブリドマン** debridement ; [仏] débridement【デブリドメント】　生体に不要な組織を除去，切除することで，次の2つに分けられる。①熱傷・難治性皮膚潰瘍などの開放創の創郭清術，創面清掃術：開放創の壊死組織を除去して感染を予防し，肉芽形成促進，植皮の生着しやすい創面を得ることを目的とする。保存的・部分的・外科的デブリドマンがある。外科的デブリドマンは即時・早期・晩期デブリドマンに分けられ，方法には接線切除・連続分層切除・筋膜上切除がある。②関節内の創郭清術，鏡視下切除術：関節鏡視下で行い，関節構成体の変性断裂部やそれにより生じた関節内遊離体を除去し，疼痛や運動制限を改善することを目的とする。部分切除の対象組織は半月板，関節遊離体，変性軟骨，滑膜などであるが，関節アライメントが比較的良好に保たれていることが適応条件で，関節症変化の進んだものやアライメント異常のある場合には通常行わない。[191] ➡ 関節鏡，関節鏡視下手術，熱傷，開放創，植皮［術］，変形性膝関節症

**デュシェンヌ型筋ジストロフィー** Duchenne muscular dystrophy：DMD　進行性筋ジストロフィーの中で重症型であり進行が速く，また頻度も高い。原因は染色体 Xp 21 上のジストロフィン蛋白質遺伝子の異常と考えられている。筋力低下は上肢帯よりも骨盤帯で顕著。腓腹筋などに偽性肥大がみられる。20歳代前半に呼吸障害で死亡することが多

でゅしぇん

い。[79] ➡ ガワーズ徴候, 進行性筋ジストロフィー, 翼状肩甲, ジストロフィン

**デュシェンヌ現象** Duchenne sign 　中殿筋歩行(デュシェンヌ歩行, トレンデレンブルク歩行)時の代償運動。頭部, 体幹を患側へ傾け骨盤を水平に保持しようとする運動のこと。[193] ➡ トレンデレンブルク徴候

**デュピュイトラン拘縮** Dupuytren contracture 【手掌腱膜線維腫症 fibromatosis of palmar aponeurosis】 　手掌腱膜縦走線維の肥厚収縮により手指が屈曲する結合組織性の拘縮。罹患は環指, 小指に多い。一般的治療法は部分的腱膜切除術。皮膚は, 術後の瘢痕拘縮予防のためZ形成術を用いて切開される。[136]

**デュベルネ骨折** Duverney fracture 　腸骨翼単独骨折で, 骨折線が腸骨稜から下前腸骨棘に至るもの。骨片は上方に転位する。受傷機転は側方からの直達外力により生じ, 頻度はかなり高い。一般的に保存的治療とされる場合が多い。[128] ➡ 骨盤骨折, マルゲーニュ骨折

**テリー症候群** = 未熟児網膜症

**デルマトーム** dermatome 【皮膚分節, 皮膚感覚帯】 　単一の背側脊髄根からの求心性の神経線維によって支配されている皮膚の分節領域。脊髄疾患や脊髄損傷の罹患高位の診断に役立つ。形成外科領域では, 植皮用の皮膚を切り取るための採皮器という意味で使われる。[67]

**テレメトリー** telemetry 　有線, 無線に限らず, 遠隔地から生体情報を観察, 記録するための装置。重症者の観察や, 運動時の記録などに用いる。[30]

**デロームの原則** DeLorme principle；DeLorme method 　筋力増強法には2つの方法があり, その効果は互いに交換しうるものではないという原則(1945, DeLorme)。2つの方法とは, ①筋力(瞬発力)増大は, 負荷を大きくして少ない反復回数でもたらされる, ②持久力増大は, 負荷を小さくして多い反復回数でもたらされる, というもので, 筋力増強運動効果の特異性としても説明される。[71] ➡ 筋力増強運動

**転位**(骨の) dislocation 　骨の位置移動。通常, 骨折により骨の連結が完全に離断され骨折端間が移動した場合をいう。骨折の際の外力で生じた場合を一次性転位, 患者の輸送, 体位などで生じた場合を二次性転位と分類する。[71] ➡ 骨折

**転移** metastasis 　腫瘍細胞が, 原発部位から遠隔部位に運ばれ, その部位で新たに増殖すること。その主な経路は, リンパの流れによるリンパ行性転移, 血流による血行性転移, 体腔内に遊離して転移する播種性転移に分けられる。[29] ➡ 癌

**転移**(感情の) ⇨ 感情転移

**電位** electric potential 　電界に逆らって単位電荷を無限遠点からある点に運ぶのに必要な仕事量。通常は2つの電極の電位差を示し, 一般には脳波の用語として使われ, 筋電図では活動電位と同義に用いられている。[134] ➡ 抵抗

**電解質** electrolyte 　分子が溶液中でイオンに解離することを電離といい, 塩化ナトリウム, 酢酸ナトリウムなど電離を起こしうる物質を電解質という。イオンは電荷を帯びた分子あるいは原子で, 電解質溶液にはイオンが存在するため電気伝導性を示す。溶解していない電解質は電気伝導性を示さない。これは化学における厳密な定義であるが, 医学・生理学領域では電解質とは体液の主要な部分と意識され, しばしば, 体液中に含まれるイオン, すなわち $Na^+$, $K^+$, $Mg^{2+}$, $Cl^-$, $HCO_3^-$ などの無機イオンをさす。つまり, 医学・生理学領域において細胞が生存・活動するための基盤を形成するのに特に必須なものと考えられている。体液が電解質に満たされていることから, 生体は電気伝導性を示す。さらに細胞膜を隔てて細胞内外の溶液の電解質が異

なると細胞膜を横切る電解質の移動は電気変化をもたらす。この生体電気は神経活動，筋収縮などの生命現象の基盤となり，これを測定して心電図，筋電図などを得る。[24]

**てんかん** epilepsy　過剰な大脳ニューロン発射に由来する反復性発作を主徴とする慢性の脳疾患で，種々の成因による（WHOの定義）。脳腫瘍などの明らかな基礎疾患に基づく発作は除く。一般人口での頻度は約1％，脳性麻痺では20～50％，重症心身障害児では30～70％とされる。分類は発作の臨床的・脳波学的特徴によるてんかん発作分類と，病因，発作型，脳波所見，年齢，臨床経過，予後の特徴によるてんかんおよびてんかん症候群の分類がある。抗てんかん薬剤は主に発作型に基づき選択し，経過，予後判定や治療方針決定はてんかん分類に基づく。抗てんかん薬治療は発作の消失，脳波の正常化を目標に血中濃度を測定し，副作用が最小となるよう行われる。日常生活では転倒に対する注意，入浴・プールでの注意，外出・旅行時の処方内容・主治医名などのカード所持が必要となる。予防接種は絶対的禁忌ではない。発作が難治性で精神発達に退行などが明らかな場合は外科的治療を考慮する。[249]

**転換性障害** ⇨ 解離性（転換性）障害

**転換熱** conversion heat　振動エネルギーが生体内に伝播されると発熱（熱エネルギー）が発生する。この振動エネルギーから熱エネルギーへの転換で発生した熱を転換熱という。振動エネルギーには，超音波による音波や極超短波による電磁波などがある。[227] ➡ 温熱療法，超音波，極超短波療法

**転換ヒステリー** conversion hysteria　ストレスや葛藤が身体症状に出現する神経症。無意識的な心的葛藤から生じた不安が，自己防衛として随意運動神経系または感覚神経系の症状に無意識的に転換され，各種の身体症状として出現するヒステリーの1型。欲求不満が身体化された逃避のひとつ。ICD-10では解離性（転換性）障害としてまとめている。[228]
➡ 運動障害，感覚障害，解離性（転換性）障害

**転帰** outcome　疾患ならびに患者の経過の最終的な結果（帰趨）。病歴では，治癒・軽快・不変ならびに悪化など疾患の帰結を，また，自宅退院・転科・転院・死亡などの患者の帰趨を分類しカルテに記載する。よりよい転帰を得るためには，科学的根拠に基づいた理学療法プログラムを提供しなければならず，通常は，年齢・疾患・治療方法別にまとめられ，理学療法や治療の効果を推定する一指標にも使用される。日常生活活動（ADL）能力をはじめとして，身体運動能力，高次脳機能障害など身体・認知問題のみならず，家族構成や家屋状況などの様々な社会的要因によっても影響を受ける。[169]

**電気泳動** electrophoresis　膠質の溶液（ゾル）に電圧をかけると，一方の極に膠質粒子（コロイド粒子）が移動する現象。濾紙電気泳動，ゲル電気泳動，ゲル内電気泳動とゲル内沈降反応を組み合わせた免疫電気泳動法などが開発され，無機化合物を中心に生体成分でも水溶液中で電離しうるアミノ酸の分析に使用され，蛋白質や生体成分などの研究にも使用されるようになった。[72]

**電気手術器** ＝ 電気メス

**電気皮膚反応**　galvanic skin response：GSR【精神電流反射 psycho-galvanic reflex：PGR，精神皮膚反射，電流性皮膚反射，精神電流現象 psycho-galvanic phenomenon】　皮膚の2点間に微弱な電流を流しておいて情動体験や刺激を与えると，皮膚の抵抗が減少し，電流が増加する現象。汗腺細胞膜の脱分極によるもので，手掌や足底で特に顕著。交感神経の緊張状態を調べるために利用される。[253]

**電気メス**　electrocautery；electric knife；electrotome【電気手術器 electrosurgical unit】　高周波電流を利用した手術装置。生体組織に電撃を加えることなく，電気的に切開または凝固するもので，これにより手術における出血をできるだけ少量に抑えられる。[298]

**電極** electrode　電流を流すと電場がつく

られるが，電圧の高い側（電流の流れ出す方）を陽極，電流の低い側（電流の流れ込む方）を陰極といい，両極をあわせた伝導体を電極いう。電位差を記録したり，電気刺激を与える目的で用いられる。[89]

**殿筋拘縮症** gluteal muscle contracture
　筋肉の未発達な乳幼児期に，殿部への筋肉注射（抗生物質，解熱薬）を行ったことにより筋線維が線維化して起こる拘縮。保存的治療は通常無効。三角筋拘縮症，大腿四頭筋拘縮症の成因も同様。術後の運動療法が重要である。[153]

**デング出血熱** dengue hemorrhagic fever：DHF　デング熱ウイルスによる感染症。良性の熱帯伝染病で，熱帯・亜熱帯地方に常在するネッタイシマカ，ヒトスジシマカの媒介で伝染する。潜伏期間は通常5～7日で，高熱をだし，出血，筋肉・関節痛，発疹などを伴う。M字形の解熱と高熱をくり返す。[217]
➡ウイルス，伝染病

**典型例** typical model（example）　代表的な例で，その特徴を明確に表しているもの。[79]

**転座** translocation　染色体の一部が切断され，その切断片が同染色体上の別なところに結合したり，別な染色体上に結合したりして染色体の位置が変わり染色体の構造異常を起こす現象。これによって突然変異が生じる。[42]　➡突然変異

**点字** braille　指先などで触れて読み取る視覚障害者用の文字。点字プリンターなどで，1文字あたり最多6点となる突起を紙面に作ることで表す。基本は50音に対応した表音文字で，数字やアルファベットを表す補助記号も含まれる。[276]　➡視覚障害，2点識別覚

**転子果長** trochanter malleolar distance：TMD　下肢長測定のひとつで，大腿骨大転子から腓骨外果までの距離。上前腸骨棘から脛骨内果までを測定する方法（棘果長）もある。一側の股関節障害（例：股関節内転筋，外転筋の拘縮）の場合，骨盤が代償的に傾斜して（仮性短縮，延長），棘果長に左右差が生じるが，転子果長には左右差が生じない。[71]　➡下肢長

**電子カルテ** computer-based patient record
　診療内容を電子情報として管理するシステム。導入することで，医療情報の蓄積や共有，カルテの標準化，再診患者の入力作業の軽減などが期待できる。反面，データのセキュリティやシステムの安定性には課題が残る。[265]
➡カルテ，診療報酬請求，医療保険制度，医療行為，中央診療部門

**電子顕微鏡** electron microscope　光学顕微鏡が光線とガラスレンズを用いて拡大像を得るのに対して，電子線と電磁レンズを用いて拡大像を得る顕微鏡。分解能は0.10 nmに及び，光学顕微鏡をはるかに上回る数十万倍の高倍率が得られる。電子顕微鏡には，透過電子顕微鏡（電子線を光源とし，電子レンズを使って試料像を拡大する装置）と，走査電子顕微鏡（電子線束を試料表面に照射走査し試料より出てきた信号でCRT上に映像する装置）とがある。[248]　➡増幅，焦点距離，解像度

**電子工学** electronics【エレクトロニクス】
　物理法則や電気現象などを基礎とした電子装置の開発とその応用を取り扱う科学および工学分野。[231]

**電子伝達系** electron transfer system　電子が生体物質の酸化還元反応によって移動する系のこと。ミトコンドリアの電子伝達系には，呼吸から取り入れた酸素の働きもあってアデノシン三リン酸（ATP）という高エネルギー物質を蓄える働きがある。ATPは毎日の基礎代謝，生活活動代謝に必要に応じて供給される。[72]　➡呼吸鎖，トリカルボン酸回路

**転子部骨折** intertrochanteric fracture；fracture of femoral trochanter　大腿骨の大転子部や小転子部の骨折を意味するが，主に大転子部が多い。大腿骨頸部外側骨折の中の一部で，転子貫通骨折や転子下骨折もある。[38]
➡大腿骨頸部骨折，病的骨折

**転写因子** transcriptional factor　DNAからRNAを合成することを転写といい，転写反応に関与する蛋白質のうち，RNAポリメラーゼ以外の蛋白質群を総称して転写因子という．合成の鋳型であるDNAの特有の塩基と結合し，転写の促進や制御を行う．[214] ➡ デオキシリボ核酸，リボ核酸

**電磁誘導** electromagnetic induction　電界と磁界との相互間の位置の変化によって起電力が生じること．電界のコイルの輪に磁界の磁石を近づけるとコイルに電流が流れる現象で，ファラディー(Faraday)によって発見された．[227] ➡ フレミングの法則，磁界

**点状出血** petechia；petechial hemorrhage【溢血点】　毛細血管の真皮内出血．紫斑のひとつで針の先の大きさから針頭大の大きさの小さな出血点．血管炎，血管壁の脆弱化，血小板数の減少，血小板の機能異常，外傷など，血管や血小板の異常が原因で認められる．[180] ➡ 出血

**天井走行式リフター** overhead lifter (hoists)【移乗用リフト transfer lift】　自力移乗が困難な人の身体をベルト状またはシート状の吊り具で懸吊する電動式の装置と，天井に固定したレールに沿って走行する電動・手動の装置からなり，寝室からトイレや浴室間の移動・移乗に用いるリフトである．[174] ➡ 福祉機器，介助，介護，ホイスト

**テンシロン試験** Tensilon test【アンチレクス試験 Antirex test】　重症筋無力症の診断に用いられる検査．速効性の抗コリンエステラーゼ薬の塩化エドロホニウム(商品名テンシロン；アンチレクス)を静注し，1～3分後に症状が一過性に改善する場合を陽性とする．[79] ➡ 重症筋無力症，コリンエステラーゼ

**TENS** = 経皮的電気神経刺激[法]

**点推定** point inference；point estimation　母集団の分布を標本の平均値や標準偏差などの1つの値で表す方法．区間推定と比較して推定値が母集団統計量と一致していない可能性があり，その可能性がどの程度あるかを推定することも難しい．[51] ➡ 母集団，推定，区間推定

**伝染性紅斑** = リンゴ病

**伝染病** communicable disease【伝染性感染症 communicable infection】　ヒトに感染した病原微生物が，感染・伝播力が強く直接あるいは間接にヒトへ伝染し流行的に発生する感染症．インフルエンザ，赤痢，マラリアなどがある．現在，法律上は「感染症」が用いられる．[145] ➡ 感染，法定伝染病

**伝達** transmission　神経細胞と神経細胞，筋細胞などの間でシナプスを介し，次の細胞に情報が伝えられること．興奮が神経終末に達すると，神経伝達物質の放出(化学シナプス)や電位の波及(電気シナプス)により次の細胞へ情報が伝わる．[248] ➡ シナプス，神経伝達物質，化学伝達物質

**電池** buttery　物質の化学・物理反応によって放出されるエネルギーを電気エネルギーに変換する装置．普通は化学電池をさし，充電可能な一次電池，充電不可能な二次電池などがある．2電極間の直流電位差が電圧となる．[72]

**転倒** falls　意思・意識とは無関係に床や地面に転んだり，横たわった状況．また，転ばなくてもバランスを取り戻そうとして近くにあった椅子に無意識のうちに座り込んだり，タンス，テーブルなどの家具類にもたれたりした場合も広く転倒に加えることがある．姿勢の保持や動作中に重心線が支持基底面から逸脱したときに，これに応答する上下肢や体幹の動き，下肢の踏み出し(ステッピング)などの運動戦略による支持基底面内への重心線の確保ができずバランスを崩す．高齢者や障害者は転倒による骨折，捻挫などを起こしやすく，治療期間の長期化による医療費の増加にもつながっている．わが国における転倒発生率は欧米に比較して低いとする研究報告が多い．その理由として，日本人および日系人は日常生活活動(ADL)の中で畳や床の上で直

接立ち座りすることが多く，布団の上げ下ろしなどの生活習慣や和式の生活と文化をとおして，バランスや筋力が維持されているということがあげられている。高齢者や障害者の転倒予防のために，転倒の予測と医学的な介入による研究が行われている。理学療法の観点から転倒予防のアプローチを実施するうえで，転倒を発生させる内的要因と外的要因を区別する必要がある。前者は関節可動域・筋力・バランス・感覚の低下や運動麻痺，認知障害，痛み，向精神薬の服用など，主に心身の機能や能力障害の問題に起因する内在性の要因であり，後者は濡れた床面や雪道で滑ったり，めくれやすくなっている絨毯，炬燵の電源コード，段差などに足部が引っかかってつまずいたり，転倒する場合のように，主に環境が関連する外在性の要因である。それぞれの要因に従ってアプローチを考える必要がある。固定された障害をもつため前者への改善アプローチが困難な例や，後者が転倒の要因である例では，住環境整備による対応を図る。転倒の危険性の評価法として，立位や外乱時の足圧中心，重心の動揺度，外乱に対する下肢筋の筋応答特性，動作時の関節角度の変化や歩行時のトウクリアランスなどの計測機器を利用した評価法と，FBS（functional balance scale），POMA（performance-oriented mobility assessment），FRT（functional reach test），TUG（timed up and go）などの臨床的評価法がある。[125] ➡ バランス障害，大腿骨頸部骨折，環境，生活，住環境整備

**でんどう**
**伝導** conduction 熱や電気が物体の中を移動すること。熱伝導を利用したホットパックやパラフィン浴があり，熱は温度が高いほうから低いほうへと移動する。神経伝導は，太い有髄線維の方が細い無髄線維より伝わり方は速い。[227] ➡ 神経伝導速度，熱エネルギー，輻射熱，対流，温熱作用，温熱療法

**でんどうぎしゅ**
**電動義手** electrically-powered prosthesis；electric arm 装飾性と機能性を併せもった義手。制御操作は機械的スイッチを利用するものと断端の筋電位を利用するものがある。筋の活動電位を利用した義手を筋電義手という。[246] ➡ 筋電義手

**でんどうくるまいす**
**電動車いす** electric wheelchair バッテリーによって動く車いすのことで，前輪駆動方式と後輪駆動方式がある。前者は坂道や段差越えに優れ，後者は直進性において勝る。最近では前輪や後輪にパワーステアリング装置のついたものも開発されている。操作はジョイスティックレバーで行い，レバーを進みたい方向に傾けることにより走行する。手が使えない高位頸髄損傷者などには，操縦レバーを顎（chin）で動かせるチンコントロール方式を用いることができる。走行スピードの調節は，レバーの倒し具合によるものと，速度切り替えスイッチによるものとがある。JIS規格では，最高速度は通常の電動車いすで6km/時(h)，リクライニング式で4.5km/hまでと決められている。モーターは1つの駆動輪に1つ使用するので，通常2つのモーターを積んでいる。バッテリーは，鉛蓄電池を2個使用しているが，現在はバッテリー液を補充しなくてよいメンテナンスフリーの鉛蓄電池が開発され，使用されている。[78] ➡ 車いす，手動車いす

**でんどうしっご**
**伝導失語** conduction aphasia 感覚性言語中枢（ウェルニッケ中枢）と運動性言語中枢（ブローカ中枢）の伝導路が切断されたために生じる失語。言語理解や発語の障害は比較的軽度であるが，復唱障害と錯語（発音の混同や単語の言い違い）が顕著である。[42] ➡ 失語［症］

**てんとうてんかん**
**点頭てんかん** ＝ ウエスト症候群

**でんどうろ**
**伝導路** pathway 脳や脊髄において高位中枢と末梢との間で感覚情報や運動指令を伝える神経路。情報を末梢から高位中枢に伝える上行性（感覚性）伝導路と高位中枢から末梢に伝える下行性（運動性）伝導路とがある。[214]

**てんとじょうびょうへん**
**テント上病変** supratentorial lesion 大脳の後頭葉下面から小脳上面間に水平に入り込んだ硬膜部である小脳テントの上方で起こる大脳病変。[15]

**デンドログラム** ＝ 樹形図

**デンバー式発達スクリーニング検査** Denver developmental screening test：DDST　フランケンバーグ（Frankenburg, W. K.）らが1967年に，コロラド州デンバー市の人種的，職業的属性を考慮して選択された乳幼児1,036名を対象児として，発達検査を標準化した発達スクリーニング検査。その当時の既存の発達検査や知能検査とは異なり，医学的観点から発達遅滞や疑いのあるものを早期に発見し，治療・教育に結びつけることを目的として開発されたスクリーニング検査であり，現在では医療領域のみならず保健，教育，福祉の領域で活用されている。105の検査項目をもち，生後16日から6歳までに可能となる発達行動が，個人-社会，微細運動-適応，言語，粗大運動の4領域に分けて視覚的に配列されている。歴年齢線を基準として異常，正常，疑問，不能を評価する。この検査を基本として，日本の文化・社会的環境，人種属性，職業的属性を考慮し，補正をくり返した後，標準化されたものが日本版デンバー式発達スクリーニング検査（JDDST：Japanese version of the Denver developmental screening test）である。[98]

**電場電位** ＝フィールド電位

**天秤** balance　金属または木材の棒に目盛りを刻み，中央に支点をもつ比較測定計器。片方には量る物を，他方に分銅を載せて，その双方のバランスを取ることによって重さを量る。てこの種類は第1のてこであり，上腕三頭筋による肘伸展運動が代表例である。[72] ➡安定性

**天疱瘡** pemphigus　抗表皮細胞間抗体に対する抗体を産生する自己免疫疾患。表皮内に激しい水疱を形成する。尋常性，増殖性，落葉状，紅斑性の4種がある。[247] ➡類天疱瘡

**電流性皮膚反射** ＝電気皮膚反応

# と

**トイレット** ＝ 便器

**トイレ動作** toilet activity　　トイレで行う排尿・排便のための動作群で，日常生活活動の中の排泄動作に含まれる。理学療法においては，トイレまでの移動，ドアの開閉，排尿のための立位保持，便器への移乗，便器での座位保持・衣服操作，局所の清拭・水洗，手洗い，生理用品の使用など，多くの構成要素からなる動作群であることに留意の必要がある。トイレ動作に支障をきたす各種の機能障害およびその程度は様々で，問題点に対する対応は広範である。移乗・移動動作は，対象者・介助者共に，身体的負担を要する重要な課題であり，身体機能レベルの改善，レベルに適した動作方法の指導などを行う必要がある。また，対象者の機能状況により，各種ポータブルトイレ・各種便器の使用，その他の福祉機器の適用，および手すりの設置・段差解消などの家屋改修への指導・援助を行い，移乗・移動動作の自立あるいは介助量の軽減を図る。付随動作に関しても，適宜，指導・援助を行う。[199] ➡日常生活活動，セルフケア，応用動作，バリアフリー

**島** insula 【ライルの島 insula of Reil】
　前頭葉，頭頂葉，後頭葉，両側頭葉からなる6葉のひとつで，大脳半球の外側に位置し，隣接する前，側，頭頂葉の弁蓋におおわれた二次葉。島の機能として内臓感覚・運動への関与が考えられている。[178] ➡内臓感覚

**トウアウト** toe out　　**1**爪先開き角（足角 foot angle，水平面上で進行方向と足部の長軸のなす角）。**2**爪先開き角が過大となる症候。下腿の外旋，足関節，足部での外転，回内が組み合わさって見かけ上のトウアウトとなる。[206]

**頭位** cephalic presentation of fetus　　胎児の頭部が下方にある胎位。子宮内の胎位では最も多いものである。後頭位，前頭位，頭頂位，額位，顔位などがある。[135]

**頭囲** head circumference　　眉間点あるいは前頭結節と外後頭隆起を通る頭の周径で，一般には頭髪を含める。巻き尺を用いて，cm単位で小数点第1位まで求める。頭囲は後天的影響が少なく，遺伝学的な研究や乳幼児の発育発達指標として用いる。[151] ➡頭蓋計測点

**同位酵素** ＝ アイソザイム

**同一性障害** identity disorder　　同一性の不確実さについて主観的に深く悩む状態。同一性とは，自己意識の時間的な一貫性と連続性，さらに独自性を維持する能力と自信で，青年期において獲得される。[269] ➡アイデンティティ

**等運動性収縮** isokinetic contraction　　角速度が一定の関節運動を生じる筋収縮の様式。通常の運動では，加速・減速が生じるので速度が一定になることはない。そのため，等運動性収縮は特殊な等速性運動機器を使用して初めて可能となる。[46] ➡等尺性収縮，等張性収縮，等速性運動

**投影法** projective technique (test, method)
　多義的な視覚，言語刺激を提示し，その意味を解釈してもらう心理検査。その解釈に人の心の状態が反映されると考える。代表的な検査に漠然とした図を提示するロールシャッハテスト，人物や事物などの絵を提示する絵画統覚検査（TAT）などがある。[66] ➡ロールシャッハテスト，絵画統覚検査

**透過** permeation　　光や細胞などの粒子や分子が，ある物質や膜の内外を通り抜けるこ

と。例えば，細胞膜を $Na^+$, $K^+$ などが通り抜けることを膜透過という。神経細胞や筋細胞では $Na^+$, $K^+$ などの膜透過の結果，活動電位が生じる。[92] ➡細胞，受動輸送，能動輸送

**頭蓋（ずがい）** skull；ラcranium　頭の骨格で，15種23個の頭蓋骨で構成される。脳を容れる脳頭蓋と，視覚器，平衡聴覚器などを容れ，呼吸器，消化器の入口を囲む顔面頭蓋からなる。[173] ➡頭位，頭囲，頭蓋計測点，頭蓋内圧亢進

**頭蓋計測点** craniometric point　頭蓋計測の基準点で，人類学的計測や外科領域で使用される。頭蓋計測点には，頭頂結節，前頭結節，頬骨結節，鼻根点，眉間点，外後頭隆起，乳様突起，耳介眼窩下平面（リード基線）など多数ある。[151] ➡頭囲

**頭蓋骨相学** ＝骨相学

**頭蓋内圧亢進** intracranial hypertension　頭蓋内で脳実質，血液，髄液の容量増大により髄圧が亢進した状態。頭痛・嘔吐・うっ血乳頭を3主徴とする。脳腫瘍などの占拠性病変による慢性型と高血圧性脳内出血などによる急性型の2型がある。[219]

**頭蓋内腫瘍** ＝脳腫瘍

**同化［作用］** assimilation；anabolism　体内に取り入れられた無機化合物または単純な有機化合物を複雑な有機化合物（蛋白質，核酸，多糖，脂質など）に生合成する作用。その逆の作用は異化または異化作用と呼ばれ，両作用は共に物質交代の両面となっている。[72] ➡異化［作用］

**透過性** permeability　粒子，分子が細胞膜などの生体膜を透過する性質または能力。細胞膜はイオン選択的透過性をもち，イオンの種類により細胞膜の通りやすさが異なる。この透過性の結果，細胞内液・外液の組成が異なる。[92] ➡透過，細胞，受動輸送，能動輸送，イオン選択的透過性

**同化と順応** ＝循環反応

**盗汗** night sweat【寝汗】　寝ているときに全身性に大量にかく汗。病的には熱が下がるときや，自律神経系の異常時などにもみられる。発汗による不快感，疲労感を伴うことがある。[245]

**動眼神経** oculomotor nerve　大脳脚内側溝から起こる第Ⅲ脳神経。中脳前面から出て，上眼窩裂から眼窩に入る。上直筋，内側直筋，下直筋，下斜筋，上眼瞼挙筋を支配する体性運動線維と，毛様体筋と瞳孔括約筋を支配する副交感性節前線維がある。[111]

**動眼神経副核** ＝エディンガー–ウェストファル核

**動悸** palpitation　自己の心臓鼓動を不快に意識する状態。心疾患，呼吸器疾患，内分泌疾患，貧血，発熱などで感じられるが，ストレスなどの精神的・心理的要因にも左右され，個人差が大きい。健常者でも不安，興奮，運動時などに感じられる。[213] ➡呼吸困難，心悸亢進

**同期［性］** synchronism　ある現象（動作や状態）が2か所以上の部位で同時に出現すること。脳波を例にとれば，頭の同側と反対側の領域においてある脳波が同時に出現することをいう。[72] ➡脳波，筋電図

**動機づけ** ＝モチベーション

**動筋** ＝アゴニスト

**道具** tool　日常生活活動，並びにあらゆる活動を行う際に使われる器具の総称。従来から汎用されているデザインとその基本的な使用方法から，ユニバーサルデザインへの工夫，対象者およびその用途により多様な応用が可能である。自助具を含む福祉機器も該当する。[199]

**道具的条件づけ** ＝オペラント条件づけ

**トウクリアランス** toe clearance　歩行の振り出しや段差越えの際の爪先と床や段差との距離。短過ぎるとつまずきや転倒の原因となり、片麻痺者では非麻痺側の伸び上がりや麻痺側下肢の分回し歩行などの異常歩行が現れやすい。[125]

**統計学** statistics　集団のある情報を基に集団に関する特徴と傾向を明らかにするための数量的研究法。統計学を用いて情報を解析する場合には、その情報が数値で表されているか、あるいは数値に変換することが可能かを検討する必要がある。統計学はその集団の取り扱いの違いにより、記述統計と推測統計に分類される。記述統計は、集団のすべての情報から、集団のもっている特徴や傾向を明らかにするものである。推測統計とは集団から得た一部(標本)の情報を基に、集団全体の特徴や傾向を推測するものである。前者は集団に対する何らかの働きかけを行うために必要な情報を得ることを目的とするが、後者は標本から集団のもつ特徴について確率理論を基礎とした数理的証明を目的とする。後者は別名数理統計学とも呼ばれ、さらに推定と検定で分類される。[130] ➡研究デザイン、仮説、記述統計、衛生統計、人口動態統計

**統計的検定** statistical test　母集団に対して立てた仮説が成り立つかどうかを、得られたサンプルから統計学的手法を用いて判定すること。[167] ➡ $t$ 検定、パラメトリック検定、ノンパラメトリック検定、$\chi^2$(カイ二乗)検定

**凍結肩** frozen shoulder　五十肩など肩関節周囲の炎症により高度の可動域制限を生じた状態。難治性で保存療法に抵抗を示す場合には、麻酔下での授動術などが行われる。[296] ➡肩関節周囲炎、インピンジメント症候群、肩関節腱板損傷

**盗血現象** steal phenomenon【スチール現象、スチール効果 steal effect】　ある領域から血流を奪う現象をさす。脳動静脈奇形では、脳の血流は、毛細血管があるために末梢抵抗の強い正常脳組織への灌流を避け、抵抗の少ない動静脈奇形部に多くの血液が流れ込み、その結果、周辺部の脳は乏血状態になり、麻痺などの脳虚血症状が出現することがある。間欠性跛行をもたらす下肢の血流障害においては、側副血行路からの血液供給能に限界があるため、運動時には近位筋に主に血液が供給され、したがって遠位筋への血液供給が減少することになる。[218]

**洞結節** ＝洞房結節

**ドゥ・ケルヴァン甲状腺炎** ＝亜急性甲状腺炎

**ドゥ・ケルヴァン病** de Quervain disease　狭窄性腱鞘炎の代表的な疾患で、長母指外転筋と短母指伸筋腱が走行する背側手根腱鞘第1区画が、腱鞘炎により肥厚して狭窄をきたした状態。母指基部から手関節橈側への疼痛と、橈骨茎状突起部の腫脹と圧痛が特徴。フィンケルシュタイン(Finkelstein)テスト陽性。[151] ➡フィンケルシュタインテスト

**糖原病** glycogen storage disease；GSD；glycogenosis　グリコーゲンの合成や分解を触媒する酵素の先天的欠損や異常により、組織にグリコーゲンが異常に蓄積する疾患。主に肝臓、筋が侵される。[93] ➡グリコーゲン、ポンペ病

**糖原病Ⅱ型** ＝ポンペ病

**瞳孔** pupil；pupilla　水晶体の前面にある虹彩の中央にある円形の開口部。瞳孔括約筋、瞳孔散大筋の働きで、光の量・情動・薬物などの影響で散瞳あるいは縮瞳したり、近見時には縮瞳して明瞭な像を結ぶ。カメラの絞り孔に相当する。瞳孔径は生理的状態で2〜7 mm。[61] ➡虹彩

**統合教育** integrated education；integration【インテグレーション、包括教育】　ノーマライゼーションの理念を基に、障害をもつ児童生徒(障害児)を可能な限り健常の児童生徒(健常児)と一緒に教育しようとする考えを統合教育という。また、統合教育のなかで可能な限り通常学校内の特殊学級やリソース・

ルーム，通常学級で教育することをめざした実践的な方針をメインストリーミング（mainstreaming）という．今日では1994年のユネスコのサラマンカ宣言をうけて，包括教育（インテグレーション）という概念に取って代わってきている．インテグレーションやメインストリーミングは，「通常教育と特殊教育を前提として，障害児を健常児のなかに統合する」という考え方であるが，インクルージョン（inclusion）は障害児と健常児を1つとしてとらえ，学校システムを構築し，そのシステムのなかで「特別な教育的ニーズ」をもつ障害児に対応しようとする考え方である．インクルージョンは障害児教育の世界的な流れである．[39]

**統合失調症** schizophrenia；integration dysfunction syndrome【精神分裂病(旧名)】
　幻覚（幻聴），思考障害，感情の平板化，意欲減退など多彩な症状を示す代表的な精神疾患．病因は解明されていないが，脳内神経伝達物質異常，遺伝的素因，環境，日常生活上のストレスなどが発症の要因と考えられている．2002年までは精神分裂病と呼称されていた．[155]

**統合と解釈** integration and interpretation
　理学療法は，医師からの処方箋，対象者との面接，理学療法アセスメント（事前評価），治療，評価の過程から構成される．理学療法士は，治療プログラムを立案するにあたり，種々の情報を統合して解釈しなければならない．理学療法アセスメントまでの過程が終了した後，診断名や予後，問診などから得られた情報，他部門からの情報，理学療法で行った検査・測定の結果などを基に，対象者の抱える問題点を構造的に解釈し，目標ならびに問題の解決に向けた治療プログラムの立案を行っていく．この一連の思考過程を統合と解釈という．特に目標指向的アプローチでは，社会参加レベルにおける最終目標を阻害していると考えられる能力障害・機能障害を統合的に解釈してアプローチを展開していかなければならない．この思考過程は理学療法の中でも特に重要な過程であり，この過程が不適切であった場合，対象者の抱える問題を解決

することはできなくなってしまう．[130] ➡リハビリテーション，医学的リハビリテーション，評価，短期目標，長期目標

**瞳孔反射** pupillary reflex 【瞳孔反応 pupillary reaction】　瞳孔の無意識，反射的に行われる反射で，瞳孔に光があたると網膜に入る光の量を調節するために瞳孔が収縮して瞳孔径が狭くなり，暗いところでは瞳孔は散大する現象．左右同時に起こる．特に光により縮瞳する対光反応と，近くを見るときに両眼の輻輳・調節および縮瞳が起こる近見反応が重要である．[145]

**瞳孔反応** ＝瞳孔反射

**橈骨神経** radial nerve　腕神経叢後神経束（$C_5 \sim Th_1$）から出る末梢神経．上腕骨の橈骨神経溝を外下方に走り，上腕三頭筋，肘筋，回外筋，前腕の全伸筋，長母指外転筋などを支配し，上腕内側，前腕背側，手背，中指よりも橈側の5背側指縁の皮膚付近に分布する．[155] ➡下垂手

**動作** motion　動作とは身体各部の運動を統合した動きをさし，英語ではmotionにあたる．臨床上，寝返り，起き上がり，立ち上がり，歩行などの起居動作・移動動作をはじめ，食事動作・排泄動作・入浴動作など様々な場面で非常に幅広く用いられている．動作を構成する基本要素には，関節可動域，筋力・筋トーヌス，感覚などがあげられるが，実際の動作は運動が組み合わされたものである．中村は，「人間の運動行動は，階層的に運動（movement），動作（motion），行為（action, conduct）の3つから成り立つ．運動は姿勢（体位と構え）が時間的に連続して変化したもので，身体軸と重力関係（体位：position），身体の各部分の相対的な位置関係（構え：attitude）の変化としてとらえられる．動作は運動によって具体的に行われる仕事（work），課題（task）との関係で行動分析を行うときの単位となり，また行動をそれのもつ社会的意味や意図との関連でとらえるときに行為の単位となる」，と説明している．一般に，身体の動き，運動軌跡を扱うときに「運動」，運動によっ

て果たされる目的からみたときに「行為」が用いられる。機械や物を対象にした身体運動を「動作」と呼ぶ領域(人間工学など)もある。わが国では，activities of daily living(ADL)を日常生活動作と訳していた時期があるが，activityに動作という訳は好ましくなく，日常生活活動と修正された経緯もある。理学療法の目的は，ひとつには基本的動作能力の獲得といわれるが，プログラムとして臥位基本動作の低次元の動作から次第に起座・座位・四つ這い・膝立ち・起立・歩行など高次の動作の獲得に向けて行われるが，この場合においても低次元の動作能力が次の高次元動作の基本となるが，前段動作ができないからといってその動作ばかりに時間をかけることも好ましくはない。動作指導にあたっては危機管理に基づき，より安全で，確実で，再現性のある方法を修得することが重要である。また疾病や障害の種類・程度によっては残存機能を強化し，代償動作の獲得が重要となることも少なくない。205 ➡行動，日常生活活動，日常生活関連動作，アクティビティ

**動作緩慢**(どうさかんまん) ＝ 運動緩慢(うんどうかんまん)

**動作筋電図**(どうさきんでんず) electromyogram in motion
　運動中の動きを表面筋電図で記録したもの。整形外科やリハビリテーション医学の分野において運動障害の分析とその治療過程を観察するのに表面筋電図と運動力学や運動学を応用する方法として導入されている。動作筋電図には運動時の筋活動パターンが記録される。表面電極は，電極直下の筋を記録するだけではなく，かなり広い範囲の筋電位をひろうため，多数の筋を同時記録することは有用であるが，リード線が多くなると運動する範囲が制限されるという欠点があるが，これはテレメータを用いることで解消できる。89 ➡筋電図，運動分析

**洞察**(どうさつ) insight　物事の本質を見抜いたり，事の成り行きなどを見通すこと。心理学では自分自身の適応の仕方の誤りを自覚し，抑圧されていた葛藤を意識化することによって，心理的な因果関係を的確に把握すること。113

**透視**(とうし) fluoroscopy　身体をX線管球と蛍光板の間に置き，その陰影を直接視覚的に読み取る方法。テレビモニターを用いることで遠隔操作も可能で，操作者の被曝も防ぐことができる。また，多数での観察も可能などの長所がある。16 ➡レントゲン，放射線医学，画像診断法，胃潰瘍，造影剤

**導子**(どうし) electrode　電流を人体に通す電極。刺激導子と不関導子がある。刺激導子は目的とする治療部位に刺激を与える小さな電極であり，不関導子は刺激を与えるのではなく通電のために用いられる大きな電極である。44 ➡電極

**同時失認**(どうじしつにん) simultanagnosia　部分は把握できるが，全体が把握できない視覚性失認。情景画の中の個々の物は認知して名前は言えるが，情景画全体は把握できず何を表しているか説明することができない。208

**糖質**(とうしつ) saccharide【炭水化物 carbohydrate】
　蛋白質と脂質とともに三大栄養素のひとつ。炭素と水，酸素からなる化合物であり，その大きさから単糖(グルコース；ブドウ糖，フルクトース，ガラクトースなど)，二糖(スクロース，ラクトースなど)と多糖(デンプン，グリコーゲン)に分類される。摂取された糖質は，酵素によって分解されながら移動し，小腸で吸収され，肝臓に移行してグリコーゲンに合成される。糖質の分解は，無酸素的過程においては解糖過程で分解されてATPを生成し，有酸素状態では，トリカルボン酸回路(TCA回路)に入り，水と二酸化炭素に分解されながらATPを生成する。29 ➡トリカルボン酸回路

**糖質コルチコイド**(とうしつこるちこいど) glucocorticoid【グルココルチコイド】　ステロイドホルモンの一種で，糖と蛋白質の代謝に関与する。主要な作用は，糖新生(末梢の蛋白質をアミノ酸に分解，さらに肝でアミノ酸からのブドウ糖生成過程を促進)と許容(他のホルモンの効果の増強)がある。適量摂取は蛋白質同化により体重の増加や筋力回復に作用するが，過剰摂取は蛋白質異化により筋萎縮などをきた

す。²⁴ ➡ 副腎皮質，ホルモン，クッシング病

**同時定着時期**（どうじていちゃくじき） ＝ 両脚支持期（りょうきゃくしじき）

**同時引きずり歩行**（どうじひきずりほこう） shuffle-simultaneous gait
　左右の松葉杖を同時に出し，両下肢を引きずりながら松葉杖の手前まで出すパターンの歩行。交互引きずり歩行と同様の疾患で用いるが，交互引きずり歩行より安定性が要求される。¹⁸⁹ ➡ 交互引きずり歩行

**投射**（とうしゃ） projection　❶自己にとって抑圧となるものがあると，それを無意識に他人や他のものに向けられること。防衛機制のひとつ。❷感覚受容器が情報をキャッチすると大脳皮質に伝達され，受容器のある場所に感覚が生じること。❸ある神経核から出た軸索（神経線維）が核外へ延びて，離れた別の神経核に神経終末を形成することで，その線維を投射線維という。²⁷⁰

**等尺性運動**（とうしゃくせいうんどう） isometric training　筋を関節運動を伴わず，等尺性収縮させて行う運動のこと。理学療法では，マッスルセッティング法やリズム固定法などの治療手技として広く活用されている。等尺性運動では関節を動かさないので，関節の安静や固定を必要とする症例に対し，筋力増強・維持や循環の改善を目的として用いられる。この場合，関節運動が可能となったら速やかに他の運動様式に移行し，より機能的なプログラムに発展させていく必要がある。また，筋の張力が関節の圧縮力として作用したり，また筋出力の把握が困難であったりする場合もあるので注意を要する。理学療法における等尺性運動の他の適用としては，関節の安定性を向上させる目的での運動があげられる。骨盤の安定性が低下している腰痛の症例に，骨盤を中間位で保持する等尺性運動を実施するなどの例がある。このような場合も，より機能的な動作の中で安定性を発揮できるように，他の運動様式と組み合わせていくことが重要となる。⁴⁶ ➡ 等張性運動，等尺性収縮，マッスルセッティング法，遠心性収縮

**等尺性収縮**（とうしゃくせいしゅうしゅく） isometric contraction　筋の両端を固定して筋の長さを一定にしたときの収縮。この収縮様式では関節運動は伴わず，筋の張力は負荷と釣り合っている。外的抵抗を加えた状態で関節を静止させたり，拮抗筋間の張力が等しい場合などにみられる。⁴⁶ ➡ 等張性収縮

**導出**（どうしゅつ） derivation　筋電図や脳波を測定する際，1対の電極を用いて生体電流を計測機器に導く操作，または，この操作を用いて求めた記録自体をいう。代表的な導出方法として，単極導出法と双極導出法がある。¹³⁴ ➡ 電極，電位，単極導出法，双極導出法

**凍傷**（とうしょう） frostbite；congelation　寒冷による末梢血行障害。0℃以下の低温による末梢組織の凍結やそれによる血行障害によって生じる病変。軽度では紅斑や軽い疼痛を生じ，重度では深層に及び壊死をきたす。しもやけ（凍瘡）は組織の凍結を伴わない血行障害をいう。²⁷⁹ ➡ 紅斑，壊死，しもやけ

**動静脈奇形**（どうじょうみゃくきけい） arteriovenous malformation：AVM　主に脳動脈と静脈の間に限局した先天性血管奇形。毛細血管拡張，海綿状奇形，静脈瘤，動静脈瘻，静脈奇形などの奇形があり，青年期に，クモ膜下出血，脳室内出血などによる頭痛・嘔吐，片麻痺などで発症する。出血は大出血に結びつきやすく，死亡または重度障害をもたらす可能性が高い。出血に至らなくても，痙攣，めまい，失神，精神状態の異常などの進行性の神経障害を引き起こす。奇形により動静脈間で直接的な交通を形成することで盗血現象が起こり，そのシャント血流が大量の場合，心不全を引き起こすこともある。治療に動静脈奇形摘出術，奇形病巣部の塞栓・ガンマナイフによる放射線治療がある。摘出術の場合，術後の頭蓋内出血の発生確率も高く，また術中の栄養血管の損傷により脳梗塞を起こしたり，脳組織や神経を損傷することで機能障害が残存する可能性もある。²⁸² ➡ 静脈瘤，盗血現象

**等浸透圧液**（とうしんとうあつえき） ＝ 等張液（とうちょうえき）

**透析**（とうせき） ⇨ 人工透析

**透析患者** dialysis patient　腎機能低下に伴って体内に蓄積された老廃物，水や電解質を排泄するために行われる人工透析療法を受けている患者のこと．理学療法では，活動量減少に伴う筋力や全身持久力などの運動機能低下を改善し，日常生活活動の改善やQOLの向上を図る．運動プログラムは透析期間を配慮するとともに，無酸素作業閾値を基に算出した適度な運動強度を目標にし，強度の増減はゆっくりと行うように注意する．腎機能障害を引き起こした原疾患や透析に合併する心循環障害，脳循環障害，骨関節障害などの多様な関連病態に留意し，十分なリスク管理が必要となる．[93]　➡腎不全，人工透析，糖尿病

**動線** line of flow　都市や住居，部屋などの中で，人や物が移動する軌跡や方向を表す線のこと．住まいでは，人の生活動作の流れがわかる．また，設計計画において，部屋間の経済的な移動経路を考慮してレイアウトする場合などに用いる．[243]　➡環境，生活，住環境整備

**凍瘡** = しもやけ

**等速性運動** isokinetic training　関節運動の角速度が一定な運動．等速性運動を行うには，関節角度によって変化する筋張力を感知し，それに応じて負荷を調整できる特別な運動機器が必要となる．理学療法の分野では，筋力評価や筋力増強のために等速性運動が使われている．筋力評価においては，関節角度の変化に応じたトルク曲線や，運動速度に依存した筋力特性などの情報を得ることができる．筋力増強に用いた場合，設定した可動範囲すべてにおいて，実際の出力に応じた最大の抵抗をかけることができ，安全で効率的な運動が可能である．高速での運動はtypeⅡの筋線維を肥大させるが，低速での運動では肥大は起こらない．このように，筋を構成する筋線維のタイプに応じた運動速度を選択できることも等速性運動の利点である．しかし，機能的な動作では等速性運動機器の限界の300～400°毎秒より高速の運動が生じており，等速性運動の応用には限界がある．[46]　➡等運動性収縮

**同側半盲** = 同名半盲

**糖代謝** carbohydrate metabolism；saccharometabolism　摂取された糖質が消化・分解され吸収されて，エネルギー源として利用される過程をいい，物質代謝の中心をなす．この過程には解糖，トリカルボン酸回路（TCA回路）におけるグルコースからATPの産生，肝臓でのグルコースからグリコーゲンの合成，アミノ酸，乳酸などからグルコースを生産する糖新生などが含まれる．[19]　➡グリコーゲン，インスリン，糖質，トリカルボン酸回路，グルカゴン，解糖系

**同調** tuning　コンデンサー（電気容量C）とコイル（インダクタンスL）の閉じた回路で，コイルに外界から電磁波を与えたとき，固有振動数〔$1/2\pi(LC)^{1/2}$〕と同じ周波数であれば，電磁誘導により強い電流が生じる現象．超短波療法では人体の一部が回路の一部を構成することから，同調させることが必要である．[231]　➡超短波

**等張液** isotonic solution【等浸透圧液】
　他の溶液と等しい浸透圧をもつ溶液．医学や生物学的分野では，体液，血液と等しい浸透圧をもつ水溶液をさし，正常な血漿と等しい生理的食塩液やほぼ血清と等しい5％ブドウ糖液，リンゲル液などがある．[60]

**等張食塩液（水）** = 生理[的]食塩液

**等張性運動** isotonic training　筋を等張性収縮させて行う運動のこと．関節運動は関節軸を中心とした回転運動であり，筋の牽引角度は絶えず変化するため，厳密な意味で筋張力を変化させずに運動することは無理である．しかし，臨床的には砂嚢を下腿遠位に巻いて膝関節の伸展を行う場合のように，負荷量を一定にして行う運動のことを広く等張性運動と呼んでいる．このような負荷量が一定であるという意味での等張性運動，特に求心性の等張性運動は，理学療法においては筋力増強運動として広く用いられている．デローム（DeLorme）の漸進抵抗運動はその代表的な方法である．特別な器具を必要とせずに，

段階的に負荷を変化させることが容易であることが，筋力増強運動としての等張性運動の利点である．しかし，関節角度によって筋が実際に発生する張力は異なるので，プログラム立案に際しては留意する必要がある．[46] ➡等尺性運動, 等張性収縮

**とうちょうせいしゅうしゅく**
**等張性収縮** isotonic contraction　張力または負荷が一定であるような収縮．求心性収縮と遠心性収縮の両方がある．厳密には，生体から筋を摘出し，筋の一端を固定し，もう一端に一定の重量の負荷をかけ，そのときの短縮量をみる場合の収縮をさす．[46] ➡等尺性収縮, 等運動性収縮, 等張性運動

**とうちょうぶかんはんのう**
**頭頂部緩反応** slow vertex response：SVR
　聴覚誘発電位のうち長潜時反応に分類される，非特殊的広範投射系を経路とする電位．音刺激を与えて頭皮上から聴覚路の反応を記録した場合，500〜1,000ミリ秒（ms）の間に出現する．聴覚障害，精神異常，多動性障害などで異常がみられる．[139] ➡聴性脳幹反応

**とうちょうよう**
**頭頂葉** parietal lobe　解剖学的には大脳皮質の上部からやや後方の部分．中心溝（ローランド溝）により前頭葉と，頭頂後頭溝により後頭葉と，外側溝（シルヴィウス溝）により側頭葉と分けられる．機能的には，中心後回部には一次体性感覚野があり，体表面の触・痛・温・位置などの深部感覚の中枢となっている．中心後回より後部にある領域は，これら個々の感覚要素を意味のある全体に組み立てる働きの中枢である感覚連合野となっている．頭頂葉が外傷や血管障害によって損傷をうけると，深部感覚の弁別障害が生じ，損傷部が連合野に広がるにつれて，単なる感覚異常でなくなり，複雑な認知障害の性格を帯びる．立体・形態の触認知障害，異なる感覚情報の統合障害としての視覚と聴覚の連合失調である読字障害，空間の見当識の障害としての半側空間無視・左右弁別不能などが生じてくる．特に顕著な障害として，図形や立体の模写や再構成などに失敗する構成失行がある．頭頂葉から中心前回に及ぶ大脳皮質の感覚野の障害によって，反対側のすべての識別感覚が障害される．感覚野の前方の障害に

よって対象の性状の空間認知障害が引き起こされる．また後中心回の損傷によって対象物の性状の識別力が障害される．後中心回の中央1/3では立体覚が障害される．大脳皮質の障害では表在感覚の障害はむしろ軽く，臨床的には皮膚書字試験の障害，二点同時刺激に対する消去，触覚失認がみられる．[158]

**とうつう**
**疼痛** pain　生体組織の損傷による侵害刺激が起こす不快感覚，または損傷がなくても心因的生じる不快感覚．疼痛は元々身体への侵害刺激から逃れるために反射を引き起こす生体の防御機構の役割をもつ．しかし疼痛が頻回かつ長時間持続すると本来の防御機構の目的を逸し，身体に害を与えるようになる．痛みはその発生機序によって侵害刺激により発生する侵害疼痛，神経損傷や機能不全により侵害刺激が存在しなくても出現する神経因性疼痛，痛みの原因が身体的には存在せず精神心理的な要因により生じる精神心因性疼痛に分類される．侵害性疼痛は体性痛と内臓痛に，体性痛はさらに皮膚や粘膜の痛みである表面痛と骨膜，靱帯，関節包，腱，筋膜，骨格筋の痛みである深部痛に分類される．疼痛の程度，質に対する評価方法として駆血帯疼痛試験，マクギル疼痛質問表，視覚的アナログスケールなどが使用される．理学療法の除痛手段としては温熱・寒冷刺激，電気刺激による物理療法や徒手療法などが存在する．[168]
➡侵害刺激, 感覚

**とうつうせいはこう**
**疼痛性跛行** painful claudication；antalgic gait
　下肢に荷重した際に痛みが生じたり，増強するのを避けるために起こる跛行．痛みのある下肢の立脚期が短くなるのが一般的である．痛みを起こす病変部位は，必ずしも下肢であるとは限らない．[241] ➡椎間板ヘルニア, トレンデレンブルク徴候, 間欠[性]跛行

**どうてい**
**同定** identification　同一であると認知すること．知能や認知の機能として重要で，複数の対象をカテゴリーに分類する際に機能する．知能検査のカテゴリー分類問題では，複数の対象の中で何を基準として同一と認知するかが問われる．[66] ➡認知

**動的アライメント** dynamic alignment
　広義には，身体運動時における身体各部の位置関係の意もあるが，義肢装具の分野において用いられるのが一般的である．義肢装具を装着して実際に動作を行わせ，円滑で楽に動作が行えるよう各部（部品）の位置関係を調節すること．義手および上肢装具では上肢を用いる動作に，義足および下肢装具では歩行に適したアライメントが必要とされる．特に歩行においては，義肢装具の操作自体に無駄な力を必要とせず，安全に快適に効率よく長く歩けるよう，正常な歩容を基準として調節する．動的アライメントの調節には客観的で詳細な動作観察能力が要求される．[210] ➡アライメント，静的アライメント，ベンチアライメント

**動的スプリント** dynamic splint；lively splint
　変形の予防・矯正および不随意運動のコントロールを目的とし，手関節や手指の伸展・屈曲の運動を他動的に補助する．力源はピアノ線，ゴム，スプリングの弾性などで，アウトリガー型，継手型，弾性型，操り型がある．[199] ➡オッペンハイマー型装具，副子

**等電位線** isoelectric line 【基線，ゼロ線 zero voltage line】　心電図，筋電図で，電圧測定の基準となる線．心電図ではP波起始から次のP波起始を結ぶ線で，活動電位が0の状態である．筋電図では筋活動がない状態や較正によって基線を設定する．[44] ➡等電点

**等電点** isoelectric point：pI　水に溶ける物質（電解質）がもっている，その物質特有の性質が安定するpH値，すなわち両性電解質の正味の電荷が零となるpH値．アミノ酸水溶液中ではイオンが混ざり合い＋と－の電荷の絶対値が等しくなり，零になるような水素イオン濃度である．[72] ➡等電位線

**導尿セット** urinary catheter set 【自己導尿セット self-catheterization set】　排尿障害を有する者が感染予防や尿失禁対策として膀胱内の尿を排泄するために用いる器具．使用者自身もしくは介助を受け，膀胱からカテーテルを挿入して排泄する．上肢機能低下のある人や外出先での使用を考慮した器具となっている．[148] ➡排尿障害，脊髄損傷，神経因性膀胱

**糖尿病** diabetes mellitus：DM　インスリンの作用不足により起こる慢性の高血糖状態を主徴とした代謝異常をきたす疾患群（日本糖尿病学会）．1型糖尿病にみられるインスリン作用不全は，膵ランゲルハンス島B細胞の破壊によるインスリン分泌不全が主要な原因である．2型糖尿病ではインスリンに対する抵抗性の増大が作用不全の本体で，これには過食，運動不足などの環境因子および複数の遺伝因子が関与する．糖尿病はこれ以外に，特定の機序・疾患によるもの，妊娠糖尿病に分類される．わが国では2型が全体の90％以上を占め，1型の有病率は1万人に約1名である．理学療法では2型が主な適応となり脂肪利用亢進，筋量増大などによるインスリン感受性の改善が治療の狙いとなる．1型では運動による低血糖や，血糖コントロール不良時の運動による高血糖に対する注意が必要である．また糖代謝障害による糖尿病性腎症，網膜症，神経障害はリスク管理上重要である．[19] ➡インスリン，血糖，1型糖尿病，2型糖尿病，トリカルボン酸回路，血糖コントロール，低血糖発作，生活習慣病

**糖尿病性昏睡** diabetic coma　糖尿病の急性合併症．インスリン作用不足が極限状態に達したとき，高血糖や脱水症などに伴って起こる意識障害．ケトアシドーシスの有無により，ケトアシドーシス性昏睡と非ケトン性高浸透圧性昏睡に区分される．[155]

**糖尿病性ニューロパチー** diabetic neuropathy　糖尿病の中で最も頻度の高い合併症．糖尿病による神経の変性から引き起こされる多発神経症・単神経症・自律神経障害が主体．最も多いのは多発神経症で，左右対称に下肢末端から感覚神経が障害され，次第に上行し，最終的には手袋型感覚障害，靴下型感覚障害を呈する．[260] ➡手袋型感覚障害，靴下型感覚障害

**頭板状筋** splenius capitis muscle　下位5

頸椎の高さにある項靱帯，上位2胸椎の棘突起から起こり，外側上方に走り，側頭骨乳様突起，後頭骨上項線の外側部に付着する筋．頭部の左右の傾斜には同側筋1つが，頭の後方傾斜および顔面をあげる運動では両側の筋が同時に働く．[133]

**とうはんせいきりつ**
**登はん性起立** ＝ ガワーズ徴候

**とうひ**
**逃避** escape　現実的解決を避け，不快，不安，困難な状況から逃げることによって安定を保とうとする防衛機制の一種．空想，疾病への逃避がある．退行も逃避の一種で欲求不満状況で幼児的行動をとること．[66] ➡防衛機制，適応

**とうひはんしゃ**
**逃避反射** ＝ 屈曲反射

**とうぶがいしょう**
**頭部外傷** head injury　頭蓋骨，頭蓋軟部組織および脳実質の外傷の総称．解剖学的には，頭蓋内部軟部組織，頭蓋骨，硬膜，脳実質，脳血管，脳神経の損傷などをいい，時には眼鼻などの付属器損傷も含む．開放創の有無により開放性，閉鎖性損傷に大別され，開放性損傷は創が硬膜を穿破する穿通性損傷とそうでない非穿通性損傷に分けられる．頭蓋骨と頭蓋軟部組織の損傷は直達衝撃が加わることにより発生する．頭蓋骨の外傷による損傷としては，陥没骨折，線状骨折，粉砕骨折，縫合離開があげられる．頭蓋軟部組織の外傷としては切創，刺創，擦過傷，腱膜下出血，骨膜下出血などがある．頭蓋軟部組織は血行が豊富であるため軽微な外傷であっても動脈性出血により貧血の誘因となることがあり，また，頭皮の表在感覚障害を合併することがある．脳実質損傷は主として直線加速度が脳実質に直接損傷を与える場合と回転加速度によって生じる頭蓋骨とのずれや剪断ゆがみによる脳実質損傷とがある．急性硬膜下血腫，急性硬膜外血腫，脳挫傷，脳内血腫などがあげられる．頭部外傷による脳実質の病理学的損傷は局所性損傷のみならず，軸索損傷に代表されるびまん性損傷などもあり，神経線維の離断，局所周辺組織の虚血や浮腫といった二次的なもの，頭蓋内圧亢進症状，低酸素状態などの様々な損傷をきたす．そのため，単に片麻痺や失調症といった運動機能障害のみに留まらず，注意障害，失語症，健忘症などの神経心理学的症状や性格の変化，異常行動など多彩な臨床症状を呈する．頭部外傷のリハビリテーションでは症例によってそのアプローチを慎重に検討する必要があり，画一的なリハビリテーションを提供していくことは困難である．対象者がもつ様々な障害像を正確にとらえたうえで個々の症例に適した理学療法プログラムを処方することとなる．機能予後は意識障害の程度と期間，年齢，運動機能，神経心理学的所見により異なる．青壮年層については社会復帰が必要であることが多いが，日常生活にある程度の自立が得られても受傷1年後の円滑な社会復帰は困難な例が多く，可及的早期から職業トレーニングや配置転換などの働きかけといった社会的援護が必要である．[219]

**どうぶつじっけんりんり**
**動物実験倫理** animal experiment ethics
動物実験には倫理規定があり1980(昭和55)年3月総理府告示第6号において「実験動物の飼養及び保管等に関する基準」が制定されている．また世界的に代替法である3R，replacement（代替），reduction（縮小），refinement（洗練）の研究が促進されている．[215] ➡代替材料，実験研究，基礎研究

**トウブレーク** toe-break　足部が踵離地直後から爪先離地直前までMP関節を中心に背屈する，いわゆる踏み返しのこと．これにより前足部で支持基底面を確保し，足趾屈筋の筋活動による前後方向の安定性が図られる．また，義足の足部ではMP関節の役目をする部をトウブレークという．[206]

**どうぼうけっせつ**
**洞房結節** sinoatrial node　【洞結節 sinus node】　右心房の上大静脈基部付近に存在する刺激伝導系で，自動能をもち60〜80/分の頻度で興奮を起こす．他の刺激伝導系から発生する興奮頻度よりも多いため，正常では心臓全体の歩調とりとなる．[293] ➡ペースメーカ，刺激伝導系

**どうみゃく**
**動脈** artery　内膜，中膜，外膜の3層からなる血管で，血液を心臓より身体全体に送る

輸送管である。特に中膜は平滑筋と弾力線維からなり，弾性に富み，血液の送り出しに重要な役割をしている。[38]

**動脈管** arterial duct 【ボタロー管 Botallo duct】 胎生期に肺動脈と大動脈との間を結んでいた血管。肺動脈幹が側枝状に左右に分かれた部位から後方に進み，大動脈弓の末端部につながるまでの太い動脈。出生によって肺呼吸が始まるため，生後1～2日後に閉鎖する。[247] ➡動脈管開存[症]，肺動脈

**動脈管開存[症]** patent ductus arteriosus：PDA 動脈管は胎生期には肺動脈から大動脈への血流路であり生後1～2日で閉鎖するが，この閉鎖が起こらない先天性心疾患。左右シャントによる心不全，肺高血圧が生じ得る。プロスタグランジン阻害薬投与，手術療法が行われる。[249]

**動脈血** arterial blood 肺でガス交換をし酸素を大量に含んだ鮮紅色の血液。一般成人での酸素含有量は$SpO_2$(血中酸素濃度)が90%，$PaO_2$(動脈血酸素濃度)95 Torr 以上である。[137]

**動脈血酸素分圧** arterial oxygen tension 記号$PaO_2$。動脈血中に溶解している酸素分子による圧。1気圧の大気中の酸素濃度は21%であることから，大気中の$PaO_2$は$760 \times 21/100 = 160$ mmHg と計算される。これが呼吸により肺胞に到達すると約100 mmHg となり，動脈血に移行する間に多少低下し，健常者ではほぼ95 mmHg が正常な$PaO_2$とされ，60 mmHg 以下は低酸素血症とされる。$PaO_2$測定の意義は肺胞の酸素化能の把握にあるが，この値は単一のパラメータでなく大気圧，吸入気ガス濃度，肺胞換気量，換気血流比，シャント率の6因子により規定されていることに留意する必要がある。$PaO_2$はその他血中ヘモグロビン濃度や加齢によっても変化する。年齢による$PaO_2$の低下は$(105 - 0.3 \times 年齢)$で求められ，20歳代の平均は99，50歳代では90，80歳代では81である。ちなみに下限値は$100 - 0.4 \times 年齢$で求められる。[19] ➡血液ガス測定，ガス拡散，換気血流比，ヘモグロビン酸素解離曲線

**動脈血酸素飽和度** arterial oxygen saturation；oxygen saturation of hemoglobin 記号$SaO_2$。血液中の酸素の運搬方法は，直接血液に溶解して運搬される場合と，赤血球のヘモグロビンと結合して運搬される場合に分けられる。このヘモグロビンと酸素がどれくらいの割合で結合しているかを示した値が動脈血酸素飽和度である。生体内では組織への酸素運搬の大部分をヘモグロビンとの結合に依存している。したがって同じ$SaO_2$であってもヘモグロビンの量により酸素運搬能の異なることに留意する必要がある。なお経皮的(percutaneous)に酸素飽和度を測定したものを意味する場合は，percutaneous の「p」をいれ$SpO_2$と表現し，$SaO_2$の値と異なる。$SaO_2$は$PaO_2$により規定され，この関係を示したものが酸素解離曲線である。酸素飽和度は体温，pH などの影響を受け変化する。酸素解離曲線上で酸素分圧$(PaO_2)$ 30 mmHg は $SaO_2$ 60%，$PaO_2$ 60 mmHg は $SaO_2$ 90%である。[19] ➡血液ガス測定，動脈血酸素分圧，ヘモグロビン酸素解離曲線

**動脈血二酸化炭素分圧** partial pressure of carbon dioxide 記号$PaCO_2$。$PaCO_2$は換気量の指標であり，体内での二酸化炭素産生率，分時換気量，肺の二酸化炭素呼出効率の3要素で決定される。二酸化炭素は酸素が細胞において消費された後の代謝産物であり，呼気として体外には排出される。したがって単位時間あたりの換気量と$PaCO_2$は反比例の関係にある。健常者では$PaCO_2$は40 mmHg で発熱，運動，睡眠などの生体の条件が変化しても変動幅は±5 mmHg 程度である。呼吸不全では二酸化炭素産生率の増加，分時換気量の減少，肺の二酸化炭素呼出効率の低下により組織は低酸素状態になり，$PaCO_2$は上昇する。また二酸化炭素は体内に存在する最も多い酸であり，肺胞換気の減少により$PaCO_2$が上昇しpH が下がった状態を呼吸性アシドーシスと呼び，過換気により$PaCO_2$が低下しpH が上がった状態を呼吸性アルカローシスと呼ぶ。[19] ➡血液ガス測定，呼吸性アシドーシス，呼吸性アルカロー

シス

**動脈血肺胞気酸素分圧較差** alveolar-arterial oxygen difference 記号 AaDCO$_2$。肺胞気と動脈血の酸素分圧の差。肺胞におけるガス交換の程度を表し，正常では 10 mmHg 以下であるが，呼吸器疾患では 15 mmHg 以上になる。ガス拡散能低下，換気血流比の不均等，肺内シャントが関与する。[19] ➡拡散,動脈血酸素分圧,肺胞気酸素分圧

**動脈硬化** arteriosclerosis 動脈壁の肥厚，再構築，弾力性の低下，機能低下をきたす限局性の動脈病変の総称。病理学的には細小動脈の肥厚と内腔狭窄をきたす細小動脈硬化，四肢動脈に多く，中膜にカルシウム沈着をきたすメンケベルク硬化症，主に大動脈，冠動脈，脳動脈などの大・中動脈に起こる粥状硬化症に大別される。動脈硬化は心筋梗塞などの冠動脈疾患，脳梗塞などの脳血管障害，閉塞性動脈硬化症などの原因となるが，特に粥状硬化が臨床上問題となり，通常動脈硬化といえば，粥状硬化をさすことが多い。大動脈の粥状硬化では，真性大動脈瘤や解離性大動脈瘤が形成される。発症は 10 歳代で無症状のまま徐々に進行し，40 歳頃より臨床症状が出現するようになる。進行の速さは遺伝的・環境的要因に依存する部分が多い。動脈硬化の危険因子として，高脂血症，高血圧，肥満，喫煙，糖尿病などがあげられ，いわゆる生活習慣病のひとつと考えられる。[213] ➡脳血管障害,心筋梗塞

**動脈瘤** aneurysm 動脈が局所的に拡大した状態。病理学的に，①真性動脈瘤，②解離性動脈瘤，③偽動脈瘤，④動静脈瘤に分けられる。形態的には，①円筒状，紡錘状動脈瘤，②嚢状動脈瘤がある。拡大し，破裂の危険性の高いものなどについては外科的治療を行う。[38]

**透明中隔** septum pellucidum 脳梁と脳弓の間に張られ，側脳室と脳の外部を隔てる1対の膜。神経膠細胞と多数の神経線維を含む。左右の透明中隔の一部が癒合していることがあり，上方と後方の脳梁，下方の脳弓とともに透明中隔腔を形づくる。[253]

**同名半盲** homonymous hemianopia 【同側半盲】 視野の右または左半分が見えない場合を半盲といい，両眼とも同じ側が見えない場合を同名半盲という。視交叉部より中枢の障害で起こる。[208] ➡半盲

**陶冶** cultivation 人の性質，能力，才能を磨き，高めること。教育学での用語。実質陶冶と形式陶冶とに分類される。前者は知識，技能の習得自体を目的とし，後者は知識，技能の習得を通して一般的能力の養成を目的とする。[66]

**東洋医学** East Asian medicine 一般に欧米の西洋文化に対して独自の文化をもつ中国，インド，日本などの地を限定して東洋と呼ぶ。医学の場合，これらの地域に古代から伝わる固有の医学を東洋医学と総称している。江戸時代の日本において「蘭方医学」に対して「漢方医学」なる用語が形成されたように「東洋医学」は「西洋医学」に対する用語である。日本では，東洋医学は(漢方療法)と鍼灸医学(鍼灸治療)を意味している。明治7年の「医制」により医師の資格が西洋医学を学んだ者に限定され，従来の漢方医師の数が減少した。日露戦争後それまでの西洋化から自国の文化を見直す動きが起こり東洋の知恵に基づく「東洋医学」という形で復興運動が広まった。米国の影響で1990年代から日本において「相補代替医療(CAM)」に関する関心が高まっている。漢方医学や鍼灸を相補代替医療に含めるべきかが論議されることもあるが，東アジアではむしろ伝統的な正統医学と考えられることが多い。[195] ➡チベット医学,アラビア医学

**動揺関節** flail joint; loose joint 関節支持力が低下し，関節の可動域が正常域を越えて拡大した関節。関節の不安定性が生じ，関節包や靱帯の損傷，関節痛などの誘因となる。原因により神経性，靱帯性，骨性に分けられる。[84] ➡関節リウマチ,関節弛緩,関節可動域

**動揺性肩関節** loose shoulder 非外傷性の

不安定性肩関節症で肩関節に多方向の不安定性があり，疼痛，運動制限，脱臼感などを呈する疾患。若年者で両側性であることが多い。諸説あるが，発症のメカニズムは十分解明されていない。[273] ➡不安定性肩関節症

**動揺病**（どうようびょう） motion sickness【加速度病 acceleration sickness, 乗物酔い car sickness】
めまい，頭痛，悪心・嘔吐などの自律神経症状。乗り物の揺れによる加速度刺激などが内耳に影響を与えて出現する一過性の病的反応。視刺激や乗り物内部の条件，臭気なども発症に影響を与えることもある。[260]

**動揺歩行**（どうようほこう）＝アヒル歩行

**トーキングエイド** talking aids 音声でコミュニケーションができない構音障害者のための会話補助器。最新のものでは，人工音声を使って相手に意思を伝える VOCA（voice output communication aids）などがある。[243] ➡福祉機器，音声認識，会話支援装置，ノーマライゼーション，バリアフリー

**トークンテスト** token test 失語症を検査するテスト。検者の発語を聞き取り，トークン（代用硬貨など模擬的な物）を指示どおりにどれだけ正しく遂行できるかをみて言語理解度を検査する。[42] ➡失語［症］

**トーヌス** ＝筋トーヌス

**ドーピングテスト** doping test スポーツ選手が競技能力を高めるために不正に薬物を使用することをドーピングといい，これを検出する試験。尿検査，血液検査などが行われる。IOC（国際オリンピック委員会）では興奮薬，麻薬性鎮痛薬，蛋白質同化薬，利尿薬，ペプチドホルモンなどの使用を禁止している。[149] ➡医療スポーツ，パラリンピック，鎮痛消炎薬，蛋白［質］同化，利尿薬

**トーマス肢位**（とーますしい） Thomas position 非検査側の股関節，膝関節を他動的に屈曲させて腰椎・骨盤帯を床面に固定し，検査側はリラックスさせた状態で伸展位を自由にとらせた肢位。検査側に股関節屈曲が生じれば，股関節の屈曲拘縮を確認することができる。[172] ➡トーマステスト

**トーマステスト** Thomas test トーマス肢位を用いて，大腿直筋や腸腰筋の短縮や，股関節の屈曲拘縮の有無を調べる検査方法。検査する側の膝から下を検査ベッドから垂らすことによって，大腿直筋と腸腰筋の短縮を選り分けることができる。[172] ➡トーマス肢位

**トーマスヒール** Thomas heel 足部内側縦アーチの支持性増強を目的に靴の踵内側前面を舟状骨直下まで1～1.5 cm前方に延長したヒール。内側ウェッジヒールとの併用が多い。外側の場合は逆トーマスヒールという。[262] ➡靴型装具，補高，逆トーマスヒール

**ドーマン-デラカト法**（どーまん-でらかとほう） Doman-Delacato patterning therapy ドーマン（Doman, G.）とデラカト（Delacato, C.H.）が提唱した治療体系。フェイ（Fay, T.）の系統発生学的運動パターンの中枢神経障害児への適用を発展させ，同側性・交互性・交叉性運動パターンを用いた他動運動や，二酸化炭素濃度を上げて呼吸筋活動を促通するマスク法を開発した。[112] ➡固有受容性神経筋促通法

**トキソプラズマ** *Toxoplasma gondii*
長径約6 μm，短径約2 μmの半月型の原虫。ネコ科の動物が終宿主で哺乳類や鳥類に感染する人畜共通感染症の病原体。胎盤を介しての先天性および主に不顕性感染である後天性のトキソプラズマ症を起こす。HIV感染者や免疫機能が低下している場合に感染すると中枢神経系障害，心筋炎，肺炎など重篤な症状を起こすことがある。[298]

**特異度**（とくいど） specificity ある検査で，真の陰性を正しく陰性と判定する率で，その検査法の有効性の指標。ある疾病の罹患者を正しく陽性と判定する率を感度という。特異度と感度は二律背反で，特異度を向上させると感度が低下する。[218] ➡仮説，感度

**特殊核**（とくしゅかく） specific nuclei 特定の身体末梢部

分から求心性インパルスを特定の大脳皮質に伝える視床の中継核。後外側腹側核は体部の体性感覚，後内側腹側核は顔面の体性感覚，外側膝状体は視覚，内側膝状体は聴覚情報を中継する。[284]

**特殊感覚** special sensation　　脳神経が関与する感覚で，嗅覚・視覚・聴覚・平衡覚・味覚があり，刺激に特化した受容器が特定の感覚を感受している。これらの共働により方向・位置・大小・形状・距離などを識別し，空間または広がりを認知する生体の能力。[61] ➡感覚

**特殊教育** special education　　障害をもつ児童生徒に，それぞれの発達や障害の状態や特性に応じて社会的な自立をめざし，よりよい教育環境を整えた学校教育。盲・聾学校，知的障害・肢体不自由・病弱養護学校，特殊学級などがある。[39]

**特殊投射系** specific projection system
視床特殊核を経由して大脳皮質の特定部位に神経線維を投射する系。体性感覚や視覚，聴覚などの情報はこの系によって投射される。[193]

**特殊病院** special hospital　　主として精神病または結核の患者を収容する病室を有する病院をいう。これらの病院におくべき医師，薬剤師，看護師などの看護職員の員数の標準は医療法施行規則第19条(員数の規定)によらず，都道府県知事の許可準則による。[192] ➡病院, 医療機関

**毒性** toxicity　　生体に化学物質や有害微生物が様々な経路で接触したとき，生体に異常な変化を生じさせる毒作用。[175]

**独創性** = オリジナリティ

**特徴振動数域** = フォルマント

**特定機能病院** special functioning hospital
1992(平成4)年の医療法の一部を改正により，高度先進医療を提供を目的として設けられた病院で，現在全国の大学病院と国立がんセンター中央病院，国立循環器病センターが承認されている。高度医療を提供するための人員，設備，技術水準を備えた病院で，厚生労働大臣の承認が必要とされ，以下の要件を満たすことが必要とされている。①高度の医療を提供する能力をもつこと，②高度の医療技術の開発，評価を行う能力があること，③高度の医療研修能力があること，④10以上の診療科をもち，500以上の入院施設があること，など。なお，受診には高度医療を必要としない人が殺到しないように，一般病院・診療所などからの紹介を基本としている。[192]
➡病院, 医療機関, 一般病院

**特定疾患** specific disease 【厚生労働省特定疾患】　　特定疾患とは，1972(昭和47)年に定められた「難病対策要綱」を踏まえて，特定疾患治療研究事業の対象疾患のうち診断基準が一応確立しているものの中から，原因究明の困難性，難治度，重症度および患者数などを総合的に勘案し，特定疾患対策懇談会の意見を参考にして決定された疾患をいう。2002(平成14)年6月現在，45疾患がその対象となっている。原因不明，治療方法の未確立であり，かつ後遺症を残すおそれが少なくない疾病として，ベーチェット病，重症筋無力症，再生不良性貧血，悪性関節リウマチなど，経過が慢性にわたり，単に経済的な問題のみならず介護などに著しい人手を要するために家庭の負担が重く，また精神的にも負担の大きい疾病として小児癌，小児慢性腎炎，ネフローゼ，小児喘息，進行性筋ジストロフィー，腎不全(人工透析対象者)などがある。対象となる45疾患における医療費の自己負担分については公費負担が行われる。特定疾患対策研究事業としては2004年6月現在60研究班121疾患が対象となり研究が進められている。[205] ➡介護保険制度, 一次判定, 介護

**特発性** idiopathic 【本態性】　　疾病の原因が不明な場合に，その疾患名に付ける語。本態性も同じ意味で用いられる。[121] ➡特発性潰瘍性大腸炎, 特発性血小板減少性紫斑病

**特発性潰瘍性大腸炎**　　idiopathic ulcerative

colitis　特発性に起こる潰瘍性大腸炎。潰瘍性大腸炎は粘膜を侵し，しばしばびらんや潰瘍を形成する，大腸の原因不明のびまん性非特異性炎症。白人に比べ日本人には少ないが成人に多い。症状は下痢，粘血便，腹痛で，重症では大腸癌を発症する。[247]

### とくはつせいけっしょうばんげんしょうせいしはんびょう
**特発性血小板減少性紫斑病** idiopathic thrombocytopenic purpura：ITP　【ヴェルルホーフ紫斑病 Werlhof purpura】　血小板の減少，紫斑の出現，出血時間の延長，血液凝固時間の延長などがみられる全身性疾患。薬剤投与あるいは全身性エリテマトーデスに合併することがある。原因疾患が明らかではないものを特発性としている。[162] ➡血小板，全身性エリテマトーデス

### とくはつせいさんさしんけいつう
**特発性三叉神経痛**　idiopathic trigeminal neuralgia　通常，片側性の三叉神経領域（第2枝・第3枝が多く，第1枝はまれ）に激しい疼痛発作をきたす原因不明の神経痛。中年以降の女性に多く，会話や摂食，洗顔などにより誘発され，多くは疼痛誘発点が存在する。[168]
➡三叉神経

### とくはつせいそくわんしょう
**特発性側彎症** idiopathic scoliosis　原因不明の構築性側彎。10歳前後に発症する思春期側彎症が最も多く，右凸胸椎側彎で女子に多いのが特徴。成長に伴い変形が増悪するため，装具装着による変形予防や，成長を待って脊柱の矯正固定術が適用される。[115] ➡脊柱側彎症，コブ角

### とくはつせいだいたいこっとうえし
**特発性大腿骨頭壊死** idiopathic osteonecrosis of femoral head：ION　原因が明らかでない大腿骨頭の無痛性あるいは阻血性の壊死をきたした病態。成人の大腿骨頭の無菌性壊死，阻血性壊死をきたす疾患のうち，原因不明のもの。ステロイド剤の投与，アルコールの多飲が誘引となるとも考えられている。[294]
➡大腿骨頭壊死，脱臼，大腿骨頭部骨折，ステロイド，レイトセグメンタルコラップス

### とくはつせいたはつせいしゅっけつせいにくしゅ　かぽじにくしゅ
**特発性多発性出血性肉腫** ＝ カポジ肉腫

### とくべつようごろうじんほーむ
**特別養護老人ホーム** ＝ ナーシングホーム

### どくりつへんすう
**独立変数**　independent variable　【説明変数 explanatory variable，予測変数 predictor variable】　観測されたデータから，相互関係が生じる場合，他方の変数の変化の原因となっていると考えられる変数。例えば，$y = a + bx$といった線形回帰の場合，$x$が独立変数にあたり，$y$は従属変数と呼ばれる。[267] ➡統計学，記述統計，変数，従属変数

### とぐるしきぶれーき
**トグル式ブレーキ** toggle brake　てこの原理を利用した車いすのタイヤを直接押さえるブレーキ。ワンタッチで操作ができ，大きな力を必要としないが，制動力の調節ができないことや壊れやすいのが欠点。四肢麻痺を有する者に処方することが多い。[78] ➡車いす，レバー式ブレーキ

### とけつ
**吐血**　hematemesis　血液あるいは血液の混じった内容物を吐出すること。食道，胃，十二指腸などからの出血が考えられるが，吐血の性状により潰瘍や癌による出血，静脈瘤破裂による出血など吐血の原因が判別できることも多い。肉眼では新鮮血，暗褐色，黒褐色，コーヒー残渣様などの識別ができる。胃内の貯留血液は，ヘモグロビンに胃酸が作用し塩酸ヘマチンとなり，赤色から黒色へと変化したり，胃液と混じるとコヒー残渣様となる。[29] ➡下血，喀血，コーヒー残渣様吐物

### どけるばんびょう　どう・けるヴぁんびょう
**ドケルバン病** ＝ どう・けるヴぁんびょう

### とこやげかい
**床屋外科医**　barber surgeon　中世において西洋では，戦争などによる負傷者の外科的処置は床屋によって行われていたことから床屋外科医と呼ばれた。多くの外科医は未熟なうちは床屋で徒弟奉公していたという。[57] ➡アレキサンドリア医学，教育，学位，専門職

### とじこめしょうこうぐん
**閉じ込め症候群**　locked-in syndrome　【ロックドイン症候群】　上位運動ニューロン障害により，発話，身体表現が「閉じ込められた」状態。無言・無動を特徴とするが，意識障害はなく，意思疎通は眼球の開閉，垂直運動（水平運動は障害）などの残存機能で可能。大脳脚の両側障害，橋の裏側，外転神経核またはそれより上位の病巣に由来する。[282]

**閉じこもり症候群**　要因は多様で，脳卒中による片麻痺や高次脳機能障害などの身体的要因，意欲の欠如や孤独や認知症などの心理的要因，多雪・強風などの気候や退職，社会的孤立などの社会的要因などにより，生活パターンの変化が生じると，家を中心とした狭い生活空間となる。その結果，心身の機能低下および能力低下が現れ，さらに家の中だけという狭い生活空間での生活を助長させ，廃用症候群を進行させる悪影響を及ぼす。狭い生活空間は高齢者の寝たきり，認知症の危険因子となりうる。本症候群の症状は，感情全般の鈍化，易疲労感，夜間不眠，日中の過剰な睡眠，過食と活動性低下による体重増加・喫煙量増加，頻回のトイレの減少を目的とした飲水量の減少，トイレが間に合わなくなることによる失禁，転倒しやすい，などがある。[288]　➡廃用症候群

**徒手筋力検査**　manual muscle test：MMT
個々の関節または筋群の筋力を徒手的に検査する方法。主として末梢神経障害であるポリオを対象とした評価方法として1910年代に考案された。わが国では，ダニエル(Daniel)らによる方法が主流で，筋力は以下の6段階（0～5）で評価されている。0：筋の収縮がみられない。1：関節運動は起こらないが筋の収縮がみられる。2：四肢の重力を除いた姿勢で運動ができる。3：重力に抗して運動ができる。4：抵抗に抗して運動ができる。5：正常。4と5の判定は主観的な要素を含んでいるが，それ以外は重力を利用するなど客観的な評価方法である。なお，中枢神経障害による麻痺側の足関節背屈筋力を測定する場合，屈筋共同運動を利用すると足関節背屈筋力は強く出現するが，足関節背屈のみを分離して行うと足関節背屈筋力の出現は弱い。このように検査法に依存して出現する筋力が異なるため，中枢神経障害に対して徒手筋力検査を用いる場合は，ごく軽症の場合を除き注意を要する。[57]　➡評価，主観テスト，客観テスト

**徒手療法**　manual therapy　器具を用いずに徒手のみによる直接的治療手技の総称。運動療法に分類され，関節の自動運動可動域を越えた力を加える他動的関節可動域運動の範囲に入る。自動運動や歩行練習のように対象者自身の運動学習に重点をおいた運動療法でなく，純粋に治療に重点をおいた療法といえる。徒手療法には様々な手技があるが，その方法は一般に関節運動に関与する筋や筋膜などの軟部組織の柔軟性の改善からアプローチする方法と，関節に直接アプローチする方法がある。それらの基本的概念は，主として関節運動学に基づいている。関節運動学は関節の形態や関節内運動としての動き（回転 roll，滑走 slide，回旋 spin）に重点をおき関節を随意的に動かすことができる運動（生理的運動）と随意的に動かすことができない運動（副運動）としてとらえる。この副運動が制限されると関節は生理的運動を阻害されて関節運動域が制限される。徒手療法としては関節モビライゼーションとマニピュレーション，深部マッサージ（deep massage），他動的ストレッチングなどがある。関節モビライゼーションは，痛みを和らげたり，関節可動域を制限する関節機能障害を治療する手技であり，マニピュレーションに比べて高い振幅で比較的遅いスピードの運動が特徴である。関節モビライゼーションの体系（関節を動かす力とグレード）としてはメイトランド Maitland, G. D.（振動療法 oscillation motion）とカルテンボーン Kaltenborn, F.（持続的伸長法 sustained stretch）によって開発された体系が一般的である。[195]

**登上線維**　climbing fiber　延髄のオリーブ核から小脳のあらゆる部位に投射する線維。小脳皮質に入ってプルキンエ細胞層に達すると，その樹状突起に絡みつくように上行して，登上線維の軸索膨大部は樹状突起棘と興奮性シナプスを形成する。[179]

**度数**　frequency【頻度】　同じことがくり返される頻数のこと。統計ではあるデータを階級（階層）別に分類するとき，それぞれの階級に属するデータの数を表す。例えば，身長測定値を階級別（身長順）に並べたとき，各階級に属する人の数が度数にあたる。[57]　➡統計学，カテゴリーデータ，度数分布，ヒストグラム

**度数分布** frequency distribution　統計学において，測定データの範囲をいくつかの階級に分類するとき，各階級に属するデータの数を度数といい，各階級における度数の系列を度数分布という。[171] ➡名義尺度, 順序尺度, 正規分布

**努責** bearing down【いきみ, いきみ呼吸】
腹圧をかけていきむこと。①息をつめて, 腹筋を意図的に収縮して腹圧をかけること。排便時などのいきばり。頭蓋内圧の亢進を引き起こすため, 開頭術後は禁止。②分娩時に胎児を娩出しようとする不随意的ないきみ。[177]

**突起** process　骨表面で周囲の部位より著しく突き出している部分。筋の起始や停止部, 靱帯の付着部などにみられる。まれに膵臓の鉤状突起のように内臓の部位名として用いられることもある。例：乳様突起, 烏口突起, 棘突起など。[68]

**特記事項** specific note　特別に取り上げ, その重要性がはっきりとわかるように書き記した事柄や項目のこと。臨床現場においては評価時やカルテ記入時に基本的な項目以外にその人にとって重要な項目を記入する。例えば禁忌事項など。[188] ➡評価, カルテ, 禁忌, 処方, リスク管理

**突進現象** pulsion　体幹の重心移動に下肢のステップがついていけず不十分なため, 重心移動した方向に倒れたり, 突進する現象。前方突進, 側方突進, 後方突進などがある。姿勢反射異常のひとつでパーキンソン病でみられる。[207] ➡前方突進[現象], 後方突進[現象], 側方突進[現象]

**突然死** sudden death　前ぶれもなく突発的に起こった死亡の総称。多くは, 内因疾患で発症から1時間以内の死亡をいう。WHOでは「発症後24時間以内の内因死」としている。原因の大部分は心臓血管系疾患（虚血性心疾患, 心筋症, 重症弁膜症など）で, 心臓突然死とも呼ばれる。なお, その場ですぐに死亡する場合は, 瞬間死あるいは即死（immediate death）と呼ばれている。[260]

**突然変異** mutation　何らかの原因で生じた遺伝子（DNA）の一部の変化（遺伝子突然変異）や, 染色体の変化（染色体突然変異）が生じ, 生物体のもつ形質の一部が変化し, 親とは違った特徴が遺伝する現象。[270]

**トッド麻痺** Todd paralysis　てんかんの痙攣発作後, 数分, 数時間, 時に数日間, 上肢, 下肢あるいは身体半側に出現する一過性の運動麻痺。報告者の英国の医師トッド（Todd, R. B.：1809～1860）により知られるようになった。[42] ➡てんかん

**突背** ＝ 円背[姿勢]

**突発性難聴** sudden deafness　突発的に発症する高度な感音難聴で, はっきりした原因がつかめないもの。通常は一側性で, 耳鳴りや耳閉塞感, めまいや吐き気を伴うこともある。治療は薬物療法などで, 約1/3が治癒または軽快するとされている。[4] ➡感音難聴

**トップダウン思考** topdown thinking【演繹的問題解決法 deductive method for problem solution】　問題解決法のひとつであり, 評価の過程において, 包括的な情報収集を行わずに早期に仮説を立て, その仮説に基づいて情報の収集や処理を行うもので,「下降型の思考」といわれる。理学療法では, 個々の関節可動域や筋力検査の結果などを組み合わせて, 対象者の問題点を見つけ出すのではなく, まず, 対象者の問題点を推測し, その問題に影響すると予測される身体機能について評価を行うという過程をたどる思考法である。臨床実習において, 実習生の指導をする場合には, 対象者の全体像をまずとらえさせ, その全体像に影響を与えている種々の要因を考えさせることが有効な場合がある。このトップダウン思考で対象者の評価を行った場合, 統合と解釈においては, 個々の機能障害の結びつきから能力低下などの問題点を説明していくのではなく, 取り上げた問題点についてそれぞれの問題がどのような機能障害から発生するのかを説明することが必要である。[216] ➡評

価, ボトムアップ思考, 統合と解釈

**ドパミン** dopamine　カテコールアミンの一種で，フェニルアラニンからアドレナリンを生成する系の中間体。生体内においてはチロシンが血中より脳に取り込まれ，チロシン水酸化酵素によりド[ー]パとなり，ドパ脱炭素酵素によりドパミンとなる。ドパミンは血液脳関門を通過しない。興奮性の神経伝達物質としての作用をもち，情緒的および精神的反応や随意運動を制御する。中脳黒質の変性によって黒質緻密層で生成されるドパミンが減少し，黒質線条体ニューロンを経て被殻，尾状核(線条体)に流入するはずのドパミンの欠乏をきたす進行性変性疾患としてパーキンソン病がある。治療薬 L-ドパ投与によりドパミン作動性ニューロンは賦活化される。[110] ➡アドレナリン

**トポグラフィ** topography　**1**解剖学上，体表面における限局部位の記載を行うこと。脳の局所的な脳血流の変化をとらえ，その脳の活動を2次元的なマップに表すこと。**2**身体各部位における器官系相互の関係を扱う学問分野。[200]

**留め置き調査** dropping off and later picking up a questionnaire at a household　調査票を調査対象者に配布し，一定期間留め置いて記入してもらい，後日，調査員が記入された調査票の回収を行う方法。調査対象者自身が回答したのかは確かめにくい。回収率は郵送調査に比べて高くなる傾向がある。[263] ➡調査研究, 質問紙法

**トモグラフィー** tomography　【断層撮影[法]】　物体を取り囲む360°の全方向から物体にエックス線や電磁波を照射し，受信された散乱波からその物体像を再生する方法。これにより身体の断層撮影像が得られる。CT(コンピュータ断層撮影法)はこの原理を利用したもの。[14] ➡画像診断法, コンピュータ断層撮影[法]

**トラベラー型車いす** = 前輪駆動車いす

**トリカルボン酸回路** tricarboxylic acid cycle：TCA cycle　【クエン酸回路 citric acid cycle, クレブス回路 Krebs cycle】糖質, 脂質, 蛋白質の分解により生じたアセチル基を完全酸化するミトコンドリア内における代謝回路。1937年クレブス(Krebs)によって発見された。すべての動物や多くの細菌に存在する。細胞に酸素が供給されている状態では，解糖系，電子伝達系の機能とあわせて1分子のグルコースから38分子のアデノシン三リン酸(ATP)が生成され，各種生命現象のエネルギー源となる。理学療法では，運動負荷をかける際にこのエネルギー産生系の機能を理解しておく必要がある。不十分な酸素の供給下では，エネルギー産生は解糖系の比重が高まり乳酸の蓄積をきたす。また，トリカルボン酸回路の回転が不十分な場合，アセチル基からアセト酢酸を経てケトン体が形成されアシドーシスの原因となる。例えば，コントロール不十分なあるいは未治療の糖尿病では，運動療法の際にケトアシドーシスをきたす危険性がある。[45] ➡酸化, グルコース, 脂質, アデノシン三リン酸

**トリグリセリド** = 中性脂肪

**トリソミー** trisomy　染色体の数の異常で，相同染色体が正常の2本から3本になっている状態。ヒトでは21トリソミー，18トリソミー，13トリソミーが知られている(性染色体は除く)。配偶子形成過程での成熟分裂時の染色体不分離が原因とされる。[249] ➡21トリソミー

**トリックモーション** trick motion　【ごまかし運動】筋や関節に障害が生じて正常に機能しなくなったときに，身体の他の機能を用いてその作用を補おうとする運動。原因としては，筋力低下，麻痺，関節拘縮などがある。[193] ➡機能代償, 代償運動, 麻痺, 力学

**ドリフト** drift　**1**電磁場内で物質の粒子が外力の作用によって変動する現象。➡変位　**2**測定機器において測定条件を一定にしておいても，時間の経過や周囲の環境変化によって測定値が徐々に変動すること。データ集録

デバイスを一定時間以上使用した場合は誤差が生じるので，再度キャリブレーション（較正）が必要となる。[14]

**トリプトファン** tryptophan　記号 Trp．
牛乳から発見された必須アミノ酸。様々な食品の蛋白質に含まれるが，チェダーチーズ，バナナ，卵黄，落花生に多い。摂取されたトリプトファンは，肝臓・腎臓で分解され，エネルギー源として利用されたり，脳に運ばれ，セロトニンを作る。セロトニンは，神経伝達物質で鎮痛・催眠・精神安定に作用する。トリプトファンが不足すると精神的に不安定になりやすく，催眠障害を起こすことがある。[14]
➡髄液検査，結核，髄膜炎

**努力性肺活量** forced vital capacity：FVC
最大吸気位から最大呼気位まで一気にできるだけ速く最大努力性に呼出したときの肺気量。換気能力を評価し，機能障害の有無や程度が調べられる。正常では肺活量とほぼ値が一致するが，閉塞性障害では肺活量より小さくなる。[110] ➡1秒量，1秒率，肺活量

**ドリンガー足部** Dollinger foot【農耕用足部】
前足部がなく，足底部が舟底様に丸みを帯びた農耕用の義足。田畑のぬかるみから足部を引き抜きやすい，あぜ道や坂道でも歩行の安定性が得られるなどが特徴で，特に農作業に適する。[210] ➡義肢

**トルク** torque　モーターのように作用点が一点に固定されない偶力の回転能。「回転運動における回転力（力）」と「回転軸の半径」の積で表される。筋力の測定は関節を軸心にした回転運動の力としてとらえられ，随意的最大収縮時のトルク最大値を用いる。単位はNm（ニュートンメーター），kgm（キログラムメーター），ft-lbs（フィートポンド）で表示する（1 ft-lbs ＝1.356 Nm）。現在ではNm表示で統一される方向にある。[220] ➡力学，運動力学，慣性モーメント

**トルコ鞍** sella turcica；Turkish saddle
中頭蓋窩の蝶形骨体部の上部中央にあるトルコの馬の鞍に似ている凹み。中央の窪みは下垂体が入っている下垂体窩で，前縁の隆起は鞍結節，後縁の隆起は鞍背で，その後面は斜台の前部となる。両脇には海綿静脈洞がある。[65] ➡下垂体

**トルソー徴候** Trousseau sign　テタニー発作の重要な徴候のひとつ。上腕を強く圧迫すると現れる手の痙攣で，手指は伸展し，母指は内転，他の4指は中手指関節で屈曲する特有な形を呈することから，産科医の手と，形容されることもある。[42] ➡テタニー［発作］

**トレーサビリティ** traceability　計測・計量において計測機器のユーザーが計測精度の確保のために，国家で定められた標準または国際標準を基に明確なルールを用いて較正（キャリブレーション）を行い，測定誤差を除くシステム。[290] ➡計測機器，国際単位系，誤差，精度，学際領域

**トレーナビリティ** trainability　トレーニングによって運動能力の高められる可能性のこと。性別，年齢，これまでのトレーニングの経験，方法や強度，頻度，時間などによって異なる。[110] ➡運動，体力

**トレーニング** training　基本的には練習によって運動能力を計画的に高めることで，体力トレーニング，メンタルトレーニング，ウエイトトレーニングなどがある。スポーツ以外にも，健康の維持，生活習慣病の治療・予防，リハビリテーションなど広く応用される。[110] ➡運動，練習

**トレッドミル** treadmill【無限走行盤】
回転スピードと傾斜が変えられる歩行ベルト上を歩行あるいは走行する運動負荷機器。運動負荷の調節が可能で心肺機能の検査や能力の改善・向上に役立ち，運動療法やスポーツ領域・リコンディショニングなどに用いられる。[16] ➡運動負荷試験，呼吸機能検査，心機能障害，持久力

**ドレナージ** drainage【排液法】　創内に貯留した血液，膿，滲出液，消化液などを，創内に排液管（ドレーン）やガーゼなどを挿入し

て体外に排出する方法。ドレナージには創内にドレーンを挿入し切開創を開放して持続的排出を行う方法と，持続吸引器を用いて吸引排出する方法などがある。[22] ➡体位排痰法, 腹腔ドレナージ

**トレムナー反射** Trömner reflex　手関節を軽く背屈させ，手指を軽く屈曲させた状態で，中指の先端を手掌面から検者が強くはじいたときに母指末端指節および他指が屈曲する場合を陽性とする。一側が陽性の場合は錐体路障害が疑われる。[42] ➡ホフマン反射, ワルテンベルク反射

**トレランス** ＝耐性

**トレンデレンブルク徴候** Trendelenburg sign【トレンデレンブルク現象 Trendelenburg phenomenon】　患肢片脚立ちの際，遊脚側の骨盤および立脚側の肩が下降する現象。股関節外転筋の筋力低下が原因で，種々の股関節疾患にみられる。この状態の歩行をトレンデレンブルク歩行(中殿筋歩行, デュシェンヌ歩行)という。[193] ➡デュシェンヌ型筋ジストロフィー

**トロンビン** thrombin　蛋白質分解酵素のひとつで，血液中に不活性なプロトロンビンの形で存在する。血液凝固の完了段階で活性型Xの因子などによって活性化され，トロンビンとなる。フィブリノゲンをフィブリンへ変換させるなどの働きをする。[215] ➡血液凝固, フィブリン

**貪食細胞** ＝食細胞

**貪食作用** ＝食作用

**トンプソン–シモンズ把持テスト**　Thompson-Simmonds squeeze test　アキレス腱断裂の診断テスト。膝90度屈曲位をとる腹臥位または膝立て位で下腿三頭筋を圧縮・把持し，足関節の底屈が認められなければ陽性と判断する。[209] ➡アキレス腱断裂, アキレス腱

## な

**ナーシングホーム** nursing home 【特別養護老人ホーム special nursing home for the aged】 疾病や障害により在宅での生活が困難な高齢者，慢性疾患を有する者などを収容して医療，介護サービスなどを行う施設．米国など英語圏で取り入れられた医療と福祉を兼ね備えた施設で，わが国の特別養護老人ホームや介護老人保健施設などがこれに相当する．[174] ➡介護老人保健施設

**ナースプラクティショナー** nurse practitioner：NP 米国において在宅看護機関や診療所または健康医療機関などでプライマリケアやヘルスプロモーションに関して各種検査の実施や指示，薬剤処方，教育を行使できる看護師のこと．プライマリケアの領域は女性の健康・助産や小児科健康をはじめ，老人医療や精神医学まで多岐にわたる．ナースプラクティショナー（NP）の養成は1960年代に始まった．NPの資格を修得するためには，正看護師として数年の臨床経験を経た後大学院に入学し修士課程を修了後，国家試験に合格しなければならない．社会的には医療費削減や最近必要性が高まりつつあるプライマリケアへの関心および過疎地などでの医師不足問題がNPのニーズを高めている．しかし，薬剤処方などには医師や薬剤師から反対の意見もあり，州によっては許可されないところもある．[83] ➡専門職，看護，看護職，訪問看護ステーション，ナーシングホーム，プライマリヘルスケア

**Narrow M-L** ⇨ 坐骨収納型ソケット

**ナイアシン** niacin 【ニコチン酸 nicotinic acid】 水溶性ビタミンの一種．解糖またはトリカルボン酸（TCA）回路の酸化還元に関係する脱水素酵素の構成成分．ペラグラの治療，血管拡張，高密度リポ蛋白質増加に用いる．[93] ➡補酵素

**内因** internal cause 病気の原因が個体に内在する機構や体質的素因および精神活動にあるものの総称で，外因の対語．精神障害で使用される内因の概念はあいまいであるが，一般に遺伝的素因に後天的な因子が加わったものとされる．内因により発症すると考えられるものに，統合失調症や躁うつ病などがある．[269] ➡統合失調症，躁うつ病

**内因性オピオイド** endogenous opioid 中枢神経内に存在するオピオイド（類麻薬物質）ペプチドで，オピオイド受容体と特異的に結合し，モルヒネ様作用を発現する．βエンドルフィン，エンケファリン，ダイノルフィンなどがある．[145] ➡エンドルフィン，下垂体，視床下部

**内因性精神障害** endogenous psychosis 内因によって発病すると考えられる精神障害の総称．内因性精神病とも呼ばれるが，近年，症状が軽症化しているために，重症の精神障害を表す精神病ということばを使用しない内因性精神障害という呼称も用いられるようになった．統合失調症と躁うつ病に非定型精神病を加え，さらに人によっては，てんかん性精神病をもこれに含めることがある．いずれにおいても発病の原因となる基盤は明らかにされていないが，一般的に遺伝的要因の関与は認められている．統合失調症の双生児における発病の一致率の研究では，一卵性双生児の一致率が二卵性双生児のそれを上まわることが明らかにされ，このことは発病への遺伝的要因の関与を裏づけるものとなっている．しかし一方では，一卵性双生児の発病一致率が100％にならないこともあり，内因性精神障害の発病には，遺伝的要因のみならず環境的要因も関与していると考えられている．[269] ➡内因，統合失調症，躁うつ病

**内因性電位** ＝事象関連電位

**内科** internal medicine　成人を対象として外科的な治療を必要としない疾患を全般にわたり治療する診療科，または研究領域のことであり，主に薬物療法が行われる。²⁷³ ➡医学，臨床医学，医療行為，外科

**内観** introspection【内省，自己観察】
　自らの意識を自分で観察すること。内観は初期の心理学では唯一の科学的方法と考えられたが，行動主義では徹底的に批判された。しかし認知心理学の台頭とともに見直され，認知心理学の発展とともにその有用性は高まっている。この方法は親近者と自分との関係を想起し，反省と感謝の情を生起させる。²²⁴,⁶⁶

**内眼筋** internal ocular muscle　眼球内にある筋の総称で，瞳孔括約筋・瞳孔散大筋・毛様体筋をさす。眼球の外にあるものは外眼筋という。また，対光反射や調節反射の消失は内眼筋麻痺により起こる。²⁵³

**内頸動脈** internal carotid artery：ICA
　総頸動脈の分枝で，外頸動脈の後内側を上行し頭蓋内の脳，視覚器に血液を供給する。起始部には圧受容器として働く頸動脈洞があり，脳の動脈における血圧の変動を延髄を介して調節している。²⁷

**内向型** introvert　ユングによる人間タイプ分類(内向型，外向型)のひとつ。リビドーが主として内部に向かい，外界より精神的，内面的，抽象的なものに興味をもち，主観的な世界に傾きやすい場合を内向型(内向的性格)とした。²²⁴ ➡ユング，外向型

**内呼吸** internal respiration　【細胞呼吸 cell respiration, 組織呼吸 tissue respiration】
　外呼吸(肺でのガス交換)によって血液に取り入れられた酸素が組織に運搬され，毛細血管血液と組織細胞との間で拡散により行われるガス交換。²⁴⁵ ➡毛細血管，外呼吸，呼吸，組織

**内固定** internal fixation　器材を用いて観血的に骨や関節を体内で直接固定する方法。軟鋼線による締結，内副子(プレート)固定，髄内固定，かすがい固定法などがある。²² ➡外固定

**内耳** internal ear　聴覚と平衡覚の機能を備えた部位で，聴覚器官として蝸牛，頭の位置の変化に関わる平衡感覚器官として前庭(球形嚢と卵形嚢の膜性成分)と回転加速度を感受する半規管からなる。²⁸⁴ ➡前庭，迷路，メニエール病

**内視鏡検査** endoscopy　体内で内視鏡を操作することによって，体腔内や臓器・管腔内を観察する検査法。消化管，胆道，気道，尿路，関節などが対象となる。直視観察のみならず，生検鉗子を用いた組織摂取による病理学的検査(内視鏡的生検)，内視鏡の先端部に超音波端子を付けて，局部の超音波診断を行う方法などが行われている。内視鏡検査の一種である関節鏡検査では，各部の滑膜，関節軟骨，半月板，十字靱帯などが観察でき，半月板損傷や十字靱帯損傷，タナ障害，肩関節周囲炎，腱板損傷などが対象疾患となる。今日，関節鏡は関節内病変の診断のみならず，関節の手術治療にも不可欠で，関節鏡視下に手術を行うことによって手術侵襲を極力小さくし，術後早期からのリハビリテーションが可能となった。また，鼻咽喉頭ファイバースコープによる内視鏡検査は，嚥下障害の評価として活用されている。²² ➡関節鏡

**内出血** ＝皮下出血

**内省** ＝内観

**内旋筋** internal rotator muscle　骨の長軸を中軸として，出発肢位での前面が内側に向く回旋運動に作用する筋。肩関節内旋の主動筋は肩甲下筋，大円筋，股関節内旋の主動筋は小殿筋。膝関節は屈曲位で内旋し，主動筋は半腱様筋と半膜様筋。¹⁵¹ ➡外旋筋

**内臓感覚** visceral sensation　内臓における様々な情報を感知する感覚。内臓痛，圧迫感，満腹感，空腹感，尿意などの感覚や，味覚，嗅覚といった特殊内臓感覚もある。これらは

一般に部位覚が明確でないものが多い。[193] ➡感覚

**内臓脂肪症候群** visceral fat syndrome
内臓(殊に腸間膜)脂肪の蓄積が原因で引き起こされる糖尿病, 高血圧, 高脂血症など動脈硬化症の危険因子となる疾患群をいう。[110] ➡肥満, 糖尿病

**内臓神経症** visceral neurosis 内臓の器質的疾患が認められないのに, 内臓疾患のような症状を訴える病態。過換気症候群, 過敏性腸症候群などが含まれる。[29]

**内側** medial 基準となる点, 線, 面などを仮定し, これを境とする片側を内側という。残りの片側は外側である。一般に四肢の各肢節中心線を仮定し, その線よりも身体の正中線に近い側が内側となる。相対的位置関係の概念である。[88] ➡外側

**内側広筋** vastus medialis muscle : VM
大腿四頭筋のひとつで, 大腿骨粗線内側唇に沿った腱膜から起こり, 前下方に斜走し大腿四頭筋腱の内側部を形成し, 膝蓋骨内側縁と底部に付着する。その終末腱は膝蓋靱帯を経て脛骨粗面に停止する。内側広筋は2つのパートからなり, 1つは垂直に対して15〜18度の角度をなす一般的に呼称される内側広筋, もう1つは50〜55度のより水平な角度をなす遠位の線維からなる内側広筋斜走線維。斜走線維は屈曲90度では伸筋としての役割を果たさず, 特に終末伸展15度域において働き, 膝蓋骨を正中に固定することで伸展を促進している。理学療法において内側広筋斜走線維は膝外旋を制動し, 膝蓋骨を求心位に保持し膝を安定化させる重要な筋で, 特に膝蓋大腿関節の障害時に強化が必要である。この筋の筋力増強は伸展位近くで行うことが必要で, 四頭筋セッティングが簡便かつ有用である。また, 広筋内転筋板を介して大内転筋が連結しているので, 股内転運動の併用も効果的である。[254] ➡大腿四頭筋, マッスルセッティング法

**内側縦束** medial longitudinal fasciculus : MLF
錐体外路系に属し, 被蓋運動核の諸部から起こり脊髄下部に至る伝導路。体平衡に関与し頭部・体幹・体肢などの位置・姿勢を調節する。上方に向かう線維束は, 眼球運動に関係する脳神経に終わる。[145] ➡錐体外路系

**内側縦束症候群** = 核間性眼筋麻痺

**内側靱帯** = 三角靱帯

**内側側副靱帯**(膝関節の) medial collateral ligament : MCL 大腿骨内側上顆から起こり, 脛骨内側顆の内側縁と後縁に付着する靱帯。浅層と深層の2線維束からなり, 膝内側を幅広く補強し外反動揺性を防止する。肘関節, 足関節にも同名の靱帯がある。[254] ➡外側側副靱帯

**内側ホイップ** medial whip 歩行において立脚側の踵が離床時に内側へ動く現象。大腿義足歩行においては, 膝継手軸の過度の外旋や内反がある場合, トウブレークが進行方向に対して直角でない場合, 不良な歩行習慣がある場合などに生じることがある。[210] ➡ホイップ, 外側ホイップ

**ナイチンゲール** Nightingale, Florence
英国の看護師(1820〜1910)でクリミア戦争時に活躍。その後, 近代看護学や看護教育学の礎となる体制を確立した。その考えは, 看護のみならずリハビリテーションの根本思想に共通し, また赤十字の思想にも大きく影響している。[16] ➡看護, 看護職, 専門職, 医の倫理, ロイ

**内的構造** internal structure 因子分析において, ある資料の背景に存在する種々の要因から, 特定の共通因子を導き出す際, 導き出されたいくつかの共通因子をその資料の内的構造という。[171] ➡多変量解析

**内的整合性** internal consistency 【内部一貫性】 研究や実験において何らかの対象を測定しようとする場合, いかに綿密に計画を立てても測定や解釈の段階において誤差が生じる。このような誤差を防ぐ手段として, 複

数の測定手法によりある要因を測定し得られた値を分析することをいう。誤差にはサンプリング誤差と測定誤差があり，それぞれに偶然誤差と系統誤差が含まれる。サンプリング誤差の偶然誤差とは対象者数が少ないことで起こる誤差である。サンプリング誤差の系統誤差とはバイアスの影響をうけ，測定値に偏りがでる誤差である。測定誤差における偶然誤差とは測定者や対象者または測定方法・条件不備における偶然の影響による誤差であり，その程度は信頼性という概念で扱うことができる。測定誤差における系統誤差とは測定者や対象者または測定手段におけるバイアスによる誤差であり，妥当性という概念で扱うことができる。理学療法においても信頼性と妥当性の高い評価が要求される。[152] ➡誤差，一致度，信頼性，クロンバックのα[信頼]係数，妥当性

**内転** adduction　前額面において体の正中線に近づける運動。矢状水平軸を中心とする運動である。逆は外転。[250] ➡外転

**内反股** ラcoxa vara　大腿骨の頸体角が120度以下である場合をいう。成人の通常の頸体角は120〜135度で，先天性内反股，くる病，骨軟化症などでみられる。X線撮影で診断可能であり，頸体角異常が大きい場合には外反骨切り術などで矯正する。[297]

**内反膝** out-knee；ラgenu varum【O脚 bow-leg；bow leg】　前額面で膝関節が外側凸の形態を示すもの。大腿脛骨角が大きくなり，下肢荷重線が内側に移動した状態。外反膝（X脚）の逆の状態で，変形性膝関節症で典型的であるほか，骨軟化症，くる病などでみられる。[225] ➡大腿脛骨角

**内反肘** ラcubitus varus　【銃床様変形 gun-stock deformity】　肘外偏角（上肢下垂の状態で肘関節を伸展し，前腕を回外したときに上腕軸と前腕軸が肘関節でつくる角度）が0度以下のものをいい，上腕骨に対して前腕が内側に入った状態。形が銃身に似ることから銃床様変形とも呼ばれる。上腕骨顆上骨折後の変形治癒によるものが多く，変形が強い場合には，骨切り術の適応となる。[29] ➡外反肘

**内部一貫性** ＝ 内的整合性

**内腹斜筋** abdominal internal oblique muscle　腹壁筋群の中間層をなし，外腹斜筋の深層にある筋。大部分は下外方から上内方へ向かい，下部肋骨や腹直筋鞘に入り白線に終わる。肋骨の引き下げ，骨盤の引き上げ，脊柱屈曲，同側への回旋・側屈，腹圧を高めるなどの機能がある。[7] ➡外腹斜筋

**内部障害** → 次頁参照

**内分泌** internal secretion　生体は身体内部あるいは外部からの様々な刺激に対し，体内諸器官の巧妙な連携により，身体機能を安定した状態に保とうとする自動調節能を有しており，これをホメオスタシス（生体恒常性）と呼んでいる。この調節機構は自律神経を介して行われたり，腺細胞が合成した化学物質を分泌することにより作用するが，この物質が唾液や汗のように導管を介して分泌される現象を外分泌と呼び，導管を介さず直接血管（リンパ管）に分泌される現象を内分泌と呼ぶ。さらに特定器官でのみ調節作用を発現する分泌物をホルモンと呼ぶ。運動や疾病状態はホメオスタシスにとって重大な攪乱刺激となるが，内分泌の作用連関や拮抗作用は代謝・内分泌疾患にとどまらず，身体運動を治療手段とした，すべての疾患に対する運動療法プログラムの立案に際して，特に心血管反応やエネルギーバランスなどのリスク管理を行ううえで重要である。[19] ➡ホルモン，下垂体，副腎皮質，外分泌

**内包性片麻痺** capsular hemiplegia　内包（大脳皮質下白質の視床と被殻と淡蒼球の間にある線維束）の障害により生じる片麻痺。内包の一定の配列（前脚，膝，後脚）のうち，後脚の2/3または3/4の部分を走る錐体路性運動線維の障害により現れる。[208] ➡片麻痺

**内部障害** internal impairment;visceral impairment;internal disability

### 1. 内部障害の定義と種類

内部障害とは,WHOにより提唱された国際疾病分類(ICD-10)補助分類である国際障害分類試案(ICIDH)の機能障害(impairments)の中のひとつで,心臓,呼吸,腎尿路,消化などの機能障害の総称と定義されている。身体障害者福祉法では,身体障害区分のうち心臓機能障害(1967年認定),腎臓機能障害(1972年認定),呼吸機能障害(1967年認定),膀胱または直腸機能障害(1984年認定),小腸機能障害(1986年認定),ヒト免疫不全ウイルスによる免疫機能障害(1998年認定)の6つを内部障害としている。今後新たな内部障害が加わることもある。内部障害は,呼吸,循環,消化,代謝,排泄など生体の植物機能の障害を意味するものであり,慢性化しやすい。これらの内部障害を有する者は,長期の安静・臥床などにより身体・精神活動の抑制を強いられることが多く,その非活動性は能力低下をもたらし(廃用),さらに内部障害や運動機能障害が悪化するという悪循環に陥りやすい。高血圧,糖尿病,高脂血症などの動脈硬化性疾患の増加に加え,高齢化により全国の内部障害者数は激増し,また身体障害者数に占める内部障害者の割合も急増しており,肢体不自由者の割合を大きく上回ってきている。また,内部障害を原因疾患の結果として肢体不自由になるなど(脳卒中,閉塞性動脈硬化症など),肢体不自由障害者が内部障害を合併していることも少なくない。

### 2. 内部障害と理学療法

内部障害は,神経系理学療法,骨関節系理学療法とともに学療法対象の3大疾患群のひとつである。運動を中心に考えると,運動を制御する神経系,運動を発現する関節系(整形外科),運動を維持する呼吸・循環代謝系であり,特に内部障害は,運動の維持に関した呼吸循環代謝系に関係した部門である。一般に,内部障害の理学療法は運動療法が中心となる。運動療法とは,機能障害や能力障害を生じた個体に対し,運動のもつ生理的な効果を利用して機能回復や能力改善を図る療法である。臨床上,人体の構造的な再建と機能の回復をめざし,運動遂行自体が目標になる骨・関節,神経・筋など運動器系疾患に対するものと,運動を手段として用いて体内の諸機能の改善を目標としている呼吸,循環,代謝などの内科系疾患に対するものとに大別できる。

### 3. 運動療法の影響

a) 呼吸・循環器系への影響:トレーニングを行うことで最大酸素摂取量($V_{O_2}max$)や最大酸素負債量の増大と,同一強度の運動負荷に対する酸素摂取量,心拍数,血圧変動の低下が認められる。さらに,有酸素的な運動能力の指標である換気閾値(VAT)や無酸素性作業閾値(AT),乳酸閾値(LT)の値も向上する。臨床的には,ATもLTも同じ現象をとらえている。

b) 内分泌・代謝系への影響:運動中はインスリン分泌が抑制され,グルカゴン値が上昇して糖新生が促進される。交感神経の活動亢進によりカテコールアミンの分泌が上昇し,肝の糖放出,脂肪分解が促進されてエネルギーが供給される。また,運動に伴いカテコールアミン,グルカゴンの上昇反応は低下し,筋における遊離脂肪酸(FFA)の利用率の増大およびグリコーゲン消費量の低下により筋持久性は向上する。さらに,筋重量増加,インスリン受容体の変化がインスリン感受性を向上させ,糖・脂質代謝を改善する。

c) 体力への影響:筋力,筋持久力,柔軟性,敏捷性,協調性,平衡性などの行動体力を向上させ,内外のストレスに抵抗する防衛体力を高める。また,運動による爽快感や充実感は,気分転換,自制心の養成,忍耐力の増大により内部障害の自己管理に必要な意欲の向上をもたらす。

d) 運動療法の有効性:病態あるいは合併症の危険因子の治療と予防との2点に集約される。

### 4. 内部障害の評価

内部障害の原因には,生活習慣を背景として呼吸・循環系疾患のみならず神経・筋疾患,代謝異常など多くの機能障害がある。したがって,呼吸・循環・代謝機能の評価だけでは不十分で,運動機能全般および心理・社会的評価まで含めた総合的評価が不可欠である。[110]

**内容妥当性** content validity　選択した尺度が測定する物事をいかに反映しているかを吟味する評定法のひとつ．物事を測定するときには，目的に合致した尺度が必要となる．さらにその尺度が適切かどうか検討する必要がある．[152] ➡ 誤差，系統誤差，偶発誤差，妥当性，構成概念妥当性，基準関連妥当性

**内リンパ囊開放術** ＝ ポルトマン手術

**中底** ＝ 足底揷板

**流れ図** ＝ フローチャート

**ナチュラルキラー細胞** natural killer cell【NK 細胞　NK cell】　ウイルス感染細胞や癌細胞，移植骨髄細胞など異常な異種細胞を，免疫学的記憶のあるなしに関係なく破壊する大型のリンパ球．[24]

**ナックルベンダー** knuckle bender　MP 関節伸展拘縮を矯正する MP 関節屈曲補助装具．動的スプリントのひとつ．第 2～5 中手骨と基節・中節骨の背側面のプレートと，手掌面中手骨頭部の手掌バーとそれらを連結する鋼線からなり，ゴムバンドで牽引する．[199] ➡ 動的スプリント

**ナトリウムポンプ** sodium pump　ほとんどの動物細胞では細胞内の $Na^+$ 濃度は低く，カリウムイオン（$K^+$）の濃度は高く，細胞外ではその逆となっているが，この電気的エネルギー勾配に反して細胞内のナトリウムイオン（$Na^+$）を細胞外に，同時に $K^+$ を細胞内へ能動輸送する仕組み．$Na^+$ と $K^+$ によって活性化される ATP 分解酵素（$Na^+$，$K^+$ ATPase）の活性化によって行われる．[14] ➡ 興奮，カルシウム

**生データ** draft data　サンプリングの段階では尺度の異なる様々な項目がデータに含まれる．これらは生データといい，そのままの状態では使用できず，整理をし，各項目を必要に応じて数値化・コード化した後，データとして活用される．[265] ➡ 統計学，質的データ，データベース

**生ワクチン** live vaccine　毒性を弱め，不活化した病原体を用いた能動的な免疫．少量の投与で免疫反応を賦活し，発症予防を目的とする．ポリオ，麻疹，風疹，流行性耳下腺炎（おたふくかぜ）に用いる．[93] ➡ ワクチン，予防接種，麻疹

**ナルコレプシー** narcolepsy　睡眠覚醒障害の中で，過眠症群に含まれる．ナルコは眠気，レプシーは発作の意．症状は長期間にわたる日中の傾眠傾向，睡眠発作，脱力発作，入眠時幻覚，睡眠麻痺，夜間の睡眠障害などがある．[61]

**慣れ反応** habituation　反復刺激の間に神経系が反応性を減少または抑制すること．ブラゼルトン（Brazelton）新生児行動評価法では，新生児が環境に適応するため不快な刺激を遮断する能力と考え，この能力が未熟な児は母親にとって取り扱いが困難とされる．[176]

**軟化** softening【軟化融解 softening and liquefaction】　器官や組織の硬度がなくなり軟らかくなること．代表的な疾患には，壊死に陥った脳組織が軟化する脳軟化症，筋組織が軟らかくなる筋軟化症，類骨組織が異常に蓄積した骨軟化症などがある．[247]

**軟化融解** ＝ 軟化

**喃語** babbling　正常な言語発達過程において，始語期以前にみられる特徴的な音声表出活動，あるいはそれによって表出された音声．母音や多様な子音が表出され，あたかも有意味語を話しているように聞こえる．[276] ➡ 母音，言語発達

**軟膏** ointment；unction；unguent　医薬品，医薬部外品を含めた軟らかく指で伸ばせるくらいの半固体製薬剤．外用薬効作用をもつ．半固体にするための添加剤または基剤により油脂性軟膏，乳剤性軟膏，水溶性軟膏，懸濁性軟膏に分類される．[188] ➡ 薬療法，接触性皮膚炎，消炎鎮痛薬

**軟口蓋** soft palate　口腔内の上部の口蓋の

後方1/3の部分。骨を欠き横紋筋と腱膜でおおわれ，後端は遊離し口蓋帆となる。軟口蓋のスムーズな挙上は鼻咽腔閉鎖機能に関与し，鼻音化を防ぎ「あ」などの明瞭な音声発生となる。軟口蓋の働きが悪くなると構音障害が起こる。[178] ➡パラトグラフィ

**軟口蓋麻痺** paralysis of soft palate 【口蓋麻痺 paralysis of velum】 舌咽神経および迷走神経の障害によって生じる軟口蓋の筋が麻痺した状態。一側の麻痺では，口蓋垂は健側に偏倚し，健側の口蓋垂のみが挙上できる。嚥下時の鼻咽腔への飲食物の逆流や鼻声を認める。[29]

**軟口蓋ミオクローヌス** palatal myoclonus 軟口蓋に限局的に出現するミオクローヌス。病巣部位としてギラン-モラレ三角が重視されている。[289] ➡ギラン-モラレ三角

**軟骨** cartilage 軟骨組織は軟骨細胞とそれを取り囲む軟骨基質からなり，軟骨基質は無定形基質と膠原線維や弾性線維などの線維成分とに分かれる。軟骨は，膠原線維が強度を保つため比較的硬く，支持作用もあり，骨とともに骨格系を構成する。また弾性線維が外力(屈曲力，圧迫力)に対し復元力の豊富な組織であるため，軟骨は内臓器を保護する役割もある。軟骨は基質中の線維成分の違いによって，微細な膠原線維である硝子軟骨(関節軟骨，肋軟骨，甲状軟骨など)，膠原線維のほかに多くの弾性線維を含む弾性軟骨(喉頭蓋軟骨，外耳道軟骨，耳介軟骨など)，太い膠原線維である線維軟骨(関節円板，関節半月，椎間板，恥骨結合など)の3種に分類される。原則として軟骨には神経や血管，リンパ管は存在せず，関節軟骨は滑液から，その他の軟骨は周囲の血管から養分が基質に拡散して栄養される。このため軟骨の自然治癒能力は低く損傷後の回復は遅い場合が多い。[101]

**軟骨性外骨腫** = 骨軟骨腫

**軟性コルセット** = ダーメンコルセット

**軟性装具** elastic orthosis 軟性材質(布，ナイロン，革，弾性材など)を用いて作られた装具の総称。軟性体幹装具，軟性股装具，軟性膝装具，軟性短下肢装具などがある。[262]

**難聴** deafness；hearing loss 聴力が弱くよく聞き取れない状態。外耳から中耳にかけての伝音系が障害される伝音難聴，内耳から皮質聴覚野にかけての感音系が障害される感音難聴，両者の合併した混合難聴に分類される。その他，障害部位により外耳性・中耳性・内耳性・神経性・脳幹性・皮質性難聴，突発的に起こる突発性難聴などの分類がある。[260] ➡感音難聴，突発性難聴

**難病** intractable disease 定義は時代の医療水準や社会事情によって変化するものであるが，現在の施策では，厚生省(現・厚生労働省)の「難病対策要綱」(1972年)によって，①原因が不明で，治療法が未確立であり，後遺症を残すおそれが少なくない疾病，②経過が慢性にわたり，単に経済的な問題のみならず介護などに著しく人手を要するために家庭の負担が重く，また精神的にも負担の大きい疾病，と定義している。難治性疾患ともいわれ，現在212の疾患が特に厚生労働省の「難治性疾患克服研究事業」の対象となっている。理学療法では，医学的側面だけでなく心理的・社会的側面も考慮しながら，長期的な視点に立った日常生活活動，QOL維持を家族と共に図る必要がある。[170] ➡特定疾患

# に

**ニーズ** needs　医師や理学療法士などの専門家による診察や評価によって対象者や障害者にとって客観的に必要と判断されるもの。しばしば混同されるものとしてディマンド（要望：demand）がある。これは対象者や障害者自身が主観的に要求するもので，「元のように歩きたい」などの希望である。診察や評価の結果，この両者が一致すればよいが，実際には一致しない場合も多い。その際，後者に偏りすぎると専門家としての存在価値を失いかねない。また，前者に偏りすぎると専門家のおしつけや自己満足に陥る危険性が大きくなる。したがって，理学療法士は「評価のための評価」や自己満足の治療とならないような視点・考え方や確かな技術が要求される。同時に，対象者や障害者に対して，チームやスタッフ間の意思統一に基づく十分なインフォームドコンセントが必要である。[16] ➡ 評価，問診，一般情報，短期目標，長期目標，クオリティオブライフ

**NYHA 心機能分類**　New York Heart Association classification of cardiac performance　ニューヨーク心臓病協会（New York Heart Association；NYHA）による心機能分類。身体活動による呼吸困難感や胸痛など自覚の有無により心機能の重症度をクラスⅠ～Ⅳに分類している。予後推定や治療効果判定などにも用いられている。[143] ➡ 体力，耐性

**ニーマン-ピック病**　Niemann-Pick disease　【スフィンゴミエリンリピドーシス sphingomyelin lipidosis, スフィンゴミエリン蓄積病 sphingomyelin storage disorder】　常染色体劣性遺伝性の脂質代謝異常で，Ⅰ型とⅡ型に分類される。有効な治療はない。網内系組織にスフィンゴミエリン，コレステロール，糖脂質が蓄積し，臨床的に肝脾腫，骨髄泡沫細胞，精神発達遅滞，失調などを呈する。[9]

**におい** smell　嗅覚が刺激されたときに誘発される感覚。物質の表面から気化した化学物質の蒸気（分子）が，空気によって希釈されて鼻腔に吸い込まれ，鼻の粘液中に溶けて嗅覚受容細胞に受容され感受される。[61]

**2×2 分割表** two-by-two frequency (contingency) table　分割表とは，データを2つの属性の組み合わせ（2値変数）として表し，その組み合わせの出現度数を集計した表をさす。クロス集計表ともいう。2×2 分割表はその基本形で，2値変数を2行2列に並べた表のこと。[218] ➡ 統計学，$\chi^2$（カイ二乗）検定，フィッシャー直接確率法

**2 型糖尿病** → 次頁参照

**二関節筋** diarticular muscle　2つの関節にまたがっている筋。2つの関節に相互に作用する。上腕二頭筋は肘関節と肩関節を共に屈曲する。二関節筋の多くは異なった作用をする。例えば大腿直筋は膝関節を伸展させるのに対して股関節への作用は屈曲である。このように2つの関節を同時に動かしたときにどちらかの関節運動は制限を受ける。例えば背臥位での下肢伸展挙上では，ハムストリングの制限により完全な股関節屈曲と膝関節伸展を達成することは困難である（制約作用）。また二関節筋が拮抗筋同士であっても状況に応じて合目的的に運動へ貢献する。立ち上がり動作で大腿直筋とハムストリングは同時に収縮する。両筋は単関節運動を起こすように作用した場合，膝関節および股関節運動のそれぞれにおいて拮抗筋同士である。しかし立ち上がり運動では同時に活動して大腿直筋は膝関節の伸展に作用し，ハムストリングは股関節の伸展に作用する。[64] ➡ 単関節筋，多関節筋

## 2型糖尿病 type 2 diabetes mellitus

### 1. 病態

糖質の代謝不全により，血液中に糖質（ブドウ糖）が異常に増える病態。主として40歳以上の成人に発症し，必ずしも治療にインスリンを必要としない病態。従来インスリン非依存型糖尿病 non insulin dependent diabetes mellitus：NIDDM と呼ばれていたものの大部分が属する。たいていの場合は肥満，高脂血症との関係がみられる。診断の基準は空腹時血糖値が 126 mg/dl 以上で，75gのブドウ糖を経口摂取した2時間値が 200 mg/dl 以上である。糖代謝異常は糖質の代謝を担うインスリンの分泌低下とインスリンの標的細胞でのインスリン感受性の低下に起因する。初期には正常であったインスリン分泌量が次第に増加するが，過食や運動不足による肥満，高脂血症，アルコール摂取などにより，分泌されたインスリンの効き目が弱くなるインスリン抵抗性が加わり病態は進行する。

### 2. 症状

治療しないままにしておくと，いくつかの臨床的な徴候が現れる。例えば，激しい喉の乾き，多尿，衰弱のほか，食欲はあるが痩せてくるというような症状が現れる。次第に感染，合併症およびあらゆる種類の外部からの攻撃（外科手術，外傷，他の病気）に対して弱くなる。また，インスリン分泌の枯渇を引き起こす。この状態が続くとインスリンを分泌する膵島β細胞が破壊され，その数が減少し，インスリン分泌不全である1型糖尿病に至る場合もある。原因は1型糖尿病と異なるが糖代謝異常の病態は類似する。この型の糖尿病は1型より多く，糖尿病を有する者のうち，およそ90％はインスリン非依存型糖尿病とされる。糖尿病はしばしば何の自覚症状も感じないか，あるいは無視してしまう程に症状は軽い。そのため，系統的な糖尿病検査によってこの病気が発見されるまで血管に病的変化をきたす高血糖状態のままで数年間も過ごしてしまうことがあり，糖尿病に基づく血管合併症の発生をきたすことになる。

### 3. 合併症

主な合併症には腎機能障害（腎不全），末梢神経障害および糖尿病性網膜症がある。それぞれの細小血管の変性による障害に加え，多くの心臓血管系病態，冠不全，下肢動脈炎，壊疽などがある。生体に糖分が欠乏した場合や，グルコースの細胞内通過に必要な十分量のインスリンが分泌されない場合，尿中にケトン体が現れるケトーシスを生じる。また，欠食，不注意な緊張，あるいはインスリンの過剰投与のような誤った行為によって徴候として，多量の発汗，顔面蒼白，ふるえ，動悸などがある。低血糖がひどい場合は昏睡状態に陥ることがある。

### 4. 治療

ふつうインスリン投与は必要でなく，食事療法および運動療法が有効とされる。その他，膵臓移植がある。インスリンの効き目が弱っている者ではスルホニル尿素薬か，時にはインスリンが治療に必要な場合もある。食事，運動そしてインスリン投与間のバランスが必要となる。インスリンには即効性のあるタイプと持続性のあるタイプがあるが，医師は血糖を測定してから，使うインスリンのタイプを決める。血糖を十分にコントロールするために違うタイプのインスリンを混ぜて注射することもある。ふつう，1日に1〜4回注射する必要がある。インスリン注射の必要な者は，主治医あるいは主治医の指定する糖尿病教育担当者から自己注射の方法を教わる。アルコール摂取やストレスによって血糖値が増加するため生活指導も必要とされる。糖尿病教育も重要で，糖尿病に関わる専門家や医師は，この病気が初めて診断されたときから，闘病に必要な知識を対象者に与える。糖尿病の基本的な自己管理法を習い，毎日の生活に取り込めるようになるには数か月かかる。このように十分な糖尿病教育プログラムを受けておくと，糖尿病の今後の展開，糖尿病をコントロールして生活する方法，短期のあるいは長期にわたる合併症の知識などが身につく。糖尿病は理学療法士が対象とするリハビリテーションを必要とする疾患の基礎疾患のひとつである。[77] ➡肥満, 高脂血症

**握り** grip；grasp　　把持動作の基本パターンのひとつ。指と手掌の間で物を把持すること。握りのうちで力強い握りは母指と他の4指が対立位となって棒をしっかりと把持する動作，精確な握りは母指と示指を対立位にして鉛筆を把持する動作が代表的である。[280] ➡ピンチ

**肉芽腫** granuloma　　結節性炎症性病変や，限局性慢性炎症反応などでの組織の表現形態のひとつ。マクロファージや類上皮細胞が増殖した，硬い粒状の持続性病変。原因は，異物，結核，サルコイドーシス，梅毒など様々である。[185]

**肉芽組織** granulation tissue　　創傷治癒などの過程で形成される新生組織。当初は主に線維芽細胞と血管内皮細胞の増生と炎症細胞からなり，時間の経過とともに膠原線維，弾性線維が増加，瘢痕組織へと至る。[238] ➡毛細血管, 線維芽細胞, 再生, 器質化, 創傷治癒

**肉ばなれ** muscle strain　　筋肉の不完全断裂で，二関節筋に発生する自己損傷であることが特徴。ハムストリング，大腿直筋，腓腹筋，上腕二頭筋，上腕三頭筋などにみられる。単関節筋では股関節内転筋の肉ばなれが知られている。[33]

**二元配置分散分析** two-way analysis of variance　　3個以上のサンプルがある場合，これらのサンプルと，サンプルの総平均との差を算出して，これらのサンプル平均値に有意差があるか，またこれらが同じ母集団から得られたものとみなしてよいかを調べる方法。[59] ➡パラメトリック検定, 分散分析, フリードマンの検定

**二項分布** binomial distribution　　試行結果が「成功」，「失敗」のような離散型となり，かつ独立した各試行の成功確率が一定であるベルヌーイ試行において，成功回数の確率分布をいう。離散変数に関する定量的分析における確率分布のひとつ。[263] ➡統計学, 確率

**ニコチン酸** ＝ ナイアシン

**2語文** two-word sentence　　単語を2つつなげた2語連鎖による発話。例えば，「ボール，ポーン」のように助詞や動詞が抜けていても，文としての機能をもつ。始語以降，単語レベルの発語のレパートリーが増えた1歳半頃からみられる。[276] ➡発話, 言語発達

**二酸化炭素** carbon dioxide【炭酸ガス】　　記号 $CO_2$。大気中に約0.03％存在する無色，無臭の気体。炭素や有機物の燃焼により大気中に放出され，植物の光合成により消費される。生体内ではエネルギー代謝の結果生じた最終分解産物で，呼吸によって排出される。[94] ➡酸素, 窒素

**二酸化炭素ナルコーシス** carbon dioxide narcosis【$CO_2$ナルコーシス, 炭酸ガスナルコーシス】　　二酸化炭素の過剰な蓄積による重症の呼吸性アシドーシスによって意識障害をきたし，自発呼吸の減弱を呈する状態。通常，肺胞低換気によって生じた呼吸性アシドーシスに何らかの誘因が加わって誘発される。[94] ➡昏睡, 麻酔

**二酸化炭素分圧** carbon dioxide partial pressure【炭酸ガス分圧】　　記号 $PCO_2$。血液中に存在する二酸化炭素が示す圧力で，その量を示す値となる。通常は，動脈血液中の二酸化炭素分圧($PaCO_2$)が利用される。正常値は年齢に関係なく $40±5$ mmHg。$PaCO_2$ によって脳血流量や心拍出量は変化する。[94] ➡酸素分圧

**二次運動ニューロン** ＝ 下位運動ニューロン

**2軸性関節** biaxial joint　　関節の運動軸の数によりつけられた名称。関節運動において，2本の直交する運動軸をもち，屈曲・伸展，外転・内転のように関連する2つの面での運動が可能な関節。鞍関節である母指の手根中手関節，顆状関節である橈骨手根関節，環椎後頭関節がその例。[21] ➡鞍関節

**二次性パーキンソニズム** ＝ 症候性パーキンソニズム

**二次治癒** secondary healing【二次癒合】
　創傷治癒において，治癒を阻害する感染や組織の欠損が大きい場合に，大きな瘢痕を残して治癒すること。[29] ➡創傷治癒，一次治癒

**二次的障害** secondary disablement　一次障害が原因で起こる新たな障害。長期の安静臥床により全身の筋萎縮や拘縮，呼吸循環系の機能低下，さらに心理的退行などを生じたもの。過度の安静・臥床で生じる廃用症候群と誤った身体活動で生じる誤用症候群とがある。[120] ➡リハビリテーション，障害学，合併症，疾病構造，一次的障害，誤用症候群，廃用症候群

**21 トリソミー** 21 trisomy　21番染色体過剰により発現するダウン症候群。染色体数47本のトリソミー型と，染色体数46本で21番染色体のある部分が3個存在する部分トリソミーがある。部分トリソミーは一方の親の相互転座に起因することがある。[249] ➡トリソミー，ダウン症候群，染色体

**二重X線吸収測定法** dual energy X-ray absorptiometry：DXA；DEXA　X線ビームにフィールターをかけ，異なるエネルギーピークをもつ2種類のX線に分けて照射し，それぞれの吸収度から体組成分を測定する方法。骨密度や体脂肪率の測定などに用いられ，腰椎正面と大腿骨頚部での骨密度測定は骨粗鬆症の診断における基準のひとつとなっている。[29] ➡骨粗鬆症，骨塩量，骨密度，高齢者，圧迫骨折

**二重支持期** ＝両脚支持期

**二重人格** double personality；dual personality【交代性人格；交代意識 dual consciousness，解離性同一性障害 dissociative identity disorder】　2つの人格が同一個人に存在し，そのうち1つだけがある時点で現れている状態。それぞれは独立した記憶，行動などをもつ完全な人格である。発症は外傷的な出来事と密接な関連をもつ。最近では解離性障害のひとつで解離性同一性障害と呼ばれている。[160] ➡解離性（転換性）障害

**2重神経支配** double innervation　1つの器官が2系統の神経によって支配されること。自律神経系では胸髄または腰髄側柱から発する交感神経と，中脳，橋，延髄の脳神経核または仙髄側柱から発する副交感神経が，ある器官の活動を促進したり抑制したりする。多くの場合，両神経系は相互拮抗的作用を及ぼし（拮抗支配），合目的的活動を遂行する。拮抗支配のある器官では，交感神経活動亢進時には副交感神経活動は抑制され，逆に副交感神経活動亢進時は交感神経活動は抑制される（相反神経支配）。例えば，心拍動は胸部交感神経（交感神経系）により促進作用を受け迷走神経（副交感神経系）により抑制作用を受ける。理学療法で対象者が運動しているときは交感神経系活動が亢進する。休憩中や睡眠中は副交感神経活動亢進に傾き，心臓血管系は抑制され消化吸収系は活発となる。1つの骨格筋線維が2重神経支配を受けることがある。[88] ➡破格神経支配

**2重積** ＝ダブルプロダクト

**二重ソケット** double wall socket　義肢のソケットで二重構造になっているもの。通常，軟性の内ソケットを断端に装着してから硬性の外ソケットに挿入して使用する。下腿切断では全面接触を得るために用いられる。[210] ➡ソケット，大腿義足，下腿義足

**二重膝作用** double knee action　踵接地時の衝撃と鉛直方向の重心移動量を少なくするために，正常歩行の立脚相の初期に膝関節は伸展位で踵接地後，直ちに足底接地まで屈曲し，立脚相後半には再度伸展し，踵離地時には再度屈曲して遊脚相へ移行すること。[125]

**二重マスク法** double masking test【二重盲検法 double blind test：DB】　臨床研究において，被検者をいくつかの群に分け比較研究を行う際，被検者と検者ともに介入の情報が伏せられている（マスクされている）検査法。被検者と検者のいずれかのみマスクされている場合は一重マスク法と呼ぶ。例えば，ある疾患の薬物治療に関する臨床研究の場合，「目的の薬（真の薬）」とみた目では区別で

きない「偽薬（プラセボ）」を用意する。患者を無作為に２つの群に分け，一方には「目的の薬」を，もう一方には「偽薬」を投与する。このとき被検者である患者と，薬を投与しその効果を判定する検者のいずれも，「目的の薬」か「偽薬」であるかの情報が伏せられることで，実験に伴うバイアスを減らすことができる。しかし，介入の種類によってはマスクすることが困難な場合もある。理学療法で実施される多くの運動療法において，物理的刺激を伴うため被検者にマスクするのが困難であり，また治療を行う理学療法士に介入の情報を伏せることも困難である。このような場合でも，介入の結果を評価する者に対してマスクを行うことで，一重マスク法となり測定バイアスを軽減することは可能である。[258] ➡ プラセボ効果, 効果判定, 無作為化比較対照試験

**24時間ケア体制** 24 hours care system
　これまで施設でしか24時間のケアは受けられなかったが，1996（平成8）年頃より在宅のケアにおいてホームヘルプサービスの24時間対応が創設され，相談や緊急時訪問看護サービスも加わりケア体制が整ってきている。[53] ➡ 地域リハビリテーション, 在宅リハビリテーション, 在宅介護支援センター, 訪問看護ステーション

**二重らせん構造** double helix structure
　DNAの構造。DNAは4種類のデオキシリボヌクレオチドからなる鎖2本が，同じ軸の周りに右巻きの二重らせんを形成している。この構造はワトソン（Watson, J.D.）とクリック（Crick, F.H.）によって発見され，その功績に対しノーベル生理学医学賞が授与されている。[61]

**二次癒合** ＝ 二次治癒

**二尖弁** ＝ 僧帽弁

**2相性矩形波** biphasic square-wave　電気療法でよく用いられている刺激電流の波形。電流が瞬間的に急激に上昇し，一定時間刺激した後に急激に0に戻る。次に，同様の波形が極性を変えて現れる。このくり返しで刺激する。矩形波のことは直角波ともいわれている。[134] ➡ 波形

**日差** ＝ 日内変動

**日常生活活動** → 次頁参照

**日常生活関連動作**　activities parallel to daily living：APDL　【生活関連動作】　基本的日常生活活動には含まれないが，日常生活活動（ADL）の中で生活に関連した重要な活動群の総称で，ADLを社会的生活行為の一部にまで広げようとする考え方。基本的日常生活活動（BADL）が食事，入浴，排泄などの日常的な基本活動であるのに対し，外出，交通機関の利用，運転，横断歩道やエスカレーターの利用，買物，家計管理，洗濯や掃除などの家事，炊事などをさす。年齢層，男女，家庭における役割，社会における役割などによって異なる。[284] ➡ 日常生活活動, クオリティオブライフ, 手段的日常生活活動

**日常生活満足度** ＝ 満足度

**日内変動** intracircadian variation【日差】
　観測するデータの同一日における変動。例えば，朝と夕での血圧の変動などである。[258] ➡ 評価, 日間変動, 個人間変動, サーカディアンリズム

**日間変動** intercircadian variation　観測するデータの異なる日における変動。例えば，昨日と今日の血圧の変動などがある。[258] ➡ 評価, 個人間変動, 日内変動

**日光過敏症** ＝ 光線過敏症

**ニッスル染色** Nissl stain　ニッスル小体の解析を目的とした染色法。神経組織を塩基性染料で染色し，ニッスル小体，細胞核，核膜，核小体を染め出す。ニューロンの形態，分布などを調査するために使用する。[245] ➡ 染色, 顕微鏡

**日常生活活動** activities of daily living：ADL

ひとりの人間が独立して生活するために行う基本的な，しかも各人に共通で日常的な活動をいう．移動，食事，排泄，更衣，入浴，整容などを基本的日常生活活動(BADL)とし，狭義のADLを意味する．外出，交通機関の利用，運転，横断歩道やエスカレーターの利用，買物，家計管理，家事，料理などを日常生活関連動作(APDL)または手段的日常生活活動(IADL)と呼び，BADLとあわせて広義のADL，すなわち拡大日常生活活動としている．その他，職業に関する動作，性生活，育児，趣味活動など，幅広く活動に目を向け，将来的に活動性を広げうる事項を実質的なADLとしてとらえる．ADL練習の目的は高齢者や心身障害者が家庭および社会生活に関連のある日常活動をひとりで最高度に行うことができるよう練習することにある．可能な限り自立して社会生活を営めるようになるために必要なものは何か，医療の対象として考えられるものとは何かなどを考慮する．ADLは人間が社会へ復帰する前に自己の生活の確立をなすものであって，心理的問題，残存能力問題，社会生活上の問題，治療に関する問題，家族との問題，経済的問題，職業的問題などを加味して取り組む必要がある．「日常動作をひとりで最高度に行う」という表現には危険性を含んでいる．ADLを自ら行うこと自体が人生の目標になってしまう状況に陥ることがある．また，相当の練習によって目標にしたADLが達成されたとしても，社会参加へのアプローチが十分になされなかったがために，QOLが大きく低下してしまうという問題を含む可能性がある．個々人の価値観や人生の目標に沿ったADLを創意工夫し，個別性のあるアプローチを行って自立を支援することが求められている．

ADLは具体的な実践の領域であり，実際の場面があって初めて可能か否か判断できるものである．たとえ理学療法室で模擬動作が可能であっても，実際の現場では精神的要素や物的あるいは人的環境要因が異なり，うまく対処できないこともしばしばみられる．そのために「能力」と「実行状況」とを区別した評価が重要になる．「能力」とは理学療法室などの実際的でない場面でかろうじてできたり，長時間を要して可能であるような動作である．「実行状況」とは実際に病棟や家庭などの生活の場において実践されている活動である．「能力」と「実行状況」とのギャップにつながる物的環境要因には使用される自助具や補装具，家具の大きさ，高さ，長さ，安定性，配置などがあげられる．人的環境要因には介助者の有無，介助者の能力と介助の程度，疾病や障害に対する理解度，相互の人間関係などがある．

リハビリテーションの過程やゴール決定にあたって，これらの動作は健常者と量的，質的に比較され記録される．量的評価は動作の遂行過程を推し量るもので，ADLの各項目がどのくらいできているか，どの程度の介助が必要なのかを表現する．ADL各項目の自立度，あるいは介助の度合いの指標であり，利用されている評価表のほとんどがこの評価方法である．BADLの評価法としてカッツインデックスがある．また，Kenny Self-care Evaluation, Pulses Profile, バーセルインデックス，機能的自立度評価表(functional independence measure；FIM)など，多くの方法が提案されている．これらの中でバーセルインデックスとFIMが一般的に用いられているが，前者は主に「能力」を，後者は「実行状況」をみているといわれている．FIMにはコミュニケーションや社会的認知能力の評価を含んでいるのが特徴であり，また子どものための機能的自立度評価法(WeeFIM)もある．質的評価には，個々の動作を分析するもので，どのように動作を行っているのかという動作遂行様式を表現するものや，なぜできないのかという分析的評価などがある．評価者の経験や観察・分析能力によって，その深度や妥当性に差が生じる可能性が指摘されている．近年，高齢者政策の一環として，寝たきり度を表す障害高齢者の日常生活自立度，認知症高齢者の日常生活自立度を表す判定基準が示されている．[284] ➡クオリティオブライフ, 基本的日常生活活動, 日常生活関連動作, 拡大日常生活活動

**2点1点[交互支持]歩行** two and one point reciprocal gait【交互2点1点支持歩行】　健側に持った杖を，患側下肢と同時に出し，次に患側下肢を出すパターンの歩行。文字通り，歩行時2点と1点で交互に体重を支持するもので，常時2点支持歩行よりバランス保持が上達した者に用いる。[189]　➡常時2点支持歩行

**2点識別覚** two-point discrimination【2点識別感覚】　皮膚の2点に同時に加えられた刺激を別々のものと感じる能力。触・圧覚の識別能をみる尺度として計測する。一般的には口唇が最小で2～3 mmで，手指，鼻，頬がこれに次ぎ，足指，足底，腹，胸，背，腕，脚の順に大きくなる。[61]

**2点同時刺激** double simultaneous stimulation：DSS　複合感覚検査のひとつ。両側体側の対称の部位を同時に刺激して，2つの別の刺激としてとらえられる場合は正常，表在性の障害がないにもかかわらず片側にのみ刺激を感じる場合には大脳皮質頭頂葉の障害を疑う。[61]

**2点歩行** two point gait　一方の松葉杖と反対側の足を同時に出し，反対側の松葉杖と足を同時に出すパターンの歩行。歩行速度は4点歩行より速いが，安定性は劣る。まず4点歩行練習を行い，バランス保持が上達してから2点歩行を指導する。[189]　➡3点歩行，4点歩行，小振り歩行，大振り歩行

**ニトログリセリン** nitroglycerin：NTG　硝酸薬の一種。主に冠動脈拡張作用と末梢血管拡張作用があり，冠血流量維持と前・後負荷軽減による狭心症治療として使われる。理学療法では狭心症症状を認めた場合，舌下またはスプレーで口腔内に投与する。[293]

**二分脊椎** spina bifida　先天異常により脊椎椎弓部が癒合不全をきたした状態。髄膜や神経組織が脱出し体表面に腫瘤を形成するものを囊腫状二分脊椎，腫瘤がないものを潜在性二分脊椎という。囊腫状二分脊椎で大きな問題となるのは水頭症と脊髄障害（運動麻痺，知覚障害，膀胱直腸障害）である。理学療法では徒手筋力テストを基に脊髄神経の残存下限を決めることが重要である。これによって移動能力や変形が予測できる。一般的に，残存下限が①第12胸髄レベルより高位の場合：車いす使用であるが移乗は自立する。②上部腰髄レベルの場合：装具歩行は可能であるが実用面では車いす使用となる。③下部腰髄レベルの場合：屋内では装具歩行（一部で杖併用）が可能であるが，屋外では車いす使用となる。④仙骨神経まで残存する場合：独歩あるいは装具歩行となる。理学療法の目的は移動能力向上のほかに，変形の予防や矯正，運動発達のための抗重力運動の促進も必要となる。[244]

**日本工業規格** Japanese Industrial Standard：JIS　わが国の工業標準化の促進を目的とする工業標準化法（1949年）に基づいて制定される国家規格。生産におけるコストの低減，取引の単純公正化，使用・消費の合理化などに重要な役割をもつ。土木・建築，一般機械，電気・電子，自動車，鉄道，船舶，鉄鋼，非鉄金属，化学，繊維，鉱山，パルプ・紙，管理システム，窯業，日用品，医療安全用具，航空，情報処理などの広分野で，形状，寸法，品質，使用方法，安全条件など様々な技術的条件を定めている。国が行う工場審査に合格し，安定したJIS適合品を生産・加工できる能力があると認められた場合は，JISマークの表示が許可される。福祉関連機器では，義肢・装具，リハビリテーション機器などで，その寸法や形状，強度試験の方法まで細かく規定されている。その他，ねじ，プラスチック，鉄鋼をはじめ各材料，部品ごとに多くの規格が関連している。国際的には国際標準化機構（ISO）がある。[12]　➡国際標準化機構

**日本昏睡尺度** Japan Coma Scale：JCS【3-3-9度方式】　脳卒中などの急性期の意識状態を調べる代表的な検査。1975年にわが国で提唱された昏睡尺度のひとつ。この検査では，意識レベルを大きく3分類（Ⅰ～Ⅲ）し，それを1～3桁までの9段階に分けて評価する。Ⅰ．刺激しないでも覚醒している。1：大体意識清明だが，今ひとつはっきりとしな

い。2：見当識障害がある（日時，場所などがわからない）。3：自分の名前，生年月日が言えない。Ⅱ．刺激すると覚醒するが刺激をやめると眠り込む。10：呼びかけで容易に開眼する（開眼しないときは，簡単な動作に応じたりことばも出るが間違いが多い）。20：痛み刺激で開眼する（開眼しないときは，簡単な指示に応じる）。30：強い刺激を続けてやっと開眼する。Ⅲ．刺激をしても覚醒しない。100：痛み刺激に対し，払いのける動作をする。200：痛み刺激に対し，少し手足を動かしたり，顔をしかめたりする。300：痛み刺激に反応しない[95] ➡ 意識障害，脳卒中

**日本脳炎** Japanese encephalitis　コガタアカイエカに媒介される日本脳炎ウイルス感染症。夏季に家畜での流行が先行する。発熱，髄膜刺激症状，脳症状が出現し，予後は不良で1/3 は死亡，1/3 は後遺症を残す。予防接種，蚊の駆除が重要となる。[249]

**日本薬局方** Japanese Pharmacopoeia　薬事法に基づいて国家が制定した医薬品の規格書で，その品質を一定水準に保つため構造，性状，組成，純度試験，確認試験，定量方法などが定められている。保健医療上重要な品目はすべて収載されている。[81]

**日本理学療法士協会** Japanese Physical Therapy Association：JPTA　日本理学療法士協会は1966年（昭和41年）7月17日に第1回理学療法士国家試験に合格した，有資格者110名により結成された。1972年1月に旧厚生省より社団法人として認可され，1974年に世界理学療法連盟（WCPT）に加盟した。また，1990年に日本学術会議により学術団体としても認められた。1999年には第13回WCPT学会を横浜市で開催し，高い評価を受けた。理学療法に関わる分野は医療機関はもとより，保健・福祉分野である老人施設や小児施設，地域あるいは在宅，さらにはスポーツ障害や健康づくりなど，その職域も多岐にわたる。有資格者によって組織され，「理学療法士の人格，倫理及び学術技能を研鑽し，わが国の理学療法の普及向上を図るとともに国民保健の発展に寄与する」ことを目的とす

る学術および職能団体である。2002年に組織改正が行われ，学術局・教育局・職能局・社会局・事務局の5局制（17部・4委員会）に再編成されている。学術的活動としては，年1回日本理学療法士学術大会と全国研修会を柱として，現職者講習会（40箇所前後），ブロック学会，各都道府県理学療法士会学会，研修会などが多く開催されている。機関誌「理学療法学」が年8回発行され，主に学術論文が掲載されている。また，年1回欧文誌も発行されている。生涯学習システムとして，新卒者には3年間の一定カリキュラムに従って新人教育プログラムの設定，その後学術大会や研修会などの参加による規定単位の履修により，理学療法専門領域研究会（7部門）への登録，さらには専門理学療法士として登録できるシステムが構築されている。社会的活動としては，関連諸制度をはじめ，診療報酬・介護報酬改正などへの対応，会員の福利厚生，あるいは東南アジアやアフリカなどへ海外協力隊としての派遣協力，理学療法週間（理学療法の日：協会が設立された7月17日をはさむ1週間）の開催を通じての理学療法啓発活動，スポーツ大会や災害時などの理学療法サービスの提供・支援，また国レベルの関連委員会への委員派遣などの公益活動を行っている。しかし，協会設立当時からの命題として，業務独占・開業権の獲得があるが，理学療法士および作業療法士法に基づく制約があり，その法改正が望まれている。こうした中で「根拠ある理学療法の確立」が急務とされている。[205] ➡ 世界理学療法連盟

**乳癌** breast cancer；mammary carcinoma　乳腺組織を構成する細胞（乳管上皮）に由来する上皮性悪性腫瘍。腺癌が大半を占める。動物性脂肪の摂取量と関連するとされ，わが国での発生数は増加傾向にある。女性のみならず男性も発症する。術後に患側上肢の運動障害が起こる場合は，運動療法が有効である。[238] ➡ 癌，腺癌

**乳酸** lactic acid　有機酸のひとつで無色の柱状結晶で水，エタノールなどに溶ける。動物体内に存在し解糖系の最終生成物で筋肉中に蓄積されると疲労の原因になる。運動中に

ATPを再合成するエネルギー源は主に糖質（血中のグルコースや筋肉中のグリコーゲン）と脂質である。糖質を分解してエネルギーを出す過程は解糖系（無酸素系）と有酸素系に分かれ，解糖系では素早く大きなパワーを，有酸素系では脂質も一緒にゆっくりと効率的に多くのエネルギーを供給する。有酸素系の代謝は細胞内のミトコンドリアと呼ばれる特殊な器官で行われる。解糖系と有酸素系は一連の代謝であるが短距離走のように短時間にたくさんのエネルギーが必要な場合には解糖系の最終物質であるピルビン酸は有酸素系への取り込みが追いつかずどんどん筋肉中に溜まる。溜まった物質は乳酸脱水素酵素（LDH）の働きによって乳酸に変換される。乳酸が筋肉に蓄積すると筋肉組織は急速に酸性化し，筋肉はそれ以上運動できなくなる。[72] ➡糖質，無酸素運動

**乳酸閾値** lactate threshold：LT　安静時から徐々に運動強度（負荷）を上げていき血中の乳酸が急激に増加し始める時点の乳酸値。これは運動負荷が大きくなると酸素を介して合成される，筋肉を動かすATP（アデノシン三リン酸）だけでは足りなくなり，酸素を介さない解糖系が働き，乳酸が急激に大量に生成されるためである。[72] ➡糖質，換気閾値，無酸素性作業閾値

**乳酸脱水素酵素** lactate dehydrogenase：LDH【乳酸デヒドロゲナーゼ】　ピルビン酸を乳酸に変える酵素で，嫌気的解糖系の最終段階で重要な働きをする。生体内の心筋，骨格筋，肝臓，腎臓，赤血球などの生体に広く分布する蛋白質で，これらの組織細胞が損傷すると血液中に遊出する。[72] ➡肝臓，心臓

**乳酸デヒドロゲナーゼ** ＝ 乳酸脱水素酵素

**乳児** infant：suckling baby　一般には生後約1年間の母乳または人工栄養などで養育される時期を乳児期といい，乳児期の子どもを乳児という。法規では「満1歳に満たない者」（母子保健法），「児童（満18歳に満たない者）のうち，満1歳に満たない者」（児童福祉法），また心理学ではエリクソンのライフサイクルでは「誕生から15か月頃までの児」と，定義している。この時期は家族，特に母親に依存することで生命の維持が可能であり，生涯の中で最も発育が著しい。この1年間で体重は3倍となり，運動の発達においても座位や立位などの姿勢保持，四つ這い移動・歩行などの移動方法を獲得し，多くの面で人間としての基盤を築く最も重要な時期である。乳児期後半には口腔機能や嚥下機能，消化機能の発達により離乳食に移行するとともに，言語能力も発達してくる。小学校就学までの時期を合わせて乳幼児と総称する。近年，乳幼児突然死症候群（SIDS）が問題となっている。[176] ➡幼児，乳幼児突然死症候群

**乳腺刺激ホルモン** ＝ プロラクチン

**乳糖** lactose【ラクトース】　ブドウ糖とガラクトースが結合した二糖類で乳酸菌の栄養となる。腸内ではラクターゼにより分解，吸収され，血糖として循環しエネルギーを供給し，腸内細菌を増やしカルシウム，マグネシウムなどの吸収を助ける。[72] ➡糖質

**ニュートン** Newton　記号N。力の単位（国際単位系）。質量1kgの物体に対し，1m/s$^2$の加速度を生じさせる力を1ニュートン（N）という。1N＝10万ダイン（dyn）。[230] ➡力学，運動力学，筋力，トルク

**ニュートンの運動の第1法則** ＝ 慣性の法則

**ニュートンの運動の法則** Newton law of motion　ニュートンによって体系づけられた運動力学の基本となる法則。静止状態にある物体が運動状態となるためには，運動を起こす力が働かなければならない。身体運動に関与する力は重力，空気抵抗を含めた一般的な外力，摩擦力，筋の収縮力である。【第1法則】すべての物体における運動は外力によって支配されており，力学で運動を論じるとき，力とは外力をさす。停止している物体に外力が働かなければいつまでも静止しており，また一様な運動をしている物体に外力が働かなければいつまでも等速運動を続ける。つまり運動状態を変えようとする外力が働かない限

り，静止あるいは等速運動の状態を保持する。これを慣性の法則という。この運動状態保持の性質は，すべての物体に共通するもので，これを物体の慣性という。慣性とは，物体がその運動の現状を保ち続けようとする性質である。しかし地球上での身体運動は，重力などがあり，関節面の摩擦や関節周囲の軟部組織の抵抗があるため，実際には等速運動を続けることはあまりない。【第2法則】物体の受ける加速度と質量との積は，これに働く力に等しい。この関係は，物体の質量を $m$，加速度を $a$，力を $F$ とすると，$F = ma$ となる。これを運動方程式という。力の単位には，ニュートン（N）またはダイン（dyn）を用いる。1Nとは単位質量（1 kg）の物体に単位加速度（$1 m/s^2$）を生じさせる力（$1 kgm/s^2$）のことである。また $gcm/s^2$ を表す単位には dyn を用いる。これは物体に力が作用したとき，その結果として起こる速度の変化（加速度）は，その力に正比例し，質量に反比例する。つまり一定の重さの物体は作用する力が大きければ大きいほど速く動き，また加える力が一定の場合には，物体の重さが重いほどその加速度は小さいという関係になる。【第3法則】物体に力が作用すると，その物体からその力と等しい大きさで，かつ反対方向に作用する力が生じる。これを作用・反作用の法則という。つまりある物体Aが別の物体Bに力を作用させると，同時に物体Bも物体Aに力を加えており，この2つの力は同一作用線上で力の大きさが等しく，向きが反対である。[171] ➡力学，運動力学，慣性の法則，作用・反作用の法則，運動方程式

**ニュートンの粘性法則** Newton law of viscosity 管の中を流れる粘性液体の流速に関するもので，管の中心が最も速く，中心から離れるにしたがって低下し，管壁ではゼロとなるという法則。[13] ➡力学，水中運動療法，摩擦，粘弾性

**ニューモシスチス・カリニ肺炎** Pneumocystis carinii pneumonia 【カリニ肺炎】 Pneumocystis carinii 原虫の感染が原因で起こる肺炎。発熱，乾性咳，低酸素血症，呼吸困難を主症状とする。日和見感染のひとつで，免疫能の低下時に発症する。特に後天性免疫不全症候群（AIDS）の合併が多い。[80] ➡日和見感染，感染症対策，肺炎

**乳幼児健康診査** ＝3歳児健診

**乳幼児性側彎症** infantile scoliosis 3歳以下の乳幼児に発症する特発性側彎症。多くは1歳までに発見される。自然に寛解するものが多いが，急速に進行するものもある。[244]

**乳幼児突然死症候群** sudden infant death syndrome：SIDS それまでの健康状態および既往歴からまったく予想できず，しかも剖検によってもその原因が不詳である乳幼児に突然の死をもたらす症候群。発生頻度は0.5/1,000出生。無呼吸からの覚醒反応不全が病因と推測されている。[249]

**乳様突起** mastoid process 側頭骨内部の岩様部前下方にある突起。耳介の後下方部に触診でき，胸鎖乳突筋の停止部である。内部には乳突洞・乳突蜂巣が広がり，鼓室と交通している。感染が中耳から広がると乳様突起炎を生じる。[177] ➡胸鎖乳突筋

**入浴** ＝沐浴

**入浴サービス** bathing service 居宅療養者を対象とした介護サービスのひとつ。①訪問介護員などの介助による自宅浴槽での入浴，②デイサービス・デイケアなどにおける送迎による施設入浴，③浴槽を積んだ入浴車を使って看護師などの介助による訪問入浴介護がある。[32] ➡介護支援サービス，在宅リハビリテーション，在宅介護支援センター

**ニューラプラキシー** neurapraxia セダン（Seddon）の末梢神経損傷分類の最軽度。一時的な牽引，圧迫，虚血などにより軸索に器質的変化はないが，局所的に神経線維の脱髄を起こし，一過性の神経伝導障害が生じた状態。運動麻痺が中心で感覚障害は軽度，その回復は通常完全である。[168] ➡セダンの分類，脱髄

**ニューラルネットワーク** neural network

神経系において，その最小単位であるニューロンが他のニューロンとシナプスを形成することにより，情報の伝達のみならず情報処理をも可能としている。ニューラルネットワークとは，生体においてニューロンが他の複数のニューロンに興奮性あるいは抑制性に接合し，網のようなネットワークを形成する状態をさす。このネットワークは並列的により複雑な情報処理を可能とする。このシステムをモデル化したものをニューラルネットワーク・モデルといい，入力ユニット，出力ユニット，それらの中間ユニットが必要に応じてリンクで結ばれた計算システムである。このシステムは電算処理に応用され，コンピュータに学習機能を与えることとなった。[13] ➡可塑性，シナプス，シナプス伝達，パーセプトロン学習，認知科学

**ニューロトメーシス** neurotmesis 【神経断裂】 セダンの分類の最重度。切創，重度の牽引などにより損傷が軸索のみでなく，神経内膜，周膜の連続性も断たれた状態。損傷部の末梢はウォーラー変性を呈し，自然回復は望めず，手術的修復の適応となる。[168] ➡セダンの分類

**ニューロン** neuron 【神経細胞 nerve cell, ノイロン, 神経単位, 神経元】 神経系の構造・機能の単位。核のある本体（神経細胞体）から2種の突起（樹状突起と軸索）が延びる。興奮の伝導は，樹状突起から求心性に神経細胞体に伝わった後，遠心性に軸索へ送られる。次のニューロンへはシナプスを介して伝達される。[281]

**尿** urine 腎臓で生成され，血漿成分をネフロンで濾過，再吸収，分泌によって腎盂・尿管を経て膀胱に貯留後，排尿される。健康成人の1日尿量1～2l，pH5～8，比重1.015～1.025，浸透圧50～1,500 mOsm/kg・$H_2O$。[110] ➡腎臓，膀胱，排尿

**尿意頻数** ＝頻尿

**尿細管** uriniferous tubules；renal tubules ネフロンのうち腎小体を除いた部分で，腎小体で作られた原尿を運ぶ管。腎小体に近いほうから，近位尿細管，ヘンレ(Henle)係蹄，遠位尿細管，集合管と呼ばれる。その機能は水，$Na^+$，$Ca^{2+}$を再吸収し$K^+$，$H^+$，$NH_4^+$を分泌する。[200] ➡腎臓，集合管，ヘンレのワナ

**尿細管係蹄** ＝ヘンレのワナ

**尿酸** uric acid 核酸(DNAやRNA)や生体のエネルギー源であるアデノシン三リン酸(ATP)などのプリン体の最終代謝産物。プリン体を多く含む肉類の過剰摂取や核酸の分解の亢進などによる過度な尿酸産生が痛風，高尿酸血症の原因となる。[72] ➡プリン体，痛風，高尿酸血症

**尿失禁** urinary incontinence 無意識(不随意)に尿が排出される状態。女性や高齢者に多い。原因として膀胱への蓄尿，尿道の閉鎖機構，膀胱・尿道の支配神経機構の障害，知的能力・運動動作能力の低下などがある。また，これらの種々の異常を複雑に合併していることが多い。種類別では，腹圧性尿失禁，切迫性尿失禁，溢流性尿失禁，反射性尿失禁，機能性尿失禁などがある。理学療法では，脳血管障害，脊髄損傷などで遭遇することがある。膀胱頸部・尿道の支持組織の脆弱化などに起因する腹圧性尿失禁では，骨盤底筋群〔恥骨尾骨筋(肛門挙筋)，外肛門括約筋，外尿道括約筋など〕の持続的収縮練習が尿失禁の防止・軽減に有効である。また，認知症，高次機能障害，運動機能障害に対しては，身体能力向上，環境整備，介護の介入，排尿方法の選択などによる対応が必要である。また失禁のケアにあたっては，羞恥心の配慮が必要である。[36] ➡失禁

**尿素窒素** urea nitrogen：UN 尿素に含まれる非蛋白性窒素で，血清残余窒素(BUN)の主成分。正常の場合，BUNの約50％を占める。また，蛋白質摂取量や腎機能によって異なるが，排泄全窒素量の80％以上を占める。低蛋白質食，重篤な肝不全，高度腎不全で減少，高蛋白質食，感染，外傷，手術などで上昇する。[110] ➡腎機能，血液尿素窒素

**尿蛋白[質]** urine protein　尿中に含まれる蛋白質。血液中含まれる蛋白質が，腎臓の糸球体で濾過されて尿中に出て一部は尿細管で吸収され血液中に回収されるが，健常者で1日40〜80 mg/dlの蛋白質が尿中に漏出する。腎臓や尿管に障害があると蛋白質が大量に排泄され蛋白尿となる。[19]

**尿沈渣** urinary sediment　新鮮尿を遠心して管底に生ずる沈殿物あるいは，沈殿物の分画を顕微鏡で観察する検査。一般には，上皮細胞，白血球，赤血球，円柱，卵円形脂肪体，細菌，結晶などの沈渣分画を観察して腎・泌尿器系の診断に用いる。[110]

**尿道** urethra　膀胱内の尿を体外に排泄する管。内尿道口から外尿道口につながる。男性は前立腺部，隔膜部，海綿体部からなり，長さ約20 cmである。女性は膀胱頸から腟の前方を走行する。長さは約4 cmで男性より短い。[8]

**尿道括約筋** ⇨ 外尿道括約筋

**尿道球腺** ＝ カウパー腺

**尿毒症** uremia　高度の腎機能障害により，尿素，クレアチニン，尿酸などの尿素窒素が尿中に排泄されずに血中に蓄積し，中枢・末梢神経障害，呼吸・循環障害，消化器・代謝障害，皮膚症状などの様々な全身症状を引き起こす症候群。[110] ➡ 腎不全

**尿閉** urinary retention　膀胱に尿が充満し尿意があるにもかかわらず排尿できない状態。まったく排出することができない場合を完全尿閉（急性尿閉），排尿困難が持続して大量の残尿が認められる場合を不完全尿閉（慢性尿閉）という。結石，前立腺肥大や脊髄疾患などに起因する。[110] ➡ 膀胱, 排尿障害

**尿崩症** diabetes insipidus　低比重尿を大量に排泄する疾患。抗利尿ホルモン（ADH）の分泌障害による中枢性尿崩症と，ADHの作用障害による腎性尿崩症に分類される。前者は一次性尿崩症（家族遺伝性と特発性のもの）と，二次性尿崩症（脳腫瘍，炎症性疾患，外傷などによるもの）とがある。いずれも口渇，多飲，多尿を主徴とする。[110] ➡ 抗利尿ホルモン

**尿路感染[症]** urinary tract infection：UTI　尿路（腎・尿管・膀胱・尿道）に細菌（大腸菌・ブドウ球菌など）が侵入し，引き起こされる炎症。ほとんどは外尿道口から上行性に侵入する。感染臓器により様々な症状を呈するが発熱，残尿増加を伴うことが多い。[36] ➡ 敗血症

**NIRS** ＝ 近赤外線分光法

**任意入院** system to be hospitalized voluntarily　現行の精神医療の基本軸とし，原則として，開放的な環境で，本人の求めに応じ，夜間を除いて病院の出入りが自由な入院形式。入院者に対して，その開放処遇を制限する場合は，医師が治療上必要と判断する場合にのみ行われる。この場合においても，本人の意思による開放処遇の制限である旨の書面を得なければならない。[104]

**人形の目徴候** doll's eye sign　顎を引くと眼瞼が開き（眼球上転），上げると閉じる（眼瞼下転）現象。眼球や眼瞼の動きが緩徐で頭部と眼球の動きが連動しないために起こる徴候で，ジフテリアや脳幹障害で現れる。[260]

**人間工学** human engineering；ergonomics　解剖学，生理学，運動学，心理学，機械工学などの諸科学の知識を集積し，人間の形態および感覚，認識などの特性を把握し，その情報を機械に取り込んで生活のしやすい最適な作業環境を設計・デザインする学問。[146] ➡ 力学, バイオメカニクス, 生体工学, 医用生体工学, 医用工学

**人間ドック** health screening；health check-up；health examination　健康な個人を対象とし，生活習慣病などの疾病の早期発見と予防，健康の増進を目的に，短期間（主に1泊2日，日帰りもある）入院して行われる総合的な健康診査システム。[260]

**人間発達学** human developmental science
　人間の発達を生物学・社会学・心理学の側面からとらえようとする学問。人間は新生児期，乳・幼児期，児童期，青年期，成人期を経て老年期に至るまで成長発達する存在であり，それは遺伝的要因と環境的要因との相互作用によって起こる方向性をもった心身の構造および機能の分化，複雑化，多様化の過程である。これによってひとりの人間が形成される。人間発達学では，それらの過程を理解するため，各発達期を身体，運動，言語，知覚，認知，情緒，社会性などの側面から観察し，身体的・精神的・社会的存在として人間をとらえる。そして，各発達過程の課題とそれに伴う適応行動およびその諸問題を考え，正しく人間理解ができるようになることを目標としている。理学療法士は，新生児期から老年期まで多岐にわたって，多様な人間と直接関わる職種であり，人間発達に関する基礎的な知識を体系的かつ総合的に理解しておく必要がある。[39]

**妊娠** pregnancy　女性の体内で妊卵が着床し，胎児に発育し分娩されるまでの期間。正常の妊娠期間は280日±15日で，その間胎児は臍帯により母体の胎盤と連結している。妊卵が子宮内膜以外の子宮頸管などに着床した場合は子宮外妊娠という。[270] ➡分娩

**認知** cognition　普遍妥当な知識，または知識の獲得過程。個体の経験的(生得的)情報を基に，選択的に取り入れた外界の情報の意味を判断し，新情報として蓄積し外部へ伝える，および適切な行為を行う能力。[295]

**認知科学** cognitive science　情報科学や神経科学，言語学，哲学などを基に誕生した，人間の「知」を科学的に理解しようとする学問領域。コンピュータプログラミングが進歩した1970年代より注目されはじめた比較的新しい分野で，明確な定義はないが「人間の知を情報処理的観点から研究する科学」といえ，コンピュータによる人間の認知過程のモデル化をめざしている。ノーマン(Norman, D. A.)によれば，その研究対象は意識，学習，記憶，発達，感情，言語，知覚，行為，技能，信念システム，相互作用，思考など幅広い。今日の認知心理学や認知言語学，認知神経科学といった領域も認知科学に属すると考えられ，種々の学問が重なり合った学際的な脳科学である。人の高次脳機能を解き明かそうとすることから，リハビリテーション医学との関連も深い。高次脳障害に対する認知リハビリテーションの発展も認知科学によるところが大きい。[256] ➡情報処理，人工知能，哲学，ダイナミックシステムアプローチ，神経心理学，学習心理学，メタ認知，認知リハビリテーション

**認知症** dementia 【痴呆(旧名)】　一度獲得した知的機能が，脳の器質的変化によって永続的に障害された状態。原因疾患には，脳外傷，アルツハイマー病，脳血管疾患などがあり，記憶，見当識障害がみられる。高齢期認知症では，徘徊，不潔行為などの異常行動が出現することがある。平成16年12月に，「痴呆」から行政用語としての呼称変更が決定された。[121] ➡知的障害，記憶障害，アルツハイマー病，脳血管障害

**認知リハビリテーション** cognitive rehabilitation　神経心理学的リハビリテーションと呼ばれる高次神経障害のリハビリテーション。認知リハビリテーションの目的は認知科学に基づく方法論により，注意，問題解決やパーソナリティなどの認知機能の改善を図ることであり，頭部損傷者が日常生活場面における対処能力を改善するために必要な問題解決能力の障害を改善し，生産的な生活様式に戻す手助けを試みることである。具体的障害としては，対象への精神の集中が障害される注意障害，情報の記銘，保持，想起，再認が障害される記憶障害，病態失認とは異なる認識低下，パーソナリティ障害(人格障害)があげられる。理学療法を実施する際は治療に難渋することが多いが，機能トレーニング，心理治療，集団トレーニング，ガイダンスなどを通じて，注意の持続，記憶の固定化と記銘想起時間の短縮，変化に応じた心理の安定を図るとともに，社会復帰に向けて環境の整備を施行していくなど，多岐にわたり留意することが重要である。[219]

# ね

**寝汗（ねあせ）** ＝盗汗（とうかん）

**寝返り（ねがえり）** rolling；roll over　粗大運動において，背臥位から腹臥位，逆に腹臥位から背臥位に体位を変換する機能的な動作。生後5〜6か月頃に獲得される。背臥位から腹臥位への寝返りの獲得過程では，まず側臥位までの寝返りがみられる。この初期の寝返りは全体的な対称的屈曲から始まり，頭部の回旋に引き続いて体全体が一塊のように側臥位となる。しばらくの間，側臥位から腹臥位まで寝返ることができないが，骨盤の持ち上げ（後傾）とその後の骨盤の非対称的回旋や寝返りに必要な側臥位での反応を学習し，体幹の側屈と回旋を伴い腹臥位に寝返るようになる。腹臥位になると乳児は速やかに頸部・体幹・下肢を伸展し，上肢は前方屈曲して前腕で支持した姿勢となり寝返りが完成する。寝返りの獲得には視覚性，迷路性などの立ち直り反応が重要な役割を果たす。寝返りは乳児が発達の過程において最初に獲得する移動手段であり，おもちゃなどに向かって床の上を連続的に寝返って移動する。[108] ➡粗大運動能力尺度

**ネガティブフィードバック** negative feedback【負帰還，負のフィードバック】　入力信号とは逆の極性で出力結果を調節器へ送り返す制御方式。増幅回路の増幅率は減少するが，周波数特性が改善され，雑音やひずみが減少する特性がある。低周波増幅回路のほとんどにこの回路が用いられている。[134] ➡フィードバック

**ネグレクト** neglect【養育放棄，養育怠慢】　子ども虐待の分類のひとつ。18歳未満の小児に対して必要とされる身体的・医学的要素が満たされない状態。家に閉じ込める，乳幼児を家に残して外出する，不潔な衣服のまま放置する，ほとんど食事を与えない，重病でも医者に連れて行かない，などがある。[154]

**猫鳴き症候群（ねこなきしょうこうぐん）** cat cry syndrome【5p－症候群 5(five)p minus syndrome, 5p欠損症候群 5p deletion syndrome, レジュン症候群 Lejeune syndrome】　5番染色体短腕の部分欠失による乳児期の仔猫が鳴くような泣き声，特異顔貌，精神運動発達遅滞を特徴とする染色体異常症候群。女児に多発し，生命予後は良好。[249] ➡染色体異常

**寝たきり（ねたきり）** bed ridden　医学用語ではなく，保健・福祉や看護の用語。一般的に日中もベッド上で過ごす生活が6か月以上継続した状態。1992(平成4)年に厚生省(現厚生労働省)により「障害老人の日常生活自立度(寝たきり度)判定基準」が作られた。その，ランクB，Cに該当するもので要介護の状態。ランクBは屋内での生活は何らかの介助を要し，日中もベッド上の生活が主体であるが座位を保つことが可能な状態。ランクCは1日中ベッドで過ごし，食事，排泄，着替えにおいて介助を要する状態。寝たきりの成因としては脳血管障害，骨折などの身体機能障害，他の疾患による臥床生活，老齢化に伴う活動力の低下など身体的要因，活動意欲の低下，依存心，感情鈍麻，知能低下などの精神・心理的要因，家庭内での人的資源，経済力，家屋状況，地域の医療機関や保健所などによる指導援助体制などの環境要因によるものがある。身体的要因の中には，知的能力・骨・関節・筋力・心肺機能が低下する廃用症候群も含まれる。[288] ➡廃用症候群, 閉じこもり症候群

**熱エネルギー（ねつえねるぎー）** thermal energy　ある物体を構成する分子・原子の熱運動のエネルギー。単位はcal(カロリー)，J(ジュール)を用いる。温度の異なる物体の接触では，高温の物体から低温の物体へエネルギーが移行す

る。[220] ➡温熱作用, 温熱療法, 伝導, 対流, 輻射熱, 転換熱

**熱可塑性プラスチック** thermoplastics
　加熱により軟化して塑性を示し, 冷却すると硬化する合成樹脂。ポリエチレンやポリ塩化ビニルなどがこれに属し, 量産成形に向き, 再成形によるリサイクルも可能である。成形が容易で完成後に部分修正が可能なため義肢装具製作で最も多く使用される。[12] ➡熱硬化性プラスチック, オルソプラスト, アクアプラスト, サーモスプリント, サブ・オルソレン, ポリキャスト, ポリエチレン, ポリ塩化ビニル

**熱感** heat sensation 【ほてり】　炎症に伴い認められる臨床症状であり, 字のごとく熱っぽさを表す。全身性と局所性があり, 他の部位との比較, 正常範囲との比較により評価される臨床所見である。[148]

**ネックカラー** neck collar　頸椎保護装具の一種。頸椎の固定・牽引や屈曲・伸展の制限などに用いられる。強度な固定や高さ調節などを可能とする金属製・プラスチック製のものや軽度の固定に用いる発泡プラスチック製のものなどがある。[12] ➡フィラデルフィア型カラー, ソーミーブレース, カラー

**熱硬化性プラスチック** thermosetting plastics　熱を加えると硬度が増す性質があり, 単独もしくは他物質を加えたり, 加熱や光などにより分子間に架橋反応が起こり, 不溶不融に変化するプラスチックの総称。耐熱性, 耐溶剤性に優れる。義肢ソケットとしてポリエステル樹脂, エポキシ樹脂が主に用いられる。[12] ➡熱可塑性プラスチック, ポリエステル

**熱産生** heat production　体温を一定に維持するために, 体内で熱産生と熱放散が調節されている。生体内での熱産生は, 組織や細胞, ことに肝臓と骨格筋における物質代謝に伴うものが大きい。産生された熱は血液循環により全身に伝えられる。[110] ➡体温, 代謝, エネルギー

**熱射病** heat stroke　高温環境下で高体温となり, 視床下部の体温調節中枢が障害される状態。発汗による体温調整が行われず, 体温が40℃以上になり, 臓器障害が生じる。頭部に日光の直射をうけて発症する日射病よりも重度である。[279] ➡熱中症

**熱傷** burn 【やけど, 火傷】　熱の作用による体表, 主に皮膚の損傷をいう。原因には, 火炎, 高熱液体(熱湯, 油など)が多く, 次いで爆発, 化学物質, 電撃などがある。熱傷重症度は熱傷深達度と受傷面積とで決まり, 熱傷指数で示される。生命予後を左右するのは深達度と熱傷面積(特にⅢ度熱傷の範囲)と年齢の3因子で, これらからPBI(熱傷)予後指数が示される。浅達性Ⅱ度熱傷までは保存的治療で治癒しうることが多いが, Ⅱ度熱傷が体表面の25％(成人)20％(小児)あるいはⅢ度熱傷が体表面の10％を超えた場合や, 顔面, 手足, 会陰部の熱傷, 気道熱傷などは重症熱傷と分類され, 熱傷専門施設での集中的な管理が必要となる。創部の浸出液排泄, 体温管理, 体位変換できない時期の皮膚保護などに熱傷ベッドが繁用される。熱傷の局所症状は, 組織の熱凝固壊死と炎症反応であるが, 重症熱傷は全身疾患で, ほとんどの臓器が侵襲を受ける。急性炎症・体液の変動に伴う循環動態の変化・熱傷ショック・臓器機能障害・血液成分と凝固系の異常・代謝異常と栄養障害・免疫不全などが, 熱外傷による身体のストレス反応として次々に起こる。熱傷ショックは通常24〜36時間で離脱する。感染の危険が高いのは細菌防御能が低下する受傷後7日以降である。重症熱傷治療の主軸はデブリドマンで壊死組織を切除し, 早期に創部を被覆する(植皮術)ことである。非熱傷部位から皮膚採取することを採皮, 植皮された皮膚に血行が再開することを生着という。広範囲熱傷の場合, 1回の植皮術では総面積を被覆できないのでブタなどの真皮を用いる方法や, 人工真皮, 各種の創面被覆剤があるが, どれも一時的なものである。採皮の厚さにより薄い分層, 中間分層, 厚い分層, 全層と分類され, パッチ, シート, メッシュ(網状植皮)などの植皮方法がある。採皮は薄いほど一次収縮が少なく生着しやすいが, 二次収縮が起こ

り皮膚の質感や緩みを欠くため，拘縮を起こしやすい。また過度の関節運動や，微細な外傷をくり返すこともコラーゲンの増殖や列を乱して肥厚性瘢痕となるため治療上の配慮が必要である。特に関節周囲は機能部位と呼ばれ，植皮後機能障害を起こしやすい。機能部位の熱傷評価や，植皮やデブリドマンの術式を知ることは，良肢位の工夫などリハビリテーションアプローチに影響する。[191] ➡熱傷面積，予後指数，気道熱傷，デブリドマン，熱傷深達度，Ⅲ度熱傷，ショック，植皮[術]

**熱傷指数** burn index：BI 熱傷重症度を示す最も一般的な指数。Ⅲ度熱傷の面積（% BSA）にⅡ度熱傷の面積（% BSA）を2で割ったものを足して算定する。この指数が10〜15以上が重症熱傷とされている。[191] ➡熱傷面積，真皮，熱傷深達度

**熱傷深達度** depth of burn 熱傷の皮膚壊死の深さによる重症度分類。Ⅰ度（EB：epidermal burn）は表皮，Ⅱ度は浅達性（SDB：superficial dermal burn）と深達性（DDB：deep dermal burn）があり，真皮浅層と深層，Ⅲ度（DB：deep burn, FB：full thickness burn）は皮膚全層の熱傷である。深達性Ⅱ度とⅢ度熱傷は植皮術の適応。[191] ➡熱傷，熱傷指数，熱傷面積，植皮[術]，網状植皮[術]

**熱傷面積** percent burn surface area（total burn surface area）：% BSA（TBSA） 熱傷の受傷面積が体表面積の何%かを示した数値。深達度ごとに算定し合計する。主な算定方法に9の法則（成人），5の法則（小児以下）がある。数値はそのまま熱傷重症度の重要な指数となる。[191] ➡熱傷，熱傷指数，熱傷深達度

**熱中症** heat illness 高温環境による生体の障害の総称。体温上昇が軽度で塩分欠乏による熱痙攣と突然の意識消失をきたす熱失神，脱水により血液濃縮で心負担や循環血液量の減少に伴い疲労を訴える熱疲労がある。[279] ➡熱射病

**熱伝導率** thermal conductivity 熱伝導の程度を表し，熱が移動する際の単位面積に毎秒流れる熱量を温度勾配で割った値。この値が高ければ急速に熱が移動する。温熱療法のパラフィン浴は熱伝導率が低いため熱さの伝わり方も穏やかで，同温度の湯に比べ熱く感じないし，熱傷の危険性も少ない。[220] ➡熱エネルギー，温熱療法，伝導

**熱分利** ➪ クリーゼ

**熱放散** heat dissipation 体温を一定に維持するために，体内で熱産生と熱放散が調節されている。熱の放散は，各組織で産生された熱が血液循環によって各部に伝達される間に放射，対流，伝導，蒸発などにより，さらに皮膚からの発汗によって行われている。[110] ➡発汗，放熱，輻射熱，対流，伝導

**熱量** heat quantity；calorie 温度の高い物体から低い物体に移動するエネルギーのうち，物体の内部エネルギーに変化をもたらすものを熱といい，その入出量を熱量という。熱量の単位には cal（カロリー）や J（ジュール）が用いられる。[99]

**ネブライザー** nebulizer【噴霧器】 水分または気管支拡張薬や去痰薬などの薬液を霧状化（エアゾル化）して，気道内に吸入，沈着させるための装置。エアゾル化させる動力の種類によってジェットネブライザーと超音波ネブライザーに大別できる。[94] ➡吸入療法，気管支

**ネフローゼ** nephrosis 糸球体および尿細管上皮の変性疾患。尿細管上皮の変性は糸球体変性から二次的に起こる。炎症徴候はみられない。大量蛋白尿，低蛋白血症，著しい浮腫，および高脂血症を伴うものをネフローゼ症候群と呼んでいる。[110] ➡アルブミン，腎障害

**粘液水腫** myxedema【成人型甲状腺機能低下症 hypothyroidism adult type】 甲状腺機能低下症において，顔面，舌，心，骨格筋などに粘液多糖体（酸性ムコ多糖蛋白複合体）の沈着による浮腫（汎発性粘液水腫）。一方，甲状腺機能亢進症において下腿に生じる結節

状の浮腫を前脛骨粘液水腫という。[238] ➡甲状腺

**捻挫** sprain 【関節捻挫】　関節に生理的可動域を越えた運動が強制されて起こる靱帯損傷で解剖学的乱れのないもの。Ⅰ度：靱帯部分断裂，Ⅱ度：靱帯部分断裂と関節包損傷，Ⅲ度：靱帯完全断裂と関節包損傷。治療の基本はRICE(rest 安静，ice 冷却，compression 圧迫，elevation 高挙)と固定。[191] ➡スポーツ傷害，靱帯損傷，関節包，関節包外靱帯

**粘性** viscosity　流体の粘り気を示し，ニュートンの粘性法則に基づき，その程度は粘性係数(粘性率：物質のずり速度と応力との関係を示す物質定数)で表される。どろどろ，ねばねばなどと感じる粘り気が強い場合は粘性係数が大きくなり，さらさらと感じる場合は粘性係数が小さくなる。[72] ➡ニュートンの粘性法則，弾性

**粘弾性** viscoelasticity　骨格筋や心筋などの固体が復元しようとする性質を弾性といい，水のような流体がもつ摩擦力・粘り気を粘性という。粘性力はニュートンの粘性法則に従う。ゲルのように弾性と粘性を併せもつ性質を粘弾性という。[92] ➡心筋張力，フックの法則

**捻髪音** fine crackle；crepitant rale 【ベルクロ・ラ音 Velcro rale】　胸部聴診時に聴取される気管内の細かい断続性の水泡音で，毛髪を指で擦じったときのような音がする。肺線維症や突発性間質性肺炎，石綿肺などで，吸気の周期に聴取される。[29] ➡ラ音，断続性ラ音

**粘膜** mucous membrane；mucosa　消化器，呼吸器，泌尿器，生殖器などの管腔臓器の内腔面をおおう膜。表面は常に粘液によって湿っている。粘膜上皮，粘膜固有層，粘膜下層からなり，消化器官ではこれに粘膜筋板が加わる。[173]

# の

**ノイエス** ⇨ オリジナリティ

**ノイズ** noise　計測の対象となっている信号以外の成分(雑音)。ノイズの大きさは信号とノイズの強度比(signal-to-noise ratio, SN比)によって評価される。[231]

**ノイローゼ** ＝ 神経症(しんけいしょう)

**ノイロン** ＝ ニューロン

**脳アミロイド血管症**(のうあみろいどけっかんしょう)
＝ アミロイドアンジオパチー

**脳下垂体**(のうかすいたい) ＝ 下垂体(かすいたい)

**脳幹網様体賦活系**(のうかんもうようたいふかつけい)　brainstem reticular activating system 【網様体賦活系】　脳幹の中脳,橋,延髄中の形態学的に網様構造を呈する部分を脳幹網様体といい,脳幹の中心管腹側に境界が不明確な状態で存在する。その特徴は,構造上,すべての方向に走るたくさんの線維群により分離されている種々の形と大きさをした細胞の散在性の集団をいう。中脳網様体,橋網様体,延髄網様体などに分けられ,視床の非特殊核もその吻側端を形成するとみなされる。各種の神経細胞が散在する神経組織で,白質と灰白質の中間の性質を示す。脳幹網様体の機能は複雑であり,上行性に各種の促通・抑制作用を及ぼす。その中でも中脳網様体は,マグーン(Magoun;1949)らの研究により上行性の強い賦活作用をもつことが明らかにされ,網様体賦活系あるいは上行性網様体賦活系と呼ばれる。上行性の体性および内臓性感覚系は,脳幹部を上行する際に脳幹網様体に多くの側枝を出し,その興奮伝導は網様体内で多くのシナプス接続を経て上行して汎視床投射系(髄板内核,中心核などの非特殊核)に至り,ここから大脳皮質の広汎な領域に投射するほか,網様体から視床を介さず直接に大脳皮質に上行する経路もある。このような上行賦活系は,大脳特に新皮質系の全般的活動水準を維持し,覚醒水準ないし意識の維持あるいは睡眠と覚醒に重要な役割を果たす。ネコなどの動物で中脳網様体を破壊すると昏睡状態に陥り,中脳網様体に高頻度電気刺激を与えると覚醒し,脳波は全般性の覚醒波形を示し,また臨床的にもこの部位の機能低下で意識障害が起こる。網様体賦活系(中脳網様体)に対しては,大脳皮質から促通的あるいは抑制的影響を及ぼす下行路もあり,また延髄網様体から中脳網様体に対する抑制的影響もある。ジャスパー(Jasper)らによると,中脳網様体は脳全体の活動水準を維持し,汎視床投射系はこれよりも分化した注意その他の機能を果たすと考えられている。また脳幹網様体賦活系は辺縁系に対しても辺縁・中脳路を介して影響を与えている。以上のように,この部分の機能は脳幹部の障害により意識や覚醒水準の維持の障害が起こることから重要な役割を果たしていることは確かである。また,覚醒時でも視床を含む間脳や大脳皮質その他からの影響を相互に受けあい,全般的な注意の調節や特定皮質領域を選択的に活性化することにより,特定の精神活動を賦活する。しかし,相互に影響し合いそのメカニズムが不明なところも多い。[292] ➡覚醒,視床非特殊投射系,意識,特殊投射系,睡眠・覚醒リズム

**脳橋**(のうきょう) ＝ 橋(きょう)

**脳血管拡張薬**(のうけっかんかくちょうやく) ＝ 脳循環改善薬(のうじゅんかんかいぜんやく)

**脳血管障害**(のうけっかんしょうがい) → 次頁参照

**脳血管障害** cerebrovascular accident
　脳の循環障害によって起こる疾患の総称。
　1. 分類
　WHO分類(1970年)では，①脳の病理変化によるもの——クモ膜下出血，脳内出血，脳虚血性壊死(出血性脳梗塞，虚血性脳梗塞を含む)と，②臨床病期によるもの——一過性脳虚血，に分類している。また，厚生労働省循環器病委託研究班(分担研究代表者：平井俊策，1990)では表のように分類している。
　2. 随伴症状
　脳の病変により出現する症状(随伴症状)は，出血や梗塞部位により異なる。
a) 運動障害：身体の右または左半身に片麻痺が出現し，脳損傷の部位により単麻痺や四肢麻痺が出現することもある。この他にも錐体交叉部が障害されると病巣の同側下肢と対側上肢に運動麻痺が出現したり(交叉性片麻痺)，大脳脚部の障害では脳神経の麻痺に片麻痺を伴う交代性片麻痺が出現する。運動麻痺だけではなく姿勢調節の障害も出現し，これにより座位・立位・歩行などを正しく調節することができず，麻痺側や後方に傾き抗重力位を保持することが困難になり，それが異常姿勢の原因になる。
b) 筋トーヌス：発作直後はショック状態に陥るため筋トーヌスの低下した弛緩性麻痺となり，その後徐々に筋トーヌスが亢進し早ければ48時間で痙縮が出現する。痙縮の出現とともに反射性の運動(連合反応，原始的共同運動)が出現し，徐々に随意的運動が可能になる。随意運動が可能になると痙縮は徐々に抑制され，いわゆる分離運動が可能になるが，不全麻痺を除き運動麻痺が完全に回復することは少ない。
c) 感覚障害：感覚低下，感覚過敏，感覚異常および中枢性疼痛(視床痛)などがあり，感覚障害が生じると，外界からの刺激(情報)を中枢に正確に伝えることが困難になるため，中枢からの指令も筋に対し正しく伝えることができなくなる。
d) 高次脳機能障害：失語・失行・失認をはじめ記憶，注意，意欲の障害，動作持続障害，認知症および意識障害などが含まれ，感覚-運動，言語，行為および認知などに影響を与える。

e) 精神機能低下(脳血管性認知症)：多発性脳梗塞などの器質的障害により出現し，初期は人格が保たれ，"まだら認知症"と呼ばれるように，まだらに症状がでる。軽いうちは常識は保たれるが，うつ的な気分になることが多く，感情の揺れは激しい。高次脳機能障害が比較的局在しているのに対し，広範囲な障害により出現することが多い。
f) 意識障害：知覚，認知，注意，思考，判断，記憶，見当識などが一過性または持続的に障害され，その機能が低下した状態をさす。[289]
➡片麻痺，脳梗塞

表：脳血管障害の分類
　　　(厚生労働省循環器病委託研究班による)

| A. 明らかな血管性の器質的脳病変を有するもの |
|---|
| 1. 虚血群＝脳梗塞(症)* |
| 　①脳血栓症 |
| 　②脳塞栓症 |
| 　③分類不能の脳梗塞 |
| 2. 出血群＝頭蓋内出血 |
| 　①脳出血 |
| 　②クモ膜下出血 |
| 　③その他の頭蓋内出血 |
| 3. その他 |
| 　臨床的に脳出血，脳梗塞(症)などの鑑別が困難なもの |
| **B. その他** |
| 　①一過性脳虚血発作 |
| 　②慢性脳循環不全症 |
| 　③高血圧性脳症 |
| 　④その他 |

＊脳血管性発作を欠き，精神症候も認められないが，偶然CTなどで見いだされた脳梗塞は，無症候性脳梗塞と呼ぶ。その他の症候を有する脳梗塞は脳梗塞症と呼ぶことが望ましい。

**脳血栓** cerebral thrombosis 【血栓性脳梗塞 thrombotic infarction】　血栓を起因とする脳血管の血流障害による脳梗塞。粥状（アテローム）硬化を伴うことが多く，睡眠中や起床早期に発症しやすく，症状は発作後徐々に段階を経て完成する。危険因子としては，高血圧・糖尿病・高脂血症などがある。[124] ➡ 血栓, 血栓形成, 血栓溶解療法, 脳梗塞, 粥状[動脈]硬化症

**脳梗塞** cerebral infarction；cerebral infarct；brain infarction　脳血流の低下または途絶により脳虚血が生じ脳組織細胞死に陥ること。脳血管の狭窄や閉塞，脳灌流圧の低下などによる。心房細動などの心疾患を背景とする脳塞栓，主幹動脈の粥状（アテローム）硬化性脳血栓および穿通枝病変のラクナ梗塞がある。[9] ➡ 粥状[動脈]硬化症, 脳血管障害

**農耕用足部** ＝ ドリンガー足部

**脳死** brain death；cerebral death　従来，人の死は，生命必須臓器である脳，心，肺の機能廃絶によると考えられてきた。したがってこれまでは，この生命必須臓器の活動を示す拍動，意識，呼吸の機能停止をもって死の確認としてきた。しかし，医学の発達により，呼吸と循環を人為的に維持できるようになり，脳死という考え方が必要となってきた。医学的に厳密な意味での脳死は，全脳の不可逆的機能停止のことと考えられ，本来ならばすべての脳細胞の機能が停止していて，かつそれが不可逆的であることを証明しなければならない。しかし，現実的にすべての脳細胞が機能を停止していること，不可逆的変化を伴っていることを証明することは極めて困難と考えられる。そこで，治療手段のない広範囲な脳の損傷があるという前提のもとに，種々の神経学的な反射から脳幹の機能が停止していることを判定し，脳波によって大脳皮質の機能が停止していることを確認することをもって，臨床的脳死と診断している。[238]

**脳磁図** magnetoencephalogram：MEG　脳の電気的活動によって生じる頭部周囲の磁場を超伝導量子干渉計（SQUID 磁束計）によって記録したもので，脳波よりも電気伝導の小さい頭蓋や頭皮などの影響を受けにくいとされている。脳波では頭部表面の垂直および接線方向の両成分が測定され，細胞外電流を反映すると考えられているが，脳磁図では頭部表面に垂直な電流源は検出されず，接線方向の電流源が発生する垂直方向の磁場が測定され，主に興奮性シナプス後電位に伴う細胞内電流を反映するものと考えられている。脳磁図によって脳の微弱な電流的活動により発生する磁場を正確に測定できるので，私達の運動，知覚，会話，思考などに関連して，脳のどの部分が活動しているかを知ることができる。したがって，臨床的に脳磁図は脳機能のマッピングやてんかんの焦点推定などに用いられる。[139] ➡ 超電導量子干渉計, 脳波

**脳室** ventricle　神経管内腔から発生した系で，側脳室，第3脳室，中脳水道，第4脳室から構成される。側脳室，第3脳室，第4脳室には脈絡叢があり脳脊髄液を分泌し，この流れが腫瘍などで妨げられると脳室拡大が起こり水頭症となる。[9]

**脳室周囲白質軟化症** periventricular leukomalacia：PVL　脳室周囲白質が軟化する疾患。極低出生体重児の脳性麻痺の主要原因である。この部位に存在する皮質脊髄路の連絡が絶たれるため痙性麻痺が出現する。病変範囲が大きいほど障害の程度は大きい。[219] ➡ 側脳室周囲白質軟化症

**脳室上衣芽[細胞]腫** ＝ 上衣芽腫

**脳室上衣腫** ependymoma 【上衣腫】　脳室上衣細胞から発生する腫瘍で，神経膠腫の一種。脳組織中に浸潤，発育し，頭蓋内圧亢進症状が早期から出現する。第4脳室に好発，全頭蓋内腫瘍の3～4％を占める。良性が多い。[185]

**脳室穿刺** ventricular puncture；ventriculopuncture；ventricular tapping　脳の内部にある脳脊髄液が満たされた腔（脳室）に対して，針やファイバースコープなどを穿刺すること。脳室内に髄液や血液が貯留した場合，

脳実質に圧迫が起こるので，この手技により脳室ドレナージを行う。[38] ➡脳脊髄液

**脳腫瘍**（のうしゅよう） brain tumor：BT 【頭蓋内腫瘍 intracranial tumor】 頭蓋内の腫瘍で，脳実質だけでなく骨，髄膜，血管，神経などからも発生する新生物。人口10万人に対して8〜10人罹患。頭蓋内圧亢進症状は頭痛，悪心，嘔吐があるが，臨床症状は発生部位により多彩。神経膠腫が多い。[215] ➡腫瘍，頭蓋内圧亢進

**脳循環改善薬**（のうじゅんかんかいぜんやく） activator of cerebral circulation；ameliorant of cerebral circulation【脳血管拡張薬 cerebral vasodilating drug】 脳の血管を拡張させ，血流障害を改善し，脳血流を増加させる作用をもつ薬剤の総称。脳血管障害後の頭重感，ふらつき感，抑うつ傾向，不活発などの症状に用いる。虚血性脳血管拡張薬，脳代謝賦活薬などがある。[167] ➡脳血管障害，局所脳血流量

**脳神経**（のうしんけい） cranial nerves 脳に出入りする末梢神経の総称。主に頭部や顔面，舌，咽喉頭の運動や感覚をつかさどる左右12対の神経からなる。直接脳組織から神経線維を出しており，頭蓋孔を通って頭蓋腔から出る。脳から出る順に以下のように番号が付されている。第Ⅰ脳神経：嗅神経，第Ⅱ：視神経，第Ⅲ：動眼神経，第Ⅳ：滑車神経，第Ⅴ：三叉神経，第Ⅵ：外転神経，第Ⅶ：顔面神経，第Ⅷ：内耳神経，第Ⅸ：舌咽神経，第Ⅹ：迷走神経，第ⅩⅠ：副神経，第ⅩⅡ：舌下神経。このうち第Ⅲ〜ⅩⅡ脳神経はその核が脳幹にあり，これら脳神経の障害の有無を調べれば，脳幹障害の部位診断にきわめて有力である。第Ⅲ，Ⅶ，Ⅸ，Ⅹ脳神経は副交感神経も含む。第Ⅴ，Ⅶ，Ⅸ，Ⅹ脳神経は感覚と運動の両方をつかさどる混合神経である。[111]

**脳振盪**（のうしんとう） brain concussion；cerebral concussion；commotion of brain 頭部への急激な衝撃直後に起こる一過性で可逆的な神経機能低下。意識や記憶の喪失は普通数秒から数分で自然に完全回復する。器質的障害はないが，受傷後6週内には健忘，頭痛，記憶障害，不眠，神経衰弱などもある。[201] ➡意識

**脳性麻痺**（のうせいまひ） cerebral palsy：CP わが国では，「脳性麻痺とは，受胎から新生児期（生後4週間以内）の間に生じた脳の非進行性病変に基づく，永続的な，しかし変化しうる運動および姿勢の異常である。その症状は2歳までに発現する。進行性疾患や一過性運動障害または正常化するであろうと思われる運動発達遅延はこれを除外する」（厚生省脳性麻痺研究班，1968）という定義が広く用いられている。欧米の定義では障害の発症時期が明確でなかったり，わが国のものより発症時期の範囲が広かったりするが，病変が非進行性の脳病変であること，その症状が変化しうる運動や姿勢の異常であること，という点では一致している。わが国の定義では合併症について記載されていないが，知的障害，言語障害，てんかんなどの合併を多くみられる。脳性麻痺はその神経症状よりいくつかの病型に分類され，アメリカ脳性麻痺学会の分類では，①痙直型（spasticity），②アテトーゼ型（athetosis），③固縮型（rigidity），④失調型（ataxia），⑤振戦型（tremor），⑥混合型（mixed），⑦無緊張型（atonia）とされるが，痙直型とアテトーゼ型がその大部分を占める。また障害された部位によって，①四肢麻痺（quadriplegia），②両麻痺（diplegia），③片麻痺（hemiplegia），④三肢麻痺（triplegia），⑤対麻痺（paraplegia），⑥単麻痺（monoplegia），⑦両側片麻痺（double hemiplegia）に分けられる。原因は，その発症時期が定義に示されるように「受胎から新生児期（生後4週間以内）の間」と長期にわたるため，脳病変の発生時期によって胎生期（出生前），周産期，出生後の3期に分けられる。胎生期の原因は中枢神経系奇形，胎内感染，胎盤機能障害，母体の慢性疾患，物理的要因などが考えられる。周産期の原因は脳室周囲白質軟化に代表される低酸素性虚血性脳症，脳動脈閉塞性障害，頭蓋内出血，核黄疸などが考えられる。出生後の原因は中枢神経系感染症，急性脳症，不慮の事故による呼吸障害，痙攣重積などが考えられる。従来，脳性麻痺の原因は仮死，核黄疸，未熟児が3大原因とされ，周産期の原因が多いとされていたが，近年の画像診断の進歩により

原因の局在を明らかにすることができるようになり，胎生期における原因の増加が報告されている。[108]

### 脳脊髄液 cerebrospinal fluid；CSF【髄液】
側脳室，第4脳室の脈絡叢などで産生される無色透明のリンパ様液。脳，脊髄を満たし，外力に対して緩衝効果をもつ。1日400〜500 ml が産生され，全量は約 130 ml。脳脊髄液の産生過剰，吸収障害などがあると頭蓋内圧が高まる。[27] ➡髄膜，脈絡叢

### 脳脊髄膜炎 ＝ 髄膜炎

### 脳卒中 cerebral stroke
脳血管障害のひとつで，脳血管の障害により急激に精神症状，神経症状を現すもの。脳梗塞と脳出血に分類される。さらに脳梗塞は脳血栓，脳塞栓に分けられ，脳出血は脳内出血，くも膜下出血に分けられる。[154] ➡脳血管障害，脳梗塞，クモ膜下出血

### 脳代謝賦活薬 cerebral metabolic agents
脳虚血により低下した脳組織の代謝過程に関与する酵素などを補給する薬剤で意識障害急性期から用いられる。シチコリン，塩酸メクロフェノキサートなどが知られる。脳循環改善薬とは異なる点に留意すべきである。[9] ➡脳循環改善薬

### 脳地図 brain map；corticocerebral map
大脳皮質には，それぞれ特定の機能を支配する領域が局在しており，この機能局在を精密にスケッチしたものが，脳地図と呼ばれている。大脳皮質の構造は一様ではなく部位ごとに種々の特徴を有し，その構成成分である神経細胞，神経線維，神経膠および血管の形，大きさ，分布密度や配列などを基礎として研究され，それぞれ，細胞構築学，髄鞘細胞構築学，血管構築学と呼ばれる。現在では，細胞構築学と髄鞘構築学が主役となっている。キャンベル(Campbell)は，ブタ・ネコ・イヌ・チンパンジー・ヒトの材料を用いて細胞構築学および髄鞘構築学的に研究し，ヒトの大脳皮質を20の領野に分けた。さらにブロードマンは，ヒト・サル・齧歯類を含む多くの動物を用いて大脳皮質の細胞構築学的研究を行い，ヒトの皮質を52の分野を含む11の領域に区分し，各皮質野に番号を付して詳細な脳図譜をつくった。現在，このブロードマンの番号が皮質部位の表示に最もよく用いられており実用価値が高い。同じ頃，フォークト(Vogt)夫妻はヒトの大脳皮質分野を髄鞘構築学的に200の領域に区分している。近年では，脳の可塑性の研究から脳地図は固定しているものではなく，変化したり個体差のあることが明らかになっている。この性質を利用して脳損傷後の運動療法によって患側機能を積極的に回復させることが注目されている。[158] ➡大脳機能局在論，ブロードマンの脳地図

### 脳底動脈 basilar artery
左右の椎骨動脈が延髄と橋の移行部で合流して脳底動脈になる。脳幹の腹側部を中線レベルまで上行しながら前下小脳動脈や橋への周辺枝，上小脳動脈などによって脳幹と小脳を栄養した後，左右の後大脳動脈に分かれる。[284]

### 脳底部異常血管網症 ＝ もやもや病

### 能動[式]義手 functional upper-extremity prosthesis；functional arm
一般にはハーネスをケーブルやロックケーブルとつなぎ，残存の健側上肢や肩甲骨，断端の動きを活用し，手先具の開閉や肘の屈伸・ロック操作などを行う体内力源義手のこと。手先具には能動フックと能動ハンドがあり，肘継手にはロック型とヒンジ型がある。肩・上腕・肘義手では一般に複式コントロールケーブルシステムが使われ，肘を固定して手先具操作，解除で肘を屈伸することができる。手先具の開閉・肘の屈伸の力源は主に肩甲骨外転と断端の屈曲である。肘のロック操作の力源は切断側の肩甲骨下制・肩の前方突出・伸展・外転であるが，フォークォーター切断・肩離断の場合は切断側の残存機能が少ないため体幹の側屈を力源にする。理学療法では義手装着に必要な良好な断端の状況と，義手操作に必要な関節の動きと筋力の状況の評価が重要である。義手の名称は肩義手・上腕義手・肘義手・前腕義手・手義手・手部義手・手指義手のよ

うに切断レベルにほぼ対応している。[246] ➡ 義手, ピンチ, 8字ハーネス

**脳動脈瘤** cerebral aneurysm　脳内の動脈壁が一部膨隆して生じた「こぶ」のこと。こぶの形状により囊状と紡錘状に分けられる。また病因により先天性囊状（囊状），動脈硬化性（紡錘状），解離性，細菌性などに分けられる。主要な血管である内頸動脈，前大脳動脈，中大脳動脈，椎骨，脳底動脈，ウィリス動脈輪などに多く，分岐部にできる。小さな脳動脈瘤は，ほとんどのものが無症状であるが，脳動脈瘤の壁は一部が薄くなっており，破れて出血を起こすとクモ膜下出血となる。出血を起こすと半数は死亡し，生存した場合，社会復帰することもあるが，重篤な後遺症を残すこともあり，この場合，理学療法の対象となる。治療は外科的なクリップ術が一般的である。[283] ➡ 大脳動脈輪, 動脈瘤, 脳動脈瘤クリップ, 解離性動脈瘤

**脳動脈瘤クリップ** cerebral aneurysm clip　脳動脈瘤が破裂する前に，その根元を止めて破裂を防止するためのクリップ。これを用いた手技を脳動脈瘤クリッピングという。動脈瘤の破裂によるクモ膜下出血や脳内出血の予防として行われる。[38] ➡ 脳動脈瘤

**能動輸送** active transport　濃度勾配や電位差（電気化学ポテンシャル）勾配に逆らって物質輸送される現象。ATP加水分解エネルギーなどの生体エネルギーを直接消費して行う一次性と生体エネルギーの消費を伴わない二次性とがある。[5] ➡ イオンポンプ, ナトリウムポンプ, 受動輸送

**脳ドック** human brain dock　脳卒中や認知症の予防を目的に，無症状の人にMRI，MRA（磁気共鳴血管造影）などを用いて検査を行うこと。[193] ➡ 人間ドック

**脳内盗血現象** intracerebral steal phenomenon　脳動静脈奇形，動静脈瘻などがあり，大量の血液が動静脈短絡に流出するため，周囲脳組織の血流量が減少し虚血状態になる現象。脳梗塞急性期において，血管拡張薬を使用しても病巣部の脳血流量が減少するために盗血現象は起こる。これは動脈血の$CO_2$分圧増加により通常脳血流量は増加するが，正常な血管のみ拡張して虚血部位の脳血流量が低下するからである。[219]

**脳波** electroencephalogram　大脳の皮質の表層で発生する微弱な脳電気活動の変化を，頭皮上から時間経過を追って記録した波形。脳波は，意識状態の強度を決める客観的な指標である。脳波の周波数帯は，覚醒安静時の$α(8〜13 Hz)$，緊張時の$β(14〜30 Hz)$，怒りや興奮時に出現する$γ(30 Hz以上)$，熟睡時の$δ(0.5〜3 Hz)$，まどろみと意識の間の$θ(4〜7 Hz)$である。脳は，意識水準，覚醒水準，緊張度，精神活動の程度などにより鋭敏に変動するために，安静覚醒閉眼状態での判定が基本となる。検査によって得られる情報は，てんかん，脳腫瘍，脳損傷，脳血管障害，代謝障害，睡眠障害，正常圧水頭症，老年性認知症，精神障害などの脳疾患の脳波の異常波形が観察できる。導出方法は，2つの電極の選択方法によって単極誘導法と双極誘導法がある。電極の装着部位は，10-20電極配置法と呼ばれる国際標準の電極配置法に従って配置する。[89] ➡ $α$波, 10・20電極配置法

**脳ブドウ糖消費量** cerebral metabolic rate of glucose：CMRG　脳内でブドウ糖酸化時に消費するブドウ糖（グルコース）量。脳は通常，機能維持のためのエネルギーの大半をこのブドウ糖の好気的代謝に依存する。つまり脳におけるブドウ糖の酸化量は脳代謝を反映している。[219]

**脳膜炎** ＝ 髄膜炎

**脳無酸素症** ＝ 無酸素脳症

**脳梁失行** callosal apraxia　脳梁離断症状のひとつで，左上肢に限局して起こる。言語命令・模倣いずれの動作でも失行がみられるが，言語命令によるものが現れやすい。発生機序としては運動性情報や言語命令が右半球へ連絡されないためと考えられている。[79]

## のうりょう

**脳梁症候群** callosal syndrome　脳梁での腫瘍，脱髄，血管障害などの損傷が引き起こす種々の症状．脳梁とは左右の大脳皮質を連絡する約2億本の交連線維の集束のことで，本症はこの連絡が絶たれることで生じる．主な症状には一側性の失行，失認，精神症状などがあるが，具体的には左手の失行・失書・触覚性物品呼称障害，左視野の失読および呼称障害，性格変化，嗜眠などである．なかでも脳梁後部の損傷により，命令された動作に関する優位半球から劣位半球への情報連絡が障害され，左上下肢に観念運動失行が生じるものを脳梁失行と呼んでいる．これらの原因として，リープマン (Liepmann) は脳梁を仲立ちとする左半球の左手支配が絶たれるためとしており，ゲシュヴィント (Geschwind) は左半球言語野から右半球への命令が絶たれるためとしている．観念運動失行を含めて失行へのアプローチは，症例ごとの体験や背景に応じたアプローチが重要であるため留意する．[219] ➡脳梁失行,脳梁離断症候群

**脳梁離断症候群** callosal disconnection syndrome　左右の大脳皮質の連絡を担う脳梁が，病変やてんかん治療における脳梁離断術によりその役割を絶たれ，失行，失認，精神症状などを呈する状態．[219] ➡脳梁症候群

**能力低下** disability　身体的および精神的な機能障害により，健常者が遂行できうる能力が低下すること．WHOの国際障害分類 (ICF) のひとつで，人々の通常の日常生活動の活動遂行の制限や欠如で，病変 (機能障害) に起因するものと位置づけている．[259]

**ノースウェスタン型ソケット** North-Western type socket　米国シカゴのノースウェスタン大学で開発された，顆上部に支持性をもたせ，ソケット自体に懸垂機能があり，上腕カフが不要な前腕ソケット．顆上部支持式自己懸垂ソケットのひとつ．前腕中断端～長断端に適用し，開口部を広くとってある．ミュンスター型に比べ屈曲角度制限が少ない．[246] ➡義手,ミュンスター型ソケット,懸垂装置

**ノートン法** Naughton protocol　トレッドミル運動負荷試験に用いられる漸増負荷プロトコールのひとつ．3分間の運動と3分間の休憩を交互に最大10ステージ行うもの．トレッドミルの傾斜角度とスピードの組み合わせを用いて，運動負荷量を漸増させる．[213] ➡運動負荷試験,トレッドミル

**ノーベル生理学医学賞** Nobel Prize in Physiology or Medicine　1901年にAlfred Nobel (1833～96) の遺言でつくられたノーベル賞のひとつ．生理学・医学の分野で最も重要な発見をした人に与えられるもので，日本人では1987年に利根川進が受賞している．[129] ➡論文,オリジナリティ,基礎研究,臨床研究

**ノーマライゼーション** normalization　すべての人が同等に普通 (ノーマル) の生活を送れるように，障害者も健常者と分け隔てなく共に暮らし共に生きる社会こそ，ノーマルであるという考え方．1950年頃，デンマークで巨大施設に隔離，分断された知的障害の子どもたちを地域に帰そうという親の運動から提唱されてきた．その後，欧米諸国に伝わり，わが国でも1970年代頃から注目されてきた．この考え方は，「障害者の権利宣言」の根底であり，「完全参加と平等」をテーマとした「国際障害者年」にも反映された．身体障害者福祉法第2条 (自立への努力および機会の確保) には，この理念が掲げられている．この理念を広げて，老人ホームのアパート化やコミュニティケアの重視，地域福祉の拡充，医療と福祉と教育の統合化，心身障害児の性生活の保障など様々な活動へ発展している．理学療法においては，リハビリテーション (全人的復権) をめざす人々の人権を考える場合に，忘れてはならない考え方のひとつである．[243] ➡日常生活活動,国際障害者年

**ノーマンズランド** no man's land　近位手掌皮線橈側端と遠位手掌皮線尺側端を結んだ線から中節骨基部までの部位で，解剖学的に複雑で修復術後に癒着が起こりやすく手術は困難とされていた．現在ではマイクロサージャリーと後療法の進歩で手術が可能である．[136] ➡手の外傷,マイクロサージャリー,ハ

ンドセラピー

**ノッチフィルター** ＝ハムフィルター

**伸び上がり歩行** vaulting gait　義足あるいは下肢装具装着側の下肢を振り出しやすくするため，反対側下肢でつま先立ちをして伸び上がる歩容。膝継手の屈曲困難や固定膝継手などが原因で生じる。[210] ➡大腿義足, 義肢

**伸び弾性率** ＝ヤング率

**ノモグラム** nomogram 【ノモグラフ nomograph】　複数の数値(変数)の関係を図表化したもの。一般的には，3つの変数(x, y, z)の関係を比較するための図表のこと。それぞれの変数の値が直線で表してある。例えば，呼吸機能の肺胞内圧を x, 胸膜腔内圧を y, 呼吸気量を z とし関係を比較する。[227] ➡呼吸機能検査, 肺活量, 努力性肺活量

**乗物酔い** ＝動揺病

**ノルアドレナリン** noradrenaline 【ノルエピネリン norepinephrine】　カテコールアミンの一種で交感神経節後線維の神経伝達物質。チロシンからドーパ，ドパミンを経て生合成される。アドレナリンの前駆物質。血管収縮作用が強く，薬理学的に昇圧薬として用いる。[146] ➡神経伝達物質, カテコールアミン, 交感神経, アドレナリン

**ノンパラメトリック検定** nonparametric test　母数(母平均, 母分散, 母比率)に関して検定する方法で，母集団の正規分布の有無によらず用いることができる。代表的なものとしてウィルコクソンの符号つき順位検定, マン-ホイットニー検定などがある。[147] ➡順序尺度, 中央値, ウィルコクソンの符号つき順位検定, マン-ホイットニー検定, スピアマンの順位相関係数, パラメトリック検定

**ノンレム睡眠** non-REM sleep；NREM sleep　レム睡眠とレム睡眠の間の睡眠で4段階に分類。1段階：本人は睡眠自覚のないうとうとした状態, 2段階；寝息を立てて寝ている状態。3段階：入眠後20分くらいからのやや深い眠り, 4段階：入眠後1時間くらいの深い眠り。各段階は脳波の周波数による。筋肉は緊張しているが，脳の活動は低下している。[228] ➡レム睡眠, 睡眠・覚醒リズム, 生物時計

# は

**場** field 心理的な事象が生起する状況、事態全体をさし、人の言動、心理現象、外界事象との間の相互作用を含む。ゲシュタルト心理学者のレヴィン（Lewin, K.）が本格的に導入した。認知スタイルでは場独立、場依存という分類がある。[66]

**パーキンソニズム** parkinsonism 【パーキンソン症候群】 振戦、固縮（筋強剛）、無動、姿勢調節障害などの症状を示す病態の総称。パーキンソン病、症候性パーキンソニズムなどの変性疾患にみられる。パーキンソン病以外では、多発性脳梗塞や薬剤が原因となるものの頻度が高い。[207]

**パーキンソン病** Parkinson disease 安静時振戦、筋強剛、無動（寡動）、姿勢調節障害の4主徴を示す慢性進行性の錐体外路疾患。黒質線条体の変性によるドパミン代謝障害が主因。発症年齢は50～70歳が多く、4主徴に加え、前屈姿勢、脊柱側彎、すくみ足、小きざみ歩行、仮面様顔貌、構音障害、自律神経障害、抑うつ症状などを示すことがある。発症は一側上肢の振戦から始まることが多く、進行は緩徐で徐々に姿勢調節障害をきたし、寝たきりになる。重症度はヘーン-ヤール（Hoehn-Yahr）分類で5段階（Ⅰ：一側性障害、Ⅱ：両側性障害、Ⅲ：姿勢反射障害出現、Ⅳ：日常生活活動障害、Ⅴ：寝たきり、または車いす生活）に分類される。治療はL-ドパなどの薬物療法とリハビリテーションが中心となり、理学療法では、変形・拘縮の予防、廃用性筋萎縮の予防、協調性の改善、日常生活活動（ADL）の促進を行うことで、二次的合併症の予防、活動性の維持、ADL障害の進行遅延が目的となる。[207] ➡パーキンソニズム、ドパミン

**把握性筋強直** grip myotonia 【グリップミオトニー】 筋の強直症状のひとつ。手をきつく握らせ、素速く開くように指示しても、握ったままでなかなか手を開くことができない状態。[18]

**バークバランススケール** ＝機能的バランス尺度

**把握反射** grasp reflex 【緊張性把握反射 tonic grasp reflex、牽引反射 traction reflex】 乳児の手掌部に触覚刺激を加えると反射的に手指を屈曲してくる原始反射のひとつ。系統発生のなごりと考えられている。把握反射は手指の屈曲と肘の屈曲が同時に生じる。この反射の検査では検者の手が乳児の手背に触れないようにすることが大切である。また、前腕を持ち上肢の屈筋を伸張するように腕を牽引すると、同様に手指の屈曲が生じることから牽引反射とも呼ばれる。把握反射は逃避反射と共存しており、把握した手指の尺側縁を末梢に向かって触覚刺激を加えると手指を開く反応が現れる。このように正常では握る反射と開く反射がバランスよく存在している。また、新生児ではstate（状態）に影響を受けやすくstate 4（輝きのある目つきをした敏活な状態）（プレヒトル Prechtl）で最も強く出現する。把握反射は吸啜反射と関係が強く、哺乳前のほうが強く出現する。低出生体重児では在胎週が35週未満では出現が弱く、脳障害をもつ乳児では出現しなかったり強い非対称性を示すことがある。[73] ➡原始反射

**ハーゲン-ポアズイユの法則** ＝ポアズイユの法則

**バージャー病** Buerger disease 【閉塞性血栓血管炎 obliterating thromboangiitis：TAO；ラthromboangiitis obliterans】 四肢小動脈が血栓により閉塞され、四肢末梢に難治性の阻血性変化（しびれ感、冷感、チアノーゼ）を起こして指・足指の壊死をきたす慢性動脈閉塞

性疾患。進行例では切断術の適応となる。原因不明。喫煙者に多く，青壮年期男性に好発する。[154]

**パーセプトロン学習** perceptron learning
パーセプトロン（ニューラルネットワークモデルを応用して作られたパーン認識機能をもつ脳モデル）を使ったコンピュータ学習法。これは理想出力と実際の出力の差により学習が進められる。[13] ➡学習理論，ニューラルネットワーク，認知科学，認知リハビリテーション

**バーセルインデックス** Barthel index：BI【バーセル指数，バーテル指数】 1965年にマホニー（Mahoney, F.L.）とバーセル（Barthel, D.W.）によって開発された，「能力」を評価する基本的日常生活活動（BADL）評価尺度。食事，椅子とベッド間の移乗，整容，トイレ動作，入浴，移動，階段昇降，更衣，排便自制，排尿自制の10項目で構成され，その総計が100点になるように点数が配置されており，点数が高いほど，自立度が高いことを示す。原法に加えて，セルフケアの9項目と移動の6項目で構成されるものや，総計が20点になる修正版も報告されている。評定がやや粗いため，能力の変化が反映されにくいともいわれているが，脳卒中，脊髄損傷，大腿骨頸部骨折，切断，外傷性脳損傷などを対象とした報告も多く，妥当性と信頼性も確認されており，簡便に使用できることから，FIM（機能的自立度評価法）とともに最も一般的な日常生活活動（ADL）評価尺度である。地域社会での自立性を評価するためには，手段的ADLの評価を追加することが必要である。[29] ➡日常生活活動，子どものための機能的自立度評価法

**パーソナリティ** ＝人格

**ハードディスク** hard disk コンピュータに搭載されている記憶装置。磁性体を塗ったアルミニウムやガラスのディスクを高速に回転させながら，大量のデータの書き込み・読み取りを行うもの。ギガバイト単位の記憶容量をもつものが主流である。[227] ➡パソコン，情報，情報理論，演算子

**ハートビル法** Accessible and Usable Building Law 高齢者，身体障害者らが円滑に利用できる特定建築物の建築の促進に関する法律のことで，通称ハートビル法と呼ばれる。1994（平成6）年に，米国でのADA（Americans with Disabilities Act：障害をもつアメリカ人に関する法律）の成立がきっかけとなり，建築物のバリアフリー化を目的として作られた。階段や出入口，通路，エレベーターなどの寸法や設置方法などが示されている。この法律が，交通バリアフリー法の枠組みに影響を与え，逆に建築物のバリアフリー化をもっと進めるべきという主張から，新築では一部が義務化されている。また，自治体の条例による上乗せを認めている点は特筆に価する。理学療法としては，この種の法律で社会環境のバリアフリー化が進んでいることを認識し，治療に反映するとともに，この法律で公衆トイレなどの公共環境がどのように作られていくのか見守り，かつ改善方法などの提案をすべきである。[243] ➡ノーマライゼーション，バリアフリー，住環境整備，公共交通機関

**バートン骨折** Barton fracture 橈骨遠位端脱臼骨折の代表的なひとつ。青年期に多い。骨折線が関節に及ぶのが特徴。手根骨とともに転位する橈骨遠位骨の位置により三角形の骨片の掌屈型と背屈型があり，掌側型が多い。背側型は外見上，コーレス骨折と同様のフォーク状変形を認める。[209] ➡ベネット[脱臼]骨折，コーレス骨折，手根管症候群

**ハーネス** harness 体に装着する安全ベルトの一種。ソケットの支持性を高め，義手を懸垂する役割を果たす機能とともに，能動義手においては，コントロールケーブルシステムで肩・上腕の動きをケーブルに伝えて，手先具の開閉や肘継手のコントロールなどの操作を行う。[246] ➡義手，8字ハーネス

**ハーバードステップテスト** Harvard step test ハーバード大学で考案された循環機能の総合判定法のひとつ。20インチ台の昇降運動後の回復期脈拍数と運動持続時間から体力指数を算出し，判定表により全身持久力を評価するもの。また，高さ，リズムを日本人向け

に工夫したものが踏み台昇降運動である。[186]
➡持久力,最大酸素摂取量,無酸素性作業閾値,心拍数

**バーベル** barbell　重量挙げの用具で,鉄の棒の両端に円形の鉄製の重りが付いたもの。臥位や座位・立位で使用し,上肢・体幹の筋力強化に応用される。スクワットでは下肢筋の強化にも利用できる。[142]

**バーンアウト** ＝ 燃え尽き症候群

**肺** lung　胸郭内で心臓を取り囲むように,左右の胸腔を満たす大きな含気性臓器。右肺は上,中,下の3葉,左は上,下の2葉に分かれ,その構造は空気の流通路である気道系と,ガス交換を行う肺胞実質系から構成される。[94] ➡気管,気管支,肺胞

**バイアス** bias　例えば2つの実験上の手続き間の系統的な誤差,あるいはそれによって生ずる統計量の偏り。データの収集,分析,解釈,公表,レビューのプロセスに先入観や偏見が働くことを「バイアスがかかる」という。[23] ➡誤差,系統誤差,偶発誤差,信頼性,妥当性

**ハイアミン溶液** Hyamine solution　陽性石けん製剤に分類される消毒薬。一般名は塩化ベンゼトニウム。栄養型細菌,真菌,痘瘡ウイルスなどに有効で,手指,皮膚粘膜,医療用器具などの消毒に用いられる。痰,排泄物などの消毒には適さない。[44]

**排液法** ＝ ドレナージ

**肺炎** pneumonia　肺に起こる炎症性変化の総称。肺炎には肺胞における滲出性病変を主とした肺胞性肺炎と,炎症が主として肺胞壁に起こる間質性肺炎およびその混合型がある。急性と慢性に分けられるが,多くは急性である。[132] ➡肺胞,炎症,間質性肺炎

**バイオアッセイ** bioassay 【生物学的検定法,生物検定 biological assay,生物学的定量法 biological determination】　薬物などの物質を一定条件下で生体や細胞に与え,その変化(影響,効果)を定量し評価するもので,生体全体(in vivo),生体内の特定器官(in situ),分離組織(in vitro)に対して行う方法がある。物理学的特性を知るうえでも必要な検査法。[24]

**バイオエシックス** ＝ 生命倫理

**バイオクリーンルーム** ＝ 無菌室

**バイオテクノロジー** ＝ 生物工学

**バイオフィードバック** biofeedback　生体情報を工学的な方法(筋電図,音の強さ)で生体に伝達して,認知しにくい不随意的な生理変動を,他の認知しやすい情報に変換すること。その不随意的な生理的変動を自ら制御するきっかけとすることが目的。[134] ➡筋電図バイオフィードバック,筋再教育

**バイオフィルム** ➪ 歯垢

**バイオプシー** ＝ 生検

**バイオマテリアル** ＝ インプラント

**バイオメカニクス** biomechanics 【生体力学】　生体の姿勢制御や身体運動を力学的側面から分析する学問。運動学と運動力学とに分類され,具体的には身体運動で負荷となる重力,外部抵抗力,摩擦および筋収縮による張力などを扱う。[83] ➡力学,運動力学,生体工学,人間工学

**バイオメカニズム** biomechanism　1973年,加藤一郎らによるバイオメカニズム学会の発足以来,「生体の仕組み」を解明し,医学,工学分野に応用する目的で使用されている和製英語。当初はヒトの動き,力を分析してロボット工学分野に応用する目的が主であったが,時代の変遷とともにリハビリテーション,看護,体育,教育分野まで関連する学際的な学術領域となった。バイオエンジニアリング(＝生体工学),バイオメカニクス(＝生体力学)はこの中の一分野としてとらえられてい

る。バイオメカニクスは生体の物理的特性について運動器系，呼吸器系，循環器系，細胞，レオロジー（物質の変形と流動扱う科学）を扱う。理学療法への応用として運動学，運動力学解析による生体内部の力学的変化を評価し，治療効果や安全性の検証に用いられる。さらに義肢装具や介護機器の開発，障害者の生活環境整備を目的とした研究も進められている。[206] ➡バイオメカニクス

**バイオリズム** biorhythm 【生体リズム，生物リズム biological rhythm】　生体の周期的な活動リズムの総称。体内時計，睡眠，内臓，月経，身体活動，感情など，様々な生体機能の調子や変調を表現する場合にも使用されることがある。[257]

**徘徊**（はいかい） wandering；roam　目的もなく歩き回ること。病態は失見当識（見当識障害），会社に出かけたいというような願望がある場合，せん妄に伴う幻覚や妄想のため出現している場合がある。[288] ➡認知症，せん妄

**背臥位**（はいがい） supine position 【仰臥位】　膝関節伸展位にして顔面，身体の前面を天井へ向けて寝た姿勢。重心が低い位置にあり安定した姿勢であるため，休息時のほか，診察，理学療法評価時によく使われる姿勢である。[147] ➡姿勢，姿勢反射，姿勢調節，腹臥位

**背核**（はいかく） ＝クラーク核（くらーくかく）

**肺活量**（はいかつりょう） vital capacity：VC　呼吸機能の指標のひとつで，最大限に空気を吸い込んで静かに吐き出した空気量。性別，年齢，身長などによって異なる。わが国の平均肺活量は，成人男性で3,000～4,000 ml，成人女性で2,000～3,000 ml。[227] ➡呼吸機能検査，ノモグラム，努力性肺活量

**肺癌**（はいがん） lung cancer；pulmonary carcinoma；carcinoma of lung　気管支-肺胞系の上皮細胞から発生する悪性腫瘍で，非小細胞肺癌と小細胞癌に大別される。非小細胞肺癌の腺癌や扁平上皮癌が多い。原因として喫煙の影響や環境因子が考えられている。初期症状は咳，痰，血痰，胸痛など。近年の癌死亡率で男性第1位。[25]

**肺気腫**（はいきしゅ） pulmonary emphysema　肺胞壁の破壊的変化により終末気管支から末梢の含気区域が異常に拡大していることを特徴とする解剖学的変化である。肺気腫は，慢性呼吸不全を代表する疾患であり，閉塞性換気障害をきたす。理学療法のよい適応となる。[132] ➡閉塞性肺疾患，胸郭拡張差

**背筋力**（はいきんりょく） back strength　体幹を伸展（後屈）する筋力。脊柱起立筋群，肩甲帯周囲筋群，股関節伸展筋群などの総合筋力である。測定では徒手筋力検査法や背筋力計を用いる。強い筋力を発揮するため腰背部痛を生じないよう注意が必要である。[146] ➡固有背筋，筋力，筋力計測機器，筋力検査

**背屈**（はいくつ） dorsiflexion　❶手関節では手背方向への，足関節では足背方向への運動を背屈と呼ぶ。❷手関節ならびに足関節における伸展運動。[99]

**敗血症**（はいけっしょう） sepsis　本来，無菌の血液内に病原菌やその毒素が侵入し，重篤な全身症状を現す臨床症候群。治療の基本は抗生物質治療となるが，敗血症性ショックに陥ると，多くは多臓器不全に進展して予後不良である。[260]

**肺梗塞**（はいこうそく） pulmonary infarction；pulmonary infarct 【肺出血性梗塞 pulmonary hemorrhagic infarction】　肺動脈の閉塞によって肺動脈領域に出血性壊死を起こす病態。閉塞の多くは，静脈内，右心房右心室内で形成された血栓や静脈血中に流入した脂肪球，空気，羊水，腫瘍細胞，異物などの栓子により引き起こされる。[11]

**肺呼吸**（はいこきゅう） ＝外呼吸（がいこきゅう）

**肺サーファクタント**（はいさーふぁくたんと） ＝肺表面活性物質（はいひょうめんかっせいぶっしつ）

**肺サルコイドーシス**（はいさるこいどーしす） pulmonary sarcoidosis　肺組織にできる原因不明の非乾酪性類上皮細胞肉芽腫。呼吸器症状に乏しいが，胸部X

線撮影で両側性に肺門リンパ節腫脹を認め偶然に発見されることが多い。全身性の症状に先行して肺病変が現れる。[132] ➡肉芽腫, サルコイドーシス

**胚子** embryo 【胎芽】　ヒトの受精後第2週から第8週の終わりまでの固体。受精卵は着床後も細胞分裂をくり返し胚子(胎芽)となる。この原胚子期は器官の形成も不十分で他の脊椎動物と共通した形のため，胚子(胎芽)と呼ばれる。この段階以降を胎児という。[247] ➡細胞分裂, 原胚子期

**肺疾患** lung disease　肺が病的な条件下における疾患の総称で，閉塞性と拘束性に分けられる。閉塞性肺疾患には肺気腫，慢性気管支炎，拘束性肺疾患には間質性肺炎，塵肺症などがある。[11]

**ハイシューズ** ＝ チャッカ靴

**肺出血性梗塞** ＝ 肺梗塞

**肺循環** pulmonary circulation 【小循環 lesser circulation】　右心室から肺動脈を経て肺をめぐり，肺静脈から左心房に戻る血液の循環経路。神経性や体液性の調節をうけることが少ない。ヒトの肺循環時間は平均4〜6秒といわれている。体循環(大循環)は左心室→大動脈→毛細血管→大静脈を経て右心房に至る経路。[143] ➡体循環, 循環動態

**賠償責任** liability for reparation　企業や個人が通常の社会活動や日常生活において第三者に与えた損害に対する法律上の賠償責任。理学療法行為に起因する民事上の賠償責任の負担が生じる場合，これを塡補する損害保険もある。[81]

**肺性心** cor pulmonale　呼吸器疾患などによる肺高血圧が原因となって引き起こされる右心室の拡張・肥大あるいは右心室不全。心臓自体に原因はない。急性と慢性があり，原因は肺気腫などの閉塞性肺疾患が最も多い。わが国では，結核後遺症が多い。[132] ➡心性心, 肺疾患, 右[心]室肥大

**排泄動作** toilet activity　日常生活活動のひとつで，排尿・排便の一連の動作群。排泄は，体内の不要な代謝老廃物を尿・便・汗・呼気として体外に排出するという生命維持に重要な働きである。特に，尿・便の排泄は生理的意義のみならず，精神的・社会的に重大な影響を及ぼす。理学療法では，尿意・便意および排尿・排便のコントロール，座位・立位・移乗・移動動作，衣服操作・局所の清拭・水洗および手洗いや，付随する上肢動作などからなる一連の動作群であることに留意する。排泄障害は，神経因性の膀胱・直腸障害，尿路の障害，人工肛門，身体機能障害，高次脳機能障害,知的精神的障害などに起因する。排泄動作の方法は，起因する障害の内容および障害の現状レベルにより大きく異なる。したがって,トイレで行う動作のみでなく，ポータブルトイレの使用，床上で行う排泄動作，自己導尿，収尿器の使用，ストーマの処理などに対する指導，福祉機器の活用，および環境調整についての援助を行う。[199] ➡日常生活活動, セルフケア, トイレ動作

**肺線維症** pulmonary fibrosis　肺組織が線維化して肺の硬化と萎縮をきたし，肺胞による正常なガス交換ができなくなり，呼吸困難をきたす状態。肺胞性，間質性およびその混合型があるが，臨床上特に重要なのは間質性で呼吸不全をきたす。労作時における急激な酸素飽和度の低下が特徴である。[132] ➡拘束性換気障害,間質性肺炎,線維化

**バイタルサイン** vital sign：VS 【生命徴候】　人間が生きているという状態を示す徴候(生命徴候)。生きているということは，心臓が拍動して血圧が一定に保たれ，呼吸をし，体温を維持し，排尿・排便をし，意識状態に応じて反応することである。臨床においてバイタルサインの測定とは一般に，脈拍,血圧,呼吸数,体温の測定をさす。理学療法では，運動療法を実施するか中止するかの判断に関連したリスク管理で用いる場合が多い。また，呼吸・循環器疾患はもちろん全身持久力低下の際の評価・効果判定としての測定も臨床的に重要である。さらに，入院や入所している場合の対象者の全身状態の把握としても

重要な情報となる。[53] ➡意識,体温,呼吸,血圧,脈[拍]

**排痰法**（はいたんほう） bronchial drainage　痰を除去し気道の清浄化を図る方法。痰が排出されやすい体位をとる体位排痰法，咯出努力の補助としての胸郭の軽打（tapping）や振動，スクィージング（squeezing 呼吸介助法）を用い，咳嗽法，ハッフィングで喀出する。薬物療法，輸液療法などと総合して行う。[132] ➡喀痰,体位排痰法,ドレナージ,ハッフィング

**肺動脈**（はいどうみゃく） pulmonary artery　心臓から肺に向かう血管。右心室の動脈円錐から出て，大動脈弓の下で左右の肺動脈に分かれ，左右の肺門に入り，気管支に沿って次第に分岐し，肺胞に達しその壁内に密な毛細血管網をつくる。[11]

**梅毒**（ばいどく） syphilis　梅毒トレポネーマ（*Treponema pallidum*）を病原体とする慢性感染症。直接接触，特に性交により感染し，粘膜の小さい創傷部位より侵入することが多い。後期には脊髄癆や進行麻痺に進展する。治療は，主にペニシリンを主体とした抗生物質療法が行われる。[8]

**梅毒性髄膜脊髄炎**（ばいどくせいずいまくせきずいえん）
＝エルブ-シャルコー症候群

**ハイドロコレータ** hydrocollator　シリカゲル（珪酸）を厚い布袋に入れたものをハイドロコレータパック，通常ホットパックと呼ぶが，このホットパックを加温する装置。加温装置内の湯を電気的に約80℃に保ち，ホットパックを加温する。[44] ➡ホットパック,温熱療法

**排尿**（はいにょう） micturition; miction; urination; voiding　膀胱内に蓄積された尿を尿道から体外へ排出すること。膀胱内に一定量の尿が蓄積されて尿意が起こると，膀胱壁からの刺激が骨盤神経を経由して脳幹中枢へ達し，脳幹中枢から排尿を促進する刺激が仙髄の副交感神経運動中枢へ伝えられて排尿筋が収縮し，さらに尿道括約筋が弛緩し，圧の勾配によって尿が排泄される。また，意識の調節により随意的に排尿を抑制できる。理学療法の場面では，脳血管障害や脊髄損傷などにより膀胱・尿道を支配している神経系が障害され，排尿機構に異常が現れる神経因性膀胱に出合うことが多い。これは，排尿障害（排尿困難・尿閉）と蓄尿障害（頻尿・尿失禁）に分類できる。排尿障害は細菌感染を起こしやすく注意が必要である。[110] ➡膀胱,排尿障害,尿閉

**排尿筋**（はいにょうきん） detrusor muscle　膀胱壁（粘膜，平滑筋層，外膜）を構成する平滑筋で，内縦層，中輪層，外縦層の3層からなり，膀胱内圧が15〜20 cmH₂Oに達すると，排尿中枢を介し平滑筋を収縮させ尿意が起こる。[178]

**排尿障害**（はいにょうしょうがい） urinary disturbance　排尿状態の異常で，蓄尿障害と排出障害がある。健常な場合は，尿意を感じてから短い時間で勢いよく円滑に排尿されるが，この流れが阻害されて起こる。神経因性膀胱，自律膀胱，自動膀胱など神経性のもの，下部尿路系の疾患によるものなどがある。[8] ➡尿閉

**ハイパーサーミア** hyperthermia　温熱による細胞破壊作用を悪性腫瘍などに用いる療法。正常組織には影響を与えないで，熱エネルギーを目的とする腫瘍に集中し破壊するものである。[44] ➡癌,温熱療法

**這い這い**（はいはい） ＝腹這い移動（はらばいいどう）

**背反射**（はいはんしゃ） ＝ガラント反射（がらんとはんしゃ）

**肺表面活性物質**（はいひょうめんかっせいぶっしつ）　pulmonary surfactant; alveolar surfactant【肺サーファクタント】
肺胞内面のⅡ型肺胞上皮細胞から分泌され，肺胞気と組織液の界面での表面張力を下げて肺胞虚脱を防止する物質。新生児呼吸窮迫症候群はこれの不足が原因で起こる肺拡張不全とされ，人工肺サーファクタント補充療法が適応される。[25] ➡肺

**ハイブリッド** hybrid【雑種】　❶異なる2つの要素によって構成されたもの。例えば，異なる2つのオペレーションシステムでファ

イルを読み込めるCD-ROMをさし，ファイルはそれぞれのオペレーションシステムに対応したもので構成されている。**2**生物学では異なる2種の融合をいい，例えば異なる2種の細胞を人工的に融合させたものをハイブリッド（雑種）細胞という。[231]

**ハイブリッド装具** hybrid orthosis 複数の系統の異なった装具を組み合わせた装具のこと。主に機能的電気刺激装置と装具を併用して用いる。固定が必要な部位には装具を用い，麻痺肢に対しては電気刺激により関節運動を制御する。[75] ➡モジュラー義肢

**バイブレーション** vibration 【振戦法】
マッサージの一手技。徒手あるいはバイブレーターを用いて目的とする身体部位に細やかで律動的な振動を与える手技である。鎮静的作用を目的とする。呼吸療法の排痰時に胸部を手で圧迫し振動を与える方法でもある。[44] ➡マッサージ

**肺胞** pulmonary alveolus 肺内に存在し，ガス交換に関与する直径0.3 mm程度のブドウの房状の小胞で肺実質組織。約3億個あり，平らに広げた肺胞表面積は約50～100 m²あまり。肺胞を構成する肺胞上皮細胞には，Ⅰ型肺胞細胞とⅡ型肺胞細胞がある。[91] ➡肺，ガス交換率(比)，肺活量

**肺胞気酸素分圧** partial pressure of alveolar pressure 記号$PAO_2$。肺胞気での酸素分圧。生理学的死腔により大気$O_2$分圧が150 Torrでも肺胞気$O_2$分圧は100 Torrあまりに低下する。$PAO_2$は次の近似式から求められる。$PAO_2 = PIO_2 - PaCO_2/R = 150 - PaCO_2/0.8$（$PIO_2$：吸入酸素分圧，$PaCO_2$：肺胞気二酸化炭素分圧，R：ガス交換率）。[91] ➡肺胞気二酸化炭素分圧，ガス交換率(比)

**肺胞気動脈血酸素分圧較差** difference of alveolar arterial oxygen partial pressure 記号$AaDO_2$。肺胞気酸素分圧から動脈血酸素分圧を差し引いた酸素分圧較差。肺胞のガス交換の程度（酸素化能）を表す指標。肺水腫や間質性肺炎では拡散能低下から$AaDO_2$は開大する。正常は10 mmHg未満だが，酸素吸入濃度により変化する。[91] ➡肺胞気二酸化炭素分圧，ガス交換率(比)，肺胞気酸素分圧，動脈血酸素分圧

**肺胞気二酸化炭素分圧** alveolar $CO_2$ pressure 記号$PACO_2$。肺胞気における二酸化炭素分圧。二酸化炭素排泄量が一定ならば，肺胞気二酸化炭素分圧（$PACO_2 = PaO_2$）の測定により，肺胞換気量の変化を知ることができる。[137]

**廃用** disuse 一般的には使用しないことあるいは使用できないことの意味に用いられるが，臨床では筋などの不使用により生じる機能障害をさし，それらの症状群を廃用症候群と呼ぶ。局所性廃用症候群，全身性廃用症候群，精神神経性廃用症候群に分けられる。[162] ➡廃用症候群

**廃用症候群** disuse syndrome 過度の安静・臥床により，活動性が低下した結果として起こる退行性変化。運動不足病，不動症候群という場合もある。この概念は早期離床・早期歩行を目的としたリハビリテーション医学の研究と経験の中で確立された。症状は多様で，①運動機能の低下：関節拘縮（五十肩を含む），廃用性筋萎縮，筋力低下，腰背部痛，骨粗鬆症（骨密度の低下・骨萎縮を伴う），など，②心肺機能低下：起立性低血圧，静脈血栓症，肺塞栓症，沈下性肺炎，浮腫，褥瘡など，③精神機能の低下：抑うつ，無為無欲状態，食欲不振，睡眠障害，不眠など，④その他：便秘，尿失禁，便失禁，尿路感染，尿路結石などに大別できる。これらの症候はほぼ同時に存在し，相互に悪影響すると考えられる。廃用症候群は臥床を強いられる重篤な慢性疾患はもちろんのこと，外傷や軽微な疾患の治療での安静や活動性低下，さらに疾患ではない運動不足による身体機能低下が身体運動を困難な状態とする。その結果，生活の不活発化に至る悪循環で進行していく。高齢者ではこの悪循環が顕著で，いったん本症候群に罹患すると若年層に比べて回復は難しく，寝たきり老人の原因となる。脳卒中などの中枢神経障害をもつ高齢者は特に注意を要する。予

防・治療は，不必要な安静の回避，安全な局所・全身の活動性維持・向上を状態に応じて行う．具体的には，①歩行が困難であっても，昼間はできるだけ臥床を避け，座位をとる．②定期的なリハビリテーションにより，全身の運動を継続する．③日常生活の中で食事，排泄，着替えといった当たり前の動作を，自力で行うように環境を設定する．④覚醒と熟睡，空腹と満腹などの生活リズムが整った生活を送れるような環境を設定する．⑤必要以上の介護を避け，「自分でできることは自分でする」という気持ちが持続するような支援を行う．⑥肥満や基礎疾患を配慮した栄養の補給と十分な水分補給に留意することである．[98] ➡拘縮，褥瘡

**肺理学療法** ＝ **胸部理学療法**

**ハイリスク児** high-risk infant 　医学的要因によって生命に対する危険性が高く，特別な養育・観察を必要とする新生児．近年では環境要因も含めて，発育に問題発生の可能性のある児，発育支援を必要とする児まで含める傾向にある．[176]

**背理性アキレス腱反射** paradoxical Achilles tendon reflex；paradoxical ankle jerk 　アキレス腱を叩打したときに足部の底屈ではなく，逆の動きである背屈が起こる現象．第1・第2仙髄の横断性障害時に，それより上位反射が存在した場合，アキレス腱反射は消失し，背屈が起こる．脊髄分節性障害の局在診断となる．[148]

**パイロットスタディ** ＝ **予備研究**

**パイロン** pylon 　仮義肢，本義肢に用いるソケットの下部に取り付ける大腿部，下腿部に相当する部分で，それぞれ大腿パイロン，下腿パイロンという．また，骨格構造義足では義肢の中心軸にあるパイプ，支柱などをパイロン（またはチューブ）といい，外力を負担し回旋トルク（トルクアブソーバ付）や，荷重衝撃を吸収するパイロンなども開発市販化されている．[211] ➡義肢

**ハヴァース管** haversian canal【中心管 central canal】　骨の外層である緻密骨を構成する多くの同心円筒状の層板の中心に通っている細管．中には神経，リンパ管とともに血管が走行し，骨を栄養する．ハヴァース管同士はフォルクマン管によってつながっている．[242] ➡フォルクマン管，緻密骨

**パウエルスの分類** Pauwels classification 　大腿骨頸部内側骨折の分類法のひとつ．水平線に対する骨折線の傾きから3型に分類され，傾きが少ないほど安定型の骨折とされる．荷重により骨折部にかかる圧迫力と剪断力から骨癒合の予後を判断する．[184] ➡大腿骨頸部骨折，エヴァンスの分類，ガーデンの分類

**パヴロフ型条件づけ** ＝ **古典的条件づけ**

**破瓜型統合失調症** hebephrenic schizophrenia 　統合失調症の病型のひとつ．破瓜型は，思春期に発病し，主に感情鈍麻・平板化や自発性減退などの陰性症状を現す．無為，自閉に至り，予後は不良とされている．破瓜型のほかに妄想型，緊張型，単純型がある．[269]

**破格神経支配** anomalous innervation 　神経支配が通常とは異なった神経によって行われていたり，2重神経支配が生じること．原因として，先天的な神経の吻合などにより生じる．手内筋などにみられることがある．[245] ➡過誤支配

**バギー** buggy 　介助者が手押しする四輪車で，軽くて折りたたみが可能．座席はキャンバスシートやバケットシートなど，用途に応じて替えられるようになっている．駆動輪もキャスターも大きさは同じで，ソリッドタイヤを用いる．[78] ➡車いす

**吐き気** ＝ **悪心**

**バグ** bug 　バグとは直訳すると虫という意味であるが，コンピュータ用語では，コンピュータで使用されるソフトウエア上のミスを意味する．また，これらを探し出して修正する作業はディバグ（虫取り）といわれてい

**はくいせいこうけつあつ**
**白衣性高血圧** white coat hypertension
日常の家庭血圧は正常であるが，病院受診時の測定では精神緊張や不安のために血圧値が著しく上昇すること。高血圧と診断され，不要な治療を受けることがある。235

**はくきん**
**薄筋** gracilis muscle　恥骨から脛骨内顆に走行し，脛骨では縫工筋，半腱様筋とともに鵞足を形成する股関節内転，膝関節屈曲・内旋筋。両下肢を開脚したとき，大腿内側で最も強く突っ張る。大腿下部では，薄筋の下を内側広筋が斜下方に走行する。133

**はくし**
**博士** Doctor's degree；Dr.；doctoral degree　研究者として自立して研究を行える高度な能力，学識を有する者に与えられる学位。修士課程を含め大学院に5年以上在籍し，博士課程を終了し，博士論文審査・試験に合格した者に授与される課程博士と，これと同等以上の学力を有し論文審査に合格した者に授与される論文博士の2種がある。120 ➡教育，教育目標，大学院，学位，修士

**はくしつ**
**白質** white matter；ラsubstantia alba　脳と脊髄の断面で，肉眼的に白色に見える部分。同側半球皮質間を連絡する弓状束などの連合線維，左右半球間を連絡する脳梁などの交連線維，大脳皮質と視床などの皮質下構造を連絡する放線冠などの投射線維など，神経線維が密集する。脳(大脳半球，小脳)では灰白質(皮質)が白質を包み，白質部分をそれぞれ大脳髄質，小脳髄質と呼ぶ。脊髄では白質が灰白質を取り巻く。脊髄の白質は後索，側索，前索の3つに区分される。9

**はくじょう**
**白杖** = 盲人用安全杖

**はくしょくざつおん**
**白色雑音** white noise：WN【ホワイトノイズ】
白色光(太陽光)のスペクトルのように，可聴・可視範囲すべてに連続的な周波数分布をもつ光あるいは音。計測雑音のモデルなどとして理論的検討に用いられるが，このような条件を満たす信号は実際には存在しない。134
➡ノイズ，雑音

**はくせん**
**白癬** tinea　真菌の一種皮膚糸状菌の接触感染で，爪，毛，表皮・毛包内角質に生じる病変。頭部白癬(しらくも)，体部白癬(たむし)，足白癬(みずむし)，爪白癬など，発症部位によって分類される。177 ➡真菌症

**はくちょうのくびへんけい**
**白鳥のくび変形** = スワンネック変形

**はくどうせいずつう**
**拍動性頭痛** throbbing headache；pulsating (pulsatile) headache 【血管性頭痛 vascular headache】　血管の病変や炎症などで血流が変動し，拍動に一致して生ずる頭痛。側頭動脈炎，高血圧，血圧の急激な変動，低血糖，発熱など原因は多彩である。260

**はくり**
**剥離** ablation　結合体の一部や組織などの表面を引きはがすこと，または，何らかの外力が働いて物体の一部が引き離されること。例：神経剥離術，胎盤剥離，筋肉剥離など。68

**はぐるまようげんしょう**
**歯車様現象** cogwheel phenomenon　筋を他動的に伸張したときに関節可動域全体に歯車が回るようなガクガクとした律動的な抵抗を感じる現象。パーキンソン病などの筋強剛でみられる。207 ➡鉛管現象，パーキンソン病

**ばくろ**
**曝(暴)露** exposure　外部環境からくる種々の化学物質や物理的刺激などにさらされること。自然界では電磁波曝露が不可避であるが，日常生活上の曝露はエネルギーが非常に小さい電磁界曝露であり，健康に影響はないとされている。放射線治療では被曝線量が問題とされる。広い意味では医療の介入などの一部からの働きかけも含まれる。99 ➡エックス線(X線)，放射線医学

**はくろうびょう**
**白蝋病** ⇒ 振動障害

**はけい**
**波形** wave form　時間軸に沿って連続的に変化していく振動の伝わり方を視覚化したもの。心電図，筋電図，脳波も波形である。代表的な波形には正弦波，ノコギリ波，方形波，パルス波，矩形波などがある。89 ➡矩形波，正弦波

**バケットシート** bucket seat　座位保持装

置のひとつで体の固定に力点をおいた座席。個人の体幹に合わせて作製される。採型器で採型したあと製作する場合と，直接ウレタンを発泡させて製作する場合がある。主として小児を対象。単独での使用，バギーや車いすとの組み合わせ，カーシートとして用いるなど多目的に利用できる。モールド式座位保持装置とも呼ぶ。[223] ➡車いす, 座位姿勢, 座位保持装置

**跛行** claudication　様々な要因によって生ずる代償的歩行動作をさすが，客観的指標は明確ではない。歩行の円滑性が損なわれた状態で，運動機能障害のみではなく感覚機能障害でも生ずる。立脚期での特徴を有する歩行と，遊脚期で特徴的なものがある。立脚期では床に接地している部分をさしたもの(尖足歩行，踵足歩行)，不安定性をさしたもの(動揺性歩行，失調性歩行)，立脚時疼痛をさしたもの(逃避歩行)などがある。遊脚期では，下肢の軌道を述べたもの(分回し歩行，鶏状歩行，すり足歩行)が多い。特定筋の機能障害をさしたもの(大殿筋歩行，中殿筋歩行)，脚長差により生ずる硬性墜落性歩行や伸び上がり歩行なども有名である。疾患特有の特徴的なものもある。脳卒中後(分回し歩行，痙性歩行，弛緩性歩行，内反尖足歩行)，パーキンソン病(パーキンソン歩行，すくみ足歩行，小きざみ歩行)などがその代表例である。[225]

**破骨細胞** osteoclast　骨組織の解体と吸収を担う骨髄由来の多核巨大細胞。正常な骨組織に生理的に存在し，骨芽細胞，骨細胞とともに骨のリモデリングに関与する。骨吸収部のハウシップ窩と呼ばれるくぼみにある。骨折の治癒過程における仮骨，骨髄炎の腐骨内，上皮小体機能亢進症などで多く出現する。[43] ➡骨芽細胞, 上皮小体ホルモン

**箱庭療法** sandplay therapy　砂が敷き詰められた長方形の枠内に，あらかじめ用意されたミニチュアを自由に置き，1つの世界を表現するもの。その製作過程において自己の内面的世界を表現し，精神的健康を回復させる心理療法である。[87]

**箱ひげ図**　box-and-whisker plot；box-whisker plot　データの散らばりを視覚化するために，箱型の図形とその両端に極値と外れ値を除いた最小値と最大値を示すひげ線がついたもの。箱の部分は，中央値と四分位数あるいは平均値と平均値±標準偏差を用いて表される。[157] ➡統計学, 中央値, 外れ値

**ハザード**　hazard　化学物質管理や病院管理などの領域における生体やモラルなどに及ぼす危険要因をさす。各領域のリスク管理は，その領域におけるハザードの同定を基に行われる。比例ハザードモデルでは生存分析での相対危険度が得られる。[92] ➡コックス比例ハザードモデル, 危機介入, リスク管理, 病院管理学

**パジェット病**　Paget disease　【ページェット病】　❶組織的に大型のパジェット細胞(腫瘍細胞)が表皮から真皮に浸潤するもので，癌の前駆症。発赤の拡大，びらんなどの湿疹様変化を示す。乳房のものは乳腺癌が特異的に乳頭に発生，乳輪や乳房に進展したもの。乳房外のものではアポクリン汗腺の存在する外陰部，臍窩などに生じる。❷骨パジェット病に同じ。[270]

**はしか**　＝麻疹

**把持装具**　prehension orthosis　頸髄損傷者用上肢装具で，テノデーシスアクションのように，手関節の動きを継手により指の運動に変換し，物を握ることができる把持機能を再構築する装具。[246] ➡副子, 短対立装具, 長対立装具, テノデーシスアクション, 動的スプリント

**把持テスト**
⇨ トンプソン-シモンズ把持テスト

**橋本病**　Hashimoto disease　びまん性の甲状腺腫があるか，甲状腺腫大がなくても抗甲状腺抗体が陽性である自己免疫疾患。病理組織所見ではリンパ球浸潤，濾胞上皮細胞の変性，線維化などを認める。女性に多く慢性の経過をとる。慢性甲状腺炎(chronic thyroiditis）と同義で使用されることがある。²⁷ ➡甲状腺,自己免疫疾患

**播種** dissemination　❶悪性腫瘍の転移様式で原発巣の腫瘍細胞が他部に飛散転移すること。例えば，肺癌の胸膜への播種，胃癌，膵癌，卵巣癌の腹膜への播種など。❷感染症などで初感染巣から病原菌が全身性に広がること。播種性結核。❸病変が広くゆきわたること。播種性血管内凝固症候群，播種性黄色腫など。²⁷⁹ ➡転移,癌

**播種性血管内凝固[症候群]** disseminated intravascular coagulation：DIC 【広汎性血管内凝固[症候群]】　悪性腫瘍や感染症，外傷，手術，産科的疾患など種々の基礎疾患により血液の凝固系機能が亢進することで血管内に微小血栓が生じ，血小板や凝固因子が減少し，二次的に線溶亢進も加わって出血傾向を生じるという悪循環をきたす状態。発症から1週間程度で経過するものを急性播種性血管内凝固(DIC)，週あるいは月単位で経過するものを慢性DICと分けることもある。臨床的には，皮膚の紫斑，出血(鼻血，吐血，血尿など)，ショック，急性腎不全，血栓塞栓症など様々な症状が出現する。治療としては，基礎疾患の治療とともに輸液，輸血，抗凝固薬の投与，酸素吸入などが行われる。易出血性なので理学療法では，関節可動域運動や筋力増強運動，種々の動作練習で出血を生じないように愛護的に行いリスク管理に努める必要があるが，急性期や出血傾向が著明な場合には理学療法を中止する必要もある。¹⁴¹ ➡血液凝固,出血

**破傷風** tetanus；lockjaw【テタヌス】　破傷風菌が産生する神経毒による非伝染性の中毒性感染症。菌が創傷より侵入し，生体内で発芽し，栄養型となる。1～60日の潜伏期を経て，開口障害や背筋の強直性痙攣，自律神経障害などを起こす。破傷風トキソイドによる予防注射が有効。¹⁷³ ➡中毒

**バスケット細胞** basket cell【籠細胞】　小脳皮質の分子層(灰白層)を構成する5つの神経細胞のうちのひとつ。深層にみられる細胞で多数の神経突起を出し，その終端はプルキンエ細胞を籠状に取り巻いて多くのシナプスを形成する。⁵² ➡プルキンエ細胞

**外れ値** outlier　データ全体の傾向からかけ離れた値。外れ値の検定・検出法として，スミルノフ-グラブス(Smirnov-Grubbs)の検定，ディクソン(Dixon)統計量，てこ比，シグマ法，影響解析などがある。外れ値と，異常値，極値とを区別する場合がある。²⁶³ ➡統計学,正規分布,度数分布,平均値,基準値,カットオフ値,異常値

**バセドウ病** Basedow disease　びまん性甲状腺腫が存在する甲状腺機能亢進症。自己免疫疾患のひとつ。眼球突出，頻脈，精神神経症状など甲状腺ホルモン過剰分泌時にみられる症状と共通のものがある。²⁷ ➡心悸亢進

**パソコン** personal computer：PC　パーソナルコンピュータの日本における略称。個人所有が可能な価格・規模のコンピュータ。1967年，ユタ大学のAlan Kayが自ら開発中のコンピュータをパーソナルコンピュータと呼んだのが始まりとされる。²¹⁸

**バソプレシン** ＝抗利尿ホルモン

**パターン認識** pattern recognition　様々な対象に存在する単一の特徴的な要素の集団ではなく，各要素間で共通に認められる性質全体をパターンといい，それらの対象にパターンの存在を確認することをパターン認識という。²⁶⁵ ➡ニューラルネットワーク,学習理論,記憶

**バタフライ型体幹装具** butterfly type jacket　通常は上前腸骨棘と大転子の間に位置する骨盤帯を，仙骨の両側で下方に下げ，十分な体重支持と固定が行えるようにした型の体幹装具。²⁶² ➡体幹装具,長下肢装具

**8字ハーネス** figure eight harness　前腕義手・上腕義手・肩義手の能動義手に使用され，健側肩部に回したハーネスを背部で交差し，一方を義手の懸垂あるいは肘継手コントロール，他方をケーブルコントロール操作に使用

する。後方から8字に見える。[246] ➡義手,コントロール[ケーブル]システム,ハーネス

**パチニ小体** ぱちにしょうたい　Pacini corpuscle；pacinian corpuscle　【ファーター-パチニ小体 Vater-Pacini corpuscle】　圧力の感覚受容器。0.5～3.0 mm径の透明な楕円形で,層板,内梶,軸索からなる。手掌,足底などの皮下組織や関節包,結合組織に存在する。順応性も早く,200 Hz前後のくり返し刺激で閾値が最低となる。[61,121]

**8020運動** はちまるにいまるうんどう　8020 movement　1989年以降,現厚生労働省および日本歯科医師会が提唱してきた健康推進運動。2000年以降,「8020推進財団」が継承。基本理念は,「80歳になっても20本以上の自分の歯を保つことで豊かな人生を」である。[276] ➡口腔ケア,咀嚼,嚥下

**ばち指** ばちゆび　clubbed finger【太鼓ばち指】　手指の指尖部が太鼓のバチのように変形した状態。初期では指背面と爪の角度が180度前後で,一直線上になる。やがてこの角度が180度以上となる。肺疾患や心疾患で発生頻度が高い。[116] ➡慢性呼吸不全,チアノーゼ

**発育** はついく　growth【成長】　成長と発達をあわせた概念で,成長と同義語として用いられることもある。発育は心身の成熟への過程で,多角的で経時的な観察が必要である。単に成長というときは,大きさの増加,特に肥大に関して用いる場合が多い。乳幼児,幼児,未就学児,就学児,青年の成長が不十分で現実に期待されうる成長を満たさないことを成長不全と呼び,遺伝的,肉体的,精神的,社会的な原因が考えられる。一方発達は,機能的成熟に関するもので,運動機能,知能,臓器の機能などがある。同年齢に応じたこれらの発達を観察し,子どもの健康状態の重要な評価指標とする。発達の障害に対しては,その機能的な側面から分類が行われている。例えば,広汎性発達障害は,社会技能,言語の発達,想像力の完成に必要とされる多様な基本的心理機能の習得が障害されることを特徴とし,代表的なものにレット症候群,アスペルガー症候群などがある。[176] ➡レット症候群

**発育性股関節脱臼** はついくせいこかんせつだっきゅう　=　先天性股関節脱臼 せんてんせいこかんせつだっきゅう

**発育不全** はついくふぜん　=　低形成 ていけいせい

**発芽** はつが　germination；sprouting　軸索や樹状突起で損傷・切断されると,それを補おうと無傷の神経線維から芽が出てくること。発芽はシナプスの可塑性に寄与する。切断された神経の再生とは異なる。[215]

**発汗** はっかん　sweating　汗腺から汗が分泌される現象。体熱の放散を目的として全身にみられる温熱性発汗と,精神的興奮時に手掌と足底にみられる精神性発汗がある。他には,刺激的な味覚により顔面にみられる味覚性発汗がある。[139] ➡汗腺

**抜管** ばっかん　extubation　体腔内にあるチューブを抜くこと。一般には,気管内に挿入,留置されている気管内チューブを抜くことをいう。[67]

**発癌遺伝子** はつがんいでんし　=　癌遺伝子 がんいでんし

**PACS**　picture archiving and communication system　【医用画像管理システム】　CT,MRIなどの画像診断をデジタル信号に変換し,コンピュータシステムにより統合的に管理するシステム。画像の保存・伝送がコンピュータを用いるため,遠隔地への転送の際も時間的・経費的な削減に結びつく。[82] ➡画像診断法,デジタル信号,遠隔医療情報システム

**バックプロパゲーション**　=　逆伝播法 ぎゃくでんぱほう

**バックレスト**　backrest【背もたれ,背支持】　車いす身体支持部のひとつで,背もたれや背支持とも呼ばれている。体幹の後方からの支持を目的としている。座と背の間の角度は股関節角度と関連し,背面は脊椎の支持が求められる。バックサポートとも呼ぶ。[223] ➡車いす,座位姿勢,座位保持装置

**白血球** はっけっきゅう　white blood cell；WBC；leukocyte　血液中の細胞のひとつ。骨髄でつくられ,

正常では血液 1 mm$^3$ 中 5,000〜8,000 個存在する。顆粒球とリンパ球，単球に分類され，これらは細菌やウイルスの食作用や異物の排除などの働きがある。ウイルス性疾患や腸チフス，敗血症などの感染症では減少し，白血病では増加する。[65] ➡ 顆粒球，単球，白血病

**白血病（はっけつびょう）** leukemia 　腫瘍性増殖をきたした白血球（白血病細胞）が，身体の諸臓器に浸潤する悪性腫瘍。増殖組織によりリンパ性と骨髄性に大別される。さらに細胞の成熟度で幼若型を急性，成熟型を慢性とする。[111]

**発語（はつご）** ＝ 発話（はつわ）

**発光ダイオード（はっこうだいおーど）** light emitting diode：LED 　電流を光に変換する半導体素子のこと。電気エネルギーを光エネルギーに直接変換するのでエネルギー効率がよく，多くの電気製品や計測機器に使われている。[230] ➡ 計測機器，半導体，可視光線，赤外線

**発語失行（はつごしっこう）** speech apraxia【発話失行】　構音器官の麻痺や筋力低下は認めないが，構音のぎこちなさ・誤りがあり意図した音性をつくれない状態。言語中枢の障害は認めない。[208] ➡ プロソディ

**発散（はっさん）** divergence 　1つのニューロンの軸索が分岐し，複数のニューロンに情報を伝達すること。これと逆に，1つのシナプス後ニューロンが複数のシナプス前ニューロンから入力を受けることを収束（convergence）という。[253] ➡ シナプス伝達，加重，促通

**抜糸（ばっし）** dermal sutures out：DSO；removing sutures 　術後の縫合糸を抜くこと。皮膚の抜糸の時期は，栄養状態や薬剤の使用によっても異なるが，顔面や頸部で2〜5日，ほかの部位では5〜8日，皮膚に緊張のある部位では10〜14日が一般的な目安とされる。[67]

**発疹チフス（はっしんちふす）** ＝ ほっしんちふす

**発声（はっせい）** phonation 　声帯を振動させて音を発生し，声を出す行為。多くは発話時など，随意的に行われる。声帯に炎症，浮腫，ポリープなどがあると，関連神経（反回神経）が麻痺して声帯の振動が妨げられ，発生音にかすれが生じる。[260]

**発生学（はっせいがく）** embryogeny；embryology 　古典的には胚（embryo）の学問（胚生学）に始まり，今は個体の発生過程（受精から組織・器官形成，細胞分化，形態形成，成長，変態）から成体化に関する研究がなされる学問。生物種としての発生・変遷を追う系統発生学などがある。[281]

**発達（はったつ）** → 次頁参照

**発達指数（はったつしすう）** developmental quotient：DQ 　乳幼児期の発達の程度を判定するために用いられる指数。算出式「発達年齢（発達検査で求められた年齢）÷生活年齢（実際の年齢）×100」から求められる。使用する発達検査によって数値に若干の差異が認められる。[108] ➡ 発達，発達年齢

**発達障害（はったつしょうがい）** ＝ 発達遅滞（はったつちたい）

**発達心理学（はったつしんりがく）** developmental psychology 　人間の各発達段階（胎児期，乳児期，幼児期，学童期，青年期，成人期，老年期）における生物学的特徴や，知覚，認知，言語，情緒，社会性などの心理学的諸領域の発達特徴とその課題について理解を深める学問。[39]

## 発達 development

　発達とは，1個の受精卵から多細胞の完全な個体となり，さらに形態的，機能的に複雑化し，統合化される成熟過程である．発達と成長は厳密な差があるわけではないが，成長(growth)は一般的に量的変化を述べるときに使われる．小児の発育期は①新生児期：出生後4週間②乳児期：出生より1年間で新生児期を含む③幼児期：満1歳より小学校入学まで④学童期：小学校在学期間で6歳から12歳⑤思春期：小学校卒業から15歳頃まで，と分類・定義されている．超音波画像診断の向上に伴い胎児の運動発達について多くの知見が報告されるようになった．発達は胎児期からの連続線上に展開しており，胎児期の運動の欠乏が新生児期の運動に影響を及ぼす．プレヒトル(Prechtl, H. F. R.)は自発運動の評価により，新生児の自発運動の観察評価を可能にし，随意運動の前段階である一見無目的に見える自発運動の質的発達評価を可能にした．多様な自発運動による筋活動は後の関節固定を必要とする支持性へと発展してゆく．

　発達は大きく分けて運動発達と精神発達を含む．理学療法では主に運動発達を促すことを目的とするが，精神発達の知識は治療を展開するうえで不可欠である．運動発達は基本的機能としての直立歩行までの抗重力発達と，その後の運動のスキルの向上から構成される．初期の臥位レベルから体幹の垂直化に切り替わってゆく過程の知識は，発達障害児の治療に応用できる．臥位レベルにおいて乳児は頭部・胸郭部・骨盤部の3つの分節のアライメントを保つ機能を獲得し，次の体幹垂直化へ進んでゆく．臥位レベルでのアライメントを保つ機能は減捻性立ち直り反応の成熟によって確実なものとなり，頭部の迷路性立ち直り反応，視覚性立ち直り反応の成熟による頭部の垂直化により体幹の垂直化へと進む．体幹の垂直化に伴い平衡反応が刺激され座位・立位へと展開し，移動能力を獲得してゆく．また，頭部・体幹の垂直化に伴う身体の保護機能としての上肢パラシュート反応，下肢ステップ反応を獲得してゆく．身体の抗重力発達に伴い支持面は減少してくる．支持面の減少と平衡反応の成熟は相関しているが，1つの姿勢の平衡反応の完成を待たずに乳児は運動を先行させる．そのことで下位レベルの姿勢の平衡反応を成熟させてゆく．運動発達における支持面は基本的に三角形を構成しており(図)，運動性と支持性を兼ね備えた形といえる．身体の中枢部の機能の発達は四肢の機能の発達に影響を与える．特に上肢機能の発達は移動能力の獲得に大きな役割を果たす．なかでも上肢のリーチ動作は重心移動のきっかけを身体に与え，重心移動に伴う体重移動が身体に不安定性をもたらし，立ち直り，平衡反応が動員され移動を生じる．運動発達は一般的には細分化された領域で評価されることが多い．具体的には，背臥位の発達に伴う姿勢と運動の変化，同様に腹臥位，座位，立位，手，言語，反射・反応の発達変化などをとらえようとするものである．しかし，発達は各領域が相互に関連しあっているため理学療法に応用する際には相互の関連性を考察する必要がある．また，運動発達の個人差は生後6か月までは少なく，以後個人差は遺伝的素質，育児環境などにより大きくなってゆく．

　運動発達検査では津守-稲毛式発達検査，デンバー式スクリーニング検査(改訂日本版)，ゲゼルの発達検査などがあり，知的発達検査では田中-ビネー式知能検査，WISC(最新改訂版 WISC-Ⅲ)などが用いられている．また，発達障害児の運動発達評価としてGMFM(粗大運動能力尺度)は標準化された検査法として広く使用されるようになった．成長に関しては頭囲，身長，体重などのデータは学校保健統計などで調査されている．しかし，下肢長，大腿周径，下腿周径など筋生育を示すデータは含まれていない．特に発達障害児の成育を健常児と比較するときに不可欠となるため，理学療法学において調査してゆく必要性が高い．[73] ➡ 発育

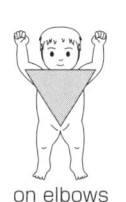

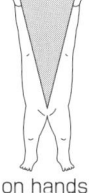

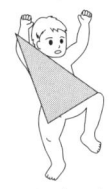

on elbows　　on hands　　ハイハイ

図：三角支持面の形成(床から見上げた想定図)

## 発達遅滞 developmental retardation【発達障害】
　乳幼児の諸機能のいくつかが成熟しないまま停滞したり発達が遅延する状態。運動発達遅滞の要因として，明らかな脳障害を認めるものと直接的な原因の不明なものがある。脳障害によるものでは四肢麻痺，両麻痺，片麻痺などの痙直型障害や近年激減した不随意運動を主症状とするアテトーゼ型障害を伴う。低出生体重児の多くは未熟な状態で出生し，新生児期に多くのリスクファクターを合併することが多く，成長が追いつくまでに運動発達遅滞を伴う。低出生体重児の多くは早産であり，修正月齢で遅れの有無を判定する。一方，胎内発育不全などによる LFD (light for date) では修正月齢でも遅れを示すことが多い。低出生体重児では運動発達が追いついても学齢期に行動障害など微細な脳障害に由来すると思われる症状を示すことがあり，少なくとも学齢までフォローアップする必要がある。精神発達遅滞を伴う疾患は多数あり，染色体異常，代謝異常などによる。ダウン症候群などは出生800人に1人と比較的多いが，大部分が出生頻度の低い疾患であり，それらの運動発達の特徴は明らかにはされていないが，乳児期では筋トーヌスの低下を示すことが多くフロッピーインファント (floppy infant) と呼ばれる。これらの疾患では運動発達遅滞が重度のものから軽微なものまで幅広く存在している。また，精神発達遅滞も重度から軽微まで多様である。出生頻度が低いことと予後不良ということもあり，理学療法による効果を示すまでには至っていない疾患が多数存在する。精神発達遅滞では言語発達遅滞の占める割合が高く，言語療法，音楽療法，作業療法などが必要とされている。自閉症，高機能自閉症，アスペルガー症候群，微細脳損傷なども発達遅滞を伴い，これらも明らかな脳障害を認められてはいないが脳のネットワーク障害と考えられている。脳障害による運動発達遅滞では二次的精神発達遅滞が合併することがある。つまり，運動障害により発達年齢に相応の感覚・運動経験ができず，みかけの精神運動発達遅滞を呈することがある。一方，精神発達遅滞に影響を受け，運動発達が遅延することが多々みられる。このような場合，明らかな異常姿勢，運動を認めることはなく，未熟な姿勢と運動を残存しており，単に運動刺激のみでは発達を促進することはできない。保育，作業療法，言語療法，音楽療法などのチームアプローチが不可欠となる。[73]

## 発達年齢 developmental age : DA
　標準化された各種発達検査により得られた，乳幼児の運動・精神・言語などの能力が該当する年齢。その値からも発達の遅れを確認できるが，発達指数の算出にも用いられる。[108] ➡ 発達，発達指数

## パッチクランプ法 patch clamp technique
　細胞膜の微小部（パッチ）にあるイオンチャネルに電流を送り，そこに流れる電流を測定することにより細胞の活動を知る方法。電圧感受性イオンチャネルの開閉持続時間や開閉頻度は，膜電位に依存することが知られている。[13] ➡ 細胞，イオン，電位

## パッチテスト patch test【貼布試験】
　アレルギー性接触性皮膚炎の原因を解明するための検査。原因と思われる物質を皮膚に貼布し，炎症反応を観察する。原因物質の同定やふるい分けができるよう，検査用抗原が多数市販されている。[148]

## パッド pad
　摩擦圧迫，衝撃や損傷を予防したり，液体を吸収したりするための当てもの。装具の付属品としての膝パッドなどがある。失禁用パッドは尿を吸収する当てもので，少量失禁する人に使われる。フラット型，ギャザー型，コンパクト型，ベルト型など形や大きさがいろいろある。パッド用に工夫された粘着テープの利用で普通の下着でも使用できる。[202] ➡ 福祉機器，排泄動作

## 発動性 = 自発性

## 発熱 pyrexia ; fever
　体温が異常に上昇することで，一般的には37℃以上をいう。外因性または内因性発熱物質により体温調節中枢機能に異常をきたし，平常時より高い体温となって体熱が生産・放散される。[8]

**発病率** ＝ 罹患率

**ハッフィング** huffing　努力性の呼気で排痰法のひとつ。排痰の際，効果的な咳ができない場合，喀出努力を補助する方法。最大吸気位から声門を開き，ハーまたはエーというように長く強い呼出をするようにして腹筋を強く収縮させることである。[132]

**発泡ポリエチレン** foaming polyethylene　ポリエチレンを発泡させた気泡構造をもつ物質で，断熱材，絶縁体，クッションなどに幅広く使用されている。有害ガスの発生しないものも開発されている。発泡ポリエチレンを使用した代表的なものにフィラデルフィアカラーがある。[92] ➡医用材料,熱可塑性プラスチック,熱硬化性プラスチック

**発話** speech【発語】　脳内の思考過程，考えを音声言語によって表出すること。自然な会話の中で表現される自発話，与えられた文章・単語をくり返す復唱，物品の名称を答える呼称などの様態があり，失語症，構音障害などで障害される。[9]

**発話失行** ＝ 発語失行

**波動** wave　媒質中や空気中における周期的な振動。波動には周期，振動，波長などにより定常波(進行波の反射などで波動が重なり見かけ上移動しないように見える波)，進行波(音・光のように空間をある方向に進む波)，縦波(音波)，横波(電磁波)などがあり，反射，屈折，干渉，回折などの現象を示す。[72]

**パトリック徴候(試験)**　Patrick sign (test)：PST　【FABERE(Fabere)テスト】　股関節疾患を調べる手法。背臥位にして，テスト側の足関節を対側の膝に乗せて股関節を90°屈曲，外方に開く。大腿外側がベッドにつくまで外転すれば正常，開排により股関節痛や仙腸関節痛が出現すれば陽性となる。[148]

**鼻** nose　哺乳動物特有の呼吸器官。また，においをかぐ役割をもつ。広義では，鳥類や爬虫類の類似の器官をもさす。人間では，顔の中央にあって，外鼻，鼻腔，副鼻腔からなる。[217] ➡鼻中隔,鼻翼

**鼻アレルギー** nasal allergy【アレルギー性鼻炎 allergic rhinitis】　鼻の中に入ってきた異物を体外に出そうとする一種の生体防御反射で，鼻粘膜過敏性により，刺激が増幅され過剰に表現される。花粉，家塵(ハウスダスト)，動物の毛などが抗原となり，くしゃみ，水様性鼻汁，鼻粘膜腫脹，鼻閉塞の症状が現れる。[180] ➡アレルギー,抗原抗体反応

**鼻指鼻試験**　nose-finger-nose test；nose-to-finger-to-nose test　運動失調症などの協調運動障害，スピードの変化，距離測定障害などの検査法のひとつ。被検者に示指で自分の鼻と検者の指を交互に触れさせ，これをくり返し，正確に触れられるか観察し，企図時振戦，運動の円滑性などを診る。[236] ➡運動失調[症],協調運動障害,企図時振戦,測定過大,指鼻試験

**パニック障害** panic disorder　激しい自律神経症状とともに強い不安感が突発的に起こる障害。予期不安(DSM-Ⅳ)により発作時の場面状況を避けようとする。動悸，息苦しさ，めまい，冷汗などの症状や死への恐怖など不安を生じるが，はっきりした誘因はない。[228] ➡自律神経失調症

**跳ね返り現象** rebound phenomenon【反跳現象】　❶継続的な投薬が必要とされる場合，中途で症状の軽快や消失がみられ，投薬を中断すると，症状が元の状態に戻ったり，むしろ悪化する現象。❷スチュアート-ホームズ徴候と同じ意味で，運動失調検査のひとつ。[258] ➡❷スチュアート-ホームズ徴候,小脳性運動失調症,協調運動障害

**ばね指** ＝ 弾発指

**ハバードタンク** Hubbard tank　技師ハバード(Hubbard, C.P.)によって作製されたひょうたん型をした治療用大型浴槽。水中運動療法に用いられ，併設のリフトにより対象者は臥位のまま，また治療者は水中に入らず

に運動療法を実施できる。44 ➡水治療法, 温熱療法, 運動療法

**羽ばたき振戦** flapping tremor　上肢を伸展し水平位で保持しようとするときに現れる, 腕が上下し鳥が羽ばたいているような不随意運動。背臥位で下肢を挙上し, 足を背屈する場合にも同様の振戦がある。ウィルソン病や代謝性脳症で出現する。61

**馬尾** cauda equina　脊髄円錐以下の終糸の周りを下行する腰・仙髄神経根線維群で, 馬の尾に似る。一般には脊髄は第1腰椎の高さで終わり, それ以下は脊髄神経のみが脊柱管内を下行する。この部位以下の脊髄損傷は馬尾損傷と呼ばれ弛緩性麻痺の形となる。67 ➡脊柱, 脊椎, 馬尾損傷, 脊髄損傷

**馬尾症候群** cauda equina syndrome　馬尾神経(第2神経から下行の神経群で馬の尾に似る)の神経根の損傷で起こる障害。下肢の弛緩性麻痺, 感覚障害, 腱反射の減弱または消失, 膀胱直腸障害を示す。下位の障害では, 下肢の運動麻痺はなく, サドル状感覚消失が特徴的。37 ➡馬尾

**馬尾損傷** cauda equina injury　脊髄の馬尾神経部分の損傷で, 外傷, 神経疾患, 腫瘍などにより起こる。通常第2腰椎以下に起こることが多い。第2腰椎上部の損傷は下肢運動麻痺, 感覚麻痺などの症状が起こり, 下部損傷においては円錐障害と同様に膀胱直腸障害, 性機能障害などが起こる。馬尾損傷は筋力低下や感覚麻痺など個々の症例によって異なるので詳細な検査が必要である。理学療法としては, 特に下部損傷の場合は立位・歩行の実用性が得られる可能性も考えられるので適切な補装具などの処方も重要である。また, 膀胱・直腸障害に対して腹筋群, 殿筋群の強化や腹圧の強化などの運動療法も行うこともある。156 ➡馬尾, 頸髄損傷, 胸髄損傷, 腰髄損傷, 脊髄損傷

**ハビリテーション** = 療育

**バビンスキー反射** Babinski reflex　足の裏を踵からつま先に向かって外縁をこすると, 母趾が背屈し, 他の4趾が開く開扇現象を伴う反射。病的反射のひとつで錐体路障害を示唆する。乳児期にも出現する。289

**パフォーマンス** performance　**1**ICF(国際生活機能分類)の活動・参加の構成概念として, 現在の環境における課題の遂行をパフォーマンス(実行状況)という。**2**動作遂行時間の測定などをパフォーマンステストといい, 運動障害の測定として重要である。29 ➡**1**日常生活活動, **2**運動パフォーマンス

**パブリック装具** = リーメンビューゲル装具

**パブリックハーネス** = リーメンビューゲル装具

**ハミルトンのうつ病評価尺度** Hamilton Rating Scale for Depression：HRSD　ハミルトン(Hamilton, M.)により考案された, うつ状態を評価するための検査。面接による検者評価式で24項目からなり, 各項目を3段階(0～2)あるいは5段階(0～4)により評価するようになっている。87

**ハムストリング** hamstring　ham(腿肉, 膝窩)とstring(弦, 腱)の合成語で膝窩腱の総称。膝窩の内・外側にあり, 内側は半腱様筋・半膜様筋の腱, 外側は大腿二頭筋の腱からなる。股関節の伸展, 膝関節の屈曲, 下腿の回旋などに働く。71 ➡膝関節, 半膜様筋

**ハムフィルター** hum filter【バンドパスフィルター bandpass filter, ノッチフィルター notch filter】　50 Hz, 60 Hzの商用周波数のみを除去するためのフィルター。一部の幅の周波数だけを通す(パス)フィルターをバンドパスフィルターといい, 同じ意味で用いられる。50 Hzまたは60 Hzの電源によるノイズが多い場合に使用される。89 ➡ノイズ, 雑音

**速い痛み** fast pain【鋭痛, 鋭い痛み sharp pain, 第一痛 first pain】　痛み刺激はAδ線維とC線維の2系統から中枢神経系に伝えられる。速い痛みとはAδ線維(有髄線維)

よって伝えられる痛みのことで，痛みの原因となる刺激が加わってから痛みを感じるまでの時間が速く，持続時間が短い痛みをいう。[57] ➡疼痛，遅い痛み，ゲートコントロール説

**パラコート中毒** paraquat poisoning　除草剤パラコートの経口摂取により起こる中毒。パラコートは毒性が強く少量でも死を招く。小腸から吸収され，嘔吐，食道や胃の疼痛，腎障害，呼吸困難を起こし，腸洗浄などにより排出されないと肺線維症，呼吸不全をきたし死に至る。[267] ➡中毒，サリン中毒，青酸中毒

**パラシュート反応** parachute reaction【保護伸展反応 protective extension reaction】
平衡反応の一部で，身体の状態に応じて四肢を使って体を保護する反応。落下および転倒の際にみられる。抗重力位すなわち座位保持が始まる生後6か月頃から，前方，側方，後方の順に出現し，成長とともに全方向の安全性を獲得していく。[73] ➡平衡反応

**パラ睡眠**　＝レム睡眠

**パラソルモン**　＝上皮小体ホルモン

**パラチフス** paratyphoid fever　パラチフス菌(Salmonella paratyphi A)を病原体とする感染症。直接または間接的に尿や糞便などの排泄物から菌を経口摂取することで感染する。頭痛，全身倦怠感，食欲不振などから始まる。腸チフスに類似した疾患だが軽度の場合が多い。[175] ➡チフス，腸チフス

**ばらつき** dispersion　測定値などの数値が均一ではなく，不規則に分布していること。ばらつきには，ある原因によって起こるものと，偶然に起こる(偶然誤差)ものとがある。ばらつきの程度は，分散や標準偏差などによって表される。[171] ➡標準偏差，変動係数，分散

**パラトグラフィ** palatography　舌と口蓋の接触関係を視覚的に表示し，間接的に舌の構音動作を記録する方法。人工口蓋を装着し，舌がどこに触れるかを経時的に測定する

ことで，構音障害の評価や機能練習に活用できる。記録図をパラトグラフ(palatograph 口蓋図)という。[121] ➡軟口蓋

**バラニー式回転検査** Bárány rotation test
眼振検査のひとつ。被検者を開眼あるいは閉眼で手動式回転いすに座らせ，2秒に1回転の回転刺激を与え，その後急停止し，刺激(角加速度)と反応(眼振)の関係を調べる。古典的方法で，現在あまり行われていない。[28]

**パラノイア** paranoia【妄想症】　幻覚がないのに妄想形成が著しい精神状態。人格の統合，行動の明晰さ，思考の論理性，秩序は保たれているが，妄想に固執し語り始めるとその異常性が表面化する。不機嫌で攻撃的，猜疑的な傾向が顕著で，どんな論理にも屈しないなどが特徴的症状。[247] ➡妄想

**腹這い** crawl　粗大運動において，腹部が床に着き，前腕で支持して頸部と上部胸椎を伸展し，頭部を抗重力位に保持している姿勢。腹這い移動と同義に用いられることもある。[108] ➡腹這い移動

**腹這い移動** crawling【這い這い】　粗大運動において，腹這いの姿勢から両前腕と両下肢を使い，腹部が床に着いた姿勢での移動。初期の段階では前腕の引き込みにより推進力を得ることが多いが，徐々に下肢が関与しはじめ，交互性の腹這い移動となる。[108]

**パラフィン** paraffin　ろうの一種。温熱療法で用いる場合は固形パラフィンと流動パラフィン(鉱物油)を混合したものを熱で溶解して使用する。パラフィンの熱伝導率は小さく熱く感じないが，冷めるのは遅い。[44] ➡温熱療法，固形パラフィン，パラフィン浴

**パラフィン包埋** paraffin embedding　顕微鏡観察をするための組織標本を作製する目的で，パラフィンの浸透した組織片をバット内で化学反応に対する親和力の弱いパラフィン内に固める過程。[162] ➡組織，染色

**パラフィン浴** paraffin bath　温熱療法の一

種．固形パラフィンと流動パラフィン（鉱物油）を適切な割合で混ぜ，温めて用いる．溶けたパラフィンの中へ手を浸して引き出す動作をくり返し，パラフィンの手袋を作り加温するグローブ法などがある．44 ➡温熱療法，パラフィン

**パラメトリック検定** parametric test
　母集団分布を規定し制限された条件下で統計的推測を行う技法．データが間隔尺度または比率尺度であり，正規性や等分散であることが条件となる．t 検定は2群の平均の差のパラメトリック検定のひとつである．259 ➡間隔尺度，分散，一元配置分散分析，二元配置分散分析，重回帰分析

**パラリンピック** paralympics　　英国の医師ルートヴィッヒ・グットマン卿により，1948年にストーク・マンデビル病院で開催された車いす使用者のアーチェリー大会が原点である．身体に障害をもつ人が出場する世界大会で，国際パラリンピック委員会（IPC）が主催している．ことばの由来は当初（1960年）はParaplegic（対麻痺者の）Olympicであったが，「身体障害者オリンピック」の意味に馴染まなかったため，1985年よりParallel（もうひとつの）とOlympicの合成語の意味に解釈されている．開催は4年に1度で，オリンピックの開催年に実施される．夏季大会は1960年にローマで開催された国際ストーク・マンデビル大会が第1回大会とされ，2000年のシドニー大会で11回を数える．冬季大会は，2002年のソルトレーク大会で8回を数える．パラリンピックの名称は，1988年の夏季ソウル大会から公式に使用されている．75

**バランス障害** balance dysfunction 【平衡機能障害 equilibrium disturbance】　重力下での臥位・座位・立位・歩行や，何らかの運動・作業をするといった静的，動的な様々な環境下での運動課題において，支持基底面に重心を効率的かつ安定して投影するために必要な空間的，時間的，力学的な生体の情報処理機能の現象ないし帰結の障害である．姿勢反射をはじめとする平衡機能や，予測・認知など神経系機構を中核として，身体のアライメントや筋トーヌス，筋力，呼吸・循環状態など様々な要素からなる身体制御機構の障害によって生じる．よって，以上のどの機能の問題なのか分析的に評価する必要がある．一般に，その評価方法として外乱による姿勢反射や平衡機能の反応，動作分析が行われているが，Timed up and go test（TUGT），Functional reach test（FRT）などパフォーマンスを評価するものや，日常生活活動（ADL）評価に必要なバランスの要素を評価する方法，身体制御や学習要素の評価方法も考案されている．また，脳卒中の者におけるBerg Balance Test（BBT）など疾患別による評価方法も考案されている．169 ➡アライメント，静的アライメント，動的アライメント，立ち直り反応，平衡反応，ランダウ反応，姿勢反射，姿勢調節

**バリアフリー** barrier free　　原意は障壁（バリア）がない（フリー）という意味で，高齢者や障害者が社会参加するうえで，バリアとなるものがない環境という意味で用いられる．物理的，制度的，意識，文化・情報という4つの視点からのバリアフリーが望まれている．243 ➡ノーマライゼーション，住環境整備，環境，ハートビル法

**針筋電図**　　needle electromyogram；needle EMG　一般に筋電図といえば，針筋電図をさす．電極に針を用いて筋肉内に刺入し，安静時と随意収縮時の波形を観察し，その筋の異常や筋を支配している神経系（運動神経細胞や末梢神経）の異常をみつける検査法．針の種類には，標準同心針電極，双極同心針電極や単極針電極などがある．89 ➡電極，筋電図，活動電位，運動ニューロン疾患

**針刺し事故** needle sticking accident
　特に静脈注射針で誤針事故のことをさす．血管の動脈，静脈の誤注射，また看護師などの静脈注射時，誤って使用後の注射針を自分の皮下に刺し，感染症や肝炎を発症する事故が発生している．267 ➡リスク管理，危機介入，情報公開，肝炎

**バリズム** ballism　　不随意運動のひとつ．大きな関節を投げ出すような突発的な運動

で，同じ動作をくり返す．片側性に生じることが多い．睡眠中は出現しない．脳血管障害などが原因で，視床下核または淡蒼球との連結経路病変で起こる．[112] ➡不随意運動

**パリノー症候群** Parinaud syndrome 【パリノー徴候，中脳背側症候群 dorsal midbrain syndrome】　垂直注視麻痺の代表的症候．上丘付近の病変によって，上方への垂直の眼球運動ができなくなる．松果体部腫瘍，第3脳室後部腫瘍が主な原因．上下両方向への垂直共同注視麻痺や，輻輳麻痺も含むとする説もある．[185]

**バリマックス回転** varimax rotation　因子分析において共通因子の意味づけを明確にするため，直交因子モデルを用いて，直交軸を回転させ，因子負荷量の絶対値が大きいものとゼロに近いものに分別できるようにする回転解のひとつ．バリマックスとは，分散（variance）が最大の意．[290] ➡多変量解析，分散，因子分析

**バリント症候群** Balint syndrome【バリント-ホームズ症候群 Balint-Holmes syndrome】　頭頂後頭葉の障害で出現する症候群．視野内の標的に視点が定まらない眼球失行，視線が一点に固定する精神性注視麻痺，凝視した物をうまくつかめない視覚性運動失調，注視した狭い範囲しか注意を払わない視覚性同時失認が特徴．[282] ➡視覚失調

**ハリントンロッド** Harrington rod　脊柱彎曲を矯正・固定する金属製の支柱．伸展力を働かせるディストラクションロッドと圧縮力を及ぼすコンプレッションロッドがある．脊柱側彎症や外傷による脊柱不安定性に対する，脊柱後方固定術に利用される．[115] ➡脊椎インストゥルメンテーション，脊柱側彎症

**バルーンカテーテル** balloon catheter　排尿障害や意識障害，手術中・後など自己排尿が困難な場合に使用するカテーテル．膀胱から尿を排出する管と自然抜去しないように空気・蒸留水で先端部が風船状になる管の2本を尿管に挿入する．[215] ➡排尿，導尿セット

**バルサルバ試験** Valsalva test　**1**胸部と頸部の血管反射を利用した自律神経機能検査．声門を閉じたまま約15秒間息こらえをして胸腔内圧を上昇させると，静脈還流の減少とともに1回拍出量は低下する．その後再び安静にし，この間の血圧，脈拍，心電図を連続記録する．**2**口と鼻を閉じていきみ，耳管の閉塞状態を調べる検査．[132] ➡胸腔内圧，息こらえ

**パルスオキシメータ** pulse oximeter（oxymeter）【経皮的動脈血酸素飽和度測定器 percutaneous arterial oxygen saturation analyzer】　指尖や耳介に装着したセンサーから経皮的に毛細血管中の酸素飽和度を測定する装置．センサーは指尖または耳垂に赤外線を当て，毛細血管中のデオキシヘモグロビンとオキシヘモグロビンの光の吸収度を非侵襲的に連続的に計測し，その吸収度合いの相違から光電比色法で飽和度を算出する．理学療法では呼吸理学療法の評価に活用されており，体位排痰法時の効果判定や呼吸介助による酸素化のモニターとして，また，運動負荷試験や運動療法中の動脈血酸素飽和度の低下のモニターとして用いられている．基準値は95％以上で，酸素分圧と相関関係にあることから90％以下になった場合は注意が必要である．[105] ➡酸素摂取量，ヘモグロビン

**バルビツール酸系薬物** barbiturate drugs　中枢神経系を抑制して，鎮静，催眠，麻酔，抗痙攣などの作用を発揮する薬物．フェノバルビタール，バルビタール，アモバルビタールなどの製剤がある．[149] ➡鎮静催眠薬，中枢神経[系]，睡眠薬，全身麻酔薬

**バレー徴候** Barré sign 【バレー錐体路徴候 Barré pyramidal sign】　下肢の片側に生じた軽い筋力低下を診断する手法．特に錐体路徴候の有無を見分ける場合に有効．腹臥位で両膝を屈曲位に保つよう指示したあと閉眼させると，陽性では膝が伸びる．下位運動ニューロン障害や心因性麻痺では伸びない．上肢徴候の検査は正確にはミンガジイニ試験とよばれる．[61]

**パレステジー** ⇨感覚障害

**ハロー効果** = 光背効果

**ハローベスト** halo vest　頸椎の固定と免荷を目的とした頸胸椎装具。頭蓋部をハローリングと呼ばれる金属製の輪にピンで固定し，この輪を胸椎装具と金属支柱で連結したもの。頸椎の固定術後などに使用される。262 ➡装具

**ハローワーク** = 公共職業安定所

**ハロゲン光** halogen light　可視光線から近赤外線領域の波長をもつ光。生体への透過率が高いのでスポット赤外線治療器などに用いられている。光源のハロゲンランプはヨウ素，臭素，塩素などのハロゲンガスが封入されたもの。44

**パワー** power【仕事率】　物理学では単位時間あたりに発揮される仕事を仕事率といい，1秒間に1ジュールの仕事が生じたことを意味する。工業関係では馬力（HP）を仕事率の単位として用いる。運動では速度と力の積（N × m/s）で算出され Nm（ニュートンメーター），W（ワット）で表される。27 ➡瞬発力,筋力

**般化** generalizability；generalization【一般化】　❶反射または条件反射において，刺激または条件刺激を以前のものと少し変化させても同様の反応が生じるように生体の適応が生じること。一般の学習や運動学習において，ある課題をくり返し学習することが，類似の課題にも拡張されて類似課題の遂行も上達することをいう。❷ある集団を標本とした調査・研究の結果を，想定している母集団またはその他の状況に適用すること。290 ➡❷誤差,内的整合性,外的妥当性,偶発誤差,系統誤差

**反回神経麻痺** recurrent nerve paralysis　反回神経は喉頭，声帯を通る迷走神経からの左右の分枝でなる運動神経。その麻痺は走行路の長さと位置の関係で左側に多い。反回神経麻痺が起こると声門の開閉，声帯の緊張・弛緩が妨げられ嗄声を訴える。260

**反回抑制** recurrent inhibition【レンショウ抑制 Renshaw inhibition】　脊髄では $\alpha$ 運動ニューロンの軸索からの側枝が反回し，抑制性介在ニューロンのレンショウ細胞とシナプス接続し，続いてこの細胞が $\alpha$ 運動ニューロンと抑制性シナプスを形成し興奮が抑制を受ける。典型的なフィードバック抑制。5 ➡レンショウ細胞

**半規管** = 三半規管

**半球優位性** cerebral dominance【大脳半球優位性】　ある機能が左右の大脳半球のうち一方の大脳半球で優れているということ。大脳半球は右半球と左半球に分かれ,その構造,機能は左右非対称性である。最も典型的な例は言語中枢の局在である。通常，ブローカ言語中枢とウェルニッケ聴覚中枢と呼ばれる言語活動の中枢は左半球にある。古典的には言語中枢のある側の大脳半球が反対の大脳半球より高位の機能をもつという意味で優位半球，逆に優位半球でない側の大脳半球を劣位半球と呼ぶ。両半球はそれぞれ特殊な固有の機能を通して行動，精神・認知機能に寄与している。分離脳手術やポジトロン CT での研究によって，言語や計算，言語的思考など分析的過程の能力は左脳優位で，空間や映像，音楽的能力は右脳優位とされている。理学療法分野では，脳血管障害を有する者の失語・失行・失認症など巣症状として，責任病巣や予後の推定，プログラムの計画のための判定に用いられる。いまだ論議はあるが，失語・失読，失計算などは原則としてすべて優位（左）半球の損傷で起こるとされている。失行の多くは優位半球の障害で起こるが，肢節運動失行は左右いずれの運動野の病巣でも起こる。また，着衣失行・構成失行の高度なものは劣位（右）半球の障害でも起こる。失認のうち，視覚失認は両側性，色彩失認・ゲルストマン症候群は優位半球で，半側空間失認や半側身体失認，地誌失認，病態失認などは劣位半球の障害による。アントン症候群，バリント症候群，聴覚失認は両側半球の障害で起こる。169,218 ➡機能局在論,優位半球

**半月** cuff　短下肢装具や長下肢装具など

の大腿部や下腿部の前面もしくは後面の支柱に取り付けられた半円筒状の部品で，3点圧迫または3点支持部としての機能をもっており，下肢を支持している。長下肢装具では大腿，下腿とそれぞれ大腿上位半月，大腿下位半月，下腿上位半月がある。<sup>262</sup>➡短下肢装具，長下肢装具，カフ

**半月[板]**（はんげつばん）= 関節半月

**半月[板]損傷**（はんげつばんそんしょう） meniscus injury　体重加重時に膝関節屈曲位で回旋力が加わった際に損傷しやすくスポーツ傷害に多い。断裂形態は縦断裂，横断裂，水平断裂，L字状断裂に分類される。受傷時の膝痛と関節裂隙圧痛があり，時に関節血腫をみる。<sup>287</sup>➡ロッキング，マックマレーテスト，アプレーテスト，関節鏡，不幸な三徴

**反抗期**（はんこうき） negativistic age　人の成長過程で反抗期は2度出現する。第1次反抗期は2～3歳頃，第2次反抗期は13～14歳頃で，親やおとなへの拒否的態度，自己主張が出現する。反抗期は自立への志向性，自我の確立の反映であるといえる。<sup>66</sup>➡思春期，自我

**パンコースト症候群**（ぱんこーすとしょうこうぐん） Pancoast syndrome　パンコースト（Pancoast, H.K.）により報告された（1924），肩から腕にかけての疼痛，同側手の筋萎縮および同側のホルネル症候群を主症状とする症候群。肺癌が胸壁へ浸潤し，腕神経叢や頸部交感神経節を圧迫，浸潤することで引き起こされる。<sup>258</sup>➡ホルネル症候群，肺癌

**瘢痕**（はんこん） scar　欠損した組織が本来の細胞，組織によって補充されず，結合組織により置換される場合，この結合組織を瘢痕という。創傷治癒などで形成される肉芽組織は瘢痕組織となる。瘢痕組織は収縮するが，完全に消滅することはない。<sup>238</sup>➡拘縮，肉芽組織，創傷治癒

**半座位**（はんざい）= ファウラー[体]位

**反作用**（はんさよう） reaction　2つの物体が力を及ぼし合うとき，一方に働く力（作用）と大きさが等しい反対方向に働く力。作用と反作用の間には，作用・反作用の法則（運動の第3法則）が成り立つ。歩行では，床を蹴る力の反作用を利用し推進する。<sup>220</sup>➡ニュートンの運動の法則，作用・反作用の法則，床反力

**反射弓**（はんしゃきゅう） reflex arc　反射を起こす神経インパルスが伝わる一連の神経経路。受容器，求心性線維，反射中枢，遠心性線維，効果器で構成される。<sup>204</sup>

**反射性移動運動**（はんしゃせいいどううんどう） reflex locomotion　新生児期から存在する反射性に誘発可能な一定のパターンをもった移動運動。ボイタ法では運動発達における重要な基礎的運動要素と考えられ，全身的協調運動で反射性寝返り運動と反射性腹這い運動がある。<sup>165</sup>➡ボイタ法

**反射性交感神経性ジストロフィー**（はんしゃせいこうかんしんけいせいじすとろふぃー） reflex sympathetic dystrophy：RSD　外傷や手術，片麻痺を契機に，主に四肢に生じる交感神経系の過剰活動が関係すると考えられている疼痛の総称である複合局所疼痛症候群（complex regional pain syndrome：CRPS）のうち，末梢神経損傷を伴わないタイプ。受傷範囲を超えて広範囲に，発汗異常，異常知覚，血行障害，筋・骨萎縮，腫脹などを生じる。<sup>169</sup>➡肩手症候群，灼熱痛，ズーデック骨萎縮

**反射性膀胱**（はんしゃせいぼうこう）= 自動膀胱

**反射モデル**（はんしゃもでる） reflexion model　【反射説 reflexion theory】　中枢神経系の低位から高位に至る反射中枢の階層性をモデル化したもの。高位中枢はさらに下位の中枢に影響を受ける反射を統合し組み合わせることで，合目的的な随意運動すなわち分離運動を獲得していくというもの。脳血管障害の場合，高位の統合中枢である大脳皮質に損傷をきたすことによって，下位中枢である脳幹レベルや脊髄レベルへの促通あるいは抑制機能の低下が起こり，筋力低下や巧緻性の低下などの陰性徴候や病的反射，姿勢反射，共同運動，連合反応，痙縮といった陽性徴候を引き起こすという理論。ブルンストローム（Brunnstrom）や

ボバース(Bobath)などのファシリテーションテクニックでこの理論が重視されている。最近の説では、随意運動は大脳の中枢プログラムで行われており、新たに意図した運動を行うために、下位中枢の反射を高位中枢のプログラムに組み込みながら新たな運動プログラムを獲得していくといった中枢プログラム説が主流になっている。282 ➡ファシリテーションテクニック

**反射抑制姿勢** reflex inhibition position：RIP　異常な姿勢反射や筋の過緊張を抑制するための姿勢。四肢体幹を屈曲するボールポジションや上肢の外旋、外転、肘伸展、回外、母指の外転肢位などがある。112

**板状筋** splenius muscle　僧帽筋、肩甲挙筋、半棘筋、胸鎖乳突筋、最長筋などの筋とともに頸部表層を形成する。僧帽筋、菱形筋、上後鋸筋および肩甲挙筋におおわれ、頭板状筋と頸板状筋に区別される。頭頸部と脊柱の運動の際に働く。133

**伴性遺伝** sex-linked inheritance；sex-linkage　性染色体はX、Yの組み合わせであり、そのうちX染色体が原因で生じる遺伝。女性はXX、男性はXYなので、男性には発現しやすく女性には発現しにくい特徴をもつ。例として色覚異常や血友病などがあげられる。245 ➡性染色体, 遺伝

**ハンセン病** Hansen disease　【らい(癩)leprosy】　抗酸菌の一種であるらい菌(Mycobacterium leprae)による慢性感染症で、皮膚と末梢神経を症状とする。運動・感覚神経障害により顔面、四肢などの変形や眼など様々な組織に障害をきたす。早期治療により何ら障害なく治癒する。154

**絆創膏** adhesive plaster　傷口や炎症の保護、包帯の固定などに用いられる貼付剤。絆創膏固定はテーピングとして広く普及し、保険診療では指や足関節での使用が認められている。約1/3～2インチ幅の、様々な材質のものが使用されている。33

**半側臥位** half side-lying position　側臥位と背臥位の中間の体位と、側臥位と腹臥位の中間の体位がある。全身弛緩法として妊産婦、終末期ケア、排痰法、呼吸管理の体位として用いられる。11

**半側無視** hemineglect 【半側空間無視 hemispatial neglect, 半側空間失認 hemispatial agnosia】　大脳半球の一側が障害されることにより、病巣と反対側の無視が出現する状態。患者自身の身体も含め半側の視覚的認知だけでなく行為・行動の際にも無視が出現することがある。そのため、視線が病巣側へいってしまい、反対側を向くことが少ない。食事を半分食べ残す、無視側の道に行けず道に迷う、歩行の際に徐々に病巣側へ寄ってしまったり、障害物にぶつかるなどの障害が生じる。左側無視の責任病巣は右大脳半球頭頂-後頭葉であるが、頭頂葉症状と重なって出現することもある。メカニズムは、注意障害説、表象障害説、眼球運動障害説、運動減少説、キンスブルン(Kinsbourne)説、一側性記憶障害説などがある。半側無視は認識の障害であるため、同名半盲や視野障害とは鑑別する必要がある。検査方法として、線分二等分試験、アルバートの線分抹消課題、時計描写、模写課題などがあり、この結果によって病態の有無を判定することができる。本症状がある場合、衝突・転倒などのリスクが高くなるため日常生活活動(ADL)に困難が生じたり、病態失認や半側身体失認などのために、社会復帰に非常に支障をきたすことが多い。リハビリテーションの方法としては、損傷側と反対側の注意力が低下する注意障害説の考え方に則し無視側に視覚刺激や聴覚刺激をおいて注意を促す方法がある。具体的には、積み木や碁石並べ、塗り絵や絵の模写を利用して、上下左右すべての方向に注意を促すものや、認知側の耳に耳栓を使用し聴覚刺激を調整することで無視側の注意を促す方法、また自分の行動をことばで表現することで認識させる行動の言語化による統制など注意力を全般性に高める方法がある。また、身体や外空間に関する表象の認知がされない表象障害説の考え方に則した方法などもある。日常生活で考慮する点は、無視する側へ目印をつけるなど

視覚的刺激をおいて注意を促したり，認知されている側へ生活必需品などを置くなどして生活環境の整備を行ったり，行動の言語化による統制，あるいは，食事の際，丸い盆に皿を並べ，認知側を食べ終わったところで盆を回転させるなどして，無視側の食べ残しをなくすなどの工夫を行うなど障害への対応を行う。[214]

**ハンターーラッセル症候群** Hunter-Russell syndrome　有機水銀中毒(わが国では水俣病が代表的)による神経症状。求心性視野狭窄，運動失調，構音障害を主徴とし，難聴，末梢神経障害，振戦，眼球運動障害，知能低下などを呈する。[29] ➡水俣病

**判断** judgement　善悪や真偽，物事の違いや方向性を区別することを判定，判定に明瞭さが加わることを断定と呼び，これらを含めて判断と呼ぶ。判断力は成熟した人格の指標となる。心理学では意思決定という領域で研究されている。[66] ➡思考

**範疇** category【カテゴリー】　事物を区分する基本的概念。類似の事物を特定の判断基準により，同一の部類あるいは部門のものとみなすことで，多くの事物はいくつかの領域にまとめられ，それぞれの領域に対応したものを範疇という。[165]

**反跳現象** ＝跳ね返り現象

**反張膝** back-knee；ラ genu recurvatum
　膝関節が基本肢位の 0 度を超えて後方凸に過伸展した状態。乳幼児では関節が柔軟なために起こることもあり，20 度程度の過伸展は正常とされる。先天性と後天性がある。後天性では①外傷性(大腿骨骨折や脛骨骨折などによる反張膝)，②骨疾患性：麻痺性反張膝(大腿四頭筋麻痺，脳性小児麻痺などによるもの)，代償性反張膝など(股関節，足関節の障害による異常肢位の代償)がある。先天性反張膝は亜脱臼などの合併症がなければ，自然に矯正される。麻痺性のもの以外は軽度なら機能障害は少ないが，足関節は尖足位をとり歩行や階段の昇降に支障をきたす。理学療法では，反張膝の保存的治療として大腿部，下腿部の筋力強化や装具療法を行うが，二次性の場合にはその原因を除去することが先決である。また義肢装具の不適切なアライメントによる歩行様式により，二次性に反張膝を引き起こすことがあるので注意を要する。観血的には麻痺性のものには腱移行術，関節制動術，反張の高度なものには骨切り術が適応となる。[254]

**ハンチントン病** Huntington disease　中年以降に徐々に発症する慢性進行性の変性疾患で，常染色体優性遺伝形式を呈する。症状は筋トーヌスの異常と多動による舞踏病様不随意運動と精神知能障害を主徴とする。経過は十数年に及び，予後不良。[168] ➡不随意運動，遺伝

**半導体** semiconductor　電気の通しやすさ(電気伝導度)が導体と絶縁体の中間のもの。ゲルマニウム，シリコンなどがある。導体とは電気をよく通す物体で通常金属をさし，絶縁体とはガラスやゴムなど電気をあまり通さない物体をいう。[44]

**ハンドセラピー** hand therapy　損傷手のリハビリテーションに専門的に携わる部門。マイクロサージャリーの発展により，リハビリテーションの適応が拡大したことで確立した。ASHT(American Society of Hand Therapist)では，「ハンドセラピーの目標は，リハビリテーションサービスを通じて上肢に障害のある人々の健康と幸福を促進し，さらに上肢のリハビリテーションにおける効果的な改善方法を開発し，それを普及することである」としている。ハンドセラピーは作業療法，理学療法の専門領域から発展した，上肢におけるリハビリテーションの技術と科学で，ハンドセラピストは上肢における障害を予防し，機能を回復させるための評価，治療の専門的技術と包括的な知識が必要とされる。ハンドセラピーは，手の機能解剖と外科的治療をよく理解したうえで，損傷した上肢機能の回復を図り，「生活する(できる)手」を目標に展開される。[136] ➡マイクロサージャリー，ノーマンズランド，副子

**ハントのクモ膜下出血分類** Hunt grading of subarachnoid hemorrhage　クモ膜下出血の重症度分類。0度〜5度までの6段階に分かれており，数字が大きくなるほど重症である。出血治療の問題点として手術適応と時期があり，その判定にもよく用いられている。260

**バンドパスフィルター** ＝ ハムフィルター

**ハンドリム** handrim　車いすの駆動輪の外側に付いている輪状のパイプで，この部分を握って駆動輪を回転させて推進する。通常は直径19 mmで作るが，車いすを軽量化したいときは16 mmにすることがある。介助者用車いすでは必要としない。材質はステンレスやアルミ合金，チタン合金など。78 ➡ 車いす

**パンヌス** pannus　❶トラコーマなどが原因となって角膜上皮下に血管が進入し，肥厚・混濁した異常に発達した肉芽組織の膜（角膜パンヌス）。❷関節パンヌスに同じ。270 ➡ ❷関節パンヌス

**反応** reaction　中枢神経系に何らかの刺激が加わると，それに対応して生じる不随的な特定の応答パターン。一般的に，人生の初期に存在し，一定期間後に消失するものを反射といい，これに遅れて顕在化し，終生にわたり存在するものをいう。98

**反応時間** reaction time：RT　ある刺激に対してそれを意識し，随意的に動作を起こすのに要する最小限の時間。感覚刺激に対してボタンを押すなど単純な動作をする場合の反応時間を単純反応時間といい，赤で右のボタン，青で左のボタンを押すというような感覚や運動に選択のある場合を選択反応時間と呼ぶ。単純反応時間は感覚系や錐体系，末梢運動系に障害がない場合は，中枢の運動系の機能を表す重要な指標となる。単純反応時間の遅れを示す代表的な疾患は，パーキンソン病である。単純反応時間に影響を与える因子には，加齢，注意力，疲労などがある。選択反応時間は，刺激を認知してから，運動の可否や方向を決めるなど脳内過程が余分に加わる。パーキンソン病では正常と差がないが，認知症では，反応時間の延長やエラーの増加がみられる。61

**汎発性強皮症** ＝ 進行性全身性強皮症

**反復拮抗運動不能** adiadochokinesis(-sia)； dysdiadochokinesis【拮抗運動反復不能】　回内・回外など主動筋，拮抗筋の交互・反復運動が素早く，規則的に行えない状態で，協調運動障害のひとつ。小脳性運動失調，筋トーヌス亢進，運動麻痺などでもみられる。260 ➡ 運動失調［症］，協調運動障害，パーキンソン病

**反復効果** ＝ 繰り返し効果

**反復性肩関節脱臼** recurrent shoulder dislocation【習慣性肩関節脱臼 habitual shoulder dislocation】　肩関節の脱臼や傷害を受けた後に，関節包や関節唇損傷，臼蓋縁骨欠損など肩関節安定化機構の破綻により脱臼を反復受傷する病態。スポーツ傷害に多くみられる。脱臼をくり返すため徐々に不安定性は増加する。296 ➡ 不安定性肩関節症，エッセンシャルレジョン

**判別性感覚** ＝ 弁別性感覚

**判別的妥当性** discriminant validity　明確な基準で分けられた2群あるいはそれ以上の対象を，測定値によって判別できるかどうかを把握する評定。例えば，ある病気だと診断された患者と健常者を比較して得られた得点によって判別できる尺度かどうかを評価する。157 ➡ 妥当性，基準関連妥当性，予測的妥当性

**判別分析** discriminant analysis　多変量解析のひとつで，似たような性質をもついくつかのグループ（変数）がある場合，新しいデータがどのグループに属するかを判別する方法。258 ➡ 多変量解析，重回帰分析，数量化理論1類

**半母音** semivowel　口を狭めて発する母音

から他の母音に素早く変化させることによってできる，母音に近い子音。英語のj, wなどがある。[207]

**ハンマー** hammer　打腱器。深部腱反射を検査するための用具。腱部の叩打により筋紡錘を刺激し深部腱反射を誘発する。深部腱反射は，上位ニューロン障害(錐体路障害)で亢進し，下位ニューロン障害で消失または低下する。[61]

**半膜様筋**（はんまくようきん） semimembranous muscle
　坐骨結節(寛骨下面)から起こり，脛骨の内側顆，斜膝窩靱帯，下腿筋膜に付着する股関節伸展・膝関節屈曲筋で，上部が薄く膜様となっている。半腱様筋におおわれて，鵞足(がそく)を形成する。膝関節の屈曲，内側回旋に働く。[133]

**ハンムラビ法典**（はんむらびほうてん） Code of Hammurabi
　残存する世界最古の法典(紀元前2500年)。古代バビロニアの初代王ハンムラビが発布した法律。他の規則とともに医療行為の報酬や医療過誤に対する罰則が記されている。[220] ➡ アレキサンドリア医学，アラビア医学，東洋医学

**半盲**（はんもう） hemianopia；hemianopsia　視野狭窄(きょうさく)のひとつで，視神経にある視索交叉およびそれより中枢の視路が障害され，伝導が遮断されることで半側の視野が欠損する状態。欠損の位置により同名半盲(左右眼の同側視野に欠損があるもの)，異名半盲(両耳側または両鼻側に視野欠損のあるもの)，水平半盲がある。[207]

# ひ

**比** ratio　数量を比較するのに用いる数学的概念。2つの数量，A，Bがあって，AがBの何倍にあたるのかという関係をAのBに対する比といい，A/Bと書く。[171] ➡ オッズ比，信号雑音比，神経支配比

**悲哀** sadness　愛情や依存の対象を一時的，永続的に失うことを対象喪失と呼び，その際に生じる悲しみ，痛みを悲哀と呼ぶ。このとき，躁的防衛，置き換えといった防衛がとられるが，悲しみを体験しつくすことが重要である。[66] ➡ 置き換え，逃避，防衛機制

**ピアジェの発達段階**　Piaget theory of developmental stages；Piaget developmental stage　ピアジェ(Piaget, J.；1896～1980)が提唱した，乳幼児がある行動の結果として発生する感覚を再度感じるために，その行動をくり返すという反応(循環反応)によって自己を知り，外界を認知するという理論。この理論では，思考の発達で次第に新しい構造ができるという方向性をたどる。乳児が身体像を認知する第一次循環反応，その後1歳半頃までに第二次・第三次の循環反応を経験し，自己と外界を認知することを前提に人間は環境に対して能動的に働きかけることで，その環境を認知し，理解していくと考え，以下の発達段階説を唱えた。0～2歳：感覚運動段階(Sensory-Motor Stage)，2～7, 8歳：前操作段階(Preoperational Stage)，7, 8～11, 12歳：具体的操作段階(Concrete Operation Stage)，12歳以降：形式的操作段階(Formal Operation Stage)。[98] ➡ エリクソン，フロイト

**ピアソンの積率相関係数**　Pearson reproduct-moment correlation coefficient　2つの変数間の直線関係の強さをはかる尺度。相関係数(r)は−1から+1の値をとり，+1または−1に近いほど線形関係が強く，0はまったく関係がないことを示している。[258] ➡ 統計学，相関，間隔尺度，パラメトリック検定

**ヒアルロン酸** hyaluronic acid　グルクロン酸と$N$-アセチルグルコサミン酸が交互に結合した酸性ムコ多糖類で，粘性の高いゲル状物質を形成する。組織の細胞間質に多く，滑液や皮膚，軟骨などの結合組織に存在し，潤滑剤や衝撃吸収剤として働く。[101]

**PIP関節** = 近位指節間関節

**PF関節** = 膝蓋大腿関節

**ビーヴァー徴候** Beevor sign　背臥位の状態から起き上がる際，臍が上方へ偏位する現象。前頭部に検者の手を当てて押さえ，力に抵抗して頭部を起き上がらせて検査する。正常であれば臍の位置に変化はないが，腹直筋の筋力不均衡があると，臍が筋力の強い方に偏位する。[148]

**BSE** bovine spongiform encephalopathy 【ウシ海綿状脳症；狂牛病 mad cow disease】
脳組織に海綿(スポンジ)状の病変を生じる伝染性疾患。1986年に英国で発見されてからカナダ，米国など数か国で報告されている。原因は異常型プリオンと考えられており，ヒトに発症するクロイツフェルト-ヤコブ病との類似性が問題となっているが明らかでない。感染は感染牛の肉骨粉飼料といわれている。[29] ➡ クロイツフェルト-ヤコブ(プ)病，プリオン

**pH** power (potency) of $H^+$ 【ペーハー】
水素イオン($H^+$)濃度(酸性度)の逆数を示したもので $pH = -\log[H^+]$ で表される。$H^+$ が増加すれば pH は低下する。水の pH は中性(pH 7.0)で，動脈血は pH 7.4で，軽度アルカリ性に傾く。[27]

**PNF パターン** ＝ 対角回旋パターン

**PL 法** Product Liability Law：PL 法【製造物責任法】　1995 年に施行された製造物責任法の通称．人の生命・身体または財産に関わる被害が生じた場合に製造業者などの損害賠償の責任を定めた法律で，被害者の保護と国民生活の安定，健全な国民経済の発展に寄与することを目的として制定された．[267] ➡ 低出力［反応］レーザー機器，筋力計測機器，保守・管理

**ピークフロー** peak expiratory flow：PEF　最大吸気位から最大呼出を行った際の肺気量を横軸に，その肺気量での流速を縦軸に示すフローボリューム曲線が記録されるが，その曲線の最頂部をピークフロー値という．閉塞性肺疾患ではこの値が著しく低下する．[27] ➡ フローボリューム曲線，全肺気量

**PGC モラール・スケール**　Philadelphia Geriatric Center Morale Scale　ロートン (Lawton, M. P.) が開発した主観的幸福感の測定尺度．17 項目の質問に「はい」「いいえ」で答える構成となっており，肯定的な回答に対し 1 点が与えられ，得点が高いほど幸福感が高いとされている．[114] ➡ モラール・スケール

**PTS 下腿義足**　supra-patellar supracondylar trans-tibial prosthesis：PTS　フランスで開発された下腿義足で，PTB 下腿義足の標準ソケットの改良型．ソケットは PTB 下腿義足と同様の膝蓋腱荷重方式で，大腿骨顆部，膝蓋骨上部までをおおい，膝蓋腱上部での自己懸垂機能をもつ．ソケット前部の荷重面が広く，安定性，外観が良好である．[211] ➡ PTB 下腿義足，KBM 下腿義足，全表面荷重式下腿義足

**PTB 下腿義足**　patellar tendon bearing cuff suspension type trans-tibial (below knee) prosthesis：PTB【PTB 式免荷装具】　米国で開発された下腿義足で，下腿断端の解剖学的・生体工学的適合と膝蓋靱帯部の体重支持性をもつソケットとサッチ足部，義足の懸垂のためのカフベルト（cuff belt），合成樹脂による外装よりなる義足である．ソケットの特徴は進行方向に向かう後面からの圧迫力で前面の膝蓋靱帯に荷重性をもつ正三角に近いおむすび形状をもつ．またソケットが初期屈曲角をもち，膝屈曲位で立脚することから①踵接地時に衝撃吸収が容易で，②立脚中期での荷重圧をソケット前面に分散して装着感が良い，③踏切期で遊脚相への加速が容易となるなどの利点をもつ．しかし断端長が 5〜7 cm までは適応となるが，5 cm 以下の断端例や有痛性断端，職業上重量運搬や不整地での作業を主とする例には大腿コルセットと膝継手を取り付ける必要がある．その他膝関節の安定性の欠陥，特に側方動揺性のあるものには KBM 下肢義足，短断端例では PTS 下腿義足などの適用が考慮される．[211] ➡ PTS 下腿義足，KBM 下腿義足，全表面荷重式下腿義足

**PTB 式免荷装具** ＝ PTB 下腿義足

**P 物質** ＝ サブスタンス P

**ビーム不均等率**　beam non-uniformity ratio：BNR　超音波の最大強度を平均強度で割った比率．超音波の強度は，進行方向に垂直な単位面積当たりを単位時間に通過するエネルギーで表される．ビーム不均等率の値が 1 に近いほど均等な加熱が与えられる．[44]

**ヒール**　heel　靴の基本構造のひとつで踵にあたる部分．材質は革かゴムまたは両者の組み合わせが用いられる．補正ヒールとして，サッチ・カットオフ・キール・トーマス・逆トーマス・フレア・ウェッジヒールとヒールの延長，補高がある．[262] ➡ 靴型装具，トーマスヒール，逆トーマスヒール

**ピエール・ロバン症候群**　Pierre Robin syndrome　胎生期の下顎の低形成のため舌の後方後退，口蓋癒合不全をきたす奇形症候群．小下顎・下顎後退，舌根沈下による吸気性上気道閉塞，口蓋裂を呈する．知能は正常で，生後から気道確保ができれば生命予後は良好である．[249]

**ピエゾ効果** piezoelectric effect 【圧電効果】
水晶，ロッシェル塩などある種の結晶に圧力や張力を加えると両端に正負の電気を生じる現象．逆に，両端に電流を加えると結晶が伸縮する現象を逆ピエゾ効果（inverse piezoelectric effect）という．高周波通電で振動，超音波を生じる．[44]

**被蓋** tegmentum　系統発生的に古い部分で，中脳，橋，延髄の背側部にそれぞれ同名のものが存在する．その大部分は複雑に入り組んだ網様体と神経核の集団から構成されて，皮質網様体路などの錐体外路系を構成する．[52] ➡黒質

**被害妄想** delusion of persecution；delusion of injury　自己が他人や組織などから危害を加えられる，不利益を与えられるという被害的な内容をもつ妄想．その内容により関係妄想，注察妄想，追跡妄想，被毒妄想，物理的被害妄想などがある．統合失調症などでみられる．[160] ➡妄想，誇大妄想

**ヒカガミ** ＝膝窩

**被殻** putamen：PU　大脳基底核のひとつ．内包を境に内側にあり，外側の尾状核と合わせて線条体として，大脳皮質や黒質緻密部から入力線維を受け，黒質網様部，淡蒼球に出力する．淡蒼球とあわせてレンズ核と呼ばれる．[60] ➡レンズ核，線条体，尾状核，淡蒼球

**皮下骨折** ＝閉鎖骨折

**皮下脂肪** subcutaneous fat　皮膚の最深層にある疎性結合組織間の吻合に含まれる脂肪組織．エネルギー貯蔵や保温，物理的衝撃の緩衝などの点で重要であり，男性より女性，成人より小児においてよく発達している．[139] ➡脂肪組織，皮下組織

**皮下出血** subcutaneous hemorrhage；bruise；subcutaneous bleeding　【内出血 internal hemorrhag(bleeding)】　血管壁より血液成分が皮下組織内に出た状態．血管壁の破壊によるものと，血管壁の生理的小孔の拡大や血液成分の変化により起こる場合がある．内出血ともいう．[38] ➡出血

**皮下組織** subcutaneous tissue　真皮の下で血管，リンパ管，神経を含む結合組織層で，一般に脂肪組織の富むもので，皮下脂肪組織層とも呼ぶ（皮下脂肪は眼瞼，陰茎，乳首などにはない）．熱の保存や緩衝の役目をし，また栄養を貯蔵する．[215] ➡真皮，脂肪組織

**光過敏性発作** photosensitive seizure
反射てんかんの1型で，自然光や照明器具，テレビなどの様々な光刺激により誘発されるてんかん発作．[154] ➡てんかん

**光凝固** photocoagulation：PC 【網膜光凝固 light coagulation】　レーザー光などの高エネルギー光源を網膜などの眼組織に照射して熱傷をつくる方法．これによって起こる瘢痕癒着は網膜を剝離しにくくさせるので，網膜剝離の治療に用いられる．そのほか，糖尿病網膜症，眼底疾患などに利用される．[253] ➡レーザー

**光受容体細胞** ＝視細胞

**光ファイバー** optical fiber　光の屈折率が周囲より大きいコアの部分と周囲の屈折率の小さいクラッドからできており，プラスチックやガラスのきわめて細い繊維を束ねた構造をしたもの．光通信や胃カメラなどに用いる．[57] ➡情報，情報理論，デジタル信号

**非観血的計測** ＝無侵襲計測

**引き上げ** ＝挙上

**引き起こし反射** traction reflex　乳児を背臥位から手を持って引き起こすときにみられる頭部，上肢，下肢の反射反応．反応は成長とともに変化し，生後6か月では床から頭を自ら持ち上げてくる．下肢は初期の強い屈曲が減少してゆき，上肢は起き上がるための屈曲を強める．[73] ➡原始反射

**引きこもり** withdrawal　1990年頃から使

**引き下げ** ＝下制

**引き出し症状** drawer sign　関節前後の動揺性により十字靭帯損傷の有無を調べるときの診断症状。背臥位で力を抜き膝90度屈曲位で下腿を検者の殿部で固定して，脛骨近位部を把持し，大腿骨軸の前後に力を加えたときに，下腿が引き出しを引き抜くときのような揺れが健側より前方にある場合は，前十字靭帯損傷，後方にある場合は後十字靭帯損傷を疑う。71 ➡前十字靭帯損傷，後十字靭帯

**ひきつけ** ＝痙攣

**被虐待児症候群** battered child syndrome
　身体的虐待，ネグレクト(養育の拒否・怠慢)，性的虐待，心理的虐待がある。要因として親の性格，社会的・経済的基盤，望まれない子，育てにくい子などがあげられる。周囲の援助，児童相談所などとの連携が必要である。249 ➡虐待

**ピクセル** ＝画素

**被検(験)者** subject 【対象者】　検査や実験研究における対象者のこと。検査の対象者は被検者，研究の対象者は被験者という。被検(験)者の権利はヘルシンキ宣言で尊重されるべき旨が謳われている。検査，実験に際しては対象者へのインフォームドコンセントが不可欠である。259 ➡研究デザイン，ヘルシンキ宣言，インフォームドコンセント

**飛行機型装具** ＝肩外転装具

**腓骨神経麻痺** peroneal nerve palsy　膝周辺の外傷や股関節部の脱臼，坐骨神経麻痺などで生じることが多い。長時間しゃがんだ姿勢や，装具やギプスによる腓骨小頭部の圧迫，不良臥床姿勢などによっても生じる。足関節の背屈・外反障害をきたし，軽度内反を伴う下垂足となる。簡易な装具で歩行は可能である。297 ➡術後肢位，鶏状歩行，下垂足

**微細脳機能障害症候群** minimal brain dysfunction syndrome：MBD　周生期に比較的軽度の脳障害(仮死，黄疸，感染など)を受けたことで，多動，注意散漫，衝動性，情緒不安定，運動統合の拙劣(不器用)，言語発達障害，認知障害，学習能力障害などが認められる児童の状態。神経学的，精神医学的に主要な障害の徴候はなく，一般的知能もほぼ正常である。現在では，学習障害や注意欠陥/多動性障害として扱われる。221 ➡学習障害，注意欠陥/多動性障害

**膝インパクト** ＝ターミナルインパクト

**膝打ち試験** knee past test　被検者が座位で自分の膝を手掌と手背で交互に叩き，最初はゆっくり，次第に速度を速めていく。小脳機能障害，または，筋トーヌスが亢進している場合は，動作が遅く不規則で叩く場所も一定しない。健常者では迅速，規則的で同じ場所を叩くことができる。61

**膝折れ** ＝膝くずれ

**膝関節全置換術** ＝人工膝関節全置換術

**膝くずれ** givingway；buckling【膝折れ】
　膝伸展力の低下，股・膝関節の痛み，動的アライメント不全により膝支持性が得られず，歩行時の立脚時に膝が急に屈曲する状態。片麻痺，神経筋疾患，膝関節疾患(前十字靭帯損傷)などに生じ，大腿義足歩行時の膝屈曲もさす。→反張膝178

**膝立ち** kneeling　膝を床に着けた状態での立位。両膝を着けた状態を両膝立ち，片方のみを片膝立ちという。両膝で歩く膝立ち歩きがあるが，通常床から立ち上がる経過の中でこの姿勢をとることが多い。バランス練習，日常生活活動の練習(床からの立ち上がりなど)に利用される。142

**ひざはんしゃ**
**膝反射** = 膝蓋腱反射

**皮脂** sebum 　脂腺で産生され，毛包内，皮表へと分泌される脂質。皮表は皮脂と表皮由来の脂質からなる膜が存在するが，そのうち95％は皮脂が占める。角質細胞層からの水分蒸発を防ぎ，細菌からの感染に対し防御する働きをもつ。[298] ➡脂漏性皮膚炎

**肘あて** = アームレスト

**皮脂欠乏症** = 乾皮症

**肘伸展杖** = カナディアンクラッチ

**肘杖** = ロフストランドクラッチ

**皮質核路** corticobulbar tract 　皮質脊髄路が脳幹を下行する途中で，運動性の脳神経核(顔面，下顎，舌の筋肉を支配する運動神経核)に枝を出す伝導路。[96]

**皮質脊髄路** corticospinal tract 【錐体路 pyramidal tract】　大脳皮質の運動野とその周辺に始まり，脊髄に至る神経路。皮質脊髄路の線維は延髄の腹側面で大きな一対の束となって走行するが，その形状から錐体と呼ばれるため皮質脊髄路を錐体路とも呼ぶ。錐体路線維は延髄に入る前に内包(視床と線条体との間)を通る。この内包は出血や血管の閉塞である脳卒中の好発部位である。錐体路線維は内包を通過した後，大脳脚の中央を経て脳幹の延髄に入る。延髄に入った線維のうち80％は錐体で正中線を境に交叉し，反対側の外側皮質脊髄路を下行し脊髄前角のα運動ニューロンに至る。残りの少数の線維は錐体で交叉せずに腹側皮質脊髄路を下行したのち脊髄内で対側に交叉し，前角ニューロンに至る。錐体路の非交叉性の線維は，一般に頸髄，胸髄の高さまでは延びている。したがって，内包において錐体路が障害されると，主に障害側とは反対側に臨床症状が現れる。皮質脊髄路の障害では上・下肢の痙性麻痺，筋トーヌスの変化，腱反射の亢進，バビンスキー反射などが出現する。[5]

**比重** specific gravity：SG 　ある体積を占める物質の質量と同体積の標準物質の質量の比。固体および液体では4℃の蒸留水を，気体では，0℃，1気圧の空気をそれぞれ標準物質とする。[24]

**尾状核** caudate nucleus 　大脳基底核の構成要素のひとつ。被殻と合わせて線条体と呼ぶ。側脳室壁に沿って鉤状に位置し，頭・体・尾に分けられる。前頭連合野をはじめ広範な大脳皮質，視床髄板内核，黒質から線維を受け，淡蒼球と黒質に投射する。[284] ➡被殻，線条体，大脳基底核

**微小電極** microelectrode 　細胞内あるいは細胞外の微小な活動電位を記録するために用いられる直径約1 $\mu m$，抵抗値約10 $M\Omega$の電極。ガラス管を細く引き伸ばして管内に電解質を詰めたガラス管電極やタングステン微小電極などがある。[89] ➡電極

**鼻唇溝** nasolabial sulcus 　顔面の鼻翼の外側から上唇の外側にかけての溝。上唇鼻翼挙筋，上唇挙筋，小頬骨筋によって作られる。[180] ➡鼻中隔

**非侵襲的陽圧換気[法]** noninvasive positive pressure ventilation：NPPV 　人工呼吸において，気管内挿管をせず鼻マスクや顔マスクを用いて行う陽圧換気法。会話や飲水が可能で，対象者への侵襲が少ない。肺結核後遺症や神経筋疾患に対する在宅人工呼吸療法や肺気腫などの急性増悪時に用いられる。[17] ➡呼吸，呼吸困難

**ヒス束** bundle of His；His bundle 【房室束 atrioventricular bundle】　心臓における刺激伝導系の一部。房室結節から発し，心房中隔を下り，線維輪を貫いて心室中隔に入る特殊心筋線維束。興奮は房室結節から房室束を介してプルキンエ線維に伝わり心室全体の収縮を起こす。[175] ➡刺激伝導系，田原の結節

**ヒスタミン** histamine 　アミン(窒素を含む有機化合物)の一種。L-ヒスチジンの脱炭酸化によって生成され，肥満細胞，血液中の

好塩基球などに貯蔵される。主に抗原抗体反応や皮膚や粘膜の損傷時に放出され，毛細血管の透過性亢進，炎症，気管支収縮，血圧降下などを誘発する。アレルギー反応や炎症に作用する。[24] ➡抗ヒスタミン薬, 生理活性物質, 免疫

**ヒスタミン拮抗薬** ＝ 抗ヒスタミン薬

**ヒスタミン遮断薬** ＝ 抗ヒスタミン薬

**ヒステリー** hysteria ①ヒステリー性格，②感動によって引き起こされる反応(一次反応)，③心因性動機によって，意識障害が引き起こされる解離ヒステリー，④心因性動機によって，運動・感覚機能障害が引き起こされる転換ヒステリー，これらの障害が患者にとって心理的有用性，象徴的価値をもつことがあるような現象。ICD-10では解離性(転換性)障害としてまとめている。[155]

**ヒステリシス** hysteresis 【履歴現象】
ある量Aの変化に伴い，他のB量が変化する場合，Aの量の変化経路によってAの量の変化とBの量の変化の割合が異なる現象。典型的なものは磁気で，物質の磁化は作用する磁場だけによって定まるのではなく，その物質の過去の磁気経路(磁気履歴)に依存する。[118] ➡超音波, エネルギー, 吸収, 振幅

**非ステロイド性抗炎症薬** non-steroid anti-inflammatory drug：NSAIDs ステロイドの作用をもたない抗炎症薬の総称。多くの臨床科で広く用いられている。アスピリン，アセトアミノフェン，ジクロフェナク，イブプロフェンなど。[273] ➡ステロイド, 鎮痛消炎薬

**ヒストグラム** histogram データの分布(度数分布)の様子を視覚的にわかりやすくしたグラフ。棒グラフに類似しているが，データの連続性を示すため，棒間は間隔があいておらず接触している。[258] ➡度数分布, 外れ値, 分布

**ピストン運動** piston motion 義足装着時にソケットの適合がゆるい，懸吊作用の不良や差し込み式ソケットなどの場合にソケットと断端との間に生じる相互運動における上下運動をさす。ピストン運動により断端に傷を生じたり，異常歩行の原因にもなる。[48] ➡フィッティング, ソケット

**ひずみ** strain；deformation 物体が外力の作用を受けたときに生ずる形や体積の変化，変形，ゆがみ。ひずみ(歪み)は変形量と初期形状との比で表される。生体力学の分野で骨，靱帯，心筋壁内などのひずみの研究がされている。[171] ➡ストレインゲージ, 力学, 生体工学

**ひずみ計** ＝ ストレインゲージ

**非線形** nonlinear 分散分析や回帰分析では，$y = a + bx$ の形式のように直線がかけるが，$y = a + bx + cx^2$ の場合のように直線がかけない場合，すなわち関数をグラフ化したときに直線にならないことをいう。[157] ➡カオス, ゆらぎ, 離散変量

**脾臓** spleen 腹腔左上部で胃の裏側にある80〜150gのやや扁平の楕円体状の暗紫色の臓器。上縁に2〜3の切れ込みがある。血液をゆっくり流し，老化した赤血球を処理するとともに，免疫に関与するリンパ球の産生と血液の貯蔵や動員も行う。[247] ➡細網内皮系

**尾側** caudal 生物個体や細胞においてある特定の基準点を元に，方向を表す用語のひとつ。個体の場合，体の長軸方向における尾あるいは骨盤の方向。[162] ➡吻側, 腹側, 内側, 外側

**ヒ素中毒** arsenism；arsenic poisoning
ヒ素の経口摂取や経気道，経皮吸収によって起こる中毒。急性中毒では口腔や食道の疼痛，嘔吐，腹痛，全身皮膚の色素沈着，末梢神経障害を，大量摂取では痙攣，せん妄，昏睡などを呈する。重症では呼吸麻痺をきたし死亡する。[267] ➡青酸中毒, カドミウム中毒, サリン中毒

**肥大** hypertrophy　組織，臓器がその固有の形態や機能を失うことなく容積を増し，正常より大きくなること。ただし狭義には，細胞数が増えるのではなく，個々の細胞の容積が増大することで全体の容積が増大することをいう。[238] ➡偽[性]肥大，過形成

**肥大型心筋症**　hypertrophic cardiomyopathy：HCM　心筋の肥厚，心内腔の狭小化を起こす非閉塞性のものと，それに加えて収縮期に左室流出部の閉塞をきたす閉塞性に大別される。前者は大動脈弁狭窄症状に似ており，後者では動作時のめまい・失神発作がみられる。[27] ➡呼吸困難

**非対称性緊張性頸反射**　asymmetrical tonic neck reflex：ATNR　原始反射のひとつで，頸部の回旋に伴い筋緊張分布が変化する反射。顔面側の伸筋緊張優位，後頭側の屈筋緊張優位となりフェンシング姿勢をとる。正常ではこの姿勢に固定されることはなく，新生児屈曲優位姿勢から四肢の自由度を高めてゆく。[73] ➡対称性緊張性頸反射，原始反射

**非脱分極性筋弛緩薬** ＝ クラーレ様物質

**ビタミン** vitamin：v　4大栄養素(糖質，脂質，蛋白質，無機質)のほかに正常な発育に必須の有機物(炭素を主成分とする化合物の総称)。体内でほとんど合成されないため食物から摂取される。ビタミンは，水溶性と脂溶性に分類される。水溶性ビタミンには，ビタミンB群($B_1$, $B_2$, ナイアシン, $B_6$, パントテン酸, ビオチン, 葉酸, $B_{12}$)とCがあり，過剰摂取は尿によって排泄される。欠乏症には，脚気($B_1$)，口角炎($B_2$)，ペラグラ(ナイアシン)，巨赤芽球性貧血(葉酸)，悪性貧血($B_{12}$)，壊血病・歯肉出血(C)などがある。脂溶性ビタミンには，ビタミンA，D，E，Kがあり，食物の脂肪とともに吸収され肝臓に貯蔵される。欠乏症には，夜盲症・眼球乾燥症・乾燥皮膚・造血作用異常・色素沈着(A)，くる病・骨軟化症(D)，細胞の増殖・分化異常(E)，血液凝固の遅延(K)などがある。また，過剰摂取は脳圧亢進症状(A, 急性症状)，四肢の疼痛(A, 慢性症状)，高カルシウム血症・食欲減退・口渇・腎石灰化症・蛋白尿・腎不全(D)などの原因となる。体内に入ってビタミンに変換される前物質をプロビタミンと総称する。ビタミン$B_7$, $B_{13}$, F(必須脂肪酸), L, Pなどは厳密な意味ではビタミンではなく，ビタミン様作用因子として分類されている。[24] ➡脂溶性ビタミン, 活性型ビタミンD

**ビタミンC欠乏症** ＝ 壊血病

**ビタミン$B_1$欠乏性ニューロパチー** ＝ 脚気ニューロパチー

**左半側空間無視**　left side neglect；neglect of left side　左半側空間無視とは右大脳半球の損傷により左側空間での刺激の発見, 応答することの障害である。空間無視は左右どちらの大脳半球の損傷でも生じるが，右半球脳損傷によるもののほうが重度で永続する場合が多い。視空間だけでなく触覚，聴覚などの空間でも生じる。空間無視の発生のメカニズムは完全に解明されるには至っていないが，方向性注意の右方への偏りを基本的メカニズムとする注意障害説が最も有力である。方向性注意は，頭頂葉，前頭葉，視床，帯状回などからなる神経ネットワークによって制御され，右半球優位と考えられる。右半球は左右方向へ注意を向けられるのに対して，左半球は右側空間への注意配分が主体と考えられる。このため，右半球が損傷されると空間性注意が右方へ偏り，左方へ注意を向けることが困難となり左半側空間無視が生じることになる。また，左側を見落とすという症状に対して，意識がないか無関心なことも特徴である。無視を生じやすい病巣部位は，下頭頂小葉，中大脳動脈領域全域，前脈絡叢動脈領域，前頭葉背外側部などであるが，被殻出血，視床出血で血腫が大きい場合にも生じる。体幹の正中を基準として左方を無視することが多いが，必ずしも一定の境界が存在するわけではなく，重症度や状況によって無視される範囲は変動する。また空間全体の左側だけではなく，個々の対象の相対的な左側を見落とすこともある。臨床症状として左側を認知できずに頭頸部や体幹が右へ回旋, 偏位しやすい。そのため姿勢が崩れやすく，また修正しにく

いことが多い。また日常生活では食事のときにテーブルの左側の食べ物を残す、移乗時に車いすの左側のブレーキをかけ忘れる、移動時に左側の物や人にぶつかるなどの症状がみられる。検査としては線分抹消、線分二等分、模写検査などがある。他に検査用紙、教示が統一された行動性無視検査(Behavioral inattention test；BIT)日本版も用いられる。この他に姿勢、動作などの観察、日常生活活動への影響などを評価する。左側空間無視のリハビリテーションの効果は練習した場面に限定され汎化しにくく、様々な場面を想定した練習が重要といえる。急性期には精神機能を高めることを目的に右側からアプローチを行う。その後徐々に左側への注意を促す。左側への注意を促す方法としては、左空間への視覚的手がかりを与えることと、右空間からの視覚情報を減少させることが重要である。車いすの左ブレーキや食事のトレイの左端など注意すべき部分に目印をつけることも有効とされる。また積極的な立位・歩行練習、言語的刺激を手がかりとして動作をくり返す練習、後頸部筋への経皮的電気刺激もなども有効とされる。その他家族や介護者に対して、左半側空間無視による危険性や問題点、対応方法を指導することも重要である。[79] ➡注意障害

**鼻中隔** nasal septum　鼻腔を左右に二分している壁。先端は膜部、中ほどは軟骨部、後部は支持骨格部で、両側は粘膜でおおわれている。鼻中隔内に存在する鼻中隔下制筋によって鼻中隔が引き下げられ、鼻孔が広がる。[179] ➡鼻

**ひっかき反射** scratch reflex　脊髄動物の背中に刺激を与えたときに起こる同側後肢の反射運動。その部分をひっかくようなリズミカルな反復運動で、後肢の感覚神経切断後も、刺激部位からのインパルスが後肢体節部位の運動ニューロンへ伝わり、反射が起こる。[148]

**ピック病** Pick disease　初老期に発症して、大脳、特に前頭葉に限局性萎縮を認める原因不明の変性疾患。人格変化、自発性低下、抑制欠如、常同的行為、運動失語、語健忘などが特徴的にみられる。臨床経過は初期(1～3年)、中期(3～6年)、後期(6～12)年に分けられる。[150]

**びっくり眼** bulging eyes　【コリアー徴候 Collier sign】　開眼時、眼瞼が後退するために眼球が突出したように見える現象。マシャド-ジョセフ病でみられる。[260]

**引っこめ反射** = 屈曲反射

**必須アミノ酸** essential amino acid　【不可欠アミノ酸】　生体内で合成することができず、食事などによって供給しなければならないアミノ酸の総称。[93] ➡アミノ酸、トリプトファン

**必須脂肪酸** essential fatty acid　【不可欠脂肪酸】　生体内で合成することができず、食事などによって供給しなければならない脂肪酸の総称。リノレン酸、リノール酸、アラキドン酸の3つがあり、細胞機能の調節に不可欠。[93]

**ヒップストラテジー** = 股関節ストラテジー

**ひと(ヒト、人)** human being (homo sapiens Linne；mankind)　学名はHomo Sapiens Linne。動物の分類学上は哺乳綱霊長目ヒト科に属し、チンパンジーと最も近い。「ひと」、「人」、「ヒト」、「人間」など類似したことばが使われるが、「ひと」や「人間」には人文学的な響きがあり、「ヒト」の場合は生物学的な意味合いで用いられている。直立二足歩行、上肢の移動運動からの自由化、道具の使用、大脳皮質の著しい発達、言語の共有、社会の形成を特徴とする。医学は生き物としての「ヒト」を対象として進歩してきたが、現代医療では「ヒト」ではなく「病める人」を対象にすることが叫ばれている。理学療法においても「人」としての対象者を評価治療することが大切である。国際生活機能分類では、生物学的な機能障害、個人としての活動制限、組織社会における参加制約、の3つの段階で定義づけている。[256] ➡評価、国際生活機能分類、機能障害、能力低下、社会的不利

**ヒト・アジュバント病** human adjuvant disease　人体に人工補塡物を埋入した結果として起こる，自己免疫疾患あるいは膠原病様反応を1つの病態とする疾患。強皮症関連疾患に分類される。局所の硬結，リンパ節腫脹，発熱，貧血，関節痛（アジュバント関節炎）など多彩な症状をきたす。[158]

**非同期** ＝ 脱同調

**被動性** passivity　筋トーヌス検査など臨床的な検査で関節や四肢を他動的に動かすこと，または動く範囲やその印象。[61]

**非特殊投射系** ＝ 視床非特殊投射系

**ヒトゲノム** genome　ヒトの全遺伝情報のこと。国際的に展開されたヒトゲノムプロジェクトによってヒトゲノムの全塩基配列が2003年4月に解読された。遺伝情報はDNAに並ぶ4種の塩基配列によって保持され，ヒトゲノムは30億個の塩基からなる。この解読が終えたことで，これから医療や健康分野での貢献が期待されている。[270] ➡遺伝, 遺伝子, ゲノム

**人指し指** ＝ 示指

**ヒト絨毛性ゴナドトロピン** human chorionic gonadotropin　妊婦胎盤の絨毛から産生される女性ホルモンのひとつで，妊婦尿中に多量に認める。黄体の発育と黄体からのエストロゲンとプロゲステロンの分泌を促進し，胎児の発育を促す作用をもつ。[141] ➡ゴナドトロピン

**人見知り** shy of strangers　乳児が家族が係わると笑ったり抱かれたりするが，慣れない人や知らない人では嫌がったり泣いたりするようになる反応。自分を世話してくれる養育者や家族と他人とを区別する。生後8か月前後にみられる。[295]

**ヒト免疫不全ウイルス** human immunodeficiency virus：HIV　【AIDSウイルス AIDS virus】　後天性免疫不全症候群（AIDS）の原因ウイルス。逆転写酵素をもち，RNAからDNA遺伝子をつくり出す。宿主の免疫の働きをもつT細胞に侵入して変性破壊をもたらし，免疫機能を低下させる。1型と2型がある。[140]

**ヒドロキシトリプタミン** ➡セロトニン

**泌尿器** urinary organs　尿の産生・運搬・排尿を主目的とする器官系で，1対の腎臓・1対の尿管・1個の膀胱・1本の尿道の総称。[55] ➡尿, 腎臓, 尿細管, 膀胱, 尿道

**否認** denial　フロイト（Freud, S.）が考案した概念で，自我の防衛規制のひとつ。自分では認識しているが，それを認めてしまうと不快，不安，恐怖を引き起こしてしまうので，そのままの現実として認知することを拒否すること。[87]

**ビネー** Binet, Alfred　フランスの実験心理学者。ビネー式知能検査の考案者。1905年に医師シモン（Simon, T.）とともに作成したビネーシモン尺度は世界最初の知能検査といわれている。わが国ではビネー式知能検査を基にしてつくられた田中-ビネー式知能検査，鈴木-ビネー式知能検査が広く用いられている。[28] ➡鈴木-ビネー式知能検査

**比熱** specific heat　物質1gの温度を1℃上昇させるのに必要な熱量。物質によって比熱は異なり，比熱が大きいほど温まりにくく，冷めにくい性質をもつ。なお，物質の比熱に質量を乗じたものは熱容量という。[220] ➡熱伝導率, 熱エネルギー, 物理療法, 温熱療法

**微熱** low grade fever　腋窩温で37.0℃以上38℃未満の発熱。微熱をきたす原因として，慢性感染症，甲状腺機能亢進症，妊娠，高度の貧血，うっ血性心不全，悪性腫瘍，膠原病，うつ病，肝炎などがある。[279] ➡体温, 発熱

**ヒビテン溶液** Hibiten solution　クロルヘキシジン系の消毒薬。一般名はグルコン酸クロルヘキシジン。医療用器具や手指・手術部

位・創傷などの消毒に用いられ，栄養型細菌，真菌などに有効である．体腔，粘膜には用いない．<sup>44</sup>　➡消毒

**皮膚** skin　表皮，真皮，皮下組織の3層から構成され，毛，脂腺，汗腺などを含み，身体保護，体温調節を担うだけでなく，触覚，圧覚，痛覚，温度覚の受容器によって感覚器としての機能を果たす．[204]

**皮膚温** skin temperature　皮膚表面の温度．外気温と皮膚血流の影響を受け，外気温の低下に伴い皮膚血管の収縮が生じ皮膚温も低下する．筋，内臓で産生された熱は体表面に血液で運ばれ蒸発，伝導，放射および対流によって熱放散が行われる．[27]　➡体温，代謝，放熱

**皮膚感覚**＝表在[感]覚，デルマトーム

**皮膚感覚帯**＝デルマトーム

**腓腹筋痙攣**＝こむら返り

**皮膚性拘縮** dermatogenic contracture　皮膚・皮下組織，腱，靱帯などの軟部組織の熱傷や挫創後の瘢痕形成によって生じる拘縮（軟部組織性拘縮）．手術によって皮膚瘢痕を取り除き植皮を行うこともある．[151]

**皮膚粘膜リンパ節症候群**＝川崎病

**皮膚剥脱損傷** degloving injury　手や指，指輪が機械（ベルトコンベア，ローラーなど）に巻き込まれ，手や指の皮膚が手袋を脱いだように末梢に向かって皮下から剥脱する損傷．時に筋肉や腱の断裂および剥脱，関節脱臼，関節離断，骨折を伴うことがある．[136]　➡手の外傷，ゴールデンピリオド

**皮膚分節**＝デルマトーム

**皮膚弁**＝皮弁

**ビブリオ腸炎**⇨腸炎ビブリオ

**ピペット** pipet　化学分析で一定体積の溶液を正確に測りとる場合に使用する器具．ホールピペット（中央部が膨らんでいる）とメスピペットがある．[200]　➡定量分析

**皮弁** flap【皮膚弁 skin flap】　皮膚や筋肉の欠損部に血流の通った皮膚組織を移植するために，患部をおおうための皮膚移植用に島状に剝いだ，または循環動態を残すために一部を剝離せずに残した舌状に剝いだ皮下組織の弁のこと．[68]

**ヒポクラテス** Hippocrates　紀元前460～375頃のギリシャの医学者．体液説を唱え，観察と実際の経験を基に，医学を魔術や祈祷がらみの治療などから独立させ，科学的基礎を築いた「医学の父」．医師の遵守すべき医の倫理を述べた「ヒポクラテス誓詞」は有名．[120]　➡古代ギリシャ医学，アレキサンドリア医学，哲学，医の倫理，ガレノス

**非ホジキンリンパ腫** non-Hodgkin lymphoma：NHL　リンパ球系細胞の腫瘍性増殖によって起こるホジキン病以外の悪性リンパ腫．無痛性のリンパ節腫脹が初発症状としてよくみられ，免疫不全を起こすことも多く，細菌感染に罹患しやすくなる．[260]

**ピボット運動** pivot prone【ピボットプローン，ピボッティング pivoting，エアプレインポスチャー airplane posture，スイミング swimming】　腹這いの姿勢から上肢を水平伸展，下肢を伸展・外転して空中に保持し，頸部・脊柱も伸展して腹部のみで支持した腹臥位姿勢．ランダウ反応の出現とともに伸展要素が強くなり，生後5～6か月で最高に達する．[108]　➡ランダウ反射

**ピボットシフトテスト** pivot shift test　前十字靱帯損傷の有無をみるテスト．被検者を半側臥位とし，膝を屈曲位から伸展してゆく際に外反と同時に下腿を内旋する．陽性の場合には，脛骨外側関節面が前方に亜脱臼を起こす．[287]　➡前十字靱帯損傷，ラックマンテスト，前方引き出しテスト

**ピボットプローン** = ピボット運動

**肥満** obesity　身体に脂肪が過剰に蓄積した状態。一般に，体重で標準体重の120％以上，体脂肪率で男性25％以上，女性30％以上を肥満とする。運動によるエネルギー消費を供給が上回ることによるものを単純性（原発性）肥満，遺伝性，視床下部疾患，内分泌疾患，薬剤などによるものを症候性（2次性）肥満という。[173] ➡ 体脂肪率，皮下脂肪

**肥満細胞** mast cell　結合組織内に広く分布する細胞で，細胞質中に粗大な顆粒をもつ。細胞表面のIgE抗体に抗原が結合すると，脱顆粒を起こしてヒスタミンなどを放出し，体内のアレルギー反応の引き金となる。[173] ➡ ヒスタミン

**肥満指数** = 体格指数

**びまん（漫）性** diffuse　「広範に」，「全体的に」という意味で，生体内でのある部位における病変が局所にとどまらず，広範囲に及んでいる場合を示す。一部分にとどまる場合は局所性という。[139]

**びまん性軸索損傷** diffuse axonal injury：DAI　頭部外傷による特殊な脳損傷で，頭蓋内占拠性病変がないのに，受傷直後より重篤な意識障害に陥る症例。受傷直後には，両側除脳硬直および自律神経失調をみることが多く，重症例では死に至る。DAIは路上交通事故に多く転落例には少ないが，この病態は受傷により神経線維に機械的な剪断力が加わることで，軸索に断裂が生じた結果起こるものとされており，主に冠状面に回転性加速・減速が起こった場合に最も多くみられる。病理学的には，脳梁や上小脳脚に小さな出血を認め，組織学的には白質部線維軸索のびまん性損傷がみられるため，この症例は以前から知られていた。多くの情報がCTおよび特にMRIにより得られるが，古典的軸索腫脹がはっきりするのは少なくとも18〜24時間かかるため，定期的な所見を示さなければ生存中の診断は難しい場合が多い。好発部位は，前頭・側頭葉白質・脳梁体部および膨大部・放線冠が多い。[28]

**びまん性汎細気管支炎** diffuse panbronchiolitis：DPB　【副鼻腔気管支症候群 sinobronchial syndrome：SBS】　咳，痰，労作時呼吸困難が主症状で，呼吸細気管支および副鼻腔に病変部位をおく慢性炎症。慢性副鼻腔炎の合併から副鼻腔気管支症候群ともいう。胸部X線所見では，肺野全体にびまん性の粒状陰影がみられる。[76]

**百寿者** centenarian　100歳以上の高齢者。近年，医療・介護・生活状態の改善によって1万人に1人の割合に増加した。高血圧症，脳血管障害，心・腎障害，糖尿病は少ないが，認知症の頻度は高く，疾病の合併も増加している。[288] ➡ 超高齢者

**百日咳** pertussis　百日咳菌による飛沫感染症。伝染力は強く，長期間の強い咳嗽，吸気笛声が特徴的である。乳児早期では無呼吸発作となり要注意。抗生物質は除菌に有効だが菌体外毒素に基づく咳嗽発作には無効である。予防には三種混合ワクチンが有効となる。[249] ➡ 混合ワクチン

**ヒュー–ジョーンズの分類** = フレッチャー–ヒュー–ジョーンズの分類

**ヒューター線** Hüter line　正常な肘において肘伸展位で上腕骨内側上顆，上腕骨外側上顆，肘頭突出部を結ぶ線。また，肘90°屈曲位で，これらが形成する二等辺三角形を「ヒューター三角」という。肘関節脱臼や肘頭骨折が起こると，この線や三角に乱れが生じてくる。[62]

**ヒューマンエラー** human error　人為的なミスに起因する操作や判断の誤り。どんなに単純なものでもこの誤りを完全に防ぐことはできない。生命をあずかる高性能な精密機器であっても操作するのは人間であり，人間のミスをいかに防ぐかが問題となる。[256] ➡ 認知科学，心理学，医療事故，産業衛生

**病院** hospital　医師または歯科医師が，公

衆または特定多数の人のために医業または歯科医業を行う場所で、患者20人以上の入院施設を有し(医療法1条5.1)、省令で定める医師、薬剤師、看護師などの従業員と施設を有することが条件となる。[264] ➡医療機関,一般病院

**病院管理学** hospital management ; hospital administration 【医療管理学 health care administration】 病院管理学は、医学、公衆衛生学、看護学、経済学、経営学、法律学、社会学、社会福祉学、心理学、経営工学、統計学、建築学などの集学的な学問体系であり、その基盤を医療分野(ヘルス・ケア)の医療社会学と管理科学(マネジメント・サイエンス)におくものである。わが国の病院医療の歴史はまだ浅く、戦前までは入院医療を受ける習慣はあまりなかった。戦後、アメリカ占領軍が持ち込んだ病院管理の体制と総合病院という制度に端を発し、陸海軍病院の厚生省(現在は厚生労働省)への移管による国立病院の発足、自治体立病院の地域医療中心施設としての衣替えなど、大型の入院施設を有する国公立医療機関が一般医療へ再編成され、それまでの医療ではあまり表面化していなかった業務の専門化と分業が病院に持ち込まれ、各専門医の協力診療と理学療法士を含む各医療専門職種の組織的協力による医療体制が、病院の進むべき方向として打ち出され、病院管理学という学問体系がわが国に登場した。[264] ➡医療経済学,医療機関

**病院情報システム** hospital information system : HIS 医療に関する情報の収集、処理、管理にコンピュータを導入し、病院における組織全体の管理運営をシステム化したもの。オーダリングシステムや電子カルテシステムなどがこれに含まれる。電子カルテシステムは1999年に厚生省(現厚生労働省)からの「診療録等の電子媒体による保存について」の通知後、急速に普及されてきており、リハビリテーション部門においても診療録のコンピュータ入力などが進められている。[258] ➡病院管理学,大学医療情報ネットワーク,電子カルテ,遠隔医療情報システム

**病因論** etiology 病気の原因が、生体にどのような機序で作用し、疾患を作り出すかを研究し理論づけ、体系づける学問。病因には内因と外因があり、病気はこの内因と外因の相互作用によって引き起こされると考えられる。[65] ➡内因,外因

**評価** → 次頁参照

**病気** = 疾患

**病期** disease stage 疾病や障害の経過を、その病態の特徴によって区分した進展段階。ある特定の病気や障害をもった患者の状態や反応、病気の進展の度合いを表す。特に、感染症の経過や、癌などの腫瘍の伸展を示すのに用いることが多い。[240]

**病型** disease type 1つの疾患を、その症状や経過などの病態によって分類した類型。[240]

**病原性大腸菌** nosopoietic *Bacillus coli* 大腸菌は腸管、主に大腸内に生息し、大半はヒト動物に対し非病原性だが、下痢を起こすものを病原性大腸菌という。下痢の原因となる大腸菌は腸管病原性、腸管組織侵入性、毒素原性、腸管出血性、腸管凝集付着性の5種類がある。[215]

**病原体** pathogen ウイルス、細菌、その他の病原微生物。近年、院内感染の原因となっているMRSA(メチシリン耐性黄色ブドウ球菌)は、抵抗力の弱い者が感染すると死に至ることもあり大きな問題になっている。理学療法士や看護師は、手洗いや手指消毒の励行、ガウンテクニックなど感染防止に努める必要がある。[8] ➡ウイルス,細菌

**費用効果分析** cost-effectiveness analysis ある事象を達成するために用いた種々の方法にかかる費用とその効果を比較検討することにより、その方法の優劣を判断すること。その効果が必ずしも金額で表示されるとは限らない。[152] ➡医療経済学,治療,効果

## 評価 evaluation

狭義には，情報収集，検査・測定，統合と解釈をさすが，実際には問題点の抽出，目標設定，治療計画の立案までを一連の過程として施行される．また，このような理学療法開始時に実施される評価(初期評価)に加えて，治療の実践期間における治療への反応の評価と，一定期間治療施行後の効果判定を目的にした評価(再評価・中間評価)が実施され，その結果で目標や治療計画を修正する．さらに，退院時や理学療法終了時に最終的な理学療法の効果を評価(最終評価)によって判定する．単に検査・測定することが評価ではなく，統合と解釈から適切な治療法を選択する過程が重要で，治療指向的な評価が求められる．また，効果を判定するためには，標準化された評価指標を用いる必要がある．

### 1. 評価の要素

①情報収集：依頼箋，カルテ，臨床検査データ，画像診断データ，対象者や家族との医療面接から情報を収集する．その内容は，現病歴，既往歴，禁忌事項，社会的背景，環境的背景などで，これらの情報は，検査・測定項目の選択や実施手順の決定と予後予測に活用し，対象者に求められる役割や家族のニーズと合わせて目標を設定する際の参考となる．②検査・測定：疾病や障害の特性と全体像の把握を絶えず考慮し，障害の次元に基づいた検査・測定項目を実施する．③統合と解釈：検査・測定結果や収集された情報を解釈し，障害の次元間あるいは次元内の項目間の因果関係を分析する．その関係を予後予測や理学療法によって期待される効果とともに統合・整理し，理学療法の方向性を決定する．④課題(問題点)の抽出：単に問題点を列挙するのではなく，対象者の現状にとって主要な解決すべき課題(問題)を明確にする．さらに，理学療法によって解決が期待できる問題を明らかにする．また，複数の問題間の関係を関連図を作成して整理する．⑤目標設定：長期目標とそれに至る段階としての短期目標を，必要期間と併記して設定する．⑥治療計画の立案：大きく治療的アプローチ，予防的アプローチ，練習的アプローチ，調整的アプローチに分けられ，疾病や障害の特性によってどこに重点をおくのかが異なる．また，プログラムを列挙するだけではなく，その手順や具体的な姿勢・課題・使用機器，負荷量などを明確にする．⑦再評価：いったん設定された問題点，目標設定，治療計画は，状態の変化や新たな所見に基づいて，柔軟に変更する必要がある．特に治療計画は，日々の反応に応じて追加，修正を行う．

### 2. 障害モデル

代表的な障害モデルには，Nagiモデル，国際生活機能分類(ICF)，NCMRR(National Center for Medical Rehabilitation Research)モデルなどがあるが，NCMRRモデルは障害を「機能障害－機能的制限－能力低下－社会的制約」ととらえる．機能障害は，心身機能や身体構造上の問題であり，疾病から直接生じている一次的機能障害と，廃用症候群のように付随した状態としての二次的機能障害を分けてとらえる．機能的制限は基本的な身体・精神活動を遂行する能力の低下で，運動障害の場合には，立ち上がり動作，立位バランスや歩行などの基本的動作の遂行制限である．能力低下には基本的日常生活活動(ADL)と手段的ADLや，仕事や余暇，他の社会的活動への参加などが含まれる．社会的制約は社会での役割遂行を妨げる障壁による制約である．これらの4つの次元を，双方向性にとらえ，基本的動作の遂行制限が能力低下の原因となることが多いが，逆に能力低下が基本的動作の遂行制限を増悪させる可能性もある．これらに環境因子と個人因子を加えると整理しやすい．理学療法における主要な目標は，機能的制限と能力低下の軽減であり，これらの原因となる機能障害を評価で特定することが重要である．また，治療計画の立案では機能障害に対する治療的アプローチに偏らず，他の次元へもアプローチすることが求められる．

### 3. 標準化された評価指標

治療効果の判定や客観的な予後予測を行うためには，標準化された評価指標を用いることが必要である．評価指標が備えるべき要素として，信頼性(検者内信頼性，検者間信頼性)，妥当性(内容妥当性，構成概念妥当性，基準関連妥当性など)，実用性(特別な機器を用いず，短時間で簡便に測定可能)などがある．[29] ➡ リハビリテーション，初期評価，最終評価，記録，統合と解釈

**表在[感]覚** superficial sensation(sense) 【皮膚感覚 skin sense；cutaneous sensation】
　皮膚外受容器や粘膜内受容器などで起こる感覚。主に，身体組織の機械的変化や圧変化に反応するもの，侵害刺激に反応するもの，温度変化に反応するものなどがある。受容器の種類により皮膚での分布状況は異なる。[148] ➡深部[感]覚

**病識** insight to disease；consciousness of disease 　自分の病的体験や異常行動が病的であることを自覚し認識していること。また，そのときの自分の病的な精神機能や身体運動に見合った適切な態度をとること。病識の有無は直接問うことによって判定されるのではなく，面接や観察場面における病に対する言動によって判定される。精神障害の場合，病識の欠如は臨床上診断の一助となり，病識の出現は寛解の程度を判断する指標となる。自分が病気である感じ，自分の精神状態の変調の単なる感じは病感といい，病識とは区別する。脳血管障害による右半球損傷でみられやすい病態失認では，麻痺を否認するなど病識に欠ける。環境を整えるといった介入方法はあるが，直接的な治療はない。[113]

**病室** patient's room；sick room 　病院・診療所などで病人が臥床するための部屋。病室の広さは，医療法により個室 $6.3 m^2$ 以上，2床以上では患者1人あたり $6.4 m^2$ 以上と定められていたが，2001年の改正では新築・全面改築の病床は1人あたり $6.4 m^2$ 以上とされた。[264]

**標準化** standardization 　標準に合わせること。物の成分に特定の基準を設け，製品などの品質・形状を標準に統一すること。物質または操作に対する基準の設定。集団の比較の際に交絡変数の影響をできる限り除去する方法。[51] ➡統計学，交絡因子，バイアス，対照群

**標準化ユークリッド平方距離** = ユークリッド平方距離

**標準誤差** standard error：SE 　変量の平均値からそれぞれの変量の値の差(偏差)を2乗して，その総和の平均値の正の平方根として求めた標本平均値の標準偏差のことで，標本の平均値のバラツキを示す。[57] ➡精度，ばらつき，期待値，標準偏差

**標準失語症検査** standard language test of aphasia：SLTA 　日本失語症学会が1974年に作成した失語症鑑別診断検査。失語症鑑別診断検査の中でわが国で最も利用頻度が高く，臨床や研究で広く使用されている。聴く，読む，話す，書く，計算の言語モダリティごとに課題があり，対象者の各課題に対する成績のレベルを知り，失語症の重症度の判定を行い，言語治療の進行に伴いその継時的変化を記録することができる。各課題において，それぞれほぼ同じ単語や文を使用しているため，各言語モダリティを直接比較することが可能である。この検査の最大の特徴は，被検者の反応を 6：スムーズな正答，5：遅延や自己修正を伴う正答，4：不完全正答，3：ヒント後正答，2：ヒント後も正答不可能だが部分的に正しい，1：ヒント後も正答不可能でかつ部分的正答に達しない，の6段階で評価していることである。これにより，正答や誤答といった評価では観察できないわずかな変化を評価することが可能であり，治療成果の確認に適しているといえる。[119] ➡失語症検査，運動性失語，ウェルニッケ失語

**標準体重** standard body weight 　身長別にみた標準の体重で，算出法として現在では体格指数 {BMI = 体重 kg ÷ (身長 m)$^2$} が用いられ，22を正常，26.4以上を肥満，17.5以下を問題となるやせ，とする指標になっている。ブローカ指数も用いられる。[201] ➡体格指数，ブローカ指数，カウプ指数

**標準偏差** standard deviation：SD 　データのばらつきを表す統計量で，分散の平方根のこと(標準偏差の2乗が分散)。例えば，関節可動域が 20°，35°，40°，25°であったとき，その分散は 83.3°であり，標準偏差は 9.1°となる。[259] ➡正規分布，度数分布，平均値，誤差，分散

**表情** expression 　喜怒哀楽などの情動の

変化によって表れる顔の様子，顔つき．一般には物や場所の様子，状況の意にも用いられる．表情は顔面，頭蓋，頸部にある顔面筋(表情筋)の働きによってつくられる．顔面筋は顔面神経により支配されており，表情のほかに眼や鼻孔の開閉，口の場合は開閉のほかに食べる，すする，吸う，吹く，なども顔面筋により行う．顔面神経麻痺や脳血管疾患により左右不均衡な顔貌やパーキンソン病による仮面様顔貌，ダウン症候群の満月様顔貌など定型的な表情を示す疾患もある．[61]

**病床** sick bed　患者の療養生活の基本的な場であり，単にベッドのことをいう場合もある．病床数は年々減少傾向にあり，2003(平成15)年10月1日現在，全国の総病床数は1,820,212床で，前年に比べ1.0％減少している(厚生労働省)．[264] ➡ 病床利用率

**表象機能** representational function　外部からの情報刺激に反応して思考や想像をめぐらす精神機能．自分の行動を考えるのもそのひとつ．表象機能には認知と情緒の2つの要素があり，自閉症ではこの機能に障害が生じて行動異常が現れる．[260]

**表情筋** ＝ 顔面筋

**病症利得** ＝ 疾病利得

**病床利用率** bed utilization (occupancy) rate　「月間在院患者延数の1～12月の合計」を「(月間日数×月末病床数)の1～12月の合計」で除した百分率で表す．2003(平成15)年度の病床利用率は84.9％で前年に比べ0.1ポイント上回っている．[264] ➡ 病床，医療経済学

**病前性格** premorbid character　精神障害や心身症をきたす要因のひとつに性格がある．うつ病を有する者における几帳面な性格などは意思と感情面において，それぞれの人に固有にみられるものであり，発病前から認められる特有の性格傾向を病前性格という．[87]

**病態運動学** pathokinesiology　運動機能障害の理論的根拠を運動学に求める学問．人間の運動は複雑であり，とらえる側面から様々な方法論がある．運動学は基礎医学に立脚し，さらに力学，運動生理学，神経生理学などの応用により発達した学問で，理学療法学の根幹を支えるものである．力学で扱う運動は，力を考慮しない運動学と力を考慮する運動力学に分類されるが，この分野の発展には動作計測装置を始めとする様々な計測装置の発展と併走してきた．障害原因の追究に必須のものであるとともに，人間の運動がとらえきれていない現状のために発展途上の学問であるともいえる．また病態運動学は，臨床において有効利用されることも重要な目的となる．すなわち，応用科学としての側面を有するがために理学療法の臨床上の理論的根拠から飛躍して，理学療法の独自性，あるいは理学療法士のアイデンティティにも関わる．病態臨床運動学は呼吸器系，循環器系，代謝系，神経系および骨・関節系の疾病(病態)と機能障害の因果関係から身体運動を取り扱う分野である．客観性，再現性，定量性あるいは定性性のある測定と分析が不可欠であり，その結果をもとに機能障害や能力障害の質的，量的解釈を発展させていく．あわせて，治療による介入効果や経時的変化を評価し，機能回復に至る機序を解明していくことが求められる．身体運動の分析は，行動の観察やパフォーマンスの測定を行い，それに加速度計やビデオ，3次元解析装置を用いての運動学的分析，ひずみ測定器や重心動揺計などを用いた生体力学的な測定を加える．その後，障害がみられる部位やその解剖学的な関連器官について関節可動域，筋力，筋電図，神経伝導速度，神経誘発電位などの計測結果を踏まえて構造的な分析を行う．例えば，歩行が不安定な対象者では，姿勢と歩容の観察，歩行速度，歩行率やバランス検査を行い，関節の変形や可動域の低下，筋力低下，姿勢反射の遅延・消失，不随運動の出現，運動麻痺などの中から阻害要因を絞り込み詳細な検査・測定をくり返す．なお，行動観察からは把握しにくい疼痛，心理学的要因，高次神経機能，感覚機能については事前に検査しておくことが望ましい．パフォーマンスを改善する方略としては，検査結果を統合解釈し，①各要素

の機能的改善を個別に，あるいは複合的に行う，②代償動作の獲得や装具・杖を用いて姿勢制御を容易にする，③環境整備を行い，歩行の代替手段として車いすを併用するなど課題そのものを変更する，のいずれかとなる。どのような介入方法であっても，上述の検査・測定はくり返し行い，効果判定をしていくことが重要である。運動の分類や記載については，関節運動，筋収縮様式，生体力学，運動発現の理由，運動の目的や機能に基づく分類が行われるが，病態運動学でも同様に人間の運動機能障害を研究し理解する必要がある。病態運動学の対比にはいわゆる「正常の運動学」があるとも考えられるが，実際には人間の運動の個人差は大きく，一括して扱うには困難なことが多い。関節運動の生じ方には個人差があるが，その動き方が違っていても機能上問題がなければ「正常範囲」と考えられるし，病態運動学上大きな問題とはならない。病態運動学で目的とするのは主として運動機能障害を科学的に扱いながら原因追求を図ることにあるといえる。またこの逆に臨床上，理由は明確には不明であっても実際に機能改善が図られることも多い。個々の技術の積み重ねは経験則として個人の蓄積にはなるが，普遍性，一般性をもたないために未来に継承できない場合が多々ある。これらの経験的技術についての理論的支持を与える点からも病態運動学の果たす役割は大きい。今後，理学療法のなかで最も発展が期待される学問であるといえる。[90,225]

**病態失認** anosognosia 【疾病失認】　明らかに病的症状が認められるのに，その存在を認知しえないこと。患者は症状を指摘されてもこれを否認する。右大脳半球病変に伴う左片麻痺例でみられることが多く，特に急性期に出現しやすい。明らかな健忘症状がないのに病態を認知できない状態を示すのが一般的。[49] ➡失認，アントン症候群

**病的骨折** pathological fracture 【脆弱性骨折】　病的異常があり，骨の脆弱化をきたしている部位に生じる骨折。通常では骨折を起こしえないようなわずかな外力で骨折する。原因疾患には原発性骨腫瘍，転移性骨腫瘍，化膿性骨髄炎，代謝性疾患（骨粗鬆症，くる病など）などがある。[84] ➡骨粗鬆症，骨腫瘍，糖尿病，関節リウマチ

**病的反射** pathologic reflex　通常，錐体路障害時に誘発される反射。バビンスキー反射，チャドック反射などがある。広義には，深部腱反射の異常亢進，クローヌスの出現などを含むとされる。[111]

**病棟** ward　ナースステーションをおいた看護体制を単位とし，基準の人員・設備を整え，原則として病床数60以下をもつ施設をさす。管理上，「1単位」と呼ぶこともある。機能，診療対象別に急性病棟，一般病棟，慢性病棟（回復期リハビリテーション病棟，特殊疾患療養病棟，緩和ケア病棟）などの呼名がある。[264]

**表皮剥離** ＝ 擦過傷

**標榜診療科** professed department of medical treatment　医業として，政令で定めた標榜できる診療科のことで，広告のできる診療科名。その1つとして，1996（平成8）年に理学診療科からリハビリテーション科に標榜名が変更された。[267] ➡医師，医療行為

**表面活性剤** ＝ 界面活性剤

**表面筋電図** surface electromyogram　皮膚の表面に貼付した電極により筋の活動電位を導出し記録したもの。いくつかの筋活動を同時に記録し，筋活動パターンを解析し，動作の遂行に参加する筋群を特定したり，中枢性運動障害の特徴を明らかにするために用いられている。表面筋電図を用いた解析では，①運動時の筋活動パターン，②筋電位と筋収縮との関係，③筋電位と筋疲労との関係を明らかにすることができる。②③については，得られた生波形をパソコンに取り込み，数学的に波形処理を行うことにより可能である。表面電極は，針電極とは異なり生体に対する侵襲も少なく使いやすいが，得られた波形は活動している複数の運動単位の時間的・空間的に加算された干渉波を観察しているにすぎ

ず，単一の運動単位を観察しているのではない。また，皮膚に近い浅層の筋にしか適用できないという欠点がある。[89] ➡筋電図, ディスポ電極

**病理学** pathology　病気の本質，原因，病的過程による形態学的および機能的変化を扱う医学。病気とは，身体が正常状態から逸脱したものとしてとらえられ，この逸脱の解析が病理学の本質となる。現代の病理学の方法論の主体は，肉眼的あるいは組織レベルでの形態の変化を解析する，病理形態学にある。しかし，病理学の定義，目的から明らかなように，方法論を形態学に限定することなく，免疫学，分子生物学，生化学など，関連する医学，科学のあらゆる方法論を取り入れることで，現代の病理学は成り立っている。また一方で病理学は，病院など医療の現場でも決定的に重要な働きをしている。整備された総合病院には外科病理学の専門家である病理医が配備され，病理学的確定診断を行うとともに，治療方針の決定，治療効果の判定などにも参画している。このように，病理学は基礎医学から臨床医学まで，医学のあらゆる分野と深く関係し，その基盤となっている。[238] ➡病理検査

**病理[学的]診断** pathologic diagnosis　解剖学的または組織学的検討をするために，病巣組織の器質的変化を直接顕微鏡などによって観察し，それらの所見を要素として行う診断手法。近年，生検や細胞診の発達により応用範囲が拡大している。[8] ➡病理検査

**病理検査** pathological examination　病理医や細胞検査士により行われる検査。診断のために採取された組織(生検)，あるいは外科切除された組織，臓器の病理診断を行う。また細胞診検査，病理解剖を行う。病理診断は確定診断となる。[238] ➡細胞診, 生検

**病歴** anamnesis；medical history　【アナムネーゼ 独 Anamnese】　患者の病気に関する歴史であり，一般的に，現在罹患している疾患に関する現病歴，過去に罹患した疾患に関する既往歴および経過，家族歴などが含ま

れ，その他の一般情報や評価とともにカルテに記載されている場合が多い。[82] ➡評価, 既往歴, 現病歴, 家族歴, 一般情報, カルテ

**鼻翼** wing of nose　鼻の先の孔の左右に膨らんだところ。外鼻孔の外壁の側方拡張部分。喘息などの呼吸器障害や循環器障害の呼吸困難時や，激しい運動後の息切れなどで，吸気を補助して換気量を維持するために鼻翼を広げる鼻翼呼吸がみられる。[298] ➡呼吸困難

**日和見感染** opportunistic infection　宿主側の感染防御機構が疾病や薬物治療，手術などによって破綻をきたし，抵抗力が低下しているときに，共生している弱毒菌によって引き起こされる感染症。時に致死的な転帰をとることもある。[27]

**平野小体** Hirano body　海馬アンモン角の扇形部の錐体細胞層にみられる桿状構造物。10歳代から出現し，加齢に伴って増加，70歳以上で著しく増える。アルツハイマー病にみられることが多い。[284] ➡老化, ヘマトキシリン・エオシン染色

**ヒラメ筋** soleus muscle　下腿後面の深層に位置し，腓腹筋内・外側頭とともに下腿三頭筋を構成する。腓骨および脛骨より起こり，腓腹筋とともに踵骨腱(アキレス腱)を形成し踵骨に停止する。脛骨神経により支配され，1関節筋で足関節の底屈に作用する。[97]

**平山病** = 若年性一側性上肢筋萎縮症

**びらん** erosion　皮膚・粘膜の上皮および結合組織の浅い局所的な欠損で，結合組織面が露出したもの。潰瘍同様の原因・過程を経て生じるが，びらんは再生力が強く生理的再生が行われるため瘢痕を残さない。[28] ➡潰瘍

**比率尺度** ratio scale　量的データのひとつ。絶対的零点(測定単位と測定値が0)をもち，連続変量の形をとることが多く，データの間隔および比率に関して意味(情報)をもつもの。例えば，身長や体重。[259] ➡平均値, 分散, 標準偏差, パラメトリック検定, 順序尺度,

名義尺度

**ビリルビン** bilirubin　ヘモグロビン，ミオグロビン，カタラーゼなどの呼吸酵素から生成されるヘムの最終代謝産物。大部分が老廃赤血球の崩壊におけるヘム由来である。主要な胆汁色素で，血清中にも少量存在する。新生児期に高ビリルビン血症になると核黄疸（ビリルビン脳症）に至り，脳性麻痺の要因となる。[8]

**ビリルビン脳症** ＝ 核黄疸

**ピル** pill　女性ホルモンと同じ薬効を有する合成ステロイドホルモンを含んだ錠剤で排卵抑制，月経調節にも使われる。本来は錠剤，丸薬を意味するが，経口避妊薬の普及とともにピルと言えば経口避妊薬をさすようになった。[186] ➡薬物療法，中毒

**鼻涙管** nasolacrimal duct　涙を目から鼻に通す管。涙は眼球表面を流れたのち，涙点から涙小管，涙囊，鼻小管を経て下鼻道へ排出される。[245]

**ヒルゲンライナー線** Hilgenreiner line 【ウォレンバーグ線 Wollenberg line】　幼少期には腸骨，坐骨，恥骨の結合部がY字形の軟骨（Y字軟骨）をなすが，左右のそれを結ぶ線。正常では骨頭がその線より下に位置しなければならない。X線により先天性股関節脱臼の診断に用いる。[38]

**ヒルシュベルク法** Hirschberg test　❶角膜反射像による斜視（有無・程度）の検査法。❷中枢神経障害による麻痺に対する運動療法。座位あるいは立位で手すりを使ってステップの昇降などの運動を早期に行い，健側の筋力を強化する方法。[69]

**ヒルの式** Hill equation　❶張力速度関係を表す式。等尺性収縮から等張性収縮に移り，定常状態を示しているときの負荷と速度との関係である。式は，$(P+a)(v+b) = b(Po+a)$で示される，Po：等尺収縮時の張力，a，b：定数，v：速度，P：張力。❷血液のヘモグロビン-酸素解離曲線を規定する式で，$y = Kp^n/(1+Kp^n)$で表される（p：酸素分圧，K：解離定数，n：ヒル係数）。哺乳類ヘモグロビンでは2.8〜3の値をとり，解離曲線はS字状となる。[25]

**ピルビン酸** pyruvic acid　解糖系の最終産物でブドウ糖，脂肪，蛋白質，グリコーゲンなどから生成される。ピルビン酸はピルビン酸デヒドロゲナーゼ複合体によりアセチルCoAとなり，トリカルボン酸(TCA)回路で完全に酸化されてATP合成に用いられる。ピルビン酸は酸素の取り込みが追いつかないと筋肉中に蓄積し，乳酸脱水素酵素によって乳酸に変換される。[261] ➡トリカルボン酸回路，解糖系，乳酸

**疲労** fatigue　生体のある機能が継続して発揮された結果として，その機能が低下する現象をいう。多くの場合，運動の持続による筋機能の低下をいい，筋疲労という。筋疲労は中枢系筋疲労と末梢系筋疲労に大別される。全身状態もしくは精神状態を形容する場合もある。[64] ➡筋疲労，疲労曲線，慢性疲労症候群，易疲労性

**疲労曲線** fatigue curve　筋肉に毎秒1回程度の反復刺激を与え単収縮をくり返させると，最初の数回は収縮高は高くなるが，その後は次第に減少し，ついには反応しなくなる。この現象を経時的に記録したものを疲労曲線という。ある筋収縮回数や収縮時間内の筋力の低下率を表す指標ともされる。[40] ➡筋力，筋持久力

**疲労骨折** fatigue fracture 【ストレス骨折 stress fracture】　長時間の労働や歩行，スポーツなどで骨に徐々に負担がかかり，自然発生的に起こる骨折。中足骨，脛骨，腓骨に発生することが多い。[62] ➡骨折

**ピロゴフ切断** Pirogoff (Pirogov) amputation　踵骨の後ろ半分を前方に90度回転させ，脛骨下端部に骨癒合させる切断術。断端末荷重の可能な切断端となる。また足関節は固定されるため変形はないが，踵部の薄い軟部組

織に対する荷重負担により皮膚に接触性皮膚炎や胼胝(タコ)を作りやすいなどの問題を生じることがある。[211] ➡四肢切断

**ピロン骨折** = 脛骨天蓋骨折

**頻回排尿** = 頻尿

**ピンクノイズ** pink noise 【1/f ノイズ 1/f noise】 連続的なスペクトルをもち、スペクトル密度が周波数に反比例するノイズ。そのため 1/f ノイズとも呼ばれる。観測対象の周波数を可視光の周波数にみたてると、低周波領域が強いため白色雑音(ホワイトノイズ)よりピンク色を帯びる。[231] ➡ノイズ

**貧血** anemia 赤血球の減少や血液の酸素運搬能低下などにより血液中のヘモグロビンが絶対的に不足した状態。頭痛、めまい、動悸、息切れ、皮膚の蒼白などの症状を伴う。貧血の基準値はヘモグロビン濃度が男子で 13.0 g/dl 未満、女子で 12.0 g/dl 未満、妊婦 11 g/dl 未満と定義されている。形態学的には大球性貧血、正球性貧血と小球性低色素性貧血に分類される。[180] ➡ヘモグロビン, 鎌形赤血球貧血, 自己免疫性溶血性貧血

**ビンスワンガー病** Binswanger disease 【慢性進行性皮質下脳症 chronic progressive subcortical encephalopathy】 虚血性脳血管障害による血管性認知症のひとつ。大脳深部白質と基底核に動脈硬化性病変やラクナ梗塞が出現し、白質には広範囲で脱髄と萎縮が生じる。40歳代から発症する緩徐進行性のまれな疾患で、痙攣や性格変化を伴う。[185] ➡進行性多巣性白質脳症

**ピンセット** = 鑷子(摂子)

**ピンチ** pinch 【つまみ】 手の把持動作の基本パターンのひとつ。母指を対立位にし、その先端と他指先端で物を保持する機能。つまみともいう。指先つまみ, 指腹つまみ, 横つまみ, 三指つまみ, 五指つまみなどに分けられる。能動義手では能動フックや能動ハンドを用いてピンチ動作を可能にする。[280] ➡握り, 三指つまみ

**ピンチ力** pinch strength 母指と他の4指によるつまむ力。通常、ピンチ計で測定する。対立つまみで測定するが、不可能な場合は指腹つまみ, 横つまみでも測定する。手指の機能検査として重要である。[294] ➡握力, 筋力, 筋力検査

**頻度** = 度数

**頻尿** pollakiuria；pollakisuria 【頻回排尿, 尿意頻数】 一般に、1回排尿量はそれほど変化しない(もしくは減少する)が、排尿回数が増加した状態。1回排尿量が増える多尿とは区別されるが、多尿により排尿回数が増えた場合もこれに含まれる。[36]

**頻脈** tachycardia 心拍、脈拍が速い状態で、通常 100 bpm/分 (bpm：beats per minute) 以上をいう。発生部位により洞調律のものから、心房細動や心房粗動に伴うもの、また上室性や心室性の分類がある。生理的なものを頻脈、病的なものを頻拍と呼ぶことが多い。[30] ➡心拍数, 徐脈, 不整脈

# ふ

**ファーター乳頭** Vater papilla【大十二指腸乳頭】　十二指腸下行部の後内側壁を縦走する十二指腸縦ヒダの下端にある隆起。総胆管は膵管と合流後，ここに開口する。胃の幽門より約10cmのところにある。しばしばここから2〜3cm上方に小十二指腸乳頭がみられる。[145] ➡総胆管，十二指腸

**ファーター-パチニ小体** ＝パチニ小体

**FABERE(Fabere)テスト** ＝パトリック徴候(試験)

**ファイ($\phi$)現象** phi($\phi$)-phenomenon【仮現運動 apparent movement, $\beta$運動 $\beta$-motion】　仮現現象(見かけの運動)のひとつで，実際には動かない現象が動いて見える現象。例えば，並んだ電球を順番に点滅させていくと，光が移動して見える。映画，電光ニュース，ネオンサインなどはこの現象を利用している。[39]

**ファウラー現象** ＝補充現象

**ファウラー[体]位** Fowler position【半座位 semi-sitting position】　背臥位で45°ほど上半身を起こし，おおよそ頭位を水平面より40〜50cm挙上させ，股・膝を軽度屈曲させた体位。呼吸面からみると横隔膜運動が容易になるという利点があり，安静時に用いられることもある。[63] ➡背臥位

**ファゴサイト** ＝食細胞

**ファゴサイトーシス** ＝食作用

**ファジー理論** fuzzy theory　1965年にカリフォルニア大学のザデー(Zadeh, L. A.)によって発表された数学理論。ファジー理論におけるファジーとは「境界がはっきりしない，ぼやけた」，「あいまい」といった意味で用いられ，このあいまいさをメンバーシップ関数(集合への所属度を示す曲線)を用いて定量的に取り扱うことを可能にした理論である。ファジー理論はファジー集合，ファジー論理，ファジー測度の3つからなるが，この理論の基礎となっているのはファジー集合である。この理論は器械制御に応用されており，従来のあいまいという理論を排除した器械制御では，うまく制御できなかった部分にこの理論を当てはめて，より柔軟な制御を可能としている。現在，ファジー理論は制御工学系などで応用利用されているが，今後は意思決定の問題など知識処理への応用が期待されるものである。[252] ➡カテゴリーデータ，アルゴリズム，システム理論，パソコン

**ファシリテーションテクニック** facilitation technique：FT【神経筋促通法 neuromuscular facilitation technique】　中枢性運動麻痺の治療にあたって，神経生理学的理論を利用して運動機能の回復促進を図る手技の総称で1940年以後に体系化の展開をみている。ただファシリテーションテクニックは通称であって，すべての手技の究極の目的は促通と抑制の統合による運動調節機構の回復におかれているので「神経生理学的アプローチ(NPA：neurophysiological approach)」と呼ばれるのが一般的である。これらには系統発生学的見地から原始的な運動パターンを用いるフェイ法をはじめ，カバット(Kabat, H.)の固有受容性神経筋促通法(PNF)，原始的な反射を抑制し，立ち直り・平衡反応を促通するボバース法，感覚刺激による筋活動の活性化を図るルード法，片麻痺を有する者の機能回復ステージを観察し，連合反応・共同運動などの病的運動パターンからの分離・促進を図るブルンストローム法などが含まれる。反射性寝返り・腹這いなどの脳性麻痺に対する運動発達治療のボイタ法もこれらの流れを汲むも

の。[120] ➡ 運動麻痺, ボバース法, フェイ法, ブルンストロームステージ, 促通

**ファレンテスト** Phalen test【手関節屈曲テスト wrist joint flexion test】 ファレン(Phalen)医師が考案した手根管症候群の診断試験。手関節掌屈位を1〜2分間保持してもらい正中神経支配領域のしびれが強くなれば陽性。他に台に肘をつき前腕垂直位で手を掌屈位で下垂させる(幽霊の手の形)方法もある。[209] ➡ 手根管症候群, 絞扼性ニューロパチー, 逆ファレンテスト

**ファロー四徴[症]** tetralogy of Fallot:TF;TOF 右室肥大, 心室中隔欠損, 肺動脈狭窄, 大動脈騎乗の4つの奇形が共存するチアノーゼ性の先天性心疾患。全例が成長に伴って肺動脈の狭窄が増し, 低酸素血症をきたすために根治手術が必要となる。[27] ➡ 右[心]室肥大, 心室中隔欠損症

**不安** anxiety 漠然とした未分化な恐れの感情。不安と似た意味で用いられる感情のひとつに恐怖があるが, 一般的には, 恐怖は対象が明らかな恐れであり, 一方, 不安は対象が漠然とした恐れであるとされている。不安には, 主観的な恐れの感情とともに動悸や呼吸促進, 口の渇き, 発汗, 血圧上昇などの多彩な身体的表出が伴う。また, 不安はだれもが抱く感情であり, 自分自身を守る1つの信号とも理解できるが, 過度の不安がくり返し現れたり, 持続する場合には, 病的不安として治療の対象とされる。病的不安は多くの精神疾患においてみられるが, 基礎的中心的現象として不安を位置づけているのが神経症である。精神分析の力動論においては, 自我が自分の能力を超えた力で圧倒される危険を感じたときに生じる感情が不安であり, この不安を解消するために種々の防衛機制が用いられるとする。用いた防衛機制が, 状況に不適応で失敗している状態が神経症である。[269] ➡ 神経症

**ファンクショナルMRI** functional MRI:fMRI 脳の活動に伴う血液量の変化から脳の機能と活動状態を把握する画像診断法。

記憶のメカニズムや意識または心理状態などの解明に用いられる。また, 脳以外の領域でも応用されつつある。[57] ➡ 画像診断法, コンピュータ断層撮影[法], ヘリカルCT

**ファンクショナルリーチ** functional reach:FR 1990年ダンカン(Duncan, G)らが開発したもので, 立位で一側上肢を水平面まで挙上した姿勢から, 支持基底面を移動させずにできるだけ遠くに手を伸ばした距離を測定する機能的上肢到達検査。信頼性・妥当性が高く適用範囲が広い。[55] ➡ パフォーマンス

**不安検査** anxiety test 不安検査としてテイラー(Taylor, J.A.)らが, ミネソタ多面人格検査(MMPI)から50の不安に関する項目だけを取り出し, 15の虚偽項目を入れて作成した顕在性不安尺度が知られている。不安感を量的にとらえ, その不安の程度を明らかにできる。[87] ➡ 顕在性不安尺度

**不安定性肩関節症** loose shoulder 何らかの原因(外傷性, 麻痺性, 先天性など)により肩甲上腕関節の安定性が失われた状態。外傷性では肩関節安定化機構の破綻が重度な場合や初期固定が不十分であった場合に不安定性を残す。[296] ➡ 反復性肩関節脱臼, エッセンシャルレジョン

**ファントム** = 幻肢

**ファントムペイン** = 幻肢痛

**フィードバック** feedback ウィーナー(Wiener, N.)により提唱されたことば。ある目的のために反応を起こし(原因), 結果が目的と一致すれば終了し, 一致しなければ修正するということ。すなわち, 原因から導かれた結果を原因に反映させること。理学療法分野では, 機能的電気刺激法などは, 目的運動を起こす筋を電気的に刺激することで収縮させ, 合目的運動学習を行う治療で, 運動-感覚のフィードバック機構を利用したものである。また, 被治療者の教育指導や学生教育の場面でも, 結果として現れた現象に対し, それがどういった現象であるのか分析した解釈

を指導者側が与える側に返すといったような場合にも，「フィードバックする」といった使われ方をする。フィードバックせずに将来の変化を予測しながら方法を変化させていくことはフィードフォワードという。[271] ➡ 制御，運動制御，閉ループ系，協調運動，フィードフォワード

**フィードフォワード** feedforward　ある目標の達成のために結果から誤差を修正していくフィードバック制御に対して，ある目標の達成に向けて，常に変化する状況を情報として取り入れ，フィードバックせずに将来の変化を予測しながら方法を変化させていくこと。姿勢制御では，外乱を検出してから反応するフィードバックだけではなく，あらかじめ予測される外乱の大きさから必要な運動出力を決定するフィードフォワードが必要である。このフィードフォワード（開ループ系）による制御は高度なデータ処理能力を必要とするが，計画した出力と現在の出力を比較し，その誤差に基づいて修正するフィードバックの制御に比べて，応答が速いといった特長がある。例として，立位姿勢で両側の素早い肩関節の屈曲動作を行うと，三角筋（前部線維）の収縮の前に，姿勢筋である大腿二頭筋や脊柱起立筋が収縮し，からだの動揺を抑えるための予測的な反応が起こる。この姿勢筋の活動がフィードフォワードであり，この調節は外乱が生じる前に中枢神経系によって運動の準備状態が整えられている。[129] ➡ 制御，運動制御，フィードバック，開ループ系，協調運動

**フィールド調査** field survey　調査対象となる現場の状況をアンケートなどで定量的に調べる方法。現場の定性的な調査はフィールドワークやフィールド研究という。[57] ➡ 調査研究，疫学，横断研究

**フィールド電位** field potential【電場電位】　細胞外液などの容積導体の中を流れて電場を形成する，生体内での多数のニューロン活動を記録する電位。[64] ➡ 電位

**フィックの原理** Fick principle　フィック（Fick, A. E.）が考案した血流量測定法の原理。右心室の拍出量は酸素消費量を動脈と静脈の酸素含量の差で割ることで算出されるとした。他臓器の血流量測定や肺のガスの拡散などにも応用されている。[247] ➡ 心拍出量，心臓

**フィッシャー症候群** Fisher syndrome【ミラー・フィッシャー症候群 Miller Fisher syndrome】　外眼筋麻痺，運動失調，深部腱反射消失を症状の三徴とする症候群。ギラン-バレー症候群の亜型と考えられる。顔面神経麻痺，嚥下困難，構音障害，四肢の脱力などを伴うことがある。血清中の抗GQ1b IgG抗体（ガングリオシドGQIbを認識するIgG抗体）の上昇を特徴とし診断マーカーとして有用である。[183] ➡ ギラン-バレー症候群

**フィッシャー直接確率法** Fisher exact probability test　2×2分割表の独立性の検定において，データ数が少なく期待度数が5以下のセルが存在するときに適用となる検定法。この場合，得られる確率の値は，$\chi^2$（カイ二乗）検定を用いたときよりも正確に計算される。[263] ➡ $\chi^2$（カイ二乗）検定，2×2分割表，期待値

**フィッツの法則** Fitts law　目標に移動するまでの時間(T)は，目標までの距離(D)とサイズ(S)によって決定し，目標までの距離(D)とサイズ(S)の比率(D/S)が大きくなるほど長くなるという法則。[130] ➡ 認知科学，空間認知，心理学，ウェーバー-フェヒナーの法則

**フィッティング** fitting【適合】　義肢装具を装着した際の身体（切断端）との接触関係をいう。良好なフィッティング（適合）とは，義肢装具との身体的接触面積をできるだけ広くし単位面積あたりの圧力を低下させ圧の分散化を図り，軟らかい組織には圧迫力を大きく，硬い組織には圧迫力を小さくして圧の均一化を図ったり，耐圧性の高い組織には圧迫力を大きく，耐圧性の低い組織には圧迫力を小さくして圧の差別化を図ることで，より快適で強固な支持性が得られている状態としてとらえることができる。特に義肢の場合には断端

とソケットとの適合状態の良否が切断者のリハビリテーションに大きな影響を与えるといっても過言ではなく，ソケットとの適合不良が疼痛，傷の形成，ピストン運動や異常歩行の原因となっている。また，装具の場合には継手の位置，支柱の位置や身体への圧迫の有無などの適合が特に重要となる。[48] ➡ソケット

**フィットネス** ＝ 体力

**フィブリノゲン** fibrinogen【線維素原】
　肝臓で生成される血漿中にある蛋白質で，血液凝固因子。血清中では凝固活性は認められないが，トロンビンにより活性化されフィブリンとなり凝固血栓が形成され，二次止血に作用する。[28] ➡血液凝固因子，血液凝固

**フィブリン** fibrin【線維素】　血液が凝固するときに，トロンビンの作用によりフィブリノゲンが蛋白質分解して生じる不溶性蛋白質。形は線維状で，凝血内では網状に連結し赤血球などをおおっている。[8]

**FIM** ＝ 機能的自立度評価法

**フィラデルフィア型カラー** Philadelphia collar　後頭部と下顎部をおおい，頸椎の屈曲・伸展を制限する頸椎保護装具。発泡ポリエチレン板で作られており，軽量で装着が簡単，完全な固定が得られ，装着感がよいのが特徴。[262]

**フィルター** filter　筋電図や心電図などの機器を用いて生体電気信号を処理する際，特定の周波数の信号のみを通したり，通りにくくする装置。ある一定の周波数(カットオフ周波数)を設定して，それ以外の周波数の成分を遮断することを，フィルターをかけるという。[57] ➡信号，計測機器，時定数，カットオフ周波数，デシベル

**フィルムバッジ** film badge：FB　胸部または腹部につけて放射線被曝線量を測定するバッジ型のフィルム線量計。放射線業務従事者は，法規により被曝線量の測定と記録が義務づけられており，フィルムバッジが利用されている。[57] ➡放射線医学，レントゲン，放射性同位体

**フィンガーエスケープ徴候** finger-escape-sign：FES　ミエロパチーハンド(頸椎症性脊髄症に特徴的な手指の運動障害)の判定法。全手指を伸展して内転位保持を行うと，重症度に応じて小指，環指，中指が外転する現象。[274] ➡ミエロパチーハンド

**フィンケルシュタインテスト** Finkelstein test　第1腱区画内の腱(長母指外転筋腱，短母指伸筋腱)のドゥ・ケルヴァン病(狭窄性腱鞘炎)の診断テスト。母指を手掌の中へ入れた握り拳をつくり，手関節を尺屈させ，橈骨茎状突起の末端に疼痛が出現すれば陽性とする。[209] ➡ドゥ・ケルヴァン病

**風疹症候群** ＝ 先天性風疹症候群

**封入体** inclusion body：IB【細胞封入体】
　組織内の核内，あるいは細胞質内に含まれている正常では存在しない構造物。ウイルス感染，遺伝性疾患でしばしばみられる。構造物としてウイルス，脂肪滴，グリコーゲン，色素顆粒などがある。[162]

**プーリー運動** pulley exercise　プーリーは滑車を用いた運動器具で，滑車自体は天井や壁・床などに固定したり，自由に移動できるようにして使用する。また，他の用具と組み合わせて用いたりすることもでき，応用範囲は広い。滑車は運動方向を変化させることができるとともに，複数の滑車を組み合わせることで運動負荷を調節することも可能である。多くは介助あるいは自動介助運動に利用され，上・下肢の筋力低下を有するケースでは，オーバーヘッドフレームなどを利用して重力を除いた姿勢や負荷を調節した状態での随意運動が実施できる。片麻痺や五十肩などでは患側上肢の挙上練習に利用される。抵抗運動の場合では，滑車とロープならびに重錘を組み合わせて負荷を加えることも可能である。いずれの運動も回旋可能な滑車を用いることで，360度の運動方向を確保でき，特定

方向にしか運動できない機器と比べると自由度が高い。[142] ➡ オーバーヘッドフレーム

### フーリエ変換　Fourier transform (transformation)
任意の周期信号はいろいろな周波数の三角関数の無限の和として表すことができるというフーリエ級数展開を絶対積分可能な式に置き換えたもの。デジタル信号には離散フーリエ変換が用いられる。[231] ➡ 高速フーリエ変換

### フェイ法　Fay method
ファシリテーションテクニックのひとつ。米国の脳外科医フェイ(Fay, F.)が晩年脳性麻痺の機能回復に興味をもち，研究発表した系統発生学的な諸段階に即した運動療法。彼の方法はその後ドーマン(Doman)とデラカト(Delacato)らに受け継がれている。[120] ➡ ファシリテーションテクニック, 系統発生, ボイタ法, ドーマン-デラカト法

### フェニルアラニン　phenylalanine
ヒトの必須アミノ酸のひとつで，芳香族α-アミノ酸。卵アルブミン，ヘモグロビンなどに多く含まれる。生体内では非可逆的にチロシンに分解されるが，この代謝ができない先天性異常がフェニルケトン尿症である。[165] ➡ フェニルケトン尿症

### フェニルケトン尿症　phenylketonuria【良性高フェニルアラニン血症 benign hyperphenylalaninemia】
フェニルアラニンの代謝酵素が先天的に欠損しているために血中のフェニルアラニンが増加し，尿中に多量に排泄される常染色体劣性遺伝疾患。無治療で数か月経過すると精神発達遅滞の徴候をきたす。[27] ➡ 常染色体劣性遺伝

### フェノールブロック　phenol block
フェノール(石炭酸)の蛋白質凝固による腐食作用を利用した神経ブロック。神経への注入で一時的または半永久的な神経遮断ができる。末梢神経ブロックでは痙縮や疼痛の軽減，クモ膜下フェノールブロックでは癌性疼痛の緩和などに使われる。[292] ➡ 神経ブロック, カウザルギー, 癌, 痙縮, 疼痛, 過誤支配, 軸索再生, 強さ・時間曲線, 末梢神経, ウォーラー変性

### フェヒナー　Fechner, Gustav Theodor
ドイツの物理学者(1801〜1887)。感覚の大きさは刺激強度の対数に比例するというウェーバー-フェヒナーの法則，$E = K\log R + C$ ($E$：感覚の強さ，$R$：刺激の強さ，$K$と$C$は定数)を導いた。[274] ➡ ウェーバー-フェヒナーの法則

### フェヒナーの精神物理学的法則
= ウェーバー-フェヒナーの法則

### 不応期　refractory period
神経や筋の興奮性膜において，興奮の起こっている間またはその直後に加えられた刺激に対してまったく反応しないか，興奮性が低下している時期。前者を絶対不応期，後者を相対不応期という。[169]

### フォークォーター切断　forequarter amputation【肩甲胸郭間切断 interscapulothoracic amputation, 肩甲帯離断 shoulder-girdle disarticulation】
鎖骨の中1/3と肩甲骨を胸郭との間で切断し，肩甲帯以遠を外す切断。四肢の前足に当たる上肢帯の1/4を切断しているところからこの名称がある。義手パーツの改良・工夫により能動義手使用の実用化が図られた。[246] ➡ 義手, 8字ハーネス

### フォーク状変形　silver-fork deformity
コーレス骨折などの前腕遠位部骨折の際にみられる骨変形で，遠位の骨片が背側に転位し，前腕がディナーフォーク状に変形する。[20]

### フォースカップル　= 偶力

### フォコメリー　phocomely；phocomelia【アザラシ肢症】
妊娠初期の妊婦が催奇形性をもつサリドマイド製剤を内服することにより胎児に発生する四肢，特に上肢の先天性形成異常。四肢の長管骨が短縮し，形成不全もしくは欠損をきたしている状態。[273] ➡ サリドマイド

### フォルクマン管　Volkmann canal【貫通管 perforans canal】
骨の外層である緻密骨を構成する多くの同心円筒状の層板の中心に

通っているハヴァース管を横につなぐ細管。フォルクマン管は緻密骨の中を横，斜めに走行し，中に神経，血管，リンパ管が走行する。[242] ➡ハヴァース管，緻密骨

**フォルクマン拘縮** Volkmann contracture 【阻血性拘縮 ischemic contracture】 肘関節外傷，上腕骨上顆骨折後に上腕から前腕部間に生じた，筋・神経の阻血による麻痺が原因で起こる前腕屈筋群の不可逆的な筋拘縮。正中・尺骨神経麻痺を伴い，第2〜5指のMP関節過伸展位拘縮・IP関節屈曲位拘縮，手の浮腫が特徴。[209] ➡拘縮，コンパートメント症候群

**フォルマント** formant 【ホルマント，特徴振動数域，形成音】 会話時の主な周波数が300〜3000 Hzであるが，母音を周波数分析してみると特定のいくつかの共鳴の山がある。この特徴周波数をフォルマントといい，各母音に特有の音色を与える。[28]

**フォレスターの心機能分類** Forrester hemodynamic group 急性心筋梗塞例の血行動態を心臓指数(CI：$l/m/m^2$)と肺動脈楔入圧(PCWP：mmHg)から4群に分類したもの。Ⅰ群：CI＞2.2，PCWP＜18。Ⅱ群：CI＞2.2，PCWP＞18。Ⅲ群：CI＜2.2，PCWP＜18。Ⅳ群：CI＜2.2，PCWP＞18。心臓指数が2.2以上のⅠ群やⅡ群は血行動態も良好であるが，心臓指数がそれ以下で肺動脈楔入圧が18 mmHg以上のⅣ群は最も血行動態がわるい。[27] ➡心臓，体力，耐性

**フォレスティエ病** Forestier disease 【強直性脊椎骨増殖症 ankylosing spinal hyperostosis：ASH】 50歳以上で発症し，頸椎・胸椎椎体に特有な骨増殖（ロウソクが溶けたような形状）を呈して強直に陥る疾患。全身の靱帯や腱にも骨化がみられるが，仙腸関節や椎間関節には変化が少ないのが特徴。[115] ➡後縦靱帯骨化症

**フォローアップ** ＝ 追跡調査

**不穏** disquiet 危機や危険をはらんでて，穏やかでないこと，落ち着きのない様子。[41]

**フォン・レックリングハウゼン病** von Recklinghausen disease 【レックリングハウゼン病，神経線維腫症 neurofibromatosis】 神経線維腫症（NF）の病型分類の1型（NF-1）で，多発性のカフェオレ斑と神経線維腫，虹彩結節を症状とする常染色体優性遺伝疾患。17番染色体上(17 q 11, 2)に関連遺伝子座を認める。脊髄または脳神経の神経鞘腫が好発し，脊柱変形，歩行障害，感覚障害などが現れる。ときに悪性腫瘍，骨変化など多彩な症状がみられる。表現型差異は大きく，直径1.5 cm以上のカフェオレ斑が6個以上で診断される。[249,183] ➡神経鞘腫

**不可欠アミノ酸** ＝ 必須アミノ酸

**不可欠脂肪酸** ＝ 必須脂肪酸

**賦活** activation 【活性化，活動化】 機能を活発化すること。医学・心理学的には，神経系や精神の活動を高めるために，光や音などの物理的刺激や化学薬品，作業課題などでその活動を刺激する。脳波検査などに応用される。[39]

**不感蒸泄** insensible perspiration；insensible fluid loss 【不感蒸散】 無意識下の水分喪失をいい，発汗とは区別される。水分喪失は皮膚および呼吸器から絶えず行われている。皮膚からは蒸散により，呼吸器からは呼気により，合計1日に約700〜800 mlが排泄される。[76] ➡発汗，放熱

**不完全[型]脊髄損傷** ＝ 不全[型]脊髄損傷

**不完全強縮** incomplete tetanus 筋への反復刺激による収縮が加重して起こる強縮のうち，刺激の反復間隔があいて単収縮が完全に融合した一定の力にならないで識別できるもの。刺激頻度が十分に高いと，加重により個々の収縮が融合して1つの力として現れるものを完全強縮という。[242] ➡加重，強縮

**不完全強直** incomplete ankylosis 【線維性強直 fibrous ankylosis】　関節構成体自体の線維性または骨性の変化によって生じる関節可動域制限を強直と呼び，そのうち可動性が残っている病態をさす。[294]　➡関節強直，拘縮，完全強直

**不完全麻痺** ＝ 不全麻痺

**不関電極** ＝ 基準電極

**負帰還** ＝ ネガティブフィードバック

**不均等分布** imbalance of inspired gas distribution　各肺胞の容積に比例した吸気が配分されず，肺の部位によって著しく異なり，肺内ガスの分圧が不均等な分布になること。[259]　➡呼吸，診断，血液ガス測定

**腹圧** abdominal pressure　腹腔（腹壁，横隔膜，骨盤に囲まれた腔）内の圧力。横隔膜，腹筋群（腹直筋，内腹斜筋，外腹斜筋，腹横筋），骨盤底筋群の収縮によって生じ，努力性の呼気時，咳，排尿，排便時などのいきみで上昇する。[7]

**腹圧性失禁** stress incontinence　咳や動作時などで急激に腹圧が上昇することにより起こる失禁。尿道括約筋や骨盤底筋群の弛緩，機能低下が原因となる。高齢者や経産婦にもみられる。[289]　➡自律膀胱

**副運動** accessory movement　自動的，他動的運動の際に関節包の中で起こっている動きで，運動軸を中心として関節構成骨の角度変化をとらえる骨運動に対して，関節面相互の動きを関節包内運動としてとらえる運動のこと。構成運動と関節の遊びに大別される。構成運動は自動的，他動的運動時に関節包内で起こる運動をいい，関節の遊びは自動運動で起こらず他動的に外力を適用した場合のみにみられる。構成運動は転がり，滑り，軸回旋の３つが基本で，関節の遊びは関節面相互の間隙を拡大する引き離し運動が基本である。関節を構成する骨表面で，凸側骨の運動軸中心と凹側骨の関節面中央を結ぶ線の垂線を治療面といい，この治療面に対して垂直方向に牽引力を適用する場合を引き離し運動，水平方向に外力を適用する場合を滑り運動という。一般的に四肢の関節では，末梢骨を把持して長軸延長上に牽引すると引き離し運動がみられ，横軸方向に圧迫力を加えると滑り運動が起こる。[21]　➡関節包内運動，関節運動学，関節の遊び

**腹臥位** prone position 【伏臥位】　腹部を下にし，顔は横向けまたは，うつむきにした体位。呼吸管理のポジショニングとして用いられる。[11]

**腹腔ドレナージ** drainage of abdominal cavity　腹腔内に貯留する体液などを留置針を用いて排液する方法。腹膜炎に対する開腹手術の際に行う手技のほか，CTや超音波診断装置のガイド下に持続的に排液する目的で行うこともある。[29]　➡腹水

**副楔状束核** ＝ 外側楔状束核

**副交感神経** parasympathetic nerve　脳幹および仙骨神経より出て，前者は頭頸部，胸腹部臓器を，後者は直腸，骨盤内臓器を支配する自律神経。交感神経と拮抗し，エネルギーを蓄えるように働き，生体が円滑に機能するように作用する。[37]

**副[行]血行** ＝ 側副血行

**副行循環** ＝ 側副血行

**副甲状腺** ＝ 上皮小体

**副甲状腺ホルモン** ＝ 上皮小体ホルモン

**伏在神経** saphenous nerve　大腿神経の皮枝（皮膚に分布する枝）で，大伏在静脈に沿って下腿内側，足背の内側半分に分布する。[37]

**複雑系** complex system　単純な要素の相関性によって複雑な動きをするシステムのことで，1990年代に注目を集めるようになった比較的新しい思考方法。従来，物事を理解し

ようとするとき，対象を様々な角度から細かく分類し，個々を研究したうえで全体を理解しようとする「要素還元主義」という手法が多くとられてきたが，社会が多様化してきたことで，経済，環境，人などではこの手法では解決できない問題が現れてきた．人間の肌は，代謝により絶えず新しい肌に生まれ変わるが，高齢者のしわのある肌も絶えず新しい細胞からできている．このほか，生命，知能，思考，社会とは何か，などといった絶えず目の前にありながら理解しにくく，要素に切り分けていくと本質が抜け落ちてしまうような事柄へのアプローチ手法として注目されている．複雑系の思考法はデカルトも唱えていた全体包括的自然学の発想から誕生している．[147] ➡カオス，非線形

**複雑骨折**（ふくざつこっせつ） ＝ 開放骨折

**副作用**（ふくさよう） side effect；adverse effect　目的の効果以外の有害作用．医療では薬物療法や免疫療法などの治療において生体に現れる有害な反応をいう．[31] ➡薬物療法，治療効果，嘔吐，悪心

**副子**（ふくし） splint 【スプリント】　骨折などの損傷部位を固定して安静，保護する器具をいい，患部への加重・変形の回避，痛みの軽減，二次損傷の予防などを目的とする．[47]

**複視**（ふくし） double vision　物体が二重に見える病態．単眼複視と両眼複視があり，前者は網膜あるいは水晶体などの眼科的異常が原因と考えられ，多くは外眼筋障害でみられる．両眼複視では，単眼でみると複視は消失する．眼球運動の検査で鑑別する．[28]

**福祉学**（ふくしがく） study of welfare　福祉に関する社会現象を，理論と実証に基づき総合的に研究する学問．狭義には，高齢者，児童，心身障害者，生活困窮者など福祉ニーズを有する人々のよりよい生活を支援するための実践的学問であり，広義には，すべての社会成員の幸福を追求する学問ということになる．社会学，法学，政治学，経済学，心理学，医学，工学など様々な学問分野の研究手法を取り入

れた学際的な学問である．[167] ➡介護福祉士，児童福祉施設，社会福祉，社会福祉士

**福祉機器**（ふくしきき） technical aids 【福祉用具】
　1993(平成 5)年制定の「福祉用具の研究開発及び普及の促進に関する法律」により，法律的には福祉用具とされる．この法律には「心身の機能が低下し日常生活を営むのに支障のある老人又は心身障害者の日常生活上の便宜を図るための用具及びこれらの者の機能訓練のための用具並びに補装具をいう」とある．対象者の能力を補助するだけでなく介護者の負担軽減にも利用され，自助具から福祉車両などまで多岐にわたる．[273] ➡テクノエイド，身体障害者，日常生活活動，介護負担

**腹式呼吸**（ふくしきこきゅう） abdominal breathing；abdominal respiration 【横隔膜呼吸 diaphragmatic respiration】　呼吸運動は胸郭の運動と横隔膜の収縮・弛緩によって営まれ，主として腹部にある横隔膜の収縮・弛緩によって行う部分呼吸を腹式呼吸と呼ぶ．胸式呼吸に比べ，呼吸のエネルギー効率がよい．成人男性，高齢者に多くみられる[132] ➡起座呼吸

**福祉事務所**（ふくしじむしょ） social welfare office　社会福祉事業法に基づいて設置を規定された援護，育成または更生の措置に関する事務を行う社会福祉関係の窓口．都道府県，指定都市，市および特別区は設置義務があり，町村は任意設置となっている．[264]

**輻射熱**（ふくしゃねつ） radiating heat 【放射熱】　熱の移動方法のひとつ．絶対零度でない物体から放出されるエネルギーが，電磁波として気体，液体，真空中を移動したときに発生する熱．輻射は放出力・吸収能に支配される．赤外線療法は輻射熱を利用している．[92] ➡物理療法，温熱作用，温熱療法，赤外線，対流，伝導

**福祉用具**（ふくしようぐ） ＝ 福祉機器

**復唱の障害**（ふくしょうのしょうがい） repetition disorder　聞いたことばをそのまま話すことができない障害で，①言語性短期記憶障害によってことばが正しく聞き取れない場合と，②音韻性錯語の頻発

によって表出できない場合がある。69 ➡失語［症］，ウェルニッケ失語，全失語

**ふくしろっぽう**
**福祉六法**　six major Japanese social welfare laws　社会福祉に関連の深い6つの法律（生活保護法，児童福祉法，身体障害者福祉法，知的障害者福祉法，老人福祉法，母子及び寡婦福祉法）をまとめいう。第2次世界大戦後，まず生活保護法（旧1946，新1950）が成立したのをきっかけに，児童福祉法（1947），身体障害者福祉法（1949），精神薄弱者福祉法（1960：1998年知的障害者福祉法に改正），老人福祉法（1963），母子福祉法（（1964：1990年母子及び寡婦福祉法に改正））が順次成立した。その後，「障害者福祉法」「精神保健及び精神障害者福祉に関する法律」が加えられ，1990（平成2）年に福祉六法が改正され，福祉八法となり「だれでも，どこでも，いつでも」必要とする福祉サービスを手にすることができるノーマライゼーションの地域福祉をめざす動きが活発になった。264

**ふくじん**
**副腎**　adrenal gland　腎臓の上部にある5g程の小さな器官。表層の皮質と深層の髄質に分けられる。生命を維持するために重要なステロイドを分泌する臓器で，皮質と髄質のホルモンは密接に関連して，身体の環境適応を図っている。8

**ふくしんけい**
**副神経**　accessory nerve　第XI脳神経に同じ。脊髄根と延髄根よりなる運動神経。脊髄根は，脊柱管内を上行して大孔，頸静脈孔より出て，胸鎖乳突筋と僧帽筋に分布する。延髄根は，頸静脈孔を出ると迷走神経に合流し，喉頭筋などに分布する。111

**ふくじんひしつ**
**副腎皮質**　adrenal cortex　副腎は腺組織からなる部分と神経組織からなる部分からなり，前者を副腎皮質，後者を副腎髄質という。副腎皮質は発生学的には中胚葉に由来する（副腎髄質は外胚葉に由来）。副腎皮質は外側から球状帯，束状帯，網状帯の3層に区分され，球状帯は鉱質（電解質）コルチコイド，束状帯は糖質コルチコイド，網状帯は性ホルモンと，それぞれ異なったステロイドホルモン（副腎皮質で生成されるホルモンはステロイ

ドと呼ぶ）を分泌する。鉱質コルチコイドには，Naの再吸収，細胞外液の保持，炎症促進作用，血圧上昇作用などがあり，代表的なものにアルドステロンがある。糖質コルチコイドには血糖上昇作用，神経筋の疲労抑制作用，胃酸分泌促進，利尿作用，赤血球，血小板増加作用などがある。副腎皮質の機能が亢進すると男性化や，満月様顔貌，糖尿を主症状とするクッシング症候群を，機能低下ではアジソン病を引き起こす。76 ➡ホルモン，アドレナリン

**ふくすい**
**腹水**　ascites；abdominal dropsy；hydroperitonia　腹腔内に貯留した可動性の体液。臨床的には，1l以上の体液貯留により診断される。一般に淡黄色であるが，血性や偽乳び性であることもあり，化学的性状から漏出液と滲出液に分けられる。細菌検査，白血球数・分類，細胞診が可能で臨床的意義は大きい。274

**ふくせい**
**複製**　replication　細胞分裂のように，細胞が分裂して増殖したりして自分と同様の細胞を作ったり，遺伝子（DNAやRNA），ウイルス，蛋白質分子が自分自身と同様の分子構造の合成を行うこと。245 ➡核酸

**ふくそう**
**輻輳**　convergence　眼前の指標を注視するときに両眼が内方へ寄る眼球運動。両眼視の調節，緊張，融像力に関連して起こる。立体視において重要な眼球運動。41

**ふくそく**
**腹側**　ventral　生物個体の身体の方向と位置を表す用語のひとつ。人体においては腹の方向つまり前方，動物においては腹の方向つまり体幹の下方を表す。162 ➡尾側，吻側，内側，外側

**ふくそくひしつせきずいろ**
**腹側皮質脊髄路**　ventral corticospinal tract【前皮質脊髄路　anterior corticospinal tract】
錐体路（下行性伝導路）。運動野から発し内包を通り，延髄腹側で錐体を形成し，線維の80％は交叉し外側脊髄路を下行し，10％が腹側（前）脊髄路を下行し交叉する。頸の深層筋を支配。96 ➡外側皮質脊髄路

**腹直筋** rectus abdominis muscle　正中線上の白線(索状の筋鞘)の両側を縦走する平たく長い筋。第5～7肋軟骨に起始し，恥骨・恥骨結合に停止する。内外腹斜筋，腹横筋とともに腹筋群として体幹・脊柱の屈曲，胸郭の引き下げ，骨盤の引き上げなどに作用する。神経支配は肋間神経。[172]

**福原病**　＝ MERRF

**副鼻腔炎** nasosinusitis　副鼻腔(前頭洞，前部篩骨蜂巣，上顎洞)の粘膜と骨の炎症。2つ以上の洞が同時に罹患することが多く，主症状の鼻症状(鼻閉，鼻漏)とともに，頭痛，頭重，顔面痛などの随伴症状が出現する。急性と慢性がある。[240]

**副鼻腔気管支症候群**　＝ びまん性汎細気管支炎

**腹部膨満** abdominal distention (distension)　腹水，脂肪，ガスの貯留や腫瘤などによって腹部が膨隆する状態。心因性腹部膨満もある。問診，視診，聴診，打診による原因の把握が必要である。胃癌や腸閉塞など多くの疾患でみられる。[69]

**腹壁反射** abdominal [skin] reflex　表在反射のひとつで，腹壁を擦過すると腹筋が収縮を起こす反射。反射中枢は $Th_5$～$Th_{12}$。一側のみの消失は錐体路障害を示す。肥満者や経産婦，高齢者では両側で消失を示すことがある。[207]

**服薬指導** medication teaching　薬物療法の有効性，安全性を確保することを目的とした指導。主として薬剤師が患者に対して行う行為で，調剤薬の正しい用い方，副作用，多剤併用による薬理作用などをわかりやすく説明して治療効果を高める。[186] ➡ 医療行為, 薬剤師

**福山型先天性筋ジストロフィー**　Fukuyama [-type] congenital muscular dystrophy：FCMD　乳児期早期に筋力低下・低緊張を示し，運動発達が遅れる疾患。知能障害は全例に，痙攣は50％に出現する。幼児期は新運動機能の獲得があるが，6～8歳で寝たきりになる。1960年に福山幸夫が報告した。[112] ➡ 進行性筋ジストロフィー

**不減衰伝導** decrementless conduction；non-decremental conduction　神経線維における興奮伝導の三原則(両側伝導，不減衰伝導，絶縁伝導)のひとつで，神経線維のある部位が興奮しスパイク電位が発生した場合，線維の太さが一定であれば，その興奮は途中で減衰することなく神経線維を伝導することをいう。[242] ➡ 両側伝導, 絶縁伝導, インパルス

**不顕性感染** inapparent infection【サブクリニカル感染 subclinical infection, 潜伏感染 latent infection】　臨床的に認知しうるほどの徴候・症状を起こすのに十分な活力がない感染状態。感染後に抗体が発見されて感染が認知される。感染の大部分は不顕性感染である。しばしば保菌者は病原体を排出して感染源となる。[218] ➡ 感染

**不顕性誤嚥** silent aspiration　咽頭・気管への異物進入を防ぐ喀出反射(いわゆるむせ)のない誤嚥。内視鏡や嚥下透視検査などで観察できる。高齢者では口内細菌の不顕性誤嚥により肺炎を起こすことが多い。[274]

**符号検定** sign test【サイン検定】　関連2群間の差を調べるために用いられるノンパラメトリック検定のひとつ。対応する2サンプル間の差の＋・－のみを考慮するため，差の大きさも用いるウィルコクソンの符号つき順位検定のほうが検定力はやや高くなる傾向がある。[263] ➡ 統計学, ノンパラメトリック検定, ウィルコクソンの符号つき順位検定

**不幸な三徴** unhappy triad【アンハッピートリアド】　膝関節における前十字靱帯損傷，内側側副靱帯損傷，内側半月板損傷が同時に合併したもの。全体的に予後はわるく，主に膝関節屈曲，外反，下腿骨外旋時に起こりやすい。[287] ➡ 前十字靱帯損傷, 内側側副靱帯

**不思議の国のアリス症候群**　Alice in Wonderland syndrome　身体感覚および視覚領域における錯覚と偽幻覚を主症状とする精神症候群。原因はLSDなどの幻覚薬中毒があげられるが，多くの疾患でも出現する。主症状は，①身体像の奇妙な変化，②視覚的誤認，③身体浮遊感ないし離人感，④時間感覚の異常の4つ。[112] ➡錯覚

**浮腫**（ふしゅ）edema【水腫】　細胞外液量，特に間質液量が異常に増加・貯留した状態。通常，間質液が2〜3$l$以上に増加すると，臨床的に浮腫と判定されやすい。体重増加，皮膚から圧迫で圧痕を残すことによって確認できる。全身性と局所性に大別でき，全身性浮腫の原因には，心性，肝性，腎性，内分泌性，栄養障害性，妊娠性などがある。局所性浮腫の原因には，リンパ性，静脈性，アレルギー性，血管神経性，炎症性などがある。浮腫の生成には，スターリングの心臓法則に関係する局所因子と内分泌や腎を中心とした全身性因子が作用しており，全身性浮腫ではこれらの両因子が関係している。高齢者の浮腫の場合，無症候性または無痛性の虚血性心疾患による心不全を合併していることがあるので，生化学的データや心電図を確認する。また，局所性浮腫では治療後の熱感などの変化にも注意する。[240]

**不随意運動**（ふずいいうんどう）involuntary movement　意図せずに出現する，または意識的に制御できない運動。心筋，内臓平滑筋，内分泌腺，外分泌腺などの運動で，自律神経系（交感神経・副交感神経）によって調整されている。また，底核病変や錐体外路系障害などによって起こることがある。不随意運動は睡眠時は休止し，感情的刺激により増強する。顕著なものは振戦で，上肢，下肢および頭部，顔面，眼瞼などに現れる。そのほか，舞踏運動，バリズム，アテトーゼ様運動，ミオクローヌスなどの不随意運動がある。[150] ➡自律神経，振戦

**不整脈**（ふせいみゃく）arrhythmia　心臓の正常洞調律以外の調律をいい，心臓の刺激生成異常と刺激伝導異常（興奮伝導異常）に原因する。前者では主として頻脈性不整脈が，後者では徐脈性不整脈が発生する。[76] ➡心電図，期外収縮，脚ブロック

**不全[型]脊髄損傷**（ふぜんがたせきずいそんしょう）incomplete spinal cord injury【不完全[型]脊髄損傷】　❶仙髄領域の感覚（$S_4$〜$S_6$）が残存しているもの。❷仙髄領域の感覚が残存していることに加えて肛門括約筋の随意収縮がみられること，または神経学的に損傷高位とされたレベルよりも3髄節以上尾側で運動機能が保たれていることのどちらかがみられるもの。運動不全損傷といわれる。❸損傷高位よりも下位の髄節の感覚または運動機能が残存しているもの。機能は，大部分は発症後6か月くらいまでに回復する。[156] ➡脊髄損傷，脊髄半側切断症候群，脊柱管狭窄症，中心型脊髄損傷

**不全麻痺**（ふぜんまひ）paresis【不完全麻痺】　神経あるいは筋肉の傷害により一部の運動機能が不全状態であること。完全に随意運動が消失した場合を完全麻痺といい，それ以外を不全麻痺という。完全麻痺に近い程度から正常に近い程度まで幅広い。不全単麻痺，不全片麻痺，不全対麻痺などがある。[274]

**ふたご** ＝双生児（そうせいじ）

**縁取り空胞ミオパチー**（ふちどりくうほうみおぱちー）rimmed vacuole myopathy　縁取り空胞を伴った筋疾患。縁取り空胞は，筋生検で特殊な染色をすることにより，赤染する縁に囲まれた空胞を示す筋細胞の形態異常のひとつ。常染色体優性遺伝とされ，進行性筋力低下がみられる。自食的であることが特徴とされる。[4] ➡筋原性疾患

**普通型車いす**（ふつうがたくるまいす）standard wheelchair【後輪駆動式車いす rearwheel drive wheelchair】
　後輪駆動式車いすのことで，最も多く処方され，一般的に使用されている。前輪駆動式に比べて直進性に優れる。駆動は後輪に取り付けられたハンドリムを回して行う。両方のハンドリムを同じ力で回せば直進し，どちらかを強く回せば，方向転換が可能である。その場で車いすを回転させるとき，回転の中心は左右の駆動輪を結ぶ線上にあるので，前輪駆動式に比べて回転時の体幹の揺れが少なく

て済む。前輪は小さいキャスターになっている。このタイプの車いすは，キャスターを上げたまま後輪を回すと，段差越えや溝の乗り越えが楽にできるという利点がある。1つの駆動輪に1つのブレーキを必要とするので，ブレーキは通常2つ付いている。レバー式ブレーキやトグル式ブレーキを用いる。フレームは，従来のステンレス鋼に加えて，アルミニウム合金やチタン合金が用いられるようになり，軽量化が可能になった。[78] ➡ 車いす,前輪駆動車いす

**普通学級** regular class　学校教育を行う場合の「特別な配慮を必要としない」児童・生徒の単位集団。特殊学級(肢体不自由や知的障害により特別な配慮を必要とする児童・生徒の単位集団)に対置させた呼称であり法的な規定はない。[170]

**フックの法則** Hooke law　弾性に関する法則。外から力が加わって生じる固体のゆがみは，ある範囲の中では物体内部で作用する応力に比例する。イギリスの物理学者フック(Hooke, R.)が発見した法則。[242] ➡ 筋,心筋張力,粘弾性

**フッサール** Husserl, Edmund　ドイツの哲学者(1859～1938)。現象学の創始者。20世紀初頭に現象学という哲学的，思想的立場を提唱した。人間の意識現象を理論にとらわれることなく，あるいは因果関係的に説明するのではなく，あるがままに観察，記述するという考え方をとった。[66] ➡ 現象学,哲学

**プッシャー症候群** pusher-syndrome　患側へ傾斜した体幹を健側へ戻すことが困難な状態。患側から支える介助者を逆に押してくるような感じを与える。視覚による座標軸と体性感覚による身体の座標軸との適合が困難で，座位や立位のバランスがとりにくい。[214]

**プッシュアップ運動** push up exercise 【押し上げ運動】　両上肢で支持して床や座面から全身を持ち上げる運動。平行棒や松葉杖による立位，マット上の長座位，あるいは車いすのアームレストを利用して行われる。特に脊髄損傷者の除圧や移動・移乗手段として有用である。[67] ➡ プッシュアップ動作,移乗・移動動作,脊髄損傷,リフティング

**プッシュアップ動作** push up activity 【押し上げ動作】　両手掌を支点として主に上肢筋を用いて殿部を空中に引き上げる動作。脊髄損傷者では座位での移動や，殿部の除圧を行う場合に必要な動作である。理学療法では座位での移動動作，車いすとの移乗動作を獲得するために早期よりこの練習を行う。この動作では上肢筋の筋力と体幹の柔軟性が重要である。頸髄損傷では肩甲帯周囲筋を主に使用し，上腕三頭筋が弱い場合には肩外旋位にて肘固定しバランスをとりながら行う。また，殿部全体を挙上できない場合は左右半側ずつ浮かせるようにする場合もある。胸・腰髄損傷では広背筋・体幹筋も使用し，殿部を肩関節を軸に回転させるように行う。車いすとの側方移乗動作練習を行う際には長座位でのプッシュアップ動作練習だけでなく端座位での練習も重要である。この動作を練習する際には肩・肘・手関節に痛みを起こすことがあり，動作に支障をきたすことがあるので注意して行う必要がある。[156] ➡ 脊髄損傷,移乗・移動動作,プッシュアップ運動

**プッシング法** pushing exercise　音声治療の一手技。嚥下障害や声門閉鎖不全などに対して軟口蓋の強化および声帯の内転の促通を目的に行う。壁などを押しながら頸部や上肢に力を入れるのと同じようにして発声することにより，声帯が過内転する。[154]

**フットケア** foot care 【足のケア】　足を清潔かつ適度に乾燥した状態に保ち，定期的に皮膚や爪の状態，傷の有無を観察すること，足に合った履き物を使用すること，異常があれば早期に専門家による治療を行うことの総称。理学療法では，下肢の末梢循環障害や糖尿病の治療に際し重要である。特に，間欠性跛行を認める閉塞性動脈硬化症や糖尿病性神経障害を有する糖尿病の場合には注意を要する。足のケアの目的は，皮膚の機能と足の循環を保護し，循環障害や神経障害による足壊

疽などの合併症を予防・治療することである。その内容は，①足，特に足指の間の清潔，乾燥維持，②冷感，発赤，腫脹や爪，足の変形などの観察，③足にやさしい靴の選択，④専門家によるうおのめ，いぼ，巻き爪などの処置，⑤足の傷（潰瘍）や感染の兆候を認めた際の専門医受診，などの自己管理法などである。さらに，適切な運動指導，禁煙や血糖コントロールの教育を併せて行うと効果的である。[45] ➡糖尿病,閉塞性動脈硬化症,壊疽

**フットレスト** foot rest 車いすの構造のうち，足部を支持する部分。固定式，開き取りはずし式（スイングアウト），挙上式（エレベーティング），伸縮式などがある。高さ調節が可能なものが多いが，床にぶつからないよう床から5cm以上の高さが必要である。[78]
➡車いす

**物理療法** physical agents 疾病に対し，物理的手段を用いて治療する方法のこと。物理的手段とは，熱，水，電気，音，力学的力，マッサージ，運動など，自然界に存在するエネルギーおよび人工的エネルギーをさす。物理療法は，それぞれの物理的手段によって分類される。①温熱療法。②水治療法。③寒冷療法：氷，冷水，エチルクロライド，ドライアイスなどを使って低体温度を人体表面に応用して治療する手段を寒冷療法という。エチルクロライド噴霧，コールドパック，アイスパック，冷浴などがある。寒冷の生理学的作用は，末梢血管の拡張，血液量の減少，新陳代謝の抑制，神経伝導速度の低下，自由神経終末の興奮性の低下（疼痛の軽減）などがある。寒冷療法を行う場合の注意として，凍傷に気をつけることがあげられる。また，寒冷過敏症，皮膚感覚脱失の患者には用いない。④電気療法：神経・筋を興奮させるために経皮的に生体に対して電流を用いる治療を電気療法という。低電圧の電流を300Hz以下の割合で振動させた低周波治療，持続時間が短く高電圧の高電圧刺激法や2種類の異なる周波数の干渉電流で刺激する干渉波療法などがある。⑤光線療法。⑥超音波療法：治療に用いられる超音波は，80万〜300万Hzの周波数の縦波で，機械的マッサージ効果と熱作用（機械的振動が熱へ変換）がある。人体組織では，反射，透過，吸収が生じて熱を発生する。関節包，靱帯，腱などの結合組織に適用すれば，組織の伸張性が増大する。キャビテーションが生じるために，眼球や妊娠中の腹部は禁忌である。⑦牽引療法：間接的に牽引（介達牽引）し，牽引力が間欠的に変化するものを間欠牽引，持続的なものを持続牽引という。間欠牽引は，理学療法で用いられる頻度が高く，頸椎牽引と骨盤牽引がある。期待される効果は，軟部組織などに対するマッサージ効果である。⑧その他：マッサージ，徒手療法など，生体に徒手的な力を加え治療する手段を含む。[89] ➡温熱療法,光線療法,水治療法

**不定愁訴** unidentified complaints めまい，全身倦怠，頭痛感，易疲労感などの主観的な身体症状の訴えに比べ，それを客観的に説明する一定の臓器障害や疾病の裏づけがないような愁訴。愁訴の内容は時期により多様に変化する。身体的ケアに加えて，心理的・社会的な面からの係わりが必要である。[155] ➡心身症,自律神経失調症

**不適応** maladjustment 外部環境からの要請と自己の要求との間の調和的関係がくずれ，齟齬が生じた状態。主な不適応行動には心身の疾患（脳障害,精神病,心身症,神経症），人格上の問題（人格障害，人格の未熟さ）などがある。[66] ➡行動,適応,環境,適応障害

**不動化** immobilization 【固定 fixation】
❶長期臥床などのために筋骨格が廃用萎縮した状態。❷骨折などの治療のため一部の関節を固定して運動を制限した状態。[52]

**ブドウ糖** ＝グルコース

**ブドウ糖負荷試験**
＝75g経口ブドウ糖負荷試験

**負のフィードバック**
＝ネガティブフィードバック

**部分発作** ＝焦点発作

**部分浴** = 局所浴

**不偏分散** unbiased variance　変動を自由度 N で割った値を分散，変動をデータの自由度 N − 1 で割った値を不偏分散という。不偏分散は観測値の分散を表すと同時に母集団の分散を推定する値である。分散よりも実用的な方法としてとらえることができる。[129] ➡統計学，推定，分散分析，自由度，自由度調整済み決定係数，分散

**踏み直り反応** stepping reactions【ステッピング反応】　平衡反応のひとつで，下肢の保護反応と考えられている。前後左右方向に外力が加えられたときに，立位姿勢を保持するために下肢を動かして体を支える反応。生後12〜15か月頃出現し，生涯持続する。[112] ➡ホッピング反応，平衡反応

**不眠** insomnia　睡眠異常の症状のひとつ。入眠障害，途中覚醒，早期覚醒などがある。原因として，神経症，不快な環境的要因，精神障害（統合失調症など），身体的要因（発熱，咳など），睡眠・覚醒リズムのずれなどがある。[41] ➡睡眠・覚醒リズム

**ブラ** bulla【水疱】　気腫性嚢胞に含まれ，肺細葉や肺小葉単位での肺胞壁破壊により隣接肺胞が結合して生じた肺実質内の気嚢。感染，自然気胸を併発する場合もある。呼吸困難などの自覚症状もあるが，無症状のことが多い。[76] ➡肺胞

**プラーク** plaque　❶皮膚，粘膜，動脈内皮や臓器切断面に現れる斑点。❷溶菌斑，溶血斑に同じ。溶菌によりできる小斑点群。❸境界の明確な脱髄帯。❹歯垢に同じ。[69]

**フライバーグ病** = 第2ケラー病

**プライマリヘルスケア** primary health care：PHC；primary healthcare　1978年，WHO/UNICEF共同国際会議におけるアルマ・アタ宣言（すべての人の健康に関する宣言）の根幹をなす医療の概念であり，疾病の治療や健康の保持増進のため，人々が第一義的に利用する保健サービスのこと。具体的内容は，①広く存在する健康問題とその予防・対策に関する教育，②食糧供給および適切な栄養補給の推進，③十分かつ安全な水の供給と基本的衛生の推進，④家族計画を含む母と子のヘルスケアの推進，⑤主要な感染症に対する予防接種の推進，⑥地域に蔓延している疾病の予防・対策の推進，⑦一般的な疾病・外傷に対する適切な治療，⑧必須医薬品の供給，などがあり，途上国を強く意識したものとなっている。その保健活動の本質は，地域住民や家庭のニーズに即したヘルスケアを効率的に活用し，住民がヘルスケア活動に主体的に参加し，地域の様々なシステムと融合を図り，推進していくことにある。その意味からも地域リハビリテーションはヘルスケアの一部といえる。[264] ➡地域リハビリテーション

**プライミング効果** priming effect　最初に提示した情報（プライム刺激）が，次に提示される情報（ターゲット刺激）に対する反応に影響を与えること。プライム刺激とターゲット刺激の関係やその提示時間の間隔を変化させることで，その効果は変化する。[252] ➡高次脳機能障害，記憶，陳述記憶，手続き記憶

**ブラウジング** browsing　図書館などで欲しい資料は特定されていないが，どんな資料があるかを知りたい場合に雑誌や書籍に目を通し拾い読みすること。探している資料が漠然としている場合には役立つが，明確な場合は効率の良い方法ではない。[120] ➡文献，研究デザイン，先行研究，原著

**ブラウン運動** Brownian motion　微粒子に液体や気体の分子が各方向から無秩序に衝突することによって起こる不規則な運動。英国の植物学者ブラウン（Brown, R.）が花粉から出た微粒子が絶えず振動して不規則に動いていることから発見した。[39]

**ブラウン-セカール症候群** = 脊髄半側切断症候群

**ブラガード徴候** Bragard sign　腰椎椎間板ヘルニアなどによる神経根圧迫症状の出現。

下肢患側の伸展挙上を行い，下肢痛がでたら5度下げて，さらに足関節の背屈を加えたとき，坐骨神経の走行路や大腿後面に放散痛が出現すれば陽性とする。[37]

**プラシーボ効果** = プラセボ効果

**プラスチック** plastics 　熱か圧力あるいはその両方により塑性変形させて成形することができる高分子化合物の総称。高分子化合物には天然樹脂と合成樹脂とがあるが，プラスチックというと後者をさすのが普通であり，熱可塑性樹脂と熱硬化性樹脂に大別される。熱可塑性樹脂とは加熱すると軟化したり，溶融し，常温で固化する樹脂で，再び加熱すると軟化する(ポリ塩化ビニル・ポリプロピレン・ABS樹脂・ナイロン・セルロイドなど)。熱硬化性樹脂とは加熱すると軟化し，成形後さらに温度を加え化学変化によって硬化させる樹脂で再び加熱しても軟化しない(メラミン樹脂・ポリエステル樹脂・ポリウレタン・エポキシ樹脂など)。熱可塑性樹脂は補装具の素材として加工しやすいため用いられることが多い。一度成形した補装具に適合不良がある場合，ヒートガンや温水を用い，臨床で簡便に適合を改善できる。プラスチックの特徴としては軽くて強度が高いため，荷重のかかる下肢装具として利用できる。そこで，靴を脱ぐ必要がある日本の生活様式では，床上でもできる靴べら式短下肢装具の材料となる。また，上肢のスプリント材としても用いられる。[261] ➡装具，材料，靴べら式短下肢装具

**プラスチック製下肢装具** plastic lower orthosis 　プラスチックを用いて作製された装具の総称。靴べら式装具や半らせん型装具などでは下腿部のプラスチック部分が支柱となる。使用されるプラスチックには，熱可塑性と熱硬化性の2種類があるが，装具の材料としては前者がほとんどである。熱可塑性プラスチックには多くの種類があり，加熱(およそ200～250℃)により軟化するため，陽性モデルに直接巻きつけて成形する方法と，真空成形機により陽性モデルに密着させて巻きつける方法で作製される。陽性モデルに巻きつけられたプラスチックは，自然冷却または水に浸して強制的に冷却させる方法により硬化する。硬化した後に，装具の目的に合うような形状にトリミングされる。プラスチック製の短下肢装具では，足継手がなく固定されたものと足継手部分に可動性をもつものがあり，後者ではプラスチックの支柱がたわむも，金属製足継手およびプラスチック製足継手を取り付けたものがある。足関節および足部の固定・矯正のために用いられる。[75] ➡短下肢装具，長下肢装具，装具

**プラスティネーション** plastination 　ドイツのハーゲンス(Hagens, G. von)が開発した標本の保存・加工技術。人体の細胞から水分・脂質を抜いて特殊な樹脂を流し込み，自然の色つやのまま半永久的に保存できる。[60]

**フラストレーション** frustration 【欲求不満】　生体の欲求満足が阻害された状態，またはその際に生じる不快状態，緊張状態をさす。最初にフロイトが精神分析の立場から用いた用語で，その後レヴィン(Lewin, K.)がフラストレーション発生の条件として葛藤のタイプ(型)を考えた。[66]

**プラズマ細胞** = 形質細胞

**プラスミン** plasmin 　血漿中ではプラスミノーゲンという前駆体として存在し，これがウロキナーゼなどにより活性化されプラスミンが生じる。血液中の線維素(フィブリン)を分解する蛋白質分解酵素で，血液の流動性維持に重要な役割を果たす。[65] ➡線溶系

**プラセボ効果** placebo effect 【プラシーボ効果】　プラセボ(偽薬)投与によって作用が認められる心理的な治療効果。痛みを伴うなど，心理的要因の強い疾患で現れやすい。偽薬は，主薬を配合していないが，外見上は主薬と区別のつかないようにした薬理作用のない物質をいう。薬の効果判定で二重マスク法の手段として用いられる。[51] ➡光背効果，バイアス

**ふらつき** swaying 　足などに力が入らなかったりして，体が揺れること。感覚系の入

力障害，運動系の障害で出現する．小脳系の障害では顕著となる．[41]

**フラッシュバック現象** flashback phenomenon　覚醒薬，有機溶剤，LSDなどの幻覚発現薬使用による中毒症状の消退後，その薬物使用中止による無症状期を経て，自然再燃，またはアルコール摂取，心理的ストレスなどの非特異的刺激，あるいは少量の薬物使用を契機にして症状の再燃をきたす現象．[274]

**フラッター現象** flutter phenomenon；flutter behavior　水中で水流が人体のような弾性体にあたったときに7～9 Hzの揺れを生じ，これによって旗がはためくように体表面が震える現象．[274]

**プラットホーム型杖** platform crutch　リウマチなどによる肘の関節炎や外傷後遺症などで肘関節が伸展できない者が，前腕で支持できるように肘台のついた板の先に垂直に握り手を付けた杖．[189] ➡杖，カナディアンクラッチ

**プラトー** plateau　一般には高原，高台，安定状態に達する，横ばい状態になるという意味であるが，リハビリテーションでは機能や能力，社会的な不利への回復が個々人のもつ限界に達し，それ以上の回復が見込めない状態や時期のことをいう．しかし，回復の見込みがないというマイナスの意味でとらえるよりも残存機能を最大限に活用した有効な能力発揮，または発想の転換などさらなるステップや新たに獲得するという意味として用いるべきである．また，理学療法士は対象者個々のリハビリテーションプログラムの立案にあたり評価やゴール設定を行うが，目標を明確にする目的でその回復過程を段階的に予想しそのゴールを設定することがある．その段階的なゴール設定に対象者のレベルが達した場合にもこのことばを用いることがある．[83] ➡評価，最終評価，短期目標，長期目標，ホームプログラム，追跡調査

**プラニメータ** planimeter　【面積計】　記録用目盛り付の継ぎ目のある「てこ」でできた器械で，境界線上をなぞり，表面積や周長を測定するのに用いる．現在はコンピュータに取り込んだ画像データを同様に計測することが可能である．[261]

**プラフォンド骨折** ＝脛骨天蓋骨折

**フラミンガム調査** Framingham Study　米国マサチューセッツ州フラミンガムで実施されている心疾患に関する長期疫学調査．心疾患のみならず脳卒中の予防，治療に貢献する資料も提供している．また，調査データにより喫煙，高血圧，肥満，コレステロール上昇，運動不足が心臓発作の危険因子であることを統計的に裏付けている．[76] ➡調査研究，脳卒中，日常生活活動，クオリティオブライフ

**フランク-スターリング機構** ＝スターリングの［心臓］法則

**フランクル** Frankl, Viktor Emil　オーストリアの精神科医，実存分析の提唱者（1905～1997）．第二次世界大戦の強制収容所における実体験を基に精神療法の理念を提唱し，ロゴセラピーを精神療法として開発した．著書『意味への意志(Der Wille zum Sinn)』はその基礎．[28] ➡精神療法

**フランケル尺度** Frankel scale　【フランケルの分類 Frankel classification】　フランケル(Frankel, H. L.)らが，英国Stoke Mandeville病院にて約20年間の入院時と退院時診療所見を神経学的に分類した脊髄損傷の機能残存パターンの分類．A～Eの5段階に分かれており，A：完全損傷（感覚，運動機能とも麻痺），B：感覚機能のみ残存，C：非有用な運動機能の残存，D：有用な運動機能の残存，E：正常（運動，感覚機能とも正常）．[156] ➡脊髄損傷，感覚解離

**ブラント症候群** Brandt syndrome　常染色体劣性遺伝疾患で，先端皮膚炎，腸疾患を症状とする進行性亜鉛代謝不全．主に乳幼児に生じる．脱毛，皮脂漏，四肢突起部・開口部などの膿疱疹，下痢などを認める．発達遅滞

を伴うことも多い。[183]

**フリードマンの検定** Friedman test 2要因の対応する3群以上のグループ間の差を検定するノンパラメトリックな方法のひとつ。くり返しのないデータの2元配置分散分析，あるいは1元配置反復測定分散分析のノンパラメトリック検定とも考えられる。[263] ➡統計学,分散分析

**フリードライヒ失調症** Friedreich ataxia：FRDA フリードライヒ(Friedreich, N.)によって記載された脊髄が障害されることによって起こる常染色体劣性遺伝の感覚性運動失調症。5～15歳で歩行障害が出現し，その後上肢の運動失調症や失調性言語障害がみられるようになる。心筋障害の合併が多い。[239] ➡脊髄小脳変性症,運動失調[症]

**フリーラジカル** freeradical 不対電子(ペアをもたない単一の軌道電子)をもつ分子または原子。活性酸素はフリーラジカルのひとつ。フリーラジカルは，生体調節を妨害する疾患の原因となる一方，生体調節に有利に働くものもある。[261] ➡活性酸素

**プリオン** prion 核酸をもたない蛋白質性の感染因子。遺伝子により作られる膜貫通性蛋白質としてほぼ全臓器細胞に認められ，蛋白質分解酵素や紫外線などに抵抗性がある。異常型プリオンによりクロイツフェルト-ヤコブ病などプリオン病を引き起こす。[215] ➡クロイツフェルト-ヤコブ(プ)病,BSE

**ブリケ症候群** Briquet syndrome 解離性および転換性障害のひとつ。心理的要因によって，身体疾患のような種々の症状が数年にわたり現れる。おおげさな，偽神経症候を特徴とし，健忘，多重人格，意識障害，失立失歩，運動失調，視覚，聴覚の障害，体性感覚異常などがみられる。[185] ➡転換ヒステリー

**振子[様]眼振** pendular nystagmus 眼振の運動の型による分類のひとつで，往復眼球運動の速度と幅が不随意性でほぼ等しいもの。先天性と後天性のものがあり，先天性は視神経欠損などに伴い，後天性は眼球ミクロヌス(律動性の眼球不随意運動)などを原因とする。[183]

**フリッカー値** flicker value 【限界フリッカー頻度 critical flicker frequency：CFF，フリッカー融合頻度 flicker fusion frequency：FFF】 周期的に点滅する断続光が連続光に見える最小周波数(Hz)。閃光融合頻度と臨界ちらつき値がある。眼の疲労度や網膜の初期病変検査に用いる。[274]

**フリッカー融合頻度** ＝ フリッカー値

**ブリッジ運動** bridging exercise 背臥位で関節・股関節屈曲，足底を床に着けた姿勢から，殿部・背部を床から浮かせて行う運動。骨盤を持ち上げることで，殿部や背部の筋群の筋力強化とともに骨盤帯のコントロールの練習に用いられる。[142]

**浮力** buoyancy 重力の場で流体内の物体がその表面に作用する流体の圧力の合力として受ける鉛直上向きの力。浮力の大きさは物体の押しのけた流体の重さ(体積，容積)と重心に一致，水中に臍まで入ると測定への荷重は体重の約半分となる。[261] ➡アルキメデスの原理

**プリン体** purine body ピリミジン環とイミダゾール環との縮合環からなるプリンを含む化合物。構造上プリン誘導体とされる。核酸のうちアデニン，グアニンをいう。プリン体の体内の最終代謝産物は尿酸であり，プリン体の代謝異常は痛風を引き起こす。[64] ➡高尿酸血症,痛風結節,痛風

**プリン代謝** purine metabolism 【プリン体代謝 purine body metabolism】 核酸の一種であるアデニンやグアニンなどのプリン化合物の生合成と分解のプロセス。核酸やATPなどのヌクレオチド分解に際して尿酸が生じるが，ヒトは尿酸分解酵素がないため，排尿時に体外へ排出される。尿酸産生量が増加したり，腎からの排出量が低下すると高尿酸血症となる。[253] ➡尿酸,プリン体

**プリン体代謝** = プリン代謝

**ふるい分け検査** = スクリーニング検査

**ブルース法** Bruce protocol　最大下トレッドミル運動負荷試験で最もよく用いられるプロトコール。トレッドミルのスピードと傾斜角度の組み合わせを3分毎に増加させ, 漸増負荷を与える。運動持続時間と peak $VO_2$ には相関がある。[213] ➡運動負荷試験, トレッドミル

**フルード数** Froude number：Fr　流れの中での重力と慣性力との比を表している無次元数をいい, 運動に伴う速度(U), 重力の加速度(g), 物体の代表的な長さ(L)では, Fr = $U/\sqrt{gL}$ によって求めることができる。[157] ➡アイデア, 単位, 無名数

**プルキンエ細胞** Purkinje cell【プルキニエ細胞】　小脳皮質の神経(プルキンエ)細胞層に存在する, 特徴的な樹状突起をもつ抑制的に働く大型のニューロン。これへの入力線維は登上線維や平行線維である。樹状細胞は小脳核へ投射する。[27] ➡小脳, 登上線維

**フルクトース** fructose【果糖 fruit sugar】　果汁やハチミツに含まれる六炭糖。肝臓や腸でグルコースに転換される。肝臓, 腎臓などに存在するフルクトキナーゼはグルコースをリン酸化せず, その活性は飢餓やインスリンに影響されない。[27] ➡糖質, グリコーゲン

**ブルジンスキー徴候** Brudzinski sign　髄膜刺激徴候のひとつで, ①背臥位で頸を屈曲させると股関節, 膝関節が屈曲する徴候。②両側下肢が伸展した背臥位で片側の肢を屈曲させると, 反対の肢も屈曲する対側反射。[190]

**ブルヌヴィーユ-プリングル病** = 結節性硬化症

**ブルンス眼振** Bruns nystagmus　小脳や脳幹部に障害が及んだときにみられる左右側注視眼振。聴神経腫瘍などで認められる。一側注視で頻度小, 振幅大, 他側注視で頻度大, 振幅小の眼振がみられる。頻度小, 振幅大側の脳幹と病巣が一致する。[28] ➡眼振

**ブルンストロームステージ** Brunnstrom [recovery] stage　片麻痺の運動機能回復の過程を, 連合運動, 共同運動の分離の程度に応じて示したもの。上肢, 下肢, 手指それぞれの回復過程を stage Ⅰ〜Ⅵに分け, 基準を定めている。stage Ⅰ：随意運動なし。stage Ⅱ：共同運動またはその要素の最初の発現(痙縮発現)。stage Ⅲ：共同運動またはその要素の随意的発現(痙縮顕著)。stage Ⅳ：共同運動から逸脱した運動(痙縮やや弱まる)。stage Ⅴ：共同運動から独立した運動(痙縮減少)。stage Ⅵ：協調運動ほどんど正常(痙縮最小)。判定基準が不明確であるなど問題点もあるが, 簡便性からわが国ではよく利用されている。[41]

**ブレインストーミング** brainstorming　集団のメンバーが特定のテーマについての様々なアイデアを自由に出し合い, それらを記録・整理することで新たな発想を得ようとする技法。1940年代にオズボーン(Osborn, A.F.)によって提唱され, 50年代には日本にも紹介されている。多くの意見やアイデアの中には有効な解決策が含まれており, それらを分析統合することで問題の解決策が導かれるという考え方である。お互いの欠点や不足を補い, 長所を重ねることができる。基本的なルールとしては, ①他人の意見を批判しない, ②何を言っても自由である, ③できるだけ多くの考えを出し合う, ④他人の意見と結びつける, の4つがあげられている。適切な集団の規模は目的により異なるが, 10人前後が望ましいとされている。理学療法における研究デザインの創造にも活用できる。また, 集団における問題解決法であるKJ法にもこうした技法が用いられている。[256] ➡KJ法, 問題解決能力, 研究デザイン, 課題

**ブレーキ**(車いすの) brake　制動を行う部分。レバー式とトグル式の2種類があり, いずれも押しがけと引きがけがある。移乗の妨げになるときは, レバーを伸展取り外し式にすることがある。スポーツタイプでは, 取り

## フレッチャー-ヒュー-ジョーンズの分類
Fletcher-Hugh-Jones dyspnea criteria
【ヒュー-ジョーンズの分類 Hugh-Jones dyspnea criteria, フレッチャーの息切れ分類 Fletcher dyspnea criteria】 呼吸困難を客観的に表す指標でフレッチャーの息切れ分類とも呼ばれ，Ⅰ～Ⅴ度に分類される。Ⅰ度：歩行，階段昇降など一般労作は健常者に変わりない。息切れなし。Ⅱ度：歩行は健常者に変わりないが，坂，階段の昇降がやや困難。軽度の息切れ。Ⅲ度：平地での歩行は健常者なみにできないが，自分のペースなら 1.6 km 以上歩行可能。困難中等度の息切れ。Ⅳ度：休まなければ 50 m 以上の歩行は不能。高度の息切れ。Ⅴ度：会話や衣服の着脱，外出に息切れする。極めて高度の息切れ。このように実際の歩行距離や速さ，日常生活活動（ADL）などに対する息切れ度合いを 5 段階に分類し，簡便に ADL 全体が把握できるようになっている。しかし再現性，弁別性の問題などが指摘されている。運動療法はⅠ～Ⅲ度を適応とし，Ⅳ度については運動負荷試験を行い対象者の状態から決定する。しかし，息切れが軽度であっても期外収縮やブロックなどの心不全の徴候や収縮期血圧 170 mmHg 以上，拡張期血圧 110 mmHg 以上の場合は運動療法は推奨できない。Ⅳ度以上の高度の息切れがあっても，呼吸調節，リラクセーションによる胸郭柔軟性の維持獲得，排痰などの換気改善など，呼吸理学療法を施行することが多い。[76] ➡呼吸困難, 日常生活活動, 呼吸

## プレドニゾロン prednisolone
合成糖質副腎皮質ホルモン剤。炎症やアレルギー症状，リウマチ症状など，幅広く抑制する作用がある。副作用としてホルモン過剰症を生じることが多く，肥満，高血圧，骨粗鬆症，消化管潰瘍，精神変調などを引き起こす。[284] ➡ステロイド, 副腎皮質

## フレミングの法則 Fleming rule
電気工学者のフレミングが発見した法則。磁場内に置いた導線を垂直に動かしたときに発生する電流の方向（①），または磁場電力（電磁力）の電流に働く方向（②）を，母指，示指，中指をそれぞれ直角に開き，3 指の方向で知る法則。①の場合（右手の法則）は右手を使い，母指を導線の動く方向，示指を磁場の方向に合わせると，中指の向きで，②の場合（左手の法則）は左手を使い，示指を磁場の方向，中指を電流の流れる方向に合わせると，親指の向きで示される。[129] ➡磁界, 電磁誘導

## フレンケル体操 Frenkel exercise
脊髄性運動失調に対し視覚代償で運動制御を促通する目的で考案された運動方法。運動を正確に反復し，簡単な運動から複雑なものへ，臥位・座位から立位・歩行へ進める。[274]

## フレンツェル眼鏡 Frenzel glass
15～20 ジオプトリーの凸レンズが付いているため，被検者は外界の固視が不能となり，前庭性眼振が出現しやすくなって，眼球運動の観察が容易にできるように工夫された眼鏡。内側に眼球を照らす電球が付いている。[274]

## フロイト Freud, Sigmund
オーストリアの精神科医（1856～1939）で，精神分析療法の創始者。ヒステリー患者の研究から，心における無意識の存在を発見，エディプスコンプレックスなどの性的葛藤と無意識との関係による理論などを展開し，精神分析学を確立。[119] ➡夢, 精神分析, 無意識

## ブロイラー Bleuler, Eugen
スイスの精神科医（1857～1939）。精神機能が分裂し，人格の統合が失われていることを特徴として精神分裂病（現在は統合失調症）という呼称を提唱し，その症状を基本症状と副次症状とに分け，さらに理論的に一次症状と二次症状に分類した。[269] ➡統合失調症

## ブローカ Broca, Pierre-Paul
フランスの解剖学者，人類学者（1824～1880）。1861 年皮質性運動性失語という病態の責任病巣が言語優位半球の下前頭回の後部 1/3（ブローカ中枢）にあることを報告した。この失語はブローカ失語と呼ばれる。[28] ➡運動性失語

**ブローカ指数** Broca index　肥満度を表す体格指数で，体重(kg)を身長(cm)から100を減じた数で除した｛体重(kg)／(身長(cm)-100)｝指数。標準は0.9となる。[201] ➡体格指数

**ブローカ失語** ＝ 運動性失語

**フローチャート** flow chart【流れ図】
コンピュータのプログラム設計，作業工程や論理的な展開などの流れを図式化したもので，その手順は定められた記号を用いて作成される。医療でもフローチャートを作成し，意思決定の際の資料として利用されることがある。[129] ➡問題解決能力，トップダウン思考，ボトムアップ思考

**フローテーションパッド** floatation pad
ゲルでできているクッション。ゲルは流動性があるため厚みを保持することができず，また重量があり接触圧を完全に減らすことができないという欠点があるが，容易に洗浄できるので風呂場やトイレなどでも使用される。比較的褥瘡のリスクが少ない高齢者の車いす用クッションや脊髄損傷者の風呂やトイレ，そして自動車用のクッションとして使用できる。クッションの有効性は，安楽の程度，褥瘡や脊柱変形などの生理的影響の観察，移動・機能性，外観などから判断することができる。特に褥瘡への影響は皮膚をクッションの使用前後で観察する。発赤が30分以内に消退すれば，皮膚への悪影響はないと考えてよい。クッションの選択は医師や看護師とともに判断すべきである。また重いために接触圧を完全に減らすことはできないが，クッション全体で圧力を分散・吸収するため褥瘡予防に有効である。[223] ➡車いす，クッション，褥瘡

**ブロードマンの脳地図** Brodmann brain map
ブロードマン(Brodmann, K.)が大脳皮質を細胞構築学的に52の領野に分類した分布図で，1〜52の番号が付されブロードマン1野，2野…のように表示されている。さらに，皮質細胞の構造や性質により11の細区分がある。感覚野3野，運動野4，6野，視覚野17野，聴覚野41，42野，ブローカ野44，45野はよく知られている。[69] ➡脳地図

**プローブ** probe【探触子】　❶物理療法で使われる低出力レーザー装置のレーザー発光部分や電気刺激装置の棒状の刺激電極。❷超音波エコー装置の探触子部分。❸組織・器官の直視できない部分を探る針状電極。[64] ➡オシロスコープ

**フローボリューム曲線** flow-volume curve：FVC【MEFV曲線 maximal expiratory flow-volume curve】　肺機能検査のひとつ。全肺気量位からの最大呼気努力で得られた呼気流速(フロー)を縦軸に，肺気量(ボリューム)を横軸にとったグラフで表される曲線。各ポイントでの流速や量の定量的評価と，得られた曲線パターンの定性的評価を行う。[91] ➡全肺気量

**プログラム学習** programmed learning
教育内容の明確化・学習者の自主性・個別化・フィードバックなどを基本とする系統的学習方式。教育者は，学習者に対して教育内容を明確化して学習者個々に応じた教材づくりや形成的評価を行う必要がある。[130] ➡学習理論，教育，教育目標，フィードバック

**プログラム細胞死** ＝ アポトーシス

**プロスタグランジン** prostaglandin：PG
生理活性作用をもち，4群(A, B, E, F)に分けられる脂肪酸グループ。赤血球以外のほとんどの哺乳類細胞に含まれ，低濃度で大きな生理効果を及ぼす。痛み，発熱，血圧調節，血液凝固，分娩誘発，平滑筋運動などに作用する。[64] ➡脂肪酸，平滑筋

**フロスティグテスト** Frostig test　フロスティグ(Frostig, M.)により開発された視知覚発達検査。フロスティグは視知覚障害と学習障害の間には何らかの関連があるかも知れないと考え，この関係を明らかにする研究のために視知覚発達検査を作成した。[295] ➡視知覚

**プロソディ** prosody　話しことばの正しい韻律，言い換えれば適切な音の特徴。高低

(pitch)，速度，アクセントの3要素からなる。言語障害における運動性失語ではプロソディの障害がみられる症例が多い。[119] ➡言語障害, 運動性失語, 発話

**フロッピーインファント** floppy infant 【ぐにゃぐにゃ児, 筋緊張低下児】　全身性筋緊張低下を示す新生児・乳児。自発運動減少，関節過伸展，背臥位での蛙肢姿勢で特徴づけられる。原因として神経原性，筋原性，症候性に分類され，神経原性，筋原性は筋力低下を伴う。[249]

**プロテインキナーゼ** protein kinase　蛋白質リン酸化酵素。ATP（アデノシン三リン酸）のγ位のリン酸基を蛋白質のセリン，トレオニン，チロシンのヒドロキシ基（水酸基）へ転移する反応を触媒する酵素の総称。標的蛋白質の特定部位をリン酸化し，その機能を調節する。[14] ➡蛋白質, アミノ酸

**プロテオグリカン** proteoglycan　グリコサミノグリカンが蛋白質に共有結合してできる糖蛋白質の複合体。強い親水性があり，多くの水分子を保持したゲル状物質として関節軟骨，細胞間隙，関節腔に存在する。関節軟骨に含まれるプロテオグリカンは衝撃吸収作用の基となる。[121] ➡関節軟骨

**プロトロンビン時間** prothrombin time：PT　血漿に組織トロンボプラスチンとカルシウムイオンを加えて，トロンビンの作用によってフィブリノゲンからフィブリンが析出するまでの時間。プロトロンビンが少ないと凝固時間が延長する。成人基準値は11～13秒。[14] ➡血液凝固, 血液

**プロトン密度強調画像** proton density weighted image　磁気共鳴画像診断は磁場中の水素原子核の陽子であるプロトンを信号化，さらに画像化し行われる。画像コントラストは各組織の水素原子密度に影響され，これを強調したものがプロトン密度強調画像である。[92] ➡画像診断法, ポジトロン放出断層撮影法, コンピュータ断層撮影[法]

**プロフィール** profile　理学療法では，特に臨床実習などで実習教育担当をするスーパーバイザーやケースバイザーにあらかじめ示される実習生に関する情報や人物描写の概略を記載したもの。[23] ➡臨床実習, スーパーバイザー

**フロマン検査** Froment test 【紙引き抜き検査】　紙を母指と示指ではさみ，引き抜かせるもので，主として母指内転筋麻痺の評価に用いられる。陽性では母指はIP関節過屈曲，MP関節を過伸展させ長母指屈筋で代償する（フロマン徴候）。対立筋や掌側骨間筋の評価に用いることもある。[6] ➡尺骨神経麻痺, 鷲手, フロマン徴候

**フロマン徴候** Froment sign 【フロメント徴候】　1枚の紙の両端を両手の母指と示指で引くと，尺骨神経障害者は母指内転筋，第一背側骨間筋麻痺のため横つまみが行えず，正中神経支配の長母指屈筋，示指深指屈筋，短母指外転筋で代償した指先つまみ（母指MP伸展，IP過屈曲）となる現象。[274]

**プロラクチン** prolactin：PRL【乳腺刺激ホルモン lactotropic hormone, 催乳ホルモン】　乳汁の産生・分泌を促進するホルモン。下垂体前葉ホルモンのひとつ。胎盤でも産生される。プロラクチンの分泌は視床下部によって抑制的に調節されている。成人の基準値は1.5～15 ng/ml。[14] ➡下垂体, ホルモン

**分化** differentiation　**1**発生学的分化：多細胞生物の発生途上あるいは成熟後の器官において，部域，器官，組織，細胞の間に形態的，機能的に差異を生じてくること。**2**病理学的分化：腫瘍細胞が発生した組織や器官が変化することで，正常細胞に近いほど分化度が高いという。[145] ➡成熟

**分解能** resolving power　測定装置または測定法において，隣接する2つの入力信号に対して，出力信号で入力の相違を区別できるために必要な入力値の差の最小限界値。デジタルカメラでは識別可能な2点間の距離に相当する。[231] ➡計測機器, アナログ信号, 筋電

図, 高分解能 CT

### 文化人類学 cultural anthropology
人類学のなかで, 人類の文化的諸相を研究する領域。具体的には婚姻, 信仰, 家族, 法律, 育児形式などが対象になる。実際に対象とする民族とともに生活を共にするフィールドワークによる手法を用いる。[66]

### 文献 reference；literature
記録や文章, 書物, 著作物などの研究上の参考資料。過去の制度・文物・発見・発明・知見などを知るうえで証拠となる記録・伝承。[23] ➡ インパクトファクター, 原著, 研究デザイン, 先行研究, 課題, ブラウジング

### 吻合 anastomosis
生理的あるいは何らかの疾患, 外傷あるいは外科的侵襲によって形成される2つの器官または腔との間の開口。外科的吻合の例としては人工肛門など, 生理的あるいは病的吻合としては, 動静脈吻合などがある。[238]

### 糞口感染 fecal-oral infection
糞便中に排泄されたウイルスや菌などに汚染された食物や飲料水からの経口感染。A型肝炎ウイルス, E型肝炎ウイルス, エンテロウイルス, ロタウイルス, 赤痢菌, ヘリコバクター・ピロリ菌などの感染経路である。[247] ➡ 感染経路

### 分散 variance
個々のデータの値と平均との差の2乗和を変動と呼び, 変動をデータの自由度Nで割った値が分散である。分散は変動を自由度で平均したものであり, 平均値からのデータのずれを示す1つの尺度である。[129] ➡ 間隔尺度, 平均値, 標準偏差, 分散分析, パラメトリック検定, 不偏分散

### 分散分析 analysis of variance：ANOVA
3群以上のデータの平均値の差の検定を目的とした統計手法。初めに, 要因によって分類される群が異なる群であるかを検定するとともに, 分布に極端な偏りがないかを確認する。①独立した群間の平均値の差を検定する場合には, 要因分散分析 (factorial ANOVA) を行う。②同一の対象群の複数測定値の差の検定を行う場合にはくり返しのある分散分析 (repeated measures ANOVA) を行う。一元配置分散分析では, 帰無仮説は「全群の平均値が等しい」, 対立仮説は「多群の平均値間に差がある」である。計算はまず群間と群内の偏差平方和を算出する。次に偏差平方和を自由度で除算して群間分散と群内分散を算出する。最後に群間分散を分子, 群内分散を分母とした比を計算してF値を算出する。つまり, F値が大きいほど群内分散に対する群間分散が大きいことを示しており, 群間の差が検出される確率が高まる。F値の有意性についてはF分布表を参照して標本の自由度に該当するF値と比較する。標本のF値がF分布表のF値より大きい場合, 帰無仮説を棄却し, 対立仮説を支持する。さらに個々の群間の平均値の差を検定したい場合には次にpost-hoc testを行う。一元配置分散分析のpost-hoc testにはNewman-Keuls test, Tukey test, Bonferroni testなどがある。[218] ➡ 分散, 標準偏差, 相関, メタアナリシス

### 分時換気量 expired volume per minute：VE
1分あたりの呼吸換気量で, 1回換気量 (TV) と1分間の呼吸数 (f) を乗じたもの。生体には死腔が存在するため, 実際に肺胞内に流出入する分時肺胞換気量と口腔で観測される分時換気量は一致しない。[91] ➡ 換気, 肺活量

### 文章完成テスト sentence completion test：SCT
50～100の不完全な, あるいは未完成の文章を提示し, そこから連想される内容を記入し, 文章を完成させる。完成した文章の内容を分析し, 被検者の性格, 欲求, 葛藤などを評価する投影法による人格検査。[87]

### 分子量 molecular weight
分子を構成する原子の総和。物質がその化学的性質を保って存在しうる最小の構成単位とみなされる。高分子のように数千から数万の原子からなるものもある。分子量はC(炭素)原子の質量(12)の相対値で示される。[14]

### 分水嶺梗塞 watershed infarction 【境界域梗塞 boundary zone infarct】
脳動脈系の血流支配の境界領域に生じた梗塞。前方型境界

域梗塞は前大脳動脈と中大脳動脈の境界，後方型では中大脳動脈と後大脳動脈の境界に生じ，前方型は下肢の麻痺が強く，後方型では同名半盲を，両側では認知症を伴うことが多い。[178] ➡脳血管障害

**分析的研究** analytic study　記述的研究，介入研究と共に研究の目的による分類のひとつ。ある因子と別の因子との関係を検討するタイプの研究であり，研究の手順によって仮説形成型・仮説検証型研究のどちらの形をもとりうる。[152] ➡記述的研究，介入研究，観察研究

**吻側** rostral　身体の方向を示す用語。四足動物の頭部・体幹において顔の前端方向をさす。消化管や中枢神経系における方向を示す場合などに用いられる。中枢神経系では発生初期の位置関係に戻して考え，前方を吻側という。[97] ➡尾側

**分布** distribution　様々な分類カテゴリーや部分集団・集合において，特定の値がどのように広がっているかを表す様相。例えば，ある集団に属する異なる年齢や性別などの個体数の全体からみた相対頻度。[23] ➡指数分布，正規分布，度数分布，二項分布，ボルツマン分布，不均等分布

**糞便** ＝大便

**分娩** labor and delivery　胎児と胎児付属物を，陣痛や腹圧といった娩出力の作用により，産道を通して母体外に完全に排出する現象。分娩の種類は，正常分娩・異常分娩・自然分娩・人工分娩・単胎分娩・多胎分娩・死後分娩などがある。[55] ➡ラマーズ法，胎盤，胎児

**分娩麻痺** birth palsy　分娩時に腕神経叢が過伸張された場合に起こる麻痺。巨大児や骨盤位分娩例に多くみられ，大部分の例で徐々に回復する。麻痺が残る場合，乳幼児期の手術は困難であることから，学童期まで拘縮や変形の予防が必要となる。[244]

**分回し歩行** circumduction gait　通常，歩行遊脚期(相)では股・膝関節を屈曲させて下肢全体を短くするが，股関節が外転し，足部が半円を描きながら前方に振り出す異常歩行。原因は股関節の外転位・外旋位拘縮のことが多く，また脳卒中片麻痺でもよくみられる。[225] ➡遊脚相，異常歩行

**噴霧器** ＝ネブライザー

**分離運動** selective independent movement　脳血管障害などによる片麻痺の回復期後半の過程においてみられる現象。回復期に四肢の筋による共同した収縮ができるようになり，多数の屈筋群による収縮(屈筋共同運動)や多数の伸筋群による収縮(伸筋共同運動)がみられるようになる。このとき，関節の運動は粗大な運動であり，個々の関節による個別の運動はまだみられない。これより回復が進むにしたがい屈筋・伸筋ともに多数の筋群ではなく個別の筋による収縮が可能になってくる。個別の筋による収縮が可能になれば，関節運動は単関節ごとの随意運動が可能となる。この個別の筋による収縮や単関節ごとに行われる運動を分離運動という。理学療法では，分離運動を促通するための種々の働きかけを行う。[245] ➡連合運動，シナジー，脳血管障害

**分類尺度** ＝名義尺度

へ

**ペアード $t$ 検定** ⇨ $t$ 検定

**平滑筋** smooth muscle　筋のうち，横紋のない不随意筋で，消化管・気道，膀胱，子宮，血管壁などの主要な構成成分である．自律神経の支配を受け，収縮・拡張が調節されている．気管内の物質の移動に関与する．[270]

**平均加算** average addition　誘発電位などで得られた電位の信号/雑音比（信号対雑音比；S/N 比）を高くする方法で，波形を加算し平均することで，ランダムに出現する雑音は小さくなり，逆に一定に出現する信号は大きくなり明瞭となる．[171] ➡ 筋電図，心電図，ウェーブレット解析，信号雑音比

**平均血圧** mean blood pressure：MBP【平均動脈圧 mean arterial pressure：MAP】
1心拍ごとの動脈圧の平均値．観血的に測定する場合は1周期の動脈圧波形の面積から求めるが，拡張期血圧＋(収縮期血圧−拡張期血圧)÷3 で概算できる．[274]

**平均在院日数** average time for hospitalization　患者がどれくらいの期間入院しているかをみる指標．年(月)間在院患者延数／1/2×[年(月)間新入院患者数＋年(月)間退院患者数]で算出される．[258] ➡ 医療保険制度，診療報酬請求，病院管理学

**平均寿命** average life　0歳以上の各年齢別死亡率が今後とも変わらないと仮定したときの，0歳の人がその後平均して何年生きるかを表した年数をいう．0歳における平均余命に同じ．平均寿命は，若年の死亡率によっても影響される．[263] ➡ 疫学，人口動態統計，指数分布，ヒストグラム，平均余命

**平均赤血球ヘモグロビン量**　mean corpuscular hemoglobin：MCH【平均赤血球血色素量】
1個の赤血球中に含まれるヘモグロビン(血色素)量の平均値を絶対値で示すもので，ピコグラム(pg)で表示する．次式から算出される．MCH(pg)＝ヘモグロビン量(g/dl)÷赤血球数($10^6/\mu l$)×10．基準値 26〜35 pg．貧血が大球性，正球性，小球性かの判別に用いられる．大球性で増加，正球性，小球性で減少する．[14] ➡ 赤血球，ヘモグロビン，平均赤血球ヘモグロビン濃度

**平均赤血球ヘモグロビン濃度**　mean corpuscular hemoglobin concentration：MCHC
赤血球の単位容積あたりのヘモグロビン(血色素)濃度を示すもので，次式から算出される．MCHC＝ヘモグロビン(g/dl)÷ヘマトクリット(%)×100．基準値は 32〜36 g/dl．低色素性の貧血では低下する．[14] ➡ 赤血球，ヘモグロビン

**平均台** balance beam　固定された1本の横木のことで，運動療法では幅 20 cm 程度，高さは 20 cm から 1 m 以上のものがあり，バランスを養う目的で使用されるが，臨床ではバランスボードなどを用いるため使用頻度は低い．[142]

**平均値** mean [values]　統計でよく使用される統計量が算術平均で，一般的に平均と呼ばれている．測定値の総和を対象数値で割ったものが平均値で，分布の中心指標となる．平均値による比較では分布型が同じでないと意味がない．[129] ➡ 異常値，基準値，カットオフ値

**平均動脈圧** ＝ **平均血圧**

**平均余命** life expectancy；expectation of life
ある年齢の者が，その年齢以降に期待される生存平均年数．この平均余命は，男女別の年齢別死亡率が今後とも不変であると仮定し

た場合の値である。平均寿命には若年層の死亡率も影響を及ぼすことから，長寿性の指標としては平均寿命よりも高年齢の平均余命で示すほうが適当である。平均余命のうち，自立して健康に生きることが期待される平均年数を示す健康余命や，平均的にあと何年障害のない状態で生きられるかを表す活動的余命などが高齢社会の健康状態指標としてより大きな意味をもつ。理学療法では，機能障害の軽減・治療，活動制限への対処やそれに伴う物的環境の改善などのみならず，健康教育などの障害の予防をめざした活動や，体力・健康づくりなどの健康増進に向けての活動が健康余命および活動的余命の延長に寄与する。263 ➡疫学，人口動態統計，平均寿命，期待値

**へいけい**
**閉経** menopause　女性の性機能の老化現象。40歳後半から月経の閉止という明確なかたちで現れる。閉経後変動するホルモンはエストロゲン，ゴナドトロピン，プロゲステロンなど。閉経による性欲，性活動に変化はこない。288

**へいこう**
**平衡** equilibrium　物体や物質の釣り合いがとれている状態。理学療法では平衡感覚，平衡反応，平衡[機能]障害という形で用いられる。平衡感覚とは重力に対する体の傾きを察知する感覚であり，内耳の前庭器で受容され，姿勢や運動の制御に利用される。また身体の平衡維持には深部感覚や視覚も重要である。平衡反応とは急激な重心の移動に対して，平衡を保とうとする反応で，正常な筋緊張や立ち直り反応の発達が前提とされる。その出現時期は腹臥位で生後6か月，座位で生後8か月頃，立位で12〜18か月頃とされる。代表的なものとしては傾斜反応，保護伸展反応，踏み直り反応，大脳皮質，基底核，小脳により制御される。平衡障害は前庭系や固有感覚，小脳系などの障害によって生じ，めまい，吐き気，耳鳴，眼振，姿勢保持困難などがみられる。平衡機能検査としてはロンベルク検査，マン試験，片脚起立時間，重心動揺などが用いられる。79 ➡踏み直り反応，立ち直り反応

**へいこうかんかく**
**平衡[感]覚** sence of equilibrium　運動しているときや重力に対し傾いているとき，これを察知する複合感覚。内耳の前庭器で受容される前庭感覚と同義と考えられることが多いが，身体の平衡には前庭感覚のほかに深部感覚や皮膚感覚，視覚が関与している。240

**へいこうきのうしょうがい　ばらんすしょうがい**
**平衡機能障害** ＝ バランス障害

**へいこうせんい**
**平行線維** parallel fiber　顆粒細胞の軸索は，上行して分子層に入り，T字型に分かれて小脳回の長軸と平行に走る線維群となる。これを平行線維という。平行線維はプルキンエ細胞の樹状突起や分子層の細胞とシナプスする。4 ➡小脳，顆粒細胞，プルキンエ細胞

**へいこうはんのう**
**平衡反応** equilibrium reaction　不安定な直立位を維持しながら活動するうえで欠かすことのできない姿勢反応で，直立位において重心が支持面より外れそうになるときに出現する身体の代償反応の総称。3相よりなり，第1相は外力が加わったときに姿勢を固定する。第2相は姿勢を固定できなくなったときに身体全身を使ってもがき，上下肢を重りとして用い重心を支持面に戻そうとする。第2相は傾斜反応とも呼ばれる。第3相は姿勢を保持できなくなり，転倒するときに身体を保護する反応の出現で，上肢ではパラシュート反応，下肢ではステップ反応，ホップ反応がある。傾斜反応(第2相)で上下肢を重りとして用いることをカウンターウエイトと呼び，体幹の回旋を作り出して重心を支持面に戻そうとする活動をカウンターローテーションと呼ぶ。外力が加わらず，自ら移動する四つ這い，歩行では四肢の運動で重心を支持面から出して平衡の崩れと回復をくり返し移動を行う。73 ➡傾斜反応

**へいこうぼう**
**平行棒** parallel bar　運動療法に用いる2本の棒を平行に並べた器具。起立や歩行の練習に使用される。固定式・移動式があり，よく使用されるものは長さ3〜4mで，幅や高さは肩幅や足の長さに合わせて調節できるようになっている。142

**へいさこつせつ**
**閉鎖骨折** closed fracture　【単純骨折 simple

fracture, 皮下骨折 subcutaneous fracture】
　皮膚に開放創がなく皮下に骨折のみられるもので、皮下骨折ともいう。皮下の骨折端が露出して開放創をつくる開放骨折に比べ、感染の危険性は少ない。以前は、閉鎖骨折は単純骨折、開放骨折は複雑骨折とも呼ばれていた。[62] ➡骨折, 開放骨折

**閉鎖式無菌カテーテル留置法** indwelling closed sterile catheter　　膀胱に留置カテーテルを無菌的操作により挿入・固定し、さらに滅菌パックに接続する尿誘導法。膀胱の過伸張を予防するなどの目的で使用され、尿が外気に触れることはないが、長期継続は感染の原因となる。[36]

**閉鎖神経** obturator nerve　　腰神経叢に起こり、第2〜4腰神経前枝の腹側枝で構成される神経。外閉鎖筋と大腿の内転筋群を支配する。[111]

**閉鎖性運動連鎖** closed kinetic chain：CKC 【クローズドキネティックチェイン】　運動する関節のうち遠位部の関節の自由な動きが外力により制限(固定)されているような場合の運動(Steindler による定義)。荷重位での運動様式を閉鎖性運動連鎖(CKC)とする場合が多く、具体的な例としてスクワット動作のように足部を床に接触して荷重下で膝を屈伸するような運動様式が CKC とされている。CKC という表現が数多くの文献で使われるようになったのは、1990 年代に入り、スポーツ傷害のリハビリテーション、特に前十字靭帯(ACL)損傷再建術後の再建靭帯にかかる荷重が研究されるようになってからである。CKC であるスクワット動作は ACL に与える影響は少ないとされ、再建術後早期より行われるようになった。[22] ➡開放性運動連鎖

**閉鎖病棟** locked ward；closed ward　　病態の重い精神科の患者を療養治療する病棟。錯乱、精神運動興奮などの急性期症状は、不適切な刺激や働きかけが本人の混乱や精神的退行を強め、自己世界へ逆戻りしたり、妄想の世界に逃避する可能性を避けるために、治療環境を適切に調整し保護する治療病棟である。[47] ➡医療機関, 精神科作業療法

**閉塞性血栓血管炎** ＝バージャー病

**閉塞性動脈硬化症** ラarteriosclerosis obliterans：ASO；obstructive arteriosclerosis
　慢性動脈閉塞性疾患で、アテローム性硬化症により四肢の主幹動脈および中等大の動脈、腹部大動脈末梢部に好発して、大動脈内膜に大量の脂質(コレステロール, 中性脂肪など)、壊死組織などが沈着し、閉塞または狭窄を生じる。症状は主に下肢に現れ、間欠性跛行、安静時疼痛、壊疽などを認める。中高齢者男性(40歳以上)に好発し、高血圧、高脂血症、糖尿病、腎障害、脳血管障害、虚血性心疾患などを合併することが多い。症状の進行は、フォンテイン(Fontaine)分類によって4段階(Ⅰ度：下肢の冷感, しびれ, Ⅱ度：間欠性跛行, Ⅲ度：安静時疼痛, Ⅳ度：皮膚潰瘍, 壊疽)に分けられる。[183]

**閉塞性肺疾患** obstructive pulmonary disease
　呼吸器疾患で閉塞性換気障害がみられる疾患群の総称。慢性肺気腫, 慢性気管支炎, びまん性汎細気管支炎, 気管支喘息などが含まれる。閉塞性換気障害は1秒率($FEV_{1.0\%}$)が70％以下となるのが基準で、気道狭窄(気道閉塞)によって呼気流量が減少するために出現する。原因は上気道狭窄と末梢気道閉塞に分類される。肺機能では1秒率の低下と残気量の増大が認められる。理学所見では呼気の延長と乾性ラ音を聴取する点が各疾患に共通する病態である。しかしこれらの疾患は互いに合併し判別が困難であり、また治療方針も共通点が多いため慢性閉塞性肺疾患として一括して用いることが多い。治療は気道狭窄を可及的に除去または軽減させ、肺胞換気を増加し、気道抵抗を減少させ、呼吸仕事量を軽減することである。[116] ➡肺気腫, 慢性気管支炎, 慢性閉塞性肺疾患

**併存症** comorbidity　　同時に、しかし、無関係に発症している病的状態または疾患の過程。疫学的に2つ以上の疾患が共存した状態の経過をさす。[204] ➡合併症

**ベイトマン法** ⇨ 機能再建術

**閉ループ系** closed-loop system　運動制御過程のひとつ。末梢からのフィードバック情報を利用して，目標値との誤差を検出し，その都度修正していく。フィードバックの影響を受けず，当初のプログラム通りに運動を実行する開ループ系と比較される。[35] ⇨ 開ループ系

**並列処理** parallel[information]processing　視覚情報は，網膜で空間視情報と形態視情報に分かれて一次視覚野に伝えられ，さらに動きや位置・色彩の情報に分かれて各領域に送られるが，このように異なる機能をもつ回路に分散して情報処理をすることをいう。[157] ⇨ 中枢神経[系], 情報理論, 情報処理, ニューラルネットワーク

**ペインクリニック** pain clinic　各種神経ブロック法を応用して，主に疼痛の診断治療を行う診療部門。治療対象は三叉神経痛，カウザルギー，帯状疱疹後神経痛，反射性交感神経性ジストロフィーなど，疼痛以外の麻痺や痙攣なども診療の対象となる。[168] ⇨ 神経ブロック, 疼痛

**ページェット病** ⇨ パジェット病

**ペースメーカ** pacemaker　洞房結節の心筋細胞による心臓拍動の歩調取りが障害された房室ブロック，洞房ブロックなどの徐脈性不整脈や頻脈に対し心臓に周期的に電気刺激し，心拍動を起こさせるもので，体外式と植込み式がある。[76] ⇨ 人工ペースメーカ

**β運動** ＝ ファイ($\phi$)現象

**β型溶血性連鎖球菌** $\beta$-hemolytic streptococcus　連鎖状に配列するグラム陽性球菌のうち β 型溶血能をもつ連鎖球菌。溶血毒, 発赤毒, 線維素溶解素, 白血球滅殺素をもつ。健康者の鼻腔, 口腔, 扁桃などにも常在するが, ときには感染症状を引き起こす。[126]

**β遮断薬** $\beta$-adrenergic blocking agent　【β ブロッカー β-blocker】　アドレナリン作動性神経に存在する β 受容体と結合してその神経伝達を遮断する薬剤。心筋に特異的な $\beta_1$ 受容体と気管支の筋に特異的な $\beta_2$ 受容体が存在するが，それらに対し高血圧，不整脈などの治療薬として使用される。[52]

**β波** $\beta$-wave　【速波 fast wave】　覚醒時に出現する脳波で，α 波(周波数 8〜12 Hz)よりも高い 13 Hz 以上の低振幅をいう。α 波出現時に，開眼させたり，音刺激を与えたり，暗算をさせたりすると α 波が抑制され(α 波抑制)，β 波以下の低振幅波が出現する。[270] ⇨ 脳波, α 波

**βブロッカー** ＝ β遮断薬

**ベーチェット病** Behçet disease　口腔粘膜の再発性アフタ性潰瘍，外陰部潰瘍，皮膚症状，眼症状を主徴とする慢性全身性炎症性疾患。小脳症状，髄膜刺激症状，脊髄症状，脳神経麻痺などの神経症状を合併したり，血管系の諸臓器を侵すこともある。[35]

**ペーハー** ＝ pH

**ベーラー角** Böhler angle　足関節 X 線左右像で，踵骨隆起上端と踵骨上方頂点を結ぶ線，前距骨関節面の尖端を結ぶ線のなす角度。通常 20〜30 度。踵骨体部骨折では踵骨が扁平化し減少する。[191] ⇨ 関節内骨折

**ベーラー体操** Böhler exercise　胸腰椎圧迫骨折整復後のギプス固定下で行う運動療法。筋の萎縮予防と増進，脊椎可動性の回復を目標とする。固定下で軽い等尺性収縮より開始し，骨傷の修復に伴って抵抗運動を増し，修復が認められたら可動性運動を行う。[43]

**ヘーン-ヤール尺度** Hoehn-Yahr scale　【ホーン-ヤール尺度】　パーキンソン病の重症度に関する評価尺度。症状および日常生活能力より Stage Ⅰ〜Ⅴ の 5 段階に分けられる。Stage Ⅰ：一側性のみの障害で，機能障害はないか，軽微。Stage Ⅱ：両側性または体幹の障害で，姿勢・歩行のバランス障害はない。

日常生活，就業は多少の不便はあるが行いうる。Stage Ⅲ：姿勢反射障害の初期徴候がみられる。機能障害は，軽度から中程度に低下するが日常生活は自立，活動はある程度は制限されるが職種によっては就労可能。Stage Ⅳ：機能障害は高度で，歩行と起立保持はなんとか可能だが日常生活に部分介助を要する。Stage Ⅴ：ベッドまたは車いすでの生活を余儀なくされ日常生活では全面介助を要する。理学療法においては，疾病の重症度を評価すると同時に，各 Stage において起こる障害の治療と廃用症候群など二次的な障害の予防，活性化の維持，さらに進行する症状の重篤化の軽減，日常生活の指導，練習，援助を行っていく。214 ➡パーキンソン病

**べきかんすうのほうそく**
**ベキ関数の法則** law of power function 【スティーヴンスの法則 Stevens law】 スティーヴンス(Stevens, A.)の発見したベキ(累乗)法則。実験的に刺激の強さ(R)と感覚の強さ(S)との間に，S＝k・R^n (k は定数，n：感覚の種類によって決まった定数)の関係が成り立ち，感覚の対数は刺激の対数に比例すること。157 ➡感覚，閾値，刺激，ウェーバー－フェヒナーの法則

**へきちいりょう**
**僻地医療** medical care in remote rural areas
　無医地区(医療機関のない地区で当該地区の中心的な場所を起点として，おおむね半径4km の区域内に50人以上が居住している地区で，かつ容易に医療機関を利用することができない地区：減少傾向にあるが 2004(平成16)年現在 787 か所)における医療施策のこと。1956(昭和31)年度以降，年次計画を立て，僻地中核病院，僻地保健指導所，患者輸送車(艇)，巡回診療車(船)，僻地医療情報システムの整備，僻地勤務医師などの確保などの施策が講じられている。1956～1962(昭和31～37)年度の第1次計画に始まり，現在，第9次(平成13～17年度)計画が進められている。具体的には，①各都道府県で遠隔医療対策の企画・調整を行う専任担当者(僻地医療支援機構)を配置する，②二次医療圏を越えた広域的医療支援のために，僻地中核病院と僻地支援病院を僻地医療拠点病院に再編する，③僻地医療を支援する医療機関や行政機関をネットワークで結んで情報交換を促進するなどを行うとされている。264

**ベクトル** vector 　力や運動など物理量の大きさと方向をもつもので，一般的に矢印で表す。理学療法の分野では運動学や臨床運動学，物理学で用いられ，力のモーメント，力学的エネルギーなどがベクトルにあたる。31 ➡力学，運動力学，生体工学，スカラー

**ペグボード** peg board 【手腕作業検査盤】
　一般職業適性検査で使用される検査器具のひとつ。上下各48個ずつ合計96個の穴が空いている検査盤と棒(ペグ)で構成され，さし込み検査，差し替え検査に使用される。指先のピンチ運動に利用している場合も多い。246 ➡一般職業適性検査，前職業的評価

**へしゅるかい**
**ヘシュル回** Heschl gyri 【横側頭回 transverse temporal gyri】 側頭葉の上部を横側頭溝によって分離されながら横に走る 2，3個の大脳回。外側溝の陰になり表面からは見えない。一次聴覚皮質に相当し，ブロードマンの41・42野にあたる。166 ➡シルヴィウス溝

**ペスト** pest 【黒死病】　ペスト菌による感染症。普通はネズミのノミを介して感染するが，患者からの飛沫感染によることもある。腺ペスト，敗血症ペスト，肺ペストの3病型があるが，ほとんどが腺ペスト。潜伏期は2～7日で突然高熱，悪寒，頭痛，疼痛で始まり，急速に衰弱する。60 ➡感染，感染経路，伝染病

**べっかーがたきんじすとろふぃー**
**ベッカー型筋ジストロフィー** Becker muscular dystrophy：BMD 　進行性筋ジストロフィーのひとつで，異常ジストロフィンの合成が原因となり発症する。遺伝形式は性染色体劣性遺伝。発症は5～25歳が多い。障害筋は近位部から全身に及ぶが，進行は緩徐である。デュシュンヌ型に比べ程度は軽い。183 ➡デュシェンヌ型筋ジストロフィー

**べっつのきょだいすいたいさいぼう**
**ベッツの巨大錐体細胞** giant pyramidal cells of Bets 　大脳皮質のⅥ層構造の中で主に運動野の第Ⅴ層にみられる大型の錐体細

胞。[106] ➡錐体細胞

**PE[C]T** = ポジトロン放出断層撮影法

**ベッドサイド** bedside　臨床的には医療行為を行う際の入院患者の居室またはベッドをさす。本来は疾患の急性期や病状が悪くてベッド上安静臥床を余儀なくされる者に対して医療を行う場合によく用いられることばであったが，ベッドが患者の入院生活上の拠点としての意識が高まってきたことからすべての医療展開の中心的場所として認識されてきた。特に理学療法士が患者の居室を訪れて行う，廃用性症候群の予防や日常生活活動（ADL）練習などの理学療法をベッドサイド練習またはベッドサイドリハという。また，ベッドサイド教育の効果がスタッフやスペースの問題はもちろん，これを受ける学生の側に積極的な態度がないと効果を期待できないことから医学に欠くことのできない積極的な態度を養成する目的で医師の卒後研修などで用いられる。このベッドサイドラーニングは生きた社会人である患者を診る眼を養成するといった医の哲学的な観点からもクリニカルクラークシップの根幹をなす。[186] ➡医学, 医療行為, 臨床研究

**ベッドサイドラーニング** bedside learning：BSL　病棟内実習のこと。患者と直接接することで医療職として必要な技術と態度を身につけ，かつ医療の行われている現場で専門技術を実践・学習する目的で行われる。[130] ➡ベッドサイド, 臨床実習, アーリーエクスポージャー

**ヘッドサポート** = ヘッドレスト

**ペットボトル症候群** pet bottle syndrome　糖質を多く含む清涼飲料水の多量摂取によって起こる糖尿病性ケトアシドーシス。10歳～30歳代に多く，ペットボトルにより清涼飲料水を大量に飲んでいることから名づけられた。[139] ➡1型糖尿病, ケトアシドーシス, 糖尿病性昏睡

**ヘッドレスト** head rest　【ヘッドサポート】　車いす座位時の身体支持部のひとつで，使用者の頭部と頸椎を適切な位置に支持する。一般的にはバックレストまたは背フレームからパイプ構造で，コミュニケーション，咀嚼，嚥下，表情，感覚器に影響しない頭部で支持される。[223] ➡車いす, 座位保持装置, 座位姿勢, シーティングシステム

**ヘッブ則** Hebbian rule　他の複数の軸索から刺激を受け，ある一定以上の刺激が神経細胞の細胞体に送られると（入力），電位が生じる（発火現象）。発火現象がくり返されると，シナプス接続が増強され，次の神経細胞群へ刺激が効率よく送られる。逆に入力なしで発火したり，入力しても発火しなければ，シナプス接続は抑圧される。[256] ➡シナプス可塑性, ニューラルネットワーク, 学習理論

**ペドメータ** = 万歩計

**ペナンブラ** penumbra　❶半影。半陰影帯。線源ではない光源やX線源によって不完全に照射された領域。幾何学的半影とも呼ばれる。❷脳梗塞の周りで血流不足により神経活動が低下している部分。ポジトロン放出断層撮影法による脳血流の画像では，虚血性脳血管障害直後に酸素摂取率の非常に亢進している場所としてみることができる。この部分は血流の改善がみられないと梗塞に進行していき，酸素摂取率が低下して壊死に至る。その前に血流を再開させることが，後遺症の軽減という意味でも重要になる。発症後3～6時間以内に閉塞血管を再開通させるための血栓溶解薬の投与が必要である。[69,124] ➡ポジトロン放出断層撮影法, 虚血性脳血管障害

**ペニシリン耐性肺炎球菌** penicillin resistant *Streptococcus pneumoniae*：PRSP　1967年に初めて分離された肺炎球菌で，ペニシリン結合蛋白質が変異してペニシリン・セフェム系薬剤に対する感受性が低下したもの。現在は臨床分離菌の約30～70％を占め，院内感染原因微生物として位置づけられる。[27] ➡抗生物質, 抗原抗体反応

**ベネット[脱臼]骨折** Bennett [dislocation-] fracture　第1中手骨基部の関節内骨折。骨折線はCM関節内に及び，長母指外転筋の作用で遠位骨片は橈側近位へ脱臼転位する。転倒や捕球などで母指に長軸方向から強い外力が加わって生じる。多くは外科的治療を要する。[209] ➡月状骨，バートン骨折，スポーツ傷害

**ベネディクト-ロス型呼吸計** Benedict-Roth [type] respirometer　閉鎖式回路を使い，呼気を円筒（ドラム）内に集めドラムの上下移動と移動距離から呼気量と呼気流速を測定する装置。ドラムが重いため速い気速の変化に対応できないという欠点がある。[76] ➡全肺気量，肺活量

**ヘバーデン結節** Heberden node　遠位指節間関節の変形性関節症。遠位指節間関節の腫脹・疼痛があり，次第に骨性隆起や屈曲拘縮を生じる。遺伝的素因の存在もあるといわれ，中年以降の手仕事をする女性に好発する。遠位指節間関節は関節リウマチでは侵されにくい。[43] ➡変形性関節症

**ヘパリン** heparin　分子量約1万のムコ多糖類でトロンボプラスチンの生成など血液凝固抑制作用をもち，白血球の好塩基球と組織内の肥満細胞の顆粒中に存在する。播種性血管内凝固の治療にはヘパリン療法といわれるヘパリンの大量投与が行われる。[27] ➡トロンビン，血液凝固

**ペプシン** pepsin　胃液に含まれる蛋白質分解酵素。胃粘膜の主細胞から分泌されたペプシン前駆体のペプシノゲンが胃液中の塩酸によって活性化され，ペプシンになる。最適pHは2～3。消化性潰瘍ではペプシン分泌が増加する。[14] ➡消化酵素，胃，蛋白質

**ペプチド結合** peptide bond　あるアミノ酸のカルボキシル基（COOH）と別のアミノ酸のアミノ基（$NH_2$）とが反応して水1分子（$H_2O$）が除去されてできる共有結合。2つ以上のアミノ酸がペプチド結合したものはペプチド，10以下のものはオリゴペプチド，10以上100以下のものはポリペプチドと呼ばれる。[14] ➡アミノ酸

**ヘマトキシリン・エオシン染色** hematoxylin and eosin stain：HE染色　細胞および組織を観察するには，一般に組織を薄く切った切片を作成し，これをガラスに貼り付けて光学顕微鏡で観察する。しかし，薄切りしただけの組織切片は通常，透明であり，その詳細を把握するのは容易ではない。観察を容易にするため，組織切片を適当な色素で染色する必要があり，HE染色は，組織切片の染色法のひとつである。HE染色は歴史的に，細胞学，組織学，病理学の発展とともに1世紀以上にわたって活用され，現在も組織染色のスタンダードな地位を不動のものとしている。HE染色では，一般に陰性荷電あるいは塩基性の部分が青紫色に，陽性荷電あるいは酸性の部分が赤色に染まり，核は青紫色に，核以外は淡ないし濃赤色に染まる。ヘマトキシリンは，メキシコのカンペチェ（Campeche）に生育する Hematoxylum campechianum, Linne というマメ科の植物から得られる。[238] ➡細胞，細胞診，エオシン

**ヘマトクリット** hematocrit：Ht；Hct　血液を遠心すると，血球成分と血漿成分とに分けられるが，このときの血球成分が全血液中に占める割合（%）をヘマトクリットという。成人男性39.8～51.8%，女性33.4～44.9%。血球の主成分は赤血球。値が減少すれば貧血，増加すれば脱水や赤血球増加症（多血症）が疑われる。[261] ➡血液

**ヘミバリズム** ＝片側バリズム

**ヘモグロビン** hemoglobin：Hb【血色素】
赤血球中に含まれるヘム（鉄とポルフィリンの複合体）とグロビンとの複合蛋白質。Hb中の鉄が酸素分子と可逆的に結合し，酸素を肺から組織へ供給する機能をもつ。酸素化されたオキシヘモグロビンは鮮紅色，脱酸素化されたデオキシヘモグロビンは紫紅色を示す。[261] ➡赤血球，血液

**ヘモグロビン $A_{1c}$** hemoglobin $A_{1c}$：$HbA_{1c}$

ヘモグロビン A は，イオン交換樹脂法により Hb $A_{1a}$, $HbA_{1a2}$, $HbA_{1b}$, $HbA_{1c}$ に分類される。いずれも同じ一次構造をもつが，β鎖の N 末端アミノ基が，糖またはその誘導体と結合している。このうち $Hb_{A1}$ の分画のひとつである $HbA_{1c}$ は，グルコースが非酵素的に結合したもので，$HbA_1$ の大部分を占め，その含有量は血糖値に比例する。基準値は 4.3〜5.8% である。$HbA_1$ は Hb 蛋白と糖が，非酵素的反応であるグリケーションの前期反応でできたアマドリ化合物である。アマドリ化合物は蛋白質の寿命の間，血中に存在するので，$HbA_1$ は赤血球の寿命から過去 1〜2 か月の平均血糖値を反映すると考えられる。臨床では $HbA_{1c}$ が過去の平均血糖の指標として用いられ，糖尿病のコントロールの良否の判断に用いられる。糖尿病における $HbA_{1c}$ の有用性は血糖と異なり，長期血糖コントロールおよびその推移の評価に優れている。5.8 未満優，5.8〜6.5 良，6.5〜7 可不十分，7〜8 可不良，8 以上不可と判断する。合併症の発症と伸展が抑制された平均値が 7.0%以下であったことより糖尿病治療ガイド 2004-2005 でこのように定められている。[261] ➡血糖, 糖尿病

**ヘモグロビン酸素解離曲線** hemoglobin-oxygen dissociation curve 　血液中の酸素分圧とヘモグロビン酸素飽和度の関係を示した S 字状の曲線（シグモイド曲線）。酸素供給機能を表している。[93] ➡グロブリン

**ペラグラ** pellagra 　ビタミン $B_2$（ニコチン酸）の欠乏によって起こる症候群で，皮膚炎，消化不良，下痢，不安感，認知症など，皮膚症状・消化器症状・神経症状を主徴とする慢性疾患。[69]

**ヘリオトロープ皮疹** heliotrope eruption 　上眼瞼に起こる浮腫を伴った薄赤紫ないし青紫色の紅斑。多発性筋炎の特徴的な症状のひとつ。多発性筋炎の中で紅斑性の皮疹のあるものを皮膚筋炎という。[93] ➡多発性筋炎, 膠原病, 紅斑

**ヘリカル CT** helical CT 　CT 装置の機種のひとつ。検査台を一定の速度で連続水平移動させ，同時に X 線管を照射対象部周囲に連続回転させて照射することで，コンピュータ断層撮影像が得られ，さらにデータを再構成することで 3 次元画像が得られる。[31] ➡診断, 画像診断法, コンピュータ断層撮影[法], 磁気共鳴画像, ファンクショナル MRI

**ヘリコバクター・ピロリ** Helicobacter pylori 　鞭毛をもつらせん状のグラム陰性桿菌。経口感染により胃粘膜に感染し胃炎を引き起こす。胃潰瘍，十二指腸潰瘍などとの関連も指摘されて，1994 年国際癌研究機関（IARC）は胃癌の原因のひとつであるとした。[65] ➡胃癌, 胃潰瘍, 胃カメラ

**ベル型** bell-shape 　連続した数値データで，左右対称的な度数曲線分布を示すものは，釣り鐘を垂直面で切断したような形になることからベル型として呼ばれる。多くの統計は正規分布を仮定しており，平均値を中心としたベル型の分布を示す。[129] ➡度数分布, 正規分布, ヒストグラム, 外れ値

**ベルクロ・ラ音** ＝捻髪音

**ベル現象** Bell phenomenon 　まぶたを閉じたときに眼球が上転する生理的現象。睡眠時，覚醒時ともに行われる。高齢になると消失する場合もある。末梢性顔面神経麻痺の場合，眼瞼裂が閉じず，この現象がみられる。[35]

**ヘルシンキ宣言** Declaration of Helsinki 　ヒトを対象とする医学研究の倫理の原則で，被検(験)者の利益が科学的・社会的利益より優先されるべきと明確に謳った，世界医師会 18 回総会（1964 年ヘルシンキ）人権宣言で，時代要請の改正を経て各国で尊重されている。[201] ➡世界人権宣言, 臨床研究, 被検(験)者

**ヘルスプロモーション** health promotion 【健康増進, 健康づくり】　1968 年の第 1 回国際ヘルスプロモーション会議で採択された「オタワ憲章」で提言された健康に対する考え方で，健康増進を意味する。健康の維持や疾

病の予防を目的として，人間の健康についての体系的・実際的な視野から総合的に健康管理をしようとするもの。健康管理を従来の経験的な健康法ではなく，科学的に裏付けされた理論に基づいて行おうとするものである。個々の体力や能力に応じたメニューを作成し，自ら体を動かす「行動体力」や疾病への罹患を防ぐ「防衛体力」の維持・増強を図る。近年は生活習慣病を有する者あるいは予備軍に対する運動指導が積極的に行われ，疾病発生を予防し健康な生活を維持できるよう病院をはじめ関係団体において指導教室が開かれている。また，スポーツ選手の運動能力の維持に関する管理や運動障害を有する者への指導を行うこともあり，日常生活レベルや運動レベルの広い範囲で健康維持を図っている。[142]

**ヘルスレコード** ＝カルテ

**ベルツ** Baelz, Erwin(Erwin von Baelz)　ドイツの医師(1849～1913)。1876年東京医学校(東大医学部の前身)の教師として来日。内科学をはじめドイツの医療技術や医学研究法を教え，日本の近代医学の発展に大きな影響を与えた。脚気やハンセン病の研究にも業績を残している。[120]

**ペルテス病** Perthes disease　大腿骨近位骨端部が阻血性壊死をきたす骨端症。原因は不明で，4～7歳の男児に多く発症する。股関節，膝関節，大腿部の痛みと跛行を訴えることが多い。股関節の屈曲・外転，内旋および伸展の可動域制限が認め，トレンデレンブルク徴候が陽性となる。壊死はほぼ修復されるが，その過程で骨頭の陥没変形，扁平巨大化などがみられる。保存療法の主体は免荷目的の股外転装具療法である。股関節を外転・内旋位に保ち骨頭を臼蓋内に求心位で収納し修復を待つ。四辺形ソケットの坐骨受けで免荷をするポゴスティック装具や各種の外転装具が用いられる。拘縮改善のための理学療法も重要である。骨頭の収納を確実にし，治療期間を短縮するために大腿骨内反骨切り術などの手術療法が行われることもある。最終的には治癒するが，将来的に変形性股関節症の原因となることがある。[294] ➡トレンデレンブルク徴候

**ヘルニア** hernia　臓器や組織が本来の場所から逸脱すること。ヘルニア門(出口)，ヘルニア嚢(膨出部分)，ヘルニア内容(嚢の内容)，ヘルニア被膜(おおう組織)で構成され，内ヘルニア(横隔膜など)と外ヘルニア(鼠径)，椎間板ヘルニアなどがある。[38]

**ヘルパー** helper　【ホームヘルパー home helper】介護保険制度における要介護者など，老人福祉事業における要援護老人，身体障害者，心身障害者(児)を抱えている家庭に訪問し，利用者が健全で安らかな在宅生活を送れるように援助するとともに，介護者の介護負担軽減を図るためのサービスを提供するもの。ホームヘルプサービスは居宅介護サービスとして最も期待されているサービスであり，その内容は，①身体介護(食事・排泄・衣類着脱・入浴・身体清拭・洗髪・通所介護など)，②生活援助(調理，衣類の洗濯補修，住居などの掃除・整理整頓，生活必需品の買い物，関係機関などとの連絡など)，③相談援助(生活，身上，介護，住宅改修に関する相談・援助など)がある。介護保険制度における報酬体系には①または②を中心業務とした場合と，通院などのための乗車または降車の介助が中心の場合がある。ヘルパーの養成(1・2・3級)は都道府県または指定事業所が実施し，所定の講義，実技講習を修了したものが認定される。[32] ➡介護，在宅介護支援センター，介護負担

**ペルビックティルト運動** ＝骨盤傾斜運動

**ヘルペス** ＝疱疹

**ヘルペスウイルス** herpes virus　球形の外側にエンベロープ(外被)を有するDNA型ウイルス。ヒトでは単純ヘルペスウイルス1型・2型，水痘・帯状疱疹ウイルス，EBウイルス(エプスタイン-バーウイルス)，サイトメガロウイルスがある。多くは幼児期に感染し，終生潜伏感染の形をとる。[274]

**ベル-マジャンディの法則** Bell-Magendie law

体性神経のうち，運動神経の神経細胞は脊髄前角(前柱)にあり，そこから運動神経線維は前根を通って遠心性に出る，感覚神経の細胞は脊髄神経節にあり，感覚神経線維は求心性に後根を通って脊髄に入るという法則。[169]

**ベル麻痺** Bell palsy　外傷，ウイルス，中毒などを除き，顔面神経麻痺の中でも発症の原因が不明の一側性麻痺。兎眼，ベル現象など特有の顔貌を呈し，顔面筋の運動麻痺，患側の舌尖2/3の味覚障害，涙分泌障害などを生じる。[168] ➡ 顔面神経麻痺

**ペロイド療法** peloid therapy【鉱泥浴 peloid bath】　火山性や沈殿性の泥などを用いた温熱療法の一種。古代より行われていたもので，鉱泥浴としての半身浴や全身浴，あるいは鉱泥パックとして塗布して使用していた。わが国の医療ではほとんど用いられていない。[261] ➡ 温熱療法, 物理療法

**便** ＝ 大便

**変位** displacement　物体がある位置からある位置へ移動したことを示す，方向と大きさをもつベクトル量。[57] ➡ 力学, 運動力学, 角速度, 角加速度

**偏倚** deviation　迷路，小脳，大脳，脳幹などの一側性の障害により，骨格筋の緊張に不均衡を生じ，運動を行うときに一方向への偏りを生じること。[258] ➡ 小脳性運動失調症, 重心動揺計

**便意** defecation desire　大便を催す感覚。大腸の蠕動運動によって直腸に押し出された糞塊が直腸粘膜を刺激し，その刺激が骨盤神経を介して仙髄排便中枢に伝えられ，さらに大脳皮質に及んで便意を催し，排便反射を起こして排便が起こる。[207]

**辺縁系** limbic system　辺縁葉および皮質内部の構造物(中隔核，扁桃体など)を総括した領域。視床下部を含む場合もあり，激怒や驚愕などの情動，これに伴う自律神経機能の調整，筋運動，嗅覚などと関わっている。[35]

**偏回帰** partial regression　重回帰分析で用いられる概念。従属変数に対する各独立変数の影響状態を偏回帰といい，その影響度合いは線形モデルの中で偏回帰係数として表される。独立変数が多い重回帰分析では，各独立変数の解釈が困難とされる。[92] ➡ 統計学, 線形モデル, 説明変数, 回帰係数

**変換** conversion　あるエネルギーを別のエネルギーに変えること。例えば超短波や極超短波は電気エネルギーを熱エネルギーに，超音波は音のエネルギーを振動エネルギーや熱エネルギーに変換する。[14] ➡ AD変換

**便器** bedpan；chamber pot　【トイレット toilet】　大小便をする器。主にトイレで使用する便器と居室やベッド上で使用するものに分かれる。前者には洋式便器と和式便器がある。後者には，ポータブルトイレ，コモードチェア，おまる，差し込み便器，ベッドパンなどの種類がある。[202] ➡ 便座

**変形** deformity　形や状態が変わること。四肢や脊柱の形態異常を広義で変形というが，狭義では後天性の形態異常を意味する。先天性の変形は奇形という。[22] ➡ 拘縮

**変形性関節症** osteoarthritis：OA　関節軟骨の変性によって起こる疾患。身体の様々な部位にみられる。変形性膝関節症，変形性股関節症などがある。老化が原因で起こるものを一次性関節症，外傷や関節炎，変形などの先行疾患のあるものを二次性関節症と呼ぶ。病理学的には，慢性退行性の変化による関節軟骨の変性により関節軟骨に様々な亀裂が起こり，軟骨が変化して表面が不整になり，荷重部の軟骨は磨耗して，剥離する。骨が露出するとそこが象牙化し，囊胞を生じてくる。非荷重部は増殖性変化が現れ骨棘が形成されて軟骨も骨化する。症状としては潜行的に発症して，初期には運動時痛と荷重時痛が起こる。関節の炎症が起こり関節液が貯留し関節が腫脹する。しばしば軋轢音や摩擦音があり，関節の拘縮も起こってくる。X線像では関節裂隙の狭小化，関節縁の先鋭化，骨棘の形成，骨の硬化と萎縮，嚢胞の形成などがみ

られる。生命に関する予後は良好であるが完全治癒は望めない。治療として薬物療法で鎮痛薬やステロイドホルモンなどによる鎮痛消炎薬が中心となる。物理療法として，ホットパック，超短波，極超短波などの温熱療法，プールなどの水治療などが用いられる。運動療法では疼痛を起こさない範囲での筋力増強が重要になる。特に大腿四頭筋の等尺性収縮は変形性膝関節症では重要な運動となる。関節拘縮の改善には，関節裂隙を少し牽引してこれを広げながら行うと痛みは減少しやすい。さらに筋の緊張に対してはホールドリラックス法などを利用するとよい。装具療法では，膝の場合，膝サポーターから硬性の膝装具までいろいろな種類の膝装具が出ている。膝関節の場合，逆に足部に楔形足底板を挿入すると，膝の荷重面が変化して疼痛が軽減する場合もある。杖やクラッチなどの歩行補助具も変形のある関節部の免荷を行う重要なものである。最後に手術療法がある。変形性股関節症には筋の解離術，骨切り術，関節固定術，関節形成術(カップ形成術，人工股関節全置換術，ガードルストーン術)などがある。変形性膝関節症では脛骨高位骨切り術，人工膝関節全置換術などがある。近年はまれであるが膝関節固定術などもある。[38] ➡ 変形性膝関節症, 変形性股関節症

**変形性頸椎症** = 頸椎症

**変形性股関節症** hip osteoarthritis；hip osteoarthrosis；coxarthrosis【股関節症】
　関節軟骨の摩耗や変性によって関節の破壊が生じ，続いて骨増殖性変化を生じる疾患。原因疾患が不明な一次性股関節症と，種々の疾患に続発する二次性股関節症に分類される。わが国においては一次性股関節症の発生頻度は低く，先天性股関節脱臼や臼蓋形成不全などの原疾患のある二次性股関節症が大部分を占める。理学療法においては，まず保存療法や術前の杖の使用・長距離歩行を禁止し，同時に，筋力強化などの運動療法，あるいは日常生活活動(ADL)指導をする。また，重労働や体重増加は関節破壊を助長するものであることを説明する。観血的治療の後には，筋力強化や関節可動域運動・歩行練習を適時行う。中殿筋の機能不全により，しばしば跛行が残る。人工関節置換術に対しては，術後合併症である股関節脱臼やゆるみ(loosening)，感染についての説明も十分に行う。特に，股関節脱臼をきたす禁忌肢位については，実際の動作を通した説明が好ましい。[297] ➡ 関節固定術, 人工関節置換術

**変形性骨炎** = 骨パジェット病

**変形性膝関節症** knee osteoarthritis；gonarthrosis【膝関節症】　膝関節軟骨の退行性変化に伴って増殖性変化が起こる疾患。原因疾患が不明で，老化現象と機械的影響によって成立する一次性膝関節症と，関節疾患や外傷に続発して起こる二次性膝関節症に分類され，大部分が一次性膝関節症といわれている。同じ荷重関節である股関節や足関節に比べて膝関節症は発症率が高く，中年以降では25〜40％が無症状のまま発症しているといわれる。特に，肥満傾向にある女性に多い。理学療法においては，保存療法や術前に対して杖の使用や日常生活活動(ADL)指導・運動療法として大腿四頭筋の強化・温熱療法や赤外線治療などの物理療法を行う。また，膝サポーターや足底板などの装具療法も行う。観血的治療の後にも筋力強化や関節可動域運動・歩行練習を適時行っていく。人工関節置換術に対しては，通常膝の屈曲制限が生じるため，基本的には和式から洋式生活への指導が行われる。肥満に対しては食事指導も行う。[297] ➡ 人工関節置換術, 高位脛骨骨切り術, 人工膝関節全置換術

**変形性脊椎症** spondylosis deformans
　椎骨，椎間板，椎間関節，諸靱帯，傍脊柱筋の退行変性により生じるが，老化に伴い緩徐に発生し，疾病の範疇に入らない症例をいい，無症状に経過するものも多い。X線学的には椎間板の高さの減少，それに一致する高位の椎体辺縁における骨棘形成が主な所見。脊髄症状や神経根圧迫症状は緩徐増悪の経過をたどるが，外傷などを契機に急激に悪化することもある。頸椎部では，上肢，特に手指のしびれ，握力低下，巧緻運動の障害，下肢の感覚障害や痙性麻痺症状がみられるこ

とがある。腰椎部では，腰痛や下肢のしびれ，馬尾神経性間欠跛行などの歩行障害がみられることがある。治療は，保存的には疼痛や痙縮に対して，消炎鎮痛薬や筋弛緩薬などの投与や温熱療法が行われるが効果はあまり期待できない。また，神経症状に対して介達牽引や直達牽引が行われる。腰椎部ではコルセットなどが処方される。観血的治療には，椎弓切除術，脊柱管拡大術などがある。[43] ➡腰痛，脊柱管狭窄症，脊柱側彎症

**偏見** prejudice 十分な根拠・事実に基づかない，他人や集団などに対する単純化され固定した紋切型の否定的態度。ステレオタイプ化した認知に否定的感情や評価が加わり形成される。否定的行動に発展すると差別になり社会問題化する。[160]

**便座** toilet seat 洋式便器やポータブルトイレの腰掛ける部分。座る高さを上げる補高便座，和式を洋式に変える据置式便座，立ち上がりを補助する昇降便座などがある。座位の安定性や痛み，皮膚の状態，立ち上がり能力を考慮して選択する。[202] ➡便器

**変数** variable 対象として取り上げた個体の特徴を示す任意のデータ（数値）で，データが計数的である定量的変数と分類的である定性的変数に分けることができる。変量あるいは確率変数と呼ばれるものとは区別が必要である。[129] ➡データベース，統計学，記述統計，相関，因果関係

**片頭痛** migraine 頭蓋外血管拡張により生じる発作性，反復性の頭痛。拍動性の痛みがあり，発作時に光過敏，音過敏に加え，悪心，嘔吐を伴うことがある。前駆症状として閃輝性暗点が有名である。遺伝的要素が強く，20〜40代女性に多い。[41]

**変性** degeneration；denaturation **1**組織や細胞に生理的に存在しない物質の出現や生理的物質の量や存在する部位の異常，また，高度な形から低度な形への変化を示すこと。**2**蛋白質のような生体高分子が種々の原因によって，その一次構造の変化を伴わず立体構造に変化をきたし物質の性質を変えること。[171] ➡病理学，**2**神経の変性，脊髄小脳変性症

**片側検定** one-sided test；one-tailed test 母集団が正規分布の場合，帰無仮説の棄却域を片側だけにとる検定。これらは比較対象の大小のみを問う対立仮説のときだけに適応され，比較的小さな差であっても意義があると判断される。[265] ➡統計学，母集団，仮説，帰無仮説，棄却，有意水準，正規分布

**片側バリズム** hemiballism 【ヘミバリズム】 体の半側に現れる上・下肢の激しい非律動的な不随意運動。多くは急性に発症し，視床下核，入出力系の障害が原因となる。主に脳血管障害で発症するが，糖尿病での高血圧によっても発症する。[150]

**ベンゾジアゼピン系抗不安薬** benzodiazepine derivative antianxiety drugs 中枢神経系を抑制することにより精神鎮静と筋弛緩をもたらし，不安と緊張を緩和する薬物。アルコールと併用すると依存症を招く危険がある。[149] ➡抗精神病薬，三環系抗うつ薬，抗うつ薬

**ベンダー・ゲシュタルト検査** Bender Gestalt Test；BGT ベンダー（Bender, L.）により創案された，器質性脳障害の有無，精神発達，性格の判定などに使用される検査。被検者に9種類の図形を提示し，それを規定の白紙に模写させ，その結果を一定の基準によって処理，分析する。[87]

**べんち**（胼胝） callosity；callus；tyloma 【たこ（俗称）】 結合組織の線維成分や基礎物質が増えて硬化した組織。主に皮膚において，持続的な圧迫や摩擦が加わって生じる角質肥厚。他に心筋胼胝・胸膜胼胝・胼胝性潰瘍などがある。[35]

**ベンチアライメント** bench alignment 水平な作業台の上で，足部より上部のパイロン，膝部，ソケットなどの各構成要素を組み上げていく際の空間的な位置関係をベンチ

アライメントといい，その要素は正常下肢に近い軸位になるように組み立てる。[211] ➡ アライメント，静的アライメント，動的アライメント

**弁置換術** cardiac valve replacement；valve replacement 心臓弁膜症に対して，弁を取り除き生物弁や人工弁を縫着する手術。哺乳類などの弁を利用する生物弁は，術後血栓形成が起こりにくいが耐用年数が問題になる。一方人工弁は術後血栓予防が必要であるが，耐用年数に優れている。[293] ➡ 人工弁

**ベンチレーター** ＝ レスピレーター

**変動係数** coefficient of variation；CV データの標準偏差をデータの平均値で割り100倍したもの。データの分布のばらつき度合いを示し，測定の大きさの変化に依存しない。測定の精度の比較によく用いられる。[259] ➡ 度数分布，正規分布，標準偏差，平均値

**扁桃体** amygdaloid body 線条体の一部で側頭葉最吻側の側脳室下角先端に位置する神経核。アーモンド（扁桃）に形が似ることからこの名がある。大脳核に属し，細胞構築と線維結合が異なるいくつかの核の複合体で，情緒反応としての怒り，攻撃性，性徴の発現などを統御すると考えられている。皮質内側核群，中心核および基底外側核群の3群に分けられ，霊長類では基底外側核群が発達している。[27,257] ➡ 側頭葉，大脳辺縁系

**ベントン視覚記銘検査** Benton visual retention test ベントン（Benton, A.L.）により創案された，視覚記銘力をみる検査。1つの図版に1〜3個の幾何学図形が描かれたものを10枚使用し，それを再生することにより評価する。[87]

**ヘンネマンのサイズの原理** ＝ サイズの原理

**便秘** constipation 排便の回数や排便量が減少し，排便困難や苦痛を感じる状態。腸管の運動障害，腸での水分過吸収，腸粘液の分泌低下などが生じるためで，病因別には器質性便秘と機能性便秘に分けられる。[35]

**ペンフィールド** Penfield, Wilder Graves 米国出身でカナダに在住した脳外科医（1891〜1976）。てんかんの外科治療の先駆者。局所麻酔下での脳外科手術で，電気刺激に対して運動や感覚が誘発されることから，運動野，感覚野のホムンクルスの存在や機能的マッピングを確認した。[5] ➡ 大脳機能局在論，運動野のホムンクルス

**扁平コンジローマ** flat condyloma 第二期丘疹性梅毒疹のひとつ。接触により浸潤した部位からトレポネーマ・パリズム（Treponema pallidum）が排出され感染する。ほとんどが性交による感染であるが，まれに輸血を介して感染する。外陰，肛囲のほか，腋窩，乳房下にも好発し，潰瘍化する。[217] ➡ 梅毒

**扁平上皮** squamous epithelium 身体の自由表面をおおう上皮細胞で，外形が高さより幅が大きいもの。細胞が基底膜上に1列に並んだ単層扁平上皮は血管内皮，漿膜などで，2列以上の重層扁平上皮は表皮，口腔，食道などにみられる。[180] ➡ 組織，細胞

**扁平上皮癌** squamous cell carcinoma 重層扁平上皮細胞に由来する悪性上皮性腫瘍。食道癌，喉頭癌，舌癌，皮膚癌，子宮頸癌の大半，肺癌の一部が扁平上皮癌である。[238] ➡ 癌

**扁平足** flat foot 一般には足底の縦アーチが低下した状態をいう。横アーチの低下したものは横軸扁平足という。原因は先天性，外傷性，麻痺性，静力学性に分けられる。扁平足に対しアーチサポートでアライメントを整えることがある。[161] ➡ アーチ，アーチサポート

**弁別** ＝ 識別

**弁別閾** discrimination threshold 【識別閾，差閾 differential threshold】 感覚刺激の強さ，位置，性質などを変えたとき，それを識

別できる最小の刺激変化量。ドイツの生理学者ウェーバー（Weber）はもとの刺激の大きさを S，弁別閾を $\Delta S$ とすると，$\Delta S/S$ が一定であることを示した（ウェーバーの法則 Weber law）。[231]

**弁別学習** discrimination learning　ある特定の刺激に対する反応を学習強化し，それ以外の刺激に対しては反応が生じないようにすること。特定の刺激を弁別刺激という。[113]

**弁別性感覚** discriminative sensation 【判別性感覚 epicritic sensation】　視覚・聴覚・平衡覚・触圧覚・深部覚など，感覚の質や種類，発生部位がはっきりと識別できるもの。識別性の低い原始性感覚（温度覚や痛覚などの一部）より判別能力が高いもの。[35]

**弁膜症** ＝ 心臓弁膜症

**片麻痺** hemiplegia　一側の上下肢にみられる運動麻痺。脳の障害部位としては内包付近が多いが，大脳皮質，脳幹，脊髄の障害でも起こる。原因疾患としては脳血管障害によるものが多く，上位運動ニューロン障害の典型的なものである。理学療法を実施する際はプログラム立案や目標設定，予後予測を行うための評価が重要である。片麻痺の評価としては，ブルンストロームステージがよく用いられる。筋トーヌスの評価としては，痙縮を6段階に評価する改訂アシュワース尺度（Modified Ashworth Scale）が用いられることがある。機能障害を包括的に評価するものとして，脳卒中障害評価法（Stroke Impairment Assessment Set；SIAS）や，フグル-メイヤー尺度（Fugl-Meyer Scale）がある。活動制限レベルでは機能的自立度評価法（FIM），バーセル指数（Barthel Index）などがよく用いられる。[79] ➡脳卒中，ブルンストロームステージ

**片麻痺患者の歩行能力分類** walking ability classification of hemiplegic patients　片麻痺者の評価の一方法。歩容とその基礎にある運動パターンを分類すること。片麻痺者の歩行能力の水準は，活動と参加に直接的に影響する要因なので，発症後の歩行能力の推移から障害構造を分析しプログラム立案や予後予測に用いる。[169] ➡脳卒中，片麻痺，歩行分析

**ヘンレのワナ** Henle loop 【ヘンレ係蹄，ヘンレループ，尿細管係蹄 nephronic loop】
尿細管の一部で，近位尿細管と遠位尿細管の間の部分。近位尿細管が細くなって腎皮質から腎髄質に向かう下行脚と再び腎皮質に向かう上行脚からなる。上行脚では尿細管は再び太くなり遠位尿細管へとつながる。[242]

# ほ

**歩** = ステップ

**ポアズイユの法則** Poiseuille law 【ハーゲン-ポアズイユの法則 Hagen-Poiseuille law】
毛細管を単位時間に流れる液体の流量は管の半径の4乗と管壁の圧力に比例し,管の長さと液体の粘性に反比例するという法則。血流量の調節にこの法則を当てはめて考えることができる。[53] ➡ 全血液量,血管,血圧,粘性

**ホイートストーンブリッジ** Wheatstone bridge　計測機器などにおける電気抵抗や電圧の精密測定を行うために用いられる電気回路。4角形状の回路に加え,対角線状の回路が交差しブリッジ回路をつくる。このような回路をホイートストーンブリッジという。[92] ➡ 増幅回路,高電圧電気刺激法,機能的電気刺激

**保育器** incubator 【インキュベータ】
新生児を対象とした温度,湿度および酸素の供給など生命維持管理のできる保育装置。装置は,プラスチック製の透明な箱型で内部の観察ができる。輸液や心電図,X線検査も可能。従来は,低出生体重児・ハイリスク児を対象としたが,近年では裸体での観察が容易なため使用対象が拡大している。[176]

**ホイスト** hoist　天井走行式リフターや床走行式リフターの支持部分。リフターを取り付け,歩行困難な人の移動を円滑にするための福祉機器。[189] ➡ 福祉機器,介助,リフター

**ボイタ法** Vojta method 【ヴォイタ法】
脳性麻痺の治療法としてボイタ(Vojta, V.)により開発された神経生理学的アプローチのひとつ。ボイタは,脳性麻痺の運動障害は異常筋トーヌスや異常な姿勢,運動パターンによって移動運動が低位レベルに遅滞していることが問題であるとした。正常新生児でみられる反射性寝返り運動と反射性腹這い運動とからなる反射性移動運動に着目し,仮説として脳性麻痺では反射性移動運動を構成する協調的運動要素が欠如するとし,臨床でこの仮説を検証した。治療することで欠如した運動要素を賦活し,これを高位レベルの運動の構築要素に変えることができると考えた。実際の治療手技では,児を出発肢位という特定の肢位に保持し,反射性移動運動にみられる運動パターンを誘発することで,運動の基本的要素である①重力に抗して起き上がり・支持する機構,②相運動(関節運動),③姿勢反応能(空間での体位変化に応じる姿勢の自動調節機能)が保障されるとした。[165] ➡ 反射性移動運動,脳性麻痺,神経生理学的アプローチ

**ホイップ** whip 【ウィップ】　歩行において離床時に踵が内側または外側へ動く現象。踵が内側へ動く場合を内側ホイップ,外側へ動く場合を外側ホイップという。[210] ➡ 内側ホイップ,外側ホイップ,大腿義足

**ボイド切断** Boyd amputation　足部の切断法のひとつで,ショパール関節で前足部を離断したのち,距骨を摘出し踵骨を前方にずらして,踵骨を脛骨下面で骨癒合させる方法。骨癒合によって二次的な変形が生じず,完全な断端支持が可能となる反面,断端軸長が短いため踏み切り期で断端前下部に力がかかりやすく,疼痛を生じることがある。[210] ➡ 義肢

**ボイル-シャルルの法則** Boyle-Charles law
気体の温度(T),圧力(P),体積(V)はPV/T=一定の関係がある。これをボイル-シャルルの法則という。つまり,気体の温度が上昇するとその体積は増加し,気体の圧力が増加するとその体積は減少する。[92] ➡ 気体,温度,圧力

**母音** vowel　発音の際,舌や歯などに妨げ

られずに呼気が喉頭から口腔内を通り抜けて発せられる音。日本語の場合はa, i, u, e, oが基本型で，舌，唇の変化で区別をつける。舌や歯などに妨げられて雑音を伴う発生音は子音という。[240] ➡半母音

**ほういかいぼう**
**法医解剖** ⇨ **司法解剖**

**ぼうえいきせい**
**防衛機制** defense mechanism　不安など不快な感情を弱め，心の安定と調和を図るための，自我による無意識的働きを防衛といい，そのための様々な手段を防衛機制という。精神分析における中心概念のひとつで，フロイトが唱え，娘のアンナ(Anna Freud)が体系化した。その中核は抑圧(不安を生じさせるおそれのある欲求を無意識の中に閉じ込めること)であるが，現在ではその他にも多くの防衛機制が認められている。代表的なものをあげると，否認(否定)，摂取(取り入れ)，同一化(同一視)，投射(投影)，反動形成，隔離(分離)，打ち消し，転換，知性化，合理化，退行，逃避，置き換え，補償，固着，昇華などがある。これらは，通常は単独ではなく，いくつかが互いに作用しながら同時に働いている。防衛機制そのものは適応のために重要でありだれにでもみられる正常な働きであるが，特定の手段(昇華を除いて)のみ過度に用いられると，病的症状や偏ったパーソナリティ構造となり不適応状態に陥ってしまう。[224] ➡フロイト

**ほうかしきえん**　　　　　　**ほうそうえん**
**蜂窩織炎**(旧名)　＝ **蜂巣炎**

**ほうかついりょう**
**包括医療** comprehensive medical care 【総合医療】　医療の概念を健康の維持・増進から疾病の予防・治療，リハビリテーションまでを包括するものとしてとらえる考え方。これは，医療法第一条の二にも「医療の内容は，単に治療のみならず，疾病の予防のための措置及びリハビリテーションを含む良質かつ適切なものでなければならない」と定められている。旧来，医療現場では専門細分化が進み患者を専門臓器別にとらえ，患者を診ずに臓器をみることに偏りがちであった。そのために医療費の高騰を招いたり，患者のニーズを満足させることができなくなり，近年患者を全人的(身体的・心理的・社会的)にとらえていくことの必要性が認識されるようになった。包括医療を実現するためには，地域の医療ニーズを把握し，地域の医療資源を開発すること，その医療資源が機能的であることが要求されると同時に，医師を中心としたプライマリヘルスケアに携わる医療チームの確立が不可欠である。[192] ➡医療チーム

**ほうかつきょういく**　　　**とうごうきょういく**
**包括教育** ＝ **統合教育**

**ほうかつばらい**
**包括払い** bundled payment【定額支払い fixed sum payment】　医療行為ごとの費用を合計して，かかった分だけ支払う制度を出来高払いといい，これに対して，あらかじめ疾患ごと，あるいは入院1日あたり，外来1回あたりに決められた費用の額を支払う制度を包括払いという。わが国の診療報酬は1961年の国民皆保険制度の実施以来，出来高払い制であったが，近年の経済不況の中で医療費抑制の見地から，包括払いが議論・検討されはじめた。DRG/PPS(診断群別包括支払い方式)の試行を経て2003年4月より特定機能病院など82病院を対象にDPC(診断群分類)による包括評価が行われている。包括払いには，医療側にとって経費が少ないほど利益が上がる，請求が容易，患者側にとっては前もって支払額が決まっていて支払いの不安がなくなる，などの利点があるが，診療報酬は診療内容に関係ないため，診察が消極的になったり，重症者が避けられる，などの不利を招きかねないなどの問題が懸念される。[192] ➡医療費，マネジドケア，医療保険制度

**ぼうぎょはんしゃ**
**防御反射** defense reflex【回避反射】　有害な刺激を回避して生体を守ろうとする反射。痛みや熱などの刺激に対して，肢全体を屈曲させて逃れようとするひっこめ反射は防御反射のひとつ。多くの筋群が同時に反応する複雑な動作といえる。[148] ➡屈曲反射

**ぼうこう**
**膀胱** urinary bladder；bladder　尿を一時的に貯留する伸縮性のある嚢状器官。骨盤内の恥骨結合の後部に位置し，男性では直腸の前方，女性では子宮と腟の前方にある。一定量に達すると尿道から排出される。通常，容

量は300〜500 ml，最大容量は通常の約2倍とされる。[145] ➡膀胱直腸障害,尿

**膀胱直腸障害** bladder and bowel dysfunction；bladder and rectal disturbance　骨盤神経(副交感神経)，下腹神経(交感神経)，陰部神経(体性神経)の直接損傷や上位中枢の障害によって，膀胱と直腸の機能が障害された状態。排便障害，排尿障害を生じる。理学療法では脊髄損傷などで遭遇することがある。排便障害では，腹部マッサージ，軽度の肛門刺激，腹圧，食後の胃・大腸反射(胃・結腸反射)などにより排便を促し，排便習慣を確立することが重要である。また，麻痺性イレウス，自律神経過反射などに注意が必要である。排尿障害では神経因性膀胱を呈する。[36]

**縫合法** suture；stitch　組織や器官，臓器を縫い合わせること。皮膚縫合，筋肉縫合，腱縫合，骨縫合，神経縫合，血管縫合，胃腸管縫合などがあり，それぞれに適した縫合法がある。基本的な縫合法は連続に縫う連続縫合と縫合結紮をくり返す結節縫合。[266]

**芳香療法** = アロマテラピー

**放散痛** radiating pain　内臓器官に病変が存在する場合，隣接した神経線維も刺激されるため病変部位から離れた特定部位に神経の走行に沿って広がる神経痛に似た痛み。上腕神経痛，坐骨神経痛，肋間神経痛，腰痛などで起こる。[168] ➡関連痛

**房室結節** = 田原の結節

**房室束** = ヒス束

**放射性同位体** radioactive isotope：RI 【放射性同位元素, ラジオアイソトープ radioisotope, 放射性核種 radionuclide：PN】　放射線を放出する性質(放射性)をもつ同位体(同位元素)。化合物の構造解析や定量，腫瘍マーカーのトレーサー，吸収能・排泄能による機能診断，心筋シンチグラフィーや RI アンギオグラフィーなど画像診断など広く用いられている。[230] ➡放射線医学,画像診断法,ラジオイムノアッセイ,診断,シンチグラフィー,フィルムバッジ

**放射線医学** radiology　放射線エネルギーを利用して診断や治療を行う医学のこと。1985年のレントゲンによる X 線および X 線透視法，撮影法の発見以来，様々な検査，治療法が開発されて，放射線診断学，放射線治療学，核医学などが確立されている。[267] ➡レントゲン,許容線量,画像診断法,診断,癌

**放射線量** = 線量

**放射熱** = 輻射熱

**放射免疫測定法** = ラジオイムノアッセイ

**報酬系** reward system　情動に関係する脳内機序としての快感系。快または報酬を求める目的指向行動の基礎となるもので，大脳辺縁系の梨状葉，海馬，扁桃核，帯状回などにおけるノルアドレナリン作動ニューロンが関わっている。[257]

**疱疹** herpes 【ヘルペス】　小水疱や小膿疱が皮膚粘膜などに集まった状態。単純疱疹，帯状疱疹，疱疹性膿痂疹，妊娠性疱疹，疱疹状皮膚炎などの疾患がある。[35]

**房水** = 眼房水

**放線冠**(大脳の) corona radiate　脳の島皮質の入出力線維の走行部分で大脳皮質と内包の間をコロナ状に走る線維束。島の最深部。投射線維(大脳皮質と皮質下の脳部位や脊髄を連絡する線維)に含まれ，皮質に上行してくる求心性線維と皮質から下行する遠心性線維とからなる。錐体路は皮質の運動野から出て放線冠を通り内包後脚に集まり大脳脚の中央部，橋を経て延髄の底部へいく。そのため，内包部では錐体路が密集しているので小さな障害でも対側の痙性麻痺を引き起こす。放線冠の障害では，同じような大きさの病巣では限られた部分(例えば手とか足)の麻痺が生じる。[106] ➡運動野,内包性片麻痺

**蜂巣炎**（ほうそうえん） cellulitis；phlegmonous inflammation；phlegmon 【蜂窩織炎(旧名)】 創傷より侵入した連鎖球菌・黄色ブドウ球菌などに感染して生じるびまん性進行性の急性化膿炎症。創傷部の著しい疼痛，全身症状としての悪寒戦慄または高熱がみられる。皮下疎性結合組織に起こる場合(表在性)と，筋間，臓器周囲などの疎性結合組織に起こる場合(深在性)がある。[43]

**包帯**（ほうたい） bandage 患部(創部，病変部)の保護・治療のため，主として身体に装着する衛生材料。材料により巻軸帯，布帛包帯，ギプス包帯，副子包帯に分類される。包帯法は目的により被覆包帯，支持包帯，圧迫包帯，固定包帯，牽引包帯などがある。[233]

**棒体操**（ほうたいそう） rod exercise 肩関節拘縮の症例に対して自主トレーニングとして処方される健側介助による運動療法。1m弱の棒を両手で握り，挙上，外旋，内旋，伸展の要素を含んだ運動を行うことで，関節可動域の改善を図る。疼痛を引き起こさないように注意する。[159] ➡運動療法

**法定伝染病**（ほうていでんせんびょう） legal communicable disease 伝染病予防法に基づいて指定された病院，隔離病棟に入れなければならない伝染病。腸チフス，パラチフス，発疹チフス，コレラ，赤痢，ジフテリア，痘瘡，ペスト，猩紅熱，流行性脳脊髄炎，日本脳炎の11種の伝染病が定められていたが，感染症新法(1999[平成11]年施行)により本呼称は用いられなくなり，4つの感染症類型と指定感染症，新感染症に分類されている。[126]

**放熱**（ほうねつ） radiation of heat 熱を放散すること。生理学的な放熱は皮膚表面，発汗，呼気などにより行われる。種々の病の原因で体温調節中枢の変調をきたし，過剰な体熱の生産と放熱が行われている状態を発熱という。[126] ➡発熱

**訪問看護ステーション**（ほうもんかんごすてーしょん） visiting nursing station 都道府県知事の指定を受けた指定居宅サービス事業者で，医師の指示のもとに，居宅の寝たきり老人などへの訪問看護サービスを専門に行う機関。従事者は，保健師，看護師または准看護師が常勤換算2.5人以上と理学療法士，作業療法士が適当数，専従の管理者(保健師または看護師)である。対象者は，①予防的ケアを必要とするもの，②リハビリテーションや健康的な生活の保持を必要とするもの，③ターミナルケアを必要とするものである。業務は医療保険，介護保険制度の適用をうけ，その内容は，①病状の観察と情報収集，②療養上の世話，③診療の補助，④精神的支援，⑤リハビリテーション，⑥家族支援，⑦療養指導である。このうち理学療法士は機能訓練，家族への介護法の指導，福祉用具利用や住宅改修に関する相談・紹介などを行う。現在，訪問リハビリテーションは訪問看護ステーションからも行われているが，今後，リハビリステーションの単独設置が望まれている。[32] ➡在宅医療，居宅介護支援サービス，訪問リハビリテーション

**訪問リハビリテーション**（ほうもんりはびりてーしょん） visiting rehabilitation リハビリテーションを必要とするが，通院してのリハビリテーションが困難な居宅療養者に対して理学療法士あるいは作業療法士がかかりつけの医師の指示のもと居宅に訪問して居宅の環境を考慮のうえ，理学療法，作業療法など継続して行うもの。その内容は，①廃用症候群の予防と改善，②基本的動作能力の維持・回復，③日常生活活動の維持・回復，④手段的日常生活活動の維持・回復，⑤対人・社会交流の維持・拡大，⑥介護負担の軽減，⑦福祉用具利用・住宅改修に関する助言がある。また，利用者が利用しているサービス関係者と密接に連絡調整をとり，情報の交換や援助方針の確認を行う必要がある。1988年に在宅医療推進の目的で老人診療報酬に新設され，現在では医療保険，介護保険制度での適応となり，病院，診療所，介護老人保健施設，訪問看護ステーションから行われている。[32]

**方略**（ほうりゃく） ＝ストラテジー

**飽和脂肪酸**（ほうわしぼうさん） saturated fatty acid 天然の脂質に含まれる脂肪酸は偶数個の炭素原子をも

つ直鎖の化合物であるが，このうち，二重結合をもたないものを飽和脂肪酸，二重結合をもつものを不飽和脂肪酸という．前者にはパルミチン酸，ステアリン酸，後者にはオレイン酸，リノール酸などがある．[14] ⇒脂肪酸,脂質

**補液** fluid replacement　減少した機能的細胞外液を補給すること．水・電解質，アミノ酸，糖質，脂肪などの輸液製剤を投与する．乳酸加リンゲル液を用いるのが一般的である．[35]

**POEMS症候群** ＝クロウ-深瀬症候群

**ポータブルトイレ** bedside commode
　どこでも簡単に使用できるイス型便器．夜間頻尿時やトイレに行くまでに時間がかかり間に合わない場合などに使用する．座りやすく，立ち上がりやすい高さのものを選ぶ．背もたれや肘かけがあるもののほうが安定する．[189]

**ボーマン嚢** ＝糸球体嚢

**ホームエバリュエーション** home evaluation
　在宅における生活環境の調査・評価であり，家屋状況，家の周囲の環境，家族状況を把握し，それを基に対象者および介護者の安全性，安楽性，動作の容易さを保障するための指導・助言を行う．家屋改造が主要な目的となることが多く，部屋の間取り，家具の配置，補助機器の使用状況を調査し，スペースや段差などの測定を行い，移動能力や姿勢の安楽性などを考慮した家屋改造案を作成し，提案する．大幅な改造や改築を必要とする場合から，手すりの設置や家具の配置換えのみで対応する場合があり，必要経費や機器の紹介についての相談にも応じる．また，在宅での生活環境における日常生活活動の実用性や介助方法を評価し，補助機器の選択と使用方法，介助方法の指導，介護者の調整，日中の生活の場や活動内容などについても指導が必要である．通常，病院からの退院前に行う退院前訪問指導として実施することが多いが，環境整備後の再評価を行うことも重要である．[29]

⇒家屋改造,環境,生活,住環境整備

**ホームズ型遺伝性運動失調症**
Holmes type of hereditary ataxia
　ホームズ(Holmes, G.M.)によって記載された遺伝性の運動失調症．30～40歳代で徐々に進行する歩行障害で発病し，その後上肢の運動失調症や失調性の言語障害がみられるようになる．小脳の虫部に著しい萎縮がみられる．[239]

**ホームズ-スチュアート徴候**
＝スチュアート-ホームズ徴候

**ホームプログラム** home program　自宅で，対象者自身および家族によって実施される身体機能や能力の維持，改善を目的としたプログラム．目的や方法を明確に説明し，運動の方法や量をモニタリングすることが必要である．活動性が低下している場合には，生活リズムやポジショニングについても指導が必要である．[29]

**ホームヘルパー** ＝ヘルパー

**ホールパイク法**　❶Hallpike method【冷温交互検査】❷Dix-Hallpike method
　❶眼振検査ひとつ．体温より7℃低い30℃の冷水と，体温より7℃高い44℃の温水を用い，右-冷，左-冷，右-温，左-温の順に4回外耳道に注入する．1回毎に約5分休止期をとり反応をみる．❷ディックス-ホールパイク法．良性発作性頭位めまい症に対する眼振検査．座位から，左右どちらかに頭部を回旋させ，かつベッドの端から頭部を垂らした背臥位へ速やかに体位を変換させることで回転性めまいと眼振が認められる．[28] ⇒眼振

**ホーン-ヤール尺度** ＝ヘーン-ヤール尺度

**補外** ＝外挿

**歩隔** step width；walking base　歩行時の両足部の左右方向の(前額面における)距離．接地した左右の踵の中央，または足関節の中

心を基準点として計測する。歩行の安定性の指標として利用され，過小の場合左右方向の不安定性，過大の場合前後方向の不安定性が示唆される。[206] ➡歩行周期

**保菌者（ほきんしゃ）** ＝キャリア

**ぼけ老人（ぼけろうじん）** ＝老年認知症（ろうねんにんちしょう）

**保健師（ほけんし）** public health nurse：PHN　保健師助産師看護師法において看護師の資格をもつ者，あるいは看護師養成機関を卒業した者が，保健師学校で6か月以上の課程を修了した後，厚生労働大臣の免許を受けて保健指導に従事することを業とする者をいう。看護業務に就くこともできる。業務内容は乳幼児健診および予防接種，育児相談，未熟児の家庭訪問，妊婦への母親学級などの母子保健，精神衛生相談，生活習慣病・老人保健対策としての健診や健康相談，さらには健康教育など地域の幅広い保健活動を担っている。目的および対象は健康の増進を図るとともに，健康を損なうおそれのある人，すでに健康上の問題を抱え日常生活に支障をきたしている人，あるいは退院後の日常生活の規制が必要な状態の人たちが医療をうまく活用できるように援助している。近年，慢性疾患や難病，公害病などの疾病構造の変化，高齢社会，核家族化などの社会情勢の変化に伴い，地域保健活動への期待が高まっている。[186] ➡看護職，保健所，老人保健法，チーム医療，訪問看護ステーション

**保険指導・監査（ほけんしどう・かんさ）** teaching and inspection of medical insurance　理学療法部門においては施設基準認定を受け，基準に沿って理学療法が適切に運営されているかをチェック・指導すること。その役割は各都道府県が担う。目的は人員，患者数，業務関係書類の整備状況などの適正を図ることである。[53] ➡医療機関，医療保険制度，保険診療，カルテ，看護基準，診療報酬請求

**保健所（ほけんじょ）** public health center　保健所法に基づいて，地方における公衆衛生の向上および増進を図ることを目的に，人口約10万人に対し1か所を基準に都道府県または政令で定める市，および東京都の特別区が設置する行政機関。地域の保健活動の管理的な役割とともに専門的な実践機能をもつ。医師，薬剤師，獣医師，保健師，助産師，看護師などの職員に加え，近年，保健分野のニーズに伴い理学療法士が勤務するようになってきた。管轄する地域の特性を把握しながら，市町村間の連絡調整，指導，助言など広域の事業や支援，また許認可事務，検査業務，技術的な面の多い事業や医療費助成の対象疾患などを担当している。具体的には，未熟児療養医療，訪問指導，慢性疾患児・障害児(者)の療育指導・相談，一般健康診査後の専門的追跡健診・指導，精神保健，エイズの検査・カウンセリングなどを行う。また，「21世紀における国民健康づくり運動(健康日本21)」の推進も行う。[264]

**保険診療（ほけんしんりょう）** insurance-covered health care services　保険診療とは，公的保険の負担範囲内で行われる国により決められた診療で，保険診療の担当者として都道府県に登録された医師・歯科医師(保険医という)が，都道府県の指定を受けた病院・診療所(保険医療機関という)において行う。医師らへの診療報酬額が決められている。[192] ➡診療報酬請求

**歩行（ほこう）** walking　ヒトの二足歩行で二重支持期は速度の増大に伴い減少する。二重支持期のあるものを歩行，消失したものを走行という。速度の増大は主に下腿三頭筋の働きによるが，体格や筋力によってステップ長を増大させるものと歩行率を増大させるものとがある。小児では約3歳で成人と同じ歩容となった後，成長に伴って身長，下肢長も増大するため，ステップ長も増大し，相対的に歩行率は減少する。動物の移動動作の中でヒトの二足歩行は力学的，神経生理学的に特徴を有している。力学的な特徴のひとつは，重力に抗して身体を直立させながら，全身を移動させることができる点である。四肢の交互動作により目標物に正対したまま移動が可能となっている。四肢の交互動作はエネルギー効率の観点からも有効である。定常歩行においては消費エネルギーが最小となるよう最適化が図

られているが，重心の上下移動，左右移動の最小化がこれに相当する。また遊脚期中の筋活動も終末期のハムストリングによる膝関節伸展の制御が主で，身体の推進に関わる大きな筋活動はない。これは下肢の慣性を利用した二重振り子運動によるものである。定常歩行では床反力前後成分のなか，前半の制動成分と後半の推進成分の仕事量，すなわちエネルギー量が一致する。制動成分は主に前脛骨筋の遠心性収縮によるもので，一方推進成分は下腿三頭筋の求心性収縮によるものである。すなわち片側下肢で推進に働いた力は対側下肢の制動により吸収されている。病的歩行，異常歩行における最適化は現在の身体機能での消費エネルギー最小化，疼痛がある場合は疼痛の最小化である。例として中殿筋歩行においては骨盤傾斜によって上部体節の質量による股関節内転モーメントを減少させる現象があげられる。また逃避性跛行の場合は疼痛部位への衝撃を減少させるため緩徐に接地し，関節運動が起こらないよう筋の等尺性収縮で固定し，荷重痛が最小となるよう単脚支持時間を減少させているが，いずれも力学的に合理的な方法である。したがって原因となっている機能低下の改善のみが歩容の改善につながるといっても過言ではない。二足歩行の神経生理学的特性として連鎖反射説と中枢神経系のパターン発生器説とがある。いずれの論拠も除脳ネコなどの知見によるものだが，頸髄損傷者の歩行再建などに臨床応用が進められている。[206] ➡ 歩行周期，歩容，立脚相，遊脚相，両脚支持期

**補高** lift 整形疾患などで脚長差が生じた者の代償に用いたり，中枢疾患を有する者における歩行の補助のために用いたりする。方法は2通りあり，靴の踵を高くするか，靴の中敷で高くするかである。臨床場面において，股関節疾患術後に骨盤の代償では脚長差を補正できない場合の短脚側や，片麻痺を有する者の麻痺側が痙縮や随意性低下により振り出しにくい場合の非麻痺側に用いる。実際の補高の適応は3～8cmまでといわれている。[189] ➡ 靴型装具

**歩行器** walking frame；walker；walkerette 体重を支持し，バランスをとり，歩行を補助するという目的で使用される歩行補助具。使用者を取り囲むようにして金属製のフレームにキャスターがついているもの（一般的に歩行車と呼ばれる）と，キャスターがなく松葉杖や杖のように杖先にゴムをはめた4脚の枠よりなり，杖より安定した支持として歩行するもの（一般的に固定歩行器と呼ばれる）がある。杖，松葉杖よりも安定性がよい。疾患によって使用する歩行器は異なり，運動失調などのより安定性を図る疾患の場合は固定式歩行器を選択することが多い。また歩行器の形状も折りたたみ式や階段昇降時に使用できるタイプもある。[189]

**歩行効率** = 生理的コスト指数

**歩行失行** apraxia of gait 下肢に顕著な感覚障害，筋力低下，運動失調がないのに，歩行が困難で「すり足」状態となる。責任病巣は前頭葉前部内側面と考えられ，知能障害，把握反射，吸引反射，緊張性足底反射などを伴うことがある。[28]

**歩行周期** gait cycle 歩行を時間的要素に沿って観察する際の基本的単位で，一側の踵が接地して同側の踵が接地するまでの期間。歩行周期は立脚相と遊脚相に分けられ，立脚相は足部が接地している時期であり，遊脚相は足部が床面から離れている時期である。自然歩行において，立脚相は歩行周期の約60％であり，遊脚相は約40％である。さらに，立脚相から遊脚相への移行に際して，両脚支持期（同時定着時期）が存在する。両脚支持期は歩行周期に10％ずつ，合計20％出現する。歩行速度が増加するごとに両脚支持期は減少し，消失すると走行になる。立脚相は踵接地（heel contact），足底接地（foot flat），立脚中期（mid-stance），踵離地（heel off），足趾離地（toe off）に分けられ，遊脚相は加速期（acceleration），遊脚中期（mid-swing），減速期（deceleration）に分けられる。Rancho Los Amigos Medical Centerは歩行の要素について，次のように新たな定義を提案している。着床初期（initial contact），荷重反応期（loading response），立脚中期（mid-stance），立脚

終期（terminal stance），遊脚前期（pre-swing），遊脚初期（initial swing），遊脚中期（mid-swing），遊脚後期（terminal swing）。空間的要素として観察した場合には，一側の踵が接地し，次に他側の踵が接地するまでの動作を1歩（step）と呼び，この間の距離を歩幅（step length）という。一側の踵が接地して，次に同側の踵が再び接地するまでの動作を重複歩（stride）と呼び，この間の距離を重複歩距離（stride length）という。左右それぞれで踵接地点の中点を結ぶ線の線間の距離を歩隔（step width）という。進行方向に対して足部の縦軸がなす角度を足角（foot angle）といい，歩行速度を高めるとこれは減少する。単位時間あたりの歩数を歩行率（step rate；walking rate）といい，歩行の運動学では1分あたりの歩数をケイデンス（cadence）と呼ぶ。[171] ➡ 歩行, 重複歩距離, 立脚相, 遊脚相, 両脚支持期, 歩幅

**歩行障害** gait disturbance 心身機能の低下や身体構造の障害により，変異もしくは制限された歩行の状態。歩行不能の状態から軽度の歩様異常までが含まれ，運動器疾患，神経・筋疾患，何らかの疼痛が原因となる。[64] ➡ 異常歩行

**補酵素** coenzyme 【助酵素】 酵素作用を助ける低分子有機化合物。その作用は必ずしも特異的ではなく，様々な働きをもつ。酵素は，補酵素と結合することではじめて作用するものも多い。ビタミンは，多くの補酵素の主要構成成分となっている。[283] ➡ 酵素

**歩行分析** gait analysis 歩行および歩行障害に関与している要因を探究すること。診断および治療効果の判定に用いられる。歩行運動の運動学，運動力学的計測，運動生理学的計測と，歩行周期・歩幅などの時間・距離因子の計測・観察によって採集した情報から分析を行う。最近では臨床においても定量的測定の必要性が強調され，床反力の計測や3次元動作解析，筋電図も利用されている。[64]

**歩行率** cadence 【ケイデンス】 単位時間の歩数で，通常1分間あたりの歩数で表される（歩数/分）。歩行速度は歩行率と重複歩距離で決定され，重複歩距離の短い高齢者が歩行速度を上げるためには，歩行率の上昇が必要となる。[121] ➡ 理学療法, 最大歩行速度, 歩行周期, 立脚相, 遊脚相

**保護伸展反応** ＝ パラシュート反応

**母子感染** ＝ 垂直感染

**ホジキン-ハクスレーの式** Hodgkin-Huxley equation 細胞膜の活動電位の発生と伝導を記述するための式。イカの巨大軸索を用いたホジキン（Hodgkin, A. L.）とハクスレー（Huxley, A. F.）の実験に基づく。これにより活動電位の波形が再構成され，NaとKのコンダクタンスの変化が示される。[274]

**ホジキン病** Hodgkin disease 悪性リンパ腫のひとつで，リンパ球から発生し，リード−シュテルンベルク細胞（Reed-Sternberg cell；R-S細胞）またはホジキン細胞からなる肉芽腫を形成するまれな疾患。60〜70歳代の発症が多い。[183]

**母子健康手帳** maternal and child health handbook；maternity passbook 母子保健法に基づいて地方自治体に妊娠を届け出た者に交付される手帳。妊娠中および出産後の種々の注意事項が記載され，定期健康診査の記録，分娩時の状況や新生児期の状態，予防接種の状況，などを記入するようにデザインされている。[176]

**母指さがし試験** thumb localizing test 【関節定位覚試験】 深部感覚障害を検出する検査法。閉眼し，一側の母指を他側の母指と示指で把持し，正確に把持できなければ，目標となる母指側上肢に位置覚の障害があるとされる。[35]

**ポジショニング** positioning ❶相手と適切な位置関係をとること。介助を行う際などに介助者・対象者ともに安全でかつ負担の少ない姿勢を保つうえで重要である。❷肢位。❸体位変換。[142]

**星膠細胞** ＝ 星状膠細胞

**母子相互作用** mother-infant interaction
　母親がアタッチメント形成のために出生直後から互いに働きかけること。アタッチメントは特定人物との間に形成する愛情の絆で、乳児の社会化には母と乳児のアタッチメントが重要な基盤である。176

**母児同室制** rooming-in system　母と児を同室に収容し接触の機会を増やすことを目的とした産褥期の母児管理法。児の感染予防、母親の負担などの問題はあるが、入院中に育児に馴れたり、一緒にいられることで愛着や安心感が生まれ、母子関係が確立できるなどの利点があり普及している。176

**ポジトロンエミッショントモグラフィー** ＝ ポジトロン放出断層撮影法

**ポジトロン放出断層撮影法** positron emission[computed] tomography：PE[C]T　【ポジトロンエミッショントモグラフィー，陽電子放射断層撮影法】　トレーサーとして放射性医薬品(ポジトロン放出核種)を体内に投与し、その分布や移動をコンピュータを使用して撮影する方法。定量性に優れるほか、生化学的情報が得られる利点をもつ。心筋の血流量の解析や腫瘍、転移巣の検索に用いられる。なお、放出核種として PET は陽電子を用いるが、SPECT(シングルフォトン断層法)は通常のガンマ線を用いる。57 ➡画像診断法，コンピュータ断層撮影[法]，プロトン密度強調画像

**母子入園** guidance admission for mother and child　発達に問題のある児童で、主として乳幼児を対象に早期から専門的療育を行うことが将来の社会的自立に効果的であるとの考えから、児童と母親を一緒に短期間、施設の母子入園部門に入院させ、児童に集中的療育を施すとともに母親に家庭内での療育を指導するもの。176

**母子保健** maternal and child health　母性ならびに乳幼児の健康維持・増進を図ることをめざす概念および保健活動。胎児、新生児、乳幼児、学齢期の小児、思春期の男女児、妊娠中・育児中・更年期の女性、成人男性(父親など)などを対象に、健康化のためのすべての支援・援助をいう。39 ➡母子保健法

**母子保健法** Maternal and Child Health Law
　母性ならびに乳児および幼児の健康の保持および増進を図ることを目的に 1965(昭和40)年に制定された法律。母性および乳幼児に対する保健指導、健康診査、医療その他の措置を講じ、国民保健の向上に貢献している。39 ➡母子保健

**補充現象** recruitment phenomenon 【ファウラー現象 Fowler phenomenon】　音の物理的強さに対する感度が低下すると、逆に感覚的な大きさの感度が上昇する現象。難聴耳は正常耳と比べて、弱い音が聞こえにくいが、強い音が非常に大きく聞こえる。これは内耳性難聴に特徴的な現象。69

**母集団** population　関心領域の対象が属する群全体をさす。調査研究ではこの母集団の一部(標本)を取り出し、少数の情報から効率よく全体について推論する。258 ➡研究デザイン，統計学

**補充療法** replacement therapy　体内の不足している成分を補充する対症療法。血友病に対する補充療法，抗老化としてのホルモン補充療法，成長ホルモン補充療法などがある。28 ➡血友病，ホルモン

**保守・管理** maintenance and management
　一般的には組織や機器などが企図した機能や本来の機能を果すように絶えず点検し、正常な状態を維持させることをいう。狭義には、機器の保護と補修を行いながら、安全性を確保することをいい、点検と保全により常時、使用可能な状態に保つことをさす場合も多い。理学療法部門における保守・管理は、大きく設備や機器といったハードの部分と対象者や機器の情報といったソフトの部分に分けることができるが、前者では快適性や安全性、後者では適切性、妥当性に基づいた活用

や保護が重要である。したがって，保守・管理には，機器の更新やソフトのバージョンアップも含まれる。[81]

**補償** compensation　**1**現実（あるいは架空）の欠点を補い，劣等感を克服しようとする心理機制。**2**一定方向への変化が逆方向の変化の妨害を受け，元の状態が維持されること（ホメオスタシス的機能）。**3**事故などによる損害を補填すること。[69]

**補助手** assistant hand　非患側上肢の作業遂行に際して物を押さえることや持つことができたり，また身体を支えることができたりすることで，患側上肢が補助的な役割を担える機能が残存する上肢。さらにその能力で判断したときに以下の3段階に分けられる。①固定手：非患側上肢が対象物を操作するとき，患側上肢が対象物の固定として可能である上肢。この固定能力は患側上肢の重さのみを利用して行っているものであり，この固定をするまでの前準備として，非患側上肢によって患側上肢を固定する位置に置かなければならない。②低度補助手：わずかに随意運動が可能で，ある作業を遂行するために，患側上肢（腕部，手部）を体幹から離れた位置に保持するなど，補助として患側の腕を使うことが可能である上肢。③高度補助手：患側上肢にかなり随意性があり，粗大なつかみや離しなどの能力が残存しており，必要とされるすべての活動においてその役割が担える上肢。[154] ➡ 実用手

**補助動筋** assistant mover　ある筋の収縮が関節運動を起こすとき，主動筋以外の筋を補助動筋と呼ぶ。複数の動筋がある場合に，どれを主動筋あるいは補助動筋とするかについては見解が分かれている。[46] ➡ 主動筋

**補助変量** ＝ 説明変量

**POS** ＝ 問題志向システム

**歩数計** ＝ 万歩計

**ボストン装具** Boston orthosis　【ボストンブレース Boston brace】　側彎症矯正用の胸腰仙椎装具。米国ボストン市のホール（Hall）らにより開発された。支柱がなく1側を胸椎部まで延長した骨盤帯と壁面パッドで彎曲を矯正するようにモールドして作成されたもので，ミルウォーキー装具の改良型。[262] ➡ 体幹装具，胸腰仙椎装具，ミルウォーキー装具

**ボストンブレース** ＝ ボストン装具

**ホスピス** hospice　ラテン語のhospitium（客，接待，宿）が語源。中世ヨーロッパでは修道院が巡礼や旅行者，病人たちの休養，宿泊施設となり，そこで行われていた手厚い介抱やもてなしがホスピスや病院の原型になったといわれている。デーケン（Deeken, A.）は，チームアプローチによるケア，ペインコントロールの重視，QOLの改善，環境への配慮，宗教家の役割，対象者の家族と遺族へのケア，医療従事者への教育の重要性をあげている。したがって，ホスピスとは，独立した設備や施設を必ずしもさすことばではなく，対象者が痛みや死への恐怖から解放され，自己の尊厳を保ちながら，人生の最後の日々を全うできるようにきめ細かく配慮することである。[264]

**ホスピタリズム** hospitalism　【施設症候群，施設症 institutionalism, 施設なれ】　乳児期から親と離れて施設に収容された子どもに起こる，心身の発達障害を生じる症候群。症状には無表情，周囲に無関心，自発的発声や運動の少なさなどの情緒的障害と低体重などの身体発育の遅れなどがある。正常児では愛着は両親，兄弟，姉妹などに選択的に向けられるのに反して，ホスピタリズムでは愛着の対象は選択されず拡散する。施設などでは関わってくれる人がたびたび変わることから，愛情対象を選択する能力を育めないことが原因と考えられている。最近では，成人の長期入院対象者が地域社会から隔離され正常な社会的対人接触が欠如すること，また仕事をしなくても最低限の生活が保証されることも加わって無関心，無気力，思考力低下などに陥り，退院の意欲に乏しい状態になることをいう。理学療法でも，ホスピタリズムを引き起

ぼせい

こし，助長することがないように配慮されるべきである。[165]

**母性** maternity；motherhood　体内で胎児を育て産み養育し，次世代につなぐという役割に備わった特性をさす。この一連の役割を果たす原動力が母性愛であり，そのための実践が母性行動である。WHOでは，「母性とは，現に子どもを産み育てているもののほかに，将来子どもを産み育てるべき存在，および過去においてその役目を果たしたものをいう」としている。[176]

**補装具** orthosis　義肢，装具，座位保持装置，杖，義眼，眼鏡，補聴器，人工喉頭，車いす，歩行器，ストマ用装具などを含む補具・装具を併せた用具の総称。給付は原則として医師の判定を要し，市町村が要否の最終決定を行う。ただし，治療用装具は医療保険制度で適用が認められる。[12] ➡日常生活活動, 福祉機器, 義肢

**保続** perseveration　いったん出現した言動が，場面が変化したにもかかわらず，くり返し出現してしまう病的現象。多くは脳損傷で生じるが，決定的な責任病巣は認められていない。健常者でも緊張や疲労により生じることがある。[87]

**補足運動野** supplementary motor area
　一次運動野，運動前野とともに運動野を構成する領野。前頭葉内側面のブロードマン6野に属し，運動前野に隣接，ブロードマン4野に相当する一次運動野の下肢支配領域前方に位置する部位。運動の時間的・空間的な順序の組み立てに関係する運動プランの中枢である。補足運動野が刺激を受けると，個々の限られた筋ではなく，定められた体部位である程度まとまった運動が生じる。皮質脊髄路の起始部のひとつでもあり，大脳基底核，赤核，視床，橋，小脳などに線維を送る一方，入力も受けている。さらに，辺縁系・帯状回からの投射によって，運動や情動のきっかけとなる情報を得ているとされる。この部位が障害されてもはっきりとした運動麻痺はみられないが，強制把握，自発性発語・運動の減少，連続的な動作の誤りなどが出現する。一定の時間が経過すれば回復する場合が多い。[69] ➡運動野

**保存療法** conservative treatment【保存的治療】　どのような疾患でも，まず保存療法の是非と適応の有無が考慮される。保存療法と手術療法の選択は，正確な診断が不可欠であり，疾患の自然経過と対象者への説明と同意から心因性反応などにも十分留意して行われる。保存療法の基本は，生体の有する自然治癒力・回復力をいかに促通し，治療を行うかにかかっている。例えば，整形外科疾患に対する保存療法の手段は広範多岐にわたり，①安静，②薬物療法，③理学療法，④作業療法，⑤徒手矯正と徒手整復，⑥牽引療法，⑦固定療法，⑧補装具などが適切な時期に施行されなければならない。特に理学療法は疼痛緩和，関節拘縮と変形予防，筋力低下予防，起立・歩行や機能的動作改善のための各種運動療法，日常生活動作練習，疼痛緩和と循環改善のための物理療法，テーピングや補装具などを応用するもので保存療法の中核をなすものである。[196] ➡観血的療法

**補体** complement　免疫応答の発現に関して抗体の作用を補う血清中の蛋白質成分。感染防御や炎症のコントロールを行うが，正常な状態では活性化は起こらないよう調節されている。活性化が始まると補体の各成分が連鎖的に反応する。[283]

**ボタロー管** ＝動脈管

**ボタン穴変形** buttonhole deformity　手指の肢位異常のひとつ。PIP関節の屈曲位，DIP関節の過伸展位を呈する変形。原因はPIP関節背側部伸筋腱の中央索が断裂して側索が掌側方向に移動することによる。関節リウマチに多発する。[84] ➡関節リウマチ, スワンネック変形, 尺側偏位

**補聴器** hearing aid；audiclave　聴覚に障害がある者や高齢で聴力の衰えた者など難聴者が使用し，外界からの音の強さを拡大したり，音質を調整して聴力を補う装置。使用す

ほとむあっ

**発作 (ほっさ)** attack；ictus；insult；fit；stroke
症候が突如発現し，ほとんどは短時間で治まるもの。狭心発作，てんかん発作，一過性脳虚血発作，発作性頻拍などがある。[35]

**発疹 (ほっしん)** eruption 皮膚または粘膜の病変を示す肉眼的変化。発疹および粘膜疹ともいう。一次性の原発疹と二次性の続発疹がある。原発疹には紅斑，紫斑，白斑，丘疹，腫瘤，水疱，膿疱などが，続発疹には表皮剝離，びらん，潰瘍，瘢痕，胼胝，落屑，痂皮などがある。[298] ➡ チフス

**発疹チフス (ほっしんちふす)** exanthematous typhus；epidemic typhus 【キャンプ熱 camp fever】 四類感染症のひとつ。発疹チフスリケッチア(*Rickettsia prowazekii*)に感染したノミやシラミ(コロモジラミ)を介してヒトに感染する伝染病。頭痛，悪寒，高熱，全身性の発疹(ふつう顔面，手掌，足底にはでない)，脱力感，手足の疼痛，神経症状などを引き起こす。[29] ➡ チフス,腸チフス

**HOT (ほっと)** ＝ 在宅酸素療法

**ホットパック** hot pack 表在性の伝導性温熱療法。麻布の袋の中にシリカゲル(親水性ケイ酸塩)を詰め，約80℃に温められた恒温槽の中に入れ温水を十分含ませてタオルに包み使用する。近年は電子レンジで加熱するホットパックもある。[261] ➡ 温熱作用,温熱療法,物理療法

**ホッピング反応 (ほっぴんぐはんのう)** hopping reaction 【跳躍反応，よろめき反応】 立位における平衡反応の一部で，転倒から身体を守る下肢の保護反応のひとつ。体重負荷側の下肢が重心移動に伴って，股関節の内旋・外旋をくり返しスライディングする反応と体重負荷側の下肢でくり返し跳躍する反応がある。[73] ➡ 平衡反応

**ホップ反射 (ほっぷはんしゃ)** ⇨ 傾斜反応

**ボツリヌス菌** *Clostridium botulinum*
食中毒(ボツリヌス中毒)を起こす細菌で，腸詰菌とも呼ばれる。免疫学的にA～Gの7型があり，いずれも強力な神経毒素を生成するが，易熱性で加熱(80℃，20分間)で失活する。ヒトのボツリヌス中毒例ではA・B・E・F型が記録されている。[35]

**ボディイメージ** ⇨ 身体図式

**ボディメカニクス** body mechanics 【身体力学】 力学的視点からみた身体動作あるいは姿勢のこと。よいボディメカニクスとは，身体構造からみてエネルギー効率のよい動作や姿勢，換言すれば一番疲れない動作や姿勢のことをさす場合や，組織の損傷を引き起こすおそれがまったくないか，あるいはあってもそれが最少と考えられる動作や姿勢のことをさす。例えば，重量物を持ち上げる場合は，できるだけその対象物に近づき，腰をおとし，対象物をできるだけ自分に引きつけ，腹圧を高めながら下肢の大きな筋を使って持ち上げること。よりよいボディメカニクスを求めるうえでの着眼点としては，①立脚時での支持基底面の広さ，②体重心の高さ，③対象(患者あるいは荷物など)との距離の取り方，④特に，体幹および下肢の筋力，⑤身体の動かし方(身体を極力捻らないなど)，⑥てこの原理を利用する，などがある。[187] ➡ 運動力学,力学,介護,腰痛

**ほてり** ＝ 熱感

**ポテンシャルエネルギー** ＝ 位置エネルギー

**ボトムアップ思考** bottom-up thinking
問題解決法のひとつで，評価の過程において，種々の情報を収集し，得られた情報を組み合わせて問題処理を行うもので，「下意上達(上降型)の思考」といわれる。理学療法の分野では，対象者の問題点を推測し，その問題点に影響すると予測される身体機能について評価を行う思考過程ではなく，まず処方箋を手にした時から，その内容から事前情報を得て，障害予測や検査・測定項目をあげ整理し，より安全で効率的な評価が行えるように

準備を行う。それから，対象者と面談し問診・観察および検査・測定を行う。その後，得られた個々の情報を組み合わせて統合と解釈を行い問題点を抽出していく思考法である。臨床実習における指導で，ボトムアップ思考の評価を実施させる場合，対象者に必要な検査・測定項目が列挙でき実施できること，さらに個々の検査・測定項目の結びつきから能力低下などの問題点が説明できることが必要である。¹⁵⁷ ➡評価，臨床実習，統合と解釈，トップダウン思考，思考過程

**哺乳**（ほにゅう） milk feeding　新生児および乳児に乳汁を飲ませ育てること。哺乳には母乳を飲ませて栄養を補給する母乳栄養法と，哺乳びんを用いて行う人工栄養補給とがある。吸啜・嚥下反射の低下，嘔吐などは哺乳困難を生じるので観察が必要である。¹⁷⁶

**母乳**（ぼにゅう） breast milk　母親から分泌される人乳のこと。特に最初の2〜3日に分泌される初乳は各種免疫抗体が含まれている。母乳は栄養のバランス，感染防御，消化吸収の点から乳児に適した栄養食品といえる。母子関係の確立に有利などの特長もあり，母乳栄養が推奨されている。¹⁷⁶

**ボバース法**（ぼばーすほう） Bobath method　【神経発達学的治療法 neuro-developmental treatment：NDT】　神経科医カレル・ボバース（Karel Bobath）と理学療法士ベルタ・ボバース（Berta Bobath）夫妻により考案されたした脳性麻痺，成人片麻痺の治療体系。現在，神経発達学的治療法（NDT）として知られる。1951年にロンドン市内に西部脳性麻痺センターを設立し，本格的にボバースアプローチ卒後講習会の開催を始める。カレルが同時にセンターの嘱託医を兼務し，ボバースアプローチの医学的考察を始めた。1954年に『中枢神経系損傷者における異常姿勢反射作用』という書名の本を初出版し，その後脳性麻痺，成人片麻痺治療に関する論文を多数発表した。治療体系の当初は反射抑制肢位（reflex inhibiting posture）を治療として用いていたが，反射抑制パターン（reflex inhibiting pattern）へと発展した。現在も最新の脳神経・発達知見を積極的に取り入れながら治療体系は発展している。⁷³

**歩幅**（ほはば） step length　歩行周期のうちで片方の踵部が接地してから対側の踵部が接地するまでの動作で1歩の距離。歩行分析における距離因子のひとつ。重複歩距離を構成する要素であり，加齢によって低下する。⁶⁴ ➡重複歩距離，歩隔

**母斑**（ぼはん） nevus；birthmark　【あざ】　遺伝的あるいは胎生期に生じた障害により生後，色や形の異常を示す限局性皮膚病変。生後1か月以内の発症が多い。血管性母斑，色素性母斑，表皮母斑，脂腺母斑などの種類がある。⁶⁹

**匍匐運動**（ほふくうんどう）（クラップの） Klapp creeping exercise　【クラップ体操】　ドイツの整形外科医クラップ（Klapp, R.）により提唱された脊柱側彎症の治療体操。側彎凸側を中心とした四つ這いでの円運動（creeping exercise）により，脊柱の変形矯正と周囲筋群の強化を行う一連の体操からなる。²⁵⁴ ➡特発性側彎症

**ホフマン反射**（ほふまんはんしゃ） Hoffmann reflex　❶錐体路障害時にみられる反射で，手指屈筋反射が亢進して起こる。被検者の中指の末梢を母指と示指ではさみ，もう一方の母指で被検者の中指の爪を手掌側に弾き，母指が屈曲すれば陽性，一側の陽性であれば病的意義がある。❷＝H反射に同じ。³⁵

**ホムンクルス** ⇨運動野のホムンクルス

**ホメオーシス** homeosis　器官が本来発生すべき位置とは異なる部位で発生する突然変異。相同異質形成。⁹⁶

**ホメオスタシス** homeostasis　【生体恒常性】　生体が自己の内部環境を一定の均衡状態に保とうとする働き。この均衡状態を恒常性と呼び，神経・免疫・内分泌（ホルモン）の相互作用によって維持されている。生体には均衡を維持するための自動調節機能が備わっている。⁶⁶

**ホモジネート** homogenate　　均質に砕片化された物質。具体的にはホモジナイザーで溶液中の細胞構造を破壊して得られた均質な混濁液のこと。取り出したい構造体により，その細胞を破壊する機械や溶液が異なる。[162]

**歩容**(ほよう) gait pattern　　歩行中の姿勢と四肢の運動形態。歩行様式。歩行パターン。歩き方。分回し歩行，大殿筋歩行などの用語も歩容を示す。ロボット工学分野ではしばしば歩容の生成という表現をする。gait = 歩容という説もある。[206]

**ボランティア** volunteer　　無報酬で公共福祉のために自発的に活動する人。保健・医療・福祉，社会教育，青少年の健全育成など数多くの分野で活動している。わが国では阪神・淡路大震災でボランティア活動が大きくクローズアップされた。[82] ➡高齢者, 地域リハビリテーション, 居宅介護支援サービス, 介護, 介護サービス計画

**ポリープ** polyp　　局所的な隆起性腫瘍様病変。形状により，有茎性・亜有茎性・広基性に分けられる。胃や大腸，鼻粘膜，皮膚などに形成される。成因は，炎症や過形成，腫瘍など。[35]

**ポリウレタン** polyurethane　　ウレタン結合をもつ重合体の総称。製品の性質は原料の種類や比率で大きく変わり，発泡体，弾性体，溶液など様々な外見を取り，フォーム，接着剤，塗料など広分野で利用される。義肢の外装や医用材料，ベッド用防水シートなどにも使用される。[12] ➡材料

**ポリエステル** polyester　　主鎖にエステル結合をもち，多価カルボン酸と多価アルコールとの重縮合によって生成される高分子化合物の総称。熱硬化性プラスチックのひとつで，不飽和ポリエステル樹脂，ポリエチレンテレフタラートなどが代表的。[12] ➡熱硬化性プラスチック

**ポリエチレン** polyethylene　　エチレンを重合した熱可塑性プラスチック。密度により性質は異なるが，化学安定性，耐水性，耐寒性，電気の絶縁性，成形性などに優れる。プラスチックの中でも最軽量で安価なため，工業用材料から人工関節，スプリント，ネックカラーなどの医用材料，日用品まで広く使用される。[12] ➡熱可塑性プラスチック

**ポリ塩化ビニル**(ぽりえんかびにる) polyvinyl chloride：PVC　　塩化ビニルの重合体で，熱可塑性樹脂としては最も古い。可塑剤の使用量で硬質と軟質に分けられ性質が異なる。加工性，自己粘着性，耐薬品性，耐水性，透明性に優れ，耐熱性は低いという特性をもつ。医療用器具に多用されているが，可塑剤の溶出が問題になっている。[12] ➡熱可塑性プラスチック

**ポリオ**　= 急性灰白髄炎(きゅうせいかいはくずいえん)

**ポリキャスト** Polycast　　低温域熱可塑性プラスチック材。商品名。切断加工も容易で，約70℃で軟化し，冷却したときの形状で硬化する。軟化しても自着性が低く，伸びにくいため取り扱いが容易。各種装具などに使用される。[12] ➡アクアプラスト, オルソプラスト, 熱可塑性プラスチック, サーモスプリント, サブ・オルソレン

**ホリスティック医療**(ほりすてぃっくいりょう) holistic medicine　　全体論的立場から，人間を身体的，精神的，生命倫理的をも含めた全体としてとらえる包括的医療をめざすもの。概念として全体の健康観，自然治癒力の重視，自立への医療，治療法の総合的適用，自己実現化がいわれている。[165]

**ポリネック[カラー]** polyneck collar【頸椎カラー】　　頸椎固定装具の中で最も簡易なもの。保温性はあるが固定性は弱い。本人の不安感の解消や，安静を促すためにつけられている場合が多い。[153] ➡椎間板ヘルニア, むち打ち損傷, 頸椎症

**ポリフェノール** polyphenol【多価フェノール】　　芳香族化合物（環状の不飽和化合物）の炭化水素の水素2個以上がヒドロキシル基(-OH)で置き換わる化合物の総称。水溶性の

フェノール性水酸基を有し、蛋白質を沈殿させる。近年、酸素の毒性を防ぐ抗酸化物質として、アレルギーの抑制、動脈硬化予防、発癌抑制効果が注目されている。[76]

**ポリマー** polymer 【重合体】 2つ以上の単量体が重合反応した化合物。多くは熱を加えると軟化し、冷却すると硬化する。人工皮膚、人工角膜、縫合糸、外科用クリップなどの医療材料に用いられる。[12]

**ポリマー分子** ＝ 高分子

**ポリモーダル受容器** polymodal receptor 機械的、熱、化学的などの刺激に反応し、全身に分布する未分化な侵害受容器の一種。C線維を有し、主に鈍い局在性の二次痛の痛覚受容を行う。受容器としてだけでなく、サブスタンスPや遺伝子関連ペプチドを放出し血管や組織に作用する。[177] ➡ 侵害刺激, 神経ペプチド

**ボルグの指数** ＝ 自覚的運動強度

**ホルター心電計** Holter electrocardiograph 携帯型の小型心電図計で、日常生活の24時間の心電図を記録し、後から再生解析し、心電図の異常を検出・診断する。不整脈の診断や出現状況の分析、治療効果の判定、虚血性心疾患の診断に有用である。[261] ➡ 心電図, 不整脈

**ボルツマン分布** Boltzmann distribution 時々刻々変化する粒子の運動をニュートン力学のみで説明することは不可能で、粒子の運動の様子、つまり気体・個体の性質を説明するために、粒子があるエネルギー準位に分布する確率を表したもの。[53] ➡ エネルギー, 力学, 気体, 温熱作用, 半導体

**ポルトマン手術** Portmann operation 【内リンパ嚢開放術】 1927年ポルトマン(Portmann, G.)によって発表されたメニエール病に対する手術法。本症の原因とされる内リンパ水腫に対して、内リンパ嚢内の過剰なリンパ液を抜き取るために同嚢に切開を行う手術。[99] ➡ メニエール病

**ホルネル症候群** Horner syndrome 頸部交感神経の障害による症候群。縮瞳、眼裂狭小、眼球後退、発汗減少を主徴とする。頸胸部リンパ節腫脹や甲状腺腫脹、膿瘍による圧迫、頸胸部動脈瘤、肺炎性胸膜癒着、癌腫転移時などに発症する。[35]

**ホルマリン固定** formalin fixation 組織の標本作製では、組織成分の変性や溶出を防止して生前の構造を保持するとともに、後の検索を行いやすくするため、化学薬品で組織の固定が行われる。ホルマリンは、最も重要で頻用される固定用薬品である。[283] ➡ 組織, 顕微鏡

**ホルマント** ＝ フォルマント

**ホルモン** hormone 特定の器官や組織で産生され、内分泌腺から分泌され、血液あるいはリンパ液を介して標的器官や組織に運ばれ、きわめて微量でその機能を調整する化学物質。標的器官の代謝そのものには関与しないが、その速度に影響を及ぼす。ホルモンを分泌する器官には、下垂体の前葉・中葉・後葉、甲状腺、上皮小体、膵臓、副腎髄質、副腎皮質、精巣、卵巣、松果体などがあり、それぞれの器官から産生されるホルモンによって作用は異なる。①発育および成長の調節、生殖、副性器、骨格などの発達には下垂体、甲状腺、性腺、副腎皮質ホルモンなどが、②自律機能およびいわゆる本能的行動の調節には下垂体、性腺、副腎皮質ホルモン、③内部環境の維持・調節には下垂体、上皮小体、膵臓、副腎皮質・副腎髄質ホルモンが関与している。[76] ➡ 内分泌

**ホワイトノイズ** ＝ 白色雑音

**本義肢** permanent prosthesis【永久義肢】 仮義肢に対応する用語で義肢のソケット、継手部分、力の伝達系や外装などを長期間にわたって装着使用できるように最終的な仕上げを施し完成させた義肢。[48] ➡ 仮義肢

**本態性** ＝ 特発性

**本態性高血圧症** essential hypertension
　原因不明の高血圧をいい，高血圧者の約9割を占める。発症には環境要因と遺伝的要因が関与するとも考えられ，ストレス刺激に伴う交感神経活動の亢進によって血管収縮やレニン-アンジオテンシン系を賦活し高血圧を促進させる。[76] ➡レニン-アンジオテンシン-アルドステロン系,高血圧,血圧

**本態性振戦** essential tremor　他の神経症候を伴わずに出現する振戦。静止時には現れず，運動時や，上肢を前方に伸ばしたときに手指に出現する姿勢時振戦である。一般に，6〜10 Hzの振動数で，振幅は中〜大規模。[35]

**本能** instinct　ヒトや動物の学習によらない生得的な能力で，食欲，飲水欲，性欲などがある。本能に基づく本能行動には摂食行動，飲水行動，性行動などがある。大脳辺縁系，視床下部が関与する。[135]

**ボンフェロニーの方法** Bonferroni method
　群間検定法である多重比較のひとつ。最も基本的な方法で，すべての群間で$t$検定を用いて行われる。「有意水準 = a/検定くり返し数」に設定し，有意水準をaに保つ方法である。[157] ➡統計学,有意差,$t$検定,分散分析,多重比較

**ポンプ不全の分類** classification of pump failure　心不全の重症度を示すもので，代表的なものに心臓指数と肺動脈楔入圧から4群に分類するフォレスターの心機能分類，肺の聴診所見から分類するキリップ分類，その他NYHAの心機能分類がある。[76] ➡フォレスターの心機能分類,キリップ分類,NYHA心機能分類,心機能障害,心不全

**ポンペ病** Pompe disease　【糖原病Ⅱ型 glycogenosis type Ⅱ】　グリコーゲンの代謝異常により肝臓などの臓器や筋組織などに糖が蓄積する糖原病の一種。糖原病には乳児型，小児型，成人型の3種があり，このうち，特に乳児型をポンペ病と呼ぶことがある。

$\alpha$-1, 4-グルコシダーゼ欠損が原因で起こる常染色体劣性遺伝。全身の筋トーヌス低下，心肥大などを特徴とする。[270] ➡糖原病,常染色体劣性遺伝

**翻訳** translation　❶ある言語で書かれた著作物の内容をできるだけ損なうことなく他の自然言語に替えること。❷数式や化学式のように自然言語を別の記号系に置き換えること。❸複雑な蛋白質合成反応のように，別の形態に変化・変換させること。[23] ➡❶文献,先行研究,論文,抄録,学会発表

# ま

**マーゲンチューブ** nasogastric tube 【胃十二指腸チューブ】　鼻孔から胃に挿入する経鼻胃管。マーゲン（Magen）はドイツ語で「胃」の意味。主に誤嚥，嚥下性肺炎，摂食・嚥下障害のある者の経管栄養を行う。その他，胃内容物の吸引・減圧，上部消化管出血時の嘔吐防止，血液の吸引・洗浄，薬物中毒時の胃洗浄などに使用する。[185]

**MRSA** ＝ メチシリン耐性黄色ブドウ球菌

**MERRF** myoclonus epilepsy associated with ragged-red fibers 【赤色ぼろ線維を伴うミオクローヌスてんかん；福原病 Fukuhara disease】　進行性ミオクローヌスてんかんの一型で，神経系・筋・腎などの多彩な症状を呈するミトコンドリア脳筋症。筋生検標本で赤色ぼろ線維（ragged-red fiber）がみられる。ミトコンドリア DNA 変異が原因である。[249] ➡ミオクローヌスてんかん

**マイアーソン徴候** Myerson sign 【眼輪筋反射 orbicularis oculi reflex】　眉間をハンマーなどで連続叩打すると，叩打のたびに眼輪筋収縮（瞬目）が持続する反射反応。正常では瞬目（まばたき）が次第に減弱し，ついには消失する。パーキンソン病などの疾患でみられる。[37]

**マイクロサージャリー** microsurgery　手術用顕微鏡を用いた微小外科。微小血管や神経，腱の剥離，縫合，移植などが行われている。この発展により，切断肢・指の再接着術や血管柄付皮弁移植術，血管柄付骨移植術などの組織移植が可能となった。[136] ➡再接着術, 機能再建術

**マイコプラズマ感染症** mycoplasma infection　マイコプラズマ（最小の自己増殖性微生物）による感染症。代表的な疾患は肺炎であり，飛沫感染により肺炎を起こし，発熱と咳，時に胸水，肺門リンパ節腫大などがみられることがある。そのほか心筋炎，多発神経炎などを発症することがある。[4] ➡肺炎

**マイスナー小体** Meissner corpuscle 【触覚小体 tactile corpuscle】　皮膚受容器のひとつで，触覚，圧覚をつかさどる神経終末。指や足指の掌側の皮膚の最も浅い部分に分布し，メルケル円板（触盤）とともに軽い触れ（light touch）に反応し，情報を中枢神経系に伝達する。[54] ➡触覚

**埋伏骨折** ＝ 嵌入骨折

**マイルストーン** mile stone　継続中の学習，研究，治療などがあらかじめ定めた目標まで到達しているかどうかを判断する里程標。例：改訂日本版デンバー式発達検査における暦年齢線。[51] ➡運動発達

**前向き研究** prospective study（survey）【前方視的調査法, 前向き調査】　調査・観察研究の一方法。最初に調査・観察方法を決めて，ある状態の時点から経過を追ってそれ以後の一定期間，継続的に研究対象の状態を調べる研究法。縦断研究のひとつ。[290] ➡調査研究, 縦断研究, 横断研究, 後ろ向き研究

**前向き調査** ＝ 前向き研究

**膜** membrane　2つの構造物を結合させる薄い組織。上皮組織とそれにより深層の疎性結合組織による膜と線維性結合組織による線維膜とに分類される。前者は漿膜，粘膜，滑膜があり，後者は髄膜，線維皮膜，筋膜がある。[200]

**マグヌス** Magnus, Rudolf　ドイツの神経生理学者(1873〜1927)。高・低位除脳動物の

実験で，姿勢反射における緊張性頸反射や緊張性迷路反射，立ち直り反応の研究から，中枢神経機構の局所や全身への姿勢保持反応を明らかにした。[169] ➡緊張性頸反射，緊張性迷路反射，立ち直り反応，姿勢反射，除脳固縮

**マクログロブリン** macroglobulin：IgM【免疫グロブリン M immunoglobulin M】　分子量がきわめて大きな血清蛋白質で免疫グロブリンの一種。抗原結合部位が 10 個存在するため，抗体活性能が高い。ヒト血清中濃度は約 100 mg/dl（基準値 46〜260 mg/dl）で，半減期は 5 日。一般に免疫早期に IgM 抗体が出現し，後期には IgG や IgA に転換する。[261] ➡グロブリン，蛋白質

**マクロファージ** macrophage【大食細胞】
身体に侵入した異物，自己の死細胞，脂肪などを貪食する大型の食細胞で，血液中の単球が組織に移行して分化したもの。全身の器官に分布し，食作用のほか，貪食した物質の抗原情報をヘルパー T 細胞へ伝える抗原提示機能，インターロイキン，インターフェロンなどの生理活性物質を産生・分泌して生体防御・組織維持機能を果たす。[24] ➡細網内皮系，単球

**摩擦** friction　2 物体間の界面において，物体同士の変位を抑制する力。摩擦力（F）は物体の重さ（M）に比例し，$F = \mu M$ で表される（$\mu$ は摩擦係数）。つまり摩擦力は，物体の重さや物体毎に異なる摩擦係数に比例するが，界面の面積などが増大しても不変である。理学療法の評価やアプローチでは摩擦の概念が必須となる。例えば，静止状態から運動開始までの静摩擦に比し，運動中の動摩擦は小さい。そのため，歩行中に比べ歩行開始時は摩擦力が大きく，運動開始時と運動中の条件が異なる。このように摩擦は負の作用をもつが，立位の安定性や歩行の推進力産生には，一定以上の摩擦力が足底-床面の界面に必要となる。また，関節の摩擦係数は 0.008 から 0.02 とされるが，これは加齢などで増大し，関節摩耗が進むため，肥満者には減量を行うことがある。義肢では摩擦膝のように継手に摩擦機構を組み入れたものも用いられる。[92]

➡力学，運動力学，間欠牽引

**マシャド-ジョセフ病** Machado-Joseph disease：MJD【ジョセフ病 Joseph disease】
優性遺伝性の脊髄小脳変性症の一型。眼を見張ったようなびっくり眼顔貌が特徴で，小脳性運動失調，錐体路徴候，アテトーゼ・ジストニーなどの錐体外路徴候，外眼筋麻痺，筋萎縮などを示す。発症は成人初期。病名は患者名由来。[185]

**麻疹** measles；rubeola【はしか】　麻疹ウイルスによる急性発疹性疾患。空気飛沫経気道感染で潜伏期間は約 10 日，小児の罹患が多い。特徴的な症状は発熱，呼吸粘膜のカタル性炎症，口腔頬粘膜のコプリック斑，褐色の斑点状丘疹の発疹である。[10] ➡ウイルス，感染

**麻酔** anesthesia　手術や検査の際に対象者の痛みを一時的，可逆的に取り除く方法。全身麻酔は薬剤により意識の消失が行われるもので，局所麻酔は意識の消失が起こらないものである。脊髄麻酔や硬膜外ブロックも局所麻酔の一部である。[38] ➡硬膜外ブロック，吸入麻酔薬，全身麻酔薬

**マスキング効果** masking effect　ある音が別の雑音によって聞き取りにくくなったり聞こえなくなったりすることをマスキングといい，その雑音などによって最小可聴閾値が上昇する効果をさす。[215] ➡聴力

**マズロー** Maslow, Abraham H.　米国の心理学者で人間性心理学の代表的研究者（1908〜1970）。人間の欲求を基本的欲求と超越的欲求に分けた。超越的欲求は自己実現の欲求で，この欲求が満たされると人間は至福の域に達すると考えた。[69]

**まだら認知症** lacunar dementia【ざるの目認知症】　脳血管性認知症の特徴のひとつ。知的障害にむらがあり，不均一である状態。物忘れ，計算など記憶力の障害が顕著なわりには，理解や判断，専門的知識が比較的よく保たれている。[214]

### マッカーシー知能発達検査　MacCarthy Scales of Children's Abilities：MSCA
2歳6か月から8歳6か月の低年齢の子どもを対象とした個別式知能検査法。言語、知覚-遂行、数量、一般知能、記憶、運動の6つの尺度から諸能力を評価する。また一般知能指数を算出して、相対的な知能水準をみる。1972年マッカーシー(MacCarthy, D.)が開発、1977年日本版が出版された。[39]

### マックマレーテスト　McMurray test
最も標準的な半月板損傷の誘発テスト。膝を最大屈曲位とし、一方の手を膝関節裂隙の内外側に当て、他方の手で足部を把持し、下腿に内旋か外旋を加えながら膝を伸展させる。疼痛やクリック音が誘発されれば陽性とする。[71] ➡半月[板]損傷，アプレーテスト

### まつげ　= 睫毛

### まつげ徴候　ciliary sign 【睫毛徴候】
眼輪筋麻痺がある場合、非麻痺側に比べて閉眼時麻痺側では眼の閉じかたが不十分で、眼裂にまつげが十分に隠れず出ている状態。[154]

### マッサージ　massage
皮膚上から軟部組織に対し徒手、機械などにより律動的な圧迫、伸張という機械的刺激を与えること。循環の改善、リラクセーションなどを目的に行う。操作方向は軟部組織線維に対し横断的なものと線維方向とがある。[44] ➡指圧，あん摩

### 末梢血管抵抗　peripheral vascular resistance
心臓(左心室)から拍出された血液が全身を環流するときに生じる血管抵抗。末梢血管抵抗(循環抵抗) R は、「R = 収縮期血圧÷拍出量」で表すことができる。血管抵抗は血管収縮および血管壁の伸展性減少によって増大する。[76] ➡血圧，平均血圧，心拍出量

### 末梢神経　peripheral nerve
末梢神経は中枢神経系(脳・脊髄神経)と末梢の身体組織・器官との情報伝達の役割を担い、体性神経系(運動・感覚神経)と自律神経系(交感・副交感神経)で構成される。複数の神経束の集合体で神経管構造をもつ。[163] ➡自律神経，軸索，シュワン細胞

### 末梢神経伝導速度　peripheral nerve conduction velocity
末梢神経線維を興奮が伝導する速さ。末梢神経は機能的に運動神経と感覚神経に大別される。無髄線維では跳躍伝導をする有髄線維と比較して伝導速度は遅くなる。[49] ➡感覚神経伝導速度，運動神経伝導速度

### 末梢性顔面神経麻痺　= 核下型顔面神経麻痺

### 末梢性筋疲労　peripheral fatigue 【身体的疲労　physical fatigue】
筋線維や神経筋接合部、運動神経線維に起因する疲労。その原因としては ATP 再合成の低下、乳酸や二酸化炭素の蓄積、筋小胞体による $Ca^{2+}$ の取込みの低下、神経筋接合部のアセチルコリンの減少などが考えられる。[79] ➡中枢性筋疲労，筋疲労，疲労曲線

### マッスルセッティング法　muscle setting
関節の動きを伴わずに筋を収縮させる等尺性収縮による筋力トレーニング法。代表的なものに大腿四頭筋のマッスルセッティング(パテラセッティング)がある。膝伸展位で膝窩部を下方に押しつけ、膝蓋骨を上に引き上げるようにする方法。臨床でよく用いられる。[22] ➡等尺性収縮，大腿四頭筋

### 末端肥大症　= 先端巨大症

### マッチドペア法　matched pair method
比較研究を行う場合に、実験群(患者群)と対照群において年齢や性別などの関係する変数を合わせた(マッチさせた)うえで行う臨床研究の方法。[258] ➡研究デザイン，統計学，バイアス

### マッチング　matching
測定の誤差を小さくするために、あらかじめ対象群の年齢や性などの交絡因子を選んでコントロール群(対照群)を設定し比較検討すること。実験や症例の研究手法として用いられる。[57] ➡交絡因子，因果関係，信頼性，妥当性，マッチドペア法

### マット上運動　mat exercise
マット上での

種々の運動や動作を行う運動練習の総称。運動療法の一形態として位置づけられるが、その特徴は、臥位から立位までの各体位における上下肢、頸、体幹の協調的な動きや、バランス反応を含む総合的な運動練習を設定できる点にある。マット上で行われる一般的な運動には、寝返り、起き上がり、四つ這い移動、床からの立ち上がりなどの一連の課題がある。一般にこれらの運動は、片麻痺、対麻痺、四肢麻痺などの対象者に対して、全身的動作能力を高めることを目的として行われるが、片麻痺に対して行われる健側上下肢でのずり這い移動練習などのように、和室での日常生活活動(ADL)を想定した床上動作練習とも密接なつながりをもっている。このように床面に敷かれたマットでの運動練習の特徴は、和式でのADLとの関連性にあり、立位から床に降りる動作や、車いすから床に降りる動作が含まれるという点で、日本人にとって特別な意味をもつものと思われる。[172] ➡ 運動療法、床上動作

**マッハ効果** Mach effect 【マッハ現象 Mach phenomenon, 縁辺対比 border contrast】
　視覚効果のひとつ。明度・彩度・色相が変化するとき、その境界で変化率が実際よりも大きく感じられる現象。色の境界部分では隣接する色の影響をうけて、輝度の低い色(暗色)と隣接するときと輝度の高い色と隣接するときでは異なって見え、前者のほうが明るく見える。[231]

**松葉杖** crutch　腋窩外で支持するものと、腋窩で支持するものとある。代表的な松葉杖は腋窩支持杖である。腋窩外で支持するものとしてロフストランドクラッチや上腕三頭筋支持松葉杖がある。その他、上肢の筋力増強用にマット用松葉杖もある。一般的な杖の長さは、腋窩部分は腋窩より2〜3横指下、もしくは身長より40cm引いた値である。また、握り部分の高さは、肘が軽度屈曲位(約30度)の位置、あるいは大転子の位置で合わせる。[189]
➡ 腋窩支持[松葉]杖、カナディアンクラッチ

**マニピュレーション**　manipulation ; manipulative therapy　基礎医学を背景に手技として人体の組織に直接機械的な刺激を加え、治療効果を期待する技術。即効性に優れ、様々な良効果をもたらす反面、熟練した技術と高度な知識を必要とする。[83] ➡ モビライゼーション、関節運動学的アプローチ、マッサージ、徒手療法

**マネジドケア** managed care 【管理医療】
　保険者(保険会社)が医療機関の医療サービス内容に積極的に介入し、医療管理行う形態。米国においては、1990年代初めから医療費抑制のための「管理された医療(マネジドケア)」が展開されている。自己責任の精神を重んじる米国では、日本の国民皆保険や英国の国民保健サービス(NHS)のような、国民全体を対象とする公的医療保険制度がなく、医療保障は民間保険会社を中心に行われている。個人契約の場合と、企業の福利厚生の一環として事業主負担で団体加入することもある。これらの民間保険会社(保険者)では、医療費の高騰を防止するためマネジドケアを実行している。すなわち、従来はサービスごとの費用を償還払いしていたが、保険者が医師・医療機関を選び、団体契約や包括契約を結んだり、利用できるサービスや薬剤の種類・医療機関を制限するなどの管理を行って、医療サービスの費用を抑制するという方策を導入している。これについては、保険者主導のため、適時・適切な医療が受けられないなどの批判もある。[192] ➡ 包括払い、出来高払い

**麻痺** palsy　神経系に何らかの損傷を受けることで、運動機能、筋、感覚に障害が起こり、正常に機能しない状態。理学療法では、中枢性麻痺と末梢性麻痺に区別して治療を進めていく。中枢性麻痺は、筋が弛緩し随意運動がまったく行えない状態から、徐々に共同運動、連合反応など筋トーヌス、異常姿勢反射がみられ、回復とともにそれらが統合され随意性が増すという質的変化を主とした状態である。この麻痺の回復段階の評価としてブルンストロームステージなどが用いられる。一方、末梢性麻痺は、筋力低下など量的変化を主とした状態である。麻痺は、部位により片麻痺、四肢麻痺、対麻痺などに分けられる。[222]

**麻薬** narcotic　麻酔作用をもち，連用により慢性中毒症きたし，使用の中断により激しい禁断症状を起こす薬物。麻薬取締法により使用が規制されている。医療では麻酔薬，鎮痛・鎮痙薬として用いられる。代表的なものに，モルヒネ，コカイン，コデイン，アヘンなどがある。259 ➡ 中枢神経[系]，癌，ホスピス，中毒，アヘン類

**眉** eyebrow；supercilium　眼窩の上縁に生える毛。眉の運動は，表情筋である皺眉筋，眉毛下制筋，鼻根筋によって行われ，これは顔面の上半分をつかさどる顔面神経に支配される。253 ➡ 顔貌

**マラスムス** ⇨ 飢餓萎縮

**マラリア** malaria　ハマダラカの刺咬で伝播される，マラリア原虫による感染症。マラリア原虫は4種あり，それぞれ特徴的な周期的発熱を生じ，4型(三日熱，四日熱，熱帯熱，卵形マラリア)に分類される。原虫は赤血球を破壊する。298 ➡ 間欠熱，感染

**マリー運動失調症** Marie ataxia　優性遺伝で小脳性運動失調が主徴候。30〜50歳に発症するホームズ(Holmes)型遺伝性運動失調症と，20〜40歳に発症し，パーキンソニズム，自律神経症候，錐体路徴候などを呈するメンツェル(Menzel)型遺伝性運動失調症の2型に分類される。185 ➡ 小脳性運動失調症，ホームズ型遺伝性運動失調症

**マリー−フォア徴候** Marie-Foix sign【マリー−フォア反射 Marie-Foix reflex】
重篤な錐体路障害で出現する脊髄自動反射の誘発法。一側の全足指を握り，強く足底に屈曲させると，同側の股・膝・足関節が屈曲する。240 ➡ 病的反射，錐体路徴候

**マルゲーニュ骨折** Malgaigne fracture
骨盤環骨折の一型。前方骨盤環(恥骨，坐骨)と後方骨盤環(腸骨垂直型)の2か所での骨折を伴った骨折。受傷機転は，高所からの転落などで1側下肢をついて骨盤の片側のみが上方に突き上げられることで生じる。128 ➡ 骨盤骨折，骨盤環，仙腸関節

**満月様顔貌** moon face　クッシング病の一症状で，クッシング(Cushing, H.)により下垂体好塩基性腺腫として報告された。糖質コルチコイド過剰により起こるとされ，顔は赤みが強く満月のように丸く大きくなり，褥瘡を伴うことが多い。76 ➡ 関節リウマチ，ステロイド

**マンシェット** manchette　血圧測定で上腕動脈を圧迫するために用いる膨張可能なゴムの袋でできた圧迫帯。上腕に用いる標準幅は12〜15 cm，児童で10 cm，幼稚園児で7 cm，乳幼児では3〜4.5 cmのものが用いられる。76 ➡ コロトコフ音，スワンの点

**マン試験** Mann test　平衡機能検査法のひとつ。一側のつま先を他側の踵に接し，一直線上に置いて直立させ，両足に均等に体重を荷重する。前後の足を代え，開閉眼時で身体の動揺やその方向を検査する。検査肢は後方にある下肢。末梢性前庭障害や小脳の一側性障害では患側に倒れやすい。240

**慢性** chronicity　いかなる積極的で適切な治療に対しても完全治癒の傾向がみられず，疾患が長引く状態，または性質。疾患や症状により定義される期間は異なる。154 ➡ 急性

**慢性炎症性脱髄性多発神経炎** chronic inflammatory demyelinating polyneuropathy：CIDP　末梢神経の広範な炎症性，脱髄性病変を主病変とし，明らかな原因が認められず，慢性経過を示す末梢性の運動・感覚神経障害。臨床症状は四肢の脱力と感覚異常・鈍麻がみられ，四肢の深部腱反射は減弱または消失する。症状は進行性，再発性であり，慢性の経過を呈することから急性炎症性脱髄性多発神経炎(ギラン-バレー症候群)と鑑別される。末梢神経伝導検査では伝導ブロックや伝導遅延による時間的分散などの脱髄疾患の所見がみられ，脳脊髄液検査では細胞数の増加を伴わない蛋白質の増加が認められる。運動療法を行う際には過負荷による障害の悪化に注意が必要である。258 ➡ ギラン-バレー

症候群

**慢性化膿性骨髄炎** chronic pyogenic osteomyelitis　化膿性骨髄炎が長期間増悪と寛解をくり返し慢性化したものをさす。原因としては開放性骨折や手術後の感染によることが多く，急性から慢性化したものでは起炎菌や好発部位も同じであり，瘻孔形成，腐骨や炎性肉芽を認める。[168] ➡ 骨髄炎

**慢性関節リウマチ**(旧名) ＝ 関節リウマチ

**慢性気管支炎** chronic bronchiolitis：CB；chronic bronchitis　終末気管支に至る気管支の慢性炎症。持続性あるいは反復性の粘液が過分泌される状態で，咳を伴う痰が主症状で排痰法の適応になることが多い。慢性閉塞性肺疾患の一つ。[137]

**慢性甲状腺炎** ⇨ 橋本病

**慢性硬膜下血腫** chronic subdural hematoma
硬膜とクモ膜の間の架橋静脈が破綻し血腫が形成される硬膜下血腫のうち，外傷から発症までに数週から数か月，時に1年の期間を経て生じる被膜をもった血腫。特に老人の場合は外傷の既往が明確でないことが多く，受傷機転の判別が難しい場合がある。本症は多くが頭痛で始まり，めまいや判断能力の低下を感じているうちに軽度の意識障害や意欲低下などをきたしたり，痙攣発作を起こすことがある。傾眠・昏迷などの意識障害は著明に変動しやすいのが特徴。局所症状は一般に軽度で，片麻痺は認めないこともあり，脳ヘルニアにより対側圧迫が生じ，麻痺が病巣対側でなく同側のこともある。本症の診断にはCTが最も有効であり，頭蓋内側に凹型の異常吸収域を認める。早期に診断され脳外科的に血腫除去術がなされれば予後は良好であり，理学療法を施行するうえで難渋することは少ないが，脳ヘルニアが進行したものでは予後不良例をみることがあり注意を要する。[219]

**慢性呼吸不全** chronic respiratory failure
動脈血ガス分析で動脈血酸素分圧($PaO_2$)が60 Torr以下の呼吸不全の状態が少なくとも1か月以上続くもの。基礎疾患としては肺気腫などの慢性閉塞性肺疾患，気管支喘息および胸郭変形や神経筋疾患による呼吸不全や呼吸中枢の異常による呼吸調節機能障害が原因となる換気不全と，肺そのものの障害による肺不全がある。慢性呼吸不全は，肺の退行性病変で組織破壊の進行は緩徐，非可逆的で，対症療法として継続的な理学療法の関与が重要である。残存肺機能を維持し，その能力を最大限に発揮できることを目的とし呼吸理学療法を行う。安静時に正常な$PaO_2$を示すにもかかわらず，運動時や睡眠時に$PaO_2$が低下し低酸素血症が出現する場合があるため理学療法施行中は注意を要する。また，栄養状態の悪化が予後不良の要因となるため栄養指導や管理の教育が必要である。進行した例では在宅酸素療法(HOT)の適応となることが多い。[116] ➡ ポンプ不全の分類

**慢性進行性皮質下脳症** ＝ ビンスワンガー病

**慢性心不全** chronic heart failure　慢性的な心筋障害により心機能が低下し全身の臓器や組織に十分な血液の供給ができない状態にあり，日常生活に支障をきたす病態。左心不全は肺静脈や肺毛細管圧の上昇によって呼吸困難，起座呼吸を，右心不全ではうっ血肝，下腿浮腫などをきたし，両心不全へと移行する。理学療法では，カルボーネン法により運動中の心拍数を最大の5～7割に設定し運動負荷を行っていくが，心拍反応が正常でないケースも多いため血圧反応や，心電図モニター，可能であれば呼気ガス分析を併用することが望ましい。また，心疾患を有する者に対する筋力トレーニングの効果は，①最大酸素摂取量の増大により心肺機能および骨格筋などの総合的身体運動能力を向上させる，②一定強度の運動における心拍数や収縮期血圧が低下し，心筋酸素消費量が低下する，③骨格筋の乳酸産生が抑制され，呼吸困難や息切れが軽減される，④血中トリグリセリドが減少し，HDLコレステロールが増加するなど，があげられる。[76] ➡ 左心不全，右心不全

**慢性腎不全** chronic renal failure：CRF

腎機能低下により窒素代謝産物などの老廃物の代謝・排泄が障害されたり，酸塩基平衡や水・電解質平衡に異常をきたした病態で，原発性の腎疾患から数か月から数年の経過で腎不全を起こすことをいう。正常に機能するネフロンの数が次第に減少し不可逆性である。原因は慢性糸球体腎炎，糖尿病性腎症，腎硬化症，多発性嚢胞症腎，慢性腎盂腎炎の順に多く，糖尿病性腎症も増加している。窒素代謝産物の蓄積や水・電解質代謝の障害により代謝性アシドーシス，高カリウム血症，高血圧などの症状を呈し，骨代謝異常，糖代謝・脂質代謝障害，造血器障害，心血管系障害，免疫不全，性機能障害，内分泌異常を呈する。治療には血圧管理のための降圧薬投与や，尿毒素を腸管から吸着，活性炭製剤，血小板機能抑制薬などを投与する。血圧・脂質代謝・糖代謝の改善には長時間継続できる運動処方（最大運動強度の40％，20分程度）が望まれ，骨格筋萎縮の防止，自律神経機能に効果があるといわれている。[76] ➡腎障害，蛋白尿，尿毒症

**慢性疲労症候群** chronic fatigue syndrome：CFS　持続性で日常生活に支障をきたすほど著しい疲労感，倦怠感を主徴とする原因不明の症候群。発症は突発的で慢性または再発性に経過し，多くは数年以内に軽快する。[42] ➡症候群

**慢性閉塞性肺疾患** chronic obstructive pulmonary disease：COPD　慢性気管支炎，肺気腫，末梢気道疾患の総括名。閉塞性換気障害を特徴とする。気管支喘息，気管支拡張症，線維性嚢胞症は含まない。1秒量（$FEV_{1.0}$）は基準値より低値で，フローボリューム曲線も特徴的なパターンを呈する。慢性気管支炎は気道の炎症と考えられ，気道分泌の持続的増加という機能的な病態で，肺気腫は肺実質すなわち肺胞レベルに病変があり，肺胞壁の破壊に基づく病理学的な病態である。COPDの患者数，死亡数は共に男性，高齢者で高くなっている。危険因子としては，単一の原因による発症よりも多因子の重複が関係すると考えられている。有害物質の吸入が大量かつ長期にわたる場合や防御因子が遺伝的，または後天的に活性が弱い場合に，肺が障害され発症に結びつく。危険因子のうち外因として一番重要とされるものが喫煙である。慢性気管支炎および肺気腫の99％は喫煙が原因と考えられている。そのほか粉塵粒子，大気汚染，乳幼児期の呼吸器感染の既往などがある。内因として気道過敏症の亢進やアトピー，蛋白質分解酵素阻害物質などがある。臨床症状として，慢性気管支炎は喀痰，咳嗽が慢性的に持続し，肺気腫では労作時呼吸困難が肺胞破壊の進行に伴い出現する。喫煙者がほとんどであるため喀痰や咳嗽を認めることが多い。COPDの治療は慢性安定期と急性増悪時に大別される。問題点は多岐にわたるため，総合的な治療方針が必要となる。また肺移植を含めた外科療法も選択肢のひとつである。COPDは加齢により徐々に進行，非可逆性の経過をとり，対象者の日常生活活動（ADL）・QOLは著しく障害される。COPDにおける呼吸リハビリテーションの目的は，呼吸疾患により生じた症状の軽減，運動耐容能の改善，QOLの改善，心理的障害の軽減，急性増悪の回避，生命予後の延長にある。リハビリテーションプログラムとして，まず対象者および家族の評価を行い，その評価に基づき個別性を重視したプログラム作成を行い実施する。さらに期待されうる効果判定を施行し，対象者の教育を基礎に服薬指導，運動療法，呼吸理学療法，栄養指導，酸素療法などの治療を包括的に行う。呼吸リハビリテーションを行うことにより，呼吸困難などの自覚症状，運動耐容能の改善，自己管理能力の向上，急性増悪の回避などの効果が期待できる。疾患により低下したADLを向上させ，その状態を維持していくために，運動療法は呼吸リハビリテーションのうち最も根幹をなすものである。[116] ➡肺気腫，慢性気管支炎

**満足度** satisfaction of daily life：SDL【日常生活満足度】　QOLにおいて日常生活に関わる主観的満足度。生活に関する気分や感情などが含まれており，満足度に関連するものに幸福感（happiness），士気（morale），気分（mood）があるとされる。[174] ➡クオリティオブライフ

**マンニトール** mannitol　浸透圧性利尿薬。血漿の浸透圧を上昇させ尿細管での水分の再吸収を抑制することにより利尿効果をもたらす腎機能診断薬。眼圧亢進や脳圧亢進状態に対し圧低下の目的にも用いられる。[13] ➡腎臓, 尿, 糸球体, 利尿薬, 糸球体濾過値, イヌリン

**満腹中枢**　satiety center　食欲を抑制性に調節する中枢で，視床下部にある。腹内側核と室傍核が知られている。満腹中枢を破壊すると摂食行動が亢進する。グルコース，インスリン，カテコールアミンなどが満腹中枢に運ばれて食欲を調節する。[284] ➡視床下部

**マン-ホイットニー検定**　Mann-Whitney test　ノンパラメトリック検定のひとつ。独立した2群で母集団の分布の中央値に差があるかどうかを検定する。どちらか一方の群の各データに対して，その各データよりも大きい他の群のデータ数を調べ，その総和を検定統計量とする。[129] ➡順序尺度, 中央値, 度数分布, ノンパラメトリック検定

**万歩計**　pedometer【歩数計, ペドメータ】
　歩行時の足部接地時振動によって歩数を算出する度数計。コンパクトで携帯しやすく使用が容易である。歩数を算出することで，循環系や内科系疾患の評価や運動療法の指標，および健康増進のための目標設定などが可能となる。[83] ➡呼吸機能検査, 運動耐容能, ステップ

# み

**ミエリン** myelin　髄鞘の構成物質。髄鞘はミエリン鞘ともいい，神経線維の中心部である軸索の周囲に存在する。ミエリンの大部分は脂質で，神経の興奮における絶縁機能をもつ。[193] ➡軸索

**ミエログラフィー** myelography【脊髄造影法】　腰椎穿刺，後頭下穿刺で，クモ膜下腔に造影剤を注入し，X線透視下で脊髄の欠損，狭窄，閉塞など脊柱管内の病変を診断する検査法。[37]

**ミエロパチーハンド** myelopathy hand　頸髄の圧迫により，手関節より末梢部の運動障害および感覚障害を起こしたもの。手指の巧緻障害が主症状で，素早い手指の屈曲・伸展運動ができないなどの症状が出現する。手内筋の萎縮を認める場合が多い。[241] ➡頸椎症性脊髄症

**ミオクローヌス** myoclonus　筋または筋群の突発的な不随収縮で，規則性，不規則性，律動性，電撃など発現は一様ではない。この責任病巣は大脳皮質から脊髄まで広範囲で，病因も多様である。意識の変容は伴わない。脳波上てんかん症状に特徴づけられるか否かによりてんかん性と非てんかん性に大別される。[240] ➡不随意運動，ミオクローヌスてんかん

**ミオクローヌスてんかん** myoclonus epilepsy；ME；myoclonic epilepsy　ミオクローヌス発作を伴うてんかん症候群。種々の強直発作や脱力発作とともにミオクローヌス発作が起こり，くり返し転倒することが特徴。乳児期や小児期，6〜15歳頃に認められる。末期には認知症が進行する。脳波でてんかん発作波が現れる。[240] ➡ミオクローヌス

**ミオグロビン** myoglobin；Mb【筋肉ヘモグロビン muscle hemoglobin】　筋組織に存在するヘム蛋白質。ヘモグロビン同様酸素と可逆的に結合するが，より酸素親和性が高く，酸素を貯蔵する役割をもつ。特に心筋や骨格筋などに多く，これらの筋が破壊されると血中濃度が上昇し，心筋梗塞や骨格筋障害の診断に役立つ。[261] ➡ヘモグロビン，酸素，血液

**ミオシン** myosin　筋肉の運動(収縮)に関与する索状の蛋白質(モーター蛋白質)で，高分子のポリペプチド鎖(重鎖)と低分子のポリペプチド鎖(軽鎖)からなる。ミオシン分子は多数重合して太いフィラメントを形成し，アクチンが形成する細いフィラメントと結合し筋原線維を構成している。頭部にはATPアーゼ活性があり，アクチンと結合し収縮を起こす。[261] ➡アクチン，筋蛋白質，筋線維タイプ

**ミオトニー** myotonies；myotonia【筋緊張症，ミオトニア】　筋の収縮は正常であるが，弛緩の際に遅延と困難がみられる(筋強直現象)状態。強い筋収縮後の遅延弛緩あるいは叩打のような機械的刺激や短い電気刺激後の持続性収縮がある。筋肉の膜，特にイオンチャネルの異常による。[240] ➡筋緊張性[筋]ジストロフィー

**ミオパチー** ＝筋原性疾患

**味覚** gustation　舌，軟口蓋，咽頭などに分布する味蕾で得られた刺激が，顔面神経の一部や舌咽神経枝によって視床などを経由して大脳へと伝わる感覚。基本味は塩，酸，甘，苦味の4種であるが，近年うま味が国際的に認知されている。[148] ➡感覚，脳神経，顔面神経

**右大脳半球症候群** right cerebral hemispheric syndrome【劣位半球症候群 minor hemisphere syndrome】　右大脳半球が障害さ

れ，左片麻痺，左側無視，覚醒レベル低下，無関心状態，幻覚，錯覚，情緒障害，うつ状態など高次脳神経機能障害の総称。頭部は非麻痺側に回旋し，麻痺側に身体が傾くことが多い。麻痺側に倒れることに対して無関心であり，下肢は陰性支持反応を示すことが多い。理学療法では身体の傾きを修正し，ADL（日常生活活動）自立度を向上させることが目的となる。左側無視に対しては，麻痺側から視覚，聴覚，触覚，固有受容器などに刺激を与えるようなアプローチを行う場合と，逆に非麻痺側からのアプローチがよいとする立場がある。陰性支持反応に対しては，長下肢装具などで麻痺側への体重負荷を行う。右大脳半球症状を呈する者は覚醒レベルの低下から体力・意欲のないことが多く，治療効果が得にくく，到達ゴールも低いことが多い。[207] ➡脳血管障害

**未熟児** premature infant　子宮外生活に適応するための成熟度に達していない児。WHOの古い定義では，出生体重が2,500g未満を未熟児と呼んでいたが，現在では低出生体重児（low birth weight infant：LBW）と呼ばれる。1,500g未満を極低出生体重児，1,000g未満を超低出生体重児という。LBW児は，ハイリスク児とされ，呼吸窮迫症候群，動脈管開存症，黄疸，未熟児網膜症などを伴いやすい。[29] ➡低出生体重児

**未熟児網膜症**　retinopathy of prematurity：ROP 【後水晶体線維増殖症 retrolental fibroplasia：RLF, テリー症候群 Terry syndrome】　低出生体重児の未熟な網膜血管の出血・瘢痕によって網膜剝離を起こすもの。妊娠満33週以前で出生体重1,500g未満の極低出生体重児に発症のリスクが高い。重症例では網膜剝離，眼球萎縮などをきたし失明に至る。主な原因は，救命のために投与される高濃度酸素といわれる。[176]

**みず（ぞ）おち** ＝ 心窩部

**水・電解質代謝**　water-electrolyte metabolism　体液中には水のほか，ナトリウムイオン，カリウムイオン，カルシウムイオンなど溶液中で電気性を帯びる電解質が含まれている。水分は経口摂取により取り入れられるものと，細胞の代謝の過程で生じる水（酸化水）とがあり，糞尿の排泄，不感蒸泄により排出されて体液バランスが保たれている。細胞外液中には血漿・リンパ液，間質液（組織液），髄液，眼房水などが含まれる。電解質は細胞膜を隔てて細胞内・外液間を電気的に移動し，その変化により血圧調整，神経活動，筋収縮などの生命現象を支えている。水・電解質の代謝は抗利尿ホルモンやアルドステロンなどのホルモンによって調節され，腎臓によって処理されている。[76] ➡副腎皮質，下垂体，甲状腺，アーチファクト，アーチ，酸塩基平衡

**ミトコンドリア** mitochondria 【糸粒体，コンドリオソーム chondriosome】　円筒状の長径2～6μm，短径約0.2μmの細胞小器官で，細胞内に数百から数千存在する。外側は単位膜でおおわれ，内部はクリスタと呼ばれるひだ状の隆起をつくる。細胞における呼吸とアデノシン三リン酸（ATP）生産の中心。[175] ➡筋原性疾患，細胞，アデノシン三リン酸

**ミトコンドリア脳筋症**　mitochondrial encephalomyopathy　骨格筋内のミトコンドリア遺伝子異常によって生じる疾患。中枢神経障害を伴う。筋力低下，網膜変性，心伝導障害，眼外筋麻痺，小脳失調，錐体路徴候，知能障害，難聴，痙攣，四肢脱力，内分泌障害など，症状は様々。[185] ➡ミトコンドリア

**水俣病**　Minamata disease　熊本県水俣湾周辺で，化学工場が廃棄とともに投棄した有機水銀（メチル水銀）に汚染された魚介類を食べた住民に発生した中毒症。口や四肢の異常感覚，視野狭窄，運動失調，言語障害，精神障害などが現れる。[169] ➡ハンター–ラッセル症候群

**南カリフォルニア感覚統合能力検査**　Southern California Sensory Integration Tests 【エアーズテスト Ayres test】　エアーズ（Ayres, A.J.；PhD, OTR）により開発された，4領域17項目の下位テストからなる総合テストバッテリー。学習障害児の検査結果の因

子分析から，感覚統合障害群を分類している。[295]

**ミニメンタルステート検査** Mini-Mental State Examination：MMSE　フォルステイン(Folstein)夫妻により創案された認知症検査。11項目からなり，言語性のテストだけでなく，図形を模写する動作性のテストを含むことに特徴がある。30点満点で，20点以下を認知症と判断する。[87]

**ミネソタ多面人格試験** Minnesota Multiphasic Personality Inventory：MMPI　ハサウェイ(Hathaway, S.R.)とマッキンレー(McKinley, J.C.)によって作成された質問紙形式の人格検査。550項目からなり，正常者と精神病患者を判別することを目的とし，人格の特性を多面的に把握することができる。[87]

**身の回り動作** ＝セルフケア

**耳たぶ** ＝耳垂

**耳鳴り** ＝耳鳴

**ミヤール-ギュブレール症候群** Millard-Gubler syndrome　橋下部腹側部病変での交代性片麻痺，つまり病巣側の末梢性顔面神経麻痺と，反対側の片麻痺を呈する脳幹内脳神経障害で特有な症候群。腹側内寄りに病巣があれば，同側の外転神経麻痺も生じる。[185]

**脈なし病** ＝大動脈炎症候群

**脈[拍]** pulse　心臓の収縮に伴って駆出された血液の圧力波が大動脈から末梢の動脈へ伝搬して生じる血管の拍動で橈骨動脈，足背動脈などで触知される。安静時における成人での脈拍数の基準値は65～85/分で，100/分以上を頻脈，60/分以下を徐脈という。[100]　➡心拍数, 頻脈, 徐脈

**脈絡叢** choroid plexus　脳室の壁を作る脈絡組織の一部が脳室内に入り込んだ部分。血管成分に富み，脳脊髄液の多くを産生する。左右側脳室の内側面に多く分布し第3, 4脳室の背側面にもある。産生された脳脊髄液はモンロー孔，第3脳室，中脳水道，第4脳室，マジャンディ孔とルシュカ孔を経て，クモ膜下腔を還流してクモ膜顆粒から静脈洞内に吸収される。[121]　➡脳脊髄液, 側脳室

**三宅式対語記銘力検査** Miyake paired word learning test　言語を用いた記銘力検査法のひとつ。三宅鉱一と内田勇三郎が考案(1923)。有関係対語10を記憶した後，刺激語を1つずつ与えられ，反応語を答えるもの。無関係対語10についても同様にする。[112]

**ミュラー管** müllerian duct【中腎傍管 paramesonephric duct】　胎生期の5～6週にウォルフ管の近辺に生ずる1対の生殖管。胎生期第8週になると左右のミュラー管は下方から癒合しはじめ，第12週頃までに完成し，女性では癒合した部分から子宮，腟が形成され，癒合しない部分は卵管となる。男性では退化する。[247]

**ミュンスター型ソケット** Münster type socket　ドイツのミュンスター大学で開発された筋電義手操作用および装飾義手用ソケット。顆上部で支持性をもたせ，ソケット自体に懸垂機能があり，上腕カフが不要である。顆上部支持式自己懸垂ソケットのひとつ。前腕極短断端～短断端に適用し，ソケットは初期屈曲角をもち，肘伸展制限がある。[246]　➡義手, ノースウェスタン型ソケット

**ミュンヒハウゼン症候群** Münchhausen syndrome　虚偽性障害のひとつ。急性の身体症状を伴う虚偽性障害と病院放浪者を意味する。民話のホラ吹き男爵の名に由来。薬物や自傷などにより症状を捏造するもので，詐病とは鑑別される。患者という役割を演じるのが目的。[185]

**ミラーニの発達チャート** Milani development chart　ミラーニ-コンパレッティ(Milani-Comparetti, A.)らは運動発達と潜在する反射機能との間に密接な関連性があるとして作成した，運動発達と反射・反応を比較しながら実施する評価表。また，運動発達と促進関

係にある反射・反応および抑制関係にある反射・反応を関連づけている。具体的には，把握反射は肘立て腹臥位の獲得前に消失し，ATNR（非対称性緊張性頸反射）の減弱は体に働く体の立ち直り反応の出現と関連し，モロー反射の消失とパラシュート反応の出現が関連し，足底反射の減弱とつかまり立ちなどの抑制関係を示した。また，促進関係では両手で支えた座位保持と側方へのパラシュート反応の出現，腹臥位での傾斜反応と腕立て腹臥位，立ち上がり動作と後方パラシュート反応，歩行と四つ這い位での傾斜反応，走ることと立位での傾斜反応などが説明されている。チャートではこれらの抑制関係を太線，促進関係を細線で示し，運動発達機能と反射・反応を関連づけている。[73]

**ミラー・フィッシャー症候群**
＝フィッシャー症候群

**味蕾** taste bud；gustatory bud　支持細胞，味細胞，基底細胞から構成される味覚の受容器。舌の側面にある茸状乳頭，および葉状乳頭，有郭乳頭に存在する。味細胞表面には感覚神経線維がシナプスを形成し，単一神経線維が多重支配している。[162] ➡味覚，鼓索神経，受容器

**ミルウォーキー装具** Milwaukee orthosis【ミルウォーキーブレース Milwaukee brace】
側彎症矯正用の頸胸腰仙椎装具。米国ミルウォーキー市のブラント（Blount）とシュミット（Schmidt）が創始。前方支柱，2本の後方支柱，骨盤帯，ネックリングと後頭・胸椎・腰椎パッド，ストラップ，肩リングからなり，体幹に側方からの圧迫力をかけ矯正する。中等度の側彎症に適応。[262] ➡体幹装具

**ミルクコーヒー斑** ＝カフェオレ斑

**民間非営利団体**　non profit organization：NPO　様々な非営利活動を行うボランティア団体や市民活動団体などの組織であり，通常，民間非営利組織と呼ばれている。阪神淡路大震災を契機にNPOにふさわしい法制度の整備が行われ，1998（平成10）年には特定非営利活動促進法（NPO法）が成立した。[264]

**民生委員**　volunteer worker in welfare services
民生委員法に基づく民間ボランティアであり，都道府県知事の推薦を受けて厚生労働大臣が委嘱する。任期は3年。児童福祉法に基づく児童委員の役割をあわせもち，地域社会の福祉の推進を目的に活動する。[264]

# む

**むいしき無意識** unconsciousness　通常では意識されない心理過程，あるいは精神内界およびその内容。フロイトによれば，無意識とは現実として認められずに抑圧されたものであり，催眠や自由連想など特別な操作によって意識に上ってくるという。ユングは無意識を個人的無意識と集合的(普遍的)無意識に分けた。[224] ➡フロイト，ユング

**むかしつせきにん無過失責任** liability without fault　ある結果の発生を認識すべきであったり，ある結果の発生を防止すべきであったにもかかわらず，不注意にもこれを認識しなかったという過失の有無を問わない，あるいは故意の有無を問わないで生じる責任。[23] ➡医療行為，賠償責任，労働者災害補償保険法，病院管理学

**むきはい無気肺** atelectasis　気道分泌物が貯留し気道が閉塞されることにより，末梢の肺内ガスが吸収されて虚脱した換気障害の状態。前駆症状として発熱，発汗，呼吸数・脈拍数の増加，胸痛，呼吸困難などがある。肺炎の原因となることが多い。[116] ➡気管支狭窄，ガス交換率(比)

**むきリン無機リン** inorganic phosphorus：Pi　人体を構成する重要な元素で骨や歯，細胞膜，核酸など生体のいたるところに分布するが，その80％はカルシウム塩として骨中に含まれる。血中の無機リン濃度は腎臓で再吸収によって調節される。血中濃度はアルコール中毒，副甲状腺機能亢進，ビタミンD欠乏などで低下，腎機能障害，副甲状腺機能低下などで増加する。成人の基準値は2.5～4.5 mq/dl。[261]

**むきんしつ無菌室** clean room 【クリーンルーム，バイオクリーンルーム bioclean room；bioclean patient's room】　骨髄移植や悪性腫瘍の化学療法時など白血球数減少による免疫不全状態

で，細菌やウイルスの感染防止を目的に，一般にNASA開発のHEPA(high efficiency particulate air)フィルターや電気集塵機などの清浄化装置を用いて無塵・無菌状態を実現した病室または部屋。[201] ➡感染症対策，肺炎，沈下性肺炎，骨髄移植，白血球

**むげんそうこうばん無限走行盤** ＝トレッドミル

**むさくいかひかくたいしょうしけん無作為化比較対照試験** randomized controlled trial：RCT【ランダム化比較試験】
　対象者を実験群(研究群)と対照群(比較群，コントロール群)とに無作為(ランダム)に割り付け比較する実験方法。薬物・外科手術・検査・処置・教育・理学療法技法などの医学的介入の効果を判定するための最も信頼される方法。①無作為化の意義・目的：両群を比較するとき，介入を受けたか受けないかの条件以外は同様の特性をもつ集団とすべきであり，研究者の意思の介入を防ぎ集団の均質化を図るため，無作為に割り付ける必要がある。ある介入の効果を判定するためには，まずその介入を受ける群(実験群)と受けない対照群とに対象者を振り分ける必要があり，これを割り付けという。②無作為割り付け方法：乱数の偶数奇数を用いたり乱数表による対象選択を行い，事前にコンピュータで発生させた乱数にて割付表を作成することが多い。あらかじめ指示書を入れた封筒を順次開封し，その指示に従い割り付けを行う封筒法なども用いられる。来院日による割り付けや来院順により対象者を交互とする方法，カルテ番号や誕生日を用いる方法などもあるが，これらの方法では両群の背景因子のバランスが保たれない可能性があり，研究者には選択される治療法の順が判明していることなどから，準無作為割り付けと呼ばれることがあり，これらの方法による試験を比較臨床試験(CCT)として区別される。割り付けや効果判定，分析はマスク化されていることが多く，対象者に割

り付けを知らせない一重(単純)マスク法，対象者と研究者に知らせない二重マスク法，これに分析者も含めた三重マスク法などがある。対照群には，標準的な効果が認められている特定の治療法を用いる場合や無治療，プラセボ(偽薬)を使用する場合などがある。同一対象者に時期をずらせ2回に分けて，実験群と対照群に用いるクロスオーバー(交差)法もある。[220] ➡ EBM

**無酸素運動** anaerobic exercise　無酸素代謝を利用した運動様式。無酸素代謝では主に血中のグルコースや筋中のグリコーゲンなどの糖質を細胞中で解糖するため反応が速く，エネルギー供給が迅速で，運動初期に利用できるが，長時間持続は難しい。[26] ➡ 有酸素運動，無酸素性作業閾値

**無酸素性作業閾値** anaerobic threshold：AT　運動強度が比較的軽度で持続される場合，好気性代謝でのATP(アデノシン三リン酸)の産生が可能であるが，運動強度をさらに漸増させていくと嫌気性代謝によるATP産生も動員されるようになる。この好気性代謝に嫌気性代謝が加わり始める段階の運動強度を無酸素性作業閾値(AT)と呼び，全身持久力や体力の指標として用いられている。ATの測定には運動負荷試験中呼気ガス分析器を用い，酸素摂取量に対する$CO_2$排泄量や換気量の変化から求める換気閾値(VT)と，血液中の乳酸濃度の変化から求める乳酸閾値(LT)がある。健常成人ではVTとLTはほぼ等しく，最大酸素摂取量の50〜60%に相当するといわれている。ATレベルの運動強度は，身体的な負担が少ないなどの理由で，理学療法では健常者の生活習慣病予防や健康増進，さらに脳血管疾患，虚血性心疾患とその術後リハビリテーションなどにおいて安全な生理学的指標のひとつとして利用されている。[100] ➡ 乳酸閾値，換気閾値，有酸素運動

**無酸素脳症** anoxic encephalopathy　【脳無酸素症】　脳への酸素供給不足に起因する脳機能の全般的な障害。胎児・新生児では分娩遷延，肺拡張不全，新生児呼吸窮迫症候群(IRDS)などが原因となることがある。[176]

**矛盾性運動** ＝ 逆説運動

**矛盾動作** ＝ 逆説運動

**無症候性脳梗塞** asymptomatic cerebral infarction　脳に何らかの器質的な障害を認めるが，病的な症状がみられない状態。[222]

**無症状期** ＝ 潜伏期

**無床診療所** clinic without hospitalization bed　患者の入院施設を有しない診療所のことであり，2003(平成15)年10月現在，診療所のうち有床診療所が約1万5,000，無床診療所が約8万である。有床診療所が年々減少しているのに対して無床診療所は年々増加している。[264] ➡ 有床診療所

**無侵襲計測** non-invasive measurement　【非観血的計測】　生体に侵襲を加えることなく計測すること。計測する生理機能には，血流，神経活動，代謝機能などがある。方法としては，超音波，MRIや赤外線画像などがあり，生体内物質の検出や濃度などに関する情報を得る。[51] ➡ 経皮経肝胆管造影，経頭蓋超音波ドップラー脳血流速度測定法，心電図，脳波，呼吸機能検査

**無髄神経** unmyelinated nerve　神経細胞の軸索が髄鞘でおおわれていない神経[線維]。末梢神経系はシュワン鞘(シュワン細胞のつくる鞘)におおわれ，中枢神経系はおおわれていない。インパルスは軸索を順次伝導するため，跳躍伝導する有髄神経に比べて神経伝導速度が遅い。[26] ➡ 有髄神経

**ムスカリン** muscarine　抗コリンエステラーゼ薬。薬理学的効果はアセチルコリン作用および副交感神経節後刺激作用(発汗，流涎，流涙，縮瞳，徐脈，血管拡張，気管支収縮，気管分泌過多，胃腸刺激)であり，硫酸アトロピンで抑えられる。[59] ➡ 副交感神経，アセチルコリン，アトロピン，硫酸アトロピン

**むせ** stifled　ものが喉にひっかかったり，タバコの煙や異臭などで起こる瞬時的な呼吸

困難状態。健常者では食物が気管に入りかかると，むせが起こるため，空気と一緒に食物などが外に出される。食事の際に頻回に生じるむせは，嚥下障害を疑う１つの所見となるが，むせのない誤嚥もあるので注意を要する。[289]

**むち打ち損傷**　whiplash injury　【頸椎捻挫 sprain neck】　頸椎に何らかの外的負荷が加わって(多くは追突事故)起こる損傷。損傷組織の同定は困難は場合が多い。受傷直後は安静にする場合が多いが，過度の安静は症状をより複雑なものにすることもある。[241] ➡頸肩腕症候群，不定愁訴

**ムチランス変形**　mutilans deformity　関節リウマチなどで手指の指節骨端が著しく破壊されて生じる関節の断節化変形。関節端が原型をとどめず異常可動性を呈する。指のほうは骨が欠損し皮膚が伸縮するオペラグラス手 (operaglass hand) と呼ばれる状態がみられる。[84] ➡関節リウマチ，ラーセン分類，関節破壊

**無動[症]**　akinetic；akinesia【運動減少】
　麻痺や失行ではなく，錐体外路障害によって生じた随意運動の開始と遂行の著しい遅延。パーキンソニズムの主要運動徴候のひとつで，筋強剛を伴う場合が多い。純粋無動[症]は，進行性核上性麻痺の特殊な型として出現することがある。[218] ➡進行性核上性麻痺

**無腐性壊死**　aseptic necrosis　骨の栄養血行が遮断されることにより骨が壊死に陥ること。しばしは大腿骨頭に多く発生し，骨折，外傷，ステロイド長期投与者，アルコール依存症者にみられる。[37] ➡大腿骨頭壊死

**無名数**　absolute number　単位をもたない普通の数を無名数という。これに対して，メートル，グラムなどの単位をもつ数を名数と呼ぶ。統計学における無名数の例としては偏差値などがある。[230] ➡単位，フルード数，変数

**ムンプス**　= 流行性耳下腺炎

# め

**明暗順応** adaptation to luminosity　光の強さに合わせて眼で行われる感覚順応。明所や暗所で網膜の視感度が適宜反応するので，広範な照度で視覚を維持することができる。網膜視細胞の杆体および錐体の2種類による支配を受けている。[148] ➡暗順応, 明順応

**名義尺度** nominal scale【分類尺度】　対象を任意に定めた数値(1, 2, 3 など)や分類名(関節可動域，筋力など)に割り当てる統計上の尺度で，対象の特性を数値で表しただけのもので，分類上の記号としての意味しかもたない。[57] ➡度数分布, $\chi^2$(カイ二乗)検定, 順序尺度, 間隔尺度, 比率尺度

**明順応** light adaptation【明所順応】　暗い状態から明るい状態に環境が変化した際，網膜の感度低下が起こり，まぶしさを感じなくなる順応現象。暗順応よりも速やかに行われ，1～2分で終了する。[148] ➡暗順応, 明暗順応

**名称独占** exclusive use of designation；restriction to title　名称は資格のある者しか使ってはならないこと。例えば理学療法は資格のない者でも行うことができるが，理学療法士という名称は理学療法士免許をもっている者しか使用してはならない。[142] ➡業務独占

**明所順応** ＝ 明順応

**迷走神経** vagus nerve　第Ⅹ脳神経に同じ。延髄前面より舌咽神経の下から出て，頸静脈孔を経て頭蓋外に出る。咽頭や喉頭のほとんどの筋を支配し，嚥下，発声などに関与する。また，胸腔，腹腔の内臓器に分布する副交感神経を含む。[111]

**明帯** isotropic band【Ⅰ帯 I band】　横紋筋を光学顕微鏡で観察した際，明るく見える部分。細いフィラメントのアクチンの多い部分は屈折率が低いため，明るく見える。逆に太いフィラメントであるミオシンの多い部分は，暗帯と呼ばれる。[148] ➡暗帯, アクチン, アクトミオシン, ミオシン, 横紋筋

**酩酊** inebriation；drunkenness　アルコールや薬剤などによる急性の中毒状態。単純酩酊と異常酩酊とに分類される。単純酩酊とは通常の酔いで，異常酩酊は単純酩酊の量的移行である複雑酩酊と，単純酩酊とは質的に異なり意識障害などを生じる病的酩酊に分けられる。[245] ➡アルコール依存症

**迷路** labyrinth　三半規管と耳石からなる，内耳の平衡器官をつかさどる部分。複雑な管状器官の蝸牛・前庭・半規管の骨迷路とその骨迷路の中にある膜迷路に分かれる。感覚細胞はすべて有毛細胞で刺激を起こし，蝸牛神経と前庭神経により中枢へ刺激が伝えられる。[61]

**迷路性失調症** ＝ 前庭性運動失調

**迷路性立ち直り反応** labyrinthine righting reaction　頭部を常に身体の最頂部に保ち，眼裂と口唇裂を常に水平に保とうとする立ち直り反応で，抗重力位を保つために不可欠な反応。通常，視性立ち直り反応の影響を除くため目隠しをして空中で乳児を傾けることで検査する。[73] ➡立ち直り反応

**メージュ症候群** Meige syndrome　主に眼輪筋と口輪筋の不規則な強直性攣縮を呈する不随運動の一種。主徴は眼瞼攣縮で，原則両側性である。日内変動，日差変動がはっきりしており，多くは中高年女性に発症する。しかめつら顔貌が特徴。[185]

**メープルシロップ尿症**　maple syrup urine

disease：MSUD 【楓糖尿症（かえでとうにょうしょう）】 アミノ酸代謝異常で，分枝アミノ酸（ロイシン，イソロイシン，バリン）を代謝するαケト酸脱水素酵素の欠損によりこれらが尿中に蓄積する代謝異常。常染色体劣性遺伝性疾患。患児の尿がメープルシロップ様の匂いがすることに由来する。[100] ➡アミノ酸，遺伝

**メカトロニクス** mechatronics mechanics（機械工学）と electronics（電子工学）からなる合成語。このような工学的な技術が医療や福祉の分野においても盛んに導入され，代用臓器や手術・トレーニング・介護ロボットなどの開発に応用されている。[258] ➡医用工学，生体工学，工学，ロボット，生体情報工学，人間工学，人工知能

**メカノレセプター** ＝ 機械的受容器（きかいてきじゅようき）

**MEG**（めぐ） ＝ 脳磁図（のうじず）

**メジアン** ＝ 中央値（ちゅうおうち）

**メス** scalpels；knife 外科手術や解剖時に切開・切離などに使う刃物。切る組織により様々な形があり，刃先がディスポーザブルなものもある。最近は切ると同時に最小血管を凝固し出血を最小限にとどめる，高周波電流を用いた電気メスが多用される。[201]

**メズサの頭（めずさのあたま）** ＝ メドゥサの頭（めどぅさのあたま）

**メタアナリシス** meta-analysis 系統的（システマティック）レビューの1つの形式で，独立して行われた2つ以上の臨床研究の結果をまとめるための統計学的手法。個々の研究では標本数が少ないため統計学的に正しい結論がでにくいような場合に有効な方法であり，科学的根拠に基づく医療（EBM）において多用される。方法として，①関連ある文献の検索・収集，②どの文献を解析に含めるかの検証（質の高い文献の選択），③各文献の要約，④統計学的手法を用いた解析，の4つの段階で行われる。この結果は複数の文献による多くの標本数から導き出される総括的・平均的効果であるため，より信頼性が高い。公表される文献は有効性があるという結果の場合が多く，そうでない場合には公表されないことがある。このため収集される文献が偏る（出版バイアス）可能性や，選択する文献の質を吟味する困難さなどの問題点も指摘されている。[258] ➡効果判定，治療効果，コクランシステマティックレビュー，無作為化比較対照試験，EBM

**メタ認知（めたにんち）** metacognition 認知そのものを認知すること。すなわち話す，考える，理解するなどの通常の認知活動を客体化，対象化し，そのあり方を監視（モニタリング）し，制御（コントロール）するという一段高いレベルからの認知である。フラヴェル（Flavell, J. H.）は，メタ認知をメタ認知的知識とメタ認知的活動に分けている。メタ認知的知識には，「自分は数学の試験では良い点が取れる」「一夜漬けで覚えた知識は失われやすい」などの人間の認知的特性や「物理には数学の知識が必要である」などの課題についての知識，「英語の試験では，くり返しの学習でよい結果が得られる」などの課題解決の方略についての知識が含まれる。メタ認知的活動には，「現在8割程度の問題は解けるようになった」などのメタ認知的モニタリング，「今日中にすべての問題を解けるようになろう」などのメタ認知的コントロールが含まれる。メタ認知の発達は，子どもの学習にも影響を及ぼし，運動障害をもつ対象者の運動学習や自己管理の能力にも関係している。[269] ➡認知

**メチシリン耐性黄色ブドウ球菌（めちしりんたいせいおうしょくぶどうきゅうきん）** Methicillin resistant *Staphylococcus aureus*：MRSA
　メチシリンはペニシリンに耐性を有する黄色ブドウ球菌用の薬剤で，この薬剤およびセフェム系抗菌薬の多用によってこれら薬剤に耐性をもつ同菌が出現し，特に術後など抵抗力の低下した者に猛威を振るうようになった。[182] ➡院内感染，感染経路，感染症対策

**メチル水銀中毒（めちるすいぎんちゅうどく）** ⇨ 水俣病（みなまたびょう）

**METs**（めっつ） ＝ 代謝当量（たいしゃとうりょう）

**MET**（めっと） ＝ 代謝当量（たいしゃとうりょう）

**メディカルチェック** medical checkup
　検診や健診などで，疾患の予防を目的として行う医学的検査の総称．例えばスポーツを行うにあたって，危険の予防を目的として脈拍や血圧の計測など事前に行う検査をさすこともある．154

**メディカルレコード** ＝カルテ

**メディケア** Medicare　国民皆保険制度のない米国で1960年代中頃から実施されている公的医療保険制度．保険の運営主体（保険者）は連邦政府で，被保険者（対象）は65歳以上の高齢者と障害年金受給者および慢性腎臓病患者などの身体障害者である．メディケアは，強制加入で入院サービスなどを保障する「パートA（病院保険）」と，任意加入で外来などの医師の診療などを保障する「パートB（補足的医療保険）」から成り立っている．保険財源は，パートAは社会保障税（被用者は事業主と折半，自営業者は全額自己負担）として徴収し，パートBは加入者の保険料と連邦政府の一般財源で賄われる．当保険の最大の問題点は，薬剤費が（ごく一部の品目を除いて）カバーされない点である．また，介護保険制度のない米国では，当保険により医療の範疇に入るごく一部の介護サービスの給付が行われるに過ぎない．192 ➡医療経済学，包括払い，出来高払い，メディケイド

**メディケイド** Medicaid　米国の低所得者・身体障害者を対象とした公的医療保険制度．この制度の運営主体は州政府であり，一部連邦政府の補助がある．米国の代表的な社会保障制度には，大部分の有業者に適用される老齢・遺族・障害年金，高齢者の医療を保障するメディケア，低所得者に医療扶助を行うメディケイド，補足的所得保障や貧困家庭一時扶助などがある．米国では，高齢者保健福祉に関しても基本的に自己責任で，介護費用負担のために資産を失って初めて，低所得者を対象とするメディケイドが適用される．192 ➡医療経済学，出来高払い，包括払い，メディケア

**メドゥサの頭** Medusae head　【メズサの頭】臍周辺の静脈が怒張し，放射状に蛇行した状態．肝静脈障害時，門脈血が肝臓から下大静脈へ移動できなくなり，門脈と大静脈との間で側副路が形成される．このとき，腹壁の臍傍静脈が膨れあがり，メドゥサの頭を形成する．148 ➡側副血行

**メニエール病** Ménière disease　誘因を認めず回転性めまいを突然生じ，蝸牛症状（耳鳴，難聴など）と悪心などを伴う病態．めまいは数時間から数日で改善され，蝸牛症状も軽減する．主に難聴は一側性で，反復する再発では難聴を残す．154

**めまい** vertigo；dizziness　自分の身体と周囲の物体との空間的な関係を異常に感ずる症状．患者の表現に従い，回転性めまい(vertigo)と浮動性めまい(dizziness)に分類される．回転性めまいは内耳，前庭神経およびその核，これらと密接な関係にある小脳の障害による末梢性障害で，回転感が主体であり，ときに，床が傾く，壁が倒れるなどの訴えがある．浮動性めまいは前述の部位より高位の神経系の障害による中枢性障害で，ふらつき，身体の不安定感，宙に浮いた感じ，目の前が暗くなるなどの訴えがある．理学療法では，小脳性や前庭性の運動失調に対する治療を行う際に，めまいが問題になることがある．その場合，めまいと頭位や頭位変換・眼球運動との関係，持久性などについて評価を行い，そのうえで運動療法の必要性や運動療法実施後の一時的なめまいや悪心の増悪の可能性などを十分説明する必要がある．実際の運動療法は，姿勢変換時のめまいの誘発に注意してゆっくり介助し，座位での運動から行う．4 ➡メニエール病，前庭，運動失調［症］，眼性めまい，悪心，嘔吐

**メラトニン** melatonin　松果体ホルモン．性腺活動抑制作用，成長遅延作用，甲状腺刺激作用，副腎皮質機能の抑制作用，睡眠誘発作用などに関与すると考えられている．また，分泌の増減はサーカディアンリズム（生理的1日周期リズム）に影響する．100 ➡ホルモン，松果体，セロトニン

めらにんし 732

**メラニン色素** melanin【メラニン】　変温脊椎動物に存在する黒色ないし褐色の生体色素。皮膚，眼，体毛，脳軟膜などに存在し，皮膚では有害な紫外線から皮膚深層を保護する。日焼け，そばかす，ほくろ，などはメラニン色素の増加により生じる。[154]

**メランコリー** melancholia；melancholy　過度の精神的ふさぎこみ，落ち込みを特徴とする精神障害をさし，うつ病の典型的症状。古代ギリシャ時代から体液説（血液，粘液，黄胆汁，黒胆汁）に基づきメランコリー（黒胆汁症）と呼ばれていた。[258] ➡うつ病，躁うつ病

**メルケル円板（触盤）** Merkel disk　皮膚受容器のひとつで，触覚，圧覚をつかさどる神経終末。指や足指の掌側の皮膚の最も浅い部分に分布し，マイスナー小体とともに軽い触れ（light touch）に反応し，情報を中枢神経系に伝達する。[54] ➡感覚，触覚

**免疫** immunity；immunization　体内に侵入した病原微生物，あるいは体内に生じた病的な細胞や不要産物，さらに移植臓器など本来の自己構成成分ではない非自己を認識し，これらを排除して生体の恒常性を保つ仕組み。免疫系には自然免疫と獲得免疫の2種類があり，後者は体液性免疫と細胞性免疫で構成される。通常これら免疫系の作用で，一度体内に侵入したウイルスや細菌は記憶され，それらが再び体内に侵入したときは感染症状を起こさないか，起きても軽度となる。免疫系の疾患では，免疫系の機能が先天的または2次的に欠如した免疫不全症，過剰反応を起こすアレルギーや過敏症，さらに免疫システムが自己に対して働き種々の症状を起こす自己免疫疾患などがある。理学療法は関節リウマチや全身性エリテマトーデスを代表とする自己免疫疾患において適応となる場合が最も多いが，近年，軽度から中等度の持続した運動が免疫系を活性化させるとの報告も多数あり，健康増進医学の分野でも運動療法が重要視されている。[100] ➡抗原抗体反応，感染，リンパ球，抗体，抗原，免疫グロブリン，マクロファージ，白血球，アレルギー，自己免疫疾患

**免疫吸着剤** immunosorbent　透析療法の血漿吸着で分離された血漿中の病因物質を除去する目的で使用される病因物質と親和性の高い物質。抗原抗体結合や疎水結合などの原理で病因である抗原や抗体，免疫複合体などを吸着する。[100] ➡抗原抗体反応，感染，リンパ球，人工透析，血漿交換，血液透析，免疫，免疫グロブリン，抗原，抗体

**免疫グロブリン** immunoglobulin；Ig　血清中のグロブリンのうち，抗体としての機能をもつ蛋白質の総称。WHOでは「抗体の分子構造をもつ蛋白質の総称」としている。ヒトを含むすべての脊椎動物の体液中に存在する。G，A，M，D，Eの5種類に分類されている。抗原抗体反応では抗原を無毒化する。[100] ➡抗原抗体反応，感染，リンパ球，抗体，抗原，免疫

**免疫グロブリンM** ＝マクログロブリン

**免荷** non-weight-bearing　主として下肢の骨折後などの損傷部位に体重をかけないこと。そのため免荷期間中の移動時には車いすや松葉杖などを用いる。歩行時の免荷装具としてペルテス病のポーゴスティック型装具や坐骨支持長下肢装具，PTB装具などがある。[266] ➡荷重

**面積計** ＝プラニメータ

**面接** interview【インタビュー】　対象者やその家族からの情報収集を，対話によるコミュニケーションにより行うことを意味する。初診時の面接までにその対象者の基本的情報である氏名・診断名あるいは障害名・現病歴・既往歴などについて調査をしておく。特に社会的な事項とされる社会的・家族的・環境的・経済的背景は，ゴールの方向性を決定するうえでも不可欠な情報である。情報収集としての面接は医療面接または問診とも呼ばれ，事前に収集した情報も対象者自身のことばで聞くことにより，不安感や期待感などの感情的側面も含んだ情報を収集することが可能となる。面接の基本的注意点として，①対象者が自由に話ができる環境作り，②対象

者が理解しやすいような話し方，③社会人としてのマナー，④対象者主体の理学療法という認識を治療する側，受ける側が理解する，などがあげられる．特に理学療法についての知識が少ない対象者や家族に対しては，具体的な内容とその必要性についての十分な説明が必要とされる．[82] ➡医療面接，評価，問診，情報収集，統合と解釈

**メンタルヘルスケア** mental health care 【精神保健】　狭義には，精神的不健康や精神障害を治療・予防し，健康な精神を保持すること．広義には，人々の精神状態を充実させ，よりよい人間関係を築くこと．従来は個人的な意味で精神衛生と呼ばれていたが，現在は社会をも対象とした広い意味で精神保健と呼ばれる．[113]

**メンデル遺伝** mendelian inheritance
　メンデル(Mendel, G. J.)が見い出した遺伝法則に従って起こる遺伝で，優劣，分離，独立の法則を満たした遺伝様式を示す．遺伝子に支配されている細胞質遺伝などは，非メンデル遺伝である．[29] ➡遺伝

**メンデル-ベヒテレフ反射**　Mendel-Bechterew reflex　病的反射の一種である足底筋反射のひとつ．足背のほぼ中央，少し外側をハンマーで叩くと足指全体が底屈する反射．錐体路障害を有する場合は出やすいが，正常ではロッソリーモ反射より出にくい．[154]
➡ロッソリーモ反射，病的反射，深部反射

# も

**モアレ撮影法** moire method　モアレ現象（2枚の周期性をもつ格子を重ね合わせ，互いに傾斜をつけて光線を当てると縞模様のできる現象）を応用した写真撮影法．2台の投影機から目標表面に投影させてモアレ像を形成し，左右対称性や正常像との比較で変形度を判断する．胸郭変形や脊柱側彎症などの測定に用いられる．[23] ➡診断，形態計測，姿勢，特発性側彎症

**盲学校** school for the blind　学校教育法の定める特殊教育学校のひとつ．盲や弱視の児童生徒の教育に当たる．通常の教育に加え，視覚障害を補うための知識技能の指導も行う．点字による教育のみならず残った視力を活用した弱視教育も行う．[170]

**蒙古症**（旧語）＝ダウン症候群

**蒙古症顔貌** mongoloid face　ダウン症候群でみられる蒙古系人種に似た平坦な顔貌で，つり上がった眼裂，平坦な後頭部，平坦な鼻根，耳の奇形（小耳，耳介低位など），口が開き舌を突き出すなどの特徴を示す．ダウン症候群の報告当時，蒙古症と呼ばれたことに由来する．[98] ➡ダウン症候群

**蒙古斑** mongolian spot；mongolian macula【小児斑】　先天性の仙骨部位から体幹背面にみられる青色母斑．黄色人種では100％，白色人種では約10％にみられ，10歳頃までに自然消退する．組織学的には生理的な神経堤細胞由来の真皮メラノサイトから構成される．[249]

**毛細血管** capillary blood vessel；blood capillary；capillary tube　末梢の細動脈と細静脈を連絡している血管．網目状に分岐して血液と組織間のガス交換や物質交換が行われる．血管壁は内皮細胞と基底膜からなる．毛細血管の収縮・拡張は自律神経によって調節されている．細胞が傷害され炎症物質が放出されると毛細血管が拡張し，透過性が高まり，赤血球や血漿蛋白質が血管外に漏出し，これが傷害細胞に集まり浮腫が起こる．[270] ➡血管，血液

**網状植皮［術］**　mesh skin graft（grafting）；mesh grafting　遊離植皮術のひとつ．採皮時に網目状の小切開を加え，1.5〜6倍の面積に広げ植皮する．広範囲熱傷や凹凸のある肉芽面などが適応．広い皮膚欠損面積を少ない皮膚で補えるが，整容，機能面に後遺症を残す．[191] ➡熱傷，熱傷面積，熱傷深達度，植皮［術］

**網状赤血球** reticulocyte【網赤血球】　赤血球の産生段階において赤血球の前段階の幼若赤血球．超生体染色により網状構造物質とRNAを認める．骨髄，末梢神経に存在し，赤血球の約1％を占める．骨髄造血の視標となる．[154]

**盲人用安全杖** typhlocane【白杖 white cane】　視覚障害者の前方や足元の安全確認に用いる．また，周囲の人に注意を促すことにもつながる．長さの目安は，みぞおちのすぐ上，もしくは身長から45cm引いた長さとされているが，好みや歩行速度によって若干異なる．[189] ➡杖

**妄想** delusion　精神障害などから生じる思考内容の異常．誤った判断や意味づけに基づき，訂正不能である．現実にはありえないことに関して確信をもち，訂正不能で了解不能な一次妄想と了解可能な二次妄想に分類される．前者は統合失調症において特徴的にみられる．[87]

**妄想症**＝パラノイア

**盲腸** cecum　小腸から大腸に移行する回腸開口部から上行結腸に連なる囊状の盲管。成人では幅・長さは約7 cmである。その内側下方に円柱状の虫垂がつく。[126]

**盲点** blind spot　視覚のうえで見えない部分。網膜各部から集まった視神経は，網膜や脈絡膜，強膜を貫き視神経乳頭を形成する。また，乳頭部より動静脈も出入りする。そのため乳頭部は視細胞を欠き，視野欠損部を形成する。[148]

**網膜視細胞** ＝視細胞

**網膜出血** retinal hemorrhage　網膜内に生じる出血。発生部位により網膜内出血，網膜前出血，網膜浅層出血，網膜深層出血，網膜下出血，網膜色素上皮下出血があり，また出血形態は点状，斑状，円板状，火炎状と様々である。網膜血管異常をきたすほとんどの疾患で認められる。[154]

**網膜症** retinopathy　網膜の代謝性あるいは非炎症性の変性疾患の総称。未熟な網膜血管や糖尿病，高血圧，腎障害などの疾患が原因となって網膜に変性をきたし，視機能障害を起こす。原発性の変性は含まれない。[240]➡未熟児網膜症

**網膜光凝固** ＝光凝固

**網様体** reticular formation　橋，延髄と頸髄の前外側部にある，白質と灰白質が混在していて明確な神経束を形成していない部分。網状に交差する神経線維とその網の目の中に点在する大小様々なニューロンの集合からなる。脳幹全体を通して呼ぶときは脳幹網様体という。網様体には様々な感覚情報が視床を経て大脳皮質に送られる。これによって，大脳皮質が賦活されることにより意識は明瞭に保たれる。また，大脳皮質，赤核，上丘などから入力を受け，網様体脊髄路を通じて脊髄前角の運動ニューロンに連絡し，骨格筋の緊張の維持や筋活動の調節に働いている。さらに，内臓機能の調節に関与するニューロンが存在し，延髄の網様体には呼吸運動や心臓の拍動，血圧の調節に関わるニューロンの集団がある。[106]➡覚醒，脳幹網様体賦活系

**網様体賦活系** ＝脳幹網様体賦活系

**燃え尽き症候群** burnout syndrome【バーンアウト burnout】　マスラック(Maslach, M.)によると，「長期間にわたり人に援助する過程で，心的エネルギーがたえず過度に要求された結果，極度の心身の疲労と感情の枯渇を主とする症候群で，卑下，仕事嫌悪，思いやりの喪失などを伴う状態」。関連する要因として，個人的要因，仕事や職場環境要因，社会的要因が検討されている。個人的要因としては，パーソナリティ，日常生活でのストレス性の高い出来事，その出来事に対する認知の仕方，日常生活上でイライラさせる事柄などが，仕事や職場環境要因としては，長期間にわたる仕事，自立性を欠く仕事，要求がましいクライエント，それ相応に評価されない仕事などがあげられている。社会的要因として，産業革命の結果，労働者に要求される技術が断片的となり，労働者自身も機械の一片とみなされ，しかも高い生産性のみ要求されるようになったことが燃え尽き症候群の基盤になっていると考えられている。医療関係者に多くみられる理由として，病者に温かく献身的に接することが求められる一方で，冷静で客観的な態度と卓越した技術が求められるという役割内葛藤，二律背反的状況に陥りやすく，その結果これまでできた他者援助ができなくなり，それを本人が自覚するため，個人的達成感も低下する。しかも職業上成功や成果は見えにくく，評価されることが少ないためといわれている。測定尺度としてMBI (Maslach burnout inventory)がある。[186,269]➡ストレス，専門職，カウンセリング

**モーズレイ性格検査** Maudsley personality inventory：MPI　英国の心理学者アイゼンク(Eysenck, H.J.)により作成された質問紙法による性格検査。神経症傾向尺度(N尺度)と外向性-内向性尺度(E尺度)にそれぞれ24の質問項目で構成される。医療・教育分野で広く用いられている。[154]

**モートン病** Morton disease 【モートン中足痛 Morton metatarsalgia, モートン趾 Morton toe】 外側足底神経が深横中足靭帯に圧迫されて趾間にできた神経腫による絞扼性ニューロパチー。足底加重時に中足骨骨頭による刺激で，特に第3，4足趾に電撃的放散痛や感覚障害を示す。中年の女性に多い。足底板などの装具療法が用いられるが，軽減しない場合は神経腫切除を行う。255 ➡ 絞扼性ニューロパチー

**モーメント** moment 物体を回転させようとする力。「加えられた力」と「作用線に対する回転中心からの垂線の長さ」の積で表される。206 ➡ トルク

**モールド装具** molded orthosis 【モールド型装具】 鋳型や型板から作られたものをさす。義肢装具の領域では陽性モデルにプラスチック材をモールド成形した装具のことで，胸腰仙椎装具や頸椎装具などの体幹装具に用いられることが多い。48

**模擬患者** simulated patient：SP 医療系教育で実際の診療場面を想定して行う学内演習で，病気や症状を有する患者を演じる人。154

**目的変数** ＝ 従属変数

**目的変量** criterion variable ある変数(説明変量，独立変数，予測変数)によって規定される変数(従属変数，基準変数，応答変数，反応変量)。y ＝ ax ＋ b のような式で表した場合，x が説明変量となり y が目的変量となる。23 ➡ 多変量解析，説明変量，重回帰分析，判別分析，主成分分析

**目標** ＝ ゴール

**目標指向的アプローチ** goal-oriented approach 社会参加障害レベルにおける目標を最終的に解決しなければならない長期目標として，それを阻害していると考えられる能力障害・機能障害レベルにターゲットを絞ってアプローチを展開していくこと。これを遂行するにはトップダウン形式(トップダウン思考)に対象者の抱える問題点を，種々の情報を統合して解釈する能力が重要になる。また，この目標の決定にあたっては本人はもとより家族のニーズの把握，生活背景，疾病の予後などの様々な情報が必要となる。したがって，各専門職間での情報交換や目標の共有化が効果的な目標指向的アプローチを遂行するうえでの重要な因子となる。130 ➡ リハビリテーション，医学的リハビリテーション，積極的リハビリテーションプログラム，長期目標，ゴール，ダイナミックシステムアプローチ

**目標心拍数** target heart rate 運動処方・運動療法において，処方する運動負荷強度の指標とする心拍数。運動負荷強度と心拍数の間にある直線関係を利用すると，ある運動負荷強度における心拍数をカルボーネンの式などによって算出することができる。242 ➡ 心筋梗塞，虚血性心疾患，運動強度，運動負荷試験，最大酸素摂取量，カルボーネンの式

**沐浴** bathing of the newborn 【入浴 tub bath】 湯でからだや髪を洗い清めること。出産直後の沐浴は産湯と呼ばれ，血液や羊水・汚物を洗い落とすために行われてきた。近年は，胎脂などが新生児の体温下降を防ぐ役割があるとの考えから，出産直後には行わないことが多い。176

**モザイク** mosaic 同一個体内に遺伝子型または染色体構成(数，構造)の異なる2種類以上の細胞系が存在する状態。接合体の卵割期における不分離や有糸分裂後期移動遅滞による染色体の消失により起こる。279 ➡ 遺伝，染色体，遺伝子型，キメラ

**模写** coping 提示された絵や図形をまねて描くこと。子どもの最初の描画はなぐり書きで特に意味のないものであるが，気に入ると何度もくり返すようになる。次第に指示された線，図形，物が描けるようになる。295

**模写課題** copying subject 手本の左右対称な図形や左右非対称な図形を書き写すことにより，構成障害や半側無視の評価をする課

題のこと。半側無視では左右非対称な図形をそのまま模写する順方向模写と左右を反対に描く逆転模写とがある。[259] ➡高次脳機能障害,半側無視,視空間失認

**モジュール** module　一般には合成部品の基準寸法や基本単位をさすが,理学療法関連では主に義肢や装具を構成する標準化あるいは規格化された部品をさす。部品間での互換性をもち,修理や調節が容易である。[48] ➡モジュラー義肢,モジュラー装具

**モジュラー義肢** modular prosthesis　骨格構造義肢に使用する部品をモジュラー化し,これらを総合的に組み立てることが可能な義肢。品質管理の高い標準化および規格化された部品を組み合わせて使用することで切断者に最適な義肢を処方することができる。[48] ➡骨格構造義肢,モジュラー装具,モジュール

**モジュラー装具** modular orthosis　規格化された高品質な部品(モジュール)を用い,装具の使用目的に応じてこれらを随時組み合わせて作る装具のこと。部品の交換が容易。修理や調節もしやすい。[48] ➡モジュラー義肢,モジュール

**モダプツ(MODAPTS)法** modular arrangement of predetermined time standards；MODAPTS　オーストラリアのシドニーで開発された作業能力評価法のことで,名称は欧文の頭文字をとったもの。作業動作を移動,移動の終わり,およびそれ以外の動作の3つに分類し,それぞれを身体の各部位の動作に分けてその所要時間を測定し,あらかじめ設定した標準時間と比較して作業能力評価をするもの。[259] ➡評価,作業療法,一般就労身体能力テスト

**モチベーション** motivation【動機づけ】　心理学で,ある目的をもった行動を起こさせ,その行動を持続させる過程の総称。要求,動因(動機),誘因(目標)が相互に働くことによって生じる。臨床では同じ意味で意欲づけという用語が使われることがある。[163] ➡心理学,行動,欲求,オリエンテーション

**モデリング** modeling　他者の行動を観察し模倣することで自らの行動を変容させるプロセス。観察学習と呼ぶこともあるが,社会への適応行動を獲得する意味で用いられており,観察による知識の獲得ではなく人の行動変容をさす概念である。[256] ➡教育,学習理論,模倣,行動療法,行動

**モナコフ核** ＝外側楔状束核

**モナコフ症候群** ＝前脈絡叢動脈症候群

**モニタリング** monitoring　医療行為の対象者の状態やその周囲環境の特定のデータなどを表示および記録すること。病院などでは患者の状態の変動を調べる目的で日常的に検査測定を行い分析すること。[23] ➡病院管理学

**モノアミン作動性ニューロン** monoaminergic neuron　アドレナリン,ノルアドレナリン,ドパミンやセロトニンなどモノアミンを含有する神経細胞。[200] ➡ドパミン,セロトニン,カテコールアミン

**モノクローナル[性]抗体** monoclonal antibody【単クローン[性]抗体】　1個の形質細胞と骨髄腫細胞を融合(細胞融合法)させ作成されるハイブリドーマから精製(限界希釈法)された単一の抗体。この方法により同じモノクローナル抗体を大量に精製することができ,臨床・基礎分野で応用されている。[100] ➡抗原抗体反応,リンパ球,抗体,抗原,免疫

**モビライゼーション** mobilization　従来,関節可動域低下の理学療法的治療アプローチは,徒手や器械器具を用いた他動的伸張運動を中心に行われてきた。また疼痛には,薬物療法をはじめとする医学的治療や各種の物理的手段が適用された。20世紀の半ば過ぎに可動域制限や関節運動時の疼痛に対する治療手技として,安全で高価な器具を必要としない,臨床的に有効な治療手技が世界各国で紹介され,普及した。モビライゼーションは,急激な強い力によって関節機能の回復・矯正を図ることによる臨床上の過誤を反省し,ゆっくりとした柔和な力を用いることの利点

を背景として発展した。モビライゼーションの定義は、「対象者の意識下に行う該当関節の関節可動域内での運動スピードの緩徐な他動的関節包内治療手技」といえる。モビライゼーションは関節モビライゼーションと軟部組織モビライゼーションに大別される。関節モビライゼーションは関節の各組織機能の中で関節包内の異常に対する治療手技で、関節包内の副運動回復を目的とする。軟部組織モビライゼーションは筋肉、靱帯、皮膚、血管などの関節周囲組織に対する手技である。関節包内運動としての関節の遊びや構成運動低下による可動性制限、明らかな神経根圧迫や化学的炎症性起因の疼痛を除く有痛性疾患が対象である。禁忌は関節過可動性状態、関節滲出液の存在する活動性関節炎症状態、該当関節や骨の病変(骨折,悪性腫瘍)などである。治療効果は、関節包内運動の円滑化を図る力学的効果、疼痛と異常筋トーヌスの抑制をねらう神経生理学的効果、関節可動による栄養・循環生理学的効果、徒手接触による不安や過緊張を軽減する心理的効果が報告されている。手技を行う場合に、治療者として心得ておくべき基本的原則は、①リラクセーション、②健常者による手技習熟、③適応と禁忌の確認、④固定と可動の確認、⑤運動の方向、強さ、治療頻度の理解、⑥疼痛、筋肉の防御的収縮の回避、⑦速やかな再評価による効果判定、⑧関節機能の全体的回復の8項目である。モビライゼーションの治療対象部位は、四肢から脊柱、骨盤帯、顎関節へと触診が可動が難しい領域に進展し、治療組織は関節、筋肉、靱帯、皮膚から神経、血管・リンパ、内臓など多方面に及んできている。また、具体的な治療内容では、従来の臥位での他動的、単一副運動治療から抗重力位(座位、立位)、他動的副運動手技と筋の自動運動併用、複数の副運動の組み合わせ運動へと発展してきている。[21]

**模倣** imitation　他者の行動や特性を観察したときに、新たに特性や行動様式を学習すること。例えば、乳幼児がおとなのしぐさやことばのまねをすることがあげられる。[295]

**もやもや病** moyamoya disease 【ウィリス動脈輪閉塞症 occlusive disease in circle of Willis, 脳底部異常血管網症 abnormal cerebrovascular network in cerebral basal region】
　内頸動脈から前・中大脳動脈、後交通動脈などウィリス動脈輪を構成する動脈に、両側性の狭窄または閉塞像を示し、異常血管網(側副血行としてのもやもや像)を呈する若年性脳卒中様症状で発症する原因不明の疾患。[169]

**モラール** = 志気

**モラール・スケール** morale scale　[1]心理学では志気として、仕事に対する積極的意志、職務に対する満足感など、集団の目的達成に向けての積極的態度をみる尺度。[2]社会老年学では高齢者の主観的幸福感を測定するための尺度。モラールの測定法としては、カットナー(Kutner, B.)などのモラール・スケールと、ロートン(Lawton, M.P.)のPGCモラール・スケール(Philadelphia Geriatric Center Morale Scale)とがある。カットナーの尺度は単一次元的な7つの質問項目で構成されている。ロートンの尺度は22項目(改訂版では17項目)の質問からなり、3つの多次元因子(①心理的安定性、②老に対する態度、③孤独感、不満感)から構成されている多面的に主観的幸福感をとらえる尺度である。理学療法の効果判定をQOLの視点から評価するための1つの指標として使用されている。[165]

**モラトリアム** moratorium 【猶予期間,準備期間,役割猶予】　[1]社会心理学では青年期はアイデンティティ(自我同一性)を形成してゆく成人への移行過程であり、アイデンティティを確立するまではおとなとして果たすべき社会的義務や責任を最小限にし、猶予される準備期間であるとする。エリクソンが経済用語での意味内容を取り入れて、このような青年期の特質を表す用語として転用した。一般には、この意味で用いられることが多い。青年がモラトリアムを経験しなかったり、いつまでも脱出できないままにいると、アイデンティティに混乱を生じてカウンセリングや心理療法の対象となることがある。理学療法教育では学生はある程度の明確な目標志向をもっているが、このような時期にあることを

承知しておくことが望まれる。**2** 経済用語で，災害時などの非常事態において，債務返済やその他の法的義務を一定期間猶予すること，またはその猶予期間をいう。165 ➡ **1** アイデンティティ，エリクソン，自己同一性形成

**森田療法** Morita therapy　精神科医の森田生馬が創始した精神療法。森田が提唱した森田神経質と呼ばれる神経症を対象とした。40日間入院し，治療は4期（1期：絶対臥褥，2期：軽い作業，3期：重い作業，4期：実生活への訓練）に分けられ，自己を「あるがまま」受け入れる態度の体得を目的とする。224

**モルヒネ受容体** ＝ オピオイド受容体

**モロー反射** Moro reflex　原始反射のひとつで，上下肢の外転・伸展に引き続き元の屈曲優位姿勢へ戻る一連の反応。通常頭部の落下刺激による前庭迷路刺激によって引き起こされるが，他の刺激によっても同様な反応が引き起こされる。73 ➡ 原始反射

**問診** inquiry　診断や治療法選択の資料を得るために，患者や患者の家族との面接をとおして病歴，既往歴，家族歴などを聴取すること。特に障害を対象とする理学療法においては，疾病の診断以上に問診で得られる情報が重要となることもある。発病以前の活動レベルやライフスタイル，趣味，対象者の意欲など問診で得られる情報は，予後を予測したり治療目標を設定するうえで欠くことのできない情報となる。167 ➡ 病歴，現病歴，既往歴，家族歴，医療面接

**門制御理論** ＝ ゲートコントロール説

**問題解決能力** competence for solving problems　目標へ至る際に到達する手段や方法がわからないとき，あるいは解決困難な問題に直面したときに，その問題を放棄しないで，その問題状況を試行錯誤し，問題を解決していく能力。119 ➡ 考察，因果関係，トップダウン思考

**問題志向型診療記録** problem-oriented medical record：POMR　問題志向型システム（POS）により，患者の問題点を医療スタッフ全員でその全体像を社会的・医学的・精神的にとらえ，合理的なプランニングを基に治療を行うというシステムで採用されている記録形式。3段階から構成されており，第1段階は「POMRの作成」として，患者の基礎データと問題点リスト，初期計画および経過記録（SOAP），退院（終了）時要約，からなる。第2段階は「POMRの監査」であり，第1段階で収集・作成した基礎データや問題点が明確であるか，治療経過の記載は適切であるかなどの監査を行う。第3段階は「記録の修正」であり，第2段階の監査によって問題が生じたとき，修正する作業であるが，これはリハビリテーションチーム全体の合意が重要となる。このシステムの導入により，リハビリテーション医療に関わる各専門職が問題点を共有することで，チーム医療の実践が容易になるという利点がある。82 ➡ 病歴，カルテ，問題志向システム，医療チーム

**問題志向システム** problem-oriented system：POS　1968年米国の医師ウィード（Weed, L.L.）によって提唱された診療録システム。具体的には患者の抱える医学的問題点に着目し，その問題点を論理的に考え，科学的な医療計画を実施することである。それに用いられる記録は問題志向型記録（POMR）といわれ，その経過記録は4項目に分類されている。項目には主観的情報（S：subjective data），客観的情報（O：objective data），評価（A：assessment data），治療計画（P：plan）とがある。この項目の頭文字を合わせSOAPと表現することが多く，Sは患者の主訴などの主観的情報を記録し，Oは理学療法検査や測定で抽出される客観的情報を記録する。またAはSやOをもとに理学療法評価として結論的問題点を導き出し，Pにて問題点の改善を目的とした計画を立て，その継続の有無も記録する。83 ➡ 問題志向型診療記録，カルテ，チーム医療，病歴，中央診療部門

**モンテカルロ法** Monte Carlo method
　直接的に確率とは関係のない問題に対して，大数の法則に基づき，一様分布などの乱

数を利用するコンピュータでのシミュレーションを実施し，その結果得られる測定値を用いて確率的に解析する数値計算法のこと。[263] ➡統計学,推定,大数の法則

**モンテジア[脱臼]骨折** Monteggia [dislocation-] fracture　橈骨頭の脱臼を伴う，尺骨骨幹部骨折。脱臼は前方脱臼が多く，尺骨骨折は近位1/3部が最も多い。脱臼を伴う近位型前腕骨折で，遠位型前腕骨折であるガレアッチ骨折と対比される。転倒などにより遠位から近位への長軸方向の強い外力を受けて起こる。[209] ➡ガレアッチ[脱臼]骨折

**門脈圧亢進症** portal hypertension　門脈系の血流循環が障害され，病的に門脈圧が亢進する病態。主な原因は肝硬変。安静時門脈圧の基準値は80〜180 mmH$_2$O であるが，門脈圧亢進症では200 mmH$_2$O 以上になる。[42] ➡肝硬変

**モンロー孔** Monro foramen 【室間孔 interventricular foramen】　左右の側脳室と第3脳室の間を結ぶ連絡孔。第3脳室の左右にあり，側室脳前角に通じ，側脳室脈絡叢で産生された脳脊髄液はこの孔を通って第3脳室に流入する。[60] ➡脳脊髄液,脈絡叢,側脳室

# や

**ヤーガソン徴候** Yergason symptom　上腕二頭筋長頭腱炎に対する疼痛誘発テスト。上腕二頭筋長頭腱炎がある場合に，肘屈曲位で抵抗に抗して前腕を外旋させると結節間溝部に疼痛が誘発されることをいう。296 ➡ 上腕二頭筋[長頭]腱炎，インピンジメント症候群

**夜間血圧低下**　⇨ ディッパー

**夜間せん(譫)妄** night delirium　夜間に出現，増強する意識変容のひとつ。軽度から中等度の意識混濁に幻覚や妄想，不安，恐怖などが加わり，落ち着きを欠き衝動的に動いたりする。また，言動も状況にそぐわなくなり，極端なときは思考散乱となる。87

**野球肩** baseball shoulder　野球肘とともに野球選手の投球動作によって生じるスポーツ傷害のひとつ。肩関節腱板損傷やインピンジメント症候群，発育期ではリトルリーガーズショルダー(上腕骨近位骨端線離開)も含まれる。296 ➡ 過用症候群，リトルリーガーズショルダー

**薬剤師** pharmacist；druggist；pharmaceutist；apothecary　薬剤師国家試験に合格し，厚生労働大臣の免許を受けた者。薬剤師の任務は，薬剤師法第1条で「薬剤師は，調剤，医薬品の供給その他薬事衛生をつかさどることによって，公衆衛生の向上及び増進に寄与し，もって国民の健康な生活を確保するものとする」となっている。薬剤師は薬学の知識をもつ専門科として，病院・診療所，薬局，医薬品製造業・販売業，教育・研究機関，行政関係などに従事しており，医療施設では薬物療法における医薬品の適正使用，医薬品情報の収集・管理・伝達，服薬指導などの業務を担っている。理学療法の対象者は薬物療法を併用されていることが多いので，必要に応じて薬剤師などから使用薬物の生体機能に及ぼす影響についての情報収集を行い，その情報を症状把握，リスク管理，治療効果判定などに活用する。149 ➡ 医業，医療行為，医薬分業，服薬指導

**薬剤耐性** drug tolerance　薬物を反復連用することによって，初期の薬効を得られない状態。薬効を得るためには薬物の増量が必要になるが，薬物の投与を中止すれば，時間経過に伴い耐性は回復する。149 ➡ 耐性，抗生物質，薬物療法

**薬事法** Pharmaceutical Affairs Law　医薬品・医薬部外品・化粧品・医療用具の品質・有効性・安全性の確保に必要な規制を行うとともに，医療上特に必要性が高い医薬品・医療用具の研究開発の促進のために必要な措置を講じ，保健衛生の向上に資する法律。192

**薬疹** drug eruption；drug rash　薬物の副作用として生じた皮疹のこと。薬物は薬効のみならず，薬物の毒性やアレルギーなどによる副作用もつ。薬疹は原因薬剤の使用を中止すれば速やかに軽快する。149 ➡ 薬物療法，アレルギー，合併症

**薬物依存症** drug dependency；drug dependence　薬物乱用，誤用による精神身体的反応。精神依存性，身体依存性，耐性の3要素からなる。WHOは，バルビツール酸・アルコール型，モルヒネ型，コカイン型，アンフェタミン型，カート型，カンナビス型，幻覚薬型，有機溶剤型の8型に分類している。228

**薬物[性]ショック** drug shock　薬剤，血清など注射による投与後に短時間で出現する血圧低下を伴った組織還流の著しい低下。ある特定の薬物やその代謝産物に対する特異的な抗体や感作されたリンパ球との免疫反応で起こる。100 ➡ アレルギー，抗原抗体反応，副作

用, アナフィラキシー, 免疫, 抗原, 抗体

### 薬物性パーキンソン症候群　drug-induced parkinsonism
薬物投与によって起こるパーキンソニズム。フェノチアジン系薬物, 抗うつ薬, 鎮吐薬などの投与で発症することがある。自律神経症状が比較的強く, 眼球上転発作をみることがある。通常は薬物投与の中止により消失する。[207] ➡パーキンソニズム

### 薬物噴霧療法　= エアゾル療法

### 薬物療法　pharmacotherapy
薬物の興奮作用, 抑制作用, 刺激作用, 補充作用, 抗感染作用などにより, 生体の機能に影響を及ぼし, 病的状態の正常化を促進する治療法。[149] ➡医療行為, 治療効果, 副作用

### 薬浴　medicated bath ; transcutan bath
薬効成分を入れて直接的な物理的・温熱的作用よりも薬効を特に期待して行う水治療法。温泉法の基準を満たせば, 温泉療法ともいわれる。消化器や皮膚疾患などにも適応があり, 熱傷後の皮膚管理にも用いられている。[92] ➡局所浴, 全身浴, 温泉療法

### 役割　role
リハビリテーションプログラム遂行における理学療法士の役割として, 主に医療機関で行われる急性期・回復期リハにおいては対象者・家族の心身機能, 社会状況を的確に評価したうえで, 廃用症候群の予防と残存機能の強化, 日常生活活動指導などを行う。また他職種と連携しながら住宅改修や社会資源などの情報を提供し, 居宅生活に向けての環境整備も行う。維持期リハにおいては獲得された家庭生活や社会生活の維持・継続を支援するリハビリテーションが展開される。ここでは生活機能の維持, 社会的交流の活性化, 廃用症候群の予防といった生活の自立支援や介護支援などの対象者・家族のQOLを重視したリハビリテーションを重視すべきである。そのためには技術の直接的提供のみならず, 社会資源などの情報提供, 関係機関との連携も重要となる。また, 今後は新たな疾病の予防, 介護予防といった健康管理・指導も重要となってくる。いずれにおいても幅広い経験と知識, 社会性, 人間性が不可欠である。[32]

### 役割喪失　loss of role
何らかの出来事を契機として役割を失うこと。役割を奪われる場合と, 自ら役割を譲る場合がある。高齢期の場合, 職場生活では定年退職や再就職, 家庭生活では子供の離家独立, 配偶者喪失などが契機となりやすい。[202] ➡役割

### 役割猶予　= モラトリアム

### やけど　= 熱傷

### ヤコビー線　Jacoby line【ジャコビー線】
左右の腸骨稜を結ぶ線。成人では第4腰椎棘突起または第4, 5腰椎棘突起間を通過する高さに一致する。骨のランドマークとして重要である。[128] ➡棘果長, 脚長差

### やせ　= るいそう

### 矢田部-ギルフォード検査　Yatabe-Guilford test : Y-G test
ギルフォード(Guilford, J.P.)らが考案し, 矢田部達郎らが日本化した性格検査。12の性格特性に関する尺度がそれぞれ10項目, 合計120項目からなり, その結果より5つのプロフィールに分類する。[87]

### 薬価　pharmaceutical prices ; medicine charge ; price of medicine ; medical fee
病院や薬局における医薬品の値段(公定価格)。医療保険で利用できる品目と価格は厚生労働大臣によって指定。また, 実際の医薬品代の支払いには処方箋料, 調剤料, 指導管理料などの技術料が加算される。病院などの仕入れ価格との差を薬価差益という。[81]

### 薬効曲線　beneficial effect curve ; effective dose-response curve
薬効とは薬物の作用によってに生体に現れる反応(効果)のことで, この反応と用量の関係を図示した曲線グラフ。一般に横軸に用量, 縦軸に反応をとったグラフで得られる。[149] ➡薬物療法, 効果, 対数

**夜尿[症]** nocturnal enuresis；nocturia
　不随意的排尿（遺尿）のうち夜間睡眠中のもの。小学校入学時に10～20％，中学校入学時には1％にみられる。大脳機能未成熟などによる機能的膀胱容量の減少，抗利尿ホルモン分泌不全など複数の要因がある。[249]

**ヤング–ヘルムホルツ説** ＝3色説

**ヤング率** Young modulus【伸び弾性率 modulus of elasticity in tension】　物を引っ張ったときの弾性の特徴を表す値。軸断面の引っ張り応力に対する相対的伸びの割合を表す弾性体固有の定数で，ヤング率の大きい物質ほど伸ばされにくい性質をもつ。[230] ➡力学，工学，弾性，応力

## ゆ

**ゆうい**
**有意** significance　統計検定では，ある標本（母集団から取り出した一部）から得られた結果が偶然に起こったことではないことを示す表現。つまり意味のあることとして取り扱うときに使用する。[129] ➡統計学, 有意差, 有意水準, 帰無仮説

**ゆういさ**
**有意差** significant difference　2群のデータの差を比較するときなど，偶然に起こったことではない差であることを示すときに使われる。統計検定では差がないという仮説（帰無仮説）を立てるが，その仮説を棄却することができる場合に有意差があると呼ぶ。[129] ➡統計学, 帰無仮説, 有意水準

**ゆういすいじゅん**
**有意水準** significance level　仮説検定において，帰無仮説を採用するか否かの基準。すなわち，仮説が間違っているとして採用しない，あらかじめ定めた確率のこと。一般に，有意水準は $\alpha$ で表し，求めた値が有意水準5%未満の場合は有意の差があるとし，帰無仮説は棄却され，対立仮説が採用される。[259] ➡帰無仮説, 仮説

**ゆういはんきゅう**
**優位半球** dominant hemisphere　ある特定の機能が局在する大脳半球のこと。大脳は左右の半球の機能は非対称的で，言語中枢など高位の機能が存在する半球を優位半球と呼ぶ。右利きのほとんどの言語中枢は左半球にあるため，左半球が優位半球とされる。左右差がそれほどないため，最近ではあまり用いられない。[10] ➡半球優位性

**ユーいんぐにくしゅ**
**ユーイング肉腫** Ewing sarcoma　長骨骨幹の破壊される小円形細胞肉腫。原発性悪性骨腫瘍であるが，細胞起源については明らかでない。好発年齢は5〜20歳で，骨盤，大腿骨，上腕骨，脛骨などに多くみられる。X線像ではタマネギの皮様を呈する（onion peel appearance 型）外骨膜反応を示すことが多い。[84] ➡癌, 患肢温存術, 骨肉腫

**ゆうかいえし**
**融解壊死** colliquative necrosis　【液化壊死 liquefaction necrosis】　壊死の中でも組織や臓器が経過とともに軟化・液化する現象。壊死を起こした組織の蛋白成分が変性して融解したり，非凝固性である脂質成分が豊富な場合に起こる。脳の壊死に特徴的である。[283] ➡壊死

**ゆうきすいぎんちゅうどく**
**有機水銀中毒** organic mercury intoxication　アリル基，アルキル基，酸・ハロゲン・水酸基などと水銀を人工的に合成した水銀化合物（フェニル，メチルなど）によって引き起こされる中毒症。脂溶性で皮膚からも吸収され，腎・肝障害のほか中枢神経毒性を現す。[169] ➡水俣病, ハンター–ラッセル症候群

**ゆうきゃくそう**
**遊脚相** swing phase of gait　歩行において足が地面や床から離れている時期。加速期（遊脚初期），中期，減速期（遊脚終期）に分けられる。遊脚相の比率は，正常歩行では1歩行周期の40%の時間を占め，幼児や高齢者では立脚相や両脚支持期が延長する。[220] ➡歩行周期, 立脚相, 歩行率, 歩行分析

**ゆうきゃくそうせいぎょ**
**遊脚相制御** swing phase control　一般には膝継手をもつ義足の遊脚相における膝継手の制御をさし，遊脚相の加速期，浅速期の速度調節を意味する。現在，正常膝の動きを模倣する各種機能をもつものが開発され，伸展補助装置，定摩擦膝，可変摩擦膝，油圧・空圧膝継手をコンピュータ制御するものなどがある。[211] ➡立脚相制御

**ゆーくりっどへいほうきょり**
**ユークリッド平方距離** squared Euclidean distance　【標準化ユークリッド平方距離 standardized squared Euclidean distance】　測定した2個体間の類似度を調べたいときに，その個体間の距離を測定する方法のひと

**有茎移植** pedicle graft　　皮膚，皮下組織を残し，神経，血管を温存したまま弁状に切離した皮弁(有茎皮弁)を移植する手術法．移植皮弁は血行が保たれているので，十分な脂肪層を保ったままの状態での生着が可能である．[62]

**有効残存筋** functioning residual muscle　　頸髄損傷において麻痺手の再建を行う場合などに筋力的に指標となる筋のこと．ザンコリーの分類などに示されており，$C_5$は上腕二頭筋と上腕筋，$C_6$であれば橈側手根伸筋となる．[156] ➡ザンコリーの分類，機能予後の予測，機能残存レベル

**有効数字** significant digit　　測定値などで示す数値のうち，実際の目的に意味をもつ桁数を採用した数字．デジタル体重を例に考えた場合，小数点第2位以下は一定化しない．この場合の有効数字は小数点第1位までとなる．[130] ➡統計学，記述統計，生データ，多変量解析

**有酸素運動** aerobic exercise　　有酸素代謝を主に利用した運動様式．無酸素性作業閾値以下の運動強度であるため，長時間運動が持続できる．全身持久力を高める方法として好んで選択される．歩行，ジョギング，サイクリングなど．[91] ➡無酸素運動，無酸素性作業閾値

**有床診療所** infirmary with bed　　患者19人以下の入院設備をもつ診療所．20以上の入院設備があれば病院という．テナントのように入院設備がないものは無床診療所という．[192] ➡診療所，無床診療所

**有髄神経** myelinated fiber　　軸索が髄鞘でおおわれている神経線維．髄鞘は電気抵抗が高く周囲の組織より絶縁しているが約1mmの間隔でランヴィエ絞輪により中断しており，インパルスはそこを通ってすばやく伝播する(跳躍伝導)．伝導速度は無髄神経よりも速い．[38] ➡ミエリン，ランヴィエ絞輪，無髄神経

**疣贅** wart　　ヒト乳頭腫ウイルス(パピローマウイルス)感染により発症する隆起性病変．表面は粗糙のいぼ状で，1cm以上になるものもある．臨床病型に尋常性疣贅，青年性扁平疣贅，尖圭(形)コンジローマなどがある．[208]

**優性遺伝** dominant inheritance　　ホモ接合体はどんな遺伝子型個体との交雑でもすべての次世代に優性形質が発現する．ヘテロ接合体同士で3/4，劣性ホモ接合体とヘテロ接合体で1/2の確率．メンデルの法則によると優性遺伝形質の伝達には世代を飛び越すことはない．[215] ➡劣性遺伝，メンデル遺伝

**有声音** voiced sound　　声帯の振動を伴う発声音で濁音のこと．ガ行，ザ行，ダ行音をいう．発声時に声帯の振動を伴わない無声音(清音)と対比される．[208]

**有窓ギプス包帯** fenestrated plaster bandage　　創部の処置を行う目的で，一部を窓状にくり抜いたギプス包帯．下肢のギプスで膝蓋骨部を有窓にすると，大腿四頭筋のマッスルセッティング時に膝蓋骨の動きを確認・指導できる．[54] ➡マッスルセッティング法

**有痛弧徴候** painful arc sign　　肩関節外転挙上時に烏口肩峰アーチに上腕骨大結節が衝突し，疼痛を発する状態．肩関節腱板損傷や五十肩などでみられる．有痛弧の発現角度は外転可動域の中間部分に位置する60度〜120度の範囲．[296] ➡腕落下徴候，肩関節腱板損傷

**尤度** likelihood　　ある母集団において母数$\theta$のもとで変数Xの実現値$x_i$が生じる確率を，$P(P = x_i) = p(x_i, \theta)$とすると，大きさnの標本では$(x_1, x_2... x_n)$が出現する確率は，$P = p(x_1, \theta) \cdot p(x_2, \theta) ... p(p_n, \theta) = \prod_{i=1}^{n}(x_i, \theta)$と表せる．これを$\theta$の関数とみて，$L(\theta) = \prod_{i=1}^{n}(x_i, \theta)$としたものを尤度(関数)という．尤度

を最大にする θ を最尤推定量といい，その実現値を最尤推定値という．標本の算術平均は母平均(θ)の最尤推定量であるが，標本の不偏分散は母分散の最尤推定量ではない．[290] ➡ スクリーニング検査, オッズ比, カットオフ値, 点推定

**誘導** guide　ある動作を行わせる場合に，運動そのものを単に介助(補助)するのではなく，目的とする運動を導き出すための理学療法の手段．筋の活動状況や関節の動きを分析し，これらの情報を基に徒手的な操作，および言語的な指示を加え，目的とする運動を導き出す．例えば椅子からの起立動作の際，対象者を抱えて立ち上がるのを介助するのではなく，なぜ起立が困難であるかを判断し，よりよい動作を導くためにはどのようにすればよいか考慮する．体幹の前傾が必要であれば前方の手すりを把持するように指示したり，患側下肢への体重負荷を回避する動作があれば，これを抑制し逆に患側下肢方向へ重心を移動するように徒手的に導きながら起立させる．このような手技は対象者の能力を最大限活用することで，機能的ひいては能力の改善につながる手段である．[258] ➡ 介助, 動作

**誘発筋電図** evoked electromyogram　末梢神経に電気刺激を加え，誘発される筋電位変化を記録したもの．運動神経・感覚神経伝導速度，H波，M波，体性感覚誘発電位，聴覚・視覚誘発電位，事象関連電位などがある．臨床的に価値のある検査である．[89] ➡ 筋電図, H波, M波

**UMIN** = 大学医療情報ネットワーク

**猶予期間** = モラトリアム

**遊離脂肪酸** free fatty acid：FFA　脂肪酸が単独で存在する非エステル型脂肪酸のこと．血液中の脂肪酸は多くは中性脂肪(脂肪酸とグリセリンとのエステル型脂肪酸)として存在し，インスリンより抑制される．血中濃度は糖尿病，甲状腺機能亢進症などで上昇し，下垂体機能低下症，甲状腺機能低下症などで低下する．空腹時には高値となる．[261] ➡ 中性脂肪

**輸液** transfusion；infusion　体液やその成分の欠乏を補充するために用いる薬剤(輸液剤)，またはその行為(輸液療法)をいう．輸液には水分・電解質を補充する維持輸液，体液の異常喪失分を補うための補充輸液，栄養成分補充のための栄養輸液がある．[253]

**床反力** floor reaction force；ground reaction force　歩行をはじめ，床上で身体運動が行われるとき，接地した床面には様々な力が身体運動の作用力として働く．同時に床面から身体へは，与えた作用力に対して反力が生じることになる．この床からの反力を床反力という．床反力は1つのベクトルとして表すことができ，作用・反作用の法則により，同一作用線上で与えた作用力と力の向きが正反対で同等の量の力が床反力として生じることになる．臨床において床反力は，歩行分析による治療効果の判定や異常歩行の評価，その他，身体運動などの臨床研究に用いられる．床反力の計測は，直接荷重が加わるプレートとそれを支える4つの支柱にセンサーとして，抵抗線ひずみ計，差動変圧器，圧電素子などを利用した床反力計を用い計測することができる．床反力計では，力センサーによる電圧の変化から，進行方向に対して，前後分力，左右分力，垂直分力の3分力が検出される．[230] ➡ ニュートンの運動の法則, 作用・反作用の法則, 重心

**床反力作用点中心** = 足圧中心

**輸血** blood transfusion　治療として健康者の血液を静注すること．用いる血液は，梅毒・肝炎ウイルス・成人T細胞白血病ウイルス・エイズウイルス(HIV)の感染を検査する．その後ABO式血液型とRh式が患者に適合した血液を用いる．副作用を避けるため，手術患者には自己血輸血を行うこともある．[253] ➡ 血液型, 輸液

**輸送** transport　物質の転移または移動．生体内においては血液による物質の体内運搬，細胞膜を介しての物質の細胞内への取り

込みや細胞外への排出・分泌，さらに細胞内部での物質移動など，その意味は多岐にわたる。[298] ➡ 能動輸送，受動輸送

**癒着** adhesion　本来，分離しているべき組織面が，線維性の組織などで連結・融合すること。炎症や外傷，外科手術により発生し，種々の障害や疼痛を引き起こす。[238]

**癒着性肩関節包炎** ＝ 肩関節周囲炎

**ユニバーサルデザイン** universal design
　年齢や障害の有無などにかかわらず，最初からできるだけ多くの人が利用可能であるように製品や建物，環境をデザインすること。1980年代にノースカロライナ州立大学（米）のメイス（Mace, R. L.）らによって提唱された。[243] ➡ バリアフリー，ノーマライゼーション，ハートビル法

**指** finger　手足末梢に枝のように分かれた部分。母指（thumb），示指（index f.），中指（middle f.），環指（ring f.），小指（little f.）に分離している。母指は，機能的，解剖学的に他の4指と異なり，不可欠な存在である。[280] ➡ 指骨，小指，環指

**指鼻試験** finger-nose test　四肢の運動失調の検査法。座位（立位，臥位でも可）で肘を伸展してやや外転させ，示指で自分の鼻先に触れる運動を，最初は開眼で行い，次に閉眼で検査する。指先の軌跡や運動の正確さ，速さ，円滑さを観察する。運動失調の場合には，測定異常，運動分解，企図振戦が観察される。閉眼時に顕著になることがある。[29] ➡ 運動失調［症］，小脳性運動失調症

**弓なり反張** ＝ 後弓反張

**夢** dream　睡眠中の精神活動による心理的体験。出来事や場景，情動などが現実のように体験され，実際には起こりえない事柄でも事実だととらえている。主に睡眠の浅いレム睡眠期に起こる。[69] ➡ レム睡眠

**夢不安障害** ＝ 悪夢障害

**ゆらぎ** fluctuation　物体や数値などが，ある基準点を中心に規則的・不規則的に変動する状態。自然現象や心拍などは「1/fゆらぎ」をもつものがある。数学や医療では，この一見不規則性様の規則性をカオスとして検討している。[92] ➡ カオス，非線形，1/fゆらぎ

**ゆるみ**（人工関節の）　loosening【ルースニング】　人工関節置換術後に骨とコンポーネント間に生じる隙間。人工関節摺動面で発生するポリエチレン摩耗粉は異物反応を起こして骨破砕細胞を活性化し，ソケット周囲から広範な骨溶解を生じ，人工関節のゆるみをもたらす。[163] ➡ 人工関節置換術

**ユング**　Jung, Carl Gustav　スイスの精神病理学者，心理学者（1875〜1961）。フロイトとともに精神分析学の普及に貢献。ユング心理学では，フロイトの意識，前意識，無意識のほかに，普遍的存在である集合無意識を仮定し，これが情動の源泉となり，これを意識することで人間の個が成立するとした。[256] ➡ 精神分析，フロイト，無意識，夢

# よ

**養育怠慢（よういくたいまん）** ＝ ネグレクト

**養育放棄（よういくほうき）** ＝ ネグレクト

**要介護認定（よつかいごにんてい）** recognition needing care
　介護保険で被保険者が保険給付を受けるためには，介護保険法で定められた要介護者，あるいは要支援者でなければならない。この給付の対象となる要介護状態（あるいは要支援状態）かどうかを判定する手続きを要介護認定という。要介護認定を受けようとする者は，市町村に定められた調査員の訪問を受け，面接およびその心身の状況，日常生活活動能力などについて調査される。「概要調査」，「基本調査」，「特記事項」として記入され，全国統一のコンピュータによる「要介護認定基準」により一次判定を受ける。この一次判定結果に基づき，各市町村に設置される医療・保健・福祉の専門家によって構成された認定審査会によって，主治医意見書と調査員の特記事項を参考にして二次判定が行われ，これによって要介護状態5段階と要支援状態2段階に区分され，要介護認定として決定される。基準に該当しない場合は自立と判定される。認定期間はおおむね6か月であり，更新申請を必要とする。もし要介護認定に不服がある場合は，市町村に対し要介護状態区分の変更の認定の申請をすることができる。もしくは，都道府県の介護保険審査会に不服申し立てをすることができる。[205] ➡ 介護保険制度，介護，一次判定，介護支援専門員，介護支援サービス

**要求（ようきゅう）** ＝ 要望（ようぼう）

**要求水準（ようきゅうすいじゅん）** level of aspiration　人が現前の課題に対して設定する主観的な目標水準をいう。一般に要求水準の高さは課題の困難度，成功失敗経験，競争の有無，個人特性に影響される。また，課題達成時の成功感と失敗感は要求水準の高さに基づく。[66]

**溶血性連鎖球菌（ようけつせいれんさきゅうきん）** hemolytic streptococcus【溶連菌（ようれんきん）】　多数の菌が数珠状に連なり連鎖をつくるグラム陽性球菌で，血液寒天培養上，溶血環が緑色の α 型，溶血環が無色透明な β 型，溶血環無形成の γ 型の3種類に区分される。ヒトに病原性を示すものの多くは β 溶血性連鎖球菌である。[217] ➡ リウマチ熱，β 型溶血性連鎖球菌

**用語（ようご）** terminology【ターミノロジー】
　使用されることば，特に専門用語をさす。リハビリテーションでは多くの専門職が携わるので，職種間のコミュニケーション・連携が重要となり，用語の共通認識が必要とされる。[53] ➡ 医学，リハビリテーション，専門職，チーム医療，略語

**養護学校（ようごがっこう）** school for children with disability
　学校教育法の定める特殊教育学校のひとつ。知的障害児，肢体不自由児，病弱児（身体虚弱を含む）の3者の養護学校に分かれ，小学部，中学部のほか幼稚部，高等部を設置できる。1979年に養護学校の義務制が施行された。[170]

**養護教諭（ようごきょうゆ）** nurse teacher　児童・生徒の養護をつかさどる教員。看護と教育の結合した教育活動としてとらえられ，学校救急看護，集団の健康管理，教育保健という機能をもつ。子どもの健康権，発達権，学習権を保障するための直接的な仕事と考えられる。[170] ➡ 養護学校

**葉酸（ようさん）** folic acid：FA　ビタミンB複合体の一種。マメ類，緑黄色野菜，全粒小麦製品などに含まれる。造血作用や核酸，アミノ酸代謝における炭素転移に関する補酵素として作用する。欠乏すると貧血，胃腸障害，下痢，口舌炎の症状を示す。[261] ➡ 貧血

**幼児** early childhood　満1歳から小学校就学の始期に達するまでの者(母子保健法)，すなわち6歳に達するまでの時期の児をいう。母子保健法では，市町村に1歳6か月児および3歳児での健康診査を規定しており，これを乳幼児健康診査という。176 ➡小児自閉症

**幼児型脊髄性進行性筋萎縮症**
＝ウェルドニッヒ-ホフマン病

**養生訓** Youjoukun　貝原益軒の著した江戸時代中期の生活心得の書。1713(正徳3)年全8巻完成。益軒自身の体験から日常生活における健康管理法と長寿の秘訣をまとめたもの。119 ➡東洋医学，ライフスタイル，生活習慣病

**羊水** amniotic fluid　羊膜腔を満たす弱アルカリ性の液体で，この中で胎児および臍帯が浮遊している。胎児の外部衝撃からの保護，胎児の各部分の癒着防止，抗菌作用，消化器系，筋骨格系，肺の発育を助けるなど重要な役割を果たす。180 ➡妊娠，胎児

**腰髄損傷** lumbar spinal cord injury　脊髄損傷のうち，腰髄支配領域に損傷が起こるもの。第1～5腰髄まであり，第1腰髄残存であれば「L₁」として通常表される。脊髄の腰髄節は第10胸椎あたりから始まり第12胸椎から第1腰椎あたりである。神経根は第1腰髄であれば第10胸椎あたりより脊柱管内を走り第1腰椎の椎間孔より出ている。したがって下部胸椎の損傷でも腰髄損傷となり，脊椎損傷と脊髄損傷の高位がずれるので注意が必要である。この部分は下肢筋と感覚麻痺，膀胱直腸障害となるので，胸髄損傷と同様「対麻痺」と呼ばれる。理学療法では腰髄上位の完全麻痺は座位バランスや起居動作自立レベルとなるが，歩行に関しては実用性は低い。不全麻痺においては運動機能および知覚に対して非常に多様な症状を呈する。したがって個々の症例において十分に筋力・知覚検査を行い状態を把握することが大切である。また，損傷高位が下位であるほど適切な装具などの処方により歩行能力の改善をみる場合も多い。156 ➡馬尾損傷，頸髄損傷，胸髄損傷，脊髄損傷

**陽性支持反射** positive supporting reflex　原始反射のひとつで，新生児を垂直位にし足底を床につけると，下肢を伸展して体重を部分的に支持する反射。この現象を初期起立と呼んでいるが，神経学的に陽性支持反射が働いているとされている。生後4か月頃の失立・失歩行期には消失する。73 ➡原始反射

**陽性徴候** positive sign　大脳皮質などの高次機能によって統合されていた原始的な姿勢反射などの低次機能が，中枢神経系の病変により，抑制から解放されて現れる徴候。伸筋突出や屈筋逃避反射など。207 ➡陰性徴候

**陽性転移** positive transference　精神分析用語。治療場面において対象者が以前に学習した重要人物(特に両親)に対する好意的感情・態度(信頼，尊敬，依存，愛情)を治療者に向けること。また嫌悪的感情を向ける場合は陰性転移という。224

**用性肥大** use hypertrophy　適度な運動頻度および運動負荷を加えることによって筋肉の横断面積が増加すること。対比する語は廃用性筋萎縮である。理学療法の治療手段のひとつである筋力増強運動は，用性肥大を目的とした治療法である。251 ➡筋肥大

**陽性モデル** positive model　陰性モデルにギプス泥を注入し，硬化後に陰性モデルのギプス包帯を剥ぎ取って得た石膏型で，モデルとなった肢体とほぼ同じ形状のもの。この陽性モデルに骨突起部への盛り修正，体重を支持するなどの圧力を加える部位の削り修正，長さ・太さの修正を行い，義肢・装具，座位保持装置製作のための種型とする。修正を行った陽性モデルに，高温で軟化させたプラスチックシートを密着させる，または樹脂注型用のシートを被せて樹脂を流し込み硬化させる。金属支柱なども沿わせるように曲げ加工を行う。また近年では，CAD/CAMシステムを利用し，陰性モデル(採型モデル)の内側や対象者の肢体を直接計測してデータをコン

ピュータに送り，ソフトウェアでモデル修正を行い，工作機械で陽性モデルを削り出す手法もある。[12] ➡陰性モデル

**腰仙角** lumbosacral angle　仙骨の長軸である仙骨(5仙椎癒合体)と脊柱の腰部である第5腰椎のなす角度。平均143度を標準とする。腰仙関節の剪断応力を示す指標のひとつ。[153] ➡脊柱

**ヨウ素** iodine【ヨード】　元素記号I。ハロゲン元素のひとつで，ほとんどは有機化合物として存在する。人体では筋肉，甲状腺，皮膚などに含まれる。摂取量が多いと甲状腺腫の原因となる。ヨウ素にはその酸化力により殺菌作用があり，消毒薬として用いられるが，ヨウ素過敏症を起こすことがあり，使用には注意が必要である。[261]

**腰痛** low back pain：LBP；lumbago【腰痛症】　腰背部の疼痛を主訴とするもののうち，原因が明らかではなく，神経学的な変化がみられず，さらにX線像で明らかな器質的変化を認めないものの総称。最近画像検査の発達，特にMRIの出現により診断精度が上がり，この腰痛症の占める割合が減少している。腰痛の罹患率は約80％といわれているが，不良姿勢によるものが最も多い。過度の前彎では椎間関節に慢性的に負荷がかかるため椎間関節に応力が集中し腰痛が発生しやすい。腰仙部では腰仙角の増大をもたらし椎間板に剪断力(前方への滑り力)が働き，さらに腰痛を助長する。この腰仙角を増加させる因子，すなわち腰椎の前彎を増強させる原因としては腸腰筋の短縮，股関節伸筋・腹筋群の筋力低下，さらに肥満などが考えられている。その他，腰部への過負荷，ハムストリングの短縮，軟部組織の非柔軟性，脊柱の変形などによる腰－骨盤リズムの不全などが原因となる。腰痛に対しての理学療法は，物理療法，運動療法が中心に行われる。具体的には物理療法として骨盤牽引，温熱療法，運動療法では各種腰痛体操，また姿勢指導，日常生活での注意点に関する指導などを行う。これらを総合的に組み合わせて行うことによって疼痛管理，再発予防，活動的生活への復帰をめざすものである。腰痛体操は，痛みの原因がどこにあるかを考慮しいくつかの異なった体操が考案されている。特に，腰椎前彎の能動的矯正を図るウィリアムズ体操や腰椎の生理的前彎を回復，維持するための運動と姿勢指導を行うマッケンジー(McKenzie)法などがある。また，腰痛の治療効果判定・評価は臨床症状評価，遂行レベル測定，主観的総合的尺度，社会的活動性などを統合的に把握することが重要である。[128] ➡椎間板ヘルニア，脊椎すべり症，変形性脊椎症，間欠[性]跛行

**腰痛体操** exercise for low back pain　腰痛の改善と予防を目的とした体操。以下の3点の改善，強化の要素を取り入れた体操が効果的である。①不良姿勢を改善する：腰痛を誘発する腰椎前彎の矯正を図る。②軟部組織の柔軟性と脊柱可動性を保持する。③腹筋と下肢抗重力筋の強化をする：腹筋は腰椎前彎の減少，脊柱の安定性に，下肢抗重力筋は筋バランスの維持に役立つ。そのためには大腿四頭筋と大殿筋の強化が必要となる。なお，腰痛体操を行ううえで重要なことは，①原則として自動運動とする，②痛みの急性期には行わない，③痛みの発生するところで体操を中止する，ことである。代表的なものにウィリアムズ体操がある。[128] ➡ウィリアムズ体操，腰痛

**陽電子放射断層撮影法**
＝ポジトロン放出断層撮影法

**要望** demand【要求】　主観的な要求。要望は病気や障害に関する認識が不十分であることを示唆する場合があり，理学療法での心理サポートのための情報となる。ニーズとの判別が必要とされる。[208] ➡ニーズ，欲求

**腰方形筋** quadrate muscle of loin；quadratus lumborum muscle　傍脊柱起立筋群の深層に位置し，腸骨稜内唇から起こり，12肋骨，1〜3腰椎の肋骨突起に停止する腰部の筋。$Th_{12}$，$L_1$〜$L_3$神経支配，12肋骨沈下，片側の収縮で体幹が側屈し，両側では腰椎を側方から支持する作用と骨盤挙上作用がある。[153]

**溶連菌** ＝溶血性連鎖球菌

**溶連菌感染** infection of β-hemolytic streptococcus　β型溶血能をもつ連鎖球菌による感染症。皮膚の化膿性疾患，扁桃腺炎，咽頭炎などの上気道炎，猩紅熱，敗血症などの全身疾患を起こす。また，リウマチ熱，急性糸球体腎炎を発症することもある。[126] ➡ 溶血性連鎖球菌

**予演会** precongress presentation　学会発表などの前に事前に行う最終の検討会のこと。予演会を通じて，積極的に周囲に意見を求めたり，質疑応答のシミュレーションなどを行う。[259] ➡ 学会発表，質疑

**ヨード** ＝ヨウ素

**抑圧** repression　フロイトが発見した自我の安定を図るための基本的な防衛機制。苦痛な感情，欲求，記憶を意識から閉め出す無意識的な働きをさす。抑圧された内容を自由な話や表現により発散させる方法をカタルシス法と呼ぶ。[66] ➡ 自我，防衛機制

**抑うつ** depression　活動が低下した状態で，感情面では悲哀，悲観，不安，絶望，思考面では緩慢，制止，身体面では不眠，消化機能や性機能の障害などがみられる。抑うつ状態はうつ病において典型的であるが，他の疾患においても出現する。[224]

**翼状肩甲** winged scapula；alar scapula　前鋸筋の麻痺または筋力低下のために肩甲骨の内側縁が胸郭から後方へ浮き出るように離れる状態のこと。僧帽筋麻痺，菱形筋麻痺，筋ジストロフィー，神経筋疾患でも認められる。[156] ➡ 前鋸筋麻痺，進行性筋ジストロフィー

**抑制因子** ＝サプレッサー因子

**予後** prognosis　病気や障害で先行き予測される経過，転帰。病気の状態，患者因子，機能障害，治療過程，日常生活活動（ADL）レベルなどのあらゆる情報を基にその後の見通しをたてることであり，転帰，生存率，入院期間，リハビリテーションのアプローチなどを導き出すことである。効率的なリハビリテーションを行うには，早い段階で予後を予測し，適切なプログラムを作成することが重要であるが，すべてを形式的に，一定の基準で割り切ろうとすると，潜在する回復力を失いかねない。ゆっくりと回復に向かう痙性麻痺や，徐々に運動を発現していく症例では，長期間を経ても回復への期待を捨てがたく，対象者自身も機能回復に没頭してしまうが，対象者の貴重な時間を無駄にしてしまう場合もある。治療にあたる側には，それぞれの症例に応じた，適正かつ冷静な判断が求められる。[69] ➡ 障害受容

**横アーチ** ＝横足弓

**横緩和** transverse relaxation（T2）【スピン緩和 spin relaxation】　磁気共鳴画像診断法での画像コントラストに与える重要な因子で，横方向の磁化が平衡化する過程。横緩和時間の影響の強い画像をT2強調像，縦緩和時間の影響の強い画像をT1強調像という。[220] ➡ 平衡，圧力，温度，励起状態

**予後指数（熱傷の）** prognostic burn index：PBI　熱傷指数と年齢を足した数値。熱傷重症度に年齢要素が加味され，おおまかな予後予測に役立つ。100以上が予後不良，80以下が受傷7日以内の早期切除の対象となる。PBIはわが国特有の熱傷予後指数である。[191] ➡ 熱傷指数，熱傷面積

**横座り** side sitting　一側股関節を内旋させ，他側を外旋させた床上の座位姿勢。一般的に姿勢変換の途中でみられることが多い。足部の位置によって支持基底面が異なり，比較的他の姿勢への変換や移動がしやすい姿勢である。[29] ➡ 割り座

**横向き嚥下** swallowing by head rotation　頸部を回旋した状態で嚥下する方法。頸部の回旋で伸展した咽頭壁の蠕動運動がよく働き，上食道括約筋も開きやすくなるため食塊の咽頭通過が容易になる。さらに，狭くなる

同側の梨状陥凹により残留物は除去される。[100] ➡空嚥下, 嚥下障害, 誤嚥, 摂食, うなずき嚥下

**予後予測** prediction of prognosis　疾病や障害の経過および終末をあらかじめ知ること。単なる自然経過の予測ではなく, 理学療法など, 何らかの働きかけを行ったうえでの結果を, 働きかけを行う前に予測することである。[167] ➡評価, 予後, 機能予後の予測

**予測** prediction　将来の出来事や状態を前もって推測すること。見込み。[167] ➡予後予測, 予後, 機能回復, 治療効果

**予測的姿勢調節** anticipatory postural adjustment　無意識下で起こる姿勢調節または筋収縮。動作を行う際には運動開始姿勢から姿勢が空間的に変化しながら運動していき, この時に姿勢バランスを保つためには生体の対応反応と, この予測的姿勢調節が必要となる。[31] ➡姿勢, 反応時間, 支持基底面

**予測的妥当性** predictive validity　外的な基準との相関関係より判断される基準関連妥当性のひとつで, 例えば入学試験の成績と入学後の成績の相関より判断される入学試験の妥当性である。この際, 2つの測定の間にはある時間間隔をおいている。[258] ➡妥当性, 基準関連妥当性, 予測

**予測変数** = 独立変数

**欲求** need；requirement　行動を生起させる要因のうち, 人間を行動へ向けて駆り立てる内的状態のこと。行動の生起には, それを引き出そうとする外部刺激(誘因)も関与する。欲求は, 空腹, 性などの生理的欲求(一次的欲求)と, 達成, 依存などの社会的欲求(二次的欲求)とに分けられる。また, 人間に行動を生起させ, それに一定の方向づけを与え, その行動を持続させる過程や機能のすべてを包括した概念をモチベーション(動機づけ)という。例えば, 理学療法の臨床において, 対象者が意欲的かつ積極的に指導プログラムに取り組んでいる場合, 対象者のプログラムへの動機づけが十分なレベルであり, 理学療法士の働きかけという外部刺激と, 対象者自身の目標を達成したいという二次的欲求が, 適切に噛み合った状態と考えられる。一般には, より低次の欲求が満たされてから高次の欲求が生じてくることが多いので, 指導プログラムにおいても, 欲求の階層性を考慮した達成目標の設定が必要である。[276] ➡意欲, 行動, モチベーション, ニーズ, 要望

**欲求不満** = フラストレーション

**四つ這い** creeping【四つ這い移動】　粗大運動において, 両手掌と両膝で支持し腹部を床に着けない姿勢での移動。獲得の前段階として, 四つ這い位の姿勢で前後に体を動かすだけで前進できない時期や, 上下肢を対称的に動かす四つ這いを行う時期もある。生後10か月頃には獲得される。[108]

**夜泣き** night cry　乳幼児が夜間, 同じ時間帯に泣き出すこと。原因として, 身体的には, 空腹, おしめの汚れ, 夜間授乳の習慣, 昼寝のしすぎがあげられる。心理的には, 昼間の母親との分離体験, 過剰な刺激による不安, 興奮がある。[66]

**予備吸気量** inspiratory reserve volume：IRV　普通に空気を吸ったとき(安静吸気位)から, さらにできるだけ空気を吸ったとき(最大吸気位)までの吸気量。[132] ➡肺活量, 全肺気量, 予備呼気量

**予備研究** pilot study【パイロットスタディ】　主研究に先立ち, 試験的で小規模の研究を行い主研究での実行可能性を検討すること。小規模であっても, 主研究とできるだけ同じ形式で, 同じような対象者に偏りなく実施することが望ましい。また, ある事業計画に先立つアンケートやヒアリングなどの事前調査も予備研究(preliminary study)と呼ばれる。[114] ➡研究デザイン, 誤差, 信頼性, 妥当性, 内的整合性, 外的妥当性

**予備呼気量** expiratory reserve volume：ERV　普通に空気をはいたとき(安静呼気位)か

ら，さらにできるだけ空気をはいたとき(最大呼気位)までの呼気量。[132] ➡肺活量,全肺気量,予備吸気量

**予防** prophylaxis　予測できる弊害を事前に防ぐこと。医療的分野においては，病気や障害に対し，事前に対策を施し健康維持に努めることを示す。理学療法の分野では，長期臥床による筋力低下，関節可動域制限，起立性低血圧，褥瘡などの廃用症候群を予防するために，筋力増強・維持運動や関節可動域運動，姿勢・体位変換などが施行される。また，骨折や軟部組織損傷などによる整形外科的治療後の長期にわたる固定が原因で起こりうる筋力低下，筋萎縮，関節拘縮などの二次的合併症による日常生活活動への復帰遅延防止を目的とし，近年では治療後早期からのリハビリが行われている。活動性の低下やモチベーションの低下，認知症などの予防には，集団リハビリテーションの一環で体操を行ったり，風船バレーやカラオケなどのレクリエーション，絵を描いたり物を制作するなどの作業を行うことで活動性の向上や他者との交流をもち心身ともに健康に努めることが有効である。[31] ➡医原病,リスク管理,危機介入,感染症対策,健康診断,公衆衛生,廃用症候群

**予防接種** prophylactic inoculation　伝染病を予防するためにワクチンを経口あるいは経皮的に体内に入れること。予防接種は伝染病の個人的発症を防止すること，集団的免疫効果を高めることによって伝染病の流行を防ぐ効果を期待して行われる。予防接種法により定期接種-8種(ポリオ，百日せき，ジフテリア，破傷風，麻疹，風疹，日本脳炎，BCG)と任意接種とがある。[126]

**よろめき反応** ＝ ホッピング反応

**四環系抗うつ薬** tetracyclic antidepressant drug　化学的に四環構造をもつ抗うつ薬で，第二世代抗うつ薬と呼ばれる(三環系抗うつ薬は第一世代)。塩酸マプロチリン，塩酸ミアンセリンなどがあり副作用が少ない。催眠鎮静効果は高く，アトロピン作用は比較的弱い。また，三環系に比べ，速効性で抗コリン作用も少なく，血管系への影響が少ない。[182] ➡抗うつ薬,抗精神病薬,イミプラミン

**4脚杖** quadripod cane；tetrapod cane；four-legged cane【4点杖】　杖の下部が4脚になっている杖。一般的に多点杖ともいわれ，基底支持面積が広く歩行時の安定性を向上させる。一本杖では安定性に欠けるが基底支持面積が広くなれば安定して歩行が可能なものに用いる。[189] ➡杖,多点杖

**4点歩行** four point gait　一方の松葉杖を出し，反対側の下肢を出す。次に反対側の松葉杖を出し，その反対側の下肢を出すパターンの歩行。歩行速度は遅いが安定性がよく，通常の歩行様式に近いので，正常な歩行のように見える。[189] ➡3点歩行,2点歩行,大振り歩行,小振り歩行

# ら

**ラーセン分類** Larsen grade　関節リウマチのX線診断基準のひとつ。関節のX線像をgrade 0〜Vまでの6段階(0：正常，Ⅰ：軽度異常，Ⅱ：初期変化，Ⅲ：中等度破壊，Ⅳ：高度破壊，Ⅴ：ムチランス変化)に分類されている。[84] ➡関節破壊，ムチランス変形，関節リウマチ

**らい(癩)** ＝ハンセン病

**RICE** ➡捻挫

**来談者中心療法** ＝クライエント中心療法

**ライフサイクル** life cycle　人の一生(出生から死亡まで)を出生・成長・成熟・老衰・死亡のようにいくつかの段階に分け一連の過程として把握する考え方。[174] ➡クオリティオブライフ，ライフステージ，ライフスタイル

**ライフスタイル** life style　個人の生活意識や価値観に基づいた固有の生活様式や生活習慣，生活活動を意識した生き方。[174] ➡クオリティオブライフ，ライフステージ，ライフサイクル

**ライフステージ** life stage　人の一生(生まれてから死亡するまで)を乳児期，幼児期，少年期，青年期，壮年期，中年期，老年期のように発達心理学的移行に沿った区分，人生上の出来事の変遷，年齢に伴う地位・役割の移行，就業経歴などによる区分などがある。例えば女子について社会的な地位・役割を中心とした区分に養育期，就学期，就労期，育児期，再就労期がある。前者ではその特色が現れる年齢で機械的に区分することが多いのに対し，後者では就学・就職・第一子出生などの出来事の時点で区分するので人により区分点が異なる。[174] ➡クオリティオブライフ，ライフスタイル，ライフサイクル

**ライム病** Lyme disease　マダニに寄生するボレリア属の細菌がヒトに感染して起こるスピロヘータ感染症。インフルエンザ様症状で始まり慢性関節炎，遊走性紅斑，リンパ腫脹，髄膜炎などを主徴とする。米国のライム地方で発見された。[294] ➡スピロヘータ関節炎，感染性関節炎，化膿性関節炎

**ライルの島** ＝島

**ラ音** rale　聴診で聴取される肺内から発生する異常雑音。その存在は肺や気管，気管支の病的状態を示唆する。断続性ラ音(湿性ラ音：水泡音と捻髪音)と連続性ラ音(乾性ラ音：笛様音といびき様音)とがある。[7] ➡断続性ラ音，ロンカス

**ラクトース** ＝乳糖

**ラクナ梗塞** lacunar infarction　高齢，高血圧を有する者にみられる小さな空洞のある小梗塞。大きさは0.5〜15 mm。大脳基底核，視床，橋などを灌流する穿通動脈の閉塞によるものと考えられ，偽性球麻痺や不全麻痺およびパーキンソン症状を現す。[219]

**落陽現象** sunset phenomenon；setting-sun phenomenon【落陽徴候 sunset sign；setting sun sign】　眼瞼の運動を伴わずに眼球が下方転位する状態。太陽が沈むように眼球が下がることから命名された。正常新生児・乳児でも生じるが，多くは乳幼児の水頭症，核黄疸，低酸素症などで頭蓋内圧が高くなったときにみられる。[121] ➡水頭症

**ラジオアイソトープ** ＝放射性同位体

**ラジオイムノアッセイ** radioimmunoassay：RIA【放射免疫測定法】　抗原抗体反応を利用し，放射性同位体(ラジオアイソトープ)

を用いて微量物質を測定する方法。抗原や抗体に測定対象と同じ微量物質を放射性同位体で標識して結合させ，放射能活性を測定することによって検体中の抗原抗体を測定する方法。[247] ➡放射性同位体,抗原抗体反応

**ラセーグ徴候** Lasègue sign　背臥位で膝完全伸展位から下肢全体を挙上すると，坐骨神経が伸張され，同神経に沿った下肢痛が生じる徴候。このテストの陽性は$L_4$～$L_5$または$L_5$～$S_1$椎間の椎間板ヘルニアを強く示唆する。坐骨神経痛の診断に用いられる。[128] ➡放散痛,神経伸張テスト,坐骨神経痛,腰痛

**ラセーグテスト** ＝下肢伸展挙上テスト

**ラセン関節** spiral joint　関節の運動様式から命名された名称。蝶番関節に類似した形状の関節で，関節頭の溝と関節窩の隆起が一致せず，運動により関節面の曲率が変化しらせん状の線を描く。1軸性の関節。肘関節の腕尺関節，足関節の距腿関節にみられる。[21] ➡蝶番関節

**ラックマンテスト** Lachman test　前十字靱帯損傷の有無をみるテスト。被検者は背臥位をとり，膝関節軽度屈曲位(15～30度)とし，検者は片手で大腿骨遠位部を保持し，他方の手で脛骨近位部を前方に引く。陽性の場合は脛骨前方移動がみられる。[287] ➡前十字靱帯損傷,前方引き出しテスト,ピボットシフトテスト

**ラッサ熱** Lassa fever　ラッサウイルスの感染による発熱を特徴とする風土病的疾患。頭痛，発熱，悪寒，全身倦怠，筋痛などの症状で発症し，重篤化すると出血，ショックが現れ，死に至る。その感染力の強さから国際伝染病のひとつに指定されている。[162] ➡ウイルス,感染,伝染病,国際伝染病

**ラテン方格配置** Latin-square design　実験条件の均一化や実験回数の減少を図るために，ブロックごとに実験順序をランダムにするとともに，どの水準においても同一順位が現れないようにブロックを組む実験計画法。水準とブロックの数が等しいことが条件。[263] ➡実験計画,統計学,誤差,分散分析

**ラ島** ＝ランゲルハンス島

**ラブ法** Love method　腰椎椎間板ヘルニアの代表的な手術法で，背中から侵入して椎弓を部分的に切除し，ヘルニアを摘出する方法。様々な変法があるが，それぞれ微妙に手術侵襲が異なるだけである。最近はより手術侵襲を少なくしたキャスパー法が一般的に使用されている。[241] ➡椎間板ヘルニア

**ラプラース変換** Laplace transformation　$t \geq 0$の領域で関数$f(t)$が与えられたとすると，$F(s) = \int_0^\infty f(t)e^{-st}dt$で表され，関数$F(s)$を$f(t)$のラプラース変換といい，その逆の$F(s)$が与えられ，関数$f(t)$を求めるものを逆変換という。[157] ➡フーリエ変換,周波数解析,信号,デジタル

**ラポール** rapport 【疎通性】　広義には2者間の，狭義には治療者と患者間の意思の疎通性を表すことば。患者が治療者への信頼感をもち，治療者も患者に共感のできる，相互の信頼関係のこと。ネガティブな関係性をラポールとはいわない。小児から高齢者まで年齢・性別を問わず，理学療法士は本質的な身体機能面に対しての技術を提供する場合，対象者とのポジティブな関係,すなわち,ラポールを築くことが望ましい。[271] ➡医療行為,心理学,信頼関係,面接

**ラマーズ法** Lamaze method　フランスのラマーズ博士が，旧ソ連の精神予防性無痛分娩法を改良したもの。呼吸法・弛緩法・種々の安楽法があり，産婦に正しい知識を与えることで分娩時の緊張や不安を除き，無痛を条件づけようとするもの。[55] ➡分娩

**ラムゼー–ハント症候群** Ramsay Hunt syndrome　❶耳介や外耳道周辺の帯状疱疹に伴い，同側の末梢性顔面神経麻痺を現す症候群。耳鳴り，難聴が出現することもあり，ベル麻痺に比べて予後は不良である。❷進行性小脳性運動失調症とミオクローヌスてんかん

を現す症候群。歯状核赤核系(遠心路)の障害によるもので，多くは10歳代で発症し，慢性進行性に経過する。立位や歩行などでミオクローヌスが出現するのが特徴であり，さらに光や音などの外的刺激や心理的な緊張などもミオクローヌスの誘因となる。[29] ➡ [1]ベル麻痺

**ランヴィエ絞輪**（らんヴィえこうりん） node of Ranvier　神経の軸索のうち，髄鞘(ミエリン鞘)をもつシュワン細胞でおおわれたものを有髄神経線維，シュワン細胞のみでおおわれたものを無髄神経線維という。髄鞘は約1mm間隔で1μmの幅で欠損し，軸索の細胞膜が露出している。この欠損部を発見者の名にちなんでランヴィエ絞輪といい，跳躍伝導に関与している。[24]

**卵円孔**（らんえんこう） foramen ovale　[1]蝶形骨大翼の後部にある孔で，正円孔と棘孔の間に位置し下顎神経が通る。[2]胎児の心房中隔にある卵円形の孔で静脈系から動脈系に血液を流す。生後，呼吸の開始により閉鎖する。[245] ➡ [2]心房中隔欠損症

**蘭学事始**（らんがくことはじめ） Rangaku kotohajime　杉田玄白の回想録。1815(文化12)年全2巻完成。『解体新書』翻訳中の苦心談を中心とし，蘭学発達の軌跡を記す。写本『蘭東事始』で世に出る。1869(明治2)年福沢諭吉が刊行，現行の書名となった。[119] ➡ 東洋医学，解体新書

**卵形嚢**（らんけいのう） utricle　前庭の膜部分(膜迷路)にある球形の嚢(球形嚢)と連なる卵形の嚢。この2つの嚢内には平衡斑と呼ばれる平衡受容器があり，三半規管とともに平衡感覚器を構成する。直線加速度や傾きは平衡斑により感知される。[177] ➡ 内耳，迷路，球形嚢

**ランゲルハンス島**（らんげるはんすとう） Langerhans islands；islets of Langerhans　【ラ島，膵島 pancreatic islets】　膵臓内に島状に点在する100～200万個の細胞集団で，膵臓の内分泌をつかさどっている。1個の島は数百個の細胞からなる。特殊な染色により識別できる数種類の細胞があり，そのうちB(β)細胞はインスリン，A(α)細胞はグルカゴンを分泌する。B細胞の破壊は1型糖尿病を起こす。[270] ➡ 1型糖尿病

**ランスバリーの活動指数**（らんすばりーのかつどうしすう） Lansbury activity index　米国の医師ランスバリー(Lansbury, J.)が提唱した関節リウマチにおける活動性を判定する評価法。測定項目は，朝のこわばり，握力，赤沈，関節点数，疲労，アスピリン量の6項目(わが国では前の4項目)で，これらを指数表で換算した%の総和で活動性指数を表す。[266] ➡ 関節リウマチ

**ランダウ反応**（らんだうはんのう） Landau reaction　【ランダウ反射 Landau reflex】　乳児を腹部で支え空中に置くと頭部，脊柱を伸展してくる反応。頭部伸展には迷路性・視覚性立ち直り反応が関与している。抗重力伸展は頭尾方向に進むが，1歳頃からは意思により典型的な反応は確認できなくなる。ランダウ(Landau, A.)はドイツの医師名。[73] ➡ 迷路性立ち直り反応，視覚性立ち直り反応

**ランダム化比較試験**（らんだむかひかくしけん）　＝ 無作為化比較対照試験（むさくいかひかくたいしょうしけん）

**ランド-ブラウダー方式(公式)**（らんど-ぶらうだーほうしき(こうしき)） Lund-Browder formula　熱傷面積測定の算定法のひとつで，成長に伴う体表面積の変化を考慮しているのが特長で乳幼児への適用に有用。小児では頭部が比較的大きく成人と同様に算定するのは適切でないことから，年齢を0, 1, 5, 10, 15, プラス成人と6段階に分類して換算式を定めている。正確な算定が行えるが，計算が複雑なため救急での診断には用いにくい。[165] ➡ 熱傷面積

**ランドマーク**　＝ 指標（しひょう）

**ランドルト環**（らんどるとかん） Landolt ring　視力検査で用いられる環状視標で，標準視標として国際的に承認されている視力表。外径7.5mm，幅1.5mm，切れ目幅1.5mmの環を，5mの距離から見分けられる視力を1.0と表示する。[28] ➡ 視力

**ランナーズハイ** runner's high　長距離ラ

ンナーのような持久運動を長期に行う者に認められる現象で,ランニング開始後30分くらいで陶酔感を感じる現象。この原因として内因性麻薬様物質であるβエンドルフィンの分泌が高値になるとが報告されている。[100]
➡エンドルフィン

**ランナー膝** runner's knee【走者膝】　ランニングによる膝周囲の疼痛が主症状のスポーツ障害。主に内反膝,大腿四頭筋やハムストリング,下腿三頭筋の筋力および柔軟性の低下,回内足,扁平足などが原因。膝蓋軟骨軟化症や腸脛靱帯炎などが代表的。[287] ➡変形性膝関節症,オスグッド-シュラッター病

**ランバート-イートン症候群**
= イートン-ランバート症候群

**ランプ負荷** Ramp exercise test　運動負荷試験に用いられる直線的漸増負荷法。負荷量の増加が一定であり安全性が高く,心拍数や酸素摂取量の上昇が直線的に得られる,無酸素性作業閾値の測定に有利などの利点があるといわれている。[100] ➡運動負荷試験,無酸素性作業閾値,呼気ガス分析法

**卵胞刺激ホルモン**　follicle stimulating hormone：FSH　下垂体前葉ホルモンのひとつで,黄体形成ホルモンとともに性腺刺激ホルモンの一種。作用として女性では卵胞の成長促進,男性では精巣内のセルトリ細胞の発達,精子の形成促進などある。[100] ➡下垂体,ゴナドトロピン

# り

**リーチ動作** reach activities　リーチとは文字通り届く距離であり，それは力の及ぶ範囲を示し，到達できることによって行われる動作のこと．自分の身体の一部へ到達させることによって行う動作と，身体から離れた所への到達を必要とする動作とがある．頭の先から足の先までのリーチは届くということだけでなく，例えば，洗顔では回外位で水をすくい顔を洗う，食事では箸でつまむには回内，口へ運ぶときには回外というように特に前腕の回内外の動きは重要である．[246] ➡日常生活関連動作，リーチャー

**リーチャー** reacher　リーチをもじって名前が付けられた届かない範囲を補う自助具の総称．当事者のニーズに応じて固定・伸縮・動型など開発され，材質や重さも様々で，日常生活における使用目的・用途や方法はニーズ次第で決まりはない．[246] ➡日常生活活動，福祉機器，テクノエイド

**リープマン** Liepmann, Hugo Carl　ドイツの精神科医（1863～1925）．①アルコール依存の振戦せん妄を有する者における幻視の一種，リープマン現象で有名．これは，閉眼した被検者が眼瞼を軽く圧迫されると輝く光や点が見え，さらに検者の暗示したものが見えてくる現象．②また，失行の研究者としても知られ，失行を観念性，観念運動性，肢節運動性の3型に分類した．[274]

**リーメンビューゲル装具**　独 Riemenbügel 【パブリック装具；パブリックハーネス Pavlic harness】　チェコのパブリック（Pavlic）が考案したあぶみ式の吊りバンド装具．ドイツ語でRiemenは「吊り革」，Bügelは「あぶみ」の意．先天性股関節脱臼の治療に用いられる．装具で股・膝関節を屈曲位に保持すれば，患児の動きで脱臼の自然整復が望める．[262]

**リウマチ因子** rheumatoid factor：RF 【リウマトイド因子】　関節リウマチの血清中に高頻度で認められる蛋白質．IgGに対する自己抗体．IgMクラスのリウマチ因子が主体だが，ほかにIgG型，IgA型，IgE型などがある．膠原病やその類似疾患などでも検出される．[240] ➡関節リウマチ

**リウマチ熱** rheumatic fever：RF　A群β型溶血性連鎖球菌の感染（通常は咽頭炎）後に多く発症する自己免疫性炎症性疾患．小児および青年によくみられる．心内膜炎，関節炎，皮膚炎症状，小舞踏病などが出現する．わが国では発症率が低下している．[240] ➡心内膜炎

**リウマトイド因子** = リウマチ因子

**理学的所見** = 身体所見

**理学療法** → 次頁参照

## 理学療法 physical therapy：PT

現在のような効果的な薬物，手術療法のなかった時代には種々の疾病に対する治療は物理的もしくは自然のエネルギーが応用されていた。太陽の熱，火，水，温泉，マッサージなどを治療に応用した記録は数千年前の中国で『黄帝内経』に，わが国においては『古事記』，『日本書紀』などに，また，エジプト，アラビアでは紀元前3000年代にみられる。理学療法の起源は，古代ギリシャ時代に遡る。医聖ヒポクラテスが太陽，熱，水などの自然のエネルギー，植物，酒，牛乳，さらに運動やマニピュレーション（徒手的療法）などを治療として活用した記録がある。その後，自然療法ともいえる理学療法は，医師の業務の一部として，診療の補助を受けながら長い時間を経て発展してきた。しかし科学的研究を基盤にしながら，いわゆる西洋医学としての薬物療法や外科療法が進歩する過程で，理学療法は医師の業務から離れて，紆余曲折しながらも徐々に1つの専門分野として体系化され，物理療法と運動療法を主な治療手段とした業務が理学療法士によって世界各地で施行されるようになった。欧米における理学療法をその専門職である理学療法士（physical therapist・physiotherapist）の団体が組織された年代でみると，オランダ，英国が100年余りと最も古く，米国が約80年になる。日本における法的な歴史的背景は1965年「理学療法士及び作業療法士法」が制定され，理学療法の専門職が誕生したことに始まる。その後，リハビリテーション医療の発展に伴い整形外科理学療法から疾病構造の変化を経て脳卒中をはじめとする中枢疾患，代謝疾患，心・肺疾患などの内部疾患，あるいは生活自立の視点に立った在宅リハビリテーション，スポーツ障害など対象障害の拡大，業務の拡大，職場（域）の拡大が進行中である。

〔理学療法の定義〕わが国における理学療法は，1965年8月施行された法律137号「理学療法士及び作業療法士法」，第1章総則第2条で「この法律で理学療法とは，身体に障害のある者に対し，主としてその基本動作能力の回復を図るため，治療体操，その他の体操を行わせ，および電気刺激，マッサージ，温熱その他の物理的手段を加えることをいう」と定義されている。世界理学療法連盟（WCPT）および世界保健機関（WHO）の理学療法定義は「理学療法は治療的運動（運動療法），指導，熱，冷，光，水，マッサージ，電気などを使う身体的治療の科学および技術である。治療の目的は疼痛からの解放，循環の増進，障害の防止と矯正，筋力・可動性・協調性などを最大限に回復することなどである。理学療法には神経損傷の程度，筋力を測定するための電気的及び徒手的テスト，各種機能測定テスト，関節可動域測定，肺活量測定などを医師の診断の補助として，また回復度を記録するために行うことも含む」とし，わが国の法的定義と比較して，対象が「限定されていない」，目的が「具体的ある」，手段として「身体の移動，歩行能力獲得」も含まれる。また，「治療のための種々の検査・測定」も理学療法士によって行われる。英国の理学療法協会は「理学療法とは疾病と障害の予防と治療ならびに日常生活活動能力を含む機能の発達と回復を図るために，物理的手段を使い，リハビリテーションの過程を援助することである」とし，一方米国理学療法士協会では「理学療法は，ヘルスケアの専門職であり，病院，クリニック，ナーシングホームなどの場で行われ，理学療法士は病気，けが，事故，先天障害などによって障害者に働きかける。理学療法士は神経系，筋・骨格系，運動系感覚，心肺機能の評価を行う。理学療法士は対象者の主治医である医師または歯科医師の依頼を受けて，評価の結果に基づいて短期・長期の治療計画を立てる。さらに，理学療法士は対象者の動機づけをし，対象者とその家族への指導と回復期に関係する他の医療職種への指導を行う」としている。WCPT，英国，米国ともに理学療法の対象を限定せず，疾病・障害の予防も含めている。さらに米国ではヘルスケアの専門職として医療を包含するヘルスモデルとして理学療法を位置づけている。日本理学療法士協会では，1995年に「理学療法士業務指針」を作成，さらに実際上の業務を含めた「理学療法ガイドライン」を作成し業務，役割について解説している。[195] ➡リハビリテーション，医学的リハビリテーション，専門職，チーム医療，世界理学療法連盟

## 理学療法士

physical therapist：PT；physiotherapist　1966（昭和41）年，第1回理学療法士国家試験が実施され，183名の理学療法士が誕生，同年7月，110名の有資格者を会員に日本理学療法士協会が発足された。1972（昭和47）年1月には一定の社会的責任を果たす職能・学術団体として厚生省管轄下の社団法人理学療法士協会が誕生した。その後，リハビリテーション医療の発展に伴い整形外科理学療法から疾病構造の変化を経て中枢・代謝・循環器疾患・スポーツ障害，あるいは介護保険関連事業の視点に立った在宅・訪問リハビリテーションなど業務拡大，職域拡大を図っている。理学療法士は医師の指示のもと，機能・能力・精神心理的に何らかの障害があるものに対し運動療法や物理療法を施行し，それらの改善，維持，予防を図る。運動療法では筋力増強維持運動・関節可動域運動・バランス能力の回復・疼痛軽減などを行い基本動作能力の再獲得をめざす。物理療法では，温熱・寒冷・水・光線・電気などを使用し疼痛の軽減を行う。また，家屋改造や車いす，装具，杖などのアドバイスをすることで日常生活を円滑に過ごすための一助となる。1つの疾患に対する問題に対しては，他職種との連携により効果的な対応がなされ，この共同作業をチームアプローチといい理学療法士も介入している。他職種とは医師・看護師・メディカルソーシャルワーカー・言語聴覚士・作業療法士・患者・家族などから構成され多方面からの助言，支援，治療が施されている。また，理学療法士は在宅重視と自立支援を理念としている介護保険制度において，訪問リハビリテーションや介護予防のあり方は非常に大切な部分であり，理学療法士の知識・技術，専門性が期待されている。各介護予防に係わる機関に対しその専門性を提供し，いかにニーズに応えていくかを検討，実践している。理学療法士の職域としては，大学病院・総合病院・老人病院といった医療施設が大半を占め，老人保健施設・訪問看護ステーション，大学・専門学校などの教育機関，保健所や区市町村などの行政機関となっている。性別でみると近年は年齢が若い有資格者が増加し，特に女性の割合が非常に増えている。[31] ➡チーム医療，リハビリテーション，理学療法

## 理学療法士作業療法士学校養成施設指定規則

「理学療法士及び作業療法士法（昭和40年）」に基づいて，理学療法士あるいは作業療法士の養成施設の指定基準について定めたもの（昭和41年旧文部・厚生省令第3号）で，1999（平成11）年に大幅に改正された。主な内容として，学校または養成施設の設置，その指定手続き方法や，指定基準として養成施設への入学（入所）の資格，修業年数（3年以上），教員数（3年制で最低6人），その教員の資格（5年以上の経験），1学級の定員数（40人以下），施設設備の基準，実習施設の確保，管理や経営などについて明文化されている。この規則の附則として，4項に学校または養成施設において理学療法士または作業療法士として必要な知識および技術を修得するための教育内容が定められ，従来，時間数が指定されていたのが単位数となり，その内容も基礎分野・専門基礎分野・専門分野に区分され，最低で93単位と指定された。いわゆるカリキュラムの大綱化と単位制度の導入で編入などが緩和された。[205]

## 理学療法施設基準

理学療法施設基準は，施設の面積・設備・人員により理学療法（Ⅰ），理学療法（Ⅱ），理学療法（Ⅲ）に区分され，それぞれに応じた診療報酬が設定されている。平成16年の厚生労働省告示（第50号）により施設基準は，次のように設定されている。（Ⅰ）は総合リハビリテーション施設でAとBに区分される。総合リハビリテーションA施設は専従常勤の理学療法士が5名以上，作業療法士が3名以上勤務し，理学療法施設の広さが $300 m^2$ 以上，作業療法施設の広さが $100 m^2$ 以上であること。総合リハビリテーションB施設は，専従常勤の理学療法士・作業療法士が各6名以上，かつ，合計15名以上で，理学療法・作業療法施設の合計面積が $240 m^2$ 以上であること。（Ⅱ）は，専従常勤の理学療法士が1名以上勤務し，理学療法施設の面積が $100 m^2$ 以上であること。（Ⅲ）は，週2日以上勤務する理学療法士1名と専従する理学療法の経験を有する従事者が1名勤務し，理学療法施設の面積が $45 m^2$ 以上である

こと。なお，作業療法施設基準は，理学療法（Ⅰ），理学療法（Ⅱ）に対応して作業療法（Ⅰ），作業療法（Ⅱ）（専用施設面積75 m²）が設定されている。なお，細かな条件は2年ごとに改正される。[192]

**罹患率**（りかんりつ）　morbidity rate　【発病率 incident rate】　特定疾病の一定期間内における発生の割合を示す指標。ある集団において，ある一定期間（通常1年間）内に発生した患者（有病者）数を，その集団のその期間内の人口で割り，その数に1,000（または10万）を掛けた値で示される。[267]　➡疫学，相対危険度，疾患

**力学**（りきがく）　kinematic；mechanics　物体間に働く力と運動の関係を研究する物理学の一分野。力学は，力との関係に触れないで運動についてのみ時空間的に分析する運動学と，力の原理によって運動を分析する運動力学に分類される。[171]　➡バイオメカニクス，生体工学，運動力学，運動学

**力積**（りきせき）　impulse　【インパルス】　平均の力を$F$，力が働く時間を$\Delta t$としたとき，$F \times \Delta t$を力積という。質点の衝突などのように$\Delta t$が小さく，力の大きさが一定でない場合に用いられることが多い。力積は衝突などの現象前後の運動量変化に等しい。[230]　➡力学，運動力学，角運動量，ニュートンの運動の法則

**力動精神医学**（りきどうせいしんいがく）　dynamic psychiatry　精神症状の発生を個体のもつ生物的，心理的，および社会的要因との因果関係を探ることから理解し，治療を図る精神医学の理論とその治療体系のこと。狭義には精神分析的精神医学と同義語である。[279]　➡精神分析，精神医学

**リクライニング式バックレスト**（りくらいにんぐしきばっくれすと）　reclining backrest　車いすの一部で後方に倒すことが可能なバックレスト。通常角度を何段階かに調節できるようになっている。血圧の調節が不十分な四肢麻痺者に処方することが多い。当然ヘッドエクステンションも必要となる。ほとんどの介助型車いすで使われている。[78]　➡車いす，介助型車いす

**リケッチア**　rickettsia　生きた動物細胞中でのみ増殖する小型の細菌。ノミ，ダニ，シラミから媒介し，ヒトに伝染する。多形性で短桿菌または球桿菌状を示し，グラム陰性菌と似た構造をもち細胞壁にペプチドグリカンやリポ多糖が存在する。[200]　➡ツツガムシ病，発疹チフス

**リサージュ図**（りさーじゅず）　Lissajous figure　互いに直交する単振動を合成した図形で，周波数比，振幅比，および位相差を求める方法。入力と出力信号の周波数が同一で位相差のない場合には傾きが正の直線となる。フランスのリサジュー（Lissajous, J. A.）によって考案された。[231]　➡位相**2**

**離散変量**（りさんへんりょう）　discrete variable　比率尺度は測定値間の比率に意味をもち連続変量の形をとることが多いが，比率尺度に分類されている回数，個数などのように，飛び飛びの値をとるものを離散変量という。[152]　➡統計学，尺度，連続変量，間隔尺度

**リジドドレッシング**　rigid dressing　四肢切断術直後の断端にギプスなどの硬い材料を巻いてソケットを作り血腫や浮腫を予防し断端の成熟を図る方法。断端の観察や周径変化への対応が困難なため，高度な術後管理と，正確な適合技術が必要だが，ソフトドレッシングに比して創治癒が良好で成熟断端が早期に得られる。[210]　➡ソフトドレッシング

**離床**（りしょう）　weaning bed；ambulation　床（とこ）から離れること。臨床では安静臥位の状態から座位や立位の姿勢をとることをさす。安静臥床による機能低下や廃用症候群を予防し，活動性の維持・改善を行うためには早期に離床して，重力を作用させることが大切である。[142]　➡廃用症候群，長期臥床

**梨状陥凹**（りじょうかんおう）　piriform recessus；piriform sinus　咽頭口後方左右にある西洋ナシを逆さにした形状のくぼみ。嚥下の際に魚の小骨などの食片が引っかかることがある。[208]　➡咽頭

**梨状筋症候群**（りじょうきんしょうこうぐん）　piriformis syndrome　坐骨

りじんしん

神経が梨状筋により圧迫を受けて起こる絞扼性神経障害。殿部，下肢にかけての放散痛が主症状。腰椎の椎間板ヘルニアとの鑑別が重要。梨状筋ブロックや梨状筋ストレッチなどが行われる。[241] ➡ 放散痛，圧[痛]点

**離人神経症** depersonalization neurosis
　自我障害の一種。人格喪失感や現実感喪失を生じることを離人症状といい，これを主症状とする神経症。離人症状は統合失調症，うつ病などでもみられるが，離人神経症では離人症の体験以外の症状は出現しない。[60] ➡ 神経症，感情喪失

**リスク管理** risk management　リスクとは，危険度または予測される危険のことをいう。内科，外科を問わず，治療においては何らかの危険を伴う。社会的問題にもなったメチシリン耐性黄色ブドウ球菌（MRSA）感染は，健康な人であれば問題ないが，抵抗力の低下している病人や老人には非常に危険であり，院内感染により多くの重篤例や死亡例が報告された。感染経路は MRSA 保菌者から医療従事者に感染し，そこから他の患者に感染したという報告が主であった。院内における感染症対策として，まず，手洗いの励行があげられる。医師をはじめ看護師，理学療法士，作業療法士などの医療従事者が，1人の患者の治療や処置が終了する度に手を洗い，清潔を保持することで，ある程度の感染は防止することが可能である。また，保菌者である患者に対し，正しい知識を伝えることで，治療効果も高まる。医療事故は隠蔽されることもしばしばで，医事訴訟によって初めて明らかにされることも多い。リスク管理という観点からは，情報公開により，二度と同じ事故を起こさないよう，医療スタッフが最大限の努力を払うことが望ましい。理学療法におけるリスク管理とは，危険管理と危機管理に分けられる。危険管理とは予測される危険を避けて，理学療法プログラムを対象者に対し行うために必要な技術である。例として，対象者の歩行運動時や移送時の転倒・骨折予防，高血圧症での血圧のコントロール，末梢循環障害での全身状態の管理，脊髄損傷での合併症予防などがあげられる。一方，危機管理とは，すでに起きてしまった事故に対し，迅速に対処することである。治療中に対象者が転倒したり，意識低下などが起きた場合，早急に関係部署に連絡を取り，医師の指示を仰ぐなど，速やかな対応が迫られる。特に理学療法部門でも多い脳卒中を有する対象者の場合，高血圧症や糖尿病，心疾患の既往をもつ者も少なくない。その場合，理学療法士ができるリスク管理としてはまず，治療前後の血圧や脈拍の測定や対象者の顔色を見るなどのバイタルサインを把握することである。また，必要に応じて，治療中もバイタルサインのチェックを行うことで，対象者の変化を早く見つけることが可能である。もし変化が生じた場合は，冷静に適切な対応ができるよう，マネージメントについて他部門との連携も必要となる。リスク管理を行ううえで重要なことは，疾患や障害に関する基本的な知識と予後を理解することは無論，療法士の慣れからくる不注意や，対象者自身の不注意，器具・器械の点検不良による事故を未然に防ぐことである。そのためにも，セラピストが常に周囲に気を配り，互いに注意を喚起し，対象者に対しては，何のために治療を行うのか十分な説明（インフォームドコンセント）を行うことが必要である。[82] ➡ 院内感染，感染症対策，医療事故，医事訴訟

**リスフラン関節** Lisfranc joint 【足根中足関節 tarsometatarsal joint】　5個の中足骨と第1・2・3楔状骨および立方骨で構成される関節。第2中足骨基部は，ほぞ状に楔状骨間にはまり込み，それぞれの骨間は強固に靱帯で連結されている。切断部位として重要な関節である。[161]

**リズム** rhythm　一定にくり返される動きや音。音楽の分野では強弱，長短などで表される。運動学では肩関節の外転の際の上肢骨と肩甲骨の上方回旋の動きとの関係で用いられ，これは肩甲上腕リズムと呼ばれる。[31] ➡ 不整脈，肩甲上腕リズム，サーカディアンリズム

**理性** reason　物事を概念的，論理的に思考し判断する能力。感性と対比される。認知

症，妄想病者，偏執病者，統合失調症など，多くの精神病患者において，理性は障害を受けている。[10] ➡心理学,行動療法,知性

**リソソーム** lysosome　　ゴルジ装置でつくられる直径25〜75 nmのミトコンドリアに似た球形の小顆粒。酸性領域に至適pHのある種々の加水分解酵素を含む，外因性物質。[175] ➡加水分解,酵素,細胞

**リソソーム酵素** lysosomal enzyme　　リソソーム内に存在する酸性加水分解酵素。グリコーゲンをブドウ糖に，蛋白質をアミノ酸に，脂肪を脂肪酸とグリセリンに，核酸をリン酸に分解する。[175] ➡加水分解,酵素,リソソーム

**離脱症状** withdrawal symptoms【禁断症状,退薬症状】　　長く使用していた薬剤などの中断や急激な減量で起こる，精神的・身体的な反応。アルコール依存症や解熱・鎮痛薬中毒，麻薬中毒などのように，依存していたものを急激にやめることでも生じる現象。[38] ➡精神障害,薬物依存症,アルコール依存症

**離断症候群** disconnection syndrome　　左右大脳半球皮質間の交連線維，あるいは，半球内皮質間の連合線維の損傷によって生ずる離断症状。前者は左手の失行や拮抗失行，後者は視覚性運動失調など。高次脳機能障害はこれらの線維損傷との関連が深い。[185]

**率** rate；ratio　　物質のもつ性質の規模，程度を表す割合。ある条件の下で観測された量の標準状態のそれに対する比，あるいは割合。ある条件下で物体が通常起こす物理的・化学的な変化または変量の度合い。[51] ➡1秒率,ビーム不均等率,病床利用率

**立位** standing position　　直立した状態。足底で体重を支持し荷重線(重力線)が身体の頭側から尾側へ通過するような体位。立位時の成人の重心は，足底上に，男性で身長の56%，女性で55%の高さにあり，骨盤内で第2仙骨の前方に位置する。[99] ➡姿勢,姿勢反射,重心,荷重関節

**立位保持装具** ＝スタビライザー

**立脚相** stance phase　　歩行周期中，踵接地(heel contact)からつま先離地(toe off)までの接地，荷重している時期をさす。健常者の定常歩行では歩行周期の約60%となる。[206] ➡遊脚相,歩行周期,歩行

**立脚相制御** stance phase control　　義足歩行時での立脚相における膝継手の制御をさす。主に膝の制御には①踵接地から立脚中期における断端伸展筋による随意的な制御，②継手自体の機械的な制御，③重心線に対して継手の軸位を後方に調整するアライメントによる制御法がある。[211] ➡遊脚相制御

**律速酵素** rate limiting enzyme【調節酵素 regulatory enzyme,鍵酵素 key enzyme】　　解糖系のように代謝過程がいくつかの段階に分かれているときに，そのうち反応速度が最も遅い段階を律速段階といい，この段階の反応を触媒する酵素を律速酵素という。律速段階が全体の反応速度を決定している。[100] ➡酵素,触媒,解糖系

**立体覚** stereognostic sense　　視覚を使わず，手の感触だけで対象物を認識する能力。大きさ，形，材質などを判断する。表在感覚と深部感覚が頭頂葉で統合されて生じる複合感覚で，立体覚が失われた状態を立体失認(立体覚消失)という。[111]

**リドカイン** ＝塩酸リドカイン

**リトルリーガーズショルダー** Little Leaguer's shoulder　　成長期の野球の投手が過度に投球をくり返すことで生じる肩の投球障害。投球側上腕骨近位の成長軟骨板にかかる負荷で炎症を起こし，外旋筋力の低下や大結節下方の圧痛をみる。X線像で骨端線離開がみられる。[163] ➡野球肩

**離乳食** weaning food　　乳児が哺乳(液体の摂取)から固形物の摂取に移行する時期(離乳の時期)に摂取する食物。口腔機能の発達とともに前期(ペースト状)，中期(刻み食)，後

期(粗刻み食)へと変化する。295

**利尿薬** diuretic　ナトリウムや水の尿中排泄を促し，体液量を減少させて利尿効果を導く薬物。降圧や浮腫の是正に用いられる。①チアジド系およびチアジド類似利尿薬，②ループ利尿薬(Na, Cl の再吸収を抑制する)，③カリウム保持性利尿薬，⑤炭酸脱水酵素阻害薬，⑥浸透圧性利尿薬などの種類がある。149 ➡ ドーピングテスト, 浸透圧利尿薬

**リノール酸** linoleic acid 【リノリン酸 linolic acid】　多価不飽和脂肪酸のひとつで，2個の二重結合をもつ必須脂肪酸。植物油に多く含まれ，細胞膜の流動性を保つ性質をもつ。他の必須不飽和脂肪酸とともにビタミンFと呼ばれる。プロスタグランジンの前駆体。64 ➡ 必須脂肪酸

**リパーゼ** lipase　胃液，膵液，腸液中に含まれる脂肪分解酵素。中性脂肪は小腸で消化・吸収される際，十二指腸内で胆汁塩酸などにより乳化され，さらにリパーゼの働きで脂肪酸とグリセリン，一部はモノグリセリドまで分解される。100 ➡ 中性脂肪, 脂肪酸

**リハビリテーション** → 次頁参照

**リハビリテーションカウンセラー** rehabilitation counselor　リハビリテーションの過程で，カウンセリングの技術を生かし，リハビリテーションの相談・評価・指導を行う者。さらに，リハビリテーションサービスの確保，就職援助などの業務にも幅広く関わる。171 ➡ 職業的リハビリテーション, 医学的リハビリテーション, 前職業的評価, 公共職業安定所, 雇用保険

**REHAB**
＝精神科リハビリテーション行動評価尺度

**リビドー** libido　幼児期から人間に存在する性的動機のことでフロイトが用いた。彼は成長につれてリビドーが向けられる身体内の部位が異なると考え，発達段階を口唇期，肛門期，男根期，潜伏期，性器期に分け，心理・性的発達論を考案した。66 ➡ 精神分析

**リピドーシス** lipidosis 【脂質蓄積症 lipid storage disease, 臓器脂質症】　臓器中に脂質が蓄積する細胞脂質代謝障害の総称。ゴーシェ病，ファブリ病，ニーマン-ピック病，$GM_1$ ガングリオシドーシスなどが含まれる。これらの疾患では，リソソームに存在する特定の分解酵素の異常により，脂質の分解が障害される。253 ➡ 脂質, ニーマン-ピック病

**リビングウィル** living will　自分の延命治療に関する意思を，自らの知的な判断力がある時期に文書化(意思表示)したもの。個人の尊厳を守る，無理な延命治療による苦痛の回避を目的に行う。165 ➡ 尊厳死

**リフター** lifter　移乗，移動に介助を要する人に対して，車いす，ベッド，便器，浴槽などへの移乗を介助する機器。固定式と移動式に大別され，駆動方式には油圧式，機械力，電動機械式があり，座の形態には懸吊と台座がある。29 ➡ 日常生活活動, 介護負担, 福祉機器, ホイスト

**リフティング** lifting　ほぼ全介助による移乗・移動動作。介助者1人で行う場合や，2人あるいは3人で行う場合もある。介助者の腰痛発生を予防するために，介助する前の準備や介助時の姿勢に留意する必要がある。29 ➡ 介助, 日常生活活動, 移乗・移動動作

**リボ核酸** ribonucleic acid：RNA　五炭糖を(リボース)を糖の成分とする核酸。細胞核や細胞質に存在し，デオキシリボ核酸(DNA)の遺伝情報および伝達に重要な働きを果たしている。その機能により，メッセンジャーRNA(mRNA)やトランスファー RNA(tRNA)などがある。215 ➡ 核酸, デオキシリボ核酸

**リボソーム** ribosome　細胞の小器官で約150Å の球状の顆粒。リボソーム RNA 約60％と蛋白質約40％よりなり，蛋白質の合成が行われる。mRNA に複数のリボソームが数珠状に結合した集団をポリソームと呼ぶ。298 ➡ 小胞体

**リハビリテーション** rehabilitation

## 1. リハビリテーションの歴史

リハビリテーション(rehabilitation)の語源は、ラテン語のrehabilitareである。re-,(「再び」)と語幹のhabilisという形容詞に、-areという動詞語尾のついたもので、「再びhabilisの状態にする」という意味である。habilisとは、人間にふさわしい、あるいは人間として望ましいという意味であり、人間が人間にふさわしくない状態になったときに再びそれをふさわしい状態に戻すという意味をもつことばである。このことばは、中世ヨーロッパでは王侯貴族などの「身分や地位の回復」という世俗的な意味や「破門の取り消し」という宗教的な意味で使われた。近世においては誤った裁判によって無実の罪を着せられたものが、その無実が明らかにされ、再び名誉が回復されるという意味に用いられるようになった。このような用法は、現在でも生きており、障害者の機能回復や社会復帰という意味に限らず、広く一般的な用語である。現在われわれがリハビリテーションの語で理解する「心身に障害をもった者に対する機能回復や能力向上、社会復帰」という意味が用いられるようになったのは、1910年代の末、第一次大戦の頃からで、1940年代の初め、第二次大戦の頃にその用法が定着したものである。このような歴史からリハビリテーション医学が独立し、発展を遂げてきた。リハビリテーション医学という医学の専門として認められるようになったのは、1947年の米国における専門医制度の発足による。それまでは、整形外科や物理医学の一部として行われてきた。例えば、ポリオの筋萎縮に対する筋力の評価や治療、リウマチ性疾患に対する物理療法などが行われており、リハビリテーション医学の基礎になっている。

## 2. リハビリテーションの定義

1981年の国際障害者年に世界保健機関(WHO)は、リハビリテーションを次のように定義した。「リハビリテーションは能力低下やその状態を改善し、障害者の社会的統合を達成するためのあらゆる手段を含み、障害者が環境に適応するための指導を行うばかりでなく、障害者の社会的統合を促すために全体としての環境や社会に手を加えることも目的とする。なお、リハビリテーションに関するサービスの計画や実行には障害者自身、家族、彼らが住んでいる地域社会が、参加しなければならない」とした。これには、1960年代から70年代にかけて障害者の社会統合、ノーマライゼーション、自立活動といった社会運動が反映している。70年代後半から80年代には障害者運動が高まり世界の障害者観も変わってきた。また80年代にはクオリティオブライフ(QOL)が目的として重視され個人が取り上げられるようになる。

## 3. 思想としてのリハビリテーション

リハビリテーションはその領域や諸技術を大切にしなければならないが、それらが単なる組み合わせではなく、同時に思想でなくてはならない。思想とは、リハビリテーションは全人的アプローチであり、人間価値の回復をめざすものであるから、単なる生物的人間ではなく、家庭的人間、社会的人間への到達を指向するのは当然である。したがって、家庭、社会から隔離するのではなく、家庭や社会との統合に努めなくてはならない。また、障害者の全人的発達を通じて社会的統合をめざすものである。よって各種機関、各種サービスの思想統一と機能的連携がなければ目標を達成することは不可能である。このような思想をもち総合的なリハビリテーションを進める必要があり、通常①医学的リハビリテーション、②教育的リハビリテーション、③職業的リハビリテーション、④社会的リハビリテーション、の4分野のリハビリテーションがあり、これらが緊密に協力して機能することで「全人間的復権」という目標に近づくことができる。[53] ➡医学的リハビリテーション,社会的リハビリテーション,教育的リハビリテーション,チーム医療,地域リハビリテーション,国際生活機能分類,国際障害者年,職業的リハビリテーション

**リポ蛋白質** lipoprotein：LP 脂質と蛋白質が疎水結合した分子集合体粒子。動物中の血漿リポ蛋白質は不溶性の脂質成分を運搬するために重要である。超遠心法によりカイロミクロン(chylomicron)，超低密度リポ蛋白質(VLDL)，低密度リポ蛋白質(LDL)，高密度リポ蛋白質(HDL)に分類される。[64] ➡脂質，超低密度リポ蛋白質，低密度リポ蛋白質，高密度リポ蛋白質

**リモデリング** remodeling 【再構築，再造形】 形態や機能が作り直させる生体の仕組み。代表的なものは，破骨細胞と骨芽細胞との間で常にくり返される骨のリモデリングや，心筋梗塞後に梗塞心筋の拡張と非梗塞心筋の局所的な肥大による左室心筋のリモデリングなどがある。[100] ➡骨形成術，破骨細胞，骨芽細胞，心筋梗塞

**略語** abbreviation 略して簡単にした語。臨床においてメモを取る，患者に情報を簡潔にまとめ報告する，他部門との連絡を取り合うなど紙面や時間を簡素化したいときに有効である。[53] ➡用語，医学，専門職，カルテ

**隆起** prominence 組織や部位の一部が周囲に比べて顕著に高く盛り上がっていること。例えば，皮膚の盛り上がった結節，甲状軟骨の前部が突出する喉頭隆起などがある。[217] ➡喉頭

**流行性耳下腺炎** epidemic parotiditis 【おたふくかぜ；ムンプス mumps】 ムンプスウイルス感染による有痛性の耳下腺腫脹を主症状とする感染症。小児に好発し，一般には「おたふくかぜ」で知られる。合併症には感音性難聴(片側性)，精巣炎(成人男子)，卵巣炎(成人女子)などがある。ワクチンによる予防が有効。[28] ➡耳下腺

**流行病学** = 疫学

**硫酸亜鉛混濁試験** zinc sulfate turbidity test：ZTT コロイド(膠質)反応のひとつで，血清蛋白質に試薬を加えて凝固させ，その濁度を調べる検査。肝硬変，慢性肝炎などで高値を示し，急性肝炎では示さない。高蛋白尿を伴う疾患や副腎皮質ホルモン薬の投与により低値を示す。[64] ➡血清膠質反応，ガンマグロブリン

**硫酸アトロピン** atropine sulfate 抗コリン薬のひとつ。副交感神経末端から放出されるアセチルコリンの分解を阻止し，シナプス後膜に残存するアセチルコリン受容体との反応を促し，神経筋伝達効率を高める。心拍数増加，散瞳，平滑筋の筋トーヌス低下が出現する。[59] ➡アトロピン，副交感神経，ムスカリン，麻酔

**流涎** drooling 唾液が流れ出ること。よだれ。流涎過多は副交感神経亢進状態での唾液分泌亢進で現れる。一次的なものはまれで原因不明。二次的なものは心因性，中枢性疾患で現れる。[208]

**流体潤滑** hydrodynamic lubrication 滑り合う2面間に油などの粘性流体(潤滑剤)が与えられることによって十分に厚い潤滑剤の膜が形成され，2面が接触することなく摩耗がほとんど起こらない状態。[231]

**留置カテーテル** indwelling catheter 【持続カテーテル】 排尿目的に用いるバルーンカテーテルや，輸液投与などを目的として用いる中心静脈カテーテルなどを，一定期間体内に留置可能なカテーテル，またはそれらを持続的に挿入している状態をさす。[36] ➡中心静脈カテーテル

**流暢性失語** fluent aphasia 発語は連続し発語に努力を必要とせず，発語量は多く，構音は明瞭であるが，錯語と決まり文句が多く情報量が少ない，いわゆる流暢タイプの失語症。[208] ➡ウェルニッケ失語，伝導失語，失名詞失語

**流動パラフィン** liquid paraffin 常温で無色透明で無味，無臭の油状液体のパラフィン。水，アルコールに不溶で，エーテル，ベンゼン，石油などに可溶である。軟膏剤の基剤とするほか，熱伝導率が低いため温熱療法の熱

源として利用される。[64] ➡パラフィン浴, 固形パラフィン, 温熱療法

**リュックサック麻痺**　rucksack palsy (paralysis)　リュックサックを長時間背負うことによる肩甲部, 上肢のへの持続的な圧迫で生じる腕神経叢麻痺。登山家に多いとされ, 一過性で予後は良好である。[37]

**稜**　crest　隆起線のことで, ある程度, 厚みや幅があり長く伸びている隆起。例として腸骨稜, 鼻介稜, 膨大部稜などがある。[180] ➡腸骨, 鼻

**療育**　education harmonized with medical services, medical treatment and nursing [education]　【ハビリテーション habilitation】　療育ということばは「肢体不自由児の父」と呼ばれる故高木憲次東大名誉教授の造語であるといわれ, 肢体不自由児の療育について「療育とは, 現代の科学を総動員して不自由な肢体をできるだけ克服し, それによって幸いにも回復したら肢体の復活能力そのものを(残存能力ではない)できるだけ有効に活用させ, 以て自活の途の立つように育成させること」と定義している。その後このことばは定着し, 現在では肢体不自由児療育に限らず, 広く心身障害児の育成活動の包括的用語として用いられている。療育は障害児に対する治療と教育を主体とした医療的配慮を多く含んではいるが, 近年ではその理念に変遷がみられるようになり, 障害がありながらも地域において生き生きと生活できるよう療育関係者や周りの人々が働きかけていく場合をいうことが多くなっており, 社会的自立や人生の質に重きが置かれるようになっている。[108]

**療育指導**　medical and educational instruction for disabled children　心身に障害のある児童に対し適切な治療を行うために必要な療育指導。保健所, 児童相談所, 肢体不自由児施設などで行われる。児童福祉法第19条では, 保健所所長は診査を行い, または相談に応じ, 必要な療育と指導を行うことと定めている。[108] ➡療育, 療育相談

**療育相談**　medical and educational consultation for disabled children　障害児の保護者が直面する, 障害および療育指針に関する不安や問題などに応じる相談。専門機関に出向く方法や巡回による方法によって行われている。[108] ➡療育, 療育指導

**療育手帳**　mentally disabled person's certificate　知的障害のある児(者)に対して一貫した指導・相談や, 各種の福祉制度を受けやすくすることを目的に交付される手帳。18歳未満は児童相談所, 18歳以上は知的障害者更正相談所で判定・交付が行われる。障害の程度が重度の場合「A」, その他の場合は「B」と手帳に表示される。[108] ➡療育

**両価性**　ambivalence【アンビバレンス】　同一の対象に対して, 愛と憎しみ, 友好と敵対というような相反する心的傾向や感情, 態度が同時に存在する状態。最初にこのことばを用いたのはブロイラーであり, 統合失調症の基本的な症状とみなした。[269] ➡統合失調症, ブロイラー

**両脚支持期**　double stance phase　【二重支持期, 同時定着時期】　歩行周期中, 一側の踵接地から対側のつま先離地まで, および対側の踵接地(支持)から同側のつま先離地までの両下肢が接地している時期をさす。健常者の定常歩行ではそれぞれ歩行周期の約10%, あわせて約20%となる。[206] ➡歩行周期

**菱形靱帯**　trapezoid ligament　烏口突起の上内側縁から鎖骨に付く不等四辺形をした靱帯。後内側の円錐靱帯とともに烏口鎖骨靱帯と呼ばれ, 肩鎖関節と胸鎖関節の動きを制限している。[146] ➡円錐靱帯

**療護**　custodial care　身体障害者施設福祉施策における生活施設で行われるケア。身体上の著しい障害のため常時介護を必要とするが, 家庭では介護を受けることの困難な最重度の障害者を入所させ, 長期にわたって治療や養護を行う。[170] ➡身体障害児総数, 重症心身障害[児], 重症心身障害児施設

**良肢位** optimal position【機能肢位 functional position】　関節に拘縮や強直が生じ可動域制限が出現したとしても、日常生活動作を行ううえで機能的に最も支障が少ない肢位をいう。反対に機能的に不便で日常生活に支障をきたしやすい肢位を不良肢位と呼ぶ。骨折や関節の疾患および外傷などの治療では、この良肢位で固定される。手関節と手指ではボールを握るような肢位が物の把持動作に便利であり、膝・股関節では軽度屈曲位が歩行や椅子座位に都合が良い。各関節の良肢位は、肩関節では外転20〜30度、屈曲・回旋は手が顔に届く角度、肘関節屈曲90度、前腕回内・回外中間位、手関節背屈20度、手指軽度屈曲、母指対立位。股関節では屈曲20〜30度、外旋0〜10度、外転10度、膝関節屈曲10〜20度、足関節背屈・底屈0度である。職業や利き手であるなしにより、肢位が多少異なる。また脳卒中・脊髄損傷・切断術後などの安静期間中における拘縮を予防するための姿勢も良肢位と呼ばれ、体位変換の際に十分考慮する。220 ➡骨折、外固定、拘縮、術後肢位

**両耳聴効果** binaural hearing effect　左右の耳から入ってくる異なる音情報を、大脳および聴覚系による中枢作用が働いて、融合して総合的に情報処理すること。聴覚中枢障害が障害されると両耳聴効果が正しく行われない。145 ➡聴覚

**良性高フェニルアラニン血症**
＝フェニルケトン尿症

**良性腫瘍** benign tumor　腫瘍性病変は良性と悪性に大別される。良性腫瘍は一般に増殖が緩徐で膨張性に増生し、浸潤、転移を引き起こさない。また、外科的に切除した場合、再発は少ない。238 ➡癌、腫瘍

**良性発作性頭位めまい症** benign paroxysmal positional vertigo：BPPV　急に頭位を変えたり、特定の頭位をとったときに、一過性に回転性のめまいや眼振が起こる疾患で、予後は良い。メニエール病と異なり耳鳴り・難聴はない。頭位変換性眼振の検査のひとつにディックス-ホールパイク（Dix-Hallpike）法がある。これは座位から右向きまたは左向きに懸垂頭位（水平面から45度下方へ頭部を垂れ下げた状態）にしたとき、または座位に戻ったときに起こる眼振を観察する検査である。治療として運動療法が効果的でエプリー（Epley）法が行われる。これは座位より患側下懸垂頭位、さらに反対側下頭位へ180度捻転させ再び座位へと頭位を変え、これをくり返す治療法である。258 ➡めまい

**両側検定** two-sided test　統計的検定において、仮説の棄却域を標本統計量の分布の両裾にとって行う検定。研究仮説に照らして、逆方向の差がまったく意味をもたないと確固たる基盤があるような場合を除いて、基本的にはより厳密な両側検定を行う。263 ➡統計学、仮説、棄却、片側検定

**両側伝導** bidirectional conduction【両方向伝導 reciprocal conduction】　神経線維の一点が刺激されるとその興奮が両方向性に伝導する現象。神経線維における興奮伝導の三原則（両側伝導、不減衰伝導、絶縁伝導）のひとつ。57 ➡活動電位、インパルス、絶縁伝導、不減衰伝導

**量的研究** quantitative research　研究の方法論には量的研究と質的研究がある。量的研究は種々の方法により数量化したデータを用い、統計学的な検討を加え結論を導き出す方法である。171 ➡質的研究、統計学

**菱脳** rhombencephalon【後脳 hindbrain】　胎生7か月以前の未分化な脳の状態で、神経管の3つの膨隆部のひとつ。神経系の発生学上からみた呼称。ここから橋、小脳、延髄が分化する。多数の神経核が含まれており、内部は第4脳室になる。121 ➡胎児、橋、小脳、延髄

**両方向伝導** ＝両側伝導

**両麻痺** diplegia　四肢・体幹に麻痺を認めるが、四肢の麻痺は上肢より下肢のほうが強い傾向にあり、下肢の機能がより障害されている状態。脳性麻痺の部位別分類のひとつ。

頭部のコントロールはほぼ正常に発達する。そのほとんどが痙直型にみられる麻痺の一群である。[108] ➡麻痺

**療養型病床群** sanatorium type sickbeds
　療養型病床群は、「主として長期にわたり療養を必要とする患者を入院させるためのもの」として、1992（平成4）年の医療法の改正により制度化された。その後、1997（平成9）年の医療法の一部改正によって、診療所の療養型病床群が認められ、さらに2000（平成12）年の法律改正により療養病床と改められ、療養型病床群の制度は廃止された。長期療養にふさわしい環境が求められ、病室定員4人以内、病床面積1人当たり6.4 $m^2$ 以上、廊下幅は片廊下の場合1.8 m以上、中廊下の場合2.7 m以上、機能訓練室40 $m^2$ 以上（診療所の場合は、機能訓練を行うための十分な広さ）、食堂、談話室、浴室（身体の不自由な者が入浴するのに適したもの）の設置が必須である。人員基準は、一般病床に比べて緩やかで、入院患者100人につき医師3人、看護職員17人、看護補助者17人である。診療報酬は、特定療養費を除いて療養病棟入院基本料による包括払いとなる。現在、医療保険適用の病棟・病床と介護保険適用の病棟・病床（介護療養型医療施設）がある。[192] ➡病院、一般病院、介護保険制度、老人保健法

**緑内障** glaucoma 　眼圧の上昇により視機能異常をきたす疾患。視神経の異常と、視野異常を起こす緑内障性視神経症は必発で、視神経の構造的異常は緑内障性視神経障害という。原発緑内障、続発緑内障、発達緑内障に分類される。糖尿病の合併症として出現することもある。[208]

**緑膿菌** Pseudomonas aeruginosa 　グラム陰性桿菌の一種。自然界に広く分布し、特に生活圏の河川水や下水に多い。日和見感染症の病原体として重要で、ときに致命的。慢性気管支炎などで長期化学療法を受けた末期症例の喀痰、糞便などでも頻繁に認められる。[247] ➡グラム陰性桿菌、感染、日和見感染

**リラクセーション** relaxation 　心身へのストレス刺激が加わって生じる各種ホルモンによるホメオスタシスの破綻によって生じるストレス反応を取り除き、心身共にリラックスすること。また、身体の緊張を取り除くこと。方法として、自律トレーニング法、ストレッチ、ヨガ、瞑想、アロマテラピーなどが用いられる。理学療法では、筋トーヌスの弛緩法として用いられ、ジェイコブソン（Jacobson, E.）の方法が利用されることが多い。部位ごとに筋収縮させた後に弛緩させることを習得させる。自律トレーニング法は、シュルツ（Schultz, J. H.）が、フォークト（Vogt, O.）の催眠状態の研究を基礎に創始し、さらにルーテ（Luthe, W.）が自律療法として発展させた心身医学的治療法のひとつ。外部からの刺激を遮断した部屋で心身をくつろがせるようにし、中枢神経系の過剰興奮を鎮静し、脳幹部の機能を調整することでホメオスタシスの回復を図り、心身の健康状態を取り戻させようとする方法。[43] ➡ホメオスタシス、弛緩

**履歴現象** ＝ヒステリシス

**臨界期** critical period 　医学的には身体機能および精神機能の発達過程において、何らかの異常によって発達が妨げられると不可逆的な変化が起こり、その後に正常な発達が成立しなくなるという特定の時期。理化学的には、核分裂の連鎖反応が一定の割合で持続することを臨界という。[204]

**リンゴ型肥満** ＝上半身肥満

**リンゴ病** slapped cheek disease【伝染性紅斑 infectious erythema；erythema infectiosum】
　小児に多くみられる伝染性紅斑性疾患。ヒトパルボウイルスにより発症する。顔面頬部のびまん性紅斑や四肢のレース状・網目状紅斑が認められる。発熱と関節炎を伴うこともあるが、予後は良好とされる。[185]

**リン酸エステル** phosphoric ester 　リン酸にアルコールを加え、水分を除去して生成される化合物。モノエステル（グリセロール-3-リン酸、グルコース-6-リン酸など）、ジエステル（核酸、リン脂質など）が生体内で確認さ

## りんししつ

れている。[24]

**リン脂質** phospholipid：LP　グリセロールと脂肪酸がリン酸と結合し，さらに他のアルコールとエステル結合している複合脂質の総称。構成成分によりレシチン，リゾレシチン，スフィンゴミエリン，セファリンなどに分類される。生体膜の必須の構成成分でリポ蛋白質，胆汁の形成にも重要な役割を果たしている。血清中の基準値は145～256 mg/dl。[19] ➡脂質

**臨死状態** dying status　死に直面しており回復が望めない状態。瀕死の状態。[130] ➡ホスピス，ターミナルケア，植物状態，脳死，人工換気

**臨床医学** clinical medical science　解剖学，生理学，病理学などの基礎医学に対して，患者を実地に診察・治療をする医学。例えば内科・神経内科・外科・整形外科などがある。[31] ➡医学，医療行為

**輪状咽頭筋** cricopharyngeus muscle　輪状軟骨に起始をもち，咽頭食道移行部に輪状に存在する筋で上食道括約筋として機能している。正常では食塊を咽頭から食道へ送り込む際に弛緩するが，嚥下時以外は緊張して閉鎖している。この機能不全により嚥下障害を呈する。[162] ➡嚥下，咽頭

**臨床研究** clinical research；clinical study　基礎研究に対して日常の診療場面から見い出される研究のこと。臨床研究では，理想的なデザインのもとで行えず，無作為化比較対照試験(RCT)を行うことが望ましい。[259] ➡基礎研究，症例研究，コホート研究，ケースコントロール研究，無作為化比較対照試験，科学研究費

**臨床検査技師** medical technologist　厚生労働大臣の免許を受けて，医師または歯科医師の指示のもとに，微生物学的検査，血清学的検査，血液学的検査，病理学的検査，寄生虫学的検査，生化学的検査，および政令で定める生理学的検査などの検査を行うことを業とする者(2005[平成17]年法改正による)。1958(昭和33)年に衛生検査技師法が制定され，その後，1970(昭和46)年に改定されて採血業務および生理機能検査の実施が可能な臨床検査技師の制度が生まれた。臨床検査技師の教育はこれまで3年制の専門学校や短期大学が主であったが，高度な専門性が要求されるようになり，教育の主体は4年制大学に移行しつつある。理学療法士と同様に厚生労働大臣の定める教育指定科目を履修し，卒業後国家試験に合格した者に資格が与えられる。患者から採取された材料を検査する検体検査部門と心電図検査，脳波検査，超音波診断，聴覚検査など患者自身を被検者とする生体検査部門に分かれる。検体検査部門は高度に自動化が進んでいる。生体検査部門もコンピュータを駆使した画像診断などが取り入れられ高い専門性が要求される。[123] ➡衛生検査技師，自動化，検体検査

**臨床工学技士** clinical engineer　1987年に制定された臨床工学技士国家試験に合格し，厚生労働大臣の免許を取得した者で，医師の指示のもとに，生命維持管理装置の操作や各種医療機器の保守・点検を行う医療技術専門職者。業務内容として血液浄化業務(血液透析療法や血漿交換療法など)で用いる機器の保守・点検，手術室・集中治療室での人工心肺装置などの機器の操作・点検，呼吸療法での人工呼吸器などのメンテナンス業務，高圧酸素療法業務での高圧タンクの操作や患者のモニターなどがある。腎透析を行う者，人工呼吸器使用者，心疾患を有する者などに対してのリスクの高い治療場面で行う理学療法では，臨床工学技士と連携して，より安全でより効果的な治療サービスを提供していく必要性がある。[271] ➡医療行為，専門職，人工心肺，人工透析，ペースメーカ

**臨床実習** clinical practice　医療専門職の養成課程にある学習者が，臨床においてその対象者に対し専門技術を実践・学習すること。わが国では理学療法士や作業療法士，医師，看護師などの医療専門職の教育は，学内教育と臨床実習教育により行われる。学内教育では認知領域・精神運動領域・情意領域の3領

域に関する基礎分野・専門基礎分野・専門分野などを学習する。臨床実習教育の主な目的は，学習者が3領域をその対象者に実践することで，学内教育内容をさらに深め，臨床における基本的な技術を修得することである。ただし，養成校により学習目標や実習方法の差はある。臨床実習の方法は，各専門職によっても異なる。例えば，理学療法学生の臨床実習は，入院中の理学療法対象者へ一連の理学療法を実際に施行する。それに対し，医学は一連の医療行為を行わない，などの違いがある。ただし，医学教育モデル・コア・カリキュラムの草案が2000年に示され，医学教育における臨床実習において診療参加型臨床実習の導入が進められている。従来より臨床実習による学生評価と学内評価との差が問題視されてきた。これに対し，理学療法教育においても臨床実習前にOSCE（objective structured clinical examination 客観的臨床能力試験）が導入され始めている。これはいくつかのブースにおいて技能や態度などを評価するもので，臨床実習への適性が筆記のみの試験に比し評価しやすい。理学療法教育における臨床実習には様々な形態があり，例えば養成校入学後早期に行う見学実習や見聞・体験を重視したクリニカルクラークシップなどが導入され始めている。医学教育においてもベッドサイドラーニングのように入学早期の見聞・体験を重視している。1999(平成11)年の理学療法士・作業療法士養成施設指定規則の改正により，3年制の理学療法士・作業療法士養成施設における臨床実習は，18単位以上の修得が義務づけられている。実習施設は医療機関のみならず，保健・福祉機関などでの実習が1/3を越えない範囲であれば認められている。理学療法士・作業療法士養成における臨床実習指導者（スーパーバイザー）は理学療法・作業療法に関し相当の経験をもつ理学療法士・作業療法士とし，少なくとも1人は免許取得後3年以上業務に従事していることとされる。[92] ➡教育，専門職，客観テスト，ベッドサイドラーニング

**臨床診断** clinical diagnosis 　実際に患者の既往歴，家族歴，主訴，症状などを問診した後，現症を触診，視診，聴診などの診察を行い，さらに必要に応じて画像撮影，病理学的検査，遺伝子検査などの諸検査を行って下される診断。[158] ➡臨床医学，病理[学的]診断

**臨床心理学** clinical psychology 　心因性の精神障害，長期のストレス・落ち込み・ふさぎなど心理的閉塞状態にある人に対し，専門家が体系的・実践的観点から援助する応用心理学の一分野。心理アセスメントと心理的治療をいかに実施するかが柱であり，面接法や心理テストなどの心理アセスメントを実施した後，その結果に基づき心理療法や心理学的援助（カウンセリング）などの心理的治療を実施するという手続きが一般的である。理学療法士は障害受容の各段階で起こる対象者の心の動揺に対し，精神科医や臨床心理士などの専門家との連携が必要となる。専門家によるカウンセリングを実施し，並行して理学療法士は理学療法を実施し，適切な精神援助を実施しなければならない。また精神疾患による精神症状や脳外傷などによる人格変化への対応，対象者の家族への援助においても同様である。[119] ➡カウンセリング，深層心理，内因性精神障害，アドラー，フロイト，ユング

**臨床心理士** clinical psychologist：CP 【心理士，心理判定員】　臨床心理学の観点から心の健康を害した人のケアを行う専門家。病院や相談機関で対象者の心理面の評価・診断を行い，種々の心理療法を行う。財団法人日本臨床心理士資格認定協会が実施する試験により資格認定される。[119] ➡臨床心理学，カウンセリング，フロイト

**臨床推論** clinical reasoning 【クリニカルリーズニング】　理学療法士は，初めての対象者を前にしたとき，対象者がどのような問題を抱えていて，その問題をどのように解決すべきかを知らない。この場合，理学療法士はあいまいな「問題」に直面していることになる。そのあいまいな問題を明確化し，解決策を決定する理論的な思考過程を臨床推論という。このプロセスは，刑事ドラマで刑事が犯人を特定していく推理の過程とよく似ている。未知の事柄を理解する際の理論的なプロセスを推論といい，臨床上の未知の事柄（対

象者の診断名や問題点，治療計画)を理解し，決定していくプロセスが臨床推論である。この推論過程で誤りが生じた場合，理学療法士は対象者の抱える問題を特定できず，その結果，誤った治療を提供し，対象者の問題を解決できない結果となる。臨床推論のモデルとしては，仮説演繹的推論，パターン認識，徹底検討法，多分岐法，知識-認知-メタ認知の統合過程としての推論が提唱されている。[13]
➡推論,仮説,思考過程,診断,メタ認知

### 臨床評価指標 clinical evaluation index
臨床上重要な視点となる様々な生体現象を具現化するための道具(ツール)。標準化された記録に有用で，介入効果の判定としても用いられる。[55]

### 臨床薬理学 clinical pharmacology
薬物の臓器障害，各種疾患への薬効の作用機序，薬物動態などを研究する学問。これらの研究は通常動物を対象にする場合が多い。しかし，動物と人体では薬物に対する感受性や薬効期間の相違，また動物においては疼痛，めまい，不安などの自覚的訴えや心理精神的諸症状に対する効果などは判定困難である。したがって動物実験で安全性や副作用を確認することは重要であるが，最終的には人体に対する薬理効果や副作用を確認し，臨床での一般的具体的薬物処方(1回あたりの投与量，投与回数など)を決める必要が生じる。このように臨床での薬理効果・機序・薬物動態を研究する学問が臨床薬理学である。わが国では薬理学の知見は人体への応用で確認されたうえで臨床の場に用いるべきであるとの主旨で1969年臨床薬理学研究会(初代会長砂原茂一)，さらに同会を発展させた日本臨床薬理学会(1980年)が設立され今日に至っている。[182] ➡薬物療法,薬効曲線,薬剤耐性

### リン代謝異常 impaired phosphate metabolism
血清リン濃度調節は腎近位尿細管からの再吸収が重要で，さらに上皮小体ホルモンや骨での石灰化・吸収などで調整されている。異常には高リン血症，低カルシウム血症(骨Ca減少)がある。前者は骨吸収を抑制，後者は細胞傷害をきたす。[19] ➡代謝性アシドーシス,腎不全,尿細管,上皮小体ホルモン,透析患者

### リンパ液 lymph
リンパ管内を流れる液体。毛細血管から漏出した血漿成分が間質液となって毛細リンパ管に入りリンパ液となる。最終的に静脈へ注ぐ。組成は血漿と似るが蛋白質の含量が少なく，リンパ球を多く含んでいる。[100] ➡リンパ球,免疫

### リンパ球 limphocyte【リンパ細胞】
白血球の一種。細胞中に核をもつ直径 $6～15\mu m$ の大きさの細胞で，小リンパ球($6～9\mu m$)と大リンパ球($10～15\mu m$)に分けられる。免疫に関与し，その機能上からBリンパ球(B細胞)，Tリンパ球(T細胞)，ナチュラルキラー細胞(NK細胞)に分類される。B細胞は細菌などの異物(抗原)と結合して活性化して抗体をつくる。T細胞は抗体が関与せず抗原を直接排除している(細胞性免疫)。NK細胞は大リンパ球で腫瘍細胞などの異常な異種細胞を免疫のあるなしに関係なく破壊する。[29] ➡T細胞,ナチュラルキラー細胞

### リンパ水腫 ＝リンパ浮腫

### リンパ節 lymph node
リンパ管の流域に沿って存在する腎臓に似た粟粒ないしダイズ大の器官。細網組織からなり，網目の周りに多数のリンパ小節があり，リンパ球，形質細胞，マクロファージ，組織球などの免疫関連細胞が含まれる。胸腔・腹腔，頸部，腋窩部，鼠径部などに多く分布する。悪性腫瘍は，リンパ節で増殖し，全身に転移する。[29] ➡リンパ球,形質細胞,マクロファージ,組織球

### リンパ肉腫 lymphosarcoma
リンパ球性の肉腫に対して用いられた用語であるが，現在は悪性リンパ腫の中に含まれる疾患として考えられている。[141] ➡悪性リンパ腫,腫瘍,リンパ液,癌

### リンパ浮腫 lymphedema【リンパ水腫】
リンパ流が低下することで生じる浮腫。外傷や感染のほか，乳癌や子宮癌などによる手術や放射線治療の合併症としても生じる。原

疾患に対する治療に加え，患肢の挙上や弾性包帯・スリーブによる圧迫などが有効である。[141] ➡リンパ液

**リンホカイン** lymphokine 　活性されたリンパ球が産生する生理活性物質の総称。単球やマクロファージから産生される活性物質をモノカインという。リンパ球以外の上皮細胞，線維芽細胞などからも活性物質が産生されるが，これらを総称してサイトカインと呼ぶ。[100] ➡インターフェロン，インターロイキン2，サイトカイン，マクロファージ

**倫理** (りんり) ethics 　人として社会で生活するうえで守るべき規則や規範。道徳や法律などが関連づけられる。特に医療従事者では対人関係でコミュニケーション能力が求められ，倫理的・哲学的に十分に熟知し，人間としての認識を高めなければならない。医の倫理としては，障害や疾病をもつ人々の治療だけでなく，健康の維持や増進を図らなければならない。医療専門職である理学療法士は，職業の尊厳と重要さを自覚し，生涯学習の精神を保ち，常に技術と知識を高めニーズに応えていかなければならない。日本理学療法士協会が提唱した倫理規定が1978(昭和53)年に定められ，1997(平成9)年に倫理規程と名称と内容を改定した。これらの倫理規程は原則であり，何らかの違反を犯した者に対しては制裁が加えられる。理学療法士及び作業療法士法では理学療法士免許を交付しない場合や既取得の免許の取り消しなどの規定がある。それらは①罰金以上の刑に処された者，②①に該当する者を除くほか，理学療法士の業務に関し犯罪または不正の行為があった者，③素行が著しく不良である者，④精神病者，麻薬，大麻もしくは阿片(アヘン)の中毒患者または伝染病に罹患している者とされる。基本精神として理学療法士は近年，職種の幅は多様になっており保健・医療・福祉の場面で理学療法という専門性を用いてサービスの提供や利用者のニーズにも応える必要がある。また，医療に携わる身として医療を受ける人々がどのような国籍や人種であっても偏見をもったり差別をしてはならない。また，遵守(じゅんしゅ)事項として理学療法士は互いに尊敬し他の関連職種と連携し，チームアプローチとして医療をうける人々に尽くさなければならない。業務を行ううえで関連職種との情報交換は必要であるが，守秘義務は遵守されるべきである。医療環境をより良くしていくために理学療法士と対象者の良好な関係が倫理上不可欠であり，信頼感，共感などが重要である。[31] ➡医学，ヒポクラテス，医の倫理，生命倫理，動物実験倫理，職業倫理

# る

**類齅音** = ロンカス

**類型化** classification；typification　対象者のもつ身長や体重などの諸属性に関して，その似たものの間で共通の型に分けること。対象者個々を類型化し，その本質を探ることもできるし，またいくつかの組み合わせによってパターン分析も可能となる。[157] ➡体格, 身長, 体重, 形態学

**累積寄与率** cumulative proportion of variance　主成分分析により，抽出された主成分(合成変量)のうち，その主成分の分散値が資料全体の分散値に占める割合を寄与率といい，各主成分の寄与率の総和を累積寄与率という。[171] ➡統計学, 多変量解析, 主成分分析, 寄与率, 因子負荷量

**累積スケール** = ガットマンスケール

**るいそう** wasting；emaciation【やせ】　標準体重より20%以上減少した状態。いわゆるやせのこと。成因により単純性と症候性に大別される。症候性の場合は原疾患特有の症状が現れる。進行する場合は重症疾患(悪性腫瘍，糖尿病の悪化)の存在が示唆される。[208]

**類デンプン質** = アミロイド

**類天疱瘡** pemphigoid【水疱性類天疱瘡 bullous pemphigoid：BP】　表皮と真皮を結合する物質に対し抗体を産生する自己免疫疾患。大型の水疱が四肢，体幹の表皮下に多発する。高齢者に好発し，水疱は破れにくいのが特徴で，強い搔痒感，紅斑を伴う。経過は緩慢だが予後は良好といわれている。[177] ➡疱疹, 天疱瘡

**ルースニング** = ゆるみ(人工関節の)

**ルーチン検査** routine examination　決まりきった項目で行われる検査や，一連の手順で行われる常用の検査のこと。[171] ➡診断, 評価, 健康診断, 筋力検査

**ルシュカ関節** Luschka joint【鉤椎関節 uncovertebral joint】　第3～7頸椎椎体の上面外側部には内上方を向いているルシュカ突起(鉤状突起)が存在し，上位椎体下面の外下方を向いている軟骨性の半月状面と対応している関節。[133]

**ルフィニ小体** Ruffini corpuscle　皮膚受容器のひとつで，温度にかかわる紡錘形の終末神経小体。指腹部や足底や皮下組織，関節包の結合組織中など皮膚深部に分布する。暖かさに反応する受容器(warm receptor)であり，温覚情報を中枢神経系に伝達する。[54] ➡受容器

**ルリヤ** Luria, Aleksander Romanovich　ロシアの神経心理学者(1902～1977)。大脳生理学に基づく神経心理現象や人の心の動きやメカニズム，また神経学に基づく精神身体現象としての症候論を築いた。[228]

# れ

**冷温交互検査** ＝ホールパイク法

**冷覚** cold sensation　冷たさを感受する皮膚感覚。顔面の刺激は三叉神経が，それ以外は外側脊髄視床路により中枢へ伝える。受容器のクラウゼ小体は真皮網状層上部に分布し，温覚受容体のルフィニ小体より多く存在する。皮膚温が下降するときなどに生じ，障害には脱失，鈍麻，過敏がある。[111]

**励起状態** excited state　量子力学系の定常状態のうち，最もエネルギーの低い状態（基底状態）から高い状態に移ることを励起されるという。電子系では物質のエネルギーを高めるとその原子の電子軌道は遠位を回り，光子を放出しやすくなる。この状態を励起状態という。レーザー光はこの励起状態により光子を放出させ，それを原子に衝突させて増幅したものである。[118] ➡放射線医学, 診断, レントゲン, 中性子線

**冷湿布** cold compress；cold fomentation　寒冷刺激により滲出抑制，鎮静，疼痛の緩和などを図る方法。木綿の布，ガーゼなどを冷水や薬液に浸したもの，あるいは商品としての経皮吸収型鎮痛消炎貼付剤を冷却して患部に当てる。[44] ➡寒冷療法, 物理療法

**霊長類** primate；Primata　哺乳綱-霊長目に属する動物。原猿亜目と真猿亜目（ヒト，類人猿など）がある。多くは樹上生活し，四肢の五指趾のいずれかが扁平，物を握り，両眼での立体視ができる。乳房は胸部に1対ある。大脳，特に新皮質が発達している。[270] ➡新皮質

**レイトセグメンタルコラップス** late segmental collapse　大腿骨頭部骨折の後療法中に生じる部分的な骨頭荷重面の陥没骨折。骨折により阻血状態に陥った骨頭の骨新生には約2年を要するが，この期間に強い圧力が荷重面に加わると生じる。高齢者より若年者に生じやすいとされている。[184] ➡大腿骨頸部骨折, 大腿骨頭壊死, 人工骨頭置換術

**レイノー現象** Raynaud phenomenon　寒冷，精神的刺激により血管が収縮し，手指が蒼白化し，チアノーゼが生じる現象。一般に左右対称であるが，片側性のこともある。時に足指に現れる。原因不明のものはレイノー病，原因疾患があるものはレイノー症候群である。[208] ➡振動障害, 膠原病

**レイノルズ数** Reynolds number　流体に作用する慣性力と粘性力との比。$vd/\nu$（$v$：平均流速，$d$：管の直径，$\nu$：動粘性率）で求めたレイノルズ数 Re が流れのパターンを表す。一様な流れに円柱を据えたとき，40程度で円柱の左右から渦が交互に剥がれるカルマン渦列ができ，2000以上になると乱流を形成する。[231]

**レイミステ現象** Raimiste phenomenon　体側連合反応において，下肢の内外転・内外旋が対称性に反応する現象で，健肢の内転（内旋）により患肢の内転（内旋）が，健肢の外転（外旋）により患肢が外転（外旋）する。[208]

**レーザー** laser　誘導放出を利用した光の増幅を意味する用語で Light Amplification by Stimulated Emission of Radiation の頭文字をつなげた名称。レーザーは光共振器の中のレーザー媒体が励起して反転分布という状態に置かれることにより発生する。自然光とは異なり，同相性（コヒーレント光），単色性，集束性という3つの特性をもつ。すなわち光波の位相が同一であるため互いに干渉せず，特定波長の光であるため，ただ1つの色彩を示し，光線を集中させることができる。媒体の種類により固体レーザー（ルビー，半導体

など），気体レーザー（He-Ne など），液体レーザー（染料），化学レーザーに，発振の仕方で連続波とパルス波に分類される。波長は固定（赤外線からX線の範囲）式と連続可変式がある。物理療法ではHe-Neや半導体の低出力レーザーが使用される。64 ▶レーザー療法

**レーザードップラー血流計** laser Doppler flowmetry　レーザーが血流中を伝搬するときに，ドップラーシフトによって波長が変化することを利用した血流速度計。時間・空間分解能に優れ，流速に対する応答性が良く，局所の流速を計測できる長所がある。64 ▶血管，循環系

**レーザー療法** laser treatment　低出力レーザーを使用して創傷の治癒，消炎，および鎮痛などを目的に行う治療。理学療法では物理療法に分類される。熱および化学効果があるとされ，照射部位の選択により異なる効果を期待できる。64 ▶光線療法，物理療法

**レーダーチャート** radar chart　【クモの巣グラフ】　複数の変量に対応する軸を中心点から等間隔に放射線状にとり，各軸上の変量の値を順に直線で結んだ多角形グラフ。変量間で測定単位が異なるときは，軸の目盛調整が必要となる。レーダーチャートによって各値間のバランスがひと目でわかる。51 ▶多変量解析，散布図，星座グラフ，顔形グラフ

**レーブン色彩マトリックス検査** Raven Colored Progressive Matrices：RCPM　思考過程自体を評価する知能検査。適切な図形を，言語や構成行為を介さずに選択する。幼児や老人，精神遅滞者や認知症を有する者に用いられる。英国のレーブン（Raven, J.C.）により作成された。208

**轢音** crepitation　【骨性軋音】　整形外科的聴診で聴かれる異常音で，定義は明確でない。骨折部での骨片同士の接触によって生じるコツコツ音（骨性轢音）。骨や軟骨の不整面が擦れ合って生じる音としても用いられる（関節摩擦音）。71 ▶骨折

**暦年齢** calendar age；chronological age　【生活年齢】　生まれた時から現在までの期間で表される年齢で生活年齢ともいう。発達年齢と対比して用いられ，その割合を発達指数という。29 ▶発達年齢，発達指数

**レクリエーション** recreation　心身の疲れを癒し，元気を回復するための休養や娯楽・スポーツなどの余暇活動。受動的・能動的を問わず，また，個人活動だけでなく，集団活動も含み，広範である。レクリエーション療法としても幅広く活用される。199 ▶地域リハビリテーション，精神科作業療法

**レジオネラ肺炎** Legionnaire pneumonia　【レジオネラ症 Legionnaire's disease】　グラム陰性好気性桿菌であるレジオネラ属菌が原因となって生じる肺炎。給水・給湯設備，冷却塔水，循環式浴槽，加湿器などが感染源となる。高熱，乾性の咳，胸痛，呼吸困難などが出現し，進行が速く，死亡率が高い。141 ▶感染症対策，肺炎

**レジュメ** 仏résumée；summary　調査・研究，レポート，講演などの要旨を記したもの。読者にその内容が一目で理解できるように作成することが重要である。130 ▶学会発表，予演会，抄録，先行研究

**レジュン症候群** = 猫鳴き症候群

**レスピレーター** respirator　【人工呼吸器，ベンチレーター ventilator】　器械的に人工呼吸を行う装置。現在は気管内挿管などにより気道確保を行い，圧をかけて空気を送り込む陽圧換気が主である。吸気/呼気の切替え方により従量式と従圧式があり，また対象者の呼吸状態に応じた種々の換気様式がある。25

**レセプター** = 受容器

**劣位半球症候群** = 右大脳半球症候群

**レックリングハウゼン病**
= フォン・レックリングハウゼン病

**レッグレスト** leg rest　車いすの一部。下腿が後ろに落ち込まないように支え，座位の安定性を保つためのもので，レッグパイプにビニールや布を張ってある部分。移乗や駆動の際，邪魔になる場合は，あらかじめ取り外せるようにする。[78]　➡車いす

**劣性遺伝**（れっせいいでん） recessive inheritance　ヘテロ結合体(相同染色体上に異なる対立遺伝子を有する)には現れない表現型が，そのヘテロ結合体間の子のホモ結合体(相同染色体上に一対の同一遺伝子を有する)に出現するという遺伝様式。[204]　➡優性遺伝，メンデル遺伝

**劣等感**（れっとうかん） inferiority feeling　自分が他者より劣っているという感情。特に思春期には，自己への関心，他者からのまなざしへの関心が高まり，劣等感が生じやすくなる。またエリクソンは児童期の心理社会的危機として劣等感をあげている。[66]　➡コンプレックス，エリクソン，精神分析

**レット症候群**（れっとしょうこうぐん） Rett syndrome　生後7～24か月の女児に発症する広汎性発達障害のひとつ。獲得していた繊細な運動操作力と目的をもった手の動きの喪失，頭囲の増加の減速，失調，常同的な「手洗い」運動，適度な咀嚼の欠如などを主症状とする。Rett はオーストリアの小児科医に由来。[160]　➡小児自閉症

**レトロウイルス感染症**（れとろういるすかんせんしょう） retrovirus infection　レトロウイルス(RNA ウイルスで逆転写酵素をもつ RNA ウイルス)を起因とする感染症。レトロウイルスである HTLV-Ⅲ/LAV (HIV)感染による後天性免疫不全症候群(エイズ)がよく知られている。[200]　➡後天性免疫不全症候群

**レニン-アンジオテンシン-アルドステロン系**（れにん-あんじおてんしん-あるどすてろんけい） renin-angiotensin-aldosterone system：RAA　血漿中のアンジオテンシノゲンは腎臓から分泌される蛋白質分解酵素のレニンによってアンジオテンシンⅠになり，さらに，アンジオテンシン変換酵素によって循環器系，神経系，副腎に生理活性を現すアンジオテンシンⅡとなって，血管収縮と副腎皮質からのアルドステロンの分泌を促進する。アンジオテンシンⅢはⅡの代謝産物でありアルドステロンの分泌を行うが，血圧上昇作用は弱い。アルドステロンは，$Na^+$ の喪失を防ぎ，$K^+$ と $H^+$ の分泌を促す。アルドステロン過多では $Na^+$ の貯留と体液量の増加による循環血液量の増加・血圧の上昇がみられる。血圧が上昇すると，レニンの分泌は抑制される。この一連の働きをいう。[24]　➡アンジオテンシンⅡ，血圧，腎臓，再吸収

**レバー式ブレーキ**（ればーしきぶれーき） lever type brake　ブレーキロックプレートの溝にレバーを引っ掛けてかけるブレーキ。通常，3～4段階の調節が可能で，制動力に信頼がおけるが，操作にはかなりの力を要する。最も処方されることが多いタイプのブレーキ。[78]　➡車いす，トグル式ブレーキ

**レビー小体**（れびーしょうたい） Lewy body　中脳黒質や橋などの脳幹や大脳皮質に出現する異常構造物。パーキンソン病では黒質緻密部・青斑核などの神経細胞内に出現する同心円状の構造をなし，レビー小体型認知症では大脳皮質の神経細胞内に出現するびまん性の円形構造をなす。[60]　➡パーキンソン病，黒質，認知症

**レボドパ** levodopa　【L-ドパ L-dopa；L-DOPA】　メラニン，ドーパミン，ノルアドレナリン，アドレナリンの前駆体。L-ドパはパーキンソン病の治療に有効である。吸収されると，脳内に入ってからドーパミンに転化する。治療薬として単剤あるいは合成剤が使用される。[106]　➡パーキンソン病

**REM**（れむ） = 急速眼球運動（きゅうそくがんきゅううんどう）

**レム睡眠**（れむすいみん） REM sleep；rapid eye movement sleep　【パラ睡眠 parasleep，逆説睡眠 paradoxical sleep】　入眠時や目覚める直前の浅い眠り。寝ている人の眼球運動を一晩中観察すると，夜中に何度も素早い眼球の動き REM(急速眼球運動)がみられる。夢を見ている期間であり，睡眠段階2の持続している状態が90分周期で出現する。[228]　➡急速眼球運動

**レルミット徴候** Lhermitte sign　多発性硬化症の神経症状のひとつ。他動的に頸部を前屈させると，電撃痛が項部から下肢まで放散する現象。フランスの神経科医レルミット（Lhermitte, J.J.）が記載した。[208]

**連関痛** ＝ 関連痛

**連合運動** associated movement　体のある部分の運動に伴って他の部位が運動する反応が関節運動として現れる現象。健常者でも主動筋の作用に伴って重心の確保や姿勢の保持のために発現する。中枢神経疾患，とりわけ脳卒中片麻痺者ではフーバー徴候（Hoover sign）や体幹大腿連合屈曲運動などにみられるような正常連合運動が消失する。同時に脳卒中片麻痺者では，健側肢の運動が対側肢の同じ運動パターンを促通する対側性対称性連合運動，片側下肢の屈曲により対側の伸展を，また伸展は対側の屈曲を促通する対側性相反性連合運動や健側下肢の内転により麻痺側下肢が内転するレイミステ現象など，異常な連合運動も観察される。同疾患では弛緩性麻痺時にも連合運動を用いて患側肢に運動を誘発することがしばしば可能である。連合運動は脳卒中片麻痺の随意運動を誘発するための運動療法の一手段として用いられる場合もある。[218] ➡ レイミステ現象

**連合野** ⇨ 大脳連合野

**練習** training；practice　目標達成や上達のためにくり返して動作や行為を行うこと。行為の結果に対しては通常賞罰は用いられず，上下関係や強制的な意味をもたない。理学療法の分野では主に訓練という用語を用いてきたが，訓練は「人にあることをさせる」という強制的な意味をもつ。ここには上下関係が成り立ち，行為を行う側の自主性はみられない。近年，理学療法分野では訓練という用語の使用を止め，例えば歩行訓練は歩行練習，筋力増強訓練は筋力増強練習というように，練習という表現を用いるよう提唱されている。理学療法士が対象者に動作や行為を「させる」，対象者は受け身になって「させられる」というニュアンスを取り除き，理学療法士と対象者が対等な立場でコミュニケーションを取りながら，機能の獲得・障害の克服に向かうことが大切である。この意識をもつことでインフォームドコンセントが確立され，対象者の意思も尊重される。[142]

**攣縮** spasm【単収縮 twitch】　単収縮ともいい，生理学では骨格筋や，それに連なる神経に刺激を与えた場合の1回の収縮のこと。2回以上の反復刺激による収縮は，強縮という。攣縮は脳血管攣縮（脳血管が縮むこと）のように動脈に用いられたり，筋の不随意収縮を意味することもあるが，この場合の欧文は spasm が用いられる。[38]

**レンショウ細胞** Renshaw cell　脊髄運動ニューロンの反回抑制を媒介する抑制性介在ニューロン。米国の神経生理学者レンショウ（Renshaw, B.）の発見による。運動ニューロンの軸索から出た側枝が反回してレンショウ細胞を介し，運動ニューロンに戻り抑制する。[5] ➡ 脊髄，反回抑制

**レンショウ抑制** ＝ 反回抑制

**レンズ核** lenticular nucleus　大脳基底核を構成する神経構造の一部で，外側の被殻と内側の淡蒼球とをあわせた呼び方。この2つはあわせてレンズ形をしており，尾状核と視床の外側にある。被殻は，機能面からは尾状核とあわせて線条体と呼ばれる。[166] ➡ 被殻，大脳

**連続変量** continuous variate　統計学で扱われる量的データは連続的数値である連続変量と，不連続な離散変量に分けられる。変数が観測値として実際の数値で与えられている場合が連続変量で，ある範囲内で連続的にとり得る変数は連続変数という。連続変量は細かくすればいくらでも数値が読み取れる変量で，身長，体重や筋力などがある。[171] ➡ 尺度，比率尺度，離散変量

**レントゲン** roentgen　記号 R。X線やガンマ線の照射線量の旧単位。現国際単位は C/kg（クーロン毎キログラム）が使われる。

1 R＝$2.58 \times 10^{-4}$ C/Kg。診療でのX線撮影では，吸収線量を表す単位であるGy(グレイ)を用い，mGy(ミリグレイ)を使用する。[220] ➡ 許容線量，シャウカステン，励起状態

**レントゲン線**（れんとげんせん）＝ エックス線(X線)（えっくすせん）

# ろ

**ロイ** Roy, Sister Callista 米国の看護理論家(1939生)。彼女は環境に対し，自己の恒常性を維持することを適応と呼び，恒常性が脅かされたとき，人間は環境に不適応であるとし，このような理論に基づき人間の環境に対する適応様式を看護の基本的枠組みとして論じた。[130] ➡看護，看護職，適応，役割

**ロイコトリエン** leukotriene：LT アレルギーや喘息発作の際，白血球やマスト(肥満)細胞と結合し，炎症反応を誘発する生理活性物質。ヒスタミンと比較して活性が高く，作用持続時間も長い。気管支平滑筋収縮，粘膜浮腫形成，粘液分泌亢進などの作用をもつ。[19] ➡アレルギー，炎症，リン脂質

**老化** senility；senescence；aging 成熟期以降に起こる不可逆的な分子的，生理的，形態学的な衰退を意味する。老化は普遍性，個体内在性，進行性，有害性といった共通した特徴をもつ。暦年齢に伴う変化は，加齢(aging)という。[121] ➡高齢者

**聾学校** school for the deaf 学校教育法の定める特殊教育学校のひとつ。聾や強度難聴の児童生徒の教育に当たる。通常の教育に加え自立活動の指導も行う。特に幼稚部ではことばの習得と概念形成のための指導が重視され，高等部職業科では印刷，理容・美容，情報処理などの職業指導も行われる。[170]

**老眼** presbyopia【老視】 加齢による水晶体の硬化および弾力性の低下により調節力が減退し，近方視が困難になった状態。症状が進むと，肩こり，頭痛などの眼精疲労症状が現れることが多い。[288]

**老健** ＝介護老人保健施設

**老研式活動能力指標** TMIG index of competence 在宅高齢者が地域社会で自立した生活を維持するための社会生活適応能力をはかる指標。一般的日常生活活動(ADL)尺度では評価し難い「状況対応」，「社会的役割」のような高次の生活機能を測定する日常生活関連動作(手段的ADL)の尺度として開発されたもの。[246] ➡日常生活関連動作

**労作** exertion 労作は骨をおって働くことの意味であるが，労作性狭心症や労作時息切れなどのように「労作性 exertional～」と表現される場合には，労作は「ろうさく」ではなく，「ろうさ」と読み，身体活動，運動と同義に使われている。[293]

**労作性狭心症** angina of effort；effort angina；exertion angina 冠動脈の狭窄(狭小)を原因とし，身体労作により胸痛や胸部圧迫感を感じる胸痛性症候群。心筋の血液灌流量が減少し，心筋酸素需要と供給のバランスが崩れ心筋虚血を生じる。心電図は一般にST下降を示す。[19] ➡虚血性心疾患，動脈硬化，冠[状]動脈，冠血流量，胸痛，心筋酸素消費量

**老視** ＝老眼

**漏出** diapedesis；extravasation；transmigration【血管外遊出】 血液成分，特に白血球と赤血球が，血管壁が破綻していないにもかかわらず，血管外に漏れ出ること。アレルギー性炎症，血圧の上昇，血小板の減少などで起こる。[253]

**老人医療費** medical fee for eldercare 70歳以上の者および65歳以上70歳未満で市町村長が一定の障害状態にあると認定した者に対して支給される医療費。一部負担を除く70%は保険者の医療費拠出金で賄い，国が20%，都道府県・市町村が5%ずつ負担している。[264] ➡医療経済学，医療費

**老人斑** senile plaque　老年性変化のひとつで，高齢者の大脳皮質に散在する斑状の蛋白質沈着。好銀性(嗜銀性)を示す。加齢とともに増加する。主にアミロイドβ蛋白質で構成され，グリアや変性神経突起により取り囲まれている。アルツハイマー型認知症でも海馬や大脳皮質に多数認められる。[288]

**老人保健施設** ＝介護老人保健施設

**老人保健法** Elderly Health Law　1982(昭和57)年に制定(開始は昭和58年2月)された，高齢化社会に対応するための法律。予防から治療，リハビリテーションまでの一貫した保健サービスを総合的に行い，その費用を国民が公平に負担することを目的で創設された。同法制定により医療等以外の保健事業として，健康手帳の交付，健康教育，健康相談，健康診査，機能訓練，訪問指導の6事業が開始された。特に機能訓練事業と訪問指導事業の開始は，理学療法士や作業療法士が地域へ出かけていく方向付けとなった。1986(昭和61)年の改正では老人保健施設の創設が盛り込まれ同施設への理学療法士または作業療法士の配置が義務付けられた。1991(平成3)年の改正では老人訪問看護制度(平成4年1月1日より実施)が開始され，訪問看護ステーションの創設とステーションへの理学療法士，作業療法士の登録が可能となった。2000(平成12)年の介護保険法施行まで老人福祉法と並んで高齢者の在宅支援を担う根拠法の中心であった。[202] ➡介護保険制度，介護老人保健施設，機能訓練事業，訪問看護ステーション，訪問リハビリテーション，在宅訪問指導，重症心身障害児施設

**老衰** geromarasmus senescence　【自然死 natural death, orthothanasia】　高齢化に伴い生体の内部環境(浸透圧，電解質，血糖値，脂肪酸，アミノ酸，循環血液量，血液の凝固・線溶系など)を一定に維持できなくなった状態。死因で明らかな原因がないときなどは老衰死と認められ，高齢者の死因の約3%を占める。[288]

**労働衛生** ＝産業衛生

**労働者災害補償保険法** worker's accident compensation insurance law：労災保険法
　労働者が業務上の理由または通勤で傷病あるいは死亡した場合に，事業主の補償責任の履行を確保し，本人またはその遺族に医療と所得などの補償給付を行って生活の安定を図り，あわせて労働者の社会復帰を促進し，労働者の福祉に寄与することを目的とした法律。[205]

**漏斗胸** hollowed breast；hollowed chest
　胸郭前面の胸骨頸部，剣状突起の陥没変形。先天性のものもあり，若年者，男性に多い。マルファン症候群などとの合併を認める。多くは無症状であるが，心肺機能障害，心理的障害を生ずることがある。[208]

**老年医学** geriatrics　高齢者に特有な疾患の原因・予防・治療を，加齢による生理的な機能低下(生理的老化)および病気などによる急激な機能低下(病的老化)の両面から研究する臨床医学。[82] ➡臨床医学，ひと(ヒト，人)，高齢者

**老年学** gerontology　高齢者を生物学的側面，医学的側面，社会学的側面，心理学的側面，経済学的側面などからとらえた学問で，高齢者に関する臨床医学や老化の機序の解明などの研究分野を示す。[82] ➡医学，心理学

**老年人口** ＝高齢人口

**老年認知症** senile dementia【ぼけ老人】
　高齢に伴う記憶障害を中核症状として，抽象思考・判断・高次皮質機能の障害，性格変化のいずれか1つを認め，日常生活に障害をきたした状態。原因は脳血管障害，アルツハイマー病など多様である。[288] ➡認知症

**労務管理** personnel management　一般的には労働者の使用を合理化し，生産性を高めるために経営者が行う管理のこと。理学療法部門においては労働者も経営者も理学療法士であり，個々の対象者にあった目標の早期達成に向けて合理化を図ることをいう。[53] ➡病院管理学，健康診断，仕事効率，腰痛

**ローザー-ネラトン線** Roser-Nélaton line
　股関節45度屈曲位において，上前腸骨棘・大転子先端・坐骨結節の3点を結ぶ線．正常では直線となるが，股関節脱臼や内反股などで大転子高位がある場合，大転子がこの線より高位になる．[74,128] ➡上前腸骨棘, 坐骨結節, 先天性股関節脱臼, 脚長差

**ローシューズ** ＝短靴

**ローテーション** rotation　回転・循環・輪番などの意味であるが，水平面上での身体の動きに対して使う場合やチーム医療の中での担当の順番を決めて交替で行う場合などに使われる．[271] ➡病院管理学, 専門職, チーム医療

**ローテーターカフ** rotator cuff 【回旋筋腱板】
　肩関節の最深部にある肩甲下筋，棘上筋，棘下筋，小円筋の付着部腱の総称．時に腱のみでなくこれら4筋の総称として使われる場合もある．肩甲骨から起始するこれら4筋の腱は肩関節包と一体となって上腕骨頭全体をスッポリとおおい，肩甲下筋は小結節，その他は大結節に付着する．肩甲下筋は内旋，棘上筋は外転，棘下筋と小円筋は外旋の主動筋で肩関節を回旋させる働きをするが，それぞれの筋の収縮力は，最も関節に近いところで上腕骨頭を臼蓋にしっかりと引きつける力として作用する．肩周囲の筋によって肩関節に生じる剪断力をくい止め，関節唇の存在があってもそう深くはない臼蓋から，上腕骨頭が逸脱しないようにしている．肩甲下筋腱と棘上筋腱の間は，両者の付着部（大結節と小結節）が離れているためと烏口突起に遮られるため腱板が存在できない．ここを腱板疎部（rotator interval）という．[159] ➡肩甲下筋, 棘上筋, 棘下筋

**ローランド溝** ＝中心溝

**ローランド野** ＝一次運動野

**ロールシャッハテスト** Rorschach test
　ロールシャッハ（Rorschach, H.）が1921年に発表した投影法性格テスト．左右対称のインクのしみ10枚を提示し，何に似ているか答えさせる．人格の深層構造を知り，診断に役立てるために有用な評価方法である．[87]

**ロールプレイング** role playing　一般には社会において何らかの役割行動を演じることをいい，社会的適応にとって重要な側面である．これは集団精神療法（モレノ Moreno, J. L. の心理劇が代表例）や教育・トレーニング（カウンセリング実習や人間関係のトレーニング）などに広く適用されている．[224]

**ローレル指数** Rohrer index　学童児以上の小児や成人を対象とした身体評価の中で，発育状態を表す指数．体重($g$)を身長($cm$)の三乗で除したものに100を乗じた数値 $\{$体重$g/($身長$cm)^3 \times 100\}$．160以上が肥満とされる．[98] ➡肥満, カウプ指数

**濾過**（糸球体における）filtration　腎臓の糸球体において，毛細血管からほとんど蛋白質を含まない血漿成分を通過させ，原尿を生成すること．大きい分子，あるいは大きさが同じであっても陰性に荷電している分子は濾過しにくい．[137] ➡糸球体濾過値

**肋軟骨** costal cartilage　肋骨の前方の軟骨でできている部分．弾性があり，呼息時に肋骨を下降させる．第1～7肋軟骨は胸骨との間に関節を形成し，第8～10肋軟骨は肋骨弓となって第7肋軟骨と関節を形成するが，第11, 12肋軟骨は，関節を形成していない．[242] ➡肋骨

**肋木** stall bars　柱の間に丸棒（長さ1～1.5m，直径4～5cm）を，約10cm間隔で横に20本程度を取り付けた運動器具．全体が肋骨の形状に似ているところから，このように呼ばれる．立ち上がりや上・下肢の関節可動域練習，側彎の矯正などに利用される．[142]

**ロジスティック分析** logistic analysis 【ロジスティック回帰分析 logistic regression analysis】　複数の各独立変数の単位あたりの変化による1個の従属変数の確率の変化や，他の独立変数の影響を補正したうえで，ある独立変数が従属変数に及ぼす影響を調べ

る解析法。従属変数が2値であるときに適用となる。²⁶³ ➡ 統計学, 多重ロジスティック回帰分析, 多変量解析, 独立変数, 従属変数

**ロッカーバー** rocker bar　靴底に対する補正の一種。靴のかかと前端より前方に取り付ける高さ5〜10 mmの弧状のバーで, 中足骨骨頭の免荷や歩行時に靴前足部を転がし, 踏み返しを容易にする作用がある。バーの弧の頂点は中足骨骨頭の直下。²⁶² ➡ 靴型装具, 補装具

**肋間神経移行術** intercostal nerve transfer
腕神経叢損傷において, 神経根引き抜き損傷時の機能再建術のひとつ。肘の屈曲作用を回復させるため, 筋皮神経に肋間神経遠位部を縫合し移行する手術法である。²⁹⁶ ➡ 機能再建術, 腕神経叢損傷

**ロッキング** locking　【嵌頓[症状]】　半月板損傷後や関節遊離体などが断裂し顆間窩にはさまることによって関節運動が阻害される状態。通常, 関節運動中突然関節面にはさまり, 激しい痛みと同時に膝伸展不能になる。²⁸⁷ ➡ マックマレーテスト

**ロッキングメカニズム** locking mechanism
膝関節の屈伸運動は, 矢状面における転がり運動と水平面における回旋運動との連合運動である。大腿骨上の脛骨の伸展は, 脛骨の関節面が大腿骨顆部の上で転がり, 前方へ滑る。逆に蹲踞位からの立ち上がりのような, 脛骨上で大腿骨が伸展する際には, 大腿骨顆は脛骨関節面上で前方に転がり, 後方に滑る。特に30度屈曲位からの膝関節の伸展では捻じれ運動が起こり, 大腿骨上で脛骨が約10度外旋し, 膝関節が伸展位でロックされる。これを終末伸展回旋(screw home movement)という。膝関節は, 完全伸展位の状態において大腿脛骨関節面が広く接触し, 構成靱帯も強く緊張するため, 最も安定した位置になる。これをロッキングメカニズムと呼ぶ。スクリューホームムーブメントは, 骨性には内側の顆間隆起のほうが発達していることや, 半月板や前, 後十字靱帯の機能により誘導され, 不随意に起こる自動的な運動である。²⁵⁴ ➡ 膝関節

**ロックドイン症候群** = 閉じ込め症候群

**肋骨** rib　胸郭を形成する12対の弓形の長骨。後方ではすべての肋骨が脊柱と関節を形成するが, 前方は軟骨を介して第1〜10肋骨までが胸骨との間に関節を構成する。第11, 12肋骨は浮遊肋骨といわれ, 関節を形成していない。²⁴² ➡ 肋軟骨

**ロッソリーモ反射** Rossolimo reflex　足指の足底面趾球部を叩打したとき, 足指に屈曲が起こる病的反射。足底筋の深部腱反射が亢進したものであり, 錐体路障害時にみられることが多い。¹⁹³ ➡ 病的反射, 足底筋反射

**6分間歩行テスト** 6 minute walking distance test : 6 MD　1985年ガイアット(Guyatt, G.H.)らにより提唱された運動負荷試験で, 6分間をできるだけ速く歩行させ, 歩行可能であった距離・時間を計測することにより全身持久力の評価に用いる。心不全, 慢性呼吸不全(慢性閉塞性肺疾患, 肺線維症, 肺外科手術後など), 運動誘発性低酸素血症などを対象に歩行制限因子の評価に利用される。チェック項目としては疲労感, 呼吸数, 酸素化能($SpO_2$), 呼吸筋疲労, 心拍数, 酸素摂取量, ボルグスケールなどがあげられる。健常者ではほぼ400〜500 mである。慢性閉塞性肺疾患では本テストの歩行距離と自転車エルゴメータによる最大酸素摂取量, 運動耐容能の相関が高いことが報告されている。心不全者ではNYHA心機能分類と相関が高く, 歩行距離が300 mに満たない場合は3か月から1年以内に入院, あるいは死亡の可能性が高いことが報告されている。¹⁹ ➡ 歩行, 運動耐容能

**ロドプシン** rhodopsin　【視紅】　哺乳動物の杆体に含まれる感光物質(視覚を感じる細胞)。網膜でオプシンとレチナール(ビタミンA代謝産物)とが結合したもので, 光によりレチネンとオプシンに分解されるが, 暗所では再びオプシンはレチナールと結合してロドプシンに戻る。¹⁴⁵ ➡ 視覚

**ロフストランドクラッチ** Lofstrand crutch【前腕支持松葉杖；肘杖 elbow crutch】
　アルミ製で支柱と握りからなり，支柱は長さが調節できる。腋窩支持杖での歩行が安定し，杖への移行期間に一時的に使用したり，また下肢機能改善の停止時に使用する。前腕支持のため腋窩支持杖より安定性は劣る。[189] ➡杖,カナディアンクラッチ

**ロボット** robot　人間の形態をした複雑精巧な機械装置で，多くは目的とする動作や作業を遠隔操作で行う。人間の労働を代替する産業用ロボットや障害者用ロボットが開発されている。[51] ➡メカトロニクス,工学,医用工学,人間工学,生体情報工学

**ロボトミー** lobotomy；[独]Lobotomie　脳葉(lobe)の白質部分を一部離断する手術。統合失調症，うつ病などの精神障害や癌などの頑痛に対する治療を目的に，視床と前頭葉前方および前頭葉との線維連絡を絶つ手術法としてかつて行われた。[106] ➡脳梁離断症候群

**ロンカス** rhonchus【類鼾音,いびき(様)音】
　肺の呼吸音の中の副雑音(異常音の総称)に属する連続性ラ音のひとつ。高調性のものを喘鳴音(Wheeze)，低調性のものをロンカス(類鼾音)という。発生部位は比較的太い気管支であり，気管支喘息，閉塞性肺疾患，気管支拡張症などで聴取される。[100] ➡断続性ラ音,ラ音

**論文** thesis；article；dissertation　論文とは，独自の研究の成果を道筋立て文章にまとめ世間に発表するもの。特に科学的論文は，一般に原著，総説，報告などに分類される。なお論文が科学雑誌に掲載されるためには査読を受け，それをクリアすることが必要である。一般に論文では著者の主張を論証するため，以下の①～⑤の記述構成が用いられる。論文の主題を簡潔な表現でまとめたものが表題(題目)であり，表題だけで論文の主題内容が分かる表現でなければならない。①緒言では論文の主題(目的)が何であるか，およびその意義などを述べる。②方法と材料：緒言で述べた研究目的を達成するため採用した方法や材料について述べる。記述は読者が再現できるような明確なものでなければならない。③結果：著者の方法・材料によって得られたデータを必要に応じて統計学的に分析・検討し記述する。記述には図表を用いるのが効果的である。著者は読者に自分の提案した結論がいかに優れているか，またどの点に着目して欲しいのかに重点をおいて得られた結果を説明する。④考察：得られた結果を必要に応じて文献を引用して論文の目的が達成されていることを検証する。検証は得られた結果による直接的な立証が最も説得力が高いが，合理的な推論による立証も許される。ただし，単なる推論による検証はいかなる場合も不可である。⑤結語(結論)：目的に対して得られた結論を要約する。論文主題に関係しない副次的な結論，また論文中で検討(記載)されなかった事項は結論には記載してはならない。また，論文の構成以外にも人が知らないこと，気づいていないこと，つまり真理を探究する独創的な発想が特に原著論文には不可欠な要素である。したがって実験研究と症例研究を問わず，オリジナリティの高いものであれば原著であるといってもよい。大学や研究所などでは，教育・研究業績として評価される論文の役割は大きい。そのため研究結果を論文としてまとめ，権威ある科学雑誌に掲載されることで，研究業績の価値づけが決まるといっても過言ではない。また，1つの尺度として他の研究者に引用される回数を表したインパクトファクターがある。そのため論文が海外の研究論文にも引用されるような研究者を目指す人は研究成果を欧米語で発表することが必要である。[120] ➡研究デザイン,原著,校閲,査読,考察,オリジナリティ,インパクトファクター

**ロンベルク徴候** Romberg sign　両脚を閉じて起立し，安定後に閉眼させると，体がふらつき立っていられなくなる現象。[48]

# わ

**ワーラー変性** = ウォーラー変性

**歪度** skewness　分布形の左右への偏りの程度を表す指標。分布の形の峰が左寄りで右裾が長いほど歪度は正の値で大きくなり，正に歪んでいるという。峰が右寄りで左裾が長いほど負の値で大きくなる。歪度0では左右対称形となる。[263] ➡尖度, 分散, 標準偏差

**ワイドベース** wide base　左右両足を大きく開いた状態。立位保持が不安定な場合は開脚起立，歩行が不安定な場合は開脚歩行をすることにより安定する。運動失調を伴う場合に出現しやすい。[208]

**ワイヤー電極** wire electrode　筋電図を導出するために用いられる電極の種類として，針電極，表面電極とワイヤー電極がある。ワイヤー電極は深層の筋肉から活動電位を導出する場合や，個々の筋の活動を分離して個別的に計測する場合に用いられる。[171] ➡筋電図, 針筋電図, 動作筋電図, 皿型表面電極

**若木骨折** greenstick fracture　一部の骨皮質と骨膜の連続性が保たれた不完全骨折。小児の骨折に多くみられ，弾力性のある若木を折り曲げた状態に類似している。好発部位は橈骨。[74] ➡骨折

**ワクチン** vaccine　感染症に対する能動免疫の成立を目的として投与される病原体由来の抗原。ワクチンには生ワクチン(ポリオ，はしか，風疹，BCG，おたふくかぜ)，不活化ワクチン(日本脳炎，百日咳)，トキソイド(細菌毒素の毒性を低下させたもの：ジフテリア，破傷風)の3種類がある。[100] ➡予防接種, 生ワクチン, 混合ワクチン

**和式生活動作** activities of Japanese style living　生活様式によって日常生活活動の自立度は影響される。和式生活においては，布団の利用，畳，玄関や敷居などの段差，引き戸，トイレの形態などの環境が特徴的であり，車いすでの移動を困難にする。必要となる姿勢や動作としては，正座やあぐらなどの床上での座位，床からの立ち上がりと床への座り込み，しゃがみ込み，ずり這いや四つ這い移動などの床上での移動動作，段差の昇降などであり，ベッドや椅子中心の生活よりも，動作が困難となる場合も多い。また，下肢装具の処方においても考慮する必要がある。理学療法開始初期から，生活環境の情報を収集し，必要となる動作を念頭においた介入が求められる。また，障害の程度やニーズを考慮して，洋式の生活様式への環境調整を行うことは多いが，実用的で安全な移動方法や姿勢の安楽性を十分に考慮することが重要であり，和式での生活様式が現実的な場合もある。[29] ➡日常生活活動, 立ち上がり

**鷲手** clawhand (claw hand)　中手指節関節が過伸展し，指節間関節が屈曲位をとる変形の状態。尺骨神経麻痺では環指と小指にみられ，正中神経麻痺を合併するとすべての手指にみられる。[90] ➡尺骨神経麻痺, イントリンシックマイナス[変形]

**ワニの涙** crocodile tear 【クロコダイルの涙；空涙症候群 crocodile tears syndrome】
　食事をとる際に顔面神経麻痺側の目から涙が出てしまう現象。末梢性顔面神経麻痺などの再生過程において，涙腺を支配する線維と味覚や唾液腺を支配する線維が混線してしまい発生するとされている。[283] ➡顔面神経麻痺

**割り座** split sitting　両股関節を内旋させた床上の座位姿勢。支持基底面が広く，安定しているが，他の姿勢への変換が行いにくい。脳性麻痺児で，この姿勢をとることがあり，骨盤の前傾と股関節内転筋の短縮を生じやす

い。[29] ➡横座り

**ワルテンベルク反射** Wartenberg reflex
　上肢病的反射のひとつ。被検者の前腕を回外し、手指を軽く屈曲させる。検者の指を被検者の4指先端掌側面に横に当てて上から叩き、被検者の母指が屈曲すると陽性。左右差や他の錐体路徴候を伴う場合、病的反射としての意義をもつ。[148] ➡病的反射

**ワレンベルク症候群** ＝ 延髄外側症候群

**腕神経叢** brachial plexus　第5〜8頸神経($C_5$〜$C_8$)と第1胸神経($T_1$)の脊髄神経前枝からなる神経線維の集まり。腕神経叢は、斜角筋隙を通り外側頸三角部に出て、$C_5$と$C_6$は上神経幹を、$C_7$は中神経幹を、$C_8$と$T_1$は下神経幹を作る。各神経幹が傷害されると、上位型と中位型と下位型の腕神経叢麻痺をきたす。各神経幹は、鎖骨後方で前分枝と後分枝に分かれ、ここで鎖骨上部と鎖骨下部に区別される。鎖骨上部の枝は前根と腕神経叢の神経幹から起こり、肩甲背・長胸・鎖骨下筋・肩甲上神経の枝を出す。鎖骨下部では、3本の神経幹すべての前分枝は後神経束を、上・中神経幹の前分枝は外側神経束を、下神経幹の前分枝は内側神経束を作る。後神経束は3本の側枝(上肩甲下・胸背・下肩甲下神経)と2本の終枝(腋窩・橈骨神経)を、外側神経束は1本の側枝(外側胸筋神経)と2本の終枝(筋皮神経・正中神経外側根)を、内側神経束は3本の側枝(内側胸筋・内側上腕皮・内側前腕皮神経)と2本の終枝(尺骨神経・正中神経内側根)を出す。[151] ➡筋皮神経, 橈骨神経, 正中神経, 尺骨神経, 腕神経叢損傷, 上位型腕神経叢麻痺, 下位型腕神経叢麻痺

**腕神経叢損傷** brachial plexus injury　腕神経叢に過度の牽引力が加わり、神経が損傷し神経症状が出現した状態。交通事故、特にオートバイでの衝突・転倒や難産などで発生する。分娩時に発生する腕神経叢麻痺を分娩麻痺といい、巨大児や娩出時の体位が原因となる。腕神経叢は損傷高位から分類すると節前損傷(神経根引き抜き損傷)と節後損傷に大別され、節後損傷はさらに神経根、幹、束の損傷に分類される。また、損傷範囲から分類すると3つの型に分けられ、全型腕神経損傷(第5頸椎から第1胸椎)、下位型腕神経損傷(第7頸椎から第1胸椎または第8頸椎から第1胸椎)、上位型腕神経損傷(第5頸椎から第6頸椎または第7頸椎)に分類される。上位型は頸部が反対側へ強く側屈されるか肩に下垂する方向で牽引されることにより受傷、下位型は肩が強く外転、上方に牽引されることにより受傷する。症状としては、全型は上肢全体が弛緩状態となり、ホルネル徴候を認める場合がある。上位型は上肢の挙上、肩の外転・外旋、肘の屈曲、前腕回外などが不能となり、患肢は下垂し前腕回内位をとり、上腕外側に感覚障害をきたす。分娩麻痺は上位型が多い。下位型は手・指の屈曲が不能、手内筋も麻痺する。下位型はまれであり、ほとんどが全型の不全型となる。治療は、ニューラプラキシーや連続性の保たれた損傷の場合には保存的に経過観察する。神経根引き抜き損傷を除いて、3か月ないし6か月を経過しても回復傾向がない場合には、早期に腕神経叢展開術、神経縫合術、神経移植術を行う必要がある。神経根引き抜き損傷については、肋間神経を筋皮神経に移行する神経移行術によって肘関節屈曲機能を取得する。また、長期経過例では腱移行術、関節固定術などの肩関節機能再建術が行われる。分娩麻痺では、拮抗筋短縮予防を目的に麻痺筋の伸張を除いてスプリント固定を行うが、長期間の固定により拘縮をきたさないための理学療法が必要となる。[296] ➡分娩麻痺, ニューラプラキシー

# 索 引

略語索引
欧和索引

# 略語索引

**%BSA (TBSA)**　percent burn surface area
　(total burn surface area)　熱傷面積 ………… 606
**5-HT**　5-hydroxytryptamine
　5-ヒドロキシトリプタミン ……………………… 477
**6 MD**　6 minute walking distance test
　6分間歩行テスト ………………………………… 783
**75 g OGTT**　75 g oral glucose tolerance test
　75 g経口ブドウ糖負荷試験 …………………… 246

## A

**AAE**　active assistive exercise (movement)
　自動介助運動 …………………………………… 372
**AAS**　atlantoaxial subluxation
　環軸関節亜脱臼 ………………………………… 159
**Ab**　antibody　抗体 …………………………… 289
**AC**　anterior commissure　前交連 ………… 479
**ACBG**　aortocoronary bypass grafting
　大動脈冠状動脈バイパス術 …………………… 161
**ACEI**　angiotensin converting
　enzyme inhibitor
　アンジオテンシン変換酵素阻害薬 ……………22
**ACh**　acetylcholine　アセチルコリン ……… 9
**AChE**　acetylcholine esterase
　アセチルコリンエステラーゼ …………………10
**Acom**　anterior communicating artery
　前交通動脈 ……………………………………… 479
**ADD**　atlantodental distance
　環椎歯突起間距離 ……………………………… 173
**ADEM**　acute disseminated
　encephalomyelitis　急性散在性脳脊髄炎 …… 202
**ADH**　antidiuretic hormone
　抗利尿ホルモン ………………………………… 297
**ADHD**　attention deficit/hyperactivity
　disorder　注意欠陥/多動性障害 ……………… 533
**ADI**　acceptable daily intake
　1日許容摂取量 ……………………………………43
**ADL**　activities of daily living
　日常生活活動 …………………………………… 596
**Af (AFIB)**　atrial fibrillation　心房細動 …… 441
**AFL**　atrial flutter　心房粗動 ………………… 441
**AFO**　ankle-foot orthosis　短下肢装具 …… 524
**AH**　artificial heart　人工心臓 ……………… 431

**AI**　aortic insufficiency　大動脈弁閉鎖不全 … 512
**AI**　artificial intelligence　人工知能 ………… 432
**AIDP**　acute inflammatory demyelinating
　polyneuropathy
　急性炎症性脱髄性多発性ニューロパチー …… 201
**AIDS**　acquired immunological deficiency
　syndrome　後天性免疫不全症候群 ………… 291
**AIHA**　autoimmune hemolytic anemia
　自己免疫性溶血性貧血 ………………………… 356
**AIP**　acute intermittent porphyria
　急性間欠性ポルフィリン症 …………………… 201
**AKA**　arthrokinematic approach
　関節運動学的アプローチ ……………………… 164
**ALB, Alb**　albumin　アルブミン ……………21
**ALL**　acute lymphocytic leukemia
　急性リンパ性白血病 …………………………… 204
**ALP**　alkaline phosphatase
　アルカリホスファターゼ ………………………19
**ALS**　amyotrophic lateral sclerosis
　筋萎縮性側索硬化症 …………………………… 220
**ALT**　alanine aminotransferase
　アラニンアミノトランスフェラーゼ …………19
**AMI**　acute myocardial infarction
　急性心筋梗塞 …………………………………… 202
**AML**　acute myeloid leukemia
　急性骨髄性白血病 ……………………………… 202
**AN**　anorexia nervosa　神経性食欲不振症 … 425
**ANF**　atrial natriuretic factor
　心房性ナトリウム利尿因子 …………………… 441
**ANH**　atrial natriuretic hormone
　心房性ナトリウム利尿ホルモン ……………… 441
**ANOVA**　analysis of variance　分散分析 …… 682
**ANP**　atrial natriuretic peptide
　心房性ナトリウム利尿ペプチド ……………… 441
**AP**　action potential　活動電位 ……………… 139
**APDL**　activities parallel to daily living
　日常生活関連動作 ……………………………… 595
**ARDS**　acute respiratory distress　syndrome
　急性呼吸促迫症候群 …………………………… 202
**ARF**　acute renal failure　急性腎不全 ……… 203
**ARF**　acute respiratory failure
　急性呼吸不全 …………………………………… 202
**AS**　aortic stenosis　大動脈弁狭窄 ………… 512

ASD　atrial septal defect　心房中隔欠損症 ····· 441
ASH　ankylosing spinal hyperostosis
　　強直性脊椎骨増殖症 ······························ 666
ASO　antistreptolysin O antibody
　　抗ストレプトリジンO抗体 ·················· 286
ASO　arteriosclerosis obliterans
　　閉塞性動脈硬化症 ································· 686
AST　aspartate aminotransferase
　　アスパラギン酸アミノトランスフェラーゼ ··· 9
AT　anaerobic threshold
　　無酸素性作業閾値 ································· 727
AT　autogenic training　自律訓練法 ······· 418
AT II　angiotensin　アンジオテンシン II ······ 22
ATL　adult T-cell leukemia
　　成人T細胞性白血病 ····························· 463
ATM　acute transverse myelitis
　　急性横断性脊髄炎 ································· 201
ATNR　asymmetrical tonic neck reflex
　　非対称性緊張性頚反射 ························· 648
ATP　adenosine triphosphate
　　アデノシン三リン酸 ······························ 12
AVM　arteriovenous malformation
　　動静脈奇形 ··········································· 569
AZP　azathioprine　アザチオプリン ············ 7

## B

BA　bronchial asthma　気管支喘息 ··············· 181
BADL　basic activities of daily living
　　基本的日常生活活動 ····························· 196
BBB　blood brain barrier　血液脳関門 ········· 258
BBB　bundle branch block　脚ブロック ······· 197
BBS　Berg Balance Scale
　　バークバランススケール ······················ 194
BBT　basal body temperature　基礎体温 ····· 187
BG　blood glucose　血糖 ································· 264
BGT　Bender Gestalt Test
　　ベンダー・ゲシュタルト検査 ··············· 695
BI　Barthel index
　　バーセルインデックス（バーセル指数） ······· 617
BI　burn index　熱傷指数 ····························· 606
BM　bone marrow　骨髄 ······························· 312
BMC　bone mineral content　骨塩量 ··········· 308
BMD　Becker muscular dystrophy
　　ベッカー型筋ジストロフィー ··············· 688
BMD　bone mineral density　骨密度 ··········· 316
BMI　body mass index　体格指数 ················ 504
BNR　beam non-uniformity ratio
　　ビーム不均等率 ··································· 643

BP　blood pressure　血圧 ······························ 256
BP　bullous pemphigoid　水疱性類天疱瘡 ··· 774
BPH　prostatic hyperplasia　前立腺肥大症 ··· 488
BPPV　benign paroxysmal positional vertigo
　　良性発作性頭位めまい症 ······················ 768
BPRS　Brief Psychiatric Rating Scale
　　簡易精神医学症状評価尺度 ·················· 150
BS　blood sugar　血糖 ··································· 264
BSA　body surface area　体表面積 ··············· 515
BSL　bedside learning
　　ベッドサイドラーニング ······················ 689
BSMA　bulbospinal muscular atrophy
　　球脊髄性筋萎縮症 ································ 204
BT　behavior therapy　行動療法 ··················· 292
BT　brain tumor　脳腫瘍 ······························ 611
BUN　blood urea nitrogen　血液尿素窒素 ··· 257
BW　body weight　体重 ································ 506

## C

CA　cancer　癌 ············································· 149
CABG　coronary artery bypass grafting
　　冠[状]動脈バイパス術 ·························· 161
cAMP　cyclic AMP　サイクリックAMP ······ 327
CB　chronic bronchiolitis　慢性気管支炎 ····· 719
CBF　coronary blood flow　冠血流量 ··········· 157
CC　chief complaint　主訴 ···························· 391
CCA　common carotid artery　総頸動脈 ····· 490
CCT　central conduction time
　　中枢伝導時間 ······································· 535
CDH　congenital dislocation of hip joint
　　先天性股関節脱臼 ································ 484
CES-D scale　Center for Epidemiologic
　　Studies Depression Scale
　　CES-Dスケール ···································· 474
CFF　critical flicker frequency
　　限界フリッカー頻度 ····························· 677
CFS　chronic fatigue syndrome
　　慢性疲労症候群 ···································· 720
CGA　comprehensive geriatric assessment
　　高齢者総合機能評価 ····························· 298
CHD　coronary heart disease
　　冠[状]動脈疾患 ···································· 162
ChE　cholinesterase　コリンエステラーゼ ··· 321
CI　cardiac index　心臓指数 ························· 436
CI　confidence interval　信頼区間 ··············· 442
CIDP　chronic inflammatory demyelinating
　　polyneuropathy
　　慢性炎症性脱髄性多発神経炎 ··············· 718

| | | | |
|---|---|---|---|
| CJD | Creutzfeldt-Jakob disease クロイツフェルト-ヤコブ(プ)病 | 243 | |
| CK | creatine kinase クレアチンキナーゼ | 242 | |
| CKC | closed kinetic chain 閉鎖性運動連鎖 | 686 | |
| CMRG | cerebral metabolic rate of glucose 脳ブドウ糖消費量 | 613 | |
| CMTD | Charcot-Marie-Tooth disease シャルコー-マリー-ツース病 | 381 | |
| CMV | cytomegalovirus サイトメガロウイルス | 331 | |
| C/N | contrast noise ratio コントラスト雑音比 | 324 | |
| CNR | contrast noise ratio コントラスト雑音比 | 324 | |
| CNS | central nervous system 中枢神経[系] | 535 | |
| CO | cardiac output 心拍出量 | 440 | |
| COG | center of body gravity 身体重心 | 437 | |
| COP | center of pressure 圧中心点 | 11 | |
| COP | center of pressure 足圧中心 | 495 | |
| COPD | chronic obstructive pulmonary disease 慢性閉塞性肺疾患 | 720 | |
| CP | cerebral palsy 脳性麻痺 | 611 | |
| CP | clinical psychologist 臨床心理士 | 771 | |
| CP | creatine phosphate クレアチンリン酸 | 242 | |
| CPA | cardiopulmonary arrest 心肺停止 | 440 | |
| CPAP | continuous positive airway pressure 持続的気道内陽圧[呼吸法] | 365 | |
| CPA tumor | cerebellopontine angle tumor 小脳橋角部腫瘍 | 407 | |
| CPCR | cardiopulmonary cerebral resuscitation 救急救命 | 200 | |
| CPK | creatine phosphokinase クレアチンホスホキナーゼ | 242 | |
| CPM | continuous passive motion 持続的受(他)動運動 | 365 | |
| CRF | chronic renal failure 慢性腎不全 | 719 | |
| CSF | cerebrospinal fluid 脳脊髄液 | 612 | |
| CT | computed tomography コンピュータ断層撮影[法] | 324 | |
| CV | coefficient of variation 変動係数 | 696 | |
| CVC | central venous catheter 中心静脈カテーテル | 535 | |
| CVP | central venous pressure 中心静脈圧 | 535 | |

## D

| | | | |
|---|---|---|---|
| DA | developmental age 発達年齢 | 630 | |
| DA | dissecting aorta 大動脈解離 | 512 | |
| DAI | diffuse axonal injury びまん性軸索損傷 | 652 | |
| DB | database データベース | 552 | |
| DB | double blind test 二重盲検法 | 594 | |
| DDH | developmental dislocation of hip joint 発育性股関節脱臼 | 484 | |
| DDST | Denver developmental screening test デンバー式発達スクリーニング検査 | 563 | |
| DDx | differential diagnosis 鑑別診断 | 175 | |
| DEXA | dual energy X-ray absorptiometry 二重X線吸収測定法 | 594 | |
| DHF | dengue hemorrhagic fever デング出血熱 | 560 | |
| DHS | compression hip screw コンプレッションヒップスクリュー | 324 | |
| DIC | disseminated intravascular coagulation 播種性血管内凝固[症候群] | 626 | |
| DM | diabetes mellitus 糖尿病 | 572 | |
| DMARDs | disease-modifying antirheumatic drugs 疾患修飾抗リウマチ薬 | 296 | |
| DMD | Duchenne muscular dystrophy デュシェンヌ型筋ジストロフィー | 557 | |
| DNA | deoxyribonucleic acid デオキシリボ核酸 | 553 | |
| DP | double product ダブルプロダクト | 522 | |
| DPB | diffuse panbronchiolitis びまん性汎細気管支炎 | 652 | |
| DQ | developmental quotient 発達指数 | 628 | |
| Dr. | Doctor's degree 博士 | 624 | |
| DRPLA | dentato-rubro-pallido-luysian atrophy 歯状核赤核淡蒼球ルイ体萎縮症 | 359 | |
| DSO | dermal sutures out 抜糸 | 628 | |
| DSS | double simultaneous stimulation 2点同時刺激 | 597 | |
| DXA | dual energy X-ray absorptiometry 二重X線吸収測定法 | 594 | |

## E

| | | | |
|---|---|---|---|
| EADL | extended activities of daily living 拡大日常生活活動 | 125 | |
| EBP | evidence-based practice EBP | 28 | |
| ECF | extracellular fluid 細胞外液 | 332 | |
| ECG | electrocardiogram 心電図 | 439 | |
| ECM | extracellular matrix 細胞外マトリックス | 333 | |
| ECochG | electrocochleography 蝸電図 | 141 | |
| ECS | environmental control system 環境制御装置 | 155 | |

| | | | |
|---|---|---|---|
| EF | ejection fraction 駆出率 | | 234 |
| EIA | enzyme immunoassay 酵素抗体法 | | 289 |
| EIA | exercise-induced asthma 運動誘発性喘息 | | 79 |
| EMG | electromyogram 筋電図 | | 225 |
| EOM | external ocular movement 眼球運動 | | 154 |
| EPO | erythropoietin エリスロポエチン | | 88 |
| ER | endoplasmic reticulum 小胞体 | | 409 |
| ERP | event-related potential 事象関連電位 | | 359 |
| ERV | expiratory reserve volume 予備呼気量 | | 752 |
| ESR | erythrocyte sedimentation rate 赤沈 | | 472 |
| ETT | eye tracking test 指標追跡検査 | | 375 |
| ext | extension 伸展 | | 439 |

## F

| | | | |
|---|---|---|---|
| FA | folic acid 葉酸 | | 748 |
| FAP | familial amyloid polyneuropathy 家族性アミロイド多発ニューロパチー | | 132 |
| FB | film badge フィルムバッジ | | 664 |
| FBG | fasting blood glucose 空腹時血糖値 | | 232 |
| FBS | Functional Balance Scale 機能的バランス尺度 | | 194 |
| FCMD | Fukuyama[-type] congenital muscular dystrophy 福山型先天性筋ジストロフィー | | 670 |
| FDV | initiative desire to urinate 初発尿意 | | 416 |
| FEF | frontal eye field 前頭眼野 | | 485 |
| FES | finger-escape-sign フィンガーエスケープ徴候 | | 664 |
| FES | functional electrical stimulation 機能的電気刺激 | | 194 |
| $FEV_{1.0}$ | forced expiratory volume in one second 1秒量 | | 43 |
| $FEV_{1.0}\%$ | forced expiratory volume in one second percent 1秒率 | | 43 |
| FFA | free fatty acid 遊離脂肪酸 | | 746 |
| FFD | finger floor distance 指床間距離 | | 359 |
| FFF | flicker fusion frequency フリッカー融合頻度 | | 677 |
| FFT | fast Fourier transform (transformation) 高速フーリエ変換 | | 289 |
| FIM | Functional Independence Measure 機能的自立度評価法 | | 193 |
| FL | focal length 焦点距離 | | 406 |
| fMRI | functional MRI ファンクショナルMRI | | 662 |
| FNF | femoral neck fracture 大腿骨頸部骨折 | | 510 |
| FPG | fasting plasma glucose 空腹時血糖値 | | 232 |
| FR | functional reach ファンクショナルリーチ | | 662 |
| Fr | Froude number フルード数 | | 678 |
| FRC | functional residual capacity 機能的残気量 | | 193 |
| FRDA | Friedreich ataxia フリードライヒ失調症 | | 677 |
| FSH | follicle stimulating hormone 卵胞刺激ホルモン | | 757 |
| FSHD | facioscapulohumeral muscular dystrophy 顔面肩甲上腕型進行性筋ジストロフィー | | 176 |
| FSP | familial spastic paraplegia 家族性痙性対麻痺 | | 133 |
| FT | facilitation technique ファシリテーションテクニック | | 661 |
| FT関節 | femorotibial joint 大腿脛骨関節 | | 510 |
| FTA | femorotibial angle 大腿脛骨角 | | 509 |
| FVC | flow-volume curve フローボリューム曲線 | | 680 |
| FVC | forced vital capacity 努力性肺活量 | | 582 |

## G

| | | | |
|---|---|---|---|
| GAT | General Aptitude Test 一般職業適性検査 | | 45 |
| GBS | Guillain-Barré syndrome ギラン-バレー症候群 | | 218 |
| GCS | Glasgow Coma Scale グラスゴー昏睡尺度 | | 238 |
| GCT | giant cell tumor 巨細胞腫 | | 216 |
| GER | gastroesophageal reflux 胃食道逆流現象 | | 39 |
| GFR | glomerular filtration rate 糸球体濾過値 | | 352 |
| GH | growth hormone 成長ホルモン | | 467 |
| GHQ | general health questionnaire 精神健康調査票 | | 463 |
| GH-RIH | growth hormone release-inhibiting hormone 成長ホルモン放出抑制ホルモン | | 499 |
| GMFM | gross motor function measure 粗大運動能力尺度 | | 498 |
| GN | glomerulonephritis 糸球体腎炎 | | 352 |

GOT　glutamic oxaloacetic transaminase
グルタミン酸オキサロ酢酸トランスアミナーゼ……………………………………241
GPT　glutamic pyruvic transaminase
グルタミン酸ピルビン酸トランスアミナーゼ……………………………………241
GSD　glycogen storage disease　糖原病………566
GSR　galvanic skin response　電気皮膚反応…559
GVHD　graft versus host disease
移植片対宿主病…………………………………39

## H

HAVS　hand-arm vibration syndrome
手腕振動症候群………………………………439
Hb　hemoglobin　ヘモグロビン………………690
HbA1c　hemoglobin A1c　ヘモグロビンA1c……690
HbO2　oxyhemoglobin　オキシヘモグロビン…98
HBOT　hyperbaric oxygen therapy
高圧酸素療法…………………………………276
HCM　hypertrophic cardiomyopathy
肥大型心筋症…………………………………648
Hct　hematocrit　ヘマトクリット……………690
HDA　high density area　高吸収域……………280
HDL　high-density lipoprotein
高密度リポ蛋白質……………………………295
HDL-C　high density lipoprotein-cholesterol
HDLコレステロール……………………………85
HDS-R　revised version of Hasegawa's Dementia Scale
改訂長谷川式簡易知能評価スケール………112
HE染色　hematoxylin and eosin stain
ヘマトキシリン・エオシン染色……………690
HEF　home enteral nutrition
在宅経腸栄養法………………………………330
HFMD　hand, foot, and mouth disease
手足口病………………………………………548
HIS　hospital information system
病院情報システム……………………………653
HIV　human immunodeficiency virus
ヒト免疫不全ウイルス………………………650
HOT　home oxygen therapy　在宅酸素療法…330
HPF　high-pass-filter
高域通過フィルター…………………………548
HR　heart rate　心拍数………………………440
HRCT　high resolution CT　高分解能CT……294
HRSD　Hamilton Rating Scale for Depression
ハミルトンのうつ病評価尺度………………632
Ht　hematocrit　ヘマトクリット……………690

HTO　high tibial osteotomy
高位脛骨骨切り術……………………………276
HVS　high voltage stimulation
高電圧電気刺激法……………………………290

## I

IADL　instrumental activities of daily living
手段的日常生活活動…………………………391
IAR　immediate asthmatic response
即時型喘息反応………………………………495
IB　inclusion body　封入体……………………664
IC　informed consent
インフォームドコンセント……………………59
ICA　internal carotid artery　内頸動脈………585
ICC　intraclass correlation coefficient
級内相関係数…………………………………205
ICD　International Statistic Classification of Diseases and Related Health Problems
国際疾病分類…………………………………304
ICF　International Classification of Functioning, Disability and Health
国際生活機能分類……………………………304
ICU　Intensive Care Unit　集中治療室………385
IFN　interferon　インターフェロン……………56
Ig　immunoglobulin　免疫グロブリン………732
IgM　macroglobulin　マクログロブリン……715
IHD　ischemic heart disease　虚血性心疾患…215
IL-2　interleukin 2　インターロイキン2………56
IND　investigational new drug　治験薬………530
INO　internuclear ophthalmoplegia
核間性眼筋麻痺………………………………123
ION　idiopathic osteonecrosis of femoral head　特発性大腿骨頭壊死…………………578
IOP　intraocular pressure　眼圧………………149
IPPV　intermittent positive pressure ventilation　間欠的陽圧換気[法]……………156
IQ　intelligence quotient　知能指数…………532
IR　infrared rays　赤外線………………………470
IRC socket　ischial-ramal-containment socket　坐骨収納型ソケット…………………336
IRDS　infantile respiratory distress syndrome
新生児呼吸窮迫症候群………………………434
IRV　inspiratory reserve volume
予備吸気量……………………………………752
ISF　interstitial fluid　間質液…………………159
ISO　International Organization for Standardization　国際標準化機構……………305

**ITP** idiopathic thrombocytopenic purpura
特発性血小板減少性紫斑病·················· 578
**IUGR** intrauterine growth retardation
子宮内胎児発育遅延······················ 352
**IUI** intrauterine insemination 子宮内授精 ··· 431
**IVF-ET** *in vitro* fertilization-embryo
transfer 体外受精-胚移植 ················ 503
**IVH** intravenous hyperalimentation
中心静脈栄養法·························· 535
**IYDP** International Year of Disabled Persons
国際障害者年···························· 304

## J

**JCS** Japan Coma Scale 日本昏睡尺度 ········ 597
**JIS** Japanese Industrial Standard
日本工業規格···························· 597
**JPTA** Japanese Physical Therapy
Association 日本理学療法士協会 ·········· 598
**JRA** juvenile rheumatoid arthritis
若年性関節リウマチ······················ 380

## K

**KAFO** knee ankle foot orthosis
長下肢装具······························ 537
**KBM** Kondylen-Bettung Münster
trans-tibial prosthesis KBM下腿義足 ······· 252

## L

**LAR** late asthmatic response
遅発型喘息反応·························· 532
**LBM** lean body mass 除脂肪体重 ············ 415
**LBP** low back pain 腰痛 ···················· 750
**LC** liquid crystal 液晶 ························ 83
**LCF** low-cut-filter 低域遮断フィルター ····· 548
**LCL** lateral collateral ligament
外側側副靱帯(膝関節の)·················· 110
**LD** lethal dose 致死量 ······················ 531
**LDH** lactate dehydrogenase
乳酸脱水素酵素·························· 599
**LDL** low density lipoprotein
低密度リポ蛋白質························ 552
**L/E** lower limb 下肢 ······················· 127
**LED** light emitting diode 発光ダイオード ···· 628
**LES** Eaton-Lambert syndrome
イートン-ランバート症候群··············· 27
**LF** low frequency 低周波 ···················· 550

**LGB** lateral geniculate body 外側膝状体 ····· 110
**LGMD** limb girdle muscular dystrophy
肢帯型筋ジストロフィー·················· 365
**LHF** left-sided heart failure 左心不全 ········ 337
**LLB** long leg brace 長下肢装具 ··············· 537
**LLR** long latency reflex 長潜時反射 ·········· 538
**LMN** lower motoneuron
下位運動ニューロン······················ 103
**LMN** lower motor neuron
下位運動ニューロン······················ 103
**LP** lipoprotein リポ蛋白質 ··················· 766
**LP** phospholipid リン脂質 ··················· 770
**LT** lactate threshold 乳酸閾値··············· 599
**LT** leukotriene ロイコトリエン ············· 780
**LTD** long term depression 長期抑圧現象 ···· 538
**LTM** long-term memory 長期記憶 ·········· 538
**LTP** long-term potentiation 長期増強········ 538
**LVH** left ventricular hypertrophy
左[心]室肥大 ···························· 337

## M

**MAP** mean arterial pressure 平均動脈圧 ····· 684
**MAS** manifest anxiety scale
顕在性不安尺度·························· 270
**MAT** motor age test 運動年齢テスト ········ 76
**Mb** myoglobin ミオグロビン ··············· 722
**MBD** minimal brain dysfunction syndrome
微細脳機能障害症候群···················· 645
**MBP** mean blood pressure 平均血圧 ········ 684
**MCG** magnetocardiogram 心磁図 ·········· 433
**MCH** mean corpuscular hemoglobin
平均赤血球ヘモグロビン量··············· 684
**MCH** muscle contraction headache
筋収縮性頭痛···························· 221
**MCHC** mean corpuscular hemoglobin
concentration
平均赤血球ヘモグロビン濃度·············· 684
**MCL** medial collateral ligament
内側側副靱帯(膝関節の)·················· 586
**MCLS** mucocutaneous lymphnode syndrome
皮膚粘膜リンパ節症候群·················· 149
**MCV** motor[nerve]conduction velocity
運動神経伝導速度························ 74
**MD** myotonic dystrophy
筋緊張性[筋]ジストロフィー·············· 221
**MDS** myelodysplastic syndromes
骨髄異形成症候群························ 312
**ME** medical engineering 医用工学 ··········· 49

| | |
|---|---|
| ME | myoclonus epilepsy ミオクローヌスてんかん ······················· 722 |
| MEG | magnetoencephalogram 脳磁図 ········· 610 |
| MET, METs | metabolic equivalent[s] 代謝当量 ············································· 506 |
| MG | myasthenia gravis 重症筋無力症 ··········· 383 |
| MI | motor impersistence 運動維持困難 ········ 69 |
| MI | myocardial infarction 心筋梗塞 ············ 421 |
| MJD | Machado-Joseph disease マシャド-ジョセフ病 ····························· 715 |
| MLF | medial longitudinal fasciculus 内側縦束 ············································· 586 |
| MMPI | Minnesota Multiphasic Personality Inventory ミネソタ多面人格試験 ············ 724 |
| MMSE | Mini-Mental State Examination ミニメンタルステート検査························· 724 |
| MMT | manual muscle test 徒手筋力検査 ····· 579 |
| MND | motor neuron disease 運動ニューロン疾患································ 75 |
| MOC | myocardial oxygen consumption 心筋酸素消費量 ···································· 421 |
| MPI | Maudsley personality inventory モーズレイ性格検査······························· 735 |
| MR | mental retardation 精神遅滞 ··············· 463 |
| MRA | malignant rheumatoid arthritis 悪性関節リウマチ ····································· 5 |
| MRI | magnetic resonance imaging 磁気共鳴画像 ······································ 350 |
| MRSA | Methicillin resistant *Staphylococcus aureus* メチシリン耐性黄色ブドウ球菌 ···· 730 |
| MS | mitral valve stenosis 僧帽弁狭窄症 ······ 494 |
| MS | multiple sclerosis 多発性硬化症 ··········· 521 |
| MSA | multiple system atrophy 多系統萎縮症 ······································ 518 |
| MSCA | MacCarthy Scales of Children's Abilities マッカーシー知能発達検査 ········ 716 |
| MSUD | maple syrup urine disease メープルシロップ尿症 ··························· 729 |
| MSW | medical social worker 医療ソーシャルワーカー·························· 52 |
| MT | medical technologist 衛生検査技師 ······· 81 |
| multifocal PVC | multifocal premature ventricular contraction 多源性心室期外収縮 ····························· 518 |
| MVC | maximum voluntary contraction 最大随意収縮 ······································ 329 |
| MVV | maximal voluntary ventilation 最大換気量 ······································· 329 |

| | |
|---|---|
| MWS | maximum walking speed 最大歩行速度······································· 329 |

## N

| | |
|---|---|
| $N_2O$ | laughing gas 笑気 ······························ 401 |
| n.d. | numerus digitorum 指数弁 ················· 361 |
| NBM | nothing by mouth 絶食 ······················ 475 |
| NCA | neurocirculatory asthenia 神経循環無力症 ··································· 436 |
| NCV | nerve conduction velocity 神経伝導速度 ······································ 426 |
| ND | neck dissection 頸部郭清術 ················· 253 |
| NDT | neuro-developmental treatment 神経発達学的治療法······························· 710 |
| NGF | nerve growth factor 神経成長因子 ······ 425 |
| NHL | non-Hodgkin lymphoma 非ホジキンリンパ腫 ····························· 651 |
| NICU | neonatal intensive care unit 新生児集中治療室 ······························· 435 |
| NIRS | near infrared spectroscopy 近赤外線分光法 ··································· 224 |
| NMR | nuclear magnetic resonance 核磁気共鳴 ······································· 124 |
| NMU | neuromuscular unit 神経筋単位 ··········· 75 |
| NO(記号) | nitric oxide, nitrogen monoxide 一酸化窒素 ········································· 44 |
| NP | nurse practitioner ナースプラクティショナー······················ 584 |
| NPA | neurophysiological approach 神経生理学的アプローチ ························ 425 |
| NPH | normal pressure hydrocephalus 正常圧水頭症 ······································ 461 |
| NPO | ラnon(nil) per os 絶食 ······················· 475 |
| NPO | non profit organization 民間非営利団体 ··································· 725 |
| NPPV | noninvasive positive pressure ventilation 非侵襲的陽圧換気[法] ············ 646 |
| NSAIDs | non-steroid anti-inflammatory drug 非ステロイド性抗炎症薬······················· 647 |
| NTG | nitroglycerin ニトログリセリン ········· 597 |

## O

| | |
|---|---|
| OA | osteoarthritis 変形性関節症 ················· 693 |
| OFDS | oral-facial-digital syndrome 口顔指症候群···································· 234 |
| OH | orthostatic hypotension 起立性低血圧 ··· 218 |

| | | | |
|---|---|---|---|
| OI | ｱosteogenesis imperfecta 骨形成不全症 | | 311 |
| OKC | open kinetic chain 開放性運動連鎖 | | 117 |
| OKN | optokinetic nystagmus 視運動性眼振 | | 346 |
| OLF | ossification of ligamentum flavum 黄色靱帯骨化症 | | 95 |
| OPCA | olivopontocerebellar atrophy オリーブ橋小脳萎縮症 | | 100 |
| OPLL | ossification of posterior longitudinal ligament 後縦靱帯骨化症 | | 284 |
| OPMD | oculopharyngeal muscular dystrophy 眼咽頭型筋ジストロフィー | | 150 |
| ORT | orthoptist 視能訓練士 | | 374 |
| OSCE | objective structured clinical examination オスキー | | 98 |
| OT | occupational therapy 作業療法 | | 335 |
| OYL | ossification of yellow ligament 黄色靱帯骨化症 | | 95 |

## P

| | | | |
|---|---|---|---|
| PA | popliteal angle 膝窩角 | | 367 |
| PACE | promoting aphasics' communicative effectiveness 実用コミュニケーション促進法 | | 372 |
| PBI | prognostic burn index 予後指数(熱傷の) | | 751 |
| PBP | progressive bulbar palsy 進行性球麻痺 | | 431 |
| PC | personal computer パソコン | | 626 |
| PC | photocoagulation 光凝固 | | 644 |
| PCI | percutaneous coronary intervention 経皮経管的冠動脈形成術 | | 252 |
| PCI | physiological cost index 生理的コスト指数 | | 469 |
| PCL | posterior cruciate ligament 後十字靱帯 | | 284 |
| PDA | patent ductus arteriosus 動脈管開存[症] | | 574 |
| PE | plasma exchange 血漿交換 | | 260 |
| PE[C]T | positron emission[computed] tomography ポジトロン放出断層撮影法 | | 706 |
| PEF | peak expiratory flow ピークフロー | | 643 |
| PEG | percutaneous endoscopic gastrostomy 経皮内視鏡的胃瘻造設術 | | 253 |
| PG | prostaglandin プロスタグランジン | | 680 |
| PGR | psycho-galvanic reflex 精神電流反射 | | 559 |
| PH | past history 既往歴 | | 179 |
| PHC | primary health care プライマリヘルスケア | | 674 |
| PHN | public health nurse 保健師 | | 703 |
| Pi | inorganic phosphorus 無機リン | | 726 |
| pI | isoelectric point 等電点 | | 572 |
| PL法 | Product Liability Law PL法 | | 643 |
| PM | polymyositis 多発性筋炎 | | 521 |
| PMD | progressive muscular dystrophy 進行性筋ジストロフィー | | 431 |
| PML | progressive multifocal leukoencephalopathy 進行性多巣性白質脳症 | | 432 |
| Pmus | mouth pressure 口腔内圧 | | 281 |
| PN | polyarteritis nodosa 結節性多発動脈炎 | | 263 |
| PN | radionuclide 放射性核種 | | 700 |
| PNF | proprioceptive neuromuscular facilitation 固有受容性神経筋促通法 | | 320 |
| POMR | problem-oriented medical record 問題志向型診療記録 | | 739 |
| POS | problem-oriented system 問題志向システム | | 739 |
| PPA | primary progressive aphasia 原発性進行性失語 | | 274 |
| PPH | primary pulmonary hypertension 原発性肺高血圧症 | | 274 |
| PRA | plasma renin activity 血漿レニン活性 | | 261 |
| PRE | progressive resistive exercise 漸増抵抗運動 | | 482 |
| PRL | prolactin プロラクチン | | 681 |
| PRSP | penicillin resistant *Streptococcus pneumoniae* ペニシリン耐性肺炎球菌 | | 689 |
| PSD | periodic synchronous discharge 周期性同期性放電 | | 383 |
| PSM | psychosomatic medicine 心身医学 | | 434 |
| PSP | progressive supranuclear palsy 進行性核上性麻痺 | | 431 |
| PSS | progressive systemic sclerosis 進行性全身性強皮症 | | 432 |
| PST | Patrick sign(test) パトリック徴候(試験) | | 631 |
| PSV | pressure support ventilation 圧支持換気 | | 11 |
| PSVT | paroxysmal supraventricular tachycardia 上室性頻拍[症] | | 403 |

| | | |
|---|---|---|
| PT | physical therapist 理学療法士 | 760 |
| PT | physical therapy 理学療法 | 759 |
| PT | prothrombin time プロトロンビン時間 | 681 |
| PTA | plasma thromboplastin antecedent 血漿トロンボプラスチン前駆因子 | 261 |
| PTB | patellar tendon bearing cuff suspension type trans-tibial(below knee) prosthesis PTB下腿義足 | 643 |
| PTC | percutaneous transhepatic cholangiography 経皮経肝胆管造影 | 252 |
| PTCA | percutaneous transluminal coronary angioplasty 経皮経管的冠動脈形成術 | 252 |
| PTH | parathyroid hormone 上皮小体ホルモン | 408 |
| PTN | pyramidal tract cell 錐体路細胞 | 447 |
| PTR | patellar tendon reflex 膝蓋腱反射 | 367 |
| PTS | supra-patellar supracondylar trans-tibial prosthesis PTS下腿義足 | 643 |
| PTSD | post traumatic stress disease 外傷後ストレス障害 | 109 |
| PU | putamen 被殻 | 644 |
| PVC | polyvinyl chloride ポリ塩化ビニル | 711 |
| PVL | perilateral ventricular leukomalacia 側脳室周囲白質軟化症 | 497 |
| PVL | periventricular leukomalacia 脳室周囲白質軟化症 | 610 |
| PVN | paraventricular nucleus 室傍核 | 371 |

## Q

| | | |
|---|---|---|
| QOL | quality of life クオリティオブライフ | 233 |
| QUIK | self-completed questionnaire for QOL[ by Iida and Kobayashi] 自己記入式QOL質問表 | 355 |

## R

| | | |
|---|---|---|
| RA | rheumatoid arthritis 関節リウマチ | 170 |
| RA | right atrium [of heart] 右心房 | 67 |
| RAA | renin-angiotensin-aldosterone system レニン-アンジオテンシン-アルドステロン系 | 777 |
| RAO | rotational acetabular osteotomy 寛骨臼回転骨切り術 | 158 |
| RBBB | right bundle branch block 右脚ブロック | 66 |
| RBC | red blood cell 赤血球 | 475 |
| RBF | renal blood flow 腎血流量 | 427 |
| RC | respiratory center 呼吸中枢 | 303 |
| rCBF | regional cerebral blood flow 局所脳血流量 | 214 |
| RCPM | Raven Colored Progressive Matrices レーブン色彩マトリックス検査 | 776 |
| RCT | randomized controlled trial 無作為化比較対照試験 | 726 |
| REHAB | Rehabilitation Evaluation of Hall and Baker 精神科リハビリテーション行動評価尺度 | 463 |
| REM | rapid eye movement 急速眼球運動 | 204 |
| RF | rheumatic fever リウマチ熱 | 758 |
| RF | rheumatoid factor リウマチ因子 | 758 |
| RGO | reciprocating gait orthosis 交互歩行装具 | 282 |
| RHF | right-sided heart failure 右心不全 | 67 |
| RI | radioactive isotope 放射性同位体 | 700 |
| RIA | radioimmunoassay ラジオイムノアッセイ | 754 |
| RIND | reversible ischemic neurological deficit 回復性虚血性神経脱落症候群 | 116 |
| RIP | reflex inhibition position 反射抑制姿勢 | 638 |
| RLF | retrolental fibroplasia 後水晶体線維増殖症 | 723 |
| RNA | ribonucleic acid リボ核酸 | 764 |
| ROM | range of motion 関節可動域 | 165 |
| ROP | retinopathy of prematurity 未熟児網膜症 | 723 |
| RPE | rating of perceived exertion 自覚的運動強度 | 349 |
| RPF | renal plasma flow 腎血漿流量 | 427 |
| RQ | respiratory quotient 呼吸商 | 302 |
| RR | relative risk 相対危険度 | 492 |
| RSD | reflex sympathetic dystrophy 反射性交感神経性ジストロフィー | 637 |
| RT | reaction time 反応時間 | 640 |
| RT | rectal temperature 直腸温 | 541 |
| RV | residual volume 残気量 | 341 |
| RV | right ventricle 右心室 | 67 |
| RVH | right ventricular hypertrophy 右[心]室肥大 | 67 |

## S

| | | |
|---|---|---|
| SACH foot | solid ankle cushion heel foot サッチ足[部] | 337 |

| | | | |
|---|---|---|---|
| **SAH** | subarachnoid hemorrhage クモ膜下出血 …… 236 | **SND** | striatonigral degeneration 線条体黒質変性症 …… 481 |
| **SAS** | sleep apnea syndrome 睡眠時無呼吸症候群 …… 449 | **SNR** | signal-to-noise ratio 信号雑音比 …… 430 |
| **SAS** | specific activity scale 身体活動能力指数 …… 437 | **S/N ratio** | signal-to-noise ratio 信号雑音比 …… 430 |
| **SB** | strabismus 斜視 …… 380 | **SOL** | space occupying lesion 占拠性病変 …… 478 |
| **SBMA** | spinal and bulbar muscular atrophy 球脊髄性筋萎縮症 …… 204 | **SP** | simulated patient 模擬患者 …… 736 |
| **SBP** | systolic blood pressure 収縮期血圧 …… 327 | **SPECT** | single photon emission computed tomography シングルフォトン断層撮影[法] …… 422 |
| **SBS** | sinobronchial syndrome 副鼻腔気管支症候群 …… 652 | **SPM** | smooth persuit movement 滑動性追従運動 …… 139 |
| **SCI** | spinal cord injury 脊髄損傷 …… 471 | **SPMA** | spinal progressive muscular atrophy 脊髄性進行性筋萎縮症 …… 471 |
| **SCLC** | small cell lung carcinoma 小細胞肺癌 …… 403 | **SQUID** | superconducting quantum interference device 超電導量子干渉計 …… 540 |
| **SCT** | sentence completion test 文章完成テスト …… 682 | **SRIF** | somatotropin release-inhibiting factor ソマトトロピン放出抑制因子 …… 499 |
| **SCV** | sensory [nerve] conduction velocity 感覚神経伝導速度 …… 152 | **SS** | Sjögren syndrome シェーグレン症候群 …… 346 |
| **SD** | scleroderma 強皮症 …… 212 | **SS** | somatostatin ソマトスタチン …… 499 |
| **SD** | standard deviation 標準偏差 …… 655 | **SS** | systemic sclerosis 全身硬化症 …… 212 |
| **SDL** | satisfaction of daily life 満足度 …… 720 | **SSPE** | subacute sclerosing panencephalitis 亜急性硬化性全脳炎 …… 4 |
| **SDS** | Self-rating Depression Scale 自己評価式抑うつ尺度 …… 356 | **ST** | speech therapist 言語聴覚士 …… 270 |
| **SDS** | Shy-Drager syndrome シャイ・ドレーガー症候群 …… 377 | **STEF** | simple test for evaluating hand function 簡易上肢機能検査 …… 149 |
| **SDS** | Zung Self-Rating Depression Scale ツングの自己評価うつ病スケール …… 547 | **STM** | short-term memory 短期記憶 …… 524 |
| **SE** | standard error 標準誤差 …… 655 | **STNR** | symmetrical tonic neck reflex 対称性緊張性頸反射 …… 508 |
| **SEP** | somatosensory evoked potential 体性感覚誘発電位 …… 509 | **SV** | stroke volume 1回[心]拍出量 …… 44 |
| **SG** | specific gravity 比重 …… 646 | **SVPB** | supraventricular premature beat 上室性期外収縮 …… 403 |
| **SGB** | stellate ganglion block 星状神経節ブロック …… 461 | **SVR** | slow vertex response 頭頂部緩反応 …… 571 |
| **SIDS** | sudden infant death syndrome 乳幼児突然死症候群 …… 600 | **SVT** | supraventricular tachycardia 上室性頻拍[症] …… 403 |
| **SJS** | Sjögren syndrome シェーグレン症候群 …… 346 | **SWT** | shuttle walking test シャトルウォーキングテスト …… 381 |
| **SjS** | Sjögren syndrome シェーグレン症候群 …… 346 | | |

# T

| | | |
|---|---|---|
| **SLB** | short leg brace 短下肢装具 …… 524 | |
| **SLE** | systemic lupus erythematosus 全身性エリテマトーデス …… 481 | **TA** transactional analysis 交流分析 …… 297 |
| **SLR** | straight leg raising test 下肢伸展挙上テスト …… 128 | **TAO** obliterating thromboangiitis 閉塞性血栓血管炎 …… 616 |
| **SLTA** | standard language test of aphasia 標準失語症検査 …… 655 | **TAT** thematic apperception test 絵画統覚検査 …… 104 |
| **SMD** | spina malleolar distance 棘果長 …… 214 | **TAT** thematic apperception test 主題統覚検査 …… 104 |
| **SN** | spontaneous nystagmus 自発眼振 …… 374 | **TB** tuberculosis 結核 …… 258 |
| | | **TBV** total blood volume 全血液量 …… 479 |

| | | |
|---|---|---|
| TC | time constant 時定数 | 372 |
| TC | transplantation coordinator 移植コーディネーター | 39 |
| TCA cycle | tricarboxylic acid cycle トリカルボン酸回路 | 581 |
| TENS | transcutaneous electrical nerve stimulation 経皮的電気神経刺激[法] | 252 |
| TF | tetralogy of Fallot ファロー四徴[症] | 662 |
| TG | neutral fat 中性脂肪 | 536 |
| THA | total hip arthroplasty (replacement) 人工股関節全置換術 | 428 |
| TI | tricuspid insufficiency (incompetence) 三尖弁閉鎖不全症 | 342 |
| TIA | transient ischemic attack 一過性脳虚血発作 | 44 |
| TKA | total knee arthroplasty (replacement) 人工膝関節全置換術 | 430 |
| TL | total lipid 総脂質 | 491 |
| TLC | total lung capacity 全肺気量 | 486 |
| TLR | tonic labyrinthine reflex 緊張性迷路反射 | 225 |
| TLSO | thoracolumbosacral orthosis 胸腰仙椎装具 | 213 |
| TMD | trochanter malleolar distance 転子果長 | 560 |
| TMJ | temporomandibular joint 顎関節 | 123 |
| TMS | transcranial magnetic stimulation 経頭蓋磁気刺激法 | 350 |
| TNF | tumor necrosis factor 腫瘍壊死因子 | 394 |
| TOF | tetralogy of Fallot ファロー四徴[症] | 662 |
| TOS | thorax outlet syndrome 胸郭出口症候群 | 208 |
| TPN | total parenteral nutrition 中心静脈栄養法 | 535 |
| TPR | total peripheral [vascular] resistance 全末梢[血管]抵抗 | 487 |
| TR | tricuspid regurgitation 三尖弁逆流症 | 342 |
| TSB | total surface bearing below-knee prosthesis 全表面荷重式下腿義足 | 486 |
| TTP | thrombotic thrombocytopenic purpura 血栓性血小板減少性紫斑病 | 263 |
| TTT | thymol turbidity test チモール混濁試験 | 532 |
| TTX | tetrodotoxin テトロドトキシン | 556 |
| TUG | timed "up and go" test タイムドアップアンドゴウテスト | 516 |
| TV | tidal volume 1回換気量 | 43 |
| TVR | tonic vibratory reflex 緊張性振動反射 | 225 |

## U

| | | |
|---|---|---|
| UCG | ultrasound cardiography 超音波心エコー法 | 419 |
| UMIN | University Medical Information Network 大学医療情報ネットワーク | 503 |
| UMN | upper motor neuron 上位運動ニューロン | 397 |
| UN | urea nitrogen 尿素窒素 | 601 |
| US | ultrasound 超音波 | 537 |
| UTI | urinary tract infection 尿路感染[症] | 602 |
| UV | ultraviolet rays 紫外線 | 348 |

## V

| | | |
|---|---|---|
| v | vitamin ビタミン | 648 |
| VAS | visual analogue scale 視覚的アナログ目盛り | 349 |
| VC | vital capacity 肺活量 | 619 |
| VE | expired volume per minute 分時換気量 | 682 |
| VF | ventricular fibrillation 心室細動 | 433 |
| VF | videofluorography 嚥下造影 | 90 |
| VL | ventral lateral nucleus of thalamus 視床外側腹側核 | 358 |
| VLDL | very low-density lipoprotein 超低密度リポ蛋白質 | 540 |
| VM | vastus medialis muscle 内側広筋 | 586 |
| VOR | vestibulo-ocular reflex 前庭動眼反射 | 484 |
| VP | vasopressin バソプレシン | 297 |
| VPL | ventral posterolateral nucleus of thalamus 視床後外側腹側核 | 359 |
| VR | vascular resistance 血管抵抗 | 259 |
| VS | vital sign バイタルサイン | 620 |
| VSD | ventricular septal defect 心室中隔欠損症 | 433 |
| VT | tidal volume 1回換気量 | 43 |
| VT | ventilation threshold 換気閾値 | 153 |
| VT | ventricular tachycardia 心室性頻拍 | 433 |
| VV | varicose vein 静脈瘤 | 410 |
| VZV | varicella-zoster virus 水痘・帯状疱疹ウイルス | 447 |

## W

**WBC** white blood cell 白血球 ……………… 627
**WCPT** World Confederation for Physical Therapy
　世界理学療法連盟 …………………………… 469
**WDR neuron** wide dynamic range neuron
　広作動域ニューロン ………………………… 283
**WeeFIM** Functional Independence Measure for Children
　子どものための機能的自立度評価法 ……… 317
**WHD** Werdnig-Hoffmann disease
　ウェルドニッヒ-ホフマン病 ………………… 64
**WHO** World Health Organization
　世界保健機関 ………………………………… 469
**WHO/QOL 26** World Health Organization Quality of Life Assessment
　WHO/QOL-26 ……………………………… 522
**WISC-R** Wechsler intelligence scale for children-revised
　WISC-R知能検査 …………………………… 62
**WMS-R** Wechsler Memory Scale - Revised
　ウェクスラー記銘スケール改訂版 ………… 63
**WN** white noise 白色雑音 ………………… 624
**WPB** whirlpool [bath] 渦流浴 …………… 147
**WPPSI** Wechsler preschool and primary scale of intelligence　WPPSI知能診断検査 …… 62
**WPWS** Wolff-Parkinson-White syndrome
　ウォルフ-パーキンソン-ホワイト症候群 …… 66

## Y

**Y-G test** Yatabe-Guilford test
　矢田部-ギルフォード検査 …………………… 742

## Z

**ZTT** zinc sulfate turbidity test
　硫酸亜鉛混濁試験 …………………………… 766

# 欧和索引

| | |
|---|---|
| $\alpha$-adrenoceptor blocking agent | |
|   $\alpha$ 受容体遮断薬 | 21 |
| $\alpha$-blocker　$\alpha$ 遮断薬 | 21 |
| $\alpha$ motoneuron ($\alpha$ motor neuron) | |
|   $\alpha$ 運動ニューロン | 20 |
| $\alpha$-wave　$\alpha$ 波 | 21 |
| $\beta$-adrenergic blocking agent　$\beta$ 遮断薬 | 687 |
| $\beta$-blocker　$\beta$ ブロッカー | 687 |
| $\beta$-hemolytic streptococcus | |
|   $\beta$ 型溶血性連鎖球菌 | 687 |
| $\beta$-motion　$\beta$ 運動 | 661 |
| $\beta$-wave　$\beta$ 波 | 687 |
| $\gamma$-aminobutyric acid　GABA | 198 |
| $\gamma$-camera　ガンマカメラ | 175 |
| $\gamma$-globulin　ガンマグロブリン | 176 |
| $\gamma$-knife　ガンマナイフ | 176 |
| $\gamma$-ray　$\gamma$ 線 | 176 |
| 1/f fluctuation　1/f ゆらぎ | 87 |
| 1/f noise　1/f ノイズ | 660 |
| 1 repetition maximum　1 RM | 41 |
| 10 m walking velocity　10 m 歩行速度 | 388 |
| 12-lead electrocardiogram | |
|   12 誘導心電図 | 386 |
| 21 trisomy　21 トリソミー | 594 |
| 24 hours care system　24 時間ケア体制 | 595 |
| 3-semicircular canals　三半規管 | 344 |
| 3/4 high shoes　チャッカ靴 | 533 |
| 5-hydroxytryptamine | |
|   5-ヒドロキシトリプタミン | 477 |
| 5 p deletion syndrome　5 p 欠損症候群 | 604 |
| 5 (five) p minus syndrome　5 p−症候群 | 604 |
| 5 year survival rate　5 年生存率 | 318 |
| 6 minute walking distance test | |
|   6 分間歩行テスト | 783 |
| 75 g oral glucose tolerance test | |
|   75 g 経口ブドウ糖負荷試験 | 246 |
| 8020 movement　8020 運動 | 627 |

## A

| | |
|---|---|
| Aarskog-Scott syndrome | |
|   アールスコグ−スコット症候群 | 120 |
| A band　A 帯 | 25 |
| abbreviation　略語 | 766 |
| abdominal breathing　腹式呼吸 | 668 |
| abdominal distention (distension) | |
|   腹部膨満 | 670 |
| abdominal dropsy　腹水 | 669 |
| abdominal external oblique muscle | |
|   外腹斜筋 | 116 |
| abdominal internal oblique muscle | |
|   内腹斜筋 | 587 |
| abdominal pressure　腹圧 | 667 |
| abdominal respiration　腹式呼吸 | 668 |
| abdominal [skin] reflex　腹壁反射 | 670 |
| abducens nerve　外転神経 | 112 |
| abduction　外転 | 112 |
| abduction gait　外転歩行 | 113 |
| abduction in flexion　開排 | 115 |
| abduction limitation in flexion　開排制限 | 115 |
| ablation　剥離 | 624 |
| abnormal cerebrovascular network in cerebral basal region | |
|   脳底部異常血管網症 | 738 |
| abnormal experience　異常体験 | 38 |
| abnormal gait　異常歩行 | 38 |
| abnormal metabolism of chloride | |
|   クロール代謝の異常 | 243 |
| abrasion　擦過傷 | 337 |
| absolute arrhythmia　絶対不整脈 | 441 |
| absolute number　無名数 | 728 |
| absolute refractory period　絶対不応期 | 476 |
| absorption　吸収 | 200 |
| abstract　抄録 | 410 |
| abuse　虐待 | 197 |
| academic degree　学位 | 122 |
| acalculia　失計算 | 368 |
| acathisia　アカシジア | 4 |
| A-C bypass grafting　A-C バイパス術 | 161 |
| acceleration sickness　加速度病 | 576 |
| acceptable daily intake　1 日許容摂取量 | 43 |
| acceptance　受容 | 394 |
| acceptance of disability　障害受容 | 400 |
| Accessible and Usable Building Law | |
|   ハートビル法 | 617 |
| accessible design　アクセシブルデザイン | 5 |

| | | | |
|---|---|---|---|
| accessory cuneate nucleus | 副楔状束核 …… 110 | active oxygen | 活性酸素 ……………………… 138 |
| accessory movement | 副運動 ………………… 667 | active touch | アクティブタッチ ……………… 6 |
| accessory nerve | 副神経 …………………… 669 | active transport | 能動輸送 …………………… 613 |
| accessory nuclei of oculomotor nerve | | active vitamin D | 活性型ビタミン D……… 138 |
| | 動眼神経副核 ………………………… 86 | activities of daily living | 日常生活活動 …… 596 |
| accessory symptom | 随伴症状 ……………… 448 | activities of Japanese style living | |
| accommodation | 遠近調節 …………………… 89 | | 和式生活動作 …………………… 785 |
| accompanying learning | 随伴学習 ………… 448 | activities parallel to daily living | |
| accompanying symptom | 随伴症状 ………… 448 | | 日常生活関連動作 ………………… 595 |
| accuracy | 正確度 ………………………… 458 | activity | アクティビティ ……………… 6 |
| acetabular dysplasia | 臼蓋形成不全 …… 199 | activity | 活動性 ……………………… 139 |
| acetabuloplasty | 臼蓋形成術 ……………… 199 | actomyosin | アクトミオシン ……………… 6 |
| acetylcholine | アセチルコリン ……………… 9 | actuator | アクチュエーター …………… 5 |
| acetylcholine esterase | | acute | 急性 …………………………… 201 |
| | アセチルコリンエステラーゼ ………… 10 | acute abdomen | 急性腹症 …………………… 204 |
| acetylcholine receptor | | acute anterior poliomyelitis | |
| | アセチルコリン受容体 ………………… 10 | | 急性脊髄前角炎 ………………… 201 |
| acetylcholinergic agent | | acute cholecystitis | 急性胆嚢炎 ……………… 203 |
| | アセチルコリン作動性薬物 …………… 10 | acute disseminated encephalomyelitis | |
| acetyl salicylic acid | アセチルサリチル酸 …… 9 | | 急性散在性脳脊髄炎 ……………… 202 |
| achalasia | アカラシア ……………………… 4 | acute epidural hematoma | |
| Achilles tendon | アキレス腱 ……………… 5 | | 急性硬膜外血腫 ………………… 202 |
| Achilles tendon lengthening | | acute febrile MCLS | |
| | アキレス腱延長術 ……………………… 5 | | 急性熱性皮膚粘膜リンパ節症候群 …… 149 |
| Achilles tendon rupture | アキレス腱断裂 …… 5 | acute glomerulonephritis | |
| Achilles tendon suture | アキレス腱縫合術 …… 5 | | 急性糸球体腎炎 ………………… 202 |
| achromatopsia | 全色盲 ……………………… 44 | acute heart failure | 急性心不全 ……………… 203 |
| acid-base balance | 酸塩基平衡 ……………… 340 | acute hepatitis | 急性肝炎 …………………… 201 |
| acid-base equilibrium | 酸塩基平衡 ………… 340 | acute infection | 急性感染症 ………………… 201 |
| acidosis | アシドーシス …………………… 7 | acute infectious disease | 急性感染症 …… 201 |
| AC inductive interference | 交流誘導障害 … 297 | acute inflammatory demyelinating | |
| acoustic center | 聴覚中枢 ………………… 537 | polyneuropathy | |
| acoustic neurilemmoma | 聴神経線維鞘腫 … 539 | | 急性炎症性脱髄性多発性ニューロパチー … 201 |
| acoustic neurinoma | 聴神経鞘腫 …………… 539 | acute intermittent porphyria | |
| acoustic schwannoma | 聴神経鞘腫 ………… 539 | | 急性間欠性ポルフィリン症 ……… 201 |
| acquired immunological deficiency | | acute low back pain | 急性腰痛症 …………… 204 |
| syndrome | 後天性免疫不全症候群 ……… 291 | acute lymphocytic leukemia | |
| acromegaly | 先端巨大症 …………………… 483 | | 急性リンパ性白血病 ……………… 204 |
| acromioclavicular joint | 肩鎖関節 …………… 270 | acute monoarthritis | 急性単関節炎 ………… 203 |
| acromioclavicular ligament | 肩鎖靱帯 ……… 270 | acute myeloblastic leukemia | |
| actin | アクチン ………………………………… 6 | | 急性骨髄芽球性白血病 …………… 202 |
| action | 行為 …………………………… 276 | acute myelocytic leukemia | |
| action potential | 活動電位 ………………… 139 | | 急性骨髄性白血病 ………………… 202 |
| activation | 賦活 ……………………… 666 | acute myeloid leukemia | |
| activator of cerebral circulation | | | 急性骨髄性白血病 ………………… 202 |
| | 脳循環改善薬 ……………………… 611 | acute myocardial infarction | |
| active assistive exercise (movement) | | | 急性心筋梗塞 …………………… 202 |
| | 自動介助運動 ……………………… 372 | acute pancreatitis | 急性膵炎 ……………… 203 |
| active exercise (movement) | 自動運動 …… 372 | acute phase | 急性期 …………………… 201 |

| | |
|---|---|
| acute poliomyelitis　急性灰白髄炎 ……… 201 | adult Still disease　成人スティル病 ……… 463 |
| acute polyradiculoneuritis | adult T-cell leukemia |
| 　急性多発性根神経炎 ……………………… 203 | 　成人T細胞性白血病 ……………………… 463 |
| acute renal failure　急性腎不全 ………… 203 | adverse effect　副作用 …………………… 668 |
| acute respiratory distress　syndrome | advocacy　アドボカシー ………………… 12 |
| 　急性呼吸促迫症候群 ……………………… 202 | aerobic exercise |
| acute respiratory failure　急性呼吸不全 … 202 | 　エアロビックエクササイズ …………… 549 |
| acute subdural hematoma | aerobic exercise　有酸素運動 …………… 745 |
| 　急性硬膜下血腫 …………………………… 202 | aerosol treatment　エアゾル療法 ……… 81 |
| acute transverse myelitis | affected side　患側 ……………………… 173 |
| 　急性横断性脊髄炎 ………………………… 201 | affection　感情 …………………………… 160 |
| Adams-Stokes syndrome | affective disorder　感情障害 …………… 161 |
| 　アダムズ-ストークス症候群 …………… 10 | affective incontinence　情動失禁 ……… 406 |
| adaptation　順応 ………………………… 396 | afferent nerve　求心性神経 ……………… 201 |
| adaptation　適応 ………………………… 553 | affinity　親和性 ………………………… 444 |
| adaptation to luminosity　明暗順応 …… 729 | affordance　アフォーダンス …………… 14 |
| Addison disease　アジソン病 …………… 7 | AFO(ankle foot orthosis) with posterior |
| addition average method　加算平均法 … 127 | 　stops　底屈制限足継手付短下肢装具 … 549 |
| additive action　相加作用 ……………… 489 | after hyperpolarization　後過分極 …… 279 |
| adduction　内転 ………………………… 587 | after-image　残像 ……………………… 342 |
| adenocarcinoma　腺癌 …………………… 478 | afterload　後負荷 ……………………… 294 |
| adenoid　アデノイド …………………… 12 | afterpain　後発痛 ……………………… 98 |
| adenosine cyclic phosphate | after-potential　後電位 ………………… 290 |
| 　アデノシン環状リン酸 ………………… 327 | afterpotential　後電位 ………………… 290 |
| adenosine　triphosphate | aged population　高齢人口 …………… 298 |
| 　アデノシン三リン酸 …………………… 12 | ageing　エイジング ……………………… 81 |
| adherence　アドヒアランス …………… 12 | agglutination　凝集反応 ………………… 209 |
| adhesion　接着 …………………………… 476 | aggression　攻撃 ………………………… 281 |
| adhesion　癒着 …………………………… 747 | aging　エイジング ……………………… 81 |
| adhesive capsulitis　癒着性肩関節包炎 … 136 | aging　老化 ……………………………… 780 |
| adhesive plaster　絆創膏 ………………… 638 | agnosia　失認 …………………………… 370 |
| adiadochokinesis(-sia) | agonist　アゴニスト ……………………… 7 |
| 　反復拮抗運動不能 ……………………… 640 | agraphia　失書 ………………………… 369 |
| adipose tissue　脂肪組織 ………………… 376 | A/G ratio　A/G比 ……………………… 82 |
| adjustable coupling | AIDS　エイズ …………………………… 291 |
| 　アジャスタブルカップリング ………… 8 | AIDS virus　AIDSウイルス …………… 650 |
| adjustment disorder　適応障害 ………… 553 | aims of education　教育目標 ………… 207 |
| adjustment of discharge frequency of | airplane posture |
| 　impulse　インパルスの発射頻度の調節 … 58 | 　エアプレインポスチャー …………… 651 |
| Adler, Alfred　アドラー ………………… 13 | airplane splint　飛行機型装具 ………… 134 |
| adolescence　思春期 ……………………… 358 | airway　気道 …………………………… 188 |
| adolescence　青年期 ……………………… 467 | airway burn　気道熱傷 ………………… 189 |
| adrenal cortex　副腎皮質 ………………… 669 | airway hyperreactivity　気道過敏性 … 188 |
| adrenal gland　副腎 …………………… 669 | airway hypersensitivity　気道過敏性 … 188 |
| adrenaline　アドレナリン ……………… 13 | airway management　気道確保 ……… 188 |
| Adson test　アドソンテスト …………… 12 | airway pressure　気道内圧 …………… 189 |
| adsorbent　吸着薬 ……………………… 204 | airway resistance　気道抵抗 ………… 189 |
| adsorption　吸着 ………………………… 204 | akathisia　アカシジア …………………… 4 |
| adult disease　成人病(旧語) …………… 459 | akinesia　無動[症] ……………………… 728 |

akinetic 無動[症] ......... 728
alanine aminotransferase
　アラニンアミノトランスフェラーゼ ......... 19
alar scapula 翼状肩甲 ......... 751
Albert line cancellation test
　アルバートの線分抹消試験 ......... 20
albumin アルブミン ......... 21
albumin/globulin ratio
　アルブミン／グロブリン比 ......... 82
alcohol dependence アルコール依存症 ......... 19
alcohol intoxication アルコール依存症 ......... 19
alcoholism アルコール依存症 ......... 19
aldosterone アルドステロン ......... 20
Alexandrian Medicine
　アレキサンドリア医学 ......... 21
alexia 失読 ......... 370
alexia without agraphia 純粋失読 ......... 396
algesia 痛覚 ......... 544
algesthesia 痛覚 ......... 544
algesthesis 痛覚 ......... 544
algorithm アルゴリズム ......... 19
Alice in Wonderland syndrome
　不思議の国のアリス症候群 ......... 670
alien hand sign 他人の手徴候 ......... 521
alien hand syndrome 他人の手徴候 ......... 521
alignment アライメント ......... 18
alkaline phosphatase
　アルカリホスファターゼ ......... 19
alkalosis アルカローシス ......... 19
Allen test アレンテスト ......... 22
allergen アレルゲン ......... 22
allergic rhinitis アレルギー性鼻炎 ......... 631
allergy アレルギー ......... 21
Allis sign アリス徴候 ......... 19
Allis test for leg length discrepancy
　アリス脚長差検査 ......... 19
all or none law 全か無の法則 ......... 478
all or nothing law 悉無律 ......... 478
all out オールアウト ......... 98
alteration of consciousness 意識変容 ......... 36
alternating-current artifact (artefact)
　交流アーチファクト ......... 297
alternating-current interference
　交流障害 ......... 297
alternating hemiplegia 交代性片麻痺 ......... 289
alternating nystagmus 交代性眼振 ......... 289
altitude acclimatization 高所順応 ......... 285
altitude adaptation 高所適応 ......... 285
aluminium アルミニウム ......... 21

aluminum アルミニウム ......... 21
alveolar-arterial oxygen difference
　動脈血肺胞気酸素分圧較差 ......... 575
alveolar $CO_2$ pressure
　肺胞気二酸化炭素分圧 ......... 622
alveolar surfactant 肺表面活性物質 ......... 621
always two-point support gait
　常時2点支持歩行 ......... 404
Alzheimer disease アルツハイマー病 ......... 20
amae 甘え ......... 16
ambiguus nucleus 疑核 ......... 180
ambivalence 両価性 ......... 767
amblyopia 弱視 ......... 380
ambulation 離床 ......... 761
ambulatory medical care 通院医療 ......... 544
ambulatory medicine 通院医療 ......... 544
ambulatory rehabilitation
　通所リハビリテーション ......... 544
amebic dysentery アメーバ赤痢 ......... 18
ameliorant of cerebral circulation
　脳循環改善薬 ......... 611
amenity アメニティ ......... 18
amentia アメンチア ......... 18
amino acid アミノ酸 ......... 17
amino acid metabolic disorder
　アミノ酸代謝障害 ......... 17
amnesia 健忘 ......... 274
amniotic fluid 羊水 ......... 749
ampere アンペア ......... 26
amphetamine intoxication
　アンフェタミン中毒 ......... 26
amplification 増幅 ......... 494
amplification circuit 増幅回路 ......... 494
amplifier 増幅器 ......... 494
amplitude 振幅 ......... 441
amputation of multiple limbs 多肢切断 ......... 518
amputation stump 切断端 ......... 527
amygdaloid body 扁桃体 ......... 696
amylase アミラーゼ ......... 17
amyloid アミロイド ......... 17
amyloid angiopathy
　アミロイドアンジオパチー ......... 17
amyloid beta-protein
　アミロイドβ蛋白質 ......... 18
amyloid neuropathy
　アミロイドニューロパチー ......... 17
amyloidosis アミロイドーシス ......... 17
amylopsin アミロプシン ......... 445

amyotrophic lateral sclerosis
　筋萎縮性側索硬化症 ………………… 220
anabolism　同化[作用] ……………… 565
anaerobic exercise　無酸素運動 ……… 727
anaerobic metabolism　嫌気性代謝 …… 267
anaerobic metabolism　threshold
　嫌気性代謝閾値 …………………… 267
anaerobic threshold　無酸素性作業閾値 … 727
anal canal　肛門管 ………………… 296
analgesic-antiphlogistic drugs
　鎮痛消炎薬 ………………………… 542
analog signal　アナログ信号 ………… 13
analog to digital conversion　AD 変換 … 82
anal phase (stage)　肛門期 ………… 296
anal sphincter muscle　肛門括約筋 …… 296
analysis of variance　分散分析 ……… 682
analytic study　分析的研究 ………… 683
独 Anamnese　アナムネーゼ …………… 658
anamnesis　病歴 …………………… 658
anaphylaxis　アナフィラキシー ……… 13
anarthria　構音障害 ………………… 277
anastomosis　吻合 ………………… 682
anatomical dead space　解剖学的死腔 … 117
anatomical neck　解剖頸 …………… 117
anatomical position　解剖学的肢位 …… 117
ancient cortex　古皮質 ……………… 318
Anderson criteria　アンダーソンの基準 … 25
androgen　アンドロゲン ……………… 25
anemia　貧血 ……………………… 660
anesthesia　麻酔 …………………… 715
aneurysm　動脈瘤 ………………… 575
angel plan　エンゼルプラン …………… 93
angiitis　血管炎 …………………… 258
angina of effort　労作性狭心症 ……… 780
ラ angina pectoris　狭心症 …………… 209
angiography　血管造影 ……………… 259
angiotensin　アンジオテンシン II …… 22
angiotensin converting enzyme inhibitor
　アンジオテンシン変換酵素阻害薬 …… 22
angitis　血管炎 …………………… 258
angular acceleration　角加速度 ……… 123
angular momentum　角運動量 ………… 122
angular motion　角運動 ……………… 122
angular velocity　角速度 ……………… 125
anhydration　脱水症 ………………… 520
animal experiment ethics　動物実験倫理 … 573
anisakiasis　アニサキス症 …………… 14
anisotropic band　暗帯 ……………… 25
ankle clonus　足間代 ………………… 495

ankle-foot orthosis　短下肢装具 ……… 524
ankle joint　足関節 ………………… 495
ankle joint arthrodesis　足関節固定術 …… 341
ankle joint corrective insole
　足関節矯正起立板 ………………… 495
ankle strategy　アンクルストラテジー … 22
ankylosing spinal hyperostosis
　強直性脊椎骨増殖症 ……………… 666
ankylosis　関節強直 ………………… 166
anomalous innervation　破格神経支配 …… 623
anomaly　奇形 ……………………… 182
anomic aphasia　失名詞失語 ………… 371
anopsia　失明 ……………………… 371
ラ anorexia nervosa　神経性食欲不振症 … 425
anosognosia　病態失認 ……………… 657
anoxic encephalopathy　無酸素脳症 …… 727
antagonist　アンタゴニスト …………… 25
antagonist inhibition　拮抗[筋]抑制 …… 493
antalgic gait　疼痛性跛行 …………… 571
antenatal fetal assessment
　出生前胎児診断 …………………… 392
antepulsion　前方突進[現象] ………… 487
anterior choroidal artery syndrome
　前脈絡叢動脈症候群 ……………… 487
anterior commissure　前交連 ………… 479
anterior communicating artery
　前交通動脈 ……………………… 479
anterior corticospinal tract
　前皮質脊髄路 …………………… 669
anterior cruciate ligament injury
　前十字靱帯損傷 …………………… 480
anterior drawer test
　前方引き出しテスト ……………… 487
anterior horn cell　前角細胞 ………… 478
anterior interosseous nerve　前骨間神経 … 480
anterior interosseous nerve palsy
　前骨間神経麻痺 …………………… 480
anterior interosseous nerve syndrome
　前骨間神経症候群 ………………… 480
anterior [myocardial] infarction
　前壁[心筋]梗塞 …………………… 487
anterior spinal artery syndrome
　前脊髄動脈症候群 ………………… 482
anterior superior iliac spine　上前腸骨棘 … 405
anterior tibial compartment syndrome
　前脛骨筋症候群 …………………… 478
anterograde amnesia　前向[性]健忘 …… 479
anteversion　angle　前捻角 ………… 486
anthropometric measurement　形態計測 … 250

| | | | |
|---|---|---|---|
| anthropophobia 対人恐怖[症] | 508 | aortitis syndrome 大動脈炎症候群 | 512 |
| antianxiety drug 抗不安薬 | 294 | aortocoronary bypass grafting | |
| antiarrhythmic 抗不整脈薬 | 294 | 大動脈冠状動脈バイパス術 | 161 |
| antibiotics 抗生物質 | 287 | apallial syndrome 失外套症候群 | 367 |
| antibody 抗体 | 289 | apathy syndrome アパシー症候群 | 14 |
| antibody titer 抗体価 | 289 | ape hand 猿手 | 340 |
| anticholinergic [drug] 抗コリン薬 | 282 | Apgar index アプガー指数 | 14 |
| anticipatory postural adjustment | | Apgar score アプガースコア | 14 |
| 予測的姿勢調節 | 752 | aphasia 失語[症] | 369 |
| anticonvulsant 抗痙攣薬 | 290 | aphasia diagram 失語図式 | 65 |
| antidepressant 抗うつ薬 | 277 | aphtha アフタ | 15 |
| antidiuretic hormone 抗利尿ホルモン | 297 | aphthous stomatitis アフタ性口内炎 | 15 |
| antidote 解毒薬 | 266 | aplastic anemia 再生不良性貧血 | 329 |
| antidromic conduction 逆行性伝導 | 198 | Apley test アプレーテスト | 15 |
| antiepileptic 抗てんかん薬 | 290 | apocrine sweat gland アポクリン汗腺 | 16 |
| antigen 抗原 | 281 | apoplexy 卒中 | 499 |
| antigen-antibody reaction 抗原抗体反応 | 281 | apoptosis アポトーシス | 16 |
| antihistamine 抗ヒスタミン薬 | 293 | apothecary 薬剤師 | 741 |
| antihistaminic 抗ヒスタミン薬 | 293 | apparent death 仮死 | 128 |
| anti-inflammatory and analgesic drugs | | apparent movement 仮現運動 | 661 |
| 消炎鎮痛薬 | 398 | appendicitis 虫垂炎 | 535 |
| anti-inflammatory drug 抗炎症薬 | 277 | appetite center 食欲中枢 | 415 |
| antipsychotic 抗精神病薬 | 287 | appetite control system 食欲調節機構 | 415 |
| antipyretic-analgesic poisoning | | applied gait 応用歩行 | 97 |
| 解熱・鎮痛薬中毒 | 266 | applied motion 応用動作 | 96 |
| antireceptor antibody type allergy | | approach アプローチ | 15 |
| 抗レセプター抗体型アレルギー | 298 | apraxia 失行 | 369 |
| Antirex test アンチレクス試験 | 561 | apraxia of gait 歩行失行 | 704 |
| anti-rheumatic 抗リウマチ薬 | 296 | apraxia of lid opening 開眼失行 | 104 |
| anti-spastic drug 抗痙縮薬 | 223 | a priori アプリオリ | 15 |
| antistreptolysin O antibody | | apsychia 失神 | 369 |
| 抗ストレプトリジンO抗体 | 286 | aptitude 適性 | 554 |
| anti-tumor agent, anticancer drug | | Aquaplast アクアプラスト | 5 |
| 抗癌薬 | 279 | aqua regia 王水 | 95 |
| antitussive drug 鎮咳薬 | 542 | aqueous chamber 眼房 | 175 |
| antivertiginous drug 抗めまい薬 | 295 | aqueous humor 眼房水 | 175 |
| anti-viral action 抗ウイルス作用 | 277 | Arabian Medicine アラビア医学 | 19 |
| Anton syndrome アントン症候群 | 26 | arachidonic acid アラキドン酸 | 19 |
| anvil キヌタ骨 | 189 | arachnoid membrane クモ膜 | 236 |
| anxiety 不安 | 662 | Araki clinical classification of head injury | |
| anxiety test 不安検査 | 662 | 荒木の分類 | 19 |
| anxiolytic 抗不安薬 | 294 | arch アーチ | 1 |
| aorta 大動脈 | 511 | Archimedes principle | |
| aortic aneurysm 大動脈瘤 | 512 | アルキメデスの原理 | 19 |
| aortic arch 大動脈弓 | 512 | arch of foot and mechanism of | |
| aortic body 大動脈小体 | 512 | weightbearing | |
| aortic insufficiency 大動脈弁閉鎖不全 | 512 | 足のアーチと体重支持機構 | 8 |
| aortic pressure curve 大動脈圧曲線 | 512 | arch of hand 手のアーチ | 556 |
| aortic stenosis 大動脈弁狭窄 | 512 | arch of vertebra 椎弓 | 543 |

| | |
|---|---|
| arch support　アーチサポート | 1 |
| arcuate fasciculus　弓状束 | 200 |
| area of body surface　体表面積 | 515 |
| argon laser　アルゴンレーザー | 20 |
| Argyll Robertson sign（pupil）　アーガイル・ロバートソン徴候（瞳孔） | 1 |
| arithmetic　計算力 | 247 |
| arm cranking　アームクランキング | 1 |
| arm deviation test　腕偏倚試験 | 68 |
| arm rest　アームレスト | 2 |
| arm sling　アームスリング | 1 |
| Arnold-Chiari malformation（syndrome）　アーノルド-キアリ奇形（症候群） | 178 |
| aromatherapy　アロマテラピー | 22 |
| arrhythmia　不整脈 | 671 |
| arsenic poisoning　ヒ素中毒 | 647 |
| arsenism　ヒ素中毒 | 647 |
| artefact　アーチファクト | 1 |
| arterial blood　動脈血 | 574 |
| arterial circle of Willis　ウィリス動脈輪 | 514 |
| arterial duct　動脈管 | 574 |
| arterial oxygen saturation　動脈血酸素飽和度 | 574 |
| arterial oxygen tension　動脈血酸素分圧 | 574 |
| arteriosclerosis　動脈硬化 | 575 |
| ラarteriosclerosis obliterans　閉塞性動脈硬化症 | 686 |
| arteriosclerotic intermittent claudication　血管性間欠性跛行 | 259 |
| arteriovenous malformation　動静脈奇形 | 569 |
| artery　動脈 | 573 |
| arthralgia　関節痛 | 167 |
| arthritis　関節炎 | 164 |
| arthrocentesis　関節穿刺 | 167 |
| arthrodesis　関節固定術 | 166 |
| arthrography　関節造影法 | 167 |
| arthrokinematic approach　関節運動学的アプローチ | 164 |
| arthrokinematics　関節運動学 | 164 |
| arthroplasty　人工関節置換術 | 429 |
| arthroplasty　関節形成術 | 166 |
| arthroscope　関節鏡 | 165 |
| arthroscopic surgery　関節鏡視下手術 | 165 |
| article　論文 | 784 |
| articular cartilage　関節軟骨 | 167 |
| articular cavity　関節腔 | 166 |
| articular contracture　関節拘縮 | 285 |
| articular disk　関節円板 | 165 |
| articular meniscus　関節半月 | 168 |
| articular sensation　関節覚 | 165 |
| articulation disorder　構音障害 | 277 |
| ラarticulatio temporomandibularis　顎関節 | 123 |
| artifact　アーチファクト | 1 |
| artificial bone　人工骨 | 430 |
| artificial dialysis　人工透析 | 432 |
| artificial heart　人工心臓 | 431 |
| artificial heart-lung machine　人工心肺 | 431 |
| artificial insemination　人工授精 | 431 |
| artificial intelligence　人工知能 | 432 |
| artificial joint　人工関節 | 428 |
| artificial joint replacement　人工関節置換術 | 429 |
| artificial lung　人工肺 | 433 |
| artificial organ　人工臓器 | 432 |
| artificial pacemaker　人工ペースメーカ | 433 |
| artificial respiration　人工呼吸法 | 428 |
| artificial skin　人工皮膚 | 433 |
| artificial valve　人工弁 | 433 |
| artificial ventilation　人工換気 | 428 |
| asbestos　石綿 | 40 |
| asbestosis　石綿肺 | 40 |
| ascariasis　回虫症 | 111 |
| Aschner reflex　アシュネル反射 | 8 |
| Aschoff nodule　アショフ結節 | 9 |
| ascites　腹水 | 669 |
| aseptic necrosis　無腐性壊死 | 728 |
| Ashworth scale　アシュワース尺度 | 8 |
| ASIA（American Spinal Injury Association）impairment scale　エイシア（ASIA）の機能障害尺度 | 81 |
| asomatognosia　身体失認 | 437 |
| aspartate aminotransferase　アスパラギン酸アミノトランスフェラーゼ | 9 |
| aspergillus infection　アスペルギルス感染症 | 9 |
| asphyxia　仮死 | 128 |
| asphyxia of the newborn　新生児仮死 | 434 |
| aspiration　吸引 | 199 |
| aspiration　誤嚥 | 299 |
| aspirator　吸引器 | 199 |
| aspirin　アスピリン | 9 |
| assembling orthosis　組立式装具 | 236 |
| assessment　アセスメント | 9 |
| assimilation　同化[作用] | 565 |
| assimilation and accommodation　同化と順応 | 396 |
| assistance　介助 | 108 |

| | | |
|---|---|---|
| assistant dog | 介助犬 | 109 |
| assistant hand | 補助手 | 707 |
| assistant mover | 補助動筋 | 707 |
| assisted variable | 補助変量 | 476 |
| Assistive Technology Act 技術関連援助法 | | 185 |
| assistive wheelchair | 介助型車いす | 109 |
| associated movement | 連合運動 | 778 |
| associated symptom | 随伴症状 | 448 |
| astasia | 起立不能[症] | 218 |
| asteatosis | 皮脂欠乏症 | 174 |
| asthma | 喘息 | 482 |
| asthmatic attack | 喘息発作 | 483 |
| astroblastoma | 星芽腫 | 458 |
| astrocyte | 星状膠細胞 | 461 |
| astroglia | 星状膠細胞 | 461 |
| asymmetrical tonic neck reflex 非対称性緊張性頸反射 | | 648 |
| asymptomatic cerebral infarction 無症候性脳梗塞 | | 727 |
| ataxia | 運動失調[症] | 73 |
| atelectasis | 無気肺 | 726 |
| atherosclerosis | 粥状[動脈]硬化症 | 389 |
| athetosis | アテトーゼ | 12 |
| athletic heart | スポーツ心[臓] | 455 |
| atlantoaxial subluxation 環軸関節亜脱臼 | | 159 |
| atlantodental distance | 環椎歯突起間距離 | 173 |
| atmospheric pressure | 気圧 | 178 |
| atonic bladder | 弛緩性膀胱 | 418 |
| atopy | アトピー | 12 |
| atrial fibrillation | 心房細動 | 441 |
| atrial flutter | 心房粗動 | 441 |
| atrial natriuretic factor 心房性ナトリウム利尿因子 | | 441 |
| atrial natriuretic hormone 心房性ナトリウム利尿ホルモン | | 441 |
| atrial natriuretic peptide 心房性ナトリウム利尿ペプチド | | 441 |
| atrial septal defect | 心房中隔欠損症 | 441 |
| atrioventricular bundle | 房室束 | 646 |
| atrioventricular node | 房室結節 | 523 |
| atrophy | 萎縮 | 37 |
| atropine | アトロピン | 13 |
| atropine sulfate | 硫酸アトロピン | 766 |
| attack | 発作 | 709 |
| attention | 注意 | 533 |
| attention deficit/hyperactivity disorder 注意欠陥/多動性障害 | | 533 |
| attitude | 構え | 143 |
| attitude | 態度 | 511 |
| attractor | アトラクター | 13 |
| audiclave | 補聴器 | 708 |
| audio frequency | 可聴周波数 | 137 |
| audiometer | オージオメータ | 97 |
| audiometry | オージオメトリー | 97 |
| audition | 聴覚 | 537 |
| auditory area | 聴覚野 | 537 |
| auditory brainstem response 聴性脳幹反応 | | 539 |
| auditory cortex | 聴覚野皮質 | 537 |
| auditory hallucination | 幻聴 | 273 |
| auditory ossicles | 耳小骨 | 359 |
| auditory sensation | 聴覚 | 537 |
| auditory tube | 耳管 | 349 |
| Auerbach plexus | アウエルバッハ神経叢 | 4 |
| aural vertigo | 耳性めまい | 364 |
| auricle | 耳介 | 348 |
| auscultation | 聴診 | 539 |
| autism | 自閉 | 375 |
| autoantibody | 自己抗体 | 355 |
| autoantigen | 自己抗原 | 355 |
| autoclave | オートクレーブ | 97 |
| auto-correlation function | 自己相関関数 | 355 |
| autogenic training | 自律訓練法 | 418 |
| autografting | 自家移植 | 348 |
| autoimmune disease | 自己免疫疾患 | 356 |
| autoimmune hemolytic anemia 自己免疫性溶血性貧血 | | 356 |
| autolock manual release knee | 固定膝 | 317 |
| automatic bladder | 自動膀胱 | 373 |
| automatic control | 自動制御 | 373 |
| automatic walking | 自動歩行 | 373 |
| automation | 自動化 | 372 |
| autonomic bladder | 自律膀胱 | 418 |
| autonomic dystonia | 自律神経失調症 | 418 |
| autonomic nerve | 自律神経 | 418 |
| autonomic reflex | 自律神経反射 | 418 |
| autosomal aberration | 常染色体異常 | 405 |
| autosomal dominant inheritance 常染色体優性遺伝 | | 405 |
| autosomal recessive inheritance 常染色体劣性遺伝 | | 405 |
| autotransplantation | 自家移植 | 348 |
| avascularization | 駆血 | 234 |
| avascular necrosis of femoral head 大腿骨頭無腐性壊死 | | 510 |
| average addition | 平均加算 | 684 |

| | |
|---|---|
| average life 平均寿命 | 684 |
| average time for hospitalization 平均在院日数 | 684 |
| avoidance learning 回避学習 | 116 |
| axial projection 軸方向撮影法 | 353 |
| axillary crutch 腋窩支持［松葉］杖 | 83 |
| axillary fossa 腋窩 | 82 |
| axillary nerve 腋窩神経 | 83 |
| axis 軸 | 352 |
| axon 軸索 | 353 |
| axonal regeneration 軸索再生 | 353 |
| axonotmesis 軸索断裂 | 353 |
| Ayres test エアーズテスト | 723 |
| azathioprine アザチオプリン | 7 |

## B

| | |
|---|---|
| babbling 喃語 | 589 |
| Babinski reflex バビンスキー反射 | 632 |
| back-knee 反張膝 | 639 |
| back propagation 逆伝播法 | 197 |
| backrest バックレスト | 627 |
| back strength 背筋力 | 619 |
| bactericide 殺菌薬 | 337 |
| bacteriological examination 細菌学的検査 | 327 |
| bacterium 細菌 | 327 |
| Baelz, Erwin (Erwin von Baelz) ベルツ | 692 |
| balance 天秤 | 563 |
| balance beam 平均台 | 684 |
| balance dysfunction バランス障害 | 634 |
| balance of sitting 座位バランス | 332 |
| Balint-Holmes syndrome バリント-ホームズ症候群 | 635 |
| Balint syndrome バリント症候群 | 635 |
| ballism バリズム | 634 |
| balloon catheter バルーンカテーテル | 635 |
| balneotherapy 温泉療法 | 101 |
| bandage 包帯 | 701 |
| bandpass filter バンドパスフィルター | 632 |
| Bárány rotation test バラニー式回転検査 | 633 |
| barbell バーベル | 618 |
| barber surgeon 床屋外科医 | 578 |
| barbiturate drugs バルビツール酸系薬物 | 635 |
| baroceptor 圧受容器 | 11 |
| baroreceptor 圧受容器 | 11 |
| Barré pyramidal sign バレー錐体路徴候 | 635 |
| Barré sign バレー徴候 | 635 |
| Barré sign in upper limb 上肢バレー徴候 | 404 |
| barrier free バリアフリー | 634 |
| Barthel index バーセルインデックス | 617 |
| Barton fracture バートン骨折 | 617 |
| basal body temperature 基礎体温 | 187 |
| basal ganglia 大脳基底核 | 513 |
| basal physical fitness 基礎体力 | 187 |
| basal plate 基板 | 194 |
| baseball finger 突き指 | 545 |
| baseball shoulder 野球肩 | 741 |
| Basedow disease バセドウ病 | 626 |
| base of support 支持基底面 | 357 |
| basic activities of daily living 基本的日常生活活動 | 196 |
| basic ADL 基本的日常生活活動 | 196 |
| basic medical science 基礎医学 | 187 |
| basic (fundamental) medicine 基礎医学 | 187 |
| basic research 基礎研究 | 187 |
| basilar artery 脳底動脈 | 612 |
| basin phenomenon 洗面現象 | 487 |
| basket cell バスケット細胞 | 626 |
| bathing of the newborn 沐浴 | 736 |
| bathing service 入浴サービス | 600 |
| battered child syndrome 被虐待児症候群 | 645 |
| beam non-uniformity ratio ビーム不均等率 | 643 |
| bearing down 努責 | 580 |
| Becker muscular dystrophy ベッカー型筋ジストロフィー | 688 |
| bed bath 清拭 | 461 |
| bedpan 便器 | 693 |
| bed ridden 寝たきり | 604 |
| bedside ベッドサイド | 689 |
| bedside commode ポータブルトイレ | 702 |
| bedside learning ベッドサイドラーニング | 689 |
| bed utilization (occupancy) rate 病床利用率 | 656 |
| Beevor sign ビーヴァー徴候 | 642 |
| behavior 行動 | 291 |
| behavior analysis 行動分析 | 292 |
| behavior therapy 行動療法 | 292 |
| Behçet disease ベーチェット病 | 687 |
| being 存在 | 499 |
| Bell-Magendie law ベル-マジャンディの法則 | 692 |
| Bell palsy ベル麻痺 | 693 |
| Bell phenomenon ベル現象 | 691 |
| bell-shape ベル型 | 691 |

| | |
|---|---|
| below-knee prosthesis 下腿義足 | 134 |
| bench alignment ベンチアライメント | 695 |
| Bender Gestalt Test ベンダー・ゲシュタルト検査 | 695 |
| Benedict-Roth [type] respirometer ベネディクト-ロス型呼吸計 | 690 |
| beneficial effect curve 薬効曲線 | 742 |
| benign hyperphenylalaninemia 良性高フェニルアラニン血症 | 665 |
| benign paroxysmal positional vertigo 良性発作性頭位めまい症 | 768 |
| benign prostatic hyperplasia (hypertrophy) 前立腺肥大症 | 488 |
| benign tumor 良性腫瘍 | 768 |
| Bennett [dislocation-] fracture ベネット[脱臼]骨折 | 690 |
| Benton visual retention test ベントン視覚記銘検査 | 696 |
| benzodiazepine derivative antianxiety drugs ベンゾジアゼピン系抗不安薬 | 695 |
| Berg Balance Scale バークバランススケール | 194 |
| beriberi heart 脚気心 | 137 |
| beriberi neuropathy 脚気ニューロパチー | 137 |
| beriberi polyneuropathy 脚気多発神経炎 | 137 |
| bias バイアス | 618 |
| biaxial joint 2軸性関節 | 593 |
| bicarbonate buffer system 炭酸・重炭酸緩衝系 | 525 |
| bicarbonate ion 重炭酸イオン | 385 |
| biceps brachii muscle 上腕二頭筋 | 411 |
| biceps reflex 上腕二頭筋反射 | 411 |
| bicipital tendinitis 上腕二頭筋[長頭]腱炎 | 411 |
| bicuspid valve 二尖弁 | 494 |
| bidirectional conduction 両側伝導 | 768 |
| bile 胆汁 | 526 |
| bile duct 胆道 | 527 |
| bile passage 胆道 | 527 |
| bile stone 胆石 | 526 |
| biliary system 胆管系(胆道系) | 527 |
| biliary tract 胆道 | 527 |
| bilirubin ビリルビン | 659 |
| bilirubin encephalopathy ビリルビン脳症 | 122 |
| bilirubin in blood 血中ビリルビン | 264 |
| binaural hearing effect 両耳聴効果 | 768 |
| Binet, Alfred ビネー | 650 |
| binomial distribution 二項分布 | 593 |
| Binswanger disease ビンスワンガー病 | 660 |
| bioactive substances 生物活性物質 | 469 |
| bioassay バイオアッセイ | 618 |
| biochemistry 生化学 | 458 |
| bioclean patient's room バイオクリーンルーム | 726 |
| bioclean room バイオクリーンルーム | 726 |
| bioengineering 生体工学 | 465 |
| bioethics 生命倫理 | 468 |
| biofeedback バイオフィードバック | 618 |
| bioinformational engineering 生体情報工学 | 466 |
| biological assay 生物検定 | 618 |
| biological clock 生物時計 | 467 |
| biological determination 生物学的定量法 | 618 |
| biological rhythm 生物リズム | 619 |
| biological specimen test 検体検査 | 273 |
| biomagnetic fields measurement 生体磁気計測 | 466 |
| biomaterial バイオマテリアル | 60 |
| biomaterials 医療材料 | 51 |
| biomechanics バイオメカニクス | 618 |
| biomechanism バイオメカニズム | 618 |
| biomedical engineering 医用生体工学 | 49 |
| biomedical material 医用材料 | 49 |
| biopsy 生検 | 460 |
| biorhythm バイオリズム | 619 |
| biotechnology 生物工学 | 467 |
| biphasic square-wave 2相性矩形波 | 595 |
| bipolar cell 双極細胞 | 490 |
| bipolar derivation 双極導出法 | 490 |
| bipolar disorder 双極性うつ病 | 489 |
| bipolar montage 双極モンタージュ | 490 |
| bipolar recording 双極記録 | 490 |
| birth 出産 | 392 |
| birth defect 先天異常 | 484 |
| birthmark 母斑 | 710 |
| birth palsy 分娩麻痺 | 683 |
| bladder 膀胱 | 699 |
| bladder and bowel dysfunction 膀胱直腸障害 | 700 |
| bladder and rectal disturbance 膀胱直腸障害 | 700 |
| bleeding tendency 出血傾向 | 392 |
| blepharoptosis 眼瞼下垂 | 157 |
| Bleuler, Eugen ブロイラー | 679 |

| | |
|---|---|
| blindness 失明 | 371 |
| blind spot 盲点 | 735 |
| blink 瞬目 | 397 |
| blink reflex 瞬目反射 | 397 |
| blocking of thought 思考途絶 | 354 |
| blood 血液 | 256 |
| blood brain barrier 血液脳関門 | 258 |
| blood capillary 毛細血管 | 734 |
| blood cell 血球 | 259 |
| blood clot 血餅 | 264 |
| blood clotting 血液凝固 | 257 |
| blood coagulation 血液凝固 | 257 |
| blood coagulation factor 血液凝固因子 | 257 |
| blood concentration of lactic acid 血中乳酸濃度 | 264 |
| blood corpuscle 血球 | 259 |
| blood cross matching [test] 血液交差適合試験 | 257 |
| blood distribution 血液分布 | 258 |
| blood distribution 体血流分布 | 505 |
| blood donation 献血 | 268 |
| blood flow 血流 | 265 |
| blood flow rate 血流速度 | 265 |
| blood flow velocity 血流速度 | 265 |
| blood flow volume 血流量 | 265 |
| blood gas measurement 血液ガス測定 | 257 |
| blood glucose 血糖 | 264 |
| blood glucose control 血糖コントロール | 264 |
| blood group system 血液型 | 257 |
| blood hydrogen ion exponent 血液pH | 258 |
| blood-letting 瀉血 | 380 |
| blood oxygen transportation capacity 血液酸素運搬能 | 257 |
| blood plasma 血漿 | 260 |
| blood pressure 血圧 | 256 |
| blood serum 血清 | 261 |
| blood stem cell 血液幹細胞 | 490 |
| blood sugar 血糖 | 264 |
| blood sugar level after meals 食後血糖値 | 412 |
| blood transfusion 輸血 | 746 |
| blood urea nitrogen 血液尿素窒素 | 257 |
| blood vessel 血管 | 258 |
| blood withdrawal 採血 | 327 |
| bloody sputum 血性痰 | 262 |
| bloody stool 血便 | 265 |
| bluebird syndrome 青い鳥症候群 | 4 |
| Bobath method ボバース法 | 710 |
| body donation 献体 | 273 |
| body fluid 体液 | 502 |
| body mass index 体格指数 | 504 |
| body mechanics ボディメカニクス | 709 |
| body schema 身体図式 | 438 |
| body surface area 体表面積 | 515 |
| body temperature 体温 | 503 |
| body weight 体重 | 506 |
| Böhler angle ベーラー角 | 687 |
| Böhler exercise ベーラー体操 | 687 |
| Boltzmann distribution ボルツマン分布 | 712 |
| bone and joint disease 骨関節疾患 | 310 |
| bone atrophy 骨萎縮 | 308 |
| bone bank 骨バンク | 316 |
| bone cement 骨セメント | 313 |
| bone graft 骨移植 | 308 |
| bone labyrinth 骨迷路 | 316 |
| bone marrow 骨髄 | 312 |
| bone marrow transplantation 骨髄移植 | 312 |
| bone mass 骨量 | 317 |
| bone metastasis 骨転移 | 315 |
| bone mineral content 骨塩量 | 308 |
| bone mineral density 骨密度 | 316 |
| bone scintigraphy 骨シンチグラフィー | 312 |
| [bone] spur 骨棘 | 311 |
| bone trabecula 骨梁 | 317 |
| bone tumor 骨腫瘍 | 312 |
| Bonferroni method ボンフェローニの方法 | 713 |
| bony ankylosis 骨性強直 | 172 |
| boots 長靴 | 537 |
| border contrast 縁辺対比 | 717 |
| Borg rating ボルグの指数 | 349 |
| Boston brace ボストンブレース | 707 |
| Boston orthosis ボストン装具 | 707 |
| Botallo duct ボタロー管 | 574 |
| bottom-up thinking ボトムアップ思考 | 709 |
| boundary lubrication 境界潤滑 | 207 |
| boundary zone infarct 境界域梗塞 | 682 |
| Bourneville-Pringle disease ブルヌヴィーユ-プリングル病 | 262 |
| bovine spongiform encephalopathy BSE | 642 |
| bowleg O脚 | 587 |
| Bowman capsule ボーマン嚢 | 352 |
| box-and-whisker plot 箱ひげ図 | 625 |
| box-whisker plot 箱ひげ図 | 625 |
| Boyd amputation ボイド切断 | 698 |
| Boyle-Charles law ボイル-シャルルの法則 | 698 |

| | | | |
|---|---|---|---|
| brachial muscle | 上腕筋 | | 410 |
| brachial plexus | 腕神経叢 | | 786 |
| brachial plexus injury | 腕神経叢損傷 | | 786 |
| bradycardia | 徐脈 | | 417 |
| bradycinesia | 運動緩慢 | | 72 |
| bradykinesia | 運動緩慢 | | 72 |
| Bragard sign | ブラガード徴候 | | 674 |
| braille | 点字 | | 560 |
| brain concussion | 脳振盪 | | 611 |
| brain death | 脳死 | | 610 |
| brain infarction | 脳梗塞 | | 610 |
| brain mantle | 外套 | | 113 |
| brain map | 脳地図 | | 612 |
| brainstem reticular activating system 脳幹網様体賦活系 | | | 608 |
| brainstorming | ブレインストーミング | | 678 |
| brain tumor | 脳腫瘍 | | 611 |
| brake | ブレーキ(車いすの) | | 678 |
| branchial arch | 鰓弓 | | 327 |
| Brandt syndrome | ブラント症候群 | | 676 |
| breast cancer | 乳癌 | | 598 |
| breast milk | 母乳 | | 710 |
| breath | 呼吸 | | 301 |
| breath holding | 息こらえ | | 32 |
| breathing | 呼吸 | | 301 |
| breathing assist | 呼吸介助法 | | 302 |
| bridging exercise | ブリッジ運動 | | 677 |
| Brief Psychiatric Rating Scale 簡易精神医学症状評価尺度 | | | 150 |
| Briquet syndrome | ブリケ症候群 | | 677 |
| Broca, Pierre-Paul | ブローカ | | 679 |
| Broca aphasia | ブローカ失語 | | 74 |
| Broca index | ブローカ指数 | | 680 |
| Brodmann brain map ブロードマンの脳地図 | | | 680 |
| bronchial asthma | 気管支喘息 | | 181 |
| bronchial drainage | 排痰法 | | 621 |
| bronchial stenosis | 気管支狭窄 | | 180 |
| bronchitis | 気管支炎 | | 180 |
| bronchoscope | 気管支鏡 | | 180 |
| bronchus | 気管支 | | 180 |
| Brownian motion | ブラウン運動 | | 674 |
| Brown-Séquard syndrome ブラウン-セカール症候群 | | | 472 |
| browsing | ブラウジング | | 674 |
| Bruce protocol | ブルース法 | | 678 |
| Brudzinski sign | ブルジンスキー徴候 | | 678 |
| bruise | 皮下出血 | | 644 |
| Brunnstrom [recovery] stage ブルンストロームステージ | | | 678 |
| Bruns nystagmus | ブルンス眼振 | | 678 |
| buccolingual dyskinesia 口舌ジスキネジー | | | 287 |
| bucket seat | バケットシート | | 624 |
| buckling | 膝くずれ | | 645 |
| Buerger disease | バージャー病 | | 616 |
| buffer action | 緩衝作用 | | 161 |
| buffer system | 緩衝系 | | 160 |
| bug | バグ | | 623 |
| buggy | バギー | | 623 |
| bulbar palsy | 球麻痺 | | 205 |
| bulbar paralysis | 球麻痺 | | 205 |
| bulbospinal muscular atrophy 球脊髄性筋萎縮症 | | | 204 |
| bulbourethral gland | 尿道球腺 | | 119 |
| bulging eyes | びっくり眼 | | 649 |
| bulla | ブラ | | 674 |
| bullous pemphigoid | 水疱性類天疱瘡 | | 774 |
| bullying | いじめ | | 37 |
| bundle branch block | 脚ブロック | | 197 |
| bundled payment | 包括払い | | 699 |
| bundle of His | ヒス束 | | 646 |
| buoyancy | 浮力 | | 677 |
| burn | 熱傷 | | 605 |
| burn index | 熱傷指数 | | 606 |
| burning pain | 灼熱痛 | | 380 |
| burnout | バーンアウト | | 735 |
| burnout syndrome | 燃え尽き症候群 | | 735 |
| business monopoly | 業務独占 | | 213 |
| business prohibition to profession 業務独占 | | | 213 |
| butterfly rash | 蝶形紅斑 | | 538 |
| butterfly type jacket バタフライ型体幹装具 | | | 626 |
| buttery | 電池 | | 561 |
| buttonhole deformity | ボタン穴変形 | | 708 |

## C

| | | | |
|---|---|---|---|
| cadence | 歩行率 | | 705 |
| cadmium poisoning | カドミウム中毒 | | 141 |
| café-au-lait spot | カフェオレ斑 | | 142 |
| caisson disease | ケイソン病 | | 478 |
| calcaneocavus | 踵凹足 | | 398 |
| calcarine sulcus | 鳥距溝 | | 538 |
| calcification | 石灰化 | | 474 |
| calcitonin | カルシトニン | | 147 |

| | |
|---|---|
| calcium　カルシウム | 147 |
| calcium calculus (stone) | |
| 　カルシウム結石 | 147 |
| calcium metabolism disorder | |
| 　カルシウム代謝異常 | 147 |
| calculation　計算力 | 247 |
| calculus (pl. calculi)　結石 | 262 |
| calendar age　暦年齢 | 776 |
| calibration　キャリブレーション | 199 |
| caliper　キャリパー | 199 |
| callosal apraxia　脳梁失行 | 613 |
| callosal disconnection syndrome | |
| 　脳梁離断症候群 | 614 |
| callosal syndrome　脳梁症候群 | 614 |
| callosity　べんち(胼胝) | 695 |
| callus　仮骨 | 127 |
| callus　べんち(胼胝) | 695 |
| caloric nystagmus　温度眼振 | 102 |
| calorie　カロリー | 148 |
| calorie　熱量 | 606 |
| Calorie counter　カロリーカウンター | 148 |
| camp fever　キャンプ熱 | 709 |
| *Campylobacter* infectious disease | |
| 　カンピロバクター感染症 | 175 |
| Canadian crutch　カナディアンクラッチ | 142 |
| Canadian hip prosthesis　カナダ式股義足 | 141 |
| cancellous bone　海綿骨 | 117 |
| cancer　癌 | 149 |
| candidiasis　カンジダ症 | 159 |
| cane　杖 | 545 |
| Cannon Medicinae　医学正典 | 29 |
| capillary blood vessel　毛細血管 | 734 |
| capillary tube　毛細血管 | 734 |
| capsular hemiplegia　内包性片麻痺 | 587 |
| carbamazepine　カルバマゼピン | 148 |
| carbohydrate　炭水化物 | 568 |
| carbohydrate metabolism　糖代謝 | 570 |
| carbon dioxide　二酸化炭素 | 593 |
| carbon dioxide narcosis | |
| 　二酸化炭素ナルコーシス | 593 |
| carbon dioxide partial pressure | |
| 　二酸化炭素分圧 | 593 |
| carbon fiber　カーボン繊維 | 103 |
| carbonic acid　炭酸・重炭酸緩衝系 | 525 |
| carbon monoxide poisoning | |
| 　一酸化炭素中毒 | 44 |
| carcinoid　カルチノイド | 147 |
| carcinoma　癌 | 149 |
| carcinoma of esophagus　食道癌 | 414 |

| | |
|---|---|
| carcinoma of lung　肺癌 | 619 |
| carcinoma of stomach　胃癌 | 31 |
| carcinomatous neuropathy | |
| 　癌性ニューロパチー | 163 |
| cardiac catheterization　心カテーテル法 | 420 |
| cardiac contraction　心収縮 | 434 |
| cardiac defibrillator　除細動器 | 415 |
| cardiac dysfunction　心機能障害 | 420 |
| cardiac enlargement　心拡大 | 420 |
| cardiac hypertrophy　心肥大 | 440 |
| cardiac index　心臓指数 | 436 |
| cardiac lung　心性肺 | 435 |
| cardiac massage　心[臓]マッサージ | 436 |
| cardiac muscle　心筋 | 420 |
| cardiac neurosis　心臓神経症 | 436 |
| cardiac output　心拍出量 | 440 |
| cardiac pacemaker　心臓ペースメーカ | 436 |
| cardiac pump dysfunction | |
| 　心ポンプ機能障害 | 442 |
| cardiac tamponade　心タンポナーデ | 438 |
| cardiac valve replacement　弁置換術 | 696 |
| cardiogenic cerebral embolism | |
| 　心原性脳塞栓[症] | 427 |
| cardiogenic shock　心原性ショック | 427 |
| cardiomegaly　心拡大 | 420 |
| cardiomyopathy　心筋症 | 421 |
| cardiopalmus　心悸亢進 | 420 |
| cardiopulmonary arrest　心肺停止 | 440 |
| cardiopulmonary cerebral resuscitation | |
| 　救急救命 | 200 |
| cardiothoracic index　心肺係数 | 420 |
| cardiothoracic ratio　心胸比 | 420 |
| care　介護 | 104 |
| careburden　介護負担 | 106 |
| care coordination | |
| 　ケアコーディネーション | 245 |
| care coordinator　ケアコーディネーター | 106 |
| care dog　介助犬 | 109 |
| caregiver　介護者 | 106 |
| care management　ケアマネジメント | 245 |
| care manager　介護支援専門員 | 106 |
| care service　介護支援サービス | 106 |
| care service plan　介護サービス計画 | 105 |
| care taker　介護者 | 106 |
| care worker　ケアワーカー | 245 |
| carotene　カロチン | 148 |
| carotid body reflex　頸動脈小体反射 | 252 |
| carotin　カロチン | 148 |
| carpal bones　手根骨 | 390 |

| | |
|---|---|
| carpal stretch test　手関節伸展テスト…… | 197 |
| carpal tunnel syndrome　手根管症候群…… | 390 |
| Carpenter effect　カーペンター効果…… | 103 |
| carpometacarpal joint　手根中手関節…… | 390 |
| carrier　キャリア…… | 199 |
| carrying angle　肘外偏角…… | 534 |
| car sickness　乗物酔い…… | 576 |
| cartilage　軟骨…… | 590 |
| cartilages of larynx　喉頭軟骨…… | 292 |
| cartilaginous exostosis　軟骨性外骨腫…… | 315 |
| case-control study　ケースコントロール研究…… | 254 |
| case management　ケースマネジメント…… | 254 |
| caseous necrosis　乾酪壊死…… | 177 |
| case report　ケースレポート…… | 255 |
| case study　症例研究…… | 410 |
| case supervisor　ケースバイザー…… | 254 |
| casevisor　ケースバイザー…… | 254 |
| case worker　ケースワーカー…… | 494 |
| cash benefit against heavy copayment　高額療養費支給制度…… | 278 |
| cash benefit for heavy copayment　高額療養費支給制度…… | 278 |
| caster　キャスター…… | 198 |
| catabolism　異化[作用]…… | 31 |
| catalepsy　カタレプシー…… | 136 |
| catalyst　触媒…… | 414 |
| catarrh　カタル…… | 136 |
| catatonic schizophrenia　緊張型統合失調症…… | 225 |
| cat cry syndrome　猫鳴き症候群…… | 604 |
| catecholamine　カテコールアミン…… | 141 |
| category　範疇…… | 639 |
| category data　カテゴリーデータ…… | 141 |
| catheter　カテーテル…… | 141 |
| catheter indwelling　カテーテル留置法…… | 141 |
| cathode　陰極…… | 55 |
| cauda equina　馬尾…… | 632 |
| cauda equina injury　馬尾損傷…… | 632 |
| cauda equina syndrome　馬尾症候群…… | 632 |
| caudal　尾側…… | 647 |
| caudate nucleus　尾状核…… | 646 |
| causalgia　カウザルギー…… | 119 |
| causal relationship　因果関係…… | 55 |
| cavitation　キャビテーション…… | 199 |
| cavity　腔…… | 231 |
| cecum　盲腸…… | 735 |
| celiotomy　開腹[術]…… | 116 |
| cell　細胞…… | 332 |
| cell death　細胞死…… | 333 |
| cell division　細胞分裂…… | 333 |
| cell respiration　細胞呼吸…… | 585 |
| cellulitis　蜂巣炎…… | 701 |
| cellulose　セルロース…… | 477 |
| centenarian　百寿者…… | 652 |
| center　中枢…… | 535 |
| Center for Epidemiologic Studies Depression Scale　CES-Dスケール…… | 474 |
| center of body gravity　身体重心…… | 437 |
| center of gravity　重心…… | 384 |
| center of ground reaction force　床反力作用点中心…… | 495 |
| center of mass　質量中心…… | 437 |
| center of pressure　圧中心点…… | 11 |
| center of pressure　足圧中心…… | 495 |
| central canal　脊髄中心管…… | 472 |
| central canal　中心管…… | 472, 623 |
| central conduction time　中枢伝導時間…… | 535 |
| central core disease　セントラルコア病…… | 486 |
| central dogma　セントラルドグマ…… | 486 |
| central hip dislocation　股関節中心性脱臼…… | 301 |
| central medical treatment division　中央診療部門…… | 533 |
| central muscular fatigue　中枢性筋疲労…… | 535 |
| central nervous system　中枢神経[系]…… | 535 |
| central spinal cord injury　中心型脊髄損傷…… | 534 |
| central spinal cord syndrome　脊髄中心症候群…… | 472 |
| central sulcus　中心溝…… | 534 |
| central vein catheter　中心静脈カテーテル…… | 535 |
| central venous catheter　中心静脈カテーテル…… | 535 |
| central venous pressure　中心静脈圧…… | 535 |
| central visual field　中心視野…… | 534 |
| cephalalgia　頭痛…… | 452 |
| cephalic presentation of fetus　頭位…… | 564 |
| ceramics　セラミックス…… | 476 |
| cerebellar ataxia　小脳性運動失調症…… | 408 |
| cerebellopontine angle tumor　小脳橋角部腫瘍…… | 407 |
| cerebellum　小脳…… | 407 |
| cerebral amyloid angiopathy　脳アミロイド血管症…… | 17 |
| cerebral aneurysm　脳動脈瘤…… | 613 |
| cerebral aneurysm clip　脳動脈瘤クリップ…… | 613 |

| | | | |
|---|---|---|---|
| cerebral arterial circle | 大脳動脈輪 | | 514 |
| cerebral association area | 大脳連合野 | | 515 |
| cerebral concussion | 脳振盪 | | 611 |
| cerebral cortex | 大脳皮質 | | 515 |
| cerebral death | 脳死 | | 610 |
| cerebral dominance | 半球優位性 | | 636 |
| cerebral infarct | 脳梗塞 | | 610 |
| cerebral infarction | 脳梗塞 | | 610 |
| cerebral localization theory | | | |
| | 大脳機能局在論 | | 513 |
| cerebral metabolic agents | 脳代謝賦活薬 | | 612 |
| cerebral metabolic rate of glucose | | | |
| | 脳ブドウ糖消費量 | | 613 |
| cerebral palsy | 脳性麻痺 | | 611 |
| cerebral peduncle | 大脳脚 | | 514 |
| cerebral stroke | 脳卒中 | | 612 |
| cerebral thrombosis | 脳血栓 | | 610 |
| cerebral vasodilating drug | | | |
| | 脳血管拡張薬 | | 611 |
| cerebro-cerebellar linkage | | | |
| | 大脳-小脳連関 | | 514 |
| cerebrospinal fluid | 脳脊髄液 | | 612 |
| cerebrospinal fluid examination | | | |
| | 髄液検査 | | 445 |
| cerebrospinal fluid test | 髄液検査 | | 445 |
| cerebrovascular accident | 脳血管障害 | | 609 |
| cerebrum | 大脳 | | 513 |
| certified care worker | 介護福祉士 | | 106 |
| certified prosthetist/orthotist | | | |
| | 義肢装具士 | | 184 |
| certified social worker | 社会福祉士 | | 379 |
| cerumen | 耳垢 | | 354 |
| cervical disk herniation | | | |
| | 頸椎椎間板ヘルニア | | 251 |
| cervical longissimus muscle | 頸最長筋 | | 247 |
| cervical myelopathy | 頸椎症性脊髄症 | | 251 |
| cervical plexus | 頸神経叢 | | 248 |
| cervical rib | 頸肋 | | 254 |
| cervical rib syndrome | 頸肋症候群 | | 254 |
| cervical spinal cord injury | 頸髄損傷 | | 249 |
| cervical spondylosis | 頸椎症 | | 251 |
| cervical spondylosis deformans | | | |
| | 変形性頸椎症 | | 251 |
| cervical traction | 頸椎牽引 | | 251 |
| cervical vertigo | 頸性めまい | | 248 |
| cervico-omo-brachial syndrome | | | |
| | 頸肩腕症候群 | | 245 |
| cesarian section | 帝王切開術 | | 549 |
| C fiber | C 線維 | | 346 |
| c-*fos* [gene] | c-*fos* [遺伝子] | | 346 |
| Chaddock reflex | チャドック反射 | | 533 |
| chamber pot | 便器 | | 693 |
| champagne-bottle legs | | | |
| | シャンペンボトル様筋萎縮 | | 382 |
| change of course | 経時変化 | | 247 |
| change of position | 体位変換 | | 502 |
| channel disease | チャネル病 | | 533 |
| channelopathy | チャネル病 | | 533 |
| chaos | カオス | | 120 |
| character | 性格 | | 458 |
| characteristics of disablement | 障害特性 | | 401 |
| Charcot joint | シャルコー関節 | | 424 |
| Charcot-Marie-Tooth disease | | | |
| | シャルコー-マリー-ツース病 | | 381 |
| chart | カルテ | | 147 |
| chasing it by eyes | 追視 | | 543 |
| check socket | チェックソケット | | 530 |
| cheiro-oral syndrome | 手掌口症候群 | | 391 |
| chemical transmitter | 化学伝達物質 | | 121 |
| chemoreceptor | 化学受容器 | | 121 |
| chemotransmitter | 化学伝達物質 | | 121 |
| Chernoff face graph | | | |
| | チャーノフの顔形グラフ | | 119 |
| chest circumference | 胸囲 | | 206 |
| chest lead | 胸部誘導 | | 212 |
| chest pain | 胸痛 | | 211 |
| chest physical therapy | 胸部理学療法 | | 212 |
| chest physiotherapy | 胸部理学療法 | | 212 |
| chest respiration | 胸式呼吸 | | 209 |
| chest roentgenography | 胸部 X 線検査 | | 212 |
| chest X-ray examination | 胸部 X 線検査 | | 212 |
| chewing | 咀嚼 | | 498 |
| Cheyne-Stokes respiration | | | |
| | チェーン-ストークス呼吸 | | 530 |
| Chiari malformation | キアリ奇形 | | 178 |
| Chiari operation | キアリ手術 | | 178 |
| Chiari pelvic osteotomy | | | |
| | キアリ骨盤骨切り術 | | 178 |
| chief complaint | 主訴 | | 391 |
| chilblain | しもやけ | | 376 |
| child care (child-care) | 育児 | | 34 |
| child guidance center | 児童相談所 | | 373 |
| childhood | 児童期 | | 372 |
| childhood asthma | 小児喘息 | | 407 |
| child period | 児童期 | | 372 |
| child rearing | 育児 | | 34 |
| children autism | 小児自閉症 | | 407 |
| child-training practice | しつけ(躾) | | 368 |

| | |
|---|---|
| child welfare facility　児童福祉施設 | 373 |
| Child Welfare Law　児童福祉法 | 373 |
| chimera　キメラ | 196 |
| chin control　チンコントロール | 542 |
| chi-square analysis　$\chi^2$(カイ二乗)検定 | 113 |
| chlorine ion　塩素イオン | 93 |
| chlorpromazine　クロルプロマジン | 244 |
| choked disk　うっ血乳頭 | 68 |
| cholera　コレラ | 322 |
| cholesterol　コレステロール | 322 |
| cholinergic nerve　コリン作動性神経 | 321 |
| cholinesterase　コリンエステラーゼ | 321 |
| chondriosome　コンドリオソーム | 723 |
| Chopart joint　ショパール関節 | 416 |
| Chordata　脊索動物 | 470 |
| chordate　脊索動物 | 470 |
| ラchorda tympani　鼓索神経 | 307 |
| chorditis nodosa　声帯結節 | 465 |
| choroid plexus　脈絡叢 | 724 |
| Christmas factor　クリスマス因子 | 239 |
| chroma　彩度 | 331 |
| chromosomal aberration　染色体異常 | 481 |
| chromosome　染色体 | 481 |
| chronaxie　クロナキシー | 244 |
| chronic bronchiolitis　慢性気管支炎 | 719 |
| chronic bronchitis　慢性気管支炎 | 719 |
| chronic fatigue syndrome | |
| 　慢性疲労症候群 | 720 |
| chronic heart failure　慢性心不全 | 719 |
| chronic inflammatory demyelinating polyneuropathy | |
| 　慢性炎症性脱髄性多発神経炎 | 718 |
| chronicity　慢性 | 718 |
| chronic obstructive pulmonary disease | |
| 　慢性閉塞性肺疾患 | 720 |
| chronic progressive subcortical encephalopathy | |
| 　慢性進行性皮質下脳症 | 660 |
| chronic pyogenic osteomyelitis | |
| 　慢性化膿性骨髄炎 | 719 |
| chronic renal failure　慢性腎不全 | 719 |
| chronic respiratory failure | |
| 　慢性呼吸不全 | 719 |
| chronic subdural hematoma | |
| 　慢性硬膜下血腫 | 719 |
| chronobiology　時間生物学 | 350 |
| chronological age　暦年齢 | 776 |
| chuck pinch　三指つまみ | 342 |
| chukka　チャッカ靴 | 533 |
| ciliary sign　まつげ徴候 | 716 |
| ciliated cell　線毛細胞 | 488 |
| cingulate gyrus　帯状回 | 507 |
| circadian rhythm　サーカディアンリズム | 326 |
| circuit exercise　サーキットトレーニング | 326 |
| circuit training　サーキットトレーニング | 326 |
| circular reactions　循環反応 | 396 |
| circulating system　循環系 | 395 |
| circulatory system　循環系 | 395 |
| ラcirculus arteriosus cerebri　大脳動脈輪 | 514 |
| circumduction gait　分回し歩行 | 683 |
| circumference　周径 | 383 |
| circumflex branch　回旋枝 | 109 |
| cirrhosis　肝硬変 | 157 |
| citric acid cycle　クエン酸回路 | 581 |
| clamp　クランプ | 158 |
| Clara cell　クララ細胞 | 238 |
| Clarke column　クラーク柱 | 236 |
| Clarke nucleus　クラーク核 | 236 |
| classical conditioning　古典的条件づけ | 317 |
| class-identification　帰属意識 | 187 |
| classification　類型化 | 774 |
| classification of pump failure | |
| 　ポンプ不全の分類 | 713 |
| claudication　跛行 | 625 |
| claustrum　前障 | 480 |
| clavicle　鎖骨 | 336 |
| clavicle band　クラビクルバンド | 238 |
| clawhand(claw hand)　鷲手 | 785 |
| clean area　清潔区域 | 460 |
| clean room　無菌室 | 726 |
| clearance　クリアランス | 239 |
| cleft lip　口唇裂 | 286 |
| cleft palate　口蓋裂 | 278 |
| click　クリック音 | 240 |
| client-centered therapy | |
| 　クライエント中心療法 | 237 |
| climacterium　更年期 | 293 |
| climbing fiber　登上線維 | 579 |
| clinic　診療所 | 443 |
| clinical chart　カルテ | 147 |
| clinical clerkship | |
| 　クリニカルクラークシップ | 240 |
| clinical diagnosis　臨床診断 | 771 |
| clinical engineer　臨床工学技士 | 770 |
| clinical evaluation index　臨床評価指標 | 772 |
| clinical medical science　臨床医学 | 770 |
| clinical path　クリニカルパス | 240 |
| clinical pathway　クリニカルパスウェイ | 240 |

clinical pharmacology 臨床薬理学 ......... 772
clinical practice 臨床実習 ............... 770
clinical psychologist 臨床心理士 ......... 771
clinical psychology 臨床心理学 .......... 771
clinical reasoning 臨床推論 .............. 771
clinical research 臨床研究 ............... 770
clinical study 臨床研究 .................. 770
clinic without hospitalization bed
　　無床診療所 ............................ 727
clomipramine hydrochloride
　　塩酸クロミプラミン ................... 90
clone クローン ............................ 243
clonic perseveration 間代性保続 ......... 173
clonic seizures 間代発作 ................. 173
clonus 間代 ................................ 173
closed fracture 閉鎖骨折 ................. 685
closed kinetic chain 閉鎖性運動連鎖 .... 686
closed-loop system 閉ループ系 .......... 687
closed pack 閂 ............................. 174
closed packed position 関節固定肢位 .... 166
closed ward 閉鎖病棟 ..................... 686
*Clostridium botulinum* ボツリヌス菌 ... 709
clubbed finger ばち指 .................... 627
cluster analysis クラスター分析 ........ 238
CM joint CM 関節 ......................... 390
coaching コーチング ...................... 299
coat of tongue 舌苔 ...................... 475
Cobb angle コブ角 ........................ 318
cochlea 蝸牛 .............................. 121
cochlear implant 人工内耳 ............... 432
cochlear nerve 蝸牛神経 ................. 122
Cochrane systematic review
　　コクランシステマティックレビュー .... 306
cocktail party phenomenon
　　カクテルパーティー現象 .............. 126
cock-up splint コックアップスプリント ... 311
Code of Hammurabi ハンムラビ法典 ...... 641
coefficient of determination 決定係数 ... 264
coefficient of determination adjusted for
　　degrees of freedom
　　自由度調整済み決定係数 ............. 386
coefficient of variation 変動係数 ...... 696
coenzyme 補酵素 .......................... 705
coffee-ground vomit
　　コーヒー残渣様吐物 ................... 299
cognition 認知 ............................ 603
cognitive rehabilitation
　　認知リハビリテーション .............. 603
cognitive science 認知科学 .............. 603

cogwheel phenomenon 歯車様現象 ........ 624
cohort study コホート研究 ............... 318
cold compress 冷湿布 ..................... 775
cold fomentation 冷湿布 .................. 775
cold sensation 冷覚 ...................... 775
collagen disease 膠原病 .................. 281
collagen fiber 膠原線維 .................. 281
collapse 虚脱 ............................. 217
collar カラー ............................. 145
collar bone 鎖骨 ......................... 336
collateral circulation 側副血行 ......... 497
collateral ligament 側副靱帯 ............ 497
collecting information 情報収集 ........ 408
collecting tube 集合管 ................... 383
collection of urinary specimen 採尿 .... 332
Colles fracture コーレス骨折 ............ 300
Collier sign コリアー徴候 ............... 649
colliquative necrosis 融解壊死 ......... 744
collodiaphyseal angle 頸体角 ........... 250
colon 結腸 ................................ 264
color sensation 色覚 .................... 350
color sense 色覚 ......................... 350
color tone 色調 .......................... 351
columnar epithelial cell 円柱上皮細胞 ... 93
coma 昏睡 ................................. 323
combined vaccine 混合ワクチン .......... 323
comedical staff コメディカル ........... 319
comfort 安楽 .............................. 26
commissural fibers 交連線維 ............ 298
commissural inhibition 交連性抑制 ..... 298
commissure 交連 .......................... 298
common bile duct 総胆管 ................ 492
common carotid artery 総頸動脈 ........ 490
common disease コモンディジーズ ....... 319
common integument 外皮 .................. 116
common logarithm 常用対数 .............. 410
common peroneal nerve 総腓骨神経 ..... 493
commotion of brain 脳振盪 ............. 611
communicable disease 伝染病 ........... 561
communicable disease by peroral infection
　　経口伝染病 ........................... 246
communicable infection 伝染性感染症 ... 561
communicating branch 交通枝 ........... 483
communication コミュニケーション ...... 318
communication aid 意思伝達装置 ........ 37
communication skill
　　コミュニケーションスキル ........... 319
community コミュニティ .................. 319
community-acquired infection 市中感染 ... 367

community medical program
　地域医療計画……………………………… 529
community rehabilitation
　地域リハビリテーション……………… 529
comorbidity　併存症 …………………… 686
compact bone　緻密骨 ………………… 532
compartment syndrome
　コンパートメント症候群 ……………… 324
compensated acidosis
　代償性アシドーシス …………………… 507
compensated alkalosis
　代償性アルカローシス………………… 508
compensation　補償 …………………… 707
compensation for function　機能代償… 193
compensatory hypertrophy　代償性肥大 … 508
compensatory movement (motion)
　代償運動………………………………… 507
competence　資質 ……………………… 358
competence for solving problems
　問題解決能力 …………………………… 739
competency　適性 ……………………… 554
complaint　愁訴 ………………………… 384
complement　補体 ……………………… 708
complete ankylosis　完全強直 ………… 172
complete atrioventricular
　block(A-V)block　完全房室ブロック …… 172
complete bed rest　絶対安静 …………… 475
complete spinal cord injury
　完全［型］脊髄損傷 …………………… 171
complete [spinal cord] injury　完全損傷 … 172
complex　コンプレックス ……………… 324
complexion　顔貌 ……………………… 175
complex system　複雑系 ………………… 667
compliance　コンプライアンス………… 324
complication　合併症 …………………… 140
component　コンポーネント …………… 324
component transfusion　成分輸血 …… 468
composition of center of gravity
　合成重心………………………………… 287
composition of forces　力の合成……… 530
compound fracture　複雑骨折 ………… 117
comprehensive geriatric assessment
　高齢者総合機能評価 …………………… 298
comprehensive medical care　包括医療 …… 699
comprehensive medicine　全人的医療 …… 482
compression　圧迫手技 ………………… 11
compression fracture　圧迫骨折 ……… 11
compression fracture of vertebral body
　椎体圧迫骨折 …………………………… 544

compression hip screw
　コンプレッションヒップスクリュー……… 324
compression myelopathy　圧迫性脊髄障害 …… 11
compression neuropathy
　圧迫性神経障害 ………………………… 296
compression test of cervical vertebra
　頸椎圧迫テスト ………………………… 453
compulsive idea　強迫観念 …………… 212
compulsory automobile liability insurance
　自賠責保険……………………………… 374
computed tomography
　コンピュータ断層撮影［法］ ………… 324
Computer-Aided Design　CAD………… 198
computer-based patient record
　電子カルテ……………………………… 560
computerized tomography
　コンピュータ断層撮影［法］ ………… 324
concentric contraction　求心性収縮…… 201
concentric inhibition　求心性抑制……… 388
concept　概念 …………………………… 114
conception of death　死生観 …………… 363
conditioned reflex　条件反射 ………… 402
conditioning　条件づけ ………………… 402
conduct　行為 …………………………… 276
conductance　コンダクタンス ………… 323
conduct disorders　行為障害 …………… 276
conduction　伝導 ……………………… 562
conduction aphasia　伝導失語 ………… 562
condyle　顆 ……………………………… 103
condyloid (condylar) joint　顆状関節 …… 517
cone　錐体 ……………………………… 446
cone syndrome　脊髄円錐症候群 ……… 470
confabulation　作話 …………………… 336
conference　カンファレンス …………… 175
confidence interval　信頼区間 ………… 442
conflict　葛藤 …………………………… 138
confounding factor　交絡因子 ………… 296
confrontation test　対座法 …………… 505
confused period　混乱期 ……………… 325
confusion　錯乱 ………………………… 336
congelation　凍傷 ……………………… 569
congenital anomaly　先天異常 ………… 484
congenital cervical synostosis
　先天性頸椎癒合症 ……………………… 240
congenital clubfoot　先天性内反足 …… 485
congenital constriction band syndrome
　先天性絞扼輪症候群 …………………… 484
congenital dislocation of hip joint
　先天性股関節脱臼 ……………………… 484

|  |  |  |
|---|---|---|
| congenital hypothyroidism 先天性甲状腺機能低下症 | | 484 |
| congenital immunodeficiency syndrome 先天性免疫不全症候群 | | 274 |
| congenital malformation | 先天奇形 | 484 |
| congenital muscular dystrophy 先天性筋ジストロフィー | | 484 |
| congenital muscular torticollis 先天性筋性斜頸 | | 484 |
| congenital myopathy | 先天性ミオパチー | 485 |
| congenital rubella syndrome 先天性風疹症候群 | | 485 |
| congestion | うっ血 | 68 |
| congestive heart failure | うっ血性心不全 | 68 |
| conjugate deviation | 共同偏視 | 211 |
| conjunctivitis | 結膜炎 | 265 |
| connective tissue | 結合[組]織 | 260 |
| connective tissue disease | 結合[組]織病 | 260 |
| Conn syndrome | コン症候群 | 273 |
| conoid ligament | 円錐靱帯 | 93 |
| consciousness | 意識 | 35 |
| consciousness disturbance | 意識障害 | 36 |
| consciousness of disease | 病識 | 655 |
| consequence | 帰結 | 183 |
| conservation of energy | エネルギー保存 | 87 |
| conservative treatment | 保存療法 | 708 |
| consistency | 一致度 | 45 |
| constant friction knee joint | 定摩擦膝 | 551 |
| constant term | 定数項 | 551 |
| constipation | 便秘 | 696 |
| constitutional bone disease | 骨系統疾患 | 311 |
| constriction of visual field | 視野狭窄 | 379 |
| constructional apraxia | 構成失行 | 287 |
| constructional disability | 構成障害 | 287 |
| construct validity | 構成概念妥当性 | 286 |
| consultation instructor | 相談指導員 | 492 |
| consultation-liaison psychiatry コンサルテーション・リエゾン精神医学 | | 323 |
| contact dermatitis | 接触性皮膚炎 | 475 |
| contamination | 汚染 | 98 |
| content validity | 内容妥当性 | 589 |
| continued fever | 稽留熱 | 253 |
| continuing education | 継続教育 | 498 |
| continuous passive motion 持続的受(他)動運動 | | 365 |
| continuous positive airway pressure 持続的気道内陽圧[呼吸法] | | 365 |
| continuous traction | 持続牽引 | 365 |
| continuous variate | 連続変量 | 778 |
| contraction | 収縮 | 383 |
| contracture | 拘縮 | 285 |
| contraindication | 禁忌 | 221 |
| contrast agent | 造影剤 | 489 |
| contrast bath | 交代浴 | 289 |
| contrast enhanced CT | 造影増強CT | 489 |
| contrast medium | 造影剤 | 489 |
| contrast noise ratio | コントラスト雑音比 | 324 |
| contribution | 寄与率 | 217 |
| control | 制御 | 459 |
| control | 対照 | 507 |
| control cable system | コントロール[ケーブル]システム | 324 |
| control group | 対照群 | 507 |
| control of water-drinking | 飲水調節 | 55 |
| control theory | 制御理論 | 459 |
| contusion | 打撲[傷] | 523 |
| conus medullaris syndrome 脊髄円錐症候群 | | 470 |
| convalescence | 回復期 | 116 |
| convection | 対流 | 516 |
| conventional[type of]below-knee prosthesis | 在来式下腿義足 | 334 |
| Convention on the Rights of the Child 子どもの権利条約 | | 317 |
| convergence | 輻輳 | 669 |
| conversion | 変換 | 693 |
| conversion heat | 転換熱 | 559 |
| conversion hysteria | 転換ヒステリー | 559 |
| convex concave rule | 関節の凹凸の法則 | 168 |
| convulsion | 痙攣 | 253 |
| cooling down | クーリングダウン | 232 |
| coordinate space | 座標空間 | 338 |
| coordination | 協調運動 | 211 |
| coping | コーピング | 299 |
| coping | 模写 | 736 |
| copying subject | 模写課題 | 736 |
| coracoacromial ligament | 烏口肩峰靱帯 | 66 |
| coracobrachialis muscle | 烏口腕筋 | 66 |
| coracoclavicular ligament | 烏口鎖骨靱帯 | 66 |
| coracohumeral ligament | 烏口上腕靱帯 | 66 |
| coracoid process | 烏口突起 | 66 |
| Coriolis effect | コリオリ効果 | 321 |
| cornea | 角膜 | 127 |
| cornification | 角化 | 122 |
| coronal plane | 冠状面 | 478 |
| ラ corona radiata | 放線冠(大脳の) | 700 |
| coronary artery | 冠[状]動脈 | 161 |

| | |
|---|---|
| coronary artery bypass grafting  冠[状]動脈バイパス術 | 161 |
| coronary blood flow  冠血流量 | 157 |
| coronary circulation  冠循環 | 160 |
| coronary heart disease  冠[状]動脈疾患 | 162 |
| coronary insufficiency  冠不全 | 175 |
| coronary T wave  冠性T波 | 163 |
| cor pulmonale  肺性心 | 620 |
| correct discriminant ratio  正判別率 | 467 |
| correction  矯正 | 210 |
| corrective brace  矯正装具 | 210 |
| correlation  相関 | 489 |
| corset  コルセット | 322 |
| corticobulbar tract  皮質核路 | 646 |
| corticocerebral map  脳地図 | 612 |
| corticoid  コルチコイド | 322 |
| corticospinal tract  皮質脊髄路 | 646 |
| cost accounting  原価計算 | 267 |
| costal cartilage  肋軟骨 | 782 |
| cost-effectiveness analysis  費用効果分析 | 653 |
| Cotton fracture  コットン骨折 | 340 |
| Cotunnius liquid  コツニウス液 | 119 |
| cough  咳 | 470 |
| cough reflex  咳嗽反射 | 110 |
| Coulomb law  クーロンの法則 | 232 |
| Council of Social Welfare  社会福祉協議会 | 378 |
| counseling  カウンセリング | 119 |
| counter-transference  逆転移 | 197 |
| counting fingers  指数弁 | 361 |
| coupled transport  共役輸送 | 213 |
| coupling reactions  共役反応 | 213 |
| covariable  共変量 | 476 |
| covariance  共分散 | 213 |
| Cowper gland  カウパー腺 | 119 |
| coxal bone  寛骨 | 158 |
| coxarthrosis  変形性股関節症 | 694 |
| ²coxa valga  外反股 | 115 |
| ²coxa vara  内反股 | 587 |
| Cox proportional hazards model  コックス比例ハザードモデル | 311 |
| cramp  痙攣 | 253 |
| cranial nerves  脳神経 | 611 |
| craniognomy  頭蓋骨相学 | 313 |
| craniometric point  頭蓋計測点 | 565 |
| craniotomy  開頭術 | 113 |
| ²cranium  頭蓋 | 565 |
| crawl  腹這い | 633 |
| crawling  腹這い移動 | 633 |
| creatine kinase  クレアチンキナーゼ | 242 |
| creatine phosphate  クレアチンリン酸 | 242 |
| creatine phosphokinase  クレアチンホスホキナーゼ | 242 |
| creatinine clearance  クレアチニンクリアランス | 242 |
| creeping  四つ這い | 752 |
| crenotherapy  温泉療法 | 101 |
| crepitant rale  捻髪音 | 607 |
| crepitation  軋音 | 776 |
| crest  稜 | 767 |
| cretinism  クレチン症 | 484 |
| Creutzfeldt-Jakob disease  クロイツフェルト-ヤコブ(プ)病 | 243 |
| cricopharyngeus muscle  輪状咽頭筋 | 770 |
| crippled children  肢体不自由児 | 366 |
| crisis  クリーゼ | 239 |
| crisis intervention  危機介入 | 181 |
| criterion-related validity  基準関連妥当性 | 186 |
| criterion variable  目的変量 | 736 |
| critical flicker frequency  限界フリッカー頻度 | 677 |
| critical path  クリティカルパス | 240 |
| critical period  臨界期 | 769 |
| crocodile tear  ワニの涙 | 785 |
| crocodile tears syndrome  空涙症候群 | 785 |
| Crohn disease  クローン病 | 243 |
| Cronbach alpha [reliable] coefficient  クロンバックのα[信頼]係数 | 244 |
| cross-bridge theory  クロスブリッジ説 | 243 |
| crossed extension reflex  交叉[性]伸展反射 | 283 |
| crossed pyramidal tract  錐体側索路 | 111 |
| cross infection  交差感染 | 283 |
| cross-linking  架橋形成 | 122 |
| cross-linking theory  クロスリンキング説 | 244 |
| cross matching [test]  クロスマッチ[試験] | 257 |
| cross-sectional study  横断研究 | 96 |
| Crow-Fukase syndrome  クロウ-深瀬症候群 | 243 |
| crural torsion  下腿捻転 | 134 |
| crush syndrome  圧挫症候群 | 11 |
| crust  痂皮 | 142 |
| crutch  松葉杖 | 717 |

Crutchfield skull traction
　クラッチフィールド頭蓋直達牽引............ 238
crying　啼泣............................................ 549
cryotherapy　寒冷療法............................ 177
cryptorchism (cryptorchidism)
　潜伏精巣............................................... 552
cubital tunnel syndrome　肘部管症候群..... 537
ᵅcubitus valgus　外反肘......................... 115
ᵅcubitus varus　内反肘........................... 587
cueing　キューイング............................. 199
cuff　カフ.............................................. 142
cuff　半月.............................................. 636
cuff counter　月形................................. 545
cultivation　陶冶.................................... 575
cultural anthropology　文化人類学......... 682
cumulative proportion of variance
　累積寄与率........................................... 774
cumulative scale　累積スケール............. 140
cuneonavicular joint　楔舟関節.............. 260
cup arthroplasty　カップ関節形成術....... 140
cupola　クプラ....................................... 236
cupula　クプラ....................................... 236
curare intoxication　クラーレ中毒......... 236
curare-like substances　クラーレ様物質..... 237
curative treatment　根的治療............... 323
curettement　掻爬術............................... 493
curriculum　カリキュラム...................... 146
curtain sign　カーテン徴候.................... 103
Cushing disease　クッシング病.............. 235
cushion　クッション.............................. 235
custodial care　療護............................... 767
cutaneous sensation　皮膚感覚............... 655
cut-off frequency　カットオフ周波数..... 139
cut-off values　カットオフ値................. 139
cyanide poisoning　青酸中毒.................. 461
cyanosis　チアノーゼ.............................. 529
cybernetics　サイバネティックス........... 332
cyclic AMP　サイクリックAMP............ 327
cyclothymia　循環病質........................... 396
cytodiagnosis　細胞診............................ 333
cytokine　サイトカイン......................... 331
cytologic diagnosis　細胞診.................... 333
cytomegalovirus　サイトメガロウイルス..... 331

## D

daily life guidance officer　生活指導員..... 459
独Damenkorset　ダーメンコルセット..... 501

dantrolene sodium
　ダントロレンナトリウム..................... 528
dark adaptation　暗順応.......................... 23
dashboard injury　ダッシュボード損傷..... 520
database　データベース......................... 552
daughter cell　娘細胞............................ 403
day care　デイケア................................ 549
day care for disabled children　通園療育..... 544
day care hospital　デイケアホスピタル..... 551
day hospital　デイホスピタル................ 551
day service　デイサービス..................... 550
dead space　死腔.................................... 352
deafness　難聴....................................... 590
de Almeida, Luis　アルメイダ................ 21
death　死............................................... 345
death by overload　過労死.................... 148
death with dignity　尊厳死.................... 499
debridement (仏débridement)
　デブリドマン....................................... 557
decerebrate rigidity　除脳固縮............... 416
decibel　デシベル................................... 555
decision making　意思決定..................... 36
Declaration of Helsinki　ヘルシンキ宣言..... 691
declarative memory　宣言記憶.............. 479
decomposition of movements　運動の分解..... 76
decompression　除圧............................. 397
decremental conduction　減衰伝導........ 272
decrementless conduction　不減衰伝導..... 670
decubitus　臥位..................................... 103
decubitus　褥瘡..................................... 413
deduction　演繹法................................... 89
deductive method for problem solution
　演繹的問題解決法............................... 580
deep dermal burn　深部熱傷.................. 344
deep reflex　深部反射............................ 441
deep sensation　深部[感]覚................... 440
deep tendon reflex (jerk)　深部腱反射..... 441
default value　デフォルト値.................. 557
defecation desire　便意......................... 693
defect of visual field　視野欠損............. 380
defense mechanism　防衛機制............... 699
defense reflex　防御反射....................... 699
defibrillator　除細動器.......................... 415
deformation　ひずみ.............................. 647
deformity　奇形..................................... 182
deformity　変形..................................... 693
degeneration　変性................................ 695
degloving injury　皮膚剥脱損傷............. 651
deglutition　嚥下..................................... 89

| | |
|---|---|
| degree of invalidity 障害等級 | 401 |
| degrees of freedom 運動の自由度 | 76 |
| degrees of freedom 自由度 | 386 |
| dehydration 脱水 | 520 |
| dehydration 脱水症 | 520 |
| Dejerine "onion peel sensory loss" syndrome デジリーヌ「タマネギの皮状感覚消失」症候群 | 555 |
| Dejerine-Roussy syndrome デジリーヌ-ルシー症候群 | 360 |
| Dejerine-Thomas disease デジリーヌ-トーマ病 | 100 |
| delayed response 遅延反応 | 530 |
| delayed union 遷延治癒 | 477 |
| delay of initiative movement 初期遷延 | 411 |
| delirium せん妄 | 488 |
| DeLorme method デロームの原則 | 558 |
| DeLorme principle デロームの原則 | 558 |
| deltoid ligament 三角靱帯 | 340 |
| deltoid muscle 三角筋 | 340 |
| delusion 妄想 | 734 |
| delusion of injury 被害妄想 | 644 |
| delusion of persecution 被害妄想 | 644 |
| delusion of reference 関係妄想 | 156 |
| demand 要望 | 750 |
| demand for medical service fee 診療報酬請求 | 443 |
| dementia 認知症 | 603 |
| ʳdementia praecox 早発認知症 | 493 |
| demyelination 脱髄 | 520 |
| demyelinization 脱髄 | 520 |
| denaturation 変性 | 695 |
| dendrite 樹状突起 | 391 |
| dendrogram 樹形図 | 390 |
| denervation 脱神経 | 520 |
| dengue hemorrhagic fever デング出血熱 | 560 |
| denial 否認 | 650 |
| Denis Browne splint デニス・ブラウン副子 | 556 |
| dental 歯音 | 347 |
| dental calculus 歯石 | 364 |
| dental caries 齲蝕 | 67 |
| dental consonant 歯音 | 347 |
| dental laboratory technician 歯科技工士 | 348 |
| dental plaque 歯垢 | 354 |
| dental pulp 歯髄 | 361 |
| dental surgeon 歯科医師 | 348 |
| dental tophus 歯石 | 364 |
| dentate gyrus 歯状回 | 358 |
| dentate nucleus 歯状核 | 359 |
| dentato-rubro-pallido-luysian atrophy 歯状核赤核淡蒼球ルイ体萎縮症 | 359 |
| dentist 歯科医師 | 348 |
| Denver developmental screening test デンバー式発達スクリーニング検査 | 563 |
| deoxyhemoglobin デオキシヘモグロビン | 552 |
| deoxyribonucleic acid デオキシリボ核酸 | 553 |
| department of psychosomatic medicine 心療内科 | 443 |
| dependence 依存 | 41 |
| dependent variable 従属変数 | 385 |
| depersonalization neurosis 離人神経症 | 762 |
| depolarization 脱分極 | 520 |
| deposition 沈着 | 542 |
| depression うつ病 | 68 |
| depression 下制 | 131 |
| depression 抑うつ | 751 |
| depressive state うつ状態 | 68 |
| depressor 降圧薬 | 276 |
| depth mentality 深層心理 | 436 |
| depth of burn 熱傷深達度 | 606 |
| depth of invasion 深達度 | 438 |
| depth psychology 深層心理学 | 436 |
| de Quervain disease ドゥ・ケルヴァン病 | 566 |
| derivation 導出 | 569 |
| derived unit 組立単位 | 236 |
| dermal sutures out 抜糸 | 628 |
| dermatogenic contracture 皮膚性拘縮 | 651 |
| dermatome デルマトーム | 558 |
| dermis 真皮 | 440 |
| Descartes, René デカルト | 553 |
| description 叙述 | 416 |
| descriptive research 記述的研究 | 185 |
| descriptive statistics 記述統計 | 185 |
| descriptive study 記述的研究 | 185 |
| desensitization therapy 脱感作療法 | 519 |
| desynchronization 脱同調 | 520 |
| desynchronization 非同期 | 520 |
| detrusor muscle 排尿筋 | 621 |
| development 発達 | 629 |
| developmental age 発達年齢 | 630 |
| developmental dislocation of hip joint 発育性股関節脱臼 | 484 |
| developmental psychology 発達心理学 | 628 |
| developmental quotient 発達指数 | 628 |
| developmental retardation 発達遅滞 | 630 |
| deviance 逸脱 | 44 |
| deviancy 逸脱 | 44 |

|  |  |  |
|---|---|---|
| deviation | 偏倚 | 693 |
| Devic disease | デビック病 | 557 |
| diabetes in children | 小児糖尿病 | 407 |
| diabetes insipidus | 尿崩症 | 602 |
| diabetes mellitus | 糖尿病 | 572 |
| diabetic coma | 糖尿病性昏睡 | 572 |
| diabetic neuropathy | 糖尿病性ニューロパチー | 572 |
| diagnosis | 診断 | 438 |
| diagnosis by exclusion | 除外診断 | 411 |
| diagnosis-related groups/prospective payment system | DRG/PPS | 548 |
| diagnostic imaging | 画像診断法 | 132 |
| diagonal socket | ダイアゴナルソケット | 501 |
| diagonal-spiral pattern | 対角回旋パターン | 504 |
| diagonistic apraxia | 拮抗失行 | 188 |
| dial lock mechanism | ダイヤルロック機構 | 516 |
| dialogue | 対話 | 517 |
| dialysis | 透析 | 432 |
| dialysis patient | 透析患者 | 570 |
| diapedesis | 漏出 | 780 |
| diaper | おむつ | 99 |
| diaphragm | 横隔膜 | 95 |
| diaphragmatic respiration | 横隔膜呼吸 | 668 |
| diarrhea | 下痢 | 266 |
| diarthrodial joint | 可動[性]関節 | 140 |
| diarticular muscle | 二関節筋 | 591 |
| diastolic blood pressure | 拡張期血圧 | 331 |
| diathermy | ジアテルミー | 345 |
| diencephalohypophysial system | 間脳下垂体系 | 174 |
| diencephalon | 間脳 | 174 |
| diet | ダイエット | 503 |
| difference between right and left | 左右差 | 339 |
| difference in level | 段差 | 525 |
| difference of alveolar arterial oxygen partial pressure | 肺胞気動脈血酸素分圧較差 | 622 |
| difference of thoracic dilatation | 胸郭拡張差 | 208 |
| different electrode | 関電極 | 525 |
| differential amplifier | 差動増幅器 | 338 |
| differential diagnosis | 鑑別診断 | 175 |
| differential threshold | 差閾 | 696 |
| differentiation | 分化 | 681 |
| diffuse | びまん(漫)性 | 652 |
| diffuse axonal injury | びまん性軸索損傷 | 652 |
| diffuse panbronchiolitis | びまん性汎細気管支炎 | 652 |
| diffuse sclerosis | 汎発性強皮症 | 432 |
| diffusion | 拡散 | 124 |
| diffusion disturbance | 拡散障害 | 124 |
| digastric muscle | 顎二腹筋 | 127 |
| digestion | 消化 | 398 |
| digestive enzyme | 消化酵素 | 401 |
| digestive tract | 消化管 | 401 |
| digital | デジタル | 555 |
| digital compression | 指圧 | 345 |
| digital examination | 指診 | 361 |
| digitalis intoxication | ジギタリス中毒 | 351 |
| digitalis leaf | ジギタリス | 351 |
| digital signal | デジタル信号 | 555 |
| dilution and concentration test | 希釈濃縮試験 | 185 |
| diphtheria | ジフテリア | 375 |
| DIP joint | DIP関節 | 89 |
| diplegia | 両麻痺 | 768 |
| dipper | ディッパー | 551 |
| direct antiglobulin test | 直接抗グロブリン[消費]試験 | 541 |
| direct Coombs test | 直接クームス試験 | 541 |
| direct deglutition | 直接嚥下 | 541 |
| direct external force | 直達外力 | 541 |
| direction of motor development | 運動発達の方向性 | 77 |
| direct memory | 直接記憶 | 42 |
| direct radiography | 直接撮影 | 541 |
| disability | 能力低下 | 614 |
| disability model | 障害モデル | 401 |
| disability structure | 障害構造 | 399 |
| disability study | 障害学 | 398 |
| disabled person's house | 障害者住宅 | 400 |
| disablement model | 障害モデル | 401 |
| disaster | 災害 | 326 |
| discharge guidance | 退所時指導 | 508 |
| discharge planning | 退院計画 | 502 |
| discipline | しつけ(躾) | 368 |
| disclosure of information | 情報公開 | 408 |
| disconnection syndrome | 離断症候群 | 763 |
| discontinuous sound | 断続性ラ音 | 527 |
| discrete variable | 離散変量 | 761 |
| discretion | 裁量権 | 334 |
| discriminant analysis | 判別分析 | 640 |
| discriminant validity | 判別妥当性 | 640 |
| discrimination | 識別 | 351 |
| discrimination learning | 弁別学習 | 697 |

| | |
|---|---|
| discrimination threshold 弁別閾 | 696 |
| discriminative sensation 弁別性感覚 | 697 |
| discussion 考察 | 283 |
| disease 疾患 | 367 |
| disease-modifying antirheumatic drugs 疾患修飾抗リウマチ薬 | 296 |
| disease stage 病期 | 653 |
| disease type 病型 | 653 |
| disinfection 消毒 | 406 |
| disinhibition 脱抑制 | 520 |
| disk herniation 椎間板ヘルニア | 543 |
| dislocation 脱臼 | 519 |
| dislocation 転位(骨) | 558 |
| dislocation of hip joint 股関節脱臼 | 300 |
| disorder 疾患 | 367 |
| disorder of renal function 腎障害 | 434 |
| disorientation 失見当識 | 368 |
| dispersion ばらつき | 633 |
| displacement 置き換え | 98 |
| displacement 変位 | 693 |
| disposable electrode ディスポ電極 | 551 |
| disquiet 不穏 | 666 |
| dissecting aneurysm 解離性動脈瘤 | 118 |
| dissecting aorta 大動脈解離 | 512 |
| disseminated intravascular coagulation 播種性血管内凝固[症候群] | 626 |
| dissemination 播種 | 626 |
| dissertation 論文 | 784 |
| dissimilation 異化[作用] | 31 |
| dissociated sensory loss 解離性感覚障害 | 118 |
| dissociation 解離 | 118 |
| dissociative(conversion)disorders 解離性(転換性)障害 | 118 |
| dissociative identity disorder 解離性同一性障害 | 594 |
| dissociative motor disorders 解離性運動障害 | 118 |
| distal 遠位 | 88 |
| distal interphalangeal joint 遠位指節間関節 | 89 |
| distal muscular dystrophy 遠位型筋ジストロフィー | 89 |
| distal myopathy 遠位型ミオパチー | 89 |
| distribution 分布 | 683 |
| disturbance 疾患 | 367 |
| disturbance of attention 注意障害 | 533 |
| disuse 廃用 | 622 |
| disuse syndrome 廃用症候群 | 622 |
| disuse syndrome by bedrest 安静臥床による弊害 | 23 |
| diuretic 利尿薬 | 764 |
| divergence 発散 | 628 |
| diving disease 潜水病 | 478 |
| diving reflex ダイビング反射 | 515 |
| Dix-Hallpike method ホールパイク法 | 702 |
| dizziness めまい | 731 |
| Doctor's degree 博士 | 624 |
| doctoral degree 博士 | 624 |
| dog's collar sign 犬の首輪徴候 | 47 |
| doll's eye sign 人形の目徴候 | 602 |
| Dollinger foot ドリンガー足部 | 582 |
| Doman-Delacato patterning therapy ドーマン-デラカト法 | 576 |
| dominant eye 利き目 | 182 |
| dominant hemisphere 優位半球 | 744 |
| dominant inheritance 優性遺伝 | 745 |
| donor of cadaver 献体 | 273 |
| dopamine ドパミン | 581 |
| doping test ドーピングテスト | 576 |
| dorsal hand 手背 | 393 |
| dorsal horn 後角 | 278 |
| dorsalis pedis artery 足背動脈 | 497 |
| dorsal midbrain syndrome 中脳背側症候群 | 635 |
| dorsal nucleus 背核 | 236 |
| dorsal root 後根 | 283 |
| dorsiflexion 背屈 | 619 |
| dorsum of hand 手背 | 393 |
| dose 線量 | 488 |
| dosis 線量 | 488 |
| double blind test 二重盲検法 | 594 |
| double helix structure 二重らせん構造 | 595 |
| double innervation 2重神経支配 | 594 |
| double knee action 二重膝作用 | 594 |
| double masking test 二重マスク法 | 594 |
| double personality 二重人格 | 594 |
| double product ダブルプロダクト | 522 |
| double simultaneous stimulation 2点同時刺激 | 597 |
| double stance phase 両脚支持期 | 767 |
| double vision 複視 | 668 |
| double wall socket 二重ソケット | 594 |
| Douglas bag ダグラスバッグ | 518 |
| Down syndrome ダウン症候群 | 517 |
| downward rotation 下方回旋 | 143 |
| draft data 生データ | 589 |
| drainage ドレナージ | 582 |

| | |
|---|---|
| drainage of abdominal cavity | |
| 　腹腔ドレナージ | 667 |
| drawer sign　引き出し症状 | 645 |
| dream　夢 | 747 |
| dressing activities　更衣動作 | 276 |
| dressing apraxia　着衣失行 | 532 |
| drift　ドリフト | 581 |
| drooling　流涎 | 766 |
| drop arm sign　腕落下徴候 | 68 |
| drop foot　下垂足 | 130 |
| drop hand　下垂手 | 130 |
| dropping off and later picking up a questionnaire at a household | |
| 　留め置き調査 | 581 |
| drop wrist　下垂手 | 130 |
| drug dependence　薬物依存症 | 741 |
| drug dependency　薬物依存症 | 741 |
| drug eruption　薬疹 | 741 |
| druggist　薬剤師 | 741 |
| drug-induced parkinsonism | |
| 　薬物性パーキンソン症候群 | 742 |
| drug rash　薬疹 | 741 |
| drug shock　薬物[性]ショック | 741 |
| drug tolerance　薬剤耐性 | 741 |
| drunkenness　酩酊 | 729 |
| dry cough　乾性咳 | 163 |
| dry heat　乾性温熱 | 163 |
| dry skin　乾皮症 | 174 |
| dual consciousness　交代意識 | 594 |
| dual energy X-ray absorptiometry | |
| 　二重 X 線吸収測定法 | 594 |
| dual personality　二重人格 | 594 |
| Duchenne muscular dystrophy | |
| 　デュシェンヌ型筋ジストロフィー | 557 |
| Duchenne sign　デュシェンヌ現象 | 558 |
| duck gait　アヒル歩行 | 14 |
| dullness　濁音 | 518 |
| dumbbell　亜鈴 | 21 |
| dummy variable　ダミー変数 | 523 |
| dumpa　ダンパ | 416 |
| dumping syndrome　ダンピング症候群 | 528 |
| duodenum　十二指腸 | 386 |
| Dupuytren contracture | |
| 　デュピュイトラン拘縮 | 558 |
| dura mater　硬膜 | 295 |
| duty of confidentiality　守秘義務 | 393 |
| Duverney fracture　デュベルネ骨折 | 558 |
| dying status　臨死状態 | 770 |
| dynamic alignment　動的アライメント | 572 |
| dynamic hip screw | |
| 　ダイナミックヒップスクリュー | 324 |
| dynamic psychiatry　力動精神医学 | 761 |
| dynamic splint　動的スプリント | 572 |
| dynamic system approach | |
| 　ダイナミックシステムアプローチ | 512 |
| dynamometer　筋力計測機器 | 230 |
| dysarthria　構音障害 | 277 |
| dysbarism　潜函病 | 478 |
| dyscalculia　失計算 | 368 |
| dysdiadochokinesis　反復拮抗運動不能 | 640 |
| dyskinesia　ジスキネジー | 362 |
| dysphagia　嚥下障害 | 90 |
| dysplasia　異形成 | 34 |
| dyspnea　呼吸困難 | 302 |
| dyssynergia　共同運動障害 | 211 |
| dystonia　ジストニー | 362 |
| dystrophin　ジストロフィン | 362 |

# E

| | |
|---|---|
| eardrum　鼓膜 | 318 |
| ear lobe　耳垂 | 361 |
| early childhood　幼児 | 749 |
| early exposure　アーリーエクスポージャー | 2 |
| early physical therapy　早期理学療法 | 490 |
| earth　アース | 1 |
| earwax　耳垢 | 354 |
| East Asian medicine　東洋医学 | 575 |
| easy fatigability　易疲労性 | 48 |
| eating　摂食 | 475 |
| eating disorders　摂食障害 | 475 |
| Eaton-Lambert syndrome | |
| 　イートン-ランバート症候群 | 27 |
| Eaton test　イートンテスト | 27 |
| eccentric contraction　遠心性収縮 | 92 |
| echocardiography　心エコー | 419 |
| echo wave　エコー波 | 84 |
| ecological approach | |
| 　エコロジカルアプローチ | 84 |
| ecological theory　生態学的理論 | 465 |
| Economo encephalitis　エコノモ脳炎 | 84 |
| ectoblast　外胚葉 | 115 |
| ectoderm　外胚葉 | 115 |
| ectopic ossification　異所性骨化 | 40 |
| ectopic rhythm　異所性調律 | 40 |
| eczema　湿疹 | 369 |
| edema　浮腫 | 671 |

| | |
|---|---|
| **Edinger-Westphal nucleus** エディンガー-ウェストファル核 ……… 86 | electrocardiogram 心電図 ……… 439 |
| education 教育 ……… 206 | electrocautery 電気メス ……… 559 |
| **educational rehabilitation** 教育的リハビリテーション ……… 206 | electrocochleography 蝸電図 ……… 141 |
| | electrode 電極 ……… 559 |
| **education for the handicapped children** 障害児教育 ……… 399 | electrode 導子 ……… 568 |
| | electroencephalogram 脳波 ……… 613 |
| **education harmonized with medical services, medical treatment and nursing [education]** 療育 ……… 767 | electrolyte 電解質 ……… 558 |
| | electromagnetic induction 電磁誘導 ……… 561 |
| | **electromotive force vector** 起電力ベクトル ……… 188 |
| effect 効果 ……… 277 | electromyogram 筋電図 ……… 225 |
| effective dose-response curve 薬効曲線 ……… 742 | electromyogram at rest 安静時筋電図 ……… 23 |
| effective value 実効値 ……… 369 | electromyogram in motion 動作筋電図 ……… 568 |
| effects of treatment 治療効果 ……… 542 | electronics 電子工学 ……… 560 |
| efference copy 遠心性コピー ……… 92 | electron microscope 電子顕微鏡 ……… 560 |
| efficacy 効果 ……… 277 | electron transfer system 電子伝達系 ……… 560 |
| efficiency 効率 ……… 296 | electrophoresis 電気泳動 ……… 559 |
| effleurage エフルラージュ ……… 247 | electrosurgical unit 電気手術器 ……… 559 |
| effort angina 労作性狭心症 ……… 780 | electrotome 電気メス ……… 559 |
| ego 自我 ……… 347 | elevated scapula 肩甲骨高位症 ……… 393 |
| egogram エゴグラム ……… 84 | elevation 挙上 ……… 216 |
| ego identity 自我同一性 ……… 3 | elevation of trochanter 大転子高位 ……… 511 |
| ego identity 自己同一性 ……… 3 | ellipsoidal joint 楕円関節 ……… 517 |
| **Ehlers-Danlos syndrome** エーラース-ダンロス症候群 ……… 82 | ellipsoid joint 楕円関節 ……… 517 |
| | emaciation るいそう ……… 774 |
| eigenvalue 固有値 ……… 320 | **Embden-Meyerhof pathway** エムデン-マイヤーホフ経路 ……… 113 |
| **Einthoven triangle** アイントホーヘンの三角形 ……… 4 | embolism 塞栓症 ……… 496 |
| ejection fraction 駆出率 ……… 234 | embryo 胚子 ……… 620 |
| ejection period 駆出期 ……… 234 | embryogeny 発生学 ……… 628 |
| ekiri 疫痢 ……… 83 | embryology 発生学 ……… 628 |
| elastic bandage 弾性包帯 ……… 526 | **emergency measure admission** 緊急措置入院 ……… 221 |
| elasticity 弾性 ……… 526 | emergency medical care 救急医療 ……… 200 |
| elastic modulus ずれ弾性率 ……… 456 | emergency treatment 応急処置 ……… 95 |
| elastic orthosis 軟性装具 ……… 590 | emesis 嘔吐 ……… 96 |
| elastic stockings 弾性ストッキング ……… 526 | **EMG biofeedback** 筋電図バイオフィードバック ……… 226 |
| elastic supporter 弾性サポーター ……… 339 | emotion 情動 ……… 406 |
| elastin エラスチン ……… 88 | emotional disorder 情緒障害 ……… 406 |
| elbow crutch 肘杖 ……… 784 | emotional disturbance 情緒障害 ……… 406 |
| elbow extensor crutch 肘伸展杖 ……… 142 | emotional incontinence 情動失禁 ……… 406 |
| elderly 高齢者 ……… 297 | emotion and thought 情意 ……… 397 |
| Elderly Health Law 老人保健法 ……… 781 | empathy 感情移入 ……… 160 |
| elective action 選択的作用 ……… 483 | employment insurance 雇用保険 ……… 320 |
| **electrically-powered prosthesis** 電動義手 ……… 562 | **employment system for a handicapped person** 障害者雇用制度 ……… 399 |
| electric arm 電動義手 ……… 562 | empowerment エンパワーメント ……… 94 |
| electric knife 電気メス ……… 559 | emptysis 喀血 ……… 137 |
| electric potential 電位 ……… 558 | |
| electric wheelchair 電動車いす ……… 562 | |

| | | | |
|---|---|---|---|
| empty swallowing 空嚥下 | 145 | environmental factors 環境因子 | 155 |
| empyema 蓄膿[症] | 530 | enzyme 酵素 | 288 |
| encephalitis lethargica 嗜眠性脳炎 | 84 | enzyme immunoassay 酵素抗体法 | 289 |
| encephalo-trigeminal angiomatosis 大脳顔面血管腫症 | 451 | enzyme-linked immunosorbent assay 酵素免疫測定法 | 289 |
| endbrain 終脳 | 387 | eosin エオシン | 82 |
| Ender nail エンダー釘 | 93 | eosinophil 好酸球 | 283 |
| end feel 運動終末感 | 73 | eosinophile 好酸球 | 283 |
| endocarditis 心内膜炎 | 440 | ependymoblastoma 上衣芽腫 | 397 |
| endocrine エンドクリン | 94 | ependymoma 脳室上衣腫 | 610 |
| endogenous opioid 内因性オピオイド | 584 | epicritic sensation 判別性感覚 | 697 |
| endogenous psychosis 内因性精神障害 | 584 | epidemic parotiditis 流行性耳下腺炎 | 766 |
| endoneurium 神経内膜 | 426 | epidemic typhus 発疹チフス | 709 |
| endoplasmic reticulum 小胞体 | 409 | epidemiology 疫学 | 83 |
| endorphin エンドルフィン | 94 | epidural block 硬膜外ブロック | 295 |
| endoscopy 内視鏡検査 | 585 | epigastric discomfort 心窩部不快感 | 98 |
| endoskeletal prosthesis 骨格構造義肢 | 309 | epigastrium 心窩部 | 420 |
| endotracheal intubation 気管内挿管 | 181 | epilepsy てんかん | 559 |
| endurance 持久力 | 352 | epineurium 神経上膜 | 425 |
| endurance exercise 持久運動 | 549 | epiphyseal arrest 骨端線閉鎖術 | 315 |
| enema 浣腸 | 173 | epiphyseal line 骨端線 | 315 |
| energy エネルギー | 86 | epiphysial arrest 骨端線閉鎖術 | 315 |
| energy cost エネルギーコスト | 87 | epiphysial line 骨端線 | 315 |
| energy metabolism エネルギー代謝 | 87 | epiphysiodesis 成長軟骨閉鎖術 | 315 |
| energy of movement 運動エネルギー | 69 | episode memory エピソード記憶 | 87 |
| energy quotient エネルギー商 | 87 | epithelial tissue 上皮組織 | 408 |
| energy storing prosthetic foot エネルギー蓄積型足部 | 87 | equilibrium 平衡 | 685 |
| | | equilibrium disturbance 平衡機能障害 | 634 |
| enfant sauvage de l'Aveyron アヴェロンの野生児 | 4 | equilibrium reaction 平衡反応 | 685 |
| | | equinus foot 尖足 | 482 |
| engram エングラム | 89 | Erb-Charcot syndrome エルブ-シャルコー症候群 | 88 |
| Enjouji scale of infant analytic development 遠城寺式乳幼児分析的発達検査法 | 91 | Erb paralysis(palsy) エルブ麻痺 | 397 |
| | | Erb spastic paraplegia エルブ[梅毒性]強直性対麻痺 | 88 |
| enkephalin エンケファリン | 90 | erector spinae muscle 脊柱起立筋 | 472 |
| enlightenment activity 啓発活動 | 252 | ergode エルゴード | 88 |
| *Entamoeba histolytica* 赤痢アメーバ | 474 | ergometer エルゴメータ | 88 |
| enteramin エンテラミン | 477 | ergonomics 人間工学 | 602 |
| entering-school support 就学支援 | 382 | Erikson, Erik Homburger エリクソン | 88 |
| *Enterobacter* エンテロバクター［属］ | 93 | erosion びらん | 658 |
| enterotoxin エンテロトキシン | 93 | error back propagation 誤差逆伝播法 | 197 |
| enterovirus infection エンテロウイルス感染 | 93 | error theory エラー説 | 88 |
| entrapment neuropathy 絞扼性ニューロパチー | 296 | eruption 発疹 | 709 |
| | | erysipelas 丹毒 | 527 |
| entropy エントロピー | 94 | erythema 紅斑 | 293 |
| environment 環境 | 155 | erythema infectiosum 伝染性紅斑 | 769 |
| environmental control system 環境制御装置 | 155 | erythrocyte 赤血球 | 475 |
| | | erythrocyte sedimentation rate 赤沈 | 472 |

| | |
|---|---|
| erythropoietin エリスロポエチン …………… 88 | excretion on bed 床上排泄………………… 405 |
| 独 Es エス …………………………………… 46 | exercise amenorrhea 運動性無月経……… 74 |
| escape 逃避 ………………………………… 573 | exercise for low back pain 腰痛体操……… 750 |
| eschar 焼痂 ………………………………… 398 | exercise-induced asthma 運動誘発性喘息…… 79 |
| *Escherichia coli*-O157 大腸菌 O157 ……… 511 | exercise-induced hypoglycemia |
| esophageal achalasia 食道アカラシア ……… 4 | 　運動誘発性低血糖 ……………………………… 79 |
| esophageal achalasia 食道無弛緩症 ………… 4 | exercise intensity 運動強度 ……………… 72 |
| esophageal carcinoma 食道癌 …………… 414 | exercise mode 運動様式 …………………… 79 |
| esophageal speech 食道発声 ……………… 414 | exercise of weight bearing 荷重練習……… 129 |
| esophageal stage 食道期 ………………… 414 | exercise physiology 運動生理学 ………… 74 |
| esophageal varix 食道静脈瘤 …………… 414 | exercise pool 運動用プール ……………… 79 |
| essential amino acid 必須アミノ酸 ……… 649 | exercise prescription 運動処方 …………… 74 |
| essential fatty acid 必須脂肪酸 ………… 649 | exercise tolerance 運動耐容能 …………… 75 |
| essential hypertension 本態性高血圧症…… 713 | exercise tolerance test 運動負荷試験 …… 77 |
| essential lesion エッセンシャルレジョン…… 85 | exertion 労作 ……………………………… 780 |
| essential tremor 本態性振戦 …………… 713 | exertion angina 労作性狭心症 …………… 780 |
| estrangement 乖離 ……………………… 118 | exocrine secretion 外分泌………………… 117 |
| ethics 倫理 ………………………………… 773 | exocytosis 開口分泌 ……………………… 105 |
| ethmoidal bone 篩骨 …………………… 355 | exoskeletal prosthesis 殻構造義肢……… 123 |
| etiology 病因論 …………………………… 653 | expectation 期待値 ……………………… 188 |
| euphoria 多幸 ……………………………… 518 | expectation of life 平均余命 …………… 684 |
| euthanasia 安楽死 ………………………… 26 | expected value 期待値 ………………… 188 |
| evaluation 評価 …………………………… 654 | experience 経験 ………………………… 245 |
| evaluation chart of prosthetic fitting | experience of influence 作為体験 ……… 335 |
| 　適合判定表 ………………………………… 554 | experimental planning (design) |
| Evans classification エヴァンスの分類……… 82 | 　実験計画 ………………………………… 368 |
| Evans syndrome エヴァンス症候群 ………… 82 | experimental research 実験研究 ……… 368 |
| evaporation 蒸散 ………………………… 403 | expert system エキスパートシステム …… 83 |
| event-related potential 事象関連電位 …… 359 | expiratory center 呼息中枢 …………… 308 |
| eversion 外反 ……………………………… 115 | expiratory gas analysis 呼気ガス分析法…… 301 |
| eversion 外がえし ………………………… 499 | expiratory muscles 呼気筋 …………… 301 |
| evidence-based medicine EBM …………… 27 | expiratory reserve volume 予備呼気量…… 752 |
| evidence-based practice EBP ……………… 28 | expired volume per minute 分時換気量…… 682 |
| evoked electromyogram 誘発筋電図……… 746 | explanatory variable 説明変数 ………… 578 |
| evolution 進化 …………………………… 419 | explanatory variable 説明変量 ………… 476 |
| Ewing sarcoma ユーイング肉腫 ………… 744 | explicit memory 陳述記憶 ……………… 542 |
| examination of voice and speech | exploring electrode 探査電極 ………… 525 |
| 　音声言語医学的検査 ……………………… 101 | exponential distribution 指数分布……… 361 |
| exanthematous typhus 発疹チフス ……… 709 | exposure 曝（暴）露 ……………………… 624 |
| exchange transfusion 交換輸血 ………… 279 | expression 表情 ………………………… 655 |
| excitation conduction system | exsanguination 瀉血 …………………… 380 |
| 　興奮伝導系 ………………………………… 353 | extended activities of daily living |
| excitation-contraction coupling | 　拡大日常生活活動 ……………………… 125 |
| 　興奮収縮連関 ……………………………… 295 | extension 伸展 ………………………… 439 |
| excitatory synapse 興奮性シナプス ……… 295 | extensor 伸筋 …………………………… 421 |
| excited state 励起状態 ………………… 775 | external cuneate nucleus 外側楔状束核…… 110 |
| excitement 興奮 ………………………… 294 | external ear 外耳 ……………………… 108 |
| exclusive use of designation 名称独占 …… 729 | external environment 外部環境 ……… 116 |
| excoriation 擦過創 ……………………… 337 | external evaluation 外部評価 ………… 116 |

| | |
|---|---|
| external fixation 外固定 | 106 |
| external occipital protuberance 外後頭隆起 | 105 |
| external ocular movement 眼球運動 | 154 |
| external respiration 外呼吸 | 105 |
| external rotator muscle 外旋筋 | 109 |
| external [skeletal] fixation 創外固定 | 489 |
| external standard 外的基準 | 112 |
| external urethral sphincter muscle 外尿道括約筋 | 114 |
| external validity 外的妥当性 | 112 |
| extinction phenomenon 消去現象 | 402 |
| extracapsular ligament 関節包外靱帯 | 169 |
| extracellular fluid 細胞外液 | 332 |
| extracellular matrix 細胞外マトリックス | 333 |
| extracorporeal circulation 体外循環 | 503 |
| extracorporeal mechanical ventilator 体外式人工呼吸器 | 503 |
| extracorporeal negative pressure ventilator 体外式陰圧人工呼吸器 | 503 |
| extracorporeal shock wave lithotripsy 体外衝撃波結石破砕術 | 402 |
| extrafusal muscle fiber 錘外筋線維 | 445 |
| extrapolation 外挿 | 109 |
| extrapyramidal tract system 錐体外路系 | 446 |
| extrasystole 期外収縮 | 179 |
| extravasation 漏出 | 780 |
| extreme dipper group エクストリームディッパー群 | 84 |
| extremely low birth weight infant 超低出生体重児 | 540 |
| extremely old 超高齢者 | 539 |
| extremely premature infant 超未熟児 | 540 |
| extrinsic cause 外因 | 103 |
| extrinsic minus deformity エクストリンシックマイナス[変形] | 57 |
| extrinsic muscle 手外在筋 | 389 |
| extrinsic plus hand エクストリンシックプラス[変形] | 57 |
| extroversion 外向型 | 105 |
| extubation 抜管 | 627 |
| exudate 滲出液 | 434 |
| eyeball 眼球 | 154 |
| eyebrow 眉 | 718 |
| eye-camera アイカメラ | 2 |
| eye contact アイコンタクト | 2 |
| eyelash 睫毛 | 410 |
| eye movement 眼球運動 | 154 |
| eye position 眼位 | 149 |
| eye tracking test 指標追跡検査 | 375 |
| Eysenck, Hans Jurgen アイゼンク | 2 |

## F

| | |
|---|---|
| fabrication 作話 | 336 |
| face 顔 | 119 |
| face graph 顔形グラフ | 119 |
| facial apraxia 顔面失行 | 176 |
| facial-digital-genital syndrome 顔・指・生殖器症候群 | 120 |
| facial muscles 顔面筋 | 176 |
| facial nerve 顔面神経 | 176 |
| facilitation 促通 | 496 |
| facilitation technique ファシリテーションテクニック | 661 |
| facility for children with mental retardation 知的障害児施設 | 531 |
| facility for children with severe mental and physical disability 重症心身障害児施設 | 384 |
| facility of health care services for the elderly 介護老人保健施設 | 108 |
| facioplegia 顔面神経麻痺 | 176 |
| facioscapulohumeral muscular dystrophy 顔面肩甲上腕型進行性筋ジストロフィー | 176 |
| factor IX 第IX因子 | 239 |
| factor analysis 因子分析 | 55 |
| factor loading 因子負荷量 | 55 |
| factor XI 第XI因子 | 261 |
| fainting 失神 | 369 |
| falls 転倒 | 561 |
| false negative 偽陰性 | 178 |
| false positive 偽陽性 | 210 |
| false ribs 仮肋 | 148 |
| familial accumulation 家族性集積 | 133 |
| familial amyloid polyneuropathy 家族性アミロイド多発ニューロパチー | 132 |
| familial spastic paraplegia 家族性痙性対麻痺 | 133 |
| family guidance 家族指導 | 132 |
| family history 家族歴 | 133 |
| fanning sign 開扇徴候 | 109 |
| far infrared rays 遠赤外線 | 93 |
| far-sightedness 遠視 | 91 |
| fascicular contraction 線維束性収縮 | 477 |
| fasciculation 線維束性収縮 | 477 |

| | |
|---|---|
| fast Fourier transform (transformation) 高速フーリエ変換 | 289 |
| fastigial nucleus 室頂核 | 370 |
| fasting blood glucose 空腹時血糖値 | 232 |
| fasting plasma glucose 空腹時血糖値 | 232 |
| fast muscle 速筋 | 495 |
| fast pain 速い痛み | 632 |
| fast wave 速波 | 687 |
| fatal dose 致死量 | 531 |
| fat embolism 脂肪塞栓 | 376 |
| fatigue 疲労 | 659 |
| fatigue curve 疲労曲線 | 659 |
| fatigue dullness 倦怠感 | 273 |
| fatigue fracture 疲労骨折 | 659 |
| fat-soluble vitamin 脂溶性ビタミン | 405 |
| fatty acid 脂肪酸 | 376 |
| fatty liver 脂肪肝 | 375 |
| Fay method フェイ法 | 665 |
| fecal-oral infection 糞口感染 | 682 |
| feces 大便 | 516 |
| Fechner, Gustav Theodor フェヒナー | 665 |
| Fechner psychophysical law フェヒナーの精神物理学的法則 | 63 |
| feedback フィードバック | 662 |
| feedforward フィードフォワード | 663 |
| feeding 食事動作 | 413 |
| feeding 摂食 | 475 |
| fee for services 出来高払い | 554 |
| feeling 感情 | 160 |
| femoral head prosthesis 人工骨頭 | 430 |
| femoral neck fracture 大腿骨頸部骨折 | 510 |
| femoral nerve stretch test 大腿神経伸展テスト | 511 |
| femoral triangle 大腿三角 | 450 |
| femorotibial angle 大腿脛骨角 | 509 |
| femorotibial joint 大腿脛骨関節 | 510 |
| fenestrated plaster bandage 有窓ギプス包帯 | 745 |
| fetal circulation 胎児循環 | 505 |
| fetal movement 胎動 | 511 |
| fetal period 胎児期 | 505 |
| fetal quickening 胎動 | 511 |
| fetus 胎児 | 505 |
| fetus diagnosis 胎児診断 | 392 |
| fever 発熱 | 630 |
| fibrillation 細動 | 331 |
| fibrin フィブリン | 664 |
| fibrinogen フィブリノゲン | 664 |
| fibrinolytic system 線溶系 | 488 |
| fibrinolytic therapy 線溶療法 | 263 |
| fibroblast 線維芽細胞 | 477 |
| fibrocartilage 線維軟骨 | 477 |
| fibromatosis of palmar aponeurosis 手掌腱膜線維腫症 | 558 |
| fibrosis 線維化 | 477 |
| fibrositis 結合[組]織炎 | 477 |
| fibrositis fibromyalgia syndrome 線維筋痛症候群 | 477 |
| fibrous ankylosis 線維性強直 | 667 |
| fibrous joint 線維性関節 | 477 |
| Fick principle フィックの原理 | 663 |
| field 場 | 616 |
| field potential フィールド電位 | 663 |
| field survey フィールド調査 | 663 |
| fifth finger 小指 | 403 |
| figure eight harness 8字ハーネス | 626 |
| film badge フィルムバッジ | 664 |
| film viewer シャウカステン | 377 |
| filter フィルター | 664 |
| filtration 濾過（糸球体における） | 782 |
| final common path 最終共通路 | 328 |
| final evaluation 最終評価 | 328 |
| findings 所見 | 415 |
| fine crackle 捻髪音 | 607 |
| finger 指 | 747 |
| finger agnosia 手指失認 | 390 |
| finger breadth 横指 | 95 |
| finger-escape-sign フィンガーエスケープ徴候 | 664 |
| finger floor distance 指床間距離 | 359 |
| finger-nose test 指鼻試験 | 747 |
| finger plethysmography 指尖容積脈波 | 365 |
| fingerprint 指紋 | 376 |
| finger print 指紋 | 376 |
| Finkelstein test フィンケルシュタインテスト | 664 |
| first crying 第一啼泣 | 502 |
| first fitting 仮合せ | 145 |
| first pain 第一痛 | 632 |
| first phalanx 基節骨 | 187 |
| first principal component 第1主成分 | 502 |
| Fisher exact probability test フィッシャー直接確率法 | 663 |
| Fisher syndrome フィッシャー症候群 | 663 |
| fit 発作 | 709 |
| fitness フィットネス | 516 |
| fitting フィッティング | 663 |
| Fitts law フィッツの法則 | 663 |

| | |
|---|---|
| five senses 五感 | 300 |
| fixation 固視 | 307 |
| fixation 固定 | 673 |
| fixation suppression 固視抑制 | 307 |
| fixed knee 固定膝 | 317 |
| fixed sum payment 定額支払い | 699 |
| flaccid paralysis 弛緩性麻痺 | 350 |
| flail joint 動揺関節 | 575 |
| flap 皮弁 | 651 |
| flapping tremor 羽ばたき振戦 | 632 |
| flashback phenomenon | |
| フラッシュバック現象 | 676 |
| flat condyloma 扁平コンジローマ | 696 |
| flat foot 扁平足 | 696 |
| Fleming rule フレミングの法則 | 679 |
| Fletcher dyspnea criteria | |
| フレッチャーの息切れ分類 | 679 |
| Fletcher-Hugh-Jones dyspnea criteria | |
| フレッチャー-ヒュー-ジョーンズの分類 | 679 |
| flexibility 柔軟性 | 386 |
| flexion 屈曲 | 234 |
| flexion reflex 屈曲反射 | 235 |
| flexor 屈筋 | 235 |
| flexor reflex 屈筋反射 | 235 |
| flexor tendon injury 屈筋腱損傷 | 235 |
| flicker fusion frequency | |
| フリッカー融合頻度 | 677 |
| flicker value フリッカー値 | 677 |
| flight into disease (illness) 疾病逃避 | 371 |
| flight of ideas 観念奔逸 | 174 |
| floatation pad フローテーションパッド | 680 |
| floor reaction force 床反力 | 746 |
| floppy infant フロッピーインファント | 681 |
| flow chart フローチャート | 680 |
| flow-volume curve | |
| フローボリューム曲線 | 680 |
| fluctuation ゆらぎ | 747 |
| fluent aphasia 流暢性失語 | 766 |
| fluid replacement 補液 | 702 |
| fluke 吸虫類 | 205 |
| fluororoentgenography 間接撮影 | 166 |
| fluoroscopy 透視 | 568 |
| flutter 粗動 | 499 |
| flutter behavior フラッター現象 | 676 |
| flutter phenomenon フラッター現象 | 676 |
| foaming polyethylene | |
| 発泡ポリエチレン | 631 |
| focal cerebral seizure 焦点発作 | 406 |
| focal length 焦点距離 | 406 |
| folic acid 葉酸 | 748 |
| follicle stimulating hormone | |
| 卵胞刺激ホルモン | 757 |
| follow-up study 追跡調査 | 544 |
| fomentation 罨法 | 26 |
| food allergy 食物アレルギー | 415 |
| food bolus 食塊 | 416 |
| food mass 食塊 | 416 |
| food poisonig 食中毒 | 414 |
| foot 足 | 7 |
| foot and mouth disease 口蹄病 | 290 |
| footbath 足浴 | 497 |
| foot care フットケア | 672 |
| foot clonus 足間代 | 495 |
| foot rest フットレスト | 673 |
| foramen 孔 | 276 |
| foramen of transverse process | |
| 頸椎横突孔 | 251 |
| foramen ovale 卵円孔 | 756 |
| foramen rotundum 正円孔 | 458 |
| force couple 偶力 | 232 |
| forced crying 強制泣き | 210 |
| forced expiratory volume in one second | |
| 1秒量 | 43 |
| forced expiratory volume in one second percent 1秒率 | 43 |
| forced grasping reflex 強制把握反射 | 210 |
| forced laughing 強制笑い | 210 |
| forced laughter 強制笑い | 210 |
| forced utilization of tool | |
| 強迫の道具使用 | 212 |
| forced vital capacity 努力性肺活量 | 582 |
| force of gravitation 重力 | 389 |
| force of inertia 慣性力 | 163 |
| forceps 鉗子 | 158 |
| forceps 鑷子(摂子) | 475 |
| force-velocity curve 力・速度曲線 | 530 |
| forefinger 示指 | 357 |
| forefoot 前足部 | 483 |
| foreign body reaction 異物反応 | 48 |
| forequarter amputation | |
| フォークォーター切断 | 665 |
| foreshortening 短縮(器官,組織の) | 526 |
| Forestier disease フォレスティエ病 | 666 |
| forgetfullness 失念 | 371 |
| formalin fixation ホルマリン固定 | 712 |
| formalization 形式化 | 247 |
| formant フォルマント | 666 |
| formication 蟻走感 | 187 |

| | |
|---|---|
| formula 処方 | 417 |
| Forrester hemodynamic group フォレスターの心機能分類 | 666 |
| forth finger 環指 | 158 |
| fossa 窩 | 103 |
| Fourier transform (transformation) フーリエ変換 | 665 |
| four-legged cane 4脚杖 | 753 |
| four-part structures of chinese poetry, introduction, development, denouement and conclusion 起承転結 | 186 |
| four point gait 4点歩行 | 753 |
| fourth ventricle 第4脳室 | 516 |
| Fowler phenomenon ファウラー現象 | 706 |
| Fowler position ファウラー[体]位 | 661 |
| fracture 骨折 | 314 |
| fracture healing 骨折治癒機転 | 313 |
| fracture of femoral trochanter 転子部骨折 | 560 |
| fracture of olecranon 肘頭骨折 | 536 |
| fracture of proximal end of tibia 脛骨近位端骨折 | 247 |
| Framingham Study フラミンガム調査 | 676 |
| Frankel classification フランケルの分類 | 676 |
| Frankel scale フランケル尺度 | 676 |
| Frankl, Viktor Emil フランクル | 676 |
| Frank-Starling mechanism フランク-スターリング機構 | 451 |
| free association 自由連想[法] | 389 |
| free fatty acid 遊離脂肪酸 | 746 |
| free interview method 自由面接法 | 388 |
| free nerve endings 自由神経終末 | 384 |
| freeradical フリーラジカル | 677 |
| free walking speed 自由歩行速度 | 388 |
| freezing of gait すくみ足歩行 | 450 |
| Freiberg disease フライバーグ病 | 513 |
| Frenkel exercise フレンケル体操 | 679 |
| Frenzel glass フレンツェル眼鏡 | 679 |
| frequency 周波数 | 387 |
| frequency 度数 | 579 |
| frequency analysis 周波数解析 | 387 |
| frequency distribution 度数分布 | 580 |
| Freud, Sigmund フロイト | 679 |
| friction 摩擦 | 715 |
| Friedman test フリードマンの検定 | 677 |
| Friedreich ataxia フリードライヒ失調症 | 677 |
| frog leg posture 蛙型姿勢 | 119 |
| Froment sign フロマン徴候 | 681 |
| Froment test フロマン検査 | 681 |
| frontal association area 前頭連合野 | 486 |
| frontal eye field 前頭眼野 | 485 |
| frontal lobe syndrome 前頭葉症候群 | 486 |
| frontal plane 前額面 | 478 |
| frontal section 前額面 | 478 |
| frontwheel-drive wheelchair 前輪駆動車いす | 488 |
| frostbite 凍傷 | 569 |
| Frostig test フロスティグテスト | 680 |
| Froude number フルード数 | 678 |
| frozen gait すくみ足 | 450 |
| frozen shoulder 凍結肩 | 566 |
| fructose フルクトース | 678 |
| fruit sugar 果糖 | 678 |
| frustration フラストレーション | 675 |
| Fukuhara disease 福原病 | 714 |
| Fukuyama[-type] congenital muscular dystrophy 福山型先天性筋ジストロフィー | 670 |
| full and comprehensive nursing care 完全看護 | 171 |
| full bath 全身浴 | 482 |
| full-wave rectification 全波整流 | 486 |
| functional arm 能動[式]義手 | 612 |
| functional arm orthosis 機能的上肢装具 | 193 |
| functional assessment 機能評価 | 194 |
| Functional Balance Scale 機能的バランス尺度 | 194 |
| functional column 機能コラム | 191 |
| functional electrical stimulation 機能的電気刺激 | 194 |
| functional hand 実用手 | 372 |
| Functional Independence Measure 機能的自立度評価法 | 193 |
| Functional Independence Measure for Children 子どものための機能的自立度評価法 | 317 |
| functional localization 機能局在 | 515 |
| functional localization 機能局在論 | 190 |
| functional MRI ファンクショナルMRI | 662 |
| functional outcome 機能的帰結 | 193 |
| functional position 機能肢位 | 768 |
| functional reach ファンクショナルリーチ | 662 |
| functional recovery 機能回復 | 189 |
| functional remediation training project 機能訓練事業 | 191 |

functional residual capacity
　機能的残気量‥‥‥‥‥‥‥‥‥‥‥‥‥‥‥ 193
functional residual level　機能残存レベル‥ 191
functional syncytium　機能的合胞体‥‥‥‥ 193
functional upper-extremity prosthesis
　能動[式]義手‥‥‥‥‥‥‥‥‥‥‥‥‥‥ 612
functioning residual muscle　有効残存筋‥‥ 745
function-preserving operation
　機能温存手術‥‥‥‥‥‥‥‥‥‥‥‥‥‥ 158
fundamental frequency　基本周波数‥‥‥‥ 195
fundamental human rights　基本的人権‥‥ 196
Fundamental Law for People with
　Disabilities　障害者基本法‥‥‥‥‥‥‥‥ 399
fundamental position　基本肢位‥‥‥‥‥‥ 195
fundamental tone　基音‥‥‥‥‥‥‥‥‥‥ 179
fungal disease　真菌症‥‥‥‥‥‥‥‥‥‥‥ 421
fuzzy theory　ファジー理論‥‥‥‥‥‥‥‥ 661

## G

Gaffky scale (number)　ガフキー[号]数‥‥ 142
Gaffky table　ガフキー表‥‥‥‥‥‥‥‥‥ 142
gain from illness　疾病利得‥‥‥‥‥‥‥‥ 371
gait analysis　歩行分析‥‥‥‥‥‥‥‥‥‥ 705
gait cycle　歩行周期‥‥‥‥‥‥‥‥‥‥‥‥ 704
gait disturbance　歩行障害‥‥‥‥‥‥‥‥‥ 705
gait pattern　歩容‥‥‥‥‥‥‥‥‥‥‥‥‥ 711
gait with supervision　監視歩行‥‥‥‥‥‥ 160
galactose tolerance test
　ガラクトース負荷試験‥‥‥‥‥‥‥‥‥‥ 145
Galant reflex　ガラント反射‥‥‥‥‥‥‥‥ 145
Galeazzi [dislocation-] fracture
　ガレアッチ[脱臼]骨折‥‥‥‥‥‥‥‥‥‥ 148
Galen　ガレン‥‥‥‥‥‥‥‥‥‥‥‥‥‥‥ 148
Galenos, Claudius　ガレノス‥‥‥‥‥‥‥‥ 148
Galenus　ガレヌス‥‥‥‥‥‥‥‥‥‥‥‥‥ 148
Gall, Franz Joseph　ガル‥‥‥‥‥‥‥‥‥ 147
gall bladder　胆嚢‥‥‥‥‥‥‥‥‥‥‥‥‥ 528
Gall craniology　ガル頭蓋学‥‥‥‥‥‥‥‥ 313
gallstone　胆石‥‥‥‥‥‥‥‥‥‥‥‥‥‥‥ 526
galvanic current　ガルヴァニ電流‥‥‥‥‥ 147
galvanic skin response　電気皮膚反応‥‥‥ 559
gamma globulin　ガンマグロブリン‥‥‥‥ 176
gamma motoneuron　γ運動ニューロン‥‥ 175
gamma nail (nailing)　ガンマネイル法‥‥ 176
gang-age　ギャングエイジ‥‥‥‥‥‥‥‥‥ 199
ganglion [cyst]　ガングリオン[嚢腫]‥‥‥‥ 156
ganglion cytoma　神経節細胞腫‥‥‥‥‥‥ 423
gangrene　壊疽‥‥‥‥‥‥‥‥‥‥‥‥‥‥‥ 85

Garden classification　ガーデンの分類‥‥‥ 103
gas　気体‥‥‥‥‥‥‥‥‥‥‥‥‥‥‥‥‥ 188
gas diffusion　ガス拡散‥‥‥‥‥‥‥‥‥‥ 131
gas exchange ratio　ガス交換率(比)‥‥‥‥ 131
gas gangrene　ガス壊疽‥‥‥‥‥‥‥‥‥‥ 131
gasping respiration　あえ(喘)ぎ呼吸‥‥‥‥ 4
gaster　胃‥‥‥‥‥‥‥‥‥‥‥‥‥‥‥‥‥ 27
gastric carcinoma　胃癌‥‥‥‥‥‥‥‥‥‥ 31
gastric perforation　胃穿孔‥‥‥‥‥‥‥‥‥ 40
gastric tetany　胃性テタニー‥‥‥‥‥‥‥‥ 40
gastric ulcer　胃潰瘍‥‥‥‥‥‥‥‥‥‥‥‥ 29
gastrin　ガストリン‥‥‥‥‥‥‥‥‥‥‥‥ 131
gastrocamera　胃カメラ‥‥‥‥‥‥‥‥‥‥ 31
gastroesophageal reflux　胃食道逆流現象‥‥ 39
gastrostomosis　胃瘻造設術‥‥‥‥‥‥‥‥ 55
gastrostomy　胃瘻造設術‥‥‥‥‥‥‥‥‥ 55
Gatch bed　ギャッチベッド‥‥‥‥‥‥‥‥ 198
gate control theory
　ゲートコントロール説‥‥‥‥‥‥‥‥‥‥ 255
Gaussian distribution　ガウス分布‥‥‥‥‥ 459
gaze palsy　注視麻痺‥‥‥‥‥‥‥‥‥‥‥ 534
gel　ゲル‥‥‥‥‥‥‥‥‥‥‥‥‥‥‥‥‥ 266
gender identity　性同一性‥‥‥‥‥‥‥‥‥ 467
gene　遺伝子‥‥‥‥‥‥‥‥‥‥‥‥‥‥‥ 46
general anesthetic　全身麻酔薬‥‥‥‥‥‥‥ 482
General Aptitude Test　一般職業適性検査‥ 45
general care　全身管理‥‥‥‥‥‥‥‥‥‥‥ 481
general conditioning　全身調整運動‥‥‥‥ 482
general health questionnaire
　精神健康調査票‥‥‥‥‥‥‥‥‥‥‥‥‥ 463
general hospital　一般病院‥‥‥‥‥‥‥‥‥ 45
general hospital　総合病院‥‥‥‥‥‥‥‥‥ 491
general information　一般情報‥‥‥‥‥‥‥ 45
generalizability (generalization)　般化‥‥‥‥ 636
general physical appraisal test for
　working　一般就労身体能力テスト‥‥‥‥ 45
genetic diagnosis　遺伝子診断‥‥‥‥‥‥‥ 46
genetic factor　遺伝因子‥‥‥‥‥‥‥‥‥‥ 46
genetic recombination　遺伝子組換え‥‥‥ 46
genome　ゲノム‥‥‥‥‥‥‥‥‥‥‥‥‥‥ 266
genome　ヒトゲノム‥‥‥‥‥‥‥‥‥‥‥‥ 650
genotype　遺伝子型‥‥‥‥‥‥‥‥‥‥‥‥ 46
ᵖgenu recurvatum　反張膝‥‥‥‥‥‥‥‥‥ 639
ᵖgenu valgum　外反膝‥‥‥‥‥‥‥‥‥‥‥ 115
ᵖgenu varum　内反膝‥‥‥‥‥‥‥‥‥‥‥ 587
geriatrics　老年医学‥‥‥‥‥‥‥‥‥‥‥‥ 781
germination　発芽‥‥‥‥‥‥‥‥‥‥‥‥‥ 627
geromarasmus senescence　老衰‥‥‥‥‥‥ 781
gerontology　老年学‥‥‥‥‥‥‥‥‥‥‥‥ 781

Gerstmann syndrome
　ゲルストマン症候群 ................ 266
Gesell's developmetal diagnosis
　ゲゼルの発達検査 ................... 255
gestalt psychology　ゲシュタルト心理学 ..... 255
giant cell tumor　巨細胞腫 ........... 216
giant cell tumor of bone　骨巨細胞腫 ........ 311
giantism　巨人症 ................... 216
giant pyramidal cells of Bets
　ベッツの巨大錐体細胞 ............... 688
giant spike　高振幅電位 ............. 286
Gibson effect　ギブソン効果 ......... 195
独 Gips　ギプス ..................... 195
独 Gipsschiene　ギプスシーネ ........ 195
girdle sensation　帯状感 ............ 296
Girdlestone operation
　ガードルストーン手術 ............... 103
girth　周径 ........................ 383
givingway　膝くずれ ................ 645
Glasgow Coma Scale
　グラスゴー昏睡尺度 ................. 238
glaucoma　緑内障 ................... 769
glenohumeral articulation　肩関節 ... 135
glial cell　グリア細胞 .............. 423
global aphasia　全失語 .............. 480
global transient amnesia　一過性全健忘 ... 44
globulin　グロブリン ................ 244
globulin reaction　グロブリン反応 ... 244
globus pallidus　淡蒼球 ............. 527
globus syndrome　球症候群 .......... 200
glomerular capsule　糸球体嚢 ....... 352
glomerular filtrate　糸球体濾液 ..... 352
glomerular filtration rate　糸球体濾過値 ... 352
glomerulonephritis　糸球体腎炎 ...... 352
glomerulus　糸球体 ................. 352
ラglomus aorticum　大動脈小体 ...... 512
glossopharyngeal nerve　舌咽神経 ... 474
glove anesthesia　手袋型感覚障害 ... 557
glucagon　グルカゴン ............... 240
glucocorticoid　糖質コルチコイド ... 568
glucose　グルコース ................ 241
glucose tolerance　耐糖能 .......... 511
glutamic oxaloacetic transaminase
　グルタミン酸オキサロ酢酸トランスアミ
　ナーゼ ............................ 241
glutamic pyruvic transaminase
　グルタミン酸ピルビン酸トランスアミ
　ナーゼ ............................ 241
gluteal muscle contracture　殿筋拘縮症 ..... 560

gluteus maximus gait　大殿筋歩行 ... 511
gluteus medius gait　中殿筋歩行 .... 536
glyceride　グリセリド .............. 536
glycerin　グリセリン ............... 239
glycerin enema　グリセリン浣腸 .... 239
glycerol　グリセロール ............. 239
glycogen　グリコーゲン ............. 239
glycogenosis　糖原病 ............... 566
glycogenosis type II　糖原病II型 ... 713
glycogen storage disease　糖原病 ... 566
glycolytic pathway　解糖系 ......... 113
goal　ゴール ....................... 299
goal-oriented approach
　目標指向的アプローチ ............... 736
goblet cell　杯細胞 ................ 334
gold compounds　金[製]剤 .......... 224
golden hour　ゴールデンアワー ...... 299
golden period　ゴールデンピリオド .. 299
golden time　ゴールデンタイム ...... 299
Goldmann perimeter
　ゴールドマン視野計 ................. 300
gold plan 21　ゴールドプラン 21 .... 300
gold therapy　金療法 ............... 228
Golgi apparatus　ゴルジ装置 ........ 321
Golgi-Mazzoni corpuscle
　ゴルジ-マッツォーニ小体 ........... 322
Golgi tendon organ　ゴルジ腱器官 ... 321
gomphosis　釘植 ................... 551
gonad　性腺 ....................... 465
gonadotropin　ゴナドトロピン ....... 317
gonarthrosis　変形性膝関節症 ....... 694
Gonda reflex　ゴンダ反射 ........... 323
goniometer　角度計 ................ 126
goodness-of-fit test　適合度の検定 .. 554
goose's foot inflammation　鵞足炎 .. 132
goose foot　鵞足 ................... 132
Gordon reflex　ゴルドン反射 ........ 322
gout　痛風 ........................ 545
gouty node　痛風結節 .............. 545
gouty tophus　痛風結節 ............ 545
government-managed health insurance
　政府管掌健康保険 ................... 467
Gowers sign　ガワーズ徴候 ......... 149
grab bar　手すり .................. 555
gracilis muscle　薄筋 .............. 624
grade of plafond fracture
　脛骨天蓋骨折の分類 ................. 246
graduate school　大学院 ........... 503
graft　移植 ........................ 39

|  |  |  |
|---|---|---|
| graft versus host disease | 移植片対宿主病 | 39 |
| Gram negative bacillus | グラム陰性桿菌 | 238 |
| gram-positive bacillus | グラム陽性桿菌 | 238 |
| Gram stain | グラム染色 | 238 |
| grant-in-aid for scientific research | 科学研究費 | 120 |
| granular cell | 顆粒細胞 | 146 |
| granular leukocyte | 顆粒性白血球 | 146 |
| granulation tissue | 肉芽組織 | 593 |
| granulocyte | 顆粒球 | 146 |
| granuloma | 肉芽腫 | 593 |
| graph | グラフ | 238 |
| grasp | 握り | 593 |
| grasping power | 握力 | 7 |
| grasp reflex | 把握反射 | 616 |
| gravitational force | 重力 | 389 |
| gray | グレイ | 242 |
| gray matter | 灰白質 | 115 |
| greater circulation | 大循環 | 506 |
| greater omentum | 大網 | 516 |
| greenstick fracture | 若木骨折 | 785 |
| grip | 握り | 593 |
| grip myotonia | 把握性筋強直 | 616 |
| grip strength | 握力 | 7 |
| grooming | 整容 | 468 |
| grooming activity | 洗面整髪動作 | 487 |
| groove | 溝 | 276 |
| gross motor functional test | 粗大運動機能テスト | 498 |
| gross motor function measure | 粗大運動能力尺度 | 498 |
| grounded theory | グランデッドセオリー | 239 |
| ground reaction force | 床反力 | 746 |
| ground substance | 基質 | 185 |
| group | 集団 | 385 |
| group average method | 群平均法 | 244 |
| grouped discharge | 群発放電 | 244 |
| group home | グループホーム | 240 |
| group therapy | 集団療法 | 385 |
| group work | グループワーク | 240 |
| growth | 発育 | 627 |
| growth curve | 成長曲線 | 466 |
| growth hormone | 成長ホルモン | 467 |
| growth hormone release-inhibiting hormone | 成長ホルモン放出抑制ホルモン | 499 |
| growth in diameter | 横径成長 | 95 |
| guidance | ガイダンス | 111 |
| guidance admission for mother and child | 母子入園 | 706 |
| guide | 誘導 | 746 |
| Guillain-Barré syndrome | ギラン-バレー症候群 | 218 |
| Guillain-Mollaret triangle | ギラン-モラレ三角 | 218 |
| gunstock deformity | 銃床様変形 | 587 |
| gustation | 味覚 | 722 |
| gustatory bud | 味蕾 | 725 |
| Guthrie test | ガスリー法 | 131 |
| Guttmann scale | ガットマンスケール | 140 |
| Guyon canal | ギヨン管 | 218 |
| Guyon canal syndrome | ギヨン管症候群 | 381 |
| Guyon tunnel | ギヨン管 | 218 |
| gym mat | 運動用マット | 79 |
| gypsum | ギプス | 195 |

## H

|  |  |  |
|---|---|---|
| habilitation | ハビリテーション | 767 |
| habitual shoulder dislocation | 習慣性肩関節脱臼 | 640 |
| habituation | 習慣 | 382 |
| habituation | 慣れ反応 | 589 |
| Hagen-Poiseuille law | ハーゲン-ポアズイユの法則 | 698 |
| hair | 毛 | 245 |
| half side-lying position | 半側臥位 | 638 |
| Hallpike method | ホールパイク法 | 702 |
| hallucination | 幻覚［症］ | 267 |
| ᵃhallux valgus | 外反母趾 | 116 |
| halo effect | 光背効果 | 293 |
| halogen light | ハロゲン光 | 636 |
| halo vest | ハローベスト | 636 |
| Hamilton Rating Scale for Depression | ハミルトンのうつ病評価尺度 | 632 |
| hammer | ツチ骨 | 546 |
| hammer | ハンマー | 641 |
| hammer toe | 槌趾 | 546 |
| hamstring | ハムストリング | 632 |
| hand-arm vibration syndrome | 手腕振動症候群 | 439 |
| hand-drive wheelchair | 手動車いす | 392 |
| handedness | 利き手 | 181 |
| hand, foot, and mouth disease | 手足口病 | 548 |
| handicaps | 社会的不利 | 378 |
| hand injury | 手の外傷 | 556 |
| handrim | ハンドリム | 640 |

| | | |
|---|---|---|
| hand therapy | ハンドセラピー | 639 |
| Hansen disease | ハンセン病 | 638 |
| hard corset | 硬性コルセット | 286 |
| hard disk | ハードディスク | 617 |
| hard palate | 硬口蓋 | 282 |
| hard paraffin | 固形パラフィン | 306 |
| harness | ハーネス | 617 |
| Harrington rod | ハリントンロッド | 635 |
| Harvard step test | | |
| | ハーバードステップテスト | 617 |
| Hashimoto disease | 橋本病 | 625 |
| haversian canal | ハヴァース管 | 623 |
| hazard | ハザード | 625 |
| H chain | H鎖 | 383 |
| headache | 頭痛 | 452 |
| head circumference | 頭囲 | 564 |
| head control | 頭のコントロール | 10 |
| head hitting | 頭打ち | 10 |
| head injury | 頭部外傷 | 573 |
| head rest | ヘッドレスト | 689 |
| head support | ヘッドサポート | 689 |
| healing | 治癒 | 533 |
| healing of wound | 創傷治癒 | 492 |
| healing process of tendon injury | | |
| | 腱損傷の治癒過程 | 272 |
| health | 健康 | 268 |
| health care administration | 医療管理学 | 653 |
| health care cost | 医療費 | 53 |
| health care economics | 医療経済学 | 50 |
| health care system | 医療保険制度 | 53 |
| health check-up | 人間ドック | 602 |
| health economics | 医療経済学 | 50 |
| health examination | 健康診断 | 268 |
| health examination | 人間ドック | 602 |
| health expectancy | 健康寿命 | 268 |
| health inspection for three-year-old children | 3歳児健康診査 | 341 |
| health insurance for retired salaried workers | 退職者医療制度 | 508 |
| health insurance society | | |
| | 組合管掌健康保険 | 236 |
| health insurance union | 健康保険組合 | 269 |
| health promotion | ヘルスプロモーション | 691 |
| health record | ヘルスレコード | 147 |
| health screening | 人間ドック | 602 |
| health statistics | 衛生統計 | 81 |
| hearing | 聴覚 | 537 |
| hearing acuity | 聴力 | 541 |
| hearing aid | 補聴器 | 708 |
| hearing loss | 難聴 | 590 |
| hearing survey | 聞き取り調査 | 181 |
| heart | 心臓 | 435 |
| heart failure | 心不全 | 441 |
| heart murmur | 心雑音 | 433 |
| heart rate | 心拍数 | 440 |
| heart sound | 心音 | 419 |
| heat dissipation | 熱放散 | 606 |
| heat illness | 熱中症 | 606 |
| heat of vaporization | 気化熱 | 180 |
| heat production | 熱産生 | 605 |
| heat quantity | 熱量 | 606 |
| heat retention | うつ熱 | 68 |
| heat sensation | 熱感 | 605 |
| heat stroke | 熱射病 | 605 |
| heavy chain | 重鎖 | 383 |
| heavy friction | 強擦法 | 208 |
| Hebbian rule | ヘブ則 | 689 |
| hebephrenic schizophrenia | | |
| | 破瓜型統合失調症 | 623 |
| Heberden node | ヘバーデン結節 | 690 |
| heel | ヒール | 643 |
| heel contact phase | 踵接地期 | 121 |
| heel cord | 踵骨腱 | 5 |
| height | 身長 | 439 |
| helical CT | ヘリカルCT | 691 |
| *Helicobacter pylori* | | |
| | ヘリコバクター・ピロリ | 691 |
| heliotrope eruption | ヘリオトロープ皮疹 | 691 |
| hellowork | ハローワーク | 280 |
| helper | ヘルパー | 692 |
| hemangioendothelial cell | 血管内皮細胞 | 259 |
| hematemesis | 吐血 | 578 |
| hematocrit | ヘマトクリット | 690 |
| hematoma | 血腫 | 260 |
| hematopoietic stem cell | 造血幹細胞 | 490 |
| hematoxylin and eosin stain | | |
| | ヘマトキシリン・エオシン染色 | 690 |
| hematuria | 血尿 | 264 |
| hematuria of athletes | 運動性血尿 | 74 |
| hemianopia | 半盲 | 641 |
| hemianopsia | 半盲 | 641 |
| hemiballism | 片側バリズム | 695 |
| hemineglect | 半側無視 | 638 |
| hemiplegia | 片麻痺 | 697 |
| hemispatial agnosia | 半側空間失認 | 638 |
| hemispatial neglect | 半側空間無視 | 638 |

| | | |
|---|---|---|
| hemodialysis | 血液透析 | 257 |
| hemodynamics | 血行動態 | 260 |
| hemodynamics | 循環動態 | 396 |
| hemoglobin | ヘモグロビン | 690 |
| hemoglobin A$_{1c}$ | ヘモグロビン A$_{1c}$ | 690 |
| hemoglobin-oxygen dissociation curve | ヘモグロビン酸素解離曲線 | 691 |
| hemolytic streptococcus | 溶血性連鎖球菌 | 748 |
| hemopexis | 血液凝固 | 257 |
| hemophilia | 血友病 | 265 |
| hemopoietic factor | 造血因子 | 490 |
| hemorrhage | 出血 | 392 |
| hemorrhage in ocular fundus | 眼底出血 | 173 |
| hemorrhagic diathesis | 出血性素因 | 392 |
| hemorrhagic infarct | 梗塞性出血 | 289 |
| hemorrhagic stool | 血便 | 265 |
| hemorrhoid | 痔核 | 348 |
| hemorrhoids | 痔 | 345 |
| hemosputum | 血性痰 | 262 |
| Henle loop | ヘンレのワナ | 697 |
| Henneman size principle | ヘンネマンのサイズの原理 | 328 |
| heparin | ヘパリン | 690 |
| hepatic cirrhosis | 肝硬変 | 157 |
| hepatic coma | 肝性昏睡 | 163 |
| hepatic failure | 肝不全 | 175 |
| hepatic portal venous system | 肝門脈系 | 176 |
| hepatitis | 肝炎 | 150 |
| hepatocyte | 肝細胞 | 158 |
| hepatolenticular disease | 肝レンズ核変性症 | 63 |
| hereditary spastic paraplegia | 遺伝性痙性対麻痺 | 133 |
| heredity | 遺伝 | 45 |
| hernia | ヘルニア | 692 |
| herniated disk | 椎間板ヘルニア | 543 |
| herpes | 疱疹 | 700 |
| herpes virus | ヘルペスウイルス | 692 |
| herpes zoster | 帯状疱疹 | 508 |
| Heschl gyri | ヘシュル回 | 688 |
| heteroplasia | 異形成 | 34 |
| heterotopic ossification | 異所性骨化 | 40 |
| Hibiten solution | ヒビテン溶液 | 650 |
| hiccough | 吃逆 | 188 |
| hiccup | 吃逆 | 188 |
| hierarchy | 階層性 | 110 |
| high-altitude [environment] training | 高地トレーニング | 290 |
| high amplitude potential | 高振幅電位 | 286 |
| high density area | 高吸収域 | 280 |
| high-density lipoprotein | 高密度リポ蛋白質 | 295 |
| high density lipoprotein-cholesterol | HDL コレステロール | 85 |
| high density lipoprotein hypercholesterolemia | 高 HDL コレステロール血症 | 277 |
| high-density polyethylene | 高密度ポリエチレン | 295 |
| high-energy phosphate bond | 高エネルギーリン酸結合 | 277 |
| higher brain dysfunction | 高次脳機能障害 | 283 |
| higher neurological dysfunction | 高次神経機能障害 | 283 |
| high frequency | 高周波 | 285 |
| highly advanced medical technology | 高度先進医療 | 292 |
| high-pass-filter | 高域通過フィルター | 548 |
| high resolution CT | 高分解能 CT | 294 |
| high-risk infant | ハイリスク児 | 623 |
| high shoes | ハイシューズ | 533 |
| high tibial osteotomy | 高位脛骨骨切り術 | 276 |
| high voltage stimulation | 高電圧電気刺激法 | 290 |
| Hilgenreiner line | ヒルゲンライナー線 | 659 |
| Hill equation | ヒルの式 | 659 |
| hindbrain | 後脳 | 768 |
| hinge joint | 蝶番関節 | 540 |
| hip disarticulation prosthesis | 股義足 | 301 |
| hip joint | 股関節 | 300 |
| hip osteoarthritis | 変形性股関節症 | 694 |
| hip osteoarthrosis | 変形性股関節症 | 694 |
| hippocampus | 海馬 | 114 |
| Hippocrates | ヒポクラテス | 651 |
| hip raising phenomenon in prone position | 尻上がり現象 | 417 |
| hip strategy | 股関節ストラテジー | 300 |
| Hirano body | 平野小体 | 658 |
| Hirayama disease | 平山病 | 380 |
| Hirschberg test | ヒルシュベルク法 | 659 |
| His bundle | ヒス束 | 646 |
| histamine | ヒスタミン | 646 |
| histamine antagonist | 抗ヒスタミン薬 | 293 |
| histiocyte | 組織球 | 498 |
| histogram | ヒストグラム | 647 |
| history of present illness | 現病歴 | 274 |
| Hodgkin disease | ホジキン病 | 705 |

| | |
|---|---|
| Hodgkin-Huxley equation ホジキン-ハクスレーの式 | 705 |
| Hoehn-Yahr scale ヘーン（ホーン）-ヤール尺度 | 687 |
| Hoffmann reflex ホフマン反射 | 710 |
| hoist ホイスト | 698 |
| holistic medicine ホリスティック医療 | 711 |
| hollowed breast 漏斗胸 | 781 |
| hollowed chest 漏斗胸 | 781 |
| hollow foot 凹足 | 96 |
| Holmes-Stewart sign ホームズ-スチュアート徴候 | 452 |
| Holmes type of hereditary ataxia ホームズ型遺伝性運動失調症 | 702 |
| Holter electrocardiograph ホルター心電計 | 712 |
| home care 在宅医療 | 330 |
| home care and rehabilitation 家庭復帰 | 141 |
| home care support service 居宅介護支援サービス | 217 |
| home enteral nutrition 在宅経腸栄養法 | 330 |
| home evaluation ホームエバリュエーション | 702 |
| home for the aged with a moderate fee 軽費老人ホーム | 253 |
| home helper ホームヘルパー | 692 |
| homeosis ホメオーシス | 710 |
| homeostasis ホメオスタシス | 710 |
| home oxygen therapy 在宅酸素療法 | 330 |
| home program ホームプログラム | 702 |
| home rehabilitation 在宅リハビリテーション | 330 |
| home tube feeding 在宅経管栄養法 | 330 |
| homogenate ホモジネート | 711 |
| homonymous hemianopia 同名半盲 | 575 |
| homo sapiens Linne ひと（ヒト，人） | 649 |
| Hooke law フックの法則 | 672 |
| hopping reaction ホッピング反応 | 709 |
| horizontal adduction 水平内転 | 448 |
| horizontal flexion 水平屈曲 | 448 |
| horizontal rotating nystagmus 水平回旋混合性眼振 | 448 |
| hormone ホルモン | 712 |
| Horner syndrome ホルネル症候群 | 712 |
| hornification 角化 | 122 |
| horseradish peroxidase 西洋ワサビペルオキシダーゼ | 468 |
| hospice ホスピス | 707 |
| hospital 病院 | 652 |
| hospital acquired infection 院内感染 | 58 |
| hospital administration 病院管理学 | 653 |
| hospital information system 病院情報システム | 653 |
| hospitalism ホスピタリズム | 707 |
| hospital management 病院管理学 | 653 |
| hospitals mainly providing long-term care 介護力強化［型］病院 | 108 |
| host 宿主 | 389 |
| hot pack ホットパック | 709 |
| house adaptation 家屋改造 | 119 |
| house call 往診 | 95 |
| house modification 家屋改造 | 119 |
| housing 住宅 | 385 |
| H reflex H反射 | 85 |
| H response H応答 | 85 |
| Hubbard tank ハバードタンク | 631 |
| huffing ハッフィング | 631 |
| Hugh-Jones dyspnea criteria ヒュー-ジョーンズの分類 | 679 |
| human adjuvant disease ヒト・アジュバント病 | 650 |
| human being ひと（ヒト，人） | 649 |
| human brain dock 脳ドック | 613 |
| human chorionic gonadotropin ヒト絨毛性ゴナドトロピン | 650 |
| human developmental science 人間発達学 | 603 |
| human engineering 人間工学 | 602 |
| human error ヒューマンエラー | 652 |
| human immunodeficiency virus ヒト免疫不全ウイルス | 650 |
| humeral articulation 肩関節 | 135 |
| hum filter ハムフィルター | 632 |
| humidity 湿度 | 370 |
| hungry atrophy 飢餓萎縮 | 180 |
| hungry center 空腹中枢 | 232 |
| Hunter-Russell syndrome ハンター-ラッセル症候群 | 639 |
| Hunt grading of subarachnoid hemorrhage ハントのクモ膜下出血分類 | 640 |
| Huntington disease ハンチントン病 | 639 |
| Husserl, Edmund フッサール | 672 |
| Hüter line ヒューター線 | 652 |
| H wave H波 | 85 |
| hyaline cartilage 硝子軟骨 | 404 |
| hyaluronic acid ヒアルロン酸 | 642 |
| Hyamine solution ハイアミン溶液 | 618 |

| | |
|---|---|
| hybrid ハイブリッド | 621 |
| hybrid orthosis ハイブリッド装具 | 622 |
| hydrarthrosis 関節水症 | 167 |
| hydration 水和 | 449 |
| hydrocephalus 水頭症 | 447 |
| hydrocollator ハイドロコレータ | 621 |
| hydrodynamic lubrication 流体潤滑 | 766 |
| hydrogencarbonate ion 炭酸水素イオン | 385 |
| hydrolysis 加水分解 | 130 |
| hydroperitonia 腹水 | 669 |
| hydrotherapy 水治療法 | 447 |
| hygienics 衛生学 | 81 |
| hyperaphia 触覚過敏 | 416 |
| hyperbaric oxygen therapy 高圧酸素療法 | 276 |
| hyperbilirubinemia 高ビリルビン血症 | 293 |
| hypercalcemia 高カルシウム血症 | 279 |
| hypercapnia 高二酸化炭素血症 | 293 |
| hypercholesterolemia 高コレステロール血症 | 283 |
| hyperesthesia 触覚過敏 | 416 |
| hyperextension 過伸展 | 130 |
| hyperextension-hyperflexion injury 過屈曲・過伸展損傷 | 126 |
| hyperlipemia 高脂血症 | 283 |
| hypermetria 測定過大 | 496 |
| hypermetropia 遠視 | 91 |
| hyperopia 遠視 | 91 |
| hyperplasia 過形成 | 127 |
| hyperpolarization 過分極 | 143 |
| hyperrhinolalia 開鼻声 | 116 |
| hypersensitivity 過敏[症] | 142 |
| hyperstretching 過伸張 | 130 |
| hypertension 高血圧 | 281 |
| hyperthermia ハイパーサーミア | 621 |
| hypertonia 筋トーヌス亢進 | 227 |
| hypertonic solution treatment (therapy) 高張液療法 | 290 |
| hypertonic syndrome 過緊張 | 122 |
| hypertrophic cardiomyopathy 肥大型心筋症 | 648 |
| hypertrophy 肥大 | 648 |
| hypertrophy of pharyngeal tonsil 咽頭扁桃肥大症 | 12 |
| hyperuricemia 高尿酸血症 | 293 |
| hyperventilation syndrome 過換気症候群 | 121 |
| hypnotherapy 催眠療法 | 333 |
| hypnotic 睡眠薬 | 449 |

| | |
|---|---|
| hypocapnia 低二酸化炭素血症 | 551 |
| hypochondriac region 季肋部 | 219 |
| hypochondriasis 心気症 | 420 |
| hypochondrium 季肋部 | 219 |
| hypogastric nerve 下腹神経 | 143 |
| hypoglossal nerve 舌下神経 | 474 |
| hypoglycemia attack 低血糖発作 | 550 |
| hypokalemia 低カリウム血症 | 549 |
| hypokalemic periodic paralysis 低カリウム血性周期性四肢麻痺 | 549 |
| hypophysis 下垂体 | 130 |
| hypoplasia 低形成 | 549 |
| hypopotassemia 低カリウム血症 | 549 |
| hyposensitization 減感作療法 | 519 |
| hypostatic pneumonia 沈下性肺炎 | 542 |
| hypotensor 降圧薬 | 276 |
| hypothalamic paraventricular nucleus 視床下部室傍核 | 371 |
| hypothalamo-pituitary system 視床下部下垂体系 | 359 |
| hypothalamus 視床下部 | 359 |
| hypothenar 小指球 | 403 |
| hypothenar eminence 小指球 | 403 |
| hypothermia therapy 低体温療法 | 551 |
| hypothesis 仮説 | 131 |
| hypothyroidism adult type 成人型甲状腺機能低下症 | 606 |
| hypotone 筋トーヌス低下 | 227 |
| hypotonicity 筋トーヌス低下 | 227 |
| hysteresis ヒステリシス | 647 |
| hysteria ヒステリー | 647 |

# I

| | |
|---|---|
| iatrogenic disease 医原病 | 35 |
| iatrogenic neurosis 医原神経症 | 34 |
| I band I帯 | 729 |
| ice massage 氷マッサージ | 299 |
| 独 Ich 自我 | 347 |
| icing アイシング | 2 |
| ictus 発作 | 709 |
| id イド | 46 |
| I-D curve 強さ・時間曲線 | 546 |
| idea アイデア | 3 |
| idea 観念 | 174 |
| idea of reference 関係念慮 | 156 |
| ideational apraxia 観念失行 | 174 |
| 独 Idee 観念 | 174 |
| identification 同定 | 571 |

| | | |
|---|---|---|
| identity アイデンティティ | 3 | |
| identity disorder 同一性障害 | 564 | |
| identity formation 自己同一性形成 | 356 | |
| ideology イデオロギー | 45 | |
| ideomotor 観念運動 | 174 | |
| ideomotor apraxia 観念運動失行 | 174 | |
| idiopathic 特発性 | 577 | |
| idiopathic neonatal hyperbilirubinemia 新生児特発性高ビリルビン血症 | 434 | |
| idiopathic osteonecrosis of femoral head 特発性大腿骨頭壊死 | 578 | |
| idiopathic scoliosis 特発性側彎症 | 578 | |
| idiopathic thrombocytopenic purpura 特発性血小板減少性紫斑病 | 578 | |
| idiopathic trigeminal neuralgia 特発性三叉神経痛 | 578 | |
| idiopathic ulcerative colitis 特発性潰瘍性大腸炎 | 577 | |
| ileocecum 回盲部 | 118 | |
| ileum 回腸 | 111 | |
| iliac bone 腸骨 | 539 | |
| iliopsoas contracture 腸腰筋拘縮 | 541 | |
| iliotibial band 腸脛靱帯 | 538 | |
| illness 疾患 | 367 | |
| illumination intensity 照度 | 406 | |
| illusion 錯覚 | 337 | |
| image イメージ | 48 | |
| imagination 想像 | 492 | |
| imbalance of inspired gas distribution 不均等分布 | 667 | |
| imipramine イミプラミン | 48 | |
| imitation 模倣 | 738 | |
| immediate asthmatic response 即時型喘息反応 | 495 | |
| immediate memory 瞬時記憶 | 42 | |
| immobilization 不動化 | 673 | |
| immunity 免疫 | 732 | |
| immunization 免疫 | 732 | |
| immunoglobulin 免疫グロブリン | 732 | |
| immunoglobulin M 免疫グロブリンM | 715 | |
| immunosorbent 免疫吸着剤 | 732 | |
| impacted fracture 嵌入骨折 | 174 | |
| impact factor インパクトファクター | 58 | |
| impaired phosphate metabolism リン代謝異常 | 772 | |
| impairment 機能障害 | 192 | |
| impedance インピーダンス | 59 | |
| imperfect osteogenesis 骨形成不全症 | 311 | |
| impingement syndrome インピンジメント症候群 | 59 | |
| implant インプラント | 60 | |
| impressibility 記銘力 | 196 | |
| impression fracture 嵌入骨折 | 174 | |
| imprinting 刷り込み | 456 | |
| impulse インパルス | 58 | |
| impulse 力積 | 761 | |
| impulse conducting system 刺激伝導系 | 353 | |
| inapparent infection 不顕性感染 | 670 | |
| inborn error of pyruvic acid metabolism 先天性ピルビン酸代謝異常症 | 485 | |
| incarceration 嵌頓 | 174 | |
| incident インシデント | 55 | |
| incidental learning 偶発学習 | 231 | |
| incident rate 発病率 | 761 | |
| incisure 切痕 | 475 | |
| inclusion body 封入体 | 664 | |
| incomplete ankylosis 不完全強直 | 667 | |
| incomplete spinal cord injury 不全[型]脊髄損傷 | 671 | |
| incomplete tetanus 不完全強縮 | 666 | |
| incontinence 失禁 | 368 | |
| incoordination 協調運動障害 | 211 | |
| incubator 保育器 | 698 | |
| independence 自立 | 417 | |
| independence from parental influence 親離れ | 100 | |
| independence support 自立支援 | 418 | |
| independent variable 独立変数 | 578 | |
| index finger 示指 | 357 | |
| indifferent electrode 不関電極 | 186 | |
| indirect antiglobulin test 間接抗グロブリン[消費]試験 | 166 | |
| indirect bilirubin 間接ビリルビン | 169 | |
| indirect Coombs test 間接クームズ試験 | 166 | |
| indirect force 介達外力 | 111 | |
| indirect swallowing 間接嚥下 | 165 | |
| indirect traction 介達牽引 | 111 | |
| individual difference 個体差 | 308 | |
| individuality 個性 | 308 | |
| indole corollary drug インドール系薬 | 57 | |
| induction 帰納法 | 194 | |
| induration 硬結 | 281 | |
| industrial health 産業保健 | 341 | |
| industrial hygiene 産業衛生 | 341 | |
| indwelling catheter 留置カテーテル | 766 | |
| indwelling closed sterile catheter 閉鎖式無菌カテーテル留置法 | 686 | |

|  |  |  |
|---|---|---|
| inebriation | 酩酊 | 729 |
| inertial resistance | 慣性抵抗 | 163 |
| inertia moment | 慣性モーメント | 163 |
| infant | 乳児 | 599 |
| infantile asthma | 小児喘息 | 407 |
| infantile respiratory distress syndrome | 新生児呼吸窮迫症候群 | 434 |
| infantile scoliosis | 乳幼児性側彎症 | 600 |
| infantile spasm | 点頭てんかん | 64 |
| infantile spinal progressive muscular atrophy | 幼児型脊髄性進行性筋萎縮症 | 64 |
| infarct | 梗塞 | 288 |
| infarction | 梗塞 | 288 |
| infection | 感染 | 170 |
| infection of β-hemolytic streptococcus | 溶連菌感染 | 751 |
| infectious arthritis | 感染性関節炎 | 172 |
| infectious erythema | 伝染性紅斑 | 769 |
| inferior cerebellar peduncle | 下小脳脚 | 130 |
| inferior gemellus muscle | 下双子筋 | 132 |
| inferiority feeling | 劣等感 | 777 |
| inferior limb distance | 下肢長 | 128 |
| inferior lobe | 下葉 | 144 |
| inferior olivary complex | 下オリーブ複合体 | 120 |
| inferior olivary nucleus | 下オリーブ核 | 120 |
| inferior trunk | 下神経幹 | 130 |
| inferior vena cava | 下大静脈 | 134 |
| inferior [wall] infarction | 下壁梗塞 | 143 |
| infiltration | 浸潤 | 434 |
| infirmary with bed | 有床診療所 | 745 |
| inflammation | 炎症 | 91 |
| inflow into trachea | 気管内流入 | 181 |
| information | 情報 | 408 |
| information from other departments | 他部門からの情報 | 522 |
| information input to motor area | 運動野への情報入力 | 79 |
| information precessing | 情報処理 | 409 |
| information theory | 情報理論 | 409 |
| informed consent | インフォームドコンセント | 59 |
| infranuclear facial paralysis | 核下型顔面神経麻痺 | 122 |
| infrared rays | 赤外線 | 470 |
| infraspinatus muscle | 棘下筋 | 214 |
| infusion | 輸液 | 746 |
| ingestion | 摂食 | 475 |
| ingravescence | 悪化 | 10 |
| ingrown nail | 陥入爪 | 174 |
| ingrown toenail | 陥入爪 | 174 |
| inhalational anesthetic agent | 吸入麻酔薬 | 205 |
| inhalation burn | 気道熱傷 | 189 |
| inhalation narcotic | 吸入麻酔薬 | 205 |
| inhalation therapy | 吸入療法 | 205 |
| inhaled corticosteroid therapy | 吸入ステロイド療法 | 205 |
| inhibition of thought | 思考抑制 | 354 |
| in-home care support center | 在宅介護支援センター | 330 |
| initial evaluation | 初期評価 | 411 |
| initial fitting | 仮合せ | 145 |
| initial flexion angle | 初期屈曲角 | 411 |
| initiative | 自発性 | 374 |
| initiative desire to urinate | 初発尿意 | 416 |
| injury of ligament | 靱帯損傷 | 438 |
| innervation ratio | 神経支配比 | 423 |
| inorganic phosphorus | 無機リン | 726 |
| inotropic agents | 強心薬 | 209 |
| inquiry | 問診 | 739 |
| insanity | 精神病 | 463 |
| insensible fluid loss | 不感蒸泄 | 666 |
| insensible perspiration | 不感蒸泄 | 666 |
| insertion | 停止 | 550 |
| insight | 洞察 | 568 |
| insight to disease | 病識 | 655 |
| insole | 足底挿板 | 496 |
| insomnia | 不眠 | 674 |
| inspection | 視診 | 361 |
| inspiratory center | 吸息中枢 | 204 |
| inspiratory muscle | 吸気筋 | 200 |
| inspiratory reserve volume | 予備吸気量 | 752 |
| instinct | 本能 | 713 |
| institutionalism | 施設症 | 707 |
| institution (or habilitation) center for physically challenged children | 肢体不自由児施設 | 367 |
| instruction on life style | 生活指導 | 459 |
| instrumental activities of daily living | 手段的日常生活活動 | 391 |
| instrumental conditioning | 道具的条件づけ | 99 |
| instrumentation surgery | インストゥルメンテーション手術 | 473 |
| insula | 島 | 564 |
| insula of Reil | ライルの島 | 564 |
| insulate conduction | 絶縁伝導 | 474 |

| | |
|---|---|
| insulin インスリン | 56 |
| insulin concentration in blood | |
| 　血中インスリン濃度 | 263 |
| insult 発作 | 709 |
| insurance-covered health care services | |
| 　保険診療 | 703 |
| integrated education 統合教育 | 566 |
| integration 積分 | 473 |
| integration 統合教育 | 566 |
| integration and interpretation | |
| 　統合と解釈 | 567 |
| integration dysfunction syndrome | |
| 　統合失調症 | 567 |
| intellect 知性 | 531 |
| intellectual disabilities 知的障害 | 531 |
| intellectual disorder 知的障害 | 531 |
| intelligence 知能 | 532 |
| intelligence quotient 知能指数 | 532 |
| intelligent prosthesis knee joint | |
| 　インテリジェント膝継手 | 57 |
| intensity-duration curve 強さ・時間曲線 | 546 |
| Intensive Care Unit 集中治療室 | 385 |
| intention tremor 企図時振戦 | 189 |
| interaction 交互作用 | 282 |
| interaction 相互作用 | 491 |
| interbrain 間脳 | 174 |
| intercalated cell 介在細胞 | 108 |
| intercalated disk 介在板 | 108 |
| intercellular fluid 細胞間液 | 159 |
| intercellular substance 細胞間質 | 333 |
| intercircadian variation 日間変動 | 595 |
| intercondylar eminence 顆間隆起 | 121 |
| intercostal nerve transfer | |
| 　肋間神経移行術 | 783 |
| interdisciplinary areas 学際領域 | 123 |
| interest 興味 | 213 |
| interface インターフェース | 56 |
| interference 干渉 | 160 |
| interferential current therapy | |
| 　干渉電流療法 | 161 |
| interferon インターフェロン | 56 |
| interindividual variation 個人間変動 | 307 |
| interleukin 2 インターロイキン 2 | 56 |
| intermittent claudication 間欠[性]跛行 | 156 |
| intermittent fever 間欠熱 | 156 |
| intermittent positive pressure ventilation | |
| 　間欠的陽圧換気[法] | 156 |
| intermittent self catheterization | |
| 　自己間欠導尿 | 355 |
| intermittent traction 間欠牽引 | 156 |
| intermittent traction therapy | |
| 　介達間欠牽引療法 | 111 |
| internal carotid artery 内頸動脈 | 585 |
| internal cause 内因 | 584 |
| internal clock 体内時計 | 467 |
| internal consistency 内的整合性 | 586 |
| internal derangement of elbow joint | |
| 　肘内障 | 536 |
| internal derangement of knee joint | |
| 　膝内障 | 370 |
| internal disability 内部障害 | 588 |
| internal ear 内耳 | 585 |
| internal fixation 内固定 | 585 |
| internal hemorrhag(bleeding) 内出血 | 644 |
| internal impairment 内部障害 | 588 |
| internal medicine 内科 | 585 |
| internal ocular muscle 内眼筋 | 585 |
| internal respiration 内呼吸 | 585 |
| internal rotator muscle 内旋筋 | 585 |
| internal secretion 内分泌 | 587 |
| internal structure 内的構造 | 586 |
| International Classification of Functioning, Disability and Health | |
| 　国際生活機能分類 | 304 |
| international communicable diseases | |
| 　国際伝染病 | 305 |
| international infectious diseases | |
| 　国際伝染病 | 305 |
| International Organization for Standardization | |
| 　国際標準化機構 | 305 |
| International Statistic Classification of Diseases and Related Health Problems | |
| 　国際疾病分類 | 304 |
| international system of units 国際単位系 | 304 |
| International Year of Disabled Persons | |
| 　国際障害者年 | 304 |
| internuclear ophthalmoplegia | |
| 　核間性眼筋麻痺 | 123 |
| interosseous muscle 骨間筋 | 309 |
| interphalangeal joint 指節間関節 | 364 |
| interscapulothoracic amputation | |
| 　肩甲胸郭間切断 | 665 |
| interstitial cell 間質細胞 | 159 |
| interstitial fluid 間質液 | 159 |
| interstitial nucleus of Cajal | |
| 　カハール間質核 | 142 |
| interstitial pneumonia 間質性肺炎 | 159 |

| | | | | |
|---|---|---|---|---|
| intersubject variation | 個人間変動 | 307 | inversion 内がえし | 67 |
| intertrochanteric fracture | 転子部骨折 | 560 | inversion 逆位 | 196 |
| interval estimation | 区間推定 | 232 | investigational new drug 治験薬 | 530 |
| interval inference | 区間推定 | 232 | *in vitro* インビトロ | 59 |
| interval scale | 間隔尺度 | 152 | *in vitro* fertilization-embryo transfer | |
| interval training | | | 体外受精-胚移植 | 503 |
| インターバルトレーニング | | 56 | *in vivo* インビボ | 59 |
| intervention 介入 | | 114 | involuntary movement 不随意運動 | 671 |
| intervention study 介入研究 | | 114 | iodine ヨウ素 | 750 |
| interventricular foramen 室間孔 | | 740 | ion イオン | 27 |
| intervertebral disk 椎間円板 | | 543 | ion composition イオン組成 | 29 |
| interview 面接 | | 732 | ionic exchange イオン交換 | 29 |
| intestinal obstruction イレウス | | 54 | ion pump イオンポンプ | 29 |
| intoxication 中毒 | | 536 | ion selective permeability | |
| intraarticular cartilage 関節円板 | | 165 | イオン選択的透過性 | 29 |
| intraarticular fracture 関節内骨折 | | 167 | IP joint IP関節(指節間関節) | 364 |
| intraarticular movement 関節包内運動 | | 169 | iris 虹彩 | 283 |
| intracapsular ligament 関節包内靱帯 | | 169 | iron 鉄 | 555 |
| intracerebral steal phenomenon | | | iron lung 鉄の肺 | 556 |
| 脳内盗血現象 | | 613 | irritability 易刺激性 | 36 |
| intracircadian variation 日内変動 | | 595 | ischemia 虚血 | 215 |
| intraclass correlation coefficient | | | ischemic cerebrovascular disease | |
| 級内相関係数 | | 205 | 虚血性脳血管障害 | 215 |
| intracranial hypertension 頭蓋内圧亢進 | | 565 | ischemic contracture 阻血性拘縮 | 666 |
| intracranial tumor 頭蓋内腫瘍 | | 611 | ischemic heart disease 虚血性心疾患 | 215 |
| intractable disease 難病 | | 590 | ischialgia 坐骨神経痛 | 336 |
| intrafusal muscle fiber 錘内筋線維 | | 448 | ischial-ramal-containment socket | |
| intramedullary nail 髄内釘 | | 448 | 坐骨収納型ソケット | 336 |
| intraocular pressure 眼圧 | | 149 | ischial tuberosity 坐骨結節 | 336 |
| intrauterine growth retardation | | | ischial weight-bearing abduction brace | |
| 子宮内胎児発育遅延 | | 352 | 外転位免荷装具 | 112 |
| intrauterine insemination 子宮内授精 | | 431 | ischial weight-bearing knee ankle foot | |
| intravenous hyperalimentation | | | orthosis 坐骨支持長下肢装具 | 336 |
| 中心静脈栄養法 | | 535 | islets of Langerhans ランゲルハンス島 | 756 |
| intrinsic bone disease 骨系統疾患 | | 311 | isoelectric line 等電位線 | 572 |
| intrinsic minus deformity | | | isoelectric point 等電点 | 572 |
| イントリンシックマイナス[変形] | | 57 | isoenzyme アイソエンザイム | 3 |
| intrinsic muscle 手内在筋 | | 393 | isokinetic contraction 等運動性収縮 | 564 |
| intrinsic plus deformity | | | isokinetic training 等速性運動 | 570 |
| イントリンシックプラス[変形] | | 57 | isolated conduction 隔絶伝導 | 474 |
| intrinsic potential 内因性電位 | | 359 | isometric contraction 等尺性収縮 | 569 |
| introduction 緒言 | | 415 | isometric training 等尺性運動 | 569 |
| introspection 内観 | | 585 | isotonic contraction 等張性収縮 | 571 |
| introvert 内向型 | | 585 | isotonic sodium chloride solution | |
| intussusception 腸重積症 | | 539 | 等張食塩液(水) | 469 |
| inulin イヌリン | | 47 | isotonic solution 等張液 | 570 |
| invagination 腸重積症 | | 539 | isotonic training 等張性運動 | 570 |
| invasion 浸潤 | | 434 | isotropic band 明帯 | 729 |
| invermination 寄生虫病 | | 187 | isozyme アイソザイム | 3 |

Itai-Itai disease　イタイイタイ病 …………… 41
item　アイテム ………………………………… 3

## J

jacksonian convulsion　ジャクソン痙攣 …… 380
Jackson test　ジャクソンテスト ……………… 380
Jacoby line　ヤコビー線 ……………………… 742
Jannetta syndrome　ジャネッタ症候群 ……… 381
Japana Centra Revuo Medicina
　医学中央雑誌 ……………………………… 29
Japan Coma Scale　日本昏睡尺度 …………… 597
Japanese encephalitis　日本脳炎 ……………… 598
Japanese Industrial Standard
　日本工業規格 ……………………………… 597
Japanese Pharmacopoeia　日本薬局方 ……… 598
Japanese Physical Therapy Association
　日本理学療法士協会 ……………………… 598
jargon　ジャーゴン …………………………… 376
jaundice　黄疸 ………………………………… 96
jaw jerk　下顎反射 …………………………… 121
jaw reflex　下顎反射 ………………………… 121
jealousy　嫉妬 ………………………………… 370
jejunum　空腸 ………………………………… 231
Jewett type orthosis　ジュエット型装具 …… 389
joint　関節 ……………………………………… 163
joint　継手 ……………………………………… 545
joint capsule　関節包 ………………………… 169
joint cavity　関節腔 …………………………… 166
joint deformity　関節変形 …………………… 169
joint destruction　関節破壊 ………………… 168
joint disarticulation　関節離断 ……………… 170
joint effusion　関節液貯留 …………………… 164
joint laxity　関節弛緩 ………………………… 166
joint loosening　関節動揺性 ………………… 167
joint mobilization
　関節モビライゼーション ………………… 169
joint mouse　関節ねずみ(鼠) ………………… 167
joint noise　関節雑音 ………………………… 166
joint play　関節の遊び ……………………… 168
joint position sense　関節位置覚 …………… 164
joint puncture　関節穿刺 …………………… 167
joint sense (sensation)　関節覚 ……………… 165
joint tuberculosis　関節結核 ………………… 166
Joseph disease　ジョセフ病 ………………… 715
judgement　判断 ……………………………… 639
judgement of effect　効果判定 ……………… 278
judicial autopsy　司法解剖 …………………… 375

jugular compression test
　頸静脈圧迫試験 …………………………… 232
jumbling of object　ジャンブリング現象 …… 382
jumper's knee　ジャンパー膝 ………………… 382
Jung, Carl Gustav　ユング …………………… 747
juvenile instruction member　児童指導員 … 372
juvenile muscular atrophy of unilateral
　upper extremity
　若年性一側性上肢筋萎縮症 ……………… 380
juvenile rheumatoid arthritis
　若年性関節リウマチ ……………………… 380

## K

Kaibara Ekiken　貝原益軒 …………………… 115
kalium　カリウム ……………………………… 146
kangaroo care　カンガルーケア …………… 153
Kaposi sarcoma　カポジ肉腫 ………………… 143
karo-shi　過労死 ……………………………… 148
独Karte　カルテ ……………………………… 147
Karvonen formula　カルボーネンの式 …… 148
Katz index of ADL　カッツインデックス … 138
Kaup index　カウプ指数 ……………………… 119
Kawakita Jiro method　KJ法 ………………… 254
Kawasaki disease　川崎病 …………………… 149
Kennedy-Alter-Sung syndrome
　ケネディー-オルター-スン症候群 ……… 204
keratinization　角化 ………………………… 122
Kernig sign　ケルニッヒ徴候 ………………… 266
keroid　ケロイド ……………………………… 266
ketoacidosis　ケトアシドーシス …………… 265
ketoacidosis coma
　ケトアシドーシス性昏睡 ………………… 266
ketone body　ケトン体 ……………………… 266
ketonuria　ケトン尿症 ……………………… 266
ketosis　ケトーシス …………………………… 265
ketotic coma　ケトン性昏睡 ………………… 266
key enzyme　鍵酵素 ………………………… 763
key person　キーパーソン …………………… 178
key point of control
　キーポイントオブコントロール ………… 178
key words　キーワード ……………………… 178
kidney　腎臓 …………………………………… 435
Kienböch disease　キーンベック病 ………… 260
killer cell　キラー細胞 ……………………… 218
Killip classification　キリップ分類 ………… 218
kindling　キンドリング ……………………… 227
kinematic　力学 ……………………………… 761
kinematics　運動力学 ………………………… 79

| | |
|---|---|
| kinesiology 運動学 | 71 |
| kinesthesia 運動感覚 | 72 |
| kinetic model 運動学モデル | 72 |
| kinetics キネティクス | 189 |
| Kirchhoff law キルヒホッフの法則 | 219 |
| Kirschner wire キルシュナー鋼線 | 219 |
| Klapp creeping exercise 匍匐運動（クラップの） | 710 |
| Kleinert method クライナート法 | 237 |
| Klenzak ankle joint クレンザック式足継手 | 243 |
| Klippel-Feil syndrome クリッペル-フェイユ症候群 | 240 |
| Klumpke type brachial plexus paralysis (palsy) クルンプケ型腕神経叢麻痺 | 104 |
| kneading 揉捏法 | 387 |
| knee ankle foot orthosis 長下肢装具 | 537 |
| knee impact 膝インパクト | 501 |
| knee jerk 膝反射 | 367 |
| knee joint 膝関節 | 368 |
| kneeling 膝立ち | 645 |
| knee osteoarthritis 変形性膝関節症 | 694 |
| knee past test 膝打ち試験 | 645 |
| knife メス | 730 |
| knock-knee 外反膝 | 115 |
| knock pain 叩打痛 | 289 |
| knuckle bender ナックルベンダー | 589 |
| Kocher, Emil Theodor コッヘル | 316 |
| Köhler disease ケーラー病 | 255 |
| Köhler second disease 第2ケラー病 | 513 |
| Kohs block design test コース立方体組み合わせテスト | 299 |
| Kolmogorov-Smirnov test コルモゴロフ-スミルノフの検定 | 322 |
| Kondylen-Bettung Münster trans-tibial prosthesis KBM下腿義足 | 252 |
| Korotkov(-ff) sound コロトコフ音 | 322 |
| Korsakoff syndrome コルサコフ症候群 | 321 |
| Kraepelin, Emil クレペリン | 243 |
| Krause [end] corpuscle クラウゼ[終末]小体 | 237 |
| Krebs cycle クレブス回路 | 581 |
| Kretschmer, Ernst クレッチマー | 242 |
| Kretschmer syndrome I クレッチマー症候群 I | 367 |
| Krukenberg amputation クルーケンベルク切断 | 240 |
| Kruskal-Wallis test クラスカル-ウォリス検定 | 237 |

| | |
|---|---|
| Kugelberg-Welander disease クーゲルベルク-ヴェランダー病 | 65 |
| Küntscher intramedullary nailing キュンチャー髄内釘法 | 205 |
| Kupffer cell クッパー細胞 | 235 |
| kurtosis 尖度 | 485 |
| kynurenic acid キヌレン酸 | 189 |

## L

| | |
|---|---|
| labial 口唇音 | 286 |
| ᵃlabial sound 口唇音 | 286 |
| labor and delivery 分娩 | 683 |
| labyrinth 迷路 | 729 |
| labyrinthine nystagmus 迷路性失調症 | 484 |
| labyrinthine righting reaction 迷路性立ち直り反応 | 729 |
| Lachman test ラックマンテスト | 755 |
| lactate dehydrogenase 乳酸脱水素酵素 | 599 |
| lactate threshold 乳酸閾値 | 599 |
| lactation 授乳 | 393 |
| lactic acid 乳酸 | 598 |
| lactose 乳糖 | 599 |
| lactotropic hormone 乳腺刺激ホルモン | 681 |
| lacunar dementia まだら認知症 | 715 |
| lacunar infarction ラクナ梗塞 | 754 |
| Lamaze method ラマーズ法 | 755 |
| Lambert-Eaton syndrome ランバート-イートン症候群 | 27 |
| laminectomy 椎弓切除[術] | 543 |
| Landau reaction ランダウ反応 | 756 |
| Landau reflex ランダウ反射 | 756 |
| landmark 指標 | 375 |
| Landolt ring ランドルト環 | 756 |
| Langerhans islands ランゲルハンス島 | 756 |
| language 言語 | 268 |
| language development 言語発達 | 270 |
| language disturbance (disorders) 言語障害 | 269 |
| Lansbury activity index ランスバリーの活動指数 | 756 |
| laparotomy 開腹[術] | 116 |
| Laplace transformation ラプラス変換 | 755 |
| large intestine 大腸 | 511 |
| large wheel 駆動輪 | 235 |
| Larsen grade ラーセン分類 | 754 |
| laryngeal polyp 喉頭ポリープ | 292 |
| laryngectomy 喉頭摘出術 | 291 |
| larynx 喉頭 | 291 |

| | | |
|---|---|---|
| Lasègue sign | ラセーグ徴候 | 755 |
| Lasègue test | ラセーグテスト | 128 |
| laser | レーザー | 775 |
| laser Doppler flowmetry | レーザードップラー血流計 | 776 |
| laser treatment | レーザー療法 | 776 |
| Lassa fever | ラッサ熱 | 755 |
| late asthmatic response | 遅発型喘息反応 | 532 |
| latency | 潜時 | 480 |
| latent infection | 潜伏感染 | 670 |
| latent period | 潜伏期 | 487 |
| latent phase | 潜伏期 | 487 |
| lateral | 外側 | 110 |
| lateral bending | 側屈 | 498 |
| lateral collateral ligament | 外側側副靱帯（膝関節の） | 110 |
| lateral corticospinal tract | 外側皮質脊髄路 | 111 |
| lateral geniculate body | 外側膝状体 | 110 |
| lateral inhibition | 側方抑制 | 497 |
| laterality | 一側優位 | 44 |
| lateral medullary syndrome | 延髄外側症候群 | 92 |
| lateral pontomedullary syndrome | 橋延髄外側症候群 | 207 |
| lateral semicircular canal | 外側半規管 | 110 |
| lateral spinothalamic tract | 外側脊髄視床路 | 110 |
| lateral thinking | 水平思考 | 448 |
| lateral ventricle | 側脳室 | 497 |
| lateral whip | 外側ホイップ | 111 |
| lateropulsion | 側方突進[現象] | 497 |
| late segmental collapse | レイトセグメンタルコラップス | 775 |
| Latin-square design | ラテン方格配置 | 755 |
| laughing gas | 笑気 | 401 |
| law about body donation for medicine and dentistry education | 医学及び歯学の教育のための献体に関する法律 | 29 |
| law for employment promotion of persons with disabilities | 障害者雇用促進法 | 399 |
| law of action and reaction | 作用・反作用の法則 | 339 |
| law of inertia | 慣性の法則 | 163 |
| law of large numbers | 大数の法則 | 509 |
| law of power function | ベキ関数の法則 | 688 |
| law relating to medical care | 医療関係法規 | 50 |
| laxative | 緩下薬 | 157 |
| L-dopa（L-DOPA） | L-ドパ | 777 |
| lead pipe phenomenon | 鉛管現象 | 89 |
| lead pipe rigidity | 鉛管様強剛 | 89 |
| lean body mass | 除脂肪体重 | 415 |
| learning | 学習 | 124 |
| learning disorder | 学習障害 | 125 |
| learning theory | 学習理論 | 125 |
| least square method | 最小二乗法 | 328 |
| left atrioventricular valve | 左房室弁 | 494 |
| left-sided heart failure | 左心不全 | 337 |
| left side neglect | 左半側空間無視 | 648 |
| left ventricular aneurysm | 心室瘤 | 434 |
| left ventricular hypertrophy | 左[心]室肥大 | 337 |
| left ventricular remodeling | 左心室リモデリング | 337 |
| leg | 下肢 | 127 |
| legal communicable disease | 法定伝染病 | 701 |
| Legionnaire's disease | レジオネラ症 | 776 |
| Legionnaire pneumonia | レジオネラ肺炎 | 776 |
| leg length | 脚長 | 128 |
| leg length difference | 脚長差 | 197 |
| leg length discrepancy | 脚長差 | 197 |
| leg lengthening | 脚延長術 | 196 |
| leg rest | レッグレスト | 777 |
| Lejeune syndrome | レジュン症候群 | 604 |
| lengthening of bone | 骨延長術 | 308 |
| length of upper extremity | 上肢長 | 403 |
| lenticular nucleus | レンズ核 | 778 |
| leprosy | らい（癩） | 638 |
| lesser circulation | 小循環 | 620 |
| lesser petrosal nerve | 小錐体神経 | 405 |
| lethal dose | 致死量 | 531 |
| leukemia | 白血病 | 628 |
| leukocyte | 白血球 | 627 |
| leukotriene | ロイコトリエン | 780 |
| level difference | 段差 | 525 |
| level of aspiration | 要求水準 | 748 |
| lever | てこ | 554 |
| lever type brake | レバー式ブレーキ | 777 |
| levodopa | レボドパ | 777 |
| Lewy body | レビー小体 | 777 |
| Lhermitte sign | レルミット徴候 | 778 |
| liability for reparation | 賠償責任 | 620 |
| liability without fault | 無過失責任 | 726 |
| libido | リビドー | 764 |
| lidocaine hydrochloride | 塩酸リドカイン | 91 |
| Liepmann, Hugo Carl | リープマン | 758 |
| life | 生活 | 458 |

| | | |
|---|---|---|
| life cycle | ライフサイクル | 754 |
| life expectancy | 平均余命 | 684 |
| life-long development | 生涯発達 | 401 |
| lifelong learning | 生涯学習 | 399 |
| life span | 寿命 | 394 |
| life span development | 生涯発達 | 401 |
| life stage | ライフステージ | 754 |
| life style | ライフスタイル | 754 |
| life-style related disease | 生活習慣病 | 459 |
| lift | 補高 | 704 |
| lifter | リフター | 764 |
| lifting | リフティング | 764 |
| ligament | 靱帯 | 436 |
| ligamentous injury | 靱帯損傷 | 438 |
| light adaptation | 明順応 | 729 |
| light coagulation | 網膜光凝固 | 644 |
| light emitting diode | 発光ダイオード | 628 |
| light microscope | 光学顕微鏡 | 278 |
| light reflex | 対光反射 | 505 |
| likelihood | 尤度 | 745 |
| limb | 四肢 | 356 |
| limb girdle muscular dystrophy | 肢帯型筋ジストロフィー | 365 |
| limbic system | 大脳辺縁系 | 515 |
| limbic system | 辺縁系 | 693 |
| limb-kinetic apraxia | 肢節運動失行 | 364 |
| limb lead | 肢誘導 | 386 |
| limb length | 四肢長 | 358 |
| limb lengthening | 脚延長術 | 196 |
| limb-preservation surgery | 患肢温存術 | 158 |
| limb salvage surgery | 患肢温存術 | 158 |
| limbus | 関節唇 | 166 |
| limphocyte | リンパ球 | 772 |
| line | 系統 | 251 |
| linear discriminant analysis | 線形判別 | 478 |
| linear model | 線形モデル | 478 |
| linear regressing model | 線形回帰モデル | 478 |
| line drawing test | 線引き試験 | 486 |
| line of flow | 動線 | 570 |
| linguadental | 舌歯音 | 347 |
| linoleic acid | リノール酸 | 764 |
| linolic acid | リノリン酸 | 764 |
| lipase | リパーゼ | 764 |
| lipid | 脂質 | 358 |
| lipidosis | リピドーシス | 764 |
| lipid storage disease | 脂質蓄積症 | 764 |
| lipoprotein | リポ蛋白質 | 766 |
| liquefaction necrosis | 液化壊死 | 744 |
| liquid crystal | 液晶 | 83 |
| liquid paraffin | 流動パラフィン | 766 |
| Lisfranc joint | リスフラン関節 | 762 |
| Lissajous figure | リサージュ図 | 761 |
| list of food exchange | 食品交換表 | 414 |
| literature | 文献 | 682 |
| little finger | 小指 | 403 |
| Little Leaguer's shoulder | リトルリーガーズショルダー | 763 |
| live birth | 出生 | 392 |
| lively splint | 動的スプリント | 572 |
| liver | 肝臓 | 172 |
| liver bile | 肝胆汁 | 173 |
| liver cancer | 肝癌 | 153 |
| liver cirrhosis | 肝硬変 | 157 |
| liver function test | 肝機能検査 | 154 |
| live vaccine | 生ワクチン | 589 |
| living comfortability | 安住性 | 23 |
| living will | リビングウィル | 764 |
| load-activated friction knee | 荷重ブレーキ膝 | 129 |
| loading weight | 重錘負荷 | 384 |
| lobotomy(独 Lobotomie) | ロボトミー | 784 |
| lobulus of auricle | 耳垂 | 361 |
| local bath | 局所浴 | 214 |
| local findings | 局所所見 | 214 |
| local postural reflex | 局所性姿勢反射 | 214 |
| local static reactions | 局所性平衡反応 | 214 |
| locked-in syndrome | 閉じ込め症候群 | 578 |
| locked ward | 閉鎖病棟 | 686 |
| locking | ロッキング | 783 |
| locking mechanism | ロッキングメカニズム | 783 |
| lockjaw | 破傷風 | 626 |
| locomotion level | 移動レベル | 47 |
| locomotive organ | 運動器 | 72 |
| locomotorium | 運動器 | 72 |
| Lofstrand crutch | ロフストランドクラッチ | 784 |
| logarithm | 対数 | 509 |
| logistic analysis | ロジスティック分析 | 782 |
| logistic regression analysis | ロジスティック回帰分析 | 782 |
| long bone | 長骨 | 539 |
| longissimus muscle | 最長筋 | 331 |
| longitudinal arch of foot | 縦足弓 | 385 |
| longitudinal arch of foot | 土踏まず | 546 |
| longitudinal research (survey) | 縦断研究 | 385 |
| long latency reflex | 長潜時反射 | 538 |

| | | | | |
|---|---|---|---|---|
| long latency response | 長潜時反応 | 539 | low shoes 短靴 | 524 |
| long leg brace 長下肢装具 | | 537 | lubrication mechanism 潤滑機構 | 395 |
| long-loop reflex 長経路反射 | | 538 | lucidity 清明 | 468 |
| long-loop reflex 長ループ反射 | | 539 | lumbago 腰痛 | 750 |
| long opponens orthosis 長対立装具 | | 540 | lumbar spinal cord injury 腰髄損傷 | 749 |
| long opponens splint 長対立スプリント | | 540 | lumbosacral angle 腰仙角 | 750 |
| long term bed rest 長期臥床 | | 538 | lumbosacral corset ダーメンコルセット | 501 |
| long-term care hospital for elderly (the aged) 介護力強化[型]病院 | | 108 | lumbrical muscles 虫様筋 | 537 |
| | | | luminance 輝度 | 188 |
| long-term care insurance 介護保険 | | 107 | lunate bone 月状骨 | 260 |
| long-term care insurance system 介護保険制度 | | 107 | lunatomalacia 月状骨軟化症 | 260 |
| | | | Lund-Browder formula ランド-ブラウダー方式(公式) | 756 |
| long term depression 長期抑圧現象 | | 538 | | |
| long-term goal 長期目標 | | 538 | lung 肺 | 618 |
| long-term memory 長期記憶 | | 538 | lung cancer 肺癌 | 619 |
| long-term potentiation 長期増強 | | 538 | lung disease 肺疾患 | 620 |
| long tract sign 長経路徴候 | | 538 | lung physiotherapy 肺理学療法 | 212 |
| long tubular bone 長管骨 | | 539 | Luria, Aleksander Romanovich ルリヤ | 774 |
| longus colli muscle 頸長筋 | | 250 | Luschka joint ルシュカ関節 | 774 |
| loose joint 動揺関節 | | 575 | luxation 脱臼 | 519 |
| loosening ゆるみ(人工関節の) | | 747 | luxury perfusion syndrome ぜいたく灌流症候群 | 466 |
| loose shoulder 動揺性肩関節 | | 575 | | |
| loose shoulder 不安定性肩関節症 | | 662 | lying 臥位 | 103 |
| loss of emotion 感情喪失 | | 161 | lying in period 産褥期 | 342 |
| loss of role 役割喪失 | | 742 | lying position 臥位 | 103 |
| loss of vision 失明 | | 371 | Lyme disease ライム病 | 754 |
| Love method ラブ法 | | 755 | lymph リンパ液 | 772 |
| low back pain 腰痛 | | 750 | lymphedema リンパ浮腫 | 772 |
| low birth weight infant 低出生体重児 | | 550 | lymph node リンパ節 | 772 |
| low-cut-filter 低域遮断フィルタ | | 548 | lymphokine リンホカイン | 773 |
| low density area 低吸収域 | | 549 | lymphosarcoma リンパ肉腫 | 772 |
| low density lipoprotein 低密度リポ蛋白質 | | 552 | lysosomal enzyme リソソーム酵素 | 763 |
| | | | lysosome リソソーム | 763 |
| lower brachial plexus paralysis 下位型腕神経叢麻痺 | | 104 | |
| lower extremity 下肢 | | 127 | # M |
| lower extremity amputation 四肢切断 | | 357 | |
| lower limb 下肢 | | 127 | MacCarthy Scales of Children's Abilities マッカーシー知能発達検査 | 716 |
| lower limb distance 下肢長 | | 128 | Machado-Joseph disease マシャド-ジョセフ病 | 715 |
| lower motoneuron 下位運動ニューロン | | 103 | Mach effect マッハ効果 | 717 |
| lower motor neuron 下位運動ニューロン | | 103 | Mach phenomenon マッハ現象 | 717 |
| lower urinary tract infection 下部尿路感染 | | 143 | macroglobulin マクログロブリン | 715 |
| low frequency 低周波 | | 550 | macromolecules 高分子 | 294 |
| low grade fever 微熱 | | 650 | macrophage マクロファージ | 715 |
| low load exercise 低強度運動 | | 549 | mad cow disease 狂牛病 | 642 |
| low-output laser instrument 低出力[反応]レーザー機器 | | 550 | magnetic field 磁界 | 348 |
| low protein diet 蛋白質制限食 | | 528 | magnetic resonance imaging 磁気共鳴画像 | 350 |

| | |
|---|---|
| magnetic stimulation 磁気刺激法 | 350 |
| magnetocardiogram 心磁図 | 433 |
| magnetoencephalogram 脳磁図 | 610 |
| Magnus, Rudolf マグヌス | 714 |
| maintenance and management 保守・管理 | 706 |
| maintenance of posture 姿勢保持 | 364 |
| maintenance phase 維持期 | 36 |
| maladjustment 不適応 | 673 |
| malaria マラリア | 718 |
| male climacterium (climacteric) 男性更年期 | 526 |
| male sex hormone 男性ホルモン | 25 |
| malformation 奇形 | 182 |
| Malgaigne fracture マルゲーニュ骨折 | 718 |
| malignant lymphoma 悪性リンパ腫 | 5 |
| malignant neoplasm 悪性新生物 | 149 |
| malignant rheumatoid arthritis 悪性関節リウマチ | 5 |
| malignant syndrome 悪性症候群 | 5 |
| malignant tumor 悪性腫瘍 | 149 |
| malingering 詐病 | 338 |
| malleolar fracture 果部骨折 | 143 |
| mallet finger 槌指 | 546 |
| mammary carcinoma 乳癌 | 598 |
| managed care マネジドケア | 717 |
| manchette マンシェット | 718 |
| ラ mandibula 下顎骨 | 121 |
| mandibular joint 顎関節 | 123 |
| mandibular movement 下顎運動 | 120 |
| mandibular reflex 下顎反射 | 121 |
| mandibule 下顎骨 | 121 |
| mania 躁病 | 493 |
| manic-depressive psychosis 躁うつ病 | 489 |
| manifest anxiety scale 顕在性不安尺度 | 270 |
| manipulation マニピュレーション | 717 |
| manipulative therapy マニピュレーション | 717 |
| mankind ひと(ヒト, 人) | 649 |
| mannitol マンニトール | 721 |
| Mann test マン試験 | 718 |
| Mann-Whitney test マン-ホイットニー検定 | 721 |
| mantle 外套 | 113 |
| manual examination 指診 | 361 |
| manual locking knee 固定膝 | 317 |
| manual method 手話法 | 395 |
| manual muscle test 徒手筋力検査 | 579 |
| manual therapy 徒手療法 | 579 |
| maple syrup urine disease メープルシロップ尿症 | 729 |
| Marie ataxia マリー運動失調症 | 718 |
| Marie-Foix reflex マリー-フォア反射 | 718 |
| Marie-Foix sign マリー-フォア徴候 | 718 |
| masked depression 仮面うつ病 | 144 |
| masked face 仮面様顔貌 | 144 |
| masking effect マスキング効果 | 715 |
| mask-like face 仮面様顔貌 | 144 |
| Maslow, Abraham H. マズロー | 715 |
| mass 質量 | 372 |
| massage あん摩 | 26 |
| massage マッサージ | 716 |
| masseter muscle 咬筋 | 280 |
| masseter reflex 咬筋反射 | 121 |
| mast cell 肥満細胞 | 652 |
| master's degree 修士 | 383 |
| master eye 利き目 | 182 |
| mastication 咀嚼 | 498 |
| masticatory muscles 咀嚼筋 | 498 |
| mastoid process 乳様突起 | 600 |
| mat activities 起居 | 182 |
| mat activity 床上動作 | 404 |
| matched pair method マッチドペア法 | 716 |
| matching マッチング | 716 |
| material 材料 | 334 |
| materials for medical care 医療材料 | 51 |
| maternal and child health 母子保健 | 706 |
| maternal and child health handbook 母子健康手帳 | 705 |
| Maternal and Child Health Law 母子保健法 | 706 |
| maternity 母性 | 708 |
| maternity passbook 母子健康手帳 | 705 |
| mat exercise マット上運動 | 716 |
| matrix 基質 | 185 |
| maturation 成熟 | 461 |
| maturity 成熟 | 461 |
| Maudsley personality inventory モーズレイ性格検査 | 735 |
| maximal blood pressure 最高血圧 | 327 |
| maximal dose 極量 | 215 |
| maximal expiratory flow-volume curve MEFV 曲線 | 680 |
| maximal oxygen uptake 最大酸素摂取量 | 329 |
| maximal $\dot{V}O_2$ 最大酸素摂取量 | 329 |
| maximal voluntary ventilation 最大換気量 | 329 |
| maximum dose 極量 | 215 |

maximum voluntary contraction
　最大随意収縮…………………………… 329
maximum walking speed　最大歩行速度 …… 329
McMurray test　マックマレーテスト ……… 716
mean arterial pressure　平均動脈圧………… 684
mean blood pressure　平均血圧……………… 684
mean corpuscular hemoglobin
　平均赤血球ヘモグロビン量………………… 684
mean corpuscular hemoglobin
　concentration
　平均赤血球ヘモグロビン濃度………………  684
meaning　意味…………………………………  48
mean [values]　平均値………………………  684
measles　麻疹…………………………………  715
measurement equipments (stools)
　計測機器………………………………………  250
measurement error　誤差……………………  307
measurement of physical fitness
　体力測定………………………………………  517
measuring instruments　計測機器…………  250
mechanical impedance
　機械インピーダンス…………………………  179
mechanics　力学………………………………  761
mechanoreceptor　機械的受容器……………  180
mechatronics　メカトロニクス………………  730
medial　内側……………………………………  586
medial collateral ligament
　内側側副靱帯(膝関節の)……………………  586
medial humeral epicondylitis
　上腕骨内側上顆炎……………………………  410
medial longitudinal fasciculus　内側縦束…  586
medial longitudinal fasciculus syndrome
　内側縦束症候群………………………………  123
medial whip　内側ホイップ…………………  586
median　中央値………………………………  534
median line　正中線…………………………  466
median nerve　正中神経……………………  466
mediastinum　縦隔……………………………  382
Medicaid　メディケイド……………………  731
medical accidents　医療事故…………………  51
medical and educational consultation for
　disabled children　療育相談………………  767
medical and educational instruction for
　disabled children　療育指導………………  767
medical bioengineering　医用生体工学……  49
medical care in remote rural areas
　僻地医療………………………………………  688
medical checkup　メディカルチェック……  731
medical corporation　医療法人………………  53

medical engineering　医用工学………………  49
medical ethics　医の倫理……………………  47
medical fee　薬価……………………………  742
medical fee for eldercare　老人医療費……  780
medical fee payment system
　医療費支払方法………………………………  53
medical history　病歴…………………………  658
medical incidents　医療事故…………………  51
medical institution　医療機関………………  50
medical interview　医療面接…………………  54
medical juridical person　医療法人…………  53
medical lawsuit　医事訴訟……………………  36
medical organization　医療機関……………  50
Medical Outcome Study (MOS)-Short
　Form 36　SF-36……………………………  85
medical profession　医業………………………  33
medical record　メディカルレコード………  147
medical rehabilitation
　医学的リハビリテーション…………………  31
medical service area　医療圏…………………  51
medical service similarity acts
　医業類似行為…………………………………  33
medical social worker
　医療ソーシャルワーカー……………………  52
medical team　医療チーム……………………  52
medical technologist　衛生検査技師…………  81
medical technologist　臨床検査技師………  770
medical treatment　治療……………………  541
medical treatment for life prolongation
　延命医療………………………………………  94
Medicare　メディケア………………………  731
medicare regulations　医療関係法規………  50
medicated bath　薬浴………………………  742
medication teaching　服薬指導……………  670
medicine　医学…………………………………  30
medicine charge　薬価………………………  742
medulla　延髄…………………………………  92
medulloblastoma　髄芽腫……………………  446
Medusae head　メドゥサの頭………………  731
megalomania　誇大妄想……………………  308
Meige syndrome　メージュ症候群…………  729
Meissner corpuscle　マイスナー小体………  714
melancholia　メランコリー…………………  732
melancholy　メランコリー…………………  732
melanin　メラニン色素………………………  732
melatonin　メラトニン………………………  731
melena　下血…………………………………  255
membrane　膜…………………………………  714
membrum inferius distance　下肢長………  128

| | |
|---|---|
| memory 記憶 | 179 |
| memory disorder 記憶障害 | 179 |
| Mendel-Bechterew reflex | |
| 　メンデル-ベヒテレフ反射 | 733 |
| mendelian inheritance メンデル遺伝 | 733 |
| Ménière disease メニエール病 | 731 |
| meningitis 髄膜炎 | 448 |
| meningocele 髄膜瘤 | 448 |
| meninx 髄膜 | 448 |
| meniscus injury 半月［板］損傷 | 637 |
| menopause 閉経 | 685 |
| menstrual phase 月経期 | 259 |
| mental foramen オトガイ孔 | 99 |
| mental health care メンタルヘルスケア | 733 |
| mental health center | |
| 　精神保健福祉センター | 464 |
| Mental Health Law 精神保健法 | 464 |
| mentally disabled person's certificate | |
| 　療育手帳 | 767 |
| mental retardation 精神遅滞 | 463 |
| mercury sphygmomanometer | |
| 　水銀血圧計 | 446 |
| Merkel disk メルケル円板(触盤) | 732 |
| mesencephalic reticular formation | |
| 　中脳網様体 | 536 |
| mesencephalon 中脳 | 536 |
| mesenchymal cell 間葉細胞 | 177 |
| mesh grafting 網状植皮［術］ | 734 |
| mesh skin graft (grafting) | |
| 　網状植皮［術］ | 734 |
| meta-analysis メタアナリシス | 730 |
| metabolic acidosis 代謝性アシドーシス | 506 |
| metabolic alkalosis | |
| 　代謝性アルカローシス | 506 |
| metabolic equivalent(equivalents) | |
| 　代謝当量 | 506 |
| metabolic rate エネルギー代謝率 | 87 |
| metabolism 代謝 | 506 |
| metacognition メタ認知 | 730 |
| metal-protein complex | |
| 　金属蛋白質結合体 | 225 |
| metal upright orthosis 金属支柱付装具 | 224 |
| metastasis 転移 | 558 |
| Methicillin resistant *Staphylococcus* | |
| 　*aureus* メチシリン耐性黄色ブドウ球菌 | 730 |
| method of educational evaluation | |
| 　教育評価の方法 | 207 |
| microcephalia 小頭症 | 406 |
| microcephaly 小頭症 | 406 |
| microelectrode 微小電極 | 646 |
| microglass electrode ガラス微小電極 | 145 |
| micrographia 小字症 | 403 |
| microscope 顕微鏡 | 274 |
| microsurgery 顕微鏡視下手術 | 274 |
| microsurgery マイクロサージャリー | 714 |
| microwave therapy 極超短波療法 | 305 |
| miction 排尿 | 621 |
| micturition 排尿 | 621 |
| midbrain 中脳 | 536 |
| midcarpal joint 手根中央関節 | 390 |
| midtarsal joint 横足根関節 | 416 |
| midwifery 助産学 | 415 |
| migraine 片頭痛 | 695 |
| Milani development chart | |
| 　ミラーニの発達チャート | 724 |
| mile stone マイルストーン | 714 |
| miliary tuberculosis 粟粒結核 | 497 |
| milk feeding 授乳 | 393 |
| milk feeding 哺乳 | 710 |
| Millard-Gubler syndrome | |
| 　ミヤール-ギュブレール症候群 | 724 |
| Miller Fisher syndrome | |
| 　ミラー・フィッシャー症候群 | 663 |
| Milwaukee brace | |
| 　ミルウォーキーブレース | 725 |
| Milwaukee orthosis ミルウォーキー装具 | 725 |
| Minamata disease 水俣病 | 723 |
| mind 精神 | 462 |
| minimal blood pressure 最低血圧 | 331 |
| minimal brain dysfunction syndrome | |
| 　微細脳機能障害症候群 | 645 |
| Mini-Mental State Examination | |
| 　ミニメンタルステート検査 | 724 |
| minimun desire to urinate 最小尿意 | 416 |
| Minnesota Multiphasic Personality | |
| 　Inventory ミネソタ多面人格試験 | 724 |
| minor hemisphere syndrome | |
| 　劣位半球症候群 | 722 |
| mirror movement 鏡像運動 | 211 |
| mirror sign 鏡徴候 | 121 |
| mirror writing 鏡映書字 | 207 |
| misdirection 過誤支配 | 127 |
| misuse syndrome 誤用症候群 | 320 |
| mitochondria ミトコンドリア | 723 |
| mitochondrial encephalomyopathy | |
| 　ミトコンドリア脳筋症 | 723 |
| mitral valve 僧帽弁 | 494 |
| mitral valve stenosis 僧帽弁狭窄症 | 494 |

mixed nerve　混合神経 ………………… 323
mixed venous partial pressure of CO₂
　　混合静脈血二酸化炭素分圧 …………… 323
Miyake paired word learning test
　　三宅式対語記銘力検査 ………………… 724
mobilization　モビライゼーション ………… 737
mobilization operation　授動手術 ……… 393
MODAPTS　モダプツ（MODAPTS）法 ……… 737
modeling　モデリング …………………… 737
mode of ventilation　換気モード ……… 154
modular arrangement of predetermined
　　time standards
　　モダプツ（MODAPTS）法 ……………… 737
modular orthosis　モジュラー装具 ……… 737
modular prosthesis　モジュラー義肢 …… 737
module　モジュール ……………………… 737
modulus of elasticity　ずれ弾性率 ……… 456
modulus of elasticity in tension
　　伸び弾性率 ……………………………… 743
moire method　モアレ撮影法 …………… 734
moist rale　湿性ラ音 …………………… 527
molded orthosis　モールド装具 ………… 736
molecular weight　分子量 ……………… 682
moment　モーメント ……………………… 736
moment of inertia　慣性モーメント ……… 163
momentum of angular movement
　　角運動量 ………………………………… 122
Monakow nucleus　モナコフ核 ………… 110
Monakow syndrome　モナコフ症候群 …… 487
Money of medical treatment tobe popular
　　with a sickness and wound
　　傷病手当金 ……………………………… 408
mongolian macula　蒙古斑 ……………… 734
mongolian spot　蒙古斑 ………………… 734
mongoloid face　蒙古症顔貌 …………… 734
monitoring　モニタリング ………………… 737
monoaminergic neuron
　　モノアミン作動性ニューロン ………… 737
mono-articular muscle　単関節筋 ……… 524
monochromatism　1色型色覚 …………… 44
monoclonal antibody
　　モノクローナル[性]抗体 ……………… 737
monocyte　単球 ………………………… 525
monosynaptic connection
　　単シナプス結合 ………………………… 526
Monro foramen　モンロー孔 …………… 740
Monte Carlo method　モンテカルロ法 … 739
Monteggia [dislocation-] fracture
　　モンテジア[脱臼]骨折 ………………… 740

moon face　満月様顔貌 ………………… 718
morale　志気 …………………………… 350
morale scale　モラール・スケール ……… 738
moratorium　モラトリアム ………………… 738
morbidity rate　罹患率 ………………… 761
moribund condition　危篤 ……………… 189
Morita therapy　森田療法 ……………… 739
morning rise　早朝血圧上昇 …………… 493
morning stiffness　朝のこわばり ………… 7
morning surge　早朝血圧上昇 ………… 493
Moro reflex　モロー反射 ………………… 739
morphine receptor　モルヒネ受容体 …… 99
morphologic abnormality　形態異常 …… 250
morphology　形態学 …………………… 250
morphometry　形態計測 ………………… 250
mors　死 ………………………………… 345
mortality rate　死亡率 ………………… 376
Morton disease　モートン病 …………… 736
Morton metatarsalgia　モートン中足痛 … 736
Morton toe　モートン趾 ………………… 736
mosaic　モザイク ………………………… 736
motherhood　母性 ……………………… 708
mother-infant interaction　母子相互作用 … 706
motion　動作 …………………………… 567
motion analysis　運動分析 ……………… 77
motion memory　運動記憶 ……………… 72
motion perception　運動感覚 …………… 72
motion sickness　動揺病 ………………… 576
motivation　モチベーション ……………… 737
motor age test　運動年齢テスト ………… 76
motor aphasia　運動性失語 …………… 74
motor area　運動野 …………………… 78
motor control　運動制御 ………………… 74
motor development　運動発達 …………… 77
motor end-plate　運動終板 …………… 73
motor homunculus　運動野のホムンクルス … 79
motor impersistence　運動維持困難 …… 69
motor initiation difficulty　運動開始困難 … 69
motor intention　運動企図 ……………… 72
motor learning　運動学習 ……………… 71
motor [nerve] conduction velocity
　　運動神経伝導速度 …………………… 74
motor neuron disease
　　運動ニューロン疾患 …………………… 75
motor organ　運動器官 ………………… 72
motor paralysis　運動麻痺 ……………… 78
motor paralytic bladder　運動麻痺性膀胱 … 78
motor paralytic dysarthria
　　運動麻痺性構音障害 ………………… 78

| | |
|---|---|
| motor performance 運動パフォーマンス | 77 |
| motor planning 運動企画 | 72 |
| motor preparation potential | |
| 　運動準備電位 | 73 |
| motor scheme 運動企画 | 72 |
| motor skill 運動技能 | 72 |
| motor unit 運動単位 | 75 |
| mountain sickness 高山病 | 283 |
| mouth pressure 口腔内圧 | 281 |
| mouth to mouth artificial breathing | |
| 　口対口人工呼吸法 | 234 |
| mouth to mouth ventilation | |
| 　口対口人工呼吸法 | 234 |
| movable arm 移動軸 | 46 |
| movement 運動 | 70 |
| movement disorder 運動障害 | 73 |
| moving average 移動平均 | 47 |
| moyamoya disease もやもや病 | 738 |
| M response M応答 | 88 |
| mucocutaneous lymphnode syndrome | |
| 　皮膚粘膜リンパ節症候群 | 149 |
| mucosa 粘膜 | 607 |
| mucous membrane 粘膜 | 607 |
| müllerian duct ミュラー管 | 724 |
| multifidus muscle 多裂筋 | 523 |
| multifocal premature ventricular | |
| 　contraction 多源性心室性期外収縮 | 518 |
| multinucleate cell 多核細胞 | 517 |
| multipara 経産婦 | 247 |
| multiple cerebral infarction | |
| 　多発性脳梗塞 | 522 |
| multiple comparison 多重比較 | 518 |
| multiple fracture 多発骨折 | 521 |
| multiple handicap 重複障害 | 540 |
| multiple idiopathic hemorrhagic sarcoma | |
| 　特発性多発性出血性肉腫 | 143 |
| multiple logistic regression analysis | |
| 　多重ロジスティック回帰分析 | 519 |
| multiple pregnancy 多胎妊娠 | 519 |
| multiple regression analysis 重回帰分析 | 382 |
| multiple sclerosis 多発性硬化症 | 521 |
| multiple system atrophy 多系統萎縮症 | 518 |
| multiple trauma 多発外傷 | 521 |
| multi-point cane 多点杖 | 520 |
| multi synaptic reflex 多シナプス反射 | 518 |
| multivariate analysis 多変量解析 | 522 |
| mumps ムンプス | 766 |
| Münchhausen syndrome | |
| 　ミュンヒハウゼン症候群 | 724 |
| Münster type socket | |
| 　ミュンスター型ソケット | 724 |
| muscarine ムスカリン | 727 |
| muscle 筋 | 219 |
| muscle action potential 筋活動電位 | 221 |
| muscle biopsy 筋生検 | 224 |
| muscle contraction force 筋収縮力 | 223 |
| muscle contraction headache | |
| 　筋収縮性頭痛 | 221 |
| muscle coupling 筋連結 | 230 |
| muscle endurance 筋持久力 | 223 |
| muscle fatigue 筋疲労 | 227 |
| muscle fiber 筋線維 | 222 |
| muscle fiber type 筋線維タイプ | 224 |
| muscle hemoglobin 筋肉ヘモグロビン | 722 |
| muscle hypertrophy 筋肥大 | 227 |
| muscle power 瞬発力 | 396 |
| muscle protein 筋蛋白質 | 225 |
| muscle pump 筋[肉]ポンプ | 227 |
| muscle reeducation 筋再教育 | 222 |
| muscle relaxant 筋弛緩薬 | 223 |
| muscle setting マッスルセッティング法 | 716 |
| muscles of facial expression 顔面表情筋 | 176 |
| muscle spasm 筋スパズム | 224 |
| muscle spindle 筋紡錘 | 228 |
| muscle strain 肉ばなれ | 593 |
| muscle strengh 筋力 | 229 |
| muscle strengthening exercise | |
| 　筋力増強運動 | 230 |
| muscle stretching 筋伸張法 | 224 |
| muscle stretch reflex 筋伸張反射 | 441 |
| muscle test 筋力検査 | 230 |
| muscle tonus 筋トーヌス | 226 |
| muscle tonus test 筋トーヌス検査 | 226 |
| muscle trochlea 筋滑車 | 221 |
| muscular atrophy 筋萎縮 | 220 |
| muscular disease 筋疾患 | 223 |
| muscular hypertrophy 筋肥大 | 227 |
| muscular relaxation 筋弛緩 | 222 |
| ᵃmusculi masticatores 咀嚼筋 | 498 |
| musculocutaneous nerve 筋皮神経 | 227 |
| ᵃmusculus digastricus 顎二腹筋 | 127 |
| mushroom poisoning キノコ中毒 | 194 |
| music therapy 音楽療法 | 101 |
| mutation 突然変異 | 580 |
| mutilans deformity ムチランス変形 | 728 |
| mutual aid 相互扶助 | 491 |
| M wave M波 | 88 |
| myasthenia gravis 重症筋無力症 | 383 |

mycetism　キノコ中毒 194
mycoplasma infection
　マイコプラズマ感染症 714
mycosis　真菌症 421
mycotic arthritis　真菌性関節炎 421
mydriasis　散瞳 344
myelin　ミエリン 722
myelinated fiber　有髄神経 745
myelitis　脊髄炎 470
myelodysplastic syndromes
　骨髄異形成症候群 312
myelography　ミエログラフィー 722
myeloma　骨髄腫 312
myelopathy hand　ミエロパチーハンド 722
myelophthisis　脊髄癆 472
myenteric plexus　筋層間神経叢 4
Myerson sign　マイアーソン徴候 714
myoblast　筋芽細胞 221
myocardial infarction　心筋梗塞 421
myocardial oxygen consumption
　心筋酸素消費量 421
myocardial scintigraphy
　心筋シンチグラフィー 421
myocardial tension　心筋張力 421
myocarditis　心筋炎 421
myoclonic epilepsy
　ミオクローヌスてんかん 722
myoclonus　ミオクローヌス 722
myoclonus epilepsy
　ミオクローヌスてんかん 722
myoclonus epilepsy associated with
　ragged-red fibers　MERRF 714
myocyte　筋細胞 222
myoelectric prosthesis　筋電義手 225
myofacial syndrome　筋筋膜痛症候群 222
myofascial lumbar pain syndrome
　筋・筋膜性腰痛症 221
myofascial release　筋膜リリース 228
myofibril　筋原線維 222
myofilament　筋フィラメント 228
myogenic disease　筋原性疾患 222
myogenic muscle atrophy　筋原性筋萎縮 222
myoglobin　ミオグロビン 722
myoneural junction　神経筋接合部 73
myopathy　ミオパチー 222
myopia　近視 222
myosin　ミオシン 722
myositis ossificans　骨化性筋炎 309
myostatic reflex　筋伸張反射 441

myotomy　筋切り術 221
myotonia　ミオトニー 722
myotonic dystrophy
　筋緊張性［筋］ジストロフィー 221
myotonic headache　筋緊張性頭痛 221
myotonies　ミオトニー 722
myrinx　鼓膜 318
myxedema　粘液水腫 606

# N

nail　爪 546
narcolepsy　ナルコレプシー 589
narcotic　麻薬 718
nasal allergy　鼻アレルギー 631
nasal septum　鼻中隔 649
nasal tube feeding　経鼻の経管栄養［法］ 252
nasogastric tube　マーゲンチューブ 714
nasolabial sulcus　鼻唇溝 646
nasolacrimal duct　鼻涙管 659
nasosinusitis　副鼻腔炎 670
national health insurance　国民健康保険 306
national medical care expenditures
　国民医療費 305
national pension　国民年金 306
natural death, orthothanasia　自然死 781
natural healing　自然治癒 364
natural killer cell　ナチュラルキラー細胞 589
natural logarithm　自然対数 364
naturally occurring cell death　細胞自滅 16
Naughton protocol　ノートン法 614
nausea　悪心 98
near infrared radiation　近赤外線 224
near infrared spectroscopy
　近赤外線分光法 224
near infrared X-rays　近赤外線 224
near-sightedness　近視 222
nebulizer　ネブライザー 606
neck collar　ネックカラー 605
neck dissection　頸部郭清術 253
neck shaft angle　頸体角 250
neck-shoulder-arm syndrome
　頸肩腕症候群 245
neck-trunk-pelvis motor function test
　頸・体幹・骨盤帯運動機能検査法 250
necrosis　壊死 85
necrosis of caput　骨頭壊死 315
necrosis of femoral head　大腿骨頭壊死 510
need　欲求 752

| | | |
|---|---|---|
| needle electromyogram 針筋電図 | | 634 |
| needle EMG 針筋電図 | | 634 |
| needle sticking accident 針刺し事故 | | 634 |
| needs ニーズ | | 591 |
| negative electrode 陰極 | | 55 |
| negative feedback | | |
| ネガティブフィードバック | | 604 |
| negative model 陰性モデル | | 56 |
| negative pressure respiration 陰圧呼吸 | | 55 |
| negative symptom 陰性徴候 | | 56 |
| negative transference 陰性転移 | | 56 |
| negative T wave 陰性 T 波 | | 56 |
| negativistic age 反抗期 | | 637 |
| neglect ネグレクト | | 604 |
| neglect of left side 左半側空間無視 | | 648 |
| neocortex 新皮質 | | 440 |
| neonatal asphyxia 新生児仮死 | | 434 |
| neonatal behavioral assessment scale | | |
| 新生児行動評価［法］ | | 434 |
| neonatal hypoglycemia 新生児低血糖症 | | 435 |
| neonatal intensive care unit | | |
| 新生児集中治療室 | | 435 |
| neonatal jaundice 新生児黄疸 | | 434 |
| neonate 新生児 | | 434 |
| neoplasia 腫瘍形成 | | 394 |
| neoplasm 新生物 | | 394 |
| neostratum 新線条体 | | 481 |
| nephronic loop 尿細管係蹄 | | 697 |
| nephrosis ネフローゼ | | 606 |
| nerve angioma 神経血管腫 | | 423 |
| nerve biopsy 神経生検 | | 425 |
| nerve block 神経ブロック | | 427 |
| nerve cell 神経細胞 | | 601 |
| nerve conduction velocity 神経伝導速度 | | 426 |
| nerve discharge frequency | | |
| 神経発射頻度 | | 427 |
| nerve growth factor 神経成長因子 | | 425 |
| nerve impulse 神経インパルス | | 454 |
| nerve root sign 神経根症状 | | 423 |
| nerve stretching test 神経伸張テスト | | 425 |
| nerve suture 神経縫合術 | | 427 |
| nerve trunks 神経幹 | | 422 |
| neural degeneration 神経の変性 | | 427 |
| neural network ニューラルネットワーク | | 600 |
| neural tube 神経管 | | 422 |
| neurapraxia ニューラプラキシー | | 600 |
| neurilemmoma 神経鞘腫 | | 424 |
| neurinoma 神経鞘腫 | | 424 |
| neuroactivator 神経活性物質 | | 422 |
| neuroblast 神経芽細胞 | | 422 |
| neuroblastoma 神経芽腫 | | 422 |
| neurocirculatory asthenia | | |
| 神経循環無力症 | | 436 |
| neurocytoma 神経細胞腫 | | 423 |
| neuro-developmental treatment | | |
| 神経発達学的治療法 | | 710 |
| neuroendocrine system 神経内分泌 | | 426 |
| neuroepithelial cell 神経上皮細胞 | | 424 |
| neurofibromatosis 神経線維腫症 | | 666 |
| neurogenesis 神経発生 | | 427 |
| neurogenic bladder 神経因性膀胱 | | 422 |
| neuroglia 神経膠細胞 | | 423 |
| neurolipoma 神経脂肪腫 | | 423 |
| neurological semiology 神経症候学 | | 424 |
| neurological symptomatology | | |
| 神経症候学 | | 424 |
| neurolysis 神経剥離術 | | 427 |
| neuromodulator 神経修飾物質 | | 424 |
| neuromuscular disease 神経筋疾患 | | 423 |
| neuromuscular facilitation technique | | |
| 神経筋促通法 | | 661 |
| neuromuscular innervation ratio | | |
| 神経筋支配比 | | 423 |
| neuromuscular junction 神経筋接合部 | | 73 |
| neuromuscular unit 神経筋単位 | | 75 |
| neuron ニューロン | | 601 |
| neuropathic osteoarthropathy | | |
| 神経障害性骨関節症 | | 424 |
| neuropeptide 神経ペプチド | | 427 |
| neurophysiological approach | | |
| 神経生理学的アプローチ | | 425 |
| neuropsychology 神経心理学 | | 425 |
| neuroregeneration 神経再生 | | 353 |
| neurorrhaphy 神経縫合術 | | 427 |
| 独 Neurose 神経症 | | 424 |
| neurosis 神経症 | | 424 |
| neurotabes 神経癆 | | 187 |
| neurotmesis ニューロトメーシス | | 601 |
| neurotoxin 神経毒 | | 426 |
| neurotransmitter 神経伝達物質 | | 426 |
| neutral fat 中性脂肪 | | 536 |
| neutron beam 中性子線 | | 535 |
| neutrophil 好中球 | | 290 |
| nevus 母斑 | | 710 |
| newborn 新生児 | | 434 |
| newborn infant 新生児 | | 434 |
| Newton ニュートン | | 599 |

Newton's first law of motion
　ニュートンの運動の第1法則 …………… 163
Newton equation of motion　運動方程式 ……… 77
Newton law of motion
　ニュートンの運動の法則 ………………… 599
Newton law of viscosity
　ニュートンの粘性法則 …………………… 600
New York Heart Association
　classification of cardiac performance
　　NYHA心機能分類 ……………………… 591
niacin　ナイアシン ………………………… 584
nicotinic acid　ニコチン酸 ………………… 584
Niemann-Pick disease
　ニーマン-ピック病 ………………………… 591
night cry　夜泣き …………………………… 752
night delirium　夜間せん[譫]妄 …………… 741
Nightingale, Florence　ナイチンゲール …… 586
nightmare disorder　悪夢障害 ……………… 6
night sweat　盗汗 …………………………… 565
nigrostriatal tract　黒質線条体路 …………… 305
nil per os　絶食 ……………………………… 475
Nissl stain　ニッスル染色 …………………… 595
nitric oxide, nitrogen monoxide
　一酸化窒素 ………………………………… 44
nitrogen　窒素 ……………………………… 531
nitrogen equilibrium　窒素平衡 …………… 531
nitroglycerin　ニトログリセリン …………… 597
nitrous oxide　亜酸化窒素 ………………… 401
NK cell　NK細胞 …………………………… 589
Nobel Prize in Physiology or Medicine
　ノーベル生理学医学賞 …………………… 614
nocturia　夜尿[症] ………………………… 743
nocturnal enuresis　夜尿[症] ……………… 743
nocuous stimulus　侵害刺激 ………………… 419
nod[ding] swallowing　うなずき嚥下 ……… 68
node of Ranvier　ランヴィエ絞輪 ………… 756
noise　雑音 ………………………………… 337
noise　ノイズ ……………………………… 608
no man's land　ノーマンズランド ………… 614
nominal scale　名義尺度 …………………… 729
nomogram　ノモグラム …………………… 615
nomograph　ノモグラフ …………………… 615
nondecremental conduction　不減衰伝導 … 670
non-depolarizing muscle relaxant
　非脱分極性筋弛緩薬 ……………………… 237
non-Hodgkin lymphoma
　非ホジキンリンパ腫 ……………………… 651
non-invasive measurement　無侵襲計測 …… 727
noninvasive positive pressure ventilation
　非侵襲的陽圧換気[法] …………………… 646
nonlinear　非線形 …………………………… 647
non-medical hospitalization　社会的入院 … 378
nonparametric test
　ノンパラメトリック検定 ………………… 615
ⁿnon(nil) per os　絶食 …………………… 475
non profit organization　民間非営利団体 … 725
non-reflow phenomenon
　血流非再開通現象 ………………………… 265
non-REM sleep　ノンレム睡眠 …………… 615
nonspecific projection system
　非特殊投射系 ……………………………… 360
non-steroid anti-inflammatory drug
　非ステロイド性抗炎症薬 ………………… 647
non union　偽関節 ………………………… 181
non-weight-bearing　免荷 ………………… 732
noradrenaline　ノルアドレナリン ………… 615
norepinephrine　ノルエピネフリン ………… 615
normal development　正常発達 …………… 461
normal distribution　正規分布 ……………… 459
normalization　ノーマライゼーション …… 614
normal pressure hydrocephalus
　正常圧水頭症 ……………………………… 461
normal saline　生理[的]食塩液 …………… 469
North-Western type socket
　ノースウェスタン型ソケット …………… 614
nose　鼻 …………………………………… 631
nose-finger-nose test　鼻指鼻試験 ………… 631
nose-to-finger-to-nose test　鼻指鼻試験 …… 631
nosopoietic *Bacillus coli*　病原性大腸菌 … 653
notch　切痕 ………………………………… 475
notch filter　ノッチフィルター …………… 632
nothing by mouth　絶食 …………………… 475
noxious stimulus　侵害刺激 ………………… 419
NREM sleep　ノンレム睡眠 ……………… 615
nuchal ligament　項靱帯 …………………… 286
nuchal stiffness　項部硬直 ………………… 294
nuclear bag fiber　核袋線維 ………………… 125
nuclear chain fiber　核鎖線維 ……………… 124
nuclear envelope　核エンベロープ ………… 127
nuclear icterus　核黄疸 …………………… 122
nuclear/infranuclear bladder
　核型・核下型膀胱 ………………………… 418
nuclear jaundice　核黄疸 …………………… 122
nuclear magnetic resonance　核磁気共鳴 … 124
nuclear membrane　核膜 …………………… 127
nucleic acid　核酸 ………………………… 124
nucleolus　核小体 ………………………… 125

| | | |
|---|---|---|
| nucleus | 核 | 122 |
| nucleus | 神経核 | 422 |
| nucleus accumbens | 側坐核 | 495 |
| nucleus of solitary tract | 孤束核 | 308 |
| nucleus pulposus | 髄核 | 446 |
| null hypothesis | 帰無仮説 | 196 |
| numbness | しびれ[感] | 375 |
| numerus digitorum | 指数弁 | 361 |
| nurse | 看護師 | 157 |
| nurse practitioner | ナースプラクティショナー | 584 |
| nurse teacher | 養護教諭 | 748 |
| nursing | 看護 | 157 |
| nursing home | ナーシングホーム | 584 |
| nursing profession | 看護職 | 157 |
| nursing standard criteria | 看護基準 | 157 |
| Nursing Standard of the Japanese Health Insurance Law | 基準看護 | 185 |
| nutrient artery | 栄養動脈 | 82 |
| nutritional disorder | 栄養障害 | 82 |
| nystagmus | 眼振 | 161 |

## O

| | | |
|---|---|---|
| obesity | 肥満 | 652 |
| objective quality of life | 客観的 QOL | 198 |
| objective structured clinical examination | オスキー | 98 |
| objective symptom | 他覚症状 | 518 |
| objective tests | 客観テスト | 198 |
| objectivity | 客観性 | 198 |
| oblique view | 斜位像 | 377 |
| obliterating thromboangiitis | 閉塞性血栓血管炎 | 616 |
| obliteration | 除去 | 412 |
| observation | 観察 | 158 |
| observational research | 観察研究 | 158 |
| obsessive-compulsive disorder | 強迫性障害 | 212 |
| obsessive-compulsive neurosis | 強迫神経症 | 212 |
| obsessive crying | 強迫泣き | 210 |
| obsessive idea | 強迫観念 | 212 |
| obsessive laughter | 強迫笑い | 210 |
| obstetrician's hand | 産科医の手 | 340 |
| obstructive arteriosclerosis | 閉塞性動脈硬化症 | 686 |
| obstructive pulmonary disease | 閉塞性肺疾患 | 686 |
| obturator nerve | 閉鎖神経 | 686 |
| occipital lobe | 後頭葉 | 292 |
| occlusion | 咬合 | 282 |
| occlusive disease in circle of Willis | ウィリス動脈輪閉塞症 | 738 |
| occult blood reaction | 潜血反応 | 479 |
| occult blood test | 潜血試験 | 479 |
| occupation | 職業 | 412 |
| occupational health | 労働衛生 | 341 |
| occupational therapy | 作業療法 | 335 |
| ocular fixation | 固視 | 307 |
| ocular following responses | 追従眼球運動 | 543 |
| ocular motor palsy | 眼筋麻痺 | 156 |
| ocular muscle palsy | 眼筋麻痺 | 156 |
| ocular nystagmus | 眼性眼振 | 363 |
| ocular tension | 眼圧 | 149 |
| oculocardiac reflex | 眼球心臓反射 | 8 |
| oculomotor nerve | 動眼神経 | 565 |
| oculopharyngeal muscular dystrophy | 眼咽頭型筋ジストロフィー | 150 |
| odds ratio | オッズ比 | 99 |
| odontolith | 歯石 | 364 |
| Oedipus complex | エディプスコンプレックス | 86 |
| Ohm law | オームの法則 | 98 |
| ointment | 軟膏 | 589 |
| oldest-old | 超高齢者 | 539 |
| old Greek medicine | 古代ギリシャ医学 | 308 |
| old old | 後期高齢者 | 279 |
| olfactory sensation (sense) | 嗅覚 | 200 |
| oligosaccharides | オリゴ糖類 | 100 |
| olivary nucleus | オリーブ核 | 100 |
| olivopontocerebellar atrophy | オリーブ橋小脳萎縮症 | 100 |
| ombudsman system | オンブズマン制度 | 102 |
| oncogene | 癌遺伝子 | 150 |
| one foot standing | 片足立ち | 133 |
| one-hand drive wheelchair | 片手駆動式車いす | 136 |
| one-handed activity | 片手動作 | 136 |
| one-sided test | 片側検定 | 695 |
| one-tailed test | 片側検定 | 695 |
| one-way analysis of variance | 一元配置分散分析 | 41 |
| one-way transmission | 一方向伝達 | 43 |
| on-off phenomenon | オンオフ現象 | 101 |

| | | | |
|---|---|---|---|
| ontogenesis | 個体発生 | | 308 |
| ontogeny | 個体発生 | | 308 |
| open fracture | 開放骨折 | | 117 |
| open kinetic chain | 開放性運動連鎖 | | 117 |
| open-loop system | 開ループ系 | | 119 |
| open packed position | 関節弛緩肢位 | | 166 |
| open ward | 開放病棟 | | 117 |
| open wound | 開放創 | | 117 |
| operant conditioning | オペラント条件づけ | | 99 |
| operation | 操作 | | 491 |
| operative treatment | 観血的療法 | | 156 |
| operator | 演算子 | | 91 |
| ophthalmograph | オフサルモグラフ | | 2 |
| ophthalmoplegia | 眼筋麻痺 | | 156 |
| opioid | オピオイド | | 16 |
| opioid receptor | オピオイド受容体 | | 99 |
| opisthotonus | 後弓反張 | | 280 |
| opium | アヘン類 | | 16 |
| Oppenheimer splint | オッペンハイマー型装具 | | 99 |
| opportunistic infection | 日和見感染 | | 658 |
| opposition | 対立運動 | | 516 |
| optical fiber | 光ファイバー | | 644 |
| optical righting reaction | 視覚性立ち直り反応 | | 349 |
| optic ataxia | 視覚失調 | | 348 |
| optic chiasm | 視神経交叉 | | 361 |
| optic nerve | 視神経 | | 361 |
| optic [nerve]atrophy | 視神経萎縮 | | 361 |
| optic neuromyelitis | 視神経脊髄炎 | | 557 |
| optic tectum | 視蓋 | | 348 |
| optic vertigo | 眼性めまい | | 163 |
| optimal position | 良肢位 | | 768 |
| optimization | 最適化 | | 331 |
| optimum walking speed | 最適歩行速度 | | 331 |
| optokinetic nystagmus | 視運動性眼振 | | 346 |
| oral care | 口腔ケア | | 280 |
| oral-facial apraxia | 口腔顔面失行 | | 280 |
| oral-facial-digital syndrome | 口顔指症候群 | | 234 |
| oral phase (stage) | 口唇期 | | 286 |
| oral stage | 口腔期 | | 280 |
| orbicularis oculi reflex | 眼輪筋反射 | | 714 |
| orbicularis oris reflex | 口輪筋反射 | | 234 |
| orbit | 眼窩 | | 150 |
| orbital cellulitis | 眼窩蜂巣炎 | | 153 |
| orbital phlegmon | 眼窩蜂巣炎 | | 153 |
| ordinal scale | 順序尺度 | | 396 |
| organ | 器官 | | 180 |
| organ | 臓器 | | 489 |
| organic mental disorder | 器質性精神疾患 | | 185 |
| organic mercury intoxication | 有機水銀中毒 | | 744 |
| organic psychosis | 器質性精神疾患 | | 185 |
| organization | 器質化 | | 185 |
| organ transplantation | 臓器移植 | | 490 |
| orientation | オリエンテーション | | 100 |
| orienting reflex | 定位反射 | | 548 |
| origin | 起始 | | 183 |
| originality | オリジナリティ | | 100 |
| original paper | 原著 | | 273 |
| oro-facio-digital syndrome | 口顔指症候群 | | 234 |
| orolingual dyskinesia | 口舌ジスキネジー | | 287 |
| orthodromic conduction | 順行性伝導 | | 396 |
| Ortholen | オルソレン | | 100 |
| orthopedics | 整形外科[学] | | 460 |
| orthopedic shoes | 靴型装具 | | 234 |
| orthopedic shoes | 整形靴 | | 234 |
| Orthoplast | オルソプラスト | | 100 |
| orthopnea | 起座呼吸 | | 183 |
| orthoptist | 視能訓練士 | | 374 |
| orthosis | 装具 | | 490 |
| orthosis | 補装具 | | 708 |
| orthosis of lower extremity | 下肢装具 | | 128 |
| orthostatic hypotension | 起立性低血圧 | | 218 |
| Ortolani click sign | オルトラーニ・クリック徴候 | | 100 |
| Ortolani click test | オルトラーニ・クリックテスト | | 100 |
| oscilloscope | オシロスコープ | | 98 |
| ⁷os ethmoidale | 篩骨 | | 355 |
| Osgood-Schlatter disease | オスグッド-シュラッター病 | | 98 |
| Oshima classification | 大島の分類 | | 97 |
| osmotic diuretic | 浸透圧利尿薬 | | 439 |
| osmotic pressure | 浸透圧 | | 439 |
| osseous labyrinth | 骨迷路 | | 316 |
| ossicles | 耳小骨 | | 359 |
| ossification of ligamentum flavum | 黄色靱帯骨化症 | | 95 |
| ossification of posterior longitudinal ligament | 後縦靱帯骨化症 | | 284 |
| ossification of yellow ligament | 黄色靱帯骨化症 | | 95 |
| ossifying myositis | 骨化性筋炎 | | 309 |
| osteitis deformans | 変形性骨炎 | | 315 |
| osteoarthritis | 変形性関節症 | | 693 |

|  |  |  |
|---|---|---|
| osteoblast | 骨芽細胞 | 309 |
| osteochondroma | 骨軟骨腫 | 315 |
| osteoclast | 破骨細胞 | 625 |
| osteocyte | 骨細胞 | 312 |
| ラosteogenesis imperfecta | 骨形成不全症 | 311 |
| osteogenic sarcoma | 骨肉腫 | 315 |
| osteolysis | 骨溶解 | 317 |
| osteomalacia | 骨軟化症 | 315 |
| osteomyelitis | 骨髄炎 | 312 |
| osteoplasty | 骨形成術 | 311 |
| osteoporosis | 骨粗鬆症 | 313 |
| osteosarcoma | 骨肉腫 | 315 |
| osteosclerosis | 骨硬化症 | 312 |
| osteosynthesis | 骨接合術 | 313 |
| osteotomy | 骨切り術 | 311 |
| otolith | 耳石 | 364 |
| outcome | 効果 | 277 |
| outcome | 転帰 | 559 |
| out-knee | 内反膝 | 587 |
| outlier | 異常値 | 38 |
| outlier | 外れ値 | 626 |
| overextension | 過伸展 | 130 |
| over head frame | オーバーヘッドフレーム | 97 |
| overhead lifter(hoists) 天井走行式リフター | | 561 |
| overhydration | 溢水 | 44 |
| overload principle | 過負荷の原則 | 142 |
| overstretch | オーバーストレッチ | 130 |
| overstretching | オーバーストレッチング | 130 |
| overuse | 過用 | 144 |
| overuse syndrome | 過用症候群 | 144 |
| overuse weakness | 過用性筋力低下 | 145 |
| overwork | オーバーワーク | 144 |
| overwork weakness | 過用性筋力低下 | 145 |
| Oxford shoes | オックスフォード靴 | 524 |
| oxidation | 酸化 | 340 |
| oxidation-reduction reaction 酸化還元反応 | | 340 |
| oxidative stress | 酸化ストレス | 340 |
| oxidoreductase | 酸化還元酵素 | 340 |
| oxygen | 酸素 | 342 |
| oxygen debt | 酸素負債 | 343 |
| oxygen deficit | 酸素借 | 342 |
| oxygen equivalemt | 酸素当量 | 343 |
| oxygen intake | 酸素摂取量 | 342 |
| oxygen partial pressure | 酸素分圧 | 343 |
| oxygen pulse | 酸素脈 | 343 |
| oxygen saturation | 酸素飽和度 | 343 |
| oxygen saturation in blood 血中酸素濃度 | | 263 |
| oxygen saturation of hemoglobin 動脈血酸素飽和度 | | 574 |
| oxygen tent | 酸素テント | 343 |
| oxygen transport mechanism 酸素運搬機構 | | 342 |
| oxygen uptake | 酸素摂取量 | 342 |
| oxygen ventilation equivalent 酸素換気当量 | | 343 |
| oxyhemoglobin | オキシヘモグロビン | 98 |
| oxytocin | オキシトシン | 98 |

## P

|  |  |  |
|---|---|---|
| pacemaker | ペースメーカ | 687 |
| pacinian corpuscle | パチニ小体 | 627 |
| Pacini corpuscle | パチニ小体 | 627 |
| pad | パッド | 630 |
| Paget disease | パジェット病 | 625 |
| Paget disease of bone | 骨パジェット病 | 315 |
| pain | 疼痛 | 571 |
| pain clinic | ペインクリニック | 687 |
| painful arc sign | 有痛弧徴候 | 745 |
| painful claudication | 疼痛性跛行 | 571 |
| pain sensation | 痛覚 | 544 |
| palatal myoclonus 軟口蓋ミオクローヌス | | 590 |
| palatography | パラトグラフィ | 633 |
| paleocortex | 古皮質 | 318 |
| palliative medicine | 緩和医療 | 177 |
| pallium | 外套 | 113 |
| palm | 手掌 | 390 |
| palmar erythema | 手掌紅斑 | 391 |
| palmar flexion | 掌屈 | 402 |
| palmar grasp reflex | 手掌把握反射 | 391 |
| palmomental reflex | 手掌・頤反射 | 391 |
| palpation | 触診 | 413 |
| palpitation | 動悸 | 565 |
| palsy | 麻痺 | 717 |
| Pancoast syndrome | パンコースト症候群 | 637 |
| pancreas | 膵臓 | 446 |
| pancreatic amylase | 膵アミラーゼ | 445 |
| pancreatic islets | 膵島 | 756 |
| pancreatitis | 膵炎 | 445 |
| panic disorder | パニック障害 | 631 |
| pannus | パンヌス | 640 |
| pannus on arthritis | 関節パンヌス | 169 |
| papilledema | うっ血乳頭 | 68 |

parachute

| | |
|---|---|
| parachute reaction パラシュート反応 | 633 |
| paradoxical Achilles tendon reflex 背理性アキレス腱反射 | 623 |
| paradoxical ankle jerk 背理性アキレス腱反射 | 623 |
| paradoxical breathing (respiration) 奇異呼吸 | 178 |
| paradoxical diarrhea 奇異性下痢 | 390 |
| paradoxical kinesia 逆説運動 | 196 |
| paradoxical sleep 逆説睡眠 | 777 |
| paraffin パラフィン | 633 |
| paraffin bath パラフィン浴 | 633 |
| paraffin embedding パラフィン包埋 | 633 |
| parallel bar 平行棒 | 685 |
| parallel fiber 平行線維 | 685 |
| parallel[information]processing 並列処理 | 687 |
| paralympics パラリンピック | 634 |
| paralysis 完全麻痺 | 172 |
| paralysis of gluteus maximus 大殿筋麻痺 | 511 |
| paralysis of gluteus medius 中殿筋麻痺 | 536 |
| paralysis of serratus anterior muscle 前鋸筋麻痺 | 478 |
| paralysis of soft palate 軟口蓋麻痺 | 590 |
| paralysis of velum 口蓋麻痺 | 590 |
| paramesonephric duct 中腎傍管 | 724 |
| parametric test パラメトリック検定 | 634 |
| paranoia パラノイア | 633 |
| paraplegia 対麻痺 | 544 |
| paraquat poisoning パラコート中毒 | 633 |
| pararthria syllabaris 言語蹉跌 | 527 |
| parasleep パラ睡眠 | 777 |
| parasympathetic nerve 副交感神経 | 667 |
| parathormone パラソルモン | 408 |
| parathyroid gland 上皮小体 | 408 |
| parathyroid hormone 上皮小体ホルモン | 408 |
| paratyphoid fever パラチフス | 633 |
| paraventricular nucleus 室傍核 | 371 |
| parent-child relationship 親子関係 | 99 |
| paresis 不全麻痺 | 671 |
| parietal lobe 頭頂葉 | 571 |
| Parinaud syndrome パリノー症候群 | 635 |
| Parkinson disease パーキンソン病 | 616 |
| parkinsonism パーキンソニズム | 616 |
| parotid[gland] 耳下腺 | 349 |
| paroxysmal supraventricular tachycardia 上室性頻拍[症] | 403 |
| partial bath 部分浴 | 214 |
| partial pressure of alveolar pressure 肺胞気酸素分圧 | 622 |
| partial pressure of carbon dioxide 動脈血二酸化炭素分圧 | 574 |
| partial pressure of end tidal carbon dioxide 呼気終末二酸化炭素分圧 | 301 |
| partial regression 偏回帰 | 693 |
| partial seizure 部分発作 | 406 |
| passing middle age 初老[期] | 417 |
| passing rate 通過率 | 544 |
| passive exercise 他動運動 | 521 |
| passive transport 受動輸送 | 393 |
| passive tremor 安静時振戦 | 24 |
| passivity 受動性 | 393 |
| passivity 被動性 | 650 |
| past history 既往歴 | 179 |
| patch clamp technique パッチクランプ法 | 630 |
| patch test パッチテスト | 630 |
| patellar reflex 膝蓋腱反射 | 367 |
| patellar tendon bearing cuff suspension type trans-tibial(below knee) prosthesis PTB下腿義足 | 643 |
| patellar tendon reflex 膝蓋腱反射 | 367 |
| patellofemoral joint 膝蓋大腿関節 | 367 |
| patent ductus arteriosus 動脈管開存[症] | 574 |
| pathogen 病原体 | 653 |
| pathokinesiology 病態運動学 | 656 |
| pathological examination 病理検査 | 658 |
| pathological fracture 病的骨折 | 657 |
| pathologic diagnosis 病理[学的]診断 | 658 |
| pathologic reflex 病的反射 | 657 |
| pathology 病理学 | 658 |
| pathway 伝導路 | 562 |
| patient's club 患者会 | 160 |
| patient's right 患者の権利 | 160 |
| patient's right of self-decision 患者の自己決定権 | 160 |
| patient's room 病室 | 655 |
| Patrick sign(test) パトリック徴候(試験) | 631 |
| pattern recognition パターン認識 | 626 |
| Pauwels classification パウエルスの分類 | 623 |
| Pavlic harness パブリックハーネス | 758 |
| pavlovian conditioning パヴロフ型条件づけ | 317 |
| Pavlov type conditioning パヴロフ型条件づけ | 317 |
| peak expiratory flow ピークフロー | 643 |
| peak oxygen uptake 最高酸素摂取量 | 327 |

| | |
|---|---|
| peak $\dot{V}O_2$　最高酸素摂取量 | 327 |
| Pearson reproduct-moment correlation coefficient | |
| 　ピアソンの積率相関係数 | 642 |
| pectoralis minor muscle　小胸筋 | 402 |
| pectoral reflex　胸筋反射 | 208 |
| pedicle graft　有茎移植 | 745 |
| pedometer　万歩計 | 721 |
| peer review　査読 | 338 |
| peg board　ペグボード | 688 |
| pellagra　ペラグラ | 691 |
| peloid bath　鉱泥浴 | 693 |
| peloid therapy　ペロイド療法 | 693 |
| pelvic diaphragm muscles　骨盤底筋群 | 316 |
| pelvic fracture　骨盤骨折 | 316 |
| pelvic ring　骨盤環 | 315 |
| pelvic tilt exercise　骨盤傾斜運動 | 316 |
| pelvic traction　骨盤牽引 | 316 |
| pelvis　骨盤 | 315 |
| pelvis elevation　骨盤挙上 | 316 |
| pemphigoid　類天疱瘡 | 774 |
| pemphigus　天疱瘡 | 563 |
| pendular nystagmus　振子[様]眼振 | 677 |
| penetrating branch　穿通枝 | 483 |
| Penfield, Wilder Graves | |
| 　ペンフィールド | 696 |
| penicillin resistant *Streptococcus pneumoniae*　ペニシリン耐性肺炎球菌 | 689 |
| pennate muscle　羽状筋 | 66 |
| penumbra　ペナンブラ | 689 |
| pepsin　ペプシン | 690 |
| peptide bond　ペプチド結合 | 690 |
| percent burn surface area (total burn surface area)　熱傷面積 | 606 |
| percent of body fat　体脂肪率 | 506 |
| perception　知覚 | 530 |
| perceptive deafness　感音難聴 | 150 |
| perceptron learning　パーセプトロン学習 | 617 |
| percussion　軽叩 | 246 |
| percussion　打診 | 519 |
| percutaneous arterial oxygen saturation analyzer | |
| 　経皮的動脈血酸素飽和度測定器 | 635 |
| percutaneous coronary intervention | |
| 　経皮経管の冠動脈形成術 | 252 |
| percutaneous endoscopic gastrostomy | |
| 　経皮内視鏡的胃瘻造設術 | 253 |
| percutaneous transhepatic cholangiography　経皮経肝胆管造影 | 252 |
| percutaneous transluminal coronary angioplasty　経皮経管的冠動脈形成術 | 252 |
| perforans canal　貫通管 | 665 |
| perforating artery　貫通動脈 | 173 |
| perforation　穿孔 | 479 |
| perforation of stomach　胃穿孔 | 40 |
| performance　パフォーマンス | 632 |
| performance disorder　遂行障害 | 446 |
| periarteritis nodosa　結節性動脈周囲炎 | 263 |
| pericarditis　心膜炎 | 442 |
| pericardium　心膜 | 442 |
| perilateral ventricular leukomalacia | |
| 　側脳室周囲白質軟化症 | 497 |
| perilymph　外リンパ | 119 |
| perimysium　筋周膜 | 223 |
| perinatal period　周産期 | 383 |
| perineurium　神経周膜 | 424 |
| periodic paralysis　周期性四肢麻痺 | 383 |
| periodic synchronous discharge | |
| 　周期性同期性放電 | 383 |
| periosteal reaction　外骨膜反応 | 106 |
| periosteum　骨膜 | 316 |
| peripheral facial palsy | |
| 　末梢性顔面神経麻痺 | 122 |
| peripheral fatigue　末梢性筋疲労 | 716 |
| peripheral nerve　末梢神経 | 716 |
| peripheral nerve conduction velocity | |
| 　末梢神経伝導速度 | 716 |
| peripheral vascular resistance | |
| 　末梢血管抵抗 | 716 |
| peripheral visual field　周辺視野 | 388 |
| peristalsis　蠕動運動 | 485 |
| periventricular leukomalacia | |
| 　脳室周囲白質軟化症 | 610 |
| permanent prosthesis　本義肢 | 712 |
| permeability　透過性 | 565 |
| permeation　透過 | 564 |
| permissible dose　許容線量 | 217 |
| permissible limit　許容限界 | 217 |
| peroneal nerve palsy　腓骨神経麻痺 | 645 |
| peroral intake　経口摂取 | 246 |
| perseveration　固執 | 307 |
| perseveration　保続 | 708 |
| personal autonomy　自己決定権 | 355 |
| personal computer　パソコン | 626 |
| personal factors　個人因子 | 307 |
| Personal Information Protection Law | |
| 　個人情報保護法 | 307 |
| personality　人格 | 420 |

| | | |
|---|---|---|
| personality disorder 人格障害 | 420 | |
| personnel management 労務管理 | 781 | |
| person with physical disability | | |
| 　身体障害者 | 438 | |
| perspiration 蒸散 | 403 | |
| Perthes disease ペルテス病 | 692 | |
| perturbation 外乱 | 118 | |
| pertussis 百日咳 | 652 | |
| ᵖpes cavus 凹足 | 96 | |
| ᵖpes equinus 尖足 | 482 | |
| ᵖpes planovalgus 外反扁平足 | 115 | |
| pessimism 厭世観 | 93 | |
| pest ペスト | 688 | |
| pet bottle syndrome ペットボトル症候群 | 689 | |
| petechia 点状出血 | 561 | |
| petechial hemorrhage 点状出血 | 561 | |
| petrissage 揉捏法 | 387 | |
| phagocyte 食細胞 | 412 | |
| phagocytosis 食作用 | 413 | |
| phalanges 指骨 | 355 | |
| Phalen test ファレンテスト | 662 | |
| phantom ファントム | 271 | |
| phantom limb 幻肢 | 271 | |
| phantom limb pain 幻肢痛 | 271 | |
| phantom pain ファントムペイン | 271 | |
| Pharmaceutical Affairs Law 薬事法 | 741 | |
| pharmaceutical prices 薬価 | 742 | |
| pharmaceutist 薬剤師 | 741 | |
| pharmacist 薬剤師 | 741 | |
| pharmacotherapy 薬物療法 | 742 | |
| pharyngeal arch 咽頭弓 | 327 | |
| pharynx 咽頭 | 57 | |
| phase 位相 | 40 | |
| phasic muscle 相動筋 | 493 | |
| phasic stretch reflex 相動性伸張反射 | 493 | |
| phenol block フェノールブロック | 665 | |
| phenomenology 現象学 | 272 | |
| phenomenon (複 phenomena) 現象 | 272 | |
| phenylalanine フェニルアラニン | 665 | |
| phenylketonuria フェニルケトン尿症 | 665 | |
| pheochromocyte クロム親和性細胞 | 244 | |
| Philadelphia collar | | |
| 　フィラデルフィア型カラー | 664 | |
| Philadelphia Geriatric Center Morale Scale | | |
| 　PGC モラール・スケール | 643 | |
| philosophy 哲学 | 555 | |
| phi(φ)-phenomenon ファイ(φ)現象 | 661 | |
| phlebothrombosis 静脈血栓症 | 409 | |
| phlebotomy 瀉血 | 380 | |
| phlegmon 蜂巣炎 | 701 | |
| phlegmonous inflammation 蜂巣炎 | 701 | |
| phocomelia フォコメリー | 665 | |
| phocomely フォコメリー | 665 | |
| phonation 発声 | 628 | |
| phoneme 音韻 | 101 | |
| phospholipid リン脂質 | 770 | |
| phosphoric ester リン酸エステル | 769 | |
| photocoagulation 光凝固 | 644 | |
| photodermatosis 光線過敏症 | 287 | |
| photoelectric effect 光電効果 | 291 | |
| photofluorography 間接撮影 | 166 | |
| photoreceptor cell 光受容細胞 | 356 | |
| photosensitive dermatitis 光線過敏症 | 287 | |
| photosensitive seizure 光過敏性発作 | 644 | |
| phototherapy 光線療法 | 288 | |
| phrenic nerve 横隔神経 | 95 | |
| phrenology 骨相学 | 313 | |
| phyletic line 系統 | 251 | |
| phylogenesis 系統発生 | 252 | |
| phylogeny 系統発生 | 252 | |
| physical agents 物理療法 | 673 | |
| physical endurance 持久力 | 352 | |
| physical fatigue 身体的疲労 | 716 | |
| physical findings 身体所見 | 438 | |
| physical fitness 体力 | 516 | |
| physically challenged children | | |
| 　肢体不自由児 | 366 | |
| physically disabled children | | |
| 　肢体不自由児 | 366 | |
| physically handicapped person (the physically handicapped) 身体障害者 | 438 | |
| physical therapist 理学療法士 | 760 | |
| physical therapy 理学療法 | 759 | |
| physician 医師 | 35 | |
| physiological cost index | | |
| 　生理的コスト指数 | 469 | |
| physiological dead space 生理学的死腔 | 468 | |
| physiological jaundice 生理的黄疸 | 434 | |
| physiologically active substances | | |
| 　生理活性物質 | 469 | |
| physiological nystagmus 生理的眼振 | 469 | |
| physiological saline 生理[的]食塩液 | 469 | |
| physiological tremor 生理的振戦 | 469 | |
| physiology 生理学 | 468 | |
| physiotherapist 理学療法士 | 760 | |
| physique 体格 | 503 | |
| Piaget developmental stage | | |
| 　ピアジェの発達段階 | 642 | |

| | |
|---|---|
| Piaget theory of developmental stages ピアジェの発達段階 | 642 |
| Pick disease ピック病 | 649 |
| pick-up service 送迎サービス | 490 |
| picture archiving and communication system PACS | 627 |
| picture element 画素 | 132 |
| Pierre Robin syndrome ピエール・ロバン症候群 | 643 |
| piezoelectric effect ピエゾ効果 | 644 |
| pigmentation 色素沈着 | 351 |
| pigment dysmetabolism 色素代謝異常 | 351 |
| pile 痔核 | 348 |
| piles 痔 | 345 |
| pill ピル | 659 |
| pill-rolling movement 丸薬丸め運動 | 176 |
| pilon fracture ピロン骨折 | 246 |
| pilot study 予備研究 | 752 |
| pincette ピンセット | 475 |
| pinch ピンチ | 660 |
| pinch strength ピンチ力 | 660 |
| pineal body 松果体 | 401 |
| pink noise ピンクノイズ | 660 |
| pipet ピペット | 651 |
| PIP joint PIP関節 | 220 |
| piriformis syndrome 梨状筋症候群 | 761 |
| piriform recessus 梨状陥凹 | 761 |
| piriform sinus 梨状陥凹 | 761 |
| Pirogoff (Pirogov) amputation ピロゴフ切断 | 659 |
| piston motion ピストン運動 | 647 |
| pituitary giantism 下垂体性巨人症 | 216 |
| pituitary gland (body) 下垂体 | 130 |
| pivoting ピボッティング | 651 |
| pivot joint 車軸関節 | 381 |
| pivot prone ピボット運動 | 651 |
| pivot shift test ピボットシフトテスト | 651 |
| pixel ピクセル | 132 |
| placebo effect プラセボ効果 | 675 |
| placenta 胎盤 | 515 |
| ヲplacenta previa 前置胎盤 | 483 |
| placing reaction 台のせ反応 | 515 |
| plafond fracture プラフォンド骨折 | 246 |
| plain roentgenography 単純X線撮影 | 526 |
| planimeter プラニメータ | 676 |
| plantar arch 足底弓 | 496 |
| plantar grasp reflex 足底把握反射 | 496 |
| plantar muscle reflex 足底筋反射 | 496 |
| plaque プラーク | 354, 674 |
| plasma 血漿 | 260 |
| plasma bicarbonate ion 血漿重炭酸イオン | 261 |
| plasma cell 形質細胞 | 247 |
| plasma exchange 血漿交換 | 260 |
| plasma protein fraction 血漿蛋白質分画 | 262 |
| plasma renin activity 血漿レニン活性 | 261 |
| plasma thromboplastin antecedent 血漿トロンボプラスチン前駆因子 | 261 |
| plasmin プラスミン | 675 |
| plasmogen 原形質 | 267 |
| plaster ギプス | 195 |
| plaster bandage ギプス包帯 | 195 |
| plaster bed ギプスベッド | 195 |
| plaster cast ギプス包帯 | 195 |
| plaster of Paris socket ギプスソケット | 195 |
| plaster shell ギプスシャーレ | 195 |
| plaster splint ギプス副子 | 195 |
| plastic ankle foot orthosis with ankle joint 足継手付プラスチック製短下肢装具 | 7 |
| plasticity 可塑性 | 133 |
| plastic lower orthosis プラスチック製下肢装具 | 675 |
| plastics プラスチック | 675 |
| plastic surgery 形成外科 | 248 |
| plastination プラスティネーション | 675 |
| plateau プラトー | 676 |
| platelet 血小板 | 261 |
| platform crutch プラットホーム型杖 | 676 |
| platysma muscle 広頸筋 | 281 |
| play 遊び | 10 |
| pleasure 快 | 103 |
| pleura 胸膜 | 213 |
| pleural effusion 胸水 | 209 |
| pleural pressure 胸腔内圧 | 208 |
| plica syndrome 滑膜ひだ障害 | 140 |
| plug fit socket 差し込み式ソケット | 336 |
| pneumoconiosis 塵肺症 | 440 |
| *Pneumocystis carinii* pneumonia ニューモシスチス・カリニ肺炎 | 600 |
| pneumonia 肺炎 | 618 |
| PNF (proprioceptive neuromuscular facilitation) pattern PNFパターン | 504 |
| point estimation 点推定 | 561 |
| point inference 点推定 | 561 |
| point mass 質点 | 370 |
| Poiseuille law ポアズイユの法則 | 698 |
| poisoning 中毒 | 536 |
| polio ポリオ | 201 |

| | | |
|---|---|---|
| pollakisuria | 頻尿 | 660 |
| pollakiuria | 頻尿 | 660 |
| pollinosis | 花粉症 | 143 |
| polyarteritis nodosa | 結節性多発動脈炎 | 263 |
| polyarticular muscle | 多関節筋 | 518 |
| Polycast | ポリキャスト | 711 |
| polycentric joint | 多軸継手 | 518 |
| polyester | ポリエステル | 711 |
| polyethylene | ポリエチレン | 711 |
| polymer | ポリマー | 712 |
| polymer molecules | ポリマー分子 | 294 |
| polymodal receptor | ポリモーダル受容器 | 712 |
| polymyositis | 多発性筋炎 | 521 |
| polyneck collar | ポリネック[カラー] | 711 |
| polyneuropathy, organomegaly, endocrinopathy, M protein and skin change POEMS症候群 | | 243 |
| polyp | ポリープ | 711 |
| polyphenol | ポリフェノール | 711 |
| polyradiculitis | 多発[性]神経根炎 | 522 |
| polyradiculoneuritis | 多発[性]根神経炎 | 522 |
| polysynaptic reflex | 多シナプス反射 | 518 |
| polyurethane | ポリウレタン | 711 |
| polyvinyl chloride | ポリ塩化ビニル | 711 |
| Pompe disease | ポンペ病 | 713 |
| pons | 橋 | 206 |
| pool exercise therapy | 水中運動療法 | 447 |
| pool for exercise | 運動用プール | 79 |
| poples | 膝窩 | 367 |
| popliteal angle | 膝窩角 | 367 |
| population | 母集団 | 706 |
| portal hypertension | 門脈圧亢進症 | 740 |
| Portmann operation | ポルトマン手術 | 712 |
| position | 肢位 | 345 |
| position | 体位 | 501 |
| position after surgery | 術後肢位 | 392 |
| positioning | ポジショニング | 705 |
| positive model | 陽性モデル | 749 |
| positive rehabilitation program 積極的リハビリテーションプログラム | | 475 |
| positive sign | 陽性徴候 | 749 |
| positive supporting reflex | 陽性支持反射 | 749 |
| positive transference | 陽性転移 | 749 |
| positron emission[computed] tomography ポジトロン放出断層撮影法 | | 706 |
| posterior choroidal artery | 後脈絡叢動脈 | 295 |
| posterior column | 後柱 | 278 |
| posterior column ataxia | 後索性運動失調 | 283 |
| posterior commissure | 後交連 | 282 |
| posterior cruciate ligament | 後十字靱帯 | 284 |
| posterior drawer test 後方引き出しテスト | | 295 |
| posterior horn | 後角 | 278 |
| posterior inferior cerebellar syndrome 後下小脳動脈症候群 | | 92 |
| posterior interosseous nerve | 後骨間神経 | 282 |
| posterior root | 後根 | 283 |
| posterior semicircular duct | 後半規管 | 293 |
| posterior spinal artery syndrome 後脊髄動脈症候群 | | 287 |
| posterior stop | 後方制動 | 295 |
| postganglionic fiber | 節後線維 | 475 |
| postgraduate education | 卒後教育 | 498 |
| post-image | 残像 | 342 |
| postoperative care | 術後管理 | 392 |
| postoperative management | 術後管理 | 392 |
| postoperative position | 術後肢位 | 392 |
| postrotatory nystagmus | 回転後眼振 | 112 |
| post traumatic stress disease 外傷後ストレス障害 | | 109 |
| postural change | 体位変換 | 502 |
| postural control | 姿勢調節 | 363 |
| postural drainage | 体位排痰法 | 502 |
| postural muscle tone | 姿勢筋緊張 | 363 |
| postural reflex | 姿勢反射 | 363 |
| postural test | 体位変換試験 | 347 |
| postural tremor | 姿勢時振戦 | 363 |
| posture | 姿勢 | 362 |
| posture support devices | 座位保持装置 | 333 |
| potassium | カリウム | 146 |
| potassium metabolism disorder カリウム代謝異常 | | 146 |
| potential energy | 位置エネルギー | 41 |
| potentialization | 相乗作用 | 492 |
| potentiation | 相乗作用 | 492 |
| power | パワー | 636 |
| power (potency) of $H^+$ | pH | 642 |
| practical nurse | 准看護師 | 396 |
| practice | 練習 | 778 |
| practice of medicine | 医療行為 | 51 |
| practising alternative medicine 医療類似行為 | | 54 |
| precedent studies | 先行研究 | 479 |
| precentral gyrus | 中心前回 | 42 |
| precision | 精度 | 467 |
| precongress presentation | 予演会 | 751 |
| precordial lead | 胸部誘導 | 212 |
| prediction | 予測 | 752 |

| | |
|---|---|
| prediction of functional prognosis | |
| 機能予後の予測 | 194 |
| prediction of prognosis 予後予測 | 752 |
| predictive validity 予測的妥当性 | 752 |
| predictor variable 予測変数 | 578 |
| prednisolone プレドニゾロン | 679 |
| prefrontal area 前頭前野 | 486 |
| prefrontal cortex 前頭前皮質 | 486 |
| pregnancy 妊娠 | 603 |
| prehension orthosis 把持装具 | 625 |
| prejudice 偏見 | 695 |
| preload 前負荷 | 486 |
| premature beat 期外収縮 | 179 |
| premature birth 早産 | 491 |
| premature delivery 早産 | 491 |
| premature infant 早産児 | 491 |
| premature infant 未熟児 | 723 |
| premature labor 早産 | 491 |
| premature separation of normally implanted placenta 常位胎盤早期剝離 | 398 |
| premorbid character 病前性格 | 656 |
| premotor area 運動前野 | 75 |
| prenatal diagnosis 出生前診断 | 392 |
| preoperative care 術前管理 | 392 |
| preoperative management 術前管理 | 392 |
| presbyopia 老眼 | 780 |
| prescription 処方 | 417 |
| prescription 処方箋 | 417 |
| presenile 初老［期］ | 417 |
| presenile dementia 初老期認知症 | 417 |
| presentation in congress 学会発表 | 137 |
| present medical condition 現症 | 271 |
| pressor reflex 昇圧反応 | 397 |
| pressure 圧力 | 12 |
| pressure sore 褥瘡 | 413 |
| pressure support ventilation 圧支持換気 | 11 |
| presynaptic inhibition シナプス前抑制 | 374 |
| preterm delivery 早産 | 491 |
| preterm infant 早産児 | 491 |
| prevocational evaluation 前職業的評価 | 481 |
| price of medicine 薬価 | 742 |
| primary aldosterone syndrome 原発性アルドステロン症候群 | 273 |
| primary auditory area 一次聴覚野 | 43 |
| primary chronic adrenocortical insufficiency 原発性慢性副腎皮質機能低下症 | 7 |
| primary disablement 一次的障害 | 43 |
| primary healing 一次治癒 | 43 |
| primary health care (healthcare) プライマリヘルスケア | 674 |
| primary immunodeficiency syndrome 原発性免疫不全症 | 274 |
| primary memory 一次記憶 | 42 |
| primary motor area 一次運動野 | 42 |
| primary motor neuron 一次運動ニューロン | 397 |
| primary progressive aphasia 原発性進行性失語 | 274 |
| primary pulmonary hypertension 原発性肺高血圧症 | 274 |
| primary sensory neuron 一次感覚ニューロン | 42 |
| primary sex characteristics 第1次性徴 | 502 |
| primary sexual characters 第1次性徴 | 502 |
| primary shock 一次［性］ショック | 42 |
| primary somatosensory area 一次体性感覚野 | 42 |
| primary spermatocyte 一次精母細胞 | 42 |
| primary standing 初期起立 | 411 |
| primary visual area 一次視覚野 | 42 |
| primary walking 初期歩行 | 373 |
| Primata 霊長類 | 775 |
| primate 霊長類 | 775 |
| prime mover 主動筋 | 392 |
| priming effect プライミング効果 | 674 |
| primitive movement 原始運動 | 271 |
| primitive reflex 原始反射 | 271 |
| principal dorsal muscles 固有背筋 | 320 |
| principle component analysis 主成分分析 | 391 |
| principle of three-point support 3点支持の原則 | 343 |
| prion プリオン | 677 |
| probability 確率 | 127 |
| probe プローブ | 680 |
| problem-oriented medical record 問題志向型診療記録 | 739 |
| problem-oriented system 問題志向システム | 739 |
| procedural memory 手続き記憶 | 556 |
| process 突起 | 580 |
| process of thought 思考過程 | 354 |
| prodrome 前駆症状 | 478 |
| productive population 生産人口 | 460 |
| Product Liability Law PL法 | 643 |
| professed department of medical treatment 標榜診療科 | 657 |

| | | | |
|---|---|---|---|
| profession | 専門職 | | 488 |
| professional ethics | 職業倫理 | | 412 |
| proficiency | 適性 | | 554 |
| profile | プロフィール | | 681 |
| prognosis | 予後 | | 751 |
| prognostic burn index | 予後指数(熱傷の) | | 751 |
| programmed cell death | プログラム細胞死 | | 16 |
| programmed learning | プログラム学習 | | 680 |
| progressive bulbar palsy | 進行性球麻痺 | | 431 |
| progressive multifocal leukoencephalopathy | 進行性多巣性白質脳症 | | 432 |
| progressive muscular dystrophy | 進行性筋ジストロフィー | | 431 |
| progressive resistive exercise | 漸増抵抗運動 | | 482 |
| progressive supranuclear palsy | 進行性核上性麻痺 | | 431 |
| progressive systemic sclerosis | 進行性全身性強皮症 | | 432 |
| projection | 投射 | | 569 |
| projective technique (test, method) | 投影法 | | 564 |
| prolactin | プロラクチン | | 681 |
| proliferation | 増殖 | | 492 |
| prolonged disturbance of consciousness | 遷延性意識障害 | | 477 |
| prominence | 隆起 | | 766 |
| promoting aphasics' communicative effectiveness | 実用コミュニケーション促進法 | | 372 |
| pronator syndrome | 円回内筋症候群 | | 89 |
| prone position | 腹臥位 | | 667 |
| prophylactic inoculation | 予防接種 | | 753 |
| prophylactic measures against infectious diseases | 感染症対策 | | 172 |
| prophylaxis | 予防 | | 753 |
| proportion of disease | 疾病構造 | | 371 |
| proportion of variance | 寄与率 | | 217 |
| proprioceptive neuromuscular facilitation | 固有受容性神経筋促通法 | | 320 |
| proprioceptive sensation | 固有感覚 | | 319 |
| proprioceptive sensibility | 固有受容感覚 | | 319 |
| proprioceptor | 固有[感覚]受容器 | | 319 |
| propulsion | 前方突進[現象] | | 487 |
| prosody | プロソディ | | 680 |
| prosopagnosia | 相貌失認 | | 494 |
| prospective study (survey) | 前向き研究 | | 714 |
| prostaglandin | プロスタグランジン | | 680 |
| prostatic hyperplasia | 前立腺肥大症 | | 488 |
| prosthesis | 義肢 | | 183 |
| prosthesis | 義足 | | 187 |
| prosthesis replacement | 人工骨頭置換術 | | 430 |
| prosthetic breast | 人工乳房 | | 433 |
| prosthetic cardiac valve | 人工弁 | | 433 |
| protective extension reaction | 保護伸展反応 | | 633 |
| protein | 蛋白質 | | 528 |
| protein assimilation | 蛋白[質]同化 | | 528 |
| protein catabolism | 蛋白[質]異化 | | 528 |
| protein kinase | プロテインキナーゼ | | 681 |
| proteinuria | 蛋白尿 | | 528 |
| proteoglycan | プロテオグリカン | | 681 |
| prothrombin time | プロトロンビン時間 | | 681 |
| protoembryonic phase | 原胚子期 | | 273 |
| proton density weighted image | プロトン密度強調画像 | | 681 |
| protopathic sensation | 原始[性]感覚 | | 271 |
| protoplasm | 原形質 | | 267 |
| protozoan infection | 原虫感染症 | | 273 |
| protozoiasis | 原虫感染症 | | 273 |
| provocative test | 吸入誘発試験 | | 205 |
| proximal | 近位 | | 220 |
| proximal interphalangeal joint | 近位指節間関節 | | 220 |
| proximal phalanx | 基節骨 | | 187 |
| pruritus | 痒み | | 144 |
| pseudoarthrosis | 偽関節 | | 181 |
| pseudobulbar paralysis | 偽性球麻痺 | | 186 |
| pseudodementia | 偽認知症 | | 189 |
| pseudohypertrophy | 偽[性]肥大 | | 187 |
| *Pseudomonas aeruginosa* | 緑膿菌 | | 769 |
| pseudotabes | 偽性脊髄癆 | | 187 |
| psoriasis | 乾癬 | | 170 |
| psychiatric day care | 精神科デイケア | | 462 |
| psychiatric occupational therapy | 精神科作業療法 | | 462 |
| psychiatric social worker | 精神保健福祉士 | | 464 |
| psychiatry | 精神医学 | | 462 |
| psychoanalysis | 精神分析 | | 464 |
| psycho-galvanic phenomenon | 精神電流現象 | | 559 |
| psycho-galvanic reflex | 精神電流反射 | | 559 |
| psychogenic movement disorder | 心因性運動障害 | | 419 |
| psychogenic reaction | 心因反応 | | 419 |
| psychological dependence | 甘え | | 16 |

| psychology 心理学 | 442 |
| --- | --- |
| psychology of learning 学習心理学 | 125 |
| psychomotoric inhibition | |
| 　精神運動制止（抑制） | 462 |
| psychomotor inhibition | |
| 　精神運動制止（抑制） | 462 |
| psychomotor seizure 精神運動発作 | 462 |
| psychosis 精神障害 | 463 |
| psychosis 精神病 | 463 |
| psychosomatic diseases 心身症 | 434 |
| psychosomatic medicine 心身医学 | 434 |
| psychotherapy 精神療法 | 465 |
| psychotropic 向精神薬 | 287 |
| puberal emaciation 思春期やせ症 | 425 |
| puberty 思春期 | 358 |
| pubic symphysis 恥骨結合 | 530 |
| Public Employment Security Office | |
| 　公共職業安定所 | 280 |
| public health 公衆衛生 | 284 |
| public health center 保健所 | 703 |
| public health nurse 保健師 | 703 |
| public traffic facilities 公共交通機関 | 280 |
| puerperal period 産褥期 | 342 |
| puerperant 褥婦 | 414 |
| pulley 滑車 | 137 |
| pulley exercise プーリー運動 | 664 |
| pulmonary alveolus 肺胞 | 622 |
| pulmonary artery 肺動脈 | 621 |
| pulmonary carcinoma 肺癌 | 619 |
| pulmonary circulation 肺循環 | 620 |
| pulmonary emphysema 肺気腫 | 619 |
| pulmonary fibrosis 肺線維症 | 620 |
| pulmonary hemorrhagic infarction | |
| 　肺出血性梗塞 | 619 |
| pulmonary infarct 肺梗塞 | 619 |
| pulmonary infarction 肺梗塞 | 619 |
| pulmonary physiotherapy 肺理学療法 | 212 |
| pulmonary respiration 肺呼吸 | 105 |
| pulmonary sarcoidosis | |
| 　肺サルコイドーシス | 619 |
| pulmonary surfactant 肺表面活性物質 | 621 |
| pulsating (pulsatile) headache | |
| 　拍動性頭痛 | 624 |
| pulse 脈［拍］ | 724 |
| pulseless disease 脈なし病 | 512 |
| pulse oximeter (oxymeter) | |
| 　パルスオキシメータ | 635 |
| pulsion 突進現象 | 580 |
| pupil, pupilla 瞳孔 | 566 |

| pupillary reaction 瞳孔反応 | 567 |
| --- | --- |
| pupillary reflex 瞳孔反射 | 567 |
| pure alexia 純粋失読 | 396 |
| pure-tone audiometer 純音聴力計 | 97 |
| pure tone audiometry 純音聴力 | 395 |
| purine body プリン体 | 677 |
| purine body metabolism プリン体代謝 | 677 |
| purine metabolism プリン代謝 | 677 |
| Purkinje cell プルキンエ細胞 | 678 |
| pursed-lip breathing 口すぼめ呼吸法 | 234 |
| pursuit eye movement 追従眼球運動 | 543 |
| purulent arthritis 化膿性関節炎 | 142 |
| pusher-syndrome プッシャー症候群 | 672 |
| pushing exercise プッシング法 | 672 |
| push-type manual wheelchair | |
| 　手押型車いす | 553 |
| push up activity プッシュアップ動作 | 672 |
| push up exercise プッシュアップ運動 | 672 |
| putamen 被殻 | 644 |
| pylon パイロン | 623 |
| pyogenic arthritis 化膿性関節炎 | 142 |
| pyramidal cell 錐体細胞 | 446 |
| pyramidal sign 錐体路徴候 | 447 |
| pyramidal tract 錐体路 | 646 |
| pyramidal tract cell 錐体路細胞 | 447 |
| pyramidal tract neuron 錐体路細胞 | 447 |
| pyramid of medulla oblongata 延髄錐体 | 93 |
| pyrexia 発熱 | 630 |
| pyruvic acid ピルビン酸 | 659 |

## Q

| quadrate muscle of loin 腰方形筋 | 750 |
| --- | --- |
| quadratus lumborum muscle 腰方形筋 | 750 |
| quadriceps femoris muscle 大腿四頭筋 | 510 |
| quadriceps femoris paralysis | |
| 　大腿四頭筋麻痺 | 511 |
| quadriceps muscle of thigh 大腿四頭筋 | 510 |
| quadriceps reflex 大腿四頭筋反射 | 367 |
| quadrigeminal bodies 四丘体 | 351 |
| quadrilateral socket 四辺形ソケット | 375 |
| quadriplegia 四肢麻痺 | 358 |
| quadripod cane 4脚杖 | 753 |
| qualitative analysis 定性分析 | 551 |
| qualitative data 質的データ | 370 |
| qualitative research 質的研究 | 370 |
| quality of life クオリティオブライフ | 233 |
| quantification theory 1 数量化理論1類 | 450 |
| quantitative analysis 定量分析 | 552 |

| | |
|---|---|
| quantitative research 量的研究 | 768 |
| Queckenstedt test | |
| クエッケンシュテット試験 | 232 |
| question and answer 質疑 | 368 |
| questionnaire 質問紙 | 371 |
| questionnaire method 質問紙法 | 371 |

## R

| | |
|---|---|
| radar chart レーダーチャート | 776 |
| radial nerve 橈骨神経 | 567 |
| radiating heat 輻射熱 | 668 |
| radiating pain 放散痛 | 700 |
| radiation dose 放射線量 | 488 |
| radiation of heat 放熱 | 701 |
| radicular ischialgia 根性坐骨神経痛 | 323 |
| radicular sciatica 根性坐骨神経痛 | 323 |
| radioactive isotope 放射性同位体 | 700 |
| radioimmunoassay | |
| ラジオイムノアッセイ | 754 |
| radioisotope ラジオアイソトープ | 700 |
| radiology 放射線医学 | 700 |
| radionuclide 放射性核種 | 700 |
| Raimiste phenomenon レイミステ現象 | 775 |
| rale ラ音 | 754 |
| Ramp exercise test ランプ負荷 | 757 |
| Ramsay Hunt syndrome | |
| ラムゼー−ハント症候群 | 755 |
| random error 偶発誤差 | 232 |
| randomized controlled trial | |
| 無作為化比較対照試験 | 726 |
| Rangaku kotohajime 蘭学事始 | 756 |
| range of motion 関節可動域 | 165 |
| rapid eye movement 急速眼球運動 | 204 |
| rapid eye movement sleep レム睡眠 | 777 |
| rapid histodiagnosis 迅速組織診 | 436 |
| rapidly-adapting type receptor | |
| 速順応型受容器 | 495 |
| rapport ラポール | 755 |
| rate 率 | 763 |
| rate limiting enzyme 律速酵素 | 763 |
| rate pressure product ダブルプロダクト | 522 |
| rating of perceived exertion | |
| 自覚的運動強度 | 349 |
| ratio 比 | 642 |
| ratio 率 | 763 |
| rationalization 合理化 | 296 |
| rational symptom 自覚症状 | 349 |
| ratio scale 比率尺度 | 658 |

| | |
|---|---|
| Raven Colored Progressive Matrices | |
| レーブン色彩マトリックス検査 | 776 |
| Raynaud phenomenon レイノー現象 | 775 |
| reabsorption 再吸収 | 327 |
| reach activities リーチ動作 | 758 |
| reacher リーチャー | 758 |
| reaction 反作用 | 637 |
| reaction 反応 | 640 |
| reaction time 反応時間 | 640 |
| reading and correcting one's manuscript | |
| 校閲 | 277 |
| rearwheel drive wheelchair | |
| 後輪駆動式車いす | 671 |
| reason 理性 | 762 |
| reasoning 推論 | 449 |
| rebirth facilities 更生施設 | 286 |
| rebound phenomenon 跳ね返り現象 | 631 |
| recall 想起 | 489 |
| receptive field 受容野 | 395 |
| receptor 受容器 | 394 |
| recessive inheritance 劣性遺伝 | 777 |
| recipe 処方 | 417 |
| reciprocal conduction 両方向伝導 | 768 |
| reciprocal inhibition 相反性抑制 | 493 |
| reciprocal innervation 相反支配 | 493 |
| reciprocal motion(movement) 交互運動 | 282 |
| reciprocal walker 交互型歩行器 | 282 |
| reciprocating gait orthosis | |
| 交互歩行装具 | 282 |
| reciprocator 交互型歩行器 | 282 |
| reclining backrest | |
| リクライニング式バックレスト | 761 |
| recognition 再認 | 332 |
| recognition needing care 要介護認定 | 748 |
| recollection 想起 | 489 |
| recombination 組換え | 236 |
| reconstructive functional surgery | |
| 機能再建術 | 191 |
| record 記録 | 219 |
| recording electrode 記録電極 | 525 |
| recovery 回復 | 116 |
| recovery 再起 | 327 |
| recovery curve 回復曲線 | 116 |
| recreation レクリエーション | 776 |
| recrudescence 再燃 | 332 |
| recruitment 漸増 | 482 |
| recruitment phenomenon 補充現象 | 706 |
| rectal temperature 直腸温 | 541 |
| rectus abdominis muscle 腹直筋 | 670 |

| 英語 | 和訳 | ページ |
|---|---|---|
| recumbency | 臥床 | 129 |
| recurrent inhibition | 反回抑制 | 636 |
| recurrent myocardial infarction | 再発性心筋梗塞 | 332 |
| recurrent nerve paralysis | 反回神経麻痺 | 636 |
| recurrent shoulder dislocation | 反復性肩関節脱臼 | 640 |
| red blood cell | 赤血球 | 475 |
| red infarct | 赤色梗塞 | 289 |
| redistribution of blood flow | 血流の再配分 | 265 |
| red nucleus syndrome | 赤核症候群 | 470 |
| reduced hemoglobin | 還元ヘモグロビン | 552 |
| reduction | 還元 | 157 |
| reduction | 整復 | 467 |
| redundancy | 冗長 | 406 |
| reeducation | 再学習 | 326 |
| reference | 文献 | 682 |
| reference electrode | 基準電極 | 186 |
| reference intervals | 基準範囲 | 186 |
| reference value | 基準値 | 186 |
| referred pain | 関連痛 | 177 |
| reflex arc | 反射弓 | 637 |
| reflex bladder | 反射性膀胱 | 373 |
| reflex inhibition position | 反射抑制姿勢 | 638 |
| reflexion model | 反射モデル | 637 |
| reflexion theory | 反射説 | 637 |
| reflex locomotion | 反射性移動運動 | 637 |
| reflex sympathetic dystrophy | 反射性交感神経性ジストロフィー | 637 |
| refractory period | 不応期 | 665 |
| refusal of food | 拒食 | 216 |
| regeneration | 再生 | 328 |
| regional cerebral blood flow | 局所脳血流量 | 214 |
| regression | 赤ちゃんがえり | 4 |
| regression | 回帰 | 104 |
| regression | 退行 | 505 |
| regression analysis | 回帰分析 | 104 |
| regression coefficient | 回帰係数 | 104 |
| regression line | 回帰直線 | 104 |
| regressive changes | 退行変性 | 505 |
| regular class | 普通学級 | 672 |
| regulatory enzyme | 調節酵素 | 763 |
| rehabilitation | リハビリテーション | 765 |
| rehabilitation counselor | リハビリテーションカウンセラー | 764 |
| Rehabilitation Evaluation of Hall and Baker | 精神科リハビリテーション行動評価尺度 | 463 |
| rehabilitation facilities | 更生施設 | 286 |
| rehabilitation facility for people with mental retardation | 知的障害者更生施設 | 532 |
| rehabilitation institution for adults with physical disability | 身体障害者更生援護施設 | 438 |
| reinforcement | 強化 | 207 |
| rejection | 棄却 | 182 |
| relapsing fever | 回帰熱 | 104 |
| relative refractory period | 相対不応期 | 492 |
| relative refractory phase | 相対不応期 | 492 |
| relative risk | 相対危険度 | 492 |
| relative risk ratio | 相対危険比 | 492 |
| relaxation | 弛緩 | 349 |
| relaxation | リラクセーション | 769 |
| release phenomenon | 解放現象 | 117 |
| releasing stimulus | 解発刺激 | 115 |
| reliability | 信頼性 | 442 |
| reliability coefficient | 信頼[性]係数 | 442 |
| reliance relations | 信頼関係 | 442 |
| remaining difference | 残差 | 341 |
| remission | 寛(緩)解 | 150 |
| remission | 軽快 | 245 |
| remodeling | リモデリング | 766 |
| removing sutures | 抜糸 | 628 |
| REM sleep | レム睡眠 | 777 |
| renal blood flow | 腎血流量 | 427 |
| renal failure | 腎不全 | 441 |
| renal function | 腎機能 | 420 |
| renal insufficiency | 腎不全 | 441 |
| renal plasma flow | 腎血漿流量 | 427 |
| renal stone | 腎結石 | 427 |
| renal tubules | 尿細管 | 601 |
| renin-angiotensin-aldosterone system | レニン-アンジオテンシン-アルドステロン系 | 777 |
| Renshaw cell | レンショウ細胞 | 778 |
| Renshaw inhibition | レンショウ抑制 | 636 |
| reperfusion | 再灌流 | 327 |
| repetition disorder | 復唱の障害 | 668 |
| repetition effect | 繰り返し効果 | 239 |
| replacement therapy | 補充療法 | 706 |
| replacement transfusion | 交換輸血 | 279 |
| replantation | 再接着術 | 328 |
| replication | 複製 | 669 |

repolarization　再分極 …… 332
reposition　整復 …… 467
representational function　表象機能 …… 656
repression　抑圧 …… 751
reproducibility　再現性 …… 327
reproduction　生殖 …… 462
reproductive gland　生殖腺 …… 465
requirement　欲求 …… 752
research design　研究デザイン …… 267
resection of femoral head and neck
　　大腿骨頭切除術 …… 103
residual　残差 …… 341
residual function　残存機能 …… 343
residual segment level　残存髄節レベル …… 191
residual urine　残尿 …… 344
residual volume　残気量 …… 341
resistance　抵抗 …… 550
resistant exercise　抵抗運動 …… 550
resisted movement　抵抗運動 …… 550
resolution　解像度 …… 110
resolving power　分解能 …… 681
resonance　共振 …… 209
resource of energy　エネルギー供給源 …… 86
respiration　呼吸 …… 301
respirator　レスピレーター …… 776
respiratory acidosis
　　呼吸性アシドーシス …… 302
respiratory alkalosis
　　呼吸性アルカローシス …… 303
respiratory center　呼吸中枢 …… 303
respiratory chain　呼吸鎖 …… 302
respiratory distress syndrome of the newborn　新生児呼吸窮迫症候群 …… 434
respiratory failure　呼吸不全 …… 303
respiratory frequency　呼吸数 …… 302
respiratory function test　呼吸機能検査 …… 302
respiratory muscle fatigue　呼吸筋疲労 …… 302
respiratory physiotherapy　呼吸理学療法 …… 303
respiratory quotient　呼吸商 …… 302
respiratory rate　呼吸数 …… 302
rest　安静 …… 23
restiform body　索状体 …… 130
resting angina　安静狭心症 …… 23
resting dyspnea　安静時呼吸困難 …… 24
resting tremor　安静時振戦 …… 24
restless legs syndrome
　　下肢静止不能症候群 …… 128
restraint　拘束 …… 288
restriction to title　名称独占 …… 729

restrictive ventilatory impairment
　　拘束性換気障害 …… 288
ⁿ résumée　レジュメ …… 776
retained testicle　停留精巣 …… 552
retardation　遅滞 …… 531
retention　うっ滞 …… 68
reticular formation　網様体 …… 735
reticulocyte　網状赤血球 …… 734
reticuloendothelial system　細網内皮系 …… 334
retinaculum　支帯 …… 365
retinal hemorrhage　網膜出血 …… 735
retinal visual cell　網膜視細胞 …… 356
retinopathy　網膜症 …… 735
retinopathy of prematurity
　　未熟児網膜症 …… 723
retrograde amnesia　逆向[性]健忘 …… 198
retrograde degeneration [of nerve]
　　神経の逆行性変性 …… 426
retrolental fibroplasia
　　後水晶体線維増殖症 …… 723
retroperitoneal organ　後腹膜器官 …… 294
retroperitonitis　後腹膜炎 …… 294
retropulsion　後方突進[現象] …… 295
retrospective memory　回顧的記憶 …… 106
retrospective study　後ろ向き研究 …… 67
retrospective survey　後ろ向き研究 …… 67
retrovirus infection
　　レトロウイルス感染症 …… 777
Rett syndrome　レット症候群 …… 777
reversal duplicate　逆転模写 …… 197
reversal prism　逆転プリズム …… 197
reversed Thomas heel　逆トーマスヒール …… 197
reverse hyperbola tangent transformation
　　逆双曲線正接変換 …… 196
reverse knuckle bender
　　逆ナックルベンダー …… 197
reverse Monteggia fracture
　　逆モンテジア骨折 …… 148
reverse Phalen test　逆ファレンテスト …… 197
reverse problems　逆問題 …… 197
reversible ischemic neurological deficit
　　回復性虚血性神経脱落症候群 …… 116
review articles　総説 …… 492
revised version of Hasegawa's Dementia Scale
　　改訂長谷川式簡易知能評価スケール …… 112
reward system　報酬系 …… 700
Reynolds number　レイノルズ数 …… 775
rhabdomyolysis　横紋筋融解 …… 96

| | | |
|---|---|---|
| rheobase | 基電流 | 188 |
| rheostat | 可変抵抗器 | 143 |
| rheumatic fever | リウマチ熱 | 758 |
| rheumatoid arthritis | 関節リウマチ | 170 |
| rheumatoid factor | リウマチ因子 | 758 |
| rhodopsin | ロドプシン | 783 |
| rhombencephalon | 菱脳 | 768 |
| rhonchus | ロンカス | 784 |
| rhythm | リズム | 762 |
| rib | 肋骨 | 783 |
| ribonucleic acid | リボ核酸 | 764 |
| ribosome | リボソーム | 764 |
| rickets | くる病 | 241 |
| rickettsia | リケッチア | 761 |
| 独 Riemenbügel | リーメンビューゲル装具 | 758 |
| right atrium [of heart] | 右心房 | 67 |
| right bundle branch block | 右脚ブロック | 66 |
| right cerebral hemispheric syndrome | | |
| | 右大脳半球症候群 | 722 |
| right heart overload | 右心負荷 | 67 |
| righting reaction | 立ち直り反応 | 519 |
| right-left disorientation | 左右失認 | 339 |
| right-sided heart failure | 右心不全 | 67 |
| right ventricle | 右心室 | 67 |
| right ventricular hypertrophy | | |
| | 右[心]室肥大 | 67 |
| rigid body | 剛体 | 289 |
| rigid dressing | リジドドレッシング | 761 |
| rigidity | 剛性 | 286 |
| rigidity | 固縮 | 307 |
| rimmed vacuole myopathy | | |
| | 縁取り空胞ミオパチー | 671 |
| ring finger | 環指 | 158 |
| risk management | リスク管理 | 762 |
| roam | 徘徊 | 619 |
| robot | ロボット | 784 |
| rocker bar | ロッカーバー | 783 |
| rod | 杆体 | 173 |
| rod cell | 杆体細胞 | 173 |
| rod exercise | 棒体操 | 701 |
| roentgen | レントゲン指数 | 778 |
| Rohrer index | ローレル指数 | 782 |
| rolandic area | ローランド野 | 42 |
| Rolando fissure | ローランド溝 | 534 |
| role | 役割 | 742 |
| role of the chair | 座長の役割 | 337 |
| role playing | ロールプレイング | 782 |
| rolling | 転がり運動 | 322 |
| rolling | 寝返り | 604 |

| | | |
|---|---|---|
| roll over | 寝返り | 604 |
| Romberg sign | ロンベルク徴候 | 784 |
| rooming-in system | 母児同室制 | 706 |
| rooting reflex | 探索反射 | 525 |
| root sign | 根症状 | 423 |
| Rorschach test | ロールシャッハテスト | 782 |
| Roser-Nélaton line | ローザー-ネラトン線 | 782 |
| Rossolimo reflex | ロッソリーモ反射 | 783 |
| rostral | 吻側 | 683 |
| rotation | ローテーション | 782 |
| rotational acetabular osteotomy | | |
| | 寛骨臼回転骨切り術 | 158 |
| rotation flap | 回転皮弁術 | 112 |
| rotator cuff | ローテーターカフ | 782 |
| rotator cuff injury | 肩回旋筋腱板損傷 | 135 |
| rotator cuff tear | 肩関節腱板損傷 | 135 |
| rotatory motion | 回転運動 | 122 |
| rotatory nystagmus | 回旋性眼振 | 109 |
| rotatory vertigo | 回転性めまい | 112 |
| roundback [posture] | 円背[姿勢] | 94 |
| round foramen | 正円孔 | 458 |
| route of infection | 感染経路 | 172 |
| routine examination | ルーチン検査 | 774 |
| Roy, Sister Callista | ロイ | 780 |
| rubella syndrome | 風疹症候群 | 485 |
| rubeola | 麻疹 | 715 |
| rucksack palsy (paralysis) | | |
| | リュックサック麻痺 | 767 |
| Ruffini corpuscle | ルフィニ小体 | 774 |
| rule of nines | 9の法則 | 205 |
| runner's high | ランナーズハイ | 756 |
| runner's knee | ランナー膝 | 757 |
| R wave | R波 | 2 |

## S

| | | |
|---|---|---|
| saccharide | 糖質 | 568 |
| saccharin | サッカリン | 337 |
| saccharometabolism | 糖代謝 | 570 |
| saccule | 球形嚢 | 200 |
| ラ sacculus | 球形嚢 | 200 |
| sacral bone | 仙骨 | 479 |
| sacroiliac joint | 仙腸関節 | 483 |
| saddle anesthesia | サドル状感覚消失 | 338 |
| saddle joint | 鞍関節 | 237 |
| sadness | 悲哀 | 642 |
| safety | 安全性 | 24 |
| safety belt | 安全ベルト | 24 |
| safety knee | 安全膝 | 129 |

| | |
|---|---|
| safety test 安全性試験 | 24 |
| sagittal plane 矢状面 | 360 |
| sagittal suture 矢状縫合 | 360 |
| salicylic acid drugs サリチル酸製剤 | 339 |
| salivary gland 唾液腺 | 517 |
| salivary swallowing 唾液嚥下 | 517 |
| salmonellosis サルモネラ[感染]症 | 340 |
| saltatory conduction 跳躍伝導 | 540 |
| sampling period サンプリング周期 | 344 |
| sanatorium サナトリウム | 338 |
| sanatorium type sickbeds 療養型病床群 | 769 |
| sanding サンディング | 343 |
| sandplay therapy 箱庭療法 | 625 |
| saphenous nerve 伏在神経 | 667 |
| sarcoidosis サルコイドーシス | 339 |
| sarcomere サルコメア | 340 |
| sarcoplasmic reticulum 筋小胞体 | 223 |
| sardonic laugh 痙笑 | 248 |
| sardonic smile 痙笑 | 248 |
| sarin poisoning サリン中毒 | 339 |
| satellite cell 衛星細胞 | 81 |
| satiety center 満腹中枢 | 721 |
| satisfaction of daily life 満足度 | 720 |
| saturated fatty acid 飽和脂肪酸 | 701 |
| sauna bath サウナ浴 | 334 |
| scabies 疥癬 | 109 |
| scalar スカラー | 450 |
| scale 尺度 | 380 |
| scalenus syndrome 斜角筋症候群 | 379 |
| scalpels メス | 730 |
| Scammon organ growth pattern スキャモンの臓器発育類型 | 450 |
| scanning speech 断綴性発語 | 527 |
| scapula 肩甲骨 | 268 |
| scapulohumeral joint 肩甲上腕関節 | 135 |
| scapulohumeral periarthritis 肩関節周囲炎 | 136 |
| scapulo-humeral rhythm 肩甲上腕リズム | 268 |
| scar 瘢痕 | 637 |
| scarf sign スカーフ徴候 | 450 |
| scarlatina 猩紅熱 | 403 |
| scarlet fever 猩紅熱 | 403 |
| Scarpa triangle スカルパ三角 | 450 |
| scatter diagram 散布図 | 344 |
| scatter plot 散布図 | 344 |
| 独 Schaukasten シャウカステン | 377 |
| Schellong test シェロング試験 | 347 |
| schema シェーマ | 346 |
| schema theory スキーマ理論 | 450 |
| schizophrenia 統合失調症 | 567 |
| Schneider, Edward Christian シュナイダー | 393 |
| school for children with disability 養護学校 | 748 |
| school for the blind 盲学校 | 734 |
| school for the deaf 聾学校 | 780 |
| school health 学校保健 | 137 |
| School Health Law 学校保健法 | 137 |
| Schwann cell シュワン細胞 | 395 |
| sciatica 坐骨神経痛 | 336 |
| sciatic neuralgia 坐骨神経痛 | 336 |
| scientific research expense 科学研究費 | 120 |
| scintigraphy シンチグラフィー | 439 |
| scintillation camera シンチ[レーション]カメラ | 175 |
| scintillation speech 断綴性発語 | 527 |
| scleroderma 強皮症 | 212 |
| sclerosis 硬化 | 278 |
| scoliosis 脊柱側彎症 | 472 |
| scoliotic reflex 側彎反射 | 145 |
| scorbutus 壊血病 | 104 |
| Scott classification スコット分類 | 451 |
| Scott-Craig knee Ankle Foot Orthosis スコット・クレイグ長下肢装具 | 451 |
| Scott syndrome スコット症候群 | 120 |
| scratch reflex ひっかき反射 | 649 |
| screening test スクリーニング検査 | 450 |
| script スクリプト | 450 |
| scurvy 壊血病 | 104 |
| S-D curve SD曲線 | 546 |
| seating シーティング | 333 |
| seating system シーティングシステム | 346 |
| sebaceous gland 脂腺 | 364 |
| seborrheic dermatitis 脂漏性皮膚炎 | 419 |
| seborrheic eczema 脂漏性湿疹 | 419 |
| sebum 皮脂 | 646 |
| secondary disablement 二次的障害 | 594 |
| secondary healing 二次治癒 | 594 |
| secondary motor neuron 二次運動ニューロン | 103 |
| secondary parkinsonism 二次性パーキンソニズム | 403 |
| second opinion セカンドオピニオン | 470 |
| second pain 第2痛 | 98 |
| sedative and hypnotics 鎮静催眠薬 | 542 |
| sedative-hypnotic drugs 鎮静催眠薬 | 542 |
| Seddon classification セダンの分類 | 474 |

| | |
|---|---|
| seesaw nystagmus　シーソー眼振 | 346 |
| Segawa disease　瀬川病 | 470 |
| segment diagnosis　高位診断 | 276 |
| seizure　痙攣 | 253 |
| selective action　選択的作用 | 483 |
| selective independent movement | |
| 　分離運動 | 683 |
| self-care　セルフケア | 476 |
| self-catheterization set　自己導尿セット | 572 |
| self-completed questionnaire for QOL[ by Iida and Kobayashi] | |
| 　自己記入式QOL質問票 | 355 |
| self control　セルフコントロール | 476 |
| self-esteem　自尊心 | 365 |
| self-help device　自助具 | 360 |
| self-learning　自己学習 | 355 |
| self mutilation act　自傷行為 | 359 |
| Self-rating Depression Scale | |
| 　自己評価式抑うつ尺度 | 356 |
| sella turcica　トルコ鞍 | 582 |
| semantic memory　意味記憶 | 48 |
| semicircular canal　半規管 | 344 |
| semiconductor　半導体 | 639 |
| semi-Fowler position | |
| 　セミファウラー[体]位 | 476 |
| semilunar cartilage　関節半月 | 168 |
| semimembranous muscle　半膜様筋 | 641 |
| semi-sitting position　半座位 | 661 |
| semivowel　半母音 | 640 |
| sence of equilibrium　平衡[感]覚 | 685 |
| senescence　老化 | 780 |
| senile dementia　老年認知症 | 781 |
| senile plaque　老人斑 | 781 |
| senility　老化 | 780 |
| sensation　感覚 | 151 |
| sensation of motion　運動感覚 | 72 |
| sense　感覚 | 151 |
| sense of constriction　絞扼感 | 296 |
| sense of hearing　聴覚 | 537 |
| sense of joint position　関節位置覚 | 164 |
| sense of movement　運動感覚 | 72 |
| sense of value　価値観 | 137 |
| sensitivity　感受性 | 160 |
| sensitivity　感度 | 173 |
| sensitivity of teratogenesis | |
| 　奇形発生の感受性 | 182 |
| sensitization　感作 | 158 |
| sensor　センサ | 480 |
| sensorimotor reeducation | |
| 　感覚運動再教育 | 150 |
| sensorineural deafness　感音難聴 | 150 |
| sensory ataxia　感覚性運動失調 | 153 |
| sensory dissociation　感覚解離 | 150 |
| sensory disturbance　感覚障害 | 152 |
| sensory integration therapy | |
| 　感覚統合療法 | 153 |
| sensory memory　感覚記憶 | 150 |
| sensory nerve　感覚神経 | 152 |
| sensory [nerve] conduction velocity | |
| 　感覚神経伝導速度 | 152 |
| sensory [nerve] evoked potential | |
| 　感覚神経誘発電位 | 153 |
| sensory receptor of joint | |
| 　関節の感覚受容器 | 168 |
| sensory reeducation　感覚再教育 | 152 |
| sensory scale　感覚尺度 | 152 |
| sensuality examination　官能試験 | 174 |
| sentence completion test　文章完成テスト | 682 |
| separation of medical practice and drug dispensation　医薬分業 | 48 |
| sepsis　敗血症 | 619 |
| ⁷septum pellucidum　透明中隔 | 575 |
| serological determination　血清学的検査 | 261 |
| serosa　漿膜 | 409 |
| serotonin　セロトニン | 477 |
| serous coat　漿膜 | 409 |
| serous fluid　漿液 | 398 |
| serous membrane　漿膜 | 409 |
| serum　血清 | 261 |
| serum alkaline phosphatase | |
| 　血清アルカリホスファターゼ | 261 |
| serum calcium　血清カルシウム | 261 |
| serum colloid reaction　血清膠質反応 | 262 |
| serum creatine kinase | |
| 　血清クレアチンキナーゼ | 262 |
| serum enzyme determination | |
| 　血清酵素検査 | 262 |
| serum globulin　血清グロブリン | 262 |
| serum iron　血清鉄 | 262 |
| serum phosphorus　血清リン | 262 |
| serum potassium　血清カリウム | 261 |
| serum protein fraction　血清蛋白質分画 | 262 |
| server　サーバー | 326 |
| service dog　介助犬 | 109 |
| servomechanism　サーボ機構 | 326 |
| sesamoid bone　種子骨 | 390 |
| setting-sun phenomenon　落陽現象 | 754 |

| | |
|---|---|
| setting sun sign 落陽徴候 | 754 |
| severely mentally and physically handicapped children 重症心身障害［児］ | 384 |
| sex chromosome 性染色体 | 465 |
| sex difference 性差 | 460 |
| sex-linkage 伴性遺伝 | 638 |
| sex-linked inheritance 伴性遺伝 | 638 |
| sexual gland 性腺 | 465 |
| shank シャンク | 381 |
| shape memory alloy 形状記憶合金 | 248 |
| shaping シェイピング | 346 |
| sharp pain 鋭い痛み | 632 |
| sharp wave 鋭波（脳波の） | 82 |
| shearing force 剪断力 | 483 |
| shearing stress ずれ応力 | 456 |
| shear strain 剪断力 | 483 |
| shelf syndrome (disorder) タナ（棚）障害 | 140 |
| sheltered work institution 授産施設 | 390 |
| sheltered workshop for mentally disabled 精神障害者授産施設 | 463 |
| Sherrington, Sir Charles Scott シェリントン | 347 |
| shield room シールドルーム | 346 |
| shin-tapping test 脛叩打試験 | 246 |
| shock ショック | 416 |
| shock absorber ショックアブソーバー | 416 |
| shock wave lithotripsy 衝撃波破砕療法 | 402 |
| shoehorn brace シューホーンブレイス | 235 |
| shoehorn type ankle foot orthosis 靴べら式短下肢装具 | 235 |
| short latency 短潜時 | 527 |
| short leg brace 短下肢装具 | 524 |
| shortness of breath 息切れ | 302 |
| short opponens orthosis 短対立装具 | 527 |
| short opponens splint 短対立スプリント | 527 |
| short report 短報 | 528 |
| short statue 低身長 | 551 |
| short stay ショートステイ | 411 |
| short-term goal 短期目標 | 525 |
| short-term memory 短期記憶 | 524 |
| shoulder abduction orthosis 肩外転装具 | 134 |
| shoulder girdle 肩甲帯 | 269 |
| shoulder-girdle disarticulation 肩甲帯離断 | 665 |
| shoulder-hand syndrome 肩手症候群 | 136 |
| shoulder joint 肩関節 | 135 |
| shoulder subluxation 肩関節亜脱臼 | 135 |
| shuffle-alternate gait 交互引きずり歩行 | 282 |
| shuffle-simultaneous gait 同時引きずり歩行 | 569 |
| shunt 短絡 | 528 |
| shunt dysfunction シャント機能不全 | 381 |
| shuttle walking test シャトルウォーキングテスト | 381 |
| Shy-Drager syndrome シャイ-ドレーガー症候群 | 377 |
| shy of strangers 人見知り | 650 |
| sialidosis シアリドーシス | 345 |
| Siamese twins シャム双生児 | 381 |
| sicca syndrome 乾燥症候群 | 346 |
| sick bed 病床 | 656 |
| sickle cell anemia 鎌形赤血球貧血 | 144 |
| sickness 疾患 | 367 |
| sickness impact profile SIP | 371 |
| sick room 病室 | 655 |
| side effect 副作用 | 668 |
| side sitting 横座り | 751 |
| sigmoid curve シグモイド曲線 | 353 |
| sign 記号 | 183 |
| sign 徴候 | 539 |
| signal 信号 | 428 |
| signal-to-noise ratio 信号雑音比 | 430 |
| significance 有意 | 744 |
| significance level 有意水準 | 744 |
| significant difference 有意差 | 744 |
| significant digit 有効数字 | 745 |
| sign test 符号検定 | 670 |
| silent aspiration 不顕性誤嚥 | 670 |
| Silesian band (bandage) シレジアバンド | 419 |
| silicic acid ケイ（珪）酸 | 247 |
| silicone シリコーン | 417 |
| silicosis 珪肺 | 252 |
| silver car シルバーカー | 418 |
| silver-fork deformity フォーク状変形 | 665 |
| Silvester method シルベスター法 | 418 |
| Simmonds syndrome シモンズ症候群 | 376 |
| simple fracture 単純骨折 | 685 |
| simple squamous epithelium 単層扁平上皮 | 527 |
| simple test for evaluating hand function 簡易上肢機能検査 | 149 |
| simulated patient 模擬患者 | 736 |
| simulation シミュレーション | 376 |
| simultanagnosia 同時失認 | 568 |
| sine wave 正弦波 | 460 |

single axis joint　単軸継手 525
single case study
　シングルケーススタディ 422
single photon emission computed
　tomography
　シングルフォトン断層撮影［法］ 422
singultation　吃逆 188
sinoatrial node　洞房結節 573
sinobronchial syndrome
　副鼻腔気管支症候群 652
sinus node　洞結節 573
sitting exercise　座位練習 334
sitting position　座位 326
sitting posture　座位姿勢 328
SI units　SI 単位系 304
six major Japanese social welfare laws
　福祉六法 669
size principle　サイズの原理 328
Sjögren syndrome　シェーグレン症候群 346
skeletal dysplasia　骨系統疾患 311
skeletal muscle　骨格筋 308
skewness　歪度 785
skill　技能 189
skilled behavior　巧緻性 290
skillfullness　巧緻性 290
skin　皮膚 651
skin flap　皮膚弁 651
skin grafting　植皮［術］ 414
skin sense　皮膚感覚 655
skin temperature　皮膚温 651
skull　頭蓋 565
slapped cheek disease　リンゴ病 769
sleep apnea syndrome
　睡眠時無呼吸症候群 449
sleep-wakefulness rhythm
　睡眠・覚醒リズム 448
slide　滑動 138
slide precipitation test　ガラス板法 145
sliding　滑り運動 454
sliding board　スライディングボード 456
sliding [filament] theory　滑走説 138
sliding of tendon　腱の滑走 273
sliding on the floor　いざり動作 35
sling　吊り具 547
sling sheat　スリングシート 547
slowly adapting receptor
　遅順応型受容器 531
slowly progressive aphasia
　緩徐進行性失語 274

slow muscle　遅筋 530
slow pain　遅い痛み 98
slow vertex response　頭頂部緩反応 571
slow wave　徐波 416
small cell lung carcinoma　小細胞肺癌 403
small intestine　小腸 406
small involuntary movement　固視微動 307
small stepped gait　小きざみ歩行 301
smell　におい 591
smell sensation (sense)　嗅覚 200
Smith fracture　スミス骨折 455
SMON　スモン 455
smooth muscle　平滑筋 684
smooth persuit [eye] movement
　滑動性追従運動 139
snapping finger　弾発指 528
snore　いびき 48
snout reflex　口とがらせ反射 234
social adaptation　社会適応 378
socialization　社会化 377
social norm　社会規範 377
social participation　社会参加 377
social rehabilitation
　社会的リハビリテーション 378
social security system　社会保障制度 379
social support　ソーシャルサポート 494
social survey　社会調査 378
social welfare　社会福祉 378
social welfare juridical person
　社会福祉法人 379
social welfare office　福祉事務所 668
social welfare officer　社会福祉主事 379
social welfare service law　社会福祉法 379
social worker　ソーシャルワーカー 494
sociology　社会学 377
socket　ソケット 498
sodium pump　ナトリウムポンプ 589
soft corset　軟性コルセット 501
soft dressing　ソフトドレッシング 499
softening　軟化 589
softening and liquefaction　軟化融解 589
soft palate　軟口蓋 589
soleus muscle　ヒラメ筋 658
solid ankle cushion heel foot
　サッチ足［部］ 337
solitude　孤独 317
somatic sensation　体性感覚 509
somatomedin　ソマトメジン 499

欧和索引

somatosensory evoked potential
　体性感覚誘発電位 ………………… 509
somatostatin　ソマトスタチン ……… 499
somatotopia　体部位局在 ……………… 515
somatotopic localization　体部位局在 …… 515
somatotopic representation　体部位再現 …… 515
somatotopy　体部位局在 ……………… 515
somatotropin　ソマトトロピン ……… 467
somatotropin release-inhibiting factor
　ソマトトロピン放出抑制因子 ……… 499
somesthesia　体性感覚 ………………… 509
somesthesis　身体感覚 ………………… 437
SOMI brace　ソーミーブレース ……… 494
somnolence　傾眠 ……………………… 253
sound　音 ……………………………… 99
sound side　健側 ……………………… 272
Southern California Sensory Integration
　Tests
　南カリフォルニア感覚統合能力検査 …… 723
space occupying lesion　占拠性病変 …… 478
space perception　空間知覚 …………… 231
space sense　空間感覚 ………………… 231
Spain-flu　スペインかぜ ……………… 454
spare material　代替材料 ……………… 510
spasm　痙攣 …………………………… 253
spasm　攣縮 …………………………… 778
spastic gait　痙性歩行 ………………… 248
spasticity　痙縮 ………………………… 247
spastic paralysis　痙性麻痺 …………… 248
spastic type of cerebral palsy
　痙直型脳性麻痺 ……………………… 251
spastic walking　痙性歩行 …………… 248
spatial facilitation　空間的促通 ……… 231
spatial neglect　空間無視 ……………… 231
spatial perception　空間認知 ………… 231
spatial resolution　空間分解能 ……… 231
spatial summation　空間の加重 ……… 231
Spearman rank correlation coefficient
　スピアマンの順位相関係数 ………… 454
special education　特殊教育 ………… 577
special functioning hospital
　軽費老人ホーム ……………………… 253
special functioning hospital
　特定機能病院 ………………………… 577
special hospital　特殊病院 …………… 577
special nursing home for the aged
　特別養護老人ホーム ………………… 584
special sensation　特殊感覚 ………… 577
specific activity scale　身体活動能力指数 …… 437

specific disease　特定疾患 …………… 577
specific gravity　比重 ………………… 646
specific heat　比熱 …………………… 650
specificity　特異度 …………………… 576
specific note　特記事項 ……………… 580
specific nuclei　特殊核 ……………… 576
specific projection system　特殊投射系 …… 577
spectrum　スペクトル ………………… 454
speech　発話 …………………………… 631
speech and language development
　言語発達 ……………………………… 270
speech apraxia　発語失行 …………… 628
speech area　言語野 ………………… 270
speech development　言語発達 ……… 270
speech therapist　言語聴覚士 ……… 270
Speed Track traction
　スピードトラック牽引 ……………… 454
spheroid joint　球関節 ……………… 200
sphincter　括約筋 …………………… 141
sphingomyelin lipidosis
　スフィンゴミエリンリピドーシス …… 591
sphingomyelin storage disorder
　スフィンゴミエリン蓄積病 ………… 591
spike　棘波 …………………………… 214
spike potential　スパイク電位 ……… 454
ラspina　棘 …………………………… 213
ラspina bifida　二分脊椎 ……………… 597
spinal and bulbar muscular atrophy
　球脊髄性筋萎縮症 …………………… 204
spinal ataxia　脊髄性運動失調症 …… 471
spinal burst fracture　脊椎破裂骨折 …… 473
spinal canal stenosis　脊柱管狭窄症 …… 472
spinal caries　脊椎カリエス ………… 473
spinal compression fracture
　脊椎圧迫骨折 ………………………… 544
spinal cord　脊髄 …………………… 470
spinal cord injury　脊髄損傷 ……… 471
spinal dislocation fracture　脊椎脱臼骨折 …… 473
spinal fusion　脊椎［整復］固定 …… 473
spinal gray matter　脊髄灰白質 …… 471
spinal infantile paralysis
　脊髄性小児麻痺 ……………………… 201
spinal instrumentation
　脊椎インストゥルメンテーション …… 473
spinal orthosis　脊椎装具 …………… 504
spinal progressive muscular atrophy
　脊髄性進行性筋萎縮症 ……………… 471
spinal reflex　脊髄反射 ……………… 472
spinal shock　脊髄ショック ………… 471

| | |
|---|---|
| spina malleolar distance 棘果長 | 214 |
| spine 棘 | 213 |
| spine 脊椎 | 473 |
| spinocerebellar degeneration：SCD | |
| 　脊髄小脳変性症 | 471 |
| spinothalamic tract 脊髄視床路 | 471 |
| spinous process 棘突起 | 214 |
| spin relaxation スピン緩和 | 751 |
| spiral joint ラセン関節 | 755 |
| *Spirochaeta* infection | |
| 　スピロヘータ感染症 | 454 |
| spirochetal arthritis | |
| 　スピロヘータ関節炎 | 454 |
| spirogram スパイログラム | 454 |
| spleen 脾臓 | 647 |
| splenius capitis muscle 頭板状筋 | 572 |
| splenius muscle 板状筋 | 638 |
| splint 副子 | 668 |
| split sitting 割り座 | 785 |
| spondylolisthesis 脊椎すべり症 | 473 |
| spondylolysis 脊椎分離症 | 473 |
| spondylosis deformans 変形性脊椎症 | 694 |
| spondylotic myelopathy 頸椎症性脊髄症 | 251 |
| spongiocyte 神経膠細胞 | 423 |
| spongy bone 海綿骨 | 117 |
| spontaneity 自発性 | 374 |
| spontaneous cure 自然治癒 | 364 |
| spontaneous discharge 自発放電 | 375 |
| spontaneous nystagmus 自発眼振 | 374 |
| spontaneous pain 自発痛 | 375 |
| spontaneous pneumothorax 自然気胸 | 364 |
| spontaneous remission 自然寛解 | 364 |
| sporadic spinocerebellar degeneration | |
| 　孤発性脊髄小脳変性症 | 318 |
| sport activity for medical effects | |
| 　医療スポーツ | 52 |
| sports for the disabled 障害者スポーツ | 400 |
| sports injury スポーツ傷害 | 455 |
| sports medicine スポーツ医学 | 455 |
| sprain 捻挫 | 607 |
| sprain neck 頸椎捻挫 | 728 |
| Sprengel deformity シュプレンゲル変形 | 393 |
| sprouting 発芽 | 627 |
| spurling test スパーリングテスト | 453 |
| sputum 喀痰 | 126 |
| squamous cell carcinoma 扁平上皮癌 | 696 |
| squamous epithelium 扁平上皮 | 696 |
| squared Euclidean distance | |
| 　ユークリッド平方距離 | 744 |
| square wave 矩形波 | 232 |
| squat スクワット | 451 |
| squatting posture うずくまり姿勢 | 67 |
| squeeze film lubrication しぼり膜潤滑 | 376 |
| squeezing 圧迫手技 | 11 |
| SQUID magnetometer スクイド磁束計 | 540 |
| squint 斜視 | 380 |
| stability 安定性 | 25 |
| stabilizer 固定筋 | 317 |
| stabilizer スタビライザー | 451 |
| stabilometer 重心動揺計 | 384 |
| stage for coordination of trunk | |
| 　体幹協調機能検査 | 504 |
| stage of acme 極期 | 214 |
| stain 染色 | 481 |
| staining 染色 | 481 |
| staircase phenomenon 階段現象 | 111 |
| stall bars 肋木 | 782 |
| stance phase 立脚相 | 763 |
| stance phase control 立脚相制御 | 763 |
| standard bedding 基準寝具 | 186 |
| standard body weight 標準体重 | 655 |
| standard deviation 標準偏差 | 655 |
| standard error 標準誤差 | 655 |
| standardization 標準化 | 655 |
| standardized squared Euclidean distance | |
| 　標準化ユークリッド平方距離 | 744 |
| standard language test of aphasia | |
| 　標準失語症検査 | 655 |
| standard of educational measures | |
| 　教育措置基準 | 206 |
| standard wheelchair 普通型車いす | 671 |
| standing position 立位 | 763 |
| standing table 起立テーブル | 552 |
| standing test 起立検査 | 218 |
| standing [up] with furniture | |
| 　つかまり立ち | 545 |
| stand up 立ち上がり | 519 |
| St. Anthony fire 聖アントニー熱 | 527 |
| stapes アブミ骨 | 15 |
| stapling かすがい止め | 131 |
| Starling law of heart | |
| 　スターリングの［心臓］法則 | 451 |
| star map graph 星座グラフ | 460 |
| starvation atrophy 飢餓萎縮 | 180 |
| static alignment 静的アライメント | 467 |
| stationary arm 基本軸 | 195 |
| statistical inference (estimation) 推定 | 447 |
| statistical test 統計的検定 | 566 |

| | | |
|---|---|---|
| statistics | 統計学 | 566 |
| steady state | 定常状態 | 550 |
| steal effect | スチール効果 | 566 |
| steal phenomenon | 盗血現象 | 566 |
| Steele-Richardson-Olszewski syndrome スティール-リチャードソン-オルシェウスキー症候群 | | 431 |
| Steinbrocker classification スタインブロッカー分類 | | 451 |
| stellate cell | 星状細胞 | 461 |
| stellate ganglion block 星状神経節ブロック | | 461 |
| stem cell | 幹細胞 | 158 |
| step | ステップ | 452 |
| step length | 歩幅 | 710 |
| steppage gait | 鶏状歩行 | 248 |
| stepping reactions | 踏み直り反応 | 674 |
| stepping strategy ステッピングストラテジー | | 452 |
| step to gait | 揃い型歩行 | 499 |
| step width | 歩隔 | 702 |
| stercoraceous diarrhea | 宿便性下痢 | 390 |
| stereoencephalotomy | 定位脳手術 | 548 |
| stereognostic sense | 立体覚 | 763 |
| stereotactic brain operation | 定位脳手術 | 548 |
| stereotaxic brain operation | 定位脳手術 | 548 |
| sterile filtration | 除菌 | 412 |
| sternoclavicular joint | 胸鎖関節 | 208 |
| sternocleidomastoid muscle | 胸鎖乳突筋 | 209 |
| sterno-occipital-mandibular-stabilizer brace ソーミーブレース | | 494 |
| steroid | ステロイド | 452 |
| steroid myopathy | ステロイドミオパチー | 452 |
| steroid pulse therapy ステロイドパルス療法 | | 452 |
| Stevens law | スティーヴンスの法則 | 688 |
| Stewart-Holmes sign スチュアート-ホームズ徴候 | | 452 |
| stiffness | こわばり | 323 |
| stiffness of neck | 項部硬直 | 294 |
| stifled | むせ | 727 |
| Still disease | スティル病 | 452 |
| stimulation | 刺激 | 353 |
| stimulus | 刺激 | 353 |
| stimulus frequency | 刺激周波数 | 353 |
| stirrup | あぶみ | 15 |
| stitch | 縫合法 | 700 |
| stocking anesthesia | 靴下型感覚障害 | 235 |
| stoma | ストーマ | 453 |
| stomach | 胃 | 27 |
| stomach cancer | 胃癌 | 31 |
| stone | 結石 | 262 |
| stool | 大便 | 516 |
| stool extraction | 摘便 | 554 |
| strabismus | 斜視 | 380 |
| straight leg raising test 下肢伸展挙上テスト | | 128 |
| strain | 系統 | 251 |
| strain | ひずみ | 647 |
| strain gauge | ストレインゲージ | 453 |
| strategy | ストラテジー | 453 |
| stratification model | 階層モデル | 110 |
| stratification theory | 階層理論 | 110 |
| stratified epithelium | 重層上皮 | 384 |
| strawberry tongue | 苺[状]舌 | 42 |
| strength-duration curve | 強さ・時間曲線 | 546 |
| streptomycin deafness ストレプトマイシン難聴 | | 453 |
| stress | 応力 | 97 |
| stress | ストレス | 453 |
| stress fracture | ストレス骨折 | 659 |
| stress incontinence | 腹圧性失禁 | 667 |
| stressor | ストレッサー | 453 |
| stretch | ストレッチ | 453 |
| stretcher | ストレッチャー | 453 |
| stretcher-bearer | ストレッチャー | 453 |
| stretch reflex | 伸張反射 | 439 |
| striated muscle | 横紋筋 | 96 |
| striatonigral degeneration 線条体黒質変性症 | | 481 |
| striatum | 線条体 | 481 |
| stride length | 重複歩距離 | 388 |
| stridor | 喘鳴 | 487 |
| stroke | 発作 | 709 |
| stroke volume | 1回[心]拍出量 | 44 |
| stroke with full recovery 完全回復脳卒中 | | 116 |
| stroking | 軽擦 | 247 |
| structure | 構造 | 288 |
| Strümpell sign | シュトリュンペル徴候 | 393 |
| Strümpell-Westphal disease シュトリュンペル-ウェストファル病 | | 63 |
| study of welfare | 福祉学 | 668 |
| stump | 断端 | 527 |
| stump cover | 断端カバー | 527 |
| stump sock | 断端袋 | 527 |
| stupor | 昏迷 | 325 |

|  |  |  |
|---|---|---|
| Sturge-Weber syndrome スタージ-ウェーバー症候群 | | 451 |
| subacromial bursa 肩峰下滑液包 | | 275 |
| subacromial impingement syndrome 肩峰下インピンジメント症候群 | | 274 |
| subacute combined degeneration of spinal cord 亜急性連合性脊髄変性症 | | 4 |
| subacute myelo-optico-neuropathy 亜急性脊髄視神経ニューロパチー | | 455 |
| subacute myelo-optico-neuropathy スモン | | 455 |
| subacute sclerosing panencephalitis 亜急性硬化性全脳炎 | | 4 |
| subacute thyroiditis 亜急性甲状腺炎 | | 4 |
| subarachnoid hemorrhage クモ膜下出血 | | 236 |
| subclavian artery and vein 鎖骨下動・静脈 | | 336 |
| subclinical infection サブクリニカル感染 | | 670 |
| subcutaneous bleeding 皮下出血 | | 644 |
| subcutaneous fat 皮下脂肪 | | 644 |
| subcutaneous fracture 皮下骨折 | | 686 |
| subcutaneous hemorrhage 皮下出血 | | 644 |
| subcutaneous tissue 皮下組織 | | 644 |
| subject 被検(験)者 | | 645 |
| subjective QOL(quality of life) 主観的 QOL | | 389 |
| subjective symptom 自覚症状 | | 349 |
| subjective test 主観テスト | | 389 |
| sublimation 昇華 | | 398 |
| sublingual administration 舌下投与 | | 474 |
| sublingual gland 舌下腺 | | 474 |
| subluxation 亜脱臼 | | 10 |
| submaximal stimulus 最大下刺激 | | 329 |
| Sub-Ortholen サブ・オルソレン | | 338 |
| subscapularis muscle 肩甲下筋 | | 268 |
| substance P サブスタンス P | | 338 |
| ˊsubstantia alba 白質 | | 624 |
| ˊsubstantia nigra 黒質 | | 305 |
| substrate 基質 | | 185 |
| subtalar joint 距骨下関節 | | 215 |
| subthreshold stimulus 閾下刺激 | | 32 |
| subunit サブユニット | | 339 |
| sucking reflex 吸啜反射 | | 205 |
| suckling baby 乳児 | | 599 |
| sucrose ショ糖 | | 416 |
| suction 吸引 | | 199 |
| suction サクション | | 335 |
| suction apparatus 吸引器 | | 199 |
| suction socket 吸着式ソケット | | 204 |
| sudden deafness 突発性難聴 | | 580 |
| sudden death 突然死 | | 580 |
| sudden infant death syndrome 乳幼児突然死症候群 | | 600 |
| Südeck bone atrophy ズーデック骨萎縮 | | 449 |
| suggestion 暗示 | | 22 |
| suggestion 示唆 | | 356 |
| Sugita Gempaku 杉田玄白 | | 450 |
| suicide contemplation 自殺念慮 | | 356 |
| ˊsulcus lateralis 外側溝 | | 418 |
| sulfonic acid スルホン酸 | | 456 |
| sulfonylurea drugs スルホニル尿素薬 | | 456 |
| sulfureous spring 硫黄泉 | | 27 |
| summary レジュメ | | 776 |
| summation 加重 | | 128 |
| sunset phenomenon 落陽現象 | | 754 |
| sunset sign 落陽徴候 | | 754 |
| supercilium 眉 | | 718 |
| superconducting quantum interference device 超電導量子干渉計 | | 540 |
| superego 超自我 | | 539 |
| superficial astrocyte 浅層星状細胞 | | 482 |
| superficial sensation(sense) 表在[感]覚 | | 655 |
| superior cerebellar artery syndrome 上小脳動脈症候群 | | 405 |
| superior cerebellar peduncle syndrome 上小脳脚症候群 | | 405 |
| superior colliculus 上丘 | | 402 |
| superior longitudinal fasciculus 上縦束 | | 200 |
| superior red nucleus syndrome 上赤核症候群 | | 405 |
| superior vena cava 上大静脈 | | 406 |
| superoxide スーパーオキシド | | 449 |
| superoxide anion スーパーオキシドアニオン | | 449 |
| supervised exercise therapy 監視型運動療法 | | 159 |
| supervisor スーパーバイザー | | 449 |
| supine position 背臥位 | | 619 |
| supplementary motor area 補足運動野 | | 708 |
| supported employment 援助つき雇用 | | 92 |
| supporter サポーター | | 339 |
| supporter with stays and uprights 支柱付サポーター | | 367 |
| support for standing 立位保持装具 | | 451 |
| supporting reaction 支持反応 | | 358 |
| supporting tissue 支持組織 | | 357 |
| suppressor factor サプレッサー因子 | | 339 |

|  |  |  |
|---|---|---|
| suppurative arthritis | 化膿性関節炎 | 142 |
| supraduction | 上転 | 406 |
| supramarginal gyrus | 縁上回 | 91 |
| supramaximal stimulus | 最大上刺激 | 329 |
| supranuclear bladder | 核上型膀胱 | 373 |
| supranuclear facial paralysis 核上型顔面神経麻痺 | | 125 |
| supra-patellar supracondylar trans-tibial prosthesis  PTS下腿義足 | | 643 |
| supraspinatus muscle | 棘上筋 | 214 |
| supratentorial lesion | テント上病変 | 562 |
| supraventricular extrasystole 上室性期外収縮 | | 403 |
| supraventricular premature beat 上室性期外収縮 | | 403 |
| supraventricular tachycardia 上室性頻拍[症] | | 403 |
| surface anatomy | 体表解剖 | 515 |
| surface electrode | 皿型表面電極 | 339 |
| surface electromyogram | 表面筋電図 | 657 |
| surfactant | 界面活性剤 | 117 |
| surgery | 外科 | 255 |
| surgical neck | 外科頸 | 255 |
| surround inhibition | 周辺抑制 | 388 |
| survey | 調査研究 | 539 |
| susceptibility to infection | 易感染性 | 32 |
| suspension | 懸垂 | 272 |
| suspension system | 懸垂装置 | 272 |
| suture | 縫合法 | 700 |
| Suzuki-Binet test  鈴木-ビネー式知能検査 | | 451 |
| swallowing | 嚥下 | 89 |
| swallowing by head rotation | 横向き嚥下 | 751 |
| swallowing reflex | 嚥下反射 | 90 |
| Swan-Ganz catheter  スワン-ガンツカテーテル | | 456 |
| swan-neck deformity | スワンネック変形 | 456 |
| Swan spot | スワンの点 | 456 |
| S wave | S波 | 85 |
| swaying | ふらつき | 675 |
| sweat | 汗 | 9 |
| sweat gland | 汗腺 | 170 |
| sweating | 発汗 | 627 |
| Swedish knee brace  スウェーデン式膝装具 | | 449 |
| sweep speed | 掃引速度 | 489 |
| swelling | 腫脹 | 391 |
| swimming | スイミング | 651 |
| swing phase control | 遊脚相制御 | 744 |
| swing phase of gait | 遊脚相 | 744 |
| swing through gait | 大振り歩行 | 97 |
| swing-to gait | 小振り歩行 | 318 |
| Sylvius fissure | シルヴィウス溝 | 418 |
| symbiosis | 共生 | 210 |
| symbol | 記号 | 183 |
| symbol | シンボル | 442 |
| Syme amputation | サイム切断 | 333 |
| Syme prosthesis | サイム義足 | 333 |
| symmetrical tonic neck reflex 対称性緊張性頸反射 | | 508 |
| sympathetic nerve | 交感神経 | 279 |
| sympathy | 共感 | 208 |
| symptom | 症状 | 404 |
| symptom and sign | 症候 | 402 |
| symptomatic parkinsonism  症候性パーキンソニズム | | 403 |
| symptomatic therapy | 対症療法 | 508 |
| symptomatic treatment | 対症療法 | 508 |
| symptom-elicited test | 症状誘発テスト | 405 |
| synapse | シナプス | 373 |
| synaptic delay | シナプス遅延 | 374 |
| synaptic plasticity | シナプス可塑性 | 374 |
| synaptic transmission | シナプス伝達 | 374 |
| synchronism | 同期[性] | 565 |
| syncope | 失神 | 369 |
| syndrome | 症候群 | 402 |
| syndrome resulting from hemitransection of spinal cord  脊髄半側切断症候群 | | 472 |
| syndrome X | シンドロームX | 439 |
| synergist | 共同筋 | 211 |
| synergy | シナジー | 373 |
| synostosis | 骨性連結 | 313 |
| synovectomy | 滑膜切除術 | 140 |
| synovia | 滑液 | 137 |
| synovial bursa | 滑液包 | 137 |
| synovial fluid | 滑液 | 137 |
| synovial joint | 滑膜[性]関節 | 140 |
| synovial membrane | 滑膜 | 140 |
| synovial sheath | 滑液鞘 | 271 |
| synovium | 滑膜 | 140 |
| synthetic ligament | 人工靱帯 | 431 |
| syphilis | 梅毒 | 621 |
| syphilitic meningomyelitis  梅毒性髄膜脊髄炎 | | 88 |
| syringomyelia | 脊髄空洞症 | 471 |
| system | システム | 362 |
| systematic error | 系統誤差 | 251 |

| | | | |
|---|---|---|---|
| systemic amyloidosis | | task 課題 | 133 |
| 全身性アミロイドーシス | 481 | task-orientation 課題志向 | 134 |
| systemic circulation 体循環 | 506 | taste bud 味蕾 | 725 |
| systemic lupus erythematosus | | Tawara node 田原の結節 | 523 |
| 全身性エリテマトーデス | 481 | Taylor anxiety scale テイラー不安検査 | 270 |
| systemic sclerosis 全身硬化症 | 212 | Taylor orthosis テーラー型装具 | 552 |
| systemic sclerosis 全身性強皮症 | 432 | T cell T細胞 | 548 |
| system prosthesis システム義肢 | 362 | teaching ティーチング | 299 |
| system theory システム理論 | 362 | teaching and inspection of medical | |
| system to be hospitalized voluntarily | | insurance 保険指導・監査 | 703 |
| 任意入院 | 602 | team medical practice チーム医療 | 529 |
| systolic blood pressure 収縮期血圧 | 327 | technical aids 福祉機器 | 668 |
| | | technoaide テクノエイド | 554 |
| **T** | | technology 技術 | 185 |
| | | technology 工学 | 278 |
| ラtabes dorsalis 脊髄癆 | 472 | tectorial disk 蓋板 | 115 |
| ラTabulae Anatomicae 解体新書 | 111 | tectorial membrane 蓋膜(頸椎の) | 117 |
| tachycardia 頻脈 | 660 | tegmentum 被蓋 | 644 |
| tactile bulb 触覚棍状体 | 237 | tegmentum pontis 橋被蓋 | 212 |
| tactile corpuscle 触覚小体 | 714 | telemedicine system | |
| tactile hyperesthesia 触覚過敏 | 416 | 遠隔医療情報システム | 89 |
| tactile irritability 触覚過敏 | 416 | telemetry テレメトリー | 558 |
| tactile sensation 触覚 | 416 | telencephalon 終脳 | 387 |
| tactile sense 触覚 | 416 | temperament 気質 | 184 |
| Takatsuki disease 高月病 | 243 | temperance agents 断酒薬 | 526 |
| Takayasu arteritis 高安動脈炎 | 512 | temperature 温度 | 101 |
| Takayasu disease 高安病 | 512 | temporal facilitation 時間的促通 | 350 |
| talar fracture 距骨骨折 | 216 | temporal fitting 仮合せ | 145 |
| ラtalipes calcaneus 踵足 | 405 | temporal lobe 側頭葉 | 496 |
| talkativeness 多弁 | 522 | temporal summation 時間的加重 | 350 |
| talking aids トーキングエイド | 576 | temporary prosthesis 仮義肢 | 146 |
| talking assistive apparatus | | temporomandibular arthrosis, | |
| 会話支援装置 | 119 | temporomandibular dysfunction | |
| talocalcaneal joint 距踵関節 | 216 | syndrome 顎関節症 | 123 |
| talocalcaneonavicular joint 距踵舟関節 | 216 | temporomandibular joint 顎関節 | 123 |
| talocrural joint 距腿関節 | 217 | tendency of centralization 中心化傾向 | 534 |
| Tanaka-Binet Intelligence Scale | | tender point 圧[痛]点 | 11 |
| 田中-ビネー式知能検査 | 521 | tendon 腱 | 267 |
| Tanaka-Binet test | | tendon reflex 腱反射 | 441 |
| 田中-ビネー式知能検査 | 521 | tendon sheath 腱鞘 | 271 |
| tandem gait 継ぎ足歩行 | 545 | tendon sliding 腱の滑走 | 273 |
| tandem walking 継ぎ足歩行 | 545 | tendon spindle 腱紡錘 | 321 |
| taping テーピング | 552 | tendon transfer 腱移行術 | 267 |
| tardy ulnar palsy 遅発性尺骨神経麻痺 | 532 | tennis elbow テニス肘 | 556 |
| target heart rate 目標心拍数 | 736 | tenodesis action | |
| target variable 目的変数 | 385 | テノデーシスアクション | 557 |
| tarsal tunnel 足根管 | 499 | Tensilon test テンシロン試験 | 561 |
| tarsometatarsal joint 足根中足関節 | 762 | tension 緊張 | 225 |
| tartar 歯石 | 364 | tension 張力 | 541 |

| | |
|---|---|
| tension-length curve 張力・長さ曲線 | 541 |
| ten-twenty electrode placement system | |
| 　10・20電極配置法 | 386 |
| teratism 奇形 | 182 |
| terminal bulb of Krause クラウゼ終棍 | 237 |
| terminal care ターミナルケア | 501 |
| terminal impact ターミナルインパクト | 501 |
| terminal oscillation 終末動揺 | 388 |
| terminal stage 終末期 | 388 |
| terminal swing impact | |
| 　ターミナルインパクト | 501 |
| terminology 用語 | 748 |
| Terry syndrome テリー症候群 | 723 |
| tesla テスラ | 555 |
| test and measurement 検査測定 | 271 |
| test of language ability 言語検査 | 269 |
| test of swallowing 嚥下機能評価 | 90 |
| tests 検査 | 270 |
| tests of aphasia 失語症検査 | 369 |
| tetanus 強縮 | 209 |
| tetanus 破傷風 | 626 |
| tetany テタニー[発作] | 555 |
| tetracyclic antidepressant drug | |
| 　四環系抗うつ薬 | 753 |
| tetralogy of Fallot ファロー四徴[症] | 662 |
| tetrapod cane 4脚杖 | 753 |
| tetrodotoxin テトロドトキシン | 556 |
| texture テクスチャー | 554 |
| thalamic aphasia 視床失語 | 359 |
| thalamic hand 視床手 | 360 |
| thalamic nonspecific projection system | |
| 　視床非特殊投射系 | 360 |
| thalamic pain 視床痛 | 360 |
| thalamic syndrome 視床症候群 | 360 |
| thalamus 視床 | 358 |
| thalidomide サリドマイド | 339 |
| thematic apperception test | |
| 　絵画覚検査, 主題統覚検査 | 104 |
| therapeutic exercise 運動療法 | 80 |
| thermal conductivity 熱伝導率 | 606 |
| thermal energy 熱エネルギー | 604 |
| thermoaction 温熱作用 | 102 |
| thermography サーモグラフィー | 326 |
| thermoplastics 熱可塑性プラスチック | 605 |
| thermosetting plastics | |
| 　熱硬化性プラスチック | 605 |
| thermosplint サーモスプリント | 326 |
| thermotherapy 温熱療法 | 102 |
| thesis 論文 | 784 |
| thickening of ligamentum flavum | |
| 　黄色靱帯肥厚症 | 95 |
| thinking 思考 | 354 |
| thinking disorder 思考障害 | 354 |
| thinking process 思考過程 | 354 |
| third degree atrioventricular block | |
| 　第3度房室ブロック | 172 |
| third degree burn Ⅲ度熱傷 | 344 |
| third dimension motion analysis | |
| 　3次元運動解析 | 341 |
| third party estimation 第三者評価 | 505 |
| thirst 口渇 | 278 |
| Thomas heel トーマスヒール | 576 |
| Thomas position トーマス肢位 | 576 |
| Thomas test トーマステスト | 576 |
| Thompson-Simmonds squeeze test | |
| 　トンプソン-シモンズ把持テスト | 583 |
| thoracic cavity 胸腔 | 208 |
| thoracic nucleus 胸髄核 | 236 |
| thoracic spinal cord injury 胸髄損傷 | 209 |
| thoracolumbosacral orthosis | |
| 　胸腰仙椎装具 | 213 |
| thoracotomy 開胸術 | 104 |
| thorax 胸郭 | 207 |
| thorax outlet syndrome 胸郭出口症候群 | 208 |
| thought disorder 思考障害 | 354 |
| three-column theory | |
| 　スリーカラムセオリー | 456 |
| three digit pinch 三指つまみ | 342 |
| three-legged cane 3脚杖 | 341 |
| three-phase theory 三相説 | 342 |
| three-point gait 3点歩行 | 344 |
| three quarter チャッカ靴 | 533 |
| threshold 閾値 | 32 |
| throbbing headache 拍動性頭痛 | 624 |
| thrombin トロンビン | 583 |
| thromboangiitis obliterans | |
| 　閉塞性血栓血管炎 | 616 |
| thrombocyte 血小板 | 261 |
| thrombocytopenic purpura | |
| 　血小板減少性紫斑病 | 261 |
| thrombolytic therapy 血栓溶解療法 | 263 |
| thrombopenic purpura | |
| 　血小板減少性紫斑病 | 261 |
| thrombophlebitis 血栓性静脈炎 | 263 |
| thrombotic infarction 血栓性脳梗塞 | 610 |
| thrombotic thrombocytopenic purpura | |
| 　血栓性血小板減少性紫斑病 | 263 |
| thrombus 血栓 | 263 |

|  |  |  |
|---|---|---|
| thrombus formation | 血栓形成 | 263 |
| thumb forceps | 鑷子(摂子) | 475 |
| thumb localizing test | 母指さがし試験 | 705 |
| thymol turbidity test | チモール混濁試験 | 532 |
| thymus | 胸腺 | 210 |
| thymus derived cell | 胸腺由来細胞 | 548 |
| thyroid function test | 甲状腺機能検査 | 285 |
| thyroid [gland] | 甲状腺 | 285 |
| thyroiditis | 甲状腺炎 | 285 |
| thyroxine | サイロキシン | 334 |
| Tibetan traditional medicine　チベット医学 | | 532 |
| tibia | 脛骨 | 246 |
| tibialis anterior muscle | 前脛骨筋 | 478 |
| tibialis phenomenon | 脛骨筋現象 | 246 |
| tibialis posterior muscle | 後脛骨筋 | 281 |
| tibial plafond fracture | 脛骨天蓋骨折 | 246 |
| tibial plateau fracture | 脛骨プラトー骨折 | 247 |
| tibial torsion | 下腿捻転 | 134 |
| tibial tuberosity osteochondrosis　脛骨粗面骨端炎 | | 98 |
| tibiofemoral joint | 脛骨大腿関節 | 510 |
| tic disorders | チック障害 | 531 |
| tics | チック | 531 |
| tidal air | 1回換気量 | 43 |
| tidal alveolar ventilation volume　1回肺胞換気量 | | 44 |
| tidal volume | 1回換気量 | 43 |
| tilting reactions | 傾斜反応 | 247 |
| tilt table | ティルトテーブル | 552 |
| time | 時間 | 349 |
| time constant | 時定数 | 372 |
| timed "up and go" test　タイムドアップアンドゴウテスト | | 516 |
| time resolution | 時間分解能 | 350 |
| tinea | 白癬 | 624 |
| tinea pedis | 足白癬 | 497 |
| Tinel sign | ティネル徴候 | 551 |
| tinnitus | 耳鳴 | 376 |
| tissue | 組織 | 498 |
| tissue fluid | 組織液 | 159 |
| tissue respiration | 組織呼吸 | 585 |
| titanium alloy | チタン合金 | 531 |
| T lymphocyte | Tリンパ球 | 548 |
| TMIG index of competence　老研式活動能力指標 | | 780 |
| Todd paralysis | トッド麻痺 | 580 |
| toe | 足趾 | 495 |
| toe-break | トウブレーク | 573 |
| toe clearance | トウクリアランス | 566 |
| toe out | トウアウト | 564 |
| toggle brake | トグル式ブレーキ | 578 |
| toilet | トイレット | 693 |
| toilet activity | トイレ動作 | 564 |
| toilet activity | 排泄動作 | 620 |
| toilet seat | 便座 | 695 |
| token test | トークンテスト | 576 |
| tolerance | 耐性 | 509 |
| tolerance limit | 許容限界 | 217 |
| tomography | トモグラフィー | 581 |
| tongue | 舌 | 365 |
| tongue displacement | 舌の偏位 | 367 |
| tonic grasp reflex | 緊張性把握反射 | 616 |
| tonic labyrinthine reflex | 緊張性迷路反射 | 225 |
| tonic lumbar reflex | 緊張性腰反射 | 225 |
| tonic neck reflex | 緊張性頸反射 | 225 |
| tonic vibratory reflex | 緊張性振動反射 | 225 |
| tool | 道具 | 565 |
| topdown thinking | トップダウン思考 | 580 |
| topographical agnosia | 地誌失認 | 531 |
| topographical disorientation　地誌見当識障害 | | 530 |
| topography | トポグラフィ | 581 |
| topology | 位相 | 40 |
| torque | トルク | 582 |
| torticollis | 斜頸 | 380 |
| total aphasia | 全失語 | 480 |
| total bilirubin | 総ビリルビン | 493 |
| total blood volume | 全血液量 | 479 |
| total color blindness | 全色盲 | 44 |
| total contact socket | 全面接触式ソケット | 488 |
| total hip arthroplasty (replacement)　人工股関節全置換術 | | 428 |
| total immersion bath | 全身浴 | 482 |
| total knee arthroplasty (replacement)　人工膝関節全置換術 | | 430 |
| total lipid | 総脂質 | 491 |
| total lung capacity | 全肺気量 | 486 |
| total parenteral nutrition　中心静脈栄養法 | | 535 |
| total peripheral [vascular] resistance　全末梢[血管]抵抗 | | 487 |
| total protein concentration　総蛋白質濃度 | | 493 |
| total surface bearing below-knee prosthesis　全表面荷重式下腿義足 | | 486 |
| touch care | タッチケア | 520 |
| toxicide | 解毒薬 | 266 |

toxicity 毒性 …… 577
*Toxoplasma gondii* トキソプラズマ …… 576
trabecula 骨梁 …… 317
trace 痕跡 …… 323
traceability トレーサビリティ …… 582
trachea 気管 …… 180
tracheal intubation 気管内挿管 …… 181
tracheal pressure 気管内圧 …… 189
tracheotomy 気管切開 …… 181
traction reflex 牽引反射 …… 616
traction reflex 引き起こし反射 …… 644
traffic accident 交通事故 …… 290
trainability トレーナビリティ …… 582
training トレーニング …… 582
training 練習 …… 778
tranquilizer 精神安定薬 …… 462
transactional analysis 交流分析 …… 297
transcranial magnetic stimulation
　経頭蓋磁気刺激法 …… 350
transcranial motor cortex stimulation
　経皮的運動皮質刺激法 …… 350
transcranial ultrasonic Doppler measurement of cerebral blood flow velocity　経頭蓋超音波ドップラー脳血流速度測定法 …… 251
transcriptional factor 転写因子 …… 561
transcutan bath 薬浴 …… 742
transcutaneous electrical nerve stimulation　経皮的電気神経刺激〔法〕…… 252
trans-femoral prosthesis(above-knee prosthesis)　大腿義足 …… 509
transfer and locomotion 移乗・移動動作 …… 37
transfer board 移乗用ボード …… 456
transfer disturbance 移動障害 …… 47
transference 感情転移 …… 161
transfer lift 移乗用リフト …… 561
transfer of learning effects 学習転移 …… 125
transfusion 輸液 …… 746
transient ischemic attack
　一過性脳虚血発作 …… 44
transitional facilities 中間施設 …… 534
translation 翻訳 …… 713
translocation 転座 …… 560
transmigration 漏出 …… 780
transmission 伝達 …… 561
transnasal approach 経鼻的到達法 …… 253
transpiration 蒸散 …… 403
transplantation 移植 …… 39

transplantation coordinator
　移植コーディネーター …… 39
transport 輸送 …… 746
transportation service 送迎サービス …… 490
trans-tibial prosthesis 下腿義足 …… 134
transurethral sphincterotomy for external urethral sphincter muscle
　経尿道の外尿道括約筋切開術 …… 252
transverse arch 横足弓 …… 96
transverse process 横突起 …… 96
transverse relaxation (T 2) 横緩和 …… 751
transverse temporal gyri 横側頭回 …… 688
transverse tubule 横行小管 …… 95
trapezius muscle 僧帽筋 …… 494
trapezoid ligament 菱形靱帯 …… 767
trauma 外傷 …… 109
traveler type wheelchair
　トラベラー型車いす …… 488
treadmill トレッドミル …… 582
treatment 処遇 …… 412
Trematoda 吸虫類 …… 205
tremor 振戦 …… 435
Trendelenburg phenomenon
　トレンデレンブルク現象 …… 583
Trendelenburg sign
　トレンデレンブルク徴候 …… 583
trend toward the nuclear families
　核家族化 …… 123
trial 試行 …… 354
tricarboxylic acid cycle
　トリカルボン酸回路 …… 581
triceps crutch 三頭筋杖 …… 142
triceps reflex 上腕三頭筋反射 …… 410
trichromatic theory 3色説 …… 342
trick motion トリックモーション …… 581
tricuspid insufficiency (incompetence)
　三尖弁閉鎖不全症 …… 342
tricuspid regurgitation 三尖弁逆流症 …… 342
tricyclic antidepressant drug
　三環系抗うつ薬 …… 341
trigeminal encephaloangiomatosis
　三叉神経脳血管腫症 …… 451
trigeminal nerve 三叉神経 …… 341
trigger finger 弾発指 …… 528
triglyceride トリグリセリド …… 536
trimalleolar fracture 三果骨折 …… 340
triple arthrodesis 3関節固定術 …… 341
tripod cane 3脚杖 …… 341
trisomy トリソミー …… 581

| | |
|---|---|
| trochanter malleolar distance 転子果長 | 560 |
| Trömner reflex トレムナー反射 | 583 |
| Trousseau sign トルソー徴候 | 582 |
| true value 真の値 | 440 |
| truncal ataxia 体幹失調 | 504 |
| trunk 体幹 | 504 |
| trunk brace 体幹装具 | 504 |
| trunk incurvation response 体幹側屈反応 | 145 |
| tryptophan トリプトファン | 582 |
| tsutsugamushi disease ツツガムシ病 | 546 |
| $t$-test $t$検定 | 548 |
| T tubule T管 | 95 |
| tub bath 入浴 | 736 |
| tube 管 | 234 |
| tube feeding 経管栄養 | 245 |
| tubercle 結節 | 262 |
| tuberculin test ツベルクリン試験 | 546 |
| tuberculosis 結核 | 258 |
| tuberculous spondylitis 結核性脊椎炎 | 473 |
| tuberosity 粗面 | 499 |
| tuberous sclerosis 結節性硬化症 | 262 |
| tubular bone 管状骨 | 539 |
| tumor 腫瘍 | 394 |
| tumor embolus 腫瘍塞栓 | 394 |
| Tumori Developmental Inventory 津守式乳幼児精神発達質問紙 | 546 |
| tumor marker 腫瘍マーカー | 394 |
| tumor necrosis factor 腫瘍壊死因子 | 394 |
| tuning 同調 | 570 |
| tuning fork 音叉 | 101 |
| Turkish saddle トルコ鞍 | 582 |
| Turner syndrome ターナー症候群 | 501 |
| turn table ターンテーブル | 501 |
| tutorial system チューター制 | 536 |
| T wave T波 | 548 |
| twins 双生児 | 492 |
| twist こむら返り | 319 |
| twister ツイスター | 544 |
| twitch 単収縮 | 778 |
| two and one point reciprocal gait 2点1点[交互支持]歩行 | 597 |
| two-by-two frequency (contingency) table 2×2分割表 | 591 |
| two-point discrimination 2点識別覚 | 597 |
| two point gait 2点歩行 | 597 |
| two-sided test 両側検定 | 768 |
| two-way analysis of variance 二元配置分散分析 | 593 |
| two-word sentence 2語文 | 593 |
| tyloma べんち(胼胝) | 695 |
| tympanic cavity 鼓室 | 307 |
| tympanic membrane 鼓膜 | 318 |
| tympanometry ティンパノメトリー | 552 |
| type Ⅰ fiber タイプⅠ線維 | 530 |
| type Ⅱ fiber タイプⅡ線維 | 495 |
| type 1 diabetes mellitus 1型糖尿病 | 41 |
| type 2 diabetes mellitus 2型糖尿病 | 592 |
| typhlocane 盲人用安全杖 | 734 |
| typhoid fever 腸チフス | 540 |
| typhus チフス | 532 |
| typical model (example) 典型例 | 560 |
| typification 類型化 | 774 |

## U

| | |
|---|---|
| Uchida-Kraepelin psychodiagnostic test 内田-クレペリン精神検査 | 67 |
| Ueda method 上田法 | 64 |
| ulcer 潰瘍 | 118 |
| ulnar drift 尺側偏位 | 380 |
| ulnar nerve 尺骨神経 | 381 |
| ulnar nerve palsy 尺骨神経麻痺 | 381 |
| ulnar tunnel (canal) 尺骨管 | 218 |
| ulnar tunnel syndrome 尺骨管症候群 | 381 |
| ultra-low-temperature therapy 極低温療法 | 305 |
| ultra-short wave 超短波 | 540 |
| ultrasonic cavitation 超音波キャビテーション | 537 |
| ultrasonic wave 超音波 | 537 |
| ultrasound 超音波 | 537 |
| ultrasound cardiography 超音波心エコー法 | 419 |
| ultraviolet radiation 紫外線 | 348 |
| ultraviolet rays 紫外線 | 348 |
| umbilical artery 臍動脈 | 331 |
| umbilical vein 臍静脈 | 328 |
| unbiased variance 不偏分散 | 674 |
| unchanging symptom 症状固定 | 404 |
| unconsciousness 無意識 | 726 |
| uncovertebral joint 鉤椎関節 | 774 |
| unction 軟膏 | 589 |
| underlying disease 基礎疾患 | 187 |
| underwriting 査定 | 338 |
| undescended testicle 停留精巣 | 552 |
| unguent 軟膏 | 589 |
| unhappy triad 不幸な三徴 | 670 |

|  |  |  |
|---|---|---|
| uniaxial joint | 1軸性関節 | 42 |
| unidentified complaints | 不定愁訴 | 673 |
| unipolar derivation | 単極導出法 | 525 |
| unit | 単位 | 523 |
| universal coverage of health insurance | 国民皆保険 | 306 |
| Universal Declaration of Human Rights | 世界人権宣言 | 469 |
| universal design | ユニバーサルデザイン | 747 |
| University Medical Information Network | 大学医療情報ネットワーク | 503 |
| unmasking | アンマスキング | 26 |
| unmyelinated nerve | 無髄神経 | 727 |
| up-and-down phenomenon | 上がり下がり現象 | 456 |
| up-and-down phenomenon | アップアンドダウン現象 | 456 |
| up and down stairs | 階段昇降 | 111 |
| upbringing medical treatment | 育成医療 | 34 |
| up-gaze palsy | 垂直注視麻痺 | 447 |
| upper body segment obesity | 上半身肥満 | 408 |
| upper brachial plexus paralysis | 上位型腕神経叢麻痺 | 397 |
| upper-extremity prosthesis | 義手 | 185 |
| upper limb | 上肢 | 403 |
| upper limb length | 上肢長 | 403 |
| upper motoneuron | 上位運動ニューロン | 397 |
| upper motor center | 上位運動中枢 | 397 |
| upper motor neuron | 上位運動ニューロン | 397 |
| upper respiratory inflammation | 上気道炎 | 402 |
| upright | 支柱 | 367 |
| upward rotation | 上方回旋 | 408 |
| urea nitrogen | 尿素窒素 | 601 |
| uremia | 尿毒症 | 602 |
| urethra | 尿道 | 602 |
| urge incontinence | 切迫失禁 | 476 |
| uric acid | 尿酸 | 601 |
| urinary bladder | 膀胱 | 699 |
| urinary catheter set | 導尿セット | 572 |
| urinary disturbance | 排尿障害 | 621 |
| urinary incontinence | 尿失禁 | 460 |
| urinary organs | 泌尿器 | 650 |
| urinary retention | 尿閉 | 602 |
| urinary sediment | 尿沈渣 | 602 |
| urinary tract infection | 尿路感染［症］ | 602 |
| urination | 排尿 | 621 |
| urine | 尿 | 601 |
| urine collector | 集尿器 | 387 |
| urine protein | 尿蛋白［質］ | 602 |
| uriniferous tubules | 尿細管 | 601 |
| urobilinogen | ウロビリノーゲン | 69 |
| urokinase | ウロキナーゼ | 69 |
| urticant | 搔痒感 | 494 |
| useful life | 生きがい | 32 |
| use hypertrophy | 用性肥大 | 749 |
| uterus | 子宮 | 351 |
| utility | 効用 | 296 |
| utricle | 卵形囊 | 756 |

## V

|  |  |  |
|---|---|---|
| vaccination | 種痘 | 392 |
| vaccine | ワクチン | 785 |
| vacuum casting technique | 真空成形法 | 421 |
| vagus nerve | 迷走神経 | 729 |
| valgus | 外反 | 115 |
| validity | 妥当性 | 521 |
| Valsalva test | バルサルバ試験 | 635 |
| value | 価値 | 136 |
| valve replacement | 弁置換術 | 696 |
| valvular heart disease | 心臓弁膜症 | 436 |
| vapor cavitation | 蒸気性キャビテーション法 | 402 |
| variable | 変数 | 695 |
| variable friction knee joint | 可変摩擦膝 | 143 |
| variable resistor | 可変抵抗器 | 143 |
| variance | 分散 | 682 |
| varicella-zoster virus | 水痘・帯状疱疹ウイルス | 447 |
| varicose vein | 静脈瘤 | 410 |
| varimax rotation | バリマックス回転 | 635 |
| Varolian pons | ヴァロリオ橋 | 206 |
| vascular amputation | 血管原性切断 | 259 |
| vascular headache | 血管性頭痛 | 624 |
| vascularized bone transplantation | 血管柄付き骨移植 | 259 |
| vascularized flap transplantation | 血管柄付き皮弁移植 | 259 |
| vascular resistance | 血管抵抗 | 259 |
| vascular smooth muscle | 血管平滑筋 | 259 |
| vasculitic neuropathy | 血管炎性ニューロパチー | 258 |
| vasculitis | 血管炎 | 258 |
| vasodilation | 血管拡張 | 259 |
| vasomotion | 血管運動 | 258 |
| vasopressin | バソプレシン | 297 |
| vastus medialis muscle | 内側広筋 | 586 |

| | | |
|---|---|---|
| Vater-Pacini corpuscle ファーター-パチニ小体 | | 627 |
| Vater papilla ファーター乳頭 | | 661 |
| vaulting gait 伸び上がり歩行 | | 615 |
| vector ベクトル | | 688 |
| vegetative state 植物状態 | | 415 |
| Velcro rale ベルクロ・ラ音 | | 607 |
| venesection 瀉血 | | 380 |
| venous blood 静脈血 | | 409 |
| venous catheterization 静脈カテーテル法 | | 409 |
| venous return 静脈還流 | | 409 |
| venous thrombosis 静脈血栓症 | | 409 |
| ventilation 換気 | | 153 |
| ventilation equivalent 換気当量 | | 154 |
| ventilation-perfusion ratio 換気血流比 | | 154 |
| ventilation threshold 換気閾値 | | 153 |
| ventilator ベンチレーター | | 776 |
| ventilatory capacity 換気機能 | | 153 |
| ventral 腹側 | | 669 |
| ventral corticospinal tract 腹側皮質脊髄路 | | 669 |
| ventral lateral nucleus of thalamus 視床外側腹側核 | | 358 |
| ventral posterolateral nucleus of thalamus 視床後外側腹側核 | | 359 |
| ventricle 脳室 | | 610 |
| ventricular fibrillation 心室細動 | | 433 |
| ventricular puncture 脳室穿刺 | | 610 |
| ventricular septal defect 心室中隔欠損症 | | 433 |
| ventricular tachycardia 心室性頻拍 | | 433 |
| ventricular tapping 脳室穿刺 | | 610 |
| ventriculopuncture 脳室穿刺 | | 610 |
| ventrolateral nucleus 外側腹側核 | | 358 |
| ventrolateral thalamic nucleus 視床外側腹側核 | | 358 |
| ventrotomy 開腹[術] | | 116 |
| verbosity 冗長 | | 406 |
| vertebra 椎骨 | | 543 |
| vertebral arch 椎弓 | | 543 |
| vertebral artery insufficiency 椎骨動脈循環不全 | | 543 |
| vertebral body 椎体 | | 544 |
| vertebral column 脊柱 | | 472 |
| vertebrobasilar artery 椎骨脳底動脈 | | 543 |
| vertical gaze palsy 垂直注視麻痺 | | 447 |
| vertical infection 垂直感染 | | 447 |
| vertical semicircular canal 水平半規管 | | 110 |
| vertical writing test 遮眼書字法 | | 379 |
| vertigo めまい | | 731 |
| very low birth weight infant 極低出生体重児 | | 305 |
| very low-density lipoprotein 超低密度リポ蛋白質 | | 540 |
| very old 超高齢者 | | 539 |
| Vesalius, Andreas ヴェザリウス | | 63 |
| vessel 血管 | | 258 |
| vestibular ataxia 前庭性運動失調 | | 484 |
| vestibular schwannoma 前庭神経鞘腫 | | 539 |
| vestibule 前庭 | | 483 |
| vestibulocervical reflex 前庭頸反射 | | 483 |
| vestibulo-ocular reflex 前庭眼反射 | | 484 |
| vibration バイブレーション | | 622 |
| vibration syndrome 振動障害 | | 439 |
| vibratory sense 振動覚 | | 439 |
| *Vibrio parahaemolyticus* 腸炎ビブリオ | | 537 |
| videofluorography 嚥下造影 | | 90 |
| villous movement 絨毛運動 | | 388 |
| virus ウイルス | | 62 |
| visceral fat syndrome 内臓脂肪症候群 | | 586 |
| visceral impairment 内部障害 | | 588 |
| visceral neurosis 内臓神経症 | | 586 |
| visceral sensation 内臓感覚 | | 585 |
| viscoelasticity 粘弾性 | | 607 |
| viscosity 粘性 | | 607 |
| viscosity of blood 血液の粘度 | | 258 |
| viscous-elastic property 筋の粘弾性 | | 227 |
| visible rays 可視光線 | | 128 |
| vision 視覚 | | 348 |
| visiting education 在宅訪問指導 | | 330 |
| visiting nursing station 訪問看護ステーション | | 701 |
| visiting rehabilitation 訪問リハビリテーション | | 701 |
| visual acuity 視力 | | 418 |
| visual agnosia 視覚失認 | | 348 |
| visual analogue scale 視覚的アナログ目盛り | | 349 |
| visual anosognosia 視覚性病態失認 | | 26 |
| visual cell 視細胞 | | 356 |
| visual disturbance 視覚障害 | | 348 |
| visual extinction 視覚消去現象 | | 349 |
| visual hallucination 幻視 | | 271 |
| visual illusion 錯視 | | 335 |
| visual loss 失明 | | 371 |
| visually non-handicapped [person] 晴眼者 | | 459 |

| | |
|---|---|
| visual nystagmus 視性眼振 | 363 |
| visual perception 視知覚 | 367 |
| visual space 視空間 | 353 |
| visual spatial agnosia 視空間失認 | 353 |
| vital capacity 肺活量 | 619 |
| vital sign バイタルサイン | 620 |
| vital statistics of population 人口動態統計 | 432 |
| vitamin ビタミン | 648 |
| vitamin $B_1$ deficiency neuropathy ビタミン $B_1$ 欠乏性ニューロパチー | 137 |
| vitamin C deficiency ビタミンC欠乏症 | 104 |
| vocabulary 語彙 | 276 |
| vocal 音声 | 101 |
| vocal cord 声帯 | 465 |
| vocal cord nodule 声帯結節 | 465 |
| vocal cord paralysis 声帯麻痺 | 466 |
| vocal fold 声帯ヒダ | 465 |
| vocal nodule 声帯結節 | 465 |
| vocation 職業 | 412 |
| vocational rehabilitation 職業的リハビリテーション | 412 |
| vocational training center for the disabled 障害者職業能力開発校 | 400 |
| voice 声 | 101 |
| voiced sound 有声音 | 745 |
| voice recognition 音声認識 | 101 |
| voiding 排尿 | 621 |
| Vojta method ボイタ法 | 698 |
| volatile organic solvent 揮発性有機溶剤 | 194 |
| volition 意欲 | 49 |
| Volkmann canal フォルクマン管 | 665 |
| Volkmann contracture フォルクマン拘縮 | 666 |
| voluntary movement 随意運動 | 445 |
| volunteer ボランティア | 711 |
| volunteer worker in welfare services 民生委員 | 725 |
| volvulus 腸捻転 | 540 |
| vomiting 嘔吐 | 96 |
| vomiturition 吐き気 | 98 |
| von Economo disease エコノモ脳炎 | 84 |
| von Recklinghausen disease フォン・レックリングハウゼン病 | 666 |
| vowel 母音 | 698 |

# W

| | |
|---|---|
| waddling gait アヒル歩行 | 14 |
| wakefulness 覚醒 | 125 |
| wakefulness level 覚醒レベル | 125 |
| walker 歩行器 | 704 |
| walkerette 歩行器 | 704 |
| walking 歩行 | 703 |
| walking ability classification of hemiplegic patients 片麻痺患者の歩行能力分類 | 697 |
| walking base 歩隔 | 702 |
| walking efficiency 歩行効率 | 469 |
| walking frame 歩行器 | 704 |
| walking like a bear 高這い | 518 |
| Wallenberg syndrome ワレンベルク症候群 | 92 |
| Wallerian degeneration ウォーラー（ワーラー）変性 | 65 |
| wandering 徘徊 | 619 |
| waning phenomenon 漸減現象 | 479 |
| waning response 漸減応答 | 479 |
| ward 病棟 | 657 |
| warm compress (pack) 温湿布 | 101 |
| warming up ウォーミングアップ | 65 |
| warm sensation 温覚 | 101 |
| warm-up 準備運動 | 396 |
| wart 疣贅 | 745 |
| Wartenberg reflex ワルテンベルク反射 | 786 |
| wasting るいそう | 774 |
| water bed ウォーターベッド | 65 |
| water-electrolyte metabolism 水・電解質代謝 | 723 |
| water proprioceptive neuromuscular facilitation 水中固有受容性神経筋促通法 | 447 |
| watershed infarction 分水嶺梗塞 | 682 |
| water-soluble vitamin 水溶性ビタミン | 449 |
| wave 波動 | 631 |
| wave form 波形 | 624 |
| wavelength regions of light 光線波長の分類 | 288 |
| wavelet analysis ウェーブレット解析 | 63 |
| waxing 漸増 | 482 |
| weak elderly people 虚弱高齢者 | 216 |
| weakness 脱力 | 520 |
| weaning bed 離床 | 761 |
| weaning food 離乳食 | 763 |
| wearing-off phenomenon すり減り現象 | 456 |
| Weber-Fechner law ウェーバー–フェヒナーの法則 | 63 |
| Wechsler intelligence scale for children-revised WISC-R 知能検査 | 62 |

| | |
|---|---|
| Wechsler Memory Scale - Revised | |
| ウェクスラー記銘スケール改訂版 | 63 |
| Wechsler preschool and primary scale of intelligence　WPPSI 知能診断検査 | 62 |
| wedge　ウェッジ | 64 |
| Wegener granulomatosis | |
| ヴェーゲナー肉芽腫症 | 63 |
| weighed regression analysis | |
| 重みつき回帰分析 | 99 |
| weight bearing　荷重 | 129 |
| weight-bearing joint　荷重関節 | 129 |
| weight bearing line　荷重線 | 129 |
| weight bearing mechanism of joint | |
| 関節の荷重支持機構 | 168 |
| weight-bearing point　荷重部 | 129 |
| Welch test　ウェルチの検定 | 64 |
| Werdnig-Hoffmann disease | |
| ウェルドニッヒ-ホフマン病 | 64 |
| Werlhof purpura　ヴェルルホフ紫斑病 | 578 |
| Wernicke aphasia　ウェルニッケ失語 | 65 |
| Wernicke encephalopathy | |
| ウェルニッケ脳症 | 65 |
| Wernicke-Korsakoff encephalopathy | |
| ウェルニッケ-コルサコフ脳症 | 64 |
| Wernicke-Lichtheim diagram | |
| ウェルニッケ-リヒトハイム図式 | 65 |
| Wernicke-Mann posture | |
| ウェルニッケ-マン姿勢 | 65 |
| West syndrome　ウエスト症候群 | 64 |
| Wheatstone bridge | |
| ホイートストンブリッジ | 698 |
| wheelchair　車いす | 241 |
| wheelchair benefit procedure | |
| 車いすの給付手続き | 242 |
| wheelchair sports　車いすスポーツ | 242 |
| wheeze　喘鳴 | 487 |
| whip　ホイップ | 698 |
| whiplash injury　むち打ち損傷 | 728 |
| whirlpool [bath]　渦流浴 | 147 |
| white blood cell　白血球 | 627 |
| white cane　白杖 | 734 |
| White Chrysanthemum Association | |
| 白菊会 | 417 |
| white coat hypertension　白衣性高血圧 | 624 |
| white matter　白質 | 624 |
| white noise　白色雑音 | 624 |
| whole blood transfusion　全血輸血 | 479 |
| wide base　ワイドベース | 785 |
| wide dynamic range neuron | |
| 広作動域ニューロン | 283 |
| Wilcoxon signed rank test | |
| ウィルコクソンの符号つき順位検定 | 62 |
| will　意思 | 35 |
| Williams exercise　ウィリアムズ体操 | 62 |
| Williams type orthosis | |
| ウィリアムズ型装具 | 62 |
| Wilson disease　ウィルソン病 | 63 |
| Wilson unipolar lead | |
| ウィルソンの単極胸部誘導 | 212 |
| wind blown deformity　風になびく変形 | 131 |
| wind swept deformity　風になびく変形 | 131 |
| winged scapula　翼状肩甲 | 751 |
| wing of nose　鼻翼 | 658 |
| wire electrode　ワイヤー電極 | 785 |
| Wisconsin card sorting test | |
| ウィスコンシンカード分類検査 | 62 |
| withdrawal　引きこもり | 644 |
| withdrawal reflex　逃避反射 | 235 |
| withdrawal reflex　引っこめ反射 | 235 |
| withdrawal symptoms　離脱症状 | 763 |
| Wohlfart-Kugelberg-Welander disease | |
| ヴォールファルト-クーゲルベルク-ヴェーランダー病 | 65 |
| wolffian duct　ウォルフ管 | 66 |
| Wolff-Parkinson-White syndrome | |
| ウォルフ-パーキンソン-ホワイト症候群 | 66 |
| Wollenberg line　ウォレンバーグ線 | 659 |
| word finding difficulty　喚語困難 | 157 |
| word-salad　言葉のサラダ | 317 |
| work adjustment training | |
| 職場適応トレーニング | 414 |
| work efficiency　仕事効率 | 356 |
| worker's accident compensation insurance law　労働者災害補償保険法 | 781 |
| work hypothesis　作業仮説 | 334 |
| working memory　作業記憶 | 335 |
| work muscle hypertrophy　作業性筋肥大 | 227 |
| World Confederation for Physical Therapy　世界理学療法連盟 | 469 |
| World Health Organization | |
| 世界保健機関 | 469 |
| World Health Organization Quality of Life Assessment　WHO/QOL-26 | 522 |
| wound　創[傷] | 492 |
| wound healing　創傷治癒 | 492 |
| wrinkle　皺 | 419 |
| wrist joint flexion test　手関節屈曲テスト | 662 |

writer's cramp　書痙 ·············· 415
writing　書字動作 ·············· 415
wrong discriminant ratio　誤判別率 ········· 318
wryneck　斜頸 ·············· 380

## X

xanthochromia　キサントクロミー ·········· 183
xeroderma　乾皮症 ·············· 174
xerosis　乾燥症 ·············· 174
X-ray　エックス線(X線) ············ 85

## Y

Yatabe-Guilford test
　矢田部-ギルフォード検査 ············ 742
yawn　あくび(欠伸) ············ 6
Yergason symptom　ヤーガソン徴候 ········ 741
Yin, Yang and five elements combination theory（moon, sun and five elements theory）陰陽五行説 ············ 60
Youjoukun　養生訓 ············ 749
Young-Helmholtz theory
　ヤング-ヘルムホルツ説 ············ 342
Young modulus　ヤング率 ············ 743
young-old　前期高齢者 ············ 478

## Z

Zancolli classification　ザンコリーの分類 ··· 341
zero moment point
　ゼロモーメントポイント ············ 495
zero position　ゼロポジション ·········· 477
zero voltage line　ゼロ線 ············ 572
zinc sulfate turbidity test
　硫酸亜鉛混濁試験 ············ 766
zonesthesia　帯状感 ············ 296
Zung Self-Rating Depression Scale
　ツングの自己評価うつ病スケール ········ 547